U0188584

“十三五”国家重点图书出版规划项目

中医临床病证大典

总主编

陈仁寿

儿科病卷

主编

高志妹

上海科学技术出版社

图书在版编目（CIP）数据

中医临床病证大典. 儿科病卷 / 陈仁寿总主编 ; 高志姝主编. -- 上海 : 上海科学技术出版社, 2023.6
ISBN 978-7-5478-6170-7

Ⅰ. ①中… Ⅱ. ①陈… ②高… Ⅲ. ①中医临床②中医儿科学 Ⅳ. ①R24②R272

中国国家版本馆CIP数据核字(2023)第075785号

中医临床病证大典·儿科病卷

总主编　陈仁寿

主　编　高志姝

上海世纪出版(集团)有限公司
上海科学技术出版社 出版、发行
(上海市闵行区号景路159弄A座9F-10F)
邮政编码 201101　www.sstp.cn
上海新华印刷有限公司印刷
开本 889×1194　1/16　印张 63.25
字数 1300千字
2023年6月第1版　2023年6月第1次印刷
ISBN 978-7-5478-6170-7/R·2758
定价：580.00元

内容提要

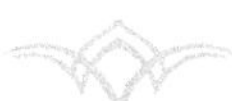

《中医临床病证大典·儿科病卷》将儿科常见疾病分为新生儿病证、肺系病证、脾胃系病证、心系病证、肝系病证、肾系病证、时行病证、其他病证共 8 个章节，其中新生儿病证有胎黄、胎弱、胎风、胎毒、胎瘤、胎风赤烂、囟填、脐血、脐突 9 个病证；肺系病证有感冒、咳嗽、哮喘 3 个病证；脾胃系病证有鹅口疮、口疮、滞颐、呕吐、腹痛、泄泻、便秘、伤食、疳证 9 个病证；心系病证有夜啼、汗证、紫癜 3 个病证；肝系病证有惊风、癫痫、手足拳挛、雀目 4 个病证；肾系病证有水肿、小便不利、尿血、尿频、遗尿、五迟五软、解颅 7 个病证；时行病证有麻疹、风痧、水痘、丹痧、痄腮、顿咳、白喉、暑温 8 个病证；另有疰夏、奶癣、佝偻、睑中生赘、痘疮入眼、通睛、客忤、变蒸 8 个其他病证，共计 51 个病证。

每个病证下汇集历代中医药经典古籍文献的相关论述，并按照辨病名、辨病因、辨病机、辨病证、论治法、论用方、论用药、医论医案等项内容进行逐一梳理剖析、分类标引、归纳综合，从而呈现历代医家对儿科病证的内涵描述及对病因病机、预后转归、诊断治疗的认识，总结他们诊治儿科病证的学术理论和临证经验，揭示中医儿科病证的历史沿革与学术源流，展示古代医家对儿科病证的辨治与认识轨迹。

本书以中医药古籍文献为基础，参合古今对中医儿科病证的认识，力求收集资料广泛而可靠，遵循中医药规律，立足中医临床，体现传统认识，展示儿科病证体系，梳理中医辨治方法，为临床提供中医思维与素材，力求使本书成为一部中医儿科病临床、教学、科研的重要参考工具书，从而既为现代临床诊治提供资料与思路，也为中医药科研、新药开发提供有效信息。本书丰富的文献资料及对病证梳理体系，亦可为中医儿科病证的教材编写与教学改革提供重要参考。

编委名单

主　编

高志妹

副主编

陆　跃

编　委

（以姓氏笔画为序）

马东瑞　王　畅　王新悦　王家豪

王雅平　白月双　朱　越　朱子龙

刘玉玲　刘昊辉　关　洁　安静娟

许建华　李昊洋　李星星　杨　光

陈　韵　陈志强　陈美云　倪圣懿

高　艳　常　诚　董学梅

序 言

历代医书以传承为旨，记述中医精粹，启悟后人，可谓功德无量。

对病证之认识，是中医发展过程的一大升华，以病证为目标，则治病可以做到有的放矢。自《黄帝内经》始，可散见有病名或病证的记载，而到了唐代《备急千金要方》，已形成较为系统的五脏分科，对病证及病证系统的认识逐渐深入并丰富，此后更加日益发展。

古人著书立说，擅长总结自己的临床经验，还有一部分熟悉前贤医著的医家，喜欢集解历代医学前贤对病证的认识与治病的思想与经验，并考源与阐释，使分散于众多医书中的内容精华集于同一本医著之中而流传下来。书如明代徐春甫的《古今医统大全》，"撰取历代医源与圣贤立法制方，足为天下准绳者；取诸名医家书与文集，其学本《内经》而方法醇正者。医道以脉为先，分类病证首论病源，病机祖述《内经》与《诸病源候论》"。这种记录中医药文献的范式成了传承中医精华的一种较好的模式，它不仅可以反映历代中医对临床病证的源流与沿革认识，而且较好地将历代对病证认识的精华记述并流传下来。在历史演变过程中，有的著作原书虽已散佚，而正因为有了这一类文献，原书中的全部或部分内容被保存下来，而今天可以从中辑佚原文，以恢复原貌，并且使后人能够十分便捷地查阅到众多古籍中自己所需要的知识。以这种形式所编纂的文献被称为"类书"，它较"丛书"的编纂工作难度要大得多。编纂者不仅需要有校勘古医书的能力，而且知识面要求更广，且要熟悉更多的中医药古籍，还需要将众多文献中的资料进行分门别类、编辑排序、归纳点评，使之成为一种全新的文献著作。

在类书的编纂上，南京中医药大学中医药文献所与中医文献学科团队的《中药大辞典》《中医方剂大辞典》和《中华本草》做出了很好的榜样，这几本书倾注了一大批专家多年的心血和汗水，它们以记录古代方药认识源流为主，并夹有今人的认识与总结，做到了古今交融，均具有划时代的学术价值。今天这个团队的新一代中医药文献学者，鉴于目前对中医临床病证的系统整理工作尚属空缺，为此以所长陈仁寿教授为首精心策划、带领中青年老师共同编纂《中医临床病证大典》，将成为一部反映历代发展源流的中医病证类临床实用性文献。

与前面三部方药类著作相比，关于临床病证的论述在古代文献中更为繁杂，收集与整理起来更加困难。从我已经看到的部分书稿看，这部书前期准备工作十分仔细，编纂中作者们付出了很多的心血。据了解参考古籍文献超过 1 000 部，稿件中将内容分为病名、病因、病机、病证以及用方、用药，还有医论医案，各项内容分门别类，层次清晰；归纳点评，层层递进。在每一项目中的引用文献，大多数按出处年代排列，这样既避免了重复，又能体现中医知识的发展进程。各个小标题与简要概述起到了点睛的作用，能够帮助读者理解古代文献的原意与内涵，省去中医临床工作查阅古籍的时间，随时可以收集到临床常见病证的文献资料，为诊疗提供思路。

从古代病证到现代疾病，其间经过了中医本身对疾病认识的不断演变，又到现代西方医学疾病的明确诊断，故古今"疾病观"存在明显的差异和区别。可以说，古今疾病名称既有相关性，又有明显的区别，如消渴与糖尿病、头痛与高血压，它们既有关联又有区别，如何利用中医传统理论与疾病认识观来辨治现代疾病常常会造成困惑。因此本书的价值还在于，通过对古代病证进行重新考证与辨别，能引起我们进行古今疾病比较，寻找他们之间的异同点。书中的内容大大超出了我们的现有视野，通过这部书可以让我们对中医古代病证有更加深入和充分的认识，或许通过此，能让新一代中医人，充分利用好中医传统的"病证思维"来辨治现代疾病，真正做到古今融合，守正创新。

书中的每一种病证均具有研究的现实价值与意义，尽管中医临床类教材或参考书籍对一些常见病证都有总结，但从古代大量的文献来看，已有总结都不够全面和系统，如从病证的数量来说，内科疾病只有数十种，但是在古代文献中的病证数量远远超过这些。而且现在的内容一般都不全面，古籍中相关的病证内容要比现在一些教材中丰富得多。所以说《中医临床病证大典》为后人研究病证开辟了一道门径，这或许本就是该书的编纂目的所在。

我还希望通过这部对中医病证进行系统整理的著作，能够对重新构建中医病证体系，让今天的中医人能够真正从中医的角度认识病证，构建既符合古代中医传统病证理论，又能为现代医学思维所接受的"中医病证体系"有所启发。

总之，对历代中医病证的整理总结是一项十分艰巨又有价值的研究工作，《中医临床病证大典》

做了很好的尝试工作,希望陈仁寿教授团队在整理总结的基础上,今后能够进一步挖掘中医病证的学术精华,总结古人留下的中医临证学术思想与经验,充分发挥中医古籍中的丰富内涵在诊疗当代疑难病和重大疾病方面的指导作用,真正做到古为今用。

故乐而为序!

周仲瑛

2020.11 于南京

前 言

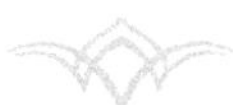

从不同学科角度对中医药文献进行阶段性分类整理研究，一直是历代中医药文献研究领域的重要工作之一，无论是古代的《备急千金要方》《外台秘要》《证类本草》《普济方》《本草纲目》，还是当代的《中药大辞典》《中华本草》《中医方剂大辞典》，均成为划时代的著作，为中医药学术的发展起到了促进作用。《中药大辞典》《中华本草》《中医方剂大辞典》等大型著作的出版，表明现代对中医方药的研究成果已有了全面的系统整理，而对于临床中医病证的系统整理工作一直属于空白，因此有必要对中医病证进行系统整理研究，这是编纂本书的初衷之一。

对中医病证的理论和诊治研究历史上的医家均十分重视，并积累了丰富的文献资料，目前中医临床的分科就是在对古代中医病证研究的基础上产生的，古代医家对病证的认识与研究，对现代中医临床产生了极大的影响。然而通过查阅古代文献可以发现，在古代文献中所记载的病证要比我们现在所认识的病证种类要多得多。在临床上也可以发现，有许多病证从现在的教科书上找不出对应的病证，但是从古代文献中可以找到比较相应的认识和治疗方法。所以对于一些疑难杂证，应不忘从古文献中查找治疗方法。即使是一些古今均属常见病证，也需在中医传统思维下进行辨治，方能起到最佳疗效。

近年来，对中医病证的研究越来越受到重视，许多专家提出应加强对中医临床文献的研究，倡导对中医病证的全面认识。有专家提出“中医临床离不开中医文献的研究”的观点，并举例说明一些疑难杂证在古代文献中可以找到相应的病证，对如何进行治疗具有指导意义，认为对病、证、治的研究是中医临床文献研究的重点，提出要深入挖掘中医文献中有关病证的认识，做到“古为今用”。虽然研究中医病证的相关论文近年来也屡有发表，如水肿、消渴、咳嗽、胃痛等，从认识源流到诊治演变均有归纳和阐释。但大多以单个疾病为主题展开，尚不够系统和全面。部分以古代病证为专题的图书出版物也仅仅以一个或几个疾病为主题进行历代文献的介绍，对内容的分析与分类皆不够深入和细致。

鉴于目前中医临床文献研究的不足及临床需求，我们认为应对历代中医病证文献进行全面而系统的整理和归纳，以病证为纲，从病证名称出处、概念、鉴别、病因病机到治法、方药、病案等进行逐项介绍，从而反映古今中医文献有关各病证的学术发展源流，阐述历代医家对中医病证病因病机、诊断治疗的认识与发展沿革，总结他们诊治各科病证的学术理论和临证经验，编撰完成一部为中医临床、教学、科研提供学习和参考的工具书，既为现代临床诊治提供丰富资料，以提高中医临床诊疗水平，也为中医药科研、新药开发提供有效信息。此外，系统整理研究中医病证及其内容和体系，对中医临床教材与教学方式的改革也将有重要的参考价值。为此，我们一直在计划并实施编纂这样一部大型的中医临床病证文献著作《中医临床病证大典》。经过多年的努力，本书被列入“十三五”国家重点图书出版规划项目，并得到了很多专家与上海科学技术出版社的大力支持。

收载病证的中医古籍浩如烟海，各种病证分散在不同的书籍之中，为此在编纂过程中，我们首先对中医古籍进行目录编排、版本考证，并参考有关病证辞书，制定了文献目标，涉及中医古籍逾1 000种，从中采集各种病证，确定了总目录与各科分目录。接下来以病证为纲，对历代文献进行考证、梳理、分类、简评，对病证正本清源、梳理源流、整理治法、古今对照，从而系统介绍历代文献对临床病证从病名、病因、病机、病证到治法、方剂、药物、医论与医案等内容的论述，尽可能为现代临床提供丰富的古代文献资料。

从古代病证到现代疾病，其间经过了中医本身对疾病认识的不断演变，又到现代西方医学疾病的明确诊断，故古今“疾病观”存在明显的差异和区别。可以说，古今疾病名称既有相关性，又有明显的区别，如消渴与糖尿病、头痛与高血压，它们既有关联又有区别，可以说古代文献中的中医病名与现代某一病名绝对一致者，这样的病证十分稀少。因此本书主要以中医病名为纲，但在分类与分科上，书中或多或少蕴含我们对古今病证（病名）相关性的探索。当然，中医病证（病名）认识下的文献摘录与编排，对于利用好中医传统的“病证思维”来辨治现代疾病，具有很大的指导意义。

中医对病证的认识与现代医学对疾病的认识完全是两条不同的思路，不仅古今病名无法一一对应，而且从现代疾病观的角度看，古代疾病本身也存在混杂的现象，如泄泻与痢疾、胃痛与腹痛、痞病与积病等。对于疾病的认识，今天的中医已经无法完全脱离现代医学的知识，因此我们将一些古代资料尽可能按照不同病证进行分开摘录与表述，但一些无法分开的病证资料只能并存共载，如泄泻与痢疾，宋之前资料混杂较为严重，宋以后尽量做到分开。从现代医学的角度，古代病证的"混杂"，或许正是中医病证体系和架构的特征，所以必须予以保留，为中医临床提供"守正"思路与方法。

历代中医药文献对于病证的记载，资料重复甚至抄袭的现象十分严重，我们在编纂过程中，对于重复者尽量予以删除，但有些资料为了保持文献的完整性，部分重复的内容有所保留。按病名、病因、病机到医案分类后的引用资料，均按年代排列。本书的编纂风格，以收载历代医家论述为主，通过建立小标题与撰写概述的方式，对古代文献进行归纳评述，给现代中医临床给予指导。

全书按内、外、妇、儿、眼、耳鼻喉科分类编纂，内科下又分脾胃病、肺系病、肾系病、心系病、肝系病、气血津液与肢体经络病卷等，分不同卷册分批出版。各册之间的内容亦是尽量避免重复，但由于病名的重合以及资料的不可分割，因此少量的重复也在所难免。

本书的编写难度超出预期，不仅涉及资料多、年代跨越长，而且历代文献存在相互摘抄的情况，因此内容重复现象也十分严重，加上很多资料的流传过程中，错漏亦不时存在。为此编纂中尽管允许借助电子图书或现代网络寻找资料线索，但要求认真核对原文，出处也尽量选择最佳版本，以保证原文的正确性。然而，由于工作量巨大，时间有限，加上作者水平的原因，书中错漏难免存在，敬请读者与同行批评指正，以便再版时修正！

编　者

2023.5

凡 例

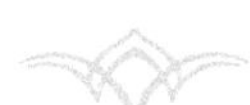

一、本书是一部全面介绍中医临床病证的文献类著作，书中对中医药古籍中的主要病证进行梳理、分类、归纳并简述，以便对中医临床病证有一个全面系统整理与展示，可供现代中医临床工作者查阅与参考。

二、全书按脾胃病卷、肾系病卷、肺系病卷、肝系病卷、心系病卷、伤寒温病卷、气血津液病卷、肢体经络病卷、妇科病卷、儿科病卷、眼科病卷、外科病卷、皮肤科病卷、耳鼻喉科病卷编排，原则上是1卷1册，少数2卷1册。每卷下设若干临床常见病证。

三、内科五脏病及伤寒温病、气血津液病、肢体经络病每卷下所列病证从常见病到非常见病排序，妇科病、儿科病、眼科病、外科病、皮肤科病、耳鼻喉科病基本按照现代中医教材上的疾病分类系统编排。

四、每个病证记录历代有关病名、病因、病机、证候、治法、方剂、药物、医论、医案的文献论述，并对文献进行分类与归纳，通过列出标题或撰写概述，对所摘录的文献进行必要的小结。

1. 辨病名：主要收录历代文献有关该病的名称论述，包括病名的命名方式、分类及其他名称，反映历代对该病病名认识的历史演变。

2. 辨病因：主要收录历代文献对该病有关病因的论述，包括内因、外因、不内外因等各种致病原因。

3. 辨病机：主要收录历代文献对该病有关疾病产生机理的论述。病因与病机的内容常常在一起论述，根据主要论述的角度会将内容收录于辨病因或辨病机项中。

4. 辨病证：主要收录历代文献中关于该病的症候属性（外感内伤、脏腑、寒热、阴阳、缓急）、色脉、吉凶等内容。

5. 论治法：主要收录历代文献中有关该病的治疗大法、原则、禁忌等内容。

6. 论用方：主要收录历代文献中有关该病的治疗处方，包括通用方、某病方，主要是有名方为主，收载少量的无名方。

7. 论用药：主要收录历代文献有关某药治疗该病的论述，药物依照笔画排序。

8. 医论医案：主要收录文献中有关该病治疗思路的论述和/或典型病案。

五、书中引文力求正确，发现有问题者根据校勘原则予以迳改，不出注。原文按照成书年代排列。本书根据编写要求，对古籍原文进行了分割摘录，为了保持句子的完整性，部分原文段落会有少量重复。

目 录

第五章 肝系病证

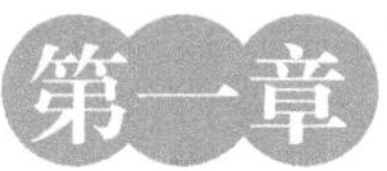

第一章

新生儿病证

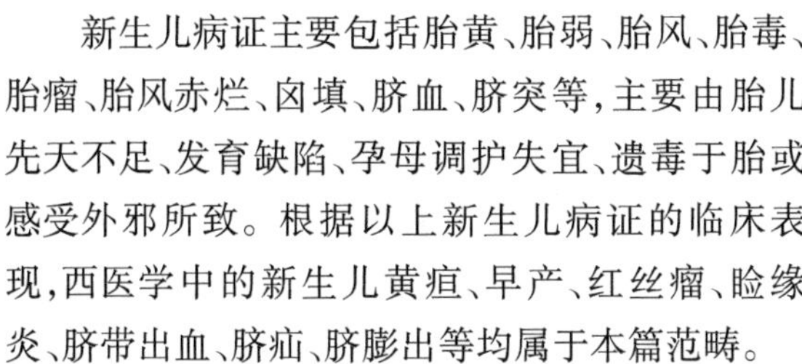

新生儿病证主要包括胎黄、胎弱、胎风、胎毒、胎瘤、胎风赤烂、囟填、脐血、脐突等，主要由胎儿先天不足、发育缺陷、孕母调护失宜、遗毒于胎或感受外邪所致。根据以上新生儿病证的临床表现，西医学中的新生儿黄疸、早产、红丝瘤、睑缘炎、脐带出血、脐疝、脐膨出等均属于本篇范畴。

第一节

胎　黄

胎黄是以初生儿出现全身皮肤、巩膜、黏膜发黄为主要表现的病证。因与胎禀因素有关，故称“胎黄”或“胎疸”。本病有生理性、病理性之别，生理性胎黄多在数日内自行消退，精神亦佳，一般不需要治疗。病理性胎黄，黄色出现较早，消退晚，或日益加深，并伴有腹胀、纳差吐逆等症，需审证求因，及时治疗。西医学称胎黄为新生儿黄疸，包括了新生儿生理性黄疸和血清胆红素增高的一系列疾病，如溶血性黄疸、胆道畸形、胆汁瘀阻、肝细胞性黄疸等。

本病仅限于新生儿期，若出生百日以上，或久病不愈而并发黄疸者，不属于本病范畴。

【辨病名】

胎黄，在古代医籍中又称“胎疸”。

《诸病源候论·小儿杂病诸候二·胎疸候》：“小儿在胎，其母脏气有热，熏蒸于胎，到生下小儿体皆黄，谓之胎疸也。”

《小儿药证直诀·卷上·脉证治法·黄相似》：“又有自生而身黄者，胎疸也。”

《小儿卫生总微论方·卷十五·黄疸论》：“又有自生下，面身深黄者，此胎疸也。”

《活幼心书·卷中·明本论·黄证》：“有婴孩生下，便见遍体俱黄，惟两目弦厚如金色，身发壮热，名为胎黄。”

《幼科概论·论婴儿胎黄症》：“胎黄症者，婴儿降生一二日后，发热啼哭不吮乳，不能酣眠，手足时有一动之象。斯时眉心及两颧发现黄色，渐渐眼白轮全面均黄矣。”

【辨病因】

小儿在胎时感受母气，襁褓时受母乳喂养，故多因母受外邪或失于调护，使儿为湿热之邪熏蒸，发为胎黄。

一、母受外邪

《千金翼方·卷第十一·小儿·养小儿第一》：“母患热以乳儿，令儿发黄，不能食。”

《冯氏锦囊秘录·杂症大小合参卷三·胎黄》：“胎黄者，是母受热毒传入于胎而成也。”

《幼科概论·论婴儿胎黄症》：“胎黄症者……此症由娠母感受湿热，发为淋带，日久成毒，蒸为黄色，传于胞胎。”

《幼科铁镜·卷二·辨胎黄》：“胎黄由娠母感受湿热传于胞胎，故儿生下，面目、通身皆如黄金色，壮热便秘溺赤者是也。”

二、母失调护

《婴童百问·卷之四·胎疾·第三十一问》：“胎疾，谓月数将满，母失调护，或劳动气血相干，或坐卧饥饱相役，或饮酒食肉，冷热相制，或恐怖血脉相乱，胎气有伤，儿形无补，有胎热、胎寒、胎黄、胎肥、胎弱等症。”

《保婴撮要·卷四·胎症》：“胎黄者，体目俱黄，小便秘涩，不乳啼叫，或腹膨泄泻，此在胎母过食炙煿辛辣，致生湿热。”

《证治准绳·幼科集之八·脾脏部（下）·黄

疸》："身热膈满，肌肤面目皆黄者加减泻黄散。辨其所以，若闭目壮热，多哭不已，大小便赤涩，口中热气者，乃妊娠厚味，胎毒之候也。"

《医学研悦·附小儿形症研阅卷之八·胎黄》："胎黄壮如金色，身热大便不通……平日母食辛热，或常服热药，多有前症。"

【辨病机】

胎黄，多因孕母湿热熏蒸、湿浊传胎，又有产程之中或分娩之后，婴儿为湿热所袭，尚有经母乳受邪者。由于小儿脏腑娇嫩，形气未充，稚阴稚阳，不堪邪扰，脾常不足，健运无力，感受邪毒之后，不能及时传输，郁结中焦，致使肝胆疏泄失常，胆汁外溢而致发黄。

《明医指掌·卷十·小儿科·月里众疾二》："儿生下遍体黄如金，此胎中受湿热也。其证壮热，大便不通，小便如栀汁。"

《幼科概论·初生后小儿之杂症治法》："此在胎元即受湿热，落生后又复感湿气，外湿引内湿，而发此症象，名为胎黄。由脾湿熏蒸，胆受之而汁溢所成也。"

《医学研悦·附小儿形症研阅卷之八·胎黄》："胎黄壮如金色，身热大便不通。小便黄赤色朦胧，少乳时时热重。此症传来无毒，脾虚实热相攻。"

《验方新编·卷十·小儿科杂治·初生遍身发黄》："此胎中湿热也，名胎黄。"

【辨病证】

胎黄为新生儿疾患，以皮肤、面目发黄为主证，辨证要区别其性质，属生理性胎黄还是病理性胎黄，以黄疸出现的时间、程度、消退情况，结合全身症状加以区别。

《小儿卫生总微论方·卷十五·黄疸论》："小儿有身体肌肤面目悉黄者，此黄病也。因将息过度，饮食伤饱，脾胃受热，与谷气相搏，蒸发于外。脾胃象土，其色黄，候肌肉，故为是病也。慎不可灸，灸则热转甚矣。若身体痛，背膊强，大小便涩，腹胀满，一身尽黄及目睛爪甲皆黄，小便如屋尘色，著物皆黄，此疸病也。若发渴小便涩，腹满脉沉细，为难治也。黄病者稍轻，疸病者极重。又有自生下，面身深黄者，此胎疸也。因母藏气有热，熏蒸于胎故也。"

《普济方·卷三百六十一·婴儿初生门·胎黄》："凡小儿生下，遍体面目皆黄，状如金色，身上壮热，大便不通，小便如栀汁，乳食不思，啼叫不止，此胎黄之候。"

《幼科概论·论婴儿胎黄症》："然须辨明此婴儿之胎黄症，与五岁上下所患之黄疸不同。胎黄为先天之湿热结毒而成，无论如何亦须向体外发作，是由内而外的，病能不复杂，治疗之法即减易。只要对症施治，见效不难。若黄疸则大异，其外部的病形病能，虽可与胎黄症相滥，而其成病的原因，及其治疗之方药，种种不能相同。"

《幼科铁镜·卷二·辨胎黄》："余男之云同年泮友胡增奇，生男四日，内地距四十里许，不便邀看，来与余说：面上黄色，身有微烧。余揣脐风，黄色必不通面，因问眼内何如。渠说亦有黄色势样。余曰：定是胎黄。以地黄茵陈汤方授之，愈。此问色知症之一验也。"

【论治法】

本病治则多以清热化湿、解毒退黄为主。母婴同治，内外同治。

《幼科概论·论婴儿胎黄症》："治法应用地黄茵陈汤煎剂，清热、解毒、活血、利湿，自可渐渐黄退身安；切不可待其黄毒侵及神经，再行医治也。"

《古今医统大全·卷之八十八·幼幼汇集(上)·胎黄候第六·治法》："胎黄胎疸证，母子俱宜服地黄汤及地黄饮子。小儿百日内及半周，不因病后身微黄者，胃热也。若自生而身黄者，胎疸也。《经》云：诸疸皆热，色深黄者是也，犀角散主之；若淡黄兼白者，胃怯也，白术散主之。"

《育婴家秘·卷之四·黄疸》："惟初生小儿胎黄，用生地汤与母服之，儿食乳，其黄自退。"

《医学研悦·附小儿形症研阅卷之八·胎黄》："胎黄壮如金色，身热大便不通。小便黄赤色朦胧，少乳时时热重……凉经凉血解重重，保养胎元兼用。"

《幼科指南·初生门》："儿生遍体面目皆黄，其色如金黄，乃孕妇湿热熏蒸，小儿在胎受母热毒深极而生。法当渗湿而兼清热，须分轻重治之。色微黄者，用生地黄汤；深黄者，犀角散，二方如神。"

【论用方】

一、胎黄常证方

1. 生地黄汤(《世医得效方·卷第十一·小方科·诸热·胎热》)

治生下遍体皆黄,状如金色,身上壮热,大小便不通,乳食不进,啼叫不止。此胎黄之候,皆因母受热而传于胎也。凡有此证,乳母宜服,并略与儿服之。

生干地黄　赤芍药　川芎　当归　天花粉(各等分)

上锉散。每服二钱,水一盏煎,食后服。

2. 甘豆汤(《普济方·卷三百六十一·婴儿初生门·胎黄》)

治小儿初生下胎黄。

黑豆(用一合)　甘草(一两,切)

上用水一大碗煮,临热入沙糖少许,同煎糖化,澄清,遇渴饮之。加淡竹叶一握,能解五脏热毒。夏月产者,尤宜服之。

3. 黄龙汤(《普济方·卷三百六十一·婴儿初生门·胎黄》)

治婴儿出胎,血肉未敛,面目俱黄,不啼鼻干,撮口,四肢不能伸缩,并宜服之。

山茱萸　山药　生干地黄　泽泻　赤茯苓　甘草(各一钱)　脑子　麝香(少许)

上为末。每服一钱,温水点服。如小便不通,则用五苓散,加人参、加茵陈,炼灯心煎服。

4. 地黄汤(《幼科类萃·卷之三·初生门·胎疾诸方》)

治生下遍体面目皆黄,状如金色,身上壮热,大便不通,小便如栀汁,乳食不思,啼哭不止,胎黄者。

生地黄　赤芍药　天花粉　赤茯苓(去皮)　川芎　当归(去芦)　猪苓　泽泻　甘草　茵陈(各等分)

上锉散,用水煎,食前服。

5. 犀角散(《幼科类萃·卷之三·初生门·胎疾诸方》)

治小儿胎黄一身尽黄。

犀角　茵陈　栝蒌根　升麻(煨)　甘草　龙胆草　生地黄　寒水石(煅,三分)

上㕮咀,用水煎,不拘时候服。

6. 生地黄饮子(《幼科类萃·卷之三·初生门·胎疾诸方》)

治小儿生下满身面目俱黄,状如金色,面赤身热,眼闭不开,大便不通,小便如栀汁,满身生疮。

生地黄　赤芍药(各二钱)　羌活(去芦)　当归(去芦)　甘草(一钱)

上为极细末,用灯心煎汤,食前服,乳母宜服。

7. 凉惊丸(《医学研悦·附小儿形症研阅卷之八·胎黄》)

治胎黄壮如金色,身热大便不通,小便黄赤色朦胧,少乳时时热重。

黄连(五钱,泻心火)　栀子(五钱,泻肝火)　黄柏(五钱,滋肾水)　大黄(二钱,泻脾胃火)　雄黄(二钱,解毒)　龙胆草(二钱)　朱砂(二钱)

上为末,糊丸粟米大。每服三五丸或十丸,止白痰,竹叶汤下;急惊,薄荷灯芯汤下;胎热,竹叶灯芯汤下;痫毒,升麻汤下;口疮,竹叶薄荷汤下。

8. 保婴解毒丸(《广嗣纪要·卷之十五·育婴方论》)

治胎热,胎惊,胎黄,脐风,丹瘭,疮疹,一切胎毒。

甘草(半生以解毒,半熟以温中)　黄连(去枝梗,解毒泻火,各三钱)　黄柏(去皮,蜜水炒,泻阴火,二钱)　辰砂(水飞,镇惊解毒,二钱)

共为细末,腊雪水杵和为丸如芡实大。未周岁者半丸,周岁者一丸,灯心煎汤化下。

9. 地黄茵陈汤(《幼科概论·论婴儿胎黄症》)

专治胎黄。

细生地(八分)　当归尾(七分)　净猪苓(八分)　天花粉(一钱)　赤芍药(八分)　赤茯苓(一钱)　绵茵陈(一钱)　建泽泻(八分)　黑山栀(五分)　小木通(五分)　青连翘(七分)　生甘草(二分)

以上各药共用水一茶碗,煎成少半茶碗,放在乳瓶,令婴儿吮之。面目的黄色,即渐渐退为淡黄。斯时儿之壮热,亦能减轻成平热,渐可安睡,手足的偶一掀动之现象,于无形中停止其工作。过一夜后,小溲畅行,光赤红,嗅之有腐臭味,继见淡黄,终则长清,湿热之毒,始由膀胱宣泄净尽。同时大便,亦行润下,作深黄兼绿色,也有腐臭味。

是湿热蕴毒，由脾胃顺降至大肠，荡涤而去也。至此热必全退，黄去而肌肉转红活，啼住乳吮，胎黄之毒，才完全解除，回复婴儿自然的状况也。

10. 大连翘饮（《小儿推命方脉活婴秘旨全书·卷二·热门总括歌》）

治三焦积热，大、小便不利，目赤、目肿，丹毒，口疮，重舌，木舌，咽痛，疮疡，蕴热等症，并皆服之。

连翘　瞿麦　滑石　牛蒡　车前　木通　山栀　当归　防风　黄芩　荆芥　柴胡　赤芍　甘草　蝉退

水煎服。有加减法，如下：胎黄者，加茵陈。

11. 猪苓汤（《医学研悦·小儿研悦方卷之九·胎黄》）

治凡面目身体色黄，壮热，大便不通，小便赤涩，乳食不思，此由母受热，而传于胎。

知母　赤芍　天花　赤茯　川芎　当归　猪苓　泽泻　木通　甘草　茵陈

水煎服。

12. 沆瀣丹（《幼幼集成·卷二胎病论·入方》）

治小儿一切胎毒，胎热，胎黄，面赤目闭，鹅口口疮，重舌木舌，喉闭乳蛾，浑身壮热，小便黄赤，大便闭结，麻疹斑瘰，游风疥癣，流丹瘾疹，痰食风热，痄腮面肿，十种火丹，诸般风搐，并皆神效。

杭川芎（九钱，酒洗）　锦庄黄（九钱，酒蒸）　实黄芩（九钱，酒炒）　厚川柏（九钱，酒炒）　黑牵牛（炒，取头末，六钱）　薄荷叶（四钱五分）　粉滑石（水飞，六钱）　尖槟榔（七钱五分，童便洗晒）　陈枳壳（四钱五分，麸炒）　净连翘（除去心隔，取净，六钱）　京赤芍（炒，六钱）

上十味，依方炮制，和匀焙燥，研极细末，炼蜜为丸如芡实大。月内之儿每服一丸，稍大者二丸，俱用茶汤化服，乳母切忌油腻。但觉微有泄泻，则药力行，病即减矣。如不泄，再服之。重病每日三服，以愈为度。此方断不峻厉，幸毋疑畏，惟胎寒胎怯，面青白者忌之。

二、胎黄变证方

犀角地黄解毒汤（《幼科概论·论婴儿胎黄症》）

治胎黄误治，转成抽搐急症。

犀角（磅四分，另煎兑服）　小生地（一钱）　赤芍药（一钱）　青连翘（一钱）　细木通（八分）　生山栀（五分）　牡丹皮（七分）　紫地丁（一钱）　荆芥穗（六分）　苦桔梗（七分）　生甘草（三分，为引）

以上各药，除犀角另煎兑服及煎制之法另条录出外，其余各药共用水一茶碗，煎成十分之四碗，倒在其他盂中，再兑上犀角汁与服即可。

煎犀角汁法：取顶上犀角（镑）四分，放沙壶或铁磁盂中，多加水慢火细细煎之。须煎至百余沸，仅剩半酒杯即成。倒出后放在一边，待煎剂成后，再兑入药汁中。煎时用文火法，并须用新竹筷频频搅之，不使其沫沸出。恐其精华随沫沸出，与病无济也。至于煎剩的渣，可再加水煎之，与儿作饮料服，其力量尚能清血中余毒也。

【论用药】

茵陈

《幼科铁镜·卷六·药性赋幼科摘要》：“茵陈，除湿热而治胎黄。”

【医论医案】

一、医论

《幼科概论·论婴儿胎黄症》

胎黄症者，婴儿降生一二日后，发热啼哭不吮乳，不能酣眠，手足时有一动之象。斯时眉心及两颧发现黄色，渐渐眼白轮全面均黄矣。若再失治疗的时候，及不明黄的原因，不知治法，又一延稽，通身均成黄色，黄毒迷漫，遍体强硬，抽搐随之即起，危在顷刻，虽有治疗方法，亦莫能挽救也。此症由娠母感受湿热，发为淋带，日久成毒，蒸为黄色，传于胞胎。故婴儿在胎元时，已蕴藏湿热之毒。落生后一二日间，必行发作，通身面目皆放黄金色。外象是壮热、大便闭结、小溲短赤等症。治法应用地黄茵陈汤煎剂，清热、解毒、活血、利湿，自可渐渐黄退身安，切不可待其黄毒侵及神经，再行医治也。然须辨明此婴儿之胎黄症，与五岁上下所患之黄疸不同。胎黄为先天之湿热结毒而成，无论如何亦须向体外发作，是由内而外的，病能不复杂，治疗之法即减易，只要对症施治，见效不难。若黄疸则大异，其外部的病形病能，虽可与胎黄症相滥，而其成病的原因，及其治疗之方药，种种不能相同。盖黄疸为湿温误治及失时，转向里攻，复经庸医用滋阴养血等腻药，以希退热。孰知表邪不解，湿温即由滋阴养血药，引导之入于血分。肝胆首当其冲，因热而涨溢，脾胃继之，湿蒸而成黄，是症自外来而入内，复由内而发于外，病能病形均复杂。治疗之法，自不能如胎黄之简单也。关于黄疸症，后尚有专条论断，其病能及治法，再行详细的说明。

二、医案

《幼科医验·卷上·胎病》

一儿，始生二月。遍身发黄，更兼壮热，作止有时，似乎疟疾。数日后腹大脐突，面黄更甚，热势未减，此名“胎黄”。法宜利水道而佐以宽腹助脾之剂。乳母亦宜戒气，并服煎剂为妙。川黄连、建泽泻、茯苓、木通、香薷、淮山药、紫厚朴、青皮、陈皮、茵陈、大腹皮、生姜衣。

《幼科铁镜·卷二·辨胎黄》

余男之云同年泮友胡增奇，生男四日，内地距四十里许，不便邀看，来与余说：面上黄色，身有微烧。余揣脐风，黄色必不通面，因问眼内何如。渠说亦有黄色势样。余曰：定是胎黄。以地黄茵陈汤方授之，愈。此问色知症之一验也。

《景景医话·胎黄》

癸丑五月十二日，五孙钦尚生，生而面目身皆黄，此胎黄也。似其小便清长，疑是虚寒，然身体壮盛，啼声载路，唇色红紫，察其瞳子，黑而有神，且伊父系木火体质，伊母系湿痰体质，因决其为湿热无疑。但质小不能服药，思吴尚先云：内服之方，皆可移作外治。遂用绵茵陈、赤小豆、海螵蛸、马鞭草、紫花地丁、生草梢、仙半夏、大腹皮、小青皮、炒白术、赤白芍、赤苓、白颈蚯蚓等，共研细末，酒调敷脐上，日再易，两旬而全愈。可见小儿之不能服药者，类推可以改外治。如病在头目则敷两太阳，病在臂腿则敷手足心，病在胸膈则敷胸间，病在肺则敷肺俞等穴，病在肝则敷期门等穴，病在脾胃则敷脐腹。视何病则用何药，温凉攻补，因病而施，想亦有效也。”

第二节

胎弱

胎弱，又名胎瘦、胎怯，以新生儿禀赋怯弱、身材矮小、脏腑形气未充为病症特点。包括西医学之早产儿、小于胎龄儿。“胎弱”一词又为小儿胎禀不足，气血虚弱的泛称，现代儿科学常基于此将其与五迟五软相提并论。症见生后皮肤脆薄，毛发不生，形寒肢冷，面黄肌瘦，筋骨不利，腰膝酸软。

【辨病名】

一、胎弱

《婴童百问·卷之四·胎疾·第三十一问》：“胎弱则生下面无精光，肌肉薄，大便白水，身无血色，时时哽气多哕，目无精采。”

《钱氏小儿直诀·卷三·五脏杂症主治》：“长大不行，行则脚软；齿久不生，生则不固；发久不生，生则不黑，皆胎弱也。”

二、胎怯

《小儿药证直诀·卷上·脉证治法·杂病证》：“胎怯面黄，目黑睛少，白睛多者，多哭。”

三、胎瘦

《婴儿论·辨初生脉证并治第一》：“儿始生，露骨柴削，晨暮啼躁不安，名曰胎瘦。”

【辨病因病机】

胎弱病因病机非常复杂，发生多与先天禀赋不足、父母脾肾亏虚、气血虚弱有关，亦与时代背景、生活水平息息相关。

《妇人大全良方·卷之十三·妊娠胎不长养方论第二》：“夫妊娠之人，有宿疴挟疾而后有娠；或有娠时，节适乖理，致生疾病，并令脏腑衰损，气力虚羸，令胎不长。”

《小儿病源方论·卷一·养子真诀》：“豪贵之家居于奥室，怀孕妇人饥则辛、酸、咸、辣无所不食，饱则恣意坐卧，不劳力，不运动，所以腹中之日，胎受软弱。”

《活幼心书·卷中·明本论·五软》：“戴氏论五软证，名曰胎怯。良由父精不足、母血素衰而得，诚哉是言。以愚推之，有因母血海久冷，用药强补而孕者；有受胎而母多疾者；或其父好色贪酒，气体虚弱；或年事已迈，而后见子；有日月不足而生者；或服堕胎之剂不去，而竟成孕者，徒尔耗伤真气；苟或有生，譬诸阴地浅土之草，虽有发生，而畅茂者少；又如培植树木，动摇其根，而成者鲜矣。由是论之，婴孩怯弱，不耐寒暑，纵使成人，亦多有疾。”

《活幼口议·卷之九·议胎中受病诸症一十五篇·鬼胎》：“议曰：妇人产育有患鬼胎者，庸鄙谓妇人纳鬼之气而受之，实非也。鬼胎者，乃父精不足，母气衰羸，滋育涵沫之不及，护爱安存之失调，方及七八个月以降生，又有过及十个月而生者，初产气血虚羸，降诞艰难。所言鬼者，即胎气怯弱，荣卫不充，致子萎削，语犹如果子结实之时，有所荫藉不到灌溉，为物褊小，其形猥衰，无有可爱，如此之谓。胎气阴萎，常与丸散，扶挟乳哺，匀调气血，充荫肠胃，固壮即保其静善。盖由受气不足，禀赋不全，忽尔横殇，非可惜耶。”

《婴童百问·卷之四·胎疾第三十一问》：“凡胎气禀赋，有壮有弱，其母饮食恣令饥饱，起止无忌，令儿得疾，不寒即热，不虚即怯，热乃作瘿，寒乃作泄，虚则作惊，怯则作结。”

《片玉心书·卷之四·胎毒门·西江月》：“外有胎肥胎瘦，此为禀赋虚盈，父精母血必多亏，儿子不充元气。此个甚难调理，愚夫不晓支持，一朝有病致倾危，却把命来抵对。”

《幼科发挥·卷之一·胎疾》：“有因父母禀受所生者，胎弱胎毒是也。胎弱者，禀受于气之不足也。”

《绛雪丹书·胎症上卷·辨胎病·胎不安及胎死欲落救母辨》：“凡孕妇患虚损骨蒸潮热少力，或崩漏少食，皆致气血不充胎弱……必滋补气血。”

《慈幼新书·卷一·胎病》：“小儿胎病凡二端，在胎时母失爱护，或劳动气血相干，或坐卧饥饱相役，饮酒食肉，冷热相制，恐怖惊悸，血脉相乱，蕴毒于内，损伤胎气。此胎热胎寒、胎肥胎怯、胎惊胎黄诸症，所由作也。”

【辨病证】

一、辨症候

《小儿药证直诀·卷上·脉证治法·胎怯》：“生下面色无精光，肌肉薄，大便白水，身无血色，时时哽气多哕，目无精彩。”

《冯氏锦囊秘录·杂症大小合参卷三·五软五硬五冷五缩五反五紧五陷五肿五喘五盲五恶候》：“又谓五软者，胎怯也……是以生下怯弱，不耐寒暑，少为六淫侵犯，便尔头项软、手足软、身软、口软、肌肉软，名曰五软。然头软者，肾肝之病也。盖肝主筋，肾主骨，肝肾若虚，项软无力，治难渐痊，他年必发。手足软者，四肢无力，而手垂，懒于举物，五岁而不能行，脚软细小是也。身软者，阳虚髓怯，六淫易攻，遍体羸弱谓耳。口软者，虚舌出口；肌内软者，肉少反宽，不长肌肉。”

二、辨脏腑

《幼科发挥·卷之一·胎疾》：“胎弱者，禀受于气之不足也。子于父母，一体而分。如受肺之气为毛皮，肺气不足，则皮脆薄怯寒，毛发不生。受心之气为血脉，心气不足，则血不华色，面无光彩。受脾之气为肉，脾气不足，则肌肉不生，手足如削。受肝之气为筋，肝气不足，则筋不束骨，机关不利。受肾之气为骨，肾气不足，则骨软。此胎禀之病，当随其藏气求之。”

【论治法】

一、五脏分治，重培脾肾

《圣济总录·卷第一百五十五·妊娠猝下血·妊娠胎不长养》：“论曰：妊娠将理无方，脾胃不足，饮食减退，不能行荣卫，化精微，养冲任，故令胎脏内弱，子气不足，生化稍亏，巢元方谓母病疗母，则胎安是也。若使脾胃和而能饮食，水谷化而运气血，则何虑胎气不长也。”

《幼科发挥·卷之一·胎疾》：“或问：胎禀不足之证，得于父母有生之初，如何医得？予曰：诸器破损者，尚可补之，岂谓胎弱者，不可补之乎，贵得其要也。夫男女之生，受气于父，成形于母。故父母强者，生子亦强；父母弱者，生子亦弱。所以肥瘦长短，大小妍媸，皆肖父母也。儿受父母之精血以生，凡五脏不足者，古人用地黄丸主之。或曰：五脏不足，而专补肾何也？曰：太极初分，天一生水，精血妙合，先生两肾，肾者五脏之根本。《经》曰植木者必培其根，此之谓也。”

《景岳全书·卷之四十谟集·小儿则（上）·总论》：“生儿怯弱，必须以药扶助之……凡怯弱者，宜专培脾肾为主。”

二、补益气血，扶正养胎

《妇人大全良方·卷之十三·妊娠胎不长养方论第二》：“夫妊娠之人，有宿疴挟疾而后有娠；或有娠时，节适乖理，致生疾病，并令脏腑衰损，气力虚羸，令胎不长。故须服药，去其疾病，益其气血，以扶养胎也。”

《张氏医通·卷十一·婴儿门上·胎证》：“小儿胎证，谓胎热、胎寒、胎黄、胎肥、胎弱是也……胎弱者面无精光，肌体瘦薄，身无血色，大便白水，时时哽气及哕。因父气不足者，六味地黄丸；因母气不足者，八珍汤，母子并服。”

三、外治法

《明医指掌·卷十·小儿科·月里众疾二》：“胎弱，生下面无神气，肌肉薄，大便白水，时时硬气，多哕，目无精光。肥、瘦并用浴体法。

浴体法：天麻二钱，蝎梢（去毒）、朱砂五分，麝香一字，白矾三钱，青黛三钱，乌蛇肉三钱（酒浸，焙干，为末）。上同研匀，每用三钱，水三碗，桃枝一握，叶四五叶，同煎十沸，温浴，勿浴背。”

【论用方】

一、治胎弱通用方

1. 补脾益真汤（《医学纲目·卷之三十六小儿部·肝主风·惊搐》）

治胎弱吐乳便清，而成阴痫，气逆涎潮，眼珠直视，四肢抽掣，或因变蒸客忤，及受惊误服凉药所作。

木香　当归　人参　黄芪　丁香　诃子　陈皮　厚朴（姜制）　甘草（炙）　肉蔻（面裹煨）　草果　茯苓　白术　桂枝　半夏（汤泡）　附子（炮，各半两）　全蝎（炒，每服加一枚）

上㕮咀。每服三钱，水一盏半，姜一片，枣一枚，煎六分，稍热饥服。服讫，令揉心腹以助药力。候一时，方与乳食。渴者，加茯苓、人参、甘草，去附子、丁香、肉蔻。泻者，加丁香、诃子肉。呕吐，加丁香、半夏、陈皮。腹痛者，加厚朴、良姜。咳嗽，加前胡、五味子，去附子、官桂、草果、肉蔻。足冷加附子、丁香、厚朴。恶风自汗，加黄芪、官桂。痰喘加前胡、枳实、赤茯苓，去附子、丁香、肉蔻、草果。气逆不下，加前胡、枳壳、槟榔，去当归、附子、内蔻。腹胀，加厚朴、丁香、前胡、枳壳。

2. 长生丸（《医学入门·外集卷五·小儿门·附小儿病机》）

主治瘦怯，面黄白睛多，喜哭，身肌肉薄，大便色白属肺。

槟榔子　枳壳（各一两）　木香（五钱）　砂仁　半夏　丁香　肉豆蔻　蝎梢（各二十个）

为末，饭丸黍米大。每五十丸乳汁下，宽上实下，补脾化痰止泻。

3. 调元散（《冯氏锦囊秘录·杂症大小合参卷三·胎怯》）

治胎怯。

山药　茯苓　橘红　人参　白术（炒）　当归（炒）　甘草（炙）　枸杞（各二钱）　陈冬米（三合）

为末，每用圆眼汤下。

4. 养肝汤（《婴儿论·辨初生脉证并治第一》）

治儿始生，露骨柴削，晨暮啼躁不安，名曰胎瘦者。

缩砂（五分）　茯苓（五分）　红曲（三分）　白术（三分）　生姜（二分）

上五味，以水一升煮取五合，去滓，如蜂蜜一匙搅调，分温服。

二、补五脏不足方

补肾地黄丸（《活幼心书·卷下·信效方·丸膏门·丸类》）

治禀赋不足，肾气虚弱，骨髓枯竭，囟大头缝不合，体瘦语迟，行步多艰，齿生缓者。

干山药（去黑皮）　山茱萸（酒浸润蒸透，去核取皮为用）　熟干地黄（酒洗焙干，三味各五钱）　鹿茸（蜜涂炒，酒亦好）　川牛膝（酒洗焙，二味各

四钱） 牡丹根皮（净洗） 白茯苓（去皮，二味各三钱） 泽泻（去粗皮，二钱）

上件锉焙为末，炼蜜丸作麻仁大。每服十五丸或二十五丸至三十五丸，空心温盐汤下，温酒亦佳。

三、治妊娠胎不长养方

1. 白术散（《圣济总录·卷第一百五十五·妊娠猝下血·妊娠胎不长养》）

治妊娠胎不长养。

白术（二两） 芎䓖 芍药 人参 阿胶（炙令燥，各一两） 甘草（炙，锉，半两）

上六味，捣罗为散。每服三钱匕，以葱粥饮调下，日三。

2. 芎䓖散（《圣济总录·卷第一百五十五·妊娠猝下血·妊娠胎不长养》）

治妊娠，养胎。

芎䓖 白术（各一两） 蜀椒（去目及闭口，炒出汗，三两） 牡蛎（煅研为粉，半两）

上四味，捣研为散。每服二钱匕，食前温酒调下，米饮亦得。

3. 干地黄汤（《圣济总录·卷第一百五十五·妊娠猝下血·妊娠胎不长养》）

治妊娠气血不足，胎瘦不长。

熟干地黄（焙） 阿胶（米炒沸） 芎䓖 当归（切米炒，各二两） 赤芍药 甘草（炙，锉） 人参（各半两）

上七味，粗捣筛。每服三钱匕，水一盏，入粳米少许，同煎七分，去滓温服，日三。

4. 地黄丸（《圣济总录·卷第一百五十五·妊娠猝下血·妊娠胎不长养》）

治妇人血衰不足，经候悭涩，致子宫不荣，妊娠多病，胎不长成。

熟干地黄（不拘多少）

上一味切焙，捣为末，炼蜜为丸如弹大。每服一丸，空心煎当归酒嚼下，温酒亦得。

5. 地黄芎䓖丸（《圣济总录·卷第一百五十五·妊娠猝下血·妊娠胎不长养》）

治妊娠气血虚弱，令胎不长，和气养胎。

熟干地黄（焙，一两） 芎䓖（三分） 白茯苓（去黑皮，半两） 人参 当归（切，焙，各三分） 柴胡（去苗） 刺蓟 桑寄生（焙干，各半两） 厚朴（去粗皮，涂生姜汁炙，一两） 龙骨 阿胶（炒沸） 白石脂（各三分） 黄芪（锉，半两） 甘草（炙，锉，一分）

上一十四味，捣罗为末，炼蜜和丸如梧桐子大。每服三十丸，不计时候，粥饮下，日三。

6. 黄芪汤（《圣济总录·卷第一百五十五·妊娠猝下血·妊娠胎不长养》）

治妊娠胎不长，安胎和气思食。

黄芪（锉） 白术 人参 麦门冬（去心，焙） 陈橘皮（汤去白，焙，各三分） 芎䓖（半两） 白茯苓（去黑皮，一分） 前胡（去芦头，三分） 甘草（炙，锉，半两）

上九味，粗捣筛。每服三钱匕，以水一盏，入生姜二片，枣三枚，煎至六分，去滓，食前温服。

7. 人参丸（《圣济总录·卷第一百五十五·妊娠猝下血·妊娠胎不长养》）

治妊娠胎不长，养胎。

人参 白茯苓（去黑皮） 当归（切，焙） 柴胡（去苗） 厚朴（去粗皮，涂生姜汁炙，各一两） 枳壳（去瓤麸炒，三分） 桑寄生（焙） 刺蓟 阿胶（炙燥，各一两） 甘草（炙，锉，半两）

上一十味，捣罗为末，炼蜜和丸如梧桐子大。每服三十丸，食前温水下。

8. 治妇人怀胎不长方（《妇人大全良方·卷之十三·妊娠胎不长养方论第二》）

治妇人怀胎不长。

鲤鱼（长一尺者，去肠、肚、鳞）

以水渍没，内盐及枣，煮令熟，取汁稍稍饮之。当胎所腹上，当汗出如牛鼻状，虽有所见，胎虽不安者，十余日辄一作。此令胎长大，甚平安。

【医论医案】

一、医论

《活幼心书·卷中·明本论·五软》

戴氏论五软证，名曰胎怯。良由父精不足，母血素衰而得，诚哉是言。以愚推之，有因母血海久冷，用药强补而孕者；有受胎而母多疾者；或其父好色贪酒，气体虚弱；或年事已迈，而后见子；有日月不足而生者；或服堕胎之剂不去，而竟成孕者，徒尔耗伤真气；苟或有生，譬诸阴地浅土之草，虽有发生，而畅茂者少；又如培植树木，动摇其根，而成者鲜矣。由是论之，婴孩怯弱，不耐寒暑，纵使成人，亦多有疾。爰自降生之后，精髓不充，筋骨痿弱，肌肉虚瘦，神色昏慢，才为六淫所侵，便致头项手足身软，是名五软。治法用调元散补肾，地黄丸渐次调养，日久乃安。若投药不效，亦为废人。有小儿体肥容壮，不为瘦瘁，忽然项软倾倒，此名下窜，皆因肝肾气虚，客邪侵袭风府，传于筋骨，故成斯疾。盖肝主乎筋，肾主乎骨，筋骨俱弱，则项软垂下无力，又名天柱倒。与五软相类不远，治同前药。有解颅一证，其囟缝不合，此肾气不足。肾主骨而脑为髓海，肾气不足则脑髓不满，故不合也，名曰解颅。凡得此候，不及千日之内，间有数岁者，偶因他疾攻激，遂成废人。若气色精明，能饮食者，多服调元散、补肾地黄丸，旬月内颇见效者，次第调理，或有可治。若投药后如故，亦难疗矣。世言囟肿皆以为热，殊不知有阴阳二证，切宜详辨，坚硬为阴，红软为阳，故《婴孩宝书》云：寒气上冲则牢鞹（音报），热气上冲则柔软。正此之谓。若阴证，以匀气散、理中汤主之；阳证，用玉露饮、当归散、防风汤为治。有囟陷者，虚之极也。胃气虚寒则囟陷，慢惊中有之。胃寒脾困吐泻者为虚极，急以金液丹、固真汤及诸救元等药治之，外则贴以乌附膏。有后枕陷者，其证尤重，治法以囟陷药同，不效亦为难疗，此大虚极，百无一活耳。

《幼科发挥·卷之一·胎疾》

有因父母禀受所生者，胎弱胎毒是也。胎弱者，禀受于气之不足也。子于父母，一体而分。如受肺之气为毛皮，肺气不足，则皮脆薄怯寒。毛发不生，受心之气为血脉，心气不足，则血不华色，面无光彩。受脾之气为肉，脾气不足，则肌肉不生，手足如削。受肝之气为筋，肝气不足，则筋不束骨，机关不利。受肾之气为骨，肾气不足，则骨软。此胎禀之病，当随其藏气求之。肝肾心气不足，宜六味地黄丸主之。脾肺不足者，宜参苓白术丸主之。子之羸弱，皆父母精血之弱也。所谓父强母弱，生女必羸；父弱母强，生男必弱者是也。故儿有头破、颅解、神慢、气少、项软、头倾、手足痿弱、齿生不齐、发生不黑、行走坐立要人扶掖，皆胎禀不足也。并宜六味地黄丸主之……或问：胎禀不足之证，得于父母有生之初，如何医得？予曰：诸器破损者，尚可补之，岂谓胎弱者，不可补之乎，贵得其要也。夫男女之生，受气于父，成形于母。故父母强者，生子亦强。父母弱者，生子亦弱。所以肥瘦长短，大小妍媸，皆肖父母也。儿受父母之精血以生，凡五脏不足者，古人用地黄丸主之。或曰：五脏不足，而专补肾何也？曰：太极初分，天一生水，精血妙合，先生两肾，肾者五脏之根本。《经》曰植木者必培其根，此之谓也。

《冯氏锦囊秘录·杂症大小合参卷三·五软五硬五冷五缩五反五紧五陷五肿五喘五盲五恶候》

又谓五软者，胎怯也。有因父精不足，母血衰少而得者；有因母之血海既冷，用药强补而孕者；有因受胎，母多痰病；或年迈而有子者；或日月不足而生者；或服坠胎之剂不去，而耗伤真气者。是以生下怯弱，不耐寒暑，少为六淫侵犯，便尔头项软、手足软、身软、口软、肌肉软，名曰五软。然头软者，肾肝之病也。盖肝主筋，肾主骨。肝肾若虚，项软无力，治难渐痊，他年必发。手足软者，四肢无力，而手垂，懒于举物，五岁而不能行，脚软细小是也。身软者，阳虚髓怯，六淫易攻，遍体羸弱谓耳。口软者，虚舌出口，肌内软者，肉少反宽，不长肌肉，大概本于先天不足，而治独重于胃，盖胃为水谷气血之海，五脏六腑之大源也。五硬者，仰头取气，难以动摇，气壅疼痛，连胸膈间，手心脚心冰冷而硬，此阳气不营于四末也。《经》曰：脾主四肢；又曰：脾主诸阴。手足冷而硬者，独阴无阳也，故难治。肚筋青急者，木乘土位也，急用六君子汤，加炮姜桂升柴，补脾平肝。若面青而小腹硬者，性命难保矣。

小儿禀受肾气不足，而有五迟五软、解颅鹤膝诸候，当以六味丸加鹿茸补之。若精气未满而御女，致有头眩吐痰，发热盗汗诸候，当用六味、八味二丸及补中汤加减用之，然节斋谓，小儿无补肾法，盖以男子二八而精始满，既满之后，妄用亏损，则可补之，如先天禀受不足，理无可补，禀之。若足，何待于补，孰知诸脏有虚有实，而肾脏有虚无实，凡小儿之阴气未成，即肾虚之日也。或父母多欲，而所禀复亏，更肾虚之候也。阴气不足，而不知补之，则阴绝而孤阳亦灭矣。何谓可无补耶？此义惟立斋先生深知其奥，况小儿因天禀不足致疾者，恒多，则先天之不足，难以或阴或阳为定论，张以六味、八味二丸，以救小儿禀受阴虚阳虚者，全活甚众，岂止阴气不足而已哉！凡小儿面青㿠白，其出痘必主内溃不出，此即禀受肾中元阳不足也，久服八味丸方可挽回，若进肥儿丸反速其毙矣。

《金匮启钥（幼科）·卷二·胎病论》

儿之初生有病，亦惟胎弱、胎毒二者而已矣。胎弱者，禀受于气之不足也。子于父母，一体而分，而禀受不可不察。如禀肺气为皮毛，肺气不足，则皮薄怯寒，毛发不生；禀心气为血脉，心气不足，则血不华色，面无光彩；受脾气为肉，脾气不足，则肌肉不生，手足如削；受肝气为筋，肝气不足，则筋不束骨，机关不利；受肾气为骨，肾气不足，则骨节软弱，久不能行。此皆胎禀之病，随其脏气而求之。所谓父强母弱，生女必羸；父弱母强，生儿必弱。故小儿有头破颅解、神慢气怯、项软头倾、手足痿软、齿生不齐、发生不黑、行住坐立须人扶掖者，此皆胎禀不足之故也……胎怯者，生下面无精光，肌肉瘦薄，大便白而身无血色，目无精彩，时时哽气多哕者，此即胎怯也。非育于父母之暮年，即生于产多之孕妇。成胎之际，元精既已浇漓，受胎之后，气血复难长养，以致生来怯弱，若后天调理得宜者，十可保全一二，调元散助之。

二、医案

《钱氏小儿直诀·卷三·五脏杂症主治》

长大不行，行则脚软；齿久不生，生则不固；发久不生，生则不黑，皆胎弱也。

［愚按］前症即五迟之症也。若肾主骨，齿者骨之余，发者肾之荣也。良由父母精血不足，肾气虚弱，不能荣养而然耳。有肝肾虚，长而不能行者；有肝气虚，而手足拳挛者；有肝肾虚，而脚不能舒展者，并用地黄丸滋补之。有心气虚而不能言语，用玄参汤、补中益气汤培养之。若久病，或五疳所致者，但调补脾胃为主。《全婴方》云：头、项、手、足、身软，谓之五软症，皆胎禀肾气怯弱也。

愚治一小儿，体瘦腿细，不能行步，齿不坚固，发稀短少，属足三阴虚，用六味地黄丸、补中益气年余，诸症悉愈，形体充实。

一小儿，三岁，言步未能，牙发稀少，体瘦骨立，发热作渴，目黑睛少，服肥儿丸不应。此肾虚疳症也。前丸乃脾胃经之药，久服则肾益虚，而疳益甚。不信，果牙发渐落。用六味丸加鹿茸、五味子，半载而愈。

一小儿，七岁，左腿细，短寸许，不良于行，目睛白多，或有盗汗，发黄成穗。用地黄丸加鹿茸、五味子为主，佐以补中益气汤，半载行履如故。

一小儿，脱肛，半载恪服升补元气之药而愈。

第三节

胎　风

小儿胎风，一名胎赤。每因胎儿禀受不足，调护失当，触冒风邪；或断脐疮痂未敛，以致风邪侵入，蕴结为热；或其母饮食不节，嗔怒无度，乳哺不调，痰热壅积。从而出现壮热呕吐，精神不宁，睡易惊醒，手足抽掣，角弓反张等症状。

【辨病名】

《圣济总录·卷第一百七十二·小儿胎风》："盖风善行而数变，入于荣卫气血间，则令儿壮热吐哯，精神不宁，睡卧饶惊，手足抽掣，故名胎风。"

《外科大成·卷四·小儿部·胎赤》："赤者，初生月里，肌肤忽然发赤如丹。"

《外科心法要诀·卷十六·婴儿部·胎风》："此证又名胎赤，婴儿初生，身热皮红，状如汤泼火烧。"

《彤园医书（小儿科）·卷之一·初生门·胎赤》："小儿生下，头面肢体黄若丹涂，故名胎赤。"

【辨病因】

小儿胎风，每因胎儿禀受不足，调护失当，触冒风邪；或断脐疮痂未敛，以致风邪侵入，蕴结为热；或其母饮食不节，嗔怒无度，乳哺不调，痰热壅积；或既有胎惊，传为胎风。

一、外感风邪

《太平圣惠方·卷第八十五·治小儿胎风诸方》："或坐卧当风，或触冒寒暑，腠理开泄，风邪所伤，入于胞中。儿生之后，邪气在于脏腑，不得宣通，而又洗浴当风，包裹失度，冷触脐带，风伤四肢，乳哺不调，痰热壅积，则令壮热吐哯，睡里饶惊，心神不安，手足抽掣，身体强直，眼目反张，故号胎风。"

《推拿抉微·第一集认症法·看病诀》："初生

之儿，肥胖色嫩，自觉好看者，此其根本不坚，甚非佳兆，且最易感冒风寒。邪入腑者，近在第二三日见之。其症吐乳、夜啼、腹鸣，此皆胎风之类。”

二、母病及子

《太平圣惠方·卷第八十五·治小儿胎风诸方》：“夫小儿在胎中之时，脏腑未具，神气微弱，其母或调适失宜，食饮不节，嗔怒无度，举动惊胎。”

《普济方·卷七十二·眼目门·胎赤眼》：“初患之时，皆因初生后，乳母多食热面酒醋之物，致令小儿两目双赤，眵掩四眦赤烂，号曰胎风。”

《医学入门·外集卷五·小儿门·附小儿病机》：“胎惊痫风，乃孕妇嗜欲，忿怒惊扑，或外挟风邪伤胎，子乘母气，生下即病，呕吐抽掣，口眼㖞斜，惊啼声短，腮缩囟开，或颊赤，或面青，噤口咬牙，眼含潮涎，筋骨拘挛，身腰强直，脐腹肿起，与噤、撮同证。”

《丹台玉案·卷之六·脐风撮口》：“盖脐带系于胞，必其未生之时，其母先感风邪，遗其邪于小儿，谓之胎风。”

《外科心法要诀·卷十六婴儿部·胎风》：“此证又名胎赤……由孕母过食辛香热物，以致脾胃积热。”

《片玉心书·卷之四·胎毒门》：“此因妊妇调食乖常，饮酒嗜肉，忿怒惊扑，母有所触，胎必感之；或外挟风邪，有伤于胎，故子乘母气，生下即病。”

三、胎惊传变

《普济方·卷三百五十九·婴孩门·病症疑难》：“儿在胎中，母因惊悸，惊气入胎，当受之。生育之后，其儿精神不爽，颜色虚白，初则温温有热，其后颊赤饶惊，物动则恐，声响即悸，若不绷抱安床，取次难为调适，既有胎惊，将传胎风之候。”

【辨病机】

小儿胎风，其病因有三，或胎儿禀受不足，调护失当，触冒风邪；或断脐疮痂未敛，以致风邪侵入，蕴结为热；或其母饮食不节，嗔怒无度，乳哺不调，痰热壅积；或既有胎惊，传为胎风。然其病机，可总结为体虚外感，蕴结化热；母病及子，邪蕴脏腑。

一、体虚外感，蕴结化热

《圣济总录·卷第一百七十二·小儿胎风》：“论曰：子在胞胎，禀受不足，肝心经虚，及其始生，乳养无法，触冒外邪，或因断脐，疮痂未敛，风邪一入，则令脏腑虚弱，经络不通，蕴结为热。盖风善行而数变，入于荣卫气血间，则令儿壮热吐𠻳，精神不宁，睡卧饶惊，手足抽掣，故名胎风。纵而弗治，则成痫疾。”

二、母病及子，邪蕴脏腑

《冯氏锦囊秘录·杂症大小合参卷三·胎风》：“胎风者，由在胎之时，脏腑未具，神气未全。其母动静不常，沉酒房劳；或忧愁思虑，呼唤声高，自闻大声，心伤神动；兼又将养失宜，感冒寒暑，腠里开泄，风邪乃伤，入于胞中。儿生之后，邪气在脏，不能宣通；又或包裹一失，冷伤脐带，风触四肢，乳哺又乱，吐𠻳顿成。时或面青，时复面红，痰壅壮热，惊卧不安，手足摇动，身反强直，头面如火，撮口不乳，眉间青色，拘挛握指。然男握外、女握内为顺。若逆搐或偏搐，身冷而软，角弓反张，面青唇战者，皆为不治。”

《笔花医镜·卷三·儿科证治·初生保治》：“弥月间声直发搐，撮口脐风，是胎风也，俗名腹里惊。因其母肝气素郁，儿禀受之。再浴时断脐时，或有进风，得外风则内风动，此症发之太早，泣不出声，泣而无泪者，皆难治。”

【辨病证】

一、辨症候

小儿胎风之症候，常见壮热呕吐，惊啼声短，饮乳困难，精神不宁，睡易惊醒，手足抽掣，角弓反张等。

《幼幼新书·卷第十三·胎风第一》：“《石壁经》三十六种内胎风候歌：人间此患太幽微，此患医流必少知。一百日中同一气，三周天度是胎期。子生身热如汤泼，胎热还因是母肥。脑额有疮难得效，必因胎内与夫为。生疮两脚如穿烂，此去难推五岁期。一腊未经先撮口，两拳双握背腰齐。便知脏腑生邪毒，只限三朝骨肉离。男子握拳指归里，女儿向外不堪医。须看逆候难行药，更求筋脉在中眉。眉里有筋红碧色(一云青碧色。四十八候云：红兼赤)，算来有命莫相疑。若有黑光千万死(《风髓经》云：眉里赤红。四十八候此一句云：黑绿若还兼青色)，此身何处觅良医。”

《普济方·卷三百五十九·婴孩门·汤氏杂病形证歌》：“小儿眼里热班疮烂，发渴无时痒复疼，盖为热气伤眼睑，世人俗语号胎风。”

《片玉心书·卷之四·胎毒门》：“凡小儿生后，壮热翻眼，握拳咬牙，身腰强直，涎潮呕吐，搐掣惊啼，腮缩囟开，或颊赤面青眼合，更胎风眼合，不可误作慢脾风，妄用汤药。”

《冯氏锦囊秘录·杂症大小合参卷三·撮口》：“然胎风、脐风等症，皆令气促舌强，握口如囊而不乳，病原相类，候亦相同，发则面目黄赤，撮口不乳，气促喘急，啼声不出，舌强唇青，聚口撮面，饮乳有妨。”

《冯氏锦囊秘录·杂症大小合参卷三·胎风》：“时或面青，时复面红，痰壅壮热，惊卧不安，手足摇动，身反强直，头面如火，撮口不乳，胃间青色，拘挛握指。”

二、辨吉凶

小儿胎风之吉凶，自宋元起，历代医家均有概述。辨病证之吉凶，对于遣方用药及疾病预后有着重要的意义。

《幼幼新书·卷第十三·胎风第一》：“《小儿形证论》四十八候胎风歌同。后云：此候如是头长子，或母身大，或夏天抱惜过度，初生七八日间发后看大拇指，男儿向外，女儿向里，更看赤脉在眉间，形证顺则安，逆则死。多有医人不识，呼作脾风者，误也。”

《幼幼新书·卷第十三·胎风第一》：“若生下孩儿，手大指握拳时，男子指在外，女子指在内则顺也，逆者必死。若眉中上下青红鲜静者生，若色不快则恶候，须节次看证候调理。”

《医学入门·外集卷五·小儿门·附小儿病机》：“但胎风合眼，与慢脾异，不可妄用温药。视其眉间气色红赤鲜碧者生，青黯黑者死。”

《片玉心书·卷之四·胎毒门》：“要视其眉间气色，若红赤鲜碧者可治，若黯黑青黑者不治；虎口指纹曲入里者可治，出外者不治。”

《冯氏锦囊秘录·杂症大小合参卷三·胎风》：“然男握外，女握内为顺。若逆搐或偏搐，身冷而软，角弓反张，面青唇战者，皆为不治。”

《幼科释谜·卷一·初生诸病·胎惊胎痫胎风胎黄》：“未满月而撮口握拳，腰软如随者，此肝肾之中邪胜正弱也，三日内必不治。如男指向里，女指向外，尚可治，宜全蝎散、钩藤散。眉红者不可治。”

【论治法】

一、内治法

小儿胎风证型不同，治法亦不同。其内治之法有清气血热、补脾益气、祛风解痉、滋阴潜阳、养阴清热等。临证中当辨证施治。

1. 清气血热

《证治准绳·幼科集之一·初生门·生下胎疾·胎风》：“小儿初生，其身有如汤泼火伤者，此皆乳母过食膏粱所致也。其母宜服清胃散及逍遥散以清其气血，儿亦饮数滴可也。”

2. 补脾益气

《证治准绳·幼科集之一·初生门·生下胎疾·胎风》：“小儿初生……若因大病亏损胃气而诸脏虚弱所致者，用补中益气汤、钱氏地黄丸。”

3. 祛风解痉

《证治准绳·幼科集之一·初生门·生下胎疾·胎风》：“如未满月而撮口握拳、腰软如随者，此肝肾中邪胜正弱所致也，三日内必不治。如男指向里、女指向外尚可治，眉红亦不可治，可治者用全蝎散、钩藤散等类治之。”

4. 滋阴潜阳

《证治准绳·幼科集之一·初生门·生下胎疾·胎风》：“小儿初生……若面唇赤色，正属肾水不足，肝经阴虚火动而内生风热尔，当滋肾水以制阳光。”

5. 清热解毒

《外科心法要诀·卷十六·婴儿部·胎风》：“若儿大，能食米面，身热皮红者，系腑热内蒸，湿气外乘之故，即名玉烂疮。宜如意金黄散，蜜水调敷，内服导赤汤即效。”

《彤园医书(小儿科)·卷之一·初生门·胎赤》：“因孕母过食辛热之物，致毒热凝结，蕴于胞中，小儿生下，头面肢体黄若丹涂，故名胎赤。热盛便利者,当服清热解毒汤;热盛便秘者,服蒋氏化毒丹。”

二、外治法

在长期的医学实践中,面对小儿胎风一类疾病,古代医家们还总结了如外敷法、灸法、吹药法的外治之法,其往往凭借简便廉验的优点,深受民众的喜爱与推崇,在此分别列举相关方法。

1. 外敷法

《本草纲目·主治第四卷·百病主治药·诸疮下》:“古松薄皮:小儿胎风头疮,入豉少许,炒研,入轻粉,香油调涂。”

《本草纲目·木部第三十四卷·木之一·松》:“小儿头疮浸湿,名胎风疮:古松上自有赤厚皮,入豆豉少许,瓦上炒存性,研末,入轻粉、香油调,涂之。(《经验良方》)”

2. 灸法

《普济方·针灸卷十六·针灸门·惊风》:“治月内婴儿,胎风、惊风、慢风、潮搐涎堵,目直口噤,乳食不下,一切惊风皆治。(《卫生宝鉴》)灸顶中央百会穴一二七壮,鼻下人中穴三壮;又灸囟周四角各三壮,灸尺泽各一壮,鼻上天庭穴,三壮。”

3. 吹药法

《类证治裁·卷之六·耳症论治》:“小儿胎风耳脓,鱼牙散吹。”

《杂病源流犀烛·卷二十三·耳病源流》:“胎风若何,初生风吹入耳,以致生肿出脓(宜鱼牙散吹之)。”

【论用方】

治胎风方

1. 犀角丸

1)《太平圣惠方·卷第八十五·治小儿胎风诸方》

治小儿胎风搐搦,筋脉拘急,牙关或时紧硬。

犀角屑(半两) 白花蛇(一两,酒浸去皮骨,炙令黄) 天南星(半两,炮裂) 白附子(半两,炮裂) 干蝎(半两,微炒) 天麻(半两) 麻黄(半两,去根节)

以上七味,捣罗为末,用无灰酒二大盏,搅令匀,于慢火上煎,旋添酒,不住手搅,以酒尽为度。

2)《普济方·卷三百六十一·婴儿初生门·胎风》

治小儿胎风惊悸。

生犀牛角尖(镑) 牛黄(研) 黄连(去须) 代赭(各一分)

上为末,炼蜜和丸如麻子大。一二岁儿,每服三丸,用乳汁研化;三四岁儿,每服五丸。

2. 天竹黄散(《太平圣惠方·卷第八十五·治小儿胎风诸方》)

1)治小儿胎风惊热,手脚急强。

天竹黄(一分,细研) 牛黄(半分,细研) 胡黄连(一分) 犀角屑(一分) 天麻(二分) 蝉壳(一分,微炒)

上件药,捣细罗为散,都研令匀,不计时候,以新汲水调下一字,二岁以上加药服之。

2)治小儿胎风搐搦,壮热多惊。

天竹黄(半两,细研) 天南星(半两,炮裂) 铅霜(一分,细研) 胡黄连(半两) 牛黄(一分,细研)

上件药,捣罗为末,研入牛黄等令匀,用枣肉和丸如绿豆大。不计时候,以乳汁研破三丸服之,量儿大小,以意加减,如三岁以上,用酒及荆芥汤下。

3. 牛黄丸(《太平圣惠方·卷第八十五·治小儿胎风诸方》)

1)治小儿胎风,手足搐搦,遍身壮热。

牛黄(一分,细研) 水银(一分,用黑铅一分同结为砂子,细研) 朱砂(一分,细研) 犀角屑(一分) 麝香(半分,细研) 蝎梢(一分,微炒) 天浆子(一分) 天南星(一分,炮裂)

上件药,捣罗为末,以糯米饭和丸如绿豆大。不计时候,以薄荷汤化破三丸服之,量儿大小,以意加减。

2)治小儿胎风,手足抽掣。

牛黄(半两) 天竹黄(半两) 羌活(一分,末) 麝香(一分) 蝎(二枚,头尾全炒)

上件药,研罗为细末,炼蜜和为丸如麻子大。一二岁儿,不计时候,以薄荷汤下三丸;三四岁儿每服五丸,量儿大小,以意加减。

4. 朱砂散

1)《太平圣惠方·卷第八十五·治小儿胎风诸方》

治小儿胎风，心热惊痫。

朱砂（一分） 牛黄（一分） 天竹黄（一分） 腻粉（一分） 麝香（半分）

上件药，都研令细匀，每服，以竹沥调下半钱，不计时候，量儿大小，以意加减。

2）《普济方·卷三百六十一·婴儿初生门·胎风》

治胎风惊搐，心神惊悸，眼目直视。

朱砂 天竺黄 牛黄 铅霜 麝香 甘草 铁朵粉（各等分）

上为末，薄荷汤调下。

5. 虎睛丸（《太平圣惠方·卷第八十五·治小儿胎风诸方》）

治小儿胎风及惊风。

虎睛（一对，酒浸炙微黄） 天麻（一分） 干蝎（一分，微炒） 乌蛇肉（一分，炙微黄） 羌活（一分） 独活（一分） 僵蚕（一分，微炒） 麝香（一分，细研）

上件药，捣罗为末，以面糊和丸如绿豆大。每服三丸，研破，不计时候，以薄荷汤服之。

6. 水银丸（《太平圣惠方·卷第八十五·治小儿胎风诸方》）

1）治小儿胎风，发作抽掣，浑身急强，眼目反张。

水银（一两） 天麻（一两） 天南星（一两，炮裂） 白附子（一两，炮裂） 干蝎（一两，微炒） 麝香（一分，细研） 龙脑（一分，细研） 藿香（一分） 白僵蚕（一两，微炒）

上件药，捣罗为末，先用少许枣肉，研水银星尽，与诸药末同研令匀，炼蜜和丸如绿豆大。不计时候，以薄荷酒研三丸服之，量儿大小，以意加减，得汗出立效。

2）治小儿胎风，四肢惊掣，痰涎壅滞。

水银（半两，黑铅半两同结作砂子） 天麻（一分） 干蝎（一分，微炒） 半夏（一分，汤洗七遍去滑） 郁金（一分） 白附子（一分，炮裂）

上件药，捣罗为末，以软饭和丸如绿豆大。不计时候，以薄荷汤下一丸，量儿大小，加减服之。

7. 露蜂房丸（《太平圣惠方·卷第八十五·治小儿胎风诸方》）

治小儿胎中，久积风热，发歇，手足搐搦，多惊不睡。

露蜂房（半分，炒令黄色） 蚕蛾（半两，微炒） 天浆子（三十枚，微炒） 腻粉（一分） 天南星（半分，炮裂） 朱砂（半两，细研水飞过） 干蝎（一分，微炒） 牛黄（一分，细研） 水银（一分，以枣肉研令星尽）

上件药，捣罗为末，都研令匀，以炼蜜和丸如绿豆大。不计时候，煎槐柳薄荷汤下五丸，量儿大小，以意加减。

8. 蚺蒿散（《太平圣惠方·卷第八十五·治小儿天瘹诸方》）

治小儿胎风，惊风搐搦，状如天瘹。

蚺蒿（一分，微炒） 白胶香（一分） 白芥子（三十粒） 阿魏（半分，研入） 白僵蚕（十五枚，微炒）

上件药，捣细罗为散，不计时候，以薄荷酒调下三（一）字，量儿大小，以意加减服之，良久微汗出瘥。

9. 牛黄散

1）《太平圣惠方·卷第八十五·治小儿胎风诸方》

治小儿胎风，惊热搐搦，心神烦乱，或渴。

牛黄（半分，细研） 人参（半两，去芦头） 真珠末（一分） 甘草（半两，炙微赤，锉） 郁金（半两） 川大黄（半两，锉碎，微炒） 朱砂（半两，细研水飞过） 胡黄连（半两）

上件药，捣细罗为散，都研令匀，不计时候，以蜜水调下半钱，量儿大小，以意加减服之。

治小儿胎风惊热。

牛黄（一分，细研） 天竹黄（半两，细研） 铅霜（半两，细研） 马牙硝（一两，细研） 人参（半两，去芦头） 朱砂（一分，细研）

上件药，捣细罗为散。每服以薄荷汤调下半钱，量儿大小，加减服之。

2）《普济方·卷三百六十一·婴儿初生门·胎风》

治胎风手足搐搦，口眼㖞斜。

天麻 牛黄 犀角 蝉蜕 甘草 天竺黄 胡黄连（各等分）

上捣为散。每服一字，薄荷煎汤下，量儿大小，以意加减。

10. 牛黄竹沥散（《圣济总录·卷第一百六十七·小儿口噤·小儿撮口》）

治小儿胎风热，撮口发噤。

牛黄（研，一分） 淡竹沥（半合）

上二味，每服牛黄一字匕，用淡竹沥调下，一二岁儿服之；三四岁儿，每服半钱，日三服，量儿大小，以意加减。

11. 龙脑散（《圣济总录·卷第一百七十二·小儿胎风》）

治小儿胎风及慢惊，眼涩多睡，化涎解热。

龙脑（研） 麝香（研） 白附子（微炮） 牛黄 天麻 白僵蚕（直者炒） 干蝎（炒） 乌蛇肉（酒浸焙，各一分） 麻黄（去节，半两） 天南星（微炒，半两）

上一十味，除龙脑、麝香、牛黄同研令匀外，余捣碎不罗，用新水一盏，浸一复时，冬月浸两复时，生绢滤药汁，和寒食白面为丸如大皂子大，阴干捣罗为散，入前三味，再同研匀。每服一字匕，薄荷汤调下，量儿大小加减。

12. 丹砂散（《圣济总录·卷第一百七十二·小儿胎风》）

治小儿胎风，心热惊痫。

丹砂 牛黄 天竺黄 铁粉（各一分） 麝香（半分）

上五味，研令匀细。每服半钱匕，以竹沥调下，不计时候，量儿大小，以意加减。

13. 天南星丸（《圣济总录·卷第一百七十二·小儿胎风》）

治小儿胎风，壮热瘛疭。

天南星（炮，二枚） 白附子（炮，十枚） 干蝎（全者炒，一分） 牛黄（研） 龙脑（研，各一钱） 丹砂（研，一钱半） 雄黄（研，一分） 天浆子（十枚，去皮）

上八味，捣研为细末，炼蜜和丸如皂子大，以丹砂为衣。三二岁儿每服一丸，至十岁，服三丸，煎金银薄荷汤化下，空心临卧。

14. 断痫丸（《圣济总录·卷第一百七十二·小儿胎风》）

治小儿胎风，久为惊痫，时发时愈。

蛇蜕（微炙，三寸） 蝉蜕（去土，炒，四枚） 黄耆（锉） 细辛（去苗叶） 钩藤（钩子） 甘草（炙，锉，各半两） 牛黄（研，半钱）

上七味，捣研为末，再同和匀，煮面糊和丸如小豆大。百晬内小儿服三两丸，二三岁儿十丸至十五丸，人参汤下，不计时候。

15. 干蝎散（《圣济总录·卷第一百七十二·小儿胎风》）

治小儿胎风，发惊搐搦。

干蝎（去土，炒） 枫香脂（研，各一分） 白芥子（五十粒） 阿魏（研，一钱） 白僵蚕（直者，十五枚，炒）

上五味，捣研为散，再和匀。每服一字匕，不计时候，煎薄荷汤调下，量儿大小加减服。

16. 地龙膏（《鸡峰普济方·卷第二十·小儿》）

治小儿胎风，并大人疥癣。

地龙 黄连（各三分） 巴豆（二十个） 黄腊（一两） 小油（二两）

上件三味，小油内煎，药焦黑色为度，滤去药，用槐柳枝搅熬成膏，入黄腊，再搅匀，涂贴如常法。

17. 扁金丹（《幼幼新书·卷第十一·一切痫第八》）

1）湖南路钤陈防御所传。治小儿胎风诸痫，手足瘈瘲，目睛上视，颈项紧急强直，或摇头弄舌、牙关紧急、口吐痰沫，反拗，多时精神不宁，睡眠多惊，吐痢生风，昏塞如醉。

白花蛇（去骨，酒浸焙干秤） 防风（去芦头，焙干秤） 蜈蚣（要赤者，不去头足全用炙） 乳香（研极细，各半两） 蝎（要扁瘦全，各半两） 朱砂（研细极，各一两） 天南星（火烧存性） 大草乌豆（火烧存性，一两半） 麝香（一钱，研细） 牛黄（半钱，细研）

上为细末，然后与研者药，一处再研匀，用水浸炊饼为丸如桐子大，捏扁。每服三饼子，荆芥汤化如稀糊，抹入口中，渐渐咽下，候一时辰，更进一服，神效。

2）东京石鱼儿班防御。治小儿胎风诸痫，手足瘛疭，目精上视，摇头弄舌，颈项强直，牙关紧急，口吐痰沫，反拗多啼，精神不宁，睡卧多惊，吐利生风，昏塞如卧之疾。

天南星（炮） 白花蛇（酒浸三日，炙热、去骨） 全蝎 麝香（并别研） 草乌头（烧灰存性，各半两） 蜈蚣（一条，蘸酒炙熟） 乳香 朱砂（各别研，一分）

上件为细末，酒浸蒸饼，和作饼子如此○（注：原书即为“○”，意为饼子大小）大。每服三两饼，薄荷汤化下，三岁以上服五饼（与陈防御方不同）。

18. 通经散（《幼幼新书·卷第十三·胎风第一》）

治小儿胎风。

人参　茯苓　朱砂（各一分）　当归（半两）　蝎　牛胶（各一钱）　蝉蜕（七个）　红芍药（二分）　甘草（五寸，炙）　犀角（少许）

上为末。每服一钱半，麦门冬汤调下，杏仁汤亦可。

19. 蝎梢散

1）《幼幼新书·卷第十三·胎风第一》

治小儿胎风，天瘹，客忤，急慢惊风，往来潮搐，涎盛喘逆，哽气不安。

人参（三钱）　白僵蚕（一分，直者）　全蝎（一十四个）　辰砂　真麝（各一分）

上件三味为细末外，再入辰砂、麝香同研匀。每服一字，金银薄荷汤调下。如慢惊，即入白附子末一分。

2）《卫生家宝产科备要·卷第四·论新生小儿》

治小儿胎风，及百晬孩儿脐风撮口，无能救疗者。先用生脑子一字，填入脐心上，用艾炷灸一七壮，如不觉，灸二七壮，再添脑子，大妙，候定服蝎梢散。

蝎梢（四十九个，用薄荷叶逐个卷，以丝扎定，于砂铫中滚转炒，令薄荷干苏为度）　白僵蚕（四十九个，生姜汁浸，炒干，去嘴）

上二味为末，入生脑子抄半钱，麝香少许研匀，用紫色雄鸡肝煎汤调下末半钱许，并三两服，愈。

20. 加减定命丹（《杨氏家藏方·卷第十七·小儿上·慢惊方一十二道》）

治小儿慢惊，瘛疭，目睛斜视，身体强硬，昏塞如醉；及治胎风成痫，发歇不定，荏苒经时。

蟾酥（酒浸一宿）　牛黄（别研）　朱砂（别研）　甘草（炙黄）　胡黄连　麝香（别研）　使君子肉　犀角屑　当归（洗焙）　天麻　细松烟墨（烧灰烟尽，地上出火毒）　羌活（去芦头，以上十二味各一字）　全蝎（二枚，去毒，微炒）　棘刚子（五枚，去壳取虫，微炒）　半夏（汤浸洗七遍）　天南星（牛胆制者）　附子（炮，去皮脐）　虎骨（蘸酒醋炙）　乌蛇（酒浸一宿，取肉炙干）　干姜（炮）　丁香　沉香　肉桂（去粗皮）　人参（去芦头）　白茯苓（去皮）　肉豆蔻（面裹煨熟）　白术（以上十三味各一钱）

上件为细末，煮粟米粥和丸如黍米大，青黛为衣。每服一十丸，荆芥汤送下，不拘时候。

21. 法炼灵乌散（《杨氏家藏方·卷第十七·小儿上·慢惊方一十二道》）

治小儿胎风、诸痫，目睛斜视，涎潮壅噎，吐咽不下，口睛牵引，身体强直。

乌鸦（一双，腊月者良，留毛去肠肚）　朱砂　铁粉　蛇黄（烧红醋淬三次，以上各半两）　黑铅（半两，熔成汁，入水银半两在内，候化急倾出，待冷用）　黄丹（二钱半）

以上除乌鸦外，并研令细，入在乌鸦腹内，用线缝合，入瓦罐内，以盐泥固济，日中晒干，用炭火三斤煅烟出为度，次入后药：

天南星（生姜汁浸三宿，焙干）　防风（去芦头）　羌活（去芦头）　川芎（四味各一两）　荆芥穗　全蝎（去毒，微炒）　白僵蚕（炒去丝嘴，各半两）

上件为细末，与前药同研匀。每服半钱，麝香汤调下，不拘时候。

22. 截惊散（《杨氏家藏方·卷第十七·小儿上·慢惊方一十二道》）

治小儿慢惊，潮搐，目睛斜视，口眼牵引，牙关紧急；胎风、胎痫，悉皆治之。

乌蛇头（一枚，酒浸焙干）　蜈蚣（一条，涂酥炙焦）　全蝎（一钱，去毒，微炒）　川乌头（一分，炮，去皮脐）　麻黄（去根节，称一钱）　麝香（半钱，别研）

上件为细末，次入麝香研匀。半岁儿，每服一字；周岁儿，服半钱，煎荆芥汤调下，不拘时候。

23. 比金丸（《杨氏家藏方·卷第十七·小儿上·急慢惊风方二十一道》）

治小儿胎风、诸风手足瘛疭，目睛上视，头项强直，牙关紧急，口吐涎沫；及吐泻昏困，遂成脾风。

天南星（炮）　全蝎（去毒，微炒）　白花蛇（酒浸一宿，去皮骨取肉，焙干称）　草乌头（烧灰留性）　麝香（研，各半两）　蜈蚣（一条，蘸酒炙热）　乳香（别研）　朱砂（别研，各一分）

上件为细末，酒浸蒸饼为丸如梧桐子大，微捏扁。每服一丸，薄荷汤浸少时化下；阴痫，生姜汤化下；周晬儿，服二丸，不拘时候。

24. 注唇膏（《卫生家宝产科备要·卷第四·论新生小儿》）

治初生孩儿众疾，疗胎风病。

朱砂（研细） 坯子胭脂（各一钱） 白僵蚕（七个，炒去丝嘴） 中黄（半钱，研） 蝎梢（半个）

上白僵蚕、蝎梢用薄荷汁一合重，汤煮汁尽为度，焙干为细末，研，入坯子，朱砂等生蜜和为膏。逐日与孩儿注唇，令自呕咽，取效。

25. 虎睛膏（《御药院方·卷十一·治小儿诸疾门》）

治小儿胎风及惊风。

虎睛（一双，酒浸炙微黄） 天麻 干蝎（微炒） 乌蛇肉（炙小黄） 羌活 独活 僵蚕（炙） 麝香（细研，以上各二钱半） 金箔（为衣）

上件药捣罗为末，以蜜和丸，每两作四十丸，前项金箔为衣。每服一丸，薄荷汤化下，不拘时候。

26. 灵宝丹（《普济方·卷一百十五·诸风门·诸风杂治》）

治一切诸风，瘫痪伤风等疾。

川乌（去皮尖，略炮） 五灵脂（各三两） 没药（一两半） 胡椒（半两） 木香（炮） 乳香（研） 朱砂（研） 麝香（各一分，和朱砂为衣）

上将前五味为细末，择辰日寅时取东方井花水，入乳香末和前药末，为丸如豆大，将朱砂、麝香为衣。每服一粒，生姜二片同嚼，茶酒任下，不拘时；如伤风头痛及胎风，荆芥汤下。

27. 朱麝散（《普济方·卷三百六十一·婴儿初生门·胎风》）

治胎风，心热痰壅。

人参 朱砂（各一分） 牛胆南星 天竺黄 牙硝 铁粉（各半分） 麝香（少许）

上为末。每服一字，生姜薄荷汤调下。

28. 定命丸（《普济方·卷三百六十一·婴儿初生门·胎风》）

治小儿胞胎气虚，既生触冒外邪，名曰胎风。令儿壮热神昏，多惊掣纵。

蟾酥（一钱，干者，酒浸一宿） 干蝎（七枚，炒，全者） 白附子（炮，为末，半分） 天南星（炮，为末，一分） 麝香 青黛（各半钱）

上研细，以粟米粥和丸如绿豆大，别以青黛为衣。如新生儿用腻粉二捻，生油一两，点新汲水半茶脚，化药一粒服，取下。胎受者，惊热即更不惊，患重者，荆芥薄荷汤化下一粒，服药后睡困无碍。但有患者，先化半丸，滴入鼻中，急嚏者必瘥。

29. 皮鞋轻粉散（《普济方·卷三百六十一·婴儿初生门·胎风》）

治小儿胎风。

上用旧皮鞋面，烧灰为末，轻粉少许。湿疮干敷，干疮油敷。

30. 乌雄散（《普济方·卷三百六十一·婴儿初生门·胎风》）

治小儿胎风疮。

上用乌桕根，水边者，晒干为末，雄黄生用，油调敷之。

31. 驱风丸（《普济方·卷三百七十三·婴孩惊风门·一切惊风》）

治小儿肝风，筋脉拘急，面红目青，手足惊搐，及胎风。

辰砂 蝎尾 当归 龙胆草 川芎 山栀子 川大黄 羌活 防风 甘草（各一钱）

上为末，入麝香一字，炼砂糖丸鸡头实大。每服一丸，薄荷汤以竹叶蜜同煎汤化下。

32. 辰砂乳香丸（《普济方·卷三百七十八·婴孩一切痫门·惊痫》）

治惊痫，胎风，壮热瘛疭，弄舌摇头，眠睡不稳，目睛上视，口眼牵引；痰实咳嗽，咬齿谵语。

半夏（炮） 乳香 朱砂（各研）

上各等分，面糊为丸。每服十丸，乳食后，温薄荷汤下，量儿大小加减。

33. 至圣保命丹（《奇效良方·卷之六十四·小儿门·胎惊胎风》）

治小儿胎惊胎风内吊，腹肚坚硬，目睛上视，手足搐掣，角弓反张，涎痰壅盛，一切急慢惊风，并皆治之。

全蝎（十四个） 僵蚕（直者，炒） 白附子 天南星（炮） 朱砂（研） 麝香（研，各一钱） 防风（去芦） 天麻（各二钱） 蝉蜕（去泥，一钱） 金箔（十片，为衣）

上为细末，以粳米烧饭，取中心软者，搜和为丸，每一两作四十丸。每服一丸，用金银薄荷汤不拘时化下。

34. 夺命丹(《奇效良方·卷之六十四·小儿门·胎惊胎风》)

治急慢惊风,胎风风痫,客忤物忤,目睛斜视,痰壅搐掣等证并治。

人参(去芦) 南星(姜制) 半夏(炮) 独活 荆芥穗 远志肉 川芎 酸枣仁(炒) 白附子(炒) 川白芷 桔梗 甘草 石菖蒲(各五钱) 白茯苓 白术 天麻(炮) 全蝎(去毒) 防风(去芦) 羌活 茯神 川乌(炮,去皮) 僵蚕(炒) 细辛(去叶,各三钱) 蝉蜕(十四个,去泥) 辰砂 雄黄 麝香(各一钱) 金箔(二十片) 银箔(三十片,五味乳钵研)

上同为细末,以生姜汁打面糊和丸如芡实大,以朱砂为衣。每服半丸或一丸,用金银薄荷汤化下,不拘时。

35. 朱银丸(一名珠银丸)

1)《医学入门·外集卷七·妇人小儿外科用药赋》

治小儿脐风,口噤眼翻,一切胎风胎毒,痰盛壮热,亦治惊积,宜量用之。

水银(蒸枣肉,研如泥) 全蝎(各一钱) 白附子(一钱半) 南星 朱砂 片脑(各一字) 天浆子 牛黄 芦荟 麝香(各半分) 铅霜(五分)

和水银研僵蚕七个,为末,粟米糊丸芥子大。每一丸,薄荷煎汤下,利去胎中蕴毒为度,未利再服。

2)《医述·卷十四·幼科集要·胎证》

治胎风,壮热痰盛,眼翻口噤,取下胎毒。

朱砂 水银(蒸枣研泥) 全蝎 南星(各一钱)白附子(钱半) 天浆子 芦荟 牛黄(各五钱) 铅霜(五分) 僵蚕(十个) 冰片(一字) 麝香(少许)

蜜丸。

36. 猪乳膏(《幼科发挥·卷之四·附汤方》)

治胎风胎惊。

牛黄 朱砂(各少许)

取猪乳调,抹儿口中。

37. 保生汤〔《冯氏锦囊秘录·杂症大小合参卷三·噤风风噤口噤(胎症)》〕

治胎风,锁肚,口噤。

防风(七分) 枳壳(炒,五分) 橘红(四分) 茯神(三分) 荆芥穗(三分) 远志(去心,四分) 南星(姜炒,五分) 桔梗(三分) 甘草(二分)

加灯心,煎服。

38. 鱼牙散(《杂病源流犀烛·卷二十三·耳病源流·治耳病方七十五》)

治胎风。

江鱼牙煅,研,和冰麝少许,吹入。

39. 郑氏驱风膏(《幼科释谜·卷五·诸病应用方》)

治肝风筋脉拘急,面红目青眼上,惊搐胎风。

辰砂 蝎尾 当归 山栀 川芎 龙胆草 羌活 防风 大黄 甘草(各一钱) 麝香(一字)

炼砂糖丸芡子大,三岁三丸,薄荷竹叶蜜汤化下。

40. 清热解毒汤〔《彤园医书(小儿科)·卷之一·初生门·胎赤》〕

治胎赤,热盛便利者。

黄连 生地 赤芍 木通 连翘 甘草 金银花 薄荷叶 灯心(引)

41. 蒋氏化毒丹〔《彤园医书(小儿科)·卷之一·初生门·胎赤》〕

治胎赤,热盛便秘者。

犀角(锯末) 黄连 元参 桔梗 甘草 薄荷叶 生大黄(各一钱) 青黛(一钱)

共研极细,炼蜜为丸,重六分。灯心汤化服。

42. 辰砂抱龙丸(《儿科醒·辨惊风之误论第九》)

此药利惊疏风,豁痰清热。并治伤寒伤风,咳嗽生痰,喘急昏沉发热,鼻流清涕,或风暑热症,睡中惊掣,痧疹瘢疮,胎风、胎惊、胎热等症,邪气实者。

天竺黄(四钱,须要嫩白者) 牛胆星(一两) 朱砂(四钱一半,为衣) 天麻(五钱) 雄黄(秋冬三钱,春减半,夏二钱) 麝香(三分,痘疹中不用) 防风(三钱) 甘草(三钱)

上为细末,蜜丸芡实大,雪水糊丸尤佳。姜汤或薄荷汤磨服。痘疹时行,加天花粉四钱,同药糊丸。

43. 治胎风验方

1)《太平圣惠方·卷第八十五·治小儿胎风

诸方》

治小儿胎风。

牛黄(一分)　麝香(半分)　腻粉(一分)　朱砂(一分)　虎睛(一对,微炙)　龙脑(一钱)　水银(二分,以枣瓤研令星尽)

上件药,并细研,都入酒煎膏内,看硬软,和丸如绿豆大。不计时候,以竹沥下三丸,量儿大小,加减服之。

2)《卫生易简方·卷之十二(小儿)·急慢惊风》

治小儿胎风,手足搐搦。

用蚤休为末,即紫河车,又名金线重楼。每服半钱,冷水调下。

【论用药】

1. 全蝎

《本草求真·上编卷三·散剂·驱风》:"(全蝎)散肝血,分风热,治胎风发搐。全蝎(专入肝)味辛而甘,气温有毒,色青属木,故专入肝祛风(诸风眩掉,皆属于肝)。凡小儿胎风发搐,大人半边不遂,口眼㖞斜,语言蹇涩,手足抽掣,疟疾寒热,耳聋带下,皆因外风内客,无不用之。故方书有用蝎尾膏以治胎风发搐,内用蝎梢二十一枚,入麝香少许屡效。又用牵正散以治口眼㖞斜,用全蝎同白附、僵蚕,为末酒服甚效。又有同羌活、柴胡、当归、生地,名丁香柴胡汤,以治月事不调,寒热带下,亦许蝎以散血分之风热耳。但带下非风非热不用,并一切内虚似风等症切忌。全用去足焙,或用尾,尾力尤紧,形紧小者良。忌蜗牛(被蝎伤者,涂蜗牛即解)。"

2. 蚤休

《证类本草·卷第十一·蚤休》:"《日华子》云:重台根,冷,无毒。治胎风搐手足,能吐泻,瘰疬。根如尺二蜈蚣,又如肥紫菖蒲,又名蚤休、螫休也。"

《本草纲目·草部第十七卷·草之六·蚤休》:"小儿胎风,手足搐搦:用蚤休(即紫河车)为末,每服半钱,冷水下。(《卫生易简方》)"

《雷公炮制药性解·卷四·草部下·蚤休》:"味苦,微寒有毒,入心经。主惊痫癫疾,瘰疬阴蚀,痈肿毒疮,小儿胎风,手足抽掣;下三虫,去蛇毒。一名紫河车,一名重楼金线。[按]蚤休味苦,故入心经,以治惊痫等疾,而能解毒。"

3. 钩藤

《证类本草·卷第十四·钓藤》:"陶隐居云:出建平。亦作吊藤字。唯疗小儿,不入余方。《唐本》注云:出梁州。叶细长,茎间有刺,若钓钩者是。[臣禹锡等谨按]《蜀本》云:味苦。《药性论》云:钓藤,臣,味甘,平。能主小儿惊啼,瘛疭热拥。《日华子》云:治客忤胎风。"

【医论】

《医镜·卷之四·脐风撮口》

脐风撮口,总为一病,未有脐风而不撮口,未有撮口而不脐风也。患此病者,九死一生。盖脐命根也,脐为风所入,命根绝矣。而可以得生乎,求其所属之经。乃心脾之症也,开口属心,闭口属脾。风入于脐,先流于脾,由脾而上传于心,心为邪所客,故口不能开而频撮也。其发搐者,风使之也。究其病之所由成,有内因外因之异。盖脐带系于胞,必其所生之时,其母先感风邪,遗其邪于小儿,谓之胎风,其惊搐者,谓之胎惊。病从内得,故曰内因。其或断脐之后,包裹失于周密,被窝风入,未及六七日,而脐带已脱,必成此症。病由外得,故曰外风。医者又以艾灸其脐,徒苦之耳,竟何益哉?欲求一生于万死之中,惟下之而已矣,外此更无余法。

药例

大法即以小儿脱下脐带,洗净,先以水煎至五六沸;去带,入牙皂、僵蚕、穿山甲、麻黄、防风、荆芥、甘草、半夏、南星之类,又煎五六沸;入生大黄,略煎一二沸;澄清,入麝香末少许,姜汁、竹沥调匀,余徐以匙灌下。若得通利,即有三四可生,不然必死。其脐上以生南星末封之,亦可以追去徐风。

或用牛黄三四厘,麝香半分,为细末,姜汁、竹沥调之,滴入口中,亦可。若口噤不开,以南星为君,麝香为佐,研细,擦其龈,自开。

第四节

胎　毒

小儿胎毒,一是指婴、幼儿疮疖、疥癣、痘疹等病的统称，二是指小儿先天性梅毒，本病主要由于孕产妇恣食辛热、肥甘厚味，或生活调摄失宜，或郁怒悲思、情志不遂等因素，遗毒于胎所致。主要治疗方法大致分两种：一是小儿初生拭净口中秽液后，用药物内服，去腹中恶物脐粪，以解胎中蕴积热毒的预防之法，如甘草法、脐带法等。二是产后小儿已有症状，内服清热解毒药物，因小儿发病在哺乳期间，此法强调母子同治。

【辨病名】

古人对婴儿疮疖、疥癣、痘疹等病的统称，认为其发病与胎妊期间母体的热毒有关，故名。

《幼科发挥·卷之一·胎疾》："胎毒者，精血中之火毒，即命门相火之毒。"

《保婴撮要·卷十一·热毒口疮》："一小儿口舌生疮，延及头面胸背，脓水淋漓，此胎毒也。"

《验方新编·卷十九·小儿科·初生三急病》："以上三症（口噤、脐风、撮口），非独谓断脐之时为水湿风邪所乘，亦多因胎中受热，兼之风邪所激，里气壅滞，婴儿在胎，口有液毒，即胎毒也。"

《推拿抉微·第四集治疗法·诸疮》："小儿初生，遍身虫疥，与夫流水风疮一般，皆胎毒也。"

《儿科要略·儿科特征·杂证》："小儿生下后，头上生疮，或如干癣，或脓水淋漓，或结靥成片，谓之胎毒。"

【辨病因】

胎毒病因可分为先天后天两种，先天病因乃父母遗毒，因父母孕后房事不节、饮食油腻等致病；后天病因多为小儿新生食伤或外感风寒。

一、先天之毒

《广嗣纪要·卷之十五·育婴方论》："胎毒者，父饵壮阳之丹，母饮暖宫之药，交接无度，淫火猖狂，饮食不忌，膏粱内变，令儿受之，丹瘤疮疹，惊痫脐风，盘肠内吊之病作矣，宜保婴解毒丸主之。"

《针灸大成·卷十·治小儿诸惊推揉等法》："因母得孕，食荤毒，受劳郁，儿落地，或软或硬，口不开，如哑形，即是在母腹中，中胎毒也。"

《彤园医书（妇人科）·卷二·养胎门·受孕分房静养》："受孕之后，分房静养，恐动相火，致生胎毒。"

《儿科要略·出生前后·胎中之教养》："孕妇多欲，非但有害于己身，抑且使子女多生胎毒，多生疮疖，而痧痘等症，亦易较寻常为甚。"

《儿科要略·出生前后·初生之去毒》："胎儿居于母体中，总不免感染七情六欲以及饮食之毒，故胎儿未产之前，胎毒已随日积月累而蕴藏于躯体之中，不过毒有轻有重之别，他日发为口病、游丹、疹痘、惊热等症，亦有甚与不甚之差，初生之去毒，盖藉药物之力，冀以减轻其毒邪，为预防后患计耳，其法内服外治，相沿有数种，兹述之如后。"

《儿科要略·儿科特征·杂证》："此证多由禀受胎热，或欲火之毒，或饮食之毒所致。"

二、后天之毒

《医学入门·外集卷五·小儿门·附小儿病机》："大半胎毒，小半内伤乳食，十分之一外感风寒。"

《证治准绳·幼科集之四·心脏部二·痘疮上》："至于天行正病，亦有其时，但观夫年之所加，及有四时不正之气，即知有是正病也，然则待时而发者，胎毒也。或速而危，或徐而持，或暴而死者，气之微甚所使也，发则其毒泄矣。所以终身但作一度，后有其气，不复传染焉。"

【辨病机】

胎毒之病机与病因相应，若先天致病，胎毒伴子出生，伏于体内，后发为毒邪；若后天致病，新生小儿脏腑多较，易感外邪致病。

一、伏毒内发

《保婴撮要·卷十一·胎毒发丹》："胎毒发丹者，因胎毒内伏，或频浴热汤，或著烘衣，或乳母饮食七情，内热助邪为患，发于头面四肢，延及胸腹，色赤游走不定。"

《保婴撮要·卷十一·胎毒瘰疬》："胎毒瘰疬者，乃禀肝胆二经郁火气滞所致。"

《证治准绳·幼科集之四·心脏部二·痘疮上》："盖父母于子，一体而分，精血之毒，已蓄于阳施阴化之始，固不待诞生之顷，咽其血而后有胎毒也。"

《幼幼集成·卷二·胎病论》："夫二五之精，

妙合而凝，纯粹之精，溶液而成胎，淫佚之火，蓄之则为胎毒矣。盖人生而静，天之性也；感物而动，人之欲也。成胎之后，其母之关系尤繁。凡思虑火起于心，恚怒火生于肝，悲哀火郁于肺，甘肥火积于脾，淫纵火发于肾，五欲之火隐于母胞，遂结为胎毒。”

二、正虚邪侵

《医学入门·外集卷五·小儿门·附小儿病机》：“多因脾胃娇嫩，乳食伤精，则生湿，湿生痰，痰生火，湿热结滞而然。且真水未旺，心火独炎，故肺金受制，肝常有余，脾肾不足。”

【辨病证】

一、辨症候

《片玉心书·卷之五·大小便门》：“凡小儿初生七日之内，大小便有血者，此胎毒也。”

《医述·卷十四·幼科集要·初生》：“小儿初生未啼时，以指轻探儿口，挖去污血，随以甘草汤软帛裹指，蘸拭口中涎沫，然后看儿面色：若身面俱红，唇舌紫赤，知有胎毒，用盐茶以帛蘸洗其口，去其黏涎，日五六次。”

《验方新编·卷十·小儿科杂治·胎毒》：“初生数月或一二岁内，头面忽生热疮，甚至延及遍身，此胎毒也。”

《验方新编·卷十九·小儿杂症·小儿重舌木舌》：“胎毒重舌、马牙，牙根肿胀，不能吮乳。”

《幼科概论·调燮须注意》：“看儿面色，若身面俱红，而唇舌紫者，知其必有胎毒。”

二、辨病位

《医学纲目·卷之三十六·小儿部·生下胎疾》：“上小儿初生下月里诸疾，盖胎毒之浅者。若一二岁后所生之疾，乃胎毒之深者，宜权法治之。”

《医述·卷十四·幼科集要·初生》：“盖儿之胎毒，藏于脾胃，口中多有黏涎，马牙、鹅口、重舌、木舌，皆从此起。每日洗拭，则毒随涎去，病从何来？倘胎毒重，须洗过周岁。”

三、辨吉凶

《冯氏锦囊秘录·杂症大小合参卷三·小儿受病总论》：“变蒸发热者，胎毒将散也。”

《金匮启钥（幼科）·卷二·胎病论》：“凡胎毒之发，如虫疥、流丹、湿疮、痈疖、结核、重舌、木舌、鹅口、口疮，与夫胎热、胎寒、胎搐、胎黄之类，三朝之脐风，百日之痰嗽，半岁之真搐，一周之流丹，此又毒之至酷至烈，而不可解者也。”

《推拿抉微·第三集治疗法·辨脐风》：“由断脐后，为水湿风寒所乘，入于脐而流于心脾。令肚腹胀满，吮乳口松，多啼不乳。此初起之时，速用火攻散之。若至气息喘急，啼声不出，或肚上青筋，吊疝作痛，此胎毒夹风邪入五脏。外用火攻，内服指迷七气汤。若肚脐青肿，口撮不开，牙关紧闭，口吐白沫，爪青黑者，皆不治。”

【论治法】

胎毒治法，在注重对胎儿内外调治的同时，考虑到胎毒先天致病为多，古人在论治胎毒时更多强调受孕后父母的防治与母子、父子同治之法。

一、概论

《片玉心书·卷之四·胎毒门》：“凡小儿在月内有病者，皆胎毒也，并治其母。”

《医学入门·外集卷五·外科·痈疽总论》：“小儿主去胎毒，或有饮食积热者，药稍宜清凉。如素禀受体薄，及稍长而久病者，仍以补托气血脾胃为主治之。”

《疡医大全·卷六·论婴孩疮疡》：“婴孩之辈，乃气血未充，筋骨未坚，脾胃尚脆，凡有痈疽，多是胎毒，或母不慎调护，致令血气壅滞，多生疮肿，只宜内托内疏汤剂，和缓之药，不可用大猛峻之剂，有伤胃气。外有无辜疳毒，不同大人治法，只宜消疳大补之剂即安。”

《脉义简摩·卷八·儿科诊略·病因治法大略》：“凡小儿一岁以下有病者，多是胎毒，并宜解毒为急。”

《儿科要略·儿科特征·杂证》：“发于耳边发际，渐延头面作痒者，此肝胆之实热，治宜柴胡清肝散；发于眉际，延及遍身四肢，脓水淋漓者，此肝脾之实热，治宜清胃散、小柴胡汤、立效散之属；发于头额者，属心经之热，治宜连翘心、栀子仁、川连、牛黄之类；头面生疮，作痒出水者，此肾经虚热，宜地黄丸并解毒散。外治用陈石灰、黄柏、滑石各五钱研细末，桐油调搽；或用紫甘蔗皮一两，儿茶五钱，血竭二钱，梅花冰片四分共为末，猪胆汁调搽；或用鸡蛋二三枚蒸熟，去白留黄，加乱发一团如蛋大，于铁器中炭火干煎，初甚干枯，少时发焦，蛋有油出，俟冷，取油和苦参末搽之，数日即愈。《简易方》用黄连、黄柏、黄芩等分为末，湿则干掺，干则油涂之。"

二、内治法

《神农本草经疏·卷二·小儿门》："宜凉血清热，解毒，兼发散于外，勿从外治以致热毒内攻。"

《笔花医镜·卷三·儿科证治·初生保治》："初生三朝，即用三黄汤解其胎毒，服三四日后，每日投金银花汤，至弥月而止，可保其痘稀，而少疮疹之患。"

《验方新编·卷十九·小儿科·开口方》："太医院支改斋先生辨之最详，谓痘之所生，皆属心火，斯足破千古疑案。可见古方用黄连甘草煎汤，抹儿口以解胎毒者，岂非泻心火之药也乎。惟今人嫌其黄连大苦大寒，多不敢用，可即用金银花、甘草指许一节掐碎，用水二挑，煎一挑，以棉蘸裹令儿吮之，若吐出恶物为佳。服一挑后不吐，即不须服。不问小儿虚实，皆可服之。"

《脉义简摩·卷八·儿科诊略·诊面五色主病法》："胎毒血热太甚，宜预用解毒清热，防牙疳急风也。"

三、外治法

《仁术便览·卷四·瘫疹·摩脊法》："小儿痘疹未出之先，宜以手蘸油摩儿背脊中间，痘疮出稀少，预解胎毒，或不生。"

《针灸大成·卷十·治小儿诸惊推揉等法》："因母得孕，食荤毒，受劳郁，儿落地，或软或硬，口不开，如哑形，即是在母腹中，中胎毒也。推三关三十，分阴阳一百，退六腑五十，飞经走气、运五经、天门入虎口、揉斗肘各二十，掐五指头。不醒，煅绕脐四壮；若醒，口不开，用母乳将儿后心窝揉之；若肚起青筋，煅青筋缝上七壮，喉下三壮。"

《小儿推命方脉活婴秘旨全书·卷一·正面部位歌》："因孕母食荤毒之物，受劳郁之气，落地或硬或软，眼不开，如哑子形，是母腹中受胎毒也。断背脊筋缝上七燋，顶上三燋，喉下三燋，绕脐四燋，涌泉各一燋。"

《明医指掌·卷十·小儿科·初生护养一》："小儿初生下，口中尚含胎血，如有手快稳婆，随即以手斡出口中血与宿汁，此是胎毒，用拭秽法。"

《幼科指南·初生门》："小儿满月，必剃胎头。须向密室温和之处，适可求之。恐血未充，寒风易入，后用杏仁、麻油、苏荷、腻粉拌匀揉头上。凡胎毒疮疖，一切皆休。"

《验方新编·卷十九·小儿科·拭口法》："婴儿在胎，口有热物，即胎毒也。生下啼声未出，急用棉裹手指，将口中胎毒取出，以棉拭净口。贵在神速，迟则咽下。"

《中西汇参铜人图说·附传小儿初生拔毒奇方》："初生小儿，于三朝日，用鸡蛋白调水粉，放在手心，摩擦小儿腰俞、阳关、命门等穴，须臾有毛出如发而粗，长分许，不必拔动，照方连擦三日，毛自脱落，粘于里衣，依此擦过，可除先天胎毒，痘疹轻稀，令儿易于长养。"

四、预防法

《医学研悦·胤嗣全书研悦卷之四·胎前摄养护胎方》："［愚按］长沙张，四物去地黄，加上芩与术，或散或丸汤，素经半产者，服此亦无伤。生子无胎毒，知慧且明良，痘疹亦稀少，澄源端本方，养血能清热，常服妙非常。"

《简明医彀·卷之七·胎前·胎前十要》："饮食忌煎炒炙爆、姜椒鸡鱼、虾蟹海鲜、羊肉猪首、醇酒辛辣一切热毒之物。儿无眼赤、便秘、疮疡、胎热、胎毒诸患。（并妊娠忌）"

《良朋汇集经验神方·卷之三·中毒门》："真芝麻油一钟，好黄酒二钟，搅均重汤煮热，频服能解恶疮大毒，不致内攻。如孕妇每晚服之能解胎毒，生子痘疮稀少。"

《竹林女科证治·卷四求嗣上·子嗣专责男子》："又受胎后切不可再与之交，一恐伤胎暗产，一恐生子胎毒为患也。"

《验方新编·卷十·小儿科杂治·稀痘并免惊风》："孕妇怀胎时，用生白芝麻（不拘多少），置来往处随便撮食之，及十月满足，生下子女不受胎毒，出痘甚稀。"

《验方新编·卷十·小儿科杂治·红丝瘤》："一人生子一岁，生红丝瘤而死，连生四子皆然。

一医云：此胃中有伏火、胎毒故也。遂令男服滋胃丸，女服六味地黄丸，后生子皆无此患。”

《验方新编·卷二十·妇科胎前门·胎前保护法》：“禁止淫欲。怀孕两月即宜分床，不共夫寝。所以保养胎气，不独临产快利，生子无胎毒，不生疮疖，且多聪明寿考。”

五、治法禁忌

《神农本草经疏·卷二·小儿门》：“忌补敛，燥热，辛温。”“勿从外治以致热毒内攻。”

《冯氏锦囊秘录·外科大小合参卷十九·胎毒诸疮》：“至于一切胎毒，俱宜凉血清热解毒，发散于外，切勿轻从外治，以致热毒内攻卒成不救。小儿脏腑娇嫩，易入难出耳，若至疮色焦枯，肚腹青黑者，生疮而无脓汁者，或遍体皆疮毒，发于肋或在少腹或在顶门肿起者，并皆不治。”

《验方新编·卷十·小儿科痘症·痘有四忌》：“近代痘师所带小丸总是巴豆丸，彼以为痘是胎毒，巴豆下行，自必可以泻去之，岂知中虚下陷，性命休矣！”

【论用方】

胎毒发病，多为疮疖、疥癣、痘疹，因此在内服方剂的同时也应注重外治法。胎毒致病多因先天，因此父母防治预防方亦是防治胎毒良策。

一、内服方

1. 化毒丹（《明医杂著·卷之六·附方》）

治胎毒及痘后头面生疮，眼目肿痛，或口舌生疮，口干作渴，大便坚实等症。

生地黄（杵膏）　熟地黄（自制杵膏）　天门冬　麦门冬　玄参（各三两）　甘草　甜硝（各二两）　青黛（一两五钱）

上为末，炼蜜丸芡实大。每服一丸，白汤化下。

2. 五福化毒丹

1）《医方选要·卷之十·小儿门》

治小儿上焦有热，胎热胎毒，口舌生疮。

玄参（一两）　桔梗（去芦，八钱）　赤茯苓　人参　马牙硝（各五钱）　青黛　甘草（各一钱）　麝香（另研，五分）

上为细末，炼蜜为丸如芡实大。每服半丸，用薄荷汤不拘时化服。

2）《古方汇精·卷四·儿科门》

治胎毒及痘后，头面生疮，眼目肿痛。

生地黄　天门冬　麦门冬　元参　熟地黄（各三两）　甘草　甜硝（各二两）　青黛（一两五钱）

上为末炼蜜丸，芡实大。每服一丸。白汤或薄荷汤下。

3. 牛黄解毒丸（《保婴撮要·卷十一·胎毒疮疥》）

治胎毒疮疖，及一切疮疡。

牛黄（三钱）　甘草　金银花（一两）　草紫河车（五钱）

上为末，炼蜜丸，量儿服。

4. 九味解毒散（《保婴撮要·卷十二·黄水粘疮》）

治热毒胎毒而发疮疡之类，未溃作痛者。

黄连（炒，三分）　金银花　连翘　芍药（各三分）　山栀（四分）　白芷（六分）　当归（八分）　防风（三分）　甘草（三分）

上水煎，母子并服。

5. 保婴解毒丸（《广嗣纪要·卷之十五·育婴方论》）

治胎热，胎惊，胎黄，脐风，丹瘭，疮疹，一切胎毒。

甘草（半生以解毒，半熟以温中）　黄连（去枝梗，解毒泻火，各三钱）　黄柏（去皮，蜜水炒，泻阴火，二钱）　辰砂（水飞，镇惊解毒，二钱）

共为细末，腊雪水杵和为丸如芡实大。未周岁者半丸，周岁者一丸，灯心煎汤化下。

6. 大连翘饮（《万病回春·卷之七·诸热》）

治小儿伤风感冒，发热；痰壅、风热、丹毒肿痛、颈项有核、腮赤痈疖、眼目赤肿、口舌生疮、咽喉疼痛、小便淋沥、胎毒痘疹余毒，一切热毒并治。

连翘　瞿麦　滑石　车前子　牛蒡子　赤芍　栀子　木通　当归　防风（各四分）　柴胡　黄芩　荆芥（各一钱二分）　蝉蜕（五分）　甘草（一钱六分）

上锉，竹叶十个、灯芯十茎，水煎，不拘时温服。风痰热变蒸加麦冬；实热、丹热加大黄；胎热、疮疹余毒加薄荷叶；痈疖热毒加大黄、芒硝。

7. 朱砂镇心膏（《婴童类萃·上卷·初

诞论》）

镇心安神，解胎毒，去恶液，一生免痘疹之患。

辰砂（三分，水飞）　牛黄（一分，无亦可）

甘草、黄连各一钱煎汤，调化，抹儿口中，未开乳前用。

8. 还元丹（《婴童类萃·上卷·初诞论》）

解胎毒，补元阳，安神镇心，终身无痘疮之患。

脐带（一条，即儿脱下者，炭火煅过存性）　朱砂（三分）

同朱砂乳细，甘草汤调下，七日前后服。

9. 溯源解毒汤（《景岳全书·卷之六十三长集·痘疹诠古方·痘疹》）

解胎毒之良方。

当归身　川芎　生地黄　白芍药　人参　生甘草　黄连　连翘　陈皮　木通（等分）

水一盏，加淡竹叶十片，煎半盏。温服，无时。

10. 珠银丸（《医学入门·外集卷七·妇人小儿外科用药赋》）

治一切胎风胎毒，痰盛壮热，亦治惊积，宜量用之。

水银（蒸枣肉，研如泥）　全蝎（各一钱）　白附子（一钱半）　南星　朱砂　片脑（各一字）　天浆子　牛黄　芦荟　麝香（各半分）　铅霜（五分）

和水银研僵蚕七个，为末，粟米糊丸芥子大。每一丸，薄荷煎汤下，利去胎中蕴毒为度，未利再服。

11. 凉惊丸（《医学研悦·小儿研悦方卷之九·痢疾》）

退五脏热，泻心肝火。治急惊风，解胎毒，如小便黄，大便秘，毒斑疹，衄血口疮用之。

黄连（五钱，泻心火）　栀子（五钱，泻肝火）　黄柏（五钱，滋肾水）　大黄（二钱，泻脾胃火）　雄黄（二钱，解毒）　龙胆草（二钱）　朱砂（二钱）

上为末，糊丸粟米大。每服三五丸或十丸，止白痰，竹叶汤下；急惊，薄荷灯芯汤下；胎热，竹叶灯芯汤下；毒，升麻汤下；口疮，竹叶薄荷汤下。

12. 犀角化毒丹（《良朋汇集经验神方·卷之四·痘疹门》）

治小儿胎毒、丹毒，一切诸疮、疖肿、痘疹等症。

犀角（镑）　朴硝　粉甘草（各三钱）　桔梗（一两）　青黛（三钱）　生地　牛蒡子（微炒）　赤茯苓（各五钱）　连翘　玄参（各六钱）

共为细末，炼蜜为丸如龙眼大。每服一丸，薄荷汤研下。

13. 黄芩荆芥汤（《良朋汇集经验神方·卷之四·诸热门》）

治小儿感冒发热，痰壅风热，丹毒疼痛，颈项有核，腮赤痈疖，眼目赤肿，口舌生疮，咽喉疼痛，小便淋沥，胎毒痘疹，一切余毒等症。

柴胡　黄芩　荆芥（各一钱五分）　牛蒡子　连翘　瞿麦　车前子　赤芍药　滑石　栀子　木通　当归　防风（各四分）　蝉蜕（五分）　甘草（一钱五分）

上加竹叶十片，灯心十寸，水二钟，煎八分，不拘时频频服。

14. 薏苡仁丸（《家塾方与方极·东洞先生家塾方》）

治小儿头疮及胎毒诸疮。大人亦得治。

薏苡仁（十钱）　大黄（五钱）　土茯苓（二十钱）

上三味，杵散为末，蜜丸弹子大。每一丸，日三。

15. 鰤鱼丹（《名家方选·小儿病·五疳》）

治小儿五疳、胎毒；虫咳、雀目等诸症神验。

鰤鱼（箱根产可用，浸水去手足爪并眼目，更浸醋炒九度，一作蛤蚧，功用略相似）　山楂子　白芍　麦芽　白术　青皮　茯苓　使君子　榧实（各十钱）　甘草（五分）　泽泻（三钱）

上十一味糊丸，白汤送下。

16. 鹧鸪菜汤（《名家方选·小儿病·虫症》）

治小儿胎毒头疮，虫癖腹痛者。

鹧鸪菜（二钱半或三钱）　大黄（三分或二分）　蒲黄（三分）　甘草（三分）

上四味，以水二合煮至一合，空心温服，一二日而下蛔虫，及秽物佳。一方去蒲黄，加苦楝皮。

17. 龙葵散（《名家方选·小儿病·胎毒杂疮》）

治初生恶毒。

龙葵（一钱）　巴豆　轻粉（各三分）

上三味细末，日三分，白汤送下。

18. 红花散（《名家方选·小儿病·胎毒

杂疮》)

杀疳虫,消胎毒,凡治小儿百病必验。

红花　忍冬(各二钱半)　黄芩　连翘(各二分)　槟榔(一分半)　木通　桔梗(各一分)　大黄(三分)

上八味,水煎服。

19. 金玉丸(《名家方选·小儿病·胎毒杂疮》)

治小儿杂病蛔虫,及胎毒者。

红花　鼹鼠霜(各二钱五分)　巴豆(一钱五分)　轻粉(五分)　牵牛子(一钱五分)　积雪草(五钱)　海人草(三钱)　大黄(二钱五分)

上八味为末,糊丸如芥子大,辰砂为衣。自儿初生至三岁服六七丸,日三,空心白汤送下,用随病浅深,丸数止二十丸。

20. 猴疳化毒丹(《疡科心得集·家用膏丹丸散方》)

治幼孩遍体胎火胎毒,臀赤无皮,音哑鼻塞,或赤游丹毒。

真珠(三分)　血珀(五分)　飞滑石(八分)

上为末。每服三分,乳汁调下。

21. 化毒丹(《救生集·卷三·小儿门》)

治小儿胎毒,口舌生疮肿胀,木舌重舌,牙根肿胀。

甘草(三钱)　桔梗(五钱)　元参(一两)　茯苓(二钱)　薄荷(五钱)　人参(一钱)　青黛(五钱)　牙硝(一钱)

共末,蜜丸,薄荷汤下。

22. 沆瀣丹(《春脚集·卷之四·幼科选方》)

专治小儿一切胎毒,胎热,胎黄,面赤目闭,鹅口口疮,重舌木舌,喉闭乳蛾,浑身壮热,小便黄赤,大便闭结,麻疹斑瘰,游风癣疥,流丹瘾疹,疾食风热,痄腮面肿,十种火丹,诸般风搐神效。

杭川芎(九钱,酒洗)　锦庄黄(九钱,酒蒸)　实黄芩(九钱,酒炒)　黑牵牛(炒研,取头末,六钱)　厚黄柏(九钱,酒炒)　薄荷叶(四钱五分)　粉滑石(水飞,六钱)　尖槟榔(七钱五分,童便洗)　陈枳壳(四钱五分,麸炒)　净连翘(去净心隔,六钱)　京赤芍(六钱,炒)

上各味,依方炮制,共焙燥研极细末,炼蜜为丸如芡实大。月内之儿,每服一粒,稍大者两粒,俱用茶汤化服。乳母切忌油腻。但觉微有泄泻,则药力行,病即减矣。如不泄再服之。重病每日三服,以愈为度。此药实不峻厉,不峻厉不要疑畏。惟胎寒、胎怯,面青白者忌服。

23. 柴瀣丹(《推拿抉微·第三集治疗法·伤湿》)

治小儿一切热症,如胎毒、鹅口、重舌、乳蛾、便结、癣疥、风热等症。

川芎(九钱,酒洗)　大黄(九钱)　黄芩(九钱,酒洗)　黄柏(九钱,酒洗)　黑牵牛(六钱,炒去头末)　薄荷(四钱五分)　滑石(六钱,水飞)　槟榔(七钱半,童便洗晒)　枳壳(四分半,面炒)　连翘(六分,去心)　赤芍(六分,炒)

上为末,蜜丸如芡实大。月内之儿,每服一丸,稍大者二丸,茶汤化服。乳母忌油腻,以微泻病愈为度。

24. 忍冬汤(《本草简要方·卷之四草部三·忍冬》)

治小儿胎毒、热毒诸疮、痘毒,制汞毒。

金银花(一两)　黑料豆(二两)　土茯苓(四两)　甘草(二钱)

水煎服。

25. 化毒丸(《丁甘仁先生家传珍方·丸部》)

专治一切胎毒、热毒、风毒,即口疳火烦渴燥等症。

川黄连　犀角　桔梗　玄参　薄荷　粉甘草(各二两)　青黛　大黄(各二钱)　朱砂(三钱)

诸药共研细末,白蜜为丸。每服二三钱,灯心汤送下。

26. 治胎毒验方

1)《幼科发挥·卷之一·幼疾》

解胎毒。

儿断脐带连胞,不拘长短,剪取新瓦上焙干,每一钱加生甘草末二钱、黄连末一钱、朱砂飞半钱,共和匀。生白砂糖调和,瓷罐收贮。每服一豆许,纳儿口中,以乳送下,一日一次,药尽而止。

2)《辨证录·卷之十四·胎毒门》

解胎毒。

金银花(二两)　生甘草(三钱)　人参(二钱)　天花粉(二钱)　黄药(三钱)　锦地罗(三钱)

水煎服。

3)《名家方选·小儿病·胎毒杂疮》

解小儿胎毒方。

茼　红花(各八分)　矾金　龙胆(各五分)　枯矾(三分)

上五味,水煎服,或加大黄。

4)《验方新编·卷十九·小儿杂症·小儿胎疮》

金银花鲜者四两,晒干不要见火,炒研末,加白洋糖一两,拌匀瓷瓶收贮,随时服,或作糕饼食,能解胎毒。

5)《验方新编·卷十九·小儿杂症·小儿胎毒肥疮》

治小儿胎毒肥疮。

花椒　白芷　黄柏(炒,各三钱)　铅粉　枯矾(各二钱)

共研末,麻油调搽即愈。

又,治胎毒肥疮,脓窠疥疮并黄水。

硫黄　花椒　烟膏　炒黄柏　黄丹　大枫子　樟脑　铜青　枯矾　轻粉(各一钱)

共研细末,用菜油调搽极效。

二、外用方

1. 磨风膏(《类编朱氏集验医方·卷之十一小儿门·杂病·腮颊》)

治赤肿胎毒在腮颊上。

蓖麻(去壳)　雄黄(一钱)

上先将雄黄碎研,却将蓖麻同匀研,水调搽肿处。

2. 立效散(《保婴撮要·卷十八·风邪搏于肌肉患疳蚀之症》)

治一切胎毒疮疥及风疹痛。

大黄　黄柏　山栀　寒水石(煅,各等分)

上为末,用清油烛调搽。若破而脓水淋漓,用当归膏。

3. 胶香散(《外科启玄·卷之十二·杂疮部》)

治胎毒疮。

轻粉(一钱)　白胶香(二钱)　大风子肉(十五个)　烟胶(二钱)

上末,用煎鸡蛋黄调搽上,即痒,加枯矾五分甚效。

4. 草牛散(《洞天奥旨·卷十五·奇方中》)

治癞头胎毒。

蜗牛(十枚,捣烂)　生甘草末(五钱)

同捣,火焙干,麻油调,敷头上,三日即全愈。

5. 玉粉散(《洞天奥旨·卷十六·奇方下》)

治胎毒溻皮疮。

滑石(桂府粉,包,一两,水飞过)　甘草(三钱)　冰片(二分)

共为细末,掺之疮上即愈。

6. 蜗膏水(《洞天奥旨·卷十六·奇方下》)

治头上生疮作癞,或胎毒成癞头。

蜗牛(十条)　生甘草(三钱,为末)　冰片(三分)　白矾(一钱)

盛在瓷碗内,露一宿,蜗牛化为水,鹅翎扫头上,三日愈。

7. 狼毒散(《良朋汇集经验神方·卷之四·小儿胎毒》)

治小儿胎毒,月子内头上赤红痒极,头摇出血;痒后,大哭不睡,遍身无皮,一片血肉,其痒非常。

白附子　黄丹　蛇床子(各五钱)　羌活　独活　狼毒　白鲜皮　硫黄　枯白矾　轻粉(各三钱五分)

上十味共研细末,干用香油调,湿用干掺,但凡诸痒疮俱交。

8. 四圣散(《良朋汇集经验神方·卷之四·脓泡疮门》)

治黄水疮兼小儿脓疮,胎毒并皆治之。

官粉　黄丹　松香　白矾(飞)

上等分为细末,疮湿干用,干则油调。

9. 当归膏(《绛囊撮要·外科·当归膏》)

专治发背痈疽,汤火伤,去腐生新,其肉搽至渐白方始毒尽,如外肉焮干,爬连好肉皴揭作痛,用之即愈;并治一切湿毒臁疮,头面疳疮,脓窠疮毒,小儿胎毒疮癞,凡腐烂不堪之症,无不效验。

当归(一两)　大生地(一两)　黄蜡(五钱)　白蜡(五钱)　真麻油(五两)

先将当归、生地浸油内一宿,煎至枯浮,用绢滤去渣,次以黄白蜡入油熬化,搅匀成膏,瓷罐收贮用。

10. 鸡腰膏(《验方新编·卷十一·痈毒杂治·痈毒诸方》)

治小儿胎毒及头面、耳前、耳后一切湿疮并羊须疮，屡试如神。

大鸡腰子（一对，蒸熟去皮）　枯矾（三分）

共捣融，加顶上冰片一二分敷之。

11. 燕泥散（《验方新编·卷十一·痈毒杂治·痈毒诸方》）

治一切热疮恶毒肿痛及小儿胎毒，甚效。皮色不变及先白后红者勿用。

燕子窝连泥带粪研细，麻油调敷。疮色赤色者，加黄柏末调敷；小儿胎毒，先用米汤油（即米锅内浮面油）洗净再敷。

12. 白膏药（《验方新编·卷十一·痈毒杂治·痈毒诸方》）

治一切无名肿毒，并小儿胎毒、黄水湿疮。功能拔毒生肌，屡试神验。凡湿疮无皮红肉现露，日久不愈者更效。

顶上炉甘石（以轻能浮水面者佳），炭火内烧三五炷香久，研末摊地上一日，冷透火气，用生猪板油和匀捣融摊贴。

13. 紫芦散（《验方新编·卷十一·痈毒杂治·痈毒诸方》）

治小儿胎毒，肉赤无比，或脓血淋漓及胎中受父母杨梅疮毒者，并治妇女为丈夫梅疮所过结毒之气，渐至阴户、肛门肿硬破烂，脓血不干，疼痛不止，此药搽之最妙。如小便将药冲出，须要勤搽，渐渐自愈，极验如神。若毒势重者，务加配珍珠七分，西牛黄三分，其效更速。

轻白炉甘石（一两，煅、淬入黄连汁内，再煅再淬，共三次；又煅、淬入童便内，再煅再淬共四次）　厚川黄柏（七钱，以猪胆汁涂炙七次）　紫甘蔗皮（五钱，烧存性，取净末）　粉口儿茶（五钱）　绿豆（研末，七钱）　赤石脂（五钱，煅）　顶上梅花冰片（五分）

共研细末，另用真麻油二两，入鸡蛋黄一个煎黑去黄，候油冷透一日，调此药敷上，自能止痛而愈。油不冷透搽之反作痛也。

14. 青金散（《经验奇方·卷上》）

治小儿胎毒，疳疮，蜡梨头疮，男妇发痒湿疮等症。

嫩松香（一斤，铁锅内熬烊至沸平为度，立刻取起，切勿过时，若遇时性太烈不用，倒在纸铺有凹泥地上，候冷取起，秤用四两）　煅蛤壳　青黛（各一两）

上药各研细末，和匀再研，储瓷瓶了。用真麻油调敷患处，每日一换，切忌水洗，并须忌食发气诸物，数日即愈。

15. 松香散（《经验奇方·卷上·松香散》）

治小儿胎毒，蜡梨头疮，并男妇一切湿疮。

老松香（炒）　枯矾（各二两）　黄丹（微炒）　青黛（各一两）　铅粉（炒净勿留铅气，五钱）

上药各研细末，和匀再研，储瓷瓶。湿则干糁，干则麻油调搽，每日一换，切忌水洗，忌食发气诸物，有人施送数十年，神效无比。

16. 磨玉膏方（《太医院秘藏膏丹丸散方剂·卷三》）

专治一切无名肿毒，溃破者俱效；或湿毒疙疸上之亦好，初起者上之能消，已破者能化毒，化腐生肌；或暑毒疙疸，臁疮脚气，脚缝作痒作痛，浸水难以着地者，上之俱能消肿止痛。妇人乳疮已破，小儿胎毒，痘后余毒，及一切火烫伤，上之先能止痛，后化毒生肌。此乃外科之圣药也。

全当归（三钱）　白丁香（二钱）　苍术（三钱）　红花（二钱）　乳香面（三钱）　没药面（三钱）　血竭面（二钱）　香油（半斤）　官粉（二厘）　白烛（四两）　素烛油（四两）

修合此膏之法，先将香油入锅中煎药，渣枯去渣，后将药面、锭儿粉、素烛油、白烛同入锅内熬至其色黑为度，成膏。

17. 治胎毒外用单方、验方

1）《卫生易简方·卷之十二（小儿）·疹痘》

治痘疮并头疮胎毒，诸风热恶疮。

用黄柏、黄连、白芷、五倍子等分为末，以井花水调稠涂碗内，覆架两砖上，用艾烟熏蒸，以黑干为度，取下再研作末，清油调涂。

又方，用五倍子、白芷等分为末。干掺脓水即收；如干燥，以清油调涂。

2）《种杏仙方·卷三·小儿杂病》

治小儿胎毒疮。用猪蹄爪，入白矾少许，烧存性，香油调，搽患处。

3）《辨证录·卷之十四·胎毒门》

蜗牛（三钱）　生甘草（三钱）　冰片（一钱）　儿茶（三钱）　轻粉（一钱）　麝香（三分）　樟脑（三钱）　黄丹（三钱）　水粉（三钱）　枯矾

（三钱） 地龙粪（五钱）

各研极细末，以麻油调敷疮口上，不到数日，自然疮内生肉，而疮口外敛，真神方也。轻者用前方而不必用外治，重者内外合治，无不速愈矣。

4）《菉竹堂集验方·卷二·罗浮山人集·小儿门》

治小儿胎毒疮。

晚僵蚕（一两） 苏州薄荷（一钱六分）

各炒为细末，用香油调敷。

5）《经验丹方汇编·单方》

治小儿胎毒疮。

千脚泥一两，晒干或烘，加入珍珠三分，同研细，菜油调敷肿处即愈。

6）《良朋汇集经验神方·卷之四·小儿胎毒》

治小儿胎毒肥疮。

五倍子 香白芷（各一两） 黄丹 花椒（各五钱） 枯矾（二钱）

上为细末，香油调搽。湿则干上。

7）《吴氏医方汇编·第二册·白秃》

治胎毒。

朱砂（五分） 雄黄（五分） 官粉（焙黄，五分） 松香（去油，五分） 镜子锈（五分） 冰片（一分） 麝（一分）

共为细末，猪脂熟油调搽。

8）《吴氏医方汇编·第二册·白秃》

治胎毒。

官粉（炒） 枯矾 黄丹 轻粉（各一钱）

共为末，香油调搽。加黄连一钱、麝三厘。

9）《傅青主男科重编考释·小儿科·胎毒》

小儿洗胎毒方。

荆芥（五钱） 蒲公英（五钱） 甘草（五钱） 槐条（二十寸） 葱须（一撮） 花椒（三钱） 艾叶（一钱）

水一砂锅，煎洗。

10）《傅青主男科重编考释·小儿科·胎毒》

胎毒肥疮方。

花椒（三钱） 白芷（三钱） 黄柏（三钱） 铅粉（三钱） 枯矾（三钱）

共为细末，麻油调敷，甚效。

11）《鲟溪秘传简验方·鲟溪外治方选·卷上·目门》

治新产小儿胎毒，二目红赤，涩闭，肿烂不开。蛐蟮泥，捣，涂囟门，干则再换，三次即愈。

又，生南星、生大黄等分。为末，用醋调，涂二足心。

12）《鲟溪秘传简验方·鲟溪单方选·卷下·初生小儿门》

治小儿胎毒。

草房上青苔，焙干，研末，麻油调敷。

治胎毒、胎疮。

胭脂、胆矾、黄柏、东丹等分，研末，菜油调搽。

又方：水边柏树根白皮，晒，研，入雄黄末少许，生油调搽。

三、内外两用方

1. 保命散（《普济方·卷三百六十·婴孩初生门·虎口三关指掌》）

治初生七日间胎毒者，其舌上有白屑如米，连舌下有膜如石榴子大，令儿语不发，如鹅口状，名曰鹅口病。

白矾（一分，烧灰） 马牙硝（半两，细研） 朱砂（一分，水飞）

上同再细研，每服一字，取白鹅粪，以水搅取汁，调涂舌上、颌颊内。未用药时，先以手指缠乱发，揩拭舌上垢，然后使药敷之。

2. 清上散（《赤水玄珠·第二十五卷·脐突光肿脐汁不干·风热》）

治胎热眼睛肿赤，粪色稠黄，肚热啼哭，及身上红肿，或头顶疮疖，耳出脓汁，皆胎毒也。

川郁金 甘草 北桔梗 天花粉 干葛 薄荷叶

各等分，为末，入蜜拌匀，白汤下三五七分，或一钱；仍用艾叶煎浓汤，温浸足底，以引其热下行。

3. 金黄散（《古方汇精·卷四·儿科门》）

治小儿胎毒、赤游丹毒，用生黄蜜调敷。

川黄连 蓝石 寒水石 黄柏 芙蓉叶（各五钱） 景天 郁金（各一钱五分） 大黄（一两）

各取净末，研细和匀，外敷内服皆可，内服每服五分，甘草节四分煎汤和蜜调下。

四、父母预防方

金匮当归丸（《济生集·卷一·孕后便览》）

养血清热，补脾燥湿，补血安胎，顺气止痛，且去胎毒，服之临产易生，胎儿易育。

当归　川芎　白芍　黄芩(各四两)　白术　阿胶(各二两)　人参(一两五钱)　砂仁(五钱)

为末面糊丸,每服六十丸,空心米汤下。

【论用药】

胎毒用药,多以清热药及血肉有情之品为主,然新生小儿脏腑较弱,强用清热解毒药恐反受其害,宜中病即止。

一、胎毒专药

1. 人中黄

《外科正宗·卷之四·杂疮毒门·小儿遗毒烂斑第一百七》:"人中黄治小儿诸胎毒、痘疹,黑陷内收,唇焦口干,风热斑疹,赤游丹毒。"

2. 土练子

《滇南本草·第三卷·土练子》:"味甘,性寒。无毒。主治一切湿气流痰、风癞、四肢疮毒,小儿大疮、胎毒。"

3. 大黄

《良朋汇集经验神方·卷之四·小儿科》:"此药能去先天胎毒,永不出痘,百试百验。大黄三钱,以无灰酒半盏入铜锅内煮成浓汁,将绢带滤过,小儿初生未开口时,每服挑一二分,不拘遍救,任其恶心不妨,出尽胎粪,永无胎毒,屡试屡验。勿以大黄伤小儿元气为疑。"

4. 牛黄

《神农本草经疏·卷十六·兽部上品·牛黄》:"牛黄,治小儿百病之圣药。盖小儿禀纯阳之气,其病皆胎毒痰热所生,肝心二经所发。"

《本草备要·禽兽部·牛黄》:"小儿百病,皆胎毒、痰热所生。儿初生时未食乳,用三五厘,合黄连、甘草末蜜调,令咂之良。"

《冯氏锦囊秘录·杂症大小合参卷三·护持调治诸法(儿科)》:"儿生三日,未乳之前,用牛黄一小豆大,蜜调成膏,乳汁化服,以下胎毒最妙。"

《本草从新·卷十六禽兽部·牛黄》:"小儿胎毒痰热诸病。"

《得配本草·卷九·兽部·牛》:"化胎毒,治惊痫。"

5. 朱砂

《本草纲目·石部第九卷·金石之三·丹砂》:"治惊痫,解胎毒痘毒,驱邪疟,能发汗。"

《万氏家抄济世良方·卷八·药性石部》:"养精神,安魂魄,明目,通血脉,止烦躁,凉心热,杀鬼魅邪恶,治疮疡疥瘘。小儿出生,细研蜜调涂口中,能解胎毒,令痘稀。"

《本草汇言·卷之十二·金石类·丹砂》:"小儿初生,用朱砂一二分,研细,乳调涂口中,令儿吮之,能化胎毒。又不宜多服,多服反发毒也。"

《神农本草经·卷三·玉石部上品·丹砂》:"丹砂研飞极细,令状如飞尘,以甘草、生地黄浓煎,调分许,与儿初生时服之,能止胎惊,解胎毒。"

《喻选古方试验·卷四·小儿诸病》:"初生六日,以辰砂豆大,细研,蜜丸枣大,调与吮之。一日令尽,解胎毒,温肠胃,壮气血。"

6. 乌桕木

《本草纲目·木部第三十五卷·木之二·乌桕木》:"婴儿胎毒满头:用水边乌桕树根晒研,入雄黄末少许,生油调搽。"

7. 甘草

《本草纲目·草部第十二卷·草之一·甘草》:"解小儿胎毒惊痫,降火止痛。"

《仁术便览·卷四·瘢疹·甘草散》:"预解胎毒,使痘疮不至太盛。以甘草炙为末,每日两三次,汤调半钱服。"

《本草汇言·卷之一·草部·甘草》:"得川黄连,解胎毒于有生之初。"

《神农本草经疏·卷六·草部上品之上·甘草》:"同川黄连,止小儿胎毒惊痫。"

《本草备要·草部·甘草》:"小儿初生,拭去口中恶血,绵渍汁令咂之,能解胎毒。"

8. 甘蔗滓

《本草纲目拾遗·卷八·果部下·甘蔗滓》:"《经验广集》:此药治竹衣乖,并无皮肤,脓血淋漓,赤剥杨梅,一切胎毒。用炉甘石煅淬(入黄连汁三次,童便四次)一两,黄柏(猪胆涂炙七次)、紫甘蔗皮烧存性、孩儿茶、赤石脂各五钱,绿豆粉炒七分,冰片五分,为末,先用麻油将鸡蛋黄煎黑,去黄候冷,调涂即愈。"

《喻选古方试验·卷四·小儿诸病》:"小儿胎毒发在头上者,用甘蔗去汁,烧为末,麻油调敷数次立愈,屡试神效。"

9. 龙胆

《金匮启钥(幼科)·卷二·目病论·方》:

"治小儿胎毒，初生目闭，煎汤洗之，一日七次。"

10. 龙眼叶

《滇南本草·第一卷·龙眼》："采叶晒干为末，敷搽小儿七星处，出痘疮时只出数点，而又解胎毒；又与小儿服叶七枚最良。"

11. 白油麻

《本草纲目·谷部第二十二卷·谷之一·白油麻》："解下胎毒：小儿初生，嚼生脂麻，绵包，与儿咂之，其毒自下。"

12. 僵蚕

《本草汇言·卷之十七·虫部·白僵蚕》："治小儿鳞体皮肤如蛇皮鳞甲之状，由气血否涩，亦属胎毒。用白僵蚕一斤，蛇蜕四两，共为末，夏月每日取一撮，煎汤浴之。"

13. 血余炭

《本经逢原·卷四·人部·发》："小儿胎发煅灰，大解胎毒而补先天血气，以纯阳未离也。"

14. 丝瓜

《滇南本草·第二卷·丝瓜、丝瓜花》："丝瓜，味甘，性凉。无毒。主治解热、凉血、通经、下乳汁、利肠胃。并治痰火及痈疽疮、齿䘌、胎毒。"

《本草纲目·菜部二十八卷·菜之三·丝瓜》："老者烧存性服，去风化痰，凉血解毒，杀虫，通经络，行血脉，下乳汁。治大小便下血，痔漏崩中，黄积，疝痛卵肿，血气作痛，痈疽疮肿，齿䘌，痘疹胎毒。"

"预解痘毒：五六月取丝瓜蔓上卷须阴干，至正月初一日子时，用二两半煎汤（父母只令一人知），温浴小儿身面上下，以去胎毒，永不出痘，纵出亦少也。"

《万氏家抄济世良方·卷八·药性菜部》："和朱砂、蜜同服下小儿胎毒，稀痘，又治疔疮。"

15. 豆豉

《古今医统大全·卷之八十八·幼幼汇集（上）·下胎毒法》："凡下胎毒，只宜用淡豆豉煎浓汁，与三五日，其毒自下；又能助养脾气，消化乳食。"

《本草纲目·谷部第二十五卷·谷之四·大豆豉》："小儿胎毒：淡豉煎浓汁，与三、五口，其毒自下；又能助脾气，消乳食。"

《本草汇言·卷之十四·谷部·淡豆豉》："治小儿胎毒：用淡豆豉五钱，浓煎汁一钟，以小茶匙徐徐与之，十日一制，周岁为期。"

《古方汇精·卷四·儿科门·小儿初生集要十则》："一儿生未乳之前，用淡豆豉浓煎与服，可下胎毒，最妙。"

16. 脐带

《本草纲目·人部第五十二卷·人之一·初生脐带》："解胎毒，敷脐疮。"

"预解胎毒：初生小儿十三日，以本身剪下脐带烧灰，以乳汁调服，可免痘患。或入朱砂少许。"

《本草汇言·卷之十九·人部·初生脐带》："补肾命，解胎毒，化痘毒之药也。"

《本草通玄·卷下·人部·脐带》："固肾命门，充养血气，预解胎毒。"

《本经逢原·卷四·人部·初生脐带》："脐带者，人之命带也，用以煅末，入朱砂少许，蜜水调服，以解本婴之胎毒，与内伤之用骨灰无异。"

《得配本草·卷十·人部·脐带》："疗虚寒，解胎毒，稀痘疮，免惊风，除虚疟。"

17. 鸡蛋黄

《本经逢原·卷四·禽部·鸡》："以煮熟去白取黄同乱发、香油熬化，涂婴孩胎毒热疮。"

18. 青果

《本草纲目·果部第三十一卷·果之三·橄榄》："初生胎毒：小儿落地时，用橄榄一个（烧研），朱砂末五分和匀，嚼生脂麻一口，吐唾和药，绢包如枣核大，安儿口中，待咂一个时顷，方可与乳。此药取下肠胃秽毒，令儿少疾，及出痘稀少也。"

《本经逢原·卷三·果部·橄榄》："核烧灰蜜丸同黄，独服能稀痘，但性专搜涤胎毒，过服令人呕泻。婴儿初生，胡桃肉连皮三枚、橄榄核烧灰一枚、朱砂、雄黄各一分，研细，和甘草汁、生白蜜绞去滓，于乳前顿热服之，可代化毒丹。"

19. 金汁

《本经逢原·卷四·人部·金汁》："初生小儿周时内毒邪不散，服一二合胜化毒丹，胎毒尽解，无痘疹患，此屡验者。"

20. 兔血

《本草纲目·兽部第五十一卷·兽之二·兔》："蟾宫丸：《乾坤秘韫》治小儿胎毒，遇风寒即发痘疹，服此可免，虽出亦稀。用兔二只，腊月八日刺血于漆盘内，以细面炒熟和，丸绿豆大。每服三十丸，绿豆汤下。每一儿食一剂，永安甚效。”

21. 油菜子

《推拿抉微·第四集·治疗法·丹毒证治》：“更有胎毒重者，遍体皆是，速用芸苔子（即油菜子）一两，酒一大壶和研滤去渣，取酒复热数沸，不拘时，温服二盏。又方芸苔，即油菜，取叶捣烂敷之，随手即消。如无鲜菜，干者为未调敷。”

22. 玳瑁

《本草汇言·卷之十九·介部·玳瑁甲》：“翟秉元曰：玳瑁，龟类也。得水中至阴之气，寒而无毒。善解一切百蛊百药热毒，及伤寒热烦狂言，小儿惊风客忤，胎毒、痘毒、干枯火疔诸证。其功力与犀角相等。”

23. 胡麻仁

《本草汇言·卷之十四·谷部·胡麻》：“治胎毒小儿初生：以生胡麻滚汤泡熟，研烂，绵子包，与儿咂之，其胎毒自解，十日用一次，以三年为止。”

《得配本草·卷五·谷部·芝麻》：“嚼生芝麻，绵包与儿咂之，下胎毒。”

24. 药露

《本草纲目拾遗·卷一·水部·各种药露》：“金银露专治胎毒，及诸疮痘毒热毒。”“梅露：鲜绿萼初放花采取蒸露，能解先天胎毒。”

25. 韭

《本草纲目·菜部第二十六卷·菜之一·韭》：“小儿胎毒：初生时，以韭汁少许灌之，即吐出恶水恶血，永无诸疾。”

26. 壶卢

《本草纲目·菜部二十八卷·菜之三·壶卢》：“预解胎毒：七、八月，或三伏日，或中秋日，剪壶卢须如环子脚者，阴干，于除夜煎汤浴小儿，则可免出痘。”

27. 海猪肉

《经验奇方·卷上·海猪肉》：“专治小儿胎毒，疳疮，痘麻回毒，散漫蜡梨头等症。用海猪肉数斤，不经水洗，切薄片，以白盐腌之，储瓷瓶泥封口。凡遇可治之症，取肉一片，擦患处，日擦数次，数日全愈。”

28. 黄芪

《神农本草经疏·卷七·草部上品之下·黄芪》：“性能实表，则能逐邪驱风，故主大风癞疾，五痔鼠瘘，补虚，兼主小儿天行痘疮之在阳分，表虚气不足者，小儿胎毒生疮疖。”

29. 黄连

《本草纲目·主治第四卷·百病主治药·小儿初生诸病》：“黄连：灌一匙，并解胎毒及痘毒。”

《本草纲目·草部第十三卷·草之二·黄连》：“预解胎毒：小儿初生，以黄连煎汤浴之，不生疮及丹毒。又方：未出声时，以黄连煎汁灌一匙，令终身不出斑；已出声者灌之，斑虽发亦轻。此祖方也。”

《本草备要·草部·黄连》：“酒毒胎毒：小儿初生，合甘草为末，蜜调令咽之。”

30. 绿萼梅

《本草纲目拾遗·卷七·花部·梅花》：“《百草镜》：梅花冬蕊春开，其花不畏霜雪，花后发叶，得先天气最足，故能解先天胎毒。有红、白、绿萼，千叶、单叶之分，惟单叶绿萼入药尤良。”

31. 紫河车

《本草备要·人部·紫河车》：“有胎毒者害人（以银器插入，焙煮，不黑则无毒），长流水洗极净，酒蒸，焙干研末；或煮烂，捣碎入药（如新瓦炙者，反损其精汁），亦可调和煮食。”

二、用药禁忌

《冯氏锦囊秘录·杂症大小合参卷三·护持调治诸法（儿科）》：“及世有用朱砂等味，以坠胎毒，轻粉等品以坠痰涎，损心损神，胎毒虽去，根本有伤，一生虚损，痰涎纵坠，脾弱成风，可不慎乎。”

《验方新编·卷十九·小儿科·小儿初生调护》：“小儿初生，便服朱砂、轻粉、白蜜、黄连，本欲下胎毒，不知此皆伤脾败阳之药，轻粉损心，朱砂损神，儿实者服之软弱，弱者服之易伤，反致变生诸害，不可不察，真至言也。”

【医论医案】

一、医论

《小儿推拿广意·卷中·胎毒》

夫胎毒者，乃自胎中受母热血，故热盛生痰，痰盛生风，风盛则口噤唇撮，胸腹胀满，咽喉不利，乳食不进。初起则啼哭不已，病甚则啼哭无声，盖小儿血气薄弱，不能制伏其毒，以致心火上炎，牙龈遍生白色，名曰马牙；或上腭有白点，状如粟米，名曰鹅口；或断脐之后，风湿所伤，侵于心脾，以致不乳口撮，肚胀青筋，名曰脐风。致于胎毒上攻，舌下像有一舌，名曰重舌；舌肿如木，名曰木舌。又或胎热脏寒，腹痛夜啼，客忤惊窜，或孕母过食辛热，积热于胎，遗热于儿，血与热相搏，而风邪乘之，遍身赤肿，名曰丹毒，其热如火，痛痒难当，或发于头面，或发于四肢胸背。俱宜急治，否则毒气入腹，即难救矣。

《疡医大全·卷三十·幼科诸疮部·胎毒门主论》

后天诸毒易辨，先天所中难明，轻则发而为疮也。起似风瘾，渐成细瘰，一作瘙痒，即湿而起片，如癣白头，遍体上下随感而发，其疮有虫，故名虫胞，谓从胎胞而来也。总是湿火相乘，血热毒盛，腠理愈开，淫毒益炽，痒为气虚，楚属血虚，其证属腑，旋久而气血两虚，则因热而起，又因热乘虚而内攻矣。治宜托里解毒为主。然愈时结聚于顶者，六阳诸毒上冲，火毒炎上之征也。若初起便发于顶者，胎毒壅盛，上参阳位也。如发稀而有白屑，至久不愈者即名秃疮，亦有年长而患脑疳，白秃不生发者，盖足少阴肾，其华在发，因疳热血气损少，不能荣发耳。有收在四肢者，是日久脾虚，湿热感袭也。其惊疮者，惊本无物，因蹉其血气，在脏为积；在腑流溢皮肤而为疮也。恋银疮者，眉间生疮，是肺热也。风疮者亦发遍身，其形甚小，俗呼谓疥也。虫窠疮窠内有虫如细虮子者是也。诸疮治法，若痛痒不可忍者，及性急面黑而血热者，宜苦寒如芩连、苦参之类，体胖之人宜祛风燥湿清火为主。如久病之后，湿蒸于外达者，但宜补托，切勿多浴涂遏，致毒内攻。然诸疮虽属心火，当用寒凉，但热则行，寒则凝，凝则毒反滞而难痊。故莫如透肌解毒，和血养阴，则风火息而燥痒除，且气血充固，诸毒不能为患矣。若痘疹之后生疮者，余毒未尽也，亦宜化毒和血；若疮前发惊与夫疮后发惊者，皆因疮而致也，并宜理疮为主。至于一切胎毒，俱宜凉血清热，解毒发散于外，切勿轻从外治，以致热毒内攻，卒成不救，小儿脏腑娇嫩，易入难出耳。若致疮色焦枯，肚腹青黑者，生疮而无脓汁者，或遍体皆疮毒发于肋，或在少腹，或在顶门肿起者，并皆不治。

《先哲医话·卷上·和田东郭》

小儿胎毒系先天，而世医不知之，或言分娩时误饮瘀血为可笑。凡诊其毒，先以指头按肋下，心有凝结。而因其缓急，可察毒之轻重。又面色灰白，或暗黑，或过光泽，皆属胎毒也。若受父母霉毒者，最为难治。其人平生一手脉不应者，偶者之固无害。若四十以后，一手脉暴绝者，为恶候。此证多房者多有之宜详。

二、医案

1. 治胎毒痰喘

《丹溪治法心要·卷二·喘》

一子二岁患痰喘，见其精神昏倦，病气深，决非外感，此胎毒也。盖其母孕时，喜辛辣热物所致，勿与解利药，因处以人参、连翘、芎、连、生甘草、陈皮、芍药、木通煎，入竹沥，数日安。

2. 治胎毒并时邪

《临症经应录·卷三·幼童痘疹门·疹》

某。外风与内热遏肤，胎毒共时邪发，疹出而未齐之，回又早，邪毒逗留，归于肺胃。是以面红，烦躁难安，咳嗽，呕恶，气急，纹过气关，浆粥不进，五液皆干，惊自内传，人小症势颇危，挨至明日寅辰二时，痰壅大喘必变。

外用：川雅连、桔梗、根朴、前胡、小京贝、甘草、焦楂、西河柳、琥珀抱龙丸，引用南薄荷煎水，和匀，分三次服。

3. 治胎毒积郁

《临症经应录·卷三·幼童痘疹门·赤游丹》

某。胎毒积热郁于肌肉，由肌肉达于皮肤。周身大块发红，如火燎之状，露睛匝舌，液涸便溺不解，乃赤游丹也。且幼稚脏腑柔脆，胃乏谷气，仅能少少与药。尤虑毒一陷心肺，恐无好音。连翘、赤小豆皮、金银花、大贝母、牡丹皮、黄芩、川黄柏、十三制军、生甘草、绿豆壳。

4. 治胎毒湿烂

《竹亭医案·卷之四》

马元奎子，产未一月。腿胯浸淫，湿烂皮损，波及阴囊，此胎毒也。当用熟石膏、黄丹研粉，以新绵蘸搽患处。内用生甘草、银花、绿豆皮三味煎汤，用新绵裹如奶头式蘸药汤与吮，日四五度。据述如法服之，并搽药后，腿胯湿烂顿平，且一夜安宁。次日仍如前方煎服，搽亦同前，两日而痊。

5. 治胎毒损元

《幼科医验·卷上·胎病》

一儿。胎毒绵延已久,元气损坏极矣。急当解毒药中兼养血为主。乳母亦服煎剂。当归、生地、黄连、细木通、连翘仁、人参、甘草、地丁、金银花、净蝉衣。

6. 治毒流大肠

《幼科医验·卷上·胎病》

一儿。数月,肛门与阴囊患紫片。此因胎毒流于大肠,更兼浮肿、痰多。虑其发惊,宜清肝解毒。陈皮、枳壳、钩藤、陈胆星、净蝉衣、桔梗、荆芥、木通、明天麻、黑元参、犀角、川连、延胡。

第五节

胎　瘤

胎瘤指小儿初生头上、胸乳间肿起,皮肤颜色红、紫的一类病证,又名红丝瘤。

【辨病名】

《外科精义·卷上·辨疮疽疖肿证候法》:“丹毒者,谓人身忽然变赤,如涂丹之状,故谓之丹毒,世俗有云赤瘤。凡丹毒之疾,皆游走不定,状如云气者是也,小儿得之最忌。百日之内,谓之胎瘤,以其气血嫩弱,脏腑柔脆,难任镰针,所以忌也。”

《古今医统大全·卷之九十二·奇病续抄·红丝瘤》:“东垣云:曾一人生一子,一岁后生红丝瘤而死,后四子皆然,何也?曰:汝乃肾中伏火,精内有红丝故也,俗名胎瘤。”

【辨病因病机】

受胎之际父母体内火邪传至胎儿体内,导致胎热兼有血瘀形成胎瘤。

《医宗金鉴·外科心法要诀·卷十六婴儿部·胎瘤》:“婴儿初产患胎瘤,胎热瘀血是根由,色紫渐大熟透刺,放出脓汁自可瘳。[注]此证由胎前孕母积热,以致胞热,更兼血瘀滞结而成。”

《医宗金鉴·外科心法要诀·卷十六婴儿部·红丝瘤》:“婴儿初生红丝瘤,皮含血丝先天由,精中红丝肾伏火,相传患此终难瘳。”

《外科证治全书·卷四·发无定处证·瘿瘤》:“胎瘤,初生小儿头上、胸乳间肿起,大者如馒首,小者如梅李,乃胎中瘀血凝滞而成,不可乱治。”

【辨病证】

胎瘤之辨证主症有多生头上及胸乳间,初如李核,渐大如馒,色紫微硬,漫肿不甚疼痛;或瘤皮色红,其中含血丝的则发无定处,由小渐大。婴儿出生后多数一二岁之间患病。

《医宗金鉴·外科心法要诀·卷十六婴儿部·胎瘤》:“多生头上及胸乳间,初如李核,渐大如馒,色紫微硬,漫肿不甚疼痛。”

《医宗金鉴·外科心法要诀·卷十六婴儿部·红丝瘤》:“此证一名胎瘤,发无定处,由小渐大,婴儿落草,或一二岁之间患之。瘤皮色红,中含血丝,亦有自破者。”

【论治法】

本病治则养阴清热,活血化瘀,生肌敛疮为主。内外同治,外治为主。外治方法针刺患部除其脓,贴黄连膏、生肌红玉膏等法。内治服用五福化毒丹、生地黄汁。

《医宗金鉴·外科心法要诀·卷十六婴儿部·胎瘤》:“婴儿初生即有者,候过满月熟透,方可针之,放出赤豆汁或脓水汁,其肿即消。初服五福化毒丹,兼贴黄连膏;溃贴生肌玉红膏,生肌敛口。若满月后生者,必待脓鼓熟透针之。”

《外科证治全书·卷四·发无定处证·瘿瘤》:“胎瘤……法须待儿满三五个月外,方可用针刺破,出如赤豆汁,内以生地黄汁饮之则安。”

【论用方】

五福化毒丹(《彤园医书·外科卷之五·肿疡初起·露字号》)

治小儿丹毒、胎瘤、疮,热盛脉实。

元参　赤茯苓　桔梗(各三两)　胆草　牙硝　青黛　川连　甘草(各一两)　人参　朱砂(各三钱)　冰片(五分)

共研极细,蜜丸。每重一钱,薄荷汤化服,小儿只服半丸。

【医论医案】

一、医论

《幼科类萃·卷之一·幼幼汇集(上)·论服下部热药求子遗患之误》

东垣云：李叔和问中年以来得一子，一岁之后身生红丝瘤，不救，后四子皆病瘤而死，何缘致此疾？翌日思之谓曰：汝乃肾中伏火，精气多有红丝，以气相传生子，故有此疾，俗名胎瘤是也。汝试观之，果如其言。遂以滋肾丸数服以泻肾中火邪补真阴之不足，忌酒辛热之物。其妻以六味地黄丸以养阴，受胎五月之后，以黄芩白术作散与五七服。后生子三岁，前证不复作，今已壮。(噫！合观以上所论，则知其警戒深矣)

二、医案

《疡科指南医案·股部》

朱，孩。此名胎瘤，痰附筋着骨，消之不易，成脓亦难。日后穿破，得脓可医，清水不治。白芥子、当归、冬术、半夏、骨碎补、淮牛膝，加姜三片、竹油十匙。

第六节

胎风赤烂

胎风赤烂是指初生婴儿睑弦红赤、湿烂、眵黏、刺痒等为临床特征的病证。相当于西医学中的睑缘炎。临床上将其分为鳞屑性睑缘炎、溃疡性睑缘炎和眦部睑缘炎三种。

【辨病名】

胎风赤烂在古医籍中又名胎赤眼。

《银海精微·卷上·胎风赤烂》："胎风赤烂者，其症有三……大抵此三症通号曰胎风赤烂。"

《圣济总录·卷第一百八十一·小儿胎赤眼》："论曰：小儿眼胎赤者，是初生洗目不净，令秽汁浸渍于眦中，使睑赤烂，至大不瘥，故云胎赤眼也。"

《普济方·卷七十二·眼目门·胎赤眼》："胎风赤烂及外障眼，初患之时，皆因初生后，乳母多食热面酒醋之物，致令小儿两目双赤，眵掩四眦赤。"

《眼科心法要诀·卷二·胎风赤烂歌》："胎风赤烂缘胎热，目赤眵粘眦烂红。小防风汤羌栀草，归尾将军赤芍风。"

【辨病因】

胎风赤烂，其病因大抵为三：一为血露入眼，洗不干净而发病；二为染受胎毒而发病；三为乳汁洒射儿眼而发病。

《银海精微·卷上·胎风赤烂》："胎风赤烂者，其症有三：初时血露入眼，洗不干净，而生是疾，遂至赤烂；又有在母胎中，其母不知忌口，多食壅毒之物，酒面五辛之类，至产生三四个月，两眼双赤，眵粘四眦，红赤湿烂，此是胎毒所致，此小儿在腹中饮母血，血毒于儿，出生方发此症也；又有乳母壮盛之人，抱儿供乳之际，儿口未哺，乳头汁胀满，其汁洒然射出，充入儿眼亦能生此烂湿，若充射面部则能生疵湿疮痒。大抵此三症通号曰胎风赤烂。"

《眼科心法要诀·卷二·胎风赤烂歌》："胎风赤烂之证，因在母腹其母过食辛热，或生后，乳母过食辛热，致令小儿双目尽赤，眵泪胶粘，四眦湿烂。"

《眼科锦囊·卷二·外障篇·烂弦风》："其病因虽多端，平常之患者，或多血，或黏液质之人郁结蒸发气，而罹其患如小儿者，多因胎毒、蛔虫。"

【辨病机】

小儿胎风赤烂以脏腑内热生长，郁蒸之热蓄于眼睑细络为主要病机。

《圣济总录·卷第一百二·眼目门·目胎赤》："论曰：目胎赤者，缘在胎时，母嗜五辛，及饵热药，传移胞脏，内禀邪热，及至生长，两目赤烂，至大不瘥，故名胎赤；又人初生，洗目不净，秽汁渍坏者亦有之，但内外之治小异也。"

《冯氏锦囊秘录·杂症大小合参卷六·儿科目病》："若风沿烂眼者，是膈有热也。若时时作痒者，是脓溃生虫也。若眼睫连扎者，是肝经风热也。若初生目黄壮热，二便秘结，面赤眼闭者，此胎热也。更有痘后精血既亏，余毒上侵，及斑疮入眼者，有视物不明，不肿不痛，但见黑花而无精光者，此皆肝肾并虚也。若外无翳膜内障如云，视物不见，俗名青盲者，若非肾水枯涸，则必久病成疳。脉洪大者，养血为先；脉沉细者，补阳为上。盖如天无日色，虽有火镜，何能便晶光相射乎？若吐泻后，而眼如上膜，不能升举，及无清光者，此精滋泻脱元神已久也，难治。”

《眼科锦囊·卷二·外障篇·烂弦风》：“此证眼睑赤烂……大抵眼睑细络，畜郁蒸之热，竟酿成苛冽之液，而赤烂蠹蚀于眼睑之外面。”

【辨病证】

胎风赤烂以睑缘红赤、眼眦湿烂、刺痛痒甚为主要临床症状。

《圣济总录·卷第一百八十一·小儿胎赤眼》：“论曰：小儿眼胎赤者，是初生洗目不净，令秽汁浸渍于眦中，使睑赤烂，至大不瘥，故云胎赤眼也。”

《普济方·卷七十二·眼目门·胎赤眼》：“胎风赤烂及外障眼，初患之时，皆因初生后，乳母多食热面酒醋之物，致令小儿两目双赤，眵掩四眦赤烂，号曰胎风。后长十五岁以来。”

《明目至宝·卷二·眼科七十二证受疾之因·胎风赤烂》：“小儿出世只由他，沐浴不洁爱之差。养至一周三五岁，双眸赤烂忌风邪。多痒痛，度年华，消风去血妙堪夸。碧霞散洗还睛服，风烂应教渐渐瘥。”

《眼科心法要诀·卷二·胎风赤烂歌》：“胎风赤烂之证……致令小儿双目尽赤，眵泪胶粘，四眦湿烂。”

《眼科锦囊·卷二·外障篇·烂弦风》：“此证眼睑赤烂，或痛或痒，常摩挲不能去手，荏苒累年不痊者是也。至太甚，则皆帷破裂而出血。”

【论治法】

胎风赤烂无论内治还是外治，均以清热解毒、疏风凉血为主要法则。

《张氏医通·卷八·七窍门上·痘疹余毒证》：“胎风赤烂证，此证有三：一为血露入眼，洗不干净而赤烂，生莱菔捣汁点之。一为在母腹中时其，母多食壅毒辛热，生后百日而赤烂，犀角地黄汤加黄连，母子俱服。一为乳母壮盛，乳头胀满，乳汁洒射儿眼中而赤烂，黄连汤拭净，一味煅过炉甘石吹点。”

一、外治法

《幼幼新书·卷第三十三·胎赤眼第二》：“《千金》治胎赤眼方：上取槐木枝如马鞭大，长二尺齐头，油麻一匙置铜钵中，且使童子以木研之，至暝止，夜卧时洗目敷眦，日三良。”

《银海精微·卷上·风弦赤眼》：“治之小儿服黄芪汤，大人服茶调散，热甚洗金钱汤，风甚洗碧天丹，先劆洗后服药。”

《外科理例·卷七·附方·神仙太乙膏》：“治一切疮毒……诸风弦赤眼。卻作小饼，贴太阳穴。”

《证治准绳·类方第七册·目·目赤》：“治风赤涩痛：取诃黎勒核，入白蜜，研注目中，神良。一方，以鹰嘴者一枚，滴蜜于石，磨点。”

《本草汇言·卷之十五·果部·大枣》：“治风沿烂眼：用大黑枣二十个去核，明矾末五分，和枣肉捣成膏，湿纸包，火内煨二刻，取出去纸，水二碗，将枣膏煎汤，去渣将汤洗眼。”

《针灸大全·卷之四·窦文真公八法流注·八法主治病证》：“风沿烂眼，迎风冷泪：攒竹二穴、丝竹空穴、二间二穴、小骨空穴（在手小指二节尖上）。”

二、内治法

《明目至宝·卷二·眼科七十二证受疾之因·胎风赤烂》：“小儿出世只由他，沐浴不洁爱之差。养至一周三五岁，双眸赤烂忌风邪。多痒痛，度年华，消风去血妙堪夸。碧霞散洗还睛服，风烂应教渐渐瘥。”

《冯氏锦囊秘录·杂症大小合参卷六·儿科目病》：“若风沿烂眼者……更有热毒眼小，积毒眼小者，更有时气流行，而肿赤者，然治法总忌寒凉及单行发散。盖寒则凝，热则行，而风则燥耳。况目病虽由火热，然多因初感风寒，腠里闭密，火热不得外泄，上乘空窍而为病。若散其外感，则火热泄而痛自止，兼之养血凉血退翳诸剂，必兼风药，始能上达头目，且火郁则发之，以减其盛势。若概用寒凉，则邪愈凝滞，亦不可发汗，汗则津液耗而血亦燥，燥则其疾愈甚矣。更有以目疾，血瘀血热，而投以破血凉血之剂者，或投以寒凉损脾之剂者，皆为不可。盖脾为至阴，归明于目，况目得血而能视，血少则热火愈动，而目愈昏。夫血者，水之精脉也。精光者，木之华彩也。脾胃者，木之根本也。故莫若以上病治下之法，用引火藏源之方，服于食前，峻补其肝肾，则浊阴降而上热自除，下阴足而目光自还，陷翳自浮，冰翳自化。倘翳膜过厚者，另以养荣药中，佐以消障疏风之味，服于食后，则标本俱得其功，上下咸受其益。”

《类证治裁·卷之六·目症论治》：“风沿烂眼，年久不愈而多痒者，服柴胡饮子，点蕤仁膏。若迎风赤烂，川芎茶调散、洗肝散。因风流泪，菊花散。其实热生疮，宜泻心火，祛风热。椒疮生于睥内，红粒如椒而坚硬者，是也，宜祛风热。粟疮亦生睥内，色黄而软如粟，宜退湿热。”

【论用方】

一、外用方

1. 曾青膏（《太平圣惠方·卷第三十三·治眼内障诸方》）

治胎风赤烂。

曾青（一两，细研）　决明子（一两）　蕤仁（一两，汤浸去赤皮）　干姜（一两，炮裂，锉）　黄芩（三分）　车前子（半两）　黄连（一两，去须）　黄柏（三分，锉）　蜜

上件药，捣碎，入蜜拌和，于铜器中盛，以油单密封，勿漏气。于五斗饭中蒸，米熟为度，以新绵绞取汁，如此二度，每度换棉，入铜瓶中盛，入曾青搅令匀，以腊纸封，七日方用。每点，以铜箸取药纳眦中，每日不限早晚点之。

2. 黄连煎（《太平圣惠方·卷第八十九·治小儿眼胎赤诸方》）

治胎风赤烂，不以年月发歇频频，视物泪出，涩痛不可忍。

黄连（一两，去须）　芦荟（一分）　龙脑〔一分（钱），别研〕

上件药，先将黄连、芦荟捣罗为末，以新绵裹，用水一大盏，于银器中，以重汤内煮，候药汁三分减二，即去药绵，入龙脑，以瓷瓶子内收，每日三两上点之。

3. 治眼胎赤方（《太平圣惠方·卷第八十九·治小儿眼胎赤诸方》）

治小儿眼胎赤，及生疮，怕见风日方。

龙脑〔半分（钱），细研〕　蕤仁（一分，汤浸去皮研）　杏仁（一两，汤浸去皮尖、双仁，研）

上件药，滴少水，都细研如乳汁，每日三四度点之。

4. 梨汁煎（《太平圣惠方·卷第八十九·治小儿眼胎赤诸方》）

治胎赤眼。

梨汁（绞汁，一盏）　古字铜钱（二七文）　胡黄连末（二钱）　青盐（半两）　龙脑（一钱）

上五味，先将古钱二七枚，重重著青盐隔，每一重钱，著一重盐迭之，填满钱孔中，入火烧令通赤，去灰尘，投入前梨汁中，浸一复时，去钱将汁煎三五沸，以新绵滤入瓷瓶内，入胡黄连末，浸七日，去黄连滓，内龙脑末令匀。每用以铜箸点少许，在目眦头。

5. 铜青散（《太平圣惠方·卷第八十九·治小儿眼胎赤诸方》）

治风赤胎赤眼，年月深远。

铜青（一钱）　腻粉（一钱）　龙脑（半钱）　干地龙（细研，一条）

上四味研，令细如粉。每用半小豆大，点在目眦头，日一两度点即瘥。

6. 蕤仁膏（《太平圣惠方·卷第八十九·治小儿眼胎赤诸方》）

治眼风胎赤烂。

蕤仁（去皮，半两研）　石胆（研末，一钱）　腻粉（半钱）　黄蜡（半两）

上四味，除蜡外研如粉，后以蜡入油少许，煎如面脂，内药三味，搅为膏。每日点两眦上如小豆大。

7. 乌梅煎（《太平圣惠方·卷第八十九·治小儿眼胎赤诸方》）

治风赤及胎赤。

乌梅（七枚）　浆水（一升）　古字铜钱（二七文）　青盐（半两）

上四味，先将乌梅入浆水内，浸七日，次将古钱每一重钱，著一重青盐，迭钱重重，填钱孔中令满足，将入火中，烧之通赤，取出去灰尘，投入前乌梅浆内，入瓷瓶子中盛，用油纸封瓶头，掘地中埋，

三七日后取出，以新绵滤去滓。每以铜箸点少许，在目眦头，日三度。

8. 龙脑膏(《太平圣惠方·卷第八十九·治小儿眼胎赤诸方》)

治胎赤眼。

龙脑(研，一钱) 蕤仁(去皮，一分研) 杏仁(七枚，汤浸去皮尖、双仁，研)

上三味研如膏，用人乳汁调和令匀，瓷合中盛。每用以铜箸点少许，在目眦头，日两度。

9. 秦皮煎(《太平圣惠方·卷第八十九·治小儿眼胎赤诸方》)

治胎赤兼晕，疼痛不可忍。

秦皮(去粗皮，一两) 黄连(去须，二两) 升麻(一两)

上三味细锉，以水一升煎取二合，澄取一合半，绵裹铜箸点入眼中，日三两度。

10. 铅丹膏(《太平圣惠方·卷第八十九·治小儿眼胎赤诸方》)

治胎赤，不计久近无不瘥者。

铅丹(四两) 杏仁(二七枚，汤浸去皮尖) 白蜜(四两)

上三味，先将杏仁研如膏，次入铅丹及蜜，更研令极细，用绢袋盛，入瓷瓶子内盛，坐在汤中煮，如人行五里许为度，去滓。临点时，以少许井华水，于碗中蘸铜着少许，在目眦头。

11. 杏仁膏(《太平圣惠方·卷第八十九·治小儿眼胎赤诸方》)

治眼胎赤。

杏仁油(半鸡子壳许) 食盐(末，一钱)

上二味，用银石器，著盐末并杏仁油相和，以柳枝一握，紧束缚一头，研三日色黑，又取熟艾如鸡子大，掘地作坑子，置瓦于坑，上安艾，烧令通气，火尽即成，更和令匀，常盖头。每以绵缠杖头，点少许在两眦头，夜卧时点，频用甚效。

12. 胡粉膏(《太平圣惠方·卷第八十九·治小儿眼胎赤诸方》)

治久患胎赤眼。

胡粉(一两半) 蕤仁(去皮，一两)

上二味，先将蕤仁研令烂，次下胡粉，更研熟，又捣生麻子为烛然著，别取猪肪脂，于烛焰上烧，使脂流下，滴入蕤仁胡粉中，更同研令匀如饧。以绵缠细杖子头，内药中，乘温点目两眦头，药须夜用，如冷还放烛焰上暖之。

13. 乌麻油膏(《圣济总录·卷第一百二·眼目门·目胎赤》)

治三二十年风赤，及胎赤眼。

生乌麻油(半鸡子许，著铜器内，以细砺石磨之使浓不能流乃止) 熟艾(一升) 杏仁(一升) 黄连(去须，一两) 鸡粪(一升) 盐(一合) 乱发(如小盏大一块)

上七味，穿地作一坑子，其形如瓶口，外小里大，先以火烧令干，于别处开一小风孔，以前六味药，一重重布著坑中，状如艾炷，用火烧之令烟，却将前所磨铜器盖坑口，烟尽即取铜器刮取烟，研令细如粉，瓷合中盛。每以铜箸点如黍米，在目眦头，临卧点之甚妙。

二、内服方

1. 羚羊角汤(《圣济总录·卷第一百二·眼目门·目胎赤》)

治胎赤眼久不瘥，昏暗漠漠，瞳仁胀痛。

羚羊角屑(三两) 防风(去叉) 芍药 蕤仁(去皮) 麦门冬(去心，焙) 地骨皮 决明子(微炒) 甘草(炙，各二两) 茯神(去木，三两)

上九味，粗捣筛。每服三钱匕，水一盏煎至五分，去滓放温，食后临卧服。

2. 青葙子散(《圣济总录·卷第一百二·眼目门·目胎赤》)

治眼胎赤烂，日夜涩痛，畏日怕风，久医不瘥。

青葙子(一两) 黄连(去须) 郁金 栀子仁 射干 芎䓖 防风(去叉) 地骨皮(各三分) 甘草(炙，一两)

上九味，捣罗为散。每服一钱匕，煎防风汤调，食后临卧服，日三。

3. 芦根汤(《圣济总录·卷第一百二·眼目门·目胎赤》)

治胎风赤烂。

芦根(锉) 黄芪(锉) 大黄(锉炒) 黄芩(去黑皮) 防风(去叉，各一两) 玄参(一两半) 芒硝(汤成下)

上七味，除芒硝外，粗捣筛。每服二钱匕，水一盏煎至六分，去滓，投芒硝半钱匕，放温食后服，临卧再服。

4. 黄连丸(《圣济总录·卷第一百二·眼目门·目胎赤》)

治胎赤眦烂。

黄连(去须) 防风(去叉,各一两) 龙胆 大黄(锉,炒) 细辛(去苗叶,各半两)

上五味。捣罗为末,炼蜜丸如梧桐子大。每服二十丸,临卧温水下。

5. 升麻汤(《圣济总录·卷第一百二·眼目门·目胎赤》)

治小儿眼胎赤,风毒所攻,肿痛。

升麻 黄耆(锉) 玄参 甘草(炙,各半两) 犀角屑 防风(去叉) 蕤仁(汤浸去皮研,各等分)

上粗捣筛。每服一钱,以水七分煎至四分,去滓,分温二服,更量儿大小加减。一方用竹沥半合更煎,一两沸服。

6. 麦门冬汤(《圣济总录·卷第一百二·眼目门·目胎赤》)

治小儿眼胎赤,肿痛,上焦壅热。

麦门冬(去心,焙) 犀角屑 芒硝 防风(去叉) 甘草(炙,各半两) 旋覆花(一分)

上粗捣筛。每一钱,水七分煎至四分,去滓,量儿大小,分温服,日四五次。

7. 牛黄丸(《圣济总录·卷第一百二·眼目门·目胎赤》)

治小儿眼胎赤,久不瘥。

牛黄(一分,研细) 黄连(半两,去须) 决明子(一分) 蕤仁(一分,汤浸去皮) 犀角屑(半两) 龙脑(一钱,细研)

上为末,炼蜜和丸如麻子大。每服以温水下五丸,日三四服,更量儿大小加减。

8. 黄连丸(《圣济总录·卷第一百二·眼目门·目胎赤》)

治小儿胎赤眦烂。

黄连(去须,一两) 防风(去叉) 龙胆(去土) 大黄(锉,炒) 细辛(去苗叶,各半两)

上为末,炼蜜丸如绿豆大。每服五丸至七丸,温水下,日三次,更量儿大小加减。

【医论】

《眼科锦囊·卷二·烂弦风》

胎风赤烂,此证眼睑赤烂,或痛或痒,常摩挲不能去手,荏苒累年不痊者是也。至太甚,则皆帷破裂而出血。大抵眼睑细络,畜郁蒸之热,竟酿成苛冽之液。而赤烂蠹蚀于眼睑之外面,其病因虽多端,平常之患者,或多血,或黏液质之人郁结蒸发气。而罹其患如小儿者,多因胎毒、蛔虫,及胃中酸败液而发之。如妇人者,因经水不利而致之者,亦有之矣。汉人另载胎风赤烂一证,而述三条之病原。其论曰:初生时,血露入眼中,洗不干净,而生是疾。又云:在母胎中,其母不知忌口,此即胎毒也。又云:有乳母壮盛,人抱儿供儿之际,口未哺乳头、乳汁胀满,洒然射出,冲入儿眼,亦能生出湿烂;若冲射颜面,亦或疵湿疮痒。大抵此三证,同号曰胎风赤烂,此说迂远,不足取信焉。盖小儿分娩之时,灌浴之前,未见有开目者,岂得有血露入目之理乎?如母不忌口味之言,当以为保育之戒,不可谩废也。不但忌口味,而贻其害而已哉?其父母有病之时,受胎之儿,不免遗毒之患,此病出先天而为难治矣。如赤烂者,小恙得痊者也,然未免生他证。况于险恶之遗毒乎?故为人之父母者,须戒慎其始矣。如乳汁射目发此疾之论,实为妄诞。何则?乳汁者,保育婴儿,天禀滋味也。岂为损害婴儿而设之乎?古今眼露取用乳汁之方,为不鲜矣。然则用之之人,皆可患烂眼也。予屡见小儿患眼目者,虽点乳汁,一未尝见受其害者,为之发一笑。如乳汁射面生疵湿疮痒者,其乳母固所浸淫酷毒沉疴之妇,而抱育之儿,不得免传染之害也。若儿果发不测之险证,不但乳汁注射眼目而系其患而已,服恶性乳汁亦然矣。认之以为小儿烂眼之常态,则恐致误治。

第七节

囟 填

囟填是指小儿囟门隆起如堆或胀满,即囟门向外突出高于头骨的一类病证。本病又名囟肿。

【辨病名】

囟填之名,最早见于《诸病源候论》,至明清时期则多有阐发。

《诸病源候论·小儿杂病诸候四·囟填候》:"小儿囟填……其状,囟张如物填其上,汗出,毛发黄而短者是也。”

《普济方·卷三百六十三·婴孩头眼耳鼻门·囟填陷》：“夫囟填者，囟门肿起也。”

《医灯续焰·卷十六·小儿脉证第七十八·小儿杂述·解颅囟陷囟填》：“解颅者，小儿数岁，囟不合而头颅开也。囟陷者，囟门深陷也。囟填者，囟门肿起也。”

《幼科铁镜·卷五·论解颅囟填囟陷》：“囟门之起，名曰囟填，宜大连翘饮，或泻青汤。”

《婴儿论·辨上焦病脉证并治第六》：“儿痟热熏灼，遂客于头脑，其囟尖高者，名曰囟填也。”

【辨病因】

囟填的病因不外乎外感和内伤两大类，外感和内伤病因都与小儿生长发育特点有关。小儿脏腑娇嫩，形气未充，对病邪的入侵的耐受力都较低，与成人相比，更易感受风寒或风热邪气。外感多因小儿脏腑娇嫩，不耐外界六淫病邪侵袭。且小儿处于不断的生长发育中，各个脏腑器官的发育都尚未成熟。

《诸病源候论·小儿杂病诸候四·囟填候》：“小儿囟填，由乳哺不时，饥饱不节，或热或寒，乘于脾胃，致腑脏不调，其气上冲所为也。其状，囟张如物填其上，汗出，毛发黄而短者是也。若寒气上冲，即牢硬；热气上冲，即柔软。

又，小儿胁下有积，又气满而体热，热气乘于脏，脏气上冲于脑囟，亦致囟填。又，咳且啼，而气乘脏上冲，亦病之。啼甚久，其气未定，因而乳之，亦令囟填。所以然者，方啼之时，阴阳气逆上冲故也。”

《小儿卫生总微论方·卷十七·囟门肿陷论》：“小儿有囟肿者，由脾胃不和，冷热不调。或怒啼饮乳，或喘急咳嗽，致阴阳气逆，上冲而囟肿也。热则肿而软，冷则肿而硬。”

《幼幼新书·卷第六·解颅第一》：“《玉诀》小儿骨气所伤候歌：解颅鹤膝腑伤风，囟肿因惊胃气攻。语涩行迟胎气促，筋拳瞪目是肝风。”

《小儿推命方脉活婴秘旨全书·卷二·囟填症歌》：“囟填之症囟门高，饥饱无常乳不调，或寒或热乘脾胃，脏腑不和自汗浇，气则上充填满起，囟肿如堆短发毛。”

《张氏医通·卷十一·婴儿门上·解颅》：“亦有囟陷囟填，俱属赋禀不足；或五疳久病，元气亏损；泻利气虚，脾气不能上充所致者。”

《幼科证治大全·囟填》：“囟填，乃囟门肿起也。盖脾主肌肉，乳食不常，饥饱无度，或寒或热，致使脏腑不调。其气上冲为填胀囟突，而毫毛发短黄。若寒气上逆，则坚硬；热气上冲，则柔软。”

《赤水玄珠·二十五卷·脐突光肿脐汁不干·看颅囟要略》：“囟肿者，乳哺不常，致寒热乘于脾家，其气上冲，囟为之胀高如堆垛。若寒气上冲则坚硬，热气上冲则柔软。寒则温之，热则凉之。”

【辨病机】

囟填的病机，虚实兼有，以实为主。实证多责之于肝热上冲，虚证多责之于肾气虚热。

《世医得效方·卷第十二小方科·滞颐·囟填》：“集说：囟填者，囟门肿起也。脾主肌肉，乳食不常，饥饱无度，或寒或热，乘于脾家，致使脏腑不调，其气上冲，为之填胀，囟突而高，如物堆垛，毛发短黄，自汗是尔。”

《医学纲目·卷之三十九小儿部·肾主虚寒·囟填》：“汤氏，小儿囟填，其囟高大如物填在上，汗出，毛发黄而短是也。若寒气上冲则牢靮（头垤起肿硬曰牢。靮，音昂），热气上冲则柔软。又小儿脏腑积热，气上冲于脑，亦致囟填，而又肝气盛，风热冲上而成此候也。《玉环集》歌曰：囟门肿起定为风，此候应须也不中，或若加坑如盏足，七日之间命必终。”

《片玉心书·卷之五·头项门》：“小头囟肿起者，此因热在内，其气上冲，故而肿起。”

《疡医大全·卷十·正面头面部·小儿囟肿门主论》：“小儿囟肿，多由肝风脾热上壅，惊风慢脾之证多见之。”

《大医马氏小儿脉珍科·卷下·五软论治》：“有囟肿者，皆由肾气虚热或风热上攻所致。”

【辨病证】

古籍中，囟填辨证以寒热辨证最为多见，兼见辨预后。

一、辨寒热

《诸病源候论·小儿杂病诸候四·囟填候》：

"小儿囟填……若寒气上冲，即牢硬；热气上冲，即柔软。"

《证治准绳·幼科卷之九·解颅囟陷囟填总论·囟填》："世言囟肿皆以为热，殊不知有阴阳二证，切宜详辨，坚硬为阴，红软为阳。"

《慈幼新书·卷二·杂症·囟》："囟填者，乳哺不调，致伤寒热，逆气冲填，突然高起，毛发短黄，颤惕自汗，寒气则牢硬不已，热气则柔软不支，寒者温之，热者凉之，兼调其气，而折其逆，自无不愈。"

二、辨预后

《证治准绳·幼科集之一·初生门·证治通论》："凡小儿囟肿囟陷，汗出不流，如珠如油，舒舌出口，舌肿发惊，泻黑黯血，发直如麻，皮肤无血色，此心绝也，并壬癸曰死。"

《医镜·卷之四·小儿》："小儿腮上有赤脉，囟肿及陷者，一不治也。鱼口气粗，啮齿咬人者，二不治也。冷汗如雨，痰热不退，三不治也。"

《冯氏锦囊秘录·杂症大小合参卷五·慢惊风》："囟肿囟陷，挖舌囊缩，啼哭无泪，眼下青纹，胃中作痛，四肢瘫软，目闭失神，天柱骨倒，唇青眼红，脚心不知痛痒，咬齿摇头，拳禁胸高，心陷气喘，目睛红色，咬唇不休，赤脉上贯瞳神，风关纹色青黑，或至纯黑，直透命关，或纹射甲者，并皆不治。"

【论治法】

一、内治法

《婴童百问·卷之四·囟陷囟填第三十三问》："囟填者……寒者温之，热者凉之，剂量轻重，兼与调气。小儿肝盛，风热反攻亦然，此症未易退瘥，或热症用大连翘散以消之，有表热症柴胡散主之，又有封囟散掩之。"

《保婴撮要·卷四·解颅囟填囟陷》："囟填囟陷，亦因所禀肾气不足，及乳哺失宜，脾胃亏损所致。夫脾主肌肉，气逆上冲而为填胀，元气下陷而为囟陷也。并用补中益气汤、地黄丸；及用狗头骨炙黄为末，以鸡子清调敷囟门。亦有泻痢气血虚，脾胃不能上充者，亦用前法。若手足并冷，前汤加姜、桂，未应，虚寒甚也，急加附子，缓则多致不救。"

《育婴家秘·卷之四·头病》："囟填囟陷诀云：热甚则肿，虚热则陷。囟填者，囟门肿起，骨高突也。《经》云：热甚则肿，由邪火炎上，使清明之气上升而不降。其证有二：以手摸之，肿坚实者，此有寒邪在表，腠理闭，寒热不得出。所谓气上冲则坚劲者是也，宜升阳散火汤，此郁则发之也；如摸之其肿虚浮者，此积热在里，熏蒸于上，所谓气上冲则柔软者是也，宜酒制神芎丸，此高则抑之也。一发一下，中病即止。"

《片玉心书·卷之五·头项门》："小头囟肿起者，此因热在内，其气上冲，故而肿起，宜退热疏风，泻青丸、抱龙丸主之。"

《婴童类萃·下卷·解颅论·囟填囟陷》："又有囟填、囟陷二症……二症俱为恶候，急用散惊，随其寒热而治之。休视小疾，否则不可救矣。寒症，益脾、温胃、散惊为主。热症，消风、清热、镇惊为主。"

《万病回春·卷之七·小儿杂病》："小儿行迟、齿迟、解颅、囟填、五软、鹤膝、肾疳、齿豁、睛白、多愁，凡此，皆因禀受肾气不足，当以六味丸加鹿茸补之。"

《小儿诸证补遗·小儿五软证》："有囟肿者，何也？对曰：有阴阳二证，坚硬为阴，红软为阳。或曰：治当何如？对曰：阴证，桔梗、陈皮、缩砂、茴香、干姜、粉草、人参、白术；阳证，防风、川芎、大黄、白芷、黄芩、细辛、甘草、薄荷叶、当归、赤芍。"

《幼科指南·杂证门》："囟填：囟门肿起者，盖因乳哺无度，或寒或热，乘于脾经，致使脏腑不调，其气上冲，为之填胀肿突。其间虚实，要辨分明。毛发憔悴，频频出汗，胸高气促，口唇色红。如肝气盛者，用泻青丸最效。里热者，大连翘饮堪行。因表者，防风升麻汤之剂。鞕冷不热者属阴，用理中汤可治也。"

《医学入门·外集卷五·小儿门·附小儿病机》："囟填者，囟门肿起也。脾主肌肉，乳哺不常，饥饱无度，或寒或热乘脾，以致脏腑不调，其气上冲填胀，囟高而突，毛发短黄自汗。若寒气上冲则牢鞕，宜温之；热气上冲则柔软，宜凉之，剂量轻重，兼与调气。又有肝盛，风热交攻，以致囟填突起者，泻青丸。如因惊热者，惊风即至。"

《保幼新编·解颅》："囟填肿突出，则泻青丸主之，砂糖水调下。”

《张氏医通·卷十一·婴儿门上·解颅》：“亦有囟陷囟填，俱属赋禀不足。或五疳久病，元气亏损；泻利气虚，脾气不能上充所致者，补中益气及十补丸。若手足并冷，前汤加姜、桂。不应，虚寒之甚也，急加附子，缓则不救。”

《疡医大全·卷十·正面头面部·小儿囟肿门主论》：“小儿囟肿，多由肝风脾热上壅，惊风慢脾之证多见之。切不可轻用犀角磨涂，凉药外敷，逼热入脑，多令危亡，只宜疏风平肝导热，其肿自消。”

二、外治法

《普济方·卷三百六十三·婴孩头眼耳鼻门·囟填陷》：“治囟填陷方：以白丁香膏三服，或南星丸三服。凡小儿生下一月内，或肿起及交胎热气，即用黄柏膏涂足心涌泉。如陷足开半夏膏涂足心。乃婴儿肾湿冷，邪气干心致此。皆为末，冷水调。”

《证治准绳·幼科卷之九·解颅囟陷囟填总论·囟填》：“《秘要指迷论方》：凡小儿生下一月日内，或囟门肿，此乃受胎热气，即用黄柏膏涂于足心涌泉穴。如陷，即用半夏膏涂手心，此乃婴儿肾流受冷气，邪干心，致令病生。（黄柏、半夏皆为末皆冷水调贴）”

《验方新编·卷十九·小儿杂症·头骨缝开不合》：“小儿囟填，谓囟门肿起也。用黄柏末，水调敷足心，即消。”

【论用方】

1. 封囟散（《普济方·卷三百六十三·婴孩头眼耳鼻门·解颅》）

治婴儿解颅，囟不合，囟填囟陷不平，皆由肾经虚热，宜用。

蛇蜕皮（一两，烧灰）　防风（半两）　白芨（半两）　川大黄（半两，湿纸裹炮存性）

上为细末，青黛半两同研匀。每用半钱，以猜猪胆汁调匀，用一纸囟子摊之，四边面各留少白纸，用淡生醋面糊贴囟上，不住以温水润动，一伏时换。一方生姜汁调敷。

2. 泻青汤

1）《幼科发挥·卷之四·附汤方》

治囟填。

羌活　川芎　栀仁　龙胆草　当归　防风（各等分）　大黄（减半）

竹叶引。

2）《幼科汇诀直解·卷之二·囟填》

治囟门肿起者，乃饥饱无度，寒热乘于脾家，其气上冲，故囟门肿起。

川羌活　川芎　炒栀仁　龙胆草　当归　防风　大黄（少许）

竹叶引。

3. 柴胡散（《小儿推拿方脉活婴秘旨全书·卷二·囟填症歌》）

治囟肿及伤寒表证。

石膏　黄芩　甘草　赤芍　葛根（各二钱半）　麻黄（去节）　柴胡（半两）

上㕮咀。每服二钱，入生姜少许，葱三寸。

4. 加味惺惺散（《婴童类萃·下卷·解颅论·囟填囟陷》）

治热症囟肿。

陈皮　半夏　茯苓　甘草　羌活　防风　天麻　钩藤　薄荷　桔梗　枳壳　僵蚕（炒，各等分）

生姜三片，水煎。惊搐，加全蝎；痰甚，加贝母。

5. 南星散（《婴童类萃·下卷·解颅论·囟填囟陷》）

治囟肿、囟陷并效。

南星（二钱）　北细辛（五分）

共为末。寒症，葱汤加生姜汁调敷；泄泻下陷，醋调敷；热症，薄荷、甘草汤调敷。

6. 泻青丸（《幼科证治大全·囟填》）

治小儿肝盛，风热交攻，以致囟填突起者。

龙胆草（三钱）　当归　川芎　山栀　大黄　羌活　防风（各五分）

为末蜜丸，芡实大。每一二丸，竹叶、薄荷煎汤化下。

7. 大连翘饮（《医宗金鉴·幼科心法要诀·杂证门·囟填》）

治囟门肿起气上冲，里热。

柴胡　荆芥　连翘（去心）　木通　滑石（水飞）　栀子　蝉蜕（去足翅）　瞿麦　当归（酒洗）　赤芍药　黄芩　甘草（生）　防风

水煎服。

8. 防风升麻汤（《医宗金鉴·幼科心法要诀·杂证门·囟填》）

治囟门肿起气上冲，表虚。

麦冬（去心） 木通 甘草节 山栀 升麻 防风

引用淡竹叶，水煎服。

9. 治囟填验方

1）《小儿卫生总微论方·卷二·五气论》

治小儿囟不合，鼻塞不通。

以大天南星微炮去皮，为细末。淡醋调，摊绯帛子上贴之，仍炙手热，频熨立效。

治小儿囟不合，囟肿囟陷并主之。

蛇蜕皮（半两，烧灰细研） 防风（去芦） 白芨 大黄（湿纸裹煨纸焦，各一分）

上为细末，入青黛一分，同研极匀。每用半钱，用猜猪胆汁调匀，将纸一片，依大小长短，翦一纸花子，摊药在上，仍于四边各留少白纸，用淡醋糊涂遍，以贴病上，不住以温水润动，一伏时换。一方以防风一两半，柏子仁、白芨各一两。为末，乳汁和敷囟上。十日知，二十日愈，日一易之。

2）《小儿卫生总微论方·卷十七·囟门肿陷论》

治小儿囟肿硬及陷。

干熟地黄（八钱，焙秤） 山茱萸（去肉） 干山药（各四钱） 泽泻 牡丹皮（去心） 白茯苓（去皮，各三钱）

上为末，炼蜜和丸绿豆大。三岁下者三五丸，温水化下，空心。兼服钱氏益黄散。

【论用药】

黄柏

《本草纲目·木部第三十五卷·木之二·柏木》："小儿囟肿，生下即肿者：黄柏末，水调，贴足心。"

【医论】

《证治准绳·幼科卷之九·解颅囟陷囟填总论·囟填》

囟填者，囟门肿起也。脾主肌肉，乳哺不常，饥饱无度，或寒或热，乘于脾家，致使脏腑不调，其气上冲，为之填胀，囟突而高，如物堆起，自汗出，毛发黄而短是也。若寒气上冲则牢鞕（音昂，履头也，肿，硬如履头突起），热气上冲即柔软。又，小儿胁下有积者；咳且啼而气上逆者；啼甚久其气未定，因而乳之者；肝气盛风热上冲者，皆能令囟填。当一一审其因而治之，寒者温之，热者凉之，气上逆者和而降之，肝气盛者泻青为主，热证里多大连翘汤，表多柴胡散，虚者以补中益气汤送下地黄丸，神而明之，存乎其人，言不尽意。（曾）世言囟肿皆以为热，殊不知有阴阳二证，切宜详辨，坚硬为阴，红软为阳，故《婴孩宝书》云：寒气上冲则牢鞕，热气上冲则柔软，正比之谓。若阴证，以匀气散、理中汤主之。阳证用玉露饮、当归散、防风汤为治。《玉环集》歌曰：囟门肿起定为风，此候应须也不中，或若加坑如盏足，七日之间命必终。《石壁经》歌曰：积聚脾中热不通，致令面赤口唇红，胸高夜嗽多膜胀，休使流传肺有风，喉里作声涎上壅，囟门肿起热来冲，但教凉膈安灵腑，能使三朝速有功。积有冷热，皆能作肿，冷则粪白，或酸臭气冲人，亦有虫出，其食物皆不能化，腹胀满而多困，喉中亦鸣也。热则使多渴，其粪赤，面色亦黄赤，口内臭气，亦虫出。各看其证候调治，且须分水谷去积并调气，冷则温脾胃，热则去其热，化涎止渴。囟隐则冷也，肿则热也。积热囟虚肿，宜将时气门中三十六种除湿散、浓煎桑白皮汤下。《形证论》云：肺热生风，涎鸣囟肿，将白丁香膏一二服，或南星丸一二服，便退。《秘要指迷论方》：凡小儿生下一月日内，或囟门肿，此乃受胎热气，即用黄柏膏涂于足心涌泉穴；如陷，即用半夏膏涂手心。此乃婴儿肾流受冷气，邪干心，致令病生。（黄柏半夏皆为末皆冷水调贴）

第八节

脐　血

脐血之名，首见于明代李时珍所著《本草纲目》。指新生儿断脐后，脐部有血渗出，经久不止，即西医学的脐带出血。古人认为脐血源于小儿啼叫过多、断脐结扎失宜、胎热内盛、中气不足等。断脐时，脐带结扎过松，血渗于外是常见病因；若结扎过紧，伤及血脉，亦可导致脐血；小儿未满月，啼叫过多，脐部不易愈合，易出血；若结扎不当，外邪由脐部入侵，可致脐血不止，伴见小儿烦躁不安或萎靡不振，拒乳，甚则吐血、便血，此为重证。未出生前，若胎热内盛，则出生后热毒逼血妄行，血循脐带创口外溢，可见脐带鲜红渗泄；若胎中不足，小儿脾虚，气不摄血，则脐血色淡，缓渗不止。

【辨病名】

《本草纲目·石部第九卷·金石之三·五色石脂》："儿脐血出，多啼。"

《杂病源流犀烛·卷二十七·腰脐病源流》："脐中血水汁出，或赤肿痛，乃脐疮也。脐之为病如此。"

【辨病因病机】

脐血的病因有内因、外因之分。外因主要为包括断脐时结扎不当，过松则血渗于内；过紧伤及血脉或者啼叫过多，逼血外出；或护理不当致外邪由脐部侵袭。内因主要有胎热内盛，迫血妄行；或先天禀赋不足，中气虚弱，脾不统血。

一、啼叫逼血

《医说·卷十·小儿·儿脐血出》："小儿初生，未满月多啼叫，致脐中血出。"

二、断脐将息失调

《儿科通论·片玉心书·卷之四·胎毒门·西江月》："生下忽然腹胀，脐中血水淋漓，断脐将息失调宜，客水邪风侵入。"

三、胎热内盛，迫血妄行

《类证治裁·卷之二·衄血论治》："（脐血）血出脐中，胃受火逼，不得运输。"

【论治法】

脐血的治法，古人认为不外内外两端：外者，结扎松脱，宜重新结扎脐带，脐部敷以收湿敛疮、止血生肌药；内者，血热妄行，宜清热凉血，使血归脉中；中气不足、脾虚不能摄血，宜益气补血健脾。

一、收湿止血

《医说·卷十·小儿·儿脐血出》："小儿初生，未满月多啼叫，致脐中血出，以白石脂末贴之，即愈。未愈，微微炒过，放冷再贴，仍不得剥揭。"

《本草新编·卷之四·醋》："醋，味酸，寒，气温，无毒。入胃、大肠，尤走肝脏……凡吐血，与肢体肚脐出血，与毛孔标血者，用醋二升煮滚，倾在盆内，以双足心泡之，少顷即止血。此则不必米醋，凡米醋皆可用，正取其过酸，易于敛涩而宁谧耳。"

《本草纲目拾遗·卷九·器用部·红》："红乃毛布，今名子。两人多以牛羊毳杂织而成，以茜草染则色红……治脐血、脐湿，《救生苦海》：用红烧灰油和敷，或用裁衣店中百家碎五色布。烧灰掺之。"

二、清热凉血

《类证治裁·卷之二·衄血论治》："（脐血）血出脐中……宜熟地、当归、白芍、丹皮、甘草、白芷、侧柏叶、茅根汁、藕汁之属。"

【论用药】

1. 白石脂

《本草纲目·石部第九卷·金石之三·五色石脂》："治儿脐血出：白石脂末熬温，扑之，日三度，勿揭动。"

2. 当归

《医学入门·外集卷五·小儿门》："治脐中血水汁出，或赤肿痛：当归为末，或白石脂末，蛤蟆油，冲头发烧灰，皆可敷之。"

3. 红绒

《本草纲目拾遗·卷九器用部·红绒》："治脐血、脐湿：用红绒（多以牛羊毳杂织而成，以茜草染则色红）烧灰油和敷，或用裁衣店中百家碎五色布，烧灰掺之。"

4. 醋

《本草新编·卷之四（徵集）·醋》："治儿脐血、吐血、毛孔标血：用醋二升煮滚，倾在盆内，以双足心泡之，少顷即止血。此则不必米醋，凡米醋皆可用。"

第九节

脐　突

脐突是因先天发育缺陷，小肠脂膜突入脐中

所致，临床以啼哭、屏气则脐部突起为特征。脐突包括了西医学的脐疝和脐膨出。

【辨病名】

《幼科指南・初生门》："婴儿蕴热在于腹中，无所发泄，故伸引频频，睡卧不宁，努张其气，冲入脐本，所以脐忽肿赤，虚大光浮，乃脐突之名。"

《婴儿论・辨初生脉证并治第一》："儿初生，元阳未实，若乳饵失节，若努力啼号，必脐尖，名曰脐突。"

《验方新编・卷十九・小儿杂症・小儿脐疮》："脐突，脐忽赤肿，虚大光浮，名曰脐突。"

【辨病因病机】

脐突的病因主要以外因为主，啼哭、屏气为主要病因，幼儿清洁卫生不当亦可诱发脐突。

《普济方・卷三百六十・婴孩初生门・论初生诸疾并治法》："胎乃育形，脐乃根本，胎气固则形体壮，肚脐深则根命长。受气乖遗，形萎脐突，凡儿断脐利益渐长渐深，吻乳调和，愈固愈实，是血脉之相顺，致形体之相资。初生之儿，有热在胸堂，则频频伸引，呃呃作声、努胀，其气抑入根本之中，所以脐突。肿赤虚大，无可畏。无识之夫，将谓断脐之不利而使之然者，非也。脐断不盈尺，一腊之内，随其根蒂自腐，实者深之，弱者浅之，深浅之理，以其禀赋得之。此乃多由胎中，母多惊悸，或因食热毒之物，有作。"

《外科心法要诀・卷十六・婴儿部・脐突》："此证儿脐突出，赤肿虚大是也。由孕母失于调停，儿在胞胎，受母积热，既生之后，儿脐即肿。"

《幼幼集成・卷二・胎病论》："脐突者，小儿多啼所致也。脐之下为气海，啼哭不止，则触动气海，气动于中，则脐突于外。"

《医述・卷十四・幼科集要・胎证》："脐突，因儿初生洗浴，系脐不紧，秽水浸入，旬日外，脐忽光浮如吹。"

《儿科要略・儿科特征・杂证》："又有脐突一证，通常因小儿过于啼哭，努张其气，而脐眼不加紧封，以致愈啼而脐眼愈突，因衣服之摩擦，遂致受伤，宜以帛紧束，勿使外露。其有因风湿入内，光浮如吹，捻动微响，惊悸作啼。"

【论治法】

一、概述

《活幼心书・卷上・决证诗赋・脐突》："婴孩生下旬余日，脐突光浮非大疾，秽水停中明所因，徐徐用药令消释。"

《小儿诸证补遗・小儿脐风撮口证》："或曰：小儿一七之外，旬日之间，有脐突而殇者，何气使然？对曰：脐突肚紧，面带青色，口撮不开，此肝风盛而脾土受制，无法调治，若遇此证，百无一生。纵然用蝎梢、僵蚕、蝉退、龙齿、牛胆南星调治得安，亦非长寿者。一遇惊跌，必成慢脾风，竟殒厥躯。况脐突之证，又非脐风一类。"

《冯氏锦囊秘录・外科大小合参卷十九・论丹毒(儿科)》："及一切丹毒入脏，脐突出浆，面颊紫浮，噎气不乳，手足拳禁，大小便绝，胸背血点，舌生黑疮，心胸紫肿者，皆为不治。然小儿脏腑娇嫩，凡一切丹毒，必先内服解毒，方可外敷，盖毒易入难出，肌肉受伤，其害轻，脏腑受伤，其害速耳。"

《外科心法要诀・卷十六・婴儿部・脐突》："脐突胎中积热生，总由孕母失调停，儿脐突出肿赤大，宜清母子即脐平。""此证儿脐突出，赤肿虚大是也。由孕母失于调停，儿在胞胎，受母积热，既生之后，儿脐即肿。宜清母子之热，儿脐不必敷治，恐反为害。如旬日外，儿脐忽肿，如吹不赤，捻动微响，或惊悸作啼者，宜用白芍药汤加薏苡仁，令儿服之，外以外消散敷之即愈。"

《罗氏会约医镜・卷十九・儿科疮科・儿科》："脐突，其状如吹起者，以脐下为气海，儿多哭，则气动于中，自脐突于外。须设法使之不哭，方可养也。方用赤小豆、淡豆豉、天南星、白蔹各一钱为末，捣芭蕉自然汁调敷脐四傍，小便下即愈。"

《儿科要略・儿科特征・杂证》："又有脐突一证，通常因小儿过于啼哭，努张其气，而脐眼不加紧封，以致愈啼而脐眼愈突，因衣服之摩擦，遂致受伤，宜以帛紧束，勿使外露。其有因风湿入内，光浮如吹，捻动微响，惊悸作啼者，内服宜用犀角消毒饮或白芍药汤加薏仁，外用煅牡蛎五钱、大黄五钱、朴硝一钱共为末，多用田螺(洗净)浸水，调一二钱敷脐上，其水从小便出即愈。小儿阴囊肿大者，亦可通用。"

《儿科萃精·卷二·初生门·初生脐突》："婴儿热在腹中，无所发泄，故频频呻引，睡卧不宁，努胀其气，冲入脐间，所以脐忽肿赤，虚大光浮，名曰脐突，此乃胎热所致，非断脐不慎之过也，口法用内服犀角消毒饮（如防风、荆芥、炒牛蒡子、金银花、生甘草，煎熟，入犀角细末，调匀服之），外敷二豆散（如赤小豆、淡豆豉、天南星、白蔹为末，以芭蕉汁调敷脐上，可散毒热而愈）。"

二、外治法

《普济方·卷一百九十二·水病门·风水（附论）》："以盐豉和面作碗子盖疮上，作大艾炷灸一百壮，令抽去恶水数升，举身觉痒，疮处知痛，瘥也。治风水、腹大脐突、腰重痛不可转动。"

《达生编·全婴心法·变患部·治肚脐突出法》："小儿肚脐突出，用原断脐带，并艾叶同烧灰，以油胭脂，调搽即愈。"

《刺灸心法要诀·卷七·胸腹部主病针灸要穴歌》："水分胀满脐突硬，水道不利灸之良，神阙百病老虚泻，产胀溲难儿脱肛。

［注］水分穴，主治鼓胀坚硬，肚脐突出，小便不利。灸五壮，禁针。孕妇不可灸。神阙穴，主治百病及老人虚人泄泻，又治产后腹胀，小便不通，小儿脱肛等证。灸三壮，禁针。一法：纳炒干净盐填满脐上，加厚姜一片盖定，上加艾炷，灸百壮，或以川椒代盐亦妙。"

《医述·卷十四·幼科集要·胎证》："脐突，因儿初生洗浴，系脐不紧，秽水浸入，旬日外，脐忽光浮如吹，治宜白芍药汤加苡仁，另用外消散涂贴，自平。"

三、防治法

《普济方·卷三百五十九·婴孩门·撮要》："怀娠之后，最忌食热毒等物，庶儿孩之生，免有脐突疮痈等患。"

《针灸大成·卷十·初生调护》："怀娠之后，必须饮食有常，起居自若，使神全气和，则胎常安，生子必伟。最忌食热毒等物，庶生儿免有脐突疮痈。"

《冯氏锦囊秘录·杂症大小合参卷三·护持调治诸法（儿科）》："凡毒妊娠，必须饮食有节，寒热得调，起居有度，则胎受长养，气和神适。生子必伟，兼须忌食热毒诸物，生儿免有脐突疮痈之患，及生之后，又须养血和气，使乳汁安乎，则儿自受其益。"

四、禁忌

《大医马氏小儿脉诊科·卷上·脐风撮口症论》："若脐突肚紧，微有青色，口撮不开，乃肝风盛而脾土受制，不可施治。"

《儿科萃精·卷二·初生门·初生脐突》："脐忽肿突，最忌外敷寒凉之药，恐寒凝毒热，反足为害，内服亦不宜太凉，只用金银花、生甘草煎汤，外以猪板油调煅龙骨、胡粉、敷脐周围，俟小便一畅，则突自消。"

【论用方】

1. 外消散（《活幼心书·卷下·信效方·汤散门》）

治婴孩初生，旬日外脐突，或痛或不痛，痛则啼声不已，及疗小儿因感温热相搏，致阴器肤囊浮肿。

大黄　牡蛎（如前制二味，各半两）　朴硝（二钱）

上前二味，锉焙为末，仍入朴硝，乳钵内同杵匀，抄一钱或二钱，取田螺三枚净洗，再以水半碗活过一宿，去螺用水，调涂肿处即消，其螺仍放水中勿害之。昔贤有曰：杀生救生，去生远矣。物命虽微，亦可戒也。治阴器肤囊肿，车前子煎汤候冷，调敷患处。

2. 十全丹（《世医得效方·卷第十二·小方科·丁奚哺露》）

治小儿手足极细，项小骨高，尻削体痿，腹大脐突，号哭胸陷，或生谷症，是名丁奚。虚热往来，头骨分开，翻食吐虫，烦渴呕哕，是为哺露。两者皆因脾胃久虚，不能消化水谷以荣血气，致肌肉销铄；肾气不足，复为风冷所伤，柴骨枯露。亦有胎中受毒，脏腑少血致之。此皆无辜种类之疾，并难治。宜服！

青皮（去穰）　陈皮（去白）　蓬术（煨）　川芎　北五灵脂　白豆蔻仁　鸡心槟榔　芦荟（各半两）　木香　使君子肉（焙）　蛤蟆灰（各三钱）

上为末，猪胆汁浸糕糊丸麻子大。每服三十

丸，米饮下；有热，薄荷汤下。

3. 加减龙胆汤（《片玉心书·卷之四·胎毒门》）

有热在胸膛，伸缩无时，呃呃作声，努胀其气，以致脐突浮肿。此非断脐使之然也，但散其血愈，加减龙胆汤主之。

胆草　前胡　黄芩　防风　麦冬　桔梗　赤芍　茯苓　甘草　大黄（煨，减半）

水煎服，得下便止。

4. 二豆汤〔《古今医统大全·卷之八十八·幼幼汇集（上）·脐突候第十一》〕

治小儿脐突。

赤小豆　豆豉　天南星（制）　白蔹（各一钱）

上为细末。每用半钱，用芭蕉自然汁调敷脐四傍，一日一次，二日二次，若得小腑下白即安。

5. 山栀五苓散〔《古今医统大全·卷之八十八·幼幼汇集（上）·脐突候第十一》〕

治小儿脐突。

栀子仁（炒）　白术（炒）　白茯苓　猪苓　泽泻（各一钱）　官桂（五分）

上为极细末。每服一钱或五分，用蜜汤、灯心汤调下。

6. 分消丸（《简明医彀·卷之三·蛊证》）

治气蛊。腹胀如鼓，俗名单腹胀，脐突坚硬如石。

厚朴（一两）　半夏　枳实（各五分）　黄连　干姜　知母（各四钱）　泽泻　海金砂　陈皮（各三钱）　猪苓　人参　姜黄　黄芩　白术　甘草（各一钱）

上为末，水丸绿豆大。每二钱炒，热汤下。

7. 朴消散（《幼科释谜·卷五·诸病应用方》）

治脐突，或痛或不痛，及感湿热，阴及囊肿。

大黄　牡蛎（各五钱）　朴硝（二钱）

每末一钱或二钱，用田螺一枚，洗净浸一宿，水调涂。

8. 白芍药汤（《外科证治全书·卷三·腹部证治·小儿脐突》）

治初生旬日外，儿脐忽肿如吹，不红，捻动微响，或惊悸作啼者。

白芍（酒炒，一两）　泽泻（五钱）　生甘草（一钱二分）　肉桂（一钱，拣薄者刮去粗皮）

上共研粗末。每用二钱，水一钟煎四分，空心服。如脐下痛加钩藤一钱、姜一片、食盐五厘同煎。

9. 珠黄散（《疡科捷径·卷下·小儿杂症·脐突》）

治小儿脐突。

濂珠（三分）　犀黄（二分）　甘草　人中黄（各一钱）

珠黄散即用珠君，再以犀黄为佐灵，加入甘黄作引使，共研细末贮瓷瓶。

研末，灯心汤调服三分。

10. 犀角消毒饮（《幼科心法要诀·初生门上·脐突》）

治脐突。

牛蒡子（炒研）　生甘草　荆芥　防风　金银花

水煎熟，临服入犀角细末调匀服。

11. 治小儿脐突验方

1）（《傅氏杂方·正文·小儿肚脐突出方》）

治小儿肚脐突出半寸许。

茯苓（一钱）　车前子（一钱）　甘草（三分）　陈皮（三分）　通草（三分，无通草用灯心一撮）

煎汤饮之，一剂即愈，神方也。

2）（《文堂集验方·卷三·儿科》）

治脐突光肿。

赤小豆　豆豉　天南星（火炮）　白蔹（各等分）

研细末。每用五分，以芭蕉自然汁调敷脐四旁，一日一次，三次后得小便下白物即消。

3）（《验方新编·卷十·小儿科杂治·肚脐肿出》）

小儿月内脐突，光肿如吹，捻动微响。

牡蛎（煅）　大黄（各五钱）　朴硝（一钱）

为末，多用田螺浸水调一二钱敷脐上，其水从小便而消。如啼哭不止，用台乌药煎水服即止。

4）（《验方新编·卷十九·小儿杂症·小儿脐疮》）

治脐突，脐忽赤肿，虚大光浮。

黄柏（研末）　釜底烟（即百草霜）　乱发（烧灰，各等分）

共研细末，干掺之，或麻油调涂。

5）（《鲟溪秘传简验方·鲟溪外治方选·卷上·脐门》）

治小儿脐突囊肿。

大黄　牡蛎（各五钱）　朴硝（二钱）

研末。每一二钱，以田螺一枚，洗净，浸一宿，取水调涂。

【医论医案】

一、医论

《普济方·卷三百六十·婴孩初生门·论初生诸疾并治法》

胎乃育形，脐乃根本。胎气固则形体壮，肚脐深则根命长。受气乖遗，形萎脐突。凡儿断脐利益渐长渐深，吻乳调和，愈固愈实，是血脉之相顺，致形体之相资。初生之儿，有热在胸堂，则频频伸引。呃呃作声，努胀，其气抑入根本之中。所以脐突，肿赤虚大。无可畏，无识之夫，将谓断脐之不利而使之然者非也。脐断不盈尺，一腊之内，随其根蒂自腐。实者深之，弱者浅之，深浅之理，以其禀赋得之。此乃多由胎中，母多惊悸，或因食热毒之物，有作，宜与大连翘饮子，其热自散，其脐归本，不必以药敷之，恐毒伤人为害。

《幼科证治准绳·集之一·初生门·生下胎疾·脐突》

初生之儿有热在胸堂，则频频伸引，呃呃作声，努胀其气，抑入根本之中，所以脐突肿亦，虚大可畏，无识之夫，将谓断脐不利而使之然者，非也。此由胎中母多惊悸，或恣食热毒之物所致，宜对症与药，其热自散，其脐归本，不必以药敷之，恐反为害。曾氏曰：脐突一证，又非脐风，此亦因初生洗浴，系脐不紧，秽水侵入于内，产后旬日，外脐忽光浮如吹，捻动微响，间或惊悸作啼，治用白芍药汤加薏苡仁水煎，空心温服，次以外消散涂贴，自然平复。

《疡医大全·卷二十·胸膺脐腹部·脐突门主论》

冯鲁瞻曰：凡小儿落胎之时，视其脐软者，无脐风也。如脐硬直者，定有脐风。须看上腭，如有白泡点子，须用银针轻轻拭破，若有血出者可愈。然最危候十难一二，能过一腊方愈。尤宜察色观容，不可鲁莽。假如额赤知为心热；鼻红知为肺热；左腮青知为肝有余；右腮白知为脾不足；颊白知为肾虚。（《锦囊》）

又曰：热在胸膛，伸引努气，亦令脐肿。

雷公曰：小儿肚脐突出半寸，此气旺不收也。若不急安之，往往变为角弓反张。

《外科备要·卷二　证治·婴儿部·脐突》

儿脐突出，赤肿虚大，由孕母失于调养，儿在胞胎受母积热，既生之后，儿脐即肿。宜清母子之热，儿脐不必敷治，免热攻里。如旬日外儿脐忽肿如吹，色不红赤，捻动微响，或惊悸多啼者，宜服白芍药汤结加薏苡仁，令儿服之，外敷朴硝散咸，即愈。

脐突由胎热所致，内服犀角消毒饮、牛蒡子炒研、生甘草、荆芥、防风、银花，水煎，临服入犀角细末，调匀服。外敷二豆散、赤小豆、豆豉、天南星、白蔹各一钱，为末，用芭蕉汁五分，调敷脐四旁，日二次，其肿自消。最忌寒凉敷药，恐寒凝毒热，反为害也。

二、医案

《幼科医验·卷上·初生杂症》

儿大便艰，啼哭不已。乳母云：始生二日，下焦黄粪少许，随后每大便则啼哭不止，甚至脐突，兼之身发红瘰，耳左发一红泡，啼时两足屈伸不已。余谓：症属肝经，受胎之时，当有恼怒所致。宜疏肝清热为主，防其发惊。后月余果发急惊而死。川黄连、连翘、生地、木通、钩藤钩、小青皮、甘草。

《幼科医验·卷下·肿胀》

一女，十岁。秋间曾患疮疡，虽已痊愈，饮食尚少，至望前夜发潮热，腹胀脐突，晚卧不安，咳嗽气急。咸以疮毒入腹治之，以其便难，又行下法，诸症更剧。延予诊视，脉俱洪数，系积热既久，脾土衰弱，不能生肺金，木寡于畏而来侮土，故腹胀如鼓。兼之睡卧气促，痰火上升也。《经》曰：诸胀腹大，皆属于热。又曰：诸湿肿满，皆属于脾。乃知脾虚为本，湿热为标。法当降火清金，补脾行湿。麦冬、黄芩、川黄连、云茯苓、厚朴、泽泻、腹皮、甜葶苈、杜苏子、山药、半夏、桑皮。

《续名医类案·卷三十·疳》

凌表侄孙四龄，予尝见之，曰：儿将病疳，不以为意也。逾半年，则疳已甚，天柱倾侧，脐突筋青，毛发脱落，股肉亦消，嗜食而泄，利亦极秽，多怒多啼，似难为矣。但其皮未急，目尚有神，乃与生地、杞子、沙参、麦冬、枣仁、米仁，病不减，心亦疑之。少加木香、砂仁，则泻益甚。西席黄澹翁，通人也，谓泄益甚，得毋香、砂为害乎？予曰：然。遂去之，益以熟地、川连，十余剂乃全愈。予女八九岁时，疳病枯瘠如柴矣，以六味加减，熟地用八钱，十剂而痊。向后，但以前方治，效者不可枚举。

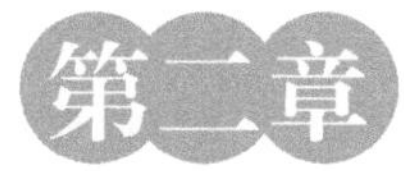

第二章 肺系病证

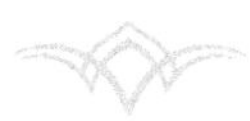

肺为相傅之官，主治节，朝百脉，开窍于鼻，外合皮毛。小儿肺脏娇嫩，不耐寒热，故凡咳嗽、气喘、鼻塞、流涕等，皆可从肺论治。小儿肺系疾病常见感冒、咳嗽、哮喘等证，临证有热证多、变证多、兼证多、易伤阴等特点。治疗上以宣通肺气为主，兼顾清热通腑、健脾化痰、滋阴益肾等。

第一节 感　冒

感冒病名首见于初虞世的《古今录验养生必用方》，指感受触冒风邪所导致的以恶寒发热、头晕头痛、鼻塞流涕等为主要表现的肺系疾病，小儿感冒属于特殊人群的感冒。考虑到小儿形气未充、脏腑娇嫩的生理特点及易寒易热、易虚易实的病理特点，小儿对感冒的易感性较成人更为突出，且更易出现兼夹证，这是小儿感冒不同于成人感冒的突出之处。

【辨病名】

小儿感冒，又称伤风、伤寒、四时感冒，亦有四时感冒中有具体命名的"阴暑"。

一、小儿伤寒

《诸病源候论·小儿杂病诸候一·伤寒候》："伤寒者，冬时严寒，而人触冒之，寒气入腠理，搏于血气，则发寒热，头痛体疼，谓之伤寒……小儿不能触冒寒气，而病伤寒者，多由大人解脱之时久，故令寒气伤之，是以小儿亦病之。"

《小儿卫生总微论方·卷三·诸身热论》："小儿身体发热，气促鼻塞，清涕嚏喷，寒毛立，眼泪出，或出痰水，此为伤寒。"

《幼科金针·第三十六编·伤寒》："伤于寒，触冒之者，乃为伤寒耳。凡小儿患者，感之即发。初壮热头疼，恶寒无汗，鼻干气粗，眼眶肢节，皆痛者是已。"

《幼科指南·感冒风寒门》："小儿伤寒，乃荣分表感寒邪也。其证发热无汗而恶寒，头疼身痛，其脉浮紧，呕逆烦渴，此病邪盛欲传经也。"

二、感冒、四时感冒

《幼科释谜·卷四·感冒》："感者触也，冒其罩乎，触则必犯，犯则内趋，罩其必蒙，蒙其里瘀，当其感冒。"

《幼科指南·感冒风寒门》："卫主皮毛，内合于肺，肺感受邪风，故令身体发热，憎寒，头疼痛，有汗嚏涕，其脉浮缓，鼻塞身重，咳嗽频频。"

《儿科醒·表论第三》："其感于风者，头痛鼻塞，流涕，发热，或有汗恶风，或无汗恶寒，或咳嗽干呕，脉浮而数，或紧，此四时之感冒是也。"

三、小儿伤风、伤风冷、真感风

《幼幼新书·卷第十四·伤风第六》："《玉诀》小儿伤风候歌：鼻塞伤风肺受寒，喘咳惊啼卧不安。颊赤口干频发热，吐泻邪攻脏腑传。"

《活幼口议·卷之十一·小儿伤寒正受夹惊夹食》："议曰，正受伤寒，所由感受邪冒冷脱着伤于腠理，轻即伤风，重即壮热头痛、鼻塞流涕，斯乃正伤寒候。"

《幼科释谜·卷四·感冒·四时感冒症治》："戴氏曰：新咳嗽，鼻塞声重是也。有汗而恶风，此真感风症也。"

《彤园医书（小儿科）·卷之三·感冒门·小儿伤风》："伤风者，风邪伤卫也。卫主皮毛，内合于肺，其脉浮缓，自汗，发热，恶寒，畏风，头痛，项强，鼻鸣，干呕，喷嚏，流涕，不时咳嗽。"

四、阴暑

《慈幼便览·惊风辟妄·一曰类搐·阴暑》："膏粱之儿，畏暑贪凉，不避寒风，或居深堂广厦，乍寒乍热，不谨衣被，以致寒邪袭于肌表，其症头痛无汗恶寒，身体拘急，四肢酸痛。此以夏月受寒，虽名阴暑，实伤于寒也。"

【辨病因病机】

感冒主要是由内在因素或诱发因素与感受外邪共同作用而产生的病证。历代文献中，对感冒外感病因的论述，大多以风寒之邪为主。小儿作为特殊人群，其对感冒的易感性源于两个方面：一为小儿气血尚未充实，易受外邪；二为，小儿年幼不能自护，故主要为大人照顾不当，亦可归属于起居失调之列。其主要病因病机可以概括为，营卫不固，腠理不密，外感风寒。同时，小儿感冒易出现兼夹证。"阳常有余，阴常不足"，感邪之后，容易化热化燥；小儿脏腑娇嫩，脾胃不健，感邪之后，又易影响脾胃消化和吸收功能；小儿神气怯弱，热盛容易引动肝风而发惊厥。其病因病机可概括为脏腑禀赋，外受邪扰，内外相搏。

一、气血未充，易受风寒

《幼幼新书·卷第三·得病之源第七》："《圣济经》慈幼篇稽原疾证章曰：婴孩气专志一，终日号而嗌不嗄，和之至也。然五脏未定，虽微喜怒嗜欲之伤，风雨寒暑，饮食居处，易以生患。故外邪袭虚，入为诸风……襁褓不慎，则肤腠受邪而寒热。"

《明医指掌·卷十·小儿科·月里众疾二》："夫初生婴儿，如草之萌芽，花之嫩蕊，血气未充，肌肤未实，稍有伤触，为患匪轻，故古人以'芽儿'名之。凡儿初断脐之后，不可频浴，不惟风湿侵脐，抑且风寒感冒，为病莫当。"

《幼幼集成·卷二·伤风证治》："《经》曰：风为百病之长，清净则肉腠闭拒，虽有大风苛毒，弗之能害。否则天有八风，乘虚感袭……此对冲之风，最能伤人，然中气足，腠理密者，始能无害。其所以受邪致病者皆怯弱之体，故风邪得以乘之。"

《幼科指南·感冒风寒门》："小儿气血未充，肌肤最是柔脆。偶触风寒，则邪气入于腠理，其病在荣卫。轻者为感冒，而病易痊。重者为伤寒，而证难退。"

《金匮启钥(幼科)·卷二·外感论》："外感者，外感冒于风寒之六淫也。或谓乳子纯阳，阳盛外邪难入，而不知质弱体薄，皮毛松散，骨节嫩脆，脏腑未满，血气未充，其冒风寒暑湿之邪也，较老弱与病衰之人为更易。且幼稚不知自保，寒热不能自言，全赖父母之顾护。偶失调卫，邪乘而入，病斯作矣。"

《金匮启钥(幼科)·卷四·伤风论》："幼儿体嫩，最易伤风，夫风何时则无，人岂无遇风之一顷？盖风之伤也，贼风之为害耳。然人中气足腠里密者，虽甚受其吹撼，莫能为害，而受邪致病者，皆怯弱嫩脆之体，故风邪得以乘之。"

二、起居失调，感受风寒

《诸病源候论·小儿杂病诸候一·伤寒候》："小儿不能触冒寒气，而病伤寒者，多由大人解脱之时久，故令寒气伤之，是以小儿亦病之。"

《明医指掌·卷十·小儿科·初生护养一》："绵衣太暖，则阴内销，使儿娇怯多病，略见些少风寒，便易感冒，皆保重太过之所致也。"

《幼科折衷·上卷·伤寒》："小儿感冒寒邪者，多因乳母解脱衣服，饮食起居不避风寒，或夏秋之间天气盛热，乳母当风取凉，致风寒之气伤之，是以亦病伤寒也。"

《幼幼集成·卷一·初生护持》："凡寒则加衣，热则减衣，过寒则气滞而血凝涩，过热则汗泄而腠理疏，以致风寒易入，疾病乃生。更忌解脱当风，易于感冒。"

《儿科醒·表论第三》"爱护小儿者众，富贵之家，重衣厚褥；贫贱之子亦皆衣絮，以致汗液不断，腠理疏泄，偶触微风，即成感冒。"

《儿科要略·养育方法·哺乳时期》："婴孩衣服，不可过暖，过暖则令筋骨柔弱，宜时见风日，不见风日，则令肌肤脆软，往往成童之儿，体质软弱，动辄感冒，实由襁褓时所造成者，不在少数也。"

三、脏腑禀赋，内外相搏

《医述·卷十四·幼科集要·杂病》："童幼，肌肉、筋骨、脏腑、血脉俱未充长，阳则有余，阴则不足，不比七尺之躯，阴阳交盛也。惟阴不足、阳有余，故易生热；热盛则生痰、生风、生惊，亦所恒有。”

1. 感冒夹惊

《诸病源候论·小儿杂病诸候一·伤寒兼惊候》：“伤寒，是寒气客于皮肤，搏于血气，使腠理闭密，气不宣泄，蕴积生热，故头痛、体疼而壮热也。其兼惊者，是热乘心，心主血脉，小儿血气软弱，心神易动，为热所乘，故发惊。惊不止，则变惊痫也。”

《幼幼集成·卷二·乳子伤寒证治》：“非小儿无伤寒，因其荣血未充，易于生热，治之不当，即变而为痉。幼科指为惊风者，即此是也。”

2. 感冒夹食

《伤寒直指·卷十三·类证四·小儿伤寒》：“夹食者，或先伤于风寒，后停滞饮食；或先停饮食，而后伤风寒，以致发热气粗，嗳气壮热，头疼腹胀作痛，大便酸臭。”

3. 感冒夹热

《幼科指南·感冒风寒门》：“感冒夹热。小儿脏腑，平日素禀有热，今复感伤风寒，风热相搏，则火邪愈盛。故见证面赤唇焦，口鼻干燥，憎寒壮热，口渴饮冷，心神烦躁，谵语狂妄，二便多艰。”

《太平圣惠方·卷第八十三·治小儿风热诸方》：“夫小儿心肺壅滞，内有积热，因其解脱，风邪伤于皮毛，入于脏腑，则令恶风壮热，胸膈烦闷，目涩多渴，故曰风热也。”

【辨病证】

一、辨症候

（一）辨主症

症见鼻塞流涕，头痛且胀，怕风，骨节酸楚，恶寒发热，或有咳嗽喉痛等。

《活幼心书·卷上·决证诗赋·伤风》：“恶风发热头应痛，两颊微红鼻涕多，汗出遍身兼咳嗽，此伤风证易调和。”

《婴童类萃·上卷·变蒸论》：“发热惊搐，咳嗽声重，喷嚏惊啼，无汗耳热，骫热唇尖无白泡者，乃感冒之症。”

《儿科醒·表论第三》：“小儿表症，谓外感风寒。其见证必先发热……其在冬月感于寒者，头痛，身痛，项背强，恶寒，壮热无汗，脉浮而紧，此太阳表证……其感于风者，头痛鼻塞，流涕，发热，或有汗恶风，或无汗恶寒，或咳嗽干呕，脉浮而数，或紧，此四时之感冒是也。”

《六因条辨·卷下·伤风条辨第一》：“伤风头痛恶寒，鼻塞声重，嚏涕无汗，此暴感寒疫。风必兼寒，先伤乎肺，肺脏空虚，形如悬磬，风寒触之，则清肃不行，而气不宣化，故鼻塞声重。其头痛恶寒无汗者，以太阳为肺之外卫。暴感之状，虽与伤寒相同，但始终在肺，并无传变为异。”

《伤寒直指·卷十三·类证四·小儿伤寒》：“凡伤寒发热，则畏寒拘急，其热翕然在表，昼夜不止，直待汗出方解。钱氏曰：男子则面黄体重，女子则面赤喘急，憎寒，口中气热，呵欠顿闷，项急也。又手背热而手心不热，左人迎脉紧盛为异。”

《儿科萃精·卷四·伤风门·肺伤风》：“小儿伤风，属肺居多。症见身热脉浮，指纹红紫而长，涕流、鼻塞、声重者是。”

（二）辨兼夹证

小儿感冒病易出现兼夹证，古代医家对此也进行了相应的阐述。自钱乙《小儿药证直诀》立“伤风兼脏门”，后世医家多在此基础上阐发。另外，中医典籍中对感冒夹证的论述主要集中在“感冒夹惊”和“感冒夹食”。

1. 兼脏证

《小儿药证直诀·卷上·脉证治法·伤风兼脏》：“兼心则惊悸；兼肺则闷乱，喘息哽气，长出气，嗽；兼肾则畏明。各随补母，脏虚见故也。”

《冯氏锦囊秘录·杂症大小合参卷八·伤风（儿科）》：“复有伤风而自利，腹胀而手足冷者，此脾怯也，当与和脾而兼发散。有潮热多睡，气粗呕吐，乳食不消，大便黄白而咳嗽者，此乃脾肺受寒，不能入仓而故吐也。面黄唇肿，减食恶心者，此兼脾也。”

《冯氏锦囊秘录·杂症大小合参卷八·伤风（儿科）》：“若伤风而多泪，胁痛目肿咳嗽者，此伤风兼肝也。舌苦颜赤汗流咳嗽者，此兼心也。颐白眶肿，上气喘急，肌栗毛焦者，此兼肺也。腰疼而嗽者，此兼肾也。”

《兰台轨范·卷八·小儿·伤风兼变症治二》：“伤风兼肝则发搐顿闷，兼心则惊不安，兼肺则喘嗽哽气，兼脾则困睡，兼肾则目畏明。各随补其母。”

2. 夹杂证

《小儿药证直诀·卷上·脉证治法·伤风后发搐》："伤风后得之，口中气出热，呵欠，顿闷，手足动摇，当发散，大青膏主之。小儿生本怯者，多此病也。"

《幼幼新书·卷第十四·夹惊伤寒第十一》："夹惊伤寒候：浑身壮热，心躁发渴，睡里多惊，手足不定；两面颊赤色，眼腥瞪。"

《幼幼新书·卷第十四·夹食伤寒第十》："夹食伤寒者，面青吐逆，浑身发热；或发渴、烦躁头疼。"

《小儿卫生总微论方·卷七·伤寒论》："更有伤风寒而兼食者，俗呼谓之夹食伤寒也。其候壮热烦渴，鼻塞声重，四肢困倦，眼黄腹中胀痛，涎唾呕逆，或呵欠顿闷。"

《活幼口议·卷之十一·小儿伤寒正受夹惊夹食》："议曰：正受伤寒，所由感受邪冒冷脱着伤于腠理，轻即伤风，重即壮热头痛鼻塞流涕，斯乃正伤寒候。又有伤风伤着伤冷伤湿，皆能作热困乏但不咳嗽。又有夹惊，因惊之时而又伤寒，故云夹惊伤寒；又有因食之时而感受寒邪，故曰夹食。"

《幼科指南·感冒风寒门》："小儿感冒风邪未解，复为惊异所触。故见心惊胆怯，睡卧不安，身热烦躁，面色青赤之证。"

《幼科指南·感冒风寒门》："感冒夹食。小儿平日饮食不节，内伤停滞，外复感受寒风。其证发热憎寒，头痛疼，恶食嗳臭，吐出酸物，便闭尿涩，腹热膨胀。"

《幼科指南·感冒风寒门》："感冒夹热。小儿脏腑，平日素禀有热，今复感伤风寒，风热相搏，则火邪愈盛。故见证面赤唇焦，口鼻干燥，憎寒壮热，口渴饮冷，心神烦躁，谵语狂妄，二便多艰。"

（三）辨发热

《儿科醒·表论第三》："小儿表症，谓外感风寒，其见证必先发热。然发热之证有三，最宜详辨，不可一概混同施治也。其在冬月感于寒者，头痛，身痛，项背强，恶寒，壮热无汗，脉浮而紧，此太阳表证。用药得法，一汗即解，详见实论。其感于风者，头痛鼻塞，流涕，发热，或有汗恶风，或无汗恶寒，或咳嗽干呕，脉浮而数，或紧，此四时之感冒是也，治法不可大发散，微表之即已，如易简参苏饮，惺惺散之类主之。大抵近日人情，爱护小儿者众。富贵之家，重衣厚褥，贫贱之子亦皆衣絮，以致汗液不断，腠理疏泄，偶触微风，即成感冒。是以迩来小儿，冬月感寒之症，百无一二，而伤风发热之症恒多也。至若内因于虚，发热之症极多，最为疑似，人殊不知，更宜详辨。如阳虚生寒，阴虚发热，血虚发躁而热，气虚自汗不能食而热，气虚注夏而热，暑湿合病而热，汗后阴虚，阳无所附而热，汗后阳虚，阴无所附而热。阳气下入阴中，昼安静，夜烦躁而热。重阳无阴，夜安静，昼烦躁而热，以上诸症，同一发热也，若误表之必死。其次则又有变蒸之热，将发痘疹之热，亦同一发热也，而援守各异。每见庸医，一遇发热，动皆表散，殊不知病有微甚，热有虚实，虽同一发热，而治法殊途，攻补迥别。业幼科者，于临症之际，务宜细心体认，必先问其病之新久，曾未服药，以及一切爱恶情状，然后再察其热之温壮，形之强弱，脉之虚实，色之夭泽，合四者以决之，庶无误人于夭札也。盖外感为暴病，其发热也骤，必手背热，脉浮，身热无汗，仍须分别虚实以治之，详见虚实门。若无手背热脉浮身热无汗等症，或发热已久，则非外感证矣，治者审焉。"

二、辨色脉

《诸病源候论·小儿杂病诸候一·伤寒候》："伤寒者……诊其脉来，一投而止者，便是得病一日，假令六投而止者，便是得病六日。其脉来洪者易治，细微者难治也。"

《幼幼新书·卷第二·脉法第十三》："浮为风。（秋得浮曰平和）浮者，轻手来大，重手来细弱如按葱叶之状，故曰浮。主小儿中风，伤风咳嗽，嚏喷，烦躁壮热，鼻流清涕，一身头面虚浮，下泄多，小便如粉，可与解表，甚者与出汗即愈。"

《小儿卫生总微论方·卷七·伤寒论》："外伤风伤寒温病，小儿有此三病。谓严寒厉风温气，无所不至。小儿肌肉脆软，气血柔弱，易为伤之故也。是三病者，其证其脉，不可诊切。儿稍大者，可切脉而别之。伤风之脉，阳浮而阴弱也。伤寒之脉，阴阳俱盛而紧涩也。温病之脉，行在诸经，未知何经之动，随其经之所在而取之也。若婴小未能诊切者，但看其形候耳。"

《婴童类萃·中卷·伤寒论》："夫小儿伤寒与大人无异，所兼者惊积而已。其煎剂，视儿大小，比大人少减耳。大人诊脉，视症显而易明；小儿之症，隐而难见。况兼惊、积、变蒸混杂难明……又当辨虎口三关，纹色红紫，色盛便是此症。大者，诊人迎脉，盛于气口一倍，乃真感冒之症也。须察天时，识表裹，辨阴阳，审汗下，临时视症。”

《冯氏锦囊秘录·杂症大小合参卷八·伤风（儿科）》：“凡少感微风，顿然头疼鼻塞，咳嗽喷嚏，呵欠喘急，身热脉浮，停寒凄清，此谓伤风。因肺主皮毛，传入肺经，故多咳嗽，其虎口三关指纹红紫而长，其脉左寸人迎脉大，为外感症也（或云肝以候风，当左关）。”

【论治法】

感冒的基本治疗原则为疏风解表，小儿感冒治法与大人无异，唯小儿素体娇弱，不可重剂，不可过汗，贵在急治，且小儿“纯阳之体”，具有心肝偏旺的体质特点，可稍加凉药。另外，因小儿易出现痰、惊、热、滞等兼夹证，尤须注意对症处理。

一、概论

《慈幼新书·卷九·感冒》：“感冒轻于伤寒，得之浅易，不必用寒门重剂。凡头痛发热恶寒者，阳气不得舒伸也，薄荷汤、八宣汤消息之。兼痰嗽气壅者，半夏散、藿香散。兼鼻塞声重者，神术散。兼停食吐泻者，藿香和中散；体虚者，参苏饮。里气郁结者，指迷汤。平素有疮癣，皮肤燥痒，忽兼感冒者，荆防败毒散主之。因感冒痰热而发搐者，护子汤。”

《幼幼集成·卷二·乳子伤寒证治》：“乳子伤寒贵于急治，故辨证不繁，用方宜简，若迁延时日，则无力耐之矣。是以与小儿之传经论治者，缓急不同。其证初起，男体重，面黄而带惨色，女面赤而带惨色，喘急恶寒，口中气热，呵欠顿闷，项急者是也。如恶风寒，心偎藏其身于母怀者，是藏头伏面，此谓表证。可与解肌，桂枝防风汤。如恶热，出头露面，扬手掷足，烦渴便秘，掀衣气粗，是为里证，略疏通之，小柴胡汤加大黄，中病即止。如头额冷，手足冷，口中气冷，面色暗淡，大便泻青，此为阴证里虚。当救其里，宜理中汤。如大热大渴自汗，此表里实热，宜和解，柴胡白虎汤清之。又有先伤风寒，后伤饮食，或先停饮食，后感风寒，名夹食伤寒。其证壮热头痛，嗳气腹胀，大便酸臭，留连不解，大柴胡汤下之。体素弱者，猩猩散。”

《幼科释谜·卷四·感冒·春温风温夏热秋燥冬寒症治》：“伤寒每以风伤卫用桂枝法，寒伤营用麻黄法。小儿肌疏易汗，难任麻桂。辛温表邪，太阳治法，轻则紫苏、防风一二味，身痛用羌活，然不过一剂。伤风症亦肺病为多，前、杏、枳、桔之属，辛胜即是汗药，葱豉汤乃通用要方。若肢冷寒战，呕吐自利，或身无热，即从中寒里症，三阴须分。但小儿太阴中寒最多，厥阴间有。若冬令应寒，气候温暖，当藏反泄，即能病，名曰冬温。温为欲热之渐，非寒症得汗即解。若涉表邪一二，里热必兼七八，是瘾疹丹痧，非徒风寒；或外受之邪，与里邪相搏，亦令郁于经络；或饮醇厚味，里热炽烈，而卫气不与营气相和；或不正直入内侵，即有腹痛下痢诸症。其治法必以里症为主，稍兼清散，设用辛温，祸不旋踵。至于痧痘时疠，须分四气也。”

《慈幼新书·卷八·伤寒》：“小儿八岁以前，无伤寒症，非无伤寒也。营血未充，才伤即变热病，热则生风，发为惊搐，与伤寒迥异矣。初用寒门方药消息，次惟参合散惊汤。又有因惊而气虚，寒邪乘之，名曰夹惊，先辨其初受急慢，急则宜以清凉解散，慢则必以温中实脾。又有先伤风寒，后复停滞饮食，或先停滞饮食，后复伤于风寒，名曰夹食。其症状热头痛，嗳气腹胀，大便酸臭，留连不解，须大柴胡汤下之。体弱者，惺惺散调之。小儿八岁后，气血充盈，经脉完固，伤寒传变次第，与大人同，故自表达里，先皮毛，次肌肉，又次筋骨肠胃，丝毫不爽。其始也，先从太阳寒水一经，有恶风恶寒，头痛脊痛等症，寒郁皮毛，是为在表。脉浮紧无汗为伤寒，以麻黄汤发之，得汗而解。脉浮缓有汗为伤风，以桂枝汤散之，汗止而解。”

《伤寒瘟疫条辨·卷三·小儿温病》：“凡杂气流行，大人小儿所受之邪则一，且治法药饵亦相仿，加味太极丸主之，升降散亦妙。四五岁以下者，药当减半，三二岁以下者，三分之一可也，临病之工，宜酌量焉。”

《幼科指南·感冒风寒门》：“小儿气血未充，肌肤最是柔脆。偶触风寒，则邪气入于腠理，其病在荣卫。轻者为感冒，而病易痊。重者为伤寒，而证难退。或有夹食夹热，或夹惊之辨，或宜疏散，或宜和解，临证之时，宜体会焉。”

《彤园医书（小儿科）·卷之三·感冒门·小

儿伤风》："伤风者，风邪伤卫也，卫主皮毛，内合于肺，其脉浮缓，自汗，发热，恶寒，畏风，头痛，项强，鼻鸣，干呕，喷嚏，流涕，不时咳嗽。乳子患此，初服杏苏饮解散风邪，次服金沸草散开通气逆。稍大之儿，初起服参苏饮，次服川芎茶调散，或服人参败毒散。"

《彤园医书（小儿科）·卷之三·感冒门·伤风附法》："《集成》曰：小儿患伤寒，始终用败毒散，随症加味，每日一剂，以愈为度。面白，眼胞浮肿，咳嗽多痰，肺经本病也，炒白芥子、制半夏、泡南星。自利，腹胀，不思乳食，手足逆冷者，脾经怯弱也，倍茯苓，加炒扁豆、山药。潮热，昏睡，咳嗽，呕吐，大便黄白，脾肺兼寒也，加炙术、藿香、干姜。目肿，流泪咳嗽胁痛者，兼肝症也，倍柴胡，加醋炒青皮、炒白芍。面赤，舌肿，自汗，尿短者，兼心症也，倍独活，加连翘、木通、淡竹叶。面黄，唇肿，少食恶心者，脾经滞也，加炒神曲、炒麦芽、山楂、砂仁。面黑，气冷，咳则腰痛者，肾经寒也，倍独活，加北细辛，或加桂心。"

《金匮启钥（幼科）·卷四·伤风论》："或有不慎而感受者，顿然发为头痛鼻塞，呵欠喘急，咳嗽身热，脉浮、指纹红紫而长，此为伤风正候，通治宜用人参败毒散。又有伤风多泪，胁痛目肿而咳嗽者，此兼肝症，宜本方倍柴胡加白芍、青皮。若或舌苦而赤，汗流而嗽，此兼心症也，宜本方倍独活加连翘、木通。"

《陈氏幼科秘诀·伤风》："风邪感于腠理，先入于肺，肺主皮毛，其身日夜发热无汗，鼻塞气粗，不恶寒而恶风，当风乃憎寒，呵欠烦闷，口中气热，当表散，宜加减芎苏饮。头痛加川芎或白芷；偏身及肢节痛加羌活；夹食去枳壳加青皮、枳实或苍术；四五日热不退加麻黄，服麻黄又不退，热入里也，去紫苏、枳壳、防风，加枳实、竹叶、石膏，用余家小红丸下之。有痰，前饮内加贝母、天花粉或胆星；热稍退而嗽，前饮内去紫苏、防风，加桑白皮、杏仁或贝母，先当用小红丸下之；嗽不转者，热郁在肺，而气不得宣通，加麻黄、石膏；嗽甚见血，加山栀、石膏；嗽久虽无血，亦加山栀；略有余热，前饮内去紫苏、柴胡、防风，加石膏。儿百日内身热，当用脱甲散，四五日不止用小红丸。"

《儿科萃精·凡例》："一小儿感冒风寒，或夹食，或夹热，或夹惊，皆非单纯触受六淫之气，其治法亦各不相同，故另立一门以醒眉目。"

《儿科萃精·卷四·伤风门·太阳伤风》："桂枝汤为治太阳伤风自汗而设，儿体受风，未必恰在足太阳经，使从发散阳经，恐虽汗而仍不解。但用薄荷五分，连翘六分，浙贝母、化橘红、北沙参各一钱，生甘草三分。一剂为度。汗多者不用薄荷，改用桑叶一钱。"

二、解表发汗

《诸病源候论·小儿杂病诸候一·伤寒解肌发汗候》："凡伤寒，无问长幼男女，于春夏宜发汗。又脉浮大宜发汗，所以然者，病在表故也。"

《保婴撮要·卷六·伤寒夹惊夹食》："周岁已前伤寒热轻者，用惺惺散；周岁已后，须解表微汗。"

《伤寒广要·卷十二·妇儿·小儿伤寒》："小儿伤寒，与大人法度则同。恶风恶寒者，必限人藏身，引衣密隐，是为表证。可微取其汗也。"

三、解肌祛邪

《幼幼集成·卷二·乳子伤寒证治》："小儿伤寒，贵于急治，但不宜发表，由其肌肤薄，腠理疏，恐致汗多亡阳。若能于初起之时，即为解肌，祛其表邪从外而出，则必无变痉之虞矣。"

四、化痰解表

《明医杂著·卷之五·伤风流涕》："小儿八岁以下无伤寒，虽有感冒伤风，鼻塞、流涕、发热、咳嗽，以降痰为主，略加微解。凡散利败毒，非幼稚所宜。或冒轻者，不必用药，候二三日，多有自愈。"

五、宣化祛痰

《儿科要略·诸惊论治·类惊概要》："小儿感冒风寒，肺气失宣，痰浊阻滞，最易蒸热。因痰热之交病，小儿往往咳嗽惊惕，发热面红，考其主因为风寒入肺，治宜宣肺祛邪。又因痰气不降，治宜化痰降气。初起之时，辛湿疏透，最为合度。化热之后，辛凉消化，亦属正治。大便坚者，可下则酌下之，小便赤者，可利则酌利之，方用宣化祛痰汤最妥。兼有他因，亦宜从其他因合治之。"

六、疏解安神

《小儿药证直诀·卷上·脉证治法·伤风后发搐》:"伤风后得之……当发散,大青膏主之。小儿生本怯者,多此病也。"

《保婴撮要·卷六·伤寒夹惊夹食》:"夹惊者,因惊而又感寒邪,或因伤寒热极生风,是热乘于心,心神易动,故发搐也。用薄荷散、人参羌活散之类解之,甚者,抱龙丸。"

《幼科心法要诀·感冒门·感冒夹惊》:"小儿感冒邪气未解,复为惊异所触,故见斛惊胆怯,睡卧不安,身热烦躁,面色青赤之证。先以疏解散疏散之,再以凉惊丸清镇之。如病虽退,尚觉心惊不寐者,宜用柴胡温胆汤和解之。"

《儿科要略·诸惊论治·类惊概要》:"小儿腠理未固,感冒风寒,便易发热。初起之时,邪易入易出,轻加发散,即可无事,甚者虽频作惊惕,睡中惊醒,固为热重使然,并非惊风所致。故治法宜发表解肌,清热安神,用宣化汤最妥。兼有他因,则宜从其他因合治之。"

《儿科萃精·卷四·感冒门·感冒风寒夹惊》:"感冒兼受惊吓,入手即须清解,勿令由感起惊,为第一要义。但用连翘壳二钱,竹卷心二钱,天竺黄钱半,小枳实五分,润玄参五分,制胆星三分,海浮石钱半,生甘草三分,引用淡海蜇三钱、生荸荠三个为剂。"

七、疏表导滞

《小儿卫生总微论方·卷七·伤寒论》:"更有伤风寒而兼食者,俗呼谓之夹食伤寒也……治者不先攻所伤,但先解表。候表解然后下之,则病与食自然去也。若不顾其表,便以药攻之。多致结痞也。"

《保婴撮要·卷六·伤寒夹惊夹食》:"夹食者,或先伤于风寒,后复停滞饮食;或先停滞饮食,而后伤于风寒,以致发热,气粗嗳气,壮热头疼,腹胀作痛,大便酸臭。先用解散,次与消导;不解者,用大柴胡汤。若少阳阳明俱病,小柴胡加葛根、芍药。传入阳明,为里脉沉实,谵妄恶热,六七日不大便,口燥咽干而渴,用大柴胡汤,重则三一承气汤。若兼三焦俱病,则痞满燥实,宜大承气汤。"

《慈幼新书·卷九·感冒》:"兼停食吐泻者,藿香和中散;体虚者,参苏饮。里气郁结者,指迷汤。"

《幼科指南·感冒风寒门》:"感冒夹食。热盛者,用双解通圣汤两解之。内无热者,用藿香正气饮和解之。表邪已解,然后调理其脾,用平胃散斟酌而行。"

《儿科萃精·卷四·感冒门·感冒风寒夹食》:"既系感冒,当然混身皆热,朝夕无间。若无热,则但谓之伤食,不得谓感冒又夹食。此症固宜双解,惟立方以感冒为主,夹食之药,只兼一二味足矣。方用薄荷尖一钱,紫苏叶八分,广陈皮钱半,焦建曲一钱,连翘壳八分,加生萝卜五片为引。"

八、疏风清热

《幼科指南·感冒风寒门》:"感冒夹热,治宜散其风寒,更宜兼泻其热,先宜用双解通圣汤两解之。若服药后汗出便利,病须少减,热犹不退者,治宜清热为主,用凉膈散合天水散煎服,则表里清而病愈矣。"

《儿科萃精·卷四·感冒门·感冒风寒夹热》:"感冒夹热,先受风寒而起,须知风寒一变,即化为热,一切温药,在所必禁。但用净连翘钱半,淡竹叶钱半,霜桑叶钱半,枯黄芩五分,飞滑石三钱,生甘草五分,引用灯芯十五寸为剂。"

九、外治法

《张氏医通·卷十一·婴儿门上·伤风》:"小儿伤风,鼻塞发热,或痰壅发搐,多因乳母鼻吹囟门,但服惺惺散;或用葱头七茎,生姜一片,细切擂烂,摊纸上置掌中合,待温贴于囟门。其邪即解,乃去其葱,却用绢缎寸余,涂以面糊,仍贴囟门,永无伤风之患。其余用药发散,与大人不异。但脾胃怯弱,所以多手足寒冷之证,故治法以照顾脾胃为主。"

《验方新编·卷十九·小儿科·小儿感冒不须服药》:"初生小儿受风,鼻塞不能吮乳,不可轻易发散,惟用大天南星为末,生姜自然汁调成膏,贴于囟门即愈。或以草乌、皂荚为末,葱汁捣膏,贴于囟门亦妙。小儿偶因寒热不调,柔弱肌腠最易感冒发热,不必用药,但于其熟睡之时,夏以单被,冬以棉被,蒙头松盖,勿壅其鼻,但以稍暖为度，使其鼻息出入皆此暖气，少顷则微汗津津，务令上下稍透，则表里通达而热自退矣。若寒天衣被冷冽，汗不易得，则轻搂着身，赤体相贴。而上覆其面，则无有不汗出者。此至妙之法，百发百中者也。若寒邪甚者，两三微汗之，无有不愈。此法行于寅犯之时，则汗易出而效尤速。"

十、预防调摄法

《素问病机气宜保命集·卷下·附素问元气五行稽考》："六岁至十六岁者，和气如春，日渐滋长。内无思想之患，外无爱慕之劳。血气未成，不胜寒暑，和之违也。肤腠疏薄，易受感冒，和之伤也。父母爱之，食饮过伤。其治之之道，节饮食，适寒暑。宜防微杜渐，行巡尉之法，用养性之药，以全其真。"

《育婴家秘·卷之三·感冒四气》："感冒天时四气中，小儿亦与大人同。必先岁气无轻犯，寒热温凉有逆从。

天地之气行乎四时者，有四气焉。四气者，风寒暑湿之气也。人在气中，体之虚也，感则病矣。故春伤风，夏伤暑，秋伤湿，冬伤寒，此四时之正气病也。小儿失其调理，尤易感之，嫩弱故也，治法与大人同，但剂小耳。又小儿病则发热，则发搐，此与大人异也。四时调理之法不同，春宜食凉不可犯温，夏宜食寒不可犯热，秋宜食温不可犯凉，冬宜食热不可犯寒。然发表者，必宜用辛甘温之剂，如有可汗之症，必犯其禁而用之，《经》云：发表不远热者是也。但于汗药中少加凉药以制之，勿使热甚而发搐也。"

十一、治法禁忌

《小儿药证直诀·卷上·脉证治法·伤风》："昏睡口中气热，呵欠顿闷，当发散，与大青膏解。不散，有下证，当下，大黄丸主之。大饮水不止而善食者，可微下。余不可下也。"

《活幼口议·卷之十一·小儿伤寒正受夹惊夹食》："大抵伤寒或有他症似积之类，切不可妄下，若下之太早，表里俱虚，虽以调理，谓之坏症。大人坏症由尚可药，小儿坏症救疗无门，哀哉。凡伤寒有惊候，亦不可下惊药饵，是夹惊症，亦不可用惊药。《幼幼》伤寒只可表解，虽曰用表不可令儿汗出，如王氏杜薄荷散、《和剂方》人参羌活散之类名，热在里，谵语郑声于症，当下者，只用散末药七宝洗心散、四顺饮之类，不可用以丸子或以取积药下之，其热不去，反成无辜。夹食者，于理用下，宜紫霜，凡下之量，其虚实而用须究门，先伤寒后夹食或先夹食后伤寒，然伤寒夹食，乃在于食时之间，惟母觉知其先后，多是不觉。若知其理以后，受者而先调理，既不明其先后即可表解，以候里症，有者方可与下，尤为善也。且下与表二理不可并行，有乎得失，旦如《家宝》有云，三日前在表，三日后在里，斯乃大概约而言之，恐后人传之不当及为其害。凡伤寒在表即解，在里即下，不可以日限，为拘其或有在表里之间亦宜和解，又不愈，小柴胡汤治之，又不愈，候传里，下为良（大者谵语小即烦啼），切不可意急取愈，宜在用心明究表里，若也，审察妄恣用药不当吁哉。"

《冯氏锦囊秘录·杂症大小合参卷十·伤寒大小总论合参》："仲景曰：冬时严寒，万类深藏，君子固密，不伤于寒，冒触之者，乃名伤寒。然小儿之伤寒，与大人无异，所异治者，夹惊而已，但八岁以下无伤寒，不过感冒伤风，故散利败毒，尤非幼稚所宜也。"

《张氏医通·卷十一·婴儿门上·发搐》："亦有因感冒吐泻，致土败水侮而生虚风者，不可遽服惊药。若辄用之，反成其风而益其病矣。"

【论用方】

一、治小儿感冒通用方

1. 人参羌活散（《普济方·卷四百·婴孩杂病门·杂病》）

治小儿感冒诸疾。

麻黄（去节，五钱，冬用七钱半）　人参（半两）　川芎（半两）　前胡（二钱半）　独活（半钱）　羌活（半两）

上㕮咀。每服下水半盏，生姜一叶，薄荷一叶，煎至三分，去滓服。三岁之下、一岁之上，一服。

2. 香葛发斑汤（《普济方·卷四百三·婴孩痘疹门·辨小儿痘证》）

治小儿四时感冒发热，皆可服。惟疗小儿痘疮尚未出过者，身发热头疼，或手心冷、耳冷，即痘疮之苗也。宜连进此药数服。痘疮纵出，则必少，十分稳当。

紫苏（一两半）　升麻（一两半）　干葛（二两）　香附子（一两半）　陈皮（一两）　甘草（一两）　赤芍药（一两）　紫草（二两）

上㕮咀。每服四钱，重水一大盏，姜二片，葱白一根，同煎七分，去滓，温服，滓再煎服，不拘时。痘疮出，则不必服。如痘疮已出者，不加紫草，止服前药。

3. 红绵散（《奇效良方·卷之六十四·小儿门·小儿证通治方》）

治小儿四时感冒，寒风，遍身发热，变蒸诸惊，胎惊丹毒等热，并皆治之，及急慢惊风，亦宜服之。

人参（二钱半）　天麻（洗）　僵蚕（炒）　麻黄（去节）　全蝎（去毒，各二钱）　甘草（炙）　辰砂（一钱半，另研）

上件为末，然后入朱砂和匀，再乳极细。每服半钱，用水半盏，煎数沸，入干胭脂少许，再煎一沸，温服，不拘时。

4. 追风散（《奇效良方·卷之六十四·小儿门·拘挛》）

治小儿感冒发热，手足拘挛，宜服此药。

人参　茯苓　防风　川芎　柴胡　羌活　枳壳　桔梗　甘草（各等分）

上锉碎。每服二钱，水一盅，生姜三片，煎至五分，不拘时服。

5. 人参辛梗汤（《奇效良方·卷之六十四·小儿门·诸热惊》）

治小儿伤风发热，鼻塞咳嗽，时行疮疹。

人参（七分）　细辛（五分）　桔梗　干葛　升麻　白术　茯苓　柴胡（各七分）　薄荷　甘草（各五分）

上作一服，用水一盅，生姜三片，煎至五分，不拘时服。

6. 人参前胡散（《奇效良方·卷之六十四·小儿门·寒热》）

治小儿感冒，寒热往来。

人参　前胡　柴胡（各一两）　桔梗　半夏　甘草（炙）　地骨皮（各五钱）

上锉碎。每服二钱，水一盏，生姜三片，煎至五分，不拘时服。

7. 加味二陈汤（《松厓医径·卷下·小儿·感冒方法》）

治小儿感冒发热，鼻流清涕，或咳嗽痰吐，沉重者宜服之。

陈皮（去白）　半夏（汤泡）　桔梗（米泔水浸）　川芎（各五分）　白术（一钱）　黄芩（酒炒）　薄荷（各三分）　防风　甘草（炙，各四分）　白茯苓（去皮）　桑白皮（蜜炙，各七分）

上细切，用水一盏半，生姜三片，煎至八分，去滓服。

8. 参苏饮（《婴童类萃·中卷·伤寒论》）

治四时感冒，时行瘟疫，及伤风咳嗽并效。

紫苏（一钱）　陈皮（七分）　半夏（五分）　茯苓　甘草　桔梗　枳壳　前胡　人参　干葛（各七分）　木香（三分）

生姜三片，葱白三茎，水煎，热服取汗。痰喘气急，加杏仁、桑皮、麻黄。

9. 十神汤（《婴童类萃·中卷·伤寒论》）

治四时感冒，时行瘟疫，及伤风咳嗽并效。

麻黄　紫苏　干葛　川芎　甘草　升麻　赤芍　陈皮　白芷　香附（各等分）

生姜三片，葱白三茎，水煎，热服。

10. 芎芷香苏散（《婴童类萃·中卷·伤寒论》）

治四时伤寒，头痛，发热，恶寒。

紫苏　香附　陈皮　甘草　白芷　川芎　麻黄

生姜三片，葱白三茎，水煎，热服。

11. 九味羌活汤（《婴童类萃·中卷·伤寒论》）

治四时伤寒，春分后，代麻黄汤用。

苍术（炒）　防风　羌活（各一钱）　白芷　甘草　川芎　生地　黄芩　细辛

生姜三片，葱一根，水煎。取汗加麻黄、杏仁、石膏。

12. 秘旨清肺汤（《幼科证治大全·感冒》）

治小儿感冒，发热鼻流清涕，或咳嗽吐痰。轻者勿药自愈，重者用此轻和之剂。

橘红　半夏　桔梗　川芎（各五分）　茯苓　桑白皮（各七分）　甘草　防风（各四分）　薄荷　黄芩（炒，各三分）　白术（一钱）

上入生姜，水煎服。

13. 薄荷汤（《慈幼新书·卷九·感冒》）

治头痛发热恶寒者，阳气不得舒伸。

薄荷　川芎　羌活　荆芥　甘草　白芷　防风　细辛　生姜　葱白

14. 八宣汤(《慈幼新书·卷九·感冒》)

治头痛发热恶寒者,阳气不得舒伸。

葛根　升麻　川芎　甘草　麻黄　赤芍　陈皮　白芷

15. 万全汤(《验方新编·卷十九·小儿杂症》)

治小儿感冒发热,无论早晚皆可服。

柴胡　当归(各五分)　白芍　麦冬(各一钱)　白术(土炒)　黄芩　神曲(各三分)　茯苓　苏叶(各二分)　焦楂(三粒)　甘草(一分)

水煎热服。冬加麻黄一分,秋加桔梗三分,夏加石膏三分,春加青蒿三分。有食加枳壳三分,有痰加白芥子三分;泻加猪苓一钱,吐加白蔻一粒,有惊加金银器各一件,同煎,照方按时对症服之。

16. 天中药茶(《家用良方·卷四·治各种痧症疫疠中寒中暑等症》)

治男妇小儿感冒,一切时症神效。

石菖蒲(一两)　羌活　陈皮　川芎　北细辛　麦芽(炒)　生吴萸　生甘草　干姜(不炒,各一两)　生枳实(五钱)　苏叶(四两)　上朱砂(一两)　明雄黄(一两,另研极细)

细陈茶一斤(武夷松萝更妙),加前药末,于五月五日午时配合,其应如响。以上茶药和匀,晒干日中喷上好火酒,待滋润拌之;又拌入朱砂、雄黄末,再喷火酒,再拌再喷,当大日中晒干,如无日色,即以火微微烘干,用磁罐收贮,勿令泄气。遇患者无论时刻,即秤三钱,用沸汤泡,少刻候药味出,连服二三次,有汗即止,无汗即出,蛇咬取汗亦妙。

17. 天保采薇丹(《幼科切要·感冒门》)

治大人小儿,四时感冒。

羌活　独活　前胡　赤芍　升麻　葛根　半夏　广皮　茯苓　紫朴　枳壳　藿香　甘草　川芎　苍术　桔梗(各等分)

上为末,神曲糊丸。姜汤下,或身无汗,加葱白,化服二三钱,小儿一二钱或七八分。如未愈再服即效。

18. 人参败毒散(《幼科切要·伤风门》)

治小儿四时感冒,伤风咳嗽,凡咳嗽痰不应者,每二三服,不拘剂数,以痰豁为度。

沙参　桔梗　枳壳　川芎　甘草　茯苓　羌活　独活　前胡　柴胡　防风　荆芥(各一钱)

生姜一片为引,水煎热服,忌油。脾怯者倍茯苓加怀山药、扁豆、焦术、藿香;兼肝症倍柴胡加白芍,微加青皮;兼心症,倍独活,加连翘、木通;兼脾症加大曲、山楂、麦芽;兼肺症实者,倍加枳壳、白芥子;兼肾症,倍加独活。

二、治小儿感冒主证方

(一) 治小儿风邪感冒方

1. 羌活散(《类编朱氏集验医方·卷之十一·小儿门·热》)

散风邪,止惊搐,退热解肌。

羌活　粉草　天麻(生)　茯苓　川芎(各二钱)　荆芥穗　白僵蚕(炒)　白术　白附子(炮,各一钱)　桔梗(二钱半)　防风(一钱半)　全蝎(半钱,去刺,炒)　朱砂(半钱)　天南星(一字,熟炮)

上为细末,薄荷汤下。如伤风鼻塞,流清涕,葱白煎汤下;或嗽气促,桑白皮煎汤下;常服白汤亦可。

2. 天麻散(《类编朱氏集验医方·卷之十一·小儿门·热》)

治小儿伤风,鼻清涕,鼻塞,咳嗽,身热,并皆治之。

天麻　防风　甘草　川芎　羌活　白芷　麻黄(去节)

上等分,为细末,葱汤,食后服。

3. 大青膏(《御药院方·卷十一·治小儿诸疾门》)

治小儿伤风,其候伸欠烦闷,口中气热,或偎人恶风,脉浮。

大青(生,一分)　白附子(生,一钱半)　蝎尾(生半钱)　朱砂(一字匕)　青黛(一钱)　麝香(一字匕)　乌蛇梢肉(半钱)　天竺黄(一字匕)

上为细末,朱砂研,入生蜜和成膏。月内儿粳米大,一岁皂子大,余以意加减,用温薄荷汤化下。

4. 麻黄芩汤(《玉机微义·卷五十·小儿治法·治风之剂》)

治小儿中风,身热,头项强,自汗表不和也。

升麻　葛根　黄芩　芍药(各五钱半)　甘草

（二钱半）

上㕮咀。每二钱，水煎。

5. 红绵散（《保婴撮要·卷六·伤寒夹惊夹食》）

治伤风咳嗽，鼻塞或流清涕。

全蝎（五个） 麻黄（去节） 僵蚕 白芷 川芎 桔梗 天麻（各二钱） 甘草 苏木

上为末。每服一钱，加红绵少许，水煎，有热加荆芥。

6. 升麻汤（《保婴撮要·卷六·伤寒夹惊夹食》）

治小儿中风头痛，憎寒壮热，肢体疼痛，鼻干不得眠。兼治疮症，已发未发皆可服。

甘草 白芍药 升麻 干葛（各等分）

上为末。每服一钱，水煎服。

7. 大连翘饮（《万病回春·卷之七·诸热》）

治小儿伤风感冒，发热；痰壅、风热、丹毒肿痛、颈项有核、腮赤痈疖、眼目赤肿、口舌生疮、咽喉疼痛、小便淋沥、胎毒痘疹余毒，一切热毒并治。

连翘 瞿麦 滑石 车前子 牛蒡子 赤芍 栀子 木通 当归 防风（各四分） 柴胡 黄芩 荆芥（各一钱二分） 蝉蜕（五分） 甘草（一钱六分）

上锉，竹叶十个、灯芯十茎，水煎，不拘时温服。风痰热变蒸加麦冬；实热、丹热加大黄；胎热、疮疹余毒加薄荷叶；痈疖热毒加大黄、芒硝。

8. 脑子散（《证治准绳·幼科卷之九·肺脏部·咳嗽》）

治小儿伤风，咳嗽不住，兼治瘕呷。

大黄（一分） 郁金（二钱）

上件二味，先以猪牙皂角煮一复时，取切片子，焙干为末，次入粉霜、脑子各少许，再同研令匀。每服一字，沙糖水调下，量儿肥瘦，加减用之。

9. 桂枝汤（《婴童类萃·中卷·伤寒论》）

治风伤卫。

桂枝（二钱） 白芍（一钱） 甘草（七分）

生姜三片，水煎。

10. 杏苏饮（《彤园医书（小儿科）·卷之三·感冒门·小儿伤风》）

治小儿伤风。

杏仁（十粒，去皮尖，炒研） 苏叶 前胡 陈皮 桔梗 蜜炒桑皮 面炒枳壳 去心麦冬 去心贝母 酒炒条芩 甘草 生姜（等分）

煎服。

11. 川芎茶调散〔《彤园医书（小儿科）·卷之三·感冒门·小儿伤风》〕

治小儿伤风。

薄荷叶（钱半） 川芎 芥穗（各一钱） 羌活 防风 白芷 炙草（各五分） 北辛（三分） 茶叶（一撮，引）

12. 参苏饮〔《彤园医书（小儿科）·卷之三·感冒门·小儿伤风》〕

治小儿伤风。

人参 苏叶 前胡 葛根 法夏 茯苓（各一钱） 面炒枳壳 甘草 桔梗 陈皮 木香（各五分） 姜 枣（引）

表重，去枣，加葱白引；肺中有火，去人参，加制杏仁、炒桑皮；泻甚，加土炒白术、炒研扁豆、炒白莲肉。

13. 金沸草散〔《彤园医书（小儿科）·卷之三·感冒门·小儿伤风》〕

治小儿伤风。

旋覆花 赤茯苓 前胡（各一钱） 芥穗（钱半） 北细辛 制半夏 炙草（各五分） 姜 枣（引）

头痛甚，加川芎；胸满，加桔梗、炒枳壳；有热，加柴胡、黄芩。

14. 人参败毒散〔《彤园医书（小儿科）·卷之三·感冒门·小儿伤风》〕

治小儿伤风。

人参 甘草 薄荷（各五钱） 羌活 独活 柴胡 前胡 枳壳 桔梗 川芎 茯苓（各一钱） 生姜（引）

去人参，加芥穗、防风各一钱，名荆防败毒散，治感冒、瘟疫、麻疹、外科之主方。

15. 芎苏饮（《陈氏幼科秘诀·伤风》）

治风邪感于腠理，先入于肺，肺主皮毛，其身日夜发热无汗，鼻塞气粗，不恶寒而恶风，当风乃憎寒，呵欠烦闷，口中气热。

黄芩 柴胡 紫苏 前胡 枳壳 半夏 桔梗 防风 山楂 茯苓 陈皮 甘草 干葛

头痛加川芎或白芷；偏身及肢节痛加羌活；夹食去枳壳加青皮、枳实或苍术；四五日热不退加麻黄，服麻黄又不退，热入里也，去紫苏、枳壳、防风，加枳实、竹叶、石膏，用余家小红丸下之。有痰，前饮内加贝母、天花粉或胆星；热稍退而嗽，前饮内去紫苏、防风，加桑白皮、杏仁或贝母，先当用小红丸下之；嗽不转者，热郁在肺，而气不得宣通，加麻黄、石膏；嗽甚见血，加山栀、石膏；嗽久虽无血，亦加山栀；略有余热，前饮内去紫苏、柴胡、防风，加石膏。儿百日内身热，当用脱甲散，四五日不止用小红丸。

（二）治小儿风寒感冒方

1. 麻黄汤（《备急千金要方·卷五上·少小婴孺方上·伤寒第五》）

治少小伤寒，发热咳嗽，头面热者方。

麻黄　生姜　黄芩（各一两）　甘草　桂心　石膏　芍药（各半两）　杏仁（十枚）

上八味㕮咀，以水四升煮取一升半，分二服，儿若小以意减之。

2. 厚朴散（《博济方·卷四·惊痫》）

治小儿外伤风冷，解肌。

厚朴（去皮，以姜汁涂炙令香）　苍术　陈皮（去白，各一两）　干姜（三分）　甘草（半两）

上件同为细末。每服一钱，水一盏，入生姜二片，枣一枚，同煎至六分，热服。

3. 十味汤（《圣济总录·卷第一百七十四·小儿伤寒》）

治小儿伤寒，身热头痛，咳嗽喘鸣鼻干，不得卧。

前胡（去芦头）　柴胡（去苗）　人参　甘草（炙，锉）　独活（去芦头）　桔梗（炒）　赤茯苓（去黑皮）　枳壳（去瓤麸炒）　芎䓖　羌活（去芦头，各半两）

上一十味，粗捣筛。每服二钱匕，水一盏，入生姜三片，大枣二枚擘破，同煎至七分，去滓，分温三服。

4. 人参汤（《圣济总录·卷第一百七十四·小儿伤寒》）

治小儿伤寒，外证身热脉浮。

人参　麻黄（去根节）　赤茯苓（去黑皮）　白术　干葛（锉）　甘草（炙，各半两）

上六味，粗捣筛。每服二钱匕，水一小盏，入葱白少许，同煎至六分，去滓分温二服。

5. 四物汤（《圣济总录·卷第一百七十四·小儿伤寒》）

治小儿伤寒。

芍药　黄芩（去黑心）　升麻　葛根（各半两）

上四味，粗捣筛。每服一钱匕，水半盏煎取三分，去滓温服。量儿大小，以意加减。

6. 射干汤（《圣济总录·卷第一百七十四·小儿伤寒》）

治小儿四五岁伤寒，取汗。

射干　甘草（炙，锉）　升麻　芍药　石膏（捣研，各半两）　杏仁（二十枚，汤退去皮尖、双仁，麸炒）　麻黄（去根节，三分）　桂（去粗皮，一分）

上八味，粗捣筛。每服一钱匕，水一小盏煎至五分，去滓温服后，以衣盖复出汗。更量儿大小加减。

7. 葛根饮（《圣济总录·卷第一百七十四·小儿伤寒》）

治小儿伤寒。

葛根　淡竹沥（各三合）

上二味相和，煎三五沸，二三岁儿分三服，百日儿斟酌服之。

8. 润肺散（《太平惠民和剂局方·卷之十·治小儿诸疾》）

治小儿寒壅相交，肺气不利，咳嗽喘急，语声不出，痰涎壅塞，胸膈烦满，鼻塞清涕，咽喉干痛。

贝母（去心，麸炒黄）　杏仁（汤去皮、尖及双仁者，焙干，面炒，各二两半）　麻黄（去根、节）　人参（各二两）　阿胶（炒令黄燥）　桔梗（各半两）　陈皮（去白，一分）　甘草（炙，一两）

上同杵，罗为粗末。每服一钱，水八分煎六分，去滓，温服，食后。

9. 厚朴散（《太平惠民和剂局方·卷之十·吴直阁增诸家名方》）

治小儿外感风冷，壮热憎寒，头痛体重，中寒气逆，呕吐恶心，或手足厥冷，及脾胃不和，并皆治之。

苍术（米泔浸一宿，去黑皮，焙）　厚朴（去皮，姜汁炙）　陈皮（去白，各一两）　干姜（炮，三分）　甘草（炙，半两）

上件为细末。三岁小儿每服一钱，水一小盏，入生姜钱二片，枣子一枚，同煎至五分，滤去滓，热服。

10. 银白散(《小儿卫生总微论方·卷七·伤寒论》)

治伤寒壮热,头痛体疼脉大,解表发汗,夹惊者皆可服。

寒水石(煅熟,半斤)　黄丹(炒熟,一钱半)

煅熟寒水石半斤,研极细,入炒熟黄丹一钱半研匀。如淡即添入些小,以红粉色为度。每服一钱,生姜汤调下。未能饮者,稠调抹口中,以乳汁送下,无时。

11. 甘露散(《小儿卫生总微论方·卷七·伤寒论》)

治伤寒壮热,头疼体痛。解表发汗,及热多者。

滑石(二两)　甘草末(半两)

以好滑石二两研细,入甘草末半两拌匀。每服一钱,以浓煎萝卜汤调下。一方更有防风半两为末,同研匀。滑石可用桂府白色者妙。

12. 欢喜散(《小儿卫生总微论方·卷七·伤寒论》)

治伤风寒,发热头痛,无汗恶风,或温热鼻塞清涕,泪出嚏喷。

防风(去芦并叉枝)　人参(去芦)　甘草(炙)　天麻(去芦)　前胡(去芦,各二钱半)　细辛(去苗)　柴胡(去芦,各一钱半)　白茯苓(去黑皮)　桔梗(去芦,各二钱)　枳壳(去穰麸,炒二钱半)　川芎(三钱)

上为细末。每三岁以上抄一钱,水六分,薄荷两叶,同煎三两沸。通口服无时。

13. 和解汤(《是斋百一选方·卷之十九·第二十七门》)

治小儿四时感冒寒邪,壮热烦躁,鼻塞多涕,惊悸自汗,肢节疼痛,及麸疮豆疮,已发未发者皆可服。

羌活　防风　川芎　人参(各一两)　干葛　川升麻(轻者)　甘草(微炙,各半两)

上为粗末。每服三岁儿一钱,水三分盏,生姜半片,枣子少许,同煎至二分,去滓服,不拘时候,量大小加减。

14. 冲和饮(《活幼心书·卷下·信效方·丹饮门》)

治感冒风寒,头疼发热,肩背拘急,恶心呕吐,腹痛膨胀,兼寒湿相搏,四肢拘急,冷气侵袭,腰足疼痛。

苍术(同上制,一两二钱)　人参(去芦)　前胡(去芦)　桔梗(锉,炒,三味各五钱)　枳壳(同上制)　麻黄(同上制)　陈皮(去白,三味各三钱)　川芎　白芷　半夏(同上制)　当归(酒洗)　薄桂(去粗皮)　白芍药　赤茯苓(去皮,七味各一钱半)　干姜　厚朴(同上制,二味各二钱)　甘草(炙,七钱半)

上件㕮咀。每服二钱,水一盏,姜二片,葱一根,煎七分,无时温服。伤冷恶心呕吐,煨姜同煎;开胃进食,加枣子煎,空心温投;寒疝痛,入盐炒茱萸、茴香同煎。

15. 不换金正气散(《普济方·卷三百六十九·婴孩伤寒门·瘟病》)

治感冒伤寒,恶心呕吐,发热泻痢,停食腹痛,及风湿头目昏重,时发壮热。

藿香　陈皮(各五钱)　半夏(三钱)　苍术(一两,米泔浸切,炒米黄色)　白茯苓(五钱)

上用粉草五钱,同锉散。每服一钱,生姜二片,红枣二枚煎,至食前温服。

16. 葛根解肌汤(《保婴撮要·卷六·伤寒夹惊夹食》)

治发热恶寒,头痛项强,伤寒温病。

葛根(四分)　桂(一分)　黄芩　甘草　白芍药(各三分)　麻黄(二分)

上姜枣水煎服。

17. 秘传百解散(《松厓医径·卷下·小儿·感冒方法》)

治小儿感冒风寒,身热咳嗽,欲出瘾疹,并痘后欲出麻疹,俱宜服之。

人参(七钱)　甘草(炙,三钱五分)　白术　白茯苓(各六钱)　黄芪(炒)　陈皮(去白)　糯米(炒,各五钱)　升麻(炒,二钱)　川芎　白芷(各三钱)　天麻(二钱五分)　姜蚕(炒,一钱五分)　南星(姜制,五分)

上为细末。每服三分,伤风用生姜汤或葱汤;欲出麻疹,用生姜汤;热甚,用薄荷汤调服下。

18. 川芎茶(《万氏家抄济世良方·卷五·伤风咳嗽》)

治大人小儿感冒风寒,头疼、鼻塞、遍身拘急、恶寒发热等症。

鲜川芎(梗叶切碎,如无用干者)　生姜(切

丝） 菖蒲（切丝） 陈皮（切丝） 鲜紫苏（梗叶切碎，各等分） 细茶（与药相对）

五月五日午时，拌匀用盒盖过宿，使气透，次日取出焙干，磁瓶收贮。用时以沸汤泡一钟，乘热薰鼻，吸其气，复乘热饮之，汗出即愈。

19. 通真子救苦丹（《万氏家抄济世良方·卷一·伤寒》）

治大人、小儿感冒伤寒。

麻黄（去根节，洗净晒干，四两，研极细末，温水浸，用细布取汁，余渣再捣再浸再取汁，必上） 甘草（炙去皮净，研极细末，四两，凉水浸，照前取汁） 赤芍（一两，研极细末，温水浸，照前取汁） 升麻（微炒，一两，研极细末，凉水浸取计） 朱砂（一两五钱，研极细，水飞） 雄黄（一两五钱，研极细，水飞） 当归身（二两，研极细，温酒浸取汁） 人参（去芦净，研极细末，一两，温酒浸取汁） 柴胡（去芦，研极细末，一两，温水浸取汁） 细辛（五钱，研极细末，温水浸取计） 枳实（去心，研极细末，五钱温水浸取汁） 春夏加石膏（五钱，水飞） 秋冬加桂皮（五钱，研极细末，温水浸取汁）

此药体有厚薄，味有清浊，故用水温凉而多寡不同。各味浸汁浓酽精细共合一处，细罗再滤三五遍，阴干再研，醋糊丸黍米大。每服一丸，雄黄五分研极细，新汲水半盏调雄黄连药送下，用厚被盖暖处，香烧三寸，汗出即愈，重者二丸即效。制药用庚申甲子日，净室中莫令妇人、鸡犬见之。

20. 生料五积散（《婴童类萃·中卷·中寒中暑》）

治感冒寒邪，头疼、身痛，项背拘急，恶寒，呕吐腹痛，并内伤生冷，外感风邪，寒气客于经络，腰脚酸疼，手足拘挛并效。

陈皮 白芷 厚朴（姜制） 桔梗 枳壳（麸炒） 当归 川芎 茯苓 甘草 芍药 苍术（炒） 麻黄 半夏（姜制） 肉桂 干姜

生姜三片、葱白三茎，水煎。分两随症加减用，挟气，加茱萸、木香；手足逆冷，加附子；妇人调经催产，加艾（醋炒）。

21. 长沙张真人传治小儿感冒风寒方（《石室秘录·卷五》）

治小儿感冒风寒。

柴胡（五分） 白术（一钱） 茯苓（三分） 陈皮（二分） 当归（八分） 白芍（一钱） 炙甘草（三分） 半夏（三分）

水一钟，煎半钟，热服。一剂即愈，不必再剂。

22. 小儿感冒风寒方（《大小诸证方论·傅青主先生秘传小儿科方论》）

治小儿感冒风寒。

柴胡（五分） 白术（一钱） 茯苓（三分） 陈皮（二分） 当归（八分） 白芍（一钱） 半夏（三分） 炙草（三分）

水煎，热服。

23. 香葛散（《幼科证治大全·感冒》）

治小儿伤寒，夹食，夹惊；四时疟疾，瘟疫。

香附子 紫苏 陈皮 青皮 甘草 葛根

上入生姜，水煎服。

24. 青丸（《救生集·卷三·小儿门》）

治小儿百病，外受风寒，内停饮食，或恶寒发热，或腹痛泄泻，或胸紧气急，或痰鸣咳嗽，或呃逆吐呕，或烦躁口渴，或角弓反张，或四肢逆冷及疟痢等症，悉皆应验。

川羌活（姜汁拌炒） 白粉葛（炒） 薄荷叶 胆南星（炒） 花槟榔（炒） 广陈皮（炒，各五钱） 川厚朴（姜汁拌炒焦） 陈枳壳（麦麸拌炒） 吴神曲（炒，各三钱五分） 真川芎（炒） 炙甘草（各一钱五分） 胡黄连（蒸，二钱五分）

共为极细末，炼蜜为丸（或蜜水迭丸亦可），每丸重约三分，青黛为衣。每服一二丸，谅儿大小及病之轻重用之。呕吐，藿香梗煨姜汤研服；恶寒无汗，苏叶生姜汤下；伤食，山楂麦芽汤下；余用姜皮灯心汤服；如吐泻甚，少便短小，与白丸同服。

25. 寿春丸（《救生集·卷三·小儿门》）

治小儿百病，外感风寒，内伤饮食，恶寒发热，腹痛泄泻，胸紧气急，痰鸣咳嗽，呕吐恶食，角弓反张，四肢逆冷等症。为冬春二季初病要药，夏秋则用青丸。

银柴胡（蒸，五钱） 陈皮（炒，三钱） 僵蚕（洗净，三钱） 胆南星（炒，五钱） 川羌活（姜汁拌炒，四钱） 天麻（炒，三钱） 云苓（炒，四钱） 桔梗（蜜炒，四钱） 独活（姜汁拌炒，三钱） 法半夏（四钱，炒） 甘草（二钱） 前胡（四钱，炒） 全蝎（洗焙，三钱） 川厚朴（姜汁拌炒焦，四钱） 白枯矾（二钱） 川芎（四钱） 麻黄（二钱，去根节炒） 枳壳（麦麸拌炒，三钱） 白附（四钱，拌姜汁炒）

共为极细末，吴神曲打糊作丸，每丸约重三分，飞过朱砂为衣。

26. 葱豉荷米煎（《重订通俗伤寒论·六经方药·发汗剂》）

治小儿伤寒初起一二日，头痛身热，怕冷无汗者。

鲜葱白（一枚，切碎）　淡香豉（二钱）　苏薄荷（四分，冲）　生粳米（三十粒）

水煎服。

27. 华佗治小儿风寒神方（《华佗神方·卷八》）

治小儿风寒。

防风　橘皮（各三分）　羌活　苏叶（各二分）　甘草（一分）　蝉蜕（三枚）　葱白（一寸）　生姜（一片）

煎热服，取汗。

（三）治小儿风热感冒方

1. 侧柏散（《颅囟经·卷下·杂证》）

治孩子风热。

侧柏　郁金　天麻（酒浸一宿）　干蝎　天南星　地黄（去土）　子芩　大黄（各半两）

上为末，治风及惊，温酒下；退热，每夜热水下半钱。

2. 羚羊角散（《太平圣惠方·卷第八十三·治小儿风热诸方》）

治小儿风热，心膈烦闷，身体壮热，嗜睡多渴。

羚羊角屑　麦门冬（去心）　甘草（炙微赤，锉，以上各三分）　茯神　白藓皮　川升麻　人参（去芦头）　黄芪（锉，以上各半两）

上件药，捣筛为散。每服一钱，以水一小盏煎至五分，去滓，入竹沥半合，更煎一两沸，分为二服，更量儿大小，以意分减温服。

3. 龙脑膏（《博济方·卷四·杂病》）

治小儿风热，咽喉肿疼，塞闷生疮，搔头躁闷，及虫咬心痛。

龙脑（半钱）　白矾（一分，铫子内炼过，煎却矾汁，泣干为度）　蝉壳（三十个，去足，研末，炒）　牛黄（研半字）　蛇蜕皮（一条长二尺，铁器上爆焦为度，除下黑者生者再爆，须紧按实着铁器，焦后研为末）　元明粉（一钱）

上六味，一处炼研，入砂糖少许，和为剂，丸桐子大。冷水化一丸。

4. 寸金汤（《圣济总录·卷第一百六十八·小儿风热》）

治小儿风热。

郁金　大黄（各一两）　皂荚（二两，水一碗揉汁，去滓煎，以上二味煮软切片曝干）　马牙硝　当归（切，焙）　山栀子仁（各半两）　人参　甘草（炙，锉）　赤芍药（各一分）　雄黄（少许，好者）

上一十味，粗捣筛。每服半钱匕至一钱匕，水七分，薄荷叶三叶，同煎至四分，去滓，放冷服之，日一服。

5. 白术生犀散（《圣济总录·卷第一百六十八·小儿风热》）

治小儿一切风热。

白术　桔梗（微炒）　甘草（炙，锉）　马牙硝（研，各半两）　麝香（研，一钱）　生犀角（镑，半钱）

上六味，捣罗四味为散，与二味研者和匀。每服半钱匕，蜜熟水调下，薄荷熟水亦得，量儿大小加减。

6. 凉心煮散（《圣济总录·卷第一百六十八·小儿风热》）

治小儿风热。

连翘　防风（去叉）　甘草（炙，锉）　山栀子仁　鸡苏　恶实（炒，各半两）

上六味，捣罗为散。每服二钱匕，水一盏，煎三五沸，量儿大小加减。

7. 天竺牙硝散（《圣济总录·卷第一百六十八·小儿风热》）

治小儿风热。

天竺黄　马牙硝（各半两，研）　丹砂　生龙脑（各半分。别研）　栝蒌根　滑石（各一分）

上六味，捣研为细散。每服半钱匕，新汲水调下。

8. 防风汤（《圣济总录·卷第一百六十八·小儿风热》）

治小儿风热，止烦渴，除风疹，治惊悸。

防风（去叉）　黄芪（锉）　甘草（炙，锉）　人参　连翘（各半两）　山栀子仁（一分）

上六味，粗捣筛。每服一钱匕，水八分煎至六分，去滓温服。

9. 越桃饮（《圣济总录·卷第一百六十八·小儿风热》）

治小儿风热。

越桃(去皮,一两)　甘草(锉,二两)　藿香叶　石膏(飞过,各半两)

上四味,用蜜二匙,涂在铫子内,先炒甘草赤色,次下越桃、藿香叶,炒微黑为度,捣罗为末,入石膏研匀。每服一钱匕,新汲水调下。

10. 人参桔梗散(《圣济总录·卷第一百六十八·小儿风热》)

治小儿风热。

人参　白茯苓(去黑皮)　桔梗(微炒)　甘草(炙,锉)

上四味等分,捣罗为散。每服半钱匕,熟水调下。

11. 桔梗煮散(《圣济总录·卷第一百六十八·小儿风热》)

治小儿风热,及伤寒时气疮疹发热等。

桔梗(锉,炒)　细辛(去苗叶)　人参　白术　栝蒌根　甘草(炙,锉)　白茯苓(去黑皮)　芎䓖(各等分)

上八味,捣罗为散。每服二钱匕,水一盏,生姜一片,薄荷三叶,同煎至六分。三岁以下作四服,五岁以上作二服,凡小儿发热,不问伤寒风热,便与数服,无不愈者。

12. 郁金散(《圣济总录·卷第一百六十八·小儿风热》)

治小儿风热,胸膈烦闷,目涩多渴。

郁金(半两)　蝉蜕(四十枚)　龙胆　白附子(炮,各半两)　大黄(炒)　干蝎(炒)　甘草(炙,各一分)

上七味,捣罗为散。每服一字至半钱匕,量儿大小,空心薄荷汤调下。

13. 惺惺散(《太平惠民和剂局方·卷之十·治小儿诸疾》)

治小儿风热疮疹,伤寒时气,头痛壮热,目涩多睡,咳嗽喘粗,鼻塞清涕。

瓜栝根　人参　细辛(去叶)　茯苓(去皮)　白术　甘草(炙)　桔梗(各一两半)

上件同杵,罗为末。每服一钱,水一小盏,入薄荷三叶,同煎至四分,温服。如要和气,即入生姜煎服,不计时候。

14. 甘桔汤(《幼科类萃·卷之二十五·咽喉齿舌门·治咽喉之剂》)

治小儿感冒风热,火气熏逼痘疮,蕴毒上攻,咽喉肿胀,痰气不顺,咳嗽失音。

人参(去芦,半两)　桔梗(蜜浸炒,一两)　甘草(半生半炙,三钱)

上锉散。用水煎,不拘时候服。

15. 三黄散(《婴童百问·卷之六·伤寒正受伤寒夹惊·第五十一问》)

治伤风热症。

白术　大黄(蒸)　赤芍药(半两)　黄芩(三钱)　麻黄(去节、一钱)　桂枝(二钱)

上㕮咀。生姜一片,枣二枚,水一盏煎七分温服。

三、治小儿感冒兼夹证方

(一)治小儿感冒夹惊方

1. 升麻汤(《备急千金要方·卷五上·少小婴孺方上·伤寒第五》)

治小儿伤寒,变热毒病,身热面赤,口燥,心腹坚急,大小便不利,或口疮者,或因壮热,便四肢挛掣惊,乃成痫疾,时发时醒,醒后身热如火者,悉主之方。

升麻　白薇　麻黄　葳蕤　柴胡　甘草(各半两)　黄芩(一两)　朴硝　大黄　钩藤(各六铢)

上十味㕮咀,以水三升先煮麻黄去上沫,纳诸药煮,取一升。儿生三十日至六十日,一服二合;六十日至百日,一服二合半;百日至二百日,一服三合。

2. 朱砂丸(《太平圣惠方·卷第八十三·治小儿风热诸方》)

治小儿风热多惊。

朱砂(半两,细研水飞过)　天竹黄(一分,细研),牛黄〔一分(钱),细研〕　人参(一分,去芦头)　茯神(半两)　柴胡(半两去,苗)　腻粉(半两,细研)　黄芪(一分,锉)　麝香(一钱,细研)　黄芩(一分)　麦门冬(半两,去心,焙)　甘草(一分,炙微赤,锉)

上件药,捣罗为末,入研了药,更研令匀,炼蜜和丸如绿豆大。每服煎竹叶汤,研下五丸,量儿大小,以意加减。

3. 镇心铅霜散(《太平圣惠方·卷第八十三·治小儿风热诸方》)

治小儿心肺风热多惊。

铅霜(一分,细研) 天竹黄(一分,细研) 朱砂(二钱,细研) 柏子仁 白附子(炮裂) 牛黄(细研) 龙脑(细研) 麝香(细研,以上各一钱)

上件药,捣细罗为散,入研了药,都研令匀。每服以荆芥薄荷汤调下半钱,日三四服,量儿大小,以意加减。

4. 麦煎散(《太平惠民和剂局方·卷之十·续添诸局经验秘方》)

治小儿夹惊伤寒,吐逆壮热,表里不解,气粗喘急,面赤自汗,或狂言惊叫,或不语无汗,及瘾疹遍身,赤痒往来,潮热时行,麻豆疹子余毒未尽,浑身浮肿,痰涎咳嗽,或变急慢惊风,手足搐搦,眼目上视,及伤风涎喘头疼,并皆治之。

知母 地骨皮(拣净) 赤芍药 甘草(炙) 石膏 葶苈子 白茯苓(去皮) 杏仁(去皮、尖,麸炒) 人参 滑石(各半两) 麻黄(去根节,一两半)

上为细末。每服一钱,麦子煎汤调下。如初生孩儿感冒风冷,鼻塞身热,喷嚏多啼,每一字许,并用麦子煎汤下。

5. 天竺黄散(《圣济总录·卷第一百六十八·小儿风热》)

治小儿风热惊风。

天竺黄 蝉蜕 白僵蚕(炒) 山栀子仁 甘草(炙) 郁金

上六味等分,捣罗为散。每服一钱匕,熟水调下,三岁儿可半钱,未晬儿一字。

6. 金莲散(《幼幼新书·卷第十四·夹惊伤寒第十一》)

治伤寒夹惊。

连翘 山栀子(去壳) 甘草(炙) 防风 蝉壳(洗去土令净。各等分)

上为末。每服婴孩一字,二、三岁半钱,四、五岁一钱,以水一药注或半银盏,煎十数沸服。

7. 金泥膏(《幼幼新书·卷第十四·夹惊伤寒第十一》)

治伤寒邪热乘心,兼发惊病。

菖蒲(一寸九节者用) 远志(去心) 钩藤(各一两) 人参(去芦头) 草龙胆 甘草(炙。各半两)

以上捣罗为细末,次用:

水银(一分) 牛黄(别研) 麝香(研,各一钱) 金箔(二十片,将水银研如泥)

上件与诸药一处拌匀,用蜜半斤,酥四两,用银锅或石锅中,先入水二升,除出金泥、酥、蜜外,先入诸药,慢火熬至一升,新绵滤去滓,方再不酥、蜜,金泥搅匀,用柳枝不住手搅,熬成膏,用瓷合盛。每一豆大,薄荷汤化下。

8. 防风天麻膏(《幼幼新书·卷第十四·夹惊伤寒第十一》)

治伤寒夹惊。

防风 天麻 人参(去芦头。各一分) 甘草(炙) 白僵蚕 干全蝎 白附子(各半两)

以上捣罗为细末,次用:

朱砂(细研,水飞,一两) 牛黄(研,一分) 麝香(研,一钱)

上件都研匀,炼蜜和如皂皂大。每服一粒,用薄荷汤化下。

9. 千金丸(《幼幼新书·卷第十四·夹惊伤寒第十一》)

治小儿夹惊、夹风伤寒,侠食微转。

朱砂(末,一钱重) 腻粉(一分) 麝香(半钱) 全蝎 白丁香(各七个,末)

上件和匀,白饭为丸如萝卜子大。薄荷汤下,一岁三丸。

10. 梨浆饼子(《幼幼新书·卷第十四·夹惊伤寒第十一》)

治小儿伤寒惊搐。

轻粉(半两) 铁粉 荆芥穗 辰砂 腊茶(各一钱) 郁李仁(七个,出油) 粉霜(半钱) 牵牛子(二十七个,微炒) 脑麝(各少许)

上为末,炼蜜为饼子,加减。用梨汁薄荷汤化下。

11. 白附子散(《幼幼新书·卷第十四·夹惊伤寒第十一》)

治夹惊伤寒。

白附子 朱砂(各三分) 全蝎(一分半) 黑附子(炮,去皮脐) 雄黄 羌活(各半两) 石膏(七钱半) 麻黄(一两,去节) 脑麝(随意入,别研)

上件为末。每服半钱、一字,薄荷腊茶调下。有热再服。

12. 没石子膏(《幼幼新书·卷第十四·夹惊伤寒第十一》)

治惊,胃气虚弱,吐后手足搐搦、眼下及唇青者,不进饮食,是夹惊伤寒。

没石子(三个,生用)　人参　诃子(炮)　白术(各二钱)　丁香(五七个)　甘草(炙,半两)　香附子(三十七个,去皮)

上末匀,煮猪肉,煞研丸如梧桐子大。不进饮食,白术汤下。

13. 铁刷散(《幼幼新书·卷第十四·夹惊伤寒第十一》)

治夹惊伤寒。

麻黄(去根节,一两)　甘草(炙,半两)　细辛(半两)　石膏　葶苈　青皮(各一分)　杏仁(十二个)

上末。如小儿伤寒三二日壮热,不曾调理,外风把定关窍,伤寒面黄白色,壮热微渴,此是伤寒候。三、五日内,心藏热,面赤唇红,多躁壮热,热极生涎,即为惊也。元初伤风为伤寒,此候为夹惊伤寒也。

14. 紫散子方(《幼幼新书·卷第十四·夹惊伤寒第十一》)

解伤寒,通利夹惊,发汗。

天麻(生,一两)　川芎(半两)　铁粉(三分,上色者)　硇砂(一钱)

上末,入脑、麝各少许,同研。每服一字、半钱,金银薄荷汤下。并服二服,汗自出。

15. 乳香膏(《幼幼新书·卷第十四·夹惊伤寒第十一》)

治小儿夹惊伤寒,壮热涎鸣,风热壅盛。镇心化涎,退热定搐搦乳香膏。

朱砂　铅白霜　天竺黄　葛粉　人参　茯苓(各半两)　天麻　甘草(各三钱,炙)　白附子(一分)　乳香(二钱)　牛黄　脑麝(各半钱)

上为细末,炼蜜为丸如梧桐子大,薄荷汤化下二丸。

16. 无惜散(《幼幼新书·卷第十四·夹惊伤寒第十一》)

治夹惊伤寒。

浮萍(紫背者一钱)　犀角屑(半钱)　钩藤钩(三七个)

上为末。每服半钱,蜜水调下。连进三服,出汗为度,后常服亦佳。

17. 红绵散(《小儿卫生总微论方·卷七·伤寒论》)

治伤风寒,及夹惊,取汗。

麻黄(去根节)　全蝎(炒)　大黄(纸裹煨熟,切,焙)　甘草(炙)　白附子　苏木(锉炒)　天麻(生各一分)

上为细末。一岁下儿服一字,以上儿半钱,四五岁一钱。水一小盏,以绵少许,裹药煎之,至绵红色即去绵,温服。

18. 坯煎散

1)(《幼幼新书·卷第十四·夹惊伤寒第十一》)

治夹惊伤寒及解惊发汗。

全蝎　川乌(炮,去皮尖)　甘草(炙)　朱砂　大黄(炮)　羌活　川芎　麻黄(去节)　天麻(酒浸)　白僵蚕(去丝,以上分两元本阙)　脑麝(各少许)

上末之。每一钱、半钱,入坯子五粒,葱白半寸,煎三四沸。通口服,并二、三服,出汗。

2)(《小儿卫生总微论方·卷七·伤寒论》)

治伤风寒,夹惊潮发。头痛体热,咳嗽,手足冷。

麻黄(去根节半两)　人参(去芦)　茯苓　白僵蚕(去丝嘴)　全蝎　天麻　白附子　甘草(炙各一分)　朱砂(二钱研)　川乌(炮去皮尖一钱半)

上为末,每服半钱至一钱,水五分,入坯子胭脂一豆大、薄荷两叶、葱白一寸,同煎至四分。放温服,不拘时。

19. 千金丸(《小儿卫生总微论方·卷七·伤寒论》)

治伤寒夹风夹惊夹食,取微利。

朱砂(末一钱)　全蝎(七个末)　白丁香(七个末)　腻粉(一钱)　麝香(半钱)

上为末匀,白饭和丸萝卜子大,薄荷汤下。一岁儿三丸,量大小加减,无时。

20. 小麦煎汤(《类编朱氏集验医方·卷之十一·小儿门·热》)

治小儿夹食夹惊伤寒,正受伤寒,咳嗽,夜热昼凉,伤风、疮疹之疾,大效。

麻黄(半两,去节汤泡)　白术(炮)　干葛

（三钱半）　白茯苓　甘草（各二钱半）

上㕮咀。入麦子二十一粒同煎。一方用葱白二寸煎服。

21. 薄荷散（《医学纲目·卷之三十三伤寒部·续增小儿伤寒》）

治夹惊伤寒，热极生风。

薄荷叶（半两）　羌活　全蝎　麻黄（去节）　甘草（半分）　天竺黄　僵蚕　白附子（炮，各一分）

上为细末。每服一钱，水小半盏煎至三分，加竹沥少许妙。

22. 琥珀抱龙丸（《幼科发挥·卷之一·急慢惊风》）

治小儿诸惊，四时感冒，寒温风暑，瘟疫邪热，躁烦不宁，痰嗽气急，及疮疹欲出发搐。

真琥珀（一两五钱）　天竺黄（一两五钱）　白檀香（一两五钱）　人参（一两五钱）　朱砂（五钱）　白茯苓（一两五钱）　粉草（去筋，三两）　南枳实（一两）　枳壳（麸炒，一两）　牛胆南星（一两）　淮山药（一两）　金箔（大者一百片，为衣）

上各制取末和匀，用腊雪溶水，如无雪，取新汲或长流水，杵为丸如芡实大，约重五分，阴干。每服一丸，煎薄荷汤下。此方内有补益之药，人皆喜而用之。但有枳壳、枳实能散滞气，无滞气者，损胸中至高之气。如慢惊风及元气弱者，减此二味，用当归、川芎各二两代之。

23. 护子汤（《慈幼新书·卷九·感冒》）

治偶感风邪，发热身颤，手背反张，一剂即定。俗医每以抱龙、牛黄杀人。

茯苓（三钱）　白术（二钱）　人参（一钱）　柴胡（五分）　桂枝（二分）

24. 疏解散〔《彤园医书（小儿科）·卷之三·感冒门·感冒夹惊》〕

治感冒夹惊。

前胡　苏叶　羌活　防风　枳壳　桔梗　赤芍　甘草　炒僵蚕（各一钱）　杏仁（十粒，去皮尖，炒研）　酒炒川连（五分）　生姜（引）

25. 凉惊丸〔《彤园医书（小儿科）·卷之三·感冒门·感冒夹惊》〕

治感冒夹惊。

川连（五钱）　黑丑　胆草　防风　青黛　钩藤钩（各三钱）

共晒，研极细，煮面糊丸绿豆大。白汤每下十丸，乳子化下五丸。

26. 柴胡温胆汤〔《彤园医书（小儿科）·卷之三·感冒门·感冒夹惊》〕

治感冒夹惊。

柴胡　陈皮　法夏　茯苓　竹茹　甘草　面炒枳实　生姜（引）

27. 宣化祛痰汤（《儿科要略·诸惊论治·类惊概要》）

治小儿感冒风寒，痰气不降，发热成惊。

前胡　苏子　杏仁　象贝母　竹茹　钩藤　陈皮　赤苓　金银花　连翘　生姜（各二钱）

清水煎服。风寒重者加麻黄三分、荆芥一钱；湿滞化痰者加厚朴一钱、半夏二钱；风痰上涌者去金银花、连翘，加天南星、半夏各二钱、白附子一钱，甚者用青州白丸子四五粒同下；大便坚结者加栝蒌三钱，不应，改加枳实、大黄各五分；小便不利加猪苓二钱、泽泻一钱。

（二）治小儿感冒夹痰方

1. 茯苓厚朴汤〔《证治准绳·幼科集之七·脾脏部（上）·伤风嗽吐》〕

主伤寒伤风，夹痰呕逆，并吐泻后喉涎牵响，饮食减少，脾胃气虚。

白茯苓（去皮）　半夏（汤煮透滤，仍锉、焙干，各七钱半）　甘草（三钱，炙）　厚朴（五钱，去粗皮、锉碎，每斤用生姜一斤，切薄片杵烂、拌匀，浸一宿，慢火炒干用）

上件㕮咀。每服二钱，水一盏半，姜三片，煎七分，无时服。或加枣一枚，去核同煎。

2. 三拗汤（《婴童类萃·中卷·伤寒论》）

治风寒无汗，气急痰喘。

麻黄（二钱）　杏仁（一钱五分）　甘草（一钱）

四拗汤，本方加石膏三钱，治症同前。

3. 半夏散（《慈幼新书·卷九·感冒》）

治感冒兼痰嗽气壅者。

苏叶　苍术　茯苓　前胡　陈皮　枳壳　桔梗　甘草　半夏

4. 藿香散（《慈幼新书·卷九·感冒》）

治感冒兼痰嗽气壅者。

茯苓　紫苏　藿香　苍术　陈皮　厚朴　桔

梗　半夏　甘草　大腹皮

5. 神术散(《慈幼新书·卷九·感冒》)

治感冒兼鼻塞声重者。

苍术　藁本　白芷　细辛　川芎　羌活　甘草　葱白　生姜

(三)治小儿感冒夹食方

1. 水精丹方(《幼幼新书·卷第十四·夹食伤寒第十》)

治小儿夹食伤寒。

天南星(一钱)　滑石(各生为末二钱)　水银粉(秤半钱)　芫荑(取仁,一百片)　巴豆(五十粒,去壳,不去油)

上先研巴豆令极细,次下芫荑仁复研,方入众药,研令极匀,以烂饭为丸如绿豆大。每服三丸、五丸,以岁数加减。米汤泡生葱吞下,服时须令婴孩小儿空心,不可吃乳食,稍饥方可进药。如膈上有物食,势须吐出。如膈下有食,方得转泻。切忌生硬米实、肉食等物,近夜临卧服尤佳。

2. 薄荷散方(《幼幼新书·卷第十四·夹食伤寒第十》)

治婴孩小儿夹食伤寒,又治夹惊伤寒、温壮等。

杜薄荷(半两,去粗梗、取嫩者)　羌活　全蝎(炒)　麻黄(去节)　僵蚕(直者去丝,炒)　天竹黄(各一分)　甘草(半分,炙)　白附子(半钱)

上为末。每服婴孩一字,二、三岁半钱,四、五岁一钱,以水一药注或半银盏,煎十数沸服。

3. 人参散方(《幼幼新书·卷第十四·夹食伤寒第十》)

治夹食伤寒取下,欲补虚、调胃气、进乳食、止吐泻。

人参　莲肉(去心,焙)　茯苓(各一分)　黄芪(半两,槌,蜜水拌炙)　甘草(炙,二钱)

上为末。每服婴孩一字,二、三岁半钱,四、五岁一钱,以水一药注或半银盏,入枣子半片,煎十数沸服。

4. 藿香正气散〔《彤园医书(小儿科)·卷之三·感冒门·感冒夹食》〕

治感冒夹食。

藿香　紫苏　白芷　茯苓(各钱半)　陈皮　桔梗　大腹皮　炒白术　炒厚朴　制半夏(各一钱)　甘草(五分)　姜　枣(引)

或加木瓜;伤食,加消食药。

5. 平胃散〔《彤园医书(小儿科)·卷之三·感冒门·感冒夹食》〕

治感冒夹食。

法制苍术(二钱)　姜炒厚朴　陈皮　炙草(各一钱)　姜末(引)

加味法:食滞,加炒神曲、麦芽、山楂,或加煨枳实;痰盛,加制半夏;脾虚不思食,加人参、黄芪;痞满,加炒枳壳、木香;便秘,加大黄、芒硝;小水赤涩,加赤茯苓、泽泻;表甚头痛,加葱白、豆豉。

(四)治小儿感冒夹热方

1. 黄芩荆芥汤(《良朋汇集经验神方·卷之四·诸热门》)

治小儿感冒发热,痰壅风热,丹毒疼痛,颈项有核,腮赤痈疖,眼目赤肿,口舌生疮,咽喉疼痛,小便淋沥,胎毒痘疹,一切余毒等症。

柴胡　黄芩　荆芥(各一钱五分)　牛蒡子　连翘　瞿麦　车前子　赤芍药　滑石　栀子　木通　当归　防风(各四分)　蝉蜕(五分)　甘草(一钱五分)

上加竹叶十片,灯心十寸,水二钟煎八分,不拘时频频服。

2. 双解通圣汤(《幼科心法要诀·感冒门·感冒夹热》)

治感冒夹热。

麻黄　朴硝　大黄　当归　赤芍　川芎　白术(土炒)　石膏　滑石　桔梗　栀子　连翘(去心)　黄芩　薄荷　甘草(生)　荆芥　防风

引用生姜、葱白,水煎服。

3. 凉膈散(《幼科心法要诀·感冒门·感冒夹热》)

治感冒夹热。

黄芩　大黄　连翘(去心)　芒硝　甘草(生)　栀子　薄荷

引用竹叶、生蜜,煎服,无汗者加防风、羌活。

4. 天水散(《幼科心法要诀·感冒门·感冒夹热》)

治感冒夹热。

滑石(飞,六两)　甘草(生一两)

共为细末。每服一钱,灯心汤调下。

5. 凉膈天水散〔《彤园医书(小儿科)·卷之三·感冒门·感冒夹热》〕

治感冒夹热。

大黄 黄芩 芒硝 栀子 连翘 薄荷 滑石 甘草 淡竹叶 灯心(引)

6. 宣化汤(《儿科要略·诸惊论治·类惊概要》)

治小儿感冒发热,神魂不安。

薄荷叶(一钱) 钩藤(二钱) 荆芥(一钱) 茯神 栀子 连翘(各二钱) 霜桑叶 灯芯(各钱半)

清水煎服。感寒重者加苏叶一钱;热重无汗者加麻黄三分;泄泻烦闷者加葛根一钱、淡豆豉二钱;咳嗽有痰者加前胡、杏仁、竹茹、象贝母各二钱;肠胃有热加黄芩、枳实各一钱。

四、治小儿感冒其他证方

1. 紫苏汤(《四圣悬枢·卷三·痘病解第三·太阳经证》)

治小儿寒疫太阳经证,而未成痘者。

苏叶(三钱) 桂枝(一钱) 杏仁(二钱,泡) 甘草(一钱,炙)

流水煎半杯,热服,覆衣,取汗。冬月寒盛,须以麻黄发之。

2. 补中益气汤(《兰台轨范·卷八·小儿·小儿方》)

治中气不足,困睡发热,或元气虚弱,感冒风寒诸症,或乳母劳役发热,致儿为患。

黄芪(炙) 人参 白术(炒) 甘草(炙) 当归 陈皮(各五分) 升麻 柴胡(各二分)

上八味,加姜枣水煎。

3. 五积散(《慈幼便览·惊风辟妄·一曰类搐·阴暑》)

治阴暑受寒,头痛无汗恶寒,身体拘急,四肢酸痛。

白芷 广皮 川朴 桔梗(各七分) 枳壳(五分) 川芎 当归 白芍 云苓(各一钱) 漂苍术 制半夏 嫩桂枝(各八分) 炮姜 炙草(各五分) 生姜(三片) 红枣(三枚)

水煎服。

【论用药】

1. 马尾连

《本草纲目拾遗·卷三·草部上·马尾连》:“性寒而不峻,味苦而稍减,不似川连之厚,性能去皮里膜外及筋络之邪热,小儿伤风及痘科用。”

2. 救命王

《本草纲目拾遗·卷四·草部中·救命王》:“一名死里逃生。治小儿感冒,风寒咳嗽,大人伤力损伤吐血,诸风疼痛,无名肿毒。”

【医论医案】

一、医论

《保婴撮要·卷六·伤寒夹惊夹食》

钱仲阳云:小儿正伤寒者,谓感冒寒邪,壮热头痛,鼻塞流涕,畏寒拘急是也。夹惊者,因惊而又感寒邪,或因伤寒热极生风,是热乘于心,心神易动,故发搐也。用薄荷散、人参羌活散之类解之,甚者,抱龙丸。夹食者,或先伤于风寒,后复停滞饮食,或先停滞饮食,而后伤于风寒,以致发热,气粗嗳气,壮热头疼,腹胀作痛,大便酸臭,先用解散,次与消导;不解者,用大柴胡汤。周岁已前伤寒热轻者,用惺惺散;周岁已后,须解表微汗。若五六日不除,邪入于经络,传变多端,不可枚举。若夫荣卫俱伤者,羌活冲和汤主之,过此则少阳、阳明二经,在于半表半里肌肉之间,脉不浮沉。外症在阳明,则目疼鼻干,不得眠,脉洪而长,以葛根解肌升麻等汤治之。在少阳,则耳聋脉弦数,小柴胡汤加减和之。若少阳阳明俱病,小柴胡加葛根、芍药,传入阳明,为里脉沉实,谵妄恶热,六七日不大便,口燥咽干而渴。用大柴胡汤,重则三一承气汤,若兼三焦俱病,则痞满燥实,宜大承气汤。三阳之邪在里为患,不头痛恶寒而反渴,此为温病,当遵仲景法治之。其余正伤寒症,治自有专方,不复赘论。其兼惊兼食者,各从本症治之。

《幼科指南·感冒风寒门》

小儿气血未充,肌肤最是柔脆。偶触风寒,则邪气入于腠理,其病在荣卫。轻者为感冒,而病易痊。重者为伤寒,而证难退。或有夹食夹热,或夹惊之辨,或宜疏散,或宜和解,临证之时,宜体会焉。

伤风:卫主皮毛,内合于肺,肺感受邪风,故令身体发热,憎寒,头疼痛,有汗嚏涕,其脉浮缓,鼻塞身重,咳嗽频频。宜杏苏饮解散外邪,同金沸草散开通逆气,此疏风解表,若从容也。

伤寒：小儿伤寒，乃荣分表感寒邪也。其证发热无汗而恶寒，头疼身痛，其脉浮紧，呕逆烦渴，此病邪盛欲传经也。初用九味羌活汤，如热盛者，以双解通圣汤治之。服此药后，已汗下不解，而邪传经者，用柴葛解肌汤；兼里证者，用大柴胡汤，以解表通里煎服。

感冒夹食：小儿平日饮食不节，内伤停滞，外复感受寒风。其证发热憎寒，头痛疼，恶食嗳臭，吐出酸物，便闭尿涩，腹热膨胀。热盛者，用双解通圣汤两解之。内无热者，用藿香正气饮和解之。表邪已解，然后调理其脾，用平胃散斟酌而行。

感冒夹热：小儿脏腑，平日素禀有热，今复感伤风寒，风热相搏，则火邪愈盛。故见证面赤唇焦，口鼻干燥，憎寒壮热，口渴饮冷，心神烦躁，谵语狂妄，二便多艰。治宜散其风寒，更宜兼泻其热，先宜用双解通圣汤两解之。若服药后汗出便利，病须少减，热犹不退者，治宜清热为主，用凉膈散合天水散煎服，则表里清而病愈矣。

感冒夹惊：小儿感冒风邪未解，复为惊异所触。故见心惊胆怯，睡卧不安，身热烦躁，面色青赤之证。先以疏解散疏散之，复与凉惊丸清镇之。如病虽退，尚觉心惊不寐者，再以柴胡温胆汤之剂和解之，则宁神定志，其效如仙矣。

二、医案

1. 肺热感冒案

《保婴金镜录·治验》

一小儿，发热咳嗽，左腮色赤，此肺金有热，用泻白散而愈。复感冒风邪，前症更作，又加声重流涕，用参苏饮加杏仁、桑皮而愈。但右腮仍赤，兼额微赤，此兼心火乘肺金也，用人参平肺散，一剂遂痊。

2. 伤食感冒案

《幼科医验·卷上·诸吐》

一儿，伤食感冒，壮热，腹胀作吐。陈皮、厚朴、山楂肉、麦芽、川黄连、黄芩。又：人参、白术、云茯苓、陈皮、炙甘草、泽泻、芍药、淮山药。

《幼科医验·卷上·外感》

一儿，感冒发热。羌活、干葛、防风、紫苏叶、陈枳壳、陈皮、山楂、麦芽、粉甘草。

一儿，伤食感冒，身热将愈，遍身发生淡红风块。自此而余邪尽泄，可无积泻之患矣。不必洗浴。薄荷、防风、荆芥穗、羌活、山楂肉、蝉衣、甘草。

3. 感冒复感他邪案

《幼科医验·卷下·肺气痰喘》

一儿，初起感冒，壮热不止，气粗发呛，口渴唇干，舌有芒刺，由先感风邪，复伤暑、伤乳。宜顺气、消痰、清暑。淡豆豉、陈皮、枳壳、山楂、川黄连、黑山栀、苏子、甘草、钩藤、陈胆星，加竹沥服之。次日诸症未减，邪热仍炽，前方去淡豆豉、苏子，加元参、花粉、黄芩、前胡、桔梗。

一儿，感冒发热，痰声如曳锯。解热、消痰、顺气为主。柴胡、前胡、陈皮、江枳壳、黑元参、桔梗、黄芩、花粉、熟苏子、陈胆星、钩藤。

4. 感冒传变阳明案

《医学衷中参西录·医话·临症随笔》

愚孙，年九岁。于正月下旬感冒风寒，两三日间，表里俱觉发热。诊其脉象洪实，舌苔白厚。问其大便两日未行，小便色黄。知其外感之实热，已入阳明之府。为疏方：生石膏二两，知母六钱，连壳三钱，薄荷叶钱半，甘草二钱。

晚六点时煎汤两茶盅，分两次服下，翌晨热退强半。因有事他出，临行嘱煎渣与服。阅四日来信言，仍不愈。按原方又服一剂，亦不见轻。斯时，头面皆肿，愚遂进城往视，见其头面肿甚剧，脉象之热较前又盛，舌苔中心已黄，大便三日未行。为疏方：生石膏四两，玄参一两，连壳三钱，银花三钱，甘草三钱。

煎汤三茶盅，又将西药阿司匹林三分，融化汤中，分三次温服下。头面周身微汗，热退肿消，继服清火养阴之剂两剂以善其后。

5. 感冒发惊搐案

《诚求集·风热》

四岁，先发热面赤，自汗烦渴，六七日不愈，渐见惊搐之状。予曰：此因风生热，因热而复生风也。用薄荷汤去羌活、防风，加葛根、柴胡、木通、元参，二剂惊搐止，三剂热亦退矣。

6. 感冒误治补救案

《明医杂著·卷之五·伤风流涕》

小儿八岁以下无伤寒，虽有感冒伤风，鼻塞、流涕、发热、咳嗽，以降痰为主，略加微解。凡散利败毒，非幼稚所宜。或冒轻者，不必用药，候二三日，多有自愈。

[愚按]前症若手足冷，或腹胀，脾虚也，用六君子汤加升麻、柴胡；若腹胀，或气喘，肺虚也，用四君子汤加柴胡、升麻。《经》云肺主气而司皮毛，肺虚则腠理不密，外邪易感。凡发表之后，其邪既去，用补脾肺以实其表，庶风邪不能再入。往往表散之后，热嗽不退，复行发表，多变坏症。

吴江史玄年子，伤风，用表散化痰之药，痰盛咳嗽，肚腹膨大，面色皖白。此脾土虚不能生肺金也。余用六君子汤加桔梗，一剂顿愈。至三日前症仍作，鼻中流涕，此复伤风寒所致。用前药加桑皮、杏仁、桔梗而愈。

史少参季子，喘嗽，胸腹膨胀，泄泻不食，此饮食伤脾土，而不能生肺金也。用六君子汤，一剂，诸症悉愈。

史木川子，六岁，感冒咳嗽，发散过度，喘嗽，不食，用六君子汤加桔梗而愈。时四月，随其父巡视耕种，忽发寒战，仍复咳嗽，或用发表之剂，痰中有血。余曰：此成肺痈也。次日吐痰兼脓，用桔梗汤而愈。后元气未复，大便似痢，或用五苓、黄连、枳实之类，痰喘、目札、四肢抽搐。余曰：此脾气败而变慢脾风也。辞不治，果然。

《保婴撮要·卷四·痉症》

一小儿感冒发热，咳嗽咬牙。余以为脾肺气虚。不信，乃用解散之药，果项强口噤，汗出不止，手足并冷，遂用五味异功散加柴胡、木香治之，渐愈。但日晡微热，睡而露睛，用补中益气汤而痊。

《保婴撮要·卷十四·肺痈肺痿》

一小儿感冒停食吐泻，用疏利之剂，咳嗽脓血，此中气复伤而变肺痈也，用桔梗汤而愈。后咳嗽吐血，仍用前药，佐以异功散而痊。

一小儿感冒咳嗽，发散过度，喘促不食，痰中有血，余用桔梗汤而愈。后元气未复，大便似痢，或用苓、连、枳实之类，变慢脾风而卒。

《保婴撮要·卷十六·疮疡发痉》

一小儿感冒发散变痉，汗出不止，手足并冷，用补中益气汤加肉桂，四剂而愈。

《续名医类案·卷四·伤风》

魏玉横治孙敦夫女，十岁许。冬日感冒微嗽，专科与发散太过，反致身热不退。更医，投六君子加炮姜、五味，一剂热退矣，而咳嗽转甚，下利频并，里急后重，中有白脓。医以热退为药对症，再与之，则面赤口燥，恶食不眠。余适诊其大父，因求视。脉之虚而驶，曰：四剂可愈，然必少衄血。与生熟地、杞子各四钱，天麦冬、蒌仁各钱半。乃诧曰：今病已泄泻，又从而滑利之，宁不增剧乎？余笑曰：第服之，病自减。乃始进半钟，觉咳嗽稍瘥。遂连进三剂，果愈四五。再以前方加酒芩、酒芍各一钱，不二剂，衄血一小盏，全安。或问故，曰：儿禀素弱，所病即俗名火伤风也，不治亦愈。乃以荆、防、广、半、芎、苏、前、桔诸燥药，鼓动三焦之火，至阳扰而热盛。后医谓虚是矣，宜以甘寒润泽与之，则症自平。乃用六君燥补加以炮姜之辛温，五味之酸敛，藉人参之力而热退，其内燔之火尽入于肺，若伤寒传里然。肺热甚则下迫大肠而为痢矣。其中白脓，乃燥金壅热所化，与痢疾正同。兹但养其荣气，润燥清热，病自愈也。又问何以知其当衄？曰：初时下痢，则火从下泄，痢止，余热反走诸络而上溢。否则炮姜、五味之性，何由稍释？其衄也，亦犹伤寒阳明热邪，得红汗而解矣。

第二节

咳　嗽

咳嗽是小儿常见的肺系病证，临床以咳嗽为主症。咳以声言，嗽以痰名，有声有痰谓之咳嗽。咳嗽可分为外感咳嗽与内伤咳嗽，由于小儿肺常不足，卫外不固，很容易感受外邪引起发病，故临床上以外感咳嗽为多见。《诸病源候论》中首先阐述了小儿嗽之病名及其外感病因，经过历代医家的补充，逐渐完善了小儿咳嗽的认识。本病病位在肺，常涉及脾，病性可分虚实，大多预后良好，部分可致反复发作，日久不愈，或病情加重，发展为肺炎喘嗽。本病相当于西医学中的气管炎、支气管炎。

【辨病名】

咳嗽是以发出咳声或伴有咳痰为主症的一种肺系病证。它既是肺系疾病中的一个症状，又是独立的一种疾患。有声无痰谓为咳，有痰无声谓为嗽，而临床上多表现为痰声并见，难以截然分开，故以咳嗽并称。

《诸病源候论·小儿杂病诸候四·嗽候》："嗽者，由风寒伤于肺也。"

《太平圣惠方·卷第八十三·治小儿咳嗽咽喉作呀呷声诸方》:"夫小儿嗽而呀呷作声者,由胸膈痰多,嗽动于痰,上搏于咽喉之间,痰与气相击,随嗽动息,呀呷有声,其咳嗽大体同。"

《幼科发挥·卷之四·肺所生病》:"凡咳嗽有痰有气。痰出于脾,气出于肝,皆饮食之所化,脾总司之也。饮食入胃,脾为传化,水谷之精气为荣悍气为卫,周流一身,昼夜不息。"

《冯氏锦囊秘录·杂症大小合参卷十二·论咳嗽(儿科)》:"咳谓无痰而有声,肺气伤而音不清;嗽谓无声而有痰,脾湿动而痰气侵;咳嗽谓有痰有声,因伤肿气继动脾湿也。"

【辨病因】

小儿咳嗽的病因分为外感和内伤,外感六淫、痰浊内生、脏腑亏虚是引起咳嗽的常见原因,其中以外感咳嗽更为多见。

《幼科发挥·卷之四·肺所生病》:"咳嗽有二,风寒外感者,痰饮者。"

《儿科要略·咳嗽论治·咳嗽概说》:"咳嗽,肺之病也。起因不一,变化亦多端。其病虽成人小儿,皆有患之,然以小儿脾胃殊为薄弱,肺体更属娇嫩,一经感染,最易流连,荏苒日久,则酿大患,故小儿之咳嗽,倍重于成人也。至于证状,小儿气息本短,脉息本数,一患咳嗽,则气息之短促,脉息之急数,益现异常之象。甚则神气不定,发为惊惕啼哭之状,此证状之倍重于成人也……至于起因,大别之有三:一曰外感咳嗽,一曰内伤咳嗽,一曰杂证咳嗽是也。外感咳嗽,咳之属于外因者,属于内伤者不与也;内伤咳嗽,咳之属于内因者,属于外感者不与也;杂证咳嗽,咳之属于内外因相杂者。以此分系,则一般咳嗽皆包罗其中,而于繁杂无当之咳嗽专名(如心咳、肝咳、大肠咳、小肠咳等),亦可弃而不取矣。"

一、外感六淫

小儿肺常不足、卫外不固,多寒暖不能自调,最易感受六淫之邪。风邪为百病之长,常夹其他邪气同时入侵,外邪从皮毛或口鼻而入,肺卫受邪,肺失宣肃,肺气上逆而发为咳嗽。其中以外感风寒为主,也有外感热邪、燥邪者。

《诸病源候论·小儿杂病诸候四·嗽候》:"肺主气,候皮毛,而腧在于背。小儿解脱,风寒伤于皮毛,故因从肺腧入伤于肺,肺感微寒,即嗽也。"

《幼科发挥·卷之一·原病论》:"咳嗽者,肺伤风也。"

《幼科发挥·卷之四·肺所生病·喘嗽》:"嗽新者,风寒中于皮毛。皮毛者,肺之合也。肺受风寒之邪,则发为咳嗽。其证或鼻流清涕,或鼻塞者是也。"

《儿科萃精·卷四·伤燥门》:"小儿因感受燥邪,咳嗽痰黏难吐,此因火烁肺金而然也。"

《儿科萃精·卷七·咳嗽门·肺寒咳嗽》:"小儿寒嗽,因平素肺虚,喜啖生冷,以致寒邪伤肺,发为咳嗽。其证面色㿠白,痰多清稀,鼻流青涕。"

《儿科萃精·卷七·咳嗽门·肺热咳嗽》:"小儿火嗽一证,乃火热熏扰肺金,遂致频频咳嗽,面赤咽干,痰黄气秽,多带稠粘。"

《儿科萃精·卷七·咳嗽门·风寒咳嗽》:"小儿脱衣,偶为风冷所乘,肺先受邪,使气上逆,冲塞咽膈,发为咳嗽,嚏喷流涕,鼻塞声重,频唾痰涎。"

二、痰浊内生

小儿脾常不足,若饮食喂养不当,致脾失健运,水湿内停,酿生痰湿,上贮于肺,肺失宣肃,发为咳嗽,此即"脾为生痰之源,肺为贮痰之器"。小儿脏腑娇嫩,若遇外感咳嗽,日久不愈,正气亏耗,亦有因外感失治而转成内伤者。

《幼科发挥·卷之四·肺所生病》:"凡咳嗽有痰有气。痰出于脾,气出于肝,皆饮食之所化,脾总司之也。饮食入胃,脾为传化,水谷之精气为荣悍气为卫,周流一身,昼夜不息。虚则不能运化精悍之气以成荣卫,其糟粕之清者为饮,浊者为痰,留于胸中,滞于咽嗌,其气相搏,浮涩作痒,介作声,而发为咳嗽也。""久嗽者,初得病时,因于风者,未得发散,以渐而入于里,肺气益虚,遂成虚嗽。"

《冯氏锦囊秘录·杂症大小合参卷十二·论咳嗽(儿科)》:"咳谓无痰而有声,肺气伤而音不清;嗽谓无声而有痰,脾湿动而痰气侵;咳嗽谓有痰有声,因伤肿气继动脾湿也。"

《儿科要略·咳嗽论治·外感咳嗽》:"考肺为清轻之体,最忌风寒之邪,一有所感,气管在上,先受其病,病则酿痰,痰则阻碍呼吸,肺体因呼吸之有阻也,亟欲祛邪以外出,故发为咳嗽以驱之。”

《儿科萃精·卷七·咳嗽门·食积咳嗽》:“小儿积嗽,因食积生痰,热气熏蒸,肺气上促痰壅,频频咳嗽。”

三、脏腑亏虚

《小儿药证直诀·卷上·脉证治·咳嗽》:“有肺虚者,咳而哽气,时时长出气,喉中有声,此久病也。”

《活幼心书·卷中·明本论·咳嗽》:“有脾虚亦能作嗽,当投补剂。”

【辨病机】

小儿咳嗽的主要病机为邪犯于肺,肺失宣肃,肺气上逆作咳。因肺主气,司呼吸,开窍于鼻,外合皮毛,内为五脏六腑之华盖,其气贯百脉而通他脏。由于肺体清虚,不耐寒热,易受内外之邪侵袭而致病。肺脏为祛邪外出,以致肺气上逆,冲激声门而发为咳嗽。又或脏腑内伤,痰浊内生,阻碍肺司肃降之职,而致咳嗽。

《圣济总录·卷第一百七十五·小儿咳嗽》:“论曰:肺之合皮也,其荣毛也,而主气。其俞在背,若风冷伤之,皆令咳嗽。小儿血气、肌肤嫩弱,若褞褓解脱不时,风寒伤于皮毛,搏于肺气,则成咳嗽。”

《活幼心书·卷中·明本论·咳嗽》:“《难经》云:形寒饮冷则伤肺,使气上而不下,逆而不收,冲壅咽膈,淫淫如养,习习如梗,是令咳也。”

《幼科发挥·卷之四·肺所生病》:“虚则不能运化精悍之气以成荣卫,其糟粕之清者为饮,浊者为痰,留于胸中,滞于咽嗌,其气相搏,浮涩作痒,介作声,而发为咳嗽也。”

《幼幼集成·卷三·咳嗽证治》:“皮毛者,肺之合。皮毛先受邪气,邪气得从其合,使气上而不下,逆而不收,充塞咽嗌,故令咳嗽也。”

《幼科释谜·卷四·咳嗽哮喘》:“大抵咳嗽,由伤肺杓。或风乘肺,头痛汗饶。或寒乘肺,肢冷酸痟。或热乘肺,面赤热潮。或火乘肺,涕唾血条。或燥乘肺,毛发如烧。惟嗽之痰,脾湿未消。”

《儿科要略·咳嗽论治·外感咳嗽》:“考肺为清轻之体,最忌风寒之邪,一有所感,气管在上,先受其病,病则酿痰,痰则阻碍呼吸,肺体因呼吸之有阻也,亟欲祛邪以外出,故发为咳嗽以驱之。”

【辨病证】

小儿咳嗽病证辨别要从寒热、外感、内伤下手,查其虚实对证用药。

一、辨症候

《幼科切要·咳嗽门》:“小儿之咳,谓有声无痰者,肺伤也;嗽则有痰无声者,肺湿也。咳嗽则有虚实、风寒、湿食、停痰、阴虚等症,但因痰而嗽者,痰为重,主治在脾;因咳而动痰者,咳为重,主治在肺。以时而言之,清晨咳者属痰火,午前嗽者属胃火,午后嗽者属阴虚,黄昏嗽者火浮于肺,二更嗽者食积滞于三焦。嗽而抱首面赤反食者,肺实也;气逆虚鸣,面白餐食者,肺虚也;痰腥而稠,身热喘满,鼻干面赤者,肺热也;嗽多清痰,面白而喘,恶风多涕者,肺寒也。”

(一)辨外感内伤

《活幼心书·卷中·明本论·咳嗽》:“若初得时面赤唇红,气粗发热,嗽来痰鸣,此是伤风痰壅作嗽……若嗽日久,津液枯耗,肺经虚矣。肺为诸脏华盖,卧开而坐合,所以卧则气促,坐则稍宽,乃因攻肺下痰之过,名为虚嗽。声连不断,喉中痰鸣,气息欲绝,嗽罢则吐白沫或干呕,此肺虚而气不顺也。面唇皆白而惨,嗽过额上多汗,哽气长出,乳食减少,致脾虚而胃亦虚。”

《儿科要略·咳嗽论治·外感咳嗽》:“外感咳嗽,受病之因,全由外邪所致。不由内因,故与内伤之咳嗽不同,其间亦有因外感失治而转成内伤者,然初起固为外感也。外感咳嗽之轻者,厥为感冒风寒,俗所称伤风咳嗽是也。考肺为清轻之体,最忌风寒之邪,一有所感,气管在上,先受其病,病则酿痰,痰则阻碍呼吸,肺体因呼吸之有阻也,亟欲祛邪以外出,故发为咳嗽以驱之。初起之时。咳声常尖锐而痰色常清白,以寒邪初袭,犹未化热,痰涎始生,犹未化浊也。病之中期,咳声常重浊而痰色常稠黄,以邪势方盛,进而化热,痰涎积聚,熏蒸变稠也。病之后期,咳声常清爽而痰色常清白,以邪势已衰,气道已通,浊痰既豁,仅存稀痰也。病之甚者,亦有热势内侵,而呈喘急之象,亦有痰不易出而呈惊搐之状,要皆非危笃之证,但须因势利导,清热豁痰,使咳声得畅,肺气得宣,稍稽时日，亦无不愈。至于有因循失治，有内外因相杂，有一再感冒不已，致肺气大伤者，亦可转成不治之证，俗所谓伤风不醒便成痨，正指此也。”

《儿科要略·咳嗽论治·内伤咳嗽》：“内伤咳嗽，咳之属于内因者，或由外感失治，久则转为内伤者亦属之。内伤咳嗽之轻者，十九皆由于痰多所致，或因小儿为肥胖之体，外观饱满，中气则虚，虚则湿浊滞而不运，以致化痰；或因小儿脾胃薄弱，加以乳食饮食之不调，宿滞逗留，脾失转运，以致化痰；或因小儿口腹之欲，恣食肥甘，胃中浊气郁蒸，以致化痰；或因小儿恣食鲜果茶水，水饮停留过多，不及下行，以致化痰；或因小儿屡患感冒，肺气疲乏，失其开阖之权，以致化痰；或因小儿居处阴湿之地，阳气被困，浊阴弥漫，以致化痰，及其化痰之后，均须假肺为出路，于是皆发为咳嗽。此轻证内伤咳嗽之来由，所以皆为痰多也。惟痰有热痰、寒痰、燥痰、湿痰之分，故证状不一，治法各异。热痰之状，多见脉洪面赤，口干唇燥，其痰或浓而色黄，或坚而成块，饮食不化，肝胃有热，及感冒后余邪化热均足致此；寒痰之状，多见脉沉面黑，口吐清水，其痰或稀而色白，或间有黑点，脾胃虚寒，肺气怯弱，或水饮停留均足致此；燥痰之状，多见脉涩面白，气上喘促，其痰涩而难出，或燥如米粒，黏亮而少，时令过燥，肺中有火，或湿邪在肺，从火化而为燥，均足致此；湿痰之状，多见脉缓面黄，肢体沉重，其痰滑而易出，或色白而多，饮食不化，身体过肥，或水饮停留，居处阴湿均足致此。此外又有痰饮者，多因热病饮水过多，不加节制，停蓄而致；或寒湿之体，脾阳不运，饮水不化而成。其状脉偏细弦，不咳而多嗽，日夜吐痰，清而且稀，甚者喘满心悸，渴饮呕水，此各各不同之见证，而可以一言以蔽之，曰：痰为之祟也。夫痰之为病，虽不尽为咳嗽，或为呕为泻，或为痞隔壅塞，或为寒热疟疾，或为眩晕，或为癫狂，或为肿痛，或为结核，或流注于四肢，其随气升降，遍身上下，无处不到，乘虚而入，停聚则病，原无一定之可言，然内伤咳嗽之属于痰之为病，盖有可得而言者。若再进究其源，则究其痰之来源，而病情即无不了如指掌，治法亦从可悟到矣。”

（二）辨寒热

《幼科铁镜·卷二·辨肺热肺寒肺虚》：“肺热右腮红，至申酉时其红更盛；或大便闭结，或身热，或喘急而咳嗽；或嗽不出而面壅赤无痰，或口渴气莽；或鼻门干燥且燥破生疮，皆肺热也，治宜用泻白散。”

《儿科醒·热论第六》：“肺热，则右脸赤，或主风邪，气粗咳嗽发热。”

《儿科萃精·卷四·火热门·肺热》：“小儿咳嗽，洒淅恶寒，热轻者，轻手按之乃得，重按全毛，日西尤甚，乃皮毛之热，即肺热也。”

《儿科萃精·卷七·咳嗽门·肺寒咳嗽》：“小儿寒嗽，因平素肺虚，喜啖生冷，以致寒邪伤肺，发为咳嗽。其证面色㿠白，痰多清稀，鼻流青涕。”

《儿科萃精·卷七·咳嗽门·风寒咳嗽》：“小儿脱衣，偶为风冷所乘，肺先受邪，使气上逆，冲塞咽膈，发为咳嗽，嚏喷流涕，鼻塞声重，频唾痰涎。”

《幼科概论·外热内热辨》：“外热与内热不同。外热者，身终日发热，或拘束肢冷，有青涕咳嗽，头痛鼻塞之象，内则脉浮而不渴，此外解之症也……内热者，如夜热潮热，昼轻夜重，病最缠绵，或口渴，或腹胀，或盗汗。”

《幼科概论·论肺热肺寒肺虚各象及治法》：“肺热之象，为右腮独现红色，至午后红色尤盛而作烧，鼻孔干燥作痒，两目白球现红丝，或全蒸红酸涩流泪，热胀而且痛，鼻息粗促，或口气急发喘，或咳嗽吐黄浓痰，或咳不能畅，肺气胀满而胸部微高，或气逆痰涌而咳不出，面部壅急顿成赤色，或大便燥结，肺热移于大肠也，或大便泻黄水，肺热极下迫大肠也。肺与胃相邻，肺热胃必波及亦生热，停滞作酸，胸闷呃逆，头晕目旋，饮食无味，舌苔黄厚而腻，时作呕吐，口发臭气。凡此等现象之病形，直接与间接，均肺热使之然也。”

《幼科概论·论肺热肺寒肺虚各象及治法》：“肺寒之象，为鼻流清涕，气逆咳嗽，时吐稀痰或白痰，肢体时有恶寒象，面色痿白，舌苔白腻，小溲清长，大便溏泻，饮食无味，食欲不振，口中时泛淡甜水。凡此等病象，是肺寒的。”

（三）辨脏腑

《幼科铁镜·卷五·辨咳嗽》：“顺传之嗽在脾，脾不能生金，金无土养，故嗽。汉武帝金钟自鸣，东方朔曰：土其母也，母丧则子鸣，出必有崩者。久之，蜀郡有奏山崩，以此悟之。脾虚肺嗽，乃一定之理。其候唇口惨白，气弱神疲，小便清短，大便或溏泻，淡淡白色，便知脾嗽，治用六君子汤自愈。

逆克之嗽在心，心火盛，则金被火伤而嗽。试观冶人烁金，火烈而金跃，息火则金安，火克金沸，亦一定之理。其候舌红唇燥，小便赤涩，口气蒸手，便知心火克金。法惟泻心，用贝母、陈皮、甘草、黄连、木通、杏仁、麦冬、五味等分，灯心引，煎服三四剂，自愈。

弱克之嗽在肝，肝有制伏，肝始不旺，如肺弱木强侮金，则肺乃被侮而嗽。肝侮肺嗽，又一定之理。其候目勇口苦，宜用白芍、柴胡、冬花、五味、枳壳、半夏、甘草等分，煎服五剂自愈。

水火不相交济之嗽，由肾水不能上升，则火炎无制，乃上刑肺金而嗽。犹之易之未济，离火居上，坎水居下，水不得火而无功，火不得水而功亦无所施，水火不相交，故不各得其用。若既济，则为有用矣。况五行惟火最烈，岂止嗽耶。其症涕唾带血，甚至血溢。治用滋阴降火汤，二三剂自愈。屡治屡效，案难悉载。

隔经传染之嗽在胃，胃有热因染乎肺而嗽。肺胃各经，顺传不到，逆克不及，又不相侮，胡为亦嗽。乃由胃肺逼邻，胃司食入，肺司气出，出入虽不同途，却共呼吸门户。胃热熏蒸，波及肺窍，所谓失火殃鱼，亡猿灾木者是也。其候唇红口红作渴，气出大热。治用石膏、冬花、麻仁、五味、甘草。”

二、辨色脉

《幼科铁镜·卷五·辨咳嗽》：“若风寒湿三邪侵肺，其候面白而畏风，烧热而无汗，或头疼；或鼻流清涕，唇色晦暗，痰涎白色；或滑而易出，小便清长，便知为风寒与湿气所侵。”

《儿科要略·咳嗽论治·咳嗽概说》：“至于证状，小儿气息本短，脉息本数，一患咳嗽，则气息之短促，脉息之急数，益现异常之象。甚则神气不定，发为惊惕啼哭之状，此证状之倍重于成人也。”

《儿科要略·咳嗽论治·内伤咳嗽》：“湿痰之状，多见脉缓面黄，肢体沉重，其痰滑而易出；或色白而多，饮食不化，身体过肥；或水饮停留，居处阴湿均足致此。”

《活幼心书·卷上·决证诗赋·咳嗽》：“咳嗽虽然分冷热，连声因肺感风寒，眼浮痰盛喉中响，戏水多因汗未干。”

【论治法】

本病以宣肃肺气为基本治则。外感咳嗽者，佐以发散解表；内伤咳嗽者，佐以清肺顺气、燥湿化痰、益气健脾、养阴润肺等法随证施治。

一、概论

《小儿药证直诀·卷上·脉证治法·咳嗽》：“夫嗽者，肺感微寒。八九月间，肺气大旺，病嗽者，其病必实，非久病也。其证面赤、痰盛、身热，法当以葶苈丸下之。若久者，不可下也。十一月、十二月嗽者，乃伤风嗽也，风从背脊第三椎肺俞穴入也，当以麻黄汤汗之。有热证，面赤、饮水、涎热、咽喉不利者，宜兼甘桔汤治之。若五七日间，其证身热，痰盛，唾黏者，以褊银丸下之。有肺盛者，咳而后喘，面肿，欲饮水，有不饮水者，其身即热，以泻白散泻之。若伤风咳嗽五七日，无热证而但嗽者，亦葶苈丸下之，后用化痰药。有肺虚者，咳而哽气，时时长出气，喉中有声，此久病也，以阿胶散补之。痰盛者，先实脾，后以褊银丸微下之，涎退即补肺，补肺如上法。有嗽而吐水，或青绿水者，以百祥丸下之。有嗽而吐痰涎、乳食者，以白饼子下之，有嗽而咯脓血者，乃肺热，食后服甘桔汤。久嗽者，肺亡津液，阿胶散补之。咳而痰实，不甚喘，而面赤，时饮水者，可褊银丸下之。治嗽大法：盛即下之，久即补之，更量虚实，以意增损。”

《丹溪治法心要·卷八（小儿科）·风痰喘嗽》：“小儿咳嗽，用生姜四两煎汤沐浴。小儿咳嗽，六脉伏，五味子、人参、茯苓、桑皮、黄芩、甘草。小儿因伤风邪，喘嗽而发热，肺气不平，麻黄、桔梗、紫苏、枳壳、半夏、黄芩、甘草、茯苓，数帖愈。”

《婴童类萃·中卷·咳嗽论》：“夫肺属金，时应乎秋，外主皮毛，形寒饮冷则伤肺，喜温而恶寒。如受寒邪，则皮毛先受其病矣。失于表散，则寒注于肺经；而生咳嗽。咳为有声，肺气伤而不清；嗽为有痰，脾湿动而生痰。须明四时，而施补泻。如秋季肺经正旺，其病咳者，病必实。其症面赤身热，痰涎壅盛，法当下痰，降火为先。冬季咳嗽，病则头痛身热，口干鼻塞，乃伤于寒也。药以辛散为主。故云：轻则伤风，重则感寒。更当辨脉、视症而别之。伤寒，面垢，脉紧数；伤风，面赤，脉浮缓。

大凡热则泄之，寒则散之，有余者泻之，不足者补之。发散必以辛甘，涌泄系乎酸苦。临时视症，故难执方，补泻宣通，尤谨严于投剂。”

《慈幼新书·卷九·咳嗽》：“小儿咳嗽，六淫之气乘于肺也，与大人颇异。从外入者麻黄汤。发之长夏火旺，泻白散清之。嗽而涎热，咽喉不利，甘桔汤疏之。嗽而面青搐掣，散惊汤解之。嗽而痰喘面赤，饮水不休，褊银丸下之。久嗽则肺亡津液，须阿胶散补之。至若麻痘，或癖积，皆有痰嗽，则从专症治之，不必从事于此。

咳而上气喉中水鸡声，射干麻黄汤主之。有嗽而声哑者，盖金实不鸣，金破亦不鸣，实则清之，破则补之，皆治肺之事也。

胎嗽乳嗽，用去心川贝母五钱，甘草一钱，红砂糖调，临卧服七分，药尽自愈。未愈再服。”

《片玉心书·卷之五·咳嗽门》：“咳嗽治法有三：有发汗，有下泄，有清补。如初起挟风寒外感者，轻则苏沉九宝汤，重则五虎汤，一帖即效。如咳久，身热喘急，此肺中伏火也，以葶苈丸利之。如咳久肺虚，连绵不已，即当补肺，阿胶散主之。如咳久连声不已，口鼻出血者，茅根汤主之。如夏月得咳嗽者，以加味白虎汤治之，不可汗下。如咳痰甚者，以利痰丸主之。如咳久成龟胸者，以葶苈丸主之。如咳嗽吐血者，二陈汤加姜汁主之。如咳嗽咽痛声嘎者，以甘桔汤主之……凡咳嗽日久，面青而光，其气喘促，哽气时多出声，唇白如练，此肝气旺而肺气绝者，不治。凡咳嗽日久，喉舌生疮，其声嘎者，不治。凡咳嗽日久，胸高而喘，肩与胸胁俱动，加惊搐者，不治。凡咳嗽日久，潮热喘急，一咳之时，面青黑，目上窜，血从口鼻长出者，此木火旺盛而肺已绝，不治。凡咳嗽日久，面白唇青，目闭闷乱，头摇手摆者，此肺气将绝，不治。”

《医宗说约·小儿科卷之四·咳嗽》：“有声有痰名咳嗽，风寒邪气肺经受，若兼发热及头痛，通神解表功方就。火郁肺经声不转，泻白噙化丸能奏，痰塞喉中喘急者，巴豆塞鼻如神宥。小儿痰喘用巴豆一枚，去壳捣烂作一丸，绵花包裹，男左女右，塞鼻中，痰即降下而愈。一方治咳嗽喘急甜梨一个，刀切勿断，入蜜于内，面裹灰火煨熟，去面吃梨。一方用白萝卜汁半盅，蜜半盅，饴糖半杯，姜汁十匙，蒸熟，不拘时吃。并治老年痰火。”

《彤园医书(小儿科)·卷之三·咳嗽门·咳嗽附法》：“《集成》曰：五脏六府皆令人咳，其要不离肺金，但因痰而嗽者，痰为重，主治在脾；因咳而动痰者，咳为重，主治在肺。”

《医医偶录·卷一·咳嗽》：“小儿咳嗽，半由于风寒，初起以杏苏煎散之。痰薄者，加半夏，生姜。痰浓者，加川贝、花粉、栝蒌仁之属。肺有火邪，则泻白散，此一定之治法也。若秋冬燥令，肺受火刑，则咳而无痰，甚者咳血，宜以贝母栝蒌散润其肺，清肃之气下行，则咳自止。”

《儿科要略·咳嗽论治·咳嗽概说》：“论其治法，亦属较难，盖小儿问诊脉诊，未易十分准确，得病之源，知之非易，更以小儿内脏之未充，身体之未固，用药亦倍费斟酌。”

二、发散解表

《古今医统大全·卷之八十九·幼幼汇集(中)·咳嗽门》：“伤风发热咳嗽者，宜先发散其表，人参羌活散加麻黄，或金沸草散加桑白皮、惺惺散、参苏饮皆是发散之药，热不除，解肌汤主之……感寒发热咳嗽者，服惺惺散加麻黄表散寒邪。微嗽，杏仁膏、人参半夏丸；痰嗽，半夏茯苓汤。”

《医学研悦·附小儿形症研阅卷之八·咳嗽》：“肺为五脏华盖，皮毛易感风寒，初时发散最为先。杏仁麻黄灵验，薄荷石膏甘草，人参芩桔相兼，柴胡枳壳共茶煎，一服风寒发散。”

《幼科指南·咳嗽门》：“寒嗽者，因平素肺虚喜饮生冷，以致寒邪伤肺，发为咳嗽。其证面色皖白，痰多鼻涕清稀。初宜《圣惠》橘皮散为主之药……小儿脱衣，偶为风寒所乘，肺先受邪，使气上逆，冲塞咽喉，发为咳嗽。如常嚏喷流涕，鼻塞声重，多唾痰涎，先宜疏解风邪，以参苏饮主之，后清其痰嗽，用金沸汤主之。若寒邪壅当散其寒，以加味华盖散治之，则风邪解，而气道通，气道通而咳嗽痊矣。”

《幼幼集成·卷二·咳嗽》：“《经》曰：咳嗽上气，厥在胸中，过在手阳明、太阴。其证初起，面赤唇红，气粗发热，咳嗽痰鸣，或眼胞微浮，额上汗出。此外感风寒，急宜疏解。”

《儿科要略·咳嗽论治·外感咳嗽》：“伤风初起，大率微有恶寒，鼻中喷嚏，或恶寒发热，鼻塞不通，头昏目泪，饮食无味，喉头作痒，咳嗽以起，此时风寒之邪方袭，治宜解表开肺，用药轻则宜苏叶、前胡、荆芥、薄荷、象贝之类，重则宜麻黄、防风、杏仁、秦艽之类；风滞经络，身体作痛者，酌加羌活、桂枝、桑枝、天麻之类，通治宜宣肺祛邪汤。”

《儿科要略·咳嗽论治·内伤咳嗽》：“寒痰宜用半夏、陈皮、白术、茯苓、生姜、干姜、肉桂、草果、常山、附子、硫黄之属，然治寒痰亦宜宣通肺气，则可酌佐薄荷、杏仁、姜制竹沥、白芥子之类以为之导。咳不爽者，亦可略用桔梗以提之。”

三、清肺顺气

《医学研悦·附小儿形症研阅卷之八·咳嗽》：“大凡咳嗽法治，必须清化痰涎。化痰顺气最为先，气顺痰行咳减。顺气陈皮、枳壳，化痰半夏、南星，黄芩、栀子去火蒸，桔梗、茯苓为正。”

《幼科指南·咳嗽门》：“火嗽一证，乃火热熏扰肺金，遂致频频咳嗽，面赤，咽喉干燥，痰黄气秽，多带稠黏也。便软者加味泻白散主之，便硬加味凉膈散煎服，则热退气清，而嗽自止矣。”

《儿科要略·第六章·咳嗽论治·第二节·外感咳嗽》：“继则咳声重浊，痰出黄稠，外邪完全化热，治宜清肺顺气，用清肺化热汤加减进之。余邪未清，犹有微咳者，亦宜此方。”

《儿科要略·咳嗽论治·内伤咳嗽》：“热痰宜用贝母、栝蒌、二冬、知母、竹沥、天竹黄、猴枣之属，然治热痰非调气下行，则可酌佐陈皮、青皮、苏子之类以行其气。咳不爽者，亦可略用桔梗以提之。”

《儿科萃精·卷四·火热门·肺热》：“小儿咳嗽，洒淅恶寒，热轻者，轻手按之乃得，重按全毛，日西尤甚，乃皮毛之热，即肺热也。古法主人参地骨皮散（如人参、地骨皮、柴胡、生地、黄芪、知母、石膏、赤苓等味）。[真按]泻肺之热，但用粉葛花八分，淡黄芩一钱，炙甘草五分为剂。”

四、燥湿化痰

《冯氏锦囊秘录·杂症大小合参卷十二·论咳嗽（儿科）》：“然痰之标在于脾，痰之本在于肾，故有宜燥剂以消之者，有宜润剂以化之者。在小儿由风寒乳食者居多，宜从燥以消之，辛以豁之，半夏、陈皮、前胡之类是也。”

《儿科萃精·卷七·咳嗽门·食积咳嗽》：“小儿积嗽，积已化痰，痰壅而后气促，此即咳嗽之根原。便溏，但用炒麦芽一钱，炒神曲一钱，炒枳实八分，半夏曲八分，制胆星三分，姜制半夏五分，炒栝蒌钱半，炒山楂一钱，引用竹沥汁、姜汁各十滴。便硬者，加酒蒸大黄五分。”

《儿科要略·咳嗽论治·内伤咳嗽》：“湿痰宜用南星、半夏、苍术、白术、陈皮、茯苓、苡米、枳壳、白芥子、槟榔、厚朴、木香，沉香之属，然湿而挟寒者宜温之，湿而挟热者宜清之。脾胃弱而湿滞者，则可酌佐白豆蔻、肉豆蔻、山药、人参、肉桂之类以补其气。咳不爽者，亦可略用桔梗以提之。”

五、益气健脾

《幼科切要·咳嗽门》：“久咳气虚，四肢怯冷，气血不足者，服补中益气汤。”

六、养阴润肺

《古今医统大全·卷之八十九·幼幼汇集（中）·咳嗽门》：“久嗽曾经解利，肺气虚寒宜补肺，服补肺阿胶散、润肺散；肺中风，肺受寒久不已，灸肺俞穴三壮，服百部丸，陈皮、罂粟壳、桑根白皮煎汤研化，食后服。”

《医学研悦·附小儿形症研阅卷之八·咳嗽》：“虚咳时常作热，面黄气短无神，陈皮、归身、白茯苓，栀子、黄芩、桔梗，知母、前胡、天麦，甘草、枳壳、人参，更加黄柏炒如神，煎用生姜作引。”

【论用方】

一、通治小儿咳嗽方

1. 八物生姜煎（《外台秘要·卷第三十六·小儿咳嗽方八首》）

治少小咳嗽。

生姜（七两）　干姜（四两）　桂心（二两）　甘草（三两）　杏仁（一升，去尖皮）　款冬花　紫菀（各三两）　蜜（一升）

上药末之，以蜜合诸药，微火煎之，使如饴餔，量其大小多少，与儿含咽之，百日小儿含如枣核许，日四五甚良。

2. 杏仁煎（《太平圣惠方·卷第八十三·治小儿咳嗽诸方》）

治小儿咳嗽，声不出。

杏仁(二两,汤浸去皮尖,入水一大盏研滤取汁) 酥(一合) 蜜(一合)

上件药,先以杏仁汁于锅中以重汤煮,减去半,入酥蜜;又重汤煮二十沸,入贝母、紫菀末各一分、甘草末半分,更煎搅如饧,收瓷器中。每服以清粥饮调下半钱,日三服,夜一服,嗽止为度,量儿大小,以意加减。

3. 紫菀散(《太平圣惠方·卷第八十三·治小儿咳嗽诸方》)

治小儿咳嗽。

紫菀(半两,炙,去苗、土) 贝母(半两,煨微黄) 款冬花(一分)

上件药,捣细罗为散。每服以清粥饮调下一字,日三四服,量儿大小,以意加减。

4. 杏仁汤(《圣济总录·卷第一百七十五·小儿咳嗽》)

治小儿一切咳嗽,解寒壅。

杏仁(生,去皮尖、双仁) 知母(焙) 贝母(去心) 款冬花 仙灵脾 麻黄(去根节) 甘草(炙) 人参 赤茯苓(去黑皮) 玄参(等分)

上一十味,粗捣筛。每服一钱匕,水七分煎四分,去滓温服。如伤寒嗽,入葱白盐豉煎,更量儿大小加减。

5. 金黄散(《圣济总录·卷第一百七十五·小儿咳嗽》)

治小儿咳嗽。

郁金(一两,入防风,去叉,皂荚各半两,巴豆十四枚,用河水两碗煮水尽,不用三味,只取郁金,捣为末) 甜硝(研) 雌黄(研,各半两)

上三味,捣研为散。每服一字匕,煎蝉蜕乌梅汤调下。

6. 三灰散(《圣济总录·卷第一百七十五·小儿咳嗽》)

治小儿咳嗽。

巴豆(去壳) 杏仁(去尖) 半夏(等分)

上三味,用瓷合盛,以赤石脂闭口,炭火煅令透赤,取出放冷细研。二岁儿每服半钱匕,淡生姜汤下,更量大小加减。

7. 郁金散(《圣济总录·卷第一百七十五·小儿咳嗽》)

治小儿一切咳嗽。

郁金(锉,半两) 防风(去叉,切) 半夏(切,各一分) 巴豆(去壳,二十一粒) 皂荚(锉,一挺)

上五味,以水一升,同于银石器内,煮令干,去巴豆、皂荚不用,以温汤洗余三味,焙干捣罗为末。每服半钱匕,生姜蜜熟水调下,更量儿大小加减。

8. 杏仁煎丸(《圣济总录·卷第一百七十五·小儿咳嗽》)

治小儿咳嗽。

杏仁(去皮尖、双仁,生研,四十九枚) 皂荚(椎碎,半挺) 栝蒌(大者,一枚) 生百部(一两,四味并用水挼捣绞取浓汁后,同入银石器内慢火熬成膏) 牵牛子(捣末,一两) 木香(半分)

上六味,后二味捣为末,入前四味膏内,和丸如绿豆大。每服三丸五丸,糯米饮下,量儿大小加减。

9. 蜂房灰散(《圣济总录·卷第一百七十五·小儿咳嗽》)

治小儿咳嗽。

露蜂房(二两)

上一味,以快火烧为灰,研细。每服一字匕,饭饮调下。

10. 桃花散(《圣济总录·卷第一百七十五·小儿咳嗽》)

治小儿咳嗽。

蛤蚧(酥炙,一钱) 蛤粉(研,二钱) 芎䓖(一分) 丹砂(研,半钱)

上四味,捣研为散。每服半钱匕,温薤汁调下,量大小加减,乳食后服。

11. 注唇膏(《圣济总录·卷第一百七十五·小儿咳嗽》)

治婴儿未满百日、咳嗽。

白僵蚕(蜜炙,十五枚) 雄黄(研,半钱) 杏仁(汤浸去皮尖、双仁,炒研) 贝母(去心,各七枚) 龙脑(研,一字)

上五味,捣研为末,生蜜和为膏。每用少许,注唇上,令儿咂之。

12. 白散子(《圣济总录·卷第一百七十五·小儿咳嗽》)

治小儿咳嗽。

栝蒌根 知母(焙) 贝母(去心) 甘草(炙,锉,等分)

上四味,捣罗为散。每服半钱匕,煎黄蜡米饮调下。

13. 贝母饮(《圣济总录·卷第一百七十五·小儿咳嗽》)

治小儿咳嗽。

贝母(去心,麸炒) 麻黄(去根节,煎掠去沫,焙) 紫菀(去苗、土) 甘草(炙,各一分) 杏仁(汤浸去皮尖、双仁,炒,三分) 麦门冬(去心,焙,半两)

上六味,粗捣筛。五六岁儿,每服一钱匕,水七分煎至四分,去滓温服。

14. 金华散(《小儿卫生总微论方·卷十四·咳嗽论》)

治婴小咳嗽。

郁金(半两) 防风(去芦及叉枝,一分) 半夏(一分) 巴豆(二十一粒) 皂角(一挺)

上以水一升,于银器用煮诸药,至水干,去巴豆皂角不用;外三味别用温汤洗净,焙干为细末。每婴孩一字,二三岁半钱,四五岁上者一钱,薄荷蜜水调下,不拘时候。

15. 生姜煎(《小儿卫生总微论方·卷十四·咳嗽论》)

治小儿咳嗽。

生姜(一两) 干姜(六钱,炮) 桂心(一分) 甘草(四钱,炙) 杏仁(去皮梢,炒黄,一两) 款冬花(去枝梗) 紫菀(各四钱)

上为末,以蜜一两,入药在内,微火上煎之如饴。量大小多少与含化咽,百日儿如枣核大,甚效。

16. 皂荚豉汤(《小儿卫生总微论方·卷十四·咳嗽论》)

治小儿咳嗽。

以皂荚烧灰,研细末。每服半钱或一钱,豉汤调下,无时。

17. 九宝汤(《普济方·卷三百八十七·婴孩咳嗽喘门·咳嗽》)

治一切嗽。

苏薄荷叶 紫苏 大腹皮 麻黄(去根节) 肉桂(去皮) 桑白皮(炙) 杏仁(去皮) 陈皮(去白) 甘草(炙)

上㕮咀,姜枣煎服。有痰加半夏。

18. 八味生姜煎(《普济方·卷三百八十七·婴孩咳嗽喘门·咳嗽》)

治少小嗽。

生姜(七两) 干姜(四两) 桂心(二两) 甘草 款冬花 紫菀(各三两) 杏仁(一升) 蜜(一升)

上合诸药为末,微火上煎,取如饴餔。量其大小多少,与儿含咽之,百日小儿如枣核许,日四五服,甚有验。

19. 四生化痰丸(《普济方·卷三百八十七·婴孩咳嗽喘门·咳嗽》)

治小儿远年近日一切咳嗽不止者。

人参 半夏 杏仁(各一两) 白矾(六钱)

上为细末,面糊为丸如桐子大。每服五十丸,用浆水煮三五沸,澄清出药,用煮药候温送下,食后。忌湿面、鱼腥、生冷物。

20. 甘桔汤(《普济方·卷三百八十七·婴孩咳嗽喘门·咳嗽》)

治奶儿嗽。

甘草 苦桔梗(等分)

上水煎服。一方加人参、杏仁、葶苈,炼蜜为膏,安乳上,与儿食。

21. 清肺丸(《普济方·卷三百八十七·婴孩咳嗽喘门·咳嗽》)

治小儿咳嗽。

人参(三钱) 桑白皮(三钱) 马兜铃(三钱) 杏仁(二钱) 糯米(七十粒) 阿胶(面炒,三钱) 苦梗(一钱) 甜葶苈(三钱) 甘草(二钱) 苦葶苈(一钱)

上为末,先用百部根,蜂蜜煮糯米粥捣烂成丸如指头大。每服一丸,干柿汤下。

22. 款冬花散(《普济方·卷三百八十七·婴孩咳嗽喘门·咳嗽》)

治小儿咳嗽。

苦葶苈 杏仁 甘草(各一钱) 款冬花(蜜炒,一钱)

上为末,干柿沙糖煎汤下。如咳嗽稍疏,但用红绵散,表疮则安然也。

23. 杏苏膏(《医方集宜·卷之八·小儿门·中风》)

治小儿咳嗽。

杏仁(去皮尖,炒,一钱) 紫苏(二钱) 陈皮(三钱) 半夏(二钱) 茯苓(二钱) 黄芩(二钱) 桔梗(一钱五分) 前胡(一钱五分) 枳壳

（二钱）　甘草（五分）

上为末，炼蜜和丸如龙眼核大。每服一丸，姜汤化下。

24. 黄芩散（《证治准绳·幼科卷之九·肺脏部·咳嗽》）

治小儿嗽。

黄芩（不拘多少，用童子小便浸三日，取出，锉碎，焙干）

上为细末。每服一字或半钱，白汤少许调下，乳食后服。

25. 二陈汤（《婴童类萃·中卷·咳嗽论》）

治一切咳嗽痰饮。

陈皮（二钱）　半夏（一钱）　茯苓（一钱五分）　甘草（五分）

生姜三片，水煎。

26. 珍珠丸（《婴童类萃·中卷·咳嗽论》）

治不拘远年近日，一切咳嗽。

陈皮　半夏　茯苓（各一两）　甘草　桔梗　枳壳　贝母　胆星　蛤粉（各七钱）　枯矾（五钱）

为末，水叠为丸莱子大。每服四五十丸，姜汤下。

27. 玉露散（《婴童类萃·中卷·咳嗽论》）

治一切咳嗽，及男妇痰火。

寒水石（四两，煅）　蛤粉（一两）　半夏（七钱）　胆星（七钱）　枯矾（五钱）　贝母（一两）　甘草（七钱）　花粉（六两，为末，入水搅百遍，去水，晒干入药）

各极细。每服一钱，小儿三四分，姜汤加蜜调化下。

28. 清气化痰丸（《婴童类萃·中卷·咳嗽论》）

治大小一切咳嗽，气郁痰结。

南星（制）　半夏（制，各一两）　陈皮　枳实　茯苓　黄芩（各一两五钱）　杏仁（一两，去油）　栝蒌子（一两，去油）　甘草（六钱）

为末，姜汁打糊为丸，茶清下。

29. 保金丸（《良朋汇集经验神方·卷之四·小儿咳嗽》）

治小儿未岁咳嗽。

南星　半夏　生白矾　巴豆（去壳，另研）　杏仁（去皮尖，另研）　牙皂（各等分）

上研均，枣肉丸如桐子大。每服三丸，针挑于灯上烧存性，研烂，茶清调灌下。

30. 芥子散（《方症会要·卷一·咳嗽》）

治小儿咳嗽。

白芥子（五钱）　橘红　胆星　香附（各二钱五分）　枯芩　青黛　麻黄（各两钱）　杏仁（三钱）　苏梗　桑皮　贝母（各一钱五分）　萝卜子（三钱五分）

朱砂为衣。

31. 犀灰散（《杂病广要·脏腑类·咳嗽》）

治大人小儿咳嗽大妙。

巴豆　杏仁（去尖）　半夏（各等分）

上用一合子盛之，以赤石脂闭缝了，用三斤炭火煅令透赤，即取出放冷，细研如粉。小儿半字，淡姜汤调下；大人咳嗽，姜汤下。（《幼幼》）

32. 治小儿咳嗽验方

1）《太平圣惠方·卷第八十三·治小儿咳嗽诸方》

治小儿咳嗽，声不出。

贝母（半两，煨微黄）　牛黄（一钱，细研）　甘草（一分，炙微，赤锉）

上件药，捣细罗为散。每服以温水调下半钱，日三四服，量儿大小，加减服之。

麦门冬（去心，焙）　杏仁（汤浸去皮尖、双仁，麸炒微黄）　甘草（炙微赤，锉）　贝母（煨微黄）　款冬花（以上各一分）　紫菀（半两，洗去苗、土）

上件药，捣细罗为散。每服以乳汁调下半钱，日三四服，量儿大小，以意加减。

杏仁（一两，汤浸去皮尖、双仁，以水一中盏研绞取汁）　紫菀（半两，洗去苗、土，为末）

上以杏仁汁并紫菀末，入蜜一合，同煎如膏。每服以清粥饮调下半茶匙，量儿大小，以意加减。

2）《是斋百一选方·卷之十九·第二十七门·治小儿咳嗽》

治小儿咳嗽。

贝母　拣甘草（生用）

上等分，为细末。每服半钱，米饮下；牙儿以一字乳上饮。

3）《仁术便览·卷四·小儿诸病》

治小儿咳嗽。

白矾　皂角

上二味各等分，为细末。用生姜汁调敷乳上，使小儿咂之。

小儿咳嗽，胸满有痰。

大黄（一钱） 皮硝（五分） 巴豆（不去油，二分半）

大人用一分半，小儿用三五厘，茶清调下。

4）《鲁府禁方·卷三康集·咳嗽》

治小儿咳嗽方。

用生姜四两，煎浓汤，沐浴即愈。

5）《良朋汇集经验神方·卷之四·小儿咳嗽》

治咳嗽方，小儿大人并治。

半夏（姜制） 杏仁（去皮尖，微炒，各等分）

上研末，姜汁为丸绿豆大。每服一钱，姜汤下。

6）《幼幼集成·卷三·咳嗽证治·咳嗽简便方》

小儿咳嗽声不出者：紫菀微炒研末，杏仁去皮尖、研如泥，等分，炼蜜为丸芡实大。每服一丸，北五味七粒煎汤，化服。

肺实咳嗽痰喘：葶苈子隔纸炒为末，枣肉为丸龙眼核大。每服一丸，白汤化服。

咳嗽多痰：葶苈子隔纸炒、知母微炒，各五钱，研末，砂糖为丸芡实大。每服一丸，白汤化下。

秋天肺燥，咳嗽无痰：北沙参一味，每服五钱，净水浓煎，热服。

小儿百晬嗽，痰壅喘咳：用贝母五钱，淡姜汤润湿，饭上蒸过，甘草半生半炒，二钱五分，研细末，砂糖为丸龙眼核大。每服一丸，米饮化服。

热痰咳嗽，痰出稠浓，或咽喉痛：制南星、制半夏各三钱半，枯黄芩七钱，焙燥为末，砂糖为丸芡实大。每用一丸，姜汤化服。

7）（《神仙济世良方·上卷·红鸾侍者治小儿杂症》）

小儿咳嗽方。

苏叶（五分） 桔梗（一钱） 甘草（一钱）

水一酒盅，煎五分，热服，二剂痊愈。有痰加白芥子五分可也。

二、治小儿伤风咳嗽方

1. 金沸草散（《普济方·卷三百八十七·婴孩咳嗽喘门·咳嗽》）

治伤风，鼻塞流涕，痰壅热嗽。

荆芥穗（一两） 麻黄（去节） 北柴胡 旋覆花（各五钱） 半夏（汤泡） 赤芍药 甘草（以上各二钱半）

上锉。生姜、桑白皮煎，食后服。

2. 三拗汤（《婴童百问·卷之六·伤寒咳嗽伤风第五十四问》）

治感冒风邪，鼻塞声重，语音不出；或伤风伤冷，头疼目眩，四肢拘急，咳嗽多痰，胸满气短。

麻黄（不去节） 杏仁（不去皮尖） 甘草（生用，各等分）

上㕮咀。每服三钱，水一盏，生姜三片，煎至六分，去滓温服，取汗为度。一方加荆芥、桔梗，嗽甚加五味子、细辛、各减半。

三、治小儿伤寒咳嗽方

1. 白术散（《太平圣惠方·卷第八十四·治小儿伤寒咳嗽诸方》）

治小儿内中冷气，及伤于外寒，咳嗽，或时寒热头痛。

白术（半两） 赤芍药（一分） 紫菀（半两，洗去苗、土） 麻黄（半两，去根节） 厚朴（半两，去粗皮，涂生姜汁炙令香熟） 人参（半两，去芦头） 陈橘皮（一分，汤浸去白瓤，焙） 杏仁（半两，汤浸去皮尖、双仁，麸炒微黄） 甘草（半两，炙微赤，锉）

上件药，捣粗罗为散。每服一钱，以水一小盏煎至五分，去滓，不计时候，量儿大小，加减服之。

2. 贝母散（《太平圣惠方·卷第八十四·治小儿伤寒咳嗽诸方》）

治小儿伤寒，痰逆咳嗽，不欲乳食。

贝母（一分，煨微黄） 桔梗（一分，去芦头） 甘草（一分，炙微赤，锉） 桂心（一两） 陈橘皮（半两，汤浸去白瓤，焙） 人参（一分，去芦头） 干姜（一分，炮裂，锉） 杏仁（半两，汤浸去尖、双仁，麸炒微黄） 半夏（一分，汤洗七遍去滑）

上件药，捣粗罗为散。每服一钱，以水一小盏，入生姜少许，煎至五分，去滓，不计时候温服，量儿大小，以意加减。

3. 枇杷叶散（《太平圣惠方·卷第八十四·治小儿伤寒咳嗽诸方》）

治小儿伤寒壮热，咳嗽呕吐。

枇杷叶（一分，拭去毛，炙微黄） 川升麻（半两） 人参（半两，去芦头） 茅根（一两，锉） 竹茹（三分） 贝母（半两，煨微黄）

上件药，捣粗罗为散。每服一钱，以水一小盏，入枣一枚擘，生姜少许，煎至五分，去滓，不计时候，看儿大小，以意加减温服。

4. 杏仁散（《太平圣惠方·卷第八十四·治小儿伤寒咳嗽诸方》）

治小儿伤寒，咳嗽不瘥。

杏仁（半两，汤浸去皮尖、双仁，麸炒微黄） 贝母（半两，煨微黄） 川升麻（半两） 甘草（半两，炙微赤，锉） 麻黄（半两，去根节）

上件药，捣粗罗为散。每服一钱，以水一小盏，入生姜少许，煎至五分，去滓，不计时候，量儿大小，以意加减温服。

5. 桂心散（《太平圣惠方·卷第八十四·治小儿伤寒咳嗽诸方》）

治小儿伤寒，咳嗽吐逆，昼夜不息。

桂心（半两） 甘草（一两，炙微赤，锉） 紫菀（三分，洗去苗、土） 麦门冬（一两，去心，焙）

上件药，捣粗罗为散。每服一钱，以水一小盏，入生姜少许，煎至五分，去滓，不计时候温服，随儿大小，以意加减。

6. 麻黄散（《太平圣惠方·卷第八十四·治小儿伤寒咳嗽诸方》）

治小儿伤寒，咳嗽气急。

麻黄（半两，去根节） 川大黄〔一两（分），锉碎，微炒〕 木通（半两，锉） 射干（一分） 皂荚子（二十枚，煨熟） 桂心（半两）

上件药，捣粗罗为散。每服一钱，以水一小盏煎至五分，去滓，不计时候温服，量儿大小，以意加减服。

7. 麦煎散（《普济方·卷三百六十八·婴孩伤寒门·伤寒咳嗽》）

治四时伤寒头痛发热，气喘痰嗽。能利肺经，化痰涎，止喘嗽，功效甚速。凡伤寒嗽者，便可服之。

人参（去芦） 白茯苓 苦桔梗（去芦） 杏仁（不去皮，各五钱） 白术 柴胡（去芦） 桑白皮（蜜炙） 麻黄（去节，一钱） 知母 贝母（去心） 葶苈（炒） 甘草（各三钱） 秋冬加桂枝、半夏曲（五钱）

上为末或㕮咀。发散，生姜葱白汤下。喘促加马兜铃，里热加大黄，痰盛加玉饼子，嗽不止炼蜜为糕，夜睡嚼服之。

8. 麦汤散（《普济方·卷三百六十八·婴孩伤寒门·伤寒咳嗽》）

治婴孩儿伤寒咳嗽，温壮水痘。

地骨皮（半两，炒） 麻黄（一分，去节） 甘草（半分，炙） 人参（一分） 滑石（一分） 大黄（一分，用湿纸裹煨令熟，切） 甜葶苈（一分，用纸煨，切） 知母（一分） 羌活（一分）

上为末。每服婴孩小儿一字或钱半，三五岁一钱，以水一药注或半银盏，入小麦七粒或十四粒，煎十数沸，服。

四、治小儿风热咳嗽

1. 保肺丸（《小儿卫生总微论方·卷十四·咳嗽论》）

治肺胃受风热，痰盛咳嗽喘吐，连声不止；及治久嗽不愈。

白僵蚕（去丝嘴炒，二两） 山药（半两） 白茯苓（去皮，一两） 紫苏叶（一两） 藿香（去土，一两） 百部（半两） 黄芩（一两） 防风（去芦，一两） 杏仁（去皮尖，麸炒，一两） 百合（半两） 五味子（去枝梗，一两）

上为细末，炼蜜和丸鸡头大。每服半丸一丸，煎桔梗汤化下，食后临卧服。

2. 泻白散（一名**泻肺散**，出《全婴方》）（《普济方·卷三百八十七·婴孩咳嗽喘门·咳嗽》）

治肺受风热伤风，肺经壅盛，咳嗽气急，饮水喘闷；及胸膈短气，喘嗽痰涎，窒塞唇深红色者，并宜服之。

甘草（炒，半两） 桑白皮（炒黄，一两） 地骨皮（洗去土，焙，一两）

上为末。每服三钱，水一中盏，入粳米百粒，同煎至六分，食后温服。

3. 桔梗防风汤（《普济方·卷三百八十七·婴孩咳嗽喘门·咳嗽》）

治风热咳嗽，咽膈不利。

桔梗 甘草 防风（各二两）

上㕮咀。每服三钱，水一盏煎六分，温服。

五、治小儿肺热咳嗽方

1. 硝矾散(《圣济总录·卷第一百七十五·小儿咳嗽》)

治小儿热嗽。

马牙硝　白矾(各半斤)　铅丹(一分)

上三味同研,入合子固济,火烧令红,复湿地一夜,加龙脑半钱匕同研。每服一字匕,甘草汤下,更量大小加减。

2. 铁粉散(《普济方·卷三百八十七·婴孩咳嗽喘门·咳嗽》)

治小儿肺经积热,涎盛咳嗽,睡卧不安。

铁粉(三钱)　马牙硝(四钱)　蛤粉(一两)

上件为细末。每服一字,温虀汁调下,乳食后临卧服。

3. 清宁丸(《幼科切要·咳嗽门》)

治心肺有热而令咳嗽,宜从小便利出。

桑皮(炙)　葶苈(炒)　赤苓(酒炒)　前仁(炒,各等分)　甘草(减半)

上为末。每服五分,生姜大枣汤送下。

六、治小儿痰盛咳嗽方

1. 贝母散(《太平圣惠方·卷第八十三·治小儿咳嗽诸方》)

治小儿咳嗽,心胸痰壅,咽喉不利,少欲乳食。

贝母(煨微黄)　桔梗(去芦头)　马兜铃　百合　款冬花　半夏(汤洗七遍去滑)　干姜(炮裂)　汉防己　麻黄(去根节,以上各一分)　甘草(半两,炙微赤,锉)　杏仁(半两,汤浸去皮尖、双仁,麸炒微黄,别研如膏)

上件药,捣粗罗为散。每服一钱,以水一小盏,入生姜少许,煎至五分,去滓温服,日三五服,量儿大小,以意加减。

2. 蝉壳散《太平圣惠方·卷第八十三·治小儿咳嗽诸方》

治小儿咳嗽痰壅,不欲乳食。

蝉壳(微炒)　桔梗(去芦头)　陈橘皮(汤浸去白瓤,焙)　人参(去芦头)　甘草(炙微赤,锉,以上各一分)　半夏(半分,汤洗七遍去滑)

上件药,捣细罗为散。每服用生姜粥饮调下,日三五服,量儿大小,以意加减。

3. 人参散(《太平圣惠方·卷第八十三·治小儿咳嗽诸方》)

治小儿咳嗽,心胸壅,喘急,不欲乳食。

人参(三分,去芦头)　桔梗(去芦头)　赤茯苓　麦门冬(去心,焙)　前胡(去芦头)　子芩　款冬花　甘草(炙微赤,锉,以上各半两)

上件药,捣粗罗为散。每服一钱,以水一小盏,入竹叶七片,煎至六分,去滓,量儿大小,以意加减温服。

4. 陈橘皮散(《太平圣惠方·卷第八十三·治小儿咳嗽诸方》)

治小儿咳嗽,胸中满闷,不欲乳食。

陈橘皮(一分,汤浸去白瓤,焙)　桔梗(一分,去芦头)　贝母(半两,煨微黄)　鸡苏(一分)　杏仁(一分,汤浸去皮尖,麸炒微黄)　人参(一分,去芦头)

上件药,捣粗罗为散。每服一钱,以水一盏,入灯芯十茎,煎至五分,去滓温服,日三四服,量儿大小,以意加减。

5. 半夏丸(《圣济总录·卷第一百七十五·小儿咳嗽》)

治小儿痰嗽。

半夏(七枚圆大者,汤洗七遍切,生姜汁浸一宿焙)　定粉(研)　白矾(烧令汁尽,各一钱)

上三味,捣罗为末,面糊丸如麻子大。浓煎白茅根汤下三丸五丸,量儿大小加减。食后服。

6. 惺惺散(《小儿卫生总微论方·卷十四·咳嗽论》)

治伤寒风热,痰壅咳嗽。

桔梗(去芦)　细辛(去叶)　人参(去芦)　甘草(锉,炒)　白茯苓(去皮)　白术　栝蒌根(各半两)

上为细末。每服二钱,水一盏,薄荷五叶,煎至半盏,温服。如要和气,更入生姜三片同煎。一方更有防风一分。

7. 油滚丸(《小儿卫生总微论方·卷十四·咳嗽论》)

治痰盛咳嗽,亦治乳嗽。

五灵脂(末,一钱)　雷丸(末,一钱)　巴豆(三十个,去皮膜,取霜)

上为细末,滴水丸芥子大。每服三五丸,油滚井水送下,临卧而服。

8. 辰砂半夏丸(《卫生宝鉴·卷十九·小儿

门·咳嗽》)

治小儿肺壅痰实,咳嗽喘急,胸膈痞满,心忪烦闷。

朱砂　五灵脂(各一两,微炒)　葶苈　杏仁　半夏(各半两)

上为末,姜汁煮面糊为丸如小麻子大。每服五七丸,淡姜汤下,食后。

9. 白附丸(《医学纲目·卷之三十八小儿部·脾主湿》)

通治小儿咳嗽有痰,感冒发热,吐泻,心神不安,神效。

南星(二两)　半夏　白附子　白矾(各一两)

上为细末,姜汁糊丸如桐子大。一岁儿服八丸,用薄荷汤化下。南星、半夏用冬藏雪水于六月六日浸起,晒干,又浸,凡九次方用。

10. 百部丸(《普济方·卷三百八十七·婴孩咳嗽喘门·咳嗽》)

治小儿肺塞壅,嗽微喘有痰。

百部(炒干秤)　麻黄(去节,洗作末,各三分)　杏仁(四十个,去皮尖,微炒,煮三五沸研入)

上和匀,熟蜜丸如皂子大。温水化下二三丸无时,日三四丸,加松子仁五十个,同杏仁沙糖丸之,含化大妙,或嚼吃亦得。

11. 雌朱丸(《普济方·卷三百八十七·婴孩咳嗽喘门·咳嗽》)

治小儿咳嗽坠痰。

以叶子雌黄,银锅内熬成汁,为末,饭为丸如小豆大。一岁一丸,杏仁汤下。

12. 三黄丸(《普济方·卷三百八十七·婴孩咳嗽喘门·咳嗽》)

治婴孩小儿,咳嗽有痰,并解诸般药,及上焦壅热,身上生疮。消痯气。

雄黄(研细)　郁金(焙,各一钱)　巴豆(三个,去壳不去油)

上为末,用烂饭丸如粟米大。每服婴孩三丸,半岁五丸,一岁七丸,饭饮吞下,薄荷汤亦可。

13. 加味半夏茯苓汤(《普济方·卷三百八十七·婴孩咳嗽喘门·咳嗽》)

治痰嗽。

半夏曲(二两)　茯苓(一两半)　陈皮　五味子(各一两)　人参　北细辛　羌活　桔梗(去芦)　葶苈(各炒,一两)

上锉,生姜桑白皮煎服。

14. 生银丸(《普济方·卷三百八十七·婴孩咳嗽喘门·咳嗽》)

治小儿咳嗽痰盛。

半夏(一两,姜汤泡七次)　白矾(煅,一两)　寒水石(煅,六两)

上为末,糊丸小豆大。二十丸,姜汤下。一方加朱砂半两,名**金银丸**。一方加雄黄半两,名**流金丸**。一方加青黛一钱,名**灵青丸**。

15. 白玉丸(《婴童类萃·中卷·咳嗽论》)

利膈下之顽痰,去胸中之噎塞,一切咳嗽痰症并效。

南星　半夏(各五钱,俱生用)　僵蚕(炒)　白矾(各二钱五分)

上为净末,加杏仁(去皮尖)十个、巴豆一粒,同碾如泥,姜汁为丸麻子大。每服十五丸,看大小用。

16. 凉肺汤(《幼科证治大全·咳嗽》)

治肺咳嗽,痰盛音哑。

黄芩　贝母　天花粉　枳壳(各七分)　橘红　山栀子　桔梗　麦门　甘草(各五分)

上入灯心三十茎,水煎服。

七、治小儿寒痰咳嗽方

1. 贝母散(《圣济总录·卷第一百七十五·小儿咳嗽》)

治小儿感寒咳嗽,痰涎不利。

贝母(去心)　皂荚子(炒焦色黄,各半两)　葶苈子(隔纸炒,一分)　甘草(炙,锉,半两)

上四味,捣罗为散。每服半钱匕,米饮调下,乳食后服。

2. 润肺汤(《圣济总录·卷第一百七十五·小儿咳嗽》)

治小儿寒壅痰涎,咳嗽不止。

麻黄(去根节,煎掠去沫,焙)　人参(各二两)　杏仁(汤浸去皮尖、双仁,炒)　贝母(去心,各二两半)　甘草(炙,一两)　陈橘皮(去白,焙,一分)　桔梗(炒)　阿胶(炒令燥,各半两)

上八味,粗捣筛。每服一钱匕,水七分煎至四分,去滓温服,不拘时候,量儿大小加减。

3. 半夏丸(《圣济总录·卷第一百七十五·

小儿咳嗽》）

治小儿寒壅不调，咳嗽痰涎。

半夏（热汤洗三七遍去滑，焙） 葶苈子（水净淘洗，别研为膏） 杏仁（汤浸去皮尖、双仁，麸炒，别研为膏，各半两） 五灵脂（微炒） 丹砂（别研，各一两）

上五味，捣研为末，生姜汁煮面糊丸如黍米大。每服五丸至七丸，食后淡生姜汤下。

八、治小儿痰热咳嗽方

1. 天门冬散（《太平圣惠方·卷第八十三·治小儿咳嗽诸方》）

治小儿心胸烦闷，体热咳嗽。

天门冬（去心，焙） 桑根白皮（锉） 赤茯苓 柴胡（去苗） 百合 紫菀（洗去苗土） 蓝叶 甘草（炙微赤，锉，以上各半两）

上件药，捣粗罗为散。每服一钱，以水一小盏，入生姜少许，煎至五分，去滓，量儿大小，以意分减温服。

2. 杏仁煎（《太平圣惠方·卷第八十三·治小儿咳嗽诸方》）

治小儿咳嗽，心烦喘粗。

杏仁（一两，汤浸去皮尖、双仁，麸炒微黄） 寒食饧（一两） 蜜（一合） 酥（一合） 生地黄汁（一大盏） 贝母（半两，煨微黄） 天门冬（一两，去心）

上件药，先捣研杏仁如膏，次用地黄汁煎贝母及天门冬至五分，便研绞取汁，入杏仁膏等，同熬如稀饧。每用温水调下半钱以来，量儿大小，以意加减。

3. 栝蒌煎（《太平圣惠方·卷第八十三·治小儿咳嗽诸方》）

治小儿咳嗽不止，心神烦闷。

栝蒌（一颗，熟去仁，以童子小便一升相和研绞取汁） 酥（一两） 甘草（一分，生，为末） 蜜（三两）

上件药，以银锅子中，慢火煎如稀饧。每服以清粥饮调下半钱，日四五服，量儿大小，以意加减。

4. 盆硝丸（《圣济总录·卷第一百七十五·小儿咳嗽》）

治小儿哽气，咳嗽痰热。

盆硝 马牙硝 甜硝 铅白霜 丹砂 续随子 青黛 白矾（烧汁尽） 腻粉（各一钱） 龙脑 麝香（各一字）

上一十一味，并细研为末，粳米饭为丸。三岁以上，如鸡头实大；二岁以下，如梧桐子大；三两个月儿，如小豆大一丸，并用茶汤化下。

5. 肉汤丸（《普济方·卷三百八十七·婴孩咳嗽喘门·咳嗽》）

治小儿咳嗽，痰涎不通，气急；或痰壅成块。此药宜壮实小儿，应用热嗽与之。吐涎后，以人参半夏丸。此药能吐人，久嗽胃寒莫服。

铜青末（一钱） 皂角末 大黄末（各二钱）

上为末，拌和糊丸如小豆大。三岁十丸，肥猪肉汤下。忌酸咸。一方油饼面和丸。

6. 人参荆芥散（《普济方·卷三百八十七·婴孩咳嗽喘门·咳嗽》）

治身热痰嗽，胸膈不利。宜下膈去热。

人参（半两） 半夏 荆芥穗（一两） 大黄（二钱）

上为细末，水煎。调槟榔、木香细末半钱、轻粉一字，乳后服。如身热朝热，宜服清凉饮子，去大黄。三服之后一两日，却入大黄服之，令疏利则愈，不可便先动脏腑。

7. 橘苏半夏汤（《奇效良方·卷之六十四·小儿门·咳嗽通治方》）

治小儿咳嗽，身热有痰。

橘红 半夏（姜制） 贝母（各七分） 紫苏 白术 杏仁（去皮尖） 桑皮（各五分） 五味子 甘草（各三分） 桔梗 黄芩（各五分）

上作一服，用水一盅，生姜三片，煎至五分，食后服。

8. 生犀散（《医方集宜·卷之八·小儿门·中风》）

治小儿咳嗽，痰盛喘满，心惊风热。

杏仁 桔梗 茯苓 前胡 人参 半夏 五味子 甘草

有热加薄荷、羌活、麻黄。

9. 礞石滚痰丸（《婴童类萃·中卷·咳嗽论》）

治男妇婴童伤风咳嗽，痰涎壅盛，一切痰火，诸般怪症，无不神效。

大黄（八两，酒蒸三次） 黄芩（八两，酒炒） 礞石（一两，水飞） 沉香（五钱）

为末，水叠为丸，朱砂二两为衣。白滚汤、茶汤下。孕妇禁服。

10. 流金丸（《婴童类萃·中卷·咳嗽论》）

治一切痰火咳嗽，如神。

大黄（一斤，酒浸蒸三次） 胆星 半夏曲 青黛 礞石（各二两） 硼砂（一两） 枳实（四两） 沉香（一两）

为末，竹沥为丸。每服四五十丸，姜汤、茶汤下。

11. 清热导痰汤（《幼科切要·咳嗽门》）

治火咳热痰结胸。

白茯苓 陈皮 半夏 南星 枳实 桔梗 黄芩 栝蒌仁（捶去油） 甘草（各七分） 桑皮 川贝（各八分） 杏仁（七粒，去皮尖）

九、治小儿咳嗽涎盛方

1. 注唇散（《圣济总录·卷第一百七十五·小儿咳嗽》）

治小儿涎嗽不止。

防风（肥实者，三握，去叉，用半夏七枚、郁金一枚并椎碎，猪牙皂荚三条锉，用水一碗同煮水尽为度，只取防风切焙为末） 滑石（碎） 白僵蚕（炒二，味为末，各一钱）

上三味，同研匀。每服一字匕，用蜜调涂在儿唇上，令儿吃。

2. 延胡索散（《圣济总录·卷第一百七十五·小儿咳嗽》）

治小儿涎嗽。

延胡索（半两） 铅白霜（研，一分）

上二味，捣研为散和匀。每服一字匕，涂乳上，令儿咂之。

3. 龙爪散（《小儿卫生总微论方·卷十四·咳嗽论》）

治涎喘咳嗽。

以猪蹄甲四十九个，洗净控干。每个猪甲内入半夏、白矾末各一字，入一罐子内封闭，不透烟火，煅通赤放冷，为细末，入研细麝香一钱拌匀。每服半钱，糯米饮调下，空腹。

4. 杏灵丸（《杨氏家藏方·卷第十九·小儿下·痰嗽方一十道》）

治小儿咳嗽涎盛，上气喘急，神志昏愦。

朱砂（二钱，别研） 半夏（半两，汤洗去滑） 五灵脂（一两，微炒，二味取末） 甜葶苈（半两，隔纸炒） 杏仁（半两，汤浸去皮尖，蛤粉炒）

上将葶苈、杏仁各杵成膏，同研令匀，生姜自然汁煮面糊为丸如黍米大。每服十丸，温生姜汤送下，不拘时候。

5. 紫苏饮子（《杨氏家藏方·卷第十九·小儿下·痰嗽方一十道》）

治小儿咳嗽涎盛，胸膈不利，上气喘急，及疮疹后余热蓄于肺经，久咳不已。

紫苏叶 人参（去芦头） 防风（去芦头） 桑白皮（炙黄，锉细） 麦门冬（去心） 紫菀（焙干，六味各半两）

上件㕮咀。每服二钱，水一小盏，生姜一片，煎至五分，去滓温服，乳食后。

6. 鹅石散（《普济方·卷三百八十七·婴孩咳嗽喘门·咳嗽》）

治小儿咳嗽，涎盛不通，喉中鸣响。

鹅管石（一钱半） 井水石（三钱） 朱砂（半钱）

上为末。三岁一字，杏仁汤调下。一方无朱砂亦效。又方用雄黄半钱、鹅管石一钱半、井水石三钱。又方青黛一字，同二石为末。

7. 玉霜丸（《普济方·卷三百八十七·婴孩咳嗽喘门·咳嗽》）

治小儿咳嗽涎盛，咽喉不利。

粉霜（半两） 半夏（姜汁浸一宿，一两）

上为末，白糊丸如芥子大。三岁三丸，姜汁汤下。

十、治小儿久咳不止方

1. 不灰木散（《太平圣惠方·卷第八十三·治小儿咳嗽诸方》）

治小儿咳嗽不止。

不灰木（用牛粪烧令通） 贝母（煨令黄） 甘草（炙微赤，锉，以上各半两）

上件药，捣粗罗为散。每服一钱，以新汲水一小盏，点生油一两滴，令散，煎至五分，去滓，分温二服，日四服，量儿大小，以意加减。

2. 阿胶丸（《普济方·卷三百八十七·婴孩咳嗽喘门·咳嗽》）

治小儿久嗽，肺虚气粗，有痰，恶心不食。

阿胶(一两,糯米一合炒焦,不用米) 甘草(炙) 蛤粉(炒) 汉防己 杏仁(去皮麸炒) 款冬花 香白芷 马兜铃(各半两) 干姜(一两)

上为末,炼蜜丸如鸡头大。每服一丸,水煎服。一方有干葛,无干姜。

3. 杏仁膏(《普济方·卷三百八十七·婴孩咳嗽喘门·咳嗽》)

治小儿久患咳嗽。

杏仁(一两半,去皮,焙) 茯苓(一两) 紫菀茸 皂角(去皮弦核,蜜炙黄,各半两)

上末。每服半钱,生蜜调入薄荷汤泡开服。

4. 独胜散(《普济方·卷三百八十七·婴孩咳嗽喘门·咳嗽》)

治小儿久嗽,咯唾鲜血。

天花粉(不拘多少)

为细末。每服一钱,蜜汤调下,无时。

5. 阿胶散(《幼科类萃·卷之十·咳嗽门·咳嗽诸方》)

治小儿久嗽,无津液。

明阿胶(一两半,面炒) 黍粘子(一分,炒) 马兜铃(半两) 甘草(一钱) 杏仁(七个,去皮) 糯米(一两)

上为末。每服一字或一钱,水一盏煎六分,食后温服。

6. 苏子降气汤(《婴童类萃·中卷·咳嗽论》)

治咳嗽日久,虚火上炎,痰涎壅盛,气不升降。

当归 陈皮 半夏 甘草 厚朴 苏子(炒) 肉桂 桑皮

生姜三片,水煎。咳甚,加杏仁、五味。

7. 参杏膏(《婴童类萃·中卷·咳嗽论》)

治咳嗽日久,诸药不效,服此即止。

杏仁(去皮尖,砂去油,一两) 人参(三钱)

为末,和匀。每服一钱,胡桃肉煎汤调下。

8. 三奇散(《婴童类萃·中卷·咳嗽论》)

治咳嗽日久不止。

款冬花 佛耳草 熟地黄

等分,为末。每用一匙,安香炉上焚之,芦管罩烟,频频吸之。单款冬花末亦效。

9. 加减补中益气汤(《幼科切要·咳嗽门》)

治咳嗽气虚,以此升之。

蜜芪 人参 当归 白术(土炒) 茯苓(各一钱) 广皮 炙草 蜜升麻 蜜柴胡(各五分)

以上原方,虚咳者加酒芍、麦冬各一钱,五味七粒。

10. 金水六君煎(《幼科切要·咳嗽门》)

治夜咳不愈。

熟地 当归(各四钱) 茯苓(三钱) 半夏 陈皮 甘草(各一钱) 核桃(二个) 煨姜

水煎服。

十一、治小儿杂证咳嗽方

1. 七物小五味子汤(《外台秘要·卷第三十六·小儿咳嗽方八首》)

疗少小咳嗽腹胀。

五味子(碎) 紫菀(各一分) 黄芩 甘草(炙) 麻黄(去节) 生姜 桂心(各一分)

上药㕮咀,以水一升煮取七合,分五服。忌如常法。

2. 四物款冬丸(《外台秘要·卷第三十六·小儿咳嗽方八首》)

疗少小咳嗽,昼瘥夜甚,初不得息,不能复啼。

款冬花 紫菀(各一两半) 伏龙肝(一分) 桂心(二分)

上药捣筛,蜜和如泥,取如枣核大,涂乳头令儿饮之,日三。

3. 桔梗散(《太平圣惠方·卷第八十三·治小儿咳嗽诸方》)

治小儿卒得咳嗽,吐乳。

桔梗(一分,去芦头) 紫菀(半两,去苗、土) 麦门冬(半两,去心,焙) 甘草(半两,炙微赤,锉) 人参(一分,去芦头) 陈橘皮(一两,汤浸去白瓤,焙)

上件药,捣粗罗为散。每服一钱,以水一小盏煎至五分,去滓,量儿大小,以意分减服之。

4. 百部散(《太平圣惠方·卷第八十三·治小儿咳嗽诸方》)

治小儿咳嗽头热,令乳母服。

百部 贝母(煨微黄) 紫菀(洗去苗、土) 葛根(锉,各一两) 石膏(二两)

上件药,捣筛为散。每服三钱,以水一小盏,入竹叶二七片,煎至六分,去滓,每于食后温服,令儿饮乳甚佳。

5. 麦门冬煎(《太平圣惠方·卷第八十三·治小儿咳嗽诸方》)

治小儿咳嗽壮热,胸膈壅滞。

麦门冬(一两,去心) 杏仁(三两,汤浸去皮尖、双仁) 生姜汁(半两) 酥(二合) 蜜(二合)

上件药,先以水一大盏煎麦门冬及杏仁至四分,入砂盆内,研绞取汁,都入银器中,次纳生姜汁等,以慢火熬成膏,收于瓷器中。每服以清粥饮调下半茶匙,日三服,夜一服,量儿大小,以意加减。

6. 杏仁汤(《圣济总录·卷第一百七十五·小儿咳嗽》)

治小儿咳嗽汗出。

杏仁(去皮尖、双仁,炒,四十九枚) 皂荚(去皮,酥炙,一挺) 甘草(生用) 蛤粉(各一两) 恶实(炒,半分) 紫菀(去苗、土,一分)

上六味,粗捣筛。每服半钱匕,水半盏,入菌汁少许,煎三五沸,去滓温服,更量儿大小加减。

7. 香枳散(《圣济总录·卷第一百七十五·小儿咳嗽》)

治小儿胃虚哕,咳逆,吐乳食。

藿香(二十一叶) 枳壳(二片,湿纸裹,焙) 蚌粉(一块,如枳壳大)

上三味,捣罗为散。每服半钱匕,米饮调下,更量儿大小加减。

8. 坠涎葶苈子丸(《圣济总录·卷第一百七十五·小儿咳嗽》)

治小儿奶食冲脾,伤风咳嗽。

葶苈子(纸上炒,一分) 牵牛子(炒) 防己 杏仁(去皮尖、双仁,炒,研,各一两)

上四味,捣研为末,煮枣肉丸如绿豆大。每服三丸至五丸,量儿大小加减,生姜汤下,日再。

9. 桔梗汤(《圣济总录·卷第一百七十五·小儿咳嗽》)

治小儿月内及百晬,暴嗽吐乳,呕逆不得息。

桔梗(炒) 紫菀(去苗、土,各三分) 麦门冬(去心,焙,一两三分) 甘草(炙,锉,一分)

上四味,粗捣筛。每服一钱匕,水七分煎至四分,去滓温服,量儿大小加减。

10. 藿香散(《小儿卫生总微论方·卷十四·咳嗽论》)

治不因风寒所得,肺胃气不和而咳嗽。

藿香(去土,二十一叶) 枳壳(二片,去穰,湿纸裹煨令熟) 蚌粉(枳壳大一块)

上为细末。婴小服一字,二三岁半钱,蜜水调下,不过二三服安,儿大以意加之,无时。

11. 麦门冬汤(《小儿卫生总微论方·卷十四·咳嗽论》)

治初生儿十日上至五十日,卒得謦咳吐乳,呕逆暴嗽,昼夜不息。

麦门冬(去心,一两) 紫菀(去芦,三分) 甘草(二钱半) 桂枝(半两)

上为末。每服二钱,水一盏煎至七分,以绵蘸,滴儿口中,昼夜四五遍,仍节乳哺。

12. 雄半丸(《普济方·卷三百八十七·婴孩咳嗽喘门·咳嗽》)

治小儿咳嗽,有潮热。

雄黄(一钱半) 巴豆(七粒,去油) 半夏(半两,汤泡)

上为末,糊丸小豆大。一岁二丸,姜汤下。如小儿咳嗽,生姜四两煎汤浴儿。

13. 金井散(《普济方·卷三百八十七·婴孩咳嗽喘门·咳嗽》)

治小儿脾肺壅毒,肺损吐咳嗽。

以金井石为末。三岁一字,藕汁入蜜调下。

14. 乳头散(《普济方·卷三百八十七·婴孩咳嗽喘门·咳嗽》)

治婴儿吃乳多嗽,并诸咳。

用甘草大者一寸,健猪胆一个,合炙干为末,少许敷乳头上,令儿咂;茶清调下亦得。

15. 香铃散(《普济方·卷三百八十七·婴孩咳嗽喘门·咳嗽》)

治小儿咳嗽喘急,腹胁胀硬,全不思食。

黑牵牛(微炙) 木香 马兜铃(各等分)

上件为㕮咀。每服一钱,水一小盏煎至五分,去滓温服,不拘时候。

16. 参杏膏(《普济方·卷三百八十七·婴孩咳嗽喘门·咳嗽》)

治小儿久新咳嗽,气急恶心,有痰不食,咯血。

人参 阿胶(炒) 杏仁(麸炒) 款冬花 五味子 甘草 诃子(炮,去核) 贝母

上等分为末,炼蜜丸如鸡头实大。三岁一丸,白汤下。《千金》治咳逆短气,胸中汲汲咯涎,吐唾嗽出臭脓,用淡竹沥再煎沸,一岁一药注。

17. 雄朱丸(《玉机微义·卷五十·灸癖积法·治咳嗽之剂》)

治小儿咳嗽有痰,潮热。

雄黄(一钱半) 巴豆(七粒) 半夏(半两)

上为末,糊丸小豆大。一岁二丸,姜汤下。

18. 款花膏(《医方集宜·卷之八·小儿门·中风》)

治小儿咳嗽,吐痰涎盛,呕逆恶心,咳血肺喘。

人参 五味子(各四钱) 款冬仁 杏仁 茯苓(各八钱) 紫菀 桑白皮 紫苏 槟榔 百部 贝母 半夏曲(各五钱) 木香(三钱)

上为末,炼蜜和丸。每服一丸,重六分,食后姜汤化下。

19. 参花散(《良朋汇集经验神方·卷之四·小儿咳嗽》)

治小儿咳嗽吐血。

人参 天花粉

等分,为细末。蜜水调下三五分即愈。

20. 滋阴降火汤(《幼幼集成·卷三·诸血证治》)

治小儿咳嗽见血,升水降火。

大生地 当归身 杭白芍 净知母 建莲肉 润玄参 大杭冬(以上七味各一钱) 真雅连 天花粉 炙甘草(以上三味各五分)

净水浓煎,清晨空心服。

【论用药】

1. 大钱麻

《滇南本草·第二卷·大钱麻》:"下气,止风伤肺气咳嗽,散胃痰,发散疮毒。俱用水煨或取汁服。"

2. 生姜

《证类本草·卷第八·生姜》:"姜,味辛,微温,主伤寒,头痛,鼻塞,咳逆上气,止呕吐,久服去臭气,通神明。《衍义》曰:生姜,治暴逆气,嚼三、两皂子大,下咽定,屡服屡定。初得寒热痰嗽,烧一块,啮之终日间,嗽自愈。"

《本草纲目·菜部第二十六卷·菜之一·生姜》:"小儿咳嗽:生姜四两,煎汤浴之。"

3. 杏仁

《本草简要方·卷之五·果部·杏仁》:"主治:润肺,解肌,下气,行痰,散寒,发汗,消积,消肿,喉痹,腹痹,咳嗽。"

4. 百部

《本草汇言·卷之六·草部·百部》:"(钱乙方)治小儿咳嗽,用百部(炒)、麻黄(去节,炒)各一两,杏仁(去油净)五钱,共为末,炼蜜丸如龙眼核大,每服二丸,白汤下。"

5. 紫菀

《本草纲目·草部第十六卷·草之五·紫菀》:"小儿咳嗽,声不出者:紫菀末、杏仁等分,入蜜同研,丸芡子大。每服一丸,五味子汤化下。(《全幼心鉴》)"

《本草经解·卷一·草部上·紫菀》:"紫菀五钱煎,治肺伤咳嗽;紫菀、款冬各一两,百部五钱末,姜、乌梅煎汤,调服三钱,治久咳嗽;同杏仁等分蜜丸,五味汤化服,治小儿咳嗽;同五味丸含化,治吐血痰咳;为末水服三撮,治女人卒不小便及小便血。"

《神农本草经疏·卷八·草部中品之上·紫菀》:"味苦、辛,温,无毒。主咳逆上气,胸中寒热结气,去蛊毒,痿蹶,安五脏,疗咳唾脓血,止喘悸,五劳体虚,补不足,小儿惊痫。"

6. 露蜂房

《证类本草·卷第二十一·中品·露蜂房》:"味苦、咸,平,有毒……《胜金方》治小儿咳嗽:蜂房二两,净洗,去蜂粪及泥土,以快火烧为灰。每服一字,饭饮下。"

《医学入门·内集卷二·本草分类·治疮门》:"露蜂房味苦咸平,消疬乳痈及齿疼,痔漏风疹与癫痫,止女崩中儿咳声。

此即木上黄蜂窠,大者如瓮,小者如桶。其蜂黑色,长寸许,螫牛、马、人乃致死者,用此尤效。人家房间亦往往有之,但小而力慢,不若山林中得风露气者……小儿咳嗽,喉痹,并酒调服之。"

【医论医案】

一、医论

《小儿卫生总微论方·卷十四·咳嗽论》

夫咳嗽者,《内经》以为肺感微寒而所作也。若七八月之间,肺气旺盛之时病嗽者,其病必实,非久病也。其证面赤痰盛而身热,治当下之,钱乙用葶苈丸。若病久者,不可下。若十一月十二月嗽者，乃伤风寒嗽者，风寒从背第三椎肺俞穴入。其证烦闷恶风憎寒，昼轻夜甚，治当汗之，钱乙用麻黄汤。若有热证，则面赤饮水，涎壅咽喉不利，钱乙兼用甘桔汤。若嗽于五六月间，其病身热痰盛唾黏，或痰盛不甚喘，面赤或时饮水，钱乙并以褊银丸下之。若肺盛，嗽而后喘，身热闷乱而肿，或饮水不饮水者，钱乙用泻白散。昔钱乙治张氏孙儿九岁，病肺热咳嗽，前医以珠、犀、龙、麝、牛黄药治之，一月不愈。其证咳嗽喘急闷乱，饮水不止，全不能食。召乙治之，乙用使君子丸、益黄散。张曰：本有热；何又行温药？他医用凉药攻之，一月尚无效。乙曰：凉药久则胃寒不能食，小儿虚不能食，当与补脾，候饮食如故，即泻肺经，病必愈矣。服补脾药二日，其子欲饮食，以泻白散泻肺遂愈。张曰：何以不虚？乙曰：先实其脾，然后泻肺，故不虚也。

又伤风寒咳嗽，无热证而但嗽者，钱乙用麻黄汤及化痰药治之。若肺虚，而嗽有哽气，时时长出，喉中有声者，此久病当补也，钱乙用阿胶散。昔钱乙治杜氏子五岁，自十一月病嗽，至三月未止。始得嗽而吐痰，乃风寒入肺也。风在肺中，故嗽而吐痰，宜以麻黄辈发散，后用凉药压之即愈。他医却以诸药下之，其肺即虚而嗽甚，至春三月间尚未愈，乃召钱氏看之。其候面青而光，嗽而喘促哽气，又时长出气。钱曰：病困十已八九矣。所以然者，面青而光，乃肝气旺也。春三月者，肝之位，肺衰之时也。嗽者肺之病，自十一月至三月久，即肺虚痿，又曾下之，脾肺子母俱虚，复为之所胜，此为逆也。故嗽而喘促哽气，长出气也。乙急与泻青丸泻肝后，与阿胶散实肺。次日面青而不光，乙又与补肺。其嗽如前，又与泻肝，未已，而又加肺虚。唇白如练，乙曰：此病必死，不可治也。何者？肝大旺而肺虚绝，肺病不得时，而肝胜之。今三泻其肝，而肝病证不退；三补其肺，而肺病尤虚，此不久生，故言死也。此证病于秋者，十救三四。病于春夏者，十难救一，果大喘而死。

又肺气不足，谓寒邪所干，咳嗽喘满短气者，治补肺。昔钱乙治李转运孙八岁，病嗽而喘满短气，他医以为肺经有热，用竹叶汤、牛黄膏治之，三日加喘，召乙治之。乙曰：此肺气不足，复有寒邪，即便喘满，当补肺脾，勿服凉药。李曰：已服竹叶汤、牛黄膏。乙曰：何治也？前医至曰：退热退涎。乙曰：何热所作？医曰：肺经热而生嗽，嗽久不除生涎。乙曰：本虚而风寒所作，何热也？若作肺热，何不治肺，而反调心也？竹叶汤、牛黄膏皆治心药也。医有惭色，乙依所论而治愈。

又咳嗽咯脓血者，肺热也，钱乙用甘桔汤。若嗽而吐痰涎喘者，先实其脾，钱乙用益黄散，后微下之，钱乙用褊银丸；涎退即补肺，乙用阿胶散。昔乙治段斋郎子四岁，病嗽身热，吐痰数日咯血。前医以桔梗汤、防己丸治之，不愈，涎上攻，吐喘不止，请乙治之。乙下褊银丸一大服，复以补脾药治之。或问此子咯血肺虚，何以下之？乙曰：肺虽咯血，有热故也。久则虚痿，今涎上潮而吐，当下其涎，若使不吐涎，便为甚。盖吐涎能虚，又生惊也；痰实上攻，亦使发搐，故依法只宜先下其痰为顺。此治先下后补，与前论先补后下，其意相反者。《经》以谓病有缓急，治有先后也。治病证如钱乙，所以得圣人之旨趣，学者宜为法耳。嗽而吐青白绿水者，此胃冷有停饮也，乙用百祥丸下之。嗽而吐痰涎乳食者，此有伤宿滞不化也，乙用白饼子下之。

《婴童百问・卷之六・伤寒咳嗽伤风第五十四问》

仲阳云：咳嗽者，肺感微寒。八九月间肺气大旺，病嗽者，其病必实，非久病也，其症面赤身热痰盛，法当以葶苈丸下之，若久嗽不可下也。冬月嗽，乃伤风咳也，当以麻黄汤汗之。有热症，面赤饮水，涎痰浓实，咽喉不利者，宜甘桔汤。有肺盛者，咳而后喘，面肿欲饮水，有不饮水者，其身即热，以泻白散泻之。有嗽而吐涎痰乳食者，以白饼子下之。然肺主气，应于皮毛，肺为五脏华盖，小儿感于风寒，客于皮肤，入伤肺经，微者咳嗽，重者喘急。肺伤于寒，则嗽多痰涎，喉中鸣急；肺伤于暖，则嗽声不通壅滞。伤于寒者，必散寒邪；伤于暖者，必泄壅滞。发散属以甘辛，即桂枝、麻黄、细辛是也；涌泄系以酸苦，即葶苈、大黄是也。更五味子、乌梅之酸，可以敛肺气，亦治咳嗽之要药也。久嗽不已，必主惊悸顽涎，血脉灌脸。其嗽传受五脏，或吐逆，或痰涎，或厥冷，或恐悸，甚而至于眼目两眶紫黑如被物伤损，眼白红赤如血，谓之血眼。治之之法，当用生地黄及湿黑豆研成膏，掩眼上，而眼肿黑自消，其血皆自眼泪而出，真良方也，兼服麦煎散而嗽自止。久嗽成痫，当服散痫等剂。

凡治嗽，先要发散寒邪，然后服宽气化痰止嗽之药，即得痊瘥。先服九宝丸、华盖散、葶苈丸、抱龙丸，或细辛五味子汤；如有热，可服凉肺之药柴胡、黄芩等剂并泻白散；痰多气喘，用金星丸利痰了，却服前药，后服百部丸、生犀散、天麻定喘饮，调理而安；冷症咳嗽，小青龙汤加杏仁去麻黄，亦可服；有热及时气咳嗽，柴胡散加杏仁、五味子，柴胡石膏汤亦可，钱氏生犀散加减亦佳；有惊咳嗽、天麻防风丸治之，惺惺散、化风丹皆可服。金沸草散、三拗汤加减，乃治伤风咳嗽之常剂也。和解汤，治四时感冒，可加减服。

《古今医统大全·卷之八十九·幼幼汇集（中）·咳嗽门》

小儿初生百日内咳嗽，肺叶脆弱，最为难治。平常冷热邪入肺中，无能得出，又不堪吐利，必明病源，消解风寒，化痰顺气，益肺生津，胃开气壮，嗽即渐减，不可强攻。

冷嗽则鼻流清涕，面白痰薄，日轻夜重，或微有邪热。热嗽则面微红，鼻干热，痰稠，脉浮数。胃热不因风寒而得，以儿啼便乳，壅结心肺不散，即嗽而逆，以玉饼子下。

钱氏治嗽之法，先实脾，脾母得实，肺则和平。

小儿咳嗽者，腠理受风邪感激，脸红喘促，辨虚实，若见唇缩胸前陷，鼻枯干黑，皆为不治。

《幼科释谜·卷四·咳嗽哮喘·咳嗽原由症治》

钱乙曰：夫嗽者，肺感微寒。八九月肺气大旺，病嗽者必实，非久病也。其症面赤痰盛，或身热，宜葶苈丸下之，久者不可下也。十一二月嗽者，乃伤风嗽也。风从背脊第三椎肺俞穴入也，宜麻黄汤汗之。有热症面赤饮水涎热，咽喉不利者，宜兼甘桔汤。若五七日间身热痰盛唾黏者，褊银丸下之。有肺盛者，咳而后喘，面肿欲饮水。有不饮水者，其身即热，泻白散。若伤风嗽，五七日无热症而但嗽者，亦可用葶苈丸，后用下痰药。有肺虚者，咳而哽气，时时常出气，喉中有声，此久病也，阿胶散补之。痰盛者，先实脾，后以褊银丸微下之，痰退，即补肺如上法。盖久嗽者，肺亡津液，故必用阿胶散。治嗽大法，盛则下之，久即补之，更量虚实，以意为增损。

张元素曰：嗽而两胁痛者，属肝经，小柴胡汤。嗽而呕苦者，属胆经，黄芩半夏生姜汤。嗽而喉中如梗者，属心经，甘桔汤。嗽而失气者，属小肠，芍药甘草汤。嗽而右胁痛者，属脾经，升麻汤。咳而呕长虫者，属胃经，乌梅丸。嗽而喘息吐血者，属肺经，麻黄汤。咳而遗尿者，属大肠，赤石脂汤。咳而腰背痛，甚则咳涎者，属肾经，麻黄附子细辛汤。咳而遗溺者，属膀胱，茯苓甘草汤。咳而腹满，不欲食，面肿，气虚者，属三焦，异功散。

曾氏曰：脾虚亦能作嗽，当投补剂，醒脾散、茯苓厚朴汤，令脾气实，然后间与清肺饮，疏解肺经风寒及藿香饮助脾养胃，亦救子益母之法也。有一症，咳嗽至极时，顿呕吐，乳食与痰俱出尽，方少定。此名风痰壅盛，肝木克脾土，用白附饮治之。

薛己曰：咳嗽流涕，外邪伤肺也，参苏饮。咳嗽面赤，心火刑肺也，人参平肺散。嗽而吐青绿水，肝木乘脾也，异功散加柴胡。嗽而吐痰乳，脾肺气伤也，六君加桔梗。嗽而吐脓痰，热蕴于肺而成肺痈也，桔梗汤。凡风邪外伤，法当表散而实腠理，其用下药，非邪传于内及胃有实热者，不宜轻用。面色白，脉短涩者，肺之本症也，易治。面色赤，脉洪数者，火刑金也，难治。

二、医案

1. 治咳嗽系列医案

《临证指南医案·卷二·咳嗽》

某（十岁）。头胀，咳嗽，此风温上侵所致。连翘一钱半，薄荷七分，杏仁一钱半，桔梗一钱，生甘草三分，象贝一钱。

某（十二）。风温上受，咳嗽，失音咽痛。杏仁、薄荷、连翘、桔梗、生甘草、射干。

王（十岁）。嗽缓，潮热，稚年阴亏，气热所致。地骨皮三钱，青蒿一钱，知母一钱，生甘草三分，南沙参一钱，川斛三钱。

王（三岁）。暑风入肺，熇热咳嗽，防惊。益元散、黄芩、竹叶、花粉、苡仁、地骨皮。

吴（七岁）。燥气上逼咳呛，以甘寒治气分之燥。大沙参、桑叶、玉竹、生甘草、甜梨皮。

某（十二）。燥热内伏，发热，咳嗽口渴。桑叶、杏仁、白沙参、连翘、囫囵滑石、鲜芦根。

费（十一）。久疟伤阴，冬季温舒，阳不潜藏，春木升举，阳更泄越，入暮寒热，晨汗始解，而头痛、口渴、咳嗽。阴液损伤，阳愈炽，冬春温邪，最忌发散。谓非暴感，汗则重劫阴伤，迫成虚劳一途。况有汗不痊，岂是表病。诊得色消肉烁，脉独气口空搏，与脉左大属外感有别。更有见咳不已，谬为肺热。徒取清寒消痰降气之属，必致胃损变重。尝考圣训，仲景云凡元气已伤，而病不愈者，当与甘药，则知理阳气，当推建中；顾阴液，须投复脉。乃邪少虚多之治法，但幼科未读其书，焉得心究是理。然乎否乎？炙甘草、鲜生地、麦冬、火麻仁、阿胶、生白芍、青蔗浆。

又由阴伤及胃，痿黄食少餐，法当补养胃阴，虚则补母之治也。见咳治肺，生气日惫矣。《金匮》麦门冬汤。

《续名医类案·卷三十·嗽》

张子和曰：鹿子春一小儿八岁，夏月病嗽，羸甚，余欲涌之，子春以为儿幼弱，惧其不胜，少难之。一日饮酒，家人与之酒，过多大吐，吐定而嗽止。盖酒味苦，苦属通剂，乃大悟余之言也。

万密斋治胡元溪子，五岁，春病嗽。医用葶苈丸，乍止乍作，至夏转作。又一医用五物汤不效。或以葶苈，或以三拗，发表攻里，其嗽益加，至百十声不止，面青气促，口鼻出血，势急矣。曰：自春至秋，病已半年，治之不易。乃用二冬、二母、栀、芩、甘、桔、苏子、茯苓、陈皮去白，连进三剂，咳只二三十声。一医以二陈加防风、百部、杏仁、紫菀、桑皮。万曰：肝气已逆，吾方降之，其咳稍罢，防风、百部升发之品，似不可用。彼云：防风、百部，乃咳嗽圣药也。服之，气上逆而咳，百十声不止，口鼻血复来。再求治，仍用前方，取生茅根捣自然汁，和药与之，五日而血止。去茅根，或加款冬、杏仁以止其咳；或去黄芩、栀子，加人参、白术以补其脾；或加阿胶以补其肺。调理二旬而安。盖方春时，多上升之气，肺感风寒，当与发散；葶苈丸乃攻里之剂，肺金本虚，而反泻之，此一逆也。夏天火旺，肺金受克，当用清金泻火之剂；三拗汤乃发散药也，用热犯热，此二逆也。一汗一下，肺金大虚矣；方秋时，气应降而不降，反用升发之剂，此三逆也。今用收敛清降之药，以平其浮游之火，火衰于戌，时值九月，故病易已。

吴孚先治一小儿咳嗽，动便作痰声，喉如曳锯，脉数洪滑，纹如鱼刺，用加减二陈汤，兼服神仙玉露散而痊。

曾芸塘子九岁，病咳，半夜甚，乃胎禀不足，肾虚嗽也。用人参固本丸加阿胶、桑皮，尽剂而安。又汪元津子，病肾虚嗽，与上症同，亦用人参固本丸加茯苓、知母、贝母、山药各等分，为丸服之而安。

蒋仲芳治盛氏女，十余岁，患内热，干咳特甚。医与清火滋阴麦冬、黄芩之品，服之不效。脉得弦数，脉症汤药甚相合也，因何不愈？沉思间，忽闻女衣有烟火气，询其曾卧火箱中乎？曰：然。即以前方与之，令其迁卧床上，遂不终剂而愈。问故，曰：咳嗽，火热烁金，以清火润肺之品治之甚当，其如外火复逼，一杯水，其能救车薪之火乎？今离却外火，其病自愈耳。（可见药即对症，而饮食起居调摄失宜，亦致不效，非如此细心体察，鲜不误矣）

《也是山人医案·咳嗽》

凌（十四）。风温上受，咳嗽恶心，鼻塞脉大。象贝母一钱五分，泡白杏仁三钱，栝蒌皮一钱五分，牛蒡子（炒研）一钱五分，橘红一钱，黑山栀一钱五分，霜桑叶一钱，桔梗一钱。

吴（八岁）。咳嗽呕逆，中焦已痞，肺气以下行为顺。鲜枇杷叶三钱，郁金一钱，冬瓜子三钱，杏仁三钱，栝蒌皮一钱五分，桔梗一钱，川贝母（去心，研）二钱，橘红一钱。

徐（十二）。咳嗽呛血，腹中鸣响，咳早甚，则知胃阴虚，所服驱风降痰，徒伤其阳耳。白扁豆三钱，玉竹二钱，白粳米三钱，炒麦冬二钱，北沙参三钱，南枣三钱，川斛三钱，生甘草三分。

戴（二岁）。面白无神，咳嗽，肺胃阴衰。真川贝（去心，研）一钱五分，南沙参一钱五分，叭哒杏仁（研）三钱，梨汁制陈皮一钱，茯神二钱，川斛一钱五分。

2. 治风热羁肺咳嗽

《孙文垣医案·卷四·新都治验》

侄女八岁腹高于胸咳嗽呕吐甚则喷血。族侄女，年甫八岁，腹高于胸，发热面红，咳嗽呕吐，甚则连血喷出。右关脉滑大有力。此风热羁绊于脾肺之间而然。以滑石二钱，枇杷叶一钱，麦芽、天麻、半夏曲各八分，枳实、枳壳、防风、青皮各五分，水煎服之，热退嗽定，吐也良瘳。

3. 治肺热咳嗽

《保婴撮要·卷六·咳嗽》

一小儿发热咳嗽，右腮赤色，此肺金有热，用泻白散而愈。次日重感风邪，前症复作，声重流涕，用参苏饮加杏仁、桑皮而愈。但右腮与额微赤，此心火乘肺也，用人参平胃散一剂遂痊。

4. 治肺脾气虚咳嗽

《保婴撮要·卷六·咳嗽》

一小儿伤风咳嗽发热，服解表之剂，加喘促出汗。余谓肺脾气虚，欲用补中益气汤加五味子补之。不信，乃自服二陈、桑皮、枳壳，而发搐痰涌。余仍用前药，加钩藤钩而痊。

一小儿伤食，发热抽搐，呕吐喘嗽，属脾肺气虚有热，用六君、炒黑黄连、山栀而愈。

吴江史万洲子，伤风咳嗽，或用散表化痰之药，反加痰盛腹胀，面色㿠白，余谓脾肺气虚也，用六君、桔梗一剂，顿愈。三日后，仍嗽，鼻流清涕，此后感于风寒也，仍用前药，加桑皮、杏仁，而愈。

一小儿发热，右脸赤，咳嗽痰盛，余谓：风邪蕴结于肺，而痰作也。用二陈加桑皮、杏仁、桔梗治之将愈，自用发散降火之剂，风痰不退，发热益甚。余曰：此脾肺俱虚也。用五味异功散加桔梗四剂渐愈，又用六君子汤而愈。

一小儿三岁，痰涎上涌，气喘胸满，大便不实，睡而露睛，手足指冷，此属形病俱虚也，用六君、桔梗一剂，诸症稍缓，至四剂，将愈。复伤风寒，前症仍作，又以前药加紫苏、杏仁、桑皮而安。

一小儿患咳嗽，服牛黄清心丸，加喘促腹胀，此脾肺气虚也，用六君子汤顿愈。补肺散（一名阿胶散）治肺虚恶心喘急，久患咳嗽有痰。

5. 治伤食咳嗽

《保婴撮要·卷六·咳嗽》

一小儿咳嗽，因乳母素食膏粱炙煿所致，用清胃散而愈。后其母因怒，咳嗽胁痛，其子亦然，母服小柴胡汤，子亦随愈。

一小儿咳嗽发热，右脸赤色，作渴烦闷，倦怠少食，肚腹作胀，此风邪伤肺，饮食伤脾，先用六君、桔梗、杏仁、柴胡一剂，诸症少愈，后去杏仁、柴胡，又一剂而安。

6. 治咳嗽兼变证

《钱氏小儿直诀·卷二·咳嗽兼变症治》

杜氏子五岁，仲冬咳嗽吐痰。此风寒伤肺也，用麻黄丸以泻肺，后用阿胶散以实肺。如此者三，其病愈虚。师曰：泻肝而肝病不退，补肺而肺病犹存，无能为矣。果大喘而殁。

李运使孙八岁，咳嗽胸满，短气。或谓肺经有热，用竹叶汤、牛黄膏各二服。三日加喘。师曰：此肺气虚，而寒邪所乘。用补脾肺之药而愈。盖竹叶、牛黄，治心药也。用以治肺，误矣。

张氏孙九岁，咳嗽闷乱，饮水不止，食不能下。或用凉药，月许无效。师曰：此凉药寒胃也。以益胃散补脾土，以泻白散泻肺金而愈。

段斋郎子四岁，病嗽身热，吐痰数日，咯血。或用甘桔汤、防己丸，其涎上攻，喘吐不止。用褊银丸一服下之，复以补肺散治之。或曰：症属肺虚，何以下？师曰：肺经咯血而有热故也。况痰实上攻，亦使发痛，故宜先下其痰，随补脾肺而愈。

愚治一小儿停食，服克伐之药，唾痰腥气，面赤气喘。此复伤肺气，内亡津液而变肺痈也。不信，已而果唾脓。用桔梗汤，痰脓顿止，其喘益甚。余谓因脾虚不能生肺而然也，用五味异功散加杏仁、薏苡仁、百合治之而愈。后小便涩滞，误服八正散二剂，小便愈涩，咳嗽吐痰，面赤盗汗。此前药复损肾气，虚火烁肺而为患耳。余用五味异功散调补脾土，用地黄丸滋养肾水而痊。

愚治一小儿感冒咳嗽，发散过度，喘促不食，痰中有血。用桔梗汤愈后，因元气未复，大便似痢。或用五苓散、黄连、枳实之类，痰喘目札，四肢抽搐，变慢脾风而殁。

一小儿伤风咳嗽，发热，服解表之剂，加喘促出汗。余以为脾肺气虚，欲用补中益气汤加五味子补之。不信，乃服二陈、桑、杏、枳壳、桔梗，前症益甚，又加发搐痰涌。余仍用前药，更加钩藤钩而痊。

一小儿，母有哮病，因劳即发，儿饮其乳亦嗽。用六君子加桔梗、桑、杏，治其母子，常服数滴而愈。大凡乳下婴儿有疾，必调治其母为善。

一小儿伤食，发热抽搐，呕吐，气喘痰嗽。属脾肺气虚而有热，以六君子加炒黑黄连、山栀各二分，一剂而安。

一小儿咳嗽，因其母素食膏粱炙煿所致，用东垣清胃散而愈。后其母因怒咳嗽胁痛，其子亦然，母服小柴胡汤，其子亦愈。

一小儿伤风咳嗽，或行表散化痰，反加痰甚，肚腹膨胀，面色㿠白。余谓此因脾肺气虚而复伤，用六君子加桔梗，一剂顿安。三日后仍嗽，鼻流清涕，此复伤风寒而作，仍用前药加桑皮、杏仁而愈。

一小儿咳嗽，痰涎上涌，服清气化痰药，反五更痰嗽。余以为脾虚，食积为痰也，用六君子加神曲、山楂、桔梗而愈。若因痰积而咳嗽者,但健脾消食,其痰化。若用克滞之剂,中气愈虚,其痰愈盛。

一小儿喘嗽,胸腹膨胀,泄泻不食。此因饮食伤脾,而不能生肺也,用六君子汤,一剂而愈。

一小儿,痰涎上壅则咳嗽,面色黄白,服清肺之药不应,服下痰之药益甚。余曰:面色痿黄,乃脾虚不能化食而为痰也。令节饮食,用六君子汤而痊。大抵因嗽而生痰者,当治其肺;因痰而致嗽者,当理其脾。

7. 治咳嗽及善后

《保婴撮要·卷六·咳嗽》

一小儿咳嗽恶心,塞鼻流涕,右腮青白,此脾肺气虚,而外邪所乘也,先用惺惺散,咳嗽顿愈。但饮食不思,手足指冷,此外邪虽去,而元气尚虚也,当调补脾土,而生肺金,遂用六君、升麻,治之而愈。大凡外邪所侵,而痰涎壅塞者,宜表散之;外邪既去,而喘嗽未愈,或更气促,肺气虚也,属形病俱虚,须用六君子之类,调补脾土,以生肺金为善。设径补肺气,则反益其邪,况肺乃脆嫩之脏而司腠理,以脾为母。若腠理不密,风邪外侵,蕴结于肺,而变咳嗽诸症,乃形气不足,病气有余也,最难调理。设或呕吐伤其胃气,汗下损其津液,必变肺痿、肺痈。

第三节

哮　喘

小儿哮喘,是小儿时期常见的一种反复发作的哮鸣气喘性肺系疾病。哮指声响言,喘指气息言,哮必兼喘,故通称哮喘。临床以反复发作性喘促气急,喉间哮鸣,呼气延长,严重者不能平卧,张口抬肩,摇身撷肚,唇口青紫为特征。常在清晨或夜间发作或加剧。本病包括了西医学所称的喘息性支气管炎、支气管哮喘。

哮喘有明显的遗传倾向,初发年龄以1~6岁多见。发作有较明显的季节性,以秋季、春季气候多变时易于发病。大多数患儿经治疗可缓解或自行缓解,在正确的治疗和调护下,随年龄的增长,大多可以治愈。但若失于防治,喘息持续,或反复发作,迁延不愈,可延及成年,甚至遗患终身。

【辨病名】

哮指声响言,喘指气息言,哮必兼喘,故通称哮喘。有关本病的记载,始见于《黄帝内经素问·阴阳别论》:“阴争于内,阳扰于外,魄汗未藏,四逆而起,起则熏肺,使人喘鸣。”《黄帝内经灵枢·本神》:“肺气虚则鼻塞不利,少气。实则喘喝,胸盈仰息。”东汉时期,张仲景称之为“喘家”“上气”。隋代巢元方《诸病源候论》称本病为“呷嗽”。哮喘作为独立病名首次出现在南宋王执中《针灸资生经》中。元代朱丹溪首创哮喘病名,在《丹溪心法》一书中作为专篇论述。明代虞抟《医学正传》则进一步对哮与喘作了明确的区别,并指出鉴别特点。明代李中梓在《医宗必读》中提出“哮证”病名,为后世医家所推崇,沿用至今。亦有“喘喝”“呷嗽”等称谓。

《黄帝内经素问·阴阳别论》:“阴争于内,阳扰于外,魄汗未藏,四逆而起,起则熏肺,使人喘鸣。”

《黄帝内经灵枢·本神》:“肺气虚则鼻塞不利,少气。实则喘喝,胸盈仰息。”

《金匮要略·肺痿肺痈咳嗽上气病脉证并治》曰:“咳而上气,喉中水鸡声,射干麻黄汤主之。”

《诸病源候论·咳嗽病诸候·呷嗽候》:“呷嗽者,犹是咳嗽也。其胸膈痰饮多者,嗽则气动于痰,上搏喉咽之间,痰气相击,随嗽动息,呼呷有声,谓之呷嗽。”

《针灸资生经·针灸资生经第四·喘》:“因此与人治哮喘,只谬肺俞,不谬他穴。”

《仁斋直指方论·卷之八·喘嗽·喘嗽方论》:“惟夫邪气伏藏,凝涎浮涌,呼不得呼,吸不得吸,于是上气促急。”

《丹溪心法·卷二·哮喘十四》:“哮喘必用薄滋味,专主于痰,宜大吐。”

《普济方·卷一百六十·咳嗽门·呷嗽》:“夫气者肺之所主,若肺虚为风冷搏,则经络否涩,气道不利,嗽而作声也。此由肺气不足,上焦壅滞,痰饮留结。在于胸腹不能消散。嗽则气动于痰;上搏咽喉之间,痰与气相击,随嗽动息,故呀呷有声也。”

《医学正传·卷之二·哮喘》:“大抵哮以声响名,喘以气息言。”

《医宗必读·卷之九·喘》："别有哮证，似喘而非，呼吸有声，呀呷不已。"

【辨病因】

小儿哮喘的发病内因责于肺、脾、肾三脏功能不足，痰饮留伏，此为哮喘之宿根。外因责之于气候骤变，寒温失调，接触异物，异味以及过食生冷咸酸，劳倦过度，情绪激动等。

《幼科释迷·卷四·咳嗽哮喘·哮喘原由症治》："娄全善曰：喘急之症，有因暴惊触心者，有因寒邪壅盛者，有因风邪外客者，有因多食咸酸痰滞者，有因膏粱积热，熏灼清道者。"

一、外感六淫

《活幼心书·卷中·明本论·咳嗽》："齁䶎一症，郭氏曰：小儿此疾本因暑湿所侵，未经发散，邪传心肺，定而为热。有热生风，有风生痰，痰实不化，因循日久，结为顽块，圆如豆粒，遂成痰母。细推其原，或啼哭未休，遂与乳食；或饲以酸咸，气郁不利，致令生痰；或节令变迁，风寒暑湿侵袭；或坠水中，水入口鼻，传之于肺，故痰母发动，而风随之，风痰渐紧，气促而喘，乃成痼疾。"

《医述·卷十·杂证汇参·哮》："哮有夙根，遇寒则发，或遇劳而发者，亦名哮喘。"

《金匮启钥（幼科）·卷二·咳嗽论》："更有哮喘一病，乳幼恒多，寻其病源，亦不外乎风寒之闭。"

二、饮食不节

《万氏秘传片玉心书·卷五·哮喘门》："哮喘之症有二，不离痰火。有卒感风寒而得者，有曾伤盐水而得者，有伤醋汤而得者，至天阴则发，连绵不已。"

《幼幼集成·卷三·哮喘证治》："有因宿食而得者，必痰涎壅盛，喘息有声。"

三、劳倦所伤

《医述·卷十·杂证汇参·哮》："哮有夙根，遇寒则发，或遇劳而发者，亦名哮喘。"

四、情志失调

《幼科折衷·上卷·喘症》："其因惊发喘，逆触心肺，暴急张口。"

五、肺脾肾虚

《幼科折衷·上卷·喘症》："钱仲阳曰：肿胀内有大喘者，重也。何以然？肾水盛而克退脾土，土胜心火，心又胜肺，肺为心克故喘。或问曰：心刑肺，肺本先虚，今何喘实？曰：此有二，一者肺水喘，此五脏之逆。二者肾水气逆上行，旁侵于肺，故令大喘。"

《幼科释迷·卷四·痰涎·五脏传变皆痰》："脾肺母子也。二脏俱虚，则生涎。涎者，脾肺所出也。涎则流溢在于咽喉，如水鸡之声，喘嗽烦闷。"

六、痰饮留伏

《太平圣惠方·卷第八十三·治小儿咳嗽咽喉作呀呷声诸方》："夫小儿嗽而呀呷作声者，由胸膈痰多，嗽动于痰，上搏于咽喉之间，痰与气相击，随嗽动息，呀呷有声。"

【辨病机】

本病发病机制是外因诱发，触动伏痰，痰随气升，气因痰阻，相互搏结，阻塞气道，宣肃失常，气逆而上，出现咳嗽、气喘哮鸣，呼吸困难。正如《证治汇补·卷之五·胸膈门·哮病》曰："哮即痰喘之久而常发者，因内有壅塞之气，外有非时之感，膈有胶固之痰，三者相合，闭拒气道，搏击有声，发为哮病。"

《幼幼集成·卷三·哮喘证治》："《经》曰：犯贼风虚邪者阳受之，阳受之则入六腑，入六腑则身热不得卧，上为喘呼。又曰：肺病者，喘咳逆气，肩背痛，汗出。夫喘者，恶候也。肺金清肃之令，不能下行，故上逆而为喘。"

《婴童百问·卷之十·齁䶎·第九十一问》："《圣济》论齁䶎证、肺经受风寒，因咳嗽，肺停冷血生痰，致使腑脏有热，睡卧不安，故成齁䶎，咽喉间如拽锯之声。"

《幼科释谜·卷四·咳嗽哮喘》："哮症，古人专主痰，后人谓寒包热，治须表散。窃思之，大都幼稚，多吃咸酸，渗透气脘，一遇风寒，便窒壅道路，气息喘促，故多发于冬秋。"

《不知医必要·卷一·哮喘》："此症原有夙

根，胸中多痰，结于喉间，与气相击，随其呼吸，呀呷有声。偶触风寒即发，遇劳亦发。”

【辨病证】

一、辨症候

《幼科释迷·卷四·咳嗽哮喘·哮喘原由症治》：“阎孝忠曰：小儿喘病，甚于咳嗽，然有虚实冷热之分。”

1. 辨寒热

《幼幼集成·卷三·哮喘证治·入方》：“五虎汤治寒邪入肺而作，盖为寒痰固结，非此方不能解散。”

《幼幼集成·卷三·哮喘证治》：“有因热而得者，必口燥咽干，大小便不利。”

《续名医类案·卷三十·哮》：“冯楚瞻治朱姓儿，三岁，哮喘大作，数日，身热汗出。或以滚痰丸利之，益甚，脉洪数，胸胁扇动，扶肚抬肩，头汗如雨，不食不眠。”

《鸡鸣录·哮喘第五》：“热哮（俗名痰火，口渴苔黄，小溲短赤是）：莱菔子二两，风化硝一两，共研，蜜丸芡子大，每一丸噙化。”

2. 辨虚实

《幼幼集成·卷三·哮喘证治》：“吼者，喉中如拽锯，若水鸡声者是也；喘者，气促而连属，不能以息者是也。故吼以声响言，喘以气息名。凡喉如水鸡声者为实，喉如鼾声者为虚，虽由于痰火内郁，风寒外束，而治之者不可不分虚实也。”

3. 辨脏腑

《广嗣纪要·卷之十六·幼科医案·咳嗽哮喘》：“一富室小儿，先病泻，医以药服之，乃作喘，归咎于医，请予治之。予曰：非医之误，乃冷伤脾作泻，脾传肺作喘。脾为母，肺为子，传其所生也。用陈氏苧蝎散，一服喘止而安。后用此方，治泻后喘者良验。”

《幼科释迷·卷四·痰涎·五脏传变皆痰》：“脾肺母子也。二脏俱虚，则生涎。涎者，脾肺所出也。涎则流溢在于咽喉，如水鸡之声，喘嗽烦闷。”

《幼科释谜·卷四·咳嗽哮喘·哮喘原由症治》：“钱乙曰……有由肺脏怯弱者，其唇白色，当补肺，阿胶散。”

二、辨吉凶

《婴童百问·卷之十·齁船·第九十一问》：“《圣济》论齁船证、肺经受风寒，因咳嗽，肺停冷血生痰，致使腑脏有热，睡卧不安，故成齁船，咽喉间如拽锯之声。小儿若有此候，可服通关梅花饮子并半夏丸，及保寿散、小归命散、解肌散，三两服自安。若见齁船如瘕证，喉间若拽锯声者，乃肺感风邪，上气喘急，面唇青色，项下有深凹陷，痰涎黏如胶漆，口生腥臭，恶气舌缩者，皆不可治也。”

《幼幼集成·卷三·哮喘证治》：“又有虚败之证，忽然张口大喘，入少出多，而气息往来无滞。此肾不纳气，浮散于外，大凶之兆，速投贞元饮；不效，理阴煎加人参、鹿茸，或可挽救。

如汗出如油，发润而喘者，肺绝也；汗出如油，张口大喘者，命绝也；直视谵语而喘者，肝绝也。凡大病正气欲绝，无根脱气上冲，必大喘而绝矣。”

《幼科释谜·卷四·咳嗽哮喘·哮喘原由症治》：“钱乙曰……若闷乱气粗，喘促哽气者，难治，肺虚损故也。脾肺病久，则虚而唇白，脾者肺之母也。母子皆虚，不能相营，故曰怯。肺主唇，唇白而泽者吉，白如枯骨者死。”

【论治法】

小儿哮喘应宗朱丹溪“未发以扶正气为主，既发以攻邪气为急”之说为基本治则，发作期以表实为主，要先辨寒热，以攻邪治标；缓解期则以本虚为主，应细辨肺、脾、肾的虚实及阴虚阳虚，以扶正固本。常年反复发作、缠绵不愈者，则可标本兼治，有所侧重。

一、概论

《丹溪心法·卷二·哮喘十四》：“哮喘必用薄滋味，专主于痰，宜大吐，药中多用醋，不用凉药，须常带表散，此寒包热也。亦有虚而不可吐者，一法用二陈汤加苍术、黄芩作汤，下小胃丹，看虚实用。”

《幼幼集成·卷三·哮喘证治》：“素有哮喘之疾，遇天寒暄不时，犯则连绵不已，发过自愈，不须上方。于未发时，可预防之。有一发即能吐痰者，宜服补肾地黄丸加五味、故脂，多服自愈；有发而不吐痰者，宜痰喘方。”

《幼科释迷·卷四·咳嗽哮喘·哮喘原由症治》："阎孝忠曰：小儿喘病，甚于咳嗽，然有虚实冷热之分。实热者，清肺饮加五和汤加姜、葱，泻肺汤。经云：息皆因气有余，盖肺主气也。虚冷者，补肺散、坎离汤。此肺虚感风，气不升降，致有是症。及用定喘饮常验，不拘冷热皆可服。痰涎失音，二圣散。

娄全善曰：喘急之症……因惊者，化痰定喘丸。寒伤肺气者，小青龙汤。风邪伤肺者，三拗汤加减。咸酸伤肺者，食生豆腐。热伤肺者，清肺饮。喉声如锯者，半夏丸。前症多因脾肺气虚，腠理不密，外邪所乘，真气虚而邪气实者为多。若已发则散邪为主，未发则补脾为主。设概攻其邪，则损真气。迳补其肺，则益其邪。"

《金匮启钥（幼科）·卷二·咳嗽论》："更有哮喘一病，乳幼恒多，寻其病源，亦不外乎风寒之闭。大法苏沉九宝丹，但宜生脉大安丸，后进千缗汤。然或有所因，不可不分治焉。因宿食停滞，痰涎横结而致者，症形内热曰燥，治宜葶苈丸，久病五味汤。因体虚败，忽作大喘者，治宜贞元饮，不应，则理阴煎内加人参、鹿茸。若因胸膈移热，心火亢炽，痰壅大喘者，此名马脾风，其症原名难治，速宜以牛黄夺命丹投之。"

《奉时旨要·卷六金属·喘促》："治哮喘，未发时扶正，既发时攻邪，发久则消散中加以温补。"

《先哲医话·卷下·高阶枳园》："哮喘脉数属阴虚火动者，宜滋阴降火汤。若里邪实，大便不通，脉实者，宜承气汤。"

二、消痰破气

《太平圣惠方·卷第八十三·治小儿咳嗽咽喉作呀呷声诸方》："夫小儿嗽而呀呷作声者，由胸膈痰多，嗽动于痰，上搏于咽喉之间，痰与气相击，随嗽动息，呀呷有声。其咳嗽大体同，至于治疗，则加消痰破气之药，以此为异尔。"

三、去风化痰

《活幼心书·卷中·明本论·咳嗽》："齁船一症……急宜去风化痰。"

四、调肺消痰

《普济方·卷一百六十·咳嗽门·呷嗽》："夫气者肺之所主，若肺虚为风冷搏，则经络否涩，气道不利，嗽而作声也。此由肺气不足，上焦壅滞，痰饮留结，在于胸腹不能消散。嗽则气动于痰，上搏咽喉之间，痰与气相击，随嗽动息，故呀呷有声也。宜调肺经加消痰破饮之剂。"

五、发表行痰

《医学研悦·附小儿形症研阅卷之八·哮喘》："哮喘多成宿疾，天阴欲雨连绵。治时发表及行痰，九宝将来灵验。表邪未除五虎，里实葶苈为先，不宜砒石作成丸，误了孩儿莫挽。"

《幼幼集成·卷三·哮喘证治》："凡哮喘初发，宜服苏陈九宝汤。盖哮喘为顽痰闭塞，非麻黄不足以开其肺窍，放胆用之，百发百中。"

六、补脾肺肾

《幼科释迷·卷四·痰涎·五脏传变皆痰》："脾肺母子也。二脏俱虚，则生涎。涎者，脾肺所出也。涎则流溢在于咽喉，如水鸡之声，喘嗽烦闷，宜抱龙丸、夺命散。"

《广嗣纪要·卷之十六·幼科医案·咳嗽哮喘》："致仕县丞胡三溪一女，素有哮病，遇天欲雨则发，发则多痰，服五虎汤、九宝汤即止，不能断根。吾于三溪呼为知己，思欲与之断其根也。一旦得之，盖痰聚而作喘，痰去则止。痰者，水液之浑浊者也。《难经》云：肾主液，液者水所化也。肾为水脏，入心为汗，入肝为泪，入肺为涕，入脾为涎。此肾喘也，乃以六味地黄丸服之，不复发矣。"

七、急补阴阳

《幼幼集成·卷三·哮喘证治》："或胸膈积热，心火凌肺，热痰壅盛，忽然大喘者，名马脾风。盖心为午火属马，言心脾有风热也。小儿此证最多，不急治，必死，用牛黄夺命散下之效。

凡大病久病之后，或久服寒凉克削之后，或久吐久泻之后，忽然气急，似喘非喘，气息短促，名为短气。短者断之基，气将脱也。速宜挽救，人参五味子汤效。

又有虚败之证，忽然张口大喘，入少出多，而气息往来无滞。此肾不纳气，浮散于外，大凶之兆，速投贞元饮；不效，理阴煎加人参、鹿茸，或可挽救。"

八、外治法

《备急千金要方·卷五上·少小婴孺方·伤寒第五》:“治哮喘、咳嗽及痰结胸,用白芥子、轻粉、白芷各三钱,蜜调作饼,贴背心第三骨节,虽热勿揭,正是拔动病根。冷哮宜用红砒少许,调入阿胶膏贴。”

《普济方·卷一百一十三·喘门》:“治大人小儿喘嗽喘,用糯米泔少许,磨茶子滴入鼻中,当日即愈,不过二三次,绝其根源,屡试,验。”

《幼幼集成·卷三·神奇外治法》:“引痰法:凡小儿痰嗽上气喘息,有升无降,喉中牵锯之声,须引而下行,用生白矾一两研末,少入面粉,米粉亦可。盖生矾见醋即化成水,入面粉取其胶粘帮也。好醋和作二小饼,贴两足心,布包之一宿,其痰自下。

暖痰法:凡小儿胸有寒痰,不时昏绝,醒则吐出,如绿豆粉,浓厚而带青色,此寒极之痰。前法皆不能化,惟以生附子一枚,生姜一两,同捣烂炒热,布包熨背心及胸前,熨完,将姜附捻成一饼,贴于胃口,良久其痰自开。

纳气法:凡小儿虚脱大证,上气喘急,真气浮散,不得归元,诸药莫效。用吴茱萸五分,胡椒七粒,五倍子一钱,研极细末,酒和作饼,封肚脐,以带扎之,其气自顺。”

《理瀹骈文·续增略言》:“治寒哮,用白果、麻黄各等量,捣碎塞鼻。”

【论用方】

一、治小儿哮喘通用方

1. 陈橘皮散(《太平圣惠方·卷第八十三·治小儿咳嗽咽喉作呀呷声诸方》)

治小儿咳嗽,咽中作呀呷声。

陈橘皮(汤浸去白瓤,焙)　杏仁(汤浸去皮尖、双仁,麸炒令黄)　桑根白皮(锉)　甜葶苈(隔纸炒令紫色)　甘草(炙微赤,锉,以上各一分)

上件药,捣粗罗为散。每服一钱,以水一小盏煎至五分,去滓,放温,量儿大小,加减服之。

2. 萝卜子散(《太平圣惠方·卷第八十三·治小儿咳嗽咽喉作呀呷声诸方》)

治小儿咳嗽,喘急作呀呷声。

萝卜子(一分,微炒)　皂荚子(十枚,煨去皮)　灯芯(一束)　麻黄(一分,去根节)　甘草(半分,炙微赤,锉)

上件药,捣粗罗为散。每服一钱,以水一小盏煎至五分,去滓,不计时候,量儿大小,以意分减温服。

3. 桃仁丸(《太平圣惠方·卷第八十三·治小儿咳嗽咽喉作呀呷声诸方》)

治小儿多咳嗽,咽中如呀呷声。

桃仁(四十九枚,汤浸去皮尖、双仁,麸炒微黄)　琥珀末(一分)　甜葶苈(二分,隔纸炒令紫色)

上件药,先捣葶苈桃仁如泥,次下琥珀末,更捣令匀,同丸如绿豆大。每服煎桑根白皮汤化破五丸服,日三服,三岁以上加丸数服之。

4. 肉汤丸(《博济方·卷四·杂病》)

治小儿瘕呷咳不止。

铜青　大黄　猪牙皂角(各为末,各炒一钱)

上三味同研令细,用油饼面和为丸如小豆大。每服五七丸,煎猪肉汤,忌酸咸。

5. 雌黄丸(《圣济总录·卷第六十五·咳嗽门·呷嗽》)

治大人小儿呀呷嗽。

雌黄(半两,研)　丹砂　铅霜　腻粉(各一钱,研)

上四味,再同研细,糯米粥和丸如绿豆大。每服三丸,用蛤粉汤下,日三。

6. 白龙丸(《普济方·卷一百六十·咳嗽门·呷嗽》)

治大人小儿上喘咳嗽,呀呷有声,痰涎痞满。

半夏(大者十枚,汤洗去滑,生姜汁制切,焙捣末)　硇砂(去砂石,一钱,研)　巴豆(八粒,去皮心膜,研不出油,以上三味同用枣肉和搜为剂,外以生面裹烧面熟为度,去面不用)　腻粉　粉霜(各一钱)　龙脑(一字,以上三味细研)

上同捣匀,丸麻子大。每五丸至七丸,甘草汤下,小儿一二丸。

7. 白前散(《普济方·卷一百六十·咳嗽门·呷嗽》)

治咳嗽坐卧不得,喉中作呀呷声。

白前(一两)　紫菀(一两,去苗、土)　半夏

(一两,汤洗七次去滑) 大戟(一分,锉碎) 麻黄(一两,去根节) 甘草(半两,炙,锉,炒微黄)

上为散。每服二钱,以水一中盏,入生姜半分,煎至五分,去滓,不拘时候温服。

8. 赤茯苓丸(《普济方·卷一百六十·咳嗽门·呷嗽》)

治肺气,喉中作呀呷声,痰黏咳嗽,胸膈短气,胁肋坚胀。

赤茯苓(三两) 旋覆花(半两) 桔梗(三钱,去芦) 桑白皮(一两,锉) 百合(半两) 杏仁(一两,汤浸去皮尖、双仁,麸炒,研如膏) 熟地黄(二两) 甘草(半两,炙微赤,锉) 郁李仁(三分,汤浸去皮,微炒)

上为细末,炼蜜和丸,如梧桐子大。每服不计时候,煎枣汤下二十丸。

9. 肥皂荚丸(《普济方·卷一百六十·咳嗽门·呷嗽》)

治咳嗽喘急,喉中作呀呷声。

肥皂荚(二梃,刮去黑皮) 好酥(一两)

上取肥皂荚,以慢火上炙,以酥细细涂之,仍数数翻复,以酥尽为度,炙令焦黄,捣罗为末,炼蜜和丸如梧桐子大。每服不计时候,以温粥饮下十丸。

10. 桂心丸(《普济方·卷一百六十·咳嗽门·呷嗽》)

治咳嗽。喉中呀呷声。宜服。

桂心(一两) 不蛀皂荚(五梃,去黑皮,涂酥炙黄焦,去子) 栝蒌(一枚,全者,炙令干) 甜葶苈(一两,隔纸炒令紫色)

上为末,炼蜜和丸如梧桐子大。不计时,以粥饮下十五丸。

11. 胡黄连汤(《普济方·卷一百六十·咳嗽门·呷嗽》)

治呀呷咳嗽。

胡黄连 皂荚(去皮,涂酥炙令黄) 白槟榔 郁李仁(汤浸去皮尖、双仁,炒干研如粉,各一两)

上粗捣筛。每服三钱,水一盏煎七分,去滓温服,日三,不拘时。

12. 黄芪丸(《普济方·卷一百六十·咳嗽门·呷嗽》)

治呷嗽声音不出,喉中作声。

黄芪(锉碎) 栝蒌根(锉,各一两一钱) 甘草(炙,锉,二两) 大黄(蒸透,锉碎,炒干,一两) 杏仁(汤退去皮尖、双仁,研如脂,二两) 马牙硝(熬,研细,一两一钱)

上先捣前四味,细罗为末,与杏仁、马牙硝通研令匀,炼蜜为丸如梧桐子大。空心服,温水下十五丸,日再。

13. 诃黎勒丸(《普济方·卷一百六十·咳嗽门·呷嗽》)

治咳嗽,喉中呷呀作声。无问年月远近悉治。

诃黎勒皮(一两) 黄连(一两,去须) 露蜂房(一两,炙微黄)

上为末,炼蜜和丸如梧桐子大。每服三丸,不计时候,以温浆水下三十丸。

14. 前胡散(《普济方·卷一百六十·咳嗽门·呷嗽》)

治痰嗽胸中痰滞,喉中作呀呷声。

前胡(六钱,去芦头) 木通(三钱,锉) 半夏(半两,汤浸七次去滑) 旋覆花(半两) 紫菀(半两,去苗、土) 款冬花(半两) 枳壳(三两,麸炒去瓤) 杏仁(三两,汤浸去皮尖、双仁,炒黄) 甘草(半两,炙微赤,锉) 桑白皮(半两,锉)

上为散。每服三钱,以水一中盏,入生姜三片,煎至五分,去滓,不计时候温服。

15. 天门冬丸(《普济方·卷一百六十·咳嗽门·呷嗽》)

治咳嗽上气,喉中作呀呷声,及大小肠不利,宜服。

天门冬(一两半,去心,微焙) 木通(一两,锉) 桑白皮(一两,锉) 川大黄〔三(二)两,锉碎,微炒〕 大麻仁(一两,别研如膏) 杏仁(三两,汤浸去皮尖、双仁,炒微黄) 郁李仁〔三(五)分(钱), 汤浸去皮,微炒〕 紫菀(三分,去苗、土)

上为细末,炼蜜和捣二三百杵,丸如梧桐子大。煎桑枝汤下二十丸,日三服。

16. 香墨丸(《普济方·卷一百六十·咳嗽门·呷嗽》)

治呷嗽相引作声。

墨(烧烟尽) 甘遂 葶苈子(炒紫,各二两) 前胡(去芦头) 大黄(锉,炒,各一两一

分）　巴豆（去皮心，炒，别研如脂，半两）

上先捣前五味，细罗为末，与巴豆同研令匀，炼蜜和丸如梧桐子大。以白粳米饮下，空腹服三丸，三日以后更一服，如吐利不止，以冷白饮止之，吐利止后，宜食白粥。

17. 杏仁丸（《普济方·卷一百六十·咳嗽门·呷嗽》）

治呷嗽，喉中作声。

杏仁（汤退去皮尖、双仁，炒干，研如脂，一两）　马牙硝（熬，研细，半两）　大黄（蒸过，锉碎，炒干，半两）　甘草（炙，锉，一两）

上先捣甘草、大黄为末，与杏仁、马牙硝通研令匀，炼蜜为丸如梧桐子大。每服十五丸，空心温水下，日再服。

18. 坠痰丸（《普济方·卷一百六十·咳嗽门·呷嗽》）

治痰嗽，止呀呷。化风痰，利咽膈。

白矾（八两，于瓦器上枯过，研细，以纸裹埋黄土内一宿，取出火毒入后药）　槐花（三两，炒）　半夏（汤洗七次，焙干杵末，以生姜汁和作饼子再焙干，秤二两）　甘草（一斤，慢火炙，锉）

上为末，白面糊为丸如梧桐子大。每服十五丸，食后生姜汤下。

19. 千金丸（《普济方·卷一百六十三·喘门·哮嗽》）

治哮嗽。

响药千两金丸奇，神仙留与故人知。一两雄黄鸡冠色，半两明信煅如灰，一两玄精龟背样，雌黄一两最相宜，一两鹅管如雪色，二两明霜火上飞，二两蛤蚧巴豆炒，去了壳儿六十枚，同炒去豆只用粉，沙糖和蜜捣须时，荷叶乳为极细末，浥糕调糊莫令稀，丸如绿豆颗儿大。每服七丸用冷齑，小儿服时岁加减，吃了忌酒三日期。喉如拽锯声鸣响，审问与药莫差池。此药家传百余载，且莫轻传宝秘之。

20. 总治十六般哮喘方（《婴童百问·卷之六·喘急第五十六问》）

阿胶（一两，碎，蛤粉炒成珠）　马兜铃（一两）　甘草（炙，一两）　半夏（一两，姜汁浸三日炒）　杏仁（一两，去皮）　人参（半两）

上为末。每服一钱，水一盏，随病有汤使，煎至七分，临卧食后服。汤使开后：心嗽面赤或汗流，加葛根煎；肺嗽眼中泪出，加乌梅一个、糯米十四粒煎服；脾嗽不思饮食，或恶心，入生姜二片煎；胃嗽吐逆呕酸水，入蛤粉煎服；胆嗽令人不睡，用药半钱，茶清调下；肺嗽上气喘急，入桑白皮煎；膈嗽出痰如圆块，入生姜自然汁调药咽下；劳嗽入秦艽末同煎；冷嗽天晚嗽甚，加葱白三寸同煎；血嗽连频不住，加当归、枣子同煎；暴嗽涕唾稠黏，入乌梅、生姜同煎；产嗽背胛痛，加甘草三寸、黄蜡少许煎；气嗽肚疼胀满，入青皮同煎；哮嗽声如拽锯，入半夏二枚同煎；肾嗽时复三两声，入黄芪、白饴糖煎。以上十五般嗽疾，依法煎服，无不效验。

21. 青州白丸子（《苍生司命·卷三·哮喘证·哮喘方》）

治哮及湿痰作喘。

半夏（七两）　南星　白附子（各三两）　川乌（去皮脐，五钱）

上为末，以绢袋盛之，用井花水浸数日，摆渣末出，以手揉再摆，渣尽为度，置磁盆中日晒夜露，春五、夏三、秋七、冬十日夜，去水晒干候如玉饼，研细，以占米打清粥为丸绿豆大。初服五丸，如至十丸、十五丸，姜汤送下，不拘时服。如瘫痪、风湿酒下，小儿惊风薄荷汤下三五丸。

22. 治哮喘神验方（《苍生司命·卷三·哮喘证·哮喘方》）

治小儿哮喘。

天麻　桔梗　防风　半夏　枳壳（各七钱）　朱砂（二钱）　雄黄　礞石（火炼存性，各二钱）　胆星（一两）　巴豆霜（去油，五分）

上末，清水丸粟米大。小儿每用三分，大人七分，姜汤下。忌诸荤肥腻。

23. 紫金泥（《丹溪心法·卷五·小儿九十四》）

小儿哮喘不止，端午日修合。

黑椒（四十九粒，浸透去皮，研如泥次入）　人言（一钱）　鹅管石（一钱）

上为末，丸如黍米大，朱砂为衣。每一丸或二丸，量儿大小，空心冷茶清下。当日忌生冷、荤腥、热物。服药病止后，更服白附丸三五帖。

24. 神应丹（《古今医统大全·卷之四十四·喘证门·药方》）

治咆哮喘嗽。

绿豆(一合) 人言(一钱)

上二味入砂锅内,水煮豆烂熟,研为糊,焙干再研为末,神曲糊丸麻子大。大人服三十丸,小儿十五丸,七岁以下六七丸,冷茶临卧送下。忌热物一日,此方神效。

25. 五圣丹(《片玉心书·卷之五·哮喘门》)

治小儿哮喘。

天南星(煨,一两) 半夏(泡七次) 陈皮(去白盐水拌,一两) 甘草(四钱) 杏仁(四十九粒,另研)

先以南星、半夏二味研末,姜汁、皂角汁拌匀和作饼,又将甘草、陈皮研末,取竹沥一碗,以药和成饼子,焙干,又浸湿,又焙干,竹沥尽为度,再研杏仁泥,蒸蜜和为丸。临时噙化一丸,以薄荷汤送下。

26. 万应膏(《医学入门·外集卷七·妇人小儿外科用药赋》)

治一切风气寒湿、手足拘挛、骨节酸疼、男人痞积、女人血瘕及腰疼胁痛诸般疼痛、结核转筋;顽癣、顽疮积年不愈,肿毒初发,杨梅肿硬未破者,俱贴患处;肚腹疼痛、疟痢俱贴脐上,痢白而寒者尤效;咳嗽哮喘,受寒恶心,胸膈胀满,男妇面色痿黄,脾胃等证及心疼,俱贴前心;负重伤力,浑身拘痛者贴后心与腰眼;诸疝小肠气等证贴脐下神效。

木香 川芎 牛膝 生地 细辛 白芷 秦艽 归尾 枳壳 独活 防风 大枫子 羌活 黄芩 南星 蓖麻子 半夏 苍术 贝母 赤芍 杏仁 白蔹 茅香 两头尖 艾叶 连翘 川乌 甘草节 肉桂 良姜 续断 威灵仙 荆芥 藁本 丁香 金银花 丁皮 藿香 红花 青风藤 乌药 苏木 玄参 白鲜皮 僵蚕 草乌 桃仁 五加皮 山栀 牙皂 苦参 穿山甲 五倍子 降真节 骨碎补 苍耳头 蝉蜕 蜂房 鳖甲 全蝎 麻黄 白芨(各一两) 大黄(二两) 蜈蚣(二十一条) 蛇蜕(三条) 桃 柳 榆 槐 桑 楝 楮(七样树皮,各二十一寸)

用麻油十二斤浸,春五、夏三、秋七、冬十日,方入铜锅内,文武火煎至药枯黑,滤去渣,瓷器收贮;另用松香一斤溶化,入前药,油二两同熬,滴水成珠,不软不硬,仍滤入水中,翻覆揉扯,如金色即成膏矣。

27. 紫金丹(《万病回春·卷之二·哮吼》)

凡遇天气欲作雨便发齁喘,甚至坐卧不得,饮食不进,此乃肺窍中积有冷痰,乘天阴寒气从背、口、鼻而入,则肺胀作声。此病有苦至终身者,亦有子母相传者。每发即服,不过七八次,觉痰腥臭,吐出白色,是绝其根也。

白砒(一钱,生用) 枯矾(三钱,另研) 淡豆豉(出江西者,一两,水润其皮,蒸研如泥,旋加二味末合匀)

上捻作丸,如绿豆大。但觉举发,用冷茶送下七丸,甚者九丸,以不喘为愈,再不必多增丸数,慎之慎之!小儿服一二丸殊效。

28. 宁肺丸(《简明医彀·卷之四·咳嗽·哮吼》)

治哮吼喘急,咳嗽痰涎,抬肩撷肚,不能睡卧,风冷尤甚。

南星(圆小粉团者,泡三次,四两) 蛤粉(厚大者煅) 青黛(画家用者) 半夏(泡七次。各一两) 兜铃(去梗) 蜂房(炙,各五钱) 天竺黄 白矾(各三钱,信制法:用明矾、白砒各三钱同研,入小砂罐内,瓦盖铁丝扎,盐泥通身溏好眼,干,炭火煅红,待冷开,止存矾钱半许)

各研细末,称和,用薄面糊为丸如粟米大。每服大人三分,小儿分半,临睡萝卜或米汤茶下。忌咸酸、生冷。

29. 化痰丸(《幼幼集成·卷三·哮喘证治·哮喘简便方》)

化痰最捷,兼能止嗽。

丝瓜(烧存性)

为细末,枣肉为丸如弹子大。每服一丸,姜汤化下。

30. 千缗汤(《幼幼集成·卷三·哮喘证治·入方》)

治痰闭肺窍,喘息有声。

法半夏(二钱) 大皂角(五分) 老生姜(一钱) 炙甘草(一钱)

水煎服。以上皆素无哮喘,而暴发者用。

31. 清金丹(《幼幼集成·卷三·哮喘证治·哮喘简便方》)

治一切吼疾,或痰或食,遇厚味即发者尤妙。

萝卜子(蒸熟,晒干,为末) 猪牙皂(烧存性,等分)

共为细末,姜汁打面糊丸绿豆大。每服一二十丸,姜汤送下。

32. 痰喘方(《幼幼集成·卷三·哮喘证治·入方》)

哮喘无痰者,盖痰入于肺窍,不能出故也。

官拣参　制南星　制半夏　栝蒌霜　香附米　皂角灰　真广皮(炒)　萝卜子(炒,各等分)

共为末,姜汁煮神曲糊丸麻子大。每服一钱,姜汤化下。

33. 哮喘简便方《幼幼集成·卷三·哮喘证治·哮喘简便方》

治痰气壅塞。

雪梨汁一杯,生姜汁四分之一,蜂蜜半杯,薄荷细末一两,和匀,器盛,重汤煮一时之久,任意与食,降痰如奔马。

34. 坠痰丸(《幼幼集成·卷三·哮喘证治·哮喘简便方》)

治一切风痰、湿痰、老痰、痰火,胸痞满,气壅塞。

黑牵牛(四两,炒,止取头末一两)　大皂角(去皮弦及子,酥炙黄,四钱)　生白矾(三钱)

共为细末,米糊丸。每服一钱,儿稍大者二钱,空心姜汤服。痰涎从大便出;久病之人,五日、十日一服;病缓者半月一服。

35. 断根方《回生集·卷上·内症门》

治小儿哮病。

海螵蛸

火煅为末。大人五钱,小儿二钱,黑砂糖拌匀调服。一帖即除根。若不服上煎药。止可得半也。上煎药如热哮加元参三钱,冷哮加干姜一钱,盐哮加饴糖三钱,酒哮加柞木三钱。

36. 哮喘方《验方新编·卷十八咳嗽部·哮喘痰厥》

治无论远年近日,冷热哮病。

于三伏日将生老姜切片,日晒夜露四十九日足,雨天不算,晒露足后,将姜片研细末,瓷瓶收贮听用。再用糯米升半,白米升半,磨成细粉,用时以粉一二合,水和匀,用姜末作包心馅子搓成汤丸,待病人熟睡,预备滚水煮熟汤丸,轻轻唤醒病者,即与之食,或九丸、十一丸,须成单数,小儿减半,每夜食一次,久食自愈。

二、治小儿寒哮方

1. 人参半夏丸(《太平惠民和剂局方·卷之十·治小儿诸疾》)

治肺胃受冷,咳嗽气急,胸膈痞满,喉中呀呷,呕吐涎沫,乳食不下。

半夏(汤洗七次,切,焙)　厚朴(去粗皮,姜汁炙)　丁香(各四两)　陈皮(去瓤)　人参(去芦)　细辛(去苗,各二两)

上为细末,用生姜汁打面糊为丸,如麻子大。三岁儿每服二十丸,生姜汤下,食后服,量儿大小加减。

2. 八仙丹(《惠直堂经验方·卷二·痰喘门》)

治冷喘哮嗽如神。

雄黄(水飞,一两,一半为衣)　鹅管石(煅,一两)　礞石　硝(各一两,二物合煅如金色)　款冬蕊(一两)　胆星(二两)　半夏(白矾水煮透,一两五钱)　天竺黄(五钱)　白砒(一两,入白矾二两,用银罐二个一盛一盖,上面钻一大孔出气,煅出青烟尽为度止,重一两,加麝一分)

上共为末,甘草三钱煎汁,和绿豆粉糊丸如绿豆大。每服八丸,临睡津咽;或桑白皮汤冷透送下,小儿量减。孕妇忌服。

3. 五虎汤(《幼幼集成·卷三·哮喘证治·入方》)

治小儿哮喘。寒邪入肺而作,盖为寒痰固结,非此方不能解散。

净麻黄(七分)　光杏仁(一钱)　陈细茶(一钱)　熟石膏(一钱五分)　炙甘草(四分)

净水煎,空心服。

4. 苏陈九宝汤(《幼幼集成·卷三·哮喘证治·入方》)

治风寒闭肺而作哮喘。

净麻黄(五分)　红云皮(五分)　南薄荷(五分)　青化桂(取心,五分)　紫苏叶(四分)　桑白皮(五分)　大腹皮(一钱)　光杏仁(四分)　炙甘草(六分)

生姜三片,水煎,临服加童便少许冲服。

三、治小儿热哮方

1. 射干汤(《备急千金要方·卷五下·少小

婴孺方·咳嗽第六》)

治小儿咳逆,喘息如水鸡声方。

射干　麻黄　紫菀　甘草　生姜(各一两)　半夏(五枚)　桂心(五寸)　大枣(二十枚)

上八味㕮咀,以水七升煮取一升五合,去滓,纳蜜五合,煎一沸,分温服二合,日三。

2. 辰砂半夏丸(《太平惠民和剂局方·卷之十·治小儿诸疾》)

治小儿肺壅痰实,咳嗽喘急,胸膈痞满,心忪烦闷,痰涎不利,呀呷有声。

五灵脂(微炒,用酒研飞,去砂土)　朱砂(研飞,各一两)　葶苈(水淘净,日干,别杵成膏)　杏仁(汤浸去皮尖及双仁,麸炒,别杵成膏)　半夏(汤浸七次去滑,焙干,各半两)

上为末,入研药匀,以生姜汁煮面糊和丸如小麻子大。每服五丸至七丸,淡生姜汤下,食后。

3. 牛黄散(《太平圣惠方·卷第八十三·治小儿咳嗽咽喉作呀呷声诸方》)

治小儿咳嗽,喘急烦热,喉中作呀呷声。

牛黄(一分,细研)　蝉壳(半两,微炒)　柴胡(一分,去苗)　栝蒌子(一分)

上件药,捣细罗为散。每服以蜜水调下一字,日三服,二岁以上加之半钱。

4. 射干散(《太平圣惠方·卷第八十三·治小儿咳嗽咽喉作呀呷声诸方》)

治小儿咳嗽,心胸痰壅,攻咽喉作呀呷声。

射干　麻黄(去根节)　紫菀(洗去苗、土)　桂心(以上各半两)　半夏(半分,汤洗七遍去滑)　甘草(一分,炙微赤,锉)

上件药,捣粗罗为散。每服一钱,以水一小盏,入生姜少许,煎至五分,去滓,入蜜半茶匙,搅令匀,不计时候,量儿大小,分减温服。

5. 郁李仁丸(《太平圣惠方·卷第八十三·治小儿咳嗽咽喉作呀呷声诸方》)

治小儿肺脏热多,咳嗽喘急,喉中作呀呷声。

郁李仁(三分,汤浸去皮,微炒研如膏)　杏仁(一分,汤浸去皮尖、双仁,麸炒微黄,烂研如膏)　川大黄(一分,锉,微炒)

上以大黄一味。捣细罗为散,同研令匀,入蜜少许,和丸如梧桐子大。每服以粥饮研破三丸服之,日三服,量儿大小,以意加减。

6. 泽泻散(《黄帝素问宣明论方·卷十四·小儿门·小儿病总论》)

治小儿齁鮐,膈上壅热,涎潮。

泽泻(一分)　蝉壳(全者,二十一个)　黄明胶(手掌大一片,炙令焦)

上为细末。每服一大钱,温中汤调下,日进二服,未愈,再服。

7. 金花散(《类编朱氏集验医方·卷之十一·小儿门·杂病》)

治口疮,潮热,呷疾。

雄黄　牙硝　郁金　甘草　瓜蒌　干葛

上为末。一字,新汲水、薄荷水调下。

8. 黄芪汤(《医学纲目·卷之三十九小儿部·肺主燥·咳嗽》)

治小儿咳嗽喘逆,身热,鼻干燥者,是热入肺经,为客热,呷呀有声。

黄芪(二两)　人参(二钱半)　地骨皮(五钱)　桑白皮(三钱)　甘草(二钱半)

上㕮咀,水煎,放温,频频服之。

9. 抱龙丸(《幼科释迷·卷四·痰涎·五脏传变皆痰》)

伤风瘟疫,身热昏睡,气粗。风热、痰实壅嗽,惊风潮搐,及蛊毒中、中暑壮热。

胆星(四两)　天竺黄(一两)　雄黄(水飞)　朱砂(研,各半两)　麝香(一钱)

甘草膏丸,皂荚子大,温水化下。百日儿一丸,分三四服。五岁儿一二丸,大人三五丸。

10. 治小儿热哮验方(《备急千金要方·卷五下·少小婴孺方·咳嗽第六》)

治小儿咳逆,喘息如水鸡声方。

半夏(四两)　紫菀　桂心　生姜　细辛　阿胶　甘草(各二两)　蜜(一合)　款冬花(二合)

上九味㕮咀,以水一斗,煮半夏取六升,去滓,纳诸药煮取二升五合,五岁儿服一升,二岁儿服六合,量儿大小多少加减之。

四、治小儿肺脾肾虚哮喘方

1. 紫菀杏仁煎(《普济方·卷一百六十·咳嗽门·呷嗽》)

治肺脏气积,喉中呷嗽不止。皆因虚损肺脏,致劳气相侵,或胃中冷膈上热,并宜服。

紫菀(一两半,去苗、土)　杏仁(半升,去皮尖、双仁，别细研） 生姜汁（三合） 酥（二两） 地黄汁（三合） 蜜（一升） 大枣肉（半斤） 贝母（去心，三两） 白茯苓（去黑皮） 五味子（炒） 人参 甘草（炙，锉） 桔梗（锉，炒） 地骨皮（各一两）

上捣罗八味为末，调和诸自然汁，并酥蜜杏仁等，同于银器中，以文武火煎，频搅令匀，煎百十沸，成煎后，在于甑上蒸三五遍。每服食后服一匙头，便仰卧少时，渐渐咽药，夜再服。

2. 射干丸（《普济方·卷一百六十·咳嗽门·呷嗽》）

治久嗽，喉中作声，发即偃卧不得。

射干（一两） 半夏（汤洗十次，炒干，一两一钱） 干姜（炮裂） 皂荚（去皮子，炙） 款冬花（去萼，焙干） 陈橘皮（汤洗去白，焙，各一两） 百部（焙干，一两一钱） 细辛（去苗叶） 五味子（拣净，各用一两一钱） 贝母（去心，炒令微黄） 白茯苓（去黑皮） 郁李仁（汤浸去皮尖、双仁，研如脂，各一两）

上细罗为末，与郁李仁同研令匀，炼蜜为丸如梧子大。空心饮下七丸，稍加至十五丸，日再服。

3. 芫根白皮丸（《普济方·卷一百六十·咳嗽门·呷嗽》）

治久患呷嗽，喉中作声。

芫花根白皮（锉碎，炒干） 半夏（汤洗五次，炒干） 射干 百部 五味子（拣净，各一两一分） 干姜（炮裂） 紫菀（去苗、土） 款冬花（去萼） 白茯苓（去黑皮） 皂荚（酥炙，去皮子） 细辛（去苗叶） 贝母〔去心，微炒，各三（一）两〕

上为细末，炼蜜为丸如梧子大。空心粥饮下三丸，渐至五丸，以知为度。如泻多，用防风甘草汤解之。

4. 苏沈九宝汤（《医方选要·卷之三·咳嗽门》）

治老人、小儿素有喘疾，遇寒暄不常，发则连绵不已，咳嗽哮吼，夜不得睡。

桑白皮 甘草 大腹皮 官桂 麻黄 薄荷 陈皮 紫苏 杏仁（去皮尖，各一钱）

上作一服，用水二盅，生姜三片，乌梅一个，煎至八分，食后服。

5. 六君贝母丸（《幼幼集成·卷三·哮喘证治·入方》）

治小儿哮喘。如虚弱之人，无论已发未发，均宜照服。

党参（去芦，米炒） 贝母（姜汁炒） 半夏（制，各一两五钱） 茯苓（一两二钱） 陈皮（一两） 白术（净炒，二两） 炙草（五钱）

用竹沥水一茶杯，老生姜汁半茶杯，与各药和匀，晒干后，再和竹沥、姜汁，二次晒干，研细末，炼蜜为丸如绿豆大。每服三钱，白汤下。

6. 治小儿肺脾肾虚哮喘验方

1）《普济方·卷一百六十·咳嗽门·呷嗽》

治咳嗽，喉中作呀呷声，积年不瘥者，宜服此方。

鲎鱼壳（半两） 猪牙皂荚（一梃，去黑皮，涂酥炙焦黄，去子） 贝母（一两，煨微黄） 桔梗（一钱，去芦头）

上为末，炼蜜和丸如小弹子大。每含一丸，旋咽其汁，服三丸，即吐出恶涎，便瘥。

又方：上用水牛鼻尖，以慢火炙令干为散。每服以清茶调下一钱，不过五服愈。

又方（引《本草》）：治久患呀呷咳嗽。喉中作声不得眠。上用蝉壳七枚，研末，以粥饮调下一钱，一方用井花水调服之。

2）《幼幼集成·卷三·哮喘证治·哮喘简便方》

治哮喘久不止，不拘老小，一服即止，并治小儿奶哮。

石膏 半夏 栝蒌仁 陈皮 麻黄（各一钱五分） 枳实 杏仁（各一钱） 甘草（七分） 生姜（五片）

水煎，热服。

五、治小儿咸哮方

治小儿咸哮方验方（《疑难急症简方·卷三·痰饮喘哮》）

治小儿咸哮喘嗽。

乌贼骨末，白糖和服，愈。

又方：甜瓜蒂七枚，研细，冷水调，澄清服，即痰涎喘定，次日再服，三度病除。

【医论医案】

一、医论

《冯氏锦囊秘录·杂症大小合参卷十二·论哮(儿科)》

哮吼喘者,喉中如拽锯,如水鸡之声者是也。如气促而连属不能以息者,即谓之喘。夫哮以声响名,喘以气息言耳。喉如鼾声者为虚,喉如水鸡声者为实。丹溪曰:治哮必用薄滋味,专主于痰,宜大用吐药,吐药中宜多用醋,不可纯用凉药,兼当带表散,盖此是寒包热也。亦有虚而不可吐者,慎之。总是痰火内郁,风寒外束而然,亦有过啖咸酸,邪入腠理而致者,治法须审其新久虚实可也。

《扫叶庄医案·卷二·痰饮喘咳水气肿胀》

幼年哮喘,是寒暄失时,食味不调,致饮邪聚络,凡有内外感触,必喘逆气填胸臆,夜坐不得卧息,昼日稍可展舒,浊沫稀涎,必变浓痰,斯病势自缓,发于秋深冬月。盖饮为阴邪,乘天气下降,地中之阳未生,人身藏阳未旺,所伏饮邪,与外凉相召而窃发矣。然伏于络脉之中,任行发散,攻表涤痰,逐里温补,与邪无干,久药不效。谓此治法,宜夏月阴气在内时候,艾灸肺俞等穴,更安静护养百日,一交秋分,暖护背部,勿得懈弛,病发之时,暂用汤药,三四日即止,平昔食物,尤宜谨慎,再经寒暑陶溶,可冀宿患之安,发时背冷气寒,宜用开太阳逐饮。

二、医案

1. 治小儿盐哮

《名医类案·卷第七·哮》

江少微治小儿盐哮,声如曳锯,以江西淡豆豉一两,白砒一线研细,拌入精猪肉四两,内以泥固济,炭火煅出青烟为度,研细和淡豆鼓捣匀,为丸如黍米大。每服二三十丸,滚白水送下(此方甚佳,即紫金丹),忌大荤、盐酱,一月而愈。

一贵公子患盐哮,年方九龄,每以风寒即发,投以喻丸药饼,夜卧醒放舌上,任其自化下,随效。方用苦葶苈五钱(隔纸炒),茯苓五钱,花粉、麻黄、杏仁、款冬蕊、桑白皮(蜜炙)、贝母(去心)各三钱,五味子二钱,罂粟壳钱半(蜜炙)。右为细末,乌药肉三钱、枣肉三钱,煮烂如泥,捣和前末为饼,每重一分半,服未半料,永不复发,须忌大荤一两月。

一小儿盐哮喘嗽,用海螺销刮屑研细末,以白糖蘸吃,愈。

一富儿厚味发哮喘,以萝卜子淘净蒸熟晒干为末,姜汁蒸饼为丸(即清金丹),每服三十丸,津咽下。

2. 治小儿天哮

《幼科医验·卷下·天哮》

一儿哮喘二十余日,每吊嗽则吐尽饮食,两胁作痛。紫菀、百合、桑白皮、前胡、新会皮、枳壳、胆星、款冬花、黄芩、枇杷叶、知母。

一儿,哮喘半月,时常痰涎壅塞,如惊风状,此肺经气逆所致。陈皮、胆星、苏子、桑白皮、甜杏仁、桔梗、枳壳、槟榔、青防风、钩藤钩。

一儿,向患哮喘,每遇风寒或食咸味,辄喘促不休。先进顺气消痰,再议补肺。杏仁、桑白皮、瓜蒌仁、元参、桔梗、陈皮、熟苏子、江枳壳、前胡、防风、花粉。

3. 治虚亏哮喘

《广嗣纪要·卷之十六·幼科医案·咳嗽哮喘》

冯楚瞻治同姓子,三岁,平时面色皖白,囟门宽大,颅骨开解。一夕,忽发微喘,不能睡倒,抱起稍可。至二三日,虽抱起而喘急不减,出多入少,两便亦急。(肝肾大亏)理宜用上病疗下之法,恐不肯轻服,乃设词曰:喘已多日,肺气虚矣,当以人参钱许,配生脉饮作汤,化服启脾丸乃愈也。

致仕县丞胡三溪一女,素有哮病,遇天欲雨则发,发则多痰,服五虎汤、九宝汤即止,不能断根。吾于三溪呼为知己,思欲与之断其根也。一旦得之,盖痰聚而作喘,痰去则止。痰者,水液之浑浊者也。《难经》云:肾主液,液者水所化也。肾为水脏,入心为汗,入肝为泪,入肺为涕,入脾为涎。此肾喘也,乃以六味地黄丸服之,不复发矣。

《冯氏锦囊秘录·杂症大小合参卷十二·论哮(儿科)》

一朱姓儿,三岁,哮喘大作,声闻邻里,二三日不止,身热汗出。一医投以滚痰丸利之,下泻二三次,其势更甚,六脉洪数,胸胁扇动,抬肚抬肩,旦夕无宁刻,粒米不能食,头汗如雨,数日不寐,势甚危迫，乃延余治，余曰误矣。夫声出于气喉，连喘数日，下元已伤矣。今已峻利药，从食喉下之，伐及无辜，下元更虚极矣。所以有扶肚抬肩，恶候来也，令以人参、麦冬各一钱，五味子七粒，肉桂三分，水煎温服，一日二剂。服后而哮声顿减，至夜复作，次日往视，余曰：此气少夏，而阴未有以配之也，乃以八味之加牛膝、麦冬、五味子者，内熟地每剂五六钱，桂、附每剂各四分，水煎冷服，午前、午后各一剂。服后而竟熟睡，醒来饮食大进，其声悉止。次日往视，喘热俱已，但劳力运动，喘声微有，此未还元之故也。以生脉饮调理三四日，精神全复。

《临证指南医案·卷四·哮》

某（十三）。哮喘久咳。桂枝木、杏仁、橘红、厚朴、炒半夏、炒白芥子。

邹（七岁）。宿哮肺病，久则气泄汗出，脾胃阳微，痰饮留著，有食入泛呕之状。夏三月，热伤正气，宜常进四君子汤以益气，不必攻逐痰饮。（气虚）人参、茯苓、白术、炙草。

4. 治误饮伤肺哮喘

《沈菊人医案·卷下·哮喘》

俞，六龄幼童。哮喘三年，询病起于误饮，火酒呛肺，遂有是证。肺受辛辣所伤。苏子、桑皮、蒌皮、法夏、银杏、前胡、枳壳、浮石、甘草、茯苓。

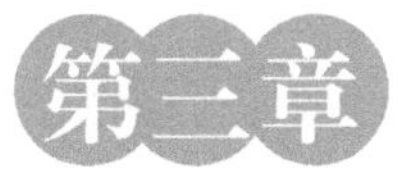

第三章 脾胃系病证

脾胃为后天之本，燥湿相济，纳运相助，脾升胃降，相反相成。小儿脾常不足，“胃小而脆，容物不多”，运化功能较弱，常见气血亏虚、乳食积滞、湿浊内蕴等，引起呕吐、腹痛、泄泻、便秘、疳证等证。脾开窍于口，故鹅口疮、口疮、滞颐等，皆可从脾胃论治。治疗上应补运兼施，不宜轻用攻伐，也不可骤补，用药宜平和，同时重视外治、推拿及食疗的临床应用。

第一节 鹅口疮

鹅口疮是以口腔黏膜、舌上散在或布满白屑为主要表现的一种儿科疾病。鹅口疮又称“雪口”“白口疮”“噤口风”“迷口”“蛾口”等。西医学亦称之为鹅口疮。

【辨病名】

一、鹅口疮

《幼科证治大全·鹅口疮》：“何以名之鹅口也，鹅口者，满口皆白，有似鹅之口中，俗谓之雪口是也。”

《医门补要·卷上·鹅口疮》：“口舌白腐，叠如雪片，在小儿名鹅口疮。”

二、雪口

《重订囊秘喉书·卷上·类证·蛾口》：“一名雪口。初生月内小儿，满口舌上白屑，如蛾口样者，故名之。”

《尤氏喉症指南·各症形象主治歌》：“小儿口舌生白屑，是名雪口细推详。”

三、噤口风

《医学入门·外集卷五·小儿门·附小儿病机》：“噤口风，眼闭，啼声清小，舌上聚肉如粟米状，吮乳不得，口吐白沫，二便皆通。”

【辨病因】

本病的发生，可由胎热内蕴所致。胎毒流于心脾，火热之邪循经上炎口舌，故成鹅口疮。

《万氏家抄济世良方·卷五·小儿诸病》：“胎中受热，生下则鹅口疮疡而重舌赤瘤。”

《医学入门·外集卷五·小儿门·附小儿病机》：“噤口风：眼闭，啼声清小，舌上聚肉如粟米状，吮乳不得，口吐白沫，二便皆通。由胎中受热，毒流心脾，故形见于喉舌，或生下复为风邪搏之所致。”

【辨病机】

鹅口疮多由胎热内蕴所致。其病变部位主要与心、脾、胃密切相关。病机关键是热毒之邪循经上炎，燔灼口舌。

一、心脾积热

《外科正宗·卷之四·杂疮毒门·鹅口疮第一百十四》：“鹅口疮，皆心、脾二经胎热上攻，致满口皆生白斑雪片；甚则咽间叠叠肿起，致难乳哺，多生啼叫。”

《幼科释谜·卷一·初生诸病·鹅口》：“儿初生，口里白屑满舌上，如鹅之口，故名。由在胎时受谷气盛，心脾热气熏发于口。”

《儿科萃精·卷二·初生门·初生噤口》：“噤口系热毒流于心脾，胎中久蕴，故生后遂发于口舌之间，一名鹅口疮。”

二、脾胃郁热

《幼科证治大全·鹅口疮》："小儿鹅口疮者，胃中之湿热也。"

《医门补要·卷上·鹅口疮》："脾胃郁热上蒸，口舌白腐，叠如雪片，在小儿名鹅口疮。"

三、心肺郁热

《冯氏锦囊秘录·痘疹全集卷三十一·吐利蛔虫及蛔厥狐惑疳蚀走马疳赤白口疮》："凡口唇生疮而赤者，名曰赤口疮，热在心脾二经也；白者，名曰白口疮，又名鹅口疮，热在心肺二经也。"

【辨病证】

鹅口疮多由胎热内蕴所致。其病变部位主要与心、脾、胃密切相关。若鹅口疮形如腐衣，后变黄色，转如黑色；或口如鱼口，或作鸦声；或鹅口疮自外向内发展，可危及生命。

一、辨症候

《医学入门·外集卷五·小儿门·附小儿病机》："噤口不乳不能啼……噤口风：眼闭，啼声清小，舌上聚肉如粟米状，吮乳不得，口吐白沫，二便皆通。"

《外科正宗·卷之四·杂疮毒门·鹅口疮第一百十四》："鹅口疮……满口皆生白斑雪片，甚则咽间叠叠肿起，致难乳哺，多生啼叫。"

《彤园医书（外科）·卷之二外科病症·口部》："鹅口疮……满口白屑斑点，闷痛甚者咽间肿胀微痛，妨碍饮食。"

《金匮启钥（幼科）·卷二·口疮论》："满口白屑如刺者，乃鹅口疮也。"

《产孕集·下篇·怀婴第十一》："若生鹅口疮者，其候口内白屑遍生，舌上鼻上皆有之，不能吮乳。"

《儿科要略·儿科特征·口症》："雪口又名鹅口白屑，小儿患之最为普遍，婴孩初生百日中，口中有白点旋拭旋生，满口缠遍，内窜入喉，甚至有啼哭不能乳者是也。"

二、辨吉凶

《婴童类萃·上卷·胎毒论》："鹅口疮，牙龈舌上满口白屑，堆起入喉即死。"

《本草单方·卷十五幼科·诸疮》："鹅口疮，自内生出，可治；自外生入，不可治。"

《痘科辨要·卷三·辨见点三日顺险逆证·逆证不治》："一周身匀称，独口唇细密者，名曰锁口。须豫防九十朝不食之患，如发热而口中灰黑色，则后如鹅口疮而死。"

《重订囊秘喉书·卷上·类证·蛾口》："一名雪口。初生月内小儿，满口舌上白屑，如蛾口样者，故名之。形如腐衣，后变黄色，转如黑色者，不治。若口如鱼口，或作鸦声者，难治。此心脾积热，又名迷口。"

《先哲医话·卷下·多磯纪庭》："诸疢久不愈，口舌生鹅口疮者，皆胃气衰败之候，固为死证。"

【论治法】

鹅口疮病机关键是热毒之邪循经上炎，燔灼口舌。故治法以清热泻脾，升发郁热为主。外治之法如敷贴法、吹药法、搽洗法，历代医家记载较多，可供现代临床参考。

一、概论

《医学入门·外集卷五·小儿门·附小儿病机》："噤口风：眼闭，啼声清小，舌上聚肉如粟米状，吮乳不得，口吐白沫，二便皆通，由胎中受热，毒流心脾，故形见于喉舌，或生下复为风邪搏之所致，宜泻黄散、珠银丸。有初生口噤不开，不收乳者，用金头赤足蜈蚣一条，炙焦为末，每五分以猪乳汁二合和匀，分三四次灌之；或用竹沥调牛黄末一字灌之，更以猪乳汁点口中。"

《外科正宗·卷之四·杂疮毒门·鹅口疮第一百十四》："鹅口疮，皆心、脾二经胎热上攻，致满口皆生白斑雪片；甚则咽间叠叠肿起，致难乳哺，多生啼叫。以青纱一条裹箸头上，蘸新汲水揩去白胎，以净为度，重手出血不妨，随以冰硼散搽之，内服凉膈之药。"

《幼科证治大全·四十六、鹅口疮》："小儿鹅口疮者……大法内服泻心清热之剂，而外敷凉药，则重者可消，白者可退矣。"

《疡医大全·卷十四·唇口部·鹅口疮门主论》："汤氏曰：初生，口内白屑满舌上，不能吮乳，谓之鹅口。急以乱发缠指头，蘸薄荷汁或井华水拭净。如不脱，用四宝丹掺之。若初生百日内，口中生白点无数，拭之则去，少刻复有，口角流涎，日夜啼哭不乳，又名鹅口白屑。皆由胎热或母贪嗜酒面，遗热于儿，用甘草、黄连各一钱煎浓，以帛裹手指，口中拭去再不复发。奎光曰：鹅口一名雪口，先须搅去白衣，用口疳药吹。频搅频吹，内服犀角汁或犀角解毒丸。骆潜庵曰：小儿胎火攻心，上腭有白点，状如粟米，名曰乳鹅；或口内白沫满口，上腭戴碍，状如鹅口，开而不合，语声不出，服食多艰。皆由热毒上攻也，宜延寿丹。"

二、内治法

1. 升发郁火

《医门补要·卷上·鹅口疮》："脾胃郁热上蒸，口舌白腐，叠如雪片，在小儿名鹅口疮。先以牛桔汤，升发其火。"

2. 清热泻脾

《儿科萃精·卷二·初生门·初生噤口》："噤口……急宜清热泻脾，但用金钗石斛、黄连、生地、赤苓、灯芯五味各少许煎服。"

三、外治法

1. 敷贴法

《卫生易简方·卷之七·口吻》："治白口疮，用巴豆三枚去皮不去油，黄丹半钱，同研如泥，涂叶上如大棋子，贴眉间，须臾四围疮如蚕子，去药大效。"

《本草纲目·主治第四卷·百病主治药·口舌》："乳香，白口疮，同没药、雄黄、轻粉涂；赤口疮，同没药、铜绿、枯矾，涂。"

《小儿诸证补遗·小儿外治诸效方》："小儿红白口疮，不肯吃搽药饵，吴茱萸、生南星各一两为末，醋丸弹弓子大，临用醋化浓膏，晚上小儿睡着，男左女右，贴涌泉穴，贴上包裹，次日去药，愈。"

《名家方选·小儿病·小儿杂症》："治小儿鹅口疮方：密陀僧一味，水解，男子涂左足心，女子涂右足心。"

2. 吹药法

《本草纲目·主治第四卷·百病主治药·口舌》："五倍子，掺之，立可饮食。同黄柏、滑石，或加密陀僧，或同青黛、铜绿，治大人、小儿白口疮，似木耳状，急者吹入咽喉。"

《秘珍济阴·卷之二·〈达生编〉下卷·小儿夜啼有四》："有起白小泡者，名白雪，一名鹅口疮：取白鹅矢，瓦上焙干，合黄泡药吹之愈。"

《慈幼便览·头缝不合·口舌牙疳咽喉简便方》："治小儿鹅口疮：箭头砂、枯白矾、明牙硝各五钱，共为细末，每用三五分吹之。"

《重订囊秘喉书·卷上·类证·蛾口》："一名雪口……此症余用柳华散吹，另以真青布湿薄荷水拭之，极效。"

3. 搽洗法

《外科经验方·小儿丹毒》："治小儿白屑满口，因名曰鹅口疮，不能吮乳，用发缠指上，蘸井水拭舌。如屑不脱，浓煮栗木汁，以绵缠箸头拭洗，却用飞过黄丹搽上。"

《本草纲目·禽部第四十七卷·禽之一·鹅》："鹅口疮：自内生出可治，自外生入不可治。用食草白鹅下清粪滤汁，入沙糖少许搽之；或用雄鹅粪眠倒者烧灰，入麝香少许搽之，并效。"

《种杏仙方·卷二·口舌》："治白口疮急恶，状似木耳：用五倍子、青黛等分为末，好酒调，搽疮上。"

《幼科发挥·卷之二·心所生病·诸疮》："满口生白雪疮，又名鹅口疮。先翁用朱砂白矾，研末涂口舌效；又用鹅公一只，以糯米于口中喂食尽，取水洗之。"

《痘疹精详·卷七·痘后治法·唇口生疮》："又有口舌生疮，赤者名赤口疮，白者名白口疮，又通名鹅口疮，内服俱用洗心散，外皆以鹅涎洗之，即鹅粪煎水洗之亦可。"

《产孕集·下篇·怀婴第十一》："若生鹅口疮……急以乱发缠指，蘸薄荷汁，或井华水，拭之。三日当脱，若不脱，可煮获木汁，令浓，以帛缠箸头，拭之。无获木，栗木亦可，或以白杨枝烧沥涂之。"

《外科十三方考·下编·十八问答》："十八问曰：何为鹅口疮？答曰：满口舌上俱是白皮，口内流涎是也。治法以黄连、干姜、炒蒲黄各等分，为末搽之，出涎即愈。"

【论用方】

治鹅口疮通用方

1. 贝母散(《圣济总录·卷第一百八十·小儿口疮》)

治小儿白口疮,满口如浸饼起者。

贝母(去心,二两)

上一味为散,先煮面拨粥七个,抱孩儿门限内坐。将逐个拨粥,搌儿口内疮了,弃门限外,令犬吃,便以药末半钱,水五分,蜜少许,煎三分。冷与服,仍以药掺贴。每日用三四次,即瘥。

2. 青金散(《严氏济生方·口齿门·口论治》)

治小儿白口疮,急恶,状似木耳。

五倍子(去土垢,四两) 青黛(四钱)

上为细末,好油调,鸦羽扫口向咽喉,流入咽喉中,疮烂,次日便下。

3. 朱粉散(《严氏济生方·口齿门·齿论治》)

治白口疮恶及牙疳蚀。

枯白矾(一两) 干胭脂(一钱半) 轻粉(半钱) 麝香(少许)

上研匀,油调,扫口疮,或干贴。

4. 粉红散(《严氏济生方·口齿门·口论治》)

治小儿白口疮,咽喉恶声哑。

干胭脂(一钱) 枯矾(一两)

上研匀。每用一钱,生蜜调如稀糊,扫口疮咽喉内,咽了药,来日大便,退了疮皮为验。

5. 赴筵散(《仁斋直指方论·卷之二十一·唇舌·附诸方》)

治赤白口疮。

黄柏 青黛 密陀僧

上为末,干贴疮。

6. 柘根煎(《普济方·卷三百六十五·婴孩唇舌口齿咽喉门·口疮等疾》)

治小儿心热,口内生疮,重舌鹅口及燕口者。

用柘根弓材亦佳,以水五升,煮取二升,去滓更煎,取五合,细细敷之,数数为之,良。

7. 保命散(《保幼新编·脐风》)

治鹅口疮不能吮。

枯矾 朱砂(各一钱) 马牙硝(五分)

为末。取一字,用鹅粪白擂水调,涂舌上口内,日三次即效。

8. 雄黄散(《古今医统大全·卷之六十三·口病门·药方》)

治白口疮。

雄黄 没药 乳香(各一钱) 轻粉(少许)

上为细末,掺之。本方有巴豆霜,恐误也。有人用之而口皆肿,不能救解,故此减之。

9. 朱矾散(《片玉痘疹·卷之十二·余毒症治歌括》)

白者名曰口疮,一名鹅口疮,此热在心肺也。

朱砂(二钱) 白矾(二钱)

共研为末,先用鹅涎洗之,后敷此药。

10. 青黛散(《赤水玄珠·第二十五卷·脐突光肿脐汁不干》)

治鹅口疮,重腭不能吮乳,及治咽喉肿塞。

黄连 黄柏(各五钱) 青黛(二钱) 牙硝 辰砂(各一钱) 雄黄 牛黄 蓬砂(各五分) 冰片(少许)

上为极细末,先以薄荷汁拭口,后搽此末一二分。

11. 没药散(《素问病机气宜保命集·卷下·疮疡论第二十六》)

治白口疮。

没药 乳香 雄黄(各一钱) 轻粉(半钱) 巴豆霜(少许)

上细末,干掺。

12. 大连翘饮(《小儿推拿广意·卷下·附方·胎毒门》)

治胎中受热,生下遍体赤色,大小便不利,及重舌木舌,鹅口疮疡等症。

柴胡 防风 荆芥 连翘 黄芩 山栀 木通 滑石 车前 瞿麦 蝉蜕 赤芍 甘草

13. 五福化毒丹(《小儿推拿广意·卷下·附方·胎毒门》)

治胎热,目闭颊赤,鹅口疮疡,重舌木舌,喉痹垂痈,游风丹毒,二便闷结。

玄参(三两) 桔梗(三两) 甘草(七钱) 牙硝(五钱) 青黛(一两) 人参(七钱) 茯苓(一两五钱)

末之炼蜜为丸,如芡实大,朱砂为衣,薄荷

汤下。

14. 水雄散(《小儿推拿广意·卷下·附方·胎毒门》)

治小儿鹅口马牙,重舌木舌。

雄黄(一钱) 硼砂(一钱) 甘草末(五分) 冰片(一分)

为末,擦口内。

15. 立马追(《吴氏医方汇编·第一册·口齿舌症》)

治白口疮,并黄水疮,及小儿奶熜舌胎。

五倍子(焙) 枯矾 黄丹(各等分)

为末。吹口内,即去腐肉一层。

16. 凤脱散(《吴氏医方汇编·第一册·口齿舌症》)

治红白口疮、牙床疙瘩、并治耳痈、阴痈。

黄连(一钱) 儿茶(二钱) 鸡蛋胞(钱半)

共为末。入冰片少许,擦之即愈。

17. 青液散(《疡医大全·卷十四·唇口部·鹅口疮门主方》)

治鹅口疮及舌疮、舌菌、重舌。

青黛 朴硝(各一钱) 龙脑(一字)

研细,鹅翎挑少许扫上。

18. 四宝丹(《疡医大全·卷十四·唇口部·鹅口疮门主方》)

治小儿初生,口内白屑满舌上,不能吮乳,谓之鹅口者。

雄黄(三钱) 硼砂(二钱) 甘草(一钱) 冰片(三分五厘)

上为末,蜜水调涂或干掺。

19. 驱腐丹(《疡医大全·卷十四·唇口部·鹅口疮门主方》)

治鹅口疮。

五倍子(去蛀,打碎,炒黑色) 硼砂(各二钱)

共研细末。凡口糜、鹅口略吹少许,不可过多。

20. 保命散〔《金匮启钥(幼科)·卷二·口疮论》〕

治小儿鹅口疮。

箭头砂 枯白矾 明牙硝

上为细末,吹之。

21. 沆瀣丹(《幼科切要·幼科预宜修制应用诸方》)

治小儿一切胎热胎黄、面赤目闭、鹅口疮、重舌、喉闭、乳蛾、浑身壮热、小便赤、大便闭结、麻疹、瘢瘰、游风、癣疥、流丹、瘾疹、痰食、风热、痄腮、面肿、十种火丹,诸般风搐及大人头面三焦风热等症。

川芎(酒炒) 黄柏(酒炒) 黄芩(酒炒) 大黄(酒炒,各九钱) 牵牛 苏荷 滑石 连翘 槟榔 荆芥 赤芍 枳壳(各六钱)

上为末,炼蜜为丸如芡实大小。儿服一二丸,茶汤送下,乳母忌腻煎炒热物。大人一切风热,可服三五十丸。惟有虚寒面赤唇白、水泻,阴症畏寒,喜热物者,切勿服此。

22. 犀角解毒丸(《尤氏喉症指南·附尤氏喉症秘方》)

治蛾口并小儿诸丹毒,痧痘余毒。

犀角(二钱) 桔梗(一两) 赤苓(一钱) 甘草(一钱) 朴硝(二钱) 生地(五钱) 牛蒡子(五钱) 连翘(六钱) 元参(六钱) 青黛(二钱)

研细,糊丸如桂圆大。服一丸,有惊者,以朱砂为衣。

23. 犀角丸(《尤氏喉症指南·附尤氏喉症秘方》)

治蛾口。

犀角(三钱) 羚羊角(三钱) 川连(二钱)

面糊为丸如桐子大。每日三服,白汤送下。

24. 朱硼散(《证治摘要·卷上·口舌》)

治鹅口疮并口舌生疮糜烂。

硼砂(二钱) 辰砂(五分)

上二味,相和掺舌上,炼蜜涂亦佳。按此散口疮者,傅之;咽喉肿痛者,吹之。若不愈者,人中白五钱,加此散一钱用之,奇效。口疮糜烂日久,延及胸中者,绵裹如无患子大,含之咽津。凡口舌病阳症,用傅药,用附子剂者,不用傅药也。

25. 牛桔汤(《医门补要·卷中·应用诸方》)

治鹅口疮。

牛子 桔梗 薄荷 葛根 象贝 柴胡 生甘草 枳壳

26. 治鹅口疮验方

1)《是斋百一选方·卷之八·第十一门·治口疮》

五味子(去蛀末,拣净,不拘多少)　螺儿青(十分五倍子之一)

上为细末,拌匀。白口疮,先以齑汁漱口了,敷药;赤口疮,先以淡醋汤漱口了,敷药。

2)《普济方·卷三百六十五·婴孩唇舌口齿咽喉门·口疮等疾》

治小儿鹅口疮:用发缠指头,蘸井花水,或温水,揩拭之。睡时以黄丹煅出火气,糁于舌上。如不脱,可煮粟蕨汁,令浓,以绵缠箸头拭之。若春夏无粟蕨,可煮栗水皮,如井花水法。

治小儿鹅口疮,满口白疮,乳食不进:以白鹅屎汁,灌口中,熨口上脚底心;或取白汁沾之即愈;砂涂舌下,日三度。一方用手缠头发,包鹅粪蘸水洗,口内掐出黏涎,如此数次,即愈。

治小儿鹅口:用桑白皮汁,和胡粉敷之。

治小儿鹅口不能饮乳:以黍米汁敷之。

治小儿敷鹅口疮:取桑东行根,研汁,涂患处。

治小儿鹅口亦治鹅口重舌:用细马牙硝,于舌上糁大豆许,日三五度。

3)《鲁府禁方·卷三·康集·口疮》

治小儿白口疮方:黄丹、巴豆同炒焦,去豆用丹,掺疮上,立止。

4)《名家方选·小儿病·小儿杂病》

治鹅口疮方。

石膏　滑石　硼砂　辰砂(各等分)

上四味细末和水,以鸟羽涂之。

又方:

马明退　红花(各等分)　甘草(少许)

上三味黑霜为细末,和干胭脂涂患上,不过三日而愈。

又方:天南星,细末和糊,傅足心甚妙。

【论用药】

治鹅口疮专药

1. 贝母

《本草纲目·主治第四卷·百病主治药·口舌》:"贝母,小儿口生白疮,如鹅口疮,为末,入蜜抹之,日五六上。"

2. 白杨木

《医学正传·卷之八·吐泻》:"治小儿颏上生疮,痛痒难忍,用白杨木枝,烧于刀上出沥敷之,及治鹅口疮神效。"

3. 芒硝

《本草汇言·卷之十三·石部·硝石》:"治重舌蛾口。用火芒硝研细,以竹沥调点肿处。"

4. 肉桂

《本草汇言·卷之八·木部·肉桂》:"治重舌蛾口。用肉桂末,姜汁调涂患处。"

5. 赤小豆

《本草汇言·卷之十四·谷部·赤小豆》:"治重舌蛾口。用赤小豆为末,醋和涂之。"

6. 海螵蛸

《本草汇言·卷之十九·鳞部·乌贼鱼骨》:"如重舌蛾口,牙疳口臭,痘疮湿烂诸证,俱宜作末掺搽,惟宜单行,不配他药更妙。"

7. 桑白皮

《证类本草·卷第十三·桑根白皮》:"又云家桑东行根,暖,无毒。研汁治小儿天吊惊痫,客忤,及敷鹅口疮,大验。"

8. 鹿角

《证类本草·卷第十七·鹿茸》:"《日华子》云:角,疗患疮痈肿热毒等,醋摩敷。脱精尿血,夜梦鬼交,并治之,水摩服。小儿重舌,鹅口疮,炙熨之。"

9. 蛴螬

《本草纲目·虫部第四十一卷·虫之三·蛴螬》:"赤白口疮:蛴螬研汁,频搽取效。"

10. 鹅矢

《本草纲目·禽部第四十七卷·禽之一·鹅》:"主治:绞汁服,治小儿鹅口疮。"

11. 鹅涎

《本草纲目拾遗·卷九·禽部·鹅涎》:"《纲目》只载治咽喉谷贼,今人治小儿鹅口疮,甚效。"

12. 黍米

《本草纲目·谷部第二十三卷·谷之二·黍》:"主治:益气,补中。(《别录》)烧灰和油,涂杖疮,止痛,不作瘢。(孟诜)嚼浓汁,涂小儿鹅口疮,有效。(时珍)"

13. 硼砂

《幼科释谜·卷一·初生诸病·鹅口》:"鹅口疮。用硼砂细研敷之。立效。"

14. 鼠妇

《本草纲目·虫部第四十一卷·虫之三·鼠

妇》:“主治：气癃不得小便，妇人月闭血瘕，痫痓寒热，利水道(《本经》)。堕胎(《日华》)。治久疟寒热，风虫牙齿疼痛，小儿撮口惊风，鹅口疮，痘疮倒靥，解射工毒、蜘蛛毒，蚰蜒入耳。(时珍)”

第二节

口 疮

小儿口疮，又称“口糜”“燕口疮”“口疳”“口疡”“口破”“赤口疮”等。以口腔黏膜、舌体及齿龈等处出现大小不等的淡黄色或灰白色溃疡，局部灼热疼痛，或伴发热、流涎等为主要症状。若溃疡面积较大乃至满口糜烂，称为口糜；若溃疡发生在口唇两侧，则称为燕口疮。西医学中的口炎即属于本病范畴。

【辨病名】

一、口疮

《诸病源候论·小儿杂病诸候六·口疮候》：“小儿口疮，由血气盛，兼将养过温，心有客热，熏上焦，令口生疮也。”

《麻科活人全书·卷之四·口疮第八十》:“口疮之症，满口唇舌生疮，或黄、或赤、或白、而烂，独牙龈无恙者，即是也。”

二、口齿疳

《太平圣惠方·卷第八十七·治小儿口齿疳诸方》:“其候，唇口痒痛，牙齿峭黑，舌上生疮，脑中干热，龈肉赤烂，颊肿齿疼，热毒熏蒸，口多臭气，故曰口齿疳也。”

三、燕口疮

《太平圣惠方·卷第九十·治小儿燕口生疮诸方》:“夫小儿燕口生疮者……两吻生疮，白色，如燕子之吻，故名为燕口疮也。”

四、口糜

《彤园医书(小儿科)·卷之一·初生门·【附法】口糜口疮》:“至若口糜，乃口内生疮，糜烂成片。”

《疡医大全·卷十四·唇口部·口糜门主论》:“满口生疮者，名曰口糜。”

【辨病因】

小儿口疮之病因，涉及风、湿、热等外邪，其中以热邪最为常见。另外，五运六气的变化，情志失调、饮食失宜、将养失宜等调护失宜的内因，以及胎中受热，亦能导致口疮。

一、外感六淫

小儿脏腑之气本虚，若外感风、湿、热之邪，邪气入里，煎灼脏腑，则口疮生焉。其中，热邪所致的口疮最为常见。

1. 风湿热邪

《诸病源候论·卷之三十·唇口病诸候·五、口吻疮候》:“其腑脏虚，为风邪湿热所乘，气发于脉，与津液相搏，则生疮，恒湿烂有汁，世谓之肥疮，亦名燕口疮。”

2. 风热之邪

《严氏济生方·口齿门·口论治》:“口疮者，脾气凝滞，风热加之而然。”

二、调护失宜

若小儿调护不当，衣服过厚，乳食或饮食失宜，情志不遂，均会导致脏腑积热，血脉壅盛，热蒸上焦，故成口疮。

《太平圣惠方·卷第八十七·治小儿口齿疳诸方》:“夫小儿口齿疳者，由脏腑壅热，乳食不调，内有疳虫，上蚀于口齿故也。”

《圣济总录·卷第一百八十·小儿口疮》:“论曰：小儿口疮者……盖小儿纯阳，易生热疾，或衣服过厚，饮食多热。血脉壅盛，皆致此疾。”

《保婴撮要·卷十一·诸疳口疮》:“诸疳口疮，因乳哺失节，或母食膏粱积热，或乳母七情郁火所致。其症口舌齿龈如生疮状。若发热作渴饮冷，额间色赤。”

《丹台玉案·卷之三·口门》:“脾开窍于口，饮食厚味，则脾气凝滞，加之七情烦扰过度，则心火炎盛，而口疮生矣。”

三、胎中受热

《明医指掌·卷十·小儿科·月里众疾二》:

"胎热者，胎中受热也，大小便不利、丹毒、疮疡、赤疹、赤目、重舌、木舌、口疮是也。"

四、运气盛衰

五脏之间存在互相生克制化，五运六气太过或不及，均可导致人体脏腑生理功能发生变化，甚至打破脏腑之间既有的动态平衡，从而产生口疮等诸多病证。

1. 五运太过或不及

《黄帝内经素问·气交变大论》："岁金不及，炎火乃行，生气乃用，长气专胜，庶物以茂，燥烁以行，上应荧惑星。民病肩背瞀重，鼽嚏，血便注下。收气乃后，上应太白、荧惑星，其谷坚芒。复则寒雨暴至，乃零冰雹霜雪杀物，阴厥且格，阳反上行，头脑户痛，延及囟顶，发热，上应辰星、荧惑星，丹谷不成。民病口疮，甚则心痛。"

《圣济总录·卷第一·运气·乙丑岁图》："金运不及，是谓从革之纪，其运凉热寒，夏有光显郁蒸之令，则冬有严凝整肃之应，若夏有炎烁燔燎之变，则秋有冰雹霜雪之复，火气胜，则炎火乃行，民病肩背瞀重，鼽嚏，血便注下。收气乃后，寒气复，则寒雨暴至，民病阴厥且格，阳反上行，头脑户痛，延及囟顶，发热口疮，甚则心痛。初之气，始于甲子年大寒日巳初。"

《运气易览·卷之二·五运主病治例》："凡遇六乙年，从革之纪，岁金不及，火盛行，民病肩背瞀重，鼽嚏，血便注下。为水所复，则反头脑户痛，症及囟顶，发热，口疮，心痛。"

《运气易览·卷之二·六气主病治例·五运所化之图》："乙，岁金不及，岁运素天，从革之纪耳其平气审平。乙岁北政，少商之音，岁气炎火盛行，生气乃用，燥石流金，涸泉焦草。肺金受邪，病则肩背瞀重，鼽血，血便，注下。心火克肺金，水为金之子，复能克心火，则反心痛，脑痛，延及囟顶痛，发热，口疮，心痛。"

2. 六气胜负

《证治准绳·杂病第八册·七窍门下·口》："有二：一曰热。《经》云：少阳司天，火气下临，肺气上从，口疡是也。二曰寒。《经》云：岁金不及，炎火乃行，复则寒雨暴至，阴厥且格，阳反上行，病口疮是也。"

《黄帝素问直解·卷之七·五常政大论第七十二篇》："岐伯曰：少阳司天，火气下临，肺气上从，白起金用，草木眚，火见燔焫，革金且耗。大暑以行，咳嚏鼽衄，鼻窒口疡，寒热胕肿；风行于地，尘沙飞扬，心痛，胃脘痛，厥逆，膈不通，其主暴速。凡寅申之岁，少阳司天。少阳，相火也，故火气下临，司天之气，制于人身，人受其制，故肺气上从。肺色白而属金，故白起金用。白起金用，则草木乃眚，金刑木也，火见燔焫，少阳之气也。革金且耗，金受火刑，则金变革而虚耗也。火气盛，故大暑以行，咳嚏、鼽衄、鼻窒，肺病也。口疡、寒热、胕肿，火病也。"

《素问悬解·卷十一·运气·气交变大论》："肺与大肠表里，大肠失敛，故便血注下。上临少阴君火、少阳相火司天，合邪刑金，故火燔水涸，草木焦槁。火胜金贼，则寒水来复，寒雨暴至，冰雪飘零。寒水下凝，阳格火升，故生口疮、头痛上热之证也。"

【辨病机】

小儿口疮每因感受风、湿、热等外邪，或因五运六气的变化、调护失宜、胎中受热等，导致诸火上攻，继而导致口疮。病位主要在心、脾，亦兼肝肾胃肠等其他脏腑，多由五运六气自然之火气下临，肺气上逆、风热乘脾、心脾积热、虚火上炎所致。

一、火气下临，肺气上逆

《医学纲目·卷之二十心小肠部·丹熛痤疹·口疮唇疮》："一曰热。《经》云：少阳司天，火气下临，肺气上从，口疡是也。"

《素问悬解·卷十一·运气·气交变大论》："上临少阴君火、少阳相火司天，合邪刑金，故火燔水涸，草木焦槁。火胜金贼，则寒水来复，寒雨暴至，冰雪飘零。寒水下凝，阳格火升，故生口疮、头痛上热之证也。"

《内经运气病释·〈内经〉运气病释二·五常政大论篇》："民病咳嚏鼽衄，鼻窒口疡，寒热胕肿。此火气临下，金之所畏，故肺气亦从而上逆，与少阴司天略同，皆天气所生病也。"

二、风热乘脾

《简明医彀·卷之五·口证》："又口疮者，乃脾虚凝滞，风热加之则发口疮。小儿将养太过，衣衾暖厚，心脏客热，其口亦臭。此口疮应脏腑之邪热也。”

三、脏腑积热

《圣济总录·卷第一百八十·小儿口疮》：“论曰：小儿口疮者，由血气盛实，心脾蕴热，熏发上焦，故口生疮。”

《普济方·卷三百六十五·婴孩唇舌口齿咽喉门·口疮等疾》：“燕口疮者，此由脾胃有客热，热气熏发于口，两吻生疮，其白色如燕子之吻，故名为燕口疮也。”

《古今医统大全·卷之八十八·幼幼汇集·小儿诸病状》：“口疮肚胀，疳积气逆吐虫，胃与大肠积热。”

《证治汇补·卷之四·上窍门·口病》：“口疮虽由脾热所使然，亦当分赤白二种，白者肺热，赤者心热，赤白相兼者心肺俱热，不独脾家病也。”

《素问灵枢类纂约注·卷中·病机第三》：“膀胱上口连于小肠，小肠脉循咽下膈，热结膈肠，故下不得便，逆上而为口疮。”

《彤园医书（外科）·卷之二外科病症·口部》：“由阳旺阴虚，膀胱湿水泛溢，脾经湿热郁久化热而为，湿热气熏蒸胃口，致满口糜烂，口腔色赤焮痛，或连咽喉，妨碍饮食。”

四、虚火上炎

《丹溪治法心要·卷六·口疮》：“口疮服凉药不愈者，此中焦气不足，虚火泛上无制。”

《医贯·卷之五·先天要论·口疮论》：“口疮，上焦实热，中焦虚寒，下焦阴火，各经传变所致，当分别而治之……或问虚寒何以能生口疮，而反用附子理中耶。盖因胃虚谷少，则所胜者，肾水之气，逆而乘之，反为寒中。脾胃衰虚之火，被迫炎上，作为口疮。”

《幼幼集成·卷四·口疮证治》：“口疮服凉药不效，乃肝脾之气不足，虚火泛上而无制。”

【辨病证】

小儿口疮需要辨症候、部位、舌脉、吉凶。其中辨症状主要从八纲辨证，辨阴阳寒热虚实。

一、辨症候

（一）辨阴阳

小儿口疮，阳盛阴虚，此观点历代医家较为统一，故摘录部分如下。

《太平圣惠方·卷第三十六·治口舌生疮诸方》：“诊其脉浮，则为阳，阳数者口生疮也。”

《严氏济生方·痼冷积热门·痼冷积热论治》：“一阴一阳之谓道，偏阴偏阳之谓疾。夫人一身，不外乎阴阳气血相与流通焉耳。如阴阳得其平，则疾不生，阴阳偏胜，则为痼冷积热之患也。所谓痼冷者，阴毒沉涸而不解也；积热者，阳毒蕴积而不散也。故阴偏胜则偏而为痼冷，阳偏胜则偏而为积热。古贤云：偏胜则有偏害，偏害则致偏绝，不可不察也。大抵真阳既弱，胃气不温，复啖生冷、冰雪，以益其寒，阴冱于内，阳不能胜，遂致呕吐涎沫，畏冷憎寒，手足厥逆，饮食不化，大腑洞泄，小便频数，此皆阴偏胜而为痼冷之证也。其或阴血既衰，三焦已燥，复饵酒、炙、丹石，以助其热，阳炽于内，阴不能制，遂致口苦咽干，涎稠目涩，膈热口疮，心烦喜冷，大便闭结，小便赤淋，此皆阳偏胜而为积热之证也。”

（二）辨寒热

小儿口疮，以热证为多见，但亦有因寒致病，当辨证仔细，不可忽略。

1. 积热口疮

《太平圣惠方·卷第十八·治热病口疮诸方》：“夫热病，发汗吐下之后，表里俱虚，毒气未除，伏热在脏，热毒乘虚，攻于心脾，上焦烦壅，头痛咽干，故口舌生疮也。”

《圣济总录·卷第一百一十七·口齿门·口糜》：“上则令口生疮而糜烂也，大抵心胃壅热，则必熏蒸于上，不可概以敷药，当求其本而治之。”

《圣济总录·卷第一百八十·小儿燕口疮》：“论曰：小儿燕口疮者，口吻两际疮生如燕口，世亦谓之肥疮。此由脾胃客热上冲口唇，熏发为疮。”

《冯氏锦囊秘录·杂症大小合参卷六·儿科唇口病》：“口疮者，心脾蕴热也。”

2. 积寒口疮

《医贯·卷之五·先天要论·口疮论》：“或问虚寒何以能生口疮，而反用附子理中耶。盖因胃虚谷少，则所胜者，肾水之气，逆而乘之，反为寒中。”

（三）辨虚实

口疮一证，以热证多见，然热证又分实热和虚热。虚实不同，治法不同，故当加以鉴别。

《圣济总录·卷第一百一十七·口齿门·口疮》：“论曰：口疮者，由心脾有热，气冲上焦，熏发口舌，故作疮也。又有胃气弱，谷气少，虚阳上发而为口疮者，不可执一而论，当求所受之本也。”

《幼幼集成·卷四·口疮证治》：“口疮服凉药不效，乃肝脾之气不足，虚火泛上而无制。”

（四）辨经络

口疮的经络辨证，以传统的十二经脉为基础，通过症状及体征辨其归经，从而指导针灸及理法方药的实践活动。

《诸病源候论·唇口病诸候·口吻疮候》：“足太阴为脾之经，其气通于口。足阳明为胃之经，手阳明为大肠之经，此二经脉交并于口。”

《太平圣惠方·卷第三十六·治口疮久不瘥诸方》：“夫口者，脾脉之所通；舌者，心气之所主。若经络否涩，气血壅滞，则生于热，热毒之气，在于脏腑，搏于心脾，蕴热积蓄，日久不能消散，上攻于口舌，故生疮久不瘥也。”

《太平圣惠方·卷第三十六·治口舌生疮诸方》：“夫手少阴心之经也，心气通于舌。足太阴脾之经也，脾气通于口。腑有热，乘于心脾，气冲于口与舌，故令口舌生疮也。”

《类经·十五卷·疾病类·移热移寒》：“小肠之脉循咽下膈抵胃，其支者循颈上颊，故受热为膈肠之病则痞塞不便，受热于咽颊之间则上为口糜。”

二、辨色脉

1. 形色辨证

《保婴撮要·卷十一·诸疳口疮》：“诸疳口疮……其症口舌齿龈如生疮状。若发热作渴饮冷，额间色赤。”

《幼幼集·中卷·孟氏杂症良方·小儿有病须看虎口三关》：“中央黄色，入通于脾，开窍于口，脾和则口能知五味矣。舌乃心之苗，能知味而舌中有脾也。夫口之为病，或为重舌、木舌，或为糜烂生疮，未有不由七情烦扰，五味过伤之所致也。舌病本乎心经，蓄热而然，口疮皆因脾热所致，宜各推类而治之，无有不安也。”

《疡医大全·卷十四·唇口部·口糜门主论》：“口破，虚火色淡而白斑细点，甚者陷露龟纹，脉虚不渴。此因思烦太甚，多醒少睡。”

2. 口疮主脉

《太平圣惠方·卷第一·分别脉病形状》：“阳微则汗，阴浮自下。阳数则口疮，阴数则恶寒。”

《古今医统大全·卷之六十三·口病门·脉候》：“左寸脉浮而数者，口生疮；洪数，心热口苦。右寸脉浮数，肺热口辛。左关弦数而虚，胆虚口苦甚。左关洪而实，肝热口酸。右关沉实，脾胃有热口甘；兼洪数者，口疮，或为重舌、木舌。”

《订正太素脉秘诀·卷上·寸口上焦脉》：“寸部脉数，主热上壅，烦躁咽干，客热烦渴，头疼口疮。”

《诊家正眼·卷二·数脉》：“数脉主腑，其病为热。寸数喘咳，口疮肺痈。关数胃热，邪火上攻。尺数相火，遗浊淋癃。”

《四诊抉微·卷之六·切诊二十九道脉析脉体象主病·实》：“左寸实者，舌强气壅，口疮咽痛。”

《脉理求真·卷一·新著脉法心要·洪脉》：“洪为火气燔灼。凡烦渴、狂躁、斑疹、腹胀、头疼、面热、咽干、口疮、痈肿等症，靡不由此曲形。”

《医学指要·卷三·二十八脉指要》：“洪脉为阳，乃血气燔灼火热之候。浮洪为表热，沉洪为里热，为痰渴，为烦渴，为狂躁，为痈疹，为头疼面热，为咽干喉痛，为口疮痈肿，为大小便不通，为痛血，此阳实阴虚，气实血虚之候。”

《脉义简摩·卷四主病类·郭元峰二十八脉集说·数脉》：“数者，脉息辐辏，六至以上，主阳盛燔灼，侵剥真阴之病。为寒热，为虚劳，为外邪，为痈疽。此脉随病见也。寸数喘咳，口疮肺痈。关数胃热，邪火上攻。尺为相火，遗浊淋癃。”

《脉诀新编·卷一·濒湖二十七脉歌·洪》：“举按长大曰洪，主热极，烦渴目赤，口疮，躁狂，痈肿，二便艰难。”

《脉诀新编·卷二·诊杂病脉法》：“右关沉实脾胃有实热，兼洪数者口疮，或为木舌、重舌。脉虚者为中气不足。”

三、辨部位

小儿口疮，涉及的脏腑较多，主要在心脾，虚证常涉及肾。亦有从三焦辨治的。

《太平圣惠方·卷第九十·治小儿燕口生疮诸方》："夫小儿燕口生疮者，因脾胃有客热，热气熏发于口，两吻生疮，白色，如燕子之吻，故名为燕口疮也。"

《证治准绳·杂病第八册·七窍门下·口》："心属君火，是五脏六腑之火主，故诸经之热皆应于心，心脉布舌上，若心火炎上，熏蒸于口，则为口舌生疮。"

《类经·十五卷·疾病类·移热移寒》："膀胱移热于小肠，膈肠不便，上为口糜。膀胱之热上行，则移于小肠。小肠之脉循咽下膈抵胃，其支者循颈上颊，故受热为膈肠之病则痞塞不便，受热于咽颊之间则上为口糜。"

《医贯·卷之五·先天要论·口疮论》："口疮，上焦实热，中焦虚寒，下焦阴火，各经传变所致。"

《金匮翼·卷五·口·口疮》："胃虚食少，肾水之气逆而承之，则为寒中。脾胃虚衰之火，被迫上炎，作为口疮。其症饮食少思，大便不实，或手足逆冷，肚腹作痛。"

《幼幼集成·卷四·口疮证治》："口疮服凉药不效，乃肝脾之气不足，虚火泛上而无制。"

《银海指南·卷二·三焦主病》："头痛鼻塞，耳聤面疮，目红肿痛，唇疮口糜，此皆上焦病也。"

四、辨吉凶

通过患者的色、脉信息，往往可以判断疾病的吉凶转归。以口疮为例，若久病失治，口无涎沫，或身大热大汗大，喘不止，则预后较差甚至危及生命。

《冯氏锦囊秘录·杂症大小合参卷六·儿科唇口病》："口疮者，心脾蕴热也。小儿阴气未生，阳热偏盛，又因将养过温，心脾积热，熏蒸于上而成疮……若月内诸病，而口无涎沫者，凶。"

《疡医大全·卷十四·唇口部·口疳门主论》："口疳，是湿热在于胃口。盖口乃脾之窍，若不早治，恐蚀其口、唇、腮、颊，则凶。"

《杂病广要·脏腑类·滞下》："口疮绽裂、脉洪急搏手者，身大热久不退者，喘而不休，大汗不止者，皆不救也。"

【论治法】

小儿口疮治法以清热为主，佐以补益。且其外治法较为丰富，有敷贴法、针灸法、推拿法、贴脐法、吹药法，均有一定疗效，可供参考。

一、概论

《活幼心书·卷中·明本论·口疮》："口疮一证，形与名不同，故治法亦异。有发于未病之前，有生于已病之后。大抵此疾不拘肥瘦，有血气盛者，又加将养过温，或心脾二经有热，或客热在胃，熏逼上焦，而成其疮，此为实证。宜宣热拔毒，使无炎炽，自然作效。可用当归散，加升麻、干葛、黄芩，水、姜、葱、灯心煎服，及投牛蒡汤、拔毒饮、木通散，点以消黄散。若口内白烂，于舌上口外糜溃，于唇弦疮少而大，不甚为痛，常流清水，此因脾胃虚热上蒸，内已先发，而后形于外，宜百解散疏表，当归散，水、姜、枣煎服；和胃气，理虚热次投牛蒡汤、三解散，涂以绿袍散立效；饮黄金散，或投天竺黄散、地黄膏。若疮生于口角，是脾有积热，才开口则燥痛，饮食多难，甚至再有外风吹著，便觉折裂，微有清血，谓之燕吻疮。治法同前药饵，轻者用甑盖上炊流汁涂之亦验。有口唇下成小片赤烂，此因饮食腻汁，淋漓不洁，盖以婴儿皮肉脆嫩，浸渍成疮，及有风热乘之，名曰承浆疮，又谓之疳蚀疮，其所因者一也。治法同前证内药剂。有无故口臭糜溃，而不成疮，或服凉剂，或涂末药，不能疗者，此名元焦。故叔和《脉诀》云：阴数脾热，并口臭，是脾家有虚热，上攻于口，宜服回阳散，儿大者用黑锡丹，早食前新汲井水入盐少许调匀送下；与正元气，及参苓白术散、调元散，服之以立效；饮黄金散，干点溃烂处，或用蒸蜜同熟水调点舌上，令其自化，咽下无妨，诚良法也。仍忌毒物。"

《医学入门·外集卷五·小儿门·附小儿病机》："口疮咽痛郁多啼，口疮痛不能食，脾热，五福化毒丹，或蜜渍黄柏汁饮之。咽干涩痛，口烂齿肿，心胃热也，甘露饮，或甘桔汤加牛蒡子、麦门冬、竹叶煎服；水浆不入者，紫雪抱龙丸、消毒饮。如能食便溏者，又当清上温下，不可纯用凉药。多啼，当察外证、郁毒在表在里，调之。如果因心热、痰热者，辰砂六一散，痘未出，葱白煎汤下；痘出盛，灯心煎汤下；黑陷者，加龙脑半厘，紫草煎汤下。”

《幼幼集成·卷四·口病证治》：“口疮者，满口赤烂。此因胎禀本厚，养育过温，心脾积热，熏蒸于上，以成口疮。内服沆瀣丹，外以地鸡擂水搽疮上。地鸡即扁虫，人家砖下有之。

口糜者，满口生疮溃烂，乃膀胱移热于小肠，膈肠不便，上为口糜。以导赤散去小肠之热，五苓散去膀胱之热，当以二方合服。

口疮服凉药不效，乃肝脾之气不足，虚火泛上而无制。宜理中汤收其浮游之火，外以上桂末吹之。若吐泻后口中生疮，亦是虚火，理中汤。昧者以为口疮悉为实热，概用寒凉，必不救。”

《儿科萃精·卷三·身体诸病门·口疮》：“口疮内服之药，但用天冬、麦冬、玄参三味各等分。外吹之药，但用灯草灰、大冰片、薄荷叶、生石膏各等分。或以陈白螺蛳壳烧灰，和儿茶少许为末，吹患处，均无不效。”

二、寒热虚实论治

小儿口疮，在辨识其寒热虚实之后，针对不同情况，有不同的治疗方药可供选择。

《医贯·卷之五·先天要论·口疮论》：“口疮，上焦实热，中焦虚寒，下焦阴火，各经传变所致，当分别而治之。如发热作渴饮冷，实热也，轻则用补中益气，重则用六君子汤。饮食少思，大便不实，中气虚也，用人参理中汤。手足逆冷，肚腹作痛，中气虚寒，用附子理中汤。日晡热，内热，不时而热，血虚也，用八物加丹皮、五味、麦门。发热作渴唾痰，小便频数，肾水虚也，用八味丸。日晡发热，或从小腹起，阴虚也，用四物参、术、五味、麦门；不应，用加减八味丸。若热来复去，昼见夜伏，夜见昼伏，不时而动，或无定处，或从脚起，乃无根之火也，亦用前丸，及十全大补加麦门、五味。更以附子末唾津调，抹涌泉穴。若概用寒凉，损伤生气，为害匪轻。

或问虚寒何以能生口疮，而反用附子理中耶。盖因胃虚谷少，则所胜者，肾水之气，逆而乘之，反为寒中。脾胃衰虚之火，被迫炎上，作为口疮。《经》曰：岁金不及，炎火乃行，复则寒雨暴至，阴厥乃格阳反上行，民病口疮是也。故用参、术、甘草补其土，姜、附散其寒，则火得所助，接引而退舍矣。

按《圣济总录》有元藏虚冷上攻口舌者，用巴戟、白芷、高良姜末，猪腰煨服；又有用丁香、胡椒、松脂、细辛末，苏木汤调涂舌上。有用当归、附子蜜炙含咽，若此之类，皆治龙火上迫，心肺之阳不得下降，故用此以引火归原也。”

三、分经论治

小儿口疮，可分五经辨治，针对不同情况，可选择相应方药治法。

《保婴撮要·卷十一·诸疳口疮》：“诸疳口疮，因乳哺失节，或母食膏粱积热，或乳母七情郁火所致。其症口舌齿龈如生疮状。若发热作渴饮冷，额间色赤，左寸脉洪数者，此属心经，先用导赤散清心火，次用地黄丸滋肾水。若寒热作渴，左颊青赤，左关脉弦洪者，属肝经，先用柴胡栀子散清肝火，次用六味地黄丸生肝血。若两腮黄赤，牙龈腐烂，大便酸臭，右关脉洪数，按之则缓者，属脾经，用四味肥儿丸治脾火，以五味异功散补脾气。若发热咳嗽，右腮色赤，右寸脉洪数，按之涩者，属肺经，先用清肺饮治肺火，用五味异功散补脾胃。若发热作渴，两额黧色，左尺脉数者，属肾经不足，先用六味地黄丸以生肾水，次用补中益气汤以生肺气。”

四、清解热邪论治

小儿口疮，以热证最为常见，故治法多用清解热邪，又可细分为泻心化毒、清脾滑肠、清胃热法。

1. 泻心化毒

《冯氏锦囊秘录·杂症大小合参卷六·儿科唇口病》：“口疮者，心脾蕴热也。小儿阴气未生，阳热偏盛，又因将养过温，心脾积热，熏蒸于上而成疮，治宜泻心化毒，清凉为主。若月内诸病，而口无涎沫者，凶。”

《焦氏喉科枕秘·卷一·治喉痹单方》：“口疮积热在心经，满口生疮黄白形。米泔拭净时吹秘，甚宜去血火方平。粘子解毒三黄汤，服之退火与凉心。小儿化毒汤宜服，桑叶汁涂疮自轻。”

《儿科萃精·卷三·身体诸病门·口糜》：“如果属热，内可服导赤、五苓两散，外则用薄荷、青黛、黄柏、人中白、儿茶、冰片、青果核灰、经霜西瓜皮，共为末，吹患处可愈。”

2. 清脾滑肠

《原瘄要论·论口疮》：“口疮者，心脾之火，多见于正没之时，皆因余毒未尽，留于上焦，必大便闭，小便赤，宜清利脾火，兼滑大肠为主。若乳上小儿之母，亦当服药，使乳清凉。”

3. 清胃热

《慈幼新书·卷五·痘疮·落痂余毒诀》：“凡口疳，皆胃热致之。有轻者，有重者，有死不治者。满口白糜，或红点簇，轻症也，吹口丹治之。唇舌肿硬，牙龈黑烂成疳者，重也，内服甘露饮，外吹灵枣丹。烂入喉者，亦以药吹之。”

五、补益肝脾论治

小儿口疮，若见肝脾之气不足，中焦土虚，当从补益肝脾论治。

《丹溪心法·卷四·口齿七十八》：“口疮，服凉药不愈者，因中焦土虚，且不能食，相火冲上无制，用理中汤，人参、白术、甘草补土之虚，干姜散火之标；甚则加附子，或噙官桂，亦妙。”

《儿科萃精·卷三·身体诸病门·口糜》：“然亦有因肝脾之气不足，虚火泛上无制，则宜用理中汤收其浮游之火，外以上桂心末吹之，方能有效。寒热之界，毫厘千里，是不可以不辨。”

六、外治法

在长期的医疗实践中，产生了诸多关于小儿口疮的外治法，以敷贴法、针灸法、推拿法、贴脐法、吹药法等最为常见，且均有一定疗效，可供参考。

1. 敷贴法

《证类本草·卷第三·石胆》：“治口疮众疗不效：胆矾半两，入银埚子内，火煅通赤，置于地上，出火毒一夜，细研。每取少许敷疮上，吐酸水清涎，甚者，一两上便瘥。”

《证类本草·卷第二十一·中品·白僵蚕》：“小儿宫气方，主小儿口疮通白者，及风疳疮蚀透者：以白僵蚕炒令黄色，拭去蚕上黄肉、毛，为末，用蜜和敷之，立效。”

《证类本草·卷第二十一·中品·蚕退》：“《集治验方》，缠喉风及喉痹，牙宣，牙痈，口疮并小走马疳：蚕退纸不计多少，烧成灰存性，上炼蜜和丸如鸡头大。含化咽津。牙宣，牙痈，揩龈上；口疮，干敷患处。”

《证类本草·卷第二十一·中品·原蚕蛾》：“小儿宫气方，治小儿口疮及风疳疮等：晚蚕蛾细研，贴疮上，妙。”

《证类本草·卷第二十二·下品·故锦烧作灰》：“主小儿口中热疮：研灰为末，敷口疮上。煮汁服，疗蛊毒。岭南有食锦虫，屈如指环，食故绯帛锦，如蚕之食叶。”

《证类本草·卷第二十二·下品·虾蟆》：“治小儿口疮：五月五日虾蟆，炙杵末，敷疮上即瘥。兼治小儿蓐疮。”

《本草纲目·金石部第八卷·金石之一·铁锈》：“小儿口疮：铁锈末，水调敷之。”

《本草纲目·石部第十一卷·金石之五·石硫黄》：“小儿口疮糜烂：生硫黄水调，涂手心、足心。效即洗去。”

2. 针灸法

《普济方·针灸卷十一·针灸门·口眼㖞》：“治口疮，舌下肿难言，舌纵涎出，舌根急缩：廉泉灸三壮，针涌泉二穴。”

《针灸聚英·卷一下·任脉》：“廉泉，一名舌本。颈下结喉上四寸中央，仰面取之，阴维、任脉之会。《素注》：低针取之，针一寸，留七呼。《铜人》：灸三壮，针三分，得气即泻。《明堂》：针二分。主咳嗽上气，喘息，呕沫，舌下肿难言，舌根缩急不食，舌纵涎出，口疮。”

《针灸聚英·卷一下·手厥阴心包络经》：“劳宫，一名五里，一名掌中。掌中央动脉。《铜人》：屈无名指取之。《资生》：屈中指取之。滑氏云：以今观之，屈中指、无名指两者之间取之为允，心包络脉所溜为荥，火。《素》注：针三分，留六呼。《铜人》：灸三壮。《明堂》：针二分，得气即泻，只一度，针过两度，令人虚。禁灸，灸令人息肉日加。主中风，善悲笑不休，手痹；热病数日汗不出，怵惕，胁痛不可转侧，大小便血，衄血不止，气逆呕哕烦渴，食饮不下，大小人口中腥臭，口疮，胸胁支满，黄疸目黄，小儿龈烂。”

《医学入门·内集卷一·经络·经穴起止》：“合谷，大指盐指岐骨陷中。针入二分，灸三壮。主头痛面肿，目痛烂弦、胬肉生翳、扳睛倒睫一切目疾，鼻衄鼻涕，耳鸣，口疮，重舌、舌裂、舌强，下牙齿痛酸，唇吻不收，口噤，喉痹，寒热痎疟，四肢痿痹，小儿惊风卒死，妇人通经下胎。惟妊孕忌之。”

《针灸大成·卷十·补遗·诸症治法》：“口疮：心脾胃热蒸于上，舌与牙根肉腐伤，口臭承浆分两处，有疮虽易治四方。”

《类经图翼·卷十·经络·奇俞类集》：“左金津，右玉液，在舌下两旁紫脉上。主治消渴口疮，舌肿喉痹，三棱针出血。”

《勉学堂针灸集成·卷二·外形篇针灸》：“口疮，取承浆、合谷、人中、长强，又取金津、玉液各出血。(《纲目》)又取委中，泻后溪，此二穴乃心火、肾水二经之表。(《纲目》)胆俞、小肠俞各灸七壮，又刺太冲、劳宫。(东垣)”

《辨舌指南·卷三·编辨舌证治·辨舌病之治疗法》：“舌下肿难言，口疮，舌纵涎出及舌根急缩，廉泉针三分，得气即泻，灸三壮。”

《针灸问答·卷下·督脉经穴歌注》：“兑端穴在上唇端，手阳明脉气所终，二分三壮治癫痫，龈痛口疮秽难闻。[注]兑端穴，在上唇端。《甲乙经》曰：手阳明脉气所终。二分，三壮，炷如大麦。主治癫痫吐沫，齿龈痛，消渴，衄血，口噤，口疮，臭秽。”

3. 推拿法

《幼科推拿秘书·卷三·推拿手法·推心火》：“心属中指，指根下离，属火。凡心火动，口疮弄舌，眼大小眦赤红，小水不通，皆宜推而清之。至于惊搐，又宜清此，心经内一节，掐之止吐。”

《幼科推拿秘书·卷四·推拿病症分类·杂症门》：“治口疮在内，掐总经，推天河。”

《针灸逢源·卷五·证治参详·推拿杂病要穴》：“掐总筋过天河水，清心经，治口疮潮热。”

4. 贴脐法

《本草纲目·草部第十三卷·草之二·细辛》：“小儿口疮：细辛末，醋调，贴脐上。”

5. 吹药法

《益世经验良方·杂症·治刀伤杖疮门》：“治小儿口疮：用乌梅一个，煅过，入冰片半分同研，吹入口内即愈。”

【论用方】

一、常用治小儿口疮方论

1. 论五疳保童丸

《太平惠民和剂局方·卷之十·治小儿诸疾·五疳保童丸》：“治小儿五疳。盖其骨肉轻软，肠胃微细，若乳哺有节，则脏腑相调；或乳母寒温失理，饮食无常，醉饱喜怒，及小儿百晬以后，五岁以前，乳食渐多，不择生冷，好餐肥腻、甘酸之物，即成五疳。一曰肝疳，其候摇头揉目，白膜遮睛，流汗遍身，合面而卧，目中涩痒，肉色青黄，发立头焦，筋青脑热，腹中积聚，下痢频多，久而不痊，转甚羸瘦；二曰心疳，其候浑身壮热，吐痢无常，颊赤面黄，胸膈烦满，鼻干心躁，口舌生疮，痢久不痊，多下脓血，有时盗汗，或乃虚惊；三曰脾疳，其候腹多筋脉，喘促气粗，乳食不多，心腹胀满，多啼咳逆，面色萎黄，骨立毛焦，形枯力劣，胸膈壅闷，水谷不消，口鼻常干，好吃泥土，情意不悦，爱暗憎明，肠胃不和，痢多酸臭；四曰肺疳，其候咳嗽气逆，皮毛干焦，饶涕多啼，咽喉不利，揉鼻咬甲，壮热憎寒，口鼻生疮，唇边赤痒，腹内气胀，乳食渐稀，大肠不调，频频泄痢，粪中米出，皮上粟生；五曰肾疳，其候肌肉消瘦，齿龈生疮，寒热时作，口鼻干燥，脑热如火，脚冷如冰，吐逆既增，乳食减少，泻痢频并，下部开张，肛门不收，疳疮痒痛。以上疾状，并皆治疗。”

2. 论金露丸

《太平惠民和剂局方·卷之三·宝庆新增方·金露丸》：“治腹内积聚癥块，久患大如杯及黄瘦宿水，朝暮咳嗽，积年冷气，时复腹下盘痛绞结，冲心及两胁，彻背连心，痛气不息，气绕脐下，状如虫咬不可忍。又治十种水气，反胃吐食呕逆，饮食多噎，五般痔瘘，瘘气走注风，有似虫行，手足烦热，夜卧不安，睡语无度。又治小儿惊疳，妇人五邪，梦与鬼交，沉重不思饮食，昏昏如梦，不晓人事，欲死俱多，或歌或哭不定，月候不调，心中如狂，身体羸瘦，莫辨其状，但服此药，万无失一，是病皆疗，更不细述。”

3. 论三一承气汤

《黄帝素问宣明论方·卷六·伤寒门》：“治伤寒杂病，内外所伤，日数远近，腹满咽干，烦渴谵妄，心下按之硬痛，小便赤涩，大便结滞；或湿热内甚，而为滑泄，热甚喘咳闷乱，惊悸狂颠，目痛口疮，舌肿喉痹，痈疡，阳明胃热发斑，脉沉，可下者。”

4. 论防风当归饮子

《黄帝素问宣明论方·卷十二·补养门·补养总论》：“治脾肾真阴损虚，肝心风热郁甚，阳胜阴衰，邪气上逆，上实下虚，怯弱不耐；或表热而身热恶寒，或里热而躁热烦渴，或邪热半在表半在里，进退出入不已，而为寒热往来；或表多则恶寒，里多则发热；或表之阳分阳和，正气与邪相助，并甚于里，蓄热极深而外无阳气，里热极甚，阳极似阴而寒战腹满烦渴者；或里之阴分不和，正气反助邪气，并甚于表，则躁热烦渴而汗出也；或邪热壅塞者，或烦热痛者，或热结极甚，阳气不通，而反觉冷痛；或中外热郁，烦躁甚，喜凉畏热；或热极闷塞，不得宣通，阳极似阴，中外喜热，而反畏寒者；或寒郁胸中而烦渴，热极甚而腹满不消者；或一切风热壅滞，头目昏眩，暗风眼黑，偏正头疼，口干鼻塞，耳鸣及聋，咽嗌不利；或目赤肿痛，口疮舌痹；或上气痰嗽，心胁郁痞，肠胃燥涩，小便溺淋闭；或是皮肤瘙痒，手足麻痹；又或筋脉拘急，肢体倦怠；或浑身肌肉跳动，心忪惊悸。或口眼㖞斜，语言謇涩；或狂妄昏惑，健忘失志；及或肠胃燥热怫郁，而饥不欲食，或湿热内余，而消谷善饥，然能食而反瘦弱；或误服燥热毒药，及妄食热物过多，而耗损脾肾，则风热郁甚，而多有如此，不必全见也。无问自病及中燥热毒药所使者，并宜宣通气血，调顺饮食。久服之旧病除去，新病不生。设虚人常服，补益功验，自可知矣。”

5. 论神明膏

《叶氏录验方·下卷·治疮肿伤折》：“治一切疮肿折伤，磨风止痛。若内伤酒调一钱已服之，口疮含化。赤眼涂之，疮口积年不合，三五上便生痂，旬日间肌肤平。鼻中肉铃子，纸捻日日点，一月取下，干湿癣风痒痓痛皆磨之。其余小儿瘤疮，汤火金疮，浸淫白秃之类不可尽言，但皮肤之疾，药到即先止痛，生肌灭斑，高者平，凹者满，次等膏亦可用，但其效缓，却可常使。如面膏善藏之，皆十余年不败，久则气愈烈而效愈速，此方传之经验。”

6. 论益元散

《伤寒直格·卷中·伤寒总评·伤寒表证》：“治口疮、牙齿疳蚀，明耳目，壮筋骨，通经脉，和气血，消水谷，保真元，解百药、酒、食邪热毒，耐劳役、饥渴、寒热，辟中外诸邪所伤。久服强志、轻身、驻颜、益寿，及解中暑、伤寒、疫疠、饥饱劳损、忧愁思虑、恚怒惊恐、传染、并汗后遗热、劳复诸疾，兼解两感伤寒，能遍身结滞宣通，和气而愈；及妇人下乳、催生，并产后损液血虚，阴虚热甚，一切诸证，并宜服之。”

7. 论紫菀汤

《运气易览·卷之二·五运主病治例》：“凡遇六乙年，从革之纪，岁金不及，火盛行，民病肩背瞀重，鼽嚏，血便注下。为水所复，则反头脑户痛，症及囟顶，发热，口疮，心痛。紫菀汤，治肺虚感热，咳嗽喘满，自汗，衄血，肩背瞀重，血便注下，或脑户连囟顶痛，发热，口疮，心痛。”

8. 论追虫妙应丸

《医学入门·外集卷六·杂病用药赋》：“此药不比巴霜、甘遂、硇砂等剂，不动真气，有虫取虫，有积取积，有气取气，有块取块，一服见效。凡人面上白斑唇红，能食心嘈，颜色不常，脸上生蟹爪露者，便有虫也。此丸四时可服，孕妇禁用。治山岚瘴气，传尸痨瘵，水肿疟痢，咳嗽黄疸，噎膈肠风痔漏，一切风气食积疼痛，疮癞热痰痞块，赤眼口疮，女人经脉不调，血瘕血闭，赤白带下，小儿癫痫，一切疳积、蛊积并治，一方去使君子，名七转灵应丹，如失声加沉香、琥珀，忌生冷荤腥等物一月。”

9. 论柴胡地骨皮汤

《医方考·卷五·口齿舌疾门第六十四·柴胡地骨皮汤》：“膀胱者，水道之所出；小肠者，清浊泌别之区也。膀胱移热于小肠，则清浊不能泄别，湿热不去，势必上蒸，故令口中糜烂而疮。乃灶底燃薪，笼中肉糜之象也。是方也，柴胡辛温，所以升其清阳。地骨皮苦寒，所以降其浊阴。清浊既判，则干清坤宁，膈肠利而口糜愈矣。实者加大黄、朴硝，谓大便秘涩，邪气自实，二阴皆秘，地道不通，故用大黄苦寒以泻实，朴硝咸寒以软坚，乃灶底抽薪之法也。”

10. 论口糜散

《医方考·卷五·口齿舌疾门第六十四·口糜散》：“口糜本于湿热，湿热不去，必至疳蚀。寒可以胜热，苦可以坚肤，故用黄连、黄柏。乃雄黄之悍，杀虫而利气。冰脑之窜，杀虫而入腠。没药之苦，散血而愈疮。”

11. 论蔷薇煎

《医方考·卷五·口齿舌疾门第六十四·蔷薇煎》：“取蔷薇浓汁含之，又稍稍咽之，日三夜一。冬用根，夏用叶。孙真人《千金方》云：蔷薇根，口疮之神药，人不知之。故其口齿一门，用蔷薇根者盖六方焉。今尝其药气平而味苦，《内经》曰气薄为阳中之阴；又曰味厚则泄。如此言之，固清气泄热之药也。”

12. 论八仙妙应丹

《济阳纲目·卷四十·诸虫·治一切虫方》：“治山岚瘴气，传尸劳瘵，水肿疟痢，咳嗽黄疸，噎膈肠风痔漏，一切风气，食积疼痛，疮癞热痰痞块，赤眼口疮，女人经脉不调，血瘕血闭，赤白带下。小儿癫痫，一切疳积蛊积，并治。凡人面上白斑唇红，能食心嘈，颜色不常，脸上有蟹爪路者，便有虫也。此丹四时常服，不动真气，有虫取虫，有积取积，有气取气，有块取块，一服见效。无病之人，春秋各服一服，打下虫积，终岁无病。惟孕妇不宜服。”

13. 论黄连解毒汤

《医方集解·泻火之剂第十四·黄连解毒汤》：“本方去黄柏、栀子，加酒浸大黄，名三黄泻心汤，《金匮》治心下痞热，心气不足，吐血衄血。大黄用酒蒸晒九次，蜜丸，名三黄丸：治三焦积热，头项肿痛，目赤口疮，心膈烦躁，大便秘结，小便赤涩，及消渴羸瘦（消渴羸瘦，由于火炎水干）。或问：心气不足而吐衄，何以不补心而反泻心？丹溪曰：少阴不足，亢阳无辅，致阴血妄行，故用大黄泻其亢害之火；又心本不足，肺肝各受火邪而病作，故用黄芩救肺、黄连救肝，肺者阴之主，肝者心之母、血之舍也，肺肝火退，则血归经而自安矣。”

14. 论五味异功散

《幼科证治大全·口疮》：“治脾胃虚热，口舌生疮；或因误服克伐之剂，脾胃复伤，而口舌生疮；或弄舌流涎，吐泻不止，饮食少思；或惊搐痰嗽，睡而露睛，手足并冷。若母有病，致儿患者，子母并服。［泉按］口疮，有虚有实，若不辨虚实，一向用苦寒清冷之剂，则作虚虚之患也。《准绳》云：若元气亏损，或服寒凉之药，或兼作呕少食者，此虚热也，用本方加升麻柴胡。”

15. 论六味地黄汤

《灵验良方汇编·卷之上·论经血》：“此壮水制火之良剂，治肾虚发热作渴，小便淋秘，痰壅失音，咳嗽吐血，眩晕，眼花耳聋，咽口疮、自汗盗汗、便血。凡肝经不足之症，尤当用之，盖水能生木故也。此水泛为痰之圣药，血虚而热之神剂。”

16. 论导赤散

《成方切用·卷八下·泻火门·导赤散》：“生地凉心血，竹叶清心气，叶生竹上，故清上焦。木通降心火入小肠，君火宜木通，相火宜泽泻。行水虽同，所用各别。君，心火也。相，肾火也。草梢达茎中而止痛，便赤淋痛。以共导丙丁之火，由小水而出也。小肠为丙火，心为丁火。心热泄小肠，釜底抽薪之义也。易老用导赤散合五苓散，治口糜神效。”

17. 论猪肤汤

《经方例释·经方例释中》：“《千金》治口疮塞咽，用猪膏、蜜各一斤，黄连末一两，令煎取汁熬稠，每服枣许，日三服。万氏治肺热暴瘖，猪脂炼过，入蜜一斤，再炼少顷，滤净，冷定，不拘时挑服一匙即愈。无疾，常服亦润肺。此数方，似从此方化出，而万氏方尤相合。《千金》云：凡云猪膏一斤者，一升二合。又《千金·卷五》治小儿口疮不得吮乳方，用腊月猪脂一斤，蜜二斤，甘草如指大三寸，三味合煎，含咽，与此只差甘草一味。”

二、治小儿口疮通用方

1. 前胡汤（《小品方·卷第九·治寒食散发动诸方》）

解寒食散发，或头痛，或心痛，或腹痛，或胸胁肿满，或寒或热，或手足冷，或口噤，或口疮烂，或目赤，或干呕恶食气便呕吐，或狂言倒错，不与人相当，或气上欲绝，进退经时，散发百端，服前胡汤得下便愈方。

前胡（二两）　芍药（三两）　黄芩（二两）　大枣（二十枚）　甘草（二两）　大黄（二两）

凡六物，以水八升煮取二升半，分三服。心胁坚满，加茯苓二两；胸中满塞急，加枳子一两；连吐，胸中冷，不用食，加生姜三两；虚乏口燥，加麦门冬二两。若加药者，加水作九升也。

2. 漱之汤（《外台秘要·卷第三十八·石发口疮连胸面及身上心痛方一十四首》）

又疗食失度，口中发疮。

黄芩（三两） 升麻 甘草（炙，各二两） 石膏（五两，碎）

上四味切，以水五升，煮取三升，去滓冷含漱口，吐却，日十数过，瘥止。

3. 保童丸（《颅囟经·卷上·疳痢证治》）

治小儿孩子诸色疳候，或腹内虚胀，惊痫头发立，常咬手指；脊疳，疳劳，臂胫细弱，行立不得，及鼻下常赤，清涕涎流不止，舌上生疮；脑疳，口疳，腹上筋脉青。

虎睛（半支） 朱砂 麝香（各一钱） 龙脑 牛黄 巴豆 芎藭 桔梗 枳壳 檀香 茯神 人参 当归 羌活 代赭 鹤虱 白术（各半两）

上为细末，下香、砂、巴豆令匀，炼蜜丸如梧桐子大。一岁至五岁每日一丸，十岁每日三丸，并空心米饮下。但稍知，孩子病甚，即加药与之。孩子未效，奶母忌生冷、油腻、炙煿、毒鱼、大蒜、米醋。

4. 小柏汤（《医心方·卷第二十·治服石口中发疮方第十二》）

治口疮。

龙胆（三两） 黄连（二两） 子柏（四两）

凡三物，以水四升先煮龙胆、黄连取二升，别渍子柏，令水淹潜（荚虚反），投汤中和，稍含之。

5. 大青散（《太平圣惠方·卷第十五·治时气口疮诸方》）

治时气咽痛口疮，烦躁头重。

大青 黄芩 川升麻 麦门冬（去心，焙） 栀子仁 甘草（炙微赤，锉，以上各一两）

上件药，捣粗罗为散。每服四钱，以水一中盏，入竹叶六七片，煎至六分，去滓，不计时候，温服。

6. 千金散（《太平圣惠方·卷第二十四·治大风癞诸方》）

治大风癞，并万病痈疽疥癣，赤白风癞，骨肉疏败，百节烦疼，眉鬓发落，身体淫跃，痛痒无时，目痛耳聋，口疮龋齿。

天雄（半两，炮裂，去皮脐） 细辛（半两） 川乌头（半两，炮裂，去皮脐） 莽草（半两，微炙） 干姜（半两，炮裂，锉） 石楠叶（一两） 石菖蒲（一两） 防风（一两，去芦头） 白术（一两） 独活（一两半）

上件药，捣细罗为散。每于食前，用温酒调服二钱。

7. 升麻散

1）《太平圣惠方·卷第三十六·治口舌生疮诸方》

治口舌生疮，连颊肿痛。

川升麻（半两） 芎藭（一分） 防风（半两，去芦头） 鸡肠草（三分） 大青（一分） 甘草（半两，炙微赤，锉）

上件药，捣细罗为散。每用半钱，于疮上贴之，日可三五度，瘥。先于疮肿处针出恶血，用盐汤煠后贴药神效。

2）《太平圣惠方·卷第九十·治小儿口疮诸方》

治小儿口疮多时，气臭，生虫子。

川升麻（一分） 黄芩（一分） 藁本（一分） 甘草（一分，生用） 生干地黄（二分） 五倍子（一分） 皂荚（半两） 诃黎勒皮（半两） 夏枯草（半两，以上三味烧灰）

上件药，捣细罗为散。候儿睡时，即干糁于疮上，神效。

8. 玄参散（《太平圣惠方·卷第三十六·治口舌生疮诸方》）

治口舌生疮，连齿断烂痛。

玄参（三分） 川升麻（三分） 独活（三分） 麦门冬（三分，去心） 黄芩（三分） 黄柏（三分） 川大黄（三分，锉碎，微炒） 栀子仁（三分） 前胡（三分，去芦头） 犀角屑（三分） 甘草（三分，炙微赤，锉）

上件药，捣筛为散。每服五钱，以水一大盏煎至五分，去滓，不计时候，温服。

9. 蔷薇根散（《太平圣惠方·卷第三十六·治口舌生疮诸方》）

治口舌疮，攻胸中皆生疮。

蔷薇根皮（四两） 黄柏（二两锉） 川升麻（二两） 生干地黄（五两）

上件药，捣筛为散。每服五钱，以水一中盏煎至五分，去滓，温温含咽。

10. 龙胆煎

1）《太平圣惠方·卷第三十六·治口舌生疮诸方》

治口舌生疮。

龙胆（一两，去芦头） 黄连（一两，去须） 川升麻（一两） 槐白皮（一两） 大青（一两） 苦竹叶（一握） 白蜜（三两）

上件药，细锉，以水二升煎至半升，去滓，入蜜搅令匀，更煎成膏。用涂口疮，日三四度瘥。

2）《圣济总录·卷第一百二十三·咽喉生疮》

治喉中疮，并口疮。

龙胆 黄连（去须） 黄柏（去皮，蜜炙） 升麻（去土） 苦竹叶（切） 槐白皮 大青（各一两） 白蜜（半合） 酥（半合）

上九味，细锉七味如麻豆，以水三升半煮取七合，绞去滓，纳蜜及酥，再煎五六沸。每服一匙头，含化咽津，日可五六服，瘥。

11. 止痛散（《太平圣惠方·卷第三十六·治口舌生疮诸方》）

治口舌疮。

铅霜（一分） 白矾（一分，烧灰） 黄柏（一分末） 麝香（一钱）

上件药，都研为散。每于有疮处贴少许，有涎即吐之，日可三五度，瘥。

12. 黄柏煎

1）《太平圣惠方·卷第三十六·治口舌生疮诸方》

治口舌生疮，赤肿疼痛。

黄柏（一两，锉） 乌豆（一升）

上件药，以水二升半煎至五合，去滓，入寒食饧一两、蜜一两、龙脑少许，更煎稀稠得所，不计时候，常咽半匙。

2）《圣济总录·卷第一百一十七·口齿门·口疮》

治口疮。

黄柏（末一两） 乱发（洗去腻，二三两） 硫黄（研，一分） 黄连（末，一两） 麻油（半斤）

上五味，先将油煎发销，然后下黄柏等末，重煎待凝成煎。每含如杏仁大，吐津不得咽。

13. 铅霜散

1）《太平圣惠方·卷第三十六·治口舌生疮诸方》

治口舌疮。

铅霜（一分） 龙脑（半钱） 滑石（一分）

上件药，细研为散。每用少许，贴疮上，有涎即吐却，神验。

2）《圣济总录·卷第一百一十七·口齿门·口疮》

治大人小儿，卒患口疮。

铅白霜（研细，不拘多少）

上取少许，涂敷痛处，一两度瘥。

14. 神秘含山李子煎丸（《太平圣惠方·卷第三十六·治口舌生疮诸方》）

治口中疳疮。

山李子根（亦名牛李子） 蔷薇根（野外者良）

上二味，各细锉五升，以水五升（斗）煎半日以来，取汁，于银器中盛，以重汤煮，如无银器，铜器亦得，看稀稠得所，即于瓷器内盛。每取少许，含咽之，以瘥为度。

15. 石胆丸（《太平圣惠方·卷第三十六·治口舌生疮诸方》）

治口舌疮。

石胆（一分） 杏仁（一分，汤浸去皮尖、双仁，麸炒微黄） 腻粉（一分）

上件药，都细研为散，炼蜜和丸如鸡头实大。绵裹一丸含，有涎即吐之。

16. 黄柏丸（《太平圣惠方·卷第三十六·治口舌生疮诸方》）

治口舌疮，肿痛不止。

黄柏（一两，末） 蟾酥（一分） 黄丹（一分）

上件药，都研为末，端午日午时合，用蒸饼和丸如绿豆大。绵裹一丸，夜后含，有涎即吐之。

17. 杏仁丸

1）《太平圣惠方·卷第三十六·治口舌生疮诸方》

治口舌疮。

杏仁（四枚，汤浸去皮尖、双仁，烂研） 腻粉（半钱）

上件药，同研，丸如皂荚子大。绵裹一丸，含咽津。

治口舌生疮。

杏仁（一两，汤浸去皮尖、双仁，生研） 腻粉（一分） 浮萍草末（一分）

上件药，相和细研，丸如樱桃大。每取一丸，绵裹，含咽津。

2）《圣济总录·卷第一百一十七·口齿门·

口疮》

治口疮。

杏仁(汤浸去皮尖、双仁,十粒) 蛇床子(烧灰) 白芷(烧灰) 腻粉(各一分)

上四味,研杏仁如膏,和三味为丸如鸡头实大。每细嚼五丸,不得咽津,吐涎出,立效。

18. 麝香丸

1)《太平圣惠方·卷第三十六·治口舌生疮诸方》

治口舌生疮赤烂。

麝香(一分,细研入) 杏仁(三分,汤浸去皮尖、双仁) 川升麻(三分) 黄芩(三分) 浮萍草(三分) 零陵香(三分) 甘草(三分,生用) 寒水石(三分) 黄连(三分,去须)

上件药,捣罗为末,炼蜜和丸如弹子大。每取一丸,绵裹含化,咽津。

2)《小儿卫生总微论方·卷六·惊痫别论·治惊痫兼别病方》

治诸痫、诸疳等疾。

龙胆草(去芦) 胡黄连(去须,各半两) 木香 蝉壳(去土,一分) 瓜蒂 龙脑 麝香 牛黄(各一钱)

上为末匀细,猪胆汁和丸,作两等丸。大者如绿豆,小者如黍米。治疳眼,用猪肝汤下五七丸至一二十丸,量大小用药增减。疳渴者,猪肉汤下。惊痫发搐上视,薄荷汤下。更研一丸,滴鼻中。牙疳、鼻疳、口疮,研末敷之。虫痛,煎苦楝汤或白芜荑汤下。百日内儿大小便不通,水研封脐中。诸虫证加干漆、麝香各少许,入生油一两,滴温水化下。惊疳或秘或泻,清米饮下。病急者研碎服之,病缓者浸化服之。若极虚慢惊者,不得与服。急惊痰热,尤宜服之。

19. 含化丸(《太平圣惠方·卷第三十六·治口舌生疮诸方》)

治口舌疮,烂痛不瘥。

黄丹(二两) 蜜(一两)

上件药,相和,以瓷盏纳盛,坐在水铫子内,慢火煮一炊久,用绵滤过,都入瓷盏内,再煮如面糊,药成,即丸如酸枣子大。每取一丸,绵裹含咽津,日三四度含之。

20. 粉霜散(《太平圣惠方·卷第八十六·治小儿急疳诸方》)

治小儿走马疳疮。

粉霜(一两) 天南星(末,一分) 黄丹(半两,炒紫色) 麝香(半两) 定粉(一分)

上件药相和,研令细,先用盐浆水洗过,以纸捻子揾药,扫在疮上,每日三四度瘥。

21. 四灵丸(《太平圣惠方·卷第八十六·治小儿五疳诸方》)

治小儿五疳,头大项细,心腹胀满,皮肤干皱,毛发焦黄,鼻下赤烂,口舌生疮,泻利不止,日渐羸瘦。

大蟾(一枚,去却四足,劈开腹,去肠肚,入胡黄末一两,在腹内以线缝合,用湿纸三两重裹,以泥四面固济,令干,微火出阴气,便以炭火三斤烧,令通赤,即住待冷,去泥及纸灰,捣细罗为末,更入后药) 芦荟 麝香 熊胆(以上各一分)

上件药,同研令细,以面糊和丸如麻子大。每服以粥饮或奶汁下三丸,日三服,三岁以上加丸服之。

22. 青黛丸(《太平圣惠方·卷第八十七·治小儿口齿疳诸方》)

治小儿口齿疳,生疮臭烂。

青黛(一分,细研) 朱砂(一分,细研) 牛黄(一分,细研) 麝香(半分,细研) 龙脑(半分,细研) 熊胆(一分,细研) 胡黄连(一分) 人中白(半分) 鸡舌香(半分) 蝉壳(半分,微炒去足) 芦荟(一分,细研) 夜明沙(半两,微炒) 瓜蒂(一分) 蜣螂灰(半分) 蟾酥(半分,研入)

上件药,捣罗为末,都研令匀,用口脂和丸如绿豆大。以乳汁研破一丸,涂于口内,及滴在鼻中,以桃柳汤洗儿,其疳虫自出。

23. 蜗牛散(《太平圣惠方·卷第八十七·治小儿口齿疳诸方》)

治小儿口齿疳疮,蚀口鼻中欲尽。

蜗牛壳(二七枚,烧灰) 角蒿(一两,烧灰) 麝香末(半钱) 黄柏末(半钱) 细辛末(半分) 石胆(一杏仁大)

上件药,都细研。每取少许,日三度贴之。

24. 芦荟散(《太平圣惠方·卷第八十七·治小儿口齿疳诸方》)

1)治小儿口鼻齿舌疳疮,无不瘥。

芦荟(一分) 盐绿(一分) 胡粉(一分)

真珠末(半两)　蜗牛壳(半两,微炒)　青黛(一两)　黄连末(一两)　麝香(半分)

上件药,都细研为散。先以甘草汤洗疮,然后敷药,口疮但裛干涎,掺药鼻中,即先点少酥,然后糁药。

2）治小儿口齿疳,鼻舌生疮,及头面悉主之。

芦荟(半两,细研)　土绿(半两)　真珠末(一两)　胡粉(半两,研入)　蜗牛壳(一两半,炒令黄)　黄芩(一两半)　麝香(一分,细研)　石盐(一两)　青黛(一两,细研)

上件药,捣细罗为散,同研极细。先用甘草汤洗,及漱口了,将此散绵裹,贴于齿上,及散涂药亦得,如有涎,旋吐勿咽之。

25. 雄黄散

1)《太平圣惠方·卷第八十七·治小儿口齿疳诸方》

治小儿口齿疳生疮。

雄黄(一分,细研)　硝石(一分)　蚺蛇胆(一分,研入)　黄连(一分,去须)　石盐(一分)　苦参(一分,锉)　朱砂(一分,细研)　麝香(半钱,细研)　鸡屎矾(三大豆大,细研)

上件药,捣罗为末,同研极细。不问口疮赤之与白,生在舌上腮脸颊中及齿龈上,并宜涂之。

2)《太平圣惠方·卷第九十·治小儿口疮诸方》

治小儿口疮烂痛,不问赤白,或生腮颔间,或生齿龈上。

雄黄(一分,细研)　硝石(一分)　蚺蛇胆(一分)　黄连(一分,去须)　石盐(一分)　苦参(一分,锉)　朱砂(一分,细研)　鸡屎矾(半两)　麝香(一钱,细研)

上件药,捣细罗为散,都研令匀,日可三五度涂之。

3)《古今医统大全·卷之六十三·口病门·药方》

治白口疮。

雄黄　没药　乳香(各一钱)　轻粉(少许)

上为细末,掺之。本方有巴豆霜,恐误也,有人用之而口皆肿,不能救解,故此减之。

26. 莨菪膏(《太平圣惠方·卷第八十七·治小儿口齿疳诸方》)

治小儿疳疮,口齿疮悉主之。

莨菪子(一分,生用)　葶苈子(一分,生用)　硫黄(一分,细研)　臭黄(一分,细研)　白矾灰(一分)　熊胆(一分,细研)　芦荟(一分,细研)　蚺蛇胆(一分,研入)　麝香(一分,细研)

上件药,捣罗为末,都研令匀。取腊月猪脂二两,入于铫子内,以慢火上熔化,然后下诸药末相和,搅匀为膏。每用约杏仁大,以绵裹,火炙烙齿龈及疮上。

27. 雌黄散(《太平圣惠方·卷第八十七·治小儿口齿疳诸方》)

治小儿忽有疳疮,口及齿龈生烂肉,口臭。

雌黄(一分,细研)　箬叶(一两,炙令黄色)　黄芩〔半两(分)〕　螺蛳壳(一分,炙令黄)

上件药,捣罗为末。夜间即与贴,糁在齿龈及疮上。

28. 胡桐律散

1)《太平圣惠方·卷第八十七·治小儿口齿疳诸方》

治小儿口齿疳。

胡桐律(一分)　麒麟竭(一分)　白矾灰(一分)　黄丹(一分)

上件药,细研如粉。每用一字,贴牙齿缝,不计时候用之。

2)《幼幼新书·卷第三十四·口疮第一》

治口疮、口吻病。

梧桐律　黄柏(蜜炙)　蛤粉(各一分)　晚蚕蛾(一钱,微炒)

以上捣罗为细末,次用:

朱砂(半两,细研,水飞)　麝香(一钱,研)　龙脑(半钱,研)

上件都研匀。每用少许掺贴患处。

29. 马齿苋散(《太平圣惠方·卷第八十七·治小儿口齿疳诸方》)

治小儿疳疮,满口齿彻鼻中。

马齿苋(半两,干者)　没石子(半两)　麻黄(半两,去根节)　麝香(一钱,细研)　兰香根灰(二钱)

上件药,捣细罗为散。每取半钱,贴于疮上,日夜四五度用之。

30. 干漆散(《太平圣惠方·卷第八十七·治小儿口齿疳诸方》)

治小儿口中疳疮,蚀齿根宣露。

干漆(半两,捣碎炒令烟出) 硫黄(半两,细研) 文蛤灰(半两) 兰香灰(半两) 虾蟆(半两,烧为灰) 麝香(一钱,细研) 没石子(半两) 马齿苋末(半两)

上件药,捣细罗为散。用腊月猪脂四两,并药末,放铫子内相和,煎热,用槐枝子绵缠,及热,蘸取烙齿根上,令血止,每日二上,以肉生为度。

31. 益母草散(《太平圣惠方·卷第八十七·治小儿口齿疳诸方》)

治小儿口疳,蚀口齿骨出。

益母草灰(一合,分) 胡黄连(半两) 川升麻(一分) 牛黄(半分,细研) 麝香(一分,细研) 人中白(一分,烧灰) 黄柏(一分,锉)

上件药,捣细罗为散。净揩齿后,用药少许,干糁齿龈上,日三用之。

32. 白矾散

1)《太平圣惠方·卷第八十七·治小儿口齿疳诸方》

治小儿口齿疳疮,疼痛肿烂。

白矾灰(一分) 黄矾(一分,烧赤) 雄黄(一分,细研) 盐绿(一分,细研) 虾蟆灰(一分) 麝香(一分,细研) 人中白(一分,烧灰) 人粪灰(一分) 蚺蛇胆(一分,研入)

上件药,同研令细。每用药时,先以发裹指,点清水洗口齿上,然后用蜜水调煎如膏,以篦子薄涂于齿龈上,日三五度用之。

2)《古今医统大全·卷之六十三·口病门·药方》

治赤口疮。

白矾(枯) 没药 乳香 铜绿

上等分为细末,掺之。

33. 角蒿散(《太平圣惠方·卷第八十七·治小儿口齿疳诸方》)

治小儿口齿疳,宣露,脓血不止。

角蒿灰(一分) 细辛(一分) 川升麻(一分) 地骨皮(一分) 牛膝灰(一分)

上件药,都捣细罗为散。每夜取三大豆许,安齿根下,用抄纸长二寸,阔一豆许,贴于药上,来朝去之良。

34. 葶苈子散(《太平圣惠方·卷第八十七·治小儿口齿疳诸方》)

治小儿疳,蚀口及齿龈,宣露齿落,臭秽不可近。

葶苈子(一分,微炒) 胡桐律(一分)

上件药,同研令细,后以腊月猪脂半两,调和,微煎为膏。用柳条筋子,以绵裹,微微揾药,时时烙之。

35. 五倍子散(《太平圣惠方·卷第八十七·治小儿口齿疳诸方》)

治小儿口齿疳。

五倍子(三分,末) 黄丹(一分,微炒)

上件药,同研为末。以绵裹贴于齿上,涂之亦得,日四五上。

36. 麝香煎(《太平圣惠方·卷第八十七·治小儿口齿疳诸方》)

治小儿疳蚀齿龈,兼颊腮内疮烂。

麝香(一分) 定粉(半两) 黄柏末(半两)

上件药,都细研为散。以好蜜一两,于瓷器内,先煎五七沸,即入药末相和,更煎三两沸,放冷,于患处贴之,日四五度效。

37. 黄柏散

1)《太平圣惠方·卷第八十七·治小儿口齿疳诸方》

治小儿口疳,及齿龈生烂肉,及口臭,虫蚀作孔。

黄柏(一两,微炙,捣为末) 青黛(半两) 麝香(一钱)

上件药,都研罗令匀。每取少许糁贴疮上,日三四用之。

2)《奇效良方·卷之六十·口舌门·口舌通治方》

治口糜。

黄柏(蜜涂炙干,去火毒) 白僵蚕(直者,置新瓦上,下以火爆断丝,去火毒)

上研极细,少许掺疮上及舌上,吐涎。

38. 龙胆丸(《太平圣惠方·卷第九十·治小儿口疮诸方》)

治小儿口疮,多睡吐乳。

龙胆(一分,去芦头) 川大黄(一分,锉碎,微炒) 人参(半两,去芦头) 栀子仁(半两) 川朴硝(半两) 茵陈(一分) 郁李仁(半两,汤浸去皮,微炒)

上件药,捣罗为末,炼蜜和丸如绿豆大。一二岁儿,以温水研下三丸,看儿稍大,临时加之。

39. 黄连散

1)《太平圣惠方·卷第九十·治小儿口疮诸方》

治小儿口疮,心热烦闷。

黄连(三两分,去须)　大青(三分)　川升麻(三分)　桑根白皮(半两,锉)　甘草(半两,炒微赤,锉)

上件药,捣粗罗为散。每服一钱,以水一小盏煎至五分,去滓放温,量儿大小,分减服之。若与奶母服,即加栀子、黄芩各半两,每服三钱,以水一中盏煎至六分,去滓,每于食后温服。

2)《奇效良方·卷之六十·口舌门·口舌通治方》

治口疮绝妙。

黄连　朴硝　白矾(各半两)　薄荷(一两)

上为粗末,用腊月黄牛胆,将药入胆内,风头挂两月取下。如有口疮,旋将药研细,入于口疮上,去其热涎,即愈。

40. 铅丹膏

1)《太平圣惠方·卷第九十·治小儿口疮诸方》

治小儿口疮。

铅丹(一分)　铅霜〔三(半)分〕　蛤粉〔半两(钱)〕　晚蚕蛾〔半分(钱)微炒〕　麝香〔一分(钱)〕

上件药,研令极细,用蜜二两,熬成膏。每上取膏半钱,涂在口中。

2)《圣济总录·卷第一百一十七·口齿门·口疮》

治舌上生疮。

生地黄汁(三合)　蜜(三合)　铅丹(一两半)　杏仁(去皮尖、双仁,别研如面,七十枚)

上四味,合和一处调匀,银器内煮,用槐枝搅,不得住手,看色紫即成。取少许口内含化,吐津。

41. 蚕蛾散

1)《太平圣惠方·卷第九十·治小儿口疮诸方》

治小儿百日以上,二三岁以来,患口疮。

晚蚕蛾(一分,微炒)　麝香(半分)

上件药,都细研为散。每用少许,糁于疮上,日再用之。

2)《圣济总录·卷第一百八十·小儿口疮》

治小儿口疮。

晚蚕蛾(一两)

上捣罗为散。每用一字,敷口疮,日三两次。

42. 石胆散

1)《太平圣惠方·卷第九十·治小儿口疮诸方》

治小儿口疮赤烂。

石胆〔半两(钱)〕　蚺蛇胆(一分)　龙脑(一分)

上件药,同细研为散。每用少许,涂于疮上,日三用之,以瘥为度。

2)《圣济总录·卷第一百八十·小儿燕口疮》

治小儿燕口疮。

石胆(研,半两)　龙脑(研,少许)

上二味,共研匀。以少许涂疮上,瘥。

43. 胡粉散

1)《太平圣惠方·卷第九十·治小儿燕口生疮诸方》

治小儿燕口生疮。

胡粉(一分,炒令黄)　黄连(半两,末)

上件药,细研令匀,敷于疮上。

2)《普济方·卷二百九十九·上部疮门·口疮》

治口疳疮,神秘,含之。

胡粉(一两)　牛黄(一两)

上相和,安铫子中,于暖灰上研令匀。少少含之,瘥。

44. 碧雪煎(《太平圣惠方·卷第九十五·药酒序》)

治心神烦热、时行温病,主癫痫,疗热毒风,压丹石,解百毒,去头疼、赤眼口疮、酒黄,大人小儿一切热病,悉皆治之方。

大青(三两)　吴蓝叶(二两)　竹茹(三两)　麦门冬(二两,去心)　子芩〔二(三)两〕　甘草(三两,生用)　枳壳(三两,去瓤)　地骨皮〔三(二)两〕　龙胆(三两,去芦头)　犀角屑(二两)　玄参(三两)　赤茯苓(二两)　川升麻(二两)　羚羊角屑(二两)

以上十四味,并细锉,以水二斗,煮至一斗,去滓澄清:

龙齿(二两,细研)　牛黄(二两,细研)　麝

香(一两,细研) 青黛(五两,细研) 朴硝(十斤,炼了者)

上件药,煎了药汁,入于锅内,下朴硝,以慢火煎,不住手搅,稀稠得所,入研下龙齿、牛黄、麝香、青黛等,搅令匀,入瓷器中收。每有患者,以冷水调下半匙,量大小加减服之。

45. 红雪(一名**通中散**)(《太平圣惠方·卷第九十五·药酒序》)

治烦热黄疸,脚气温瘴,解酒毒,消宿食,开三焦,利五脏,爽精神,除毒热,破积滞,去脑闷,眼昏头痛,鼻塞口疮,重舌,肠痈喉闭,宜服此方。

川朴硝(十斤) 羚羊角屑(三两) 川升麻(三两) 黄芩(三两) 枳壳(二两,麸炒微黄去瓤) 赤芍药(二两) 人参(二两,去芦头) 淡竹叶(二两) 甘草(二两,生用) 木香(二两) 槟榔(二两) 葛根(一两半) 大青(一两半) 桑根白皮(一两半) 蓝叶(一两半) 木通(一两半) 栀子(一两半) 朱砂(一两,细研) 苏粉(三两,捶碎) 麝香(半两,细研)

上件药,除朱砂、麝香外,并细锉,以水二斗五升煎至九升,去滓,更以绵滤过,再以缓火煎令微沸,然下朴硝,以柳木篦搅勿住手,候凝,即下朱砂、麝香等末,搅令匀,倾于新瓷盆,经宿即成矣。细研,每服一钱至二钱,以新汲水调下,临时量老少加减服之。

46. 至圣青金丹(《博济方·卷四·疳积》)

治小儿一十五种风疾,五般疳气,变蒸寒热,便痢枣花粪,脚细肚胀,肚上青筋,头发稀疏,多吃泥土,挦眉毛,咬指甲,四肢羸瘦,疳蛔咬心,泻痢频并,饶惊多嗽,疳蚀口鼻,赤白疮,疳眼雀目。此悉皆治疗,入口大有神效。

青黛(上细好者,二分,研) 雄黄(二分,研) 龙脑(少许,研) 熊胆(一分,用温水入化药) 胡黄连(二分) 麝香(五分,研) 胆酥(一皂子大) 水银(一皂子大) 铅霜 白附子(二枚) 芦荟(一分,研) 朱砂(一钱,研) 腻粉(一分)

上十三味,细研,杵罗为末后,再都入乳钵内,细研令匀,用獖猪胆一枚,取汁熬过,浸蒸饼少许,为丸如黄米大,曝干,于瓷器内收密封,或要,旋取。每服二丸,各依汤使,如后。小儿患惊风天瘹,戴上眼睛,手足搐搦,状候多端,但取药一丸,用温水化破,滴入鼻中,令嚏喷三五遍后,眼睛自然放下,搐搦亦定,更用薄荷汤化下二丸。久患五疳,四肢小,肚高,挦眉吃土,咬指甲,发稀疏,肚上青筋,粥饮下二丸。小儿变蒸寒热,薄荷汤下二丸,化破服。小儿久患泻痢,米饮下二丸。小儿久患疳蛔咬心,苦楝子煎汤下二丸。小儿患鼻下赤烂,口齿疳虫并口疮等,用儿孩子奶汁,研二丸,涂在患处。小儿患疳眼雀目,用白羊子肝一枚,以竹刀子批开,内药二丸,在羊肝子内,以麻缕子缠定,用淘米泔水内,煮令熟,空腹吃下,仍令乳母常忌毒鱼大蒜鸡鸭猪肉等。此药,小儿常隔三两日吃一服,永无病,不染横夭之疾,凡有患但与服,必有功效。

47. 紫金霜(一名**紫金散**)(《博济方·卷五·疮科》)

治大人小儿口疮。

黄柏(如两指大二片,以蜜慢火炙紫色) 诃子(一枚,烧过,盏子盖少时) 麝香(少许) 腻粉(少许)

上件捣罗为末。每服二字许,糁于舌上,立瘥。

48. 灵砂丹(《博济方·卷五·丹药》)

治众疾。

朱砂(半两) 大附子(一两,炮,去皮脐) 青橘皮(去白,一两) 面姜(一两,炮) 杏仁(一两,去皮尖) 巴豆(春冬用一百个,夏秋五十个,以水五升,慢火煮三十沸)

上先将以巴豆,水五升,煮令油出水尽为度,细研,与众药末和匀,以粳米饮和为丸如豌豆大。口疮,枣汤下;小儿五疳,乳汁下,大人服五丸,小儿及患人,相度虚实,加减丸数服之。

49. 绿云膏(《苏沈良方·卷第七·治口疮》)

黄柏(半两) 螺子黛(二钱)

上同研如碧玉色,临卧置舌根下一字,咽津无妨,迟明瘥。凡口疮不可失睡,一夜失睡,口疮顿增。

50. 金露丸(《太平惠民和剂局方·卷之三·宝庆新增方》)

治腹内积聚癥块,久患大如杯及黄瘦宿水,朝暮咳嗽,积年冷气,时复腹下盘痛绞结,冲心及两胁,彻背连心,痛气不息,气绕脐下,状如虫咬不可忍。又治十种水气,反胃吐食呕逆,饮食多噎,五般痔瘘，腰气走注风，有似虫行，手足烦热，夜卧不安，睡语无度。又治小儿惊疳，妇人五邪，梦与鬼交，沉重不思饮食，昏昏如梦，不晓人事，欲死俱多，或歌或哭不定，月候不调，心中如狂，身体羸瘦，莫辨其状，但服此药，万无失一，是病皆疗，更不细述。

生干地黄（锉，焙） 贝母（去心） 紫菀（洗，去苗，锉，焙） 柴胡（去芦，锉，焙） 干姜（炮） 桂心（不见火） 人参（洗，去芦，切，焙） 防风（去芦，锉，焙） 枳壳（汤浸去瓤，麸炒） 蜀椒（去目，炒出汗） 桔梗（洗，去芦，锉，焙） 吴茱萸（汤浸七遍） 甘草（炙） 芎䓖（洗，去芦，锉，焙） 菖蒲（米泔浸一宿） 白茯苓（去黑皮，锉，焙） 厚朴（去粗皮，姜汁制） 鳖甲（米醋炙黄） 甘松（净洗，各一两） 草乌头（炮） 黄连（洗，锉，焙，各二两） 巴豆（去心、膜，用醋煮三十沸，焙干，取一两，不去油，煮时须亲自数三十沸，便倾出焙干，若沸过则药无力。一方用甘遂）

上为细末，以面糊丸如梧桐子大。每服五丸，小儿两丸。心中疢患，姜汤下。心痛，酸石榴皮汤下。口疮，蜜汤下。头痛，石膏汤葱茶下。一切脾气，橘皮汤下。水泻、气泻，煮陈皮饮下。赤痢，甘草汤下。白痢，干姜汤下。赤白痢，甘草干姜汤下。胸膈噎闷，通草汤下。妇人血气，当归酒下；如不饮酒，当归煎汤下亦得。疝气、岚气、小肠气及下坠，附子汤下。常服及应急诸般疾患，只米饮、茶、酒、熟水任下。伤冷腹痛，酒食所伤，酒疸、黄疸，结气痞塞，鹤膝，并用盐汤、盐酒下。

51. 五疳保童丸（《太平惠民和剂局方·卷之十·治小儿诸疾》）

治小儿五疳。盖其骨肉轻软，肠胃微细，若乳哺有节，则脏腑相调；或乳母寒温失理，饮食无常，醉饱喜怒，及小儿百晬以后，五岁以前，乳食渐多，不择生冷，好餐肥腻、甘、酸之物，即成五疳。一曰肝疳，其候摇头揉目，白膜遮睛，流汗遍身，合面而卧，目中涩痒，肉色青黄，发立头焦，筋青脑热，腹中积聚，下痢频多，久而不瘥，转甚羸瘦；二曰心疳，其候浑身壮热，吐痢无常，颊赤面黄，胸膈烦满，鼻干心躁，口舌生疮，痢久不瘥，多下脓血，有时盗汗，或乃虚惊；三曰脾疳，其候腹多筋脉，喘促气粗，乳食不多，心腹胀满，多啼咳逆，面色萎黄，骨立毛焦，形枯力劣，胸膈壅闷，水谷不消，口鼻常干，好吃泥土，情意不悦，爱暗憎明，肠胃不和，痢多酸臭；四曰肺疳，其候咳嗽气逆，皮毛干焦，饶涕多啼，咽喉不利，揉鼻咬甲，壮热憎寒，口鼻生疮，唇边赤痒，腹内气胀，乳食渐稀，大肠不调，频频泄痢，粪中米出，皮上粟生；五曰肾疳，其候肌肉消瘦，齿龈生疮，寒热时作，口鼻干燥，脑热如火，脚冷如冰，吐逆既增，乳食减少，泻痢频并，下部开张，肛门不收，疳疮痒痛。以上疾状，并皆治疗。

黄连（去须） 白鳝头（炙令焦黄，无，即炒白芜荑充代） 草龙胆（去芦） 雄黄（研飞） 青橘皮（去瓤） 五倍子 夜明砂（微炒，各一两） 蟾头（一枚，炙令黄色） 苦楝根 天浆子（微炒） 胡黄连 麝香 青黛（研） 熊胆（研） 芦荟（研，各一两）

上为细末，都研令匀，用糯米饭和丸如麻子大。每服一岁儿一丸，不计时候，温米饮下，日进三服尤妙。一方有蜗牛（微炒）一分。

52. 蟾蜍散（一名**干蟾散**）

1）《圣济总录·卷第一百一十七·口齿门·口疮》

治口疮。

干蟾（炙，一枚）

上一味，捣研为散。绵裹半钱匕，含吐津。

2）《圣济总录·卷第一百八十·小儿口疮》

治小儿口疮。

蟾蜍（一枚，炙令焦）

上一味，捣罗为散。每用一字，敷疮上。

53. 槐枝煎（《圣济总录·卷第一百一十七·口齿门·口疮》）

治口疮。

槐枝（二三月采好者，锉） 桑枝（锉） 柳枝（锉，各一斗，三味以水五斗隔宿浸，次日入锅，文武火煎约得一斗，去滓，再入铜铛煎至五升，入后药） 槐蛀虫（一两） 细辛（去苗叶，半两） 藁本（去苗、土，一两） 胡桐泪 升麻 莽草（各半两） 麝香（研，一分）

上一十味，将后七味捣罗为末，入前药汁内，更煎如饧。临卧净漱口，以药半匙敷痛处，有涎即吐之，临卧再用。

54. 当归膏（《圣济总录·卷第一百一十七·口齿门·口疮》）

治口烂生疮，水浆不下。

当归(一两)　射干　升麻　附子(去皮脐,切,各半两)　白蜜(四合)　猪脂(五两)

上六味,除蜜脂外并锉,先煎脂化去滓,入诸锉药,慢火煎,候附子色黄,又去滓入蜜,更煎如膏,以瓷器盛。每服如杏核大含之,日三五度,咽津不妨。

55. 吹喉朴硝散(《圣济总录·卷第一百一十七·口齿门·口疮》)

治口疮,及喉闭。

朴硝　硝石　胆矾　白矾　芒硝(五味皆枯干)　寒水石(烧)　白僵蚕(直者,炒)　甘草(炙,锉)　青黛(研,各等分)

上九味,捣研为细散和匀。每用少许,渗疮上,遇喉闭,用笔管吹一字在喉中,立破。

56. 黄连膏(《圣济总录·卷第一百一十七·口齿门·口疮》)

治口疮,并咽喉塞。

黄连(去须,锉,三两)　猪脂(一斤)　白蜜(四两)　羊髓(研,二两)

上四味,先以慢火煎猪脂,取油去滓,入黄连,又煎令黑色,下羊髓,髓化以绵滤去滓,入蜜更煎数沸成膏,瓷合盛候冷。每含如枣大,日三五度,咽津不妨。

57. 甘草煎(《圣济总录·卷第一百一十七·口齿门·口疮》)

治口疮。

甘草(炙为末,半两)　猪膏(四两)　白蜜(二两)　黄连(去须为末,一两)

上四味,先煎脂令沸,去滓,下蜜并药等,慢火熬成煎。每服一匙头,含咽津,以瘥为度。

58. 白矾煎(《圣济总录·卷第一百一十七·口齿门·口疮》)

治口疮。

白矾(末)　铅丹(研,各一两)　附子(去皮脐,生为末)　屋下火煤(各半两)

上四味,捣研为末,入白蜜三两,煎为煎,入竹筒盛,饭上炊一次。每用少许,含吐涎出效。

59. 石胆煎(《圣济总录·卷第一百一十七·口齿门·口疮》)

治口疮疼痛。

石胆(半钱,烧研末)　蜜(一合)　黄柏末(一钱匕)　蟾酥(研,半钱)

上四味,先于铛中慢火煎蜜,次下药末,煎如饧。每含如杏核大,吐津不得咽。

60. 杏仁煎(《圣济总录·卷第一百一十七·口齿门·口疮》)

治口疮。

杏仁(去皮尖双仁,研,二七粒)　胡粉(研)　铅丹(研,各一分)

上三味,用蜜五合调和。用竹筒盛,蒸一炊久,旋含之,吐津不得咽。

61. 麝香散(《圣济总录·卷第一百一十七·口齿门·口疮》)

1)治口疮。

麝香(研,一字)　胡黄连(一钱)　槟榔(生,锉,一枚)

上三味,捣研为细散,旋敷之。

2)治口疮。

麝香(少许)　人中白(一钱)

上二味研细,绵裹如绿豆大,含之咽津。

62. 滑石散(《圣济总录·卷第一百一十七·口齿门·口疮》)

治口疮。

滑石　胆矾(各一两)

上二味,捣研为散。每用一钱匕,以绵裹含,吐津。

63. 生姜煎(《圣济总录·卷第一百一十七·口齿门·口疮》)

治口疮疼痛。

生姜(取汁一盏)　白沙蜜(三两)

上二味,同煎十余沸,用瓷器盛。时时以熟水调一匙头,含咽之。

64. 柳花散

1)《圣济总录·卷第一百一十七·口齿门·口疮》

治口疮。

黄柏(一两)　淀花(半两)

上二味为散,临卧干糁,误咽亦不妨。

2)《御药院方·卷九·治咽喉口齿门》

治口舌生疮。

玄胡索(一两)　黄柏(去粗皮)　黄连(各半两)　青黛(另研,二钱)　密陀僧(另研,三钱)

上为细末。每用敷贴口疮上,有津即吐,食后临卧用。

65. 二物散(《圣济总录·卷第一百一十七·口齿门·口疮》)

治口疮。

白僵蚕　黄连(各等分)

上二味为末,临卧糁口内。

66. 碧玉散(《圣济总录·卷第一百一十七·口齿门·口疮》)

治口疮,诸药不效。

胆矾(半两,锅子内烧通赤,地上出火毒)

上一味,细研。每取少许,敷疮上,有清涎吐之。

67. 蘘荷根汤(《圣济总录·卷第一百一十七·口齿门·口疮》)

治口疮。

蘘荷根(二两)

上一味细锉,分为三分,以水二盏,煎三五沸,去滓,热含冷吐。

68. 荠苨煎(《圣济总录·卷第一百一十七·口齿门·口疮》)

治口疮。

荠苨(三十枚)

上一味,以薄绵裹,酒煮二十沸许,取出。每含一枚,良久嚼咽之,日三五度。

69. 豆豉散(《圣济总录·卷第一百一十七·口齿门·口疮》)

治口疮。

豆豉(四两,炒)

上一味,捣罗为散。每用绵裹一钱匕含之,日五七次。

70. 胡粉膏(《圣济总录·卷第一百一十七·口齿门·口疮》)

治口疮。

胡粉(炒,研,一两)

上一味,以牛酥调如膏。每含如杏仁大,咽津。

71. 马牙硝散(《圣济总录·卷第一百一十七·口齿门·口疮》)

治口疮。

马牙硝(研末,一两)

上一味,每含一钱匕咽津,日三五度。

72. 槟榔散

1)《圣济总录·卷第一百一十七·口齿门·口疮》

治口疮。

槟榔(锉)

上一味为散。每取半钱匕,涂舌及唇上。

2)《济阳纲目·卷一百零五·口唇舌病·治口疮方》

治口疮疼痛,大有神效。

五倍子(三钱)　寒水石(半两煅)　蒲黄　黄丹(各二钱半)

上为末,每服少许,干贴疮上。

73. 蒲黄散(《圣济总录·卷第一百一十七·口齿门·口疮》)

治口疮。

蒲黄(一两)

上一味,每用一钱匕,敷口舌上,咽之。

74. 无食子散(《圣济总录·卷第一百一十七·口齿门·口疮》)

治口疮。

无食子(烧灰,细研,一两)

上一味,每取一钱匕,敷舌上,日三五次。

75. 升麻饮(《圣济总录·卷第一百一十七·口齿门·口疮》)

治口内生疮,齿龈肉烂。

升麻　黄连(去须)　羚羊角(镑)　玄参　黄芩(去黑心)　麦门冬(去心,焙)　葛根(锉)　大黄(锉)　羌活(去芦头)　防风(去叉)　甘菊花(各半两)　人参(三分)　甘草(炙,锉)　知母(各一分)

上一十四味,粗捣筛。每服三钱匕,水一盏煎至七分,去滓,温服食后。

76. 密陀僧散(《圣济总录·卷第一百一十七·口齿门·口疮》)

治口疮,众药不瘥者。

密陀僧　黄柏(去粗皮)　甘草(各一两,并以蜜涂炙香)　蒲黄　黄药子(各半两)

上五味,捣研为散,时时敷之。

77. 升麻汤(《圣济总录·卷第一百一十七·口齿门·口疮》)

治卒患口疮。

升麻(锉)　黄柏(去粗皮,锉)　大青(各一两)

上三味,粗捣筛。每服五钱匕,水二盏煎取一盏，热漱冷吐。

78. 茯苓汤（《圣济总录·卷第一百一十七·口齿门·口疮》）

治口疮痛。

赤茯苓（去黑皮） 人参（各一两）

上二味，粗捣筛，分作四服。每服水二盏煎至一盏，去滓温服，日三，不过二剂。

79. 玄参丸（《圣济总录·卷第一百一十七·口齿门·口疮》）

治口疮。

玄参 天门冬（去心，焙） 麦门冬（去心，焙，各一两）

上三味，捣罗为末，炼蜜丸如弹子大。每用一丸，绵裹含化咽津。

80. 蒺藜子散（《圣济总录·卷第一百一十七·口齿门·口疮》）

治口常有疮。

蒺藜子（炒去角） 扁豆（炒，各三两）

上二味，捣罗为散，如茶点吃。

81. 地骨皮散（《圣济总录·卷第一百二十·齿龈肿》）

治骨槽风，牙齿宣露，肿痒浮动，疼痛时作，或龈烂生疮，兼大人小儿口疮。

地骨皮 麦蘖（各一两） 猪牙皂荚（半两） 青盐（一分）

上四味，同捣碎，入锅炒，捣罗为散。每用先以盐浆水漱口，掺擦。

82. 龙脑散（《圣济总录·卷第一百七十二·小儿干疳》）

治小儿干疳瘦瘁，鼻痒口疮。

龙脑 芦荟 麝香 青黛（各别研） 黄连（去须，捣末） 羊子肝（切，焙，捣末）

上六味等分，同研细和匀。每服半钱或一字，吹鼻中，及涂口中。

83. 熊胆膏（《圣济总录·卷第一百七十二·小儿急疳》）

治小儿急疳，口生疮及诸疳。

熊胆 蚺蛇胆 芦荟 龙脑 牛黄 麝香（各一分，研）

上六味，合研令细，以井华水一盏，搅和令匀，瓷器内盛，重汤缓火煎数沸，以篦搅盏四畔，勿令药干煮盛。欲吹鼻时，先七日乳母及孩子，断食生冷、酱豆、诸荤、辛热面、鱼肉等，兼少食盐，然后取二豆许，渐渐吹鼻，及涂口疮上。

84. 麒麟竭散（《圣济总录·卷第一百七十二·小儿口齿疳》）

治小儿口疳臭腐。

麒麟竭 胡桐泪 白矾（各半两） 铅丹（一分）

上四味，先销白矾作汁，次入铅丹，候干同余药，研为散敷齿。不过三两上瘥。

85. 葵根散（《圣济总录·卷第一百七十二·小儿漏疳》）

治漏疳口疮。

葵根（切） 赤小豆 土瓜根（各一两） 麝香（研，一分）

上四味，捣罗为散。每用一字贴疮。

86. 龙骨汤（《圣济总录·卷第一百七十三·小儿疳痢》）

治小儿三岁以上，疳痢口疮，身体脚手心热。

龙骨（一两） 黄连（去须） 黄柏（去粗皮，炙） 地榆（炙，各三分） 白头翁 干姜（炮） 当归（切，焙） 酸石榴皮 白术（各半两）

上九味，粗捣筛。一二岁儿每半钱匕，水半盏，生姜三片，同煎至三分，去滓分温二服，早晚食前服，量儿大小加减，口疮取芦荟、赤地利末敷之；下部生疮，取蚺蛇胆、黄连、麝香等分为末，涂敷之。

87. 一捻散（《圣济总录·卷第一百八十·小儿口疮》）

治小儿口疮。

青黛 黄柏（去粗皮） 诃黎勒（炮，去核） 密陀僧

上四味等分，捣研为散。取一捻掺舌上。如喉咽内有疮，亦掺喉中，微微咽津。

88. 寒水石散（《圣济总录·卷第一百八十·小儿口疮》）

治小儿口疮。

寒水石（一分，烧通赤，地上碗合一宿出火毒） 白矾（熬令汁枯，一分） 铅白霜（一分）

上三味，研为散。每用少许，掺口疮上，食后临卧，以瘥为度，咽津无妨。

89. 香白芷散（《圣济总录·卷第一百八十·小儿口疮》）

治小儿口疮。

香白芷（半两） 盐绿（一钱） 五倍子（一分） 麝香（少许）

上四味，捣研为细散。每用一字，掺疮上。

90. 硼砂散（《圣济总录·卷第一百八十·小儿口疮》）

治小儿口疮。

硼砂（研） 矾蝴蝶（研） 密陀僧（各半钱，研）

上三味，用生蜜四两，与药同熬紫色，以新水冰冷，瓷合盛。每用以鸡翎敷之。

91. 铅丹煎（《圣济总录·卷第一百八十·小儿口疮》）

治小儿口疮。

铅丹（半两） 密陀僧（半两） 白蜜（四两）

上三味，先以蜜于铫子内，煎令沸，下铅丹，同煎令紫色，次下密陀僧，搅令匀成煎，于瓷合盛。每用小豆大，咽津。

92. 蚺蛇胆散（《圣济总录·卷第一百八十·小儿口疮》）

治小儿口疮。

蚺蛇胆（研，一分） 石胆（研，一分） 龙脑（一分）

上三味，同研细。每用一字，涂疮上，日三五次。

93. 大青汤（《圣济总录·卷第一百八十·小儿口疮》）

治小儿口疮。

大青（三分） 黄连（去须，三分）

上二味，粗捣筛。每服半钱匕，以水半盏，煎至二分，去滓食后服。

94. 地黄汤（《圣济总录·卷第一百八十·小儿口疮》）

治小儿口疮。

生地黄汁 桑根白皮汁（各一合）

上二味，入蜜半合，同煎十余沸。每服二分，日三。

95. 黄柏膏（《圣济总录·卷第一百八十·小儿口疮》）

治小儿口疮。

黄柏（去粗皮，一分） 大豆（一合）

上二味，粗捣筛。以水一盏煎至二合，去滓，重煎如饧，入少许龙脑研和，涂敷。

96. 神验散（《圣济总录·卷第一百八十·小儿口疮》）

治小儿口疮烂臭。

寒食面（五钱） 硝石（七钱）

上二味，同研。遇夜，新水调药半钱匕，涂在纸花子上，男左女右，贴脚心。

97. 蛇蜕拭方（《圣济总录·卷第一百八十·小儿口疮》）

治小儿口疮。

上取蛇蜕，水渍令湿软，拭口内疮，一两度即瘥。

98. 牛膝酒（《圣济总录·卷第一百八十·小儿口疮》）

治小儿口疮。

牛膝（一两，切）

上以清酒二盏煎至七分，去滓，分温三服，日二，以瘥为度。

99. 羊乳饮（《圣济总录·卷第一百八十·小儿口疮》）

治小儿口疮赤烂。

上取羊乳五合，冷点口中，不过三两上，瘥。

100. 赤葵散（《圣济总录·卷第一百八十·小儿口疮》）

治小儿口疮赤烂。

赤葵茎（焙干，半两）

上捣罗为散。每用一字，蜜调涂之。

101. 贝母散（《圣济总录·卷第一百八十·小儿口疮》）

治小儿白口疮，满口如浸饼起者。

贝母（去心，二两）

上一味为散。先煮面拨粥七个，抱孩儿门限内坐，将逐个拨粥，搌儿口内疮了，弃门限外，令犬吃；便以药末半钱，水五分，蜜少许，煎三分，冷与服，仍以药掺贴。每日用三四次，即瘥。

102. 柏皮散（《圣济总录·卷第一百八十·小儿燕口疮》）

治小儿燕口疮。

上用黄柏皮为末，甑汗调，涂敷疮上，瘥。

103. 黄柏汤（《圣济总录·卷第一百八十三·乳石发动门·乳石发口舌疮烂》）

治乳石发口疮。

黄柏（去粗皮，蜜炙，二两） 龙胆（一两半） 黄连（去须） 升麻（各一两）

上四味，粗捣筛。每服五钱匕，水一盏半煎至八分，去滓，时时含咽。

104. 失笑散（《幼幼新书·卷第三十四·口疮第一》）

治口疮，或唇裂破血出，及小儿赤白口疮，作热疼立效。

元胡索 白僵蚕（各三钱） 黄连（一钱） 轻粉（抄，二钱） 麝香（抄一字） 铅白霜 硼砂 黄柏（各半钱）

上为细末。每用一捻，干贴舌上，出涎再贴，立效。

105. 龙骨散（《鸡峰普济方·卷第二十·小儿》）

治一切口疮、走马疳。

砒霜（一字，火煨令熟） 粉霜（半钱） 龙骨（一钱） 定粉（一钱半） 龙脑（半字） 蟾酥（一字）

上先研粉砒霜极细，次入龙骨再研，又入定粉。每用少许敷之。

106. 赴筵散（一名阴阳散）

1）《鸡峰普济方·卷第二十一·杂治》

治口疮。

五倍子（八分） 黄柏（二钱） 密陀僧（四分） 铜青（一分）

上为细末，干掺之。

2）《黄帝素问宣明论方·卷二·诸证门·心疝证》

治口疮不已者。

密陀僧 黄柏 青黛（各等分）

上同研为细末。每用干糁于疮上，不过三二日，即便愈。

3）《古今医统大全·卷之六十三·口病门·药方》

治口疮极效。

黄连（一两） 干姜（炒黑，三钱）

为细末。干掺口疮上，涎出即愈。

107. 血余散（《小儿卫生总微论方·卷十八·唇口病论》）

治燕口疮，吻两角生。

乱发烧灰研细，和猪脂敷之。

108. 龙香散（《小儿卫生总微论方·卷十二·诸疳方治·治诸疳杂证方》）

治五疳瘦悴，多啼叫唤，口疮发穗。

白术（一分） 石胆（半钱，研） 龙齿（一钱） 陈皮（末，一钱） 麝香（半字，研）

上为细末。每服半钱，米饮调下，二岁下者服一字，无时。

109. 消风散（《洪氏集验方·卷第五》）

治小儿一切口疮，并重舌鹅口。

硼砂（一钱） 朱砂（一字） 雄黄（一钱） 甘草末（一字） 脑子（一字）

上研细和匀。少许敷之，吞咽不妨，屡用如方。

110. 牡蛎散（《三因极一病证方论·卷之十八·夜啼四证》）

治小儿口疮。

牡蛎 （煅通红，取出候冷研细，以纸裹了埋一尺土中七日出火气，三钱） 甘草（炙为末，一钱匕）

上和匀。时时抄少许掺口中，或咽或吐皆无害。

111. 四生散（《三因极一病证方论·卷之十五》）

治口疮，下注阴湿，四肢搔痒，遍体生疮；及妇人血风。

白附子 沙苑蒺藜 黄芪 羌活（各等分）

上为末。每服二钱，盐酒调下。有人将猪肾破开，入盐糁药于其间煨服亦佳。

112. 杏粉膏（《三因极一病证方论·卷之十六·口病证治》）

治口疮，以凉药敷之不愈者。

杏仁（十粒，去皮尖） 轻粉（一字）

上研杏仁细，调匀。临卧敷疮上，少顷吐之，勿咽。

113. 绛雪散（《杨氏家藏方·卷第十一·咽喉方一十一道》）

治咽喉肿痛，咽物妨闷，及口舌生疮。

龙脑（一钱） 硼砂（一钱） 朱砂（半两） 寒水石（火煅，半两） 马牙硝（半钱）

上件为细末。每用一字掺之，咽津；或用甘草膏为丸如绿豆大，每服三丸，含化亦得，食后。

114. 消毒丸（《杨氏家藏方·卷第十一·咽

喉方一十一道》)

治喉痹口疮,腮颊肿痛。

白僵蚕(炒去丝嘴) 牛蒡子(微炒)

上件各等分,为细末,炼蜜为丸,每一两作一十五丸。每服一丸,含化,食后。

115. 神明膏(《杨氏家藏方·卷第十二·疮肿方七十二道》)

治痈疽、发背,一切疮肿,打扑伤损,汤火金疮,并皆治之。

栝蒌(一枚,去皮穰,只取仁子) 赤芍药 甘草(微炙) 黄芪 杏仁(汤浸去皮尖) 香白芷 当归(洗,焙) 桃仁(汤浸去皮尖,以上七味各一分) 人参(去芦头) 川芎 苍术(米泔浸一宿,焙) 桑白皮(以上四味各一分) 沉香 零陵香 藿香叶(去土,以上三味各半两)

上件并锉细,用清麻油十五两,浸药四十九日,候日满先倾油入银锅中,慢火炼令香熟,放冷却入诸药,以文武火养一日,候药色半焦滤去滓,却用鹅梨三枚取汁,黄蜡一两半,麝香一分,细研,并入药内重炼,候油不滚起乃成膏也。用新绵滤过,待冷入研细生龙脑一分,搅匀,入新瓷器中盛之。若内伤,用药一钱匕,酒化服。口疮,含化少许。恶疮多年不生肌者,先以葱汤洗净,用药敷之。鼻内有肉铃子者,以纸捻子蘸药点之,一月可取下。干湿癣、风痒顽麻,并以药摩之。

116. 鳖甲煎丸(《妇人大全良方·卷之一·调经门·室女经闭成劳方论第九》)

治男子、妇人、童男、室女五劳七伤,传疰飞尸,尸注、八极,骨蒸,肺痿黄瘦,虚劳无力,肌肉不生;妇人血蒸,五心烦热,血风劳气;室女月闭黄瘦,气块腹痛,经脉不调,干嗽,咽膈不利,癥瘕积块,脸赤,口疮。以上等疾,无不效验。

黄芪 柴胡 枳壳 知母 白茯苓 沉香 人参 附子 木香 升麻 肉桂 胡黄连 杏仁 当归 常山 羌活 京三棱 乌梅肉 安息香(明者,同胡桃肉细研)

上十九味修制了,各称一两为末。用活鳖一个,重十两或半斤者,以河水养七日,须逐日换新水;用童子小便五升,无灰酒五升,银石器内慢火熬百沸;先更入桃柳枝、东南上者各锉三合,乌梅五十个拍破。此三味用绵裹,同鳖煎煮至一半,去桃柳枝等三味,鳖烂取去,将肉研如膏,骨并壳焙干为末,再入汁中熬如漆色,或更入酒少许,此在临时斟酌。盛放瓷器中,搜和前药入臼中,杵千下,丸如梧桐子大。丈夫、妇人十五岁以上二十丸至三十丸,温酒下,妇人荆芥酒下。所煮膏子须契勘多少,勿令剩却,但少些子不妨,却别熬酒。若膏剩,恐鳖不全故也。凡服此药,恐热,三日更须服八仙饮子,一服解之。

117. 六一散(《御药院方·卷二·治伤寒门》)

治身热呕吐,泻泄肠澼下痢赤白。治癃闭淋痛,利小便,偏主肠胃中积聚寒热,益精气,通九窍六腑,津液去留,结消蓄水,止渴利中,除烦热心躁。治腹胀痛,补益五脏,大养脾肾之气。理内伤阴痿,安魂定魄。补五劳七伤,一切虚损。主痫痓,惊悸健忘,止烦满短气,脏伤咳嗽。疗饮食不下,肌肉疼痛,治口疮牙齿疳蚀,明耳目,壮筋骨,通血脉,和气血,消水谷,保真元。解百药酒食邪毒。耐劳役饥渴,寒热辟中,外诸邪所伤。久服强志轻身,驻颜延寿。及解中暑,伤寒疫疠,饥饱劳损,忧愁思虑,恚怒惊恐,传染,并汗后遗热劳复诸疾。并解两感伤寒,能令偏身结滞宣通气和而愈。及妇人下乳、催生,并产后损液,血衰阴虚热甚,一切热证并宜服之,兼不患妨发吹乳,或已觉吹乳乳痈,顿服即愈,乃神验之仙药也。唯有妇人不得服,恐滑胎也。

滑石(六两,腻好者) 甘草(一两,微炒)

上为极细末。每服三钱,蜜少许,温水调下,或无蜜亦得,无时,日三服。或欲冷饮者,新水调下亦得。解利发汗,煎葱白豆豉汤调下四钱,并三四服,以效为度。此药是寒凉解散热郁,设病甚不解,多服无害,但有益耳。

118. 乌犀汤(《御药院方·卷九·治咽喉口齿门》)

治口舌生疮。

犀角屑 羚羊角屑 丹砂(研) 黑参(各三分) 黄芪(锉) 升麻(各半两) 大黄(锉) 射干(各一分) 生干地黄(焙) 天门冬(生,去心,焙) 甘草(炙,锉,各一两)

上件粗捣筛。每服三钱匕,水一盏煎至六分,去滓,食后服。

119. 玉尘散(《御药院方·卷九·治咽喉口齿门》)

治大人小儿咽喉肿痛，口舌生疮。

寒水石（烧，三两） 马牙硝（枯，一钱） 铅白霜（半钱） 南硼砂（半两）

上为细末。每用少许，干掺口疮上，咽津无妨，不拘时候。

120. 明上膏（《世医得效方·卷第十六·眼科·七十二症方》）

治远年日近，不睹光明，内外障眼，攀睛胬肉，眩眶赤烂，隐涩难开，怕日羞明，推眵有泪，视物茫茫，时见黑花，或睑生风粟，或翳膜侵睛，时发痒痛，并皆治之。此药神妙，兼治口疮，涂之立愈。

白沙蜜（一斤） 黄丹（四两） 硇砂 乳香 青盐 轻粉 硼砂 脑子（各二钱，并别研） 麝香（半钱，别研） 金星石 银星石 井泉石 云母石（各一两） 黄连（去须） 乌贼鱼骨（各半两）

上件药，于净室中不得令鸡犬妇人见，用银石器慢火先炒黄丹令紫色，次下蜜，候熬得沫散，其色皆紫，次入腊月雪水三升，再熬二十余沸，将余药研成末，一处同熬，用箸滴于指甲上成珠不散为度；以厚纸三张，铺在筲箕上，倾在纸上，滤过，再用瓶子盛，放在新水内浸三昼夜，去火毒，其水日一易之。看病眼轻重，临晚用箸蘸药点大眦头，以眼涩为度。若治内障，用面水和成条，捏作圈子，临卧置眼上，倾药在内，如此用之，一月见效。

121. 茱萸散（《世医得效方·卷第十七·口齿兼咽喉科·口病》）

治口疮及咽痛。

地龙（去土，炙） 吴茱萸（去浮者，各等分）

上为末，米醋入生曲，调涂足心，神效。

122. 解毒丸（《医学纲目·卷之二十五脾胃部·蛊下血见血》）

善治男子妇人及小儿一切积热不解，停留作毒，上焦壅热，咽喉不利，口干多渴，伏暑困闷，霍乱不宁，或山岚瘴气，及食毒酒毒，吐逆不定，游风丹毒，迷惑昏困，不省人事，虚烦发躁，赤目口疮；善解四时伤寒之疾，发散瘟疫毒邪之气，及四方人不服水土一切诸毒，并皆解之。常服此药，补真益气，化毒除风，神效不可细述。

滑石 黄芩 贯众 茯苓 山栀 干姜 草龙胆 大豆 青黛 甘草 薄荷 寒水石（各一两） 益智仁 砂仁 大黄 山豆根 生地 桔梗 百药煎 草河车（即蚤休） 绿豆粉 马勃 板蓝根 黄药（各半两）

上为细末，炼蜜为丸如弹子大。每服一丸，新汲水化下，细嚼或噙化亦得。小儿半丸；如妇人血晕不省，生姜薄荷水磨下一丸。

123. 地黄丸（《医学纲目·卷之三十七小儿部·心主热·痘咽痛》）

治小儿痘疹，口疮，咽肿痛，牙疳臭烂。

天门冬 麦门冬 玄参（各三两） 甘草 薄荷（各一两）

上为细末，生熟地黄汁和丸樱桃大。每服一丸，温蜜水化服。

124. 南星膏（《医学纲目·卷之三十七小儿部·心主热·口疮》）

治口疮，小儿难用药。

以大天南星去皮，取中心龙眼大，为末，却用酸醋调，涂脚心，甚妙。

125. 铅白霜散（《普济方·卷六十八·牙齿门·虫蚀牙齿》）

治牙齿腐蚀，气臭出血，及口疮。

铅白霜 铜绿 白矾（枯，等分）

上细研，干贴患处，良久，温浆水漱之，小儿不消漱之。

126. 胡黄连散

1）《普济方·卷七十三·眼目门·目赤痛》

治不问久新，赤目疼痛，不能坐卧，并大人小儿口疮。

胡黄连 槟榔（各半两） 麝香（少许，别研）

上为细末，点之；如口疮，每服半钱，麝香一字，匀口疮大小贴之。忌食鱼肉、油腻之物。

2）《普济方·卷三百六十五·婴孩唇舌口齿咽喉门·口疮》

治口糜。

胡黄连（五分） 藿香（一钱） 细辛（三钱） 宣连（三钱）

上为末。每用半钱，干贴，口内漱吐之。

127. 枳术黄连丸（《普济方·卷二百五十三·诸毒门·解酒毒》）

治酒太过，眼热，口疮，去痰。

枳实 半夏 白术 白茯苓 黄皮 黄连 南星 陈皮 青皮 黄芩（用半） 大黄（用半）

上各等分为末，糊为丸桐子大。每服六七十

丸，临睡温水送下，解酒毒目黄者。

128. 芎辛丸（《普济方·卷三百·上部疮门·吻疮》）

吻治口疮。

栀子　甘草（各十八铢）　细辛（二十铢）　芎䓖（一两）　桂心（二十铢）

上为末，蜜丸。食后服七丸，日再服，瘥止。

129. 芎芷丸（《普济方·卷三百·上部疮门·吻疮》）

治口吻疮。

芎䓖　白芷　橘皮　桂心　枣肉（各一两半）

上为末，蜜和为丸。食后服一十五丸，又含之以瘥为度，此方甚验。

130. 芎䓖丸（《普济方·卷三百·上部疮门·吻疮》）

治口吻疮。

芎䓖（二两）　白芷　陈橘皮（浸去皮白）　黄连（去须，各半两）

上为末，炼蜜丸如梧桐子大。每服二十丸，甘草汤下，不拘时。

131. 乱发灰散（《普济方·卷三百·上部疮门·吻疮》）

治口吻生疮，及口旁恶疮。

乱发（灰）　黄连（去须）　故絮（灰各一两）　干姜（炮，半两）

上为散，再研匀。不拘多少敷疮上，日三五次，以瘥为度。

132. 桑脂散（《普济方·卷三百·上部疮门·吻疮》）

治口吻疮。

上用桑条嫩枝，于铁上烧灰待用，鹅脂和敷之。

133. 金面花儿（《普济方·卷三百八十一·婴孩诸疳门·口齿疳》）

治小儿口疳立效。

巴豆（不论多少碎）　黄丹（少许研）

上摊在小纸花上，贴在眉上，立效。

134. 冰柏丸

1）《奇效良方·卷之六十·口舌门·口舌通治方》

治口疮。

龙脑（少许）　黄柏（日干）　硼砂（研）　薄荷叶（各等分）

上为细末，研匀，生蜜和丸如龙眼大。每服一丸，津液化下；疮甚者加脑子研。

2）《古今医统大全·卷之六十三·口病门·药方》

治口疮。

冰片（一分）　黄柏　硼砂（研）　薄荷叶（苏州者，各二钱）

上为细末研匀，炼蜜和丸龙眼大。每服一丸，津液化下。

135. 蟾酥绵（《奇效良方·卷之六十·口舌门·口舌通治方》）

治口疮。

蟾酥（五皂角子大）　硼砂　龙脑　麝香（各一皂子大）

上研极细，以温汤半盏化令匀，入绯绵秤半钱，蘸药汁晒干，候药汁尽，将绵寸截。每用一片，贴于患处，有涎即吐，一日三五次易之，取瘥。

136. 红芍药方（《奇效良方·卷之六十·口舌门·口舌通治方》）

心病口疮，紫桔红苍，三钱四两，五服安康。

紫菀　桔梗　红芍药　苍术（各三钱）

为细末，以羊肝四两批开，掺药末在肝内，麻缠定，火内烧令熟，空心食之，白汤送下，大效。

137. 蓬砂散（一名**硼砂散**）

1）《奇效良方·卷之六十·口舌门·口舌通治方》

治口疮。

硼砂　青黛　龙脑　石膏（煅，各等分）

上研极细。每用少许，临卧敷口中。

2）《济阳纲目·卷一百零五·口唇舌病·治口疮方》

治口舌生疮及咽喉肿痛，皆效。

硼砂　马牙硝　石膏　寒水石　枯白矾（各二钱）　片脑（二分）

上为细末。每用半钱，撒入患处，及新汲水调下。

3）《景岳全书·卷之六十宙集·古方八阵·因阵·以下口舌方》

治口疮、舌疮。

寒水石（一两）　牙硝（四钱）　硼砂（二

钱） 冰片 麝香（各一分）

甘草膏和丸，麻子大。不时含化一丸，津咽。

138. 一稔散（《奇效良方·卷之六十四·小儿门·口疮》）

治小儿口疮。

青黛 黄柏 诃子（炮） 密陀僧（各等分） 枯白矾（少许） 蒲黄（少许）

上，每用少许，贴口疮处。

139. 越鞠丸（《口齿类要·附方并注》）

治六郁，牙齿痛、口疮，或胸满吐酸，饮食少思。

苍术（炒） 神曲（炒） 香附子 山查 山栀（炒） 抚芎 麦芽（炒，各等分）

上为末，水调神曲糊丸桐子大。每服五七十丸，滚汤下。

140. 玉红散（《医方集宜·卷之六·口舌门·治方》）

治口疳疮。

黄丹（少） 寒水石（煅） 冰片（五厘）

上为细末，用清米泔水漱搽。

141. 升麻六物汤（《古今医统大全·卷之十四·伤寒药方·诸方目》）

治口疮赤烂（赤斑）。

升麻 栀子（各钱半） 大青 杏仁 黄芩（各一钱）

水盏半，葱白三茎，煎八分，温服。

142. 生地黄膏（《古今医统大全·卷之六十三·卷口病门·卷药方》）

治口舌疮肿。

生地黄 蓝青叶（各等分）

上入蜜杵细。每服五钱，井水煎，食后服。

143. 黄连朴硝散（《古今医统大全·卷之六十三·卷口病门·卷药方》）

治口疮绝妙。

黄连 朴硝 白矾（各五钱） 薄荷叶（一两）

上为粗末，用腊月黄牛胆，将药入胆内，风头挂两月取下。如有口疮，旋将药研细入于口疮上，去其热涎即愈。

144. 白绿散（《古今医统大全·卷之六十三·卷口病门·卷药方》）

治口舌疮，不能食。

白芷 铜绿（各等分）

为细末。掺舌上，以温醋漱之，立效。

145. 秘效方（《古今医统大全·卷之六十三·卷口病门·卷药方》）

治口糜。

明矾 大黄（各等分）

为细末。临卧干掺，涎尽漱之愈。

146. 五味散（《古今医统大全·卷之六十三·卷口病门·卷药方》）

治口舌疮。

五味子 滑石（飞） 黄柏（蜜炙，各等分）

为末，搽疮上，愈。

147. 盐白梅散（《古今医统大全·卷之六十三·卷口病门·卷药方》）

治口内生疮。

盐白梅（烧存性） 明矾（枯） 黄丹（炒，各一钱） 人中白（煅，五分） 麝香（少许，另研）

为末，干掺。甚者，加硼砂五分、冰片一分。

148. 黄柏白蚕散（《古今医统大全·卷之六十三·卷口病门·卷药方》）

治口糜。

黄柏（蜜炙，退火毒） 白僵蚕（直者新瓦上烙干，断丝去火毒）

上为细末，少许敷疮上，吐涎。

149. 龙石散

1）《古今医统大全·卷之六十三·卷口病门·卷药方》

治口舌生疮，时时血出，咽嗌肿塞，疼痛烦闷。

寒水石（煅，四两） 朱砂（研飞，二钱） 马牙硝（风化，一钱） 龙脑（钱半） 铅白霜 硼砂（各五分） 甘草（研末，二钱）

上为细末。少许掺患处，吐津出，若误咽下亦不妨。

2）《济阳纲目·卷一百零五·卷口唇舌病·卷治口疮方》

治大人小儿上膈壅毒，口舌生疮，咽嗌肿塞，疼痛妨闷。

朱砂（一钱半） 寒水石（煅通赤，三钱二分半） 生脑子（二钱半）

上为末。每用少许，撒贴患处，咽津每日三五次。又小儿疮疹毒气攻口齿，先用五福化毒丹扫后，仍用此药撒贴，立效。

150. 追虫妙应丸(《医学入门·外集卷六·杂病用药赋》)

治山岚瘴气,传尸痨瘵,水肿疟痢,咳嗽黄疸,噎膈肠风痔漏,一切风气食积疼痛,疮癞热痰痞块,赤眼口疮,女人经脉不调,血瘕血闭,赤白带下,小儿癫痫,一切疳积、蛊积并治。

槟榔(十二两) 黑牵牛(三两) 大黄 雷丸 锡灰 芜荑 木香 使君子(各一两)

为末,用葱白煎汤,露一宿为丸粟米大。每四钱,五更葱汤或木香煎汤下。忌生冷、荤腥等物一月。

151. 上清丸(《古今医鉴·卷之九·口舌》)

治口舌痛生疮。

薄荷叶(三两) 硼砂(五钱) 天花粉(一两) 天竺黄(五钱) 风化硝 百药煎 防风 孩儿茶(各一两) 桔梗(七钱) 甘草(一两)

上为细末,炼蜜为丸如弹子大。每服一丸,噙口中,徐化下。

152. 绿袍散

1)《万病回春·卷之五·口舌》

治口疮。

黄柏(一两) 青黛(三钱)

上为细末,搽患处噙之,吐出涎立愈。一方加密陀僧一钱。

2)《济阳纲目·卷一百零五·口唇舌病·治口疮方》

治口疮。

黄柏(四钱) 甘草(炙,二钱) 青黛(一钱)

上为末,擦患处,噙之,吐出涎立愈。一方有密陀僧,无甘草。

153. 二皂散(《万病回春·卷之五·口舌》)

治口舌生疮,牙宣出血。

大皂角(烧灰存性) 牙皂(烧灰存性) 铜绿 胆矾 雄黄 孩儿茶 百草霜 枯矾

上各等分,为细末。先将米泔水漱口、洗口疮后搽药。

154. 黄白散(《万病回春·卷之五·口舌》)

治口疮如神,并口中疳疮。

黄柏 孩儿茶 枯白矾(各等分,为细末)

上研匀一处。凡患人先用陈仓小米熬汤,候冷漱口洁净,次将药末掺患处不拘。三五年诸治不愈者,此药敷三五次即愈。

155. 金丝膏(《赤水玄珠·第二十五卷·脐突光肿脐汁不干》)

小儿口疮大效。

黄丹(一钱) 生蜜(一两)

上和匀,深瓯盛,甑内蒸黑为度。每用少许刷口内。

156. 口糜散(《医方考·卷五·口齿舌疾门第六十四》)

治口疮糜烂者。

黄柏 黄连(各一两) 雄黄 没药(各二钱) 片脑(五分)

五件共为细末,每用分许着于疮上良。

157. 立效散(《幼幼集·上卷·孟氏治痘详说》)

治痘疹、口疮、口疳神效。

冰片(二分) 干胭脂(二分) 麝香(一分) 珍珠(三分) 龙骨(三分) 血竭(三分) 镜秀(二分) 儿茶(三分) 生肌散(四分,外科医家处取)

共为极细末。先用米泔水洗,搅净后,擦药末,咽下亦无妨。

158. 乳香散(《素问病机气宜保命集·卷下·疮疡论第二十六》)

治赤口疮。

乳香 没药(各一钱) 白矾(飞,半钱) 铜绿(少许)

为细末,掺用。

159. 黄连升麻汤(《济阳纲目·卷一百零五·口唇舌病·治口疮方》)

治口舌生疮。

升麻(一钱半) 黄连(三钱)

上为细末,绵裹含津咽。

160. 升麻柴胡汤(《济阳纲目·卷一百零五·口唇舌病·治口疮方》)

治口舌生疮。

升麻 柴胡 芍药 木通 山栀子(各一两) 黄芩 大青 杏仁(各五钱) 石膏(二钱半)

上锉。每服四五钱,水煎服。

161. 当归补血汤(《济阳纲目·卷一百零五·口唇舌病·治口疮方》)

治口舌生疮,血气俱虚,热渴引饮,目赤面红,其脉洪大而虚，重按全无。

黄芪（炙，一两） 当归（酒洗，二钱）

上锉，水煎服。

162. 琥珀犀角膏（《济阳纲目·卷一百零五·口唇舌病·治口疮方》）

治咽喉口舌生疮菌，其效如神。

琥珀 犀角 辰砂（各一钱） 茯神 人参 酸枣仁（各二钱） 片脑（一字）

上各另为极细末，用炼蜜搜成膏子，以瓦罐收贮密封。俟其疾作，每服一弹子大，以麦门冬浓煎汤化下，一日五服。

163. 薄荷煎（《济阳纲目·卷一百零五·口唇舌病·治口疮方》）

治口舌生疮，咽喉肿痛，痰涎壅塞。

薄荷（二两半） 川芎（二钱） 砂仁 甘草（各三钱） 片脑（五分）

上另为末，和匀，蜜调成膏，任意噙咽。一方去片脑，加桔梗。

164. 薄荷蜜（《济阳纲目·卷一百零五·口唇舌病·治口疮方》）

治舌上生疮，或胎干涩，语言不真。

白蜜 薄荷自然汁（等分）

上先以生姜蘸水揩，然后敷之。

165. 碧雪（《济阳纲目·卷一百零五·口唇舌病·治口疮方》）

治口疮及咽肿痛，神效。

蒲黄 青黛 硼砂 焰硝 生甘草（各等分）

上为细末，敷之；咽喉肿痛，鹅管吹入。

166. 清金散（《济阳纲目·卷一百零五·口唇舌病·治口疮方》）

治大人小儿白口疮，急恶状似木耳。

五倍子（去土，四钱） 青黛（四钱）

上为末，好油调贴疮上，咽喉中疮烂用竹管吹入喉中，有津吐出。一方单用五倍子为末，擦之，便可饮食。

167. 冰玉散（《景岳全书·卷之五十一德集·新方八阵·因阵》）

治牙疳牙痛，口疮齿衄喉痹。

生石膏（一两） 月石（七钱） 冰片（三分） 僵蚕（一钱）

上为极细末，小瓷瓶盛贮，敷之，吹之。

168. 清液散（《医灯续焰·卷十六·小儿脉证第七十八》）

治小儿重舌及口疮。

青黛 朴硝（各一钱） 龙脑（一字）

上为细末，用蜜调。鹅翎蘸少许敷之。

169. 辰砂定痛散（《外科大成·卷三·分治部下·口部》）

治口舌生疮，咽喉肿痛。

软石膏（煅，一两） 胡黄连（末，二分） 辰砂（末，五分） 冰片（二分）

共为末，收罐内，如口内则掺之，喉内则吹之，日上五七次，咽之。

170. 抽薪散（《外科大成·卷三·分治部下·口部》）

治口舌生疮，并小儿火眼。

大附子为末，津调，敷足心内，油纸盖之，绢条扎之。

一用草乌、南星、干姜，等分为末，醋调，敷手心足心。

一用吴茱萸为末，醋调，敷脚心。

一用白矾三四两，冲淡水一盆，浸化泡足。

一用细辛为末，醋调敷脐。

171. 冰黄散（《尤氏喉科秘书·喉症验方》）

治口疳，并治小儿丹毒。

冰片（三分） 人中白（一钱） 蒲黄（二钱） 黄柏（二钱） 甘草（五分） 青黛（五分） 川连（二分） 薄荷（二钱） 月石（五分） 朴硝（五分） 枯矾（少许）

为末吹之。

172. 榄核散（《洞天奥旨·卷卷十二·卷口疳》）

外治口疮。

橄榄干（一钱） 儿茶（一钱） 冰片（五厘） 白薇（三分） 生甘草（三分） 百部（三分）

各为细末，日日搽之，每日搽五次，数日即愈。

173. 吹口丹（《冯氏锦囊秘录·卷痘疹全集卷三十四·卷汇集古哲治痘诸方》）

治口疳。

黄连 青黛 儿茶 片脑

为细末，吹之。

174. 牛黄散（《冯氏锦囊秘录·卷杂症大小合参卷六·卷儿科齿病》）

治口疳。

牛黄（一分）　人中白（四分）　青黛（四分）　冰片（一分）　象牙（烧灰，四分）　珍珠（乳炙，七粒）　白马蹄（烧灰，四分）　胡黄连　血竭（各四分）　麝香（少许）

为细末，冷浓茶净患处吹之。

175. 姜柏散（《外科心法要诀·卷卷五·卷口部·卷口糜》）

干姜　黄柏（末，各等分）

各研末，共合一处研匀，干搽口内，温水漱口。

176. 珠黄散（《绛囊撮要·内科》）

专治口疳喉痛。

西牛黄（五分）　冰片（五钱）　真珠（六钱）　煨石膏（五两）

共研极细末，盛瓷瓶内，勿令泄气，用时吹入立愈。

177. 二气丹（《吴氏医方汇编·第四册·损伤门》）

治一切肿毒、痈疽、发背，溃烂不能收口，掺上即可生肌。并治牙疳口破、舌肿茧唇及疯犬咬伤、恶虫等伤，吹上三四次立愈，神效。

出山矿石灰（二钱）　朱砂（三钱）

上各极细末，罗过称准，共合再研，无声为度。盛小瓷瓶中，黄蜡封口严固，常带身边，温养更灵。如用纸包，则能走散无存。

178. 龙硼散（《麻科活人全书·卷之四·牙疳第八十二》）

治麻后口疮。

牡黄牛屎尖（煅）　明矾（五分）　冰片（一分五厘）　朴硝（一钱）　硼砂（二钱）

为末，以鹅管盛末，吹患处。

179. 溺白散〔《彤园医书（外科）·卷之六肿疡·肿疡溃疡敷贴汇方·夜字号》〕

治牙疳口疮。

焙干人中白（五钱）　煅枯盐梅肉　白矾（各二钱）

共研末，用鹅翎蘸茶，洗净患处，日吹搽此药三次。

180. 驱腐丹（《疡医大全·卷十四·唇口部·鹅口疮门主方》）

五倍子（去蛀，打碎，炒黑色）　硼砂（各二钱）

共研细末。凡口糜鹅口略吹少许，不可过多。

181. 黛黄散（《名家方选·续名家方选上病部·口舌》）

治口疮及牙齿根臭烂，或黑色，或疼痛甚者。

黄柏（一两）　青黛（二钱）　黄连　白芷（各一钱半）　赤芍　细茶（各一钱）　麝香（二分五厘）

上七味，研末傅患处。若舌上生疮烂痛者，加酒炒黄芩、干姜、细辛、山栀各一钱，掺患上，噙之则涎出而愈。

182. 清胃败毒汤（《罗氏会约医镜·卷二十·痘科》）

治麻后余毒，口疮牙疳等证。

姜蚕　丹皮　甘草　连翘心　生地　桑根皮　沙参　茯苓　金银花　黄柏（蜜水炒，各等分）

如体虚，加白术，水煎服。

183. 救苦散（《罗氏会约医镜·卷二十·痘科》）

麻后口疮牙疳搽药。

人中白（火煅，五分）　青黛（水飞，五分）　冰片（一分）　姜蚕（钱半）　寒水石（水飞，三钱）

共为细末，先以浓茶漱净，随搽患处。如加牛黄二分更效。

184. 四味肥儿丸（《罗氏会约医镜·卷十三·杂证》）

治小儿疮积，目翳、口疮、发热、落发、肚大、疮疥。

芜荑（炒）　神曲（炒）　麦芽（炒）　黄连（各一两）

猪胆汁为丸黍米大。每服二三十丸，木通煎汤送下；或者人小，不知服丸，化服。

185. 圣功丹（《重楼玉钥续编·吹乐方》）

治咽痛白腐，糜烂，口舌白疮，口糜，唇疮舌烂，舌根白疮诸症，并臻神妙。

青果炭（一钱）　凤凰衣（一钱）　儿茶（一钱）　川贝母（去心，一钱）　黄柏（八分）　薄荷叶（八分）　冰片（五厘）

上各药，另为细末，绢箩筛过，再为和匀，加入冰片，同窾收固，勿使泄气。每吹少许。腐烂重者，加人中白二钱。

186. 捷妙丹（《重楼玉钥续编·附录·选方》）

统治牙疳口疮，口角流涎，烂喉癣，喉疮等症。

儿茶（一钱） 黄柏（一钱） 五倍子（一钱二分） 薄荷（一钱五分） 青黛（八分） 贝母（一钱） 冰片（二分）

上为末，收回，每吹少许即愈。

187. 冰青散（一名**碧丹**）（《疡科心得集·家用膏丹丸散方》）

吹口糜疳腐，及烂头喉蛾、喉痹、喉疳、喉癣。

川连 儿茶 青黛 灯心灰（各三分） 西黄（二分） 冰片（三分） 人中白（煅，五分）

证重者，加珍珠。如痧痘后，牙龈出血，或成走马疳毒，加糠青、五倍子、白芷末。

188. 连理汤（《外科证治全书·卷二·口部证治·筋脉》）

满口糜烂，色红作痛，口干舌燥，甚者腮舌俱肿。初宜服导赤汤加麦冬、五味子、薄荷；如斑烂延及咽喉，不能饮食，日轻夜重者，用苏子利喉汤；如口臭泄泻，脾虚湿热者。

人参 白术（各二钱，炒） 干姜（一钱） 黄连（一钱） 甘草（一钱，炙）

上水煎热服。

189. 金花消毒饮（《麻疹阐注·卷二·牙疳》）

治口糜。

黄连 黄芩 黄柏 大黄

190. 红枣散（《重订囊秘喉书·卷下·医方论上》）

治脾经各色口疳，龈肿腐烂，牙疔等症。如龈有毒，必用此丹拔毒，吹之立愈。

大红枣，用竹刀破开，去核，腰黄研末，填入枣内，瓦上炙脆，研末用。

191. 城南散（《证治摘要·卷上·口舌》）

治口疮。

昆布（烧存性） 梅肉（连核烧存性，各二钱） 巴豆（去租，一钱） 枯矾

上四味研末，傅疮处。此方城州乌羽姬药，舌疽之秘方也，山胁氏传之云。

192. 凤凰膏（一名**救命延寿丹**）（《焦氏喉科枕秘·卷二·附方》）

治口疮，口疳，喉痈闭塞等症，神效方。

凤凰衣（即鸡蛋内衣膜，去净壳，微火焙黄） 橄榄核（瓦上煅，烟净存性用） 孩儿茶（各等分） 大梅片（五分）

共为细末，和匀，瓷瓶收贮。口疮、口疳，搽患处。喉症用铜吹装药，吹入喉内，即饮食。

193. 香清饼（《经验选秘·卷三》）

治小儿口疳。

生香附 生半夏（各等分）

共为细末，蛋白调作饼，贴男左女右涌泉穴，一周时愈。如小儿口内生毒块，不能食乳，俗名螳螂子，用生地酒浸打烂，涂男左女右足心自愈。

194. 少阴甘桔汤（《外科备要·卷三方药·肿疡主治汇方·盈字号》）

治口疮糜烂，延及咽喉，日轻夜重。

桔梗（三钱） 甘草 元参 条芩 柴胡 川芎 陈皮（各一钱） 升麻（酒炒） 羌活（各六分） 葱白（三寸）

195. 中白散（《丁甘仁先生家传珍方·散部》）

专治小儿口疳，走马牙疳，及牙龈黑臭等症，其效如神。

煅中白（二两） 儿茶（一两） 黄柏（三钱） 青黛（三钱） 薄荷（二钱） 梅片（五分）

研极细末。

196. 后天青龙散（《丁甘仁先生家传珍方·散部》）

专治一切肿红喉症腐烂，口疳糜烂。

灯草炭（五钱） 粉儿茶（五钱） 梅片（一钱） 紫雪丹（一钱） 风化消（五钱） 硼砂（二钱） 青黛（三钱） 人中白（三钱） 珍珠（二分） 西黄（二分）

即先天青龙方去薄荷、蒲黄，加珍珠、西黄各二分，研末。

197. 锡类散（《丁甘仁先生家传珍方·散部》）

专治一切喉痧喉疳，口疳腐烂作痛，痰涎甚多，汤饮难下，此散吹入，能豁痰固肺，去腐生新。

象牙屑（四钱四分） 壁钱（三十个） 西黄（七厘） 梅片（五分） 青黛（七分） 人指甲（七分） 珍珠粉（四分）

198. 牛黄口疳丹（《丁甘仁先生家传珍方·丹方》）

专治口疳、舌疳、喉疳、牙疳岩等症。

牛黄 梅片 朱砂 硼砂（各一钱） 枪硝

(一钱五分)　雄黄　青黛　黄连　黄柏(各八钱)

共为细末。

199. 治小儿口疮验方(《古今医统大全·卷之六十三·口病门·药方》)

治白口疮。

雄黄　没药　乳香(各一钱)　轻粉(少许)

上为细末，掺之。本方有巴豆霜，恐误也，有人用之而口皆肿，不能救解，故此减之。

一方用焰焇、硼砂含口内勿开，外以南星为末，醋调贴足心涌泉上，神效。

三、治小儿外感口疮方

(一) 治伤寒六经口疮方

1. 升麻汤

1)《备急千金要方·卷五上·少小婴孺方上·伤寒第五》

治小儿伤寒，变热毒病，身热面赤，口燥，心腹坚急，大小便不利；或口疮者，或因壮热，便四肢挛掣惊，乃成痫疾，时发时醒，醒后身热如火者，悉主之方。

升麻　白薇　麻黄　葳蕤　柴胡　甘草(各半两)　黄芩(一两)　朴硝　大黄　钩藤(各六铢)

上十味㕮咀，以水三升先煮麻黄去上沫，纳诸药煮，取一升。儿生三十日至六十日，一服二合；六十日至百日，一服二合半；百日至二百日，一服三合。

2)《外台秘要·卷第二·伤寒口疮方二首》

疗伤寒口疮烂者。

升麻(一两)　甘草(一两，炙)　竹叶(切，五合)　麦门冬(三分，去心)　牡丹(一分)　干枣(二十枚，擘)

上六味切，以水四升煮取一升半，去滓，分五服含，稍稍咽之为度。忌海藻、菘菜、胡荽等。

3)《类证活人书·卷第二十》

治小儿伤寒，变热毒病，身热面赤，口燥心腹坚急，大小便不利，或口疮。

升麻　白薇　麻黄(去根节)　葳蕤　柴胡　甘草(各半两，炙)　黄芩(一两)　朴硝　大黄　钩藤(各一分)

上锉如麻豆大。每服三钱，水一盏煎至七分，去滓下硝，再煎化，温服。

2. 升麻散(《太平圣惠方·卷第十一·治伤寒口疮诸方》)

治伤寒，口疮烂赤。

川升麻(二两)　甘草(一两，生，锉)　黄芩(一两)　麦门冬(三分，去心)　大青(一两)　犀角屑(三分)

上件药，捣筛为散。每服四钱，以水一中盏，入淡竹叶二七片，煎至六分，去滓，不计时候温服。

3. 黄芩饮子(《太平圣惠方·卷第十一·治伤寒口疮诸方》)

治伤寒，心肺烦热，口疮烂痛。

黄芩(一两)　赤芍药(二两)　羚羊角屑(二两)　黄柏(二两)　大青(一两)　苦竹叶(二两)

上件药，细锉和匀。每服一两，以水一大盏煎至六分，去滓，温含冷吐，每日三度用之。

4. 羚羊角散(《圣济总录·卷第三十·伤寒舌肿胀》)

治伤寒心脾风热，舌肿口疮，喉咽中痛，口吐涎沫。

羚羊角屑　黄柏(去粗皮，涂蜜炙)　大黄(锉，炒)　甘草(炙，各半两)　玄参(三分)

上五味，捣罗为散。每服一钱匕，食后煎竹叶热水调下。

5. 黄芩汤(《圣济总录·卷第三十二·伤寒后咽喉闭塞不通》)

治伤寒后咽喉疮痛口疮，烦躁头痛，毒气上攻。

黄芩(去黑心)　大青　山栀子仁　甘草(炙，锉，各半两)　升麻　麦门冬(去心，焙，三分)

上六味，粗捣筛。每服三钱匕，水一盏，入竹叶七片，煎至六分，去滓，食后温服，日三五服。

6. 人参败毒散

1)《医便·卷二·春月诸症治例》

治感冒非时伤寒，头疼身热拘急，憎寒壮热，及时行瘟疫热毒。

人参(一钱)　羌活(一钱半)　独活(一钱)　柴胡(一钱二分)　前胡(一钱)　葛根(一钱)　甘草(五分)　桔梗　枳壳　茯苓(各八分)　川芎　苍术(各一钱)

劳役得病，倍用人参，加白术、当归、白芍药，去独活、前胡。饥馑兵乱之余，饮食不节，起居不常，致患时行瘟热病，沿门阖境，传染相似，宜此方加白术、黄芪（生），倍人参，去前胡、独活，甚效。若多服未效而有寒热往来者，必用小柴胡汤，不拘服数，并无过失。又有一种虾蟆瘟病，使人痰涎风壅，烦热头疼，身痛呕逆，或饮食起居如常，但咳声不响，续续相连，俨如蛙鸣，故俗号曰虾蟆瘟也。嘉靖己未五六七月间，江南淮北，在处患动数百里皆同，甚至赤眼口疮，大小腮肿，喉闭风壅，喷嚏涕唾稠黏，并用此方，去茯苓、桔梗、独活，加青皮、陈皮、白术、藿香。但以荆芥为引，不用生姜、薄荷，一二服即愈。

2）《医方集解·发表之剂第二》

治伤寒头痛，憎寒壮热，项强睛暗，鼻塞声重，风痰咳嗽；及时气疫疠，岚瘴鬼疟，或声如蛙鸣，赤眼口疮，湿毒流注，脚肿腮肿，喉痹毒痢，诸疮斑疹。风寒在表，则恶寒发热，头痛项强；风寒在肺，则鼻塞声重、痰多咳嗽；声如蛙鸣，俗名虾蟆瘟，邪气实也；风寒湿热之气，上干则目赤口疮，下流则足肿，伤于阳明则腮肿，结于少阴则喉痹，壅于肠胃则毒痢，注于皮肤则疮疹。

人参　羌活　独活　柴胡　前胡　川芎　枳壳　桔梗　茯苓（一两）　甘草（五钱）

每服一两，加姜三片、薄荷少许煎。口干舌燥，加黄芩；脚气加大黄、苍术；肤痒加蝉蜕。

7. 半夏散（《素问病机气宜保命集·卷下·疮疡论第二十六》）

治少阴口疮，若声绝不出者，是风寒遏绝阳气不伸也。

半夏（一两，制）　桂（一字）　草乌头（一字）

上同煎一盏水，分作二服，其效如神。

8. 甘矾散（《素问病机气宜保命集·卷下·疮疡论第二十六》）

治太阴口疮。

生甘草（一寸）　白矾（一栗子大）

上含化咽津。

（二）治风温暑热口疮方

1. 漏芦橘皮汤（《外台秘要·卷第四·温病发斑方七首》）

疗冬温未即病，至春被积寒所折，不得发，至夏热，其春寒解，冬温毒始发出肌中，斑烂隐疹如锦文而咳，心闷呕吐清汁，眼赤口疮，下部亦生疮方。

漏芦　橘皮　甘遂　麻黄（去节）　杏仁（去皮尖）　黄芩（各二两）

上六味，切，以水九升煮取三升，分四服，得下为佳。

2. 茯神汤（《圣济总录·卷第八十七·风劳》）

治风劳咳嗽心躁，烦热惊悸，鼻塞咽干，唇肿口疮，胸满少睡，手臂及腰脚疼。

茯神（去木）　麦门冬（去心，焙）　柴胡（去苗）　黄连（去须）　贝母（去心，焙，各一两半）　秦艽（去苗、土，一两）　槟榔（锉，二两）　甘草（炙，锉，一两）

上八味，粗捣筛。每服五钱匕，水一盏半煎至一盏，去滓，食后温服，日三。

3. 碧雪煎（《幼幼新书·卷第十九·实热第八》）

治心神烦热，时行温病，生癫痫；疗热毒风，压丹石，解百毒，去头疼、赤眼、口疮、酒黄。大人小儿一切热病，悉能治之方。

大青　竹茹　子芩　甘草（生用）　枳壳（去瓤）　地骨皮　龙胆（去芦头）　元参（各二两）　吴蓝叶　麦门冬（去心）　犀角（屑）　赤茯苓　川升麻　羚羊角（屑，各二两）

以上并细锉，以水二斗煮至一斗，去滓澄清。

4. 川芎石膏汤（《黄帝素问宣明论方·卷三·风门·诸风总论》）

治风热上攻头面，目昏眩痛闷，风痰喘嗽鼻塞，口疮，烦渴淋闭，眼生翳膜；清神利头，宣通气血，中风偏枯，解中外诸邪，调理诸病，劳复传染。

川芎　芍药　当归　山栀子　黄芩　大黄　菊花　荆芥穗　人参　白术（各半两）　滑石（四两）　寒水石（二两）　甘草（三两）　桔梗（二两）　缩砂仁（一分）　石膏　防风　连翘　薄荷叶（各一两）

上为末。每服二钱，水一盏煎至六分，去滓，食后，水调亦得。忌姜、醋、发热物。

5. 羚犀汤（《杨氏家藏方·卷第三·积热方一十六道》）

治风热上攻，目赤头疼，口舌生疮，小便赤涩。

羚羊角屑　犀角屑　生干地黄　白术　防风（去芦头）　人参（去芦头）　甘草（炙）　山栀子仁　荆芥穗　升麻

上件各等分，㕮咀。每服三钱，水一大盏，生姜、竹叶各五片，同煎至六分，去滓温服，食空。

6. 三解散(一名**宁心汤**)(《活幼心书·卷下·信效方·汤散门》)

主上焦蕴热伤风，面红目赤，狂躁气急，渴水惊啼烦闷，丹毒口疮，痰嗽搐掣。

人参(去芦) 防风(去芦) 天麻 茯神(去皮木根) 郁金(无，以山栀仁代) 白附子 大黄(七味各二钱半) 赤芍药 黄芩 僵蚕(三味各五钱) 全蝎(十五尾，去尖毒) 枳壳(二钱，如前制) 粉草(六钱)

上件锉焙为末。每服半钱至一钱，用温薄荷汤，无时调下，或灯心汤。

7. 四生散(《奇效良方·卷之五十四·疮疡门·疮科通治方》)

治风气，上攻下注，耳鸣目痒，鼻赤齿浮，或作口疮，下疰阴湿，四肢燥痒，遍体生疮，及妇人血风疮。

羌活 黄芪 白附子 沙苑蒺藜

上等分为细末。用猪腰子一枚，切开去筋膜，入药少许于内，湿纸裹炮熟，再入药三钱，浸酒调药，并腰子嚼吃令尽，服三五服后，只用盐酒调亦可，或腰子一枚，分两次用，羊腰猪腰皆可，雄猪羊者为妙。

8. 紫菀汤

1)《运气易览·卷之二·五运主病治例》

治肺虚感热，咳嗽喘满，自汗，衄血，肩背瞀重，血便注下，或脑户连囟顶痛，发热，口疮，心痛。

紫菀茸 白芷 人参 甘草 黄芪 地骨皮 杏仁(去皮，炙) 桑白皮(炙，各等分)

上㕮咀。每服四钱，水一大盏，姜三片，枣一枚，煎七分，去滓，饥时服，以效为度。

2)《运气证治歌诀·〈三因〉司天运气方》

凡遇六乙年，从革之纪，岁金不及，炎火盛行，民病咳逆上气，身热咳衄，汗出，肩背臂痛。为水所复，则反头脑痛及于顶，发热口疮心痛。

紫菀 人参 甘草 黄芪 五味子 白芍 杏仁 地骨皮 桑白皮(各等分)

水煎服。

9. 泻黄饮子(《古今医统大全·卷之六十三·口病门·药方》)

治风热蕴于脾经，口疮唇燥坼裂。

白芷 升麻 枳壳 黄芩 防风 半夏 石斛(各一两) 甘草(炙，五钱)

上㕮咀。每服五钱，水一盏，姜五片，煎七分，温服。

10. 栝蒌根散(《古今医统大全·卷之六十三·口病门·药方》)

治风热口中干燥，舌上生疮。

栝蒌根 胡黄连 黄芩(各三两) 白僵蚕(炒) 白藓皮 大黄(炒，各五钱) 牛黄(研，少许) 滑石(二钱)

上为细末。每服二钱，竹叶汤调服。

11. 甘露丸(《古今医统大全·卷之六十三·口病门·药方》)

解热毒，退风热，治口舌干燥。

寒水石(二斤，煅，土地上放一宿去火毒) 马牙硝(三两，细研) 铅霜(细研) 龙脑(细研) 甘草(炙，各三分)

上为细末，以糯米饮和丸弹子大。每服半丸，食后新汲水磨化服。

12. 防风通圣散(《济阳纲目·卷一百零五·口唇舌病·治口疮方》)

治风热炽盛，口舌生疮，大便秘结，或发热烦躁，疮毒作痒等证。

防风 当归 川芎 芍药 大黄 芒硝 连翘 薄荷 麻黄 桔梗 石膏 黄芩(各一两) 白术 山栀子 荆芥(各二钱半) 甘草(二两) 滑石(三两)

上锉。每服五七钱，水煎，或为末，白汤调下。

13. 栀子清肝散(《济阳纲目·卷一百零五·口唇舌病·治口疮方》)

治三焦及足少阳经风热，口舌生疮，或耳内作痒，出水，疼痛，或胸间作痛，或寒热往来。

茯苓 川芎 芍药 牛蒡子(炒) 当归(各七分) 柴胡 山栀 牡丹皮(各一钱) 甘草(五分)

上锉，水煎服。

14. 行军散(《灵验良方汇编·卷之上·论经血》)

治暑热直中，头目眩晕，昏不知人，心腹痞满，绞肠痧胀，及山岚障厉，道途秽恶，一切不正之气，凉水调服三五分。兼治口疮喉痛，并点治眼目风热翳障，搐鼻能辟疫疠之邪。

西牛黄　麝香当门子　真珠　梅花冰片　蓬砂(各一钱)　明雄黄(八钱,水飞)　火硝(三分)　飞真金(二十页)

各药另碾,俱令极细如粉,再合研和匀,瓷瓶密贮,以蜡封之。

15. 柳华散(《重订囊秘喉书·增录·马培之先生柳华散》)

治一切风温喉症,肿痛红胀,单双乳蛾,口疳牙疳等症。

人中白　碎金　蒲黄粉　月石　川柏　青黛

研末,各等分,加冰片用之。

四、治寒病口疮方

1. 巴戟散(《博济方·卷五·疮科》)

治元脏虚冷,上攻,口疮。

紫巴戟(穿心者,一两,以陈粟米同炒令黄色,佳)　香白芷(半两,锉碎,微炒)　蛮姜(末炒,一钱,《总录》作高良姜)

上三味,同为细末,每服二钱,用猪石子一对,去筋膜,每石子一个,入末一钱,用湿纸裹,煨熟,趁热去纸,先以口承石子热气,口中有涎即吐出,候冷,即可细细嚼服之。

2. 猪肝丸(《圣济总录·卷第八十八·虚劳不思食》)

治虚劳不思饮食,腹肚不调,口疮痰逆,及脏腑久冷。

豮猪肝(半具,去脂膜,以酒五升煮令烂,细切后入药末)　柴胡(去苗)　厚朴(去粗皮,生姜汁炙)　干姜(炮裂)　附子(炮裂,去皮脐)　缩砂(去皮)　白术(各一两)　陈橘皮(汤浸去白,炒)　当归(切,炒)　芍药(各半两)　陈曲(炒)　肉豆蔻(炮,去壳)　桂(去粗皮)　木香　黄连(去须,各一分)

上一十五味,除猪肝外,捣罗为末,入木臼,将猪肝相和,烂杵为丸如梧桐子大。每服二十丸,温酒下不拘时。

3. 神圣膏(《圣济总录·卷第一百一十七·口齿门·口疮》)

治下冷口疮。

吴茱萸(一两)

上一味,捣罗为末,用酸醋一大盏调熬成膏,后入地龙末半两搅匀。每临卧时,先用葱椒汤洗足拭干,用药遍涂两脚底心,或以手帛子系定,次日必减,未减再涂。

4. 木香散(一名**木香豆蔻丸**)(《鸡峰普济方·卷第九·治冷》)

治脏腑冷极,及久冷伤败,口疮,下泄,谷米不化,饮食无味,肌肉瘦悴,心多嗔恚,妇人产后虚冷下泄,及一切水泻冷痢疾等。

破故纸　木香(各一两)　良姜　缩砂仁　厚朴(各三分)　赤芍药　桂　陈橘皮　白术　吴茱萸　胡椒(各半两)　肉豆蔻(五个)　槟榔(二个)

上为细末。每服三钱,用不经水猪肝四两,去筋膜,批开重重掺药放鼎中,入浆水一碗,醋二茶脚许,盖覆煮熟,入盐一钱,葱白三茎,姜一弹许,同煮水,欲尽空心为一服,冷食之。或以浆水煮肝为丸亦得,如梧子大,每服五十丸,空心米饮下。

5. 七味白术散(《慎柔五书·卷三·虚损第三·损病主治汤方门》)

治中气亏损,津液短少,口舌干渴,或口舌生疮,不喜饮冷,或吐泻后口干,最宜服。

人参　白术　木香　甘草　藿香　白茯苓(各五分)　干葛(一钱)

6. 桂枝姜苓汤(《医学摘粹·杂证要法·七窍病类·口病》)

治脾胃湿寒,胆火上炎而生口疮者。

芍药(四钱)　桂枝(二钱)　干姜(二钱)　茯苓(三钱)　甘草(二钱)　元参(三钱)

水煎大半杯,温服。

五、治实热口疮方

1. 升麻煎(《备急千金要方·卷六上·七窍病上·口病第三》)

治膀胱热不已,口舌生疮,咽肿。

升麻　玄参　蔷薇根白皮　射干(各四两)　大青　黄柏(各三两)　蜜(七合)

上七味㕮咀。以水七升煮取一升五合,去滓,下蜜更煎两沸,细细含咽之。

2. 蔷薇丸(《备急千金要方·卷六上·七窍病上·口病第三》)

治口疮,身体有热气痱瘰。

蔷薇根　黄芩　鼠李根　当归　葛根　白蔹　石龙芮(《千金翼》作黄连)　黄柏　芍药

续断　黄芪（各一两）　栝蒌根（二两）

上十二味末之，蜜和服如梧子十丸，日三服。

3. 柴胡泽泻汤

1）《备急千金要方·卷十四·小肠腑方·小肠虚实第二》

治小肠热胀口疮方。

柴胡　泽泻　橘皮（一作桔梗）　黄芩　枳实　旋覆花　升麻　芒硝（各二两）　生地黄（切，一升）

上九味㕮咀，以水一斗煮取三升，去滓，纳硝，分二服。

2）《普济方·卷四十一·小肠腑门·小肠实》

治小肠热胀，身热，手足心热，汗不出，心中烦满，结塞不通，口疮身重。

柴胡　泽泻　橘皮　黄芩　旋覆花　枳实　升麻　芒硝（各三两）　生地黄（切，一升）

上㕮咀，以水一斗煮取三升，去滓，下芒硝，分三服，无时。

4. 黄柏蜜（《外台秘要·卷第二·伤寒口疮方二首》引《深师》）

疗伤寒热病口疮。

黄柏（削去上皮，取里好处，薄斜削）

上一味以崖蜜半斤极消者，以渍柏一宿，唯欲令浓，含其汁，良久吐之更复如前，若胸中热有疮时饮三五合尤良。

5. 紫胡泻阳方（《医心方·卷第六·治小肠病方第十六》）

治小肠实，热胀口疮。

紫胡（三两）　橘皮（三两）　黄芩（三两）　泽泻（三两）　枳实（三两）　旋覆花（三两）　升麻（三两）　生地黄（切，一升）　芒硝（三两）

九味，切，以水一斗煮取三升，去滓，下芒硝，分三服。

6. 犀角散（《太平圣惠方·卷第十八·治热病口疮诸方》）

治热病口疮，心神烦躁，大小便壅滞。

犀角屑（半两）　黄连（一两，去须）　川升麻（三分）　川大黄（一两，锉碎，微炒）　川朴硝（一两）　黄芩（一两）　麦门冬（一两半，去心，焙）　甘草（半两，炙微赤，锉）

上件药，捣粗罗为散。每服三钱，以水一中盏煎至六分，去滓，温服，如人行十余里，再服，以利为度。

7. 川升麻散

1）《太平圣惠方·卷第十八·治热病口疮诸方》

治热病口疮，壮热头痛，心神烦躁。

川升麻（一两）　玄参（一两）　黄连（一两，去须）　大青（一两）　柴胡（一两半，去苗）　知母（一两）　黄芩（一两）　甘草（三分，炙微赤，锉）　地骨皮（三分）

上件药，捣粗罗为散。每服三钱，以水一中盏，入淡竹叶三七片，煎至六分，去滓，不计时候，温服。

2）《济阳纲目·卷一百零五·口唇舌病·治口疮方》

治上膈壅毒，口舌生疮，咽喉肿痛，先用此药升散。

升麻（一钱半）　赤芍药（煨）　人参　桔梗　干葛　薄荷　防风（各一钱）　甘草（炙，五分）

上㕮咀。每服加生姜三片，水煎，食后温服。

8. 大青散（《太平圣惠方·卷第十八·治热病口疮诸方》）

治热病，心脏壅热，口内生疮。

大青（一两）　沙参（一两，去芦头）　川升麻（一两）　川大黄（一两，锉碎，微炒）　黄芩（半两）　枳壳（半两，麸炒微黄去瓤）　生干地黄（三两）　川朴硝（三分）

上件药，捣筛为散。每服四钱，以水一中盏煎至六分，去滓，不计时候，温服。

9. 犀角煎（《太平圣惠方·卷第十八·治热病口疮诸方》）

治热病，咽喉赤肿，口内生疮，不能下食。

犀角屑（一两）　川升麻（一两）　川大黄（一两，锉碎，微炒）　马牙硝（半两）　黄柏（半两，锉）　黄药（一两）

上件药，捣筛为散，以水四大盏煎至一大盏，去滓，入蜜三合相和，煎一两沸，放温，徐徐含咽。

10. 龙胆煎（《太平圣惠方·卷第十八·治热病口疮诸方》）

治热病，口疮发渴，疼痛不可忍。

龙胆（一两，去芦头）　黄连（一两，去须）

川升麻（一两） 槐白皮（一两，锉） 大青（一两） 竹叶（二两） 蔷薇根（二两，锉）

上件药，细锉，都以水五大盏煎至一大盏，去滓，入蜜三合，慢火煎成膏，涂于疮上，有涎吐之。

11. 石膏煎（《太平圣惠方·卷第十八·治热病口疮诸方》）

治热病口疮，洗心除热，去喉中鸣。

石膏（半斤，切，研） 蜜（一中盏） 地黄汁（一中盏）

上以水三大盏，先煮石膏取一盏，乃内蜜及地黄汁，复煎取一盏，去滓，每服抄一匙，含咽。

12. 石胆散（《太平圣惠方·卷第十八·治热病口疮诸方》）

治热病，口舌生疮。

石胆（半钱） 马牙硝（一两） 黄连（半两，去须） 龙脑（一钱） 黄柏（一分，锉） 角蒿（一分）

上件药，捣细罗为散，入龙脑、石胆、马牙硝等，更研令细。每取半钱，用新棉薄裹，含良久，有涎即吐之。

13. 酥蜜煎（《太平圣惠方·卷第十八·治热病口疮诸方》）

治热病，热盛，口中生疮。

酥（三合） 蜜（三合） 大青（一合）

上件药，先将大青捣罗为末，入酥蜜中，搅和令匀，慢火煎三两沸，入净器盛，不计时候，含一茶匙。

14. 大黄散（《太平圣惠方·卷第二十六·治心劳诸方》）

治心劳热，口疮，心烦腹满，小肠不利。

川大黄（一两，锉碎，微炒） 泽泻（一两） 黄芩（一两） 栀子仁（一两） 柴胡（一两，去苗） 羚羊角屑（一两） 石膏（二两） 甘草（一两，炙微赤，锉） 木通（一两，锉）

上件药，捣粗罗为散。每服四钱，以水一中盏，入淡竹叶二七片，煎至六分，去滓，食前温服。忌炙爆、热面、生果。

15. 升麻泄热散（《太平圣惠方·卷第三十六·治口舌生疮诸方》）

治心脾脏热，应口舌生疮破裂。唇蹇赤色。

川升麻（一两半） 射干（一两半） 黄柏（二两，锉） 大青（一两） 甘草（一两，炙微赤，锉） 玄参（二两） 黄芩（一两） 犀角屑（三分） 黄连（一两，去须）

上件药，捣粗罗为散。每服四钱，以水一中盏，入苦竹叶三七片，煎至五分，去滓，入生地黄汁一合，蜜半合，搅令匀，食后温服。

16. 金花散（《博济方·卷二·五脏证治》）

治心肺积热，咽喉不利，口舌生疮，心胸烦闷，痰涎并多。

绿豆粉（四两） 雄黄（三分） 甘草（末，七钱） 朴硝（五钱） 甜硝（五钱） 白豆蔻（半两） 生脑子（半钱） 麝香（半钱）

上八味，杵为末，旋滴生蜜少许，研令匀，入瓷器内收贮。每服半钱，用薄荷水调下，小儿惊亦宜服之。

17. 胜冰丹（《太平惠民和剂局方·卷之六·续添诸局经验秘方》）

治三焦壅盛，上冲头目，赤热疼痛，口舌生疮，咽喉不利，咽物有碍，神思昏闷，并皆治之。

白药子（一两半） 山豆根 红内消 黄药子 甘草（炙） 黄连（各二两） 麝香（研） 龙脑（研，各二钱）

上为末，用建盏盛，于饭上蒸，候冷，入脑、麝令匀，炼蜜丸如鸡头大。每一丸含化。又，用津唾于指甲上磨少许，点赤眼，立效。

18. 八正散（《太平惠民和剂局方·卷之六·治积热》）

治大人、小儿心经邪热，一切蕴毒，咽干口燥，大渴引饮，心忪面热，烦躁不宁，目赤睛疼，唇焦鼻衄，口舌生疮，咽喉肿痛。又治小便赤涩，或癃闭不通，及热淋、血淋，并宜服之。

车前子 瞿麦 萹蓄（亦名地扁竹） 滑石 山栀子仁 甘草（炙） 木通 大黄（面裹煨，去面，切，焙，各一斤）

上为散。每服二钱，水一盏，入灯心，煎至七分，去滓，温服，食后、临卧，小儿量力少少与之。

19. 龙脑饮子（《太平惠民和剂局方·卷之六·治积热》）

治大人、小儿蕴积邪热，咽喉肿痛，赤眼口疮，心烦鼻衄，咽干多渴，睡卧不宁，及除痰热咳嗽，中暑烦躁，一切风壅，并宜服之。

缩砂仁 栝蒌根（各三两） 藿香叶（二两四钱） 石膏（四两） 甘草（蜜炒，十六两） 大栀

子仁(微炒,十二两)

上为末。每服一钱至二钱,用新水入蜜调下。又治伤寒余毒,潮热虚汗,用药二钱,水一盏,入竹叶五六片,煎至七分,温服,并食后服。

20. 龙石散(《太平惠民和剂局方·卷之七·治咽喉口齿》)

治大人、小儿上膈壅毒,口舌生疮,咽嗌肿塞,疼痛妨闷。每用少许,掺贴患处,咽津。小儿疮疹,毒气攻口齿,先用五福化毒丹扫后,仍再用此药掺贴,立效。

朱砂(研飞,二两半) 寒水石(烧通赤,二斤) 生脑子(研,二钱半)

上为末。每日五七次用,夜卧掺贴妙。

21. 金屑辰砂膏(《太平惠民和剂局方·卷之十·治小儿诸疾》)

治小儿经邪热,颊赤多渴,睡卧不宁,谵语狂妄,痰涎不利,精神恍惚,及大人痰热蕴积,心膈烦躁,咽喉肿痛,口舌生疮。

牙硝(枯研) 铁粉(研,各半两) 甘草(炙,二两) 龙脑(研,二钱) 辰砂(研飞,三两) 蛤粉(研飞,八两) 人参(一两) 金箔(三十片,为衣)

上为细末,炼蜜搜和,每一两半作二十丸,捏扁,用金箔为衣。每服半皂子大,大人一丸分作两服,并用薄荷汤化下,食后、临卧服。

22. 地黄汤(《圣济总录·卷第八十六·虚劳门·心劳》)

治心劳实热,口疮心烦,多笑少力,小便不利。

生干地黄(焙) 柴胡(去苗,各一两) 石膏(二两) 栀子仁(三分) 赤小豆(生,三两) 木通(锉,三分)

上六味,粗捣筛。每服三钱匕,水一盏,入竹叶二七片,同煎取六分,去滓温服,不计时候。

23. 大豆䴬(《圣济总录·卷第九十七·大便秘涩》)

治诸风湿痹,筋挛膝痛,胃中积热,口疮烦闷,大便秘涩。

大豆黄卷(炒熟捣末,一升) 酥(半两)

上二味研匀,不拘食前后,温水调下一匙。

24. 犀角汤(《圣济总录·卷第四十三·小肠门·小肠实》)

治小肠实热,心烦口疮,小便赤涩。

犀角(镑) 瞿麦穗 杏仁(去皮尖、双仁,麸炒) 栀子(去皮) 赤茯苓(去黑皮) 木通(锉) 黄连(去须,各三分) 白茅根(一分,锉) 甘草(炙,锉,半两) 麦门冬(去心,焙,一两)

上一十味,粗捣筛。每服三钱匕,水一盏,入竹叶二七片,煎至六分,去滓温服,不计时候。

25. 射干膏(《圣济总录·卷第一百二十四·咽干》)

治咽干口疮牙痛,心肺热盛。

射干 升麻 栀子仁 玄参 小豆卷(各一两半) 黄柏(去粗皮,二两) 赤蜜 地黄汁(各三合) 大枣(去核,十枚)

上九味,除蜜并地黄汁外,细锉如麻豆,以水五升煎至一升半,去滓,下蜜与地黄汁,慢火煎成膏,细细含化咽津。

26. 牛黄丸

1)《圣济总录·卷第一百六十九·小儿惊热》

治小儿挟热多惊,心神烦躁,赤眼口疮,遍身壮热,大小便多秘,或生疮癣,咳嗽多涎,睡卧惊叫,手足搐搦,急慢惊风,渴泻等疾。

牛黄(研,一分) 丹砂(研) 雄黄(研,各半两) 马牙硝(研,一两) 麝香(研) 龙脑(研,各一钱) 大黄(饭上炊三遍,一两) 黄芩(去黑心) 山栀子仁 栝蒌根(锉) 白药子 甘草(炙) 天竺黄(研,各半两) 郁金(皂荚水浸三宿,煮软切作片,焙干,一两)

上一十四味,捣研为末,再同研匀,炼蜜和成挺子。每服旋丸一黑豆许,用金银薄荷煎汤化下,量儿大小加减与服。

2)《古今医统大全·卷之六十三·口病门·药方》

治心脾热壅,口舌干燥,及烦渴。

牛黄(三分,细研) 黄连 大黄(酒蒸,各二两) 麦门冬(去心,两半) 朱砂(半两,细研水飞) 麝香(少许) 山栀子 马牙硝 芎䓖 黄芩 甘草(炙,各一两)

上为细末,炼蜜丸弹子大。每服一丸,食后竹叶煎汤化下。

27. 玄参煎(《圣济总录·卷第一百一十七·口齿门·口疮》)

治热毒发动，口疮心烦躁。

生玄参汁　生葛汁（各三升）　银（十两）　寒水石（捣末）　石膏（捣末）　滑石（捣末）　磁石（煅醋淬七遍，捣末，各一斤）　升麻　羚羊角（镑）　犀角（镑）　甘草（锉，各二两）　芒硝（一斤）　牛黄（研为细末，二两）

上一十三味，除银、玄参、生葛、芒硝、牛黄外，并粗捣筛。以水三斗，煎银、寒水石、石膏、滑石、磁石，取汁二斗去滓，别以水五盏，煎升麻、羚羊角、犀角、甘草至二盏，去滓与玄参并生葛汁，一外都和，再煎如稀饧，然后下芒硝搅匀，倾入瓷器中盛，却入牛黄末，再搅取匀停，令黄黑色。每取两大匙，入蜜一合和匀，分四服，热汤调下，不拘时候。

28. 玄参汤（《圣济总录·卷第一百一十七·口齿门·口疮》）

治心肺壅热，口内生疮，胸膈痰逆。

玄参　茅根（锉）　羌活（去芦头）　竹茹　木通（锉）　羚羊角（镑）　升麻（各半两）　黄连（去须）　人参　苦竹叶　半夏（汤洗去滑，各三分）　甘草（锉，一分）

上一十二味，粗捣筛。每服三钱匕，水一盏，入生姜三片，煎至六分，去滓，温服食后。

29. 麝香丸（《圣济总录·卷第一百七十二·小儿惊疳》）

治小儿心疳，身体壮热，毛发焦，目常有泪，口疮，脚手细弱，腹肋鼓胀，睡好合面，饮水不休。

麝香　牛黄　丹砂　青黛（四味同研）　夜明砂　瓜蒂　熊胆（研）　蟾酥（干者，汤浸去赤水，焙干）　胡黄连（各半两）

上九味，捣研为末，烧粟米饭为丸如黄米大。每服一岁二丸，二岁以上四五丸，量儿加减，温水下。

30. 通关散（《幼幼新书·卷第十八·疮疹大小便不通第十一》）

治婴孩小儿斑疮水痘，心燥发渴及小便赤色，口舌生疮，通心经。

山栀子（一分半，炒）　大黄（一钱，炒）　木通（炒）　甘草（炙）　瞿麦（去粗梗）　茯苓　人参　滑石　车前子（炒，各一分）　地萹蓄（半两，用嫩枝叶焙）

上为细末。每服婴孩一字，二三岁半钱，四五岁一钱，以水一药注或半银盏，入灯心同煎十数沸，温服。

31. 小金箔丸（《幼幼新书·卷第十九·烦热第五》）

解大人、小儿心脏壅毒，咽喉不利，上壅口疮，夜卧不稳，心膈烦躁。化痰毒风涎，安魂定魄。治惊邪，镇心神；解室女骨蒸热劳方。

金箔（五片）　朱砂　琥珀　雄黄　硼砂　铅白霜（各二钱）　白龙脑　生犀（末）　天竺黄　寒水石（煅过，各三钱）　牛黄（少许，研）

上十一味同入乳钵内，细研如粉，用粟米饮为丸如小豆大。每服五丸，用竹叶熟蜜水下。

32. 涎寿膏（《幼幼新书·卷第十九·积热第七》）

疗小儿心脏积热，大人、小儿口疮方。

白矾　羊胆（一只，腊日者，或腊月者皆可）　马牙硝（半两）　朱砂（一分）

上细研，盛于胆内，当风悬之，候过清明可开。再研极细，入脑、麝少许，生蜜和为膏子，以瓷器中盛。量儿大小加减。干服如紫雪法。

33. 四顺清凉饮子（《小儿卫生总微论方·卷三·身热方治》）

治小儿里热，头昏颊赤，口内热，小便赤，大便少，要微挨动脏腑即安。又治睡卧不宁，五心烦热，四肢抽掣，及乳哺不节，并寒温失度，热久连绵，欲发惊痫，目赤口疮，疮疹余毒。

大黄（湿纸裹煨熟，一方生用）　当归（去须，洗）　赤芍药　甘草（炙，各等分）

上为末。三岁上儿每服一钱，水一盏煎至七分盏，分二服，更量大小加减，食后温服。

34. 夺命丹（《小儿卫生总微论方·卷六·惊痫别论·治惊痫兼别病方》）

治一切诸般惊风天吊，暗风痫病，胎惊发搐上视，身直背强，及治五疳肌瘦羸瘠，肚大脚细，发稀馋渴。又治便利脓血，水谷不化，洞泄下注，并温壮身热，口疮烦躁，叫啼等疾。

朱砂（半钱研，水飞）　麝香（研）　麒麟竭（研，各半钱）　牛黄（研）　龙脑（研）　没药（研）　熊胆（研）　粉霜（一钱，研）　青黛（三钱，研）　使君子（十个，去壳，面裹煨熟为末）

上相和，再研匀细，取井花水滴水为丸如豌豆大。每服一粒，以薄荷自然汁半蚬壳许化开，入温汤半茶脚调匀服之。若诸疳泻利不止，或惊热涎盛，吊眼发搐者，以三丸化下，更量大小加减。

35. 人参散（一名**既济解毒丹**）（《黄帝素问宣明论方·卷九·痰饮门·痰饮总论》）

治身热头痛，积热黄瘦，肌热恶寒，蓄热发战，膈热呕吐烦渴，湿热泻利，或目赤口疮，咽喉肿痛，或风昏眩，虚汗肺痿，劳嗽不已者。

石膏　甘草（各一两）　滑石（四两）　寒水石（二两）　人参（半两）

上为末。每服二钱，温水调下，早晚食后。兼服栀子金花丸。

36. 三一承气汤（一名**三乙承气汤**）（《黄帝素问宣明论方·卷六·伤寒门》）

治伤寒杂病，内外所伤，日数远近，腹满咽干，烦渴谵妄，心下按之硬痛，小便赤涩，大便结滞；或湿热内甚，而为滑泄，热甚喘咳闷乱，惊悸狂颠，目痛口疮，舌肿喉痹，痈疡，阳明胃热发斑，脉沉，可下者。

大黄（半两，锦纹）　芒硝（半两）　厚朴（半两，去皮）　枳实（半两）　甘草（一两）

上锉如麻豆大，水一盏半，生姜三片，煎至七分，内硝，煎二沸，去滓服。

37. 清脉汤（《三因极一病证方论·卷之八·心小肠经虚实寒热证治》）

治小肠实热，身热，手足心热，汗不出，心中烦满，结塞不通，口疮，身重。

柴胡　泽泻　橘皮　芒硝　枳实（麸炒去瓤）　黄芩　升麻　旋覆花　生地黄（各等分）

上锉散。每服四钱，水盏半煎七分，去滓，下芒硝再煎，热服，不以时。

38. 如圣麦门冬散（《杨氏家藏方·卷第十九·小儿下·斑疹方一十三道》）

治小儿疮疹毒气上攻咽嗌，口舌生疮，不能吮乳。

桔梗（去芦头）　牛蒡子（各一两，微炒）　麦门冬（去心）　甘草（生用，各半两）

上件㕮咀。每服二钱，水半盏煎至三分，去滓放温，时时令呷，或顿灌之，乳食后。

39. 蛾黄散（《严氏济生方·口齿门·口论治》）

治赤白疮疼唇破，兼治热疮。

黄蘖（去皮）　寒水石（烧）

上各等分，为细末，干贴口疮上，涂唇上。兼治诸疮较迟者。

40. 黄芩汤《严氏济生方·诸虚门·五劳六极论治》

治心劳实热，口疮心烦，腹满小便不利。

泽泻　栀子仁　黄芩　麦门冬（去心）　木通　生干地黄　黄连（去须）　甘草（炙，各等分）

上㕮咀。每服四钱，水一盏半，姜五片，煎至八分，去滓，温服，不拘时候。

41. 朱砂膏（《活幼心书·卷下·信效方·丸膏门》）

五心烦热，喉痰壅盛，惊风搐搦，渴饮无时，睡中不宁，见人烦躁，口疮糜烂。

朱砂（水飞，五钱）　牙消　硼砂　玄明粉（三味各二钱半）　麝香（一字）　金箔　银箔（各十五贴）　白附子　枳壳（如前制，二味各三钱）　川芎　粉草（二味各四钱）　人参（去芦）　黄芩　薄荷叶（三味各二钱）

上前七味，入乳钵杵匀，后七味，锉焙为末，仍入钵中同前药和，炼蜜丸芡实大。每服一丸至二丸，用麦门冬熟水无时化服。

42. 泻心汤（《世医得效方·卷第十二·小方科·滞颐口疮》）

治血盛将养过温，心有客热，熏发于上焦，遂成疮。

上用黄连一两去须，或加脑子、麝香、硼砂为末。每服一字，温水临卧服。

43. 豆卷散（《世医得效方·卷第十一·小方科·诸热》）

治慢惊后多服热药，以致别生热证，唇裂口疮，咽干烦躁，以此解之。兼治吐虫。

大豆黄卷（水浸黑豆生芽，取之日干）　贯众　板蓝根　甘草（各一两）

上锉散。每服一钱，水一盏煎；甚者三钱，浆水一盏，清油数点煎，不拘时服。

44. 凉膈散

1)《心印绀珠经·卷下·十八剂第九》

治心火上盛，膈热有余，目赤头眩，口疮唇裂，鼻衄吐血，咳嗽痰涎，淋闭不利，大小便不通；或伤寒半表半里，及胃热发斑，及阴耗阳竭，用以养阴退阳；或汗下后余热不解，并小儿疮痘黑陷，并皆治之。

连翘(一两) 甘草 山栀 黄芩 大黄 薄荷(各三钱) 朴硝(一分)

上为㕮咀。每服一两,水一钟,竹叶三十片,同煎七分,去渣,入生蜜少许,食后温服。加黄连五钱名清心汤。

2)《济阳纲目·卷一百零五·口唇舌病·治口疮方》

治三焦火盛,口舌生疮。

连翘 黄芩 黄连 山栀子 桔梗 薄荷 当归 芍药 生地黄(酒炒) 枳壳 甘草(各等分)

上锉,水煎,食远服。

45. 大连翘饮(《万氏家抄济世良方·卷五·伤风咳嗽》)

治三焦积热,大小便不利,赤目丹毒,口疮重舌,木舌咽痛,疮疡等症。

连翘 瞿麦穗 滑石 牛蒡子 车前子 木通 赤芍 山栀 当归 防风 黄芩 柴胡 甘草 荆芥穗 蝉蜕

水煎服。胎热加生地;胎黄加茵陈;目赤加黄连、羌活;小便涩加猪苓;大便涩加大黄、枳壳;大便血加地榆、槐角、枳实;小便血加麦门冬、生地、石莲;胎毒、疮疡加升麻、生地、归尾;丹毒遍身加犀角、黄连;发颐加羌活、白芷;咽痛加桔梗、薄荷,重舌、木舌加黄连、朴硝、犀角;弄舌加石膏。

46. 柳叶散(《保婴金镜录·十三指形生症·透关射甲形症》)

治热毒口疮。

黄柏(炒) 蒲黄 青黛(真正者) 人中白(煅,各等分)

上为末,敷之。

47. 甘露饮

1)《古今医统大全·卷之六十三·口病门·药方》

治男妇小儿胃中客热,牙宣气,牙龈肿烂,时出脓血,口舌生疮,咽喉肿痛;又疗脾胃受湿,瘀热在里,或醉饱多劳,湿热相搏,致生胆病,身面皆黄;或时身热而肿,大小便不调。

枇杷叶(拭去毛) 生地黄 熟地黄 天门冬 麦门冬 枳壳(炒) 茵陈 石斛 黄芩(各一钱) 甘草(炙,五分)

上作一服,水一钟煎七分,食后服。《本事方》无麦门冬、茵陈,加山豆根、犀角屑,大有神效。

2)《证治准绳·类方第八册·口·口臭》

治男子妇人小儿胃客热,口臭牙宣,赤眼口疮,一切疮疼已散未散,皆可服之。

熟地黄 生地黄 天门冬(去心) 黄芩 枇杷叶(去毛) 山茵陈 枳壳 金钗石斛(各一两) 甘草 犀角(各五钱)

上为末。每服二钱,水一盏煎至七分,去渣,食后临卧温服。小儿一服分作两服,更斟酌与之。

48. 升麻汤(《古今医统大全·卷之六十三·口病门·药方》)

治膈上有热,口舌生疮,咽喉肿痛。

升麻 葛根 赤芍药 甘草(各一钱半) 人参(二分) 桔梗(二钱)

上㕮咀,分二服。每服水二钟,姜三片煎八分,食后温服。

49. 三黄丸(《古今医统大全·卷之六十三·口病门·药方》)

治脾热口疳口气,兼治五劳七伤,消渴不生肌肉。

黄芩(春四、夏秋六、冬三两) 黄连(春四、夏五、秋三、冬二) 大黄(春三、秋二、夏一、冬五)

上为末,炼蜜丸梧桐子大。每服十丸,加至二十丸,日三服,一月病愈。久服行如奔马。

50. 柴胡地骨皮汤(《古今医统大全·卷之六十三·口病门·药方》)

治膀胱移热于小肠,膈肠不便,上为口糜,生疮溃烂,心胃壅热,水谷不化等证。

柴胡 地骨皮(各等分)

上㕮咀。每服五钱,水钟半煎一钟,食后温服。如病人大段实者,加大黄、朴硝以利之。

51. 增损如圣散(《古今医统大全·卷之六十三·口病门·药方》)

治上焦热壅,口舌生疮。

桔梗(二两) 甘草(炙,两半) 防风(五钱) 枳壳(制,三钱) 片黄芩(一两)

上为粗末。每服三钱,水煎食后服。

52. 杏仁散(《古今医统大全·卷之六十三·口病门·药方》)

治心胃中客热,唇口干燥或生疮。

杏仁(泡去皮尖,麸炒微黄) 黄连 麦门冬 赤茯苓 地骨皮 黄芩 山栀仁 蔷薇根

大黄(炒,各一两) 犀角屑(三分) 甘草(炙,五钱)

上㕮咀。每服三钱,水一钟、淡竹叶十四片煎六分去渣,食后服。

53. 含化丸(《古今医统大全・卷之六十三・口病门・药方》)

治上焦烦热,口舌干燥,神思不清,头目不利。

石膏(半斤,细研水飞) 寒水石(同上) 白蜜(半斤)

以水四大钟煎取钟半,绵滤过,入蜜同煎稠,丸如芡实子大。常含化一丸津咽。

54. 碧玉丸(《古今医统大全・卷之六十五・咽喉门・药方》)

治心肺积热,上攻咽喉,肿痛闭塞,水浆不下;重舌木舌,喉疮口疮,并宜服之。

青黛 盆硝 蒲黄 甘草末(各一两)

上为末,以砂糖每两作五十丸。每服一丸,噙化,或用干药末吹入喉内亦可。加硼砂为末,名碧雪。

55. 黄连汤(《济阳纲目・卷一百零五・口唇舌病・治口疮方》)

治口舌生疮,亦治赤眼。

黄连(三钱,为末)

上用好酒,煎一二沸,候冷,噙漱或咽下,即能赴筵。

56. 泻白汤(《济阳纲目・卷一百零五・口唇舌病・治口疮方》)

治大肠实热,腹胀不通,侠脐痛,食不化,喘不能久立,口舌生疮。

橘皮 竹茹 黄芩 山栀 黄柏(各五分) 芒硝 茯苓(各一钱) 生地黄(三钱)

上锉,加姜、枣煎服。一方有白术、桂心。

57. 清心莲子饮(《济阳纲目・卷一百零五・口唇舌病・治口疮方》)

治口舌生疮,烦躁作渴,小便赤涩,口干便浊,夜间安静,昼则举发,此热在气分。

石莲子 人参 黄芪(炒) 茯苓 柴胡 黄芩(各一钱) 麦门冬 地骨皮 车前子(炒) 甘草(各一钱半)

上锉,水煎服。

58. 清热化痰汤(《济阳纲目・卷一百零五・口唇舌病・治口疮方》)

治上焦有热,痰盛作渴,口舌肿痛。

贝母 天花粉 枳实(炒) 桔梗(各一钱) 黄连(各一钱二分) 元参 升麻(各七分) 甘草(五分) 黄芩(一钱二分)

上锉,水煎服。

59. 赴宴散(《济阳纲目・卷一百零五・口唇舌病・治口疮方》)

治三焦实热,口舌生疮糜烂,痛不可忍者。

黄连 黄柏 黄芩 栀子 细辛 干姜(各等分)

上为细末。先用米泔漱口,后擦药于患处,或吐或咽不拘。

60. 五福化毒丹

1)《济阳纲目・卷一百零五・口唇舌病・治口疮方》

治积热惊惕,狂谵烦渴,颊赤咽干,唇口肿破生疮,夜卧不安,头面遍体多生疮疖,及小儿惊风,痰热潮搐等证。

元参 桔梗(各二两) 茯苓(二两半) 人参 牙硝 青黛(各一两) 甘草(七钱半) 麝香(一分)

上为末,炼蜜丸如芡实大,金银箔各四十片为衣。每一丸或半丸,小儿一丸分作四服,俱薄荷煎汤化下,食后临卧服。如大人口臭,及小儿痘疹上攻,口齿涎血臭气,用生地黄自然汁化一丸,以鸡翎刷口内。热疳黄瘦,雀目者,陈粟米泔水下。

2)《秘方集验・卷之下・婴儿诸症》

治小儿胎热,大小便不利,丹毒疮疡,赤疹,赤目,重舌,木舌,口疮等症。

玄参(二两) 桔梗(三两) 人参(七钱) 茯苓(一两五钱) 牙硝(五钱,风化) 青黛(一两) 麝香(一分,夏天修合不用) 甘草(七钱)

一方加黄连一两,炒,研末,蜜为丸,每丸一钱,朱砂为衣,薄荷汤下。疮疹后余毒凡上攻口,口齿臭气,生地黄煎汤化服。

61. 碧云膏(《济阳纲目・卷一百零五・口唇舌病・治口疮方》)

治一切积热,口舌生疮,心烦喉闭,燥渴肿痛。

碧雪 芒硝 马牙硝 朴硝(各一斤) 石膏 寒水石 滑石(水飞,各六两) 青黛(一两)

上为细末,以甘草一斤煎水,和诸药匀,再入火煎,用柳木搅匀,入青黛又搅匀,倾出盆内,候冷成块，研为细末。每用少许，噙化。如喉闭，每用少许，吹入喉中。

62. 导赤五苓散(《济阳纲目·卷一百零五·口唇舌病·治口糜方》)

治膀胱移热于小肠，膈肠不便，上为口糜。

茯苓　猪苓　泽泻　白术　肉桂　生地黄　木通　甘草(各等分)

上锉，水煎服。一方去桂，撒上药。

63. 泻黄散

1)《医灯续焰·卷五·火病脉证第四十九》

治脾家郁热，口甜口疮，喜饮烦躁。

藿香(七钱)　山栀仁(一两)　石膏(半斤)　甘草(二两)　防风(四两)

上锉，同蜜、酒微炒香，为细末。每服二钱，水一盏，煎清汁饮。

2)《临症验舌法·下卷·方略》

治脾胃伏火，口燥唇干，口疮口臭，烦渴易饥，热在肌肉者。

防风(四两)　藿香(七钱)　山栀(炒黑，一两)　石膏(五钱)　甘草(二两)

微炒为末，甜酒调服。

64. 蒋氏化毒丹(《医宗说约·小儿科卷之四·诸迟解颅鹤节》)

治一切胎热胎毒，游风，丹毒，热疖，口疳，疳火燥渴，烦躁大便结，小便涩赤等症。

真犀角　川黄连　桔梗　玄参　薄荷叶　粉甘草(各一两)　青黛(五钱)　大黄(酒蒸九次，五钱)　朱砂(二钱，另研极细末)

上为极细末，炼白蜜为丸，丸重一钱二分。每服一丸，灯心汤化下。

65. 金莲饮子(《小儿推拿广意·卷下·附方·诸热门》)

治小儿壮热潮热，眼赤口疮，心烦躁闷，咽干多渴。

防风　甘草(炙)　连翘　柴胡　山栀子(各等分)

上为末。每服二钱，水煎服。

66. 牛黄至宝丹(《洞天奥旨·卷十二·喉疳》)

岐天师传，治阳火口疳。

牛黄(一分)　胆矾(二分)　皂角末(一分)　麝香(三厘)　冰片(一分)　儿茶(五分)　百草霜(一钱)

共为末，和匀。吹入喉中五厘，必大吐痰而愈，后用煎剂救喉汤。

67. 胆连丸(《眼科阐微·卷之三利集·火盛眼症》)

治火眼如神。

干绿豆粉(四两，为末)　黄连(细末，四钱)

二味盛于盅内，用豮猪胆四个，取汁入末内，加麦面和匀，丸绿豆大。每日十五丸，盐汤下。服三日，再不必服。如口疮，噙一丸，一日即愈。

68. 黄芩清热汤(《罗氏会约医镜·卷十二·杂证·论火证》)

治一切烦热，口疮咽痛，衄血吐血，脉洪数者。

黄芩(二钱)　白芍(钱半)　栀子　生地　麦冬(各一钱)　甘草(八分)　泽泻　木通(各七分)　薄荷(五分)

温服。如胃热，加生石膏三钱；如热盛，加黄连钱半；如大便燥结，加酒炒大黄一二钱。

69. 天竺黄散(《医述·卷十四·幼科集要·胎证》)

治惊热，重舌，口疮，赤眼等证。

天竺黄　郁金　甘草　牙硝(各半两)　朱砂(一分)　蝉蜕(十四个)　麝香(少许)

共为细末。每服半钱，蜜汤调下。

70. 白虎抱龙丸(《串雅补·卷四·色方》)

治小儿惊风发热，泄泻，夜啼不乳，不食，牙疳口糜等症。

寒水石(生熟各四两)　石膏(生熟各四两)

为细末，生甘草熬膏为丸如芡实大，朱砂为衣。每服一丸，白汤化服。

71. 紫雪散(《验方新编·卷二十四·外科主治汇方》)

治丹毒入里，腹痛音哑，烦热狂叫及口疮脚气，瘴毒热毒，急惊癫痫。

寒水石(即石膏)　滑石　磁石(各三两，研细)

水煎沥渣，留汁再拌后药：

升麻　元参　炙草(各一两)　川连　木香　沉香　乌药　羚羊角屑(各三钱)

切碎，晒燥，研细末，前汁中煮成稠汤，布绞去渣，方下：

提净朴硝　七石末(各二两)

慢火再煎，柳枝尽搅，至水气将尽欲凝结时，倾放大盘中。预研震砂三钱，麝香一钱，金箔二十张，共筛入药内，柳枝搅匀，将盘坐冷水中，候凝结如雪，方取入瓷瓶收贮。大人用一二钱，冷水调糊，徐徐咽下。小儿只用三五分，每用少许吹搽口疮。

72. 滋阴消痹汤(《重订囊秘喉书·卷下·医方论下》)

治肿毒口疮，兼治咳嗽声哑。

当归　生地　沙参　百部(各一钱)　射干　地骨皮　知母　麦冬　桔梗　炒黄芩(各七分)　元参　甘草(各五分)

水煎服。

73. 贝母元参汤(《医学摘粹·杂证要法·七窍病类·口病》)

治口疮热肿者。

贝母(三钱)　元参(三钱)　甘草(二钱)　黄芩(二钱)

水煎半杯，热漱徐咽。热甚加黄连、石膏。

74. 瓜霜紫雪丹(《重订广温热论·第二卷·验方》)

专治邪火毒火，穿经入脏，狂越躁乱，发斑发黄，瘴毒疫疠，蛊毒鬼魅，口疮脚气，小皂惊痫火痘，咽痛喉风，重腭痰核，舌疔紫泡等证，善能消解，其效如神。

白犀角　羚羊角　青木香　上沉香(各五钱)　寒水石　石膏　灵磁石　飞滑石(各五两)　元参　升麻(各一两六钱)　朱砂(五钱)　生甘草(八钱)　公丁香(二钱)　麝香(一钱二分)　金箔(一两)　西瓜硝(八钱)　冰片(三钱)

制法照局方紫雪。

六、治虚热口疮方

1. 蜗牛散(《太平圣惠方·卷第八十七·治小儿口齿疳诸方》)

治小儿口齿疳疮，臭烂不瘥。

蜗牛壳(烧灰)　麝香　白狗粪(烧灰)　人粪灰　蝙蝠(烧灰)　青黛　蟾头(烧灰，以上各半两)

上件药，都研细为散。每取少许，吹于鼻中，又以蜜和贴口齿上，立效。

2. 天门冬汤(《圣济总录·卷第九十一·虚劳口干燥》)

治虚劳口舌干燥，津液减耗，及口疮牙齿宣露。

天门冬(去心，焙)　麦门冬(去心，焙)　柴胡(去苗)　桑根白皮(锉)　甘草(炙各二两)　山芋　人参(各一两)　熟干地黄(焙)　生干地黄(焙，各三两)　枇杷叶(拭去毛)　枳壳(去瓤麸炒)　石斛(去根)　白茯苓(去黑皮，各一两)

上一十三味，粗捣筛。每服三钱匕，水一盏煎至七分，去滓温服，食后，日二。

3. 人参汤(《圣济总录·卷第七十八·痢兼渴》)

治泄痢上膈虚热，烦渴引饮，口疮，不下食困劣。

人参　白茯苓(去黑皮)　木香　麦门冬(去心，焙)　葛根(锉)　前胡(去芦头)　栀子仁　黄芪(锉)　陈橘皮(汤浸去白，焙)　诃黎勒(炮去核，各一两)　半夏(汤洗七遍，焙，二两)　甘草(炙，锉，半两)

上一十二味，粗捣筛。每服四钱匕，水一盏半，生姜三片，陈米一合，同煎至七分，去滓，空心温服，日晚再服。

4. 利膈汤(《普济本事方·卷第四·虚热风壅喉闭清利头目》)

治虚烦上盛，脾肺有热，咽喉生疮。

鸡苏叶　荆芥穗　桔梗(炒)　防风(去钗股)　牛蒡子(隔纸炒)　甘草(各一两，炙)　人参(半两，去芦)

上细末。每服一钱，沸汤点服。如咽痛口疮甚者，加僵蚕一两。

5. 白散子(《三因极一病证方论·卷之二·中风治法》)

治肝肾虚，为风所袭，卒中涎潮，昏塞不语，呕吐痰沫，头目眩晕，上实下虚，真阳耗竭；兼治阴证伤寒，六脉沉伏，昏不知人；又治霍乱吐泻，饮食不进；及小便淋沥不通，眼赤口疮，咽喉冷痛。

大附子(生，去皮脐)　桂府滑石(各半两)　圆白半夏(汤洗二十一次，三分)

上为末。每服二钱，水二盏，姜七片，蜜半匙，煎七分，空腹冷服。霍乱，加藿香；小便不利，加木通、灯芯、茅根煎。此药就有差互，亦无所苦。

6. 紫菀汤(《三因极一病证方论·卷之五·

五运时气民病证治》）

治肺虚感热，咳嗽喘满，自汗衄血，肩背瞀重，血便注下；或脑户连囟顶痛，发热口疮，心痛。

紫菀茸　白芷　人参　甘草（炙）　黄芪　地骨皮　杏仁（去皮尖）　桑白皮（炙，各等分）

上锉散。每服四钱，水盏半，枣一枚，姜三片，煎七分，去滓，食前服之。

7. 贴脐散（《古今医统大全·卷之六十三·口病门·药方》）

治元气虚而浮阳上攻，口舌生疮不已。

吴茱萸（醋炒）　干姜（炮，各五钱）　木鳖子（五枚，去壳）

上为细末。每用五分，冷水调，以纸靥贴脐。

8. 清热补气汤（《济阳纲目·卷一百零五·口唇舌病·治口疮方》）

治中气虚热，口舌如无皮状，或发热作渴。

人参　白术　茯苓　当归（酒拌）　芍药（炒，各一钱半）　升麻　五味子　麦门冬　元参　甘草（炙，各五分）

上锉，水煎服。如不应加炮姜，更不应加附子。

9. 清热补血汤（《济阳纲目·卷一百零五·口唇舌病·治口疮方》）

治口舌生疮，体倦少食，日晡益甚，或目涩热痛，此热在血分也。

熟地黄（酒拌）　当归（酒拌）　川芎　芍药（各一钱）　元参（七分）　柴胡　牡丹皮　黄柏　知母　五味子　麦门冬（去心，各五分）

上锉，水煎服。如不应，补中益气汤加五味子治之。

10. 四物二连汤（《济阳纲目·卷一百零五·口唇舌病·治口疮方》）

治血虚发热，口舌生疮，或昼寒夜热。

当归　生地黄　白芍药　川芎　黄连　胡黄连（各一钱）

上锉，水煎服。

11. 人参理中汤（《济阳纲目·卷一百零五·口唇舌病·治口疮方》）

治口舌生疮，饮食少思，大便不实，或畏寒恶热，作呕腹痞，此中气不足，虚火炎上。

人参　白术　干姜（煨）　甘草（炙，各等分）

上锉。每服五七钱或一两，水煎服。若四肢逆冷，或呕吐泄泻，加附子。

12. 香砂六君子汤（《济阳纲目·卷一百零五·口唇舌病·治口疮方》）

治口舌生疮，服凉药过多，以致食少作呕，或中气虚热所致。

人参　白术　茯苓　半夏　陈皮（各一钱）　藿香　砂仁（各八分）　甘草（炙，六分）

上锉，加生姜，煎服。

13. 人参安胃散（《济阳纲目·卷一百零五·口唇舌病·治口疮方》）

治胃经虚热，口舌生疮，喜热饮食。

人参　白茯苓（各一钱）　黄芩（二钱）　芍药（七分）　陈皮　甘草（炙，各五分）　黄连（三分）

上锉，水煎服。

14. 七味白术散（《济阳纲目·卷一百零五·口唇舌病·治口疮方》）

治虚热口舌生疮，不喜饮冷，吐泻口干。

人参　白术　白茯苓　甘草（炙）　木香　藿香（各五分）　干葛（一钱）

上锉，水煎服。

15. 六味地黄汤（《灵验良方汇编·卷之上·论经血》）

此壮水制火之良剂，治肾虚发热作渴、小便淋秘、痰壅失音、咳嗽吐血、眩晕、眼花耳聋，咽口疮、自汗盗汗、便血。凡肝经不足之症，尤当用之，盖水能生木故也。此水泛为痰之圣药，血虚而热之神剂。

熟地（八两）　萸肉（四两）　山药（同）　茯苓（三两）　丹皮　泽泻（同）

加肉桂能补肾，引火归源。加附子即"八味"，治命门火衰，不能生土，以至肾胃虚寒而患流注等症。《经》云：益火之源，以消阴翳。即此方也。再加当归、生地、五味子即肾气丸，治热渴、月经不调等症。附子用童便浸数日，火煨透，切开无白星为度。

16. 理中汤（《罗氏会约医镜·卷之六·杂证·论口病》）

治口疮脉虚，用凉药不效者，必系无根虚火。

人参（一钱，无者用淮山药四钱炒黄代之）　白术（二钱）　干姜（炒，一钱）　甘草（炙，一钱）

煎出，冰冷服。或加熟地四钱、当归二钱，以治阴阳两虚，再用凉剂则危。外用蜜炙附子，含而咽之；或用肉桂亦可。

17. 养阴清燥汤（《重楼玉钥续编·内服方》）

治肺肾阴虚，感燥而发，咽痛白腐，缠喉，及口舌白疮，口糜唇疮等症。

大生地（二钱） 大麦冬（二钱） 川贝母（八分） 粉丹皮（八分） 玄参（一钱） 薄荷叶（三分） 生甘草（五分）

水一钟半，煎至五六分，温服。

18. 利膈汤（《类证普济本事方释义·卷第四·虚热风壅喉闭清利头目》）

治虚烦上盛，脾肺有热，咽喉生疮。

鸡苏叶 荆芥穗 防风 桔梗 人参（[按]宋本此味在末注半两） 牛蒡子（隔纸炒） 甘草（各一两）

上细末。每服一钱，沸汤点服。如咽痛，口疮甚者，加僵蚕一两。

19. 地骨皮散（《重订囊秘喉书·卷下·医方论上》）

治各种虚火口疳，腐烂不能饮食；又治初生小儿马牙、雪口二症，吹之立效，亦可长肉。

鲜地骨皮（五分，洗净，去黑衣，晒干研末，煅） 中白（一钱） 蚕沙（炙，三分） 冰片（二分五厘） 杜咸橄榄（一钱五分，瓦上炙） 凤凰衣（一钱，瓦上炙） 黄狗屎 中元米（一钱，洗净晒干）

20. 加味地黄丸（《儿科要略·儿科特征·弱症》）

治肾水枯竭，虚火上炎，咳嗽烦渴，食减形悴，小便频数，白浊阴痿，或黑夜晴明，口疮龈烂喉痛，或吐泻日久，津液亏耗，口干作渴，或五脏俱损，寝汗发热，或痰气上涌，手足厥冷，腿肿脚瘦，痈疽等证，常服除渴疾，壮气血。

熟地（八两） 山药（四两） 山萸肉（五两） 白茯苓 牡丹皮（各四两） 泽泻（三两） 肉桂（六两） 五味子（三两）

一方加炙鹿茸二两，研为细末，入熟地膏炼蜜或米糊和丸，如梧桐子大。

七、治寒热错杂口疮方

1. 琥珀丸（《妇人大全良方·卷之五·妇人血风劳气方论第三》）

治血风虚劳，上热下冷；或发动即心中烦躁，困乏无力，不美饮食，醋心，口疮，月水不调，肌肉黄瘁，腹痛肠鸣；或有气块攻冲；或时作寒热，头旋痰逆，手足麻痹，大宜常服。

琥珀 当归 木香 川芎 防风 槟榔（各四分） 三棱（炮） 干姜（炮） 桂心（各五分） 吴白术（洗） 柴胡 人参（各二分） 青皮 吴茱萸（洗，炮，炒黑） 全蝎（炒） 附子（炮） 草豆蔻 赤芍药 柏叶 白芷（各三分） 桃仁（去皮尖，炒） 败龟（醋炙） 鳖甲（各六分） 天麻（三分）

上为细末，炼蜜丸如梧桐子大。每日空心酒下二十丸；午前、近晚更进一服。如觉暖，近晚不须服。如腹内块积攻筑，于鳖甲、桃仁、槟榔、三棱各加一倍为妙。忌生冷、葱、苋菜、毒鱼等物。

2. 神仙导水丸（《普济方·卷三十九·大肠腑门·大小便不通》）

治上盛下虚，水火不能升降，大便秘涩，小便不通，赤眼口疮，便红泻血，吐血泄痢不止者。兼治诸积气块，小儿脾疾，妇人经脉不通，男子打扑伤损等证。

木香 当归 枳壳（炒） 黄芩 黄连 青皮 陈皮 槟榔 香附子（各一两） 三棱 莪术（各半两） 大黄 黄柏 牵牛末（各三两）

上为末，水糊为丸梧桐子大。每服五十丸，温饭饮下，不拘时。

3. 既济丹（《济阳纲目·卷一百零五·口唇舌病·治口疮方》）

治口疮上热下寒者。

黄连 干姜（各等分）

上为末，噙且服之。

八、治久病口疮方

1. 蔷薇根散

1）《太平圣惠方·卷第三十六·治口疮久不瘥诸方》

治口数生疮，连年不瘥。

蔷薇根（一两，去泥土） 黄芩（三分） 地骨皮（三分） 桔梗（三分，去芦头） 白蔹（三分） 川大黄（三分，锉碎，微炒） 鼠李根白皮（三分） 赤芍药（三分） 续断（三分） 黄柏（三分，锉） 黄芪（三分，锉） 葛根（三分） 石龙芮（三

分） 栝蒌根（一两）

上件药，捣细罗为散。每服一钱，以米饮调下，日三四服。

2）《圣济总录·卷第一百一十七·口齿门·口疮》

治口疮经年歇发，饮食艰难。

蔷薇根（锉，一握） 蜀椒（去目并闭口，炒出汗，四十九粒）

上二味，捣罗为散，以浆水二盏煎五七沸，去滓热含，冷吐。

2. 牛蒡子散（《太平圣惠方·卷第三十六·治口疮久不瘥诸方》）

治口疮久不瘥。

牛蒡子（一两，微炒） 甘草（一分，炙微赤，锉）

上件药，捣筛为散。每服三钱，以水一中盏煎至六分，去滓，稍热细细含咽之。

3. 硫黄煎（《太平圣惠方·卷第三十六·治口疮久不瘥诸方》）

治口疮久不瘥，疼痛不可忍。

硫黄（一分，细研） 麝香（一分，细研） 雄黄（一分，细研） 朱砂（一分，细研） 干姜（一分，炮裂研罗为末） 蜜（一两）

上件药，都研令匀，其蜜用水一大盏，调以蜜，绢滤过，于汤碗内，与诸药相和，入重汤内，慢火煎如稀饧，用瓷器盛之。每至卧时，以匙抄药在口内，微微咽津，瘥。

4. 虾蟆散（《太平圣惠方·卷第三十六·治口疮久不瘥诸方》）

治口舌久生疮，含药取瘥。

赤背虾蟆（二分，涂酥炙微赤） 地龙（三分，微炒） 麝香（一钱）

上件药，都捣细罗为散。每取少许含，有津勿咽之。虾蟆、地龙，端午日者良，兼治疳疮。

5. 白矾散（《太平圣惠方·卷第三十六·治口疮久不瘥诸方》）

治恶口疮久不瘥。

白矾（一分，烧灰） 黄药末（一分） 腻粉（一分） 麝香（一钱）

上件药，都细研为散。每取一字，掺在疮上，以意加减用之。

6. 浮萍煎膏（《太平圣惠方·卷第三十六·治口疮久不瘥诸方》）

治口舌生疮，久不瘥。

浮萍草（一两） 川升麻（一两） 黄柏（一两） 甘草（一两半，生用）

上件药，细锉，和匀，以猪脂一斤，同于银锅中，以文火煎至半斤，滤去滓，膏成。每服半匙，含化咽津。

7. 杏仁丸（《太平圣惠方·卷第三十六·治口疮久不瘥诸方》）

治久口中疮疼痛，吃食不得。

杏仁（三十枚，汤浸去皮尖、双仁） 甘草（一分，生用） 黄连（一分，去根）

上件药，捣细罗为散。每取如杏仁大，绵裹含之，有涎即吐之，日三服，夜一服，以瘥为度。

8. 芦荟散（《太平圣惠方·卷第三十六·治口疮久不瘥诸方》）

治口舌上疮，久不瘥。

芦荟（二分） 土盐绿（三分） 胡粉（三分） 真珠末（半两） 蜗牛壳（半两，炒令黄色） 波斯盐绿（半两） 青黛（半两） 黄连（半两，去须） 麝香（一钱，细研）

上件药，捣细罗为散，都研令匀。先用甘草汤漱口洗疮，以帛裹干，然后掺药于上；或以蜜和丸，如鸡头实大，含之亦得，有涎吐之。

9. 石胆膏（《太平圣惠方·卷第三十六·治口疮久不瘥诸方》）

治久口疮，及内疳疮。

石胆（一分，细研） 密陀僧（半两，细研） 蜜（三两）

上件药，相和，于银器中，慢火熬成膏。每用少许，涂疮上，咽津立效。

10. 雌黄丸（《太平圣惠方·卷第三十六·治口疮久不瘥诸方》）

治口疮多痰涎，久不瘥。

雌黄（一分，细研） 蟾酥（半分）

上件药相和，以瓷器盛，于饭甑内蒸一炊，熟久候冷，看得所，丸如粟米大。绵裹一丸，含咽津。

11. 石胆散（《太平圣惠方·卷第三十六·治口疮久不瘥诸方》）

治口疮，经久肿痛赤烂，不能下食。

石胆（半分） 麝香（半钱） 杏仁（一分，汤浸去皮尖、双仁，生研） 腻粉（一钱）

上件药，同研令匀。每取少许，掺于疮上，良久，吐出涎水，瘥。

12. 乳香含化丸(《太平圣惠方·卷第三十六·治口疮久不瘥诸方》)

治口疮久不瘥。

乳香　麝香　白胶香　黄丹　细辛　川升麻　垢腻头发　生干地黄(烧灰)　皂荚(烧灰)　雄黄　青盐(以上各二分)　白蜜(半两)　蜡(半两)

上件药，捣罗为末，先以油三合，入头发煎令化，用绵滤过，再煎油令热，下黄蜡，次下诸药末，煎令稠可丸，即丸如鸡头实大。每服，以绵裹一丸，含化咽津。

13. 石胆丸(《太平圣惠方·卷第三十六·治口疮久不瘥诸方》)

治口疮久不瘥。

石胆(一分)　乳香(一分)　黄丹(半分)　密陀僧(一分)

上件药，细研罗为末，炼蜜和丸如酸枣大。每服一丸，绵裹含之。

14. 五灵脂含化丸(《太平圣惠方·卷第三十六·治口疮久不瘥诸方》)

治积年口疮。

五灵脂(一两)　杏仁(四十九枚，汤浸去皮尖、双仁)　黄丹(半两，炒令紫色)

上件药，捣细罗为散，用生蜜调令得所。每取少许，涂于疮上，有涎即吐之。

15. 角蒿散(《太平圣惠方·卷第三十六·治口疮久不瘥诸方》)

治口生疮久不瘥，至咽喉当中者。

角蒿(烧灰)

每取少许，敷于疮上，有汁咽之，不过一宿瘥。

16. 烧肝散

1)《博济方·卷一·风证》

治三十六种风，二十四般冷，五劳七伤，一切痢疾，脾胃久虚，不思饮食，四肢无力，起止甚难，小便赤涩，累年口疮，久医不瘥，俱依此法服之，必愈。

茵陈　犀角　石斛　柴胡(去苗)　白术　芍药(各半两)　干姜　防风　紫参　白芜荑　桔梗　人参　胡椒　吴茱萸　官桂(去皮，各一两)

上一十五味，同为末，以羊肝一具，如无，即猪肝代之，分作三分，净洗，去血脉脂膜，细切，用末五钱，葱白一茎细切，相和，以湿纸三五重裹之，后掘地坑，内以火烧令香熟。每日空心，生姜汤下大段，冷劳不过三服见效。

2)《圣济总录·卷第一百一十七·口齿门·口疮》

治口疮久不瘥。

茵陈蒿　犀角屑　石斛(去根)　白术　柴胡(去苗，各半两)　芍药　紫参　桔梗(锉炒)　防风(去叉)　桂(去粗皮)　吴茱萸(汤浸三遍，焙炒)　人参　白芜荑(各一分)

上一十三味，捣罗为散。每服五钱匕，以白羊肝五两，细切去筋膜，入葱白三茎，细批相和，湿纸三五重裹，慢火煨熟，空腹顿服，米汤下。

17. 茵陈散(《圣济总录·卷第八十七·风劳》)

治风劳瘦疾，七种冷气，六极等疾，脾胃虚寒，不思饮食，疳痢休息，或大小便涩，兼累年口疮，医治不瘥者。

茵陈蒿　犀角(屑)　石槲(去根)　紫参　人参　白术　柴胡(去苗，各三分)　桂(去粗皮)　芍药　防风(去叉，各半两)　吴茱萸(汤洗焙干炒，一两)　桔梗(炒，半两)　白芜荑仁(炒，一分)

上一十三味，捣罗为散，白羊肝一具细切，分为三服，净去筋膜，每服入药末五钱匕，葱白五寸细切，一处拌和，用湿纸裹，慢火煨熟，空腹顿服。

18. 芍药汤(《圣济总录·卷第三十·伤寒口舌生疮》)

治伤寒后，心热口疮，久不瘥。

芍药　黄芩(去黑心)　羚羊角(镑)　甘草(炙，锉，各一两)　大青(三分)　升麻(二两)　黄柏(去粗皮，蜜炙，半两)

上七味，粗捣筛。每服五钱匕，水一盏半，竹叶三七片，煎至八分，去滓入蜜半合，更煎一两沸，食后温服。

19. 黄柏煎(《圣济总录·卷第三十·伤寒口舌生疮》)

治伤寒后心热，口疮久不瘥。

黄柏(一两)

上一味，捣罗为末，入蜜三两和匀，慢火煎如稀饧。每取少许含化，良久吐涎，日三五度，不拘时，咽津亦得，觉胸中似有疮者，即用蜜酒调下二钱匕。

20. 蔷薇膏(《圣济总录·卷第一百一十七·口齿门·口疮》)

治口疮多年不瘥，风热上攻。

蔷薇根　郁李根　水杨皮　牛蒡根(并细切，各一斤)　苍耳(一升)　露蜂房(碎劈，三枚)　生地黄(切)　升麻　当归(洗，切，各一两)　地骨皮　白芷　石胆(研，各半两)　熟铜粉(研)　麝香(研，各一分)

上一十四味，先以前六味细切，水二斗，煎至五升，葛布绞去滓，次入地黄、升麻、当归、地骨皮、白芷，再煎至二升，绵滤去滓，慢火又煎成膏，乘热下后三味研药，搅令匀，瓷器盛。每含如弹丸大，吐津。

21. 丹砂膏(《圣济总录·卷第一百一十七·口齿门·口疮》)

治口疮，积年不瘥。

丹砂(研，一分)　猪脂　蜜(各三两)　杏仁(汤浸去皮尖、双仁，研，三十七粒)　腻粉　白矾(研)　胡粉(各一分)　生地黄(半两，切，焙)　麝香(研，一分)

上九味，捣研七味为末，先煎脂蜜令化去滓，次下诸药，更煎十余沸，以绵滤去滓，更煎待膏就，瓷盒盛。每用如杏仁大，绵裹含吐津。

22. 鸡舌香丸(《圣济总录·卷第一百一十七·口齿门·口疮》)

治久患口疮，不任食物。

鸡舌香末　松脂(研，各一分)　胡椒(为末，三七粒)　细辛(为末，三分)

上四味，用苏木浓煎汁和药，丸如梧桐子大。每以暖水研一丸，涂疮上。

23. 蟾酥丸(《圣济总录·卷第一百一十七·口齿门·口疮》)

治牙疼口疮，积年不瘥。

蟾酥(一片，水浸令软)　麝香(研，少许)

上二味细研，丸如粟米大。以绵裹一丸，于病处咬之，有涎即吐。

24. 黄连膏(《圣济总录·卷第一百一十七·口齿门·口疮》)

治久患口疮。

黄连(去须)　升麻　槐白皮　大青　苦竹叶(各一两)

上五味细锉，以水二升煎至半升，去滓取汁，入龙脑蜜，搅令匀，煎成膏，涂疮上，日三度。

25. 蟾酥线方(《圣济总录·卷第一百一十七·口齿门·口疮》)

治口疮久不瘥。

真蟾酥(五皂子大)　硼砂　龙脑　麝香(各一皂子大)

上四味，同研极细，以温汤半盏，化令匀，入绯线秤半钱，蘸药汁晒干，再蘸再晒，候药汁尽，将线寸截。每用一条，贴于患疮处，有涎即吐，一日三五次易之，取瘥为度。

26. 白芷散(《圣济总录·卷第一百一十七·口齿门·口疮》)

治口舌生疮，久不瘥。

白芷末(一钱)　铜绿(一钱)　白僵蚕(四枚)　干胭脂(半钱)

上四味，捣研为末。每用少许，以鸡翎子扫疮，有涎吐之，不得咽津。

27. 秦艽散(《圣济总录·卷第一百一十七·口齿门·口疮》)

治虚劳口疮，久不瘥。

秦艽(去苗、土)　柴胡(去苗，各一两)

上二味，捣罗为散。每服三钱匕，割猪肝三两片，用酒煮之，去肝取酒，调药温服，十服当愈。

28. 铜绿散(《圣济总录·卷第一百一十七·口齿门·口疮》)

治口疮，久患不瘥。

铜绿(研，一钱)　铅丹(炒，研，半两)　白芷(焙，一分，为末)

上三味，合研令匀，取少许渗舌上，即瘥。

29. 绿云散(《严氏济生方·口齿门·口论治》)

治口疮，臭气秽烂，久而不瘥。

黄柏(半两)　螺青(二钱)

上为细末。临卧用一钱，于舌下，咽津不妨。

30. 黑参丸(一名**玄参丸**)

1)《御药院方·卷九·治咽喉口齿门》

治口舌生疮，久不愈。

黑参　天门冬(去心，焙)　麦门冬(去心，炒，各一两)

上件为末，炼蜜和丸，如弹子大。每以绵裹一丸，噙化咽津。

2)《外科精义·卷下》

治口疮连年不愈者。

天门冬(去心)　麦门冬(去心)　玄参(以上各等分)

上为细末，炼蜜为丸如弹子大。每服一丸，噙化。

九、治小儿口疮验方

1)《备急千金要方·卷六上·七窍病上·口病第三》

治口中疮，久不瘥，入胸中并生疮，三年以上不瘥者方。

浓煎蔷薇根汁，含之，又稍稍咽之，日三夜一，冬用根，夏用茎叶。

又方：角蒿灰敷之，一宿知、二宿瘥，有汁吐之，不得咽也。

治口疮不歇方。

牛膝　生蘘荷根(各三两)　黄柏(一两)

上三味㕮咀。以绵裹，酒三升渍一宿，微火煎一两沸，细细含之。

治口数生疮，连年不瘥方。

蔷薇根　黄芩　当归　桔梗　黄芪　白蔹　鼠李根皮　大黄　芍药　续断　黄柏　葛根(各一两)

上十二味末之，以酒服方寸匕，日二服，亦可浆水服之。

治胃中客热，唇口干燥生疮方。

茯苓　黄芩　甘草　大黄　蔷薇根(各三十铢)　枳实　杏仁　黄连(各二两)　桂心(半两)　栝蒌根(十八铢)

上十味末之，食前浆水服方寸匕，日二。

治口热生疮方。

升麻(三十铢)　黄连(十八铢，《古今录验》用黄柏)

上二味末之，绵裹含，咽汁，亦可去之。

治口疮方。

蔷薇根皮(四两)　黄柏(三两)　升麻(三两)　生地黄(五两)

上四味㕮咀，以水七升煮取三升，去滓含之，瘥止。含极吐，却更含。

治口中疮烂，痛不得食方。

杏仁(二十枚)　甘草(一寸)　黄连(六铢)

上三味末之，合和绵裹杏仁大，含之，勿咽，日三夜一。

2)《外台秘要·卷第三十八·石发口疮连胸面及身上心痛方一十四首》

疗乳石热发，头痛心痛，胸胁胀满，寒热，手足逆冷，或口生疮烂，或干呕恶闻食气，气上欲绝，久虚者方。

前胡　芍药　黄芩　大黄　甘草(炙，各二两)　大枣(二十枚，擘)

上六味切，以水八升煮取三升，分服。若坚实，加茯苓二两；若胸满塞，加枳实一两炙；若吐逆，加干姜二两；若口燥，加麦门冬二两，增减以意量之。忌如常法。

又疗口疮方。

子柏(四两)　龙胆(三两)　黄连(二两)　升麻(一两)

上四味切，以水四升煮取二升，别取子柏冷水浸，投汤中，令相得，绞取汁，稍稍含之，取瘥。忌如常法。

3)《太平圣惠方·卷第十一·治伤寒口疮诸方》

治伤寒口疮，众医不瘥者，宜用此方。

密陀僧(半两)　黄柏(一两半，涂蜜微炙，锉)　甘草(一两，涂蜜炙微赤，锉)　蒲黄(一两)　黄药(一两)

上件药，捣细罗为散。时时敷于疮上，有涎即吐之。

4)《太平圣惠方·卷第十八·治热病口疮诸方》

治热病口疮久不愈方。

天门冬(一两半，去心，焙)　川升麻(一两)　玄参(一两)

上件药，捣罗为末，炼蜜和丸如弹子大。每服，以新绵薄裹一丸，含咽津。

又方：

川升麻(一两)　黄药(一两)　川大黄(一两半，锉碎，微炒)　黄丹(半两)

上件药，捣罗为末，炼蜜和丸如弹子大。每服，以新绵薄裹一丸，含咽津。

治热病口疮赤肿，疼痛不可忍方。

黄柏(一两，末)　腻粉(一钱)　马牙硝(一

分，末）

上件药，相和令匀。每取少许，贴于疮上，有涎吐却，日三两上用。

治热病，口疮赤肿疼痛方。

蔷薇根（二两，锉） 黄柏（一两半，锉） 马牙硝（一两）

上件药，都以水二大盏半煎至一盏半，去滓，温含冷吐。

治热病口疮不歇方。

牛膝（一两，去苗） 角蒿（一两） 黄柏（半两，锉）

上件药，细锉，都以水二大盏煎取一盏，去滓，温含冷吐。

治热病口疮方。

黄连（一分，去须） 槐白皮（半两） 甘草根（半两）

上件药，细锉，用水一大盏煎至半盏，去滓，温含冷吐。

5）《太平圣惠方·卷第三十六·治口疮久不瘥诸方》

治口疮久不瘥，宜用此方。

牛膝（三两，去苗） 生蘘荷根〔二（三）两〕 侧柏叶（一两）

上件药，细锉，以绵裹，用酒三升浸一宿，微火煎三五沸，温含冷吐。

又方：

石胆（一分） 雄黄〔一（半）分〕 腻粉（一分）

上件药，都细研，以蟾酥和丸如芥子大。临卧时含一丸，吐津口中热，痛勿讶。

治口疮久不瘥，及口舌肿痛，含化丸方。

白矾 黄丹 附子（生末） 舍上黑煤（以上各一分）

上件药，同细研，入白蜜拌和，如煎，用竹筒盛，饭甑上蒸之，饭熟为度。每取樱桃大，含化立瘥，若急要，即于铫子中煎亦得，唇肿者涂之，立效。

又方：

杏仁（半两，汤浸去皮尖、双仁，生用） 腻粉（一钱） 石胆（一分，细研）

上件药，用蟾酥一钱，以汤浸润，和丸如绿豆大。每度净漱口了，含一丸，吐出涎，即瘥。

6）《太平圣惠方·卷第三十六·治口舌生疮诸方》

又方：上取蟾酥，湿和，以绵惹，日晒干，剪半寸含之，有涎即吐出，或牙疼即咬之，立瘥。

治口舌疮赤烂，宜用此方。

蔷薇根（三两，去泥土）

上细锉，以水一大盏煎至五分，去滓，温含冷吐，日三五度效。

治口及舌上生疮烂，宜服此方。

牛膝（一两，去苗）

上细锉，以水一中盏，酒半盏，同煎至七分，去滓，放温时时呷服。

又方：斫桑树，取白汁涂之瘥。

治口舌生疮，胸膈疼痛，宜服此方。

上焦炒豉，细研为末，含之一宿，瘥。

又方：

黄丹（半两） 舍上黑煤（半两，细研）

上件药，入蜜调，用瓷盏盛之，以文武火养，候成膏，涂疮上立效。

又方：

胆子矾（一分） 干蟾（一分，炙）

上件药，研为末。每取小豆大，掺在疮上，良久，用新汲水五升，漱口，水尽为度。

又方：

黄芩（一分） 五倍子（一分） 蟾酥（半分）

上件药，捣罗为末，炼蜜和丸如鸡头实大。每取一丸，含吐津，以瘥为度。

又方：上取蜗牛，去壳细研，涂疮上，有涎即吐之，不过三两上验。

又方：上以黄柏含之瘥。

又方：上以白矾少许，含之瘥。

又方：上以石胆少许，含之瘥。

7）《太平圣惠方·卷第八十六·治小儿急疳诸方》

治小儿急疳，口生白疮，诸疳并主之方。

熊胆 蚺蛇胆 芦荟 龙脑 牛黄 麝香（以上各一分）

上件药细研，以井华水一小盏，搅和令匀，瓷器盛，重汤缓火，数以篦搅，盏四畔勿令药干着盏。欲吹鼻时，先七日，孩子及乳母断生冷、浆豆、诸荤辛、热面鱼肉等，兼少食盐，然后取二豆许，渐渐吹鼻，及涂口疮上。

8）《太平圣惠方·卷第九十·治小儿口疮诸方》

治小儿久患口疮不瘥，宜用此方。

虾蟆（半两，涂酥炙微黄）　白矾灰（一分）　笋灰（半两）　黄柏（一分，锉）　黄连（一分，去须）　川升麻（一分）　蜗牛子（三七枚，去壳，微炒）　晚蚕蛾（一分，微炒）

上件药，捣细罗为散。每取少许，以白蜜和如膏，涂于疮上，日三用之。

又方：

麝香（一分）　朱砂（半分）　胡桐律（二分）　黄柏（一分）　晚蚕蛾（一分，微炒）

上件药，都细研为散。每夜临卧时，于疮上薄贴之，不过三夜瘥。

治小儿一切口疮，止疼痛方。

没石子（三分，微火炙）　甘草（一分）

上件药，捣细罗为散。每于疮上薄糁，盖令遍。

治小儿口疮肿痛方。

蟾酥（半钱）　石胆（半钱）　黄柏（三钱半，末）

上件药，细研令匀，炼蜜和丸如皂荚子大。每夜，以水化一丸，如饧相似，以篦子抹在口中，每夜一两上，不过两夜瘥。

又方：

麝香（半分，细研）　蜜（半两）　黄丹（一分）　生地黄汁（一合）

上件药，先以蜜、地黄汁、黄丹同入铫子内，以慢火熬令紫色，次下麝香，匀搅候冷，日三度，涂于疮上。

又方：

铜绿（一钱，细研）　白芷末（半两）

上件药，相和，研匀，日三度，糁贴于疮上。

又方：

腻粉（一钱）　黄柏（半两）

上件药，相和令匀，薄薄掺涂之。

9)《太平圣惠方·卷第九十·治小儿燕口生疮诸方》

治小儿燕口及重舌，并生热疮方。

柘树根（一握，洗去土，锉）

上以水煎浓汁，去滓，更煎令稠，日三四上以涂之。

又方：

鸡胵黄皮（烧为灰）

上研为末，以乳汁调半钱服之，日三服。

治小儿燕口，及口内生疮方。

羖羊髭（烧灰）

上研为末，以腊月猪脂和，日三四上涂之效。

又方：

黄连（一两，去须）

上捣罗为末，用蜜调，蒸一炊久，旋与儿吃。

治小儿燕口，两吻生疮方。

乱发（烧灰，细研）

上以猪脂和，敷之。

10)《圣济总录·卷第一百一十七·口齿门·口疮》

治口疮久不瘥方。

蔷薇根（一握）

上一味锉，用水一升，煎至半升，候冷含，稍咽之，冬用根，夏用茎叶，又宜同角蒿灰涂，有涎吐之。

治口疮，楸木汁方。

楸木白汁（五合）

上一味，每取一匙头含咽。

治口疮，蟾酥线方。

蟾酥（二片）

上一味，以水半盏，浸化为水，更入牛黄末一钱匕搅匀，以丝线五十条，就药中浸一宿阴干，每取一条含，吐津。

治口肥疮方。

灶上饮食

上一味，炒令焦，研末敷之。

11)《圣济总录·卷第一百八十·小儿口疮》

治小儿口生白疮，桑汁涂方。

桑根白皮汁

上以涂儿唇口，即瘥。

治口疮舌硬，言语不得方。

白矾（烧令汁尽）　桂（去粗皮，各一两）

上二味，捣研为末，掺舌上，即瘥。

治小儿口疮，马芹涂方。

马芹子汁

上先揩唇上血出，涂药日三次，验。

12)《圣济总录·卷第一百八十·小儿燕口疮》

治小儿燕口，及口内生疮方。

羖羊髭（烧灰）

上一味研细，以腊月猪脂和，日三四上涂之。

又方：

鸡膍胵黄皮（不以多少，烧灰）

上一味，研为末，以浮汁调半钱匕服之，日三。

治小儿心脏虚热，生燕口疮。

柘木根

上一味，以水三盏，煎取半盏，去滓用汁涂疮上，不拘度数，以瘥为止。

治小儿燕口黄肥疮。

上取羖羊角烧灰，和腊月猪脂，敷之，瘥。

治小儿燕口黄肥疮。

上取燕窠土一分，入麝香半钱研匀，临卧敷之。

上小儿燕口，黄肥疮。

上烧乱发一分，为灰研细，和猪脂涂之，瘥。

13）《传信适用方・卷上・口齿咽喉》

治大人小儿口疮。

杏仁去皮尖，烂研，入轻粉成膏，口中嚼，闭口少时灌漱，用冷水漱，吐出，取下烂肉便安，勿咽下。

又方：醋调茱萸末，涂脚心；天南星末亦可，男左女右。

又方（治虚热上攻口疮）：附子一个，炮，去皮脐，切片，水两大碗，煎至一小碗，入沉香末二钱，再略煎，候冷服，空心，早晨先服黑锡丹百粒。大要治虚热上攻者，一方用四味黄芪建中汤煎，放冷服，亦妙。

又方：用五倍子为末，掺疮上。

又方：密陀僧研细，以生蜜丸弹子大，含化。

14）《卫生易简方・卷之七・口吻》

治口疮：用牛膝酒渍，含漱。

又方：用五倍子末掺之，便可饮食。

又方：用蔷薇根避风打去土，煮浓汁温含，冷则易。

治口疮番白：用桑树汁，先以发拭口，次以汁敷之。

治口疮久不合：用乱发、露蜂房、蛇蜕皮各烧灰存性，每服一钱，酒调服。

治口舌生疮烂：用黄柏片含之，或用醋渍含。

治口舌及喉中生疮烂：用蘘荷根酒渍半日，含漱其汁。

治唇上生疮，连年不瘥：用八月蓝叶一片，捣汁洗，不过三月瘥。

治口舌生疮，胸膈疼痛：用豉炒焦为末，含一宿瘥。

治口疮：用白矾泡汤灌漱；以铜绿、麝香研末干掺。

又方：用干姜、黄连二味于口中细嚼，流涎出。

治大小人口疮久不效：用附子为末醋调，男左女右，贴脚心自愈。

治白口疮：用巴豆三枚去皮不去油，黄丹半钱，同研如泥，涂叶上如大棋子，贴眉间，须臾四围疮如蚕子，去药大效。

又方：用淀粉、巴豆同研如泥，如上贴眉间亦效。

治赤口疮：用角蒿烧灰贴之。

又方：用黄柏为末掺之，有涎勿咽下。

治口疮并风疳：用晚蚕蛾为末贴之。

治大小人口疮，并疳宣露牙齿，并胸前疮久不效：用娥蒿烧灰为末涂之，有津勿咽下。忌油腻。角蒿是也。

治吻疮：用白杨树枝火烧一头，焰出注于刀上，取汗贴两吻上，不过三度即瘥。

治口干：用滑石碎之，水煮数沸，以新绵渍之，口内含咽津。

治口疮：用白矾一两飞至半两，黄丹一两炒红色，放下再炒紫色为度，为末。掺疮上立愈。

治口舌生疮，咽喉肿塞：用蒲黄一两，盆硝八两，青黛一两半，以生薄荷汁一升，同和匀，瓷罐盛，慢火熬干，细研。用一字或半钱掺口内，良久吐出痰涎。如喉中疮痛，用竹管吹药半钱入咽膈内，立效。

治口舌生疮，两唇肿裂：用晚蚕蛾、五倍子、密陀僧各一两为末。每用少许干敷疮上，有津吐去。

治口舌生疮，咽膈肿痛：用寒水石煅三两，辰砂二钱半别研，生脑子半钱，为末。每以少许掺患处。

治上盛痰壅，唇口拆裂，舌上疮：用甘菊花、枸杞子、肉苁蓉、巴戟等分为末，蜜丸如桐子大。每服五十丸，米饮下。

治口舌生疮：用细辛、黄连等分为末。先以布巾揩净患处，掺药在上，涎出即愈。

又方：用缩砂火煅为末，掺疮即愈。

又方：用槟榔烧灰存性为末，入轻粉和匀掺。

又方：用腻粉、杏仁十粒去皮尖，临卧细嚼，令涎出，再用。

又方：用草乌、南星各一个，生姜一块焙干，为末。每服二钱，临卧时以好醋调作靥子，贴手脚心。

治口疮臭烂久不瘥：用黄柏半钱，螺青二钱，研细。临卧置一字在舌下，不妨咽津。或以铜绿易螺青。

治口舌生疮：用朴硝一钱，寒水石煅一两，入少朱砂同研如桃红色。敷患处，咽下不妨，味苦加甘草。

又方：用五味子一两，滑石、黄柏蜜炙各半两，为末。每服半钱；干掺疮上，痛甚者，良久便可饮食。

又方：用硼砂，疮甚者加脑子研、黄柏日干、薄荷叶等分为末，生蜜丸如龙眼大。每服一丸噙化。

治急疳蚀口鼻，数日尽欲死：用海中文蛤烧灰，腊月猪脂和涂之。

治口疮：用蚕故纸烧灰存性为末，敷患处。

治唇吻燥痛，用橄榄核仁研敷。

治口疮：用甘草、白矾等分为末，噙化。

又方：用吴茱萸为末，醋调涂脚心。

又方：用朴硝、五味子、滑石、黄柏蜜炙、白矾枯、黄丹炒、寒水石煅、延胡索等分为末。疼不可忍者，掺上良久即愈。

15)《万氏家抄济世良方·卷五·伤风咳嗽》

小儿口疳。

人中白（煅，二钱） 黄柏（炙，五钱） 硼砂（一钱） 铜丝（五分） 麝香（三分） 冰片（二分） 男子发（煅存性，一钱）

为末，青布拭口，以芦管吹入，涎出再吹。

16)《古今医统大全·卷之六十三·口病门·药方》

治口内生疮：用朴硝一钱、寒水石煅一两、朱砂少许，同研如桃花色，敷患处，咽不妨。

治口疮：用巴豆三枚去壳不用油、黄丹五分同研如泥，涂叶上如棋子大，贴眉间，须臾四围疮如蚕子，去药，大效。

一方：用淀粉、巴豆同研如泥，如上法贴眉间亦效。

治口疮：用牛膝浸酒含漱；不用者，牛膝捣汁漱亦佳。

又方：用五倍子末掺之，便可饮食。

又方：用蔷薇根避风打去土，煮浓汁温含，冷则易。

治口疮翻白：用桑树汁，先以发拭口，次以汁敷之。

治口疮久不愈：用乱发、霜蜂房、蛇蜕皮各烧存性为末。每用一钱，酒调服。

治唇上生疮年久不愈：用八月蓝叶一斤捣汁洗，三日瘥。

治口舌生疮，胸膈疼痛：用豆豉炒焦为末，含一宿瘥。

孙真人方，治口疮、吻疮：用白杨枝浆水煎，和盐含之；或用嫩枝蕊于铁上绕作灰，和脂敷之。

孙真人食忌，治口疮：用朴硝含之甚良。

《千金方》治口臭：用香薷一把，以水一斗煮取三升，稍稍含咽之。

治口疮：用甘草、白矾各等分为末，掺口内佳。

《胜金方》，治口疮：用胆矾半两，入银锅子内，火煅通赤，置地上出火毒一夜，细研。每服少许，敷疮上，吐酸水清涎，甚者一两即瘥。

《圣惠方》，治口臭秽，及䘌齿肿痛：用细辛一两煮取浓汁热漱，冷即吐之，立效。

17)《鲁府禁方·卷三康集·口疮》

治小儿满口白烂，生疮，口糜。

白术 茯苓 猪苓 泽泻 木通 生地 肉桂 甘草

上各等分，煎服，神效。

治小儿白口疮方。

黄丹、巴豆同炒焦，去豆用丹，掺疮上，立止。

小儿口疮方。

用孩儿茶为极细末，敷之立效。

一方用小红枣去核，入些微白矾，煅存性，为末，加入雄黄末，孩儿茶各一分，和匀搽之。先用荆芥煎汤洗口，后敷药立效。

小儿口疮方。

黄柏（蜜炙） 僵蚕（炒）

上为末，敷之立效。

18)《济阳纲目·卷一百零五·口唇舌病·治口疮方》

治赤口疮。

白矾（枯） 没药 乳香 铜绿（各等分）

上为细末，撒之。一方单用枯矾末，撒之，或噙良久，水漱又噙。

治白口疮。

雄黄 没药 乳香（各一钱） 轻粉 巴豆霜（各少许）

上为细末，撒之。

治白口疮。

黄柏　荜拨（各等分）

上为末，醋调擦，水漱。

治口疮。

白矾（一两，枯至半两）　黄丹（一两，火煅红放下，再炒紫色为度）

治口内生疮。

明矾（枯）　黄丹（炒）　盐白梅（烧存性，各一钱）　人中白（一钱半）　麝香（少许）

上为细末，干撒口内。甚者加硼砂半两、片脑一分。

治膈上热极，口舌生疮。

腻粉（一匕）　杏仁（七枚，不去皮尖）

上二味临卧时细嚼，令涎出则吐之，用温汤漱口，未痊再用。

治满口生疮，此因虚壅上攻。

草乌（一个）　南星（一个）　生姜（一块）

上焙干为末，每服二钱，临卧时用醋调作掩子，贴手足心，来日便愈。

治虚火口疮。

甘草　干姜（各等分）

上锉，和匀，细嚼噙之。

治口内生疮。

朴硝（一钱）　寒水石（火煅，一两）

上同研，入朱砂如桃红色，敷患处，咽下不妨。味苦加甘草。

一方：用焰硝、硼砂含口勿开，外以南星为末，醋调贴足心涌泉穴上，神效。

一方：孩儿茶、硼砂各等分，为末，敷口内疮。

一方：以蔷薇根，避风处打去土，煮浓汁，温含，冷易之。

一方：以胆矾一块，用百沸汤泡开，含漱一宿可瘥八分。

一方：用白矾汤含漱亦好。

一方：单文蛤末，敷之。

一方：夏月用西瓜水，徐徐咽之，冬月无水，以皮烧灰噙之。

一方：以好墨研蝼蛄极细，敷之立效。

一方：用生姜一块，临卧时细嚼，含。睡不得开口出气，眠着不妨，睡觉咽下。

一方：香附叶煮汁漱口，神效。

一方：以远志醋研，鹅毛扫患处出涎。

治口疮：用缩砂不拘多少，烧为末，撒即愈。

一方：槟榔烧灰存性为末，入轻粉敷之。

一方：猪蹄壳烧为末，敷之立止。

一方：以古文钱二十文烧赤，投酒中服之，立瘥。

治小儿口疮通白者，及风疳疮蚀透者：白僵蚕炒黄色，拭去蚕上黄肉毛，为末，蜜和敷之，立效。

治口牙疳疮：用山栀去仁，填白矾，入柳叶火中煅为末，吹入口中。

治口疮疼痛：用巴豆半枚，生研，和米饭一豆大，杵和，贴印堂对眉间，约半刻许，觉红就去，不可跑走，小儿减半用之。

19）《本草汇言・卷之九・木部・黄柏》

治火攻上焦，舌肿口破，或齿牙浮动，咽喉肿疼并治。

黄柏　薄荷　荆芥　连翘　半夏　陈皮　防风　桔梗　玄参　山豆根（各一两）　甘草（四钱）

分作十剂，清水煎服。

20）《尤氏喉科秘书・喉症验方・口疳药方》

黄柏（八分）　黄连（一钱）　人中黄（五分）　薄荷（三分）　儿茶（五分）　龙骨（三分）　灯芯灰（不拘多少）　珠子（一分）　冰片（六厘）

此口疳之秘方也，不论症之轻重，吹之无不立愈。如烂至鼻根无救。如痒加飞矾，腐甚加青黛；色黑加牛黄、黄连；齿落加牛黄。

21）《傅氏杂方・附录・岐天师传儿科秘法》

治小儿口疳流水口烂神方

黄柏（二钱）　人参（一钱）

为末，敷口内，一日三次，二日即愈。一匙一次，一日不过用三次而已。小儿之疳，皆虚热也，用黄柏以去火，人参以健脾土也。大人亦可用，神效。

22）《绛囊撮要・内科・丹痧喉烂吹药效方》

兼治口疳。

陈极牛胆星（三钱）　真西牛黄（五分）　真大珠（三钱）　人中黄（五钱）　生甘草（三钱）　干橘叶（三钱）　白菊花叶（三钱）　陈佛手干（三钱）　水飞块滑石（三钱）　冰片（五分）　射干（二钱）

上药日晒，研极细末。药料须择道地者，预备分两不可增减，瓷瓶装贮。用管吹入患处立愈。

23)《医碥·卷之七·诸方下·口疳药》

薄荷末(三分)　儿茶(一分半)　黄柏(一厘)　龙骨(醋煅,二厘)　白芷(二厘半,肿痛倍用)　生甘草(五厘)　珍珠(五厘)　冰片(三厘)

研细末,口疳吹之即愈。初起热甚倍薄荷。久病多加儿茶、龙骨、珍珠即长肉。痧痘后,去黄柏、龙骨,加牛黄。疳重加滴乳石、朱砂各少许。

24)《杂病源流犀烛·卷二十四·咽喉音声病源流》

口疳药。

上好薄荷叶(研细绢筛,三分)　儿茶末(二分半)　制黄柏末(一厘)　白龙骨末(二厘)　坚细白芷末(如肿痛用三四厘,如不肿痛用二厘半)　生甘草末(用五厘)　珍珠(细末,五厘)

共研极细,加上好冰片三厘,再服匀,入磁瓶封固。凡遇口碎及各种口疳,用此治之。若初肿起而热甚者,多加薄荷及冰片,取其辛凉能发散也。若患不肿热甚,且病,则宜以长肉为主,用长肉药。

【论用药】

一、概论

《本草纲目·主治第四卷·百病主治药·口舌》:"口糜,内治:[草部]桔梗(同甘草煎服)、麦门冬、玄参、赤芍药、连翘、秦艽、薄荷、升麻、黄连、黄芩、生地黄、知母、牡丹、木通、甘草、石斛、射干、附子(口疮,久服凉药不愈,理中加附子反治之,含以官桂)。[果木]栗子(小儿口疮,日煮食之)、蜀椒(口疮久患者,水洗面拌煮熟,空腹吞之,以饭压下,不过再服)、龙脑(经络火邪,梦遗口疮,同黄柏,蜜丸服)、地骨皮(口舌糜烂,同柴胡煎服)、黄柏、茯苓、猪苓。[金石]朴硝、蓬砂、石膏、滑石、青钱(口内热疮,烧淬酒饮)、猪膏(口疮塞咽,同黄连煎服)。噙漱:细辛(口舌生疮糜烂,同黄连或黄柏末掺之,名赴筵散。外以醋调贴脐)、黄连(煎酒,呷含。同干姜末,掺之,名水火散)、升麻(同黄连末噙)、甘草(同白矾)、天门冬(口疮连年,同麦门冬、玄参丸噙)、蔷薇根(日久延及胸中,三年以上者,浓煎含漱。夏用枝叶)、大青叶(浸蜜)、蘘荷根(汁)、蛇莓(汁)、牛膝、忍冬(并漱口疮)、蒲黄、黄葵花(烧)、赤葵茎、缩砂壳、灰角蒿灰(并涂口疮)、贝母(小儿口生白疮,如鹅口疮,为末,入蜜抹之,日五六上)、白芨(乳调)、燕脂(乳调)、黍米(嚼)、赤小豆(醋调。并涂小儿鹅口)、豉(口舌疮,炒焦,含一夜愈)、米醋(浸黄柏)、萝卜汁、姜汁(并漱满口烂疮)、瓠(烧,涂口鼻中肉烂痛)、茄科(烧,同盐敷口中生蕈)、茄蒂灰桃枝(煎漱)、杏仁(少入腻粉,卧时细嚼,吐涎)、槟榔(烧,入轻粉掺)、甜瓜(含)、西瓜(含)、细茶(同甘草)、凫茈灰、梧桐子、灰没石子(同甘草。并掺口疮)、黄柏(口舌疮,蜜浸含之;同青黛掺;同铜绿掺;同滑石、五倍子,掺;同荜茇,煎醋漱)、乳香(白口疮,同没药、雄黄、轻粉涂;赤口疮,同没药、铜绿、枯矾,涂)、楝根(口中漏疮,煎服)、冬青叶汁、黄竹沥、小檗汁(并含漱)、桂(同姜汁,涂于虚口疮及鹅口)、桑汁、柘浆、甑带灰(并涂鹅口)、甑垢(口舌生疮,刮涂即愈)、乌叠泥(或加蓬砂)、釜墨、胡粉(猪髓和)、黄丹(蜜蒸)、密陀僧(煅研)、铁屑(水调)、黑石脂(并涂口疮)、铜绿(同白芷掺,以醋漱之)、水银(口疮,同黄连,煮热含之)、寒水石(口疮膈热,煅,和朱砂、片脑掺之)、朴硝(口舌生疮,含之,亦擦小儿鹅口,或加青黛。或入寒水石,少入朱砂)、白矾(漱鹅口;同朱砂,敷小儿鹅口;同黄丹掺)、蓬砂(同硝石含)、胆矾(煅)、蜂蜜、竹蜂蜜(并涂口疮)、五倍子(掺之,立可饮食。同黄柏、滑石;或加密陀僧;或同青黛、铜绿,治大人、小儿白口疮,似木耳状,急者吹入咽喉)、蚕茧(包蓬砂,焙研,掺)、白僵蚕(炒研,蜜和)、晚蚕蛾、蚕纸灰、鲫鱼头(烧,并掺)、蛇皮(拭)、鸡内金(烧,敷一切口疮)、白鹅屎(敷鹅口)、羊胫髓(同胡粉涂)、牛羊乳(含)、酥(含)、鹿角(磨汁,涂鹅口)、人中白(同枯矾,涂口疮、鹅口)。"

二、治小儿口疮专药

1. 人中白

《雷公炮制药性解·卷六·人部·人溺》:"味咸,性寒,无毒,入心肺二经。主劳热吐衄,痰喘咳嗽,扑伤瘀血,产后败血,生津解渴,能通二便,童男者犹胜。积垢在器,即名人中白,瓦上文火煅之存性,酒醋兼制,与溺同功,疗口疮痰结,须露天经年者佳。"

2. 大青

《本草经集注·草木中品·大青》:"味苦,大寒,无毒。主治时气头痛,大热口疮。三月、四月采茎,阴干。治伤寒方多用此,《本经》又无。今出东境及近道,长尺许,紫茎。除时行热毒,为良。"

3. 马勃

《本草便读·草部·马勃》:"辛平利肺部之邪,治咽痛喉疮,功能散血,轻淡解上焦之热,除口疳面肿,力可疗瘟。"

4. 五倍子

《证类本草·卷第十三·五倍子》:"《衍义》曰:五倍子,今染家亦用。口疮,以末掺之,便可饮食。"

5. 牛膝

《本草纲目·草部第十六卷·草之五·牛膝》:"治久疟寒热,五淋尿血,茎中痛,下痢,喉痹口疮齿痛,痈肿恶疮伤折。(时珍)"

6. 升麻

《本草经集注·草木上品·升麻》:"味甘、苦,平、微寒,无毒。主解百毒。杀百精老物殃鬼,辟温疫,瘴气,邪气,蛊毒。入口皆吐出,中恶腹痛,时气毒疠,头痛寒热,风肿诸毒,喉痛口疮。久服不夭,轻身长年。一名周麻。生益州山谷。二月、八月采根,日干。"

7. 甘蔗皮

《本草通玄·卷下·果部·甘蔗》:"甘平。和中而下逆气,干呕不息,蔗浆、姜汁同温服。小儿口疳,用皮烧末吹之。"

8. 龙胆草

《本草蒙筌·卷之二·草部中·草龙胆》:"疗客忤暗气,治痈肿口疮。敌惊痫,杀虫毒。酒浸为柴胡转佐,上行治眼目赤疼。胬肉必加,翳障通用。空腹勿服,令人溺遗。"

9. 生硝

《证类本草·卷第三·生硝》:"味苦,大寒,无毒。主风热癫痫,小儿惊邪瘛疭,风眩头痛,肺壅,耳聋,口疮,喉痹咽塞,牙颔肿痛,目赤热痛,多眵泪。生茂州西山岩石间。其形块大小不定,色青白。采无时。"

10. 白杨枝

《证类本草·卷第十四·白杨树皮》:"孙真人主口疮:以白杨枝,浆水煎,和盐含之。"

11. 血余炭

《本草蒙筌·卷之十二·人部·发髲》:"味苦,气温、小寒,无毒。髲及发根,用宜陈久。烧灰存性,入剂汤调。一名血余,补阴甚捷。口吐血、鼻流血、血闷、血晕、血痢、血淋,服之即止;燕口疮、豌豆疮、伤风、风痓、惊热、惊痫,得此易痊。通关格五癃,利小便水道。"

12. 花椒

《证类本草·卷第十四·蜀椒》:"去久患口疮:去闭口者,以水洗之,以面拌煮作粥,空心吞之三五匙,饭压之。再服,瘥。"

13. 芒硝

《证类本草·卷第三·朴硝》:"孙真人食忌:主口疮,取朴硝含之。"

14. 吴茱萸

《本草纲目·果部第三十二卷·果之四·吴茱萸》:"开郁化滞,治吞酸,厥阴痰涎头痛,阴毒腹痛,疝气血痢,喉舌口疮。(时珍)"

15. 谷精草

《寿世保元·卷一·本草·药性歌括》:"谷精草辛,牙齿风痛,口疮咽痹,眼翳通用。"

16. 角蒿

《证类本草·卷第十一·角蒿》:"宫气方治小儿口疮:角蒿灰贴疮,妙。"

17. 没石子

《本草征要·第三卷·肺经及大肠经·没石子》:"固肠医泻利,敛肺治咳血。兴阳事,止遗泄。外用能止牙疼,能染须发,能治口疮、阴疮,能涂酒渣之鼻。"

18. 鸡内金

《本草纲目·禽部第四十八卷·禽之二·鸡》:"治小儿食疟,疗大人淋漓反胃,消酒积,主喉闭乳蛾,一切口疮,牙疳诸疮。(时珍)"

19. 青黛

《药论·泻剂·泻火》:"泻肝火,解郁结,吐红疳痢与惊痫。除风热,清发斑,杀虫解毒与口疳。"

20. 苦竹叶及沥

《本草经集注·草木中品·竹叶芹竹叶》:"苦竹叶及沥:治口疮,目痛,明目,通利九窍。"

21. 金莲花

《本草征要·第二卷·形体用药及专科用药·金莲花》:"治口疮喉肿,消浮热牙宣,耳疼目痛均治,疗疮大毒能痊。"

22. 细辛

《本草纲目·草部第十三卷·草之二·细辛》:"小儿口疮:细辛末,醋调,贴脐上。"

23. 故锦

《证类本草·卷第二十二·下品·故锦烧作

灰》:"主小儿口中热疮,研灰为末,敷口疮上。煮汁服,疗蛊毒。岭南有食锦虫,屈如指环,食故绯帛锦,如蚕之食叶。"

24. 柏木

《本草经集注·草木中品·柏木》:"味苦,寒,无毒。主治五脏肠胃中结气热,黄疸,肠痔,止泄痢,女子漏下、赤白,阴阳蚀疮。治惊气在皮间,肌肤热赤起,目热赤痛,口疮。久服通神。一名檀桓。"

25. 柿霜

《神农本草经疏·卷二十三·果部三品·柿》:"清心肺间热,生津止渴,化痰宁嗽,治喉舌口疮。总之其功长于清肃上焦火邪,兼能益脾开胃,故三者所主虽不同,而其源皆归于一义也。"

26. 轻粉

《本草征要·第四卷·外治·矿物药·轻粉》:"恶疮溃疡、久不愈合,拔毒生肌,外用有益。成人盗汗,小儿夜啼,为末津调,用以涂脐。耳脓日久,口疮断续,疳蚀唇鼻,一切肿毒,用以外治,往往平复。手足皲裂,须发早白,涂之、染之,收效亦速。痔疮日久,肛门下脱,烧烟先熏,煎汤坐浴。"

27. 香薷

《本草详节·卷之六·木部·丁香》:"治口疮,不知口居上,地气出焉,脾有郁火,溢入肺中,失其清和,而浊气上行,发为口臭。若治以丁香,是扬汤止沸尔,惟香薷治之甚捷。"

28. 胆矾

《证类本草·卷第三·石胆》:"治口疮众疗不效:胆矾半两,入银埚子内,火煅通赤,置于地上,出火毒一夜,细研。每取少许敷疮上,吐酸水清涎,甚者,一两上便瘥。"

29. 孩儿茶

《景岳全书·卷之四十九大集·本草正(下)·竹木部》:"味苦微涩,性凉。能降火生津,清痰涎咳嗽,治口疮、喉痹烦热,止消渴、吐血、衄血、便血、尿血、湿热痢血,及妇人崩淋、经血不止,小儿疳热、口疳热疮、湿烂诸疮,敛肌长肉,亦杀诸虫。"

30. 秦艽

《汤液本草·卷之三·草部·秦艽》:"去手阳明经下牙痛,口疮毒,去本经风湿。"

31. 蚕退纸

《证类本草·卷第二十一·中品·蚕退》:"《集验方》,治缠喉风及喉痹,牙宣,牙痈,口疮并小走马疳:蚕退纸不计多少,烧成灰存性,上炼蜜和,丸如鸡头大。含化咽津。牙宣,牙痈,揩龈上。口疮,干敷患处。"

32. 桔梗

《本草害利·肺部药队·苦桔梗》:"苦、辛,平,色白属金,入肺气分,泻热,兼入手少阴心、足阳明胃二经,开提气血,泻火散寒邪,清利头目喉咽,开胸膈滞气,肺火郁于大肠,宜此开之,舟楫之剂,引诸药上至高之分以成功,风症郁热肺经,皆不可缺。凡痰壅喘促,鼻塞目赤,喉痹咽痛,齿痛口疮,干咳胸痛肠鸣,皆宜苦梗开之。"

33. 原蚕蛾

《证类本草·卷第二十一·中品·原蚕蛾》:"小儿宫气方,治小儿口疮及风疳疮等:晚蚕蛾细研,贴疮上,妙。"

34. 铁锈

《本草纲目·金石部第八卷·金石之一·铁锈》:"小儿口疮:铁锈末,水调敷之。"

35. 釜脐墨

《本草纲目·纲目第七卷(下)·土之一·釜脐墨》:"主治:中恶蛊毒,吐血血运,以酒或水温服二钱。亦涂金疮,止血生肌。(《开宝》)消食积,舌肿喉痹口疮,阳毒发狂。(时珍)"

36. 桑虫

《玉楸药解·卷六·鳞介鱼虫部》:"桑虫行瘀破滞,治口疮目翳,崩中带下。庸工以起小儿痘疮塌陷,不通之至!"

37. 桑白皮

《本草图经·木部中品卷第十一·桑根白皮》:"皮中白汁,主小儿口疮,傅之便愈;又以涂金刃所伤,燥痛须臾血止。"

38. 桑蠹虫

《本草纲目·虫部第四十一卷·虫之三·桑蠹虫》:"小儿惊风,口疮风疳,妇人崩中,漏下赤白,堕胎下血,产后下痢。(时珍)"

39. 黄连

《本草经集注·草木中品·黄连》:"味苦,寒、微寒,无毒。主治热气,目痛,眦伤泪出,明目,肠澼,腹痛;下痢,妇人阴中肿痛;五脏冷热,久下泄澼脓血;止消渴,大惊,除水,利骨,调胃,厚肠,益胆,治口疮。久服令人不忘。一名王连。生巫阳川谷及蜀郡太山。二月、八月采。"

40. 黄柏

《汤液本草·卷之五·木部·黄柏》:"治肾水膀胱不足,诸痿厥,脚膝无力,于黄芪汤中少加用之,使两膝中气力涌出,痿即去矣。蜜炒此一味,为细末,治口疮如神。瘫痪必用之药。"

41. 黄辨

《本草经集注·果菜米谷有名无实·草木类·黄辨》:"味甘,平,无毒。主治心腹疝瘕,口疮,脐伤。一名经辨。"

42. 营实

《证类本草·卷第七·营实》:"《千金方》治口疮久不瘥及胸中并生疮,三年以上不瘥:以根浓煮汁服之,稍稍咽效。"

43. 蚺蛇胆

《证类本草·卷第二十二·下品·蚺蛇胆》:"蚺蛇,本功外,胆主破血,止血痢,蛊毒下血,小儿热丹,口疮疳痢。"

44. 铜绿

《罗氏会约医镜·卷十八本草(下)·金石水土部·铜绿》:"味辛酸,入肝、胆二经。色青入肝,专主东方之病。治风眼烂眩、疳疮、金伤。吐风痰,理血气,妇人心痛。止血,杀虫,皆肝胆之病,亦金胜木之义。去肤赤瘜肉、喉痹口疮、走马牙疳。"

45. 密陀僧

《证类本草·卷第四·密陀僧》:"别说云:今考市中所货,乃是用小瓷瓶实铅丹煅成者,块大者,尚有小瓶形状。银冶所出最良,而罕有货者,外国者未尝见之。通治口疮最验。"

46. 绿矾

《得配本草·卷一·石部·绿矾》:"酸、凉。消积滞,燥脾湿。治喉痹、口疳、虫牙、恶疮疥癣。"

《证类本草·卷第三·绿矾》:"凉,无毒。治喉痹,蚛牙,口疮及恶疮疥癣。酿鲫鱼烧灰和服,疗肠风泻血。"

47. 硫黄

《本草纲目·石部第十一卷·金石之五·石硫黄》:"小儿口疮糜烂:生硫黄水调,涂手心、足心,效即洗去。"

48. 蛴螬

《证类本草·卷第二十一·中品·蛴螬》:"《子母秘录》治痈疽,痔漏,恶疮及小儿丹:末蛴螬敷上。治口疮,截头箸翻过拭疮,效。"

49. 黑石脂

《本草经集注·玉石三品·上品》:"味咸,平,无毒。主治养肾气,强阴,主阴蚀疮,止肠澼泄痢,治口疮咽痛。久服益气,不饥,延年。一名石涅,一名石墨。出颍川阳城,采无时。"

50. 蒲黄

《本草正义·卷之五·草部·蒲黄》:"若舌疮、口疮,皮肤湿痒诸病,敷以生蒲黄细粉可愈,则以细腻黏凝,自有生肌之力,非仅取其清凉也。"

51. 蜈蚣

《医学入门·内集卷二·本草分类·治疮门》:"蜈蚣有毒能攻毒,气味辛温杀恶虫,消积破瘀堕胎产,口疮牙噤保婴童。大吴川谷中最广,江南亦有之。背绿腹黄,头足赤而大者为公,黄细者为母,用公不用母,故曰公。解诸疮毒及丹硫毒,制诸蛇毒及虫鱼毒、蛊毒、尸疰恶气。杀三虫,止邪疟,疗心腹寒热积聚,癥瘕,去恶血堕胎。又治小儿撮口,舌上生疮,牙关不开,不能收乳,为末,以猪乳汁调灌之。"

52. 蜀葵

《本草纲目·草部第十六卷·草之五·蜀葵》:"小儿口疮:赤葵茎(炙干)为末,蜜和含之。"

53. 蝼蛄

《本草发挥·卷三·虫鱼部》:"蝼蛄治口疮甚效。虚人戒,勿用之,以其性急故也。"

54. 僵蚕

《证类本草·卷第二十一·中品·白僵蚕》:"小儿宫气方,主小儿口疮通白者,及风疳疮蚀透者:以白僵蚕炒令黄色,拭去蚕上黄肉、毛,为末,用蜜和敷之,立效。"

55. 蟾皮

《证类本草·卷第二十二·下品·虾蟆》:"治小儿口疮:五月五日虾蟆炙杵末,敷疮上即瘥。兼治小儿蓐疮。"

56. 蘘荷

《本经逢原·卷二·隰草部·蘘荷》:"其治喉舌疮烂,妇人月闭,及伤寒时气,壮热头痛口疮,用之皆取其辛散也。"

三、治小儿口疮药对

1. 干姜+黄连

《药论·散剂·香散》:"疗胸满咳逆之气,逐风湿肠澼之寒。生辛,能散肺经之寒嗽而发汗;炮苦,能温脾脏之阴寒而止血。泄利、霍乱、腹满,三焦冷痛而收功;痼寒、肾冷、无阳,附子同煎而疗理。反胃呕逆均可服,癥瘕积滞悉皆除。水泻无度须炙末,口疮肿烂共黄连。”

2. 大黄+枯矾

《本草纲目·草部第十七卷·草之六·大黄》:“口疮糜烂:大黄、枯矾等分,为末,擦之吐涎。”

3. 无食子+甘草

《本草纲目·木部第三十五卷·木之二·无食子》:“大小口疮:没石子(炮)三分,甘草一分。研末掺之。月内小儿生者,少许置乳上吮之,入口即啼,不过三次。”

4. 水银+黄连

《本草纲目·石部第九卷·金石之三·水银》:“老小口疮:水银一分,黄连六分,水二升,煮五合。含之,日十次。”

5. 石蕊花+黄连

《本草汇言·卷之七·草部·石蕊》:“治脾热口疮:用石蕊花三钱,以川黄连六分,煎汤泡服。”

6. 诃黎勒+冰片

《本草汇言·卷之九·木部·诃黎勒》:“治口疮经久不愈:用诃黎勒五个(制法同前),配好冰片一分,共研匀细,不时掺入少许口含,徐徐咽下。”

7. 青木香+黄柏

《神农本草经疏·卷二十六·米谷部下品·醋》:“孟诜《食疗》:青木香,以醋磨汁服,止卒心痛。浸黄柏,含之治口疮。”

8. 孩儿茶+硼砂

《神农本草经疏·卷三十·乌爹泥》:“牙疳口疮:孩儿茶、硼砂等分,为末搽之。”

9. 款冬花+黄连

《得配本草·卷三·草部·款冬花》:“配川连,敷口疳。”

10. 寒水石+朱砂

《本草纲目·石部第九卷·金石之三·石膏》:“口疮咽痛,上膈有热:寒水石(煅)三两,朱砂三钱半,脑子半字。为末,掺之。”

11. 鲜茄蒂+鲜何首乌

《神农本草经疏·卷二十九·菜部下品·茄子》:“鲜茄蒂、鲜何首乌,等分煮饮,治对口疮有神。”

12. 藿香+紫苏

《本草便读·草部·藿香》:“至若治口疮,辟口气,皆从治法耳。藿香、紫苏二味,性味功用,大抵相似。但紫苏色紫,能行血分。藿香之香过于苏,理气之功胜之,行血之力不及。至于宣中解郁,其理一也。”

四、治小儿口疮食物

1. 土瓜

《食物本草·卷上·果类》:“味苦甘,寒,无毒。主消渴内痹,月闭带下,益气行乳,止小便,疗口疮。久食发脚气,不能行。”

2. 木槿花

《本草征要·第二卷·形体用药及专科用药·木槿花》:“此花质滑,可打卤拌入面条,以作食疗。口疮屡屡发作,用之有良效。”

3. 石蜜

《本草经集注·虫兽三品·石蜜》:“味甘,平,微温,无毒。主治心腹邪气,诸惊痫痓,安五脏诸不足,益气补中,止痛,解毒,除众病,和百药。养脾气,除心烦,食饮不下,止肠澼,肌中疼痛,口疮,明耳目。久服强志轻身,不饥不老,延年神仙。一名石饴。生武都山谷、河源山谷及诸山石中,色白如膏者良。”

4. 白果

《本草新编·卷之五羽集·白果》:“白果不可多用,然小儿又最宜食之。盖小儿过餐水果,必伤任督之脉,五日内,与十枚熟食,永无饱伤之苦,并不生口疳之病。”

5. 西瓜

《本草纲目·果部第三十三卷·果之五·西瓜》:“含汁,治口疮。(震亨)”

6. 羊乳

《证类本草·卷第十六·羊乳》:“《日华子》云:羊乳,利大肠。含,疗口疮,小儿惊痫疾。”

7. 板栗

《本草纲目·果部第二十九卷·果之一·栗》:“小儿口疮:大栗煮熟,日日与食之,甚效。”

8. 黄练芽

《本草纲目拾遗·卷七·藤部·黄练芽》:

"《药性考》云：叶似槐而尖，嫩时揉干代茶胜茗，木甚细腻，苦中带甘，味如橄榄，盐食酸甜。解喉痛咽哽，消热醒酒，舌烂口糜，嚼汁可解。"

9. 酪酥

《本草经集注·虫兽三品·酪酥》："微寒。主补五脏，利大肠，主治口疮。酥出外国，亦从益州来，本是牛羊乳所为，作之自有法。佛经称乳成酪，酪成酥，酥成醍醐。醍醐色黄白作饼甚甘肥，亦时至江南。"

10. 鲫鱼

《新修本草·卷第十六·虫鱼上·鲫鱼》："主诸疮，烧以酱汁和涂之，或取猪脂煎用，又主肠痈。头灰，主小儿头疮，口疮，重舌，目翳。一名鲋鱼。"

五、口疮禁食

《备急千金要方·卷六上七窍病上·口病第三》："凡患口疮及齿，禁油、面、酒、酱、酸、醋、咸、腻、干枣，瘥后仍慎之。"

《千金翼方·卷第十一·小儿·口病第五》："凡口疮忌食咸腻及热面、干枣等，宜纯食甜粥，勿食盐菜，三日即瘥。"

1. 竹笋

《疡医大全·卷三十三痘疹部（下）·痧疹门·疹有四大忌》："小儿痧痘初起，近来多服笋汤，意图发表，不知止可少煎用，使引透肌肤，取其易出。若过用失宜，反令元气受伤，脾气亏损，不能消化毒气，以致干呕泄泻，出汗心烦，灌浆时每有破烂湿痒，口疮等患，药内引用笋尖，尤其所忌，特指明为习弊用笋汤之戒。"

2. 麦酱+鲤鱼

《证类本草·卷第二十五·小麦》："萧炳云：麦酱和鲤鱼食之，令人口疮。"

3. 赤白豆+鱼鲊食

《证类本草·卷第二十五·赤小豆》："孙真人云：赤、白豆合鱼鲊食之成消渴，小豆酱合鱼鲊食之成口疮。"

4. 芸苔

《证类本草·卷第二十九·芸苔》："若先患腰膝，不可多食，必加极。又，极损阳气，发口疮，齿痛。又，能生腹中诸虫。道家特忌。"

【医论医案】

一、医论

1. 概论

《古今名医汇粹·卷七·病能集五·口鼻齿证》

赵养葵曰：口疮者，上焦实热，中焦虚寒，下焦阴火，各经传变，当分别而治之。如发热作渴饮冷，实热也，轻则补中益气，重则六君子。饮食少思，大便不实，中气虚也，用人参理中汤。手足逆冷，肚腹作痛，中气虚寒，用附子理中汤。晡热内热，血虚也，用八物加丹皮、五味、麦冬。发热作渴，唾痰，小便频数，肾水虚也，用八味。日晡发热，或从小腹起，阴虚也，用四物加参、术、五味、麦冬；不应，用加减八味丸。若热来复去，昼见夜伏，夜见昼伏，不时而动，或无定处，或从肺起，乃无根之火也，亦用前丸，及十全大补加麦冬、五味，更以附子末唾津调，涂涌泉穴。若概用寒凉，为害非轻。

《沈氏医案·附录》

夫初生小儿，藉乳为命，其乳哺之法，不可不慎。盖乳者荣血之所化也，故乳母尤宜谨节，饮食下咽乳汁便通。情欲乳汁，便应病气，则乳汁必凝滞，儿得此疾病立至，不吐则泻，不疮则疖，或为口糜，或为惊搐，或为夜啼，或为腹痛。病之初来，其溺必甚少，便须询问端的，随症调治。母安则子安，可消患于未形也。故乳母夏不欲热，热则致吐逆；冬不欲寒，寒则咳嗽；母不欲怒，怒则上气颠狂；母不欲醉，醉则令身热腹痛；母方吐下而乳，则致虚羸；母有积热而乳，则致变黄不能食：新房而乳，则瘦脊交颈不能行；新浴而乳，则发吐呃神困；伤热乳则泻黄，伤冷乳则泻青，冷热不调，停积胸膈，结为痰饮，遂成壮热不已，乃成惊痫。儿啼未定，遽以乳哺之，气逆不消，因成乳癖；怀妊而乳，致令黄瘦，腹大脚弱，名曰魃病。大抵乳哺不可太饱，故俗云：若要小儿安，须带三分饥与寒是也。

《医贯砭·卷下·口疮论》

口疮，上焦实热，中焦虚寒，下焦阴火。中焦何以必定虚寒，岂无脾胃实火者。下焦何以必定阴火，岂无虚寒而逼阳于上者。各经传变所致，当分别而治之。如发热作渴饮冷，此实热也，轻则用补中益气，实热反用升补。重则用六君子汤。实热而至发热作渴，反用参、术、橘、半，是何肺肠？饮食少思，大便不实，此中气虚也。亦有邪火作泻者，用人参理中汤。大热大补之药用于口疮之证，其不变为危险者亦鲜矣。手足逆冷，肚腹作痛，此中气虚寒，用附子理中汤。此是口疮兼证，或是口疮本证。兼证者，因口疮误治，酿成此等败证也。本证者，本有虚寒之证，逼火而成疮也。此则不治疮而治本，不可以此为治口疮之方也。且口疮治法多端，岂寒热虚实四字所能尽。晡热，内热，不时而热，此血虚也，用八物加丹皮、五味、麦冬。发热岂宜用五味。发热作渴唾痰，小便频数，此肾水虚也，用八味丸。作渴吐痰何得用八味？且小便数，亦不尽属虚寒也。日晡发热，或从少腹起，阴虚也，用四物、参、术、五味、麦冬。不应，用加减八味丸。口疮而日晡发热，则属阳明矣。以上两方皆不合。且四物汤加入参、术，杂乱无章，非治口疮之法。又不应而忽改作八味丸，则是以人试药矣。[按]不应二字，出之《薛氏医案》。薛氏治病，每云某病，余投某药不应，又改某药，又不应，乃曰：然则非此病矣，又换某药数十剂而愈。如此极多，明明是以药试病矣。幸而天命未绝，能待换方而愈。岂无不应之时，不及换方而死，且再换一方仍不应而致死者，岂少哉。盖能凿凿审为何病，犹恐药力不至，不能有功。况全然相反，以药试之耶？医案俚鄙庸陋，游移恍惚，至薛而极。后人犹奉为模范，何愚之甚也。或问：虚寒何以能生口疮，而反用附子理中耶？盖因胃虚谷少，则所胜者，肾水之气，寒亦何必肾水之气，或因他脏，或因本脏，上盛则下虚，上热则下寒，无一定也。逆而承之，反为寒中，脾胃衰虚之火，被迫炎上，作为口疮。《经》曰：岁金不及，炎火乃行，复则寒雨暴至，阴厥乃格，阳反上行，民病口疮是也。故用参、术、甘草补其土，姜、附散其寒，既成疮则火已凝结，不先散解降纳，而惟峻补助火，安有不危者乎？则火得所助，接引而退舍矣。

《齐氏医案·卷四·口疮》

口疮，上焦实热，中焦虚寒，下焦阴火，各经传变所致，当分辨阴阳、虚实、寒热而治之。若发热作渴饮冷，实热也，轻则用补中益气汤，重则六君子汤；饮食少思，大便不实，中气虚也，用人参理中汤；口晡热，内热不时而热，血虚也，用八物汤加丹皮、五味子、麦冬；发热作渴，唾痰，小便频数，肾水虚也，用八味地黄丸；若日晡发热，或从小腹起，阴虚也，用四物、参、术、五味子、麦冬，不应，用加减八味地黄丸。若热来复去，昼见夜伏，夜见昼伏，不时而动，或无定处，或从脚起，乃无根之火也，亦用前方八味丸及十全大补汤加麦、味，更以生附子末，唾津调抹涌泉穴。若概用寒凉，损伤生气，为害匪轻。

或问虚寒何以能生口疮，而用附子理中耶？盖因胃虚谷少，所胜者，肾水之气逆而承之，反为寒中，脾胃虚衰之火被迫炎上，作为口疮。《经》曰：岁金不及，炎火乃行，复则寒雨暴至，阴厥乃格，阳反上行，民病口疮是也。故用参、术、甘草补其土，姜、附散其寒，则火得所助，接引而退矣。

[按]《圣济总录》有元脏虚冷，上攻口疮者，用巴戟、白芷、高良姜末，猪腰煨服。又有用丁香、胡椒、松脂、细辛末，苏木汤调涂舌上。有用当归、附子，蜜炙含咽。皆治龙火上迫，心肺之阳不得下降，故用此以引火归原也。

2. 论虚热口疮

《医学原理·卷之七·口症门·治口症大法》

凡口疮，服凉药不愈者，因中焦土虚而不能食，相火冲上无制，宜理中汤加参、术、甘草补土之虚，干姜散火之标。甚者可加附子，或噙官桂亦妙，此乃从治之法。或以生白矾为末，贴之极效，此亦乃酸以收之之义。

《景岳全书·卷之四十一谟集·小儿则·吐泻新按》

钱旭阳长郎，年及两周，季夏间以生果伤脾，因致先泻后痢。旭阳善医，知其不过伤于生冷，乃与参、术、姜、桂、温脾等药，泻痢不愈，而渐至唇口生疮。乃谋之余，曰：此儿明为生冷所伤，今不利温药，将奈之何？余曰：此因泻伤阴，兼之辛辣遽入，而虚火上炎耳，非易以附子，不能使火归原也。因用二剂，而唇口疮痛，咽肿倍甚，外见于头面之间，而病更剧矣。又谋之余曰：用药不投如此，岂真因湿生热耶？余诊之曰：上之脉息，下之所出，皆作真热，本属阳虚。今热之不效，虽属可疑，然究其所归，寒之则死，必无疑也。意者，药犹未及耳。旭阳曰：尚有一证似属真寒，今其所用汤饮，必欲极滚极热者，余等不能入口，而彼则安然吞之，即其喉口肿痛如此，所不顾也，岂其证乎？余曰：是矣，是矣。遂复增附子一钱五分，及姜、桂、肉果、人参、熟地之属，其泻渐止，泻止而喉口等证，不一日而全收矣。疑似之间，难辨如此，使非有确持之见，万无一生矣。余自经此以来，渐至不惑，后有数儿，证治大同者，俱得保全。亿，此不惑之道，其要何居？在知本之所在耳，临证者可无慎哉！

二、医案

1. 治实热口疮

《幼科医验·卷下·乳蛾口疳》

一儿，口疳。用犀角汁和梨汁服之，外用硼砂、冰片、寒水石、青黛为末吹之。亦治木舌、重舌、喉痹，神效。

《临证指南医案·卷五·疫》

姚。疫毒，口糜、丹疹，喉哑，治在上焦。犀角、鲜生地、玄参、连翘、石菖蒲、银花、金汁、至宝丹。

《临证指南医案·卷八·疮疡》

蒋(四岁)。鼻疮、口疮，尿黄肤热。冬瓜皮、苡仁。

《临证一得方·卷一首部·口糜》

口糜延化乾板，入喉难治。乌犀角、鲜石斛、广橘红、纯钩藤、焦车前、羚羊角、人中黄、飞滑石、片通草、茅根肉。

复：腐烂如故，势颇利害。乌犀角、鲜石斛、人中黄、滑石、山栀、淡竹叶、羚羊角、淡黄芩、京贝母、赤苓、泽泻、茅根肉。

《临症经应录·卷三幼童痘疹门·口糜》

某。心脾积热，移于小肠，口舌破烂，溺涩，欲成口糜。急宜清降。生甘草、苦桔梗、山栀子、黄芩、生地、木通、连翘、寸麦冬、钗石斛、竹叶、灯心。

《邵氏方案·卷之乐·口糜》

1）阳明伏热，为口糜。薄荷、花粉、土贝、丹皮、人中黄一钱，连翘、知母、银花、赤芍、人中白一钱，西黄四片，廉珠七分，土贝一钱，甘中黄一钱。三味全研细，以羊毛笔，洗净口内，将三味拭上。

2）肺胃温邪化热，为口疮、口糜。芦根、知母、丹皮、薄荷、山栀、花粉、鲜地、连翘、生草。

《疡科指南医案·口部》

周，左。口舌糜烂，门齿下根为甚，脉至左关尺较数，法宜清肝火、养肾阴，兼以凉解。细生地四钱，鲜石斛二或三钱，丹皮一钱半，山栀一钱，薄荷一钱，连翘一钱半或二钱，甘草一钱，元参一钱，滑石二钱，黄柏八分，知母一钱，银花四钱或三钱，竹叶十片，夏枯草一钱，灯心草卅寸。

复诊：口疳患处虽未增重亦未减轻，今左脉数而有力，更益头痛，又受风热之故也。原方加黄连四分，芦根一两，荆芥一钱，去生地、元参、丹皮、滑石、知母、夏枯草、灯心。

口疳，上下门牙独甚，肾之火也。细生地四钱，黄柏八分，山栀七分，元参一钱，银花二钱，甘草一钱，薄荷七分，灯心四十寸。

《曹沧洲医案·风温湿热》

幼。泄泻起惊之后，满口口糜，舌灰黄、糙燥，胸闷肌灼，神蒙，脉数。胃阴大夺，肝火上亢，最防厥变，势甚险恶。真风斛、青蒿、茯苓、银花、石决明、丹皮、扁豆衣、通草、竹卷心、赤芍、甘草、鲜稻叶。

2. 治虚热口疮

《痧疹辑要·卷四·选案》

孙儿炎寿出痧已过七朝，四五朝少服疏表一剂，痧没后热未退，人事不爽，知其肺家余毒未清。至九朝午后热甚，口舌生疮，有时痰嗽气促。热退时脉平，小热来时脉数。大热服清热保肺之剂，安卧能乳，人事理宜清爽，而大势沉困，呻吟不定，故复论之。大热七日多汗，表气与阴液皆虚也。小便清利，里热亦降也。大便泄且多次黄黑色，虽为夹热下痢，肠胃亦虚也。唇舌疮是心脾二家蕴热所发，舔乳无所苦，亦无大害，且既发为口疮，其无内陷可知也。食乳饮药之后，不移时便泄，不能停蓄，肠胃愈虚也。痰嗽喘促无已时者，为实为闭。有时而止，安卧而定，非实闭也，是肺金受火邪之克，正气虚，痰不运行也。合而论之，虽曰余热尚存，当以正气为主，酌以补而不滞之剂治之，人参三分，麦冬六分，橘红三分，茯苓六分，料豆一钱，地骨皮五分，炒栀子五分，桔梗五分，甘草三分。卯时服药，辰巳二时相安，午后复发热，呻吟，唇红面赤，脉来滑数。肺热犹甚，人参易沙参，再加枯芩三分。服药后热又渐平。

十朝：心脾二经热平，故午前退。肺热仍在，故午后犹热，热来时呻吟脉大，唇红颊赤，眼角生脂。书云：脏腑之伤，肺则尤甚。是以昨加黄芩得效。因思病重药轻，虽效而热难尽除，前方用沙参，再守一剂。

十一朝：午前安静，午后犹热，热则痰嗽气促。欲除痰当清热，欲平热当养阴，痧后养阴退阳，千古大法，生地、麦冬、丹皮、料豆、炒栀子、叭胆杏仁、橘红、茯苓、牛蒡子、桔梗、甘草。

十二朝：午热减半，精神渐转，前方再守一剂。

十三朝：停药。

十四朝：右腮发红，午后又热，口疮又发，舌尖下一大疮，金黄色，复与清心之剂，连翘、山栀、桔梗、甘草、牛蒡子、贝母、麦冬、料豆、枳壳、木通，二剂平矣。痘证多心脾热，故多用黄连；痧疹多肺热，故宜黄芩、山栀。黄芩有二种，一种色黄而中空者，一种色绿而中实者。中空者名枯芩，肺欲空，故宜之。中实者名条芩，又名子芩，肠欲实，故宜之。痧疹用枯芩，不必酒炒。止痢安胎，皆用条芩。

《得心集医案·卷六·霍乱门·啼哭》

陈庶凡之子，素禀木火阴亏体质，及周时当季夏，每多夜啼，渐至口糜舌烂，唇红齿燥，面白颊赤，小便赤短，时忽惊叫，微有搐掣，用尽石膏、竹叶、芩连、木通之药，苦寒叠进，其火愈盛。前医束手辞去，庶凡来寓请救。余视之，果属火症，并无他岐，前医之药，种种皆是。然凉之不效，乃太仆所谓大热而甚，寒之不寒，是无水也，当滋其肾。况此儿阴亏之质，纯阳之姿，内火发外之症，岂六淫外入之疾者比。以六味地黄汤、生脉散，数服而安。

《邵氏方案·卷之乐·口糜》

1）阴虚素亏，阳明受热，口舌碎裂。洋参、天冬钱半，花粉、桑皮、元参、连翘、知母、桔梗、中地。

2）咳呛略松，而口舌糜腐，脉象细软。现交立夏，土旺，殊恐胃败口糜之患。生地、元参、人中黄、杏仁、洋参、沙参、马兜铃、谷芽四钱，麦冬、连翘、土贝母、川斛三钱。

3）口糜不已，舌不立苔，阴分伤矣，加以足肿。老年不宜久延。生地、元参、生草、苓皮、洋参、白芍、土贝、加皮、天冬、归身。

4）素来嗜好颇重，大便溏泄，舌光红，口中糜腐。此正阴告竭，防增呃逆。洋参、阿胶、土贝三钱，人中黄、玉竹、中地、白芍、橘红、人中白。

《沈菊人医案·卷上·温邪》

顾。夏秋痎疟，延及半年，真阴被劫，而又封藏不固，精摇乎寐，阴精日夺。古人云：冬不藏精，春必病温。吸感温邪，遂为咳嗽。胁痛，身热，自汗，热解不尽，风阳上烁，阴气重伤，致虚焰之火升腾于上，口糜滋腐，妨谷，神疲，脉虚数，两尺空。此根本先拨之兆，难免虚脱之虞。既承相招，勉拟泄化救阴，以冀挽回于万一。西洋参、淡秋石、桑叶、元参、连翘、天冬、鲜生地、川贝母、丹皮、甘草、藿斛。另用：西瓜霜一钱，月石一钱，生草三分，人中白七分，冰片一分，研细，吹患处，又泡薄荷、硼砂汤漱口。

又：温邪劫烁阴津，阴乏上承，少火悉成壮火，虚火上焰，蒸为口糜牙疳。昨进泄化救阴，病情稍有转机，惟脉象虚数，无神，两尺全不耐按，则仍根本之未固也。至于神倦嗜寐，仲圣所谓少阴病，但欲寐，是肾经见证确矣！今宗其法，拟救阴护阳，以冀阴津来复，脉象有神也。大生地、炙甘草、生蛤壳、生白芍、鲜藿斛、清阿胶、麦门冬（包黄连），西洋参、人中白、川贝母。

又：进救阴护阳法，阴气似乎稍复，脉象略有精神，惟两尺仍不耐按，是积虚之阴骤难恢复，已亢之阳仍在上腾，故口糜龈腐，犹未退也。仍宜毓阴泄化。大生地、麦冬、木通、人中白、生蛤壳、元参、北沙参、川贝、生草、淡竹叶、炒竹茹。

又：上腾虚炎之火，得滋而熄，下焦久涸之阴，得补而复，口糜渐退，胃气稍苏，此佳境也。惟咳嗽痰稠，小溲短赤，上焦清化之原犹未肃也。脉见右寸独数，左尺尚不耐按，乃肺有余热，肾乏阴精也。上实下虚，金水同源，法当清上实下矣。生地、玉竹、地骨皮、甜杏仁、马勃、川通草、沙参、蛤壳、人中白、海浮石、生草。

3. 治胎热口疮

《幼科医验·卷下·痰症》

一儿，向有胎热发黄之症，调理愈后，忽然身热，兼有青块，气促痰鸣，口疳，两目眦及上、下唇俱有血水，舌红肿不能吮乳。此内有蓄热，外有暑湿相抟，心火烧烁肺金，故咳而喘。金受制不能平木，木寡于畏，兼风相抟，侮所不胜，故肌肤遍发青块。火势炎上，冲动其血，故见之于两目。总宜解毒清火，俟其稍减，然后徐治其本。陈皮、枳壳、黄芩、黑山栀、川黄连、甘草、花粉、香薷、麦门冬。

《续名医类案·卷三十·胎疾》

一儿，生下便有目赤口疮之症，自是头常热，山根青筋横截，瘀甚多。曰：此胎热，其治在肝。小儿者，纯阳之体，头者，诸阳之会。肝为乙木，旺于春，乃少阳发生之气也。《经》云：春气者病在头，故头常热也。肝之色青，故青筋浮露也。肝常有余，不治恐发惊风。乃用泻青丸，去大黄加黄芩为末，蜜丸服之，遂头凉筋隐，病亦少矣。

4. 治寒热错杂口疮

《景岳全书·卷之二十八必集·杂证谟·咽喉》

余友王蓬雀，年出三旬，初未识面。因患喉痹十余日，延余诊视。见其头面浮大，喉颈粗极，气急声哑，咽肿口疮，痛楚之甚，一婢倚背，坐而不卧者，累日矣。及察其脉，则细数微弱之甚。问其言，则声微似不能振者。询其所服之药，则无非芩、连、栀、柏之属。此盖以伤阴而起，而复为寒凉所逼，以致寒盛于下，而格阳于上。即水饮之类俱已难入，而尤畏烦热。余曰：危哉，再迟半日，必不救矣。遂与镇阴煎，以冷水顿冷，徐徐使咽之。用毕一煎，过宿而头项肿痛尽消如失。余次早见之，则癯然一瘦质耳，何昨日之巍然也。遂继用五福饮之类，数剂而起。疑者，始皆骇服。自后，感余再生，遂成莫逆。

第三节

滞　颐

滞颐是指小儿常不自觉的流口水，使面颊、颈部、胸前的部位被浸湿的一种病证。西医学的流涎症属于本病范畴。本病症状较轻，一般预后较好。

【辨病名】

滞颐之名，首先见于《诸病源候论》。《幼幼新书》提出此病俗称“破涎囊”，《是斋百一选方》提出此病俗称“惶破涎滴儿”，《幼科证治大全》称其为“滞头”。现代俗称流涎、流口水，即现代医学的流涎症。

《诸病源候论·小儿杂病诸候四·滞颐候》：“滞颐之病，是小儿多涎唾，流出渍于颐下，此由脾冷液多故也。”

《幼幼新书·卷第六·滞颐第五》：“《五关贯真珠囊》小儿滞颐疾候：滞颐疾者，涎流口边无时……《惠济方》小儿滞颐候歌……滞颐为患本因伤，流出清涎口角傍。此患脾虚寒胃口，愚夫却道破涎囊。”

《小儿卫生总微论方·卷十四·咳嗽论》：“若涎渍颐颔，口角生疮，名曰滞颐。”

《小儿卫生总微论方·卷十七·滞颐论》：“小儿滞颐者，脾冷所致也。脾之液为涎，脾冷则不能约制，故涎常从口角流出。滞渍于颐颏，浸久生疮，名曰滞颐。”

《是斋百一选方·卷之十九·第二十七门·温脾丹》：“治小儿涎多，留在两口角，此由脾胃有冷，流出渍于颐下，乃名滞颐之疾，温脾丹方，俗谓之惶破涎滴儿者。”

《世医得效方·卷第十二·小方科·滞颐》：“滞颐，涎流出而渍于颐间也。”

《普济方·卷三百六十二·婴孩五脏门·脾脏》：“涎流，颔下常湿，名滞颐。”

《医学纲目·卷之三十八小儿部·脾主湿·滞颐》：“口角垂涎是也。”

《幼科证治大全·一零三、滞颐》：“益黄散，治小儿滞头。”

【辨病因】

滞颐之病因多由劳倦内伤所致，如《幼幼新书》提出“滞颐为患本因伤”，《小儿推拿方脉活婴秘旨全书》提出“滞颐，盖是原虚”，而其病性有冷、热之别，古人认为以冷为多见。另外，古人提出虫积于体内，亦可发生滞颐之疾。

《保幼新编·滞颐》：“冷涎，宜温胃……热涎，宜清胃……小儿常流清涎者，胃有蛔虫之渐。”

一、劳倦内伤

《幼幼新书·卷第六·滞颐第五》：“《惠济方》……滞颐为患本因伤。”

《世医得效方·卷第十二·小方科·滞颐》：“涎者脾之液，脾胃虚冷，故涎液自流，不能收约。”

《小儿推命方脉活婴秘旨全书·卷一·婴童赋》：“解颅、语迟、夜滞颐，盖是原虚。”

《冯氏锦囊秘录·杂症大小合参卷三·滞颐·温脾丹》：“脾冷滞颐，廉泉穴不能收摄所致。”

二、虫积

《保幼新编·杂证》:"小儿常流清涎者,名曰滞颐,乃胃有蛔虫之渐,苦楝根汤主之。"

【辨病机】

滞颐的病因,古人认为有脾胃虚寒、脾虚湿盛、肺脾两虚、肾虚不固、胃热上炎等区别。中焦脾胃虚寒是滞颐的常见病机,脾虚内寒,则运化失常,水饮不化,脾在液为涎,故内蓄之饮化为涎而外溢。脾胃虚寒与脾虚湿盛的病机同中有异,脾胃虚寒侧重于本虚,而脾虚湿盛则标本兼顾,认为由脾虚而导致水饮内蓄,不得制约津液而外溢。又"饮入于胃,游溢精气,上输于脾,脾气散精,上归于肺,通调水道",故饮停内蓄外溢与肺虚不足也有关系,从而提出了脾肺两虚的病机。肾主水液,肾虚不固,故小儿滞颐。胃热内盛,燔灼津液,热涎稠黏,胃热上炎,则热涎外溢。

一、脾胃虚寒

《幼幼新书·卷第六·滞颐第五》:"《五关贯真珠囊》小儿滞颐疾候:滞颐疾者,涎流口边无时,此即因风冷入脾胃,故令涎水常流。

《惠济方》小儿滞颐候歌……滞颐为患本因伤,流出清涎口角傍。此患脾虚寒胃口,愚夫却道破涎囊。终朝服药全无效,夜卧流涎亦汗床。洗肺更宜温胃口,脾元一壮自安康。"

《是斋百一选方·卷之十九·第二十七门·温脾丹》:"治小儿涎多,留在两口角,此由脾胃有冷,流出渍于颐下,乃名滞颐之疾。"

《世医得效方·卷第十二·小方科·滞颐》:"涎者脾之液,脾胃虚冷,故涎液自流,不能收约。"

《明医杂著·卷之五·拟定诸方》:"亦有滞颐口角流涎,此由脾气虚冷,不能制其津液也,宜用温脾散。"

《育婴家秘·卷之一·脾脏证治》:"脾之窍在口唇,脾有风则口㖞唇动,热则口臭唇疮,寒则口角流涎,谓之滞颐。"

《医学入门·外集卷五·小儿门》:"脾冷涎流滞颐。""滞颐……冷涎胃弱不收饮……冷涎自流者,乃胃虚不能收约也。"

《生民切要·头面形色主病》:"滞颐,脾胃虚寒。"

《幼幼集成·卷一·面部形色赋》:"脾冷流涎滞颐……脾主涎,脾气虚冷,不能收摄,故津液妄泄而滞于颐间。"

《幼幼集成·卷一·五脏所属之证》:"脾热则口臭唇疮,饮食不为肌肤,吐舌弄舌,口干饮水;寒则口角流涎,谓之滞颐。"

《望诊遵经·卷下·诊口形容条目》:"流涎滞颐者,脾冷也。"

二、脾虚湿盛

《诸病源候论·小儿杂病诸候四·滞颐候》:"滞颐之病,是小儿多涎唾,流出渍于颐下,此由脾冷液多故也。脾之液为涎,脾气冷,不能收制其津液,故令涎流出,滞渍于颐也。"

《医学纲目·卷之三十八小儿部·脾主湿·滞颐》:"小儿滞颐者,多涎流出,积于颐上,此由脾胃冷,涎多故也。脾之液为涎,缘脾胃虚冷,不能制其津液,故流出于颐,法当补脾。"

《医方考·卷四·脾胃门第二十八·钱氏益黄散》:"胃主受纳,脾主消磨,故能纳而不能化者,责之脾虚。滑肠者,肠滑而飧泄也。滞颐者,颐颔之下多涎滞也,皆土弱不能制水之象。"

《兰台轨范·卷七·口齿·〈病源〉》:"滞颐,脾冷不能收摄涎唾,渍于颐也。"

三、脾肺两虚

《幼科汇诀直解·卷之三·滞颐门》:"小儿滞颐者,涎流出而积间也,此系脾冷涎多故也。脾之液为涎,脾与肺冷不能收制,所以津液流出,渍于颐也。"

四、肾虚不固

《医宗说约·小儿科卷之四·心诚赋》:"气乏则脾冷,肾虚则滞颐。"

五、胃热上炎

《保婴撮要·卷四·鼻塞鼻衄》:"小儿鼻衄滞颐,作渴时汗,乃胃经实热也。"

《医学纲目·卷之三十八小儿部·脾主湿·滞颐》:"按《内经》云:舌纵涎下皆属热。此恐汤氏之偏见。"

《医学入门·外集卷五·小儿门·附小儿病机》："滞颐热者胃火炎……热涎稠粘者，乃胃火炎上也。"

《幼科证治大全·一零三、滞颐》："热涎稠黏者，乃胃火炎上也……因脾热滞颐者。"

【辨病证】

滞颐是指小儿常不自觉的流口水，使面颊、颈部、胸前的部位被浸湿的一种病证。本病症状较轻，预后较好，但由于口水常常浸润面颊、颈部、胸前，一则影响美观，二则容易导致这些部位潮红糜烂，所以应当积极治疗，但往往一时难以获得满意的疗效，需要坚持一定的时间。

对于滞颐寒证，古人论述较多，而其热证颇有争议，论述较少。张焕首先在《小儿医方妙选》中提出了热证的治疗方，以口水不能流出口中作为热证的诊断标准，原书已佚，收入于《是斋百一选方》中，王肯堂认为以口水是否能流出口中作为寒热二证的诊断标准恐不妥当。薛铠在《保婴撮要》中提出了滞颐有热证，《保婴撮要》中提出了有虚寒、实热、虚热等区别。楼英在《医学纲目》中提出"《内经》云：舌纵涎下皆属热"，据此认为滞颐不该只有寒证，热证亦有可能，今查《灵枢·寒热病》原文为"舌纵涎下，烦悗，取足少阴"。后世，在《赤水玄珠》《幼科折衷》等医籍中提出了滞颐有热证。清代医家陈复正在《幼幼集成》中则又认为滞颐只有寒证，不可"误为脾热"，否则"祸不旋踵"。

对于滞颐面颊腮帮部的望诊，宋代刘昉在《幼幼新书》中提出两颊部"黑色（主滞颐疾）"。《片玉心书》《小儿推拿广意》等医籍中提出由于虫证引起的滞颐面颊部常青色，而单纯滞颐则面颊部为黄色，"两腮青色作虫医，黄色须知是滞颐"。

一、辨症候

1. 辨症状

《世医得效方·卷第十二·小方科·滞颐·冷证》："滞颐，涎流出而渍于颐间也。"

《普济方·卷三百五十八·婴孩门·辨形色》："脾冷流涎，下颈常湿，名滞颐。"

《保婴撮要·卷五·滞颐》："小儿滞颐者，涎流出而渍于颐间也。脾之液为涎，由脾胃虚寒，不能收摄耳……凡作渴饮冷者，属实热……作渴饮汤者，属虚热……若脾经实热，而廉泉不能约制者……脾经虚热，而廉泉不能统摄者……胃经实热，而虫动津液流出者……虚热用五味异功散。大便秘结，用清凉饮。中气下陷，用补中益气汤。食积内热，用大安丸。"

《古今医统大全·卷之八十八·幼幼汇集·面部杂病证》："有一等小儿，脾冷流涎，颈下常湿，名曰滞颐。"

《幼幼集成·卷四·口疮证治》："小儿两颐流涎，浸渍胸前者，此名滞颐。"

2. 辨寒热

《医述·卷十四·幼科集要·杂病》："滞颐之病，是小儿多涎，流出渍于颐间。涎者脾之液，脾气虚冷，故涎自流，不能收制也。(《巢氏病源》)按《内经》云：舌纵涎下，皆属于热。而此专属脾冷，亦偏见也。张涣处冷、热各二方，为得之。然以流出为冷，不流出为热，恐亦未确。(《证治准绳》)"

《医学纲目·卷之三十八·小儿部·脾主湿·滞颐》："〔汤〕小儿滞颐者，多涎流出，积于颐上，此由脾胃冷，涎多故也。脾之液为涎，缘脾胃虚冷，不能制其津液，故流出于颐，法当补脾。（按《内经》云：舌纵涎下皆属热。此恐汤氏之偏见，今两存之，以备参考。）"

《赤水玄珠·第二十五卷·滞颐》："滞颐者，涎自口角流出而滞于颐间也。此由脾冷涎多，脾虚不能摄其津液，泛而溢出，渍滞颐间，湿淫红赤。惟当温脾益黄散、温脾散，皆治之。亦有脾热者，但清其热，则涎自不泛上。寒热一字，在人看其面色，审其兼症，问其二便，庶治不偏。"

《幼科折衷·下卷·滞颐》："滞颐之症口流涎，脾家有热涌而然；亦有胃寒而作者，虫痛涎流湿热兼。"

《幼幼集成·卷一·面部形色赋》："脾冷流涎滞颐……脾主涎，脾气虚冷，不能收摄，故津液妄泄而滞于颐间，误为脾热，祸不旋踵。"

二、辨色脉

《幼幼新书·卷第三·察形色治病第九·〈秘要指迷〉形证图》："两颐黑色，主滞颐疾。"

《片玉心书·卷之三·两颐金匮风门论歌》："吐虫青色滞颐黄，一色顾间两自详。"

《小儿推拿广意·卷上·面上诸穴歌》："两腮

青色作虫医，黄色须知是滞颐。”

【论治法】

滞颐的治法，因古人多认为滞颐为寒证，故温脾散寒是古人常用于治疗滞颐的方法。另外，因后世古人认识到滞颐有热证，有实热、虚热之分，有虫证，故根据具体的病证予以了不同的治法，如《保幼新编》提出“冷涎，宜温胃……热涎，宜清胃……小儿常流清涎者，胃有蛔虫之渐，苦楝根汤主之”。

一、概论

《保婴撮要·卷五·滞颐》：“小儿滞颐者，涎流出而渍于颐间也。脾之液为涎，由脾胃虚寒，不能收摄耳。治用六君子汤加木香。凡作渴饮冷者，属实热，宜泻胃火。作渴饮汤者，属虚热，宜补中气。若脾经实热，而廉泉不能约制者，用牛黄清心丸。脾经虚热，而廉泉不能统摄者，用六君子加木香。胃经实热，而虫动津液流出者，用泻黄散；虚热用五味异功散。大便秘结，用清凉饮。中气下陷，用补中益气汤。食积内热，用大安丸。”

《赤水玄珠·第二十五卷·滞颐》：“滞颐者，涎自口角流出而滞于颐间也。此由脾冷涎多，脾虚不能摄其津液，泛而溢出，渍滞颐间，湿淫红赤。惟当温脾益黄散、温脾散，皆治之。亦有脾热者，但清其热，则涎自不泛上。寒热一字，在人看其面色，审其兼症，问其二便，庶治不偏。”

《医学入门·外集卷五·小儿门·附小儿病机》：“滞颐热者胃火炎，冷涎胃弱不收饮。滞颐者，口涎流出而渍于颐间也。热涎稠黏者，乃胃火炎上也，宜通心饮，或泻黄散加减。冷涎自流者，乃胃虚不能收约也，宜木香半夏丸。”

《保幼新编·滞颐》：“冷涎，宜温胃，丁香、益智仁煎服；热涎，宜清胃，山栀、天花粉煎服；小儿常流清涎者，胃有蛔虫之渐，苦楝根汤主之。”

《慈幼新书·卷二·杂症·颐》：“滞颐者，脾胃虚冷，涎流出而渍于颐间，不能收约，大宜温脾，姜术散主之，或八仙糕。加木香、白蔻仁亦妙。”

《竹林女科证治·卷四·求嗣下·口角流涎》：“涎自口角流出而滞于颐间，名曰滞颐。此由脾冷涎多，脾虚不能摄。津水为涎，甚则溢出，渍滞颐间，显淫红赤。宜用白术（土炒焦）、陈皮、青皮、炮姜各五分，半夏（制）、丁香、木香各一钱。为末，面糊丸如黍米大。一岁服十丸，米汤下。亦有脾热而然者，宜用白术（蜜炙）、滑石（水飞）各五分，白扁豆（炒）、茯苓、石斛各三分，黄连三分，葛根一分半，甘草一分。为末，灯心汤调下，每服一钱。”

《儿科要略·儿科特征·口症》：“滞颐之治法，因于脾虚不能摄津者，宜用白术、陈皮、青皮、炮姜各五分，熟半夏、丁香、木香各一钱，为末面糊丸黍米大，一岁每下十丸服之。由于脾热津泛者，宜用白术、滑石各五分，扁豆、茯苓、石斛各三分，黄连二分，葛根一分半，甘草一分为末，灯芯汤调下，每服一钱。”

二、温脾散寒

《幼幼新书·卷第六·滞颐第五》：“《惠济方》……滞颐为患本因伤……此患脾虚寒胃口……洗肺更宜温胃口，脾元一壮自安康。”

《世医得效方·卷第十二·小方科·滞颐·冷证》：“治滞颐……法当温脾。”

《医学纲目·卷之三十八小儿部·脾主湿·滞颐》：“小儿滞颐者，多涎流出，积于颐上，此由脾胃冷，涎多故也。脾之液为涎，缘脾胃虚冷，不能制其津液，故流出于颐，法当补脾。”

【论用方】

一、常用治滞颐方论

论钱氏益黄散

《医方考·卷四·脾胃门第二十八·钱氏益黄散》：“胃主受纳，脾主消磨，故能纳而不能化者，责之脾虚。滑肠者，肠滑而飧泄也。滞颐者，颐颔之下多涎滞也，皆土弱不能制水之象。火能生土，故用丁香。甘能补土，故用甘草。香能快脾，故用陈皮。涩能去滑，故用诃子。用青皮者，谓其快膈平肝，能抑其所不胜尔！”

二、治滞颐通用方

1. 郁金散（《普济方·卷三百六十二·婴孩五脏门·脾脏》）

治滞颐，不问脾虚惊热，并可进之。

郁金　南星　白附子　大半夏（各半两）

上用生姜二十片,皂角三条,水两盏,煎药同煮,以干为度;去皂角及生姜,以四味焙干,同雄猪胆一枚,以盏盛定;刺汁,以前药入胆汁内浸,炙干又浸,以胆汁尽为度。再用:

铁华粉(半两) 甘草(三钱)

研匀同为末。每服一钱,薄荷蜜汤调下。

2. 黄柏皮散(《普济方·卷四百八·婴孩诸疮肿毒门·诸疮》)

治小儿滞颐,生疮赤烂,与干搽之,不问脾虚惊热,并可服之。

柏皮 白矾(枯) 朴硝(等分)

上为末,搽患处即安。

3. 牛蒡丹(《证治准绳·幼科集之八·脾脏部·滞颐》)

治滞颐。

牛蒡子(一两) 郁金 川朴硝 枳壳(麸炒去穰) 皂子(炒黄,各半两)

上件捣,罗为细末,用生姜汁打白面糊和如黍米大。每服十粒,煎人参汤吞下,量儿大小加减。

4. 启脾丸(《婴童类萃·下卷·脾胃论》)

治滞颐。

人参(五钱) 白术(一两,炒) 茯苓(一两) 甘草(五钱,炙) 莲肉(一两) 山药(一两) 山楂肉(一两) 陈皮 泽泻(各七钱) 肉蔻(三钱,麸煨)

寒症,加诃子(煨)、丁香、木香;热症,加寒水石(煅)、胡连、黄连。

为末,蜜丸,米汤下。

5. 治滞颐验方

1)《小儿卫生总微论方·卷十七·滞颐论》

治小儿滞颐,涎从口出,浸渍颐颏,口角下生疮。

以桑白皮汁涂口中。

治小儿滞颐,涎从口出,浸渍颐颏,口角下生疮。

以东行牛口中沫,涂儿口及颐上。

治小儿口角下黄肌疮。

以羖羊须烧灰,和腊月猪脂敷上。

以羊角烧灰,和腊猪脂敷上。

2)《幼科证治大全·一零三、滞颐》引《圣济》

治小儿流涎。

皂荚子仁 半夏(一钱二分)

上为末,姜汁丸麻子大。每温水下五丸。

三、治脾寒滞颐方

1. 温脾丹(《是斋百一选方·卷之十九·第二十七门》)

治小儿涎多,留在两口角,此由脾胃有冷,流出渍于颐下,乃名滞颐之疾,温脾丹方,俗谓之惶破涎瀉儿者,葛丞相云,此方甚奇,张涣三方。

丁香 木香 半夏(各一两,用生姜六两同捣细,炒黄) 青皮 白术 干姜(微炒,各半两)

上为细末,炼蜜和丸黍米大。服十丸,米饮下,量大小加减服之。一方加人参、肉豆蔻、甘草。又方加益智仁。

2. 温胃散(一名**温脾散**,《普济方》)(《是斋百一选方·卷之十九·第二十七门》)

治小儿涎多,留在两口角,此由脾胃有冷,流出渍于颐下,乃名滞颐之疾。

丁香(一两) 肉豆蔻 半夏(白矾水浸,炒黄) 白术 干姜 甘草 人参(各半两)

上为细末。每服一钱,水八分盏,入生姜二片,煎至五分,去滓,空心温服。

3. 温脾丸(《世医得效方·卷第十二·小方科·滞颐》)

治滞颐,涎流出而渍于颐间也。涎者脾之液,脾胃虚冷,故涎液自流,不能收约。法当温脾。

半夏 木香 丁香(各半两) 川白姜(生) 白术 青皮 陈皮(各一钱半)

上为末,糕糊丸麻子大。一岁十丸,二岁二十丸,米汤灌下。

4. 木香半夏散(一名**姜术散**)(《原幼心法·下卷·杂证门·滞颐证治》)

小儿滞颐,涎流出而渍于颐间也。涎者,脾之液,脾胃虚冷,故涎液自流,不能收约,法当温脾。

半夏 木香(各半两) 川白姜(生) 白术 青皮 陈皮(各二钱半)

上细末,糕糊丸麻子大。一岁十丸,二岁二十丸,米汤灌下。

四、治脾热滞颐方

1. 清脾散(一名**清解散**,《幼科证治大全》)(《赤水玄珠·第二十五卷·滞颐》)

白术 白滑石(飞,各五钱) 甘草(一钱)

黄连(酒炒,二钱) 扁豆(炒) 茯苓(各三钱) 葛根(一钱半) 石斛(三钱)

上末。每服一钱,灯芯汤调下。

2. 金朱丹(《证治准绳·幼科集之八·脾脏部·滞颐》)

治脾热多涎。

金箔(二十片,研) 朱砂(细研,水飞) 半夏(汤浸七遍,取末) 天南星(牛胆制,取末,各一两) 白茯苓(取末) 石膏(细研,水飞,各半两)

上件都拌匀,再细研,用生姜自然汁和如黍米大。每服十粒,煎人参汤下,乳后。

3. 通心饮(《幼科证治大全·一零三、滞颐》引《入门》)

治热涎稠粘者,乃胃火炎上也。

木通 连翘 瞿麦 山栀子 黄芩 甘草(各三分) 麦门冬

上入灯心,水煎服。

4. 清心导痰丸(《幼科证治大全·一零三、滞颐》引《纲目》)

治小儿舌纵,涎下多唾,甚妙也。

白附子(一两) 南星(姜汁,二两) 半夏(二两) 黄连(炒,七钱半) 天花粉(一两) 白姜蚕(炒去丝嘴,半两) 川乌(盐制,二钱) 郁金(七钱半) 天麻 羌活(各半两)

上为末,姜汁糊为丸如梧桐子大。每服五七丸,用通天愈风汤吞下。

五、治脾虚滞颐方

1. 益黄散(《普济方·卷三百六十二·婴孩五脏门·脾脏》)

治小儿吐泻,脾虚,不食,五谷不化,困倦少力,肠滑夜起。并疳虚盗汗。并治涎流,颔下常湿,名滞颐。

陈皮(一两,去白) 丁香(二钱) 诃子(炮,去核) 青皮(去白) 甘草(炮炒,各半两)

上为末。三钱,水半盏,煎至三分,去滓,食前服,大小加减服之。

2. 八仙糕(《慈幼新书·卷二·杂症·颐》)

人参(五钱) 苡仁 芡实 山药 茯苓 莲肉(各四两) 白米粉(五升) 白洋糖(任用)

六、治虫积滞颐方

芜荑散(《幼科证治大全·一零三、滞颐》引《直诀》)

治虫动,口内流涎。

白芜荑 干漆(炒,各等分)

上为末。每服五六分,米饮下。

【医论医案】

一、医论

《普济方·卷三百五十九·婴孩门·病源歌》

脾冷流涎唾,《经》云是滞颐。不宜颏下湿,湿久损伤肌(干姜白术为丸,小豆大,三十丸,米汤下)。

《证治准绳·幼科集之八·脾脏部·滞颐》

《巢氏》论滞颐之病,是小儿多涎唾流出,渍于颐下。此由脾冷液多故也,脾之液为涎,脾气冷不能收制其津液,故冷涎流出,滞渍于颐也。

[按]《内经》云舌纵涎下,皆属于热。而此专属脾冷,亦一偏之见。张涣处冷热各二方,为得之,然以流出为冷,不流出为热,恐亦未确。

二、医案

《保婴撮要·卷四·鼻塞鼻衄》

一小儿鼻衄、滞颐,作渴时汗,乃胃经实热也,先用泻黄散,二服而滞颐止,又用四味肥儿丸,数服而鼻血愈。后鼻不时作痒,发渴便血,用《圣济》犀角地黄汤四剂,母子并服,别令儿童更服四味肥儿丸,月余而愈。

《保婴撮要·卷五·咬牙》

一小儿七岁,素喜食甘味,两手发热,夜睡咬牙,用泻黄散而愈。后不守戒,仍作,用大黄等药,前症益甚,更滞颐弄舌手足冷。余谓:此脾胃复伤而虚甚也。用六君子加柴胡、升麻,治之渐愈;又用五味异功散加柴胡、升麻而痊。

《保婴撮要·卷五·滞颐》

一小儿滞颐,面色痿黄。余谓当调补中气。不信,用清热之剂,更加弄舌,乃用五味异功散,渐愈。后因停乳,吐泻复作,先用大安丸,消其宿乳,次用五味异功散,补其中气而痊。

一小儿滞颐,面色赤,手指热,用泻黄散,一服而愈。后因乳母饮酒,其子复患前症,用东垣清胃散加干葛、神曲、麦芽,母子并服而愈。

一小儿停食腹痛,用疏导之药,痛止,左项筋动,口角涎流,面色痿黄,肢体微肿,先用六君、柴胡、升麻、山栀四剂，次用异功散加升麻而痊。

一小儿停食腹痛。服峻利之药，吐泻自汗，厥冷滞颐。用六君、升麻、柴胡而愈。

一小儿十一岁，滞颐兼嗳气下气，时常停食，服消导清热之剂，大便不实，小腹重坠，此脾气下陷也，用六君、升麻、柴胡，饮食渐进，大便渐实，又用四神丸而愈。

一小儿滞颐，面色白或黧，腹痛，手足时冷，脉微细，此肺肾虚寒也，宜先培其脾土，用温胃散，二服腹痛顿止；又六君子汤，诸症并愈。后停食挟惊，吐泻发搐，滞颐腹痛复作，用六君加柴胡、钩藤钩，四剂而痊。

一小儿吐舌流涎，余谓心脾有热。用导赤、泻黄二散而愈。后自服清热化痰等药，更加弄舌，余用异功散加钩藤钩而安，又用六君子汤而愈。

一小儿滞颐，面色白或赤，目札咬牙，此禀肝肾气不足，内热而生虚风也。用地黄丸以滋肾水；异功散以补脾土而安。

一小儿滞颐，面青，手按其腹则叫痛，此夹食与惊也，用异功散加枳实、升麻，二剂而愈。后又停食，吐泻滞涩发搐，面色青黄，此脾虚而肝木乘之也，用异功散加升麻、柴胡、钩藤钩而愈。

第四节

呕　吐

小儿呕吐，是因胃失和降，气逆于上，胃中乳食上逆经口而出的一种病证。古人将有声有物谓之呕，有物无声谓之吐，有声无物谓之哕。因呕与吐常同时出现，故多称呕吐。小儿呕吐较为多见，好发于夏秋季节。本病经积极治疗，一般预后良好；但若呕吐严重则可致津液耗伤，日久可致脾胃虚损，气血化源不足而影响生长发育。呕吐可见于西医学多种疾病过程中，如消化功能紊乱、急慢性胃肠炎、胰腺炎、肠梗阻、先天性肥厚性幽门狭窄及肠套叠等。本节所述者，主要是消化功能紊乱所致呕吐，由其他原因所致者，应详查病因，明确诊断，积极治疗原发病，以免贻误病情。

【辨病名】

呕吐是由于胃失和降、气逆于上，迫使胃内容物从口而出的病证。呕吐病名最早见于《黄帝内经》，古代文献将呕与吐进行了区别：有物有声谓之呕，有物无声谓之吐，有声无物谓之哕。亦有呕、溢、哯之分。

《幼科发挥・卷之三・脾所生病・呕吐》："呕乳、溢乳、哯乳，当分作三证治之。

呕乳者，初生小儿，胃小而脆，容乳不多。为乳母者，量饥而与之，勿令其太饱可也。子之胃小而脆，母之乳多而急，子纵饮之则胃不能容，大呕而出。呕有声，而乳多出，如瓶注水，满而溢也。

溢乳者，小儿初生筋骨弱，左倾右侧，前俯后仰，在人怀抱扶持之也。乳后太饱，儿身不正，必溢出二三口也。如瓶注水，倾而出也。

哯乳者，小儿无时乳常流出，口角唇边常见，如瓶之漏，而水渗出也，即哺露。"

《儿科萃精・卷七・吐证门・呕吐哕辨》："吐证有三：曰呕、曰吐、曰哕。古人谓：呕属阳明，有声有物，气血俱病也；吐属太阳，有物无声，血病也；哕属少阳，有声无物，气病也。

独李杲谓呕、吐、哕俱属脾胃虚弱。洁古老人又从三焦以分气、积、寒之三因。然总不越《内经》诸逆上冲之一语也。知此则不辨自明矣。"

【辨病因】

小儿呕吐之病因，分为外邪犯胃、乳食积滞、胃中积热、脾胃虚寒、肝气犯胃等方面。寒邪犯胃，多因小儿脏腑娇嫩，肌肤薄弱，若调护失宜，寒邪乘虚而入，客于胃肠，扰动气机，胃失和降，胃气上逆则作呕。乳食积滞，多因小儿乳食不知自节，若喂养不当，乳食过多，或进食过急，或恣食肥甘厚味、生冷难化食物，使乳食停留，蓄积中焦，脾胃失健，气机升降失调，胃气上逆则生呕吐。胃中积热，多因胃为阳土，性喜清凉，如乳母喜食辛辣炙煿之品，乳汁蕴热，儿食母乳，致热积于胃；或小儿过食辛热、膏粱厚味，或乳食积滞化热，热积胃中；或感受暑热、湿热之邪，邪热蕴结，热积胃中，胃热气逆而呕吐。脾胃虚寒，或由先天禀赋不足，脾胃素虚，中阳不振；或由乳母平时喜食寒凉生冷之品，乳汁寒薄，儿食其乳，脾胃受寒；或由小儿恣食生冷瓜果，寒积于胃；或由患病后寒凉克伐太过，损伤脾胃，皆可致脾胃虚寒，中阳不运，胃气失于和降而呕吐。肝气犯胃，多因较大儿童情志失和，如环境不适、所欲不遂,或被打骂,均可致情志怫郁,肝气不舒,横逆犯胃,气机上逆而呕吐。

《幼科指南·呕吐门》:"吐证有三。古人谓有物有声谓之呕,属阳明,气血俱病也;有物无声,吐证之名,属太阳,血病也;无物有声,为哕证,属少阳,气病也。独李杲谓呕吐哕俱属脾胃虚弱,洁古老人又从三焦以分气积寒之三因,然皆不外诸逆上冲也。治者能分虚实,别寒热,医治之,自无不曲中病情矣。"

《幼科证治大全·呕吐》:"凡小儿乳哺,不宜过饱,若满则溢,故令呕吐。乳母无知,但欲速得儿长,更无时度,或儿睡着而强乳,自此受病之源,渐至日深,遂成呕吐。盖有冷吐,有热吐,有积吐,有伤乳吐也。"

《推拿抉微·第三集治疗法·呕吐》:"盖小儿呕吐,有寒、有热、有伤食。然寒吐、热吐,未有不因于伤食者,其病总属于胃。复有溢乳、哯乳、呕哕,皆与呕吐相似,而不可以呕吐治之。更有寒热拒隔之证,又有虫痛而呕者,皆当详其证而治之。"

一、外邪犯胃

《太平圣惠方·卷第八十四·治小儿呕吐不止诸方》:"夫小儿呕吐者,由儿啼未定,气息未调,乳母忽遽以乳饮之。其气尚逆,乳不得下,停滞胸膈,则气满急,令儿呕吐。又乳母失时息,冷气入乳,其乳变坏,不捏除之,乃便以饮儿。冷乳入腹,与胃气相逆,则腹胀痛气喘,亦令呕吐。又解脱换衣,及洗浴露儿身体,不避风冷,风冷客于皮肤腠理,搏于血气,则入于胃,亦腹胀痛而呕吐也。凡如此风冷变坏之乳,非直令呕吐,若腹虚入于大肠,则为痢也。"

《圣济总录·卷第一百七十六·小儿呕吐》:"论曰:小儿呕吐者,脾胃不和也。或因啼呼未定,而遽饮乳;或因乳中伤冷,令儿饮之,皆致呕吐。盖儿啼未定,气息未调,遽令饮乳,其气尚逆,乳不得下,停滞胸膈,胸满气急,故令呕吐。乳母乘凉,冷气入乳,乳汁变坏,不捻除之,因以饮儿,坏乳入胃,则令腹胀气逆,故亦变呕吐。又有小儿沐浴不避风冷,风冷与血气相搏,胃生蕴热,亦为呕吐。当审其形证冷热,依法治之。"

《古今医统大全·卷之八十八·幼幼汇集上·小儿得病之源》:"《修真诀》云:夜露下乳儿,冷乳入喉不散,多成呕逆。《宝鉴》云:天中喂乳,气逆停胸,皆成呕逆。"

二、乳食积滞

《济世全书·坤集卷七·吐泻》:"夫小儿吐泻,皆由乳食过度,传化失常,盖食郁则成热,热郁则成酸,酸而成吐成泻,此必然之理也。又曰:食滞于胃口者为吐,食滞于大小肠者为泻。吐泻泄黄,伤热物也;吐泻泄青,伤冷物也,皆当微下,万亿丸主之。亦有不须下,而以烧针丸、白术散皆可选用。"

《幼科发挥·卷之三·脾所生病·呕吐》:"小儿呕吐,多因乳食之伤得之,非若大人有寒有热也。然因于寒者亦有之。"

《幼科指南·呕吐门》:"盖诸逆上冲,皆成呕吐。夫诸逆之因,或以乳食过多,停滞中脘,胃气不能健运而上逆也。或于食时触惊,停积不化而上逆也。或因痰饮壅盛,阻隔气道,或蛔虫扰乱,懊侬不安而上逆也。总之,上逆之因,虽不同,而皆能成呕吐也。但病有虚有实,有寒有热,治者要分明也。"

《幼科证治大全·呕吐》:"凡小儿乳哺,不宜过饱,若满则溢,故令呕吐。乳母无知,但欲速得儿长,更无时度,或儿睡着而强乳。自此受病之源,渐至日深,遂成呕吐。盖有冷吐、有热吐、有积吐、有伤乳吐也。"

三、胃中积热

《圣济总录·卷第一百七十六·小儿呕吐》:"论曰:小儿呕吐者,脾胃不和也。或因啼呼未定,而遽饮乳;或因乳中伤冷,令儿饮之,皆致呕吐。盖儿啼未定,气息未调,遽令饮乳,其气尚逆,乳不得下,停滞胸膈,胸满气急,故令呕吐。乳母乘凉,冷气入乳,乳汁变坏,不捻除之,因以饮儿,坏乳入胃,则令腹胀气逆,故亦变呕吐。又有小儿沐浴不避风冷,风冷与血气相搏,胃生蕴热,亦为呕吐。当审其形证冷热,依法治之。"

四、脾胃虚寒

《幼幼集成·卷三·呕吐证治》:"《经》曰:诸逆冲上,皆属于火;诸呕吐酸,皆属于热。又曰:寒气客于肠胃,厥逆而出,故痛而呕。夫呕吐者,阳明胃气下行则顺，今逆而上行，故作呕吐。”

《推拿抉微·第三集治疗法·呕吐》：“《经》曰：寒气客于肠胃，厥逆而出，故痛而呕。陈飞霞曰：阳明胃气下行为顺，今逆而上行，故作呕吐。其症有声有物谓之呕，有物无声谓之吐，有声无物谓之哕。又曰：干呕，久病见此者死。”

五、肝气犯胃

《普济方·卷三百九十四·婴孩吐泻门·呕吐》：“治气奶呕吐，盖因乳母忧闷愁思虑，或有忿怒之气乳儿，随气而上，不能克化故也。当先解乳母去忿怒。”

《金匮启钥（幼科）·卷二·呕吐哕论》：“有因怒动肝火，抑郁伤脾，土伤血热，遂致吮乳作逆者，是宜加味归脾汤或加味逍遥散。”

《诚求集·呕吐》：“肝胆之火上逆，呕吐酸苦，黄连、吴萸、白术、陈皮。”

【辨病机】

小儿呕吐的基本病机为胃失和降，气逆于上。胃居中焦，主受纳和腐熟水谷，其气下行，以和降为顺。邪气犯胃或胃虚失和，气逆于上则出现呕吐。正如《圣济总录·呕吐门》所云：“呕吐者，胃气上而不下也。”

《太平圣惠方·卷第八十四·治小儿呕吐不止诸方》：“夫小儿呕吐者，由儿啼未定，气息未调，乳母忽遽以乳饮之。其气尚逆，乳不得下，停滞胸膈，则气满急，令儿呕吐。又乳母失时息，冷气入乳，其乳变坏，不捏除之，乃便以饮儿，冷乳入腹，与胃气相逆，则腹胀痛气喘，亦令呕吐。又解脱换衣及洗浴露儿身体，不避风冷，风冷客于皮肤腠理，搏于血气，则入于胃，亦腹胀痛而呕吐也。凡如此风冷变坏之乳，非直令呕吐，若腹虚入于大肠，则为痢也。”

《普济方·卷三百九十四·婴孩吐泻门·呕吐》：“又呕者有声，吐者出物也，是皆出于胃气不和。足阳明之经，胃之脉络，阳明之气常下行则顺，今逆而上，故为呕吐。”

《幼科指南·呕吐门》：“盖诸逆上冲，皆成呕吐。夫诸逆之因，或以乳食过多，停滞中脘，胃气不能健运而上逆也；或于食时触惊，停积不化而上逆也；或因痰饮壅盛，阻隔气道，或蛔虫扰乱，懊恼不安而上逆也。总之，上逆之因，虽不同，而皆能成呕吐也。但病有虚有实，有寒有热，治者要分明也。”

《幼幼集成·卷三·呕吐证治》：“《经》曰：诸逆冲上，皆属于火；诸呕吐酸，皆属于热。又曰：寒气客于肠胃，厥逆而出，故痛而呕。夫呕吐者，阳明胃气下行则顺，今逆而上行，故作呕吐。其证有声有物谓之呕；有物无声谓之吐；有声无物谓之哕，又曰干呕，久病见此者死。盖小儿呕吐，有寒有热有伤食，然寒吐热吐，未有不因于伤食者，其病总属于胃。复有溢乳、哯乳、呕哕，皆与呕吐相似，而不可以呕吐治之。更有寒热拒隔之证，又有虫痛而吐者，皆当详其证而治之”

《推拿抉微·第三集治疗法·呕吐》：“《经》曰：寒气客于肠胃，厥逆而出，故痛而呕。陈飞霞曰：阳明胃气下行为顺，今逆而上行，故作呕吐。其症有声有物谓之呕，有物无声谓之吐，有声无物谓之哕。又曰：干呕，久病见此者死。”

【辨病证】

一、辨症候

1. 辨虚实

《幼科指南·呕吐门》：“虚吐之证，多因胃气虚弱，不能消纳乳食，致成此证也。其精神倦怠，囟门煽动，睡卧露睛，自利不渴，频频呕吐。以丁香、沉香加四君子汤治之，最灵也。”

“盖诸逆上冲，皆成呕吐。夫诸逆之因，或以乳食过多，停滞中脘，胃气不能健运而上逆也；或于食时触惊，停积不化而上逆也；或因痰饮壅盛，阻隔气道；或蛔虫扰乱，懊恼不安而上逆也。总之，上逆之因，虽不同，而皆能成呕吐也。但病有虚有实，有寒有热，治者要分明也。”

2. 辨呕吐特点

《古今医统大全·卷之八十八·幼幼汇集·小儿得病之源》：“大惊后乳食则手少阴经受邪，多成心痛。《抱朴子》云：大惊乳食及饮水，气节不通，或吐逆翻胃。《百端经》曰：惊后饮水，则伤心舌，多成不语也。”

《古今医统大全·卷之八十九·幼幼汇集·呕吐门》：“小儿呕吐，难以概举，有冷吐、热吐、积吐、伤乳吐，朱奉议以半夏、生姜为主；亦有食滞心肺之分，为邪食不得下而反出者。郑氏云：但吐不泻为逆吐，而有痰发惊者危，治之当断乳，但与稀粥食。伤乳吐者，哺乳后即吐，此因乳食无度，脾气弱不能运化故也。譬如小器盛物，满则溢，更当节乳。小儿吐乳身热，而吐乳成片，是胃热，积热恐生风。吐乳不化，夹清水，是胃冷，必面青唇白者是也。食生冷或伤宿乳，不纳而出，宜温胃，去风寒，除宿冷，宜理中汤、定吐饮。如诸药不效者，以参香饮治。冷吐者，冬月多有感冒风寒，由乳母感受寒气，承寒便乳儿，冷气入儿胃中呕吐，喜热恶寒，四肢凄清，寒吐必夹清涎吐出，以温中药，服丁香丸、藿香正气散加丁香，四君子汤加丁香、橘红、干姜、炮生姜、枣去核同煎，食前服。寒极者，理中汤加附子，炮去皮尖脐，量虚实治之。热吐者，面赤唇红，吐次少而出多，乳片消而色黄，遍体热甚，或因暑气在胃，或食热物，精神不快而多烦躁，此热吐也。宜去桂五苓散及香薷饮治之。又热吐即似惊吐，有黄涎夹乳食成片，头额温，五心热，小便赤少，或干呕无物，夏、秋间多有此，五苓、二陈治之。"

《幼科指南・呕吐门》："小儿平素壮实，偶而停滞，胸腹胀满，二便秘涩不利，痞硬疼痛，口中发渴，思饮寒凉，吐多酸臭。宜用三一承气汤下之，二便利而吐止，可收功矣。

热吐：小儿过食煎爆之物，或乳母过厚味，以致热积胃中，遂成热吐。其候食入而即吐，口渴饮冷，呕吐酸涎，身热唇红，小便赤色。治宜清热为主，用加味温胆汤可痊也。"

"夹惊吐：小儿多因饮食之时，忽被惊邪所触而成吐。其证频吐清涎，身体发热，心神烦躁，睡卧不安。宜先截其风，用全蝎观音散极妙；次止其吐，用定吐丸而病可痊矣。"

"伤乳吐：小儿乳食过饱，停蓄胃中，以致运化不极，吐多片乳，犹如物盛满而上溢也。其证身热面黄，肚腹膨胀，治宜消乳丸、保和丸，化其宿食，安胃和中，兼节其乳食，自然吐止也。

伤食吐：小儿饮食无节，过食油腻面食等物，以致壅塞中脘，损伤胃气，而成其证。肚腹胀热，恶食口臭，频吐酸粘，眼胞虚浮，身体潮热，治宜清胃和中为主。须先服三棱丸止其吐，再用和胃汤煎服化其滞，而病愈矣。"

"小儿饮水过多，以致痰饮壅盛，留在胸中，变而为痰。痰因气逆，呕吐成矣。其候头目眩晕，面青，呕吐涎水痰沫。宜用香砂二陈汤，虚者用香砂六君子汤治之，可安宁矣。"

"虫吐之证有二，有以胃经热蒸而成，有以胃经寒迫者，皆能令虫不安，扰乱胃中而作吐也。其证唇色必变青色，或红或白，胃口时疼时止，频呕青涎。属寒属热，当以阴阳之证辨之。热者化虫丸主之，寒者加减理中汤主之，定可痊也。"

《幼幼集成・卷三・呕吐证治》："热吐者，面赤唇红，吐饮少而出物多，乳片已消，色黄，遍身发热而烦躁。"

"伤食吐者，眼泡浮肿，面色微黄足冷，其热日轻夜重，或吐馊酸之气，或吐黄水，或吐青痰，其脉弦实而滑。此有宿食也，宜下去其积乃止，消积丸。伤乳吐者，才乳即吐，或少停而吐。此因乳食无度，脾胃娇嫩，不能运化。此满则溢也，名嗌乳。但宜节其乳，则吐自止。"

"寒吐者，乳片不消，多吐而少出，面白眼慢，气缓神昏，额上汗出，脉息沉微，宜温中消食。"

二、辨色脉

《脉经钞・卷二・平小儿脉二十五》："小儿是其日数应变蒸之时，身热脉乱，汗不出，不欲食，食辄吐哯者(《说文》：哯，不呕而吐也。《广韵》：小儿呕乳也)，脉乱(当从《病源》，作'脉和者'三字)，无苦也(变蒸日数详见《病源》。无苦，言不须治)。"

【论治法】

小儿呕吐以和胃降逆止呕为基本治法，但尚需结合标本虚实进行辨治。属实者，重在祛邪，分别施以解表、消食、化痰、理气之法，以求邪去胃安呕止之效。虚者重在扶正，分别以益气、温阳、养阴之法，以求正复胃和呕止之功。属虚实夹杂者，应适当兼顾治之。在辨证基础上，辅以和胃降逆之品，以止呕治标，提高疗效。

一、概论

《普济方・卷三百九十四・婴孩吐泻门・呕吐》："盖有胃寒、胃热、痰水、宿食等各证。又有伤乳、气奶之证，非一，故治法不同也。《金匮要略》云：半夏吐家良剂，为能下痰饮也。杨氏曰：凡吐不问冷热，久吐不止，胃虚生风，必传慢惊。若胃气将绝，不食而厥，当投香砂兼以生胃回阳热剂研服。歌曰：风冷吹双乳，乳坏气须凝。乳儿成呕吐，气喘腹膨脝。解脱当风下，洗浴向檐迎，喘中还喂奶，气逆在胸停。皆成呕逆病，医者贵调停。又云：吐证又有风壅吐，即痰吐、气吐之类，胃寒吐即惊吐之类，积滞吐即类冷吐，气逆吐即类食吐，疗以各方。”

《幼科发挥·卷之三·脾所生病·呕吐》：“呕乳者，节之可也。溢乳者，正抱其身可也，皆不必治。哯乳者，胃病虚也，宜补之，理中汤丸加藿香、木瓜主之。先翁治小儿呕吐，只用胃苓丸研碎，以生姜煨热煎汤调下，即止。理中汤治呕吐，或有不止者，呕家不喜甘故也，必去甘草加藿香之辛、木瓜之酸，用之效。伤冷乳者，所出清冷，面㿠白者是也，宜益黄散，煨生姜煎汤调服。伤热乳者，物出热，面赤唇燥者是也，宜六一散，煨生姜煎汤调服。伤乳食，物出作馊酸气者是也，宜胃苓丸，煨生姜煎汤研碎调服。”

《婴童类萃·中卷·呕吐论》：“胃为水谷之海，胃主受盛，脾司运化，人身赖之以生，将养乖宜，致有呕吐之患。呕吐之症，非止一端，各从症治。或为寒气内蓄，或为暑气所干，或为饮食所伤，或痰结而气逆。须辨明是何症呕吐，寒则温暖之，暑则清凉之，停食当从消化，痰积必须顺气。有未周之儿，或乳母夏月当风取凉，或冬月触冒风寒，此乳乳儿，亦令呕吐，随其冷热而治之。凡小儿乳不可过饱，若满则溢，亦令呕吐。胃之纳乳，如器之盛物，杯卮之小，不可容巨碗之物，雨骤则沼溢，酒暴则卮翻，理必然也。”

《医宗说约·小儿科卷之四·呕吐》：“乳食伤胃则呕吐，食消吐定法所布，沉香末子是总司（用浓姜汁调下），不愈定吐饮功大，半夏陈皮及藿香，（神）曲（麦）芽厚朴木香助，水煎临服加姜汁。口渴身热黄连入，身冷不渴炮干姜，脉迟厥冷（人）参（白）术益，夏月香薷滑石添，大便秘时槟榔吃（秘甚者用小牛黄丸，姜汤化下）。”

《慈幼便览·呕吐》：“有声有物为呕，有物无声为吐。其证有寒、有热、有伤食。然寒热皆因于伤食，总属胃经。复有溢乳、哯乳、呕哕，皆与呕吐相似，而不可以呕吐治之。更有寒热拒隔之证，又有虫痛而吐者，症治俱详载《幼幼集成》。凡治小儿呕吐，宜减少其乳食。凡呕吐多渴，不可与之茶水，水入复吐，必须忍渴一二时，而后以米汤与之，吐自止矣。”

《推拿抉微·第三集治疗法·呕吐》：“凡治小儿呕吐，先宜节其乳食，节者减少之谓也。然呕吐多渴，不可与之茶水，水入复吐，终不能止，必强忍一二时之久，而后以米汤与之，吐自止矣。”

二、调和脾胃

《证治准绳·幼科集之七·脾脏部上·吐》：“小儿寒吐者，由乳母当风取凉解脱，致令风冷入乳变败，儿若饮之，故呕吐也，乳母当食后捏去旧宿败乳，急服理中汤，次用酿乳法，其候是寒清痰夹乳吐出是也。凡有此候服药不效，胃气将绝，药不能下，当服灵砂丸。如大便通，宜来复丹，二药常用，验。（薛）寒吐之证，面目胀，额汗出，脉沉迟微，寒气停于胃，故胃不纳而吐出也。哕逆者，由胃气虚甚，过服克伐，使清气不升，浊气不降，以致气不宣通而作也。风寒在胃者，用理中丸。胃气虚者，六君子汤。风凉所致者，宜捏去败乳，急服理中丸，次服酿乳法。若呕吐清涎夹乳，小便清利，用大安丸。若因乳母食厚味，用东垣清胃散。若乳母饮醇酒，用葛花解酲汤，饮烧酒服冷米醋三五杯。乳母食生冷而致者，用五味异功散。乳母停食者，母服大安丸，子服异功散。乳母劳役者，子、母俱服补中益气汤。乳母怒动肝火者，用加味逍遥散。乳母郁怒伤脾者，用归脾汤。乳母脾虚血弱者，用六君芎归，其子亦服三五滴。气血虚而乳热者，子、母俱服八珍散，仍参热吐霍乱治之。”

三、消乳化食

《普济方·卷三百九十四·婴孩吐泻门·呕吐》：“杨氏曰：呕吐每每大便秘；上下壅遏；气不流行；当思所以利导之。”

《推拿抉微·第三集治疗法·呕吐》：“寒吐者，乳片不消，多吐而少出，面白眼慢，气缓神昏，额上汗出，脉息沉微，宜温中消食。”

“伤食吐者，眼胞浮肿，面色微黄，足冷，其热夜重日轻，或吐馊酸之气，或吐黄水，或吐清痰，其脉弦实而滑。此有宿食也，宜下去其积乃止，消积丸治之。伤乳吐者，才乳即吐，或稍停而吐。此因乳食无度，脾胃娇嫩，不能运化，此满则溢也，名溢乳。但宜节其乳，则吐自止。哯乳者，时时吐乳而不多，似吐非吐，皆胃虚所致也，宜参香散。有乳多而吐者，非真吐也，苟不知禁，即成真吐也。百日内小儿多有之。盖身小身软，必待乳母拥抱之。苟有倾侧，乳即溢出，此人事也，不须用治。"

四、清热泻火

《证治准绳·幼科集之七·脾脏部·吐》："小儿秋夏伏暑，多有热吐，其吐黄涎，头额温，五心热，小便或赤而少，乃热吐也，或干呕而无物，宜香薷饮。（薛）小儿热吐者，因多食甘甜炙爆之物，或乳母膏粱厚味，胃经积热，或夏间暑气内伏于胃所致。若肌肉瞤动，烦热作渴者，暑伤胃气也，先用香薷散，次用竹茹汤。若吐乳色黄，不能受纳者，胃经有热也，先用泻黄散，次用人参安胃散。若吐出酸秽者，乳食内停也，用保和丸。吐乳不消者，胃气弱也，用异功散。吐而少食，腹痛欲按者，脾气虚也，用六君子加木香。凡诸证，当验其手指热则胃热，冷则胃寒，热用泻黄散，寒用理中汤，不热不寒，异功散调之。"

《幼幼集成·卷三·呕吐证治》："夏月多此证，宜五苓散加藿香，不止，藿连汤，再不止，用理中汤，煎熟，调六一散冷服即止。此寒因热用也。"

《幼幼集成·卷三·呕吐证治·呕吐简便方》："小儿胃热呕吐，外证面赤烦躁，身热作渴，手足心热者，热吐也。黄连一钱姜汁炒，熟石膏一钱，共为细末，每服一钱，白汤调下。吐止，止后服，又用枇杷叶火上炙之，刷净毛，每用叶三片，煎汤热服，立止。"

五、疏肝理气

《普济方·卷三百九十四·婴孩吐泻门·呕吐》："治气奶呕吐。盖因乳母忧闷愁思虑，或有忿怒之气乳儿，随气而上，不能克化故也。当先解乳母去忿怒。"

六、化痰蠲饮

《普济方·卷三百九十四·婴孩吐泻门·呕吐》："治小儿吐胃。冷清，上实下虚，补脾去痰。"

《医学研悦·附小儿形症研阅卷之八·呕吐》："呕吐乳食为病，参术煨附炮姜，此为阴胜格孤阳。若是蛔虫作呕，乌梅丸子高强。咳须化痰顺气，胃寒胆便细端详，呕吐治法为上。"

《续名医类案·卷二十七·呕吐哕》："薛立斋治一小儿，每饮食失节，或外经所忤，即吐泻发搐，服镇惊化痰等药而愈。"

七、调补中气

《续名医类案·卷二十七·呕吐哕》："龚子才治小儿伤食呕吐，服克伐之药，呕中见血。用清热凉血之药，又大便下血，唇色白而或青。问其故。龚曰：此脾土亏损，肝木所乘而然也。今空心用补中益气汤，食后用异功散，以调补中气，使涎血各归其原而愈。"

《诚求集·呕吐》："凡治吐，须辨新久。如初吐，当导利以顺气下行；久则须防胃气虚。行虚则生风，至目慢气微，手足肢冷，囟动露睛，此虚极危症，急温补胃气，亦有生者。"

八、温中散寒

《普济方·卷三百九十四·婴孩吐泻门·呕吐》："《明理论》曰：呕而脉弱微热，手足厥，大小便自利，乃虚寒之极，是为难治。《千金方》论云：生姜乃呕家圣药，为能散其逆气也。"

《幼科指南·呕吐门》："寒吐：此因小儿过食生冷，或乳母当风取凉，使寒气入乳，小儿饮之，则成冷吐。其候朝食而暮吐，乳食不化，吐出之物，不臭不酸，四肢厥冷，面唇色白。治当温中定吐，胃微寒者，姜橘散主之；寒甚者，丁萸理中汤煎服。"

《幼幼集成·卷三·呕吐证治》："轻者藿香正气散；不止，理中汤加藿香；又不止，参香散；再若不止，此阴盛格阳，谓之拒格，急以理中汤一剂，用公猪胆汁和童便少许，将药润湿炒熟，煎服即止。此《内经》热因寒用之法也。盖阴寒太过，阳热之药拒而不纳，故以猪胆汁、童便为向导，其始则同，其终则异，下咽之后，阴体渐消，阳气乃发也。"

"小儿呕吐，外证不热不渴，面白唇淡，神慢气怯，寒吐也。用生姜一大块，直切薄片，勿令折断，层层掺盐，以贮麻紧扎，外用草纸七层包之，水湿，慢火煨令熟，取起，去麻、纸，将姜捣烂，和早米煎汤服，立止。"

《推拿抉微·第三集治疗法·呕吐》："寒吐者，乳片不消，多吐而少出，面白眼慢，气缓神昏，额上汗出，脉息沉微，宜温中消食。”

【论用方】

一、治小儿呕吐通用方

1. 丁香散（《太平圣惠方·卷第八十四·治小儿呕吐不止诸方》）

治小儿呕吐不定。

丁香（一分） 麝香（半两，细研） 人参（一分，去芦头） 白茯苓（一分） 木香（一分） 葛根（一分，锉） 枇杷叶（一分，拭去毛，炙微黄） 甘草（一分，炙微赤，锉）

上件药，捣细罗为散，入麝香同研令匀。不计时候，以生姜汤调下半钱，量儿大小，以意加减。

又方：

藿香（半两） 丁香（半两） 代赭（半两） 甘草（半两，炙微赤，锉）

上件药，捣细罗为散。不计时候，以温水调下半钱，量儿大小。以意加减。

2. 厚朴汤（《圣济总录·卷第一百七十六·小儿呕吐》）

治小儿呕吐不止。

厚朴（去粗皮，生姜汁炙） 人参（各一分） 粟米（炒，一合）

上三味，粗捣筛。每服一钱匕，水七分，入生姜二片，同煎至四分，去滓分温二服，早晨、日晚各一服，更看儿大小，以意加减。

3. 丁香汤（《圣济总录·卷第一百七十六·小儿呕吐》）

1）治小儿吐逆。

丁香（半分） 桂（去粗皮，一分） 人参（半两） 甘草（炙，半两） 藿香叶（一分） 干姜（炮裂，半两） 白茯苓（去黑皮，一分）

上七味，粗捣筛。每服半钱匕，水五分同煎至三分，去滓温服，入枣煎更妙。

2）治小儿吐逆不定。

丁香 花桑叶（如无枇杷叶代） 人参 白茅根（锉） 藿香（用叶，各一分）

上五味，粗捣筛。每服一钱匕，水七分，入生姜一片，煎至四分，去滓量儿大小，加减服之。

4. 石亭脂散（《圣济总录·卷第一百七十六·小儿呕吐》）

治小儿吐逆不止。

石亭脂（一分） 白滑石（二钱）

上二味，细研为散。煎竹叶糯米汤调下一字匕，立止。

5. 木瓜汤（《圣济总录·卷第一百七十六·小儿呕吐》）

治小儿吐逆不定。

木瓜（生者） 生姜（不去皮）

上二味各半两，切作片子，水一盏煎至五分，去滓，量儿大小分减温服。

6. 水银丸（《圣济总录·卷第一百七十六·小儿呕吐》）

治小儿一切吐逆不止。

水银（结沙子，半钱） 丁香 葛根（各一两） 半夏（汤浸七遍，焙，一钱）

上四味，捣研为末，用生姜汁和面煮糊为丸如黄米大。每服三丸，煎金银汤下，更量儿大小加减。

7. 木香丸（《圣济总录·卷第一百七十六·小儿呕吐》）

治小儿吐逆。

木香（末） 黑犬胆（各一分）

上二味，以胆汁和木香末丸如大豆大。每服二岁以下，粥饮化一丸。

8. 滑石散（《圣济总录·卷第一百七十六·小儿呕吐》）

治小儿吐逆。

白滑石（二钱） 鲤鱼胆（干者，五枚）

上二味，捣研为散。每服半字匕，倒流水调下。

9. 乳香丸（《圣济总录·卷第一百七十六·小儿呕吐》）

治小儿吐逆不定。

乳香（研） 丹砂（研） 麝香（研，各一钱） 半夏（半两，汤洗七次，生姜汁炒黄）

上四味，捣研为末，面糊和丸如绿豆大。每服五丸，米饮下，量儿大小加减服。

10. 麝香汤（《圣济总录·卷第一百七十六·小儿呕吐》）

治小儿吐逆不止。

麝香（一钱，研） 五灵脂（一两，为末）

上二味，拌匀。每一钱匕，水酒各半盏，煎至半盏，去滓，温分二服，量儿大小加减。

11. 羌活膏（《普济方·卷三百九十四·婴孩吐泻门·呕吐》）

治小儿吐逆不止。

羌活　独活（各去芦）　人参　白茯苓　防风（去叉者）　肉桂（去粗皮，不见火）　全蝎（炒）　水银（各一分）　硫黄（三钱，同上项水银研）

上末，入水银、硫黄，炼蜜为膏。每服旋剂，婴孩如黑豆大，三二岁如龙眼核大，五七岁如龙眼大，薄荷汤化下。

12. 银液乳香丸（《普济方·卷三百九十四·婴孩吐泻门·呕吐》）

治小儿久吐不定。

红牙大戟　半夏（二味用浆水煮软切，焙干秤）　粉霜（各一分）　朱砂　腻粉（各一钱）　水银（沙子，一皂子大）

上为细末，研匀，用黄蜡熔和丸如绿豆大。每服一岁二丸，二岁三丸以上，量大小加减，别研大麻仁水下。

13. 王子汤（《普济方·卷三百九十四·婴孩吐泻门·呕吐》）

治小儿吐不止。

赤石脂（九株）　黄连　甘草（炙）　干姜（烙，六片）　黄芩（二钱）　胶（一定，如指大）　黄蜡（一弹子大）

上水三升煮取一升，内蜡并胶，令烊尽。为三服，或四五服，以意加减，良。

14. 丁香膏（《普济方·卷三百九十四·婴孩吐泻门·呕吐》）

治小儿吐逆。兼治大人。

丁香　藿香（各一分）　硫黄（二分）　柿蒂（十个）　水银　木香（各一钱）　槐花　腊茶（各半两）

上先研水银、硫黄令匀，入在众药末内，炼蜜和成膏。以蜡裹丸如一杏核大，煎桑叶汤下，甚者三服。小儿量大小加减，一皂子大，薄荷汤下。

15. 人参散（《普济方·卷三百九十四·婴孩吐泻门·呕吐》）

1）调中和气，止呕逆，除烦渴，昏困多睡，乳食减少；兼伤寒时气，胃气不顺，吐利止后，燥渴不解。

干葛（二两）　人参（一两）　白茯苓（去皮，各一两）　木香　甘草（炙）　藿香叶（各一分）

上为末。每服一钱，水一钱盏煎至七分，去滓，温服，不拘时。

2）治小儿呕逆。

人参（去芦头）　白术　干姜（炮制）　半夏（汤洗七次，炒令黄色）　桑根白皮　陈橘皮（汤浸去白瓤，焙，各半两）

上为散。每服一钱，水一小盏，生姜少许，枣二枚，煎至五分，去滓，温服，大小加减。

3）治小儿吐逆。

人参（末，二分）　丁香（末，一分）　藿香（末）　甘草（炙，各半两）

上和匀。每服一字半钱，饭饮下。

4）治小儿呕吐不止。

人参（一两，为末）　丹砂（半两，研）

上研匀。每服半钱，热米饮调下，量儿大小加减。

16. 定吐紫金核（《普济方·卷三百九十四·婴孩吐泻门·呕吐》）

治小儿一切呕吐不止。

半夏（汤洗七次，姜制）　人参　白术　木香　丁香　藿香（各二钱半）

上为极细末，稀面糊丸如李核大，后用沉香一钱为末，朱砂一钱水飞，二味同研匀，为衣，阴干。每服一丸，用小枣二枚去核，细药在内，湿纸裹烧熟，嚼与小儿服，后以米饭压之。

17. 真珠丸（《普济方·卷三百九十四·婴孩吐泻门·呕吐》）

治小儿久吐，诸药不效者。

水银（砂子）　轻粉（各一钱）　丁香（一分）　红牙大戟（一两半，煮过）　乳香　五灵脂（末，各半两）

上为细末，用黄蜡三钱，入药末，搅匀，和丸如粟米大。每服五丸，煎马齿苋汤下。

18. 朱沉煎（《普济方·卷三百九十四·婴孩吐泻门·呕吐》）

治小儿呕吐不止。

朱砂（二钱，水飞）　沉香（二钱）　藿香叶（三钱）　滑石（半两）　丁香（十四个）

上为细末。每服半钱，用新汲水一盏，芝麻油点成花子，炒药在上，须臾，坠滤去水，却用别水送下，空心。

19. 藿香散（《普济方·卷三百九十四·婴孩

吐泻门·呕吐》)

1) 治小儿生十日至半月,呕吐不止。

藿香(一分) 紫菀(一分,洗去苗) 甘草(半两,炙微赤,锉) 麦门冬(三分,去心,焙) 桂心(半分)

上为散。每服一钱,水一小盏煎至五分,去滓,温,以绵点取滴口中,一日次第取尽。

2) 治小儿脾胃不和,吐逆。

藿香叶(半两) 人参 丁香 菖蒲(一寸,九节者) 半夏(姜汁制,各等分)

上为细末。每服一钱,水一盏,生姜二片,煎至四分,去滓服。

3) 治小儿吐逆。

藿香 赤曲(各二钱) 半夏(一钱,姜汁制)

上为末。每服半钱,南木香汤下,木瓜汤亦得,三服立止。次用调中汤。

4) 治小儿吐,定惊止吐神效。

神曲 藿香(各半两) 丁香(一分,见火) 肉豆蔻(一个)

上为细末。每服大者一钱,小者半钱,煎香楠汤下。

20. 菖蒲散(《普济方·卷三百九十四·婴孩吐泻门·呕吐》)

和心胃,治呕吐。

菖蒲(一两,九节者) 丁香 人参(去芦头) 木香 檀香(各半两)

上为细末。每服半钱至一钱,入生姜自然汁少许,同白汤调,放温冷下,量儿大小加减。

21. 香葛汤(《普济方·卷三百九十四·婴孩吐泻门·呕吐》)

治呕吐后渴,其津液燥少。

藿香叶 白茯苓 甘草(炙,各半两) 丁香 干葛根(锉) 人参(去芦头,一两)

上为细末。每服一钱或半钱,入麝香少许,以生姜汤调下,温服。量儿大小,加减以意。

22. 鸡舌香丸(《普济方·卷三百九十四·婴孩吐泻门·呕吐》)

治吐。

鸡舌香(二个) 母丁香(七个) 附子(炮,去皮脐) 硫黄 水银砂子(各二钱)

上为末,糯米粥为丸如梧桐子大。米饮化下一丸,不拘时。

23. 大戟丸(《普济方·卷三百九十四·婴孩吐泻门·呕吐》)

治小儿大人吐。

大戟(水略煮过,焙干为末) 丁香(各半两) 腻粉(一钱,研) 水银砂子 朱砂(各一钱半)

上为末,黄蜡半两,乳香皂子大,用蜡同化为汁,和药为膏,旋丸如绿豆大。每服三五丸,小儿如黄米大二三丸。热吐,研芝麻油冷水下;冷吐,煎丁香汤下;惊吐,煎马齿苋汤下。

24. 香朴散(《普济方·卷三百九十四·婴孩吐泻门·呕吐》)

治呕吐,调冷热。

丁香 麦门冬(去心,各半两) 厚朴(去粗皮,涂生姜汁炙令香熟为度) 人参(去芦头,一两)

上为末。每服一钱,水一盏,入生姜二片,枣一枚,同煎至五分,去滓,温服。

25. 软红膏(《普济方·卷三百九十四·婴孩吐泻门·呕吐》)

治小儿兼大人吐逆。

朱砂 信砒(各半两) 胭脂(一钱) 巴豆(七个,取霜)

上熔蜡少许,油三两,滴和药为剂,以油单覆之。大人如绿豆大,小儿如芥子大,浓煎槐花耳草汤温下一丸。忌热食半时。

26. 玉壶丸(《普济方·卷三百九十四·婴孩吐泻门·呕吐》)

治小儿久吐逆。

半夏 白面(各一两) 天麻(半两) 天南星(大者,一个)

上为末,姜汁化柳胶为丸如黄米大。每服十丸至十五丸,浆水熬四五沸下,如无浆水,以柳枝三两煮之亦妙。

27. 硫黄半夏丸(《普济方·卷三百九十四·婴孩吐泻门·呕吐》)

治小儿吐逆不定。虚困生风。

硫黄 半夏(半两,汤浸洗七遍) 蝎梢 白附子(炮,各一分)

上为细末,面糊丸如绿豆大。生姜米饮下。

28. 枳壳桔梗汤(《普济方·卷三百九十四·婴孩吐泻门·呕吐》)

治邪正交争，冷热不调，作为腹痛呕吐。

桔梗（去芦） 枳壳（去瓤麸炒） 青皮（去瓤） 陈皮（去皮，各五钱）

上加木香三钱，当归、粉草各五钱，同为散。每服二钱，水一盏，姜二片，煎温服。

29. 参半丸（《普济方·卷三百九十四·婴孩吐泻门·呕吐》）

治小儿久新吐。

半夏（三钱） 人参（三钱） 藿香（三钱，去皮） 甘草（半钱，炙） 丁香（十四个） 诃子（一个，煨去核）

上为细末，陈米作薄糊，丸如麻子大。每服，百晬者十丸至十五丸，半年、一岁者可服三十丸。

30. 不换金散（《普济方·卷三百九十四·婴孩吐泻门·呕吐》）

治小儿吐逆。

片子姜黄 草龙胆（各一两） 干葛（一两半）

上为细末。五岁以下小儿，每服半钱，用重帛裹药在内，以线扎定，入于甜水半盏中，慢火煎存三分，温服。

31. 调中汤（《普济方·卷三百九十四·婴孩吐泻门·呕吐》）

枳壳（二钱，煮过） 陈皮 半夏 人参（各一钱）

上为末。每服一钱，水一盏，姜枣煎六分，服。

32. 油珠散（《普济方·卷三百九十四·婴孩吐泻门·呕吐》）

治小儿吐。

滑石 丁香（各末） 猪牙皂角（去皮，蜜炙黄色，各一钱）

上为末。每服半钱，用浆水半盏，滴好油一点在浆下，抄药在油星上，候沉下，调灌之，不拘时候。

33. 石亭脂散（《普济方·卷三百九十四·婴孩吐泻门·呕吐》）

治小儿吐逆不止，及霍乱吐泻。

石亭脂（一分，一方用一钱） 白滑石（一钱，一方用三钱）

上研细为散。竹叶糯米汤调下一字止。一方用生姜，无竹叶。

34. 朱砂丸（《普济方·卷三百九十四·婴孩吐泻门·呕吐》）

治小儿干哕恶心，呕吐不定。

丁香 白术 天南星（生姜汁制一宿，炒，焙） 白茯苓（去皮） 人参（去芦头，各一两）

上拌为细末，蒸饼和丸如黍米大，朱砂为衣。每服二十丸，煎生姜汤下，乳食前。

35. 枳壳半夏汤（《普济方·卷三百九十四·婴孩吐泻门·呕吐》）

治小儿呕逆。

枳壳（一两，去瓤炒） 半夏（一两，汤炮七次）

上锉。水一盏，姜五片，煎服。

36. 肉豆蔻丸（《普济方·卷三百九十四·婴孩吐泻门·呕吐》）

治呕吐不止，诸药不效者。

肉豆蔻（面裹煨令香熟为度，去面不用，半两） 丁香（二钱）

上为末，煮白面糊为丸如芥子大。量儿大小加减，每服三五丸，浓煎藿香柿蒂汤下。若大人加丸数，亦用此汤。如渴，以所煎汤作熟水饮之。

37. 草金散（《普济方·卷三百九十四·婴孩吐泻门·呕吐》）

治小儿吐逆。

烂大栀子（三个） 草乌头（一个）

上同藏于小瓶内，用泥固济，烧烟尽，取出研细。每服一字，生姜汁下。

38. 脑香散（《普济方·卷三百九十四·婴孩吐泻门·呕吐》）

治小儿吐。

没药（一钱） 樟脑（一字）

上为末，以药点其舌上。

39. 灵砂散（《普济方·卷三百九十四·婴孩吐泻门·呕吐》）

治五种吐，不问冷热，久而不止，胃虚生风，诸药俱试不效者。

灵砂

研作细末，米饮调下立效。

40. 紫朴散（《普济方·卷三百九十四·婴孩吐泻门·呕吐》）

治小儿吐逆。下膈和胃。

厚朴（去粗皮，以生姜汁炙令香熟）

为末。每服一字或半钱，米饮调下，温服。

41. 紫粉丸(《普济方·卷三百九十四·婴孩吐泻门·呕吐》)

治小儿吐,兼治大人。

针砂,醋浸一夜,辟去醋,便带醋炒,候铫子红色无烟乃止;候冷,细研,更用醋团火烧通赤;取冷,再研极细,以面糊丸如梧桐子大。量儿大小与服,粥饮下,服讫,更啜盏许粥。如未定,再服。大人四十丸一服,小儿随大小为丸。此药极神异,然吐有多端,良方中有数法,皆累验者。可参用之。

42. 籧篨散《普济方·卷三百九十四·婴孩吐泻门·呕吐》

治小儿初生吐不止。

故籧篨篾(半两) 盐(一字) 牛黄(一黑豆大,细研) 乳汁(一合)

上将乳汁煎二味三两沸,去滓,调入牛黄服效。

43. 治小儿呕吐验方〔《卫生易简方·卷之十二(小儿)·吐泻痢疟》〕

治小儿呕吐不止。

白芝麻(一合) 酒(半升)

煮三合,去芝麻服之,大效。

44. 和胃二陈汤(《幼科切要·呕吐门》)

半夏 广皮 藿香 神曲 麦芽(炒) 紫朴 苍术 茯苓(各一钱) 甘草(五分) 泡姜(引)

水煎服。唇红呕吐,加竹茹、石膏、黄芩各一钱;小便短加木通、前仁各一钱;吐兼泻而有寒热者,加紫苏、前胡、白芷、泽泻;寒重吐不止者,服逐寒荡惊汤,方见惊风门,照后加减,用生姜汁、蜂蜜为引,煎服。

45. 小灵丹(《仁术便览·卷四·小儿诸病》)

治小儿呕吐泄泻,又治惊气裹乳,腹胀。

巴豆(去皮、油,二分半) 人言(三分) 雄黄(三分)

为末,溶蜡为丸米大。每五七丸,凉茶送下。忌热物一时。

46. 青金丹(《婴童类萃·中卷·呕吐论》)

专治吐逆。

水银(八钱) 硫黄(一钱)

入铫内,慢火化开,将柳条拨炒,或有烟焰,以醋洒之,结成砂子,碾细,糊丸麻子大。每二十丸,生姜、陈皮汤下。

47. 烧针丸(《婴童类萃·中卷·呕吐论》)

治吐泻。

黄丹(二两) 生矾(一两) 朱砂(三钱)

枣肉为丸桐子大。每用二三丸,针签灯上烧存性,米泔化下。

48. 香胃九仙丹(《婴童类萃·中卷·呕吐论》)

治小儿一切呕吐,及男妇反胃噎塞。

人参 甘草 南星 木香(各二钱) 半夏(五钱,制) 枳壳(一两,麸炒) 枯矾(一钱) 豆豉(一两) 厚朴(五钱,姜制)

为末,候晴夜露一宿,人参、厚朴煎汤作糊,作饼子,慢火焙干。每服一饼,姜汤下。

49. 定吐良方(《婴童类萃·中卷·呕吐论》)

治吐逆,诸药不效,此方立验。

半夏(二两) 生姜(二两,锉碎) 官桂(五钱)

生姜、半夏顺手同炒,令香熟为度,方入官桂再焙,用纸铺地上,出火毒,去焦屑。每服二钱,水煎。

50. 丹方《婴童类萃·中卷·呕吐论》

治吐泻立效。

硫黄 滑石(各等分)

每服一钱,米汤调化下。

51. 理中汤(《医学研悦·附小儿形症研阅卷之八·呕吐》)

人参 干姜 甘草 白术

此药性热,所以治寒,水煎为汤,蜜合为丸芡实大,白沸汤化吞。

52. 定吐饮(《幼科证治大全·呕吐》)

治小儿吐逆,投诸药不止,服此有神效。

半夏(二两) 生姜(一两) 薄桂(三钱)

上,姜切作小方块如绿豆大,前半夏和匀,入小铛内,慢火顺手炒令香熟带干,方下桂,再炒匀,微有香气,以纸摊开地上,去火毒,候冷,略播去黑焦末。每服二钱,水一盏,姜三片,煎七分,空心少与缓服。

53. 吴氏和中汤〔《彤园医书(小儿科)·卷后篇·杂证门·呕吐汇方》〕

有麻初发热便作大吐,而后见点者,本属轻症,谓毒从吐解也,与平常吐症不同治法,但当微表安胃和中,主以吴氏和中汤。

土炒白术　酒炒白芍　当归　茯苓　法半夏　陈皮　甘草　桔梗　柴胡　丹皮　防风　葛根　姜　枣(引)

54. 治小儿呕吐验方〔《卫生易简方·卷之十二(小儿)·吐泻痢疟》〕

治小儿呕吐不止。

白芝麻(一合)　酒(半升)

煮三合，去芝麻服之，大效。

二、治小儿外感呕吐方

1. 甜硝散(《圣济总录·卷第一百七十六·小儿呕吐》)

治小儿风热，吐不止。

甜硝(一钱)　滑石(白腻者，半两)

上二味，同研为散。每服半钱匕，用浆水半盏以下，入生油一点打匀，调下立止。

2. 肉豆蔻散(一名**白豆蔻散**)(《普济方·卷三百九十四·婴孩吐泻门·呕吐》)

治小儿脾胃不和，憎寒壮热，腹痛呕吐，不纳乳食，并宜服。

白豆蔻　肉豆蔻　甘草　芎䓖　陈皮(去白)　枇杷叶(去毛炙，各一分)　黄耆(炙)　干木瓜　人参(各半两)

上为末。每服一钱，水五分，姜枣同煎至三分，去滓服。一方无肉豆蔻。

3. 灵苑黑丸子(《普济方·卷三百九十四·婴孩吐泻门·呕吐》)

主退热，定吐逆，兼食伤方，大人小儿俱治。

山茵陈　蜀升麻　常山(各半两)　芒硝(半分)　麻黄(去节根，一两)　官桂(去粗皮，一分)　附子(一个，烧黑留心)

上同为极细末。旋炒一大钱，入杏仁二粒，去皮尖，灯烧黑存性；巴豆粒，压去油，寒食面糊为丸如麻子大。每服五丸，吐不止，茅根竹叶汤下。热攻泻血，蜜炒生姜汤下。若吐血，眼皆出血者，生油冷酒下。伤寒手脚心冷，冷茶清下。失音，竹沥酒下。并每服五丸。大人丸如绿豆大。

4. 香薷散(《证治准绳·幼科集之七·脾脏部上·吐》)

治寒温不适，饮食失调，或外因风寒暑邪，致吐利心腹疼痛，霍乱气逆，发热头痛，或转筋拘急，或疼痛呕哕，四肢逆冷。

香薷(一两)　茯苓　白扁豆(炒)　厚朴(姜汁制，各五钱)

上，每服二三钱，水煎，加酒半杯冷服，立效。

5. 大顺饮(《证治准绳·幼科集之七·脾脏部上·吐》)

解冒暑毒烦渴，吐泻腹痛，发热神昏，或衄血、咯血，及大腑下血，小便黄少，口干汗多。

细面(二十两)　生姜(十六两)　赤茯苓(去皮)　粉草(各五两)

上，先以生姜方切如绿豆样，石钵内杵烂，入面再杵匀，摊作薄片，烈日中曝干，赤茯苓、粉草二味细锉，同前姜面片或晒或焙，合研为末。每服二钱，新汲井水，无时调服，或温熟汤。

6. 辰砂五苓散(《婴童类萃·中卷·呕吐论》)

治受暑毒，心烦呕吐，小便不通，大便频泄无度。

赤茯苓(二钱)　猪苓　泽泻(各一钱)　白术(一钱五分)　官桂(三分)

水煎，和朱砂末五分服。气虚加生脉散。

7. 清膈饮(《婴童类萃·中卷·呕吐论》)

治伏暑呕逆。

香薷(二钱)　茯苓(一钱)　人参　半夏　甘草　檀香(各五分)

淡竹叶二十片，粳米百粒，水煎。

8. 清膈饮子(《幼科证治大全·呕吐》)

治小儿伏暑呕吐。

香薷　淡竹叶(各一两)　茯苓　人参　半夏　檀香(炙)　甘草(炙，各半两)　白粳米(一合)

上入姜，水煎服，大小加减。

三、治小儿伤食呕吐方

1. 正气丸(一名**香朴丸**)(《普济方·卷三百九十四·婴孩吐泻门·呕吐》)

小儿食伤症，气逆不升降，呕吐不已，胸膈留停积滞不化，宜服塌气丸；或一向只作干呕，哕声频作，并宜。

藿香叶　厚朴(生姜制)　陈皮　半夏面(炙)　白术　白茯苓　甘草(炙，各二钱)　干姜(一钱)　三棱(炮，二钱)

上为末，炼蜜丸如指大。每服一丸，生姜枣子汤化开与服。

2. 砂仁散(《普济方·卷三百九十四·婴孩吐泻门·呕吐》)

治小儿乳哺过饱,呕吐。

砂仁(一分,一方用一两) 白豆蔻 橘红(一钱) 木香(一分,炮,一方用一钱) 神曲(一分,炒,一方用一钱) 麦蘖(一钱,炒) 甘草(一钱,炙)

上为末。每服半钱,紫苏汤泡饭饮调下。

3. 灵苑黑丸子(《普济方·卷三百九十四·婴孩吐泻门·呕吐》)

主退热,定吐逆,兼食伤方,大人小儿俱治。

山茵陈 蜀升麻 常山(各半两) 芒硝(半分) 麻黄(去节根,一两) 官桂(去粗皮,一分) 附子(一个,烧黑留心)

上同为极细末。旋炒一大钱,入杏仁二粒,去皮尖,灯烧黑存性;巴豆粒,压去油,寒食面糊为丸如麻子大。每服五丸,吐不止,茅根竹叶汤下。热攻泻血,蜜炒生姜汤下。若吐血,眼眥出血者,生油冷酒下。伤寒手脚心冷,冷茶清下。失音,竹沥酒下。并每服五丸,大人丸如绿豆大。

4. 消乳丹(《普济方·卷三百九十四·婴孩吐泻门·呕吐》)

治乳哺不化,停滞中脘,或作呕恶。

丁香 木香 青皮 生肉豆蔻 京三棱 蓬术(各等分)

上为末,稀面糊丸麻子大。每服五丸,米饮下,日二服。

5. 煨附丸(《普济方·卷三百九十四·婴孩吐泻门·呕吐》)

治小儿积滞吐,胸膛郁结,中脘痞闷,气不舒畅,闻秽呕逆即吐。

黑附子(二钱末) 丁香(五个)

上以水和附子末裹丁香,再用面剂包于煻灰中煨熟,去面为末,生姜自然汁丸如麻子大。每服三十丸,煎姜枣汤下。

6. 醒脾散(《普济方·卷三百九十四·婴孩吐泻门·呕吐》)

治小儿脾胃气滞,吐食,并一切慢惊风。大能醒脾,如危困多睡,饭饮调下一字至半钱,止吐泻亦效。

大天南星(一个,重二钱以上者) 朱砂(一块,如黄豆大)

上以天南星热汤浸七次,开脐,入朱砂,用净薄纸湿裹,开地穴深四寸,方围八寸,药仰安穴内,地上以黄泥饼盖,用泥固济,以炭火于地上烧,候火尽,冷后,取研为细末。入脑、麝少许,煎金钱薄荷汤下一字至半钱。

7. 土马鬃丸(《普济方·卷三百九十四·婴孩吐泻门·呕吐》)

治小儿脾胃挟伤,大吐不止。

青礞石(四钱) 水银 硫黄(各三钱,细研,同水银结砂子) 干漆(二钱,炒青烟出) 铁粉 木香(各一钱)

上件为末,熔黄蜡一两半,入麻油少许,丸如麻子大。每服五丸,煎土马鬃汤令沸,入醋滴,放温送下,乳食前。

8. 塌气丸(《普济方·卷三百九十四·婴孩吐泻门·呕吐》)

治婴孩乳食不化,腹急气逆,吐不止。

巴豆(十片,是五个) 胡椒(十粒) 丁香(十个) 青橘(十个,汤浸一宿,不去皮瓤,每个入豆半个、椒一粒、丁香一个,绵缠定)

上用酸米醋一碗,煮青橘候干了醋为度,取出,细切青橘,同诸药焙干为末,粟米糊为丸粟米大。每服三岁五丸、七丸,七岁十丸,米饮下,日三服。

9. 掌中散(《普济方·卷三百九十四·婴孩吐泻门·呕吐》)

治小儿乳食即吐下,不能水乳者。

白豆蔻(十四个,去壳) 甘草(半两生,半两炙) 缩砂仁(十四个)

上为末。逐旋安掌中,令儿干啖,儿小干糁口中。

10. 消食丸(《医方集宜·卷之八·小儿门·中风》)

治小儿呕吐腹痛,宿食不化作胀。

砂仁 三棱 陈皮 蓬术 神曲 麦芽(各炒五钱) 香附 乌梅肉 青皮 厚朴(各五钱) 木香(三钱)

除木香不见火,余药各炒为末,炼蜜和丸如龙眼大。每服一丸,姜汤化下。

11. 紫苏子饮(《幼科证治大全·呕吐》)

治婴孩小儿饮乳母气奶呕吐。

紫苏子　人参　沉香(各二钱)　甘草(炙,一钱半)　缩砂(二钱半)　茯苓(四钱)

上为极末。用生姜煎汤调化,食前服。

12. 消乳丸(《幼科证治大全·呕吐》)

消乳食。

香附子(一两)　砂仁　陈皮　甘草(炙,各半两)　神曲(炒)　麦芽(炒,各一两)

上为末,面糊丸黍米大。七岁儿,丸绿豆大,食后姜汤吞下二三丸。按上药温中快膈,止呕良品也。

四、治小儿胃热气逆呕吐方

1. 葛根散(《太平圣惠方·卷第八十四·治小儿呕吐不止诸方》)

治小儿呕吐烦渴。

葛根(半两,锉)　人参(半两,去芦头)　白术(半两)　半夏(一分,汤洗七遍去滑)　陈橘皮(半两,汤浸去白瓤,焙)　桑根白皮(半两,锉)

上件药,捣粗罗为散。每服一钱,以水一小盏,入生姜半枣大,煎至五分,去滓,放温,量儿大小,渐渐与服。

2. 丁香散(《太平圣惠方·卷第八十四·治小儿呕吐不止诸方》)

治小儿呕吐心烦,不纳乳食。

丁香(一分)　人参(一分,去芦头)　茅根(半两,锉)　麦门冬(半两,去心,焙)　陈橘皮(一分,汤浸去白瓤,焙)　甘草(一分,炙微赤,锉)

上件药,捣粗罗为散。每服一钱,以水一小盏煎至五分,去滓,稍热频服。量儿大小,以意加减。

3. 肉豆蔻丸(《太平圣惠方·卷第八十四·治小儿呕吐不止诸方》)

治小儿脾胃气逆,呕吐不止。

肉豆蔻(一分,去壳)　人参(半两,去芦头)　木香(一分)　诃黎勒皮(一分)　麝香(一钱,细研)　朱砂(一分,细研)

上件药,捣罗为末,都研令匀,用面糊和丸如麻子大。三四岁儿,不计时候,以粥饮下三丸。量儿大小,以意加减。

4. 妙圣丸(《圣济总录·卷第一百七十六·小儿呕吐》)

治小儿胃热吐逆。

龙脑　粉霜　腻粉　滑石

上四味各等分,研为细末,面糊丸如绿豆大。每服一丸,煎干柿汤下,不拘时服。

5. 大戟丸(《圣济总录·卷第一百七十六·小儿呕吐》)

治小儿心膈伏热生涎,霍乱躁闷,身体多热,乳食难停,吐逆不定。

大戟(浆水煮过切,焙干,捣罗取末,三钱)　腻粉　粉霜(各一钱半)　水银　铅(各一分,二味结沙子)　乳香(研)　丁香(为末,各一钱)　龙脑(半钱)

上八味,研令匀,熔黄蜡一分,和为膏,旋丸如麻子大。每服三丸至五丸,量儿大小加减。如烦躁,研生脂麻、马齿苋水下;吐逆煎马齿苋、丁香汤下。

6. 半夏汤(《普济方·卷三百九十四·婴孩吐泻门·呕吐》)

治小儿大吐下,心结坚,食饮不下,呕逆欲死,并霍乱后吐下不止,短气烦满。

半夏(四钱)　黄芩　甘草　干姜　橘皮　当归　人参(各三分)

上以水四升,煮一升半,百日见服三令。若腹痛,加当归三分。呕逆甚,加橘皮三分。

7. 枇杷叶散(《普济方·卷三百九十四·婴孩吐泻门·呕吐》)

治小儿呕吐,烦渴。

枇杷叶(去毛,炙黄,一两)　白茯苓　甘草(炙,各半两)　人参(去芦头)　丁香(各半两)

上为细末。每服半钱,紫菀汤下。量儿大小,以意加减与服。

8. 竹茹汤(《普济方·卷三百九十四·婴孩吐泻门·呕吐》)

治胃热呕苦汁。

青竹茹(如指)　半夏(七枚,汤炮)　粳米(四十九粒)　干葛(三片)

上锉,姜煎,大小以意加减。

9. 人参散(《普济方·卷三百九十四·婴孩吐泻门·呕吐》)

治小儿呕吐不止,心神烦闷,恶食气。

人参(去芦头)　丁香　菖蒲(各一分)

上为散。每服一钱,水一小盏,入生姜少许,煎至五分,去滓,放温。量儿大小,渐渐与服。

10. 平胃散(《普济方·卷三百九十四·婴孩吐泻门·呕吐》)

治吐逆频并,手足心热,不进乳食。

红曲(三钱半,年久者) 甘草(炙,一钱) 白术(一钱半,麸炒)

上为末。每服半钱,煎枣子米饮下。

11. 玉散子(《普济方·卷三百九十四·婴孩吐泻门·呕吐》)

治小儿只吐不泻,腹中疼。

烂寒水石灰服,为末。三岁儿半钱,姜水调下。

12. 救命丸(《普济方·卷三百九十四·婴孩吐泻门·呕吐》)

治小儿心膈伏热,停乳食涎,霍乱烦躁,身体多热,哕逆不定,大吐无时。

黄蘗 轻粉 乳香 大戟(一两半,浆水水煮切,焙) 丁香(半两) 龙脑(一分,别研) 粉霜(三分,别研) 水银(一两一钱) 黑铅(一两,水银二钱同研砂子)

上件为细末,熔黄蜡一分,别研二两,入麻油数滴,熬和丸如黄米大。每一岁儿,一丸,研,生麻油、马齿苋水送下。吐逆,煎马齿苋、丁香汤下。乳食前。

13. 通心饮(《幼科证治大全·呕吐》)

治呕吐作渴。

木通 连翘 瞿麦 山栀 黄芩 甘草

上入灯心、藿香,水煎服。按此治热吐之剂,或小柴胡汤,多加生姜亦可。

14. 竹茹石膏汤〔《彤园医书(小儿科)·卷后篇·杂证门·呕吐汇方》〕

凡麻疹呕吐者,皆由火邪内迫,胃气冲逆也,宜和中清热,服竹茹石膏汤。

竹茹 赤茯苓(各钱半) 熟石膏(三钱) 法半夏 陈皮 生姜(各一钱) 甘草(五分)

五、治小儿脾胃虚寒呕吐方

1. 温中散(《太平圣惠方·卷第八十四·治小儿呕吐不止诸方》)

治小儿腹胁虚胀,呕吐,不纳饮食。

丁香(一分) 诃黎勒皮(半两) 草豆蔻(三枚,去皮) 桂心(一分) 陈橘皮(三分,汤浸去白瓤,焙) 人参(半两,去芦头)

上件药,捣细罗为散。每服,以粥饮调下半钱。量儿大小,以意加减。

2. 橘皮汤(《圣济总录·卷第一百七十六·小儿呕吐》)

治小儿呕吐,膈上有冷。

陈橘皮(汤浸去白,焙) 细辛(去苗叶) 干姜(炮裂,各一分) 大黄(锉,炒) 甘草(炙,各三分)

上五味,粗捣筛。每服一钱匕,水七分煎至四分,去滓,分温三服,一日令尽。更量儿大小,以意加减。

3. 诃黎勒丸(《圣济总录·卷第一百七十六·小儿呕吐》)

治小儿脾胃不和,吐逆不止。

诃黎勒皮(煨,去核,二枚) 丁香(一钱) 陈橘皮(汤浸去白,焙,一分) 半夏(汤洗去滑,炮,一分) 人参(一分)

上五味,捣罗为末,用生姜汁煮面糊丸如绿豆大。每服七丸,生姜汤下,乳食前。

4. 金针丸(《圣济总录·卷第一百七十六·小儿呕吐》)

治小儿冷气,吐逆不止,心胸痞满。

阳起石(研,一分) 杏仁(十五枚,汤浸去皮尖、双仁,炒) 不灰木(生研,半两) 阿魏(半钱) 巴豆(去皮膜,十二枚)

上五味,除巴豆、杏仁别研外,捣为细末,后入二味,再研令匀,用糯米饭,丸如鸡头大,火焙干。每服一丸,用针穿,灯焰上燎透为度,入盐少许,同研细,冷生姜汤调下。量儿大小,分减与之。

5. 丁香和胃膏(《叶氏录验方·下卷·小儿方》)

治小儿胃虚,呕吐不止,胸膈痞塞。

丁香 人参 藿香叶 枇杷叶(涂姜汁炙,去毛) 肉豆蔻(面裹煨) 白茯苓 甘草(炙,以上各半两) 水银 硫黄(各半两,同研匀,入无油铁铫内,以微火慢慢炒,令熔,不住手搅成沙子,别研)

上为末搅匀,炼蜜为丸如鸡头大。每服一丸,煎生姜枣汤化下,空心,食前,日三服。

6. 小儿人参白术丸(《叶氏录验方·下卷·小儿方》)

治小儿脾虚吐泻,不思饮食。

当归(去芦洗,二钱半)　白术(二钱半)　人参(二钱半)　川芎(二钱)　木香(一钱)　真橘皮(去白,二钱)

上为细末,炼蜜丸如小鸡头大。乳食前温粟米饮化下一二丸,治吐泻极妙。

7. 调中正胃散(《普济方·卷三百九十四·婴孩吐泻门·呕吐》)

治小儿中脘不和,胃气不正,胃冷伤热,吐逆烦闷,神困力乏,饮食不美,虚弱思睡,睡不安稳。

藿香叶　白术　人参　白茯苓　甘草(炙)　陈皮　山药　白扁豆　半夏面　川白姜(炮,各等分)

上为末。每服一钱,水一小盏,生姜二小片,枣半个,煎三二沸,服。

8. 豆蔻散(《普济方·卷三百九十四·婴孩吐泻门·呕吐》)

治小儿虚吐,饮食之间,便作呕逆,盖由脾寒,或哯无时,吐后晕闷,胸膛郁结,上下气逆。

肉豆蔻(一个煨,一钱)　藿香叶(一钱)　木香　丁香　白术　白茯苓　甘草(炙,各一钱)

上为末。煎藿香、枣子汤调下一钱半,生姜汤亦得。

9. 益胃散(《普济方·卷三百九十四·婴孩吐泻门·呕吐》)

快膈益脾,止呕逆。

木香　丁香　藿香　陈皮　缩砂　白豆蔻(各二分)　甘草(炙,一钱)

上为细末。每服三字,煎姜枣汤,乘热调下。或加茯苓尤佳。

10. 匀气汤(《普济方·卷三百九十四·婴孩吐泻门·呕吐》)

宽中,止呕吐。

白术(三分)　人参　丁香　木香　厚朴(姜制炒)　甘草　青盐(各半两)

上慢火炒香热,碾为末。每服半钱至一钱,沸汤点服。

11. 白术散(《普济方·卷三百九十四·婴孩吐泻门·呕吐》)

治小儿呕吐,脉迟细,有寒,禀气弱。

白术　人参(各二分)　半夏面(二钱)　茯苓　干姜　甘草(各一钱)

上为细末。每服二钱,水一盏,姜三片,枣一枚,煎至七分,去滓,温服,日二三服。

12. 温膈散(《普济方·卷三百九十四·婴孩吐泻门·呕吐》)

治小儿胸中有寒气,呕吐,不下乳食。

人参(二分)　诃黎勒(半两,煨)　丁香(一分)　草豆蔻(一分)　甘草(一分)　陈橘皮(一分,去白,煨)

上为散。每服一钱,水一小盏煎至五分,去滓,不拘时服。

13. 养中汤(《普济方·卷三百九十四·婴孩吐泻门·呕吐》)

养脾胃,治呕吐。

大附子(炮裂,去皮尖脐,一个)　沉香　木香(各半两)　人参(去芦)　官桂　半夏(汤浸七次,焙干,各一两)

上为细末。每服一钱,水一小盏,生姜三片,煎至五分,去滓,温时服。

14. 温膈汤(《普济方·卷三百九十四·婴孩吐泻门·呕吐》)

匀气,治呕逆。

丁香　草豆蔻(去皮)　人参(去芦,各半两)　青橘皮　槟榔　甘草(炙,各一分)

上为末。每服半钱,入生姜自然汁少许,温汤下。

15. 万安丹(《普济方·卷三百九十四·婴孩吐泻门·呕吐》)

治胃虚久吐。

半夏(汤洗七次,焙干,为细末)　硫黄(末)　白术(炮,为末,各一分)　朱砂(半两,细研,水飞过)　附子(一枚,炮制,去皮脐,别捣为末)

上同拌匀,生姜汁和丸如黍米大。每服十粒,米饮下。

16. 丁香散(一名**人参散**)(《普济方·卷三百九十四·婴孩吐泻门·呕吐》)

治小儿胃虚气,呕吐不定,精神羸困,霍乱吐乳。

丁香　藿香(去枝梗　各一分)　人参(半两,去芦头)

上为散。每服一钱,水半盏煎至五七沸,入乳汁少许,去滓,稍热时时服,不拘时。一方入乳香少许,一方炼蜜为丸绿豆大,每服三丸,粥饮下。

亦治孩子霍乱吐泻,面色青、冷汗,或四肢冷。

17. 益中汤(《普济方·卷三百九十四·婴孩吐泻门·呕吐》)

治呕吐无度,泄利。

人参(去芦头) 青橘皮 丁香(各半两) 诃黎勒皮(一分)

上加桂心一分、草豆蔻三枚,去炒,同为末。每服半钱,米饮下。

18. 天台乌药丸(《普济方·卷三百九十四·婴孩吐泻门·呕吐》)

治反胃吐逆,腹内虚鸣。

天台乌药(醋炙或炒) 半夏(各半两) 白姜(一分) 羊屎(十枚,羊腹内者)

上用文武火炒为末,熔为丸如绿豆大。每服五丸至七丸,红酒下。

19. 长生丸(《普济方·卷三百九十四·婴孩吐泻门·呕吐》)

治小儿吐胃,冷清,上实下虚,补脾去痰。

木香(半两) 枳壳(一两,去瓤,面裹煨) 全蝎(二十个,去毒尖) 半夏(三钱,姜汤炮七次) 槟榔(三两,不见火)

上为末,加入豆蔻、缩砂、丁香末各三钱,再同上项药末,研令匀,以饮和丸粟米大。每服五十丸,空心,乳汁饮汤下,候半时方进乳食,日三服。吐乳食者,胃中有冷也。乳食不消化,脾虚也。大便酸臭气者,饱食也。此三项并宜多服,长生丸妙,量儿大小加减。

20. 丁香汤(《普济方·卷三百九十四·婴孩吐泻门·呕吐》)

治小儿胃气寒,呕吐不止,不下乳食。

丁香(一钱) 胡椒(一钱) 槟榔(一枚,锉)

上粗捣筛。每服半钱,水一盏,入白茅根少许,同煎至三分,去滓,温服,不拘时。量儿大小,以意加减。

21. 平胃散(《普济方·卷三百九十四·婴孩吐泻门·呕吐》)

治小儿吐,主养脾实胃气。

马芹子(生) 白僵蚕(直首) 丁香(各等分)

上为末,炼蜜和丸如梧桐子大。每服一丸,陈皮汤化下。诸疾觉胃气稍怯,即服之。

22. 人参散(《普济方·卷三百九十四·婴孩吐泻门·呕吐》)

治小儿胸中有寒,多吐清水,不能乳食。

人参(半两,去芦头) 厚朴(半两,刮粗皮,涂生姜汁炙令香熟) 陈橘皮 当归(一分,锉碎,微炙) 丁香(一分) 白术(半两)

上件药,捣罗为末。每服一钱,以水一盏,入生姜少许,同煎至五分,去滓,不计时候。量儿大小,以意加减服。一方无人参、厚朴、陈皮。

23. 藿香散(《普济方·卷三百九十四·婴孩吐泻门·呕吐》)

治小儿呕吐不定,虚风喘急。

藿香 白附子(各等分)

上同为细末,米饮调下一钱。

24. 醒脾散(《普济方·卷三百九十四·婴孩吐泻门·呕吐》)

治小儿因吐,胃虚生风,胃气欲脱。

人参 天南星(各等分,研)

上为末。旋抄每服二味各半钱,冬瓜子三七粒,水一盏半,煎两茶脚许,不拘时,通口服,以胃气生为度,大人亦治,须倍之。

25. 大人参丸(《普济方·卷三百九十四·婴孩吐泻门·呕吐》)

和脾,止吐呕。治泻青黄,止腹痛,多啼,进乳食方。

丁香 木香 白术(各半两) 藿香(一两半) 人参(二两)

上为末,炼蜜丸如鸡头子大。每服一丸,粟饮下。

26. 茯苓散(《普济方·卷三百九十四·婴孩吐泻门·呕吐》)

治胃寒呕吐。

藿香 甘草 人参 半夏 白茯苓 丁香 陈皮(各等分)

上为末。每服一钱,藿香叶三寸,葱白一寸,同煎服。

27. 观音散(《普济方·卷三百九十四·婴孩吐泻门·呕吐》)

治小儿脾胃气弱,呕吐不利,困昏不省。

人参(去芦头) 白术 冬瓜子(各半两) 天南星(一两,炮制,入地坑内去火毒用)

上件㕮咀。每服二钱,淡浆水七分,白扁豆五粒,捶碎,同煎至三分,去滓,温服,乳食前。

28. 丁香平胃丸(《普济方·卷三百九十四·婴孩吐泻门·呕吐》)

治小儿胃气虚寒,气逆上行,胸膈不快,大吐不定,腹胀短气,中满痞闷。

附子(炮,去皮脐炙) 丁香 木香 藿香叶(去皮) 沉香 枇杷叶(生姜拭去毛,各一分) 水银 硫黄(各二分,同水银结砂子) 肉豆蔻(五枚,面裹煨熟) 草豆蔻仁(七枚,面裹煨熟) 肉桂(去粗皮,半两)

上件为细末,炼蜜为丸,每一两作四十丸。每服一丸,生姜枣煎汤化下,乳食前。

29. 温胃丸(《普济方·卷三百九十四·婴孩吐泻门·呕吐》)

治小儿胃虚气逆,干哕恶心,胸膈痞闷,呕吐乳食。

丁香(二钱) 肉豆蔻(二钱,面裹煨熟) 木香 人参(去芦) 莲子心 薏苡仁(炒黄,各一钱半)

上件为细末,煮面糊为丸如黍米大。每服二十丸,温熟水送下,乳食前。

30. 丁香饼子(《普济方·卷三百九十四·婴孩吐泻门·呕吐》)

治小儿胃气虚寒,心腹胀满,哕逆呕吐,昏困少力及泄泻无度。

丁香(六十枚) 龙骨(一分) 附子(一枚七钱者,炮去皮脐,炙) 藿香叶(去土,一分)

上件为末,滴水为丸,每一两作五十丸,捏饼子。每服一饼子,煎杉木汤下,不拘时候。

31. 山蓟汤(《普济方·卷三百九十四·婴孩吐泻门·呕吐》)

治小儿胃气怯弱,干哕呕吐,精神困昏,乳食减。

人参(去芦) 白茯苓(去皮) 白术 甘草(炙) 藿香叶(去土,各钱半) 丁香(一钱) 糯米(一百粒,炒令黄) 白扁豆(三十粒)

上件为细末。每服一钱,煎生姜枣调下,乳食前。

32. 养胃散(《普济方·卷三百九十四·婴孩吐泻门·呕吐》)

养胃气,快胸膈,定哕逆,止呕吐,进饮食。

丁香 藿香(去土) 陈橘皮(去白) 白豆蔻 缩砂仁(各等分)

上件并为细末。每服半钱,煎生姜枣汤调下,乳食空。

33. 和胃膏(《普济方·卷三百九十四·婴孩吐泻门·呕吐》)

治小儿胃虚呕吐,气不升降,胸膈噎塞,渐成惊风。

人参(去芦头) 藿香叶 白茯苓 甘草(炙) 肉豆蔻(面裹煨熟) 枇杷叶(去毛,姜汁焦炙香) 舶上硫黄(细研,入铁铫将水银一处研匀,下以微火温之,不住手研,摊沾在铫上候火冷取下) 水银(同硫黄制,以上各一两)

上将前六味同为细末,将硫黄水银砂子,先于乳钵内研细,入诸药同研匀,炼蜜和成膏。每一岁儿,服一丸如梧桐子大,姜枣汤下。

34. 香砂平胃散(《医方集宜·卷之八·小儿门·中风》)

温胃气,止呕吐。

木香 砂仁 苍术(炒) 厚朴 陈皮 甘草

上为细末,姜汤调下。

35. 姜橘汤(《证治准绳·幼科集之七·脾脏部上·吐》)

治脾慢胃冷,呕吐不止。

白姜(二钱,炮) 陈橘皮(去白,一两) 粉草(炙,三钱)

上件,锉焙为末。每服半钱或一钱,用温枣汤调化,空心,少与缓服。

36. 参香饮(《证治准绳·幼科集之七·脾脏部·吐》)

治胃虚作吐,投诸药不止。

人参(去芦,一两) 沉香 丁香 藿香(和梗) 南木香(各二钱半)

上锉。每服二钱,水一盏煎七分,去滓,临入姜汁少许,作三次,空心温服。

37. 五味异功散(《寿世保元·卷八·吐泻·吐泻不治症》)

治小儿吐泻,脾胃虚弱,饮食不进,腹胁胀满,肠鸣吐泻,虚寒等症。

人参 白术(去芦) 茯苓(去皮) 陈皮 甘草

上锉。姜、枣煎服。

38. 定吐紫金核(《婴童类萃·中卷·呕吐论》)

治冒寒呕吐，及胃气不和。

白茯苓（一两） 藿香叶 枇杷叶（姜汁炙去毛，各六钱） 砂仁（二钱） 官桂（二钱） 木香（二钱） 干姜（三钱） 白术（五钱） 丁香（一钱五分）

枣肉为丸，朱砂三钱为衣。每服一丸，姜汤下。

39. 人参藿香散（《婴童类萃·中卷·呕吐论》）

治脾胃不和，呕逆不止。

人参 白术 藿香 枇杷叶（各一钱） 丁香 良姜 甘草（各一分） 木瓜（五分）

生姜三片，水煎。

40. 万安丹（《婴童类萃·中卷·呕吐论》）

治胃气伤冷呕吐。

半夏（制） 白术（各一钱） 附子（五钱一个，炮） 硫黄（一钱） 朱砂（五钱）

为末，姜汁为丸麻子大。每服十丸，米汤下。

41. 参砂和胃散（《幼科证治大全·呕吐》）

治小儿胃气弱而有寒，呕吐不思饮食，或食下即吐，其吐多顺快而无声，面青白，唇淡，精神倦怠。

人参 砂仁 半夏（各四分） 白术 茯苓（各五分） 藿香 陈皮（各三分） 炙甘草（二分） 煨姜（少许）

上水煎服。

42. 助胃膏（《幼科证治大全·呕吐》）

治小儿冷气入胃，呕吐不止。

白豆蔻（十四个） 木香（三钱） 砂仁（四十个） 人参 茯苓 白术（各半两） 丁香（五钱） 山药（一两） 肉豆蔻（四个） 甘草（炙，半两）

上为末。每一钱。陈紫苏、木瓜汤。调下。

43. 沉香散（《幼科证治大全·呕吐》）

治婴孩小儿，补虚调胃气，止吐泻，进乳食。

沉香（一分） 藿香 丁香 甘草（炙，各一钱） 木香 桂（各半钱） 茯苓（一分）

上为极末。用紫苏、木瓜同煎汤，调化食前服。

六、治小儿肝气犯胃呕吐方

1. 沉香降气汤（《普济方·卷三百九十四·婴孩吐泻门·呕吐》）

治气奶呕吐，盖因乳母忧闷愁思虑，或有忿怒之气乳儿，随气而上，不能克化故也。当先解乳母去忿怒，服五膈宽中散讫，捻去败乳，服罢，即仰卧一霎时，令药行入乳脉。然后令儿服此药，乳母亦宜服。

香附子（二两半，炒） 沉香（二钱半） 甘草（炙，半两） 砂仁（半两）

上为末。盐汤点下，量儿大小，以意加减。

2. 丁香圆（《幼科证治大全·呕吐》）

治婴孩小儿，呕吐不止。

丁香 半夏（各一钱） 青皮（五钱） 陈皮（一两）

上为极细末，炼白蜜丸如芡实大。用滚白汤，研化，食前服。

七、治小儿胃阴不足呕吐方

1. 麦门冬散

1)《太平圣惠方·卷第八十四·治小儿呕吐不止诸方》

治小儿呕吐，心胸烦热。

麦门冬（半两，去心，焙） 厚朴（半两，去粗皮，涂生姜汁炙令香熟） 人参（半两，去芦头）

上件药，捣粗罗为散。每服一钱，以水一小盏，入生姜少许，枣一枚，粟米五十粒，煎至四分，去滓放温，量儿大小，渐渐与服。

治小儿呕吐不止，心神烦热。

麦门冬（半两，去心，焙） 淡竹茹（半两） 甘草（一分，炙微赤，锉） 茅根（一分，锉） 人参（一分，去芦头） 陈橘皮〔一两（分），汤浸去白瓤，焙〕

上件药，捣粗罗为散。每服一钱，以水一小盏，入生姜少许，煎至五分，去滓，稍热频服，量儿大小，以意加减。

2)《普济方·卷三百九十四·婴孩吐泻门·呕吐》

治小儿吐逆。

麦门冬（去心，炮，一两） 石膏（生用，半两） 甘草（一分，炮）

上为散。每服半钱，量大小加减，煎白茅根、生姜汤调下。

2. 益胃汤（《普济方·卷三百九十四·婴孩

吐泻门·呕吐》)

治小儿胃虚身热,呕吐不止。

丁香　人参　桂心　阿胶(各等分)

上为细末。每服一钱,水六分盏,生姜三片,同煎至四分,温服。

3. 藿香散(《普济方·卷三百九十四·婴孩吐泻门·呕吐》)

治脾胃虚有热,面赤,呕哕吐涎,咳嗽及转过度者。

麦门冬(去心,焙干秤)　半夏(炒)　石膏(半两)

上加入甘草半两、藿香叶一钱,同为末。每服半钱,水一盏煎至七分,食乳前温服。

八、治小儿痰吐方

1. 丁香温胃丸(《圣济总录·卷第一百七十六·小儿呕吐》)

治小儿胃气虚弱,多痰吐逆,乳食难停。

丁香(二钱)　天南星(一分,浆水煮透软,切作片子,焙令干)　半夏(一分,浆水煮令软,切作片子,焙令干)　水银(一分)　黑铅(半分,与水银结成沙子)　白豆蔻(去皮,一分)

上六味,捣罗为末,用黄蜡一两,熔和成煎,丸如绿豆大,每服二丸或三丸,丁香汤下。

2. 十珍饼子(《普济方·卷三百九十四·婴孩吐泻门·呕吐》)

治小儿大人呕吐痰涎,粥食难停,无问新久者,便宜。

丁香　沉香　木香　桂(去皮)　藿香　肉豆蔻　吴茱萸(洗,焙干,各半两)　半夏(汤洗七次,曝干,一两,生姜汁制)　水银(结砂子,研)　舶上硫黄(各七钱半)

上为细末,同和匀,炼蜜丸如小豆大,捻饼子。每服十饼,生姜汤下,或化服亦可,量病加减不拘时。

3. 参香汤(《普济方·卷三百九十四·婴孩吐泻门·呕吐》)

消寒痰,治呕吐。

人参(去芦)　藿香叶　舶上丁香皮　丁香　白茯苓(各一两)　青橘皮(去白)　木香　甘草(炙,各半两)

上为细末。每服一钱,水一盏,入生姜二片,煎至五分,去滓,放温,时时服。

4. 香葛半夏散(《普济方·卷三百九十四·婴孩吐泻门·呕吐》)

治痰逆呕吐,胸膈痞滞,烦渴,冒昏壮热,头痛。

藿香叶　干葛　牙硝　滑石(各三分)　半夏(半两)　甘草(炙,二分)

上为细末。每服一钱,水八盏,入生姜三片,木瓜少许,同煎四分,去滓,温服,不拘时。

5. 丁香丸(《普济方·卷三百九十四·婴孩吐泻门·呕吐》)

治小儿吐逆,兼大人心腹胀满,胁肋刺痛,胸膈痞塞不通。此药主消积滞生冷,去宿食,止痰逆恶心、霍乱吐泻。

丁香(二两)　肉豆蔻(三十个)　木香(一两半)　五灵脂(二十二两)　巴豆(去皮、去油,二百一十个)

上为细末,入巴豆令匀,面糊和令得所,丸如黍米大。每服五丸至七丸,温生姜汤下,橘皮汤亦得。食乳后服,如霍乱吐逆,煎桃叶汤下。小儿吐逆不定,三岁二丸,五岁以下五丸,生姜、桃叶汤下。

6. 半夏散(《普济方·卷三百九十四·婴孩吐泻门·呕吐》)

治暑伏热生痰,呕吐中痞。

半夏(五钱,酢煮)　赤茯苓(去皮)　甘草(生,各二钱)　陈粳米(五十粒)

上锉,焙,加生姜煎服,不止,调姜茹服。

7. 定生丸(《普济方·卷三百九十四·婴孩吐泻门·呕吐》)

治小儿吐逆不定,久必生风,化痰和胃气。

半夏(一两)　胡椒(半两,同炒)　蝎尾(半钱)　干姜(二钱)

上为末,姜汁糊丸如小豆大。三岁三十丸,姜汤送下,食乳前。

8. 半丁丸(《普济方·卷三百九十四·婴孩吐泻门·呕吐》)

治小儿痰吐风壅所致,或因感风痰盛,咳嗽作热,烦闷,神不安稳,睡眠不宁,不进饮食,或因欲食饮,食之即呕尽。由风痰在膈,饮食不下,宜服此丸。

半夏(半两,汤浸洗七次,为末)　丁香(一钱,

研碎)

上将半夏末水捏作饼,包丁香,再以面剂裹煨令熟,去面为末,生姜自然汁丸麻子大。每服三二十丸,淡姜汤下。

9. 小半夏汤(《普济方·卷三百九十四·婴孩吐泻门·呕吐》)

治呕吐及风痰水饮。

半夏(姜制,五钱) 茯苓(去皮,三钱)

上锉研,姜汁入水煎服。

10. 二香丸(《普济方·卷三百九十四·婴孩吐泻门·呕吐》)

治小儿胃冷停痰,呕吐不止。

半夏(二钱,汤洗去皮) 硫黄(研细) 丁香 木香 滑石(各一钱)

上件为细末,生姜汁煮面糊为丸如黍子米大。每服二十丸,温米饮送下,乳食空。

11. 三神散(《普济方·卷三百九十四·婴孩吐泻门·呕吐》)

治小儿痰乳停积,烦渴喜饮,呕吐不定。

干葛(一两) 甘草(微炙,三钱) 半夏(汤浸七次去滑,一两)

上件为㕮咀。每服一钱,水六分盏,生姜三片,青竹茹少许,同煎至二分,去滓,放温服,乳食空。

12. 茯苓半夏汤(《婴童百问·卷之七·寒冷呕吐哕逆》)

治诸呕吐,心下坚痞,膈间有痰水眩悸。

茯苓(二两) 半夏(五钱,汤泡七次)

上㕮咀。每服三钱,水一盏,生姜三片,煎六分服。

13. 二陈汤(《婴童百问·卷之七·寒冷呕吐哕逆》)

治痰饮为患,或呕吐恶心,或头眩心悸,或中脘不快,或发为寒热,或因生冷伤脾。

半夏(汤泡) 橘红(各五钱) 白茯苓(三钱) 炙甘草(一钱半)

上㕮咀。每服三钱,水一盏,生姜三片,乌梅一个,煎至七分,去滓温服。

九、治小儿惊吐方

1. 人参散(《太平圣惠方·卷第八十四·治小儿呕吐不止诸方》)

治小儿呕吐不止,心神烦闷,恶闻食气。

人参(一分,去芦头) 丁香(一分) 菖蒲(一分)

上件药。捣细罗为散,每服一钱,以水一中(小)盏,入生姜少许,煎至五分,去滓放温,量儿大小,以意加减,渐渐与服。

2. 菖蒲丸(《太平圣惠方·卷第八十四·治小儿呕吐不止诸方》)

治小儿呕吐喘促。

菖蒲(半两) 人参(半两,去芦头) 赤茯苓(半两)

上件药,捣罗为末,炼蜜和丸如绿豆大。不计时候,以生姜汤研下三丸,更随儿大小,加减服之。

3. 紫神汤(《普济方·卷三百九十四·婴孩吐泻门·呕吐》)

治小儿阴阳不和,中脘痞闷,涎盛呕逆,吐惊不定。

藿香叶(去土,一钱) 水银(一钱) 硫黄(二钱,同水银结砂子) 丁香(二钱) 滑石(一钱) 红曲(一钱)

上件为细末。每半钱,乳食前,用壁土汤调下。

4. 安神丸(《幼科证治大全·呕吐》)

治因惊吐乳,面色青者。

天门 牙硝 茯苓 山药 寒水石(各五钱) 朱砂(三钱) 甘草(五钱) 龙脑(一字,研)

上为末,炼蜜丸。藿香煎汤化服。

十、治小儿虫吐方

芦荟丸(一名**六神丹**)(《叶氏录验方·下卷·小儿方》)

治小儿呕吐,及五疳八痢,身体瘦劣,头发焦干,疳气腹胀,小便白浊,寒热往来,饮水无度,脏腑冷滑,乳食不化,蛔虫自出。

木香 丁香 诃子(煨,去核) 肉豆蔻(水调面裹炮熟,去面,以上各用二钱)

上件为细末,再用使君子末、芦荟各二钱,芦荟别研,共一处为细末和匀,枣肉为丸如麻子大。每服五七丸或十丸,饭下,不拘时候。

十一、小儿呕吐外治方

封脐丸(《良朋汇集经验神方·卷之四·小儿

吐泻》）

治小儿泻吐。

肉豆蔻（面裹煨熟，一钱五分） 雄黄（末，一钱）

上为末，醋糊为丸黄豆大，晒干。用一丸醋泡，少时放脐内以膏贴之。

【论用药】

1. 丁香

《本草纲目·木部第三十四卷·木之一·丁香》："小儿呕吐不止：丁香、生半夏各一钱，姜汁浸一夜，晒干为末，姜汁打面糊丸黍米大。量大小，用姜汤下。《全幼心鉴》"

2. 五倍子

《本草纲目·虫部第三十九卷·虫之一·五倍子》："小儿呕吐不定：用五倍子二个（一生一熟），甘草一握（湿纸裹，煨过），同研为末。每服半钱，米泔调下，立瘥。（《经验后方》）"

3. 芦中虫

《证类本草·卷第二十二·下品·芦中虫》："无毒。主小儿饮乳后吐逆，不入腹亦出。破芦节中，取虫二枚，煮汁饮之。虫如小蚕。"

4. 葛根

《本草纲目·草部第十八卷·草之七·葛》："小儿呕吐，壮热食痫：葛粉二钱。水二合，调匀，倾入锡锣中，重汤烫熟，以糜饮和食。（昝殷《食医心镜》）"

5. 壁钱

《证类本草·卷第二十二·下品·壁钱》："无毒。主鼻衄及金疮，下血不止，捺取虫汁点疮上及鼻中，亦疗外野鸡病下血。其虫上钱幕，主小儿呕吐逆，取二七煮汁饮之。虫似蜘蛛，作白幕如钱，在暗壁间，此土人呼为壁茧。"

【医论医案】

一、医论

《证治准绳·幼科集之七·脾脏部上·吐》

小儿寒吐者，由乳母当风取凉解脱，致令风冷入乳变败，儿若饮之，故呕吐也，乳母当食后捏去旧宿败乳，急服理中汤，次用酿乳法，其候是寒清痰夹乳吐出是也。凡有此候服药不效，胃气将绝，药不能下，当服灵砂丸。如大便通，宜来复丹，二药常用，验。〔薛〕寒吐之证，面目胀，额汗出，脉沉迟微，寒气停于胃，故胃不纳而吐出也。哕逆者，由胃气虚甚，过服克伐，使清气不升，浊气不降，以致气不宣通而作也。风寒在胃者，用理中丸。胃气虚者，六君子汤。风凉所致者，宜捏去败乳，急服理中丸，次服酿乳法。若呕吐清涎夹乳，小便清利，用大安丸。若因乳母食厚味，用东垣清胃散。若乳母饮醇酒，用葛花解酲汤，饮烧酒服冷米醋三五杯。乳母食生冷而致者，用五味异功散。乳母停食者，母服大安丸，子服异功散。乳母劳役者，子、母俱服补中益气汤。乳母怒动肝火者，用加味逍遥散。乳母郁怒伤脾者，用归脾汤。乳母脾虚血弱者，用六君芎归，其子亦服三五滴。气血虚而乳热者，子、母俱服八珍散，仍参热吐霍乱治之。

小儿秋夏伏暑，多有热吐，其吐黄涎，头额温，五心热，小便或赤而少，乃热吐也，或干呕而无物，宜香薷饮。（薛）小儿热吐者，因多食甘甜炙爆之物，或乳母膏粱厚味，胃经积热，或夏间暑气内伏于胃所致。若肌肉瞤动，烦热作渴者，暑伤胃气也，先用香薷散，次用竹茹汤。若吐乳色黄，不能受纳者，胃经有热也，先用泻黄散，次用人参安胃散。若吐出酸秽者，乳食内停也，用保和丸。吐乳不消者，胃气弱也，用异功散。吐而少食，腹痛欲按者，脾气虚也，用六君子加木香。凡诸证，当验其手指热则胃热，冷则胃寒，热用泻黄散，寒用理中汤，不热不寒，异功散调之。

《医学研悦·附小儿形症研阅卷之八·呕吐》

呕吐乳食为病，参术煨附炮姜，此为阴胜格孤阳。若是蛔虫作呕，乌梅丸子高强。咳须化痰顺气，胃寒胆便细端详，呕吐治法为上。

呕吐者，声物俱有曰呕，无声有物曰吐，有声无物曰干呕。其症有三，有热、有寒、有食积之不同，热吐者，吐多时而出物少，渴欲饮冷，此胃有热也，以黄连合煨干姜，加二陈汤治之。寒吐者，吐少时而出物多，饮食不化，此胃受湿寒也，以理中丸，或胃苓丸煨干姜汤下。若恶食而食入即吐者，此积食在胃口，运化不得也，淡姜汤送理中丸，或用鹅羽扫口中，吐尽旧积后，用二陈汤，加干姜、神曲、麦芽、砂仁治之。如呕久而诸药不纳者，此胃口壮火，关格之病也，理中汤加童便猪胆煎服，此药妙不可言。如呕吐蛔虫，理中汤加乌梅一枚，附子一片，黄柏川椒，一服即止。

《幼幼集成·卷三·呕吐证治》

凡治小儿呕吐，先宜节其乳食，节者，减少之谓也。凡呕吐多渴，不可与之茶水，水入复吐，终不能止，必强忍一二时久，而后以米汤与之，吐自止矣。

哯乳者，时时吐乳而不多，似吐非吐，皆胃虚所致也，宜参香散。

有乳多而吐出者，非真吐也；苟不知禁，即成真吐也。百日内小儿多有之，盖身小身软，必等乳母拥抱之，苟有倾侧，乳即溢出。此人事也，不须用治。

嗽吐者，儿有咳嗽，必待其嗽定，方可与乳。若嗽未定，以乳哺之，其气必逆，乳不消化而为痰，痰气壅塞，嗽不得转而吐乳也，枳桔二陈汤。

小儿初生三日内吐乳者，用丁香三粒，陈皮三分，生姜三片，煎服自止。又不若煨姜汤更妙！此予用最多者，盖三四日内总皆寒吐也。

初起哯乳，即当调治。如哯不已即成吐，吐不已即成呕，呕不已即成哕，至此胃气大虚，精神渐脱矣。若呕吐不已，日渐沉困，囟陷囟肿，青筋大露者；并频吐不食，昏沉语塞，喘急大热，常吐腥臭者，皆死。

哕者，有声无物，最恶之候，凡久病之后而见此者，皆为不治。

［予按］为医者临诊治病，贵能体贴病情，能用心法。大凡呕吐不纳药食者，最难治疗。盖药入即吐，安能有功？又切不可强灌，胃口愈吐愈翻，万不能止。予之治此频多，先将姜汤和黄土作二泥丸，塞其两鼻，使之不闻药气。然后用对证之药煎好，斟出澄清，冷热得中，止服一口，即停之半时之久，再服一口，又停之良久，服二口停之，少顷则任服不吐矣。斯时胃口已安，焉能得吐？愚人不知，明见其吐药不纳，偏以整杯整碗强灌之，则一吐倾囊而出，又何药力之可恃乎？此等之法，不但幼科可用，即方脉亦当识此。倘临证不体病情，全无心法，即如呕吐一证，虽能识病，虽能用药，其如不纳何哉？

《幼幼集成·卷三·呕吐证治·呕吐简便方》

小儿卒呕不止，生姜取自然汁一盏，煎滚听用；蜂蜜四两，炼熟听用。每服用姜汁一匙，蜜二匙，白汤调服，每日五六次，效。

小儿干呕，极恶之证。用甘蔗取汁听用，生姜取汁听用。临服用蔗汁六匙，姜汁二匙，和匀温热服，不用汤水调。

凡呕吐服药不纳者，内有蛔虫在膈间，蛔闻药气则动，动则药出而虫不出。但于呕吐药中，加入川椒十四粒，则不吐矣，盖蛔得椒则伏矣。

治小儿一切吐逆，不拘冷热，及久吐诸药不效者。用硫黄五钱，水银一钱，同研至不见星，姜汁打米糊为丸小豆大。三岁者三丸，大人则三四十丸，以阴阳水送下。此二味加增分两，入阳城罐内封固，以炭火升炼之，即是灵砂，为仙家所用之物。最能升降阴阳，交济水火，乃扶危济困之神丹也。

《彤园医书(小儿科)·卷之四·呕吐门·呕吐附法》

治一切呕吐兼痰饮、食滞、气积者，主以二陈汤随症加味。感寒腹痛及犯瘴气黄沙，湿疟作吐者，用不换金正气散。若胃虚久病，见饮食即欲呕吐者，用前香砂六君汤加补养消导之味。

又方，治见食欲吐，取净黄土和盐少许，搓三丸，煅红白汤淬服，随进食。

又方，研灶心土，水糊丸，塞儿鼻孔，旋服药饵不致吐出，水调服治热吐。

古人谓：呕属阳明，有声有物，气血俱病也；吐属太阳，有物无声，血病也；哕属少阳，有声无物，气病也。李杲谓呕吐哕皆属脾胃虚弱，张洁古又从三焦以分气、积、寒之三因，然皆不外乎诸逆上冲也。

《金匮启钥(幼科)·卷二·呕吐哕论》

呕吐哕分三症，甚不可执一以视也。稽夫有声有物为呕，有物无声为吐，有声无物为哕，区已别矣。而究其致病之由，根于脾胃之虚寒，经言历历，人皆知之。而呕由于胃虚，吐由于脾虚，哕因于久呕病后，异途分出，往往昧之。遇呕之病，治脾必兼涉胃；遇吐之病，治胃必兼涉脾；治哕必扶元气者，大皆如是。然此犹未失所主也，乃有遇呕者固统之曰脾胃，遇吐者亦统之曰脾胃，遇哕者则统之曰呕吐，先后莫分，主客失令，若此者又不知几何人也。不俱此也，呕吐之作，多系寒症，间有热症，亦由寒为之衅，而医治者，往往不遵陈法，本属寒症，必故意从热治之，以标新奇，以争特识。噫，果系辨症之无差，犹可恕也，吾见其贻误者十有八九，其亦可恼而足伤也已。识者曰：是亦未谙先贤论著耳。予因不揣，考阅群书，辑编要法。稽夫呕吐作，而烦渴相因且热，而脉洪大，贪食炙煿，心思百味者，此虚寒之侯也，宜五苓散治之。而或备症发于夏月，是为寒候，治者莫不因时察症，而以热治矣，而不知寒从春佚，暑燥寒生，纵是热候，不过因热触发，治宜仍以寒攻。意以五苓散加藿香，庶几寒热两解，或治之不效，以藿连汤主之，断无不安。若仅见吐，则以理中汤调六一散主之。然而胃家火盛，呕吐亦作，竹茹汤，此宜速进。痰食火并呕吐由生，二陈汤勿作缓图，至石膏、黄连、杏仁、麦芽等味则又在因病而酌加。若夫脾胃原虚，因火炽而呕吐行，此则又非可专从寒治也，治宜橘皮竹茹汤。若或气缓神倦，额头汗出，脉息沉微，此为阴寒之候，轻用五君子煎或参香散，重则必用四味回阳饮或复阳丹，庶乃阳长阴生，垂危可振。若或血虚燥呕，用五君子煎加当归。若阴寒太过，元阳将脱，阴格其阳，阳药不纳，急用理中汤加猪胆汁，更入童便少许，服之自安。更有食滞不化，壅而作呕者，宜以养中煎，切忌攻伐相残。若或食滞成积，吐酸嗳馊，外症面色微黄，眼胞浮肿，脉弦实滑，治宜消积丸或参香散。其有面白唇红者，此为蛔虫上逆，宜以椒梅理中汤或温脏丸。而或外症未形，莫辨为寒为虫之候，则惟以扶阳汤。而或寒或虫诸无不效，更有呕吐而渴欲水者，须先以扶阳汤，继进来复丹，呕渴即止。有吐而兼嗽，或因嗽而吐者，此痰凝之症，宜二陈汤。有因乳多而呕者，节理而安，虽然呕吐之作于乳子也，子之病多由母使之然。为寻厥由，有母过厚味而致子呕者，用加味清胃饮。有因醇酒而致子呕者，用解酲汤。若因烧酒而致，则用冷米醋。有因怒动肝火，抑郁伤脾，土伤血热，遂致吮乳作逆者，是宜加味归脾汤或加味逍遥散。若因停食滞血，乳化醋馊，遂致吮之呕逆，此则子与异功散，母服大安丸，两相交治，自尔平安。若因劳役，有伤脾胃，则均服补中益气汤。若或乳母久病，儿发干呕，此因其母血衰乳断，干饥成逆，脾胃虚绝之候。抑或因母久药，中母药毒，伤脏成呕，此皆不治之症。王氏制米泔饮治干饥呕，解毒饮治中毒呕，亦保婴儿之一法也，不可不知。

《诚求集·呕吐》

呕者，有声者也。吐者，吐出乳食也。其病皆属于胃而所因不同。胃虚而吐，吐多出少，乳汁不消，或清涎挟乳吐出，二便清利，不热不渴，脉息沉微，二陈汤加丁香、炮姜。虚寒甚者，面白神疲，口出气冷，额前有汗，理中汤。甚，加附子，并须冷服。若中有停痰，胸满呕吐，或遇冷即发，当温胃消痰。胃热而吐，吐少出多，色黄酸苦，身热烦渴，便闭尿赤，面赤唇红，二陈汤加竹茹、川连。若炎天伤暑，烦渴暴吐，黄连香薷饮加干葛、竹茹（呕吐津液即去，其中烦、口必渴，不可因其渴以为热症）。积吐，眼胞浮，面微黄，足冷肚热，日轻夜重，吐黄酸水，或清痰、或宿食挟乳吐出，有酸馊气，二陈汤化下保和丸。风痰吐者，痰结气逆，连嗽而出，疏利肺气为主。若久嗽面白唇干，发干呕，急宜保肺，兼培脾土。虫吐、昏困不省人事，胃口时痛时止而呕清水（得食则止，饥则甚），于养胃中加使君子、苦楝皮之类以化虫（戴元礼曰：呕家不纳药，当有蛔在隔间，闻药则动，动则药出，于呕药中加川楝十粒，或先饮楝汤一二口良）。惊吐，早晚发热，山根青色，吐而不睡，安神丸，和胃之剂送下。肝胆之火上逆，呕吐酸苦，黄连、吴萸、白术、陈皮。伤风吐，咨于无度，运化不及，满而溢出，节乳为上，消乳散。气乳吐，由乳母忧郁，或气怒不时，令儿乳哺不化而吐，须释其忿怒，服宽中顺气药。酿乳，儿少与之。凡治吐，须辨新久。如初吐，当导利以顺气下行。久则须防胃气虚。行虚则生风，至目慢气微，手足肢冷，囟动露睛，此虚极危症，急温补胃气，亦有生者。

二、医案

《保婴撮要·卷七·热吐》

一小儿夏月吐乳，手指发热，作渴饮冷，口吐涎水。余谓胃气热，廉泉开而涎出也，用泻黄散而愈。后复呕吐，另用克滞之剂，口渴饮汤，流涎不已。余谓胃气虚寒，不能摄涎也，用理中丸而愈。

一小儿七岁，呕吐不食，面白指冷。此胃气虚寒也，用理中汤；呕吐顿愈，又用六君子汤而痊。后伤食腹痛，发热呕吐流涎，先用保和丸一服，而痛呕愈；再用四君、山栀而涎止。

一小儿食凉粉，而呕吐酸物，头痛发热。此内伤兼外感也，用人参养胃汤末二钱，姜汤调服，诸症皆愈；惟吐酸涎，用大安丸一服而止。

一小儿伤食发热，呕吐酸物，手指常冷。此胃气虚寒，阴盛隔阳于外，虚热所致也，用保和丸末二钱，浓姜汤调服而吐止，再用六君子汤加山栀而安。

一小儿呕吐作渴，暑月或用玉露饮子之类而愈。又伤食吐酸，余先用保和丸一服，吐止，次用五味异功散，饮食渐进，又用四君子汤而痊。

一小儿暑月患吐泻，服香薷饮、五苓散之类而止，但手足并冷，睡而露睛，饮食不入，肠鸣作呕，欲用清凉之剂。余曰：此始为热，终为寒也，当舍时从症。用人参理中丸，以姜汤化二服，病势始定；次用助胃膏渐安；又用六君子汤，调理而愈。

一小儿饮食多即吐，余用五味异功散愈之。又腹痛呕吐，先服大安丸，仍用异功散而愈。后症复作，另投祛逐之剂，吐泻不食，腹中痛甚，以手按之则止，此脾气复伤也，先用补中益气汤加茯苓、半夏一剂，又用六君子、升麻、柴胡二剂，饮食顿进。后食生冷，挟惊吐泻，手足并冷，唇口搐动，用六君、钩藤钩、柴胡而愈。

一小儿吐酸，作渴饮冷，腹痛发热，用人参养胃汤加黄连一剂，吐热稍定；又用保和丸一服，腹痛顿止。后伤食复吐，腹胀大便不通，用紫霜丸下之寻愈。又感冒咳嗽腹胀，另服下药，发热作吐，腹胀，手足并冷，睡而露睛，发搐，用六君、钩藤钩而安，又用四君加当归、川芎而愈。后患吐泻，手足并冷，用助胃膏顿痊。

一小儿呕吐发热，用泻黄散而愈。后因乳母饮酒，腹胀吐泻，用葛花解醒汤，子母服之渐愈，大便日去五七次，用五味异功散加升麻二剂，日去三次，乃用四君、肉豆蔻而痊。

一小儿吐酸发热，用保和丸渐愈，又用四君、山楂、神曲而安。后因饮食过多，呕吐复作，另用下积丸，更加作泻腹胀，手足发搐。余以为肝木侮脾，用五味异功散加柴胡、钩藤钩而搐止，又用六君子汤，饮食渐进而痊。

一小儿夏间呕吐腹痛，大便不通，服大黄药而愈。又伤食患吐发热，服泻黄散等药，呕吐腹痛，按之即止，面色青黄，手足并冷，此脾胃复伤而虚寒也，用异功散加木香愈之。后又伤食，腹胀作痛，或用消食丸，吐泻并作，小腹重坠，午后益甚，余朝用补中益气汤，夕用六君子加木香而愈。

一小儿呕吐，发热腹痛，面赤手热，口干饮汤，按其腹不痛，此脾胃气虚也，用异功散加木香、干姜一剂而愈。后伤食，吐而咽酸，腹中作痛，按之益甚，此饮食内停也，用保和丸二服而痊。

《幼科发挥·卷之三·脾所生病·呕吐》

本县儒学教官陶，有一子生八月病吐，诸医治之不止，汤丸入口即吐。诸医云：食入即吐，是有火也。欲作火治，用泻火药又不效，众医不能治，其吐益剧，即请予至议治。予曰：理中汤。师曰：服此方不得入也。予曰：用法不同。时有生员蔡一山，素与吾不睦，在傍笑云：不必多言，且看汝法何如也。予曰：汝亦不必多言，明早来问，始见吾之能也。此非试宏词博学科，何相忌耶。作理中汤剂，用獖猪胆汁、童便各半，拌之炒焦，以水煎服，药入立止。次早蔡生来问，师曰：果效。问是何方，曰理中汤。蔡子又问何法，予曰：此在《伤寒论》中猪胆人溺白通汤方下，兄归读之，自理会出来。师又问予曰：吾闻蔡子常妒汝，今信之，请言其法。予曰：吐本寒邪，当用理中汤热药以止之。内寒已甚，格拒其阳，故热药入喉，被寒所拒，不得入也。今胆汁之苦寒，童便之咸寒，下喉之后，两寒相得，故不复出。须臾之间，阴气渐消，阳气乃发，此热药须冷服，以主治格拒之寒，以止呕哕者是也。宋理宗呕吐不止，召医杨吉老治之，问用何方？曰辛热药也。帝曰：服之不效。吉老奏曰：热药冷服，药成放井中良久，澄冷进服，一啜而吐止，即此法也。师闻而喜之，后以六君子汤作丸调之。

王少峰次子，三个月病吐，请医治之，药乳不纳。予见其儿在乳母怀中，以身伸弩，上窜，呃呃作声，有发惊之意。乃取理中汤丸末子一分，用猪胆汁、童便各半匙，调分三服。初一次少停，略以乳喂一二口即止，又进一次，又乳之。其儿睡一觉，醒则呕止，不伸弩，不呃呃作声矣。予以是法教诸子止吐，活人甚多，乃良法也。

英山郑孔韶一女，辛丑三月患呕吐，请予往。视其证，乃伤食吐乳也，家人云无。乃用理中汤，去甘草加丁香、藿香不效，又作胆汁、童便法，亦不效。四日后吐出饭半碗，予谓家人曰：此女数日不食，何以有此完饭也？吾言伤食，汝固曰无，劳吾心力，不得见效。遂取脾积丸投之，取下恶粪如靛。询之，果五日前外翁王宅归，所吐出之饭，即所食之饭也。壅塞肠胃，格拒饮食，所以作吐，下之即愈。

《续名医类案·卷二十七·呕吐哕》

万密斋治教谕熊文村子，二岁病呕吐，更数医不效，食故入口即吐出。万视之曰：病可治也。问用何方？曰：理中汤。曰：服多剂矣，不效奈何？曰：如在《内经》乃阴盛格阳之病，寒因热用，伏其所主，先其所因则效矣。乃作一剂，取猿猪胆汁、童便各半，和药炒干，煎而服之（即仲景白通汤入人尿、猪胆汁之法），吐立止。后称渴，以汤饮之，复作吐。万曰：凡呕家多渴者，胃脘之津液干也，当得一二时吐止，胃气回，津液生，渴自止矣。令将前药渣再煎服之，仍禁其饮食，半日而安。熊问同是理中汤，前用之不效，今用之而效，何也？曰：公子胃寒而吐，当以热药治之。乃寒盛于中，投之热剂，两情不得，故不效也。今以理中为治寒之主，用猪胆汁之苦寒，小便之咸寒为佐，以从其格拒之寒，药下于咽，而寒相得入于胃，阴体渐弱，阳性乃发。其始则同，其终则异，故曰：伏其所主，先其所因也。此轩岐之秘旨，启元子之奥义，张长沙之良法也。后王民肃子，半载呕吐不纳乳，昏睡仰卧而努其身，有作慢风之候，亦以理中末三分，用水一杯，煎至半杯，入胆汁、童便各一匙搅匀，徐徐灌之而瘥。

一儿自满月后，常吐乳，父母忧之，诸医不能止。一日问万，万曰：呕吐者，非常有之病也。今常吐乳，非病也。然小儿赖乳以生，频吐非所宜也。其间有母气壮乳多，纵儿饱足，饱则伤胃，所食之乳涌而出，此名溢乳，如瓶之注水，满而溢也，宜损节之，更服肥儿丸。儿之初生，筋骨软弱，为乳母者，常怀抱护持可也，不然则左右倾侧，其乳流出，此名哯乳，如瓶之侧，其水流出也，能紧护持，则不吐也。有胃弱也，不能受乳以变之，吐出无时，所吐不多，此名哺露，如瓶之漏，不能容受也，当补其脾胃，助其变化可也，亦以肥儿丸主治自愈。（通达之论，养子者宜知之）

龚子才治小儿伤食呕吐。服克伐之药，呕中见血。用清热凉血之药，又大便下血，唇色白而或青。问其故。龚曰：此脾土亏损，肝木所乘而然也。今空心用补中益气汤，食后用异功散，以调补中气，使涎血各归其原而愈。

薛立斋治一小儿，每饮食失节，或外经所忤，即吐泻发搐，服镇惊化痰等药而愈。后发搐益甚，饮食不进，虽参、术之剂，到口即呕，乃用白术和土炒黄，用米泔煎数沸，不时灌半匙，仍呕。次日灌之，微呕。再日灌之，欲呕。此后每服二三匙，渐加至半杯，不呕，乃浓煎服而愈。（叶天士：观立斋治吐泻者，以脾胃为主，并不参入归、地，此乃认清门路之治，非张景岳所能及也）

一小儿停食，服通利之剂作呕，腹胀，此脾胃复伤也，用补中益气汤而愈。

万密斋治一儿，初生即吐。或欲用钱氏木瓜丸，曰：不可，小儿初生，胃气甚微，或有乳多过饱而吐者，当缓缓与之。或因浴时客寒犯胃而吐者，当用乳汁一杯，用姜葱同煎，少与服之。或因恶露泄水，停在腹中而吐者，宜以炙草煎汤而吐去之。奈何用木瓜丸，以铁粉、槟榔之重剂，犯其胃中初生中和之气耶？故常语人曰：钱氏小儿方，非先生亲笔，乃门人附会之说也。

《大还》治一小儿，生方九日，即呕吐腹胀。作脾气虚寒，用半夏、陈皮、姜汁、卜子、丁香、藿香、砂仁各少许，煎饮半酒盏而愈。

《诚求集·呕吐》

1）八月患吐，食入即出。或作火治，不效。易医，进理中汤，不纳。密齐诊之。此内寒已甚，格拒其阳，故药不得入也。即将理中汤分开，用猪胆汁及童便各半，拌炒煎服，果下矣，即止。《经》云：治寒以热，凉而行之。此之谓也。

2）久患呕吐，脉药不减。士材云：气口脉大软，此谷气少，药气多也。且多犯辛剂，可以治表实，不可以治中虚；可以理气壅，不可以理气弱。投半夏、人参、陈仓米，加白蜜甘润水煎，二剂减，数剂安。

3）暑月吐泻，服香薷、五苓之类止。但饮食不下，肠鸣作呕，手足肢冷，仍欲投以清暑，力止之。盖此症乃始为热，终为寒也。用人参理中丸，姜汤化下，二服势定，继以助胃膏、六君子汤而痊。

第五节

腹　痛

腹痛是指在内外因素的影响下，相关脏腑经脉郁滞痹阻，或失于温煦、濡养，而引起的以腹部疼痛为主症的病证。由于小儿、妇人等特殊人群在体质上有所不同，在辨治时也有所不同，故而有小儿腹痛、妇人腹痛(经行腹痛、妊娠腹痛、产后腹痛)、肥人腹痛等名称。小儿腹痛指小儿自觉腹部疼痛不舒为主要表现的一类疾病。小儿脏腑娇嫩,脾常不足,饮食失宜,或不慎受凉等,常容易引发腹痛。如《丹溪心法·小儿》中云:"小儿腹痛,多是饮食所伤",《本草纲目·草之三》中云:"胎寒腹痛,啼哭吐乳,大便泻青,状若惊搐,出冷汗。"

古籍中涉及小儿腹痛"辨病名""论用药"部分与成人无异,此部分已收集在《中医临床病证大典·脾胃病卷·腹痛》中,本篇不再重复。

【辨病因】

小儿腹痛的病因可分为外因、内因。外因包括风、寒、湿等外邪,内因包括饮食不节、瘀血内阻等,他如乳母将养失调等亦可引起幼儿腹痛,临证当辨。

《片玉心书·卷之五·心腹痛门》:"心腹痛有六:有寒,有热,有食,有积,有虫,有霍乱。"

《小儿推拿广意·卷中·腹痛门》:"盖小儿腹痛,有寒有热,有食积、癥瘕、偏坠、寒疝,及蛔虫动痛。诸痛不同,其名亦异,故不可一概而论之。热腹痛者,乃时痛时止是也,暑月最多。"

《证治汇补·卷之六·腹胁门·腹痛》:"大腹痛,多食积寒邪;脐腹痛,多积热痰火;小腹痛,多瘀血及溺涩。"

《冯氏锦囊秘录·痘疹全集卷二十三·腹痛》:"夫诸腹痛多属于寒,独痘疹腹痛,多属于火。"

《幼科汇诀直解·卷之三·腹痛》:"腹痛之因,邪正交攻,与脏气相击而作也。有火痛、冷痛、寒痛、虫痛、食积痛。"

《麻科活人全书·卷之四·腹痛第九十》:"腹痛之症不一,总由火毒内郁,而不能出,或为风寒壅滞遏抑,或因饮食停滞不化,而皆能致痛。"

《金匮启钥(幼科)·卷三·腹痛》:"腹之痛也,证不一焉。有因风寒暑湿,冷热食积,邪正相搏而痛者,有虫积中而痛者,且有盘肠气滞而痛者,故痛同,为证各别,所因各分,医治所当详辨。"

《幼科指南·腹痛门》:"小儿腹痛,有四证焉。如食痛、寒痛、虫痛等因,又有停食感寒,相兼而痛也。"

《推拿抉微·第二集推拿法·腹痛门推法》:"小儿腹痛,有寒有热,有食积癥瘕,偏坠寒疝,及疣虫动痛。诸痛不同,其名亦异,故不可一概而论。又曰:热腹痛者,乃时痛时止也,暑月最多。"

一、外因

外因包括外感风邪、寒邪、湿邪、火邪以及痧毒为患。

1. 风邪

《症因脉治·卷四·腹痛论·外感腹痛》:"风气腹痛之因:偶值衣被太薄,外又风气所伤,风与寒常相因,风气入于肠胃,传于太阴,则腹痛作矣。"

2. 寒邪

《太平圣惠方·卷第八十四·治小儿霍乱心腹痛诸方》:"而心腹痛者,是冷气与真气相击,或上攻心,或下攻腹,故令痛也。"

《太平圣惠方·卷第九十三·治小儿疳痢腹痛诸方》:"夫小儿疳痢腹痛者,因痢多而肠胃虚弱,冷气在内,与脏气相搏,真邪交击,故令腹中疠痛也。"

《症因脉治·卷四·腹痛论·外感腹痛》:"寒气腹痛之因:腹主太阴,其人阳气不足,又冒外寒。《内经》云:寒气入经,卒然而痛,此寒气之能令人腹痛也。"

3. 湿邪

《幼科发挥·卷之三·脾所生病·泄泻》:"所以腹痛滞下者,以湿邪胶结,气不足以引之外达,气欲行而难行故痛,湿欲去而又留故滞也。"

《症因脉治·卷四·腹痛论·外感腹痛》:"暑湿腹痛之因:夏令暑湿之邪,与肠胃水谷互相混乱,暑热不得发越,食气不得运化,而诸腹作痛之症成矣。"

4. 火邪

《幼科发挥·卷之二·心所生病·诸疮》:"使火毒郁而不得泄,入腹为腹胀,为腹痛。"

《景岳全书·卷之四十二谟集·痘疹诠·麻疹》:"凡疹初热一日至五六日之间,多有腹痛之证。此大肠之火郁于皮窍之中,故作腹痛。俱不可认作伤食,用消导之药,或以手揉,俱能致害。但解疹毒,毒散则腹痛自止,最宜慎之。"

《冯氏锦囊秘录·痘疹全集卷二十五·发热门杂症·腹痛》:"夫痘疹腹痛者,由热毒郁于三阴，滞于肠胃，脐以上属太阴，当脐属少阴，小腹属厥阴，须分别之，治法俱当升发解利。”

《症因脉治·卷四·腹痛论·外感腹痛》：“燥火腹痛之因：或令值燥热，或燥金司政，燥气伤人，肠胃干涸，不得流利，不通则痛，此燥火腹痛也。”

5. 痧毒

《症因脉治·卷四·腹痛论·外感腹痛》：“痧胀腹痛之因：或沿海之地，或山岚之间，或风木之邪，燥金之胜，一切不正之气，袭人肠胃，则为痧毒而腹痛作矣。”

二、内因

小儿腹痛的内因包括饮食失节、瘀血内阻、气滞不通、积热停滞、积寒停滞、痰湿停滞以及虫积停滞等。

1. 饮食失节

《太平圣惠方·卷第八十二·治小儿饮乳后吐逆诸方》：“夫小儿饮乳后吐逆者，由儿啼未定，气息不调。乳母怱遽以乳饮之，热气尚逆，乳不得下，停滞胃膈，则气满急，令儿呕逆。又乳母失于将息，遂意取冷，令气入乳，乳已变坏，不捻除之，仍以饮儿。令乳入腹，与胃气相逆，则腹痛气急，亦令呕吐。又解脱换衣及洗浴，露儿身体，不避风冷，因客肤腠，搏于血气，则冷入于胃，故腹胀痛而呕逆也。”

《幼科发挥·卷之一·原病论》：“腹痛者，食所伤也。”

《幼科发挥·卷之三·脾所生病·积痛》：“小儿腹痛，属食积者多，食积之痛，属寒者多。盖天地之化，热则发散而流通，寒则翕聚而壅塞。饮食下咽之后，肠胃之阳，不能行其变化转输之令，使谷肉果菜之物，留恋肠胃之中，故随其所在之处，而作痛也。”

《景岳全书·卷之四十一谟集·小儿则·腹胀腹痛》：“小儿腹胀腹痛，多因食积，或寒凉伤脾而然。《内经》曰：病痛者阴也。又曰：痛者，寒气多也，有寒故痛也。东垣曰：寒胀多，热胀少，皆主于脾胃。故凡小儿肚腹或胀或痛，虽曰多由积滞，然脾胃不虚，则运化以时，何致作胀？是胀必由于虚也。若胃气无伤而腹中和暖，则必无留滞作痛，是痛多由乎寒也。”

《石室秘录·卷五·岐天师儿科治法》：“腹痛者，以手按之，手按而疼甚者，乃食也。”

《石室秘录·卷五·岐真人传儿科秘法》：“腹痛者，如小小儿自家捧腹是，须用手按之，大叫呼痛者，乃食积也。”

《冯氏锦囊秘录·痘疹全集卷二十五·辨疑似》：“如大便酸臭而不消化，腹痛吐泻，嗳臭恶食者，是伤食之热也。”

《症因脉治·卷四·腹痛论·内伤腹痛》：“食积腹痛之因：饮食不节，或饥饱伤损，或饱时强食，或气食相凝，或临卧多食，皆成腹痛之症也。”

《婴儿论·辨中焦病脉证并治第七》：“腹痛在脐上硬满者，必食饪也。”

2. 虫积内腑

《症因脉治·卷四·腹痛论·内伤腹痛》：“虫积腹痛之因：脾为太阴，专主于腹，喜燥恶湿。若脾胃湿热，则水谷停留，湿热化生，虫积易成，而腹痛矣。”

三、其他病因

其他病因包括儿母失养、护养失当以及余毒未清等。

1. 儿母失养

《太平圣惠方·卷第八十二·治小儿躽啼诸方》：“夫小儿在胎之时，其母将养伤于风冷。邪气入于胞中，伤儿脏腑。故儿生之后，邪犹在儿腹内。邪动与正气相搏，则腹痛。”

《普济方·卷三百六十一·婴儿初生门·躽啼》：“夫躽啼有阴阳两证。阴者在母妊娠之时，将养失度，取凉饮冷，不避风寒，冷气入胞，伤儿脏腑。儿生之后胎寒，腹内与正气相搏，令儿腹痛，仰蹙而啼。”“阳者亦母妊娠之时，酒食热物，衣厚火烘焙衾服，热气入胞，伤儿脏腑。儿生之后胎热，腹内与正气相搏，令儿腹痛，躽身而啼。”

《冯氏锦囊秘录·杂症大小合参卷三·胎寒》：“胎寒者，在胎母受寒邪，或过食生冷所致。必腹痛肠鸣，便青下利，寒栗时发，握拳曲足，失治则成盘肠溏泻，口噤慢惊。”

2. 护养失当

《幼幼新书·卷第四·断脐法第十》：“若先断脐然后浴者，则脐中水，脐中水则发腹痛。”

3. 余毒未清

《冯氏锦囊秘录·痘疹全集卷三十一·余毒

诸论》："腹痛吐泻，或小便赤涩，大便坚秘，精神昏愦，痂瘢赤紫，四肢倦怠，饮食减少者，此有余毒伏藏也。"

【辨病机】

小儿腹痛，总由脏腑虚弱，寒热之邪与脏气相击所致，或偏于本虚，或偏于邪实，或两者兼具，临证当审之。

一、概论

《太平圣惠方·卷第八十三·治小儿腹痛诸方》："夫小儿腹痛者，多由冷热不调，冷热之气与脏气相击。故为痛也。"

《古今医统大全·卷之八十九·幼幼汇集·腹痛门》："小儿腹痛之病，诚为急切。凡初生二、三个月及一周之内，多有腹痛之患，无故啼哭不已，或夜间啼哭之甚，多是腹痛之故，大都不外寒热二因：夫因于寒者，面白唇青，或泻痢清白，以热绵裹腹而啼少止即是寒也；因于热者，面赤唇红，得暖啼甚即是热也。一周之外，能吃饮食，则有伤食腹痛，或泻、或不泻，口渴而臭，面黄身热，即是积痛。久而不愈，必至成疳。除此三因之外，则如《内经·举痛论篇》云：五脏卒痛，寒邪客经，其机不可不察也。若《类萃》《小儿》等方概言寒邪而不及热与积，是则以管窥豹，未见其全斑也。"

《幼幼集成·卷四·腹痛证治》："夫腹痛之证，因邪正交攻，与脏气相击而作也。有冷有热，有虫痛，有食积，辨证无讹，而施治必效。"

《幼科切要·腹痛门》："小儿腹痛，皆有饮食失节，中气受伤，寒邪乘虚而入。阳虚亦有腹痛，或虫积等症。"

二、脏虚挟寒

《诸病源候论·小儿杂病诸候二·寒热往来腹痛候》："而脏虚本挟宿寒，邪入于脏，与寒相搏，而击于脏气，故寒热往来而腹痛也。"

《诸病源候论·小儿杂病诸候三·心腹痛候》："小儿心腹痛者，肠胃宿挟冷，又暴为寒气所加，前后冷气重沓，与脏气相搏，随气上下，冲击心腹之间，故令心腹痛也。"

《小儿卫生总微论方·卷十四·心腹痛论》："小儿心腹痛者，由脏腑虚而寒冷之气所干，邪气与藏气相搏，上下冲击，上则为心痛，下则为腹痛，上下俱作，心腹皆痛。更有一证，发则腹中撮痛，干啼无泪，腰曲背弓，上唇干，额上有汗，此名盘肠内吊之痛。"

《普济方·卷三百六十一·婴儿初生门·心腹痛啼》："夫卒然心腹刺痛，啼叫闷欲绝死者。盖小儿气血软弱，精神不足，忽伤贼风，遭邪气，中客忤，皆虚而得之。其证面易五色，眼睛不视，似惊痫状是也。无问大小，若阴阳顺理，荣卫和平，神守内坚，邪不干正，无诸暴疾也；或肠胃挟冷，暴为寒邪所折，邪气分争，攻冲上下，亦令心腹刺痛而啼也。"

《普济方·卷三百九十·婴孩心腹痛等疾门·疰疾》："腹痛者，盖脏虚木挟宿寒，邪入于脏，为寒相搏，而击于脏气故也。"

《普济方·卷三百九十五·婴孩吐泻门·霍乱心腹痛》："心腹痛者，是冷气与真气相击，或上攻心，或下攻腹，故成痛也。"

三、脏虚挟热

《普济方·卷三百九十七·婴孩下痢门·热痢》："夫小儿挟热痢，此由邪热在于肠间，因胃气不和，乳食伤动，故令腹痛肠鸣。"

四、脾胃虚寒

《古今医统大全·卷之八十八·幼幼汇集·养子十法》："肚者，胃也，为水谷之海。若冷则物不腐化，肠鸣腹痛，呕哕泄泻等疾生焉。"

《冯氏锦囊秘录·杂症大小合参卷五·脾胃方论大小合参》："若面白无光，瘦弱腹痛，口中气冷，不思食而吐水者，是胃气虚冷，法当暖胃扶脾。"

《张氏医通·卷十一·婴儿门上·五脏虚实寒热》："若面白腹痛，口中气冷，不思饮食，或吐清水者，脾胃虚寒也。"

五、瘀血内阻

《幼幼新书·卷第三·得病之源第七》："初生小儿至夜啼者，是有瘀血腹痛，夜乘阴而痛则啼。"

六、气滞不通

《幼幼新书·卷第三·病证形候第八》："腹痛盈盈是气壅。"

《症因脉治·卷四·腹痛论·内伤腹痛》:"气结腹痛之因:怒则气逆,思则气结。若人忧愁思虑,恼怒悲哀,皆能郁结成病;或气食相凝,用力劳动,起居不慎,则气亦伤结而痛作矣。"

七、积热停滞

《幼科发挥·卷之三·脾所生病·泄泻》:"因于积者,脓血交杂,肠鸣腹痛,所下腥臭,谓之瘕泻。"

《症因脉治·卷四·腹痛论·内伤腹痛》:"热积腹痛之因:或膏粱酒热,曰积于中,或心肝火动,煎熬于内,或多食过饱,停积发热,凡此皆热积腹痛之症也。"

八、积寒停滞

《症因脉治·卷四·腹痛论·内伤腹痛》:"寒积腹痛之因:真阳不足,身受寒邪,口伤生冷,胃阳不能腐熟消化,则寒积凝滞,不得宣行,而腹痛矣。"

《幼科释谜·卷三·痞结积癖·积痛》:"有寒积腹痛者,由日渐受寒,兼吃冷物凉饮,寒邪结于脾经,遂致作痛。"

九、痰湿停滞

《症因脉治·卷四·腹痛论·内伤腹痛》:"痰积腹痛之因:饮食入胃,赖脾土运化,其人胃阳不能腐熟,脾阴不能运化,则停积成痰,而腹痛矣。"

【辨病证】

辨病证包括辨证候、辨外感内伤、辨寒热、辨虚实、辨脏腑、辨色脉、辨预后等。

一、辨症候

《幼幼新书·卷第三·得病之源第七》:"腹痛则恶哭嗞哐。"

《景岳全书·卷之四十谟集·小儿则·总论》:"啼叫无泪,声长不扬者是腹痛。"

《景岳全书·卷之四十五烈集·痘疹诠·痘疮》:"治腹痛证当以可按拒按,及宜饱宜饥,辨其虚实,不得谓痛无补法,而悉行消伐也。又当因脉因证,辨其寒热,不得妄用寒凉也。大都寒滞者十居八九,热郁者间或有之,若虚不知补而寒因寒用,则害莫甚矣。"

《医学研悦·附小儿形症研阅卷之八·因症辨吉凶二》:"眉毛频蹙,则腹痛以多啼。"

《简明医彀·卷之六·盘肠气》:"小儿腹痛,腰曲干啼,额上有汗,口闭脚冷,上唇干燥,是其候也。"

《简明医彀·卷之六·腹痛》:"周内无故啼哭不止者,腹痛也。"

《证治汇补·卷之六·腹胁门·腹痛》:"腹痛乃脾家受病,或受有形而痛,或受无形而痛。盖暴伤饮食,则胃脘先痛而后入腹,暴触怒气,则两胁先痛而后入腹,血积上焦,脾火熏蒸,则痛从腹而攻上。血积下部,胃气下陷,则痛从腹而下坠。伤于寒者,痛无间断,得热则缓。伤于热者,痛作有时,得寒则减。因饥而痛者,过饥即痛,得食则止。因食而痛者,多食则痛,得便乃安。吞酸腹痛,为痰郁中焦。痞闷腹痛,为气搏中州。火痛肠内雷鸣,冲斥无定,痛处觉热,心烦口渴。虫痛肚大青筋,饥即咬啮,痛必吐水,痛定能食。气虚痛者,痛必喜按,呼吸短浅。血虚痛者,痛如芒刺,牵引不宁。"

《幼科推拿秘书·卷四·推拿病症分类·腹痛门》:"小儿腹痛有三,或冷,或热,或食积。脐上者热,脐中者食,脐下者冷。"

《冯氏锦囊秘录·杂症大小合参卷三·盘肠内瘹》:"更有内瘹者腹痛多啼,唇黑囊肿,粪青汗出,咬乳流涎,伛偻反张,腹胀目瞪,虎口脉纹入掌,眼内有红筋斑血,有类惊候。"

《冯氏锦囊秘录·杂症大小合参卷五·论泻》:"如腹痛肠鸣,卒痛一阵,水泻一阵者,是火如昏闷疾多,时泻时止,或多或少者为痰。如痛甚而泻,泻后而腹痛减者为食积。"

《冯氏锦囊秘录·痘疹全集卷三十一·腹痛》:"夫痘疹未出而腹痛者,斑毒内攻也。至于痘后,则毒气常解,无复壅遏而腹痛者,其症有二,有因大便不通,燥尿作痛者;有因胃虚不能消谷而腹痛者。燥尿痛者,病在下焦,伤食痛者,病在上焦此皆手不可按者也。如原食少,大便常润,忽尔作痛者,虚寒症也。此病在中焦,必喜热手摩按者是也。上者消之,下者利之,中者温之。"

《儿科萃精·卷八·腹痛门·腹痛解》:"惟食痛、寒痛、虫痛,更有因内食外寒而痛,其证不出四者之外。因作腹痛解。"

二、辨外感内伤

《儿科萃精·卷八·腹痛门·内食外寒腹痛》:“小儿内伤乳食,外感寒邪,遂至食寒凝结,腹中作痛。其候发热恶寒,而更为腹痛,恶食呕吐,啼叫不已。”

1. 辨外感

《症因脉治·卷四·腹痛论·外感腹痛》:“风冷着腹,即患腹痛,或发寒热,腹中攻注,或腹中作响,大便作泻,此风气腹痛之症也。”

“热令当权,忽尔腹中作痛,肠中作响,痛泻交作,此暑湿霍乱之类也。”

“忽尔胸腹胀痛,手足厥冷,指甲带青,痛不可忍,不吐不泻,或吐或泻,按之痛甚,俗名绞肠痧,此即痧胀腹痛之症也。”

“满腹刺痛,攻注胁肋,口渴身热,烦躁不寐,小便黄赤,不吐不泻,此燥火腹痛之症也。”

“面黄唇白,手足多冷,恶寒不热,二便清利,腹中绵绵作痛,此寒气腹痛之症也。”

2. 辨内伤

《医学纲目·卷之三十八小儿部·脾主湿·腹痛》:“小儿腹痛曲腰,干哭无泪,面青白,唇黑,肢冷,为盘肠内吊。”

《普济方·卷三百七十二·婴孩惊风门·天瘹惊风》:“惊风内瘹,腹痛多啼,唇黑囊肿,伛偻反张,眼内有红筋血斑者,是盖寒气壅结,兼惊风而得之。又盘肠气,与虫证亦令腹痛多啼。”

《普济方·卷三百九十二·婴孩癖积胀满门·积聚》:“儿腹痛积聚之候皆面黄瘦劣,呕哑不生肌肉,发立或肌体浮肿,腹急及多困,多为水气。”

《古今医统大全·卷之八十九·幼幼汇集·积滞门》:“腹痛啼叫,利如蟹沫,此因触忤其气,荣卫不和,淹延日久得之,是为气积。”

《幼科发挥·卷之三·脾所生病·腹痛》:“虫痛发作无时,随痛随止。发则面色䀾白,口吐涎沫,腹中痛作疙瘩,脉洪大,目直视似痫。”

《证治准绳·幼科集之七·脾脏部·腹痛》:“虫痛面䀾白,心腹痛,口中沫及清水出,发痛有时。”

《医学研悦·附小儿形症研阅卷之八·因症辨吉凶二》:“腹痛而清水流出者,虫动。肚疼而大便酸臭者,食积。”

《幼科推拿秘书·卷四·推拿病症分类·腹痛门》:“伤食痛,面如常,心胸高起,手不可按,肠结而痛,食生冷硬物所伤,其气亦滞。”

《症因脉治·卷四·腹痛论·内伤腹痛》:“胸腹胀满,痛不欲食,嗳气作酸,痛而欲利,利后稍减,或一条扛起,手按则痛,此食积腹痛之症也。”

“时痛时止,利下白积,光亮不臭,或恶心眩运,或响如雷鸣,此痰积腹痛之症也。”

“腹中有块,块或耕起,痛而能食,时吐清水,或下长虫,面见白点,唇无血色,或爱食一物,肚大青筋,此虫积腹痛之症也。”

《婴儿论·辨下焦病脉证并治第八》:“腹痛暴泻,恶臭不可近者,为食积也。”

《验方新编·卷十·小儿科杂治·岐真人儿科秘法》:“腹痛如小儿自家捧腹是,须用手按之,大叫呼痛者,乃食积也。”

《推拿抉微·第一集·认症法·形色部位指南赋》:“腹痛而口流清水者虫多。”

《儿科萃精·卷八·腹痛门·食痛》:“小儿因饮食不节,积滞不化所致。故食入即痛,其候喜饮凉水,恶食腹满,吐酸便秘。”

三、辨寒热

《诸病源候论·小儿杂病诸候三·腹痛候》:“小儿腹痛,多由冷热不调,冷热之气,与脏腑相击,故痛也。其热而痛者,则面赤,或壮热,四肢烦,手足心热是也;冷而痛者,面色或青或白,甚者乃至面黑,唇口、爪皆青是也。”

《太平圣惠方·卷第八十三·治小儿腹痛诸方》:“故为痛也,其热痛者则面赤,或壮热,四肢烦,手足心热是也;冷而痛者面色或青或白,甚者乃至面黑,唇口爪甲皆青是也。”

《婴童百问·卷之五·腹痛》:“夫腹痛者,多因邪正交攻,与脏气相击而作也。挟热而痛者,必面赤或壮热四肢烦,手足心热见之。挟冷而痛者,必面色或白或青,手足冷者见之。冷甚而变症,则面黯唇口俱黑,爪甲皆青矣。”

《古今医统大全·卷之八十九·幼幼汇集·腹痛门》:“腹痛乃邪正交攻,相击而作也。挟热痛者,以面赤或壮热,四肢烦,手心热见之;挟冷者,以面色青白见之,冷甚则变证,唇口黑,爪甲青矣。”

《医学研悦·小儿研悦方卷之九·痢疾》:“痢

因瘀积湿热而成，亦由夏月生冷所致，但热症腹痛，寒湿腹不痛，为异耳。"

《幼科铁镜·卷四·辨腹痛》："腹痛，脐以上属火，脐以下属寒，其因不一。"

《幼科证治大全·腹痛》："小儿腹痛之病，诚为急切。凡初生二三个月及一周之内，多有腹痛之患。无故啼哭不已，或夜间啼哭之甚，多是腹痛之故。大都不外寒热二因，夫寒者，面白唇青，或泻痢清白，以热绵裹腹，而啼少止，即是寒也。因于热者，面赤唇红，得暖啼甚，即是热也。一周之外，能吃饮食，则有伤食腹痛。或泻或不泻，口渴而臭，面黄身热，即是积痛。久而不愈，必致成疳矣。"

1. 辨寒

《普济方·卷三百六十一·婴儿初生门·惊啼》："寒则腹痛而啼。面青口有冷气，肢亦冷，曲腰而啼。此冷证也。"

《幼科发挥·卷之二·慢惊有三因》："内钓者，肝受寒，则小腹痛，大叫哭，目直视，但不搐耳。"

《医宗说约·小儿科卷之四·心诚赋》："凡见小儿面白唇青，手足冷，口中冷气，或泄痢清白，无热不渴，腹痛悠悠无增减，或恶心呕吐，喜就暖处，脉来沉迟无力，俱属寒证。"

《幼科推拿秘书·卷四·推拿病症分类·腹痛门》："冷气攻心痛者，手足冷，遍身冷汗，甚之手足甲青黑，脉沉细微是也。"

《幼科铁镜·卷四·辨腹痛》："寒痛则面白，口气冷，大便青色，小便清利，痛之来也迂缓而不速疾，绵绵不已，痛时以热手按之其痛稍止，肚皮冰冷是也。"

《症因脉治·卷四·腹痛论·内伤腹痛》："绵绵而痛，无增减，得热稍止，得寒更甚，身无热，小便清利，痛则下痢，此寒积腹痛之症也。"

《推拿抉微·第二集·推拿法·腹痛门推法》："寒腹痛者，常痛而无增减也。"

《儿科萃精·卷二·初生门·初生夜啼》："寒则腹痛而啼，多在下半夜，盖夜则阴盛，寒则作痛，所以夜半后啼也。"

2. 辨热

《保幼新编·腹痛之候》："一、二岁儿未语者，有腹痛则必悲啼汗出，转身亘腹，坐卧不定，频顾下腹，时止时作者，热腹痛也。"

《幼科推拿秘书·卷四·推拿病症分类·腹痛门》："热痛面赤腹胀，时痛时止，暑月最多。"

《幼科铁镜·卷四·辨腹痛》："热痛则面赤，口气热，口渴唇红，大便秘小便赤，时痛时止，痛来迅厉，腹形如常，不肿不饱，弹之不响，以热手按之其痛愈甚，肚皮滚热，此真热也。"

《症因脉治·卷四·腹痛论·内伤腹痛》："身热腹热，烦躁不寐，时作时止，痛则汗出，或痛而作声，或痛而一泛即欲下痢，一利即止，此热积腹痛之症也。"

《专治麻痧初编·卷三》："凡疹初热一日至五六日之间，多有腹痛之证，此大肠之火郁于脾窍之中，故作腹痛。俱不可认作伤食，用消导之药，或以手揉，俱能致害。但解疹毒，毒散则腹痛自止，最宜慎之。"

四、辨虚实

《保婴撮要·卷五·腹痛》："按之痛者为积滞；不痛者为里虚。"

《证治汇补·卷之六·腹胁门·腹痛》："痛而胀闷者多实，痛不胀闷者多虚。拒按者为实，可按者为虚。喜寒者多实，爱热者多虚。饱则甚者多实，饥即闷者多虚。脉强气粗者多实，脉虚气少者多虚。新病年壮者多实，久病年高者多虚。补而不效者多实，攻而愈剧者多虚。病在经者脉多弦，大病在脏者脉多沉微。"

《幼科铁镜·卷四·辨腹痛》："伤食痛者必恶食，眼胞必浮肿，或泻下酸臭，腹必饱胀，弹如鼓声，或身作热是也。""积滞痛者今日伤、明日伤、逐日伤之而滞于脾胃间，不以饮食得其伤不痛，既有滞而后以乳食伤碍，故痛也。面色黄，嗳气酸，大便酸臭，便后痛减，足冷嗜卧，不思饮食是也。""气不和而痛者，儿下地后或地多湿，儿脐受风，以裹肚束脐过紧，不知儿体渐长束带未松，则上气不通下气，以故内气不和，故作痛也。审其非寒非热，问其母而脐果有束缚之弊，则气不和之痛必矣。""脾虚痛者，其候面无血气，微黄带微白，大便少而色白。""肝木乘脾痛者，肝木克脾，脾虚不胜其克则肝气无所泄，故乘脾之衰而作痛也。其候唇白，口中色淡，面多青色，痛则腹连两胁，重按其腹则痛止，起手又痛是也。""蛔痛者，腰曲扑身口流清涎，痛久不歇少顷又痛，或一时或二时而止，或歇半日又痛，面黄唇白，此蛔痛也。”

《幼幼集成·卷四·腹痛证治》：“然有虚实之分，不可不辨。辨之之法，但察其可按者为虚，拒按者为实；久病者多虚，暴病者多实；得食稍减者为虚，胀满畏食者为实；痛徐而缓、莫得其处者为虚，痛剧而坚、一定不移者为实。”

《杂症会心录·卷上·审虚实》：“腹痛有虚实矣，痛而拒按者多实，痛而喜按者多虚。”

《慈幼便览·腹痛》：“凡可按者为虚，拒按者为实。久病多虚，暴病多实。得食稍减者为虚，胀满畏食者为实。痛徐而缓、莫得其处为虚，痛剧而坚、一定不移为实。”

《幼科指南·四诊》：“然腹痛，须按其或软与硬，若不喜按为虚，喜按为实。”

《儿科萃精·卷三·身体诸病门·勘病状》：“小儿无故皱眉曲腰啼者，主内因腹痛，又当按其或软或硬，若喜按者为虚，不喜按者为实。”

1. 辨虚

《症因脉治·卷四·腹痛论·内伤腹痛》：“偎偎作痛，如细筋牵引，下引小腹，上引肋梢，肢体瘦弱，面色痿黄，腹虽痛而不饱闷，痛无定处，此血虚腹痛之症也。”

“面色痿黄，言语轻微，饮食减少，时时腹痛，劳动则甚，按之稍减，此气虚腹痛之症也。”

《儿科萃精·卷八·腹痛门·寒痛》：“小儿因中气虚弱，复为风冷所乘，则脾经受寒，故不时腹痛。现证尿白，爪甲白，面多青，喜饮热，或腹满下痢。”

2. 辨实

《医宗说约·小儿科卷之四·心诚赋》：“凡见小儿发热无汗，表实；大便闭，里实；心胸饱闷，腹中膨胀，恶心嗳气，吐出酸水，手足有力，腹痛手不可按，脉洪实有力，俱属实证。”

《症因脉治·卷四·腹痛论·内伤腹痛》：“胸腹胀满，痛应心背，失气则痛减，气闭则痛甚；服破气之药稍减，服补气这药则愈痛，此气结腹痛之症也。”

“不作胀，不饱满，饮水作呃，遇夜更痛，痛于一处，定而不移，服行气消化之药不应，以热物熨之稍减，此血滞停瘀之症也。”

五、辨脏腑

《保婴撮要·卷五·腹痛》：“中脘痛者，属脾。少腹痛者，属肾。”

《证治汇补·卷之六·腹胁门·腹痛》：“腹痛有三部，大腹痛者，属太阴脾。当脐痛者，属少阴肾。小腹痛者，属厥阴肝及冲任大小肠。”

《幼幼集成·卷四·腹痛证治》：“凡病心腹痛者，有上中下三焦之别。上焦者痛在膈上，此即胃脘痛也；中焦者在中脘，脾胃间病也；下焦痛在脐下，肝肾病也。”

《幼科切要·腹痛门》：“中脘腹痛属太阴……脐腹痛属少阴……小腹痛属厥阴……”

《慈幼便览·腹痛》：“上焦痛者，在膈上，是胃脘痛也。中焦痛，在中脘，脾胃间病。下焦痛，在脐下，肝肾间病也。”

《经验麻科·腹痛恶心》：“疹出不透，脾胃有毒，邪正交攻，脏气相击，火毒郁结，凝滞而作腹痛。腹痛者毒郁于阴，脐以上属太阴，当脐属少阴，小腹属厥阴。”

《厘正按摩要术·卷一·辨证·按胸腹》：“腹痛有食痛积痛，痛在心下，瘀血痛在脐旁小腹，按痛处则有块应手。肠痈痛右足挛急，小便淋沥。痰饮痛者，其痛动移无定处也。”

1. 脾胃虚冷

《婴童百问·卷之一·脾脏·第十问》：“脾胃虚冷，面皖白色，瘦弱腹痛”

《幼科概论·望形色审苗窍知表里寒热虚实说》：“呕吐腹痛，肢软肌瘦，脾虚且寒也。”

2. 脾经郁毒

《景岳全书·卷之四十三烈集·痘疹诠·痘疮》：“脾经痘证，多有吐泻腹痛者，诀云：发热肚中痛，斑疮腹内攻。发多防未透，发少更防痈。可见疮疹腹痛乃为恶候，当察腹痛吐泻各条治之。”

3. 肝木乘脾

《张氏医通·卷十一·婴儿门上·偏风口噤》：“腹痛少食，目胞浮肿，面色青黄，肢体倦怠，皆肝木乘脾证也。”

4. 脾脏受病

《幼幼集成·卷一·五脏所属之证》：“故脾病则腹痛。”

《儿科萃精·卷四·伤风门》：“小儿伤风自利，腹痛而手足冷者，脾怯也。”

《幼科概论·初生后小儿之杂症治法》：“小儿无故不吮乳，啼哭不止，是脾不运化，肠气调节迟滞,以致腹痛也。"

5. 心经受病

《推拿抉微·第一集认症法·诸病所属》:"凡是腹痛,盖无不关于血分,故皆属心。"

六、辨缓急

《冯氏锦囊秘录·杂症大小合参卷三·客忤》:"婴孩卒然心腹刺痛,腹大而满,啼叫烦闷欲绝者,有因气血软弱,精神未全,外邪客气兽畜等物,触而忤之,或客气未去,入房喘息未定,便乳儿者,皆能成为客忤。其候惊啼,口出青黄白沫,水谷解离,面目变易,腹痛面急,反倒偃侧,脉来弦急而数,状似惊痫,但此必眼下视而不上窜耳。"

《冯氏锦囊秘录·杂症大小合参卷二·审声》:"啼而不哭者,是声直无泪,主乎盘肠气瘸,腹痛几绝也。"

《罗氏会约医镜·卷二十·痘科·痘科》:"要知停食腹痛与毒气腹痛不同。停食痛者多急,疾在脐上,面白唇淡,手足冷;毒气痛者,稍延缓,有作有止,在脐下,或连腰痛,面红唇紫,手足不冷。"

七、辨色(声)脉(掌纹)

1. 辨脉(掌纹)

《普济本事方·卷第十·小儿病》:"凡腹痛多喘呕而脉洪者,为有虫。浮而迟潮热者,胃寒也,温之则愈。"

《医学纲目·卷之三十六小儿部·小儿通治》:"凡腹痛,多喘呕而脉洪者,为有虫。沉而迟,潮热者,胃寒也,温之则愈。诀曰:小儿脉紧风痫候,沉缓食伤多呕吐,弦急因知气不和,急促急惊神不守,冷则沉细风则浮,牢实大便应秘久,腹痛之候紧而弦,脉乱不治安可救,变蒸之时脉必乱,不治自然无过缪,单细疳劳洪有虫,大小不匀为恶候,脉沉而迟有潮热,此必胃寒来内寇,泻利脉大不可医,仔细酌量宜审究。"

《婴童百问·卷之一·脉法·第四问》:"沉细主腹痛。""沉紧主腹痛不歇。"

《医学正传·卷之八·小儿科》:"沉而弦者,为食积为腹痛。"

《保婴撮要·卷一·脉法》:"沉紧主腹痛有寒。"

《医方集宜·卷之八·小儿门·诊脉口诀》:"腹痛紧弦牢实秘。"

《明医指掌·卷十·小儿科·辨虎口纹四》:"纹细则腹痛多啼,乳食不消。"

《古今医统大全·卷之八十九·幼幼汇集·腹痛门》:"小儿脾胃脉弦,食积痛;脉迟微,为寒痛;阴弦则腹痛,弦急小腹痛;尺脉紧,脐下痛。心腹痛不得息,脉细小迟者生,坚实大者死。腹痛脉大而长者死。"

《证治准绳·幼科集之一·初生门·证治通论》:"凡腹痛,多喘呕而脉洪者为有虫,沉而迟、潮热者胃寒也。""沉紧脉心腹痛,短数同。""沉细脉乳食不化,亦主腹痛下痢。"

《幼科折衷·上卷·腹痛》:"阴弦则腹痛,弦急则小腹痛;尺脉紧则脐小腹痛,尺脉伏则小腹痛。"

《张氏医通·卷十一·婴儿门上·脉法》:"微细为疳积,为腹痛。"

《济世全书·坤集卷七·小儿科》:"故乱则病久;纹细则腹痛多啼,乳食不消。"

《症因脉治·卷四·腹痛论·外感腹痛》:"浮缓不数,乃是风冷。或见沉缓,风邪内伏。左关浮弦,风入肝胆。右关浮缓,风伤肠胃。""寒气腹痛:脉多沉伏,或见微弱,或见弦紧,或见迟弦。""暑湿腹痛:伤暑脉虚,腹痛脉大。虚大弦数,暑热之痛。滑大而数,暑食所伤。痛极郁遏,脉反沉伏。""燥火腹痛:多见躁疾,躁则为燥,疾则为热,躁疾兼见,则为燥热。""痧胀腹痛:脉多数大,或多促结,痛极而结,脉反停歇。"

《症因脉治·卷四·腹痛论·内伤腹痛》:"热积腹痛:右关滑数,肠胃积热。左关弦急,肝胆有火。热积内伏,脉反沉伏,按之良久,应指劈劈。""寒积腹痛:脉多沉迟,或见沉紧,或见沉弦,或见沉涩,寒冷太甚,脉至沉伏。""痰积腹痛:脉多滑大,滑主于痰,大主于积;滑大兼见,必是痰积。痰积内伏,脉反沉匿。""食积腹痛:右关滑大,或见沉实。迟缓主寒,实数主热。食填太仓,脉乃促结。食下肠胃,脉必数实。""虫积腹痛之脉:乍大乍小,乍数乍缓,或见沉滑,或见沉涩,虫积牢固,其脉沉实。""血滞腹痛:多见芤涩。或见沉细,血滞停瘀;或亦牢实,停蓄发热,脉亦数疾。""血虚腹痛:多见细涩,或见虚微,阴虚阳旺,乃见细疾。气离血散,弦细而极。""气虚腹痛:多见微弱,或见空大，或见细涩，元气虚惫，脉反动急。”“气结腹痛：下手脉沉，便知是气。沉迟气寒，沉数气热。沉伏气凝，沉涩气结。”

《幼科释谜·卷一·总论·脉法》：“腹痛之候紧而弦。”

《幼科释谜·卷一·总论·脉应杂病》：“沉紧脉，心腹痛，短数同……沉细脉，乳食不化，亦主腹痛下痢。”

《验方新编·卷十·小儿科杂治·纹形主病歌》：“掌心包络所主，纹入掌中，邪侵内脏，由中气寒也，故为腹痛。纹若弯弓，内外有别，其纹之两头弯向中指为内，为顺症，为外感风寒，治之犹易。其纹弯向大指为外，为逆症，为内伤饮食，治之稍难。形如水字，脾肺不足，食塞太阴，中气怯弱，脾不运化故也。”

《厘正按摩要术·卷一·辨证·候脉》：“右脉弱，左脉强，主腹痛易怒。”

《推拿抉微·第二集·推拿法·纹形主病歌》：“腹痛纹入掌中心。”

《推拿抉微·第二集·推拿法·脉证宜忌歌》：“腹痛不堪浮有力。”

《儿科萃精·卷三·身体诸病门·切周岁脉》：“紧脉者，左右如转索之象，沉紧病主腹痛。”

《幼科概论·指纹切要》：“掌心包络所主，纹入掌中，邪侵内脏，由中气寒也，故为腹痛。”

2. 辨色

《保婴撮要·卷二·面上症》：“额间……青黑主惊风，腹痛。”“左脸……青黑主肝克脾而惊搐腹痛。”“右脸……色青黑主惊风腹痛。”“印堂青黑主腹痛夜啼。”

《古今医统大全·卷之八十八·幼幼汇集·论色脉》：“青黑色主惊悸腹痛。”“青黑色主心中有邪，惊风腹痛，手足瘛疭而啼叫。”

《古今医统大全·卷之八十八·幼幼汇集·五脏病证形色总见面部》：“人中黑，腹痛虫动。”

《古今医统大全·卷之八十八·幼幼汇集·面部杂病证》：“印堂证：青黑色主腹痛、夜啼。”“面青脸赤：主壮热惊搐，面青白黑，往来不定，主心腹痛，发渴无时。”

《古今医统大全·卷之八十八·幼幼汇集·三关五色脉纹应病歌》：“寅关纹见浅青色，便青腹痛。”

《寿世保元·卷八·儿科总论·观面部》：“青黑主惊风腹痛。”

《小儿诸证补遗·面部病证歌》：“人中色黑虫腹痛。”

《医宗说约·小儿科卷之四·发热》：“伤食胸膈又饱闷，吐泻腹痛面黄色。”

《冯氏锦囊秘录·杂症大小合参卷二·审机》：“印堂青色者，主胎热、胎惊、腹痛夜啼也。更凡身热，而眉攒不舒者，主头疼；不热而然者，主腹痛下痢，或热拥三焦，并凡病机将发亦然。”

《冯氏锦囊秘录·杂症大小合参卷三·验生死症诀大小总论合参》：“黑色多绕口鼻，青色从眉绕耳，鼻上青色腹痛。”

《济世全书·坤集卷七·小儿科》：“左腮属肝，其色青者为顺，白者为逆……青黑，主惊风腹痛。”“额上属心，其色赤者为顺，黑者为逆。若青黑，主惊风，腹痛。”

《验方新编·卷十·小儿科杂治·岐真人儿科秘法》：“黄筋现于山根或皮色黄者，不论横直，总皆脾胃之症，或水泻，或上吐，或下泻，或腹痛，或不思饮食。”

《验方新编·卷十·小儿科杂治·夏禹铸审小儿颜色苗窍法》：“又面有五色，面红病在心有热，面青病在肝多腹痛。”

《幼科切要·腹痛门》：“关纹浮青风寒，沉青阴寒，淡红虚寒，沉涩食积。”“口唇内有白坑点者寒虫，宜温；若红子粒者热虫，宜杀虫兼清。”

《儿科萃精·卷三·身体诸病门·察面色》：“青为肝色，如面青病在肝，主多腹痛。”

3. 辨声

《证治准绳·幼科集之三·心脏部一·喜笑不休》：“呻而为腹痛。”

《寿世保元·卷八·儿科总论·观面部》：“腹痛瘛疭啼哭。”

《寿世保元·卷八·儿科总论·手指脉纹式》：“纹细则腹痛多啼，乳食不消。”

《幼幼集成·卷一·面部形色赋》：“眉目频蹙，必腹痛而多啼。”

《幼幼集成·卷二·胎病论》：“如啼哭不乳者，腹痛也。”

《婴儿论·辨寒热脉证并治第二》：“儿发热啼哭，缓急交作，握拳啮齿者，为腹痛也。”

《婴儿论·辨中焦病脉证并治第七》："儿嗔声缓急，啼号无泪，而脉弦急，此为腹痛也。"

《罗氏会约医镜·卷十九·儿科疮科·儿科》："若啼叫无泪，声长不扬者，是腹痛。"

《医法圆通·卷二·小儿抽掣》："腹痛则其哭也头必俯。"

《幼科指南·四诊》："如有声无泪，声短而啼，啼而不哭，则气不伸畅，知主腹痛。"

《儿科萃精·卷三·身体诸病门·听五声》："啼而不哭则气不伸畅，主腹痛。"

八、辨预后

《普济本事方·卷第十·小儿病》："腹痛之候紧而弦，脉乱不治安可救。"

《幼幼新书·卷第二·脉法第十三》："小儿久下病痢，脉浮而腹痛者，不可治。"

《证治准绳·幼科集之一·初生门·证治通论》："脉浮大而腹痛者必死。"

《景岳全书·卷之四十三烈集·痘疹诠·痘疮》："腹痛而泻脓血者不治。"

《幼科折衷·上卷·腹痛》："瘕疝痛心腹痛，痛不息，脉细小迟者生，紧实大者死；腹痛脉反大而长者死；脐下大痛、人中黑者死。"

《冯氏锦囊秘录·痘疹全集卷二十三·腹痛》："更有毒气弥蔓，阳毒入胃，是以便血无度，腹痛啼哭者，并发热时，心腹绞痛，烦闷叫号，其疮陷伏，而胀满疼痛喘促者，此皆毒恶之气攻刺肠胃，燔灼脏腑，至恶之候也，并不可治。"

《慈幼新书·卷五·痘疮·落痂余毒诀》："腹痛而见舌白，元气竭也，必死。"

《幼科释谜·卷二·伤寒·伤寒原由症治》："腹痛啼叫，不食，凡乳食即吐哯，五日愈也。"

【论治法】

小儿腹痛的治法包括综合治法、内治法、外治法。然亦不出汗、吐、下、和、温、清、消、补八法之外。八法的选用，当根据病证的寒热虚实而定，临证当审。

一、概论

《活幼心书·卷中·明本论·腹痛》："盖小儿腹痛，有藏寒痛，锁肚痛，盘肠内吊痛，积痛，癥瘕痛，痃痛，癖痛，吊肾痛、偏坠气，寒疝痛，蛔（音回）虫动痛。诸痛不同，其名亦异，故不可一概论之。藏寒痛议，附胎寒论后。锁肚痛，一月内婴孩，忽乳不下咽，肚硬如石，赤如朱，撮口而哭，面青唇黑，手足口气俱冷，是也。始因断脐带不紧，为风冷所乘，证亦危急，以白芍药汤、乌梅散、一字金投之。日久则难愈，更参考脐风证内议论。盘肠内吊痛，议在夜啼论中。积痛，腹中阴阴而痛，面黄不食，儿大者口吐酸馊气，先治积滞，后调脾胃，其痛自止，仍辨虚实和解治法，见前伤积论中。癥瘕痛，乃久积所致，亦能成疳，此皆荣卫俱虚，外则感受风寒，内则过伤乳食，停滞既久，不能克化，故邪并于阴为症，阴则专静凝而不移，邪并于阳为瘕。假物象形，动而不息，盖此二证，若久而不治，亦成脾疳积，或两胁间有块如石，按之则痛，不按则轻，或面黄肌瘦，肚硬而胀，及有青筋，昼凉夜热，蒸潮无时，乳食减少，爱吃泥土，或大便酿泻，痛则身冷如冰，法当调脾养胃，用醒脾散、参苓白术散；磨积理疳，用化癖丸、三棱散、木香莪术丸；治酿泻，没石子丸、沉香槟榔丸。然此积滞之疾，非匕剂可疗，必须次第调理，则日久自然平复。痃痛者，始则腹内一小长块，其硬如臂，从腰缠转，或左或右，良久痛甚，则见于皮下，不妨乳食。其证先因有疾，表解未尽，遽尔下之太过，气虚寒搏郁结而成，法宜益气理虚，用参苓白术散、沉香槟榔丸、木香莪术丸为治；或间投白芍药汤，加人参、茯苓，水、姜煎服。癖痛者，癥瘕痃癖四证，大同小异，各有治法，惟癖证详论在前。吊肾偏坠痛，论在阴囊肿证内，当理肾和气。寒疝痛，即在疝证论中详备。蛔虫动痛，口吐清水涎沫，或吐出虫，痛不堪忍，其疾因食甘肥荤腥太早而得，故胃寒虫动作痛。其虫吐来，或生或死，儿小者此痛苦甚，亦致危难。先以理中汤加乌梅，水煎服，使胃暖不逆；次芦荟丸、使君子丸化虫饮主之。有儿大者，面㿠白而间黄色，肉食倍进，肌体消瘦，腹中时复作痛，此有血鳖蛔虫杂乎其间，以二圣丸下之。又有胃受极寒极热，亦令虫动，或微痛，或不痛，遽然吐出，法当安虫为上。若以治虫，反伤胃气，固不可也。因寒而动者，用理中汤加乌梅，水煎服；因热而动者，用㕮咀五苓散，亦加乌梅，水姜煎投。"

《平治会萃·卷三·小儿科·滞下辨论》："又观河间立言：后重则宜下，腹痛则宜和。"

《普济方·卷三百九十·婴孩心腹痛等疾门·心腹痛》:“夫小儿心腹疼者,证候多端,不可枚举。有虫动者作疼,面变五色,口吐清水或涎沫,或合眼哭叫,仰身扑手,心神闷乱,沉沉嘿嘿者是也。宜先吃使君子,次服官局化虫丸。小儿饮食不节,或餐冷硬肥腻甘甜过度,伤饱不得克化,停积于脏;或因冷气所触,故作疼痛。诊其脉沉细者,乃积也,轻则京三棱、莪术、橘皮、缩砂;重则取动,非巴豆、硼砂、干漆不可止也。又有气痛,或因怒而食,或伤风冷之气,或因体虚脏寒而作疼,诊其脉弦紧者是也,当用木香、紫苏子、沉香、青橘之属,大人小儿皆可服四磨饮子,沉香、木香、槟榔、乌药。而有一般心疼,大人小儿多患,凡有此疾无药可疗,急用艾灸足大拇指节中,男左女右,无问大人小儿。又有一种劳瘵尸虫作痛,食不知饱,人形羸瘦,五心烦热,或骨蒸潮热,宜服金露丸。”

《普济方·卷三百九十·婴孩心腹痛等疾门·心腹痛》:“凡脾家疼痛者,皆因胃虚。不究病源,多用和养等剂,以致掩蔽邪气。盖腹痛多因邪正交争,与脏气相击而作也。受证非一,夹热痛者壮热面赤,或四肢烦手足心热,药宜四顺饮加青皮枳壳。夹冷痛者面白或青,甚者面黑唇口爪甲皆青,药宜五积散,重者理中汤。冷热不调,邪正交争,宜枳汤加青皮、陈皮、木香、官桂、当归。有积伤脾则面黄腹胀,夜热昼凉,宜紫霜丸去其积。风冷入脾,则脾胃积冷,中满疼痛,荏苒岁月,不可测识,宜和剂抽刀散,以伐其根。脾间蛔痛,则作乍吐呕清沫,宜槟榔丸主之。”

《秘传证治要诀及类方·卷之五·诸痛门·腹痛》:“腹痛之痛,所感不一。或因寒热,或因暑湿,或因饮食饥饱,不问何证,皆可用藿香正气散,加木香半钱;或正气散,调化苏合香丸。若腹痛欲得热手按,及喜热食者,此是积冷作痛,当用理中汤,或治中汤、小建中汤等药。若冷痛,用温药不效,痛愈甚,大便不甚通,当微利之,用藿香正气散,每服加官桂、木香、枳壳各半钱,吞下来复丹;或用苏感丸,不利,则量虚实用神保丸。有全不喜食,其人本体素怯弱,而又加以腹冷疼者,养胃汤,以白术、苍术,仍加桂、茱萸各半钱,木香三分。应腹冷痛,或心脾疼者,生姜均治之。”

《保婴撮要·卷五·腹痛》:“小儿腹痛,口中气冷,不思饮食,脾土虚寒也,用调中丸主之。口中气温,大便酸臭,积痛也,用下积丸治之。面赤壮热,或手足并热,实热也,用泻黄散泻之。面黄微热,或手足并温,虚热也,用异功散补之。若作渴饮汤,胃气虚热也,用白术散。若痛连两胁,肝木乘脾也,用四君子汤加柴胡、芍药。若腹痛重坠,脾气下陷也,用补中益气汤加升麻。若手足指冷,或吃逆泄泻,寒水侮土也,用六君、炮姜、肉桂;不效,急加附子。若服克滞之药,致腹作痛,按之不痛,脾气复伤也,用五味异功散。”

《片玉心书·卷之五·心腹痛门》:“凡小儿外感风寒,内伤冷物,胃气当心而痛,啼哭闷绝,手足冷,或吐或不吐,以热手按摩则止者,用草豆蔻丸主之。

凡小儿受寒,绕腹疼痛,叫哭不宁,手足冷,汗出,或泄或不泄,得热稍定,以理中汤主之。凡小儿腹痛,无时举发者,此积痛也。不可数下,下则气伤而难愈,以集圣丸调之。

凡小儿饮食之后,卒然腹痛,此伤食也。须问其平日,曾有此疾否?若原无此疾,作伤食看,以丁香脾积丸利去所伤之食,用原伤之物,煎汤送下;后以集圣丸调之。若原有此疾,当作积论。

凡小儿心腹疼痛,嘈杂,口吐清水,面黄肌瘦,得食即止,肚饥又作嘈杂痛,此虫痛也。先用雄黄解毒丸,苦楝根白皮煎汤吞下,追去其虫,后用集圣丸调之;如元气弱者,不可下,只用集圣丸主之。

凡小儿昼则无事,夜则啼哭,此腹痛也。盖腹属阴,痛主寒,遇夜则发,阴寒甚也。以理中丸,灯心烧灰煎汤下。”

《幼科发挥·卷之三·脾所生病·泄泻》:“如泻时有腹痛,或吐或不吐,所泻者多完谷未化,此寒湿证也,宜理中汤主之。

如泻时有腹痛,或痛或不痛,所下亦有完谷而未尽化者,此邪热不杀谷也,有成糟粕者,皆属热湿,以《伤寒论》中猪苓汤主之。

如泻时有腹痛腹鸣之证,恶食,所下酸臭之物,此因宿食停滞于中而成湿,此食化为湿也,宜下之,积去泄自止也,丁香脾积丸主之。”

《景岳全书·卷之四十谟集·小儿则·总论》:“若曲腰啼叫,哭而无泪者,多系腹痛,宜木香散,或用温胃饮加木香。若脾肾寒甚而兼带作痛者,宜陈氏十二味异功散。苦过用乳食,停滞作痛,邪实无虚而啼者,宜保和丸、和胃饮加减主之。"

《景岳全书·卷之四十一谟集·小儿则·腹胀腹痛》:"故治痛治胀者,必当以健脾暖胃为主。若无火证,不得妄用凉药。若无拒按坚实等证,不得妄用攻药。""治法:凡小儿肚腹膨胀,或时常作痛,黄瘦,常用调理之法,惟芍药枳实丸加减用之为宜,且善止腹痛;或大健脾丸、杨氏启脾丸、和中丸之类,皆可酌用。若偶尔伤脾,气促困倦,外见腹胀而内不胀者,此脾气虚也,宜五味异功散,或六味异功煎。若脾胃阳气不足,虚寒作胀,或畏寒,或手足冷,或兼呕泻者,宜五君子煎、养中煎、温胃饮、六君子汤,或调中丸。若兼脾肾阳虚,或水泛为痰,成喘促、痛胀、泄泻,宜理阴煎加减主之。若脾胃气虚而痛滞吐泻者,宜六味异功煎,或六君子汤加木香,或调中汤。若胃口偶有留滞,大痛而胀者,宜排气饮,或益黄散。若宿食偶有不消而暂为胀满者,宜大、小和中饮,或保和丸、消食丸。若有坚积停滞,胀痛拒按,形气俱实者,宜赤金豆、白饼子、紫霜丸之类攻下之。凡诸未尽,当于腹痛肿胀二门,参酌为治。"

《景岳全书·卷之四十五烈集·痘疹诠·痘疮》:"初见发热,痘疮未出,别无寒滞食滞而腹满腹痛者,此必起发不透,痘毒内攻而然,宜解表疏里,以化毒汤加紫苏、厚朴之类主之,或五积散加木香亦可。若大便不远,腹胀而作痛者,桂枝大黄汤酌宜用之。

寒气犯胃,或食生冷而呕恶吐泻,腹无服满而但有疼痛者,温胃饮、理中汤加肉桂、木香,或小建中汤,随宜用之。若胃气虚寒作痛而喜按者,黄芪建中汤。

寒犯中焦,气滞作胀,而腹痛或泄泻者,和胃饮,或抑扶煎加丁香、木香,或陈氏十一味木香散。

脾肾虚寒,下腹作痛,泻利不止者,胃关煎。

误饮冷水凉茶,寒湿留中,小水不利而腹痛者,五苓散或加木香,或用小建中汤。

饮食停滞,中满作痛者,大、小和中饮,或保和丸加木香、砂仁。若大便不通而痛甚者,赤金豆或承气汤利之。

发热二三日后,大便不通,燥粪留滞而腹痛者,当归丸,或用猪胆导法。

湿热下利,烦热大渴,小水热涩而腹痛者,大、小分清饮,或黄芩汤加木香、青皮、砂仁。

火毒内攻,谵妄狂乱而烦热腹痛者,退火丹,或朱砂益元散。"

《医学研悦·附小儿形症研阅卷之八·腹痛》:"凡遇小儿腹痛,必须察认原由,面黄腹痛食中求,面白肝虫为用。指冷面青寒治,三家啼哭无休。或温或下药先投,不可临时差谬。""积痛先行脾积,养脾以次调和。虫家别用取虫科,集圣勤勤服可。寒痛理中有妙,茱萸汤引宜多。无时作痛又如何,集圣妙于利药。"

《证治汇补·卷之六·腹胁门·腹痛》:"凡痛多属血涩气滞,宜甘以缓之。寒宜辛温消散,热宜苦寒清解,虚宜甘温调理,实宜辛寒推荡。在上者吐之,在下者利之。随其乘侮胜复,俱以开胃调脾为主。""表虚痛者,阳不足也,非温经不可。里虚痛者,阴不足也,非养荣不可。上虚痛者,脾胃伤也,非调补中州不可。下虚痛者,肝肾败也,非温补命门不可。临症之顷,最宜审谛。"

《冯氏锦囊秘录·杂症大小合参卷五·方脉泄泻合参》:"腹涌肠鸣泻水,痛一阵,泻一阵是火,宜清利之。时泻时止,或多或少是痰积,宜豁之。腹痛甚而泻,泻后痛减者是食积,宜消之。实者,宜下之。"

《冯氏锦囊秘录·痘疹全集卷二十三·腹痛》:"如腹痛而热毒在胃,时欲呕吐者,则清解之。如疮乍出乍隐,手足发厥有伏而痛者,宜大托之。若不出者,勿治。如靥后多热,大便坚实,粪黑腹痛者,此蓄血也,宜清利之。"

《冯氏锦囊秘录·痘疹全集卷二十八·灌脓门杂症变症·腹痛》:"夫痘疮初出腹痛者,是毒在里也。如起发不透而腹痛者,是有陷伏也。然在作脓,则毒已出,又无陷伏,而忽然腹痛,其人不大便者,是必因有燥尿也,宜通导之。"

《张氏医通·卷五·诸痛门·腹痛》:"凡治腹痛,必用温散,如台芎、苍术、香附之类。白芍能治血虚腹痛,惟脉弦发热者为宜,其性酸寒收敛,无温散之功,若气虚者服之,反伤脾胃也。绵绵而痛无增减,欲得热手按,及喜热饮食,脉沉迟者,寒也,理中汤加肉桂、香、砂。腹痛用温药不效,痛愈甚,大便秘者,微利之,平胃散加藿香、半夏、紫苏、木香、大黄。虚人,人参养胃汤。时痛时止,热手按而不减,脉洪数者,热也,二陈汤加厚朴、枳实、芩、连、山栀。腹中水鸣,乃火击动其水也,二陈加芩、连、木香、枳实、木通。虚人，六君子加香、砂、猪苓、泽泻。感暑而痛，或泻利并作，脉必虚豁，十味香薷饮。感湿而痛，小便不利，大便溏泄，胃苓汤。如腹中常有热而痛，此为积热，调胃承气汤下之。因客寒作痛者，脉必弦缓，小建中加炮姜。兼气郁脉沉者，更加台芎、苍术、香附。因热作痛，脉必数疾，二陈汤加芩、连、芍药。痛甚，稍加炮姜从治之。若时痛时止，口干恶心头眩，或泻黄沫者，火也，前药勿用炮姜，加大黄微利之。脉沉结或伏，必腹痛，痛引两胁及肩背，皆不得俯仰者，气滞也，二陈加川芎、木香、枳壳、香附；不应，有血也，加蓬术、穿山甲。七情内结，心腹绞痛，不能饮食，时作时发，发即欲死，七气汤选用。酒积作痛，曲蘖丸。食积作痛，保和丸。虫痛者，懊恼作痛，上下不定，痛有休止，或有块梗起，痛则呕吐清水，当从虫积治之。因疝致痛者，必引睾丸，或小腹有一条梗起，宜从疝治。因触秽致痛，得热汤饮转剧者，是臭毒攻逆也。"

《张氏医通·卷十一·婴儿门上·食积》："腹痛膨胀，呕吐吞酸，足冷壮热，喜睡神昏，大便酸臭，甚则下血是也。若兼寒热者，为食积发热，若食在胃者消之。腹痛痞胀，按之益痛者下之。下后仍痛，按之则止者补之。"

《张氏医通·卷十一·婴儿门上·腹痛腹胀》："小儿腹痛体瘦，面色皖白，目无精光，手足指寒，口中气冷，不思饮食，或呕利撮口，此脾土虚而寒水所侮也，益黄散，或理中丸去参加茯苓。若口中气温，手足心热，面色黄白，目无精光，或多睡恶食，或大便酸臭，此积痛也，消积丸；甚者，白饼子下之，后以白术散调补脾胃……若痛连两胁，肝木乘脾也，四君子加柴胡、芍药。若腹痛重坠，脾气下陷也，补中益气汤加枳实。若手足指冷，或呃逆泄泻，寒水侮土也，六君子加炮姜、肉桂；不应，急加附子。若服克削之药，致腹作痛，按之痛止者，脾气复伤也，五味异功散。"

《张氏医通·卷十二·婴儿门下·发热》："发热时腹痛攻搅、躁渴，此毒势壅遏，热气内蒸，急以蜜调元明粉四五钱，不下再服；甚则凉膈散。大便一利，其痛即减，疮亦随发，勿泥首尾不可下也。若虚寒脉弱而腹痛者，小建中加升麻。"

《张氏医通·卷十二·婴儿门下·腹痛》："痘疮腹痛者，皆毒郁三阴。如腹痛面青手足冷，此脾胃虚寒，理中汤、益黄散选用。若腹痛痞满气滞，手足厥逆，而大便不通者，此毒壅不透也，桂枝大黄汤，合表里而开泄之。若腹痛面赤作渴手足热，此脾胃实热，消毒饮加山楂、枳壳、黄芩、木通。若气粗身发颤动而痛，口臭唇舌白胎者，此毒攻脏腑，肠胃内溃，不治。楼全善云：腹痛多是热毒为患，当临证消息之。薛氏云：若痘未出而发热烦躁，作渴饮冷，大便坚实而痛，此热毒壅滞也，急调元明粉通利之。若痘不出而烦热，渴不能饮冷，大便不实，此元气虚也，白术散温补之。若嗳腐吞酸，大便秽臭，乳食停滞也，保和丸消导之。凡腹痛作渴饮冷，手足并热者，属实热。若作渴饮汤，手足并冷者，属虚寒也。翁仲仁云：痘疹腹痛，当升发以解利痘毒，兼分利小便，使上下分消，则痛随利减。俗医恒用厚朴以行滞气，不行升发解利者，非其治矣。亦有乳食停滞而腹胀痛者，当于升发解利药中加消导之剂，兼审所伤何物而为之清理。又有数日不大便者，大便行而痛自止，亦未可骤用硝、黄也。然有实邪固结，按之硬满而痛，又须峻攻，不可胶于上说耳。"

《慈幼新书·卷四·痘疮·见点三日诀》："腹痛有三：伤食，和中丸；毒攻冲，救苦丹；气滞，加青皮、木香。"

《慈幼新书·卷十·腹痛》："小儿骤然腹痛，其症不同，有挟热者，其痛多缓，或一日数次，痛过一阵，则有时不痛，甚则面赤壮热烦躁，指迷汤去桂、夏，加翘、芍、栀、连。有感寒挟食者，其痛多急，连绵少有停止，甚者或如刀刺，欲吐不吐，欲泻不泻，手足冷，面青或黑黯，亦宜前汤，或升消平胃散。有伤积者，时作时止，面黄目无睛光，或白睛，多贪睡，畏食，大便酸臭，亦宜升消平胃散，去羌、防、芎、苏，加吴茱萸、炒过黄连、木香、肉桂。有虫痛者，面皖白，口中沫及清水出，闻煎炙食物香气则甚，宜煎苦练皮、使君子肉，送下牛黄琥珀丸，杀其虫则痛自止。"

《症因脉治·卷四·腹痛论·外感腹痛》："暑湿腹痛：脉洪大者，黄连香薷散。脉弦数者，清热胜湿汤。痛一阵，泻一阵，平胃散煎汤，调六一散。寒热脉伏，或寒热脉浮大，皆宜发表，败毒散。大便结，厚朴三物汤。腹痛呕吐，藿香正气散。""痧胀腹痛：十指青冷，刺指出血，欲吐不吐，盐汤探吐，攻刺胁肋，则刺期门；或刮两臂臑，刮出红痧。

若腹痛，两足转筋抽搐，刺三里穴。若小腹闷痛，刺委中出血，浙人名曰放痧。恶寒发热，脉浮大者，败毒散。”

《幼科汇诀直解·卷之三·腹痛》：“火痛者，面赤纹紫脉数，手心壮热，大便结燥，时痛时止，宜枳壳芍药汤。冷痛者，面白纹青，手足湿冷，痛甚则厥冷，其由或食冷物，或感寒邪，宜理中汤，甚加附子。寒痛者，面黑纹红，手足凉，必因食而得之，宜不换金正气散加羌活、防风、紫苏、香附、白芷、砂仁、茯苓、麦芽、青皮。虫痛者，面色变解不常，五色花斑不均，口吐涎沫，宜追虫丸。食积作痛者，膨胀恶食，肚热按之痛，嗳气吐泻，泻后减，少顷复作，饮食更痛，气口脉甚，宜消化丸、百伤饮。”

《痘疹心法要诀·卷三·痘中杂证·腹痛》：“凡出痘腹痛，有因风寒郁结，痘出不快，烦躁而痛者，乃表邪所郁，以芍药防风汤主之；有因食滞郁塞，痘出之时，原无腹痛，忽然一时作痛者，此为里郁，宜加味平胃散治之；又有初起因毒热郁于阴分，痛在脐下，时作时止者，此属阴郁，以桂枝大黄汤主之。”

《麻科活人全书·卷之四·腹痛第九十》：“若见于初热正出之间，风寒壅遏，毒反内攻，而腹痛者，急与疏表，麻出透而痛自止，以宣毒发表汤去升麻、桔梗、甘草、淡竹叶，或葛根解肌汤去赤芍、甘草加枳壳，或葛根疏邪汤治之。若饮食过伤，腹满胀痛者，以枳实导滞化毒汤去山楂、厚朴、槟榔、甘草治之（有用平胃散加神曲、山楂、麦芽、枳壳、木通治之者，治腹痛满固当，而治麻腹痛亦非所宜，方仍附收）。大便秘者，加丑牛、或大黄以利之。小便赤涩不通者，加猪苓、泽泻以导之。若于正收及收未尽之时而腹痛者，乃外邪未尽，而复入里所致，宜兼清中外，法当疏托，佐以清解，使毒复出，而痛自止，以清热透肌汤加枳壳、木通、黄芩治之。如麻全敛之后而腹痛者，治宜清凉解毒，佐以风药，兼分利余热，使毒内消而痛自愈，以化毒清表汤去知母、花粉、桔梗、甘草加枳壳治之。又须验其有无他症，分别属虚属实而治。若邪热内结而腹痛者，以通利大便为主，以河间凉膈散去甘草治之。如麻后脾气不调而致腹痛、面目四肢浮肿者，以分利小便为主，以导赤散治之。腹疼而小便不通者，以导赤散加芍药治之。若麻症毒重，腹痛烦躁潮热者，以连翘败毒散，去赤芍、甘草治之。倘腹痛不止，加黄连、麦冬治之。若麻症首尾肚痛者，此皆由毒火内蕴而然，宜先发散，以防风败毒散去桔梗、甘草治之，后以山楂肉煎汤与服。至若元气大虚，阴阳不能升降，小水不利，遍身浮肿，喘促兼见者，则难治矣。”

《幼幼集成·卷四·腹痛证治》：“挟冷痛者，面色或青或白；冷甚者，面色暗淡，唇口爪甲皆青。此脾气虚寒之极，轻者当归散，重者烧脾散，有吐泻者保童丸。

挟热痛者，面赤壮热，四肢烦，手足心热，宜四顺清凉散加青皮、枳壳；大便秘者，木香槟榔丸；大便调者，芍药甘草汤。

食积痛者，口中气温，面黄唇白，目无精光，或白睛多，多眠恶食，大便酸臭，宜三棱丸，甚者消积丸，下后六君子汤调之。

虫痛者，面白唇红，六脉洪大，心腹疼痛，口中涎沫及清水出，腹内结聚成团，摸之梗起一条，小儿脾胃虚者，最多此证，宜乌梅丸。

凡腹痛喜手按及热熨者，为虚为寒，速宜温补；如手不可按者为实，速宜下之。”

《幼科释谜·卷三·腹痛腹胀·腹痛原由症治》：“谭殊圣曰：小儿腹痛，多因邪正交攻，与脏气相击而作，桔梗枳壳汤加青皮、陈皮、木香、当归为妙。挟热而痛，必面赤壮热，四肢烦，手足心热，四顺清凉饮加青皮、枳壳。挟冷而痛者，必面色或白或青，手足冷，七气汤加桂，调苏合丸。冷甚变症，则面黯，唇口俱黑，爪甲皆青矣。若内吊痛，则钩藤散。其余则芍药甘草汤，皆要药也。”

《痘疹精详·卷二·初热杂症治法·腹痛》：“可见痘疹腹痛，即是毒气内攻，便当托里化毒为上，不可逡巡，以生他变。若饮食如常而腹痛者，宜化毒汤。如大便秘结，烦躁作渴而腹痛者，宜三黄解毒汤。若泄泻而腹痛者，宜建中托里汤。”

《痘疹精详·卷三·中风·腹痛》：“痘出腹痛，其症不一，有痛而发厥，痘出不快者，有烦躁叫痛者，有大便秘结而痛者。发厥者，用蝉蜕去翅足为末，每服一钱，痘出自定；烦躁者，用芍药防风汤；秘结者，用大黄化毒汤。”

《痘疹精详·卷九·麻前治法·腹痛》：“麻前腹痛，有由毒壅者，有由食滞者。毒壅则面赤唇红，烦渴不宁，以荆防败毒散治之；食滞则精神倦怠，腹中作膨，以加味平胃散治之。”

《彤园医书(小儿科)·卷之三·腹痛门·总括》:"小儿腹痛,当分别施治,如系食痛宜消导,虫痛宜安虫,停食感寒宜消散,寒痛宜温中,热痛宜清解。"

《彤园医书(小儿科)·卷之三·腹痛门·虫痛》:"因小儿腹中虫动不安,故时常绞痛,面色乍红乍青乍白,时吐清水,其痛时作时止,忌用攻下法,宜安虫。新痛,服钱氏安虫散;久痛,服加减理中汤;至若虫攻胃痛,服雄槟丸、集效丸;蛊胀腹痛,服使君子丸。"

《彤园医书(小儿科)·卷之三·腹痛门·热痛》:"夹热腹痛,其痛迅速,时痛时止,腹不胀满,弹之不响,热手按摩,其痛愈甚,面红唇赤,渴饮便闭脉实,或大热在中焦,主以加味清凉饮。若兼食积,烦渴燥结,恶食膨胀者,服木香槟榔丸下之,下后用异功散调补。"

《金匮启钥(幼科)·卷三·腹痛》:"稽夫邪正相搏为痛,有因脾寒者焉,此证口中气冷,不思饮食,治宜异功散或理中汤。有挟热而痛者焉,此证身体壮热,面赤心烦,其痛手按不止,治宜泻黄散。若大便调,用甘芍汤;结用清凉饮。有因食积停滞而痛者焉,此证面黄或白,口中气温嗳酸,睛光朦胧,治此轻用消乳丸,重用保和丸。有体虚弱,中夹实邪而痛者焉,此证神疲体倦,痛按不止,口渴心烦,胸作饱胀,治宜消痞丸。有脾虚肝燥,木乘土衰而痛者焉,此证痛必连胁,宜柴芍六君子汤。更有腹痛泻泄如倾,而口渴者焉,此证虽系实证,必先防泻泄虚陷,宜七味白术散。若审系虚寒,必用六君子汤加附、桂、炮姜主之。

至虫痛,其候必红唇面白,口吐清水,脉必见洪,其腹按之有股,其痛必时止时作,治宜椒梅理中汤加使君子、芜荑之属,或乌梅丸亦可,但宜除黄柏一味;设仍不应,体实者,用安虫散;体弱者,于椒梅理中汤内加附、桂,自然虫下病安。

若夫盘肠气痛,其候腰曲干啼,额上有汗,此皆肝风为虐,然下药尤必详辨,如下利青粪者,用钩藤膏;小便不通者,用导赤散;额汗足冷者,用沉香降气汤;不应,用理中汤。若因乳母食滞而然,或素禀母性如此,则宜用加味归脾汤,或加味逍遥散、加味消痞饮治之,自无不愈。甚矣,一腹而分证各异如此,治者可不详慎哉。"

《新订痘疹济世真诠·三集·腹痛论》:"有因食滞,凝结毒气,不得宣发于外,不时曲腰啼哭,两眉频蹙,加味平胃散主之。有疹毒因火郁闭,不能宣畅而腹痛者,黄连解毒汤主之。有因风寒阻遏,毒不得透而腹痛者,发表以宣托之。然食滞则不能食,必呕吐有酸臭气,并乳食亦不化,右关脉或浮滑沉紧,火郁则脉滑数有力,或沉紧坚急,身必壮热,唇焦口渴,面目多赤,不喜手按。其有四肢冷逆者,尤为热深厥深,风寒阻遏,则身热头痛,恶寒鼻塞,或流清涕,风脉浮缓,寒脉浮紧。更有脾胃虚寒者,痛则喜热手揉搽,面色青白,脉亦微细紧弱,或呕吐蛔虫,甚则虫死不红。有元阳大虚,脾气不运,腹胀浮肿,时减时重,脉气迟紧微弱,或右手虚大迟软无神,不急温补脾肾,喘汗立至。亦有肝乘脾位,木来侮土,脉则右关弦长而滑,须抑肝散加减。余治疹因虚寒夹食腹痛,用香砂平胃散加附、术;脾肾虚寒之腹胀,用参、芪、附、术;治火郁腹痛,用黄连解毒等方,无一不愈。"

《原瘄要论·论腹痛》:"疹之腹痛者,毒气内作而不能透表,多见于初出正出之时,治宜疏托,发出即止。如正没未没尽而痛,缘外邪未尽。而复于内,亦宜疏托,佐以清凉。然细微处,以意度之,从外症加减。"

《验方新编·卷十·小儿科杂治·腹痛》:"小儿骤然腹痛,其症不同。有挟热而痛者,其痛多缓,或一日只痛数次,甚者或自下而痛上,痛过一阵则有时不痛,良久又痛,宜用凉药加疏利药治之。有感寒挟湿而痛者,其痛多急,连绵少有停止,甚者或如刀割,欲吐不吐,欲泻不泻,手足冷,面色青,宜用升发药加消导药治之。外有虫痛者,闻煎炙食物香气则痛,宜用苦楝皮、使君肉等药以杀其虫,则痛自止,查虫疾门斟酌治之。"

《幼科折衷秘传真本·胃脘痛》:"大凡心腹痛,须分新久,若明知受寒感热挟气,或口食寒物而得者,当温利之。倘得之已久,则成郁,郁久则蒸热,热久必生火,若早投温利之品,宁无助火添病乎?由是山栀为热药之向导,正气复而愈矣。"

《幼科指南·腹痛门》:"须随证施治,寒则温中,食则消导,虫则安虫,停食感寒则消散。""食痛者,皆因伤于饮食,积滞不化,以致心胃作痛。其候食入即痛,喜饮凉水,恶食腹满,吐酸便秘,先以小承气汤下之;若下后仍痛者,以香砂平胃散酌量尝之。""虫痛者,因腹中虫动不安,故腹因作痛。

其候面色乍青，乍赤，乍白，其痛时痛时止，时吐清涎。不可妄用攻下，当以安虫为主，其痛自止。新痛者，钱氏安虫丸主之；痛久不愈者，加减理中汤治之最合。"

《推拿抉微·第三集·治疗法·泄泻》："腹痛肠鸣，痛一阵，泻一阵者，是火，宜清利之……腹痛甚而泻，泻后痛减者，为食积，宜消之；体实者，宜下之。"

《儿科萃精·卷七·泻证门·泻解》："腹痛甚而泻，泻后痛减者，宜消之，体实者宜下之。"

《儿科要略·儿科特征·疳证》："腹痛不已者，宜白术散或胡黄连丸。"

《儿科要略·痧痘论治·痘证概要》："痘疹腹痛，多属食积，宜透表之中佐以消积。若腹胀泄泻，不可骤止，又不可任其多泻，只宜和之。""痘证腹痛，多由热毒或食积所致，然亦当分察虚实与时期。大概痘未出而腹痛者，若发热烦躁，作渴饮冷，大便坚实者，此热毒壅滞，宜用疏利之品；若腹中有块者，此气滞也，宜用运化兼发散之品；痘乍出乍隐而腹痛者，此伏毒也；痘未出尽，便秘而痛者，此燥屎与毒相并也，俱宜七物升麻汤。痛时身不甚热，口不作渴，时或发寒，时或呕吐，肠鸣自利，六脉虚细，面青手足冷者，此脾胃虚寒也，宜黄芪建中汤加木香、青皮。痘已出尽而腹痛者，气已虚而血仍热，宜以紫草饮发之。至靥后发热，粪黑腹痛者，此蓄血也，宜犀角地黄汤清利之。毒气弥漫，便血日夜无度，腹痛啼哭者，宜牛黄汤解之。如见气粗口臭，唇舌青白，身发战动而痛者，此毒归脏腑，胃烂成脓，或发热时心腹绞痛，胀满疼痛，其痘陷伏者，均为毒恶之气攻刺肠胃之危证，法在不治。"

《儿科要略·痧痘论治·痘后证治》："痘后腹痛者，由大便未通，燥屎作痛，宜下之。由食少便润，忽尔作痛，喜用手按摩，此为虚宜培补。至于伤食作痛者，宜木香大安丸。"

二、内治法

内治法包括汗、吐、下、和、温、清、消、补八法。

1. 汗法

《症因脉治·卷四·腹痛论·外感腹痛·风气腹痛》："脉浮缓者祛风，脉沉弦者和里，寒热脉浮，防风汤。腹中作响，大便作泻，平胃五苓散加防风。脉迟者，建中汤加防风。左脉浮，柴胡汤。右脉浮，干葛汤。"

《彤园医书(小儿科)·卷之三·腹痛门·内食外寒》："因小儿内伤乳食，外感寒邪，食寒凝结，腹中作痛，发热恶寒，呕吐恶食，腹痛多啼，主以藿香和中汤。若外感风寒，内伤生冷，身热无汗，头背强痛，或往来寒热，呕吐冷秘，胸满腹痛，凡寒湿为病，主以五积散。"

2. 吐法

《张氏医通·卷十一·婴儿门上·发搐》："若胸满腹痛，呕吐恶食，轻则消导化痰，重则探吐攻积。"

3. 下法

《古今医统大全·卷之八十九·幼幼汇集·疟疾门》："热多汗出为泻，腹痛者，大柴胡下之。"

《云林神彀·卷四·虫痛》："小儿虫积腹痛：巴豆一枚去油，火炒一粒研入，鸡子一个开头，入药搅匀在内，纸糊水煮熟收，食之茶清送下，打下虫积便休。"

《医学研悦·小儿研悦方卷之九·痢疾》："凡痢初起，里急后重，腹痛者，宜以三黄丸、承气汤下之，不可用巴、牵为上。"

《医宗说约·小儿科卷之四·痢》："痢疾皆因伤湿热，白伤气兮赤伤血，新积多血久积脓。初起腹痛下之诀(通因通用之法，用小牛黄丸、珍珠丹，后服肥儿丸调理)。"

《张氏医通·卷十二·婴儿门下·痘疹握机论》："腹痛狐疑，或频频叫喊。验其舌下筋青，或下唇有黑白细点，是属虫也，宜先与椒梅丸，诱入虫口，即以紫草承气汤下之。或初发时便壮热神昏，腹痛谵语，舌刺如芒，或气粗便闭，狂叫闷乱，是属食也，急投大承气汤，及三承气选用。"

《张氏医通·卷十二·婴儿门下·余毒》："若腹痛胀满，烦躁气急者，此毒入于脾，当用枳实导滞汤利之，否则喘急厥冷，难治矣。"

《济世全书·坤集卷七·喉痹》："治小儿虫积腹痛：用巴豆一枚，去壳捶去油，以朱砂一粒同研匀，用鸡子一个，开顶微去白，入药在内搅匀，仍将纸糊口，用草圈，炖在锅内，水煮熟，令儿食之，或以茶清送下，即打下所积虫而愈。"

《症因脉治·卷四·腹痛论·内伤腹痛》："血滞腹痛：饮水作呃，脉见芤涩，桃仁当归汤。大便硬痛，桃仁承气汤。脉数疾者，去桂枝。血行之后，腹仍痛者，戊己汤加陈皮以和其气。”“气结腹痛：心腹胀者，枳朴香砂汤。痛应背心，气结痰凝者，二陈四七汤。痛攻胁肋者，枳壳青皮饮。气食相凝，脾家中气郁结，调气散。恼怒伤肝，木气不得条达，柴胡清肝饮。气结便实，脉数应下者，厚朴大黄汤。脉迟应下者，煮黄丸。气寒而结，当归散。气热而结，宜清解。”

《幼幼集成·卷四·虫痛证治》：“夫虫痛者，蛔虫也。盖由小儿脾胃虚弱，多食甘肥生冷，留而为积，积化为虫，动则腹痛，发则肿聚一块，痛有来去，乍作乍止，呕恶吐涎，口出清水，久而不治，其虫长至一尺，则贯胃伤心杀人矣。外证面白唇红，六脉洪大，是其候也。内有虫，必口馋好甜，或喜食泥土、茶叶、火炭之类，宜攻去之，槟榔丸。”

《幼科释谜·卷二·疳积·疳病原由症治》：“心腹痛，吐清水，虫自下者。二圣丸。”“虫积腹痛，导滞驱虫，微下之。”

《文堂集验方·卷三·儿科》：“（蛔虫）因失乳而早哺，或食甜过多，胃虚虫动，以致腹痛恶心，口吐清水，腹上有青筋。火煨史君子与食，以壳煎汤送下。宜每月初四、五，五更时服之验。”

4. 和法

《石室秘录·卷五·儿科》：“寒泻者，腹痛而喜手按摩，口不干而舌滑，喜热汤不喜冷饮，又不可用泻火之汤，五苓散可也，然而五苓尚欠补也。”

《幼科释谜·卷三·痞结积癖·诸积分辨》：“气积者，面色黄白，不进食，腹痛啼叫，利如蟹渤。此因营卫不和，日久而得。茅先生用万灵丸、匀气散、醒脾散相夹调理。”

《幼科指南·腹痛门》：“小儿内伤乳食，外感寒邪，遂致食寒凝结，腹中作痛。其候发热恶寒，腹痛，更兼恶食呕吐，而多啼叫不已者，以藿香和中汤可急煎服。”

5. 温法

《金匮钩玄·卷第二·腹痛》：“凡心腹痛，必用温散。此是郁结不散，阻气不运，故病在下者多属食，宜温散之。”

《古今医统大全·卷之八十八·幼幼汇集·胎寒证第二》：“胎寒证必对证施药，如腹痛身冷，啼哭不宁者，以当归散定其痛。”

《古今医统大全·卷之八十九·幼幼汇集·泄泻门》：“中湿泄泻者，着冷肠鸣，肚腹痛，手足寒，服理中汤、大养脾丸、藿香正气散，腹痛加桂、干姜，伏暑加藿香，寒暑同用。”

《古今医统大全·卷之八十九·幼幼汇集·脾胃门》：“脾胃虚寒或腹痛不食，理中汤主之。”

《明医指掌·卷十·小儿科·吐泻六》：“冬时中寒，腹痛厥逆，吐泻白色，不渴，面微青色，唇紫，大便如冻汁，或米谷不化，先战栗而小便去者，为寒，可用香附、砂仁、煨姜、木香等药治之。”

《幼科发挥·卷之三·脾所生病·呕吐》：“因于虫者，吐多清水，腹痛多啼，宜理中汤加木香槟榔丸主之。”

《万氏家抄济世良方·卷五·小儿诸病》：“面黄身冷，日夜啼号腹痛也，宜调其脾暖其胃，其疾自除。”

《景岳全书·卷之四十四烈集·痘疹诠·痘疮》：“发热之时，有腹痛胀满者，必外邪与毒气相并，未得外达而然，宜参苏饮加砂仁，温而散之。”

《医学研悦·附小儿形症研阅卷之八·凉药禁》：“面白肢冷，呕吐腹痛，口中热气，身欲煨人，不可用凉利药，须温剂可也。”

《医学研悦·小儿研悦方卷之九·吐泻》：“如面白足冷，腹痛喘哭不渴，吐泻时少而出物多，此属寒也，理中丸，甚者理中汤加乌梅附子，寒热二证，不阻乳食。”

《保幼新编·腹痛之候》：“小儿未着裤之前，善脱覆绷，腹部犯风或触冷，则外寒逼身，亦发腹痛，服参茶四五分。如无人参，则茴香（酒炒）、乳香、香附子等分煎服。”

《张氏医通·卷十二·婴儿门下·薛立斋痘疹大要》：“腹痛不食，呕吐泄泻，此脾胃虚寒也，陈氏木香散以温之。”

《症因脉治·卷四·腹痛论·外感腹痛》：“寒气腹痛：左关弦紧者，宜散寒，桂枝芍药汤。右关迟弦，《金匮》建中汤。六脉沉伏，四肢冷，四逆汤。六脉微弱，中气虚寒，理中汤。”

《罗氏会约医镜·卷十九·儿科·疮科》：“如腹痛泄泻，脾胃虚寒也，附子理中汤。”

《彤园医书（小儿科）·卷之三·腹痛门·寒痛》：“因小儿中气虚弱，复为风冷所乘，脾经受寒，缓缓腹痛，小便清白，爪甲色白，面色青白，饮则喜热，或腹痛溏泻，肢冷下利，主以理中汤。四肢逆冷，症兼少阴，加炮附子。若脾气虚寒，夹食腹痛，宜服烧脾汤。如寒痛呕逆，则用当归散。”

《厘正按摩要术·卷一·辨证·按胸腹》：“小腹痛，脉沉迟者，为阴寒，当温之。”

《幼科指南·腹痛门》：“寒痛者，多因小儿中气虚弱，复为风冷所乘，则脾经受寒，故不时腹痛。现证尿白爪甲俱白，面色青，喜饮热，腹满，或下利，宜理中汤温之。若四肢厥冷，兼属少阴，加附子煎服。”

6. 清法

《幼科发挥·卷之一·脐风》：“口频撮者，此脐腹痛也，可用雄黄解毒丸。”

《云林神彀·卷四·痘疮》：“痘后余毒，聚于脏腑，身热腹痛，解毒为主。”

《景岳全书·卷之四十二谟集·痘疹诠·麻疹》：“下痢赤白腹痛者，黄芩芍药汤，或加枳壳；身热腹痛者，解毒汤。”

《济世全书·坤集卷七·夜啼》：“治小儿腹痛夜啼，用牛黄如豆大，乳汁化服。”

《症因脉治·卷四·腹痛论·外感腹痛》：“（燥火腹痛）脉数应下者，芍药黄连汤。攻刺胁肋者，柴胡清肝饮。目黄便赤，痛连小腹，龙胆泻肝汤。口干脉数者，葛根石膏汤。小便赤涩，木通汤调益元散。大便结，四顺饮，合《本事》凉膈散。”

《婴儿论·辨下焦病脉证并治第八》：“腹痛而泄泻，痛一阵，泄一阵，此为肠间热也，黄连香薷饮主之。”

《痘疹精详·卷九·麻后治法·麻后腹痛》：“麻后身热不退，饮食不进，常常腹痛者，此余毒内留而作痛也，须用大黄化毒汤，令其不泄，则毒退热除而痛定矣。”

《慈幼便览·腹痛》：“夹热腹痛，面赤壮热，四肢烦，手足心热。用四顺清凉饮，白芍二钱，当归、锦庄黄各一钱，炙甘草五分，水煎热服。”

《儿科萃精·卷七·泻证门·泻解》：“腹痛肠鸣，如水声，痛一阵、泻一阵者，是火，宜用清利。”

7. 消法

《扁鹊心书·卷下·小儿午后潮热》：“小儿午后潮热，不属虚证，乃食伤阳明，必腹痛吐逆，宜用来复丹、荜澄茄散。”

《丹溪心法·卷五·小儿九十四》：“小儿腹痛，多是饮食所伤，宜白术、陈皮、青皮、山楂、神曲、麦蘖、砂仁、甘草，受寒痛者，加藿香、吴茱萸；有热，加黄芩。”

《医学正传·卷之八·吐泻》：“腹痛，口中气温，面黄色，目无精彩，或白睛多，及多睡畏食，或大便酸臭者，当磨积，宜消积丸。甚者，用白饼子下之，后和胃，用白术散。”

《景岳全书·卷之四十一谟集·小儿则·吐泻》：“若吐泻初起，腹胀腹痛而拒按者，宜先用胃苓汤，或五苓散加干姜、木香之类，以分下焦之清。”

《景岳全书·卷之四十五烈集·痘疹诠·痘疮》：“若湿热在脾，泄泻内热而兼腹痛者，宜香连丸。”

《医学研悦·小儿研悦方卷之九·泄泻》：“有泄泻酸臭腹痛者，面黄带热，不思饮食，由食积也，以丁香脾积丸，推积集圣丸调下。”

《医宗说约·小儿科卷之四·诸迟解颅鹤节》：“凡腹痛，口中出清水者，属虫积。用小牛黄丸，糖汤化下。一方用使君子肉二钱，壳五分，槟榔一钱，水煎服。一方用使君子肉一钱，雄黄五分，共为细末，每服一钱，糖拌，苦楝根煎汤送下。小儿虫咬，心痛欲绝，用五灵脂二钱，枯矾五分，为细末，水煎一钱，不拘时服，虫即吐出。”

《济世全书·坤集卷七·伤食》：“若伤于冷则宿食不消，或作腹痛胀满，口中气温，面色黄，目无精彩，或白睛多及多睡畏食，或大便酸臭者，当消积，宜万亿丸主之，消食散、白术散皆可用之。”

《症因脉治·卷四·腹痛论·内伤腹痛》：“热积腹痛：膏粱厚味者，枳壳川连汤。痛而欲痢，痢后稍减，片时复痛，承气汤选用。酒热成积者，栀连平胃散，加枳、葛。食积发热者，保和丸，加枳、连。右关洪数者，清胃汤。左关洪数者，龙胆泻肝汤。”

“寒积腹痛：脉沉迟，理中汤。脉沉紧者，豆蔻丸。脉沉弦者，建中汤。脉沉涩者，宜宣通中气，治中汤。”

“食积腹痛：胸胀腹痛，不能饮食，枳壳化滞汤。一条扛起，痛而欲利，承气汤选用。食在上脘，宜消不宜下，保和丸、枳术丸。热积应下，三承气汤；寒积应下，煮黄丸。”

“痰积腹痛：眩运恶心者，二陈汤。胸膈不舒，痰热结聚上焦，《济生》栝蒌丸。白积自下，导痰汤。痛甚应下者，滚痰丸。”

"虫积腹痛：腹中有块，秘方万应丸。时下长虫，追虫丸。平居调理，宜用健脾消积之药。"

《痘疹心法要诀·卷四·疹门·腹痛》："麻疹腹痛者，由食滞凝结，毒气不得宣发于外，故不时油腰啼叫，两眉频蹙。须以加味平胃散治之，滞消毒解，而痛自除矣。"

《诚求集·腹痛》："小儿腹痛，起于饮食停滞居多，眼胞浮肿，嗳气酸腐，饱闷恶食，按之坚痛，弹如鼓声。"

8. 补法

《普济方·卷三百六十二·婴孩五脏门·总论》："面白色，瘦弱腹痛不思乳食，当补脾。益黄散主之。"

《医学正传·卷之八·小儿科·急慢惊风》："如寒水来乘脾土，其病呕吐腹痛，泻痢青白，益黄散圣药也。"

《证治准绳·幼科集之七·脾脏部·吐·热吐》："吐而少食，腹痛欲按者，脾气虚也，用六君子加木香。"

《景岳全书·卷之四十谟集·小儿则·总论》："若脾土虚寒，肾水反来侮土，而致中寒腹痛，吐泻少食等证者，用益黄散以补脾土而泻水，庶几不致慢惊矣。"

《景岳全书·卷之四十五烈集·痘疹诠·痘疮》："凡寒气犯胃，腹胀腹痛而为呕吐者，神香散、益黄散，或加炮姜。"

《医学见能·卷三·证治·小儿内证》："小儿腹痛，以及胀满吐泻者，总责太阴经也。宜香砂六君汤。""小儿食积，手足热而腹痛者，脾胃不运化也，宜加减平胃散。"

《张氏医通·卷十一·婴儿门上·土泻》："若伤生冷腹痛，泻利青白。六君子加砂仁、木香、炮姜。若伤鱼肉等物，六君子加山楂、砂仁。""腹痛按之不哭者，乳食已消也，异功散加木香。"

《症因脉治·卷四·腹痛论·内伤腹痛》："血虚腹痛：痛引小腹，牵引胁梢，脉见细涩，戊己汤、补肝散、逍遥散。阴虚阳旺，脉见细数，知柏四物汤、归芍地黄丸。""（气虚腹痛）气怯神倦，脉见微细，四君子汤。遇劳痛甚，脉大无力，补中益气汤。饮食减少，香砂六君子汤。"

《儿科要略·杂证论治·小儿疮疡》："若脾胃虚弱，腹痛恶寒，口舌生疮者，宜六君子汤加干姜、肉桂。"

三、外治法

《小儿诸证补遗·小儿土旺令脾胃证》："如大寒腹痛，先用熨痛法，盐一斤，分作两处，各炒热布包，更换熨痛处，再用白术、苍术、陈皮、青皮、枳实、厚朴、防风、缩砂、草果、附子、麦芽水煎，姜汁呷之。热郁腹痛抑痰，饮防风、贝母、半夏、胆星、枳实、茯苓、白芥煎服。蛔搅腹痛，男婴儿病一月即生虫，女病两月始生虫，使君子、藜芦、鹤虱、雄黄、槟榔、白矾各等分，末细，外用楝根浓煎一碗调末，先用鸡蛋煎饼，清晨吃下，引虫来吃，少顷服下前药，大虫皆死而出，小虫皆化为水。停血腹痛，除血散，桃仁、桂枝、朴硝、大黄下之，消痞膏，僵蚕一钱为末，白马尿研成膏，布摊贴痞上自消。桃仁膏，桃仁、苍术、白芍、青陈皮、甘草梢、牛膝、人参等分末细，炼蜜和膏，入玄明粉，搅匀收贮，食远白汤化二匙。"

《幼科释谜·卷三·腹痛腹胀·盘肠内吊痛》："吴绶曰：小儿腹痛，曲腰干啼，面青白，唇黑肢冷，大便色青不实，名盘肠内吊痛。急煎葱汤淋洗其腹，揉葱白熨脐腹间，良久，尿自出，其痛立止，续用乳香散。"

【论用方】

方随法立，方剂的选用，当根据证型而定。治疗小儿腹痛的方剂大体上可分为化瘀、温补、消食、行气、杀虫、和解、攻下、清热等方。

一、治小儿腹痛化瘀方

1. 鳖甲丸

1)《外台秘要·卷第三十五·小儿癥瘕癖方六首》

疗小儿痃癖发，腹痛不食，黄瘦。

鳖甲（炙） 郁李仁（各八分） 防葵 人参（各五分） 诃黎勒皮（七颗） 大黄（四分） 桑菌（三分）

上七味捣筛，蜜丸。大小量之，以酒饮乳服五丸至十丸。

2)《太平圣惠方·卷第八十三·治小儿腹痛诸方》

治小儿腹痛不忍。

鳖甲（涂醋炙令黄，去裙襕）　防葵　诃黎勒（煨，用皮）　川大黄（锉，微炒）　人参（去芦头）　郁李仁（汤浸去皮尖，微炒，锉，研入）　当归（锉，微炒，以上各半两）

上件药，捣罗为末，炼蜜和丸如绿豆大。不计时候，以粥饮下五丸，得微利瘥。量儿大小，以意加减。

2. 牡丹丸（《太平圣惠方·卷第八十二·治小儿夜啼诸方》）

治小儿腹痛夜啼。

牡丹（三分）　代赭（半两）　赤芍药（半两）　麝香（一分，细研）

上件药，捣罗为末，都研令匀，炼蜜和丸如麻子大。每服，以蜜汤研下三丸，连夜四五服。

3. 鸡骨丸（《太平圣惠方·卷第八十八·治小儿癖气诸方》）

治小儿羸瘦，腹内有癖气，胁下坚满，时有腹痛，虽食不成肌肉。

乌鸡骨（一具，汤浸，炙令微黄）　川大黄（一两，锉碎，微炒）　枳实（半两，麸炒微黄）　鳖甲（一两，涂醋炙令黄，去裙襕）　泽泻（一两）　柴胡（一两，去苗）　桔梗（一两，去芦头）　人参（一两，去芦头）　赤芍药（一两）　黄芩（一两）　防葵（三分）　䗪虫（五枚，微炒令黄）　杏仁（三分，汤浸去皮尖、双仁，麸炒微黄）

上件药，捣罗为末，炼蜜和丸如绿豆大。四五岁儿，以粥饮下十丸，日二服。看儿大小，临时加减服之。

4. 蓬莪术散（《小儿卫生总微论方·卷十四·心腹痛论》）

治气刺心腹痛。

上以蓬莪术炮熟透，锉杵，罗为细末。每服一钱，热酒调下，无时。

5. 金铃散（《活幼心书·卷下·信效方·汤散门》）

治疝气腹痛，投诸药后，愈而复作宜服。

金铃子肉（六钱）　三棱（炮，锉）　莪术（醋煮，锉）　青皮（去白）　陈皮（去白，四味各二钱半）　赤茯苓（去皮）　茴香（二味各半两）　南木香（二钱）　甘草（四钱，炙）　槟榔　枳壳（如前制）　钩藤（和钩，三味各三钱）

上除槟榔、木香不过火，余十味锉、焙，仍同木香、槟榔为末。每服半钱至一钱，仍用炒茴香煎无灰酒空心调服，不饮酒者，煎炒茴香汤调下。

6. 蓬仙丸（《普济方·卷三百六十一·婴儿初生门·心腹痛啼》）

治小儿心腹刺痛，躯身啼哭，肠冷便青，发稀面黄，肚腹膨胀。

桂心（去皮）　乳香　蓬莪术（炮，各一钱）

上为末，酒煮糊为丸如小豆大。一岁三丸，钩藤汤下，饥服。

7. 蓬莪术丹（《普济方·卷三百九十·婴孩心腹痛等疾门·心腹痛》）

治小儿心腹疼痛，不可忍。

蓬莪术（炮）　当归（洗，各一两）　木香　人参　桂心（各半两）　黑牵牛（一分，微炒黄）

上罗为细末，白面糊和丸如黍米大。每服十粒，生姜汤下。量儿大小，加减服之。

8. 鳖甲散（《普济方·卷三百九十一·婴孩癖积胀满门·诸癖结胀满》）

治小儿癥瘕壮热，头痛呕逆，腹痛寒热，头发作穗，及食癖、乳癖、气癖。

鳖甲（一个，涂醋炙令黄，去裙襕）　枳壳（麸炒黄去瓤）　木香　川大黄（锉，微炒）　京三棱（微煨，锉）　槟榔（各半两）　人参（去芦头）　赤茯苓　柴胡（去苗，各三分）　桂心（一分）

上为粗散。每服一钱。以水一小盏煎至五分，去滓温服，日三服。量儿大小，以意加减。

9. 知母大黄丸（《普济方·卷三百九十一·婴孩癖积胀满门·诸癖结胀满》）

治小儿癥瘕，腹痛黄瘦。

川大黄（三分，锉碎，微炒）　知母　牡蛎（烧为粉）　枳壳（面炒微黄，去瓤）　当归（各半两，锉，微炒）　鳖甲（一两，涂醋炙令黄，去裙襕）

上为末，炼蜜和丸如绿豆大。三四岁儿，每服空心以粥饮下五丸，晚后再服。量儿大小以意加减。

10. 前胡丸（《普济方·卷三百九十一·婴孩癖积胀满门·癖气》）

治小儿癖气腹痛。

前胡　桔梗（各去芦头）　赤芍药　赤茯苓　枳壳（麸炒去瓤）　川大黄（锉碎，微炒）　当归（锉，微炒）　郁李仁（各半两，汤浸去皮，微炒）　鳖甲（一两，涂醋炙令黄，去裙襕）

上为末，炼蜜和丸如绿豆大。三岁儿，每服空心以粥饮下五丸服。量儿大小，加减服之。

11. 知母丸(《普济方·卷三百九十一·婴孩癖积胀满门·癖气》)

治小儿腹痛不调，兼癖气。

知母(六分) 鳖甲(四分，炙) 枳壳(三分，麸炒去瓤) 大黄(十二分，纸裹煨热) 牡蛎(三分)

上为末，蜜丸如绿豆大。饮下五丸，大人以意下服。

12. 二丁散(《普济方·卷三百九十一·婴孩癖积胀满门·癖气》)

治小儿诸癖，久不消，腹痛乍寒乍热，泄泻无时，多渴黄瘦，或下痢腹胁有块如掌，癖侧石硬。

拣丁香 白丁香 没石子(各二钱) 硫黄 密陀僧(各三钱)

上为细末，研匀。每服一字至半钱，白汤调，空心临卧日二服，以消为度。

13. 龙虎丹(《普济方·卷三百九十二·婴孩癖积胀满门·积聚》)

疗虚中积，泄痢腹痛，后重。

朱砂(秤) 腻粉(炒) 粉霜(炒) 礞石(秤) 白丁香(秤) 枯矾(炒，各一钱) 定粉(炒，二钱) 黄丹 硝石 硇砂(各炒半钱)

上研匀，蒸饼心水浸和丸如樱桃大。大人每服二丸，小儿一丸，米饮下。

14. 双丸子(《普济方·卷三百九十二·婴孩癖积胀满门·积聚》)

治小儿结实不散，乳食不消，心腹痛。

甘遂(炒) 牛黄(各二分) 真珠(一分) 杏仁(汤去皮尖) 芍药(各四分)

上为末，蜜丸麻子大。一岁儿米饮下二丸，量儿加减。

15. 青黛三圣丸(《普济方·卷三百九十二·婴孩癖积胀满门·积聚》)

治小儿痰涎隔实奶癖，惊风消奶，食蛔疳，疳积腹痛。

青黛(一分) 牵牛(末，二分) 腻粉(一钱)

上为末，面糊为丸，米饮下。

16. 三棱煎丸(《普济方·卷三百九十二·婴孩癖积胀满门·积聚》)

治虚中有积，腹痛不进饮食。

三棱(炮) 莪术(炮，各半两) 芫花(三钱，三味同醋煮一夕，焙干) 南木香(二钱) 乌梅肉(二钱半，用巴豆三七粒同炒黑色，去巴豆不同) 丁香(二钱)

上为末，醋糊为丸如绿豆大。每服二十丸，饭饮吞下，亦能退面目浮肿。

17. 广术化癖丸(《普济方·卷三百九十三·婴孩癖积胀满门·宿食不消》)

治乳食不消，心腹胀满，壮热喘粗，呕吐痰逆，肠鸣泄泻，水谷完出，下痢赤白，腹痛后重，及食癥、乳癖、痃气、痞气，并皆治之。

代赭石(火烧焠研，半两) 当归(炒) 朱砂(细研水飞) 枳壳(麸炒去瓤) 广术(炮，各半两) 木香(一两) 麝香(细研) 巴豆霜(各一分) 京三棱(炮，半两)

上为末，入研药匀，面糊为丸如麻子大。每一岁儿，服二丸，温米饮下。更看虚实加减，食后服之。

18. 活血散(《景岳全书·卷之六十三长集·痘疹诠古方·痘疹》)

治痘疹血虚血热，已出未尽，烦躁不宁，腹痛。

白芍药(酒炒)

上为末。每服一匙，糯米汤调下，或荔枝汤亦可。

二、治小儿腹痛温补方

1. 雄黄散(《太平圣惠方·卷第八十二·治小儿客忤诸方》)

治小儿中客忤，欲死，心腹痛。

雄黄(一分) 麝香(一分)

上件药，都研为散。周晬儿，每服一字，用刺鸡冠血调灌之，空心午后各一服，更随儿大小，临时以意加减。

2. 人参散

1)《太平圣惠方·卷第八十三·治小儿腹痛诸方》

治小儿卒壮下，腹痛不止。

人参(半两，去芦头) 当归(半两，锉，微炒) 甘草(一分，炙微赤，锉) 干姜(一分，炮裂，锉) 黄芪(一分，锉) 细辛(一分)

上件药，捣粗罗为散。每服一钱，以水一小盏煎至五分，去滓，稍热服。量儿大小，以意加减频服。

2)《太平圣惠方·卷第八十四·治小儿霍乱心腹痛诸方》

治小儿霍乱,心腹痛,不欲饮食。

人参(一分,去芦头)　丁香(一分)　桂心(一分)　草豆蔻(一分,去皮)　厚朴(一分,去粗皮,涂生姜汁炙令香熟)　当归(一分,锉,微炒)　陈橘皮(一分,汤浸去白瓤,焙)　白术(一分)　芎䓖(一分)

上件药,捣细罗为散。不计时候,煮姜枣米饮调下半钱,量儿大小,以意加减。

3)《太平圣惠方·卷第九十三·治小儿脓血痢诸方》

治小儿脓血痢,多时不瘥,腹痛羸瘦,不欲饮食。

人参(半两,去芦头)　当归(半两,锉,微炒)　地榆(半两,微炙,锉)　阿胶(半两,捣碎,炒令黄燥)　黄连(半两,去须,微炒)　子芩(半两)　黄柏(半两,微炙,锉)　赤芍药(半两)　芜荑(半两,微炒)　厚朴(半两,去粗皮,涂生姜汁炙令香熟)

上件药,捣粗罗为散。每服一钱,以水一小盏,入薤白二(一)茎,豉五十粒,煎至五分,去滓,不计时候,看儿大小,分减温服。

4)《太平圣惠方·卷第九十三·治小儿一切痢久不瘥诸方》

治小儿一切痢久不瘥,腹痛,多渴。

人参(半两,去芦头)　桔梗(三分,去芦头)　当归(三分,锉,微炒)　乌梅肉(一分,微炒)　地榆(三分,微炙,锉)　艾叶(半两,微炒)　黄芪(半两,锉)　龙骨(一两)

上件药,捣粗罗为散。每服一钱,以水一小盏煎至五分,去滓,不计时候,量儿大小,分减温服。

5)《普济方·卷三百九十五·婴孩吐泻门·霍乱心腹痛》

治小儿霍乱,心腹痛,不欲饮食。

人参(去芦头)　白术　芎䓖　草豆蔻(去皮)　厚朴(去粗皮,涂姜汁炙令香熟)　当归(锉,微炒)　陈橘皮(浸去白瓤,焙)　丁香　桂心(各一分)

上为细散。不拘时,煮姜枣米饮调下半钱,量大小加减。

治小儿霍乱,心腹痛,不欲食饮。

人参(一分,去芦头)　丁香(一分)　桂心(一分)　白术　芎䓖(各三分)

上为散。不拘时,煮姜枣米饮下半钱,量大小加减服。

3. 高良姜散

1)《太平圣惠方·卷第八十四·治小儿脾胃气不和不能饮食诸方》

治小儿冷伤脾胃,气不和,心腹痛,不欲饮食。

高良姜(一分,锉)　陈橘皮(一分,汤浸去白瓤,焙)　人参(半两,去芦头)　草豆蔻(一分,去皮)　当归(一分,锉碎,微炒)　桂心(一分)

上件药,捣粗罗为散。每服一钱,以水一小盏煎至五分,去滓,不计时候,看儿大小,分减温服。

2)《太平圣惠方·卷第八十四·治小儿霍乱心腹痛诸方》

治小儿霍乱,心腹痛不止。

高良姜(半两,锉)　人参(半两,去芦头)　赤芍药(半两)　甘草(半两,炙微赤,锉)　陈橘皮(半两,汤浸去白瓤,焙)

上件药,捣粗罗为散。每服一钱,以水一小盏煎至五分,去滓,不计时候,量儿大小,加减温服。

4. 肉豆蔻散

1)《太平圣惠方·卷第八十四·治小儿霍乱诸方》

治小儿霍乱,吐泻不止,腹痛。

肉豆蔻(一分,去壳)　桂心(一分)　人参(半两,去芦头)　甘草(半两,炙微赤,锉)

上件药,捣粗罗为散。每服一钱,以水一小盏,入生姜少许,煎至五分,去滓,不计时候,量儿大小,分减温服。

2)《太平圣惠方·卷第九十三·治小儿曩痢诸方》

治小儿曩痢不止,腹痛。

肉豆蔻(一分,去壳)　干姜(一分,炮裂,锉)　厚朴(一分,去粗皮,涂生姜汁炙令香熟)　朱砂(一分,细研)　龙骨(一分)　诃黎勒(一分,煨,用皮)　茅香(一分,锉)　枳壳(一分,麸炒微黄去瓤)

上件药,细罗为散。每服,以温浆水调下半钱,日三四服,量儿大小,加减服之。

5. 丁香散

1)《太平圣惠方·卷第八十四·治小儿霍乱心腹痛诸方》

治小儿霍乱,心腹刺痛,呕吐。

丁香(半两) 桔梗(半两,去芦头) 人参(半两,去芦头) 白术(半两) 厚朴(半两,去粗皮,涂生姜汁炙令香熟) 甘草(一分,炙微赤,锉)

上件药,捣粗罗为散。每服一钱,以水一小盏煎至五分,去滓,不计时候,量儿大小,分减温服。

治小儿霍乱吐泻,心腹痛不止。

丁香(半分) 干姜(半分,炮裂) 桂心(半分) 人参(一分,去芦头) 诃黎勒皮(一分) 甘草(半分,炙微赤,锉)

上件药,捣细罗为散。不计时候,煎姜枣汤调下半钱,量儿大小,以意加减。

2)《太平圣惠方·卷第九十三·治小儿冷痢诸方》

治小儿冷痢,腹痛,面无颜色,四肢萎悴,不欲食。

丁香(一分) 厚朴(半两,去粗皮,涂生姜汁炙令香熟) 人参(半两,去芦头) 白术(半两) 当归(一分,锉,微炒) 草豆蔻(半两,去壳) 白石脂(一两)

上件药,捣细罗为散。每服,以粥饮调下半钱,日三四服,量儿大小,加减服之。

6. 温中散(《太平圣惠方·卷第八十四·治小儿霍乱心腹痛诸方》)

治小儿霍乱,吐泻不止,小腹痛,面色青黄,四肢冷。

人参(一两,去芦头) 厚朴(半两,去粗皮,涂生姜汁炙令香熟) 干姜(一分,炮裂,锉) 白术(三分) 甘草(半两,炙微赤,锉) 桂心(半两)

上件药,捣粗罗为散。每服一钱,以水一小盏煎至五分,去滓,不计时候,量儿大小,加减温服。

7. 白术散

1)《太平圣惠方·卷第八十四·治小儿霍乱心腹痛诸方》

治小儿霍乱,吐泻不止,心腹痛,面无颜色,渐至困乏。

白术(半两) 草豆蔻(一分,去皮) 丁香(半两) 当归(一分,锉,微炒) 陈橘皮(半两,汤浸去白瓤,焙) 甘草(半分,炙微赤,锉)

上件药,捣细罗为散。不计时候,以粥饮调下半钱,量儿大小,加减温服。

2)《太平圣惠方·卷第九十三·治小儿疳痢腹痛诸方》

治小儿疳痢,腹胀疞痛,日夜三二十行。

白术(一两,微炒) 当归(半两,锉,微炒) 地榆(半两,微炙,锉) 木香(半两) 赤芍药(半两) 甘草(半两,炙微,赤锉)

上件药,捣粗罗为散。每服一钱,以水一小盏煎至五分,去滓,不计时候,量儿大小,分减温服。

3)《太平圣惠方·卷第九十三·治小儿赤白痢诸方》

治小儿赤白痢,腹内疞痛,羸弱不能饮食。

白术(半两) 人参(半两,芦头) 厚朴(三分,去粗皮,涂生姜汁炙令香熟) 黄连(半两,去须,锉,微炒) 当归(半两,锉,微炒) 地榆(半两,锉) 木香(半两) 榉树皮(半两,微炙,锉) 甘草(半两,炙微赤,锉)

上件药,捣粗罗为散。每服一钱,以水一小盏煎至五分,去滓,不计时候,量儿大小,分减温服。

8. 槐花散(《太平圣惠方·卷第九十二·治小儿大便血诸方》)

治小儿大便出血,腹痛黄瘦,不欲饮食。

槐花(微炒) 白术 熟干地黄 芎䓖(以上各半分) 黄芪(锉) 木香 当归(锉,微炒) 甘草(炙微赤,锉,以上各一分)

上件药,捣粗罗为散。每服一钱,以水一小盏煎至六分,去滓,不计时候,量儿大小,分减温服。

9. 卷柏丸(《太平圣惠方·卷第九十二·治小儿大便血诸方》)

治小儿大便出血,久不止,面色萎黄,肌体羸瘦,或时腹痛,不欲饮食。

卷柏(半两) 赤石脂(半两) 阿胶(半两,捣碎,炒令黄燥) 槐花(微炒) 黄牛角鳃(炙黄焦) 当归(锉,微炒) 黄芪(锉) 芎䓖(以上各一分)

上件药,捣罗为末,炼蜜和丸如麻子大。三岁儿每服,以粥饮下七丸,日三服,量儿大小,以意加减。

10. 芎䓖丸(《太平圣惠方·卷第九十二·治小儿大便青诸方》)

治小儿胎寒腹痛,大便青。

芎䓖(二分) 黄芪(三分,锉) 牛黄(半两,细研) 九香虫(三分,微炒) 麝香(一分,细研) 当归(半两,锉,微炒) 白芍药(一分)

上件药,捣罗为末,都研令匀,炼蜜和丸如麻子大。每服,以粥饮下五丸,日三服,看儿大小,以意增减。

11. 草豆蔻散(《太平圣惠方·卷第九十三·治小儿疳痢腹痛诸方》)

治小儿疳痢腹痛,不下乳食。

草豆蔻(三分,去皮) 龙骨(一两) 酸石榴皮(三分,锉,炒微黄) 高良姜(一分,锉) 当归(半两,锉,微炒) 干姜(一分,炮裂,锉) 子芩(三分)

上件药,捣粗罗为散。每服一钱,以水一小盏,入薤白一茎,煎至五分,去滓,不计时候,量儿大小,分减温服。

12. 附子散(《太平圣惠方·卷第九十三·治小儿疳痢腹痛诸方》)

治小儿疳痢,多有白脓,腹内疞痛。

附子(一枚,炮裂,去皮脐) 龙骨(半两) 赤石脂(半两,细研) 密陀僧(一分,细研) 黄丹(一分,微炒) 胡粉(一分,炒微黄) 乌贼鱼骨(一分,烧灰) 赤芍药(一分) 枣(五枚,烧灰) 诃黎勒(一分,煨用皮) 炭皮(一分)

上件药,捣细罗为散。每服,以粥饮调下半钱,日三四服,量儿大小,以意加减。

13. 鹿角丸(《太平圣惠方·卷第九十三·治小儿赤白痢诸方》)

治小儿赤白痢,腹痛,不欲乳食。

鹿角屑(一分) 芜荑仁(一分) 附子(一分,炮裂,去皮脐) 赤石脂(半两) 黄连(半两,去须,微炒) 当归(一分,锉,微炒)

上件药,捣罗为末。炼蜜和丸如绿豆大。不计时候,以粥饮下五丸,量儿大小,以意加减。

14. 当归散(《太平圣惠方·卷第九十三·治小儿冷痢诸方》)

治小儿冷痢腹痛。

当归(一两,锉,微炒) 黄连(三分,去须,微炒) 桂心(三分) 赤石脂(一两) 人参(三分,去芦头) 干姜(三分,炮裂,锉) 龙骨(一两) 白头翁(三分) 甘草(三分,炙微赤,锉) 附子(半两,炮裂,去皮脐)

上件药,捣粗罗为散。每服一钱,以水一小盏,煎至五分,去滓,放温,不计时候。量儿大小,分减服之。

15. 艾叶散(《太平圣惠方·卷第九十三·治小儿冷痢诸方》)

治小儿冷痢,多时不断。

艾叶(半两,微炒) 黄连(半两,去须,微炒) 木香(半两) 当归(三分,锉,微炒) 诃黎勒(三分,煨,用皮) 干姜〔一(二)分,炮裂,锉〕 龙骨(三分)

上件药,捣细罗为散。每服,以粥饮调下半钱,日三四服,量儿大小,以意加减。

16. 吴茱萸丸(《太平圣惠方·卷第九十三·治小儿冷痢诸方》)

治小儿冷痢,下青白色物如鱼脑,腹痛,多时不断。

吴茱萸(半两,汤浸七遍,焙干微炒) 赤石脂(一两) 干姜(半两,炮裂,锉) 附子(半两,炮裂,去皮脐),当归(半两,锉,微炒), 厚朴(半两,去粗皮,涂生姜汁炙令香熟) 木兰皮(半两) 白术(半两,微炒) 白头翁(半两,锉,微炒) 黄连(半两,去须,微炒) 黄柏(半两,微炙,锉) 石榴皮(半两,锉碎,炒令微焦)

上件药,捣罗为末,炼蜜和捣三二百杵,丸如绿豆大。三岁儿,以粥饮下五丸,日三四服,量儿大小,临时加减。

17. 干姜散

1)《太平圣惠方·卷第九十三·治小儿暴痢诸方》

治小儿暴痢,腹痛不食。

干姜(一分,炮裂,锉) 人参(三分,去芦头) 甘草(一分,炙微赤,锉) 诃黎勒(半两,煨用皮) 厚朴(半两,去粗皮,涂生姜汁炙令香熟)

上件药,捣粗罗为散。每服一钱,以水一小盏,入薤白一茎,煎至五分,去滓,不计时候,看儿大小,分减温服。

2)《普济方·卷三百九十七·婴孩下痢门·脓血痢》

治小儿下痢脓血,腹痛肠鸣。

干姜(炮制,一分) 黄连(去须,三分) 人参(三分) 肉豆蔻(去壳,一枚) 当归(锉,焙,三分) 厚朴(去皮,涂生姜汁五遍炙,五钱)

上为细末。每服半钱，以粥饮调下，空心午后各一服，量大小加减。

18. 当归散

1)《太平圣惠方·卷第九十三·治小儿一切痢久不瘥诸方》

治小儿一切痢久不瘥，腹痛羸瘦，不欲饮食。

当归〔五(三)分，锉，微炒〕 阿胶(三分，捣碎，炒令黄燥) 人参(半两，去芦头) 黄芩(三分) 甘草(一分，炙微赤，锉) 龙骨(三分)

上件药，捣细罗为散。每服，以粥饮调下半钱，日三四服，量儿大小，加减服之。

2)《医学纲目·卷之三十八小儿部·脾主湿·腹痛》

凡小儿夜啼者，脏寒而腹痛，面青手冷，不吐乳是也，宜此方，服之效。

当归(去芦头) 白芍药 人参(各一钱) 甘草(炙，五分) 桔梗 陈皮(各一钱)

上㕮咀，煎五分，时时少服愈。

3)《婴童百问·卷之六·黄疸》

治小儿夜啼者，脏寒而腹痛也，面青手冷，不吮乳是也，宜用此方。

甘草(炙) 桔梗 陈皮 当归(各一钱)

上为末，水煎半盏，时时少与服之。

4)《古今医统大全·卷之八十八·幼幼汇集·胎寒证第二》

治小儿胎中受寒，面色青白腹痛，啼哭不宁。

当归 官桂 川芎 白姜(炮) 香附子 木香 甘草(各等分)

上为末、每服一字，以乳汁调下，日二服，看大小加减服之。

5)《古今医统大全·卷之九十·幼幼汇集·盘肠气》

凡小儿夜啼者，寒而腹痛也，面青手冷，不吃乳者，是盘肠气也，宜服之。

当归 芍药 人参(各一钱) 炙甘草(五分) 桔梗 陈皮(各一钱)

上末。每服二钱，水煎。

19. 茴香汤(《活幼心书·卷下·信效方·汤散门》)

和脾胃，进饮食，理腹痛，散邪气。

茴香(炒) 良姜(锉，用东壁土炒，二味各一两半) 苍术(如前制，二两) 甘草(炙，一两)

上件锉，焙为末。每服一钱，烧盐汤空心调服。

20. 回阳散(《活幼心书·卷下·信效方·汤散门》)

理脾虚感受风寒湿气，传作吐泻，手足逆冷，腹痛有痰，及阴证脱肛，疝疾盗汗。

附子(如前制) 甘草(半生半炙，二味各二钱半) 人参(去芦，七钱半) 细辛(去叶，一钱半) 桔梗(锉，炒，五钱) 厚桂(去粗皮) 白茯苓(去皮) 川独活(三味各二钱) 半夏(同前制，三钱)

上件，㕮咀。每服二钱，水一盏，姜二片，煎七分，无时温服，或入枣子同煎。

21. 冲和饮(《活幼心书·卷下·信效方·丹饮门》)

治感冒风寒，头疼发热，肩背拘急，恶心呕吐，腹痛膨胀，兼寒湿相搏，四肢拘急，冷气侵袭，腰足疼痛。

苍术(同上制，一两二钱) 人参(去芦) 前胡(去芦) 桔梗(锉，炒，三味各五钱) 枳壳(同上制) 麻黄(同上制) 陈皮(去白，三味各三钱) 川芎 白芷 半夏(同上制) 当归(酒洗) 薄桂(去粗皮) 白芍药 赤茯苓(去皮，七味各一钱半) 干姜 厚朴(同上制，二味各二钱) 甘草(炙，七钱半)

上件，㕮咀。每服二钱，水一盏，姜二片，葱一根，煎七分，无时温服。伤冷恶心呕吐，煨姜同煎；开胃进食，加枣子煎，空心温投；寒疝痛，入盐炒茱萸、茴香同煎。

22. 温中丸(《医学纲目·卷之三十八小儿部·脾主湿·吐泻》)

治小儿泻白，胃寒故也，腹痛肠鸣，吐酸水，不思饮食，霍乱吐泻。

人参 白术 甘草(各等分)

上为末，姜汁面糊丸如绿豆大。米饮下二三十丸，无时。

23. 六神散(《普济方·卷三百六十一·婴儿初生门·心腹痛啼》)

治腹痛啼哭，面青口中冷气，四肢亦冷，曲腰而啼，大便泄泻，青白粪，及不吮乳，及治因身热，服药既表解后再热者。盖气不归原，而阳浮于外故耳。此非热证也，当用此药。加粳米煎，和其胃气归内，身体自凉。

人参　山药　白术（各半两）　甘草（二钱）　白茯苓　白扁豆（炒，各一两）

上为末。每服一钱，姜二片，枣一枚煎。一方用当归、白芍药、人参各二钱半，甘草、桔梗、陈皮各一钱为散。每服一钱，水煎时时与服。前药治胃冷加附子，治风加天麻，治痢加罂粟壳。

24. 参香丸（《普济方·卷三百六十一·婴儿初生门·心腹痛啼》）

治小儿心腹痛，并肠冷，便青，腹急痛。

乳香　木香　石菖蒲　人参　良姜（炒，各等分）

上为末，酒糊丸如小豆大。一岁五丸，米汤下。

25. 蒜乳丸（《普济方·卷三百六十一·婴儿初生门·心腹痛啼》）

治冷证腹痛夜啼，面青手冷。

大蒜（一枚，慢火煨香熟，取出细研切，日中或火上焙半干研）　乳香（半钱，别研）

上研匀，为丸如芥子大。每服七粒，乳空时服，以乳汁送下。

26. 半夏丸（《普济方·卷三百六十一·婴儿初生门·心腹痛啼》）

治小儿腹中卒痛，啼呼闷绝。

半夏（生姜汁洗去滑，暴干，一分）

上为末，用酒面糊丸如黍米大。一月及百日儿，每服三丸，用薄荷汤下；半年至一岁儿，每服五丸，一日三五服。

27. 温胃丹（《普济方·卷三百九十·婴孩心腹痛等疾门·心腹痛》）

治小儿腹痛，啼哭不止。

人参　白术　木香（各一两）　高良姜　当归　五味子（各半两）

上为末，面糊丸如黍米大。每服十粒，米饮下。

28. 参术散（《普济方·卷三百九十·婴孩心腹痛等疾门·心腹痛》）

治小儿伤冷腹痛。

木香　高良姜　白术　人参（去芦，各一分）　厚朴（半两，去粗皮，涂生姜汁炙令香）

上为散，不计时候，以粥饮调下半钱，量儿大小，以意加减。

29. 白豆蔻散（《普济方·卷三百九十三·婴孩癖积胀满门·脾胃不和》）

治小儿脾胃不和，憎寒壮热，腹痛呕吐，不纳乳食。

白豆蔻（去皮）　陈皮（去皮）　芎䓖　枇杷叶（去毛，微炙）　甘草（炙，各一分）　干木瓜　人参　黄耆（各半两）

上为粗散。三岁小儿，每服一钱。水一小盏，生姜钱大三片，枣一枚，同煎至七分，去滓，温服，不计时候，量儿大小加减。

30. 益黄散（《普济方·卷三百九十三·婴孩癖积胀满门·脾胃不和》）

治脾胃虚弱，吐泻，及治脾疳，腹大身瘦。此药补脾调气，治冷腹痛，久冷泄，效。

陈皮　青皮　诃子　甘草（各一两）　丁香（五钱）

上锉散。每服二钱，水一中盏，生姜二片，煎，空心服。一方为末，每一岁儿服一字，二岁服一钱，百沸汤调下，日进二服。忌一切生硬冷物。

31. 替针丸（《普济方·卷三百九十三·婴孩癖积胀满门·脾胃不和》）

治因冷伤脾，心腹痛胀，胁肋疼硬，不思乳食，脏腑不调。

青皮　陈皮　京三棱　枳壳　厚朴　诃子　白豆蔻（各一两）　肉豆蔻　槟榔（各半两）　干姜（三分）

上为细末，水煮面糊为丸如麻子大。生姜橘皮汤下二十丸，食前服。

32. 大人参丸（《普济方·卷三百九十四·婴孩吐泻门·呕吐》）

和脾止吐呕，治泻青黄，止腹痛，多啼，进乳食方。

丁香　木香　白术（各半两）　藿香（一两半）　人参（二两）

上为末，炼蜜丸如鸡头子大。每服一丸，粟饮下。

33. 助胃膏（《普济方·卷三百九十五·婴孩吐泻门·吐利》）

治小儿胃气虚弱，乳食不进，腹胁胀满，肠鸣泄泄，哯乳便青，或时夜啼，胎寒腹痛。

官桂（去皮）　白茯苓（去皮）　白术　藿香

叶 缩砂仁(各三两) 白豆蔻仁 肉豆蔻(煨) 木香(各一两) 丁香(一两) 甘草(炙,锉,三两) 橘红(去白) 山药(各四两) 人参(一两)

上为细末,炼蜜和膏丸如鸡头大。每服一丸,量儿大小加减,米饮化下,不拘时候。

34. 益中膏(《普济方·卷三百九十五·婴孩吐泻门·吐利》)

治小儿吐泻,脾虚,全不食,腹胀肚疼,困倦。

丁香(二钱) 缩砂(一钱) 诃子(炮,去核) 甘草(半两,炒) 青橘皮(半两,炒) 陈皮(一两,炒) 肉豆蔻(二钱,炒)

上为末,炼蜜丸如鸡头大。三岁一丸,白汤磨下。肚作胀,不思饮食,大便米谷不化,夜起者,连进三服。立效。

35. 人参膏(《普济方·卷三百九十五·婴孩吐泻门·吐利》)

治小儿吐泻,脾虚困倦,不思乳食,腹痛胀满加沉香。

人参 诃子(炮,去核) 木香 肉豆蔻 丁香 藿香 缩砂 甘草(炙,各一钱)

上为末,炼蜜丸如鸡头大。三岁一丸,白汤下,食前,空心服。

36. 开胃丸(《普济方·卷三百九十五·婴孩吐泻门·吐利》)

治小儿脏腑怯弱,内受风冷,腹痛胀满,肠鸣泄利,或青白乳食不化,兼胎寒脏冷,腹痛夜啼。

白芍药 麝香(细研,各一分) 人参 木通 蓬术(煨) 白术 当归(炒,各半两)

上为末,匀汤浸炊饼和丸如黍米大。每服十五丸,温米饮下;新生儿,每服五丸,乳食前。一方有木香,无木通。

37. 建中丹(《普济方·卷三百九十五·婴孩吐泻门·吐利》)

治泄注不止,啼哭腹痛。

胡椒 蓬术 肉豆蔻(各半两) 全蝎(一分)

上为细末,面糊丸黍米大。每服十粒,米饮下。

38. 正气人参膏(《普济方·卷三百九十五·婴孩吐泻门·吐利》)

治小儿脾胃气虚,中寒腹痛,泄利呕逆,不入乳食,夜哭,睡中多惊,吐利蛔虫,虚烦闷乱,服之,止烦渴,调脾胃,进饮食。

人参 干木瓜 甘草(锉,炒,各半两) 陈橘红 罂粟米(炒) 干姜(炮) 茯苓(各一分)

上为末,炼蜜和膏。每服一皂子大,米饮化下。

39. 钟乳震灵丹(《普济方·卷三百九十五·婴孩吐泻门·吐利》)

治小儿肾泻,面黧黑,齿消脱骨,力弱,小腹痛,泄多白脓。

震灵丹(三丸)

为末,入钟乳粉半钱;以炒破故纸一钱半,生肉豆蔻一钱,大枣二枚,煎取清汁,乘热调,空心灌下。

40. 茯苓散(《普济方·卷三百九十五·婴孩吐泻门·霍乱心腹痛》)

治小儿霍乱,心腹刺痛吐利方。

茯苓 桔梗 人参(各六分) 白术(五分) 甘草(炙,四分) 厚朴(炙,四分)

上为散。每服一钱,水一小盏煎至五分去滓,不计时,量大小加减,温服。

41. 丁香丸(《普济方·卷三百九十六·婴孩下痢门·冷痢》)

治小儿冷痢,心腹痛闷,不欲乳食,呕逆不止。

丁香 硫黄 胡椒 桂(去粗皮,一钱) 陈皮(去白,焙) 附子(炮裂,去皮脐,各一分) 肉豆蔻(去壳,一个)

上为细末,用生姜汁煮,面糊丸如绿豆大。每服五丸,生姜艾汤下,奶食前服,量儿大小加减。

42. 木香白术散(《普济方·卷三百九十六·婴孩下痢门·冷痢》)

治小儿冷痢,腹痛,四肢不和,饮食减少,渐至羸瘦。

诃黎勒(炮,去核) 厚朴(去粗皮,姜汁炙) 当归(微炒,各半两) 木香 干姜(炮) 白术(各一分)

上为细散。三岁小儿,每服一钱,水一小盏,入枣二枚,同煎至五分,去滓,食前温服,量儿大小加减。一方治白痢,肠胃虚弱,腹痛不食,加生姜三片煎。

43. 蜀椒丸(《普济方·卷三百九十六·婴孩下痢门·冷痢》)

治小儿秋深冷痢，止腹痛。

蜀椒（去目及闭口者，炒汗出，一两）　干姜（炮制，一分）

上为末，炼蜜和丸小豆大。一岁儿，空心面汤下五丸，未止，日午再服，量大小加减。

44. 治中桔梗丸（《普济方·卷三百九十七·婴孩下痢门·赤白痢》）

断冷滞，下赤白青色，如鱼脑，脱肛出，积日腹痛，经时不断。

赤石脂（五分）　吴茱萸　干姜　附子　当归　厚朴　白术　木兰皮　白头翁　黄连　石榴皮　黄蘗（各二分）

上为末，蜜丸如大豆。二岁儿服五丸，三岁以上服十丸，十岁以上二十丸；暴下者，服少许便瘥；即下者，尽一剂，更合。

45. 肉豆蔻丸（《普济方·卷三百九十七·婴孩下痢门·脓血痢》）

治小儿下痢脓血，腹痛虚烦。

肉豆蔻（去壳）　诃黎勒（炮，去核，各三钱）　密陀僧（一钱）　人参　白茯苓（去黑皮，各一分）

上为细末，用烧粟米饭丸如绿豆大。每服七丸，温米饮下。

46. 香砂丸（《医方集宜·卷之八·小儿门·中风》）

治小儿停食呕吐，腹痛。

人参（五钱）　川芎（二钱）　君子肉（三钱）　神曲　麦芽（各五钱）　木香（三钱）　白术（八钱）　茯苓（五钱）　陈皮（五钱）　厚朴（三钱）

上为吹咀，木香不见火，余药共炒为细末，蜜和丸如龙眼大。每服一丸，米饮化下。

47. 启脾丸（《古今医鉴·卷之十三·伤食》）

消食，止泄，止吐，消疳，消黄，消胀，定腹痛，益元气，健脾胃。

人参（一两）　白术（去芦，一两）　山楂（去核取肉，炙，五钱）　陈皮（炙，五钱）　泽泻（炙，五钱）　甘草（五钱，炙）　白茯苓（去皮，一两）　干山药（一两）　莲肉（去心、皮，一两）

上为细末，炼蜜为丸如绿豆大。每三四十丸，空心米汤送下。或为饼，以米饮研化服，亦可。小儿常患食伤诸疾，服之立愈。

48. 托里温中汤（《万病回春·卷之八·痈疽》）

治疮疡脓溃，元气虚寒，或因克伐，胃气脱陷，肠鸣腹痛、大便溏泄、神思昏愦，此寒变内陷，缓则不治。

羌活　附子（炮，去皮脐，各四钱）　干姜（炒）　益智　丁香　沉香　木香　茴香　陈皮（各二钱）　甘草（炙，三钱）

上锉，姜水煎服。

49. 二仙散（《景岳全书·卷之六十三长集·痘疹诠古方·痘疹》）

治体寒肢冷，腹痛，口气冷，阴盛阳衰，呕吐泄泻，难发等证。

丁香（九粒）　干姜（炒，一钱）

上为细末。每服五七分，白汤送下，被盖片时，令脾胃温暖，阴返阳回，则痘变润矣，量大小加减与之。

50. 附子理中汤（《景岳全书·卷之六十四春集·外科钤古方·外科》）

治疮疡脾胃虚寒，或误行攻伐，手足厥冷，饮食不入，或肠鸣腹痛，呕逆吐泻。

附子　人参　白茯苓　白芍药（各三钱）　白术（四钱）

上水煎服。

51. 回阳汤（《景岳全书·卷之六十四春集·外科钤古方·外科》）

治脾肾虚寒，疮属纯阴，或药损元气，不肿痛，不腐溃，或腹痛泄泻，呕吐厥逆，及阳气脱陷等证。

人参　白术　黄芪（各三钱）　干姜（炮）　附子（炮）　甘草（炙）　陈皮　当归（各二钱）　柴胡　升麻（各五分）

上，酒、水煎服。如不应，倍加姜、附。

52. 养脾丸（《医学研悦·小儿研悦方卷之九·痢疾》）

治小儿脾胃虚弱，不思乳食，伤食癖积，面色痿黄，呕吐泻泄，腹痛膨胀。

苍术（浸，五钱）　厚朴（姜制，五钱）　白术（制，二钱）　砂仁（二钱）　草果（二钱）　神曲（炒，三钱）　麦芽（炒，二钱）　益智仁（去壳，二钱）　白茯苓（三钱）

上为末，酒糊丸粟米大。米饮下；呕吐，喂姜汤下；脾弱，米汤下；有积，山楂汤下；腹痛，茴香汤下；肿胀，萝卜汤下；寒泻，姜枣汤下。

53. 雄麝散(《冯氏锦囊秘录·杂症大小合参卷三·客忤》)

治客忤腹痛危急。

雄黄(一钱) 明乳香(五分) 麝香(一字)

为末。每一字，鸡冠血，调服。

54. 神通汤(《名家方选·小儿病·小儿杂病》)

治饮食大过，腹痛无吐下，闷乱痛甚，凡病当危急，诸药不效欲死者，可用之。

良姜 丁香 沉香 木香 陈皮 莪术 大腹 吴茱萸 砂仁 干姜 枇杷叶 连翘

上十二味，水煎服。分量存口传。

55. 九味异功煎(《儿科醒·治痘论第十一·辟秽香方》)

治痘疮寒战咬牙，倒陷呕吐，泄泻腹痛，虚寒等症。用代陈氏十二味异功散等方。

人参(二三钱) 黄芪(炙，一二钱) 附子(制，一二钱) 熟地(二三钱) 甘草(炙，七分或一钱) 当归(二三钱) 肉桂(一钱) 干姜(炮，一二钱) 丁香(三五分或一钱)

上量儿大小加减用，水一钟半煎七分，徐徐与服。泄泻腹痛，可再加肉豆蔻(面炒)一钱或白术一二钱。

56. 温惊丸(《医学入门·外集卷七·妇人小儿外科用药赋》)

治胎寒腹痛，哯乳便青，乳食不化。

人参 辰砂 赤石脂 茯苓(各五钱) 白术(一两) 山药(二两) 乳香 麝香(各二钱)

为末，蜜丸芡实大。每一丸，薄荷煎饮化下。

三、治小儿腹痛行气方

1. 青橘皮散(《太平圣惠方·卷第八十三·治小儿腹痛诸方》)

治小儿伤冷腹痛。

青橘皮(汤浸去白瓤，焙) 桔梗(去芦头) 赤芍药(以上各半两)

上件药，捣粗罗为散。每服一钱，以水一小盏煎至五分，去滓，不计时候，量儿大小，分减温服。

2. 木香丸

1)《太平圣惠方·卷第八十四·治小儿冷热不调诸方》

治小儿冷热不调，腹痛不可忍，或时寒热，下痢脓血。

木香(一分) 芎䓖(半两) 当归(半两，锉碎，微炒) 桔梗(半两，去芦头) 黄芩(半两)

上件药，捣罗为末，炼蜜和丸如梧桐子大。不计时候，以温生姜汤研破二丸服之，量儿大小，以意加减。

2)《太平圣惠方·卷第八十六·治小儿气疳诸方》

治小儿气疳，不欲乳食，时复腹痛。

木香 胡黄连 当归(锉，微炒) 诃黎勒(只用皮，以上各半两) 青橘皮(一分，汤浸去白瓤，焙) 麝香(一钱，细研)

上件药，捣罗为末，用粟米饭和丸如绿豆大。每服，不计时候，以粥饮下三丸，量儿大小，以意加减。

3)《太平圣惠方·卷第九十二·治小儿大便青诸方》

治小儿胎寒腹痛，大便青。

木香 蓬莪术 白术 人参(去芦头) 当归(锉，微炒，以上各半两) 麝香(一分，细研) 白芍药(一分)

上件药，捣罗为末，都研令匀，炼蜜和丸如绿豆大。三岁儿每服，以粥饮下七丸，日三服，量儿大小，以意加减。

4)《太平圣惠方·卷第九十三·治小儿疳痢腹痛诸方》

治小儿疳痢，腹胀㽲痛。

木香(半两) 附子(半两，生用，去皮脐) 巴豆(半分，去皮心，研，纸裹压去油) 蟾酥(半分，研入) 青橘皮(半两，汤浸去白瓤，焙) 肉豆蔻(半两，去壳) 朱砂(一分，细研) 人参(一分，去芦头)

上件药，捣罗为末，研醋煮面糊为丸如粟米大。每服，以粥饮下二丸，日二服，量儿大小，以意加减。

5)《小儿卫生总微论方·卷十四·心腹痛论》

治心腹痛及脾痛。

木香(一分) 肉桂(一分) 茯苓(去黑皮，半两) 槟榔(半两) 当归(去芦，一分，醋浸一宿，炙令黄焦)

上为细末，酒糊丸黍米大。每服五七丸，柳枝汤下，不拘时候。

6）《医方集宜·卷之八·小儿门·天钓内钓》

治惊风内钩，腹痛夜啼。

没药　木香　茴香　钩藤　全蝎　乳香

上为末，糊丸如萝卜子大。每服十五丸，灯心汤送下。

3. 神效木香散（《太平圣惠方·卷第九十三·治小儿水谷痢诸方》）

治小儿水谷痢，腹痛。

木香（半两）　诃黎勒（三分，煨，用皮）　龙骨（一两）　黄连（一两，去须，微炒）　赤芍药（一两，微炒）　当归（一两，锉，微炒）

上件药，捣粗罗为散。每服一钱，以水一小盏煎至五分，去滓，温服，不计时候，量儿大小，分减服之。

4. 木香散

1）《太平圣惠方·卷第九十三·治小儿冷痢诸方》

治小儿冷痢，腹痛，四肢不和，饮食全少，渐至羸瘦。

木香（一分）　厚朴（半两，去粗皮，涂生姜汁炙令香熟）　白术（一分）　龙骨（半两）　当归（半两，锉，微炒）　干姜（一分，炮裂，锉）　诃黎勒（半两，煨，用皮）

上件药，捣粗罗为散。每服一钱，以水一小盏，入枣二枚，同煎至五分，去滓，不计时候，量儿大小，分减温服。

2）《医方集宜·卷之八·小儿门·中风》

治小儿腹痛夜啼。

木香（五分）　芍药（炒，一钱）　甘草（五分）　当归（一钱）　黄芪（一钱）

上为末，用蜜调涂乳上，令儿吮之。

5. 厚朴散（《太平圣惠方·卷第九十三·治小儿曩痢诸方》）

治小儿曩痢，两胁虚胀，腹痛，不欲饮食。

厚朴（一分，去粗皮，涂生姜汁炙令香熟）　枳壳（一分，麸炒微黄去瓤）　诃黎勒（一分，煨，用皮）　当归（一分，锉，微炒）　赤芍药（一分）

上件药，捣细罗为散。每服，以米饮调下半钱，日三四服。量儿大小，加减服之。

6. 匀气散（《活幼心书·卷下·信效方·汤散门》）

主调补通利后，及冷疝腹痛，气滞不和。

桔梗（二两，锉，炒）　陈皮（去白，一两）　缩砂仁　茴香（二味各半两）　白姜（二钱半，炮）　粉草（四钱，炙）

上件锉焙为末。每服半钱或一钱，空心沸汤调服，冷疝腹痛，烧盐汤调下。

7. 缩砂饮（《活幼心书·卷下·信效方·丹饮门》）

和胃气，消宿食，及理腹痛，快膈调脾。

沉香（一两）　缩砂仁　乌药（二味各二两）　净香附（四两）　甘草（炙，一两二钱）

上除沉香不过火，余四味锉焙，仍同沉香研为细末。每服一钱，用温盐汤无时调服，或空心烧盐汤调下亦好，及紫苏枣汤尤妙。

8. 苏合香丸（《普济方·卷三百六十一·婴儿初生门·心腹痛啼》）

治小儿心腹刺痛，啼哭不住，或中邪气，或冲客忤，或惊气入腹，或夜啼瘸痛，面色不定。常服与少许，辟邪气瘟疾，除痢霍乱。

白术　沉香　香附子　诃子（炮，去核）　木香　檀香　荜澄茄　丁香　犀角（各一两）　麝香（半两）　苏合香（酒炙熬成膏）　乳香（各一两）　朱砂（一两）　脑子（半两）　安息香（酒熬成膏）　人参（各一两）

上为末，同苏合香、安息香膏、八味炼蜜一处和为丸如鸡头米大。半岁分作七服，人参汤化下，饥服。

9. 乳香丸（《普济方·卷三百七十二·婴孩惊风门·天瘸惊风》）

治惊风内瘸，腹痛惊啼。

鸡心槟榔（一钱半）　乳香（半钱）　没药　沉香（各一钱）　蝎梢（十四个）

上为末，炼蜜和丸如梧桐子大。每服二丸，菖蒲钩藤煎汤，调下。

10. 麝沉膏（《普济方·卷三百八十三·婴孩诸疳门·疳泻》）

治小儿疳泻，白浊腥臭肥腻，骨热多渴，腹痛不食，羸劣无力，颈骨垂倒。

乳香（一钱）　木香（一钱，炮）　诃子（炮，四钱）　麝香（半钱）　沉香（半钱）　蚵蚾（酒浸，去

皮骨,炙黄,六钱) 豆蔻(半两,取孔子入乳香在内,姜汁面裹,炮焦去皮)

上为末,炼蜜丸如鸡头大。三岁一丸,米汤下。

11. 沉香煎丸(《普济方·卷三百九十·婴孩心腹痛等疾门·心腹痛》)

治小儿呕逆,心腹疼痛,化水谷,消积紧。

沉香(锉) 丁香 木香 胡椒 没药(研) 丹砂(研水飞) 高良姜 槟榔(面裹煨熟去面,锉) 硫黄(研水飞) 硇砂(拣净,水飞,慢火熟干,各一两) 青橘皮(汤浸去白,焙,一两) 缩砂(去皮) 吴茱萸(汤浸焙干) 阿魏(醋浸研澄去沙,和面作饼子,炙焦,各半两) 巴豆(去皮心膜,研去油尽,一分)

上捣各研为末,和匀,炼蜜丸如绿豆大,以瓷盒收,密封。每服二丸,食前临卧,生姜橘皮汤下,量虚实大小加减。

12. 宽中汤(《普济方·卷三百九十·婴孩心腹痛等疾门·心腹痛》)

治小儿心腹疼痛,不可忍者。

高良姜 木香(各半两) 丁香 桔梗 青皮 甘草(各一分)

上为细末。每服半钱,温酒调下。

13. 橘香散(《普济方·卷三百九十·婴孩心腹痛等疾门·心腹痛》)

治小儿心腹疼痛,不可忍者。

青皮(炒) 木香 吴茱萸 当归(各一两) 干姜 丁香(各半两)

上为细末。每服一钱,水八分,生姜二片,煎至五分,去滓,温服,食前。

14. 苏感丸(《普济方·卷三百九十二·婴孩癖积胀满门·积聚》)

治气积腹痛,啼叫利如蟹渤,皆由触忤,其气荣卫不和,去脏腑有积下利。

苏合香丸 感应丸(各等分)

上和丸如粟米大。紫苏汤下二十丸,一方淡姜汤空心下。

15. 枳壳桔梗汤(《普济方·卷三百九十四·婴孩吐泻门·呕吐》)

治邪正交争,冷热不调,作为腹痛呕吐。

桔梗(去芦) 枳壳(去瓤麸炒) 青皮(去瓤) 陈皮(去皮各五钱)

上加木香三钱,当归、粉草各五钱,同为散。每服二钱,水一盏,姜二片,煎温服。

16. 木香益黄散(《普济方·卷三百九十五·婴孩吐泻门·吐利》)

治胃虚腹痛泄痢。

陈皮(一两) 青皮 诃子肉(微炒,各半两) 丁香(一钱) 木香 甘草(炙,各钱半)

上为细末。每服一钱,陈米少许,水煎服。

17. 乌药散(《普济方·卷三百九十五·婴孩吐泻门·霍乱心腹痛》)

治小儿乳食冷热不和,及心腹痛,或水泻,乳汁不好。

香附子(用白者) 高良姜 赤芍药 天台乌药(等分)

上为末,每服,水一盏,煎六分,温服。如心腹痛,入酒煎,米饮下,不计时。

18. 木香长生丸(《医方集宜·卷之八·小儿门·中风》)

治小儿受冷,伤脾胃,腹痛吐泻。

木香(五钱) 苍术(炒,一两) 甘草(炙,三钱) 干姜(炮,五钱) 厚朴 人参(各七钱) 陈皮(一两五钱) 香附(七钱五分) 白术(一两)

上为末,蜜和丸如弹子大。每服一丸,姜汤化下。

19. 香橘饼(《医方集宜·卷之八·小儿门·中风》)

治小儿食伤脾胃,腹痛吐泻,不思饮食。

木香 陈皮 青皮(各一两) 厚朴(二两,姜制) 砂仁 神曲 麦芽(各一两五钱) 蓬术 三棱

上为细末,蜜和捏作饼子。每服一饼,米汤化下。

20. 七气汤〔《古今医统大全·卷之八十九·幼幼汇集(中)·腹痛门》〕

治七气伤脾,结聚,大腹痛,不能乳食。

半夏(制,一两) 人参(二钱) 甘草(炙) 桂心(各一钱)

上㕮咀。每服二钱,姜、枣煎,食前服。

21. 藿香散〔《古今医统大全·卷之八十九·幼幼汇集(中)·积滞门》〕

治小儿脏腑不调,作泻青黑黄白,乳食不消,

粪中有如鸡子清，兼泻如水，其证腹痛微热。

陈皮　藿香（洗）　枳壳（炒）　厚朴（姜汁炒）　甘草（各等分）

上末，紫苏汤调下或米汤下亦可；如黄白色，木瓜汤下；如泻止，用枣汤下，大能和胃进食。

22. 青木香丸（《古今医统大全·卷之九十·幼幼汇集·阴肿疝气》）

宽中快膈，腹痛，心下坚痞，肠中水声及阴肿。

黑豆（炒，一两半）　木香　破故纸（炒）　荜澄茄　槟榔（各四钱）

上先将槟榔、粟饭包湿纸包裹，煨焦，去饭，用槟榔同前药为末，滴水丸绿豆大。每服十丸，空心白汤下。

23. 化毒汤（《景岳全书·卷之六十三长集·痘疹诠古方·痘疹》）

治痘未出腹痛者。

白芍药　炙甘草（各一钱）　木香　青皮　枳壳（各七分）　山楂肉　连翘　肉桂（各五分）

水一盏煎七分，温服，不拘时。

24. 顺气散（《证治汇补·卷之六·腹胁门·腹痛》）

治气郁腹痛。

香附（上）　木香（下）　槟榔（下）　青皮（中）　陈皮（中）　厚朴（中）　苍术（上）　枳壳（中）　砂仁（上）　甘草（下）　生姜

水煎服。

四、治小儿腹痛消食方

1. 消食丸

1）《普济方·卷三百九十五·婴孩吐泻门·吐利》

治小儿吐泻不定，伤食腹痛，不食，亦治泻利。

丁香皮　缩砂　甘草　甘松　蓬术　益智（各一两）　香附子（二两，一方加神曲、麦糵）

上为末，糊丸小豆大。三岁三十丸，米汤下。

2）《医方集宜·卷之八·小儿门·中风》

治小儿呕吐腹痛，宿食不化，作胀。

砂仁　三棱　陈皮　蓬术　神曲　麦芽（各炒五钱）　香附　乌梅肉　青皮　厚朴（各五钱）　木香（三钱）

除木香不见火，余药各炒为末，炼蜜和丸如龙眼大。每服一丸，姜汤化下。

2. 消食散

1）《古今医鉴·卷之十三·伤食》

治小儿腹痛，多是饮食所伤，治宜和脾消食。

白术（去芦、去油，陈壁土炒，二钱半）　红陈皮（温水洗，去白，七分）　南香附米（去毛，炒，七分）　山楂（蒸，去核取肉，一钱）　大麦芽（炒，一钱）　四花青皮（去穰，七分）　砂仁（去壳，一钱）　甘草（炙，五分）　神曲（炒，七分）

上为细末。每服一钱七分，量儿大小，清米饮，或白汤任下，生姜煎服亦可。有寒，加藿香、吴茱萸；有热，加炒黄连。

2）《保幼新编·腹痛》

治食积腹痛。

白术（陈壁土炒，二钱半）　麦芽（炒）　缩砂（炒，研）　山楂肉（炒，各一钱）　橘红（无则代入陈皮）　香附米（便炒）　神曲（姜炒）　青皮（各七分）　甘草（五分）

如气不足，加人参三分；如夹热，加白芍药（炒）一钱，黄连（炒）五分；如夹痰，加贝母（去心，姜炒）一钱；如夹冷，加肉豆蔻（炮去油）五分，干姜（炮）三分；如冷热食积未分，服苏合丸降气则即愈。

3. 导积汤（《幼科汇诀直解·卷之三·腹痛》）

治吐泻腹痛，大便后停，乃食积也。

厚朴（炒）　青皮（炒，各一钱）　山楂肉（三钱）　苍术（炒）　香附（炒，各二钱）　木香（三分，不见火）　枳实　陈皮　六神曲（各一钱）

上锉，姜引，水煎服，立效，屡验。

4. 烧脾散（《幼幼集成·卷四·腹痛证治·入方》）

治伤生冷果菜，停积中焦，心脾冷痛。

黑炮姜（一钱）　紫厚朴（一钱）　草蔻仁（五分）　西砂仁（一钱）　六神曲（一钱）　老麦芽（一钱）　真广皮（一钱）　高良姜（五分）　炙甘草（一钱）

或丸，或散，或水煎，俱可。

5. 保童丸（《幼幼集成·卷四·腹痛证治·入方》）

因伤风冷，食积肚疼，泄泻呕恶。

官拣参（切片，焙干）　漂白术（土炒）　紫厚朴（姜炒）　正广皮（酒炒）　白云苓（炒）　结猪苓(焙) 宣泽泻(炒) 藿香叶(焙) 公丁香(捣) 法半夏(焙) 白干姜(炒) 青化桂(去粗) 白蔻仁(炒) 杭青皮(醋炒) 肉豆蔻(煨) 南木香(屑) 炙甘草(各等分)

共焙燥为细末,神曲糊丸弹子大。每服一丸,米饮化下。

五、治小儿腹痛杀虫方

1. 下虫丸

1)《普济方·卷三百八十二·婴孩诸疳门·蛔疳》

治蛔疳,因食肉太早,或肠胃停蓄肥腻为蛔。其证多啼,呕吐,清沫,腹痛胀满,唇口紫黑,肠头及齿痒。

新白苦楝皮(酒浸,焙) 绿色贯众 木香 桃仁(浸去皮,焙) 芜荑(各三钱) 鸡心槟榔(三钱) 鹤虱(一钱) 轻粉 干虾蟆(一钱) 使君子(略煨取肉,五十枚)

上为末,飞罗面糊丸麻子大。每服二十丸,天明用肉汁下。内加当归、川黄连各二钱半,可治脊疳兼疳劳,可择用。

2)《古今医鉴·卷之十三·虫痛》

治小儿虫积腹痛。

巴豆(一枚,去壳,槌去油) 朱砂(一粒)

同研匀,用鸡子一个,开顶微去白,入药在内,搅匀,仍将纸糊口,用秆圈坐在锅内,水煮熟,令儿食之,或以茶清送下,即打下所积虫,神效。

2. 化虫丸(《普济方·卷三百八十三·婴孩诸疳门·五疳出虫》)

治小儿因食疳肥,致使虫动,呕吐涎沫,腹痛。服此药止痛下虫。

五灵脂(一两半) 白矾(一两)

上为细末,面糊为丸如黍米大。每服二十丸,温米汤饮送下,不拘时候。

3. 追虫散(《万病回春·卷之七·小儿杂病》)

治小儿虫积痛。凡腹痛,口中出清水者,虫积也。

使君子(用肉二钱,用壳五分) 槟榔(一钱)

上锉一剂,水煎,食远服。

4. 脾积膏(《婴童类萃·下卷·心腹痛论》)

治虫积腹痛。

鸡蛋(一个) 朱砂(三分) 巴豆(一粒,去油)

将蛋开一孔,入朱、豆搅匀,纸封口,饭上煮熟食。

5. 苦楝根汤(《保幼新编·腹痛》)

小儿虫腹痛,十居八九。其症心腹痛,叫哭,倒身扑手,呕吐清水涎沫,面色青黄,时止时作,口唇紫黑者,蛔厥。

苦楝根 使君子(各一钱) 白矾(半生半枯) 槟榔(各五分)

6. 集效丸〔《彤园医书(小儿科)·卷之三·腹痛门·虫痛》〕

治虫啮腹痛,作止有时,或气痛硬起,往来无定。

酒炒大黄(五钱) 炒鹤虱 炒芜荑 炒干姜 炮附子 诃子皮 槟榔 木香(各三钱)

共晒,研细筛末,蜜为小丸。乌梅汤下一钱或五分。

六、治小儿腹痛和解方

1. 芍药散(《太平圣惠方·卷第八十二·治小儿夜啼诸方》)

治小儿夜多啼不止,胸滞气胀,膈中气逆,吐呕腹痛。

赤芍药(半两) 桂心(半两) 芎䓖(半两) 黄芩(半两) 薯蓣(半两)

上件药,捣细罗为散。一月及百日儿,每服一字,粥饮调下;半年至一岁儿,服半钱,连夜三五服,随儿大小,以意加减服之,效。

2. 当归散(《太平圣惠方·卷第八十三·治小儿腹痛诸方》)

治小儿冷热不调,腹内多痛。

当归(锉,微炒) 枳壳(麸炒微黄去瓤) 赤芍药 川大黄(锉,微炒,以上各半两)

上件药,捣粗罗为散。每服一钱,以水一小盏煎至五分,去滓,放温,量儿大小,分减服之。

3. 赤芍药散(《太平圣惠方·卷第八十四·治小儿寒热往来诸方》)

治小儿寒热往来,啼呼腹痛。

赤芍药(半两) 寒水石(半两) 黄芩(半两) 当归(半两,锉,微炒) 甘草(半两,炙微赤,锉) 桂心(一两)

上件药，捣粗罗为散。每服一钱，以水一小盏，入生地黄半分，煎至五分，去滓，不计时候温服，量儿大小，加减服之。

4. 鳖甲散（《太平圣惠方·卷第八十八·治小儿癥瘕诸方》）

治小儿癥瘕，壮热头痛，呕吐腹痛，寒热，头发作穗，及食癖乳癖气。

鳖甲（一两，涂醋炙令黄，去裙襕） 枳壳（半两，麸炒微黄去瓤） 木香（半两） 人参（三分，去芦头） 赤茯苓（三分） 柴胡（三分，去苗） 桂心（一分） 川大黄（半两，锉碎，微炒） 槟榔（半两） 京三棱（半两，微煨，锉）

上件药，捣粗罗为散。每服一钱，以水一小盏煎至五分，去滓温服，日三服，量儿大小加减。

5. 和中散（《医学纲目·卷之三十八小儿部·脾主湿·吐泻》）

和胃止吐泻，定烦渴，治腹痛。

人参 茯苓 白术 甘草（炙） 干葛 黄芪（炙） 白扁豆（炒） 藿香（各等分）

上为细末。每服三钱，水一盏半，枣二枚去核，生姜五片，煎八分，食前温服。

6. 犀角散（《普济方·卷三百八十六·婴孩诸热疸肿门·冷热不调》）

治小儿冷热不调，或时下痢腹痛，不能饮食。

犀角屑 桂心 甘草（炙） 当归（炒） 黄连 陈皮（浸去白） 人参 干姜（炮，各半两）

上为散。每服一钱，水一小盏煎五分，去滓，日三服，大小加减。

7. 香连散（《普济方·卷三百八十六·婴孩诸热疸肿门·冷热不调》）

治小儿冷热不调，腹痛下痢。

木香 当归（微炒） 干姜（炮，各一分） 黄连（去须） 阿胶（炒黄，各半两）

上为散。每服以粥饮调下半钱，量儿大小，加减频服。

8. 七香丸（《医方选要·卷之十·小儿门》）

消食快膈，和胃气，止腹痛。

木香（不见火） 丁香（不见火） 檀香 甘松 丁皮（各三钱） 陈皮（去白） 砂仁 三棱（醋煮） 蓬术（醋煮，各五钱） 益智（三钱） 香附（一两） 白豆蔻（二钱）

上为细末，水糊为丸如麻子大。每服三五十丸，食远姜汤或米饮送下。

9. 白芍药汤（《古今医统大全·卷之八十八·幼幼汇集·胎寒证第二》）

治胎腹痛，乳母同服。

白芍药（炒） 泽泻（各一钱） 炙草 薄荷（各二分）

上水煎，加姜三片、钩藤一钱，如乳母服宜大剂。

10. 和中汤（《古今医统大全·卷之八十九·幼幼汇集·脾胃门》）

治小儿脾胃不和，呕逆恶心，冷热不调，减食泄泻，腹痛肠鸣，少力嗜卧。

厚朴 白术 干姜 甘草（各二钱）

上为细末。每服二钱，姜二片，水八分煎，乳食前温服。

11. 调中散（《古今医统大全·卷之八十九·幼幼汇集·泄泻门》）

治伤食泻。

人参 茯苓 白术 干姜 砂仁 木香 丁香 甘草（炙） 藿香（洗） 香附子（炒，各等分）

上为末，姜、枣煎汤。肚腹痛白汤下，大小以意加减服。

七、攻下方

1. 真珠丸（《太平圣惠方·卷第八十五·治小儿急惊风诸方》）

治小儿急惊风，多发搐搦；或夹食腹痛，面色变青；或大小便不通。

真珠末（半两） 白附子（半两，末） 天南星（半两，炮裂） 滑石末（一分） 腻粉（一分） 巴豆（三十枚，去皮，水浸三日，取出曝干，研如膏）

上件药，都研令匀，以糯米饭和丸如黄米大。百日以上儿，以葱白汤下一丸；一岁两丸；三四岁三丸；更量儿大小，看病虚实，加减服之。

2. 七味进食丸（《普济方·卷三百九十一·婴孩癖积胀满门·诸癖结胀满》）

治乳食不消，心腹胀满，壮热喘粗，呕吐痰逆，肠鸣泄泻，米谷不化，或下痢赤白，腹痛后重，及食癥、乳癖、痃气、痞结，并皆治之。久痢有积不除，或多壮热，或疳积肚痛，常服消进饮食，永无食癖痞结之疾，余常用之，效不可具述。

代赭石（烧醋淬研） 当归（去芦，微炒） 朱

砂(炒飞) 枳壳(去瓤麸炒微黄) 木香(各半两) 麝香(细研一分) 巴豆霜(半分)

上为末,入研药和面糊丸如麻子大。每一岁儿服一丸,温米饮下。更量虚实,加减服之,食后。

3. 牛黄丸(《普济方·卷三百九十一·婴孩癖积胀满门·诸癖结胀满》)

治小儿结实,乳食不消,心腹痛。

牛黄 甘遂(各半两) 真珠(六铢) 杏仁(汤去皮尖) 芍药 黄芩(各一两) 巴豆(十八铢)

上为末,蜜丸。一岁儿饮服,如麻子大二丸,但随儿大小加减服。

八、治小儿腹痛清热方

1. 犀角散(《太平圣惠方·卷第八十四·治小儿冷热不调诸方》)

治小儿冷热不调,或时下痢,腹痛,不能饮食。

屑角屑(半两) 桂心(半两) 甘草(半两,炙微赤,锉) 当归(半两,锉碎,微炒) 黄连(半两,去须) 陈橘皮(半两,汤浸去白瓤,焙) 人参(半两,去芦头) 干姜(半两,炮裂,锉)

上件药,捣粗罗为散。每服一钱,以水一小盏煎至五分,去滓,放温服之,日三服,量儿大小,以意加减。

2. 前胡丸(《太平圣惠方·卷第八十八·治小儿癖气诸方》)

治小儿癖气腹痛。

前胡(半两,去芦头) 赤芍药(半两) 桔梗(半两,去芦头) 赤茯苓(半两) 鳖甲(一两,涂醋炙令黄,去裙襕) 枳壳(半两,麸炒微黄去瓤) 川大黄(半两,锉碎,微炒) 郁李仁(半两,汤浸去皮,微炒) 当归(半两,锉,微)

上件药,捣罗为末,炼蜜和丸如绿豆大。三岁儿,每服空心,以粥饮化破五丸服,量儿大小,加减服之。

3. 胡黄连丸(《太平圣惠方·卷第九十三·治小儿疳痢诸方》)

治小儿疳痢,腹痛不止。

胡黄连(半两) 木香(一分)

上件药,捣罗为末,用糯米饭和丸如绿豆大。每服,以粥饮下五丸,日三四服,量儿大小,以意加减。

4. 黄芩丸(《太平圣惠方·卷第九十三·治小儿痢渴不止诸方》)

治小儿痢渴不止,壮热腹痛。

黄芩(三分) 栝蒌根(三分) 黄连(三分,去须微炒) 乌梅肉(五枚,微炒) 诃黎勒(半两,煨用皮) 当归(三分,锉,微炒) 臭樗树皮(半两,炙微黄,锉)

上件药,捣罗为末,炼蜜和丸如绿豆大。每服,以粥饮下七丸,日三四服,量儿大小,加减服之。

5. 栀子仁散(《太平圣惠方·卷第九十三·治小儿热痢诸方》)

治小儿热痢,腹痛,心烦口干,小便赤黄,不欲饮食。

栀子仁(半两) 黄柏(三分,微炙,锉) 当归(半两,锉,微炒) 地榆(三分,微炙,锉) 黄连(一两,去须,微炒)

上件药,捣细罗为散。每服,以粥饮调下半钱,日三四服,量儿大小,加减服之。

6. 犀角散(《太平圣惠方·卷第九十三·治小儿热痢诸方》)

治小儿热痢,烦闷腹痛,面黄体瘦。

犀角屑(半两) 赤芍药(三分) 黄连(三分,去须,微炒) 黄芩(半两) 知母(三分) 葳蕤(三分) 地榆(半两,微炙,锉) 甘草(半两,炙微赤,锉)

上件药,捣粗罗为散。每服一钱,以水一小盏煎至五分,去滓,量儿大小,日三四度,分减温服。

7. 地榆散(《太平圣惠方·卷第九十三·治小儿热痢诸方》)

治小儿痢,腹痛心烦,不欲饮食。

地榆(三分,微炙,锉) 黄连(半两,去须,微炒) 赤石脂(一两) 人参(半两,去芦头) 杏仁(半两,汤浸去皮尖、双仁,麸炒微黄) 赤芍(半两)

上件药,捣粗罗为散。每服一钱,以水一小盏煎至五分,去滓,不计时候,量儿大小,分减温服。

8. 子芩散(《太平圣惠方·卷第九十三·治小儿热痢诸方》)

治小儿热痢,腹痛,壮热心烦,不欲饮食,四肢瘦弱。

子芩(一两) 知母(三分) 女萎(三分)

黄柏（半两，微炙，锉） 甘草（半两炙微赤） 赤芍药（半两）

上件药，捣粗罗为散。每服一钱，以水一小盏，入竹叶七片，煎至五分，去滓，不计时候，量儿大小，分减温服。

9. 黄连散（《太平圣惠方·卷第九十三·治小儿血痢诸方》）

治小儿血痢，烦热口干，腹痛。

黄连（一两，去须，微炒） 犀角屑（一两） 白蘘荷根（一两） 黄芩（一两） 白头翁（三分） 蔓菁根（一两） 吴蓝（一两） 甘草（半两，炙微赤，锉） 当归（半两，锉，微炒）

上件药，捣粗罗为散。每服一钱，水一小盏煎至五分，去滓，不计时候，量儿大小，分减服之。

10. 羚羊角散（《太平圣惠方·卷第九十三·治小儿血痢诸方》）

治小儿血痢，体热心烦，腹痛口干，不欲饮食，四肢羸瘦。

羚羊角屑（半两） 地榆（半两，微炙，锉） 吴蓝（半两） 黄连（半两，去须，微炒） 黄芩（半两） 甘草（半两，炙微赤，锉） 当归（半两，锉，微炒） 阿胶〔半两，捣碎，炒令黄焦（燥）〕 茜根（半两，锉） 赤石脂（一两）

上件药，捣粗罗为散。每服一钱，以水一小盏煎至五分，去滓，不计时候，量儿大小，加减服之。

11. 茜根散（《太平圣惠方·卷第九十三·治小儿血痢诸方》）

治小儿血痢不止，肌体黄瘦，腹痛，不能饮食。

茜根（一两，锉） 地榆（三分，微炙，锉） 马蔺子（三分，微炒） 黄连（三分，去须，微炒） 黄柏（三分，微炙，锉） 黄芩（三分） 当归（三分，锉，微炒）

上件药，捣粗罗为散。每服一钱，以水一小盏煎至五分，去滓，不计时候，量儿大小，分减温服。

12. 吴蓝散（《太平圣惠方·卷第九十三·治小儿脓血痢诸方》）

治小儿脓血痢如鱼脑，腹痛。

吴蓝（一两） 川升麻（一两） 栀子仁（半两） 赤芍药（一两） 龙骨（一两）

上件药，捣粗罗为散。每服一钱，以水一小盏，入豉三七粒，煎至五分，去滓，不计时候，量儿大小，分减温服。

13. 牛黄丸（《普济方·卷三百六十一·婴儿初生门·心腹痛啼》）

治小儿腹痛夜啼。

牛黄（如小豆大）

上用乳汁化服，又脐下书田字，瘥。

14. 犀角汤（《普济方·卷三百九十七·婴孩下痢门·赤白痢》）

治小儿赤白痢，日夜数十行，腹痛后重。

犀角（镑） 苦参 黄连（去须） 地榆 黄檗（去皮，炙，各一两） 天花粉（一分）

上捣筛。每一钱，水半盏煎至三分，去滓，分温二服，空心午后服，量大小加减。

15. 地榆芍药汤（《医方集宜·卷之八·小儿门·中风》）

治赤痢腹痛。

当归 生地黄 地榆 芍药 甘草 枳壳 黄连

水一钟，煎五分服。

16. 琥珀散（《景岳全书·卷之六十二长集·小儿则古方·小儿》）

治急慢惊风，涎潮昏冒，惊搐目瞪，内钓腹痛，或惊痫时发。

琥珀 牛黄 胆星（此当倍用） 白附子 天麻 僵蚕（炒，去丝嘴） 代赭石 全蝎 蝉蜕 乳香（各一钱） 朱砂（一钱半）

上为末。每服一二分，白汤调下。

17. 消毒散血汤（《罗氏会约医镜·卷二十·痘科》）

治靥时腹痛，着在中脘，此热毒凝滞瘀血作痛也。

牛蒡 白芍（生用） 桃仁（炒，去尖，研烂） 大黄（酒炒，各一钱） 红花（三分，酒洗） 乳香 没药（研末，各五分）

药煎就，将此二味投入，温服。若宿食腹痛，须用消导。

18. 牛黄汤（《儿科要略·痧痘论治·痘证概要》）

治痘疮疹毒入胃，便血腹痛啼哭。

牛黄（一分） 郁金（一两）

研为细末，每服五分。

19. 木通汤（《儿科要略·痧痘论治·痘证

概要》)

治心经伏热,小便不通,小腹痛。

木通　滑石　牵牛子　灯芯　葱白

九、治小儿腹痛收涩方

1. 地榆散

1)《太平圣惠方·卷第九十三·治小儿赤白痢诸方》

治小儿赤白痢,烦渴寒热,腹痛羸瘦,不欲饮食。

地榆(三分,微炙,锉)　酸石榴皮(半两,锉,微炒)　龙骨(一两,烧赤)　当归(半两,锉,微炒)　黄芪(半两,锉)　阿胶(三分,捣碎,炒令黄燥)　黄连(三分,去须,锉,微炒)　赤石脂〔一两,烧灰(赤)〕　乌梅肉(半两,微炒)

上件药,捣细罗为散。每服,以粥饮调下半钱,不计时候,量儿大小,加减服之。

2)《普济方·卷三百九十七·婴孩下痢门·赤白痢》

治冷热痢,腹痛,下痢赤白频并。

地榆　乌梅　柏皮　甘草　当归

上为末,各等分,清水煎,去滓,服极效。

2. 诃黎勒散

1)《太平圣惠方·卷第九十三·治小儿赤白痢诸方》

治小儿赤白痢,腹胀疼痛,不欲饮食,四肢瘦弱。

诃黎勒(三分,煨,用皮)　当归(半两,锉,微炒)　黄芩(半两)　龙骨(半两)　地榆(半两,微炒,锉)　干姜(半两,炮裂,锉)　陈橘皮(半两,汤浸去白瓤,焙)　白术(半两)　甘草(半两,炙微赤,锉)

上件药,捣粗罗为散。每服一钱,以水一小盏煎至五分,去滓,不计时候,量儿大小,分减温服。

2)《太平圣惠方·卷第九十三·治小儿冷热痢诸方》

治小儿冷热痢,腹痛。

诃黎勒(一两,煨,用皮)　当归(一两,锉,微炒)　黄连(一两,去须,锉,微炒)　甘草(半两,炙微赤,锉)　木香(半两)　干姜(半两,炮裂,锉)

上件药,捣粗罗为散。每服一钱,以水一小盏煎至五分。去滓,放温,不计时候,量儿大小,分减服之。

3)《普济方·卷三百九十七·婴孩下痢门·热痢》

治小儿赤痢、血痢,腹痛烦渴。

诃黎勒(煨,去核)　栀子(去壳,各一两)

上为细散。一二岁儿,每服半钱,米饮调下,空心午后各一服。

3. 诃黎勒丸(《太平圣惠方·卷第九十三·治小儿赤白痢诸方》)

治小儿赤白痢,瘦弱,腹痛,不欲饮食。

诃黎勒(半两,煨,用皮)　黄连(三分,去须,微炒)　地榆(半两,微炙,锉)　赤石脂(半两)　当归(半两,锉,微炒)　吴茱萸(一分,汤浸五遍,焙干微炒)

上件药,捣罗为末。炼蜜和丸如绿豆大。不计时候,以粥饮下五丸,量儿大小,加减服之。

4. 龙骨丸

1)《太平圣惠方·卷第九十三·治小儿久赤白痢诸方》

治小儿久赤白痢不止,腹痛。

白龙骨(一分)　胡粉(三钱,炒微黄)　黄连(一分,去须,微炒)　黄柏(一分,微炙,锉)　诃黎勒(一分,煨,用皮)　白矾(半两,烧令汁尽)　干姜(半两,锉,微炒)　当归(半两,锉,微炒)　木香(一分)

上件药,捣罗为末,炼蜜和丸如绿豆大。每服,以粥饮下五丸,日三四服,量儿大小,临时加减。

2)《普济方·卷三百九十六·婴孩下痢门·一切痢》

治小儿冷热不调,泄泻,烦渴,米谷不化,腹痛肠鸣,或下脓血,里急后重,夜起频并,不思乳食,肌肉消瘦,渐变成疳。

龙骨　白石脂　干姜(炮)　黄连(去须,微炒)　白矾(煅,各半两)

上为末,醋煮面糊和丸如麻子大。每一岁儿,服十丸,米饮下,乳食前服;如烦渴,煎人参汤下,更量儿大小加减,日三四服。

5. 乌梅煎(《太平圣惠方·卷第九十三·治小儿冷热痢诸方》)

治小儿冷热痢,心神烦渴,腹痛,胸膈滞闷。

乌梅肉(五枚,微炒)　诃黎勒(五枚,煨,用皮)　甘草(三寸,炙微赤,锉)

上件药,细锉。以水一大盏煎至五分,去滓,放温,不计时候,量儿大小,分减服之。

6. 神效散(《活幼心书·卷下·信效方·汤散门》)

治赤白痢昼夜频数,食减腹痛,小便不利。

罂粟壳(去梗蒂,锉碎,蜜水炒)　白芷　乌梅(和核,三味各一两)　乳香　抚芎(二味各半两)

上件㕮咀。每服二钱,水一盏煎七分,空心温服。

7. 固肠丸(《普济方·卷三百九十五·婴孩吐泻门·吐利》)

治小儿脏寒泄泻,色多青白,腹痛不食。

硫黄(三钱,另研)　牡蛎(煅,另研)　龙骨(煅,另研)　干姜(炮)　木香(各一钱)

上件为细末,煮面糊和丸如黍米大。每服三十丸。温米饮送下,乳食空。

8. 龙骨汤(《普济方·卷三百九十六·婴孩下痢门·冷痢》)

治小儿冷痢,腹痛不止。

龙骨　甘草　黄连(去须,各一两)　干姜(炮制)　当归(切,焙,各三分)

上捣筛。一岁儿,每半钱,水一盏煎至三分,去滓,分温二服,日再,量大小加减。

9. 中黄散(《普济方·卷三百九十七·婴孩下痢门·赤白痢》)

治小儿下痢赤白,乳食减少,腹痛满闷。

定粉　铅丹(银器内同炒赤)　龙骨(各一分)　诃黎勒(炮,二钱)

上为散。每服半钱,紫苏木瓜汤调下,量大小加减。

10. 桃花丸(《普济方·卷三百九十七·婴孩下痢门·赤白痢》)

治小儿赤白痢,腹痛,可食。

赤石脂　川干姜(炮,等分)

上为末,白糊丸如小豆大。三岁三十丸,米汤下。

11. 鹿角芜荑丸(《普济方·卷三百九十七·婴孩下痢门·久赤白痢》)

治久赤白痢不止,腹痛。

鹿角屑(一分)　芜荑仁(一分,炒)　附子(一分,炮制,去皮)　赤石脂(半两)　黄连(一分,去须,炒)　地榆(一分)

上为末,炼蜜和丸如绿豆大。每服以粥饮下五丸,日三四服,量大小加减。

12. 赤石脂散(《普济方·卷三百九十七·婴孩下痢门·脓血痢》)

治小儿下痢脓血,肠鸣腹痛,亦治赤白痢。

赤石脂(研)　龙骨(研)　地榆　黄连(去须,各一两)　人参(三分)　厚朴(去皮,生姜汁涂五次,炙)　当归(焙)　干姜(炮制,各半两)

上为散。每服半钱,用米饮调下,日三;或炼蜜丸如梧子大,乳汁下五丸至七丸,空心午后各一服,量儿大小加减。

十、治小儿腹痛方

1. 牛黄丸(《外台秘要·卷第三十五·小儿惊夜啼方七首》)

小儿因宿乳不消,腹痛惊啼。

大附子(二枚,炮去皮)　牛黄(三铢)　巴豆(去心皮,熬)　杏仁(去尖皮)　真珠(各一两,研)

上五味,捣附子、真珠下筛,别捣巴豆、杏仁合如膏,内附子及牛黄,捣一千二百杵。若干入少蜜足之,百日儿服如粟米一丸,三岁儿服如麻子一丸,五六岁儿服如胡豆一丸,日二,先乳哺了服之,隔上下悉当微转,药完出者病愈,散出者更服。

2. 五味子散(《太平圣惠方·卷第八十二·治小儿夜啼诸方》)

治小儿夜啼及多腹痛,至夜辄剧,状似鬼祟。

五味子(半两)　当归(半两,锉,微炒)　赤芍药(半两)　白术(半两)　甘草(一分,炙微赤,锉)　桂心(一分)

上件药,捣粗罗为散。每服一钱,用水一小盏煎至五分,去滓,量儿大小,分减温温服之。

3. 归肾丸(《太平圣惠方·卷第八十二·治小儿躽啼诸方》)

治小儿五十日以来,胎寒腹痛,激热而惊。聚唾弄舌,躽啼上视,此痫之候。

猪肾(一只,薄切去脂膜)　当归(一两,锉,微炒)

上只当归一味,粗捣二味相和,以清酒一升,煮至七合,去滓。每服,取如杏仁大,令儿咽之,日三服，夜一服，量儿大小，以意加减良。

4. 人参丸（《太平圣惠方·卷第八十二·治小儿不吃乳诸方》）

治小儿腹痛，不食乳。

人参（半两，去芦头） 黄连（半两，去须） 龙胆（半两，去芦头） 马牙硝（半两） 甘草（半两，炙微赤，锉） 枳实（半两，麸炒微黄）

上件药，捣罗为末，炼蜜和丸如梧桐子大。每服，以乳汁研二丸灌口中，日四五服瘥。

5. 马通粟丸（《太平圣惠方·卷第八十四·治小儿寒热往来羸瘦诸方》）

治小儿胁下有气，腹痛，喘逆气息难为，往来寒热，羸瘦不食。

马通内粟（三分） 细辛（三分） 紫菀（三分，洗去苗、土） 五味子（一分） 杏仁（三分，汤浸去皮尖、双仁，麸炒微黄） 石膏（一分） 秦艽（一分，去苗） 白茯苓（一分） 半夏（一分，汤洗十遍去滑）

上件药，捣罗为末，炼蜜和丸如麻子大。每服，以粥饮下五丸，日三服，量儿大小，以意加减。

6. 香连散（《太平圣惠方·卷第八十四·治小儿冷热不调诸方》）

治小儿冷热不调，腹痛下痢。

木香（一分） 黄连（半两，去须） 当归（一分，锉，微炒） 干姜（一分，炮裂，锉） 阿胶（半两，捣碎，炒令黄燥）

上件药，捣细罗为散。每服，以粥饮调下半钱，量儿大小，加减频服。

7. 木香当归散（《太平圣惠方·卷第八十四·治小儿霍乱心腹痛诸方》）

治小儿霍乱，乳食不消，心腹满痛。

木香（一分） 当归（一分，锉，微炒） 诃黎勒皮 白术（一分） 藿香（一分） 陈橘皮（一分，汤浸去白瓤，焙）

上件药，捣细罗为散。不计时候，以生姜汤调下半钱，看儿大小，以意加减。

8. 朱砂丸（《太平圣惠方·卷第八十六·治小儿无辜疳诸方》）

治小儿一切无辜疳，黄瘦，腹痛或痢，有虫，冷之与热悉主之。

朱砂（一分，细研） 雄黄（一分，细研） 干蟾（一枚，涂酥炙令黄） 菖蒲（一两） 漏芦（一两） 麝香（一两，细研）

上件药，捣罗为末，都研令匀，用粟米饭和丸如麻子大。每服，以粥饮化下二丸，空心午后各一服，量儿大小，以意加减。

9. 杀疳丸（《太平圣惠方·卷第八十七·治小儿内疳诸方》）

治小儿内疳，下痢不止，体瘦食少，腹痛羸弱。

蜗牛壳（一分） 麝香（一分，细研） 芦荟（一分，细研） 雄黄（一分，细研） 肉豆蔻（半两，去壳） 母丁香（一分） 黄连（半两，去须，微炒） 鹤虱（一分） 定粉（半两，微炒） 白矾灰（一分） 密陀僧（一分，细研） 没药（一分） 艾叶（半两，炒令黄） 地龙（一分，微炒） 熊胆（一分，研入） 蟾酥（一钱研入）

上件药，捣罗为末，以面糊和丸，如绿豆大。不计时候，以粥饮下三丸，量儿大小，以意加减。

10. 麝香丸（《太平圣惠方·卷第九十三·治小儿疳痢诸方》）

治小儿疳痢不止，体瘦，食少腹痛，羸弱。

麝香（细研） 朱砂（细研） 芦荟（细研） 雄黄（细研） 母丁香 鹤虱 白矾灰 密陀僧（细研） 没药 龙胆（去芦头） 地龙（微炒） 熊胆（细研，各一分） 肉豆蔻（半两，去壳） 黄连（半两，去须） 定粉（半两，微炒） 艾叶〔半两，炒令黄燥（焦）〕 蟾酥（一钱）

上件药，捣罗为末，入研了药令匀，以面糊和丸如绿豆大。每服，以粥饮下三丸，日三服，量儿大小，以意加减。

11. 当归丸（《太平圣惠方·卷第九十三·治小儿赤白痢诸方》）

治小儿赤白痢，腹痛不止。

当归（半两，锉，微炒） 黄连（一分，去须，微炒） 龙骨（一分） 人参（一分，去芦头） 没石子（二枚，微煨） 鹿角灰（一分） 豆豉（一分，炒微焦）

上件药，捣罗为末，炼蜜和丸如绿豆大。不计时候，以粥饮研下一（十）丸，量儿大小，临时加减。

12. 黄连散

1）《太平圣惠方·卷第九十三·治小儿久赤白痢诸方》

治小儿久赤白痢不止，腹痛，虚羸，弱不欲饮食。

黄连（一两，去须，微炒） 厚朴（半两，去粗皮，涂生姜汁炙令香熟） 干姜（半两，炮裂，锉） 木香（半两） 当归（三分，锉，微炒） 黄牛角鳃（三分，烧灰） 艾叶（半两，微炒） 乌梅肉（一分，微炒） 龙骨（半两）

上件药，捣细罗为散。每服，以粥饮调下半钱，日三四服，量儿大小，加减服之。

2）《普济方·卷三百九十六·婴孩下痢门·一切痢久不瘥》

治痢久腹痛，夜起频并。

大黄连（一两，切，用吴茱萸等分炒，去茱萸） 人参（半两） 木香（三钱）

上等分。每服一钱，陈米饮下。

13. 干蟾丸（《太平圣惠方·卷第九十三·治小儿无辜疳痢诸方》）

治小儿无辜疳痢，黄瘦，腹痛，或腹内有虫。

干虾蟆（一枚，涂酥炙微黄） 漏芦（一两） 菖蒲（一两） 雄黄（三分，细研） 朱砂（三分，细研） 麝香（一分，细研）

上件药，捣罗为末，都研令匀，炼蜜和捣一二百杵，丸如绿豆大。每服，以粥饮下五丸，日三服，量儿大小，加减服之。

14. 龙骨散（《太平圣惠方·卷第九十三·治小儿冷痢诸方》）

治小儿冷痢，腹痛不止。

龙骨（一两） 甘草（一两，炙微赤，锉） 黄连（一两，去须，微炒） 干姜（三分，炮裂，锉） 当归（三分，锉，微炒）

上件药，捣粗罗为散。每服一钱，以水一小盏煎至五分，去滓，放温，不计时候，量儿大小，分减服之。

15. 犀角散（《太平圣惠方·卷第九十三·治小儿冷热痢诸方》）

治小儿冷热痢不止，腹痛，心神烦闷。

犀角屑（一两） 白术（一两） 黄连（一两，去须，锉，微炒） 当归（一两，锉，微炒） 地榆（一两，锉） 木香（半两）

上件药，捣粗罗为散。每服一钱，以水一小盏煎至五分，去滓，放温，不计时候，量儿大小，分减服之。

16. 胡黄连散（《太平圣惠方·卷第九十三·治小儿暴痢诸方》）

治小儿冷热气不和，恶暴下痢，腹内疼痛。

胡黄连（一分） 母丁香（一分） 桂心（一分） 木香（一分） 犀角屑（半分） 肉豆蔻（一分，去壳） 当归（一分，锉，微炒） 麝香（一分，细研）

上件药捣细罗为散。每服以粥饮调下半钱，日三四服，看儿大小，加减服之。

17. 川草散（《活幼心书·卷下·信效方·汤散门》）

治腹痛下痢赤白，不拘远近。

川芎 白芷 甘草（半生半炙，三味各七钱） 赤芍药 当归（酒洗） 净黄连（三味各五钱）

上件锉焙为末。每服半钱至一钱，白痢白姜汤调，赤痢甘草汤调，赤白痢温米清汤调，并空心服。

18. 大顺饮（《活幼心书·卷下·信效方·丹饮门》）

解冒暑毒，烦渴吐泻，腹痛发热神昏，或衄血咯血及大府下血，小便黄少，口干汗多。

细面（二十两） 生姜（十六两） 赤茯苓（去皮） 粉草（二味各五两）

上先以生姜方切如绿豆样，石钵内略杵烂，入面再杵匀，摊作薄片，烈日中暴干，赤茯苓、粉草二味，细锉，同前姜、面片，或晒或焙，合研为末。每服一钱至二钱，新汲井水无时调服，或温热汤。

19. 白附香连丸（《医学纲目·卷之三十八小儿部·脾主湿·赤白痢》）

治肠胃气暴伤，乳哺冷热相杂，泻痢赤白，里急后重，腹痛扭撮，昼夜频并，乳食减少。

黄连 木香（各一钱） 白附尖（二个）

上末，饭丸如粟米大。每服十丸至二三十丸，米饮下，食前日夜各四五服。

20. 豆蔻香连丸（《医学纲目·卷之三十八小儿部·脾主湿·赤白痢》）

治泄泻不拘寒热赤白，阴阳不调，腹痛，肠鸣切痛，立效如神。

黄连（炒，三分） 肉豆蔻 木香（各一钱）

上为细末，粟米饭丸如米粒大。每服十丸至二三十丸，日夜各四服，食前米饮下。

21. 乳黄散（《普济方·卷三百六十一·婴儿初生门·小儿不吃乳》）

治小儿腹痛，不肯哺乳。

赤茯苓（一分） 甘草（一分，炙微赤，锉） 黄连（一分，去须）

上捣罗为末，炼蜜和丸如梧桐子大。每用一丸，研破，著奶头上，令儿吮奶；或研点口中，亦得。

22. 不换金正气散（《普济方·卷三百六十九·婴孩伤寒门·瘟病》）

治感冒伤寒，恶心呕吐，发热泻痢，停食腹痛，及风湿头目昏重，时发壮热。

藿香 陈皮（各五钱） 半夏（三钱） 苍术（一两，米泔浸切，炒米黄色） 白茯苓（五钱）

上用粉草五钱同锉散。每服一钱，生姜二片，红枣二枚煎，至食前温服。

23. 干姜汤（一名**大黄汤**）（《普济方·卷三百七十七·婴孩一切痫门·风痫》）

治小儿风痫撮口，夭矫诸痫，及积聚腹痛。

干姜（炮制） 当归（切，焙，各半两） 人参 大黄（锉，炒令香熟） 细辛（去苗叶） 甘草（炙，锉，各二分）

上粗捣筛。一二岁儿每服一钱七分，水半盏煎至三分，分温二服，至夜令尽，随儿大小加减。

24. 益容丸（《普济方·卷三百八十·婴孩诸疳门·治小儿一切疳》）

治小儿五疳羸瘦，发热白黄，或脾虚减食，泄泻无时，大治腹痛。

使君子（取肉锉碎，焙干） 厚朴（去粗皮，米泔浸） 芎䓖 橘红 甘草（各二钱）

上为末，炼蜜丸如皂角子大。二岁以上服一丸，以下服半丸，陈米汤化下，无时。

25. 没石子丸（《普济方·卷三百八十三·婴孩诸疳门·疳泻》）

治疳痢及治瀼泻，血痢滑肠腹痛。

木香 黄连（各二钱半） 没石子（一个，炮） 肉豆蔻（一个，煨） 诃子（二个，煨） 蜡茶（半两）

上为细末，烂饭丸如黍米大，白汤下，量儿大小服之，日进二三服；食前，米饮汤送下亦可。一方无蜡茶。

26. 生地黄散（《普济方·卷三百八十六·婴孩诸热疸肿门·寒热往来羸瘦》）

治小儿寒热进退，啼呼腹痛。

生地黄 桂心

上以水三升煮取一升，周岁以下服二合，以上服三合。

27. 当归散（《普济方·卷三百九十·婴孩心腹痛等疾门·心腹痛》）

治小儿冷热不调，腹内多痛。

当归（炒） 枳壳（麸炒去瓤） 赤芍药 川大黄（锉，炒，各半两）

上为散。每服一钱，以水一小盏煎至五分，去滓，放温服，量大小减服之。

28. 狼毒丸（《普济方·卷三百九十三·婴孩癖积胀满门·丁奚腹大》）

治腹中有热胀满，不思饮食，大小便不利，及苦腹痛癖，便脓血下重，丁奚腹痛，脱肛，胁下有痞。

狼毒（二分） 附子（一个，炮） 川椒（出汗） 巴豆（去皮，各四分）

上为末，以饴丸茱萸大，茶饮下一丸，天明及日午再服一丸，数服消痞下食，日进三服。

29. 千金丸（《普济方·卷三百九十五·婴孩吐泻门·吐利》）

治小儿吐泻，腹痛，不思饮食及伤食酸馊气。

神曲（炒） 麦蘖（炒，各一两） 乌梅肉 干姜（炮） 缩砂（去皮，各半两）

上为末，白糊丸如小豆大。三岁三十丸，食前米饮下。

30. 豆蔻香连丸（《普济方·卷三百九十五·婴孩吐泻门·吐利》）

治泄泻不分寒热赤白，阴阳不调，腹痛肠鸣，切痛，大效。

黄连（三钱，炒） 肉豆蔻 南木香（各一钱）

上为细末，粟米饭丸米粒大。每服米饮下十丸至二三十丸，日四五服，食前。

31. 小香连丸（《普济方·卷三百九十五·婴孩吐泻门·吐利》）

治冷热腹痛，水谷利，滑肠。

木香 诃子肉（各一钱） 黄连（半两，炒）

上为细末，粟米饭和丸绿豆大。米饮下十丸至五十丸，顿服之，食前，取效为度。

32. 小驻车丸（《普济方·卷三百九十六·婴孩下痢门·一切痢》）

治小儿冷热不调，或乳哺失节，泄泻不止，或下痢鲜血，或赤多白少，腹痛，里急后重，肠胃虚滑，便数频并，减食困倦，一切泄痢。并宜服之。

当归（去芦，二两） 诃子（炮，去核，一两） 干姜（炮） 黄连（去须，各三分）

上为末，用阿胶一两三分，煎成汁，搜和为丸如粟米大。每一岁儿，服十粒至二十粒、三十粒，温饭饮下，随乳亦得，更量岁数加减与服。一方无诃子，醋糊丸。

33. 诃黎勒汤（《普济方·卷三百九十六·婴孩下痢门·胃风腹胀泄痢》）

治小儿胃风腹胀，得冷则泄痢，并冷热痢腹痛。

诃黎勒（煨，用皮） 当归（锉，煨炒） 黄连（去须，微炒，各一两） 甘草（炙微赤，锉） 木香 干姜（炮制，各半两）

上捣筛。每一钱，水七分煎至四分，去滓，放温，不计时，量儿大小分减服之。

34. 诃黎勒散（《普济方·卷三百九十六·婴孩下痢门·胃风腹胀泄痢》）

治小儿胃风泄泻，两胁虚胀，腹痛不饮食。

诃黎勒（煨，用皮） 厚朴（去粗皮，涂生姜汁炙令香熟） 当归（锉，微炒） 枳壳（麸炒微黄去瓤） 赤芍药（各等分）

上为散。每服半钱，米饮调下，日三，量儿大小加减服之。

35. 艾叶散（《普济方·卷三百九十六·婴孩下痢门·冷痢》）

治小儿冷痢，腹痛，多时不断。

艾叶（炒） 木香 黄连（去须，各半两） 龙骨（研） 诃黎勒（煨取皮） 当归（切，焙，各三分） 干姜（炮裂，一分）

上为散。每服半钱，米饮调下，食前，日三四服，大小加减。

36. 香连丸（《普济方·卷三百九十七·婴孩下痢门·赤白痢》）

治小儿泻痢赤白，脾胃虚弱，糟粕不化，腹痛烦渴，身热，并里急后重。

黄连（三两） 干姜（炮，一分） 当归（一两半） 阿胶（炒为末，醋煎成膏，一两半）

上为末，以胶膏为丸如小豆大。三岁三十丸，米饮下，食前服。一方醋糊丸，大小加减。

37. 黄连汤（《普济方·卷三百九十七·婴孩下痢门·赤白痢》）

治小儿赤白痢，腹痛。

黄连（去须，一两） 干姜（炮） 艾叶（各半两） 乌梅肉（三枚）

上㕮咀。每服二钱，以水一盏，煎去滓，取三分，空心温服。

38. 地榆饮（《普济方·卷三百九十七·婴孩下痢门·赤白痢》）

治冷热痢，腹痛赤白频并。

地榆（三分） 甘草（二分） 芍药（一钱） 当归（一钱）

上为饮子。每服一钱，水一钟煎至五分，去滓服。

39. 桂连丸（《普济方·卷三百九十七·婴孩下痢门·赤白痢》）

治小儿下痢赤白，腹痛不可食。

桂心 黄连（各等分）

上为末，白糊丸小豆大三十丸，米汤送下。

40. 茱萸丸（《普济方·卷三百九十七·婴孩下痢门·赤白痢》）

治冷热不调，赤白五色，诸般痢，腹痛后重。

吴茱萸 黄连（一两，去须）

上同炒香熟，各分为二，加甘草同为末，各以酸醋丸。赤白痢，二药俱用；赤痢多，用黄连；白痢多，用茱萸，并米汤下。

41. 黄蘖丸（《普济方·卷三百九十七·婴孩下痢门·赤白痢》）

疗小儿赤白痢，腹痛。

黄蘖（半两，炙） 当归（六分）

上切，以水一升煮取六合，温服之佳。一方为末，煨大蒜和丸如绿豆大，以粥饮下七丸，日三四服，大小加减。

42. 经红散（《普济方·卷三百九十七·婴孩下痢门·赤白痢》）

治小儿下痢赤白，腹痛不食。

用荔枝壳炒为末，三岁半钱，米汤调下。

43. 黄芩丸（《普济方·卷三百九十七·婴孩下痢门·血痢》）

治小儿血痢，腹痛，减食，四肢瘦弱，渴不止。

黄芩（去黑心） 地榆 龙骨 人参 白术 厚朴（去皮，姜汁炙，一两） 酸石榴皮（切） 白茯苓（去黑皮） 漏芦（去芦头，各一两）

上为末，炼蜜和丸如绿豆大。每服七丸，空

腹，米饮下，更量儿大小加减。

44. 黄芩汤(《普济方·卷三百九十七·婴孩下痢门·血痢》)

治小儿血痢不止，肌体黄瘦，腹痛，不能饮食。

黄芩(三分)　艾叶(半两，炒)　当归(三分，锉，炒)

上为粗散。每服一钱，水一小盏，入薤白三寸，豉五十粒，煎至三分，去滓，不计时，量儿大小，分减温服。

45. 干蓝汤(《普济方·卷三百九十七·婴孩下痢门·脓血痢》)

治小儿百晬内下痢，如鱼脑，赤白杂痢，腹痛多啼。

干蓝叶　升麻　芍药(各一两)　栀子仁(四枚)

上捣筛。百晬至二百日儿，每一钱，以水半盏，入香豉七枚，薤白一茎，煎至三分，去滓，分温三服，食前，随儿大小增减。一方有龙骨。

46. 小香连丸(《古今医统大全·卷之八十九·幼幼汇集·痢疾门》)

治小儿冷热腹痛，痢下水谷。

木香　诃子肉(各一两)　黄连(吴茱萸炒赤色，四两)

上为末，饭丸绿豆大。米饮下十丸至三十丸，顿服之。

47. 乌梅散(《古今医统大全·卷之九十·幼幼汇集·阴肿疝气》)

治婴儿腹痛，初生脐下冷痛，疝气。

乌梅(一个，去核)　延胡索　甘草(半生半炙，各二钱半)　乳香　没药　钩藤(各一钱半)

上㕮咀，水煎，食前服。

48. 升消平胃散(《罗氏会约医镜·卷二十·痘科》)

治痘发热之时，有偶感风寒，饮食停滞，以致腹痛吐泻。

川芎　香附(炒)　苍术　紫苏　厚朴(姜炒，各七分)　藿香(梗连叶而香者真，研)　砂仁　白芷　陈皮(去白，各五分)　麦芽(六分)　山楂(八分)　甘草(三分)

水煎，热服。

49. 寿春丸(《救生集·卷三·小儿门》)

治小儿百病，外感风寒，内伤饮食，恶寒发热，腹痛泄泻，胸紧气急，痰鸣咳嗽，呕吐恶食，角弓反张，四肢逆冷等症，为冬春二季初病要药。

银柴胡(蒸，五钱)　陈皮(炒，三钱)　僵蚕(洗净，三钱)　胆南星(炒，五钱)　川羌活(姜汁拌炒，四钱)　天麻(炒，三钱)　云苓(炒，四钱)　桔梗(蜜炒，四钱)　独活(姜汁拌炒，三钱)　法半夏(四钱，炒)　甘草(二钱)　前胡(四钱，炒)　全蝎(洗，焙，三钱)　川厚朴(姜汁拌炒焦，四钱)　白枯矾(二钱)　川芎(四钱)　麻黄(二钱，去根节，炒)　枳壳(麦麸拌炒，三钱)　白附(四钱，拌姜汁炒)

共为极细末，吴神曲打糊作丸，每丸约重三分，飞过朱砂为衣。

50. 神效搐鼻散(《儿科要略·诸惊论治·急惊概要》)

治番痧臭毒，腹痛如绞，气闭神昏。

灯芯灰(一两)　羊踯躅(三钱)　北细辛　蟾酥　牙皂(各二钱)　牛黄　梅片　麝香(各一钱)

共研极细，瓷瓶紧装，毋令泄气。每用少许，吹入鼻中，得嚏则生。

51. 十滴水(《儿科要略·吐泻论治·吐泻述要》)

治暑令上吐下泻，霍乱腹痛。

大黄酒　樟脑油　薄荷油　生姜酒

混和，每服三滴至五滴。此方为吐泻初起之配剂。

十一、治小儿腹痛简便方

1. 综合简易方(《幼幼集成·卷四·腹痛证治·腹痛简便方》)

治一切胃痛胸痛腹痛腰痛，疼如锥刺，不可忍者。花椒不拘多少，研为细末，和少面粉，醋和成饼，贴于痛处，上铺艾绒，用火灸之，疼立止。

一切腹痛，不问虚实寒热皆效。用小麦杆烧灰，地上出火毒，将布包之，滚水淋汁，一服立止。

一切疼痛，或寒或热，或积食，或积血，证莫能辨，药不能施，有起死回生之妙。用生姜一斤，捣烂，略挤去汁，入锅内炒热，用布分作二包，先以一包熨痛处，冷即换热者，勿令间断。如姜已干，略加前汁拌之，又炒又熨，痛止乃已。

凡小儿腹痛，摸其肚有一块梗起者，虫痛也，不须用药，惟令大人以手擦揉其块处，久久搓之，半日许，其虫将死，皆从大便而出，痛立止。

小儿腹痛，啼哭不止。用南木香、明乳香、黑没药俱去油各五分，水煎温服。

小儿胎寒腹痛，啼哭吐乳，大便青色，身出冷汗。用姜黄一钱，南木香、乳香、没药俱去油各三钱，共为细末，蜜丸芡实大。每服一丸，姜汤调下。

小儿盘肠气痛，月内之儿多有之。其证腹内如蛙声，啼哭不止者是也。盖寒热不和，脏气不行。用栀仁五钱、附子三钱，同炒极枯，取起，拣去附子不用，单取栀仁，加入白芷一钱为末。每服五分，小茴香汤下。

小儿腹痛，啼哭不止。用乳香一钱，去油，灯花七枚，同为末，每服二分，乳汁调服。

小儿虫痛，口流涎沫。使君子取肉微炒，为末，五更时，米饮调下。

小儿腹痛，一痛即死者，名为虫痛，似痫。用干漆烧灰，白芜荑二味，等分为末，每五分，米饮调下。证重者，每服一钱。

小儿盘肠腹痛，浓煎葱汤，浇洗儿腹，仍以葱捣烂，炒热作饼贴脐上，良久，尿出痛止。

2. 单蝉蜕汤（《医学入门·外集卷七·妇人小儿外科用药赋》）

治痘疹已出不透腹痛，或痘黑靥，或蕴积热毒及风毒充于皮肤，瘙痒不止，惊悸癫痫，夜啼寒热亦宜。

蝉蜕（二十一个）

或加甘草一钱半，水煎服。

【医论医案】

一、医论

《医学原理·卷之十三·吐泻门·丹溪治吐泻活套》

小儿腹痛，多由脾胃不和，邪正交争，与藏气相击而作，但中有冷热之分。如挟热作痛者，其症面赤，或壮热，四肢烦，手足心热，治宜四物清凉散，加青皮、枳壳。如挟寒者，其症面色或青或白，甚则面色黯黑，口唇爪甲皆青，治宜指迷七气汤。如冷热不调作疼，宜桔梗枳壳汤，加青皮、陈皮、木香、当归之类。

《续名医类案·卷三十·肿胀》

小儿腹痛体瘦，面色㿠白，目无睛光，口中气冷，不思饮食，或呕利撮口，此脾上虚而寒水所侮也。若口中气温，面色黄白，目无睛光，或多睡恶食，或大便酸臭，此积病也。若腹胀而闷乱喘满者，实也。若不闷乱者，脾虚也。误下之，以致目无精光，四肢浮肿，肚腹愈胀，因下而喘，脾气更虚也。脾虚不能胜肾水，随肺气行于四肢，如水状。若浸浮于肺，即大喘也。

《得心集医案·卷三·吐泻门·答问》

门人问曰：传孔英之子，夜半腹痛，自服曲蘖、砂糖，次日上则呕吐而虫出，下则泄泻而血出，医者以桂枝、白芍、黄芩、木香之药，连下瘀血数升，四肢厥逆，辗转躁扰极危，索饭一碗，食毕频笑频哭而逝，此曷故也？答曰：大凡治病，必先察其外感内伤，为吾侪临症之权衡，次究其在营，在卫，为人身气血之分别。然人有两死而无两生，故曰脱血者无汗，脱汗者无血。盖汗即血，血即汗。孔翁乃郎，吾早见其语声低陷，神彩外扬，声陷而气必弱，神扬而内必空，固知其非永寿人也。今腹痛自半夜，其阳虚阴盛可见，奈何误为食积腹痛，而用曲蘖、砂糖，极力消导，大戕其脾胃生气耶。盖曲蘖能化米为酒，而砂糖破血尤速。尝于吾乡幼科并方脉诸士，及处家者皆切戒之，乃世俗通弊。无论寒热虚实，一见小儿腹痛，即以曲蘖服之，产后腹痛，即以砂糖服之，盖只知其利之小，而不知其害之大也。幸遇体坚病实者服之，虽得取快之一时，每多暗损于后日。至若病虚体弱之人，害可胜言哉？且今人之禀气虚弱者多，虚弱之体，脾胃既伤，安得不上呕吐，胃虚虫无所养而上出，下泄泻，脾虚血无所统而下脱乎？当是时中气大困，安之固之，犹恐不及，奈何医者，尚认为外感实火之证，投以发散清上，致令阴阳表里俱伤，是其外感内伤之辨不明矣。夫其临危索饭者，仓廪空求救填也。大凡虚病将危，食饮倍常，俗云装路食者，此也。至此已为除中不治之证，除中者，言中气已除尽也。躁扰不安者，虚阳外绝，中气内断，厥逆脾绝，频笑心绝，频哭肝绝。盖心主血，肝脏血，脾统血，以三脏俱绝而殒，岂非寒中决裂之验耶？何孔翁及世俗尚不知曲糖医药之误，乃归咎于方隅鬼祟，不亦异哉？故医者能于望闻问切之间，先清其内伤外感之由则几矣。子辈后遇此症，必当以扶土救阳为先，盖万物以土为根，以阳为生，无土不立，无阳不长，此其大要也。门人又问曰：此证今先生道破，固知其为内伤矣。但分明下血，即为血虚，似宜救阴补血，乃言扶土救阳，其理安在？曰：吾早已言之，夫汗即血，血即汗，有形之血不能速生，无形之气，所当急固。况中虚之病，何堪辛散苦寒戕劫之剂？当知治此症，与仲景治误汗亡阳救逆之法无少异。且中土一脏，尤为人身吃紧关头，试以五行言之。土能生金，不待言矣，设使木无土，何以载其根，遂其生？水无土，何以御其边底，折其江淮河汉之流？又火能生土，而实火生于土，设使火无土，固无从始其赫曦之化，又何以蓄其升明伏明之胜复乎？盖上非火不坚，非木不疏，非金不泄，是以一岁之中，春夏秋冬，木火金水，各旺七十二日，土寓四季之末，每旺十八日，大哉地道，土膏一动，百草蕃茂，土气一收，万物归藏。究而言之，万物归于土，万物生于土也。推而广之，水火相克，水火又同穴，设使水中无火，则神机寂灭矣，火中无水，则万物枯焦矣。其实水包火外，火胎水腹，故《仙经》曰：龙从火里出，虎向水中生。又《道经》云：两肾一般无二样，中间一点是阳精。学者必须从此推求，自然心地顿开，所谓知其要者，一言而终，不知其要者，流散无穷。读书若但随文解义，何能精义入神？今因子辈不知人身以土为重之要，故并及之。

《对山医话·卷四》

使君子之名，相传有潘州郭使君，疗小儿腹痛，每用此取效，因有是称。按小儿腹痛，虫患为多，而凡杀虫药多苦辛，惟使君子味甘，孩提服饵，不损脾胃，故尤相宜也。至民俗谓虫无尽杀，尽则无以消食，此真愚俗之言。李时珍尝譬之树有蠹；屋有蚁；国有盗，是福是祸，不问可知矣。余亦谓修养之家，必以去三尸，即此类推，虫固宜杀而不宜留也。

二、医案

1. 治虫积腹痛

《医宗说约·小儿科卷之四·诸迟解颅鹤节》

予少时入山，路逢一小儿心腹痛啼哭，口吐清水。予曰："虫也。"少顷，吐出虫长一二寸者一二十，其痛愈急。仓卒无药，予记老葱根能化虫为水，取葱捣汁，香油调服，下咽痛定，其病永不发矣。此方大人心腹虫痛俱治。

予一日，静坐。一人索化虫药甚急，曰：三日前，邻家小儿心腹痛欲死，服相公丸药后，即下血鳖七八枚，蛔虫二三十，如蝼蛄者一二十，痛立愈矣。今小儿心痛亦然，必求前药乃妙。予亦不记其何药，以诸丸合渠验之，乃拣遇仙丹而去。

《诚求集·腹胀》

九岁，善食焦土，腹痛能食，四肢渐瘦，肚腹渐大，按之有形，此虫积胀也。以追虫取积散，煎补脾胃之药送下，即下虫甚多，下后转以补剂投之，月余病愈。

2. 治停食腹痛

《平治会萃·卷三·小儿科·鼻赤》

一小儿好吃粽成腹痛：黄连、白酒药，为末，调服乃愈。

《保婴撮要·卷四·目症》

一小儿停食腹痛，服巴豆之药，更加目赤作痛，寒热往来，饮食少思，手足并冷。余用六君、升麻、炮姜，诸症顿愈。惟寒热未已，用四君、柴胡、升麻而安。

《保婴撮要·卷五·滞颐》

一小儿停食腹痛，用疏导之药，痛止，左项筋动，口角涎流，面色痿黄，肢体微肿，先用六君、柴胡、升麻、山栀四剂，次用异功散加升麻而痊。

《保婴撮要·卷五·癖块痞结》

一小儿素嗜肉食腹痛，大便不调。半载后右胁结一块，三月后左胁又结一块，腹胀食少作渴，小便赤涩，大便色秽。又半载后颔下亦结一核，妄服消块行滞等药，而元气益虚。用四味肥儿丸、五味异功散之类，热渴渐止，腹胀渐可；佐以九味芦荟丸，结核渐消；后用四君子为主，佐以四味肥儿丸之类，三月余而痊。

一小儿停食吐泻后饮食不节，作泻腹痛膨胀，腹中结块作渴，发热龈烂口臭，服消导克滞之药而前症益甚，形体益瘦，视其面色，黄中隐青，乃脾土亏损而肝木所侮也。法当调补中气，兼平肝木，遂用冲和汤及大芜荑汤之类，半载而愈。

《保婴撮要·卷五·积滞》

一小儿七岁，停食后腹痛，服克伐之剂而益加，按之不痛，此脾气复伤也，用六君子汤而愈。后复伤食，服保和丸及三棱、槟榔之类，而更腹痛；服泻黄散，体重善噫，此脾气虚而下陷也，仍用六君、升麻、柴胡、木香而愈。

一小儿腹痛，以手按之痛益甚，此乳食停滞也。用保和丸末一钱、槟榔末三分，下酸臭粪而安。后患腹痛，别服峻利之剂，其痛益甚，手按则已，面色黄白，此因饮食失宜，脾气不调，土虚不能生金也，用六君子汤而愈。

一小儿久患腹痛，诊其母，右关脉弦缓，乃木克土也，用六君子汤加木香、柴胡，母子并服而愈。

一小儿停食腹痛，面色白，黑睛少，手足常冷，大便不实，口鼻吸气，腹中阴冷。此禀命门火衰，不能温蒸中州之气，故脾胃虚寒也，用八味丸、补中益气汤而愈。

《保婴撮要·卷六·发热》

一小儿饮食停滞，腹痛作呕，用大安丸而愈，饮食虽进，其腹仍痛，用六君、山楂、神曲，痛少止。余以为脾气伤，而饮食难化，乃去前二味，服六君子四剂而愈。后又伤食，仍服前药，痛止而至暮发热，用六君、柴胡、升麻而痊。此由脾虚下陷，不能升发，故至暮发热也。

一小儿四岁，停滞腹痛发热，用大安丸，而饮食进。又用六君、山楂、神曲四剂，而痛止。后伤食，至暮复热，用六君、柴胡、山栀、升麻而痊。此脾虚兼肝火之治法也。

3. 治虚寒腹痛

《保婴撮要·卷三·盘肠气痛》

一小儿十四岁，腹痛吐泻，手足常冷，肌体瘦弱。余谓：所禀命门火虚也。用六君子汤、八味丸渐愈。毕姻后，因房劳勤读，感冒发汗，继以饮食劳倦，朝凉暮热，饮食不思，用六君子、十全大补二汤寻愈。后不慎饮食起居，午前脐下热起，则遍身如炙；午后自足寒至腰如冰，热时脉洪大，按之如无，两尺微甚，寒时则六脉微细如绝，汤粥稍离火，食之即腹中觉冷，此亦禀命门火衰之症也，用补中益气汤、八味丸，各百余服渐愈。后大吐血，别误服犀角地黄丸一剂，病益甚，饮食顿减，面色皖白，手足厥冷，或时发热，寒时脉微细而短者，阳气虚微也。热时脉洪大而虚者，阴火虚旺也，余用十全大补及八珍汤、六君子之类，但能扶持而血不止，复因劳役吐血甚多，脉洪大鼓指，按之如无，而两寸脉短，此阳气大虚也。用人参一两、附子一钱，佐以补中益气汤数剂，诸症渐退。乃减附子五分，又各数剂，脉症悉退。乃每服人参五钱、炮姜五分，月余始愈。

《保婴撮要·卷五·滞颐》

一小儿滞颐，面色白或黧，腹痛，手足时冷，脉微细。此肺肾虚寒也，宜先培其脾土，用温胃散，二服腹痛顿止；又六君子汤，诸症并愈。后停食挟惊，吐泻发搐，滞颐腹痛复作，用六君加柴胡、钩藤钩，四剂而痊。

《保婴撮要·卷五·腹痛》

一小儿停食腹痛，发热面赤，或用养胃汤、枳壳、黄连、山楂，反加腹胀，午后发热，按其腹不痛，此脾虚而克伐伤之也。用六君子汤，数剂而瘥。

一小儿七岁，发热惊悸。用化痰药，反抽搐恶寒，吐痰喘嗽，腹痛少食，用抱龙丸，大便似痢，寒热往来，殊类风症。余以为脾气复损，用四君子汤少加升麻、柴胡，治之月余而愈。

一小儿肚腹膨痛，食后即泻，手足逆冷，此脾气虚寒也，先用人参理中丸，后用六君子汤而愈。

一小儿九岁，常患腹痛。至冬月因食生冷之物，其腹仍痛，服理中丸之类辄效。至十六岁，秋初毕姻后，腹痛又作，唇面黯爪甲青，余先君用八味丸补火随愈；服四两许，痛不再作。至二十岁，外痛复作，服前丸不应，乃服附子理中汤而止，仍用八味丸而安。

一小儿腹痛吐舌，流涎作渴，饮冷便秘，用清凉饮下之，顿安。余谓：小儿元气，易虚易实，病势稍安，不必再药。不信，自用三黄丸一服，果吐泻发搐。余用白术散加钩藤钩，补脾平肝而愈。

《保婴撮要·卷六·吐舌弄舌》

一小儿七岁，食生冷之物，腹痛便秘，服峻利之剂，连泻五次，噫气腹痛。余谓心脾虚寒，用异功散加姜桂、木香治之，不从；反治胃火，更加吃逆。余仍以前药加附子一片，一服诸症顿退；乃去附子，又三剂而愈。其时同患是症，用清胃化痰者殁，而手足俱黯。

4. 治痘疹腹痛

《保婴撮要·卷二十·痘腹痛》

一小儿善食作渴，腹痛便秘，痘痕赤色，先用加味四物汤而愈。后仍痛恶食，此脾胃受伤，用白术散而痊。

一小儿出痘腹痛，大便似利，寒热往来，余以为脾气虚，用白术散而痊。

一小儿出痘，腹痛作渴，饮食如常，光泽红活，此胃经实热，先用泻黄散，一剂顿安，又用白木散而痊。

一小儿痘后，腹痛作渴，饮冷便秘，用清凉饮末五分顿安。后腹痛吐泻发搐，用白术散加钩藤钩而愈。

一小儿出痘腹痛，嗳腐吞酸，此饮食停滞，先用保和丸二服，续用五味异功散而痛止，又用托里散而靥。

《保婴撮要·卷二十·痘面青》

一小儿出痘，面青腹痛，手足并冷，此脾气虚寒也，先用五味异功散加木香、肉桂；又用内托散、参芪四圣散，贯脓痂靥。

一小儿出痘，面青腹痛，手足并冷，此脾土虚寒也，先服益黄散末三钱，再用六君、木香而安。又伤食，作泻面青，用五味异功散而痊。

《诚求集·腹痛》

1）泄泻，腹痛，四肢厥冷，时作呃逆，是寒水侮土之症也，用六君、姜、桂、木香未效，更加附子（应寒水）乃安。

2）五岁，胃口当心痛，啼咬闷绝，或与顺气饮之类，痛不减。诊之脉迟而紧，四肢俱冷，令人以热手摩其痛处，果少缓，此内外俱着寒也。用草蔻、吴茱萸、木香、干姜、益智，以温其表里而安，继以调中养胃而愈。

3）十五岁，患少腹痛二年余，服行气克滞之剂益盛。诊之脉沉而迟，手按无形，小便频数，作肾中虚寒治（薛氏云：中脘痛属胃，少腹痛属肾）。用《金匮》肾气丸炒黑为末，每日调服四钱，时或间与补中汤，调理三月始愈。

5. 治气滞腹痛

《诚求集·腹痛》

二岁，忽大叫（湿病形而知也），曲腰而啼，此腹痛也。用六君、姜、桂、木香不效，乃以手按其腹至脐下两旁，有筋一条埂起，直至肾囊之侧，知其为小肠膀胱气痛之症。用木香、茴香、川楝子、橘核为末，入酒调服，数日而痊。

6. 治暑湿腹痛

《诚求集·伤暑》

夏月，患腹痛作泻，便下色黄秽腻，口渴尿涩，此脾先受湿，复外着暑气，乃暑湿伤脾之症，治以平胃散加黄连、木通、神曲、泽泻，清其暑，理其脾，渐愈。

第六节

泄　泻

小儿泄泻，是以大便次数增多，粪质稀薄或如水样为特征的小儿常见病。一年四季均可发病，夏秋季节发病率高，不同季节发生的泄泻，证候表现有所不同。2岁以下小儿发病率高，是我国婴幼儿最常见的疾病之一。本病轻证治疗得当预后良好；重证则预后较差，可出现气阴两伤，甚至阴竭阳脱；久泻迁延不愈，则易转为慢惊风或疳证。

【辨病名】

泄泻，是以大便次数增多，粪质稀薄或如水样为特征的病证。泄泻病名最早记载于《黄帝内经》，《素问·气交变大论》中有“鹜溏”“飧泄”“注下”等病名。东汉张仲景在《伤寒论》中将泄泻与痢疾统称为下利，至隋代巢元方在《诸病源候论》中始明确将泄泻与痢疾分述之。宋代以后才统称为泄泻。

《黄帝内经素问·四气调神大论》：“秋三月，此谓容平，天气以急，地气以明，早卧早起，与鸡俱兴，使志安宁，以缓秋刑，收敛神气，使秋气平，无外其志，使肺气清，此秋气之应，养收之道也，逆之则伤肺，冬为飧泄，奉藏者少。”

《黄帝内经素问·气交变大论》：“复则埃郁，大雨且至，黑气乃辱，病鹜溏腹满，食饮不下，寒中肠鸣，泄注腹痛，暴挛痿痹，足不任身，上应镇星、辰星，玄谷不成。”“民病疟，少气咳喘，血溢血泄注下，嗌燥耳聋，中热肩背热，上应荧惑星。”

《伤寒论·辨太阴病脉证并治》：“伤寒脉浮而缓，手足自温者，系在太阴。太阴当发身黄；若小便自利者，不能发黄。至七八日，虽暴烦，下利日十余行，必自止，以脾家实，腐秽去故也。”

《诸病源候论·痢病诸候·水谷痢候》：“水谷痢者，由体虚腠理开，血气虚，春伤于风，邪气留连在肌肉之内，后遇脾胃大肠虚弱，而邪气乘之，故为水谷痢也。”

《幼幼新书·卷第二十八·一切泄泻第一》：“《养生必用》论下利，谓：古人凡奏圊（圊，圈也）泻者，皆谓之利。寻常水泻，谓之利。米谷不化，谓之米谷利，或言下利清谷（清，冷也）。痢，谓之滞下，言所下濡滞（脓血点滴，坐圊迟久，岂不谓之滞下也）。痢有四种：寒、热、疳、蛊是也（白多为寒；赤多为热，兼以后重；赤白相杂为疳，至蛊则纯下血）。随证用药，不若今人之妄也。”

《普济方·卷三百五十九·婴孩门·证候发端》：“小儿泄泻，除疳泻为虚热，余泻皆脏腑虚寒怯弱得之。”

《普济方·卷三百九十六·婴孩下痢门·一切痢》：“夫小儿八痢：曰冷，曰热，曰疳，曰惊，曰冷热不调，曰休息，曰瀼，曰蛊毒。诸痢，无积不能成。冷痢白积。热痢赤积，冷热不调，积下赤白。疳痢黄白，积下无度。惊痢青积。休息痢，粪黑如鱼肠，愈而复作。瀼痢，停积不下，肚大，饮食不为肌肤，气息大便利涩，疼痛啼叫。蛊毒痢，下紫黑，不可不详参。略具数方，量大小以方药斟酌用之。”

《幼科发挥·卷之三·脾所生病·泄泻》“泄泻二字，亦当辨之。泄者，谓水谷之物泄出也。泻者，谓肠胃之气下陷也。”

《诚求集·泄泻》：“泄，出少而势缓；泻，则直下而不可阻。”

【辨病因】

小儿泄泻之病因，以感受外邪、伤于饮食、脾胃虚弱多见，病位主要在脾胃。其感受外邪，多因小儿脏腑娇嫩，肌肤薄弱，若调护失宜，易为外邪侵袭。若外感风、寒、暑、热诸邪与湿邪相合而导致泄泻，由于时令季节不同，风寒致泻四季均有，但泄泻以夏秋多见，长夏多湿，故前人有“无湿不成泻”“湿多成五泻”之说，其中又以湿热泻最多见；其伤于饮食，多因小儿脾常不足，饮食不知自节，若调护失宜，乳哺、饮食不当，过食生冷及难以消化食物，皆能损伤脾胃，发生伤食泻；其脾胃虚弱，多因小儿素体脾虚，脾虚则运化失职，胃弱则腐熟无能，不能化生精微，因而水反为湿，谷反为滞，并走于下，而成脾虚泄泻。亦有泄泻实证因失治误治，久病迁延导致脾胃虚弱，转成脾虚泄泻者；其脾肾阳虚，多因脾虚致泻，病程迁延，先耗脾气，继损脾阳，日久则脾伤及肾，致脾肾阳虚。肾阳不足，脾失温煦，阴寒独盛，水谷不化，并走肠间，形成澄澈清冷、洞泄而下的脾肾阳虚泻。亦有因情志失调致小儿泄泻者。

《幼科指南·泻证门》：“小儿泄泻一证，多因脾被湿侵，土不胜水而成。然致病之原各异，医者认之须清。或伤乳停食不化，或感受寒冷暑热之气，或惊邪外触，或脏受寒冷，或脾虚作泻，更有飧泻水泻之证。致疾之因不同，而调治之法亦异，或分消，或温补，治宜精细辨之。”

《幼科发挥·卷之三·脾所生病·泄泻》：“如泻时水谷混下，小便少而大便多者，此湿泻也。有溏泻无度者，此久湿也，并宜五苓散主之。”

《婴童类萃·中卷·泄泻论》：“名则有五，泄非一端。有因脾胃虚弱，饮食不能运化而作泄者；有饮食过伤，食积停滞而作泻者；有久阴动湿而泄者；有寒暑调理失宜而作泄者；有乳母自病，儿吮热乳，而作泻者。”

《幼科证治大全·泄泻》：“泄泻乃脾胃颛病。凡饮食寒热三者不调，此为内因，必致泄泻。又经所论春伤风，复飧泄，夏伤暑，秋伤湿，皆为外因，亦致泄泻。医者，当于各类求之，毋徒用一止泻之方，而云概可施治，此则误儿，岂浅云耳。若不治本，则泻皆止，暂而复泻，耽误久脾胃益虚，变生他证，良医莫救。”

《幼科汇诀直解·卷之四·泄泻》：“有泻水，腹不痛者，湿也。饮食入胃不住，完谷不化者，气虚也。腹痛，泻水如热汤，痛一阵泻一阵者，火也。或泻或不泻，或多或少者，痰也。腹痛甚而泄泻，泻后痛减者，食积也。泻下如抱坏鸡子臭者，或咽气作酸者，伤于食也。”

一、感受外邪

《幼科指南·泻证门》：“小儿断脐失护，风冷乘入，传于大肠，遂成寒泻之证。其候粪色清白，腹痛肠鸣。先散其寒，用和气饮极效；后用温补，以调中汤再灵也。”

《幼幼集成·卷三·泄泻证治》：“有风泻，泻而色青稠黏，乃肝木乘脾，宜六君子汤加防风、柴胡、白芍。”

二、伤于饮食

《片玉心书·卷之四·泄泻门》：“如泄泻酸臭，腹痛，面黄带热，不喜饮食者，此食积也。”

《幼科指南·泻证门》：“小儿因乳食过饱，损伤脾胃，乳食不化，故频泻酸胀，噫臭，腹热胀满疼痛，口渴恶食，小便赤涩。须用保安丸消其滞，次用平胃散和其脾，庶积消而泻止，奏神功矣。”

《幼幼集成·卷三·泄泻证治》：“有伤食及滞泻者，其候口嗳酸气，吞酸腹胀，一痛即泻，一泻痛减，保和丸消之。”

《诚求集·泄泻》：“食积泻，泻下臭极，或嗳气吞酸，腹痛甚而泻，泻后稍宽，保和丸加减。若食消痛已而泻不止者，补中汤；食消痛不止者，异功散。疳泻，面黄肌瘦，肚胀脚弱，泻下颜色不一，昼凉夜热，不思食，大儿肥丸。”

三、脏腑虚弱

1. 脾胃虚弱

《幼幼集成·卷三·泄泻证治》：“脾土虚寒作泻，所下白色，或谷食不化，或水液澄清。其候神疲，唇口舌俱白色，口气温热，宜理中汤或六君子汤。”

2. 脾肾阳虚

《幼科切要·泄泻门》：“泄泻一门，伤暑伤食，痰湿火郁，脾虚肾虚肺虚，皆有泻症，惟变其寒热虚实。”

四、情志失调

《幼幼新书·卷第二十八·一切泄泻第一》：“《婴童宝鉴》：小儿水痢癖者，因饮水时被惊，或啼未住而饮水也。”

《幼科指南·泻证门》：“惊泻者，因气弱受惊，致成泄泻。其候夜卧不安，昼则惕惊，粪稠若胶，并带青色如苔也。治宜镇心抑肝，先以镇惊散定其惊，次以养脾丸服之理其脾，则通灵可望也。”

《证治准绳·幼科集之二肝脏部·惊·泄泻》：“（薛）小儿惊泻者，肝主惊，肝木也，盛则必传克于脾，脾土既衰，则乳食不化，水道不调，故泄泻色青或兼发搐者，盖青乃肝之色，搐乃肝之证也。亦有因乳母脾虚受惊，及怒动肝火而致者，《经》曰：怒则气逆，甚则呕血及飧泄，法当平肝补肺，慎勿用峻攻之药，脾气益虚，肝邪弥甚，甚至抽搐反张者，亦肝火炽盛，中州亏损之变证也。”

《诚求集·泄泻》：“惊泻，粪青如苔，稠若胶黏，或时搐搦，大温惊丸。”

【辨病机】

小儿泄泻的基本病机为脾虚湿盛，脾失健运，水湿不化，肠道清浊不分，传化失司。同时与肝、肾也有相关。明代李中梓《医宗必读·泄泻》有“无湿不成泻”之说。泄泻病性有虚实之分，实证多因湿盛伤脾，或饮食伤脾，暴泻以实证为主。虚证见于劳倦内伤、大病久病之后，或他脏及脾，如肝木克脾，或肾阳亏虚，不能温煦脾脏，久泻以虚证为主。急性泄泻，经及时治疗，可在短期内痊愈。一些急性泄泻因失治或误治，迁延日久，可由实转虚，转为久泻。

《幼科指南·泻证门》：“小儿泄泻一证，多因脾被湿侵，土不胜水而成。然致病之原各异，医者认之须清。或伤乳停食不化，或感受寒冷暑热之气，或惊邪外触，或脏受寒冷，或脾虚作泻，更有飧泻水泻之证。致疾之因不同，而调治之法亦异，或分消，或温补，治宜精细辨之。”

《幼科汇诀直解·卷之四·泄泻》：“夫泄泻者，注下症也。盖大肠为传送之官，脾胃为水谷之海。或为饮食生冷之所伤，或为风寒暑湿之所感，脾胃停滞，以致阑门清浊不分，发注为下，而为泄泻也。”

《幼幼集成·卷三·泄泻证治》：“《经》曰：水谷之寒热，感则害人六腑。又曰：虚邪之中人也，留而不去，传舍于肠胃，多寒则肠鸣飧泄，食不化，多热则溏如糜。夫泄泻之本，无不由于脾胃。盖胃为水谷之海，而脾主运化，使脾健胃和，则水谷腐化，而为气血以行荣卫。若饮食失节，寒温不调，以致脾胃受伤，则水反为湿，谷反为滞，精华之气，不能输化，乃致合污下降，而泄泻作矣。”

【辨病证】

一、辨症候

1. 辨寒热

《片玉心书·卷之四·泄泻门》：“如泄泻清白，或不思食，食不化，腹痛，四肢冷，面白光白，作渴者，此寒湿也。”

《古今医统大全·卷之八十九·幼幼汇集·泄泻门》：“冷泻者，脾胃受冷，肚痛，谷不化，小便清，大便黄白或如糟粕，手足厥冷，当服理中汤、益黄散、人参藿香等散。”

《幼科指南·泻证门》：“小儿中寒泻者，因过食生冷油腻。肠鸣腹胀，时复疼痛，所泄皆澄彻清冷，面色淡白，四肢逆冷，懒进饮食。温中理中汤主之，止泻诃子散堪行也。”

“火泻者，皆因脏腑积热，或外伤暑气。故泻时暴注下迫，肚腹疼痛，心烦口渴，泻多黄水，小便赤色。先用玉露散清其热，再用四苓散利其水，庶可收功矣。”

《幼科发挥·卷之三·脾所生病·泄泻》：“如泻时有腹痛，或痛或不痛，所下亦有完谷而未尽化者，此邪热不杀谷也。有成糟粕者，皆属热湿，以伤寒论中猪苓汤主之。寒湿热湿宜详辨之。属寒者不渴，属热者渴也。”

《幼幼集成·卷三·泄泻证治》：“热证作泻，泻时暴注下迫，谓其出物多而迅速也，便黄溺赤，口气蒸手，烦渴少食，宜五苓散加栀仁。”

《诚求集·泄泻》：“其病皆责之脾，而所因不一。冷泻，多出白水，乳食不化，所下无腥秽臭，眉皱腹鸣，尿清，不渴，脉沉微，四君子汤加姜、桂、木香、益智之类。”

“热泻，色黄有沫而臭秽，小便赤少，烦渴，少食，五苓散加山栀、川连、车前、木通之类。若腹痛雷鸣，卒痛一阵，泻一阵者，为火盛之极，泻黄散。伤暑泻，身热烦渴，所下如水，小便不利，黄连香薷饮，调服益元散。”

2. 辨虚实

《片玉心书·卷之四·泄泻门》：“如泄泻清水，腹中无痛者，此纯湿也……如泄泻肠滑不止者，此湿伤元气下陷也。”

《幼幼集成·卷三·泄泻证治》：“如食已消，痛已止，而犹泄泻不止者，乃脾失清升之气，气虚下陷，补中益气汤。”

《慈幼便览·泄泻》：“虚泻，脾土虚寒作泻，所下白色，或谷食不化，或水液澄清，其候神思疲倦，唇口舌俱白色。”

3. 辨阴阳

《幼幼新书·卷第二十八·一切泄泻第一》：“《婴童宝鉴》洞泄死候：大泻不止，体热多困，眼缓溏泄，囟陷不动。”

“茅先生小儿诸泻死候歌：大泻应难止，浑身热困多，缓睛溏泄滑，囟陷见奔波。”

“茅先生论霍乱、吐泻、积泻、惊泻、疳泻、渴泻、伤泻、冷泻、热泻、诸般泻，形状各别，下药殊等。如调一泻患，见变眼微视，口内生疮，鼻口干燥，泻久不止，并下黑血，囟门肿陷，不能进食，大渴不止，死候不治。兼看三关脉微，微青黑、肿起亦死。”

《普济方·卷三百五十九·婴孩门·病源歌》：“疳脾泄泻，小儿泄泻精神少，久患脾虚食不闻，碧绿眼睛生白膜，青黄面脸见红筋，有时揉鼻揉眉额，或即牵唇擦齿龈，渴饮停留脾受湿，致令水谷不能分。”

《幼幼集成·卷三·泄泻证治》：“凡泻不止精神好者，脾败也；吐泻而唇深红者，内热也；色若不退者死，面黑气喘者死。遗屎不禁者，肾气绝也。”

“《经》曰：五虚者死，一脉细，二皮寒，三少气，四泄泻不止，五饮食不入。五虚悉具者死，能食者生。”

二、辨色脉

1. 辨形色

《片玉心书·卷之四·泄泻门》：“如泄泻注成黄水者，或渴或不渴，此风湿也。”

《婴童类萃·中卷·泄泻论》：“泄泻之症，《经》云有五。所谓五泄者：曰胃泄、脾泄、大肠泄、大瘕泄、小肠泄。胃泄者：饮食不化，色黄；脾泄者：腹胀满，泻注，食则吐逆；大肠泄者：食已窘迫，肠鸣切痛，大便色白；大瘕泄者：里急后重，数至圊而不能便，小腹痛；小肠泄者：溲而便脓血，小腹痛，茎中痛。”

《幼幼集成·卷三·泄泻证治》：“有风泻，泻而色青稠黏，乃肝木乘脾，宜六君子汤加防风、柴胡、白芍。”

“脾土虚寒作泻，所下白色，或谷食不化，或水液澄清。其候神疲，唇口舌俱白色，口气温热，宜理中汤或六君子汤。”

2. 辨脉纹

《古今医统大全·卷之八十九·幼幼汇集·泄泻门》：“脉弦者，食积泻；脉微小，虚寒泻。小儿泄泻，微缓者生，洪大急数者危。初生及未满三岁看虎口脉纹。”

【论治法】

小儿泄泻的治疗以运脾化湿为基本法则。实

证以祛邪为主，针对病因，分别予以疏风解表，清热利湿，消食导滞等法。虚证以扶正为主，根据脏腑虚损的不同，进行健脾益气，温补脾肾，固涩止泻治疗。泄泻变证，属正气大伤，根据病情分别治以调补阴阳之法。

一、概论

《幼幼新书·卷第二十八·一切泄泻第一》："钱乙附方：惊风或泄泻等诸病烦渴者，皆津液内耗也。不问阴阳，宜煎钱氏白术散，使满意取足饮之，弥多弥好。"

《幼科发挥·卷之三·脾所生病·泄泻》："泄泻有三：寒热积也。寒泻者不渴，宜理中丸主之。热泻者有渴，宜五苓散合六一散主之。积泻者面黄，所下酸臭食也，宜丁香脾积丸下之。积不去，泻不止也。"

《幼科指南·泻证门》："脾虚泻者，多因脾不健运。故每逢食后即作泻，腹满不渴，短少精神，面黄懒食，肌肉消瘦也。宜用参苓白术散治之，必奏奇效也……小儿或因春伤风邪，清气下陷，脾失健运，以致完谷不化者，乃飧泻之名也。治者须补养脾土，先用补中益气汤，升其中气。若泄泻日久，肠滑不禁者，用四神丸治之……小儿脾胃湿盛，致成水泻。懒食溏泻，便色多黄，清浊不分，溺来短涩。宜用胃苓汤以除湿；若泻久不止，则用升阳除湿汤治之自愈。"

《婴童类萃·中卷·泄泻论》："脾虚则温补之；停食消导之；积聚随缓急而下之；动湿则辛散而渗之；寒暑则随时令冷热调理之；乳母有疾，问其症而治之。泄泻初起，不可便用补剂，恐宿食不消，反生他症矣。证见五虚：脉细、厥冷、少气、泄痢、不食，为难治。"

《幼幼集成·卷三·泄泻证治》："有湿泻，腹内肠鸣，肚不痛，身体重而泻水，或兼风者，水谷混杂，宜升阳除湿汤。"

"凡泄泻肠鸣腹不痛者，是湿，宜燥渗之；饮食入胃不住，或完谷不化者，是气虚，宜温补之；腹痛肠鸣泻水，痛一阵、泻一阵者，是火，宜清利之；时泻时止，或多或少，是痰积，宜豁之；腹痛甚而泻，泻后痛减者，为食积，宜消之，体实者下之；如脾泄已久，大肠不禁者，宜涩之，元气下陷者升提之。

泄泻有五：寒、热、虚、实、食积也。但宜分别所泻之色。凡暴注下迫，属火；水液清澄，属寒；老黄色属心脾肺实热，宜清解；淡黄色属虚热，宜调补；青色属寒，宜温；白色属脾虚，宜补；酱色属湿气，宜燥湿，馊酸气属伤食，宜消。"

《彤园医书(小儿科)·卷之四·泄泻门·总括》："小儿泄泻，多因脾被湿侵，土不胜水而成。然致病之原不一，或乳食停滞，或感受寒暑，或外触惊邪，或脏受寒冷，或脾虚作泻。更有飧泻、水泻等症，或宜分消，或宜温补，分别症治于下。"

《幼科切要·泄泻门》："泄泻一门，伤暑伤食，痰湿火郁，脾虚肾虚肺虚，皆有泻症，惟变其寒热虚实。若水泻则分之，食泻则消之，热泻则清之，寒泻则温之，虚泻则补之，久泻则止之、涩之。今将诸方开列于下，用此察实的当，加减用之可也。"

《诚求集·泄泻》："湿泻，身重软弱，泻下多水，糟粕不实，肠鸣腹不痛，五苓散、胃苓汤加减。痰积泻，所下黏腻，或多或少，腹不痛，平胃二陈加减。脾虚泻，神情困倦，不思饮食，小便自利，腹不疼，泻下完谷不化，或食后作胀，或清早虚膨，参苓白术散加减，八珍粉亦佳。"

二、疏风散寒

《古今医统大全·卷之八十九·幼幼汇集·泄泻门》："冷泻者，脾胃受冷，肚痛，谷不化，小便清，大便黄白或如糟粕，手足厥冷，当服理中汤、益黄散、人参藿香等散……冬月感寒泄泻者，助胃膏、益黄散加肉豆蔻、生姜、枣去核煎服。寒极者附子理中汤。吐泻，脾胃俱虚，欲作慢惊，服乌蝎四君子汤，生姜、枣去核煎服，或实脾散、全蝎观音散治之。"

《幼科发挥·卷之三·脾所生病·泄泻》："如泄时有发热恶寒，水谷不分者，此风湿证也，谓飧泄。《经》云：春伤于风，夏生飧泄者是也，宜小建中汤加防风主之。若兼脓血者，胃风汤主之。如泻时有腹痛，或吐或不吐，所泻者多完谷未化，此寒湿证也，宜理中汤主之。"

《幼幼集成·卷三·泄泻证治·泄泻简便方》："泄泻因于寒者，腹痛手足冷。用胡椒十四粒、生姜三钱、淡豆豉三钱，煎汤，热服。"

三、清热利湿

《古今医统大全·卷之八十九·幼幼汇集·

泄泻门》:“热泻者,大便黄赤,小便赤少,口渴烦躁。医者不明,但用豆蔻、诃子等服之,如水浇石,用钱氏白术散去木香、五苓散去桂服之。热甚者,四逆散、黄连丸、调中汤去大黄加黄连、枳壳治之,如挟热而太阳与少阳合病自下利者黄芩汤,呕加半夏。又挟热泻痢而小便闭涩赤甚者,加减四顺清凉饮服之……夏月伤暑泄泻者,其证面垢,烦躁作渴,饮水浆,头热,呕吐泄泻,服丁香丸,定吐紫金核先定吐,后用参术散。发热,渴不止者,参术散加天水散,滚白汤调。”

《幼科发挥·卷之三·脾所生病·泄泻》:“如泻时有腹痛,或痛或不痛,所下亦有完谷而未尽化者,此邪热不杀谷也。有成糟粕者,皆属热湿,以伤寒论中猪苓汤主之。寒湿热湿宜详辨之。属寒者不渴,属热者渴也。”

四、消食导滞

《保婴撮要·卷七·食泻》:“东垣云:伤食则恶食,小儿食泻者,因饮食伤脾,脾气不能健运,故乳食不化而出。若嗳臭吞酸,胸膈胀满,腹痛按之益痛者,虽作泻,而所停滞之物,尚未消也,用保和丸。腹痛按之不痛者,乳食已消也,用异功散。脾气伤而未复,不思饮食者,用六君子汤;所伤生冷之物及喜热者,并加木香、干姜。乳食已消,腹痛已止,泻尚未止者,脾失清升之气也,用补中益气汤。余有别症,当参各门。”

《古今医统大全·卷之八十九·幼幼汇集·泄泻门》:“伤食泻者,由乳食过饱,坐卧风冷之所,伤食油腻之物遂成食泻,宜先服紫霜丸,取下其积,不可便补。《经》云:食泻重,当取痞。虚用补虚进食丸、感应丸、紫霜丸。量虚实先取其积尽,次以加减益黄散、异功散、四君子汤调理之……食积泄泻者,积聚停饮,痞膈中满,胁肋疼痛,夜热昼凉,口吐酸水,呕逆注泻,脉实者,先利而后补,服消积丸、鹤顶丹,下后服消导药,虚者先补而后下。”

《幼科发挥·卷之三·脾所生病·泄泻》:“如泻时有腹痛腹鸣之证,恶食,所下酸臭之物,此因宿食停滞于中而成湿,此食化为湿也,宜下之,积去泄自止也,丁香脾积丸主之……四时之中,有积泻者,面黄善肿,腹中时痛,所下酸臭者是也,宜先去积,后调脾胃,去积丁香脾积丸,调理脾胃胃苓丸。”

《医宗说约·小儿科卷之四·泄泻》:“乳食伤脾泄泻症,健脾消食利水应,沉香末子亦可施,实脾利水煎方定,苍术白术白茯苓,山药扁豆甘草顺,泽泻木通及木香,砂仁煨姜陈皮进。有热须增姜炒(黄)连,无热肉果炮姜性(姜用少许),食积腹痛(神)曲麦芽,(山)楂卜(子)(枳)实(厚)朴槟榔令。”

五、平肝定惊

《保婴撮要·卷七·惊泻》:“小儿惊泻者,肝主惊,肝,木也,盛则必传克于脾,脾土既衰,则乳食不化,水道不开,故泄泻色青,或兼发搐者,盖青乃肝之色,搐乃肝之症也。亦有因乳母脾虚受惊,及怒动肝火而致者。《经》曰:怒则气逆,甚则呕血及飧泄。法当平肝补脾,慎勿用峻攻之药。脾气益虚,肝邪弥甚,甚至抽搐反张者,亦肝火炽盛,中州亏损之变症也。凡见惊症,即宜用四君、六君、异功散等方,加白附子定风,柴胡平肝引经以杜渐,则必不至泻搐而自安矣。今已见泻吐惊搐,尚不知补脾平肝,以保命、抱龙、镇惊等药治之,其亦去生远矣。”

《古今医统大全·卷之八十九·幼幼汇集·泄泻门》:“惊泻者,由慢惊病后,或吐胃虚,或气弱因惊,眼白如淡墨,大便青黄,此泻宜至圣保命丹、钩藤饮主之。或乳随粪下,消乳热,进食丸主之。或微渴,心脾喘燥狂热,此泻尤难治,朱砂五苓散主之。冷者,定命饮子,服后与温惊朱君散、睡惊太乙丹等药治之。大要散风邪,消积滞,开胃进食,养脾之药。惟伤食泄泻者必恶食,发热,心腹胀痛,下酸臭,先以疏利其食,服消积丸、鹤顶丹微疏导,不可峻取,后消食药治之。”

《证治准绳·幼科集之二肝脏部·惊·泄泻》:“凡见惊证,即宜用四君、六君、异功散、等方加白附子定风,柴胡平肝引经以杜渐,则必不至泻搐而自安矣。今已见泻吐惊搐,尚不知补脾平肝,以保命、抱龙、镇惊等药治之,其亦去生远矣。”

六、健脾益气

《普济方·卷三百九十四·婴孩吐泻门·总论》:“又久泻不止,至八九月间,变为秋深冷利,泄泻青白,时时撮痛,乳瓣不化,可用养脾丸如黍米大,每服二三十丸,米饮送下,日进三服则愈。益黄散亦可用之。”

《幼幼集成·卷三·泄泻证治》：“凡大泻作渴者，其病不论新久，皆用七味白术散生其津液，凡痢疾作渴亦然。盖白术散为渴泻之圣药，倘渴甚者，以之当茶水，不时服之，不可再以汤水，兼之则不效矣。”

七、温补脾肾

《保婴撮要·卷七·冷泻》：“汤氏云：冷泻者，乃脾胃虚寒，水谷不化而泄。钱仲阳云：小儿不能食乳，泻褐色身冷无阳也，当用益黄散加减治之。大便清白，口不烦渴，冷积泻也，理中汤主之。若口鼻吸风寒之气，脾胃受生冷之食而作者，先用理中汤，后用异功散。命门火衰，不能温蒸中州之气，故脾胃虚寒者，用益黄散及八味丸。脾胃虚弱者，五味异功散。脾气下陷者，补中益气汤。脾气虚寒者，人参理中汤。寒水侮土者，益黄散。肝木乘脾者，四君柴胡散。手足并冷者加木香、干姜。治者审之。”

八、益气敛阴

《诚求集·泄泻》：“止久泻津液不足而渴也。病本湿热，渴则多饮汤水，脾复受湿，故泄不止也。泻久伤阴，阴虚而发热也。用白术散倍葛根（以升胃中津液），大剂煎与并即代汤水。”

九、固涩止泻

《幼幼集成·卷三·泄泻证治》：“如脾泄已久，大肠不禁者，宜涩之，元气下陷者升提之。”

《幼科切要·泄泻门》：“久泻则止之、涩之。”

【论用方】

一、治小儿泄泻通用方

1. 姜黄散（《幼幼新书·卷第二十八·一切泄泻第一》）

治小儿泄泻可思食方。

陈皮（一两） 诃黎勒皮 甘草（炙） 青橘皮（去白，各半两）

上为细末。每服半钱，米饮调下，或煎亦得。

2. 豆蔻散

1）《幼幼新书·卷第二十八·一切泄泻第一》

长沙医者郑愈传止大人、小儿泻。

上用肉豆蔻一个，去心，硫黄一块，入在肉豆蔻内去心处，却将豆蔻心末面上盖硫黄，再用面饼子裹上面，更用湿纸，慢火内烧熟为末。每服半钱，米饮汤调下，不计时候。

长沙医者郑愈传治大人、小儿湿毒，冷热不调，泄泻，乳食不化。

肉豆蔻（三个） 草果子（五个） 艾叶（五钱） 藿香叶（三钱）

上件为细末。每服一钱，米饮调下。

2）《普济方·卷三百九十五·婴孩吐泻门·吐利》

止泻。

豆蔻（一个，面煨） 青皮 陈皮 木香 白术 甘草（各一钱） 草果（一个）

上为末，米饮下。

3. 茯苓丸（《幼幼新书·卷第二十八·一切泄泻第一》引《孔氏家传》）

治小儿久新泻利，不问冷热，分利水道。

白茯苓（五分） 黄连（一两） 阿胶（炒，三分）

上为末，以烧粟饭和丸如绿豆大。粟米饮下二十丸。

4. 回阳散（《幼幼新书·卷第二十八·一切泄泻第一》）

长沙医者郑愈传治泻。

诃子（炮） 紫苏（蒸） 青皮（去白） 肉桂（不见火，各半两） 神曲 麦糵（各一分半） 甘草 陈皮 丁香（不见火，各一分） 草豆蔻（一个，生）

上为末。每服半钱，米饮下。

5. 溪螺散（《幼幼新书·卷第二十八·一切泄泻第一》引《惠眼观证》）

治泻方。

舡底下溪螺（四十九个，先以水浸出泥） 干葛粉（半两）

上将葛粉掺在螺上，盛在碗内，却盏子盖之一宿，来早取螺上粉晒干使。每服一钱，以退猪汤调下。

6. 斗门散（《幼幼新书·卷第二十八·一切泄泻第一》引《惠眼观证》）

治泻方。

橡斗子　诃子(用肉,各六个,并三生三炮)　甘草(六寸,半生半熟)

上为细末。每服一钱,陈米饮调下。

7. 诃子汤(《幼幼新书·卷第二十八·一切泄泻第一》)

治泄利。

诃黎勒皮　人参(去芦头)　木香　白茯苓(各一两)　陈橘皮(汤浸去白)　甘草(炙,各半两)

上件捣罗为细末。每服一钱,水八分一盏,入生姜二片,煎至五分,去滓温服。

8. 人参散

1)《幼幼新书·卷第二十八·一切泄泻第一》

长沙医者丁时发传治大人、小儿久泻、赤白痢及水泻、瀼泻

人参　五花叶(去毛,炙)　白术　诃子　枳壳(炒,去瓤)　肉豆蔻　橡斗子(烧存性,各等分)

上件为细末。每服半钱,用清米饮冷调下。

2)《普济方·卷三百九十五·婴孩吐泻门·吐利》

治腹泻,百药不痊。

人参　白术(炮)　黄耆　白茯苓　甘草(炙,等分)　肉豆蔻(一个)　使君子(半两)　胡黄连(二分)　宣连(二钱)　青皮(半两,去瓤)　莪术(半两)

上为末。用陈米同煎,大小以意加减。

9. 四物粱米汤(《幼幼新书·卷第二十八·一切泄泻第一》)

治少小泄注

粱米　稻米　黍米(各三升)　蜡(如弹丸大)

上四味以水五升,东向灶煮粱米三沸,去滓;复以汁煮稻米三沸,去滓;复以汁煮黍米三沸,去滓;以蜡纳汁中和之。蜡消取以饮之,数试有效。

10. 桃红散(《幼幼新书·卷第二十八·一切泄泻第一》)

长沙医者郑愈传治小儿泻。

白矾(一两,枯过)　赤石脂(二两)　生硫黄(一钱)

上件三味为末。每服,小儿五岁以下一钱,冷米饮汤调下;五岁以上一钱半;大人三钱。

11. 白术散(《幼幼新书·卷第二十八·一切泄泻第一》引《王氏手集》)

和中益胃,散风湿。治肠鸣泄泻,米谷不化,利下青白,腹痛呕逆,胁肋胀满,气痞不散,体热多睡,全不思食方。

芍药　当归　官桂　人参　白术　茯苓(各半两)　粟米(炒,一两)

上为粗末。每服一大钱,水六分盏煎至三分,去滓温服。

12. 豆蔻调中汤(《幼幼新书·卷第二十八·一切泄泻第一》引《王氏手集》)

治脏腑不调方。

白矾　缩砂仁　五倍子(各一钱)　黑附子(半两,去皮脐)

上为细末,用墨水面糊丸如绿豆大。每服十五丸。儿小,五七丸,食前米饮下。

13. 日霞丹(《幼幼新书·卷第二十八·一切泄泻第一》引《婴童宝鉴》)

治小儿泻方

白垩　砒霜　黄丹(各末)　麝香(各一钱匕)

上件和匀,糯米饮为丸如芥子大丸。第一丸时,取一口气于药上,向下不用,一岁一丸,米饮下。

14. 枳壳汤(《幼幼新书·卷第二十八·一切泄泻第一》引《婴孺》)

治小儿不调适水利。

枳壳(四分,炙)　人参　黄芩(各八分)　榉皮　茯苓(各十分)

上切,以水四升煮一升二合。二岁儿为四服,以次量之。

15. 治小儿泻方(《幼幼新书·卷第二十八·一切泄泻第一》引《庄氏家传》)

治小儿腹泻。

百草霜　屋梁尘(各二钱)　硇砂(半字)

上细研,用蜡为丸如绿豆大。温水吞下三丸。

16. 治泻方(《幼幼新书·卷第二十八·一切泄泻第一》引《庄氏家传》)

治小儿腹泻。

儿乌头(一个半两大,炮,去皮)　黄丹(二钱,

火煅,取焦为度)

上件药为末,面糊丸如青豆大。每服小儿三丸,大人五丸,如泻,用井华水吞下;赤痢,甘草汤下;白痢,干姜汤下。神验。

17. 不二丸(《普济方·卷三百九十五·婴孩吐泻门·吐利》)

巴豆(三十个,去心膜,细研,别用好黄连半两,水浸纸二张,裹豆煨令出油) 朱砂(末,一钱) 寒食面(一钱)

上研匀,滴水丸如绿豆大。以新汲水磨下一丸。

18. 观音散(《普济方·卷三百九十五·婴孩吐泻门·吐利》)

治小儿泻。

扁豆(炒) 白术(煨) 茯苓 人参(炙) 神曲(炒) 麦芽(炒) 香附子(各等分)

上为末,空心米饮调下。

19. 黄连丸(《普济方·卷三百九十五·婴孩吐泻门·吐利》)

治小儿泻。

黄连(去须,一两) 南木香(一两)

上二物各一半生、一半炒,为末,醋糊丸如绿豆大。每服三二十粒,多至五十粒,米饮下。

20. 六神丸(《普济方·卷三百九十五·婴孩吐泻门·吐利》)

治腹泻不止。

豆蔻(半两,炮,去皮) 木香(半两,炮) 丁香(三钱) 诃子肉(一钱,炮) 使君子(三钱) 芦荟(半两,别研)

上为末,烂饭为丸如黍米大。每服二十丸,米饮汤下。一方名**六神丹**,定吐泻,薄糊为丸绿豆大,粥饮吞下。

21. 木瓜汤(《普济方·卷三百九十五·婴孩吐泻门·吐利》)

干木瓜(二两) 茴香(二钱,炒) 甘草(一分,炙) 吴茱萸(五钱,汤泡七次)

上锉,生姜紫苏煎,入盐服。

22. 醒脾散(《普济方·卷三百九十五·婴孩吐泻门·吐利》)

治小儿泻。

人参(五钱,去芦) 丁香(一钱) 赤茯苓(五钱) 藿香叶(五钱) 白术(五钱) 白姜(二钱,炮) 甘草(炙,三钱) 木香(二钱,炮) 厚朴(姜制) 南星(大者,三个) 缩砂仁(一两,同南星炒)

上锉,姜枣煎,烧盐服。

23. 启脾丸(《扶寿精方·小儿门》)

消食止泻止吐,消疳消黄,消胀止肚疼,常服健脾开胃,生肌肉。

人参 白术 茯苓 山药 莲肉(去心,各一两) 山楂 陈皮 泽泻 甘草(各五钱)

上为极细末,熟蜜丸芡实大。米汤化下。

24. 肉豆蔻丸

1)《保婴撮要·卷十七·泄泻咬牙作渴之症》

治泻水谷,或白或淡黄不能止者。

木香 缩砂仁(各二钱) 白龙骨(煅) 诃子肉(半两) 赤石脂(七钱半) 枯白矾(七钱半) 肉豆蔻(半两)

上为末,糊丸黍米大。一周岁每服三五十丸,三岁儿服百丸,米饮下。泻甚者煎木香散或异功散送下。

2)《医学研悦·小儿研悦方卷之九·泄泻》

治小儿泻。

肉豆蔻(五分) 神曲(五分) 广木香(三钱) 白术(一钱) 茯苓(一钱) 干姜(五分) 麦芽(炒,五分) 赤石脂(一钱五分) 砂仁(二钱) 甘草(一钱) 藿香(一钱)

为末,糊丸。每次一钱,滚白汤下。

25. 助胃丸(《脉症治方·卷之二·暑门·泄泻》)

治大人小儿诸般泄泻。

厚朴 苍术 陈皮(各一两五钱) 甘草(炙,四钱) 猪苓 泽泻 茯苓(各一两) 白术(一两五钱) 桂(三钱) 肉果(鸡蛋清炒,一两) 山楂(二两)

上为末,神曲二两,打糊为丸如龙眼大。每服一丸,清米汤化下。

26. 丁香脾积丸(《幼科发挥·卷之三·脾所生病·泄泻》)

治小儿泻。

三棱(煨) 莪术(煨) 良姜(醋煮) 青皮(去白,醋煮,各五分) 丁香(去蒂,三钱五分) 木香 牙皂 百草霜(各三钱) 巴豆霜(二钱

五分）

上为末，醋面糊丸麻子大。随人加减。

27. 加减茹苓汤（《寿世保元·卷八·吐泻·吐泻不治症》）

治小儿泻。

猪苓（七分） 赤茯苓（去皮，一钱） 泽泻（七分） 白术（去芦，五分） 黄连（五分） 竹茹（一钱） 干葛（七分） 天花粉（二钱） 甘草（五分）

上锉，生姜煎服。如热极，加石膏、知母；泻极，加升麻；腹痛，加炒白芍一钱、肉桂三分，寒痛亦加。

28. 胃苓汤（《婴童类萃·中卷·泄泻论》）

治一切泻痢，及不服水土，脾胃不和，三焦气壅。宽中顺气，分利阴阳。

苍术（炒） 厚朴（姜制） 陈皮 甘草 白术（炒） 猪苓 泽泻（各等分） 官桂（少） 茯苓（一钱二分）

生姜三片，枣一枚。此方随症应变，功效无穷。

29. 四君子汤（《医学研悦·小儿研悦方卷之九·泄泻》）

治小儿泻。此性温和，可补元气之不足。

人参 白术 茯苓 甘草

姜枣煎服。

30. 调元汤（《医学研悦·小儿研悦方卷之九·泄泻》）

治小儿泻。

人参 黄芪 甘草

如热不退，加干姜；如身热肢冷，加附子一片，水煎服。

31. 温脾散（《简明医彀·卷之二·泄泻》）

治大人、小儿外受风寒，内伤饮食，腹痛泄泻，一服安。

香附（四两） 山楂 三棱 甘草（各二两） 甘松 益智（各一两） 丁香 三柰（各五钱）

32. 加味解毒汤〔《彤园医书（小儿科）·卷后篇·杂证门·泄泻汇方》〕

治小儿泻。

川连 川柏 条芩 栀仁 赤茯 木通 淡竹叶（引）

33. 加味升葛汤〔《彤园医书（小儿科）·卷后篇·杂证门·泄泻汇方》〕

治小儿泻。

升麻 葛根 白芍 赤茯（各二钱） 猪苓 泽泻 甘草（各一钱）

34. 芩半汤〔《彤园医书（小儿科）·卷后篇·杂证门·泄泻汇方》〕

治小儿泻。

枯芩 白芍 甘草 陈皮 姜制半夏 生姜（引）

35. 神术散（《慈幼便览·泄泻》）

燥湿理脾，为泄泻之良药，兼治呕吐。

苍术（陈土炒，钱半） 陈皮（一钱） 厚朴（姜汁炒） 炙甘草 藿香（各八分） 砂仁（四分） 姜（一片）

水煎服。湿泻，肠鸣，腹不痛，身体重，泻如酱色，是湿气，宜燥渗，用神术散加连翘、茯苓各一钱。霍乱症泻水，或兼风水谷混杂，是湿兼寒风，神术散加木香、炮姜各五分，防风一钱，升麻六分，柴胡六分。食积泻，腹痛甚而泻，泻后痛减，泻出酸气，是食积，神术散加楂肉、炒麦芽、煨神曲各一钱二分。痰泻，时泻时止，或多或少，是痰积，神术散加茯苓、制半夏各二钱。热泻，腹痛肠鸣，泻水，痛一阵，泻一阵，小便赤，大便老黄色，是实热，宜清解，神术散加连翘、栀仁、泽泻各一钱。虚热泻，前症泻出淡黄色，是虚热，神术散加漂白术、茯苓、炒白芍各钱半，粉葛一钱。

36. 八珍粉（《诚求集·泄泻》）

治小儿泻。

人参 白术 砂仁（各一两） 莲肉 芡实 米仁 山药 茯苓（各二两）

或药内去人参，调服时以人参汤送下可也。如不用人参，上黄芪、西党参代之。

二、治小儿吐泻通用方

1. 艾灰饼子（《普济方·卷三百九十五·婴孩吐泻门·吐利》）

治小儿吐泻，日夜无度。

艾叶（洗灰留性） 白龙骨 定粉（各三钱） 肉豆蔻（一枚，面裹煨，焙） 黄丹（半钱，火煅飞过）

上件为细末，滴水和丸，每一两作四十丸，捏作饼子。每服一饼子，先用取油灯盏水洗过，煎油灯盏汤化下,乳食空。

2. 八贤散(《普济方·卷三百九十五·婴孩吐泻门·吐利》)

治小儿泄泻,发热,手足梢疼。

当归　白芍药　白茯苓　甘草(各一两)　川芎　桂　柴胡(各半两)　熟地黄(一两)

上㕮咀。三岁一钱,水半盏煎至三分,去滓,无时服。

3. 白附子丸(《普济方·卷三百九十五·婴孩吐泻门·吐利》)

治小儿青粪,及吐而有冷证者。

白附子(一分,为末)　舶上硫黄　半夏(半两,生,为细末,用生姜自然汁和成剂,药作小钱大饼子,沸生姜汤内下,候煮熟不麻为度,取研成膏)

上加蝎梢末一分,同研匀,入在半夏膏内,和令得所,干即添汤,丸如萝卜子大。每服三五十粒,米汤或乳汁下。

4. 白术丁香散(《普济方·卷三百九十五·婴孩吐泻门·吐利》)

治小儿吐泻不止,烦渴,小便少。

人参(二钱)　白术(二钱)　丁香　豆蔻(各三钱)　桂府滑石(二两)　舶上硫黄(一钱)

上为细末。大人每服二钱,小儿每服一钱,温米饮汤调下,食前。

5. 白术散(《普济方·卷三百九十五·婴孩吐泻门·吐利》)

治小儿冷热不和,吐利不止。

白术　木香　丁香　陈橘皮(汤浸去白瓤,焙,各一分)　麦门冬(三分,去心,焙)

上为散。每服一钱,水一中盏煎至五分,去滓,不拘时稍热服,量儿大小以意加减。

6. 白术丸(《普济方·卷三百九十五·婴孩吐泻门·吐利》)

治小儿吐利不止,温胃消食。

白术　木香　丁香　肉豆蔻　黄连(各等分)

上为末,面糊丸如黄米大。每服十丸,米饮下。

7. 半硫丸(《普济方·卷三百九十五·婴孩吐泻门·吐利》)

治小儿泄泻注下,或手足冷者,亦治咳嗽。

半夏(汤炮七次)　硫黄(各一两,一方加蝎、白附各半两)

上为末,姜汁糊丸小豆大。三岁三十丸,米汤下。

8. 沉香散(《普济方·卷三百九十五·婴孩吐泻门·吐利》)

1) 生胃气,止吐泻。

茯苓(一钱)　沉香　丁香　木香　藿香　川厚朴(制)　甘草(炙,各一钱)

上为末。每服一字,米饮调下。

2) 治小儿吐泻,不思乳食,腹满。

沉香　丁香(各半两)　木香　藿香叶　甘草(炒)　缩砂仁(各一两)

上为末。三岁半钱,紫苏木瓜汤调下,食前。

9. 沉香饮子(《普济方·卷三百九十五·婴孩吐泻门·吐利》)

大治吐泻。

沉香　丁香　藿香(各半钱,一方用一分)　槟榔(三个,一方用一个)　肉豆蔻(二个)　甘草(炙,一钱,一方用一分)

上为末。每服一大钱,水一小盏,入老姜一小指大,槌碎,同煎三两沸,去滓,温服。

10. 大安丸(《普济方·卷三百九十五·婴孩吐泻门·吐利》)

治小儿吐泻不止。

南木香　白芍药　人参　白术(各一钱)　白茯苓　诃子(炮)　厚朴(制)　橘红(各半钱)

上为末,蜜丸如鸡头大。陈米饮汤化下三丸。

11. 大白术散(《普济方·卷三百九十五·婴孩吐泻门·吐利》)

治脾胃气虚,呕吐泄泻,外热里寒,手足厥逆,昏困嗜卧,面色青白,下利清谷,不思乳食。

甘草(二两,炮)　干姜(一两半,炮)　附子(一个,生用,去皮,切作八片)

上为细末。每服一钱,水六分盏,生姜二片,同煎至四分,去滓,温服,量大小加减。

12. 丁香散(《普济方·卷三百九十五·婴孩吐泻门·吐利》)

治小儿吐泻。

丁香(二七粒)　肉豆蔻(一个)　木香(半钱)　藿香　桂心(各半钱)

上先将前三味研,用醋面裹热灰煨令面赤色,去面不用,次同藿香、桂心为末。每服一字半钱,用陈米煮饮调下。

13. 豆附丸(《普济方·卷三百九十五·婴孩吐泻门·吐利》)

治小儿搐搦吐泻。

肉豆蔻(一个) 附子(一个,炮)

上为末,面糊丸粟米大。饭饮下。

14. 豆蔻散(《普济方·卷三百九十五·婴孩吐泻门·吐利》)

1) 治吐泻烦渴,腹胀,小便少。

豆蔻 丁香(各半分) 舶上硫黄(一分) 桂府白滑石(三分)

上为细末。每服一字,至半钱,米饮调下,无时。

2) 治腹痛洞泄,肠鸣,胃虚冷,乳食不化。

肉豆蔻一枚,剜一小孔,内滴乳香一块,面裹煨熟为末。每服一钱,米饮调下。一法用面糊为丸如黄米大,一岁儿服二三十丸,空心日进二服,温米饮送下。

15. 豆蔻香连丸(《普济方·卷三百九十五·婴孩吐泻门·吐利》)

治泄泻不分寒热赤白,阴阳不调,腹痛,肠鸣切痛,大效。

黄连(三钱,炒) 肉豆蔻 南木香(各一钱)

上为细末,粟米饭丸米粒大。每服米饮下十丸至二三十丸,日四五服,食前。

16. 独附散(《普济方·卷三百九十五·婴孩吐泻门·吐利》)

治小儿吐泻,气脱,四肢冷,肚疼眼慢。

附子(一个,炮,去皮脐)

为末。三岁一小钱,水半盏,姜汁一蚬壳,枣半枚,煎三分以下,水中顿冷,饥服。

17. 二圣丸(《普济方·卷三百九十五·婴孩吐泻门·吐利》)

治小儿吐泻不止,羸瘦成疳,宜常服。

川黄连(去须,一两) 黄蘗(去粗皮,一两)

上为末,入猪胆内汤煮熟,丸如绿豆大。每服二三十丸,米饮下,量大小加减,频服。

18. 附苓丸(《普济方·卷三百九十五·婴孩吐泻门·吐利》)

治小儿溏泄,小便不利。

附子(炮,去皮,半两) 白茯苓 泽泻 滑石(各三钱)

上为末,白糊丸小豆大。三岁十丸,灯心汤下。

19. 附香丸(《普济方·卷三百九十五·婴孩吐泻门·吐利》)

治小儿吐泻不定,肠鸣腹疼,肚急气粗。

附子(炮,去皮) 木香(炮,等分)

上为末,白糊丸如小豆大。三岁二十丸,米汤下,食前。一用附子、白茯苓等分,不用木香,糊丸。治用同。

20. 桂心汤(《普济方·卷三百九十五·婴孩吐泻门·吐利》)

治小儿利下吐逆,壮热,数日不止,不得乳哺,或形羸困疲者。

甘草(炙) 牡蛎(煅赤) 芍药 桂心(各三两)

上为粗末。一岁儿,水一升内四方寸匕,煮二合,顿服,日再,小儿以意加减。此能除热止痢,上下神验。

21. 和安散(《普济方·卷三百九十五·婴孩吐泻门·吐利》)

治冷热不调,泻盛下泄。

木香 当归 川芎 北前胡 柴胡 青皮 苦桔梗 甘草(炙) 赤茯苓(各等分)

上锉散。每服一钱,水一盏,生姜三片,枣二枚,煎,空心服。

22. 和胃丸(《普济方·卷三百九十五·婴孩吐泻门·吐利》)

治小儿吐泻,有痰,不思饮食,困顿,欲生风。

丁香 藿香叶 蝎尾(各一钱) 白术(切,焙) 半夏(炮七次,各一两)

上为末,姜汁糊丸如小豆大。三岁三十丸,生姜汤服,或沸煎服之。

23. 厚朴膏(《普济方·卷三百九十五·婴孩吐泻门·吐利》)

治小儿吐泻,不思饮食。

厚朴(制) 诃子(炮,去核) 白豆蔻(炮) 当归(各半两) 甘草(炙,一分)

上为末,炼蜜丸鸡头大。三岁一丸,白汤化下,食前。

24. 藿香散(《普济方·卷三百九十五·婴孩吐泻门·吐利》)

1) 治吐利不止。

藿香(一两) 丁香(一钱) 木香 缩砂(各

半两）

上为末。每服半钱，水五分煎三分，通口服。或续加陈皮、甘草、人参、草果尤妙。

2）治小儿脏腑不调作泻，青黄黑白，乳食不消，粪中有冻，如鸡子清，兼暴泻如水，其证腹痛微热，面唇黄白，此药治之。慢惊或偏坠，红肿内吊，紫苏汤调下三五服，痛止，宜用此药。

陈皮　藿香叶　厚朴（姜制）　枳壳（去瓤）　甘草

上等分，为细末，陈米饮下、紫苏汤下。粪中有黄白冻子，木瓜并白梅去盐煎汤下。如利止，用枣子煎汤下。大能和胃进乳食，此是小儿常服之药。

25. 鸡舌香散（《普济方·卷三百九十五·婴孩吐泻门·吐利》）

治小儿吐泻。

良姜　香附子　天台乌药　辣桂（各二钱）　甘草（微炙）　陈皮　藿香（各一钱）

上为细锉。每服一钱，水煎灌下，仍别煎与乳母服。

26. 济世丹（《普济方·卷三百九十五·婴孩吐泻门·吐利》）

治小儿吐泻，并百物所伤，惊疳潮热。

木香　五灵脂（一钱）　肉豆蔻（二个）　胡椒（一钱）　丁香（一钱）　全蝎（二钱）　巴豆（四粒，去油存性）　朱砂（半钱，为衣）

上为末，糊丸如萝卜子大。每服二三十丸，米汤下。

27. 建中丹（《普济方·卷三百九十五·婴孩吐泻门·吐利》）

治泄注不止，啼哭腹痛。

胡椒　蓬术　肉豆蔻（各半两）　全蝎（一分）

上为细末，面糊丸黍米大。每服十粒，米饮下。

28. 降灵丹（一名**来复丹**）（《普济方·卷三百九十五·婴孩吐泻门·吐利》）

治小儿非时吐泻，腹胀胸膈痞闭。

舶上硫黄　雪白硝石（二味各一两，并于沙石铫内或银器，用文武火慢炒熔令作珠子，无令火紧大，过即不中用，须倾在纸上放冷，研细末为妙，须依法制度）　莲花青皮　久年陈皮　上等无石五灵脂（各一钱）

上为细末，面糊丸如麻子大。量儿大小加减，大人丸如豆蔻大，每服十五丸，空心食前，温米饮下。

29. 开胃丸（《普济方·卷三百九十五·婴孩吐泻门·吐利》）

治小儿脏腑怯弱，内受风冷，腹痛胀满，肠鸣泄利，或青白乳食不化，兼胎寒脏冷，腹痛夜啼。

白芍药　麝香（细研，各一分）　人参　木通　蓬术（煨）　白术　当归（炒，各半两）

上为末，都研令匀，汤浸炒饼和丸，如黍米大。每服十五丸，温米饮下；新生儿，每服五丸，乳食前。一方有木香，无木通。

30. 诃黎勒皮（《普济方·卷三百九十五·婴孩吐泻门·吐利》）

治小儿吐利，腹胁虚满。

桂心（一分）　诃黎勒皮　人参（去芦头）　甘草（炙微赤，锉）　白术　厚朴（去粗皮，涂生姜汁炙令香熟）　陈橘皮（汤浸去白瓤，焙，以上各半两）

上为散。每服一钱，水一小盏煎至五分，去滓，不计时候，稍热服之，量儿大小加减。

31. 理中丸（《普济方·卷三百九十五·婴孩吐泻门·吐利》）

治吐利不歇，水谷不化，手足厥冷。

人参（去芦）　白术（锉）　干姜（炮）　甘草（炙，锉，各一两）

上为末，炼蜜和丸鸡子黄大。每服一丸，水一大盏化开，煎至七分，连滓放温服，小儿分为三服，大小以意加减，食前。

32. 龙骨散（《普济方·卷三百九十五·婴孩吐泻门·吐利》）

治小儿吐利。

龙骨（一分）　赤石脂　缩砂（去皮，各一两）

上为末。面汤下一字或半钱，大人一钱。若止吐，入丁香一分代缩砂。

33. 妙丸子（《普济方·卷三百九十五·婴孩吐泻门·吐利》）

治小儿吐泻，并伤食，腹疼，不思乳食，兼吐哯。

丁香　藿香叶　木香　白茯苓　官桂（去皮）　青礞石　代赭（各一钱）　巴豆（二七粒，大

者，去皮心膜，纸上压去油）

上为末，酒糊丸如芥子大。一岁二丸，姜汤下或藿香汤，食前，不得吃物，须权住乳，效。恐乳多再吐，如伤食泻，与五七丸，利下食，次与益中膏。

34. 妙应丸（《普济方·卷三百九十五·婴孩吐泻门·吐利》）

治吐泻霍乱，下利不止。

丁香（四十九个） 杏仁 胡椒（各四十九个） 巴豆（七粒） 好朱砂（二钱）

上为细末，飞罗面为丸，朱砂为衣。每服五七丸，白汤下。

35. 没石子丸（《普济方·卷三百九十五·婴孩吐泻门·吐利》）

大健小儿脾胃，吐泻，不进乳食，诸病后虚弱，精神昏慢，全不入食，吐呕生痰，渐成慢脾候，立有神效，不可具述。

半夏（半两，生姜一两半，捶烂，将半夏每个切作两片，水一大碗同煮干，取出再用水半碗煮姜，用白面一钱重，乳钵内研作饼子，慢火炙熟） 没石子（一枚） 滑石（一分，研） 人参（一分） 丁香（一钱） 白矾（一钱） 朱砂（一钱，细研）

上为末。每服半钱，煎冬瓜子生姜汤调下。如为丸，用水调薄姜汁面糊为丸子，每服三十丸。量大小加减。

36. 木瓜丸（《普济方·卷三百九十五·婴孩吐泻门·吐利》）

治小儿吐泻。

木瓜（一字） 麝香 木香（末） 腻粉 槟榔（末，各一半）

上同研，面糊丸如黄米大。每服一二丸，甘草水下，无时。

37. 木香丸（《普济方·卷三百九十五·婴孩吐泻门·吐利》）

治小儿兼大人吐利。

木香 白茯苓（等分）

上为末，炼蜜丸如梧桐大。每服二十丸，生姜米饮下，小儿量大小化下三五丸。

38. 木香散（《普济方·卷三百九十五·婴孩吐泻门·吐利》）

治小儿腹胀泻渴。此药性温平，能和表里，通津液，清上实下，扶助阴阳。

木香 丁香 官桂 人参 大腹皮（炒，一用子） 陈皮 诃子肉 前胡 半夏（制姜汁浸） 甘草，茯苓（各等分）

上㕮咀。每服三钱，水一盏，姜三片，煎六分，稍热服，量大小加减服之。

39. 南星散（《普济方·卷三百九十五·婴孩吐泻门·吐利》）

治小儿吐泻兼误食冷物，脾虚生风成慢惊。

以天南星一个，重八九钱以上者。掘地作坑，深三寸，用炭火五斤，烧通赤，入好酒半盏，后入南星；又用炭火三二条，盖坑上，候药微裂取出，再炒为末。每服半钱或一字，煎生姜防风汤，食前调下，量儿大小加减。

40. 前朴散（《普济方·卷三百九十五·婴孩吐泻门·吐利》）

治心腹结气，呕吐泄泻，肚胀疼，或发惊悸。

前胡 白术 人参 陈皮 良姜 藿香 甘草 厚朴（各一钱）

上为散。每服三二钱，煎热服。

41. 千金丸（《普济方·卷三百九十五·婴孩吐泻门·吐利》）

治小儿吐泻，腹痛，不思饮食，及伤食酸馊气。

神曲（炒） 麦蘖（炒，各一两） 乌梅肉 干姜（炮） 缩砂（去皮，各半两）

上为末，白糊丸如小豆大。三岁三十丸，食前米饮下。

42. 羌活膏（《普济方·卷三百九十五·婴孩吐泻门·吐利》）

治小儿吐利不止，烦渴闷乱，欲成脾风，手足微搐，但非时发热，不能辨认证候。请于一时中并服，随手有应，冬末春初最宜频服。

羌活 独活（各去芦头） 人参（切） 白茯苓（去皮，切） 天麻（炙） 干蝎 青黛（研，各一分） 脑麝（各半钱，研） 水银 硫黄（各一钱，结砂子）

上为末，研匀，炼蜜丸皂子大，捻作饼子。五七岁每服三饼，三二岁二饼，一岁半饼至一饼，如发热，煎荆芥汤下，或乳香汤下；手足厥冷，人参姜汤下。旧方有丁香，而无龙脑、青黛，此方去二物，亦不曾入丁香。三二岁儿，每服止一饼，恐大寒也，若吐甚，丁香汤化下亦佳。

43. 去桂五苓散（《普济方·卷三百九十五·婴孩吐泻门·吐利》）

猪苓　白术　赤茯苓(去皮,各五钱)　泽泻(七钱半)

上为末,用车前草灯心汤下。一方加羌活。镇心,加茱萸炒;吐不止,加生姜自然汁;渴盛加人参。

44. 人参白术散(《普济方·卷三百九十五·婴孩吐泻门·吐利》)

治小儿呕吐泄泻,口干唇燥,烦渴引饮,小便赤涩,并宜服之。

白术(去芦)　白茯苓(去皮)　人参(去芦)　木香　藿香叶　干葛(锉,各半两)　滑石(腻白者,六钱)　甘草(炙,三钱)

上为细末。每服一二钱,百沸汤调下,或生姜汤亦可。或㕮咀,煎服更妙。呕吐加丁香二钱。

45. 人参膏(《普济方·卷三百九十五·婴孩吐泻门·吐利》)

治小儿泄泻,烦渴呕逆。

人参(一两)　白术(半两)　丁香(半两)　藿香(半两)　白扁豆(一分)

上为末,蜜丸如绿豆大或麦粒大,量大小加减,生姜汤下五七丸至十丸。

46. 人参散(《普济方·卷三百九十五·婴孩吐泻门·吐利》)

治小儿吐利,发热,不乳食。

人参(半两,去芦头,一方用四两)　干姜(制炮,锉)　桂心(各一分,一方用各三分)　甘草(一分,炙微赤,锉,一方用各四两)　黄芩(二分,一方用六分)

上为末散。每服一钱,水一小盏,枣一枚,煎至五分,去滓,不拘时稍热服,量大小加减。

47. 人参异功散(《普济方·卷三百九十五·婴孩吐泻门·吐利》)

治小儿泻利,止呕逆,顺气补虚。

人参(一钱半)　白术(半两)　青橘皮　陈橘皮　茯苓　甘草(各一分)　豆蔻(三个,入诃子内)

上为末。每服一钱,陈米饮调下。如秋间冷泻,则加诃子,春夏不用。或用紫苏木瓜煎七沸,半盏,末半钱或加至一钱,逐日早服。如伤风及诸般伤寒,此药亦能和正气,然后以红绵散治之无不效者。

48. 肉豆蔻丹(《普济方·卷三百九十五·婴孩吐泻门·吐利》)

治小儿泄泻,水谷不消。

木香　肉豆蔻(各一两)　青橘皮(半两,炒黄)　黑牵牛(一分,炒)

上为细末,滴水和如黍米大。每服十粒,米饮下,食前,或入生姜米饮,须量大小加减。

49. 三和散(《普济方·卷三百九十五·婴孩吐泻门·吐利》)

治吐利,津液燥少。

白茯苓(一两)　乌梅肉(炒干)　干木瓜(各半两)

上为细末。每服一钱,水一小盏煎至六分,去滓,时时温服之。

50. 参苓散(《普济方·卷三百九十五·婴孩吐泻门·吐利》)

治吐泻。

人参　白茯苓　山药　干葛　麦门冬(去心)　黑附子(炮,去皮脐)　桔梗(去芦)　甘草(炙,各半两)　莲子心　木香(不见火,各一钱)　藿香叶(一分)

上为末。每服一钱,紫苏米饮调下。

51. 参术散(《普济方·卷三百九十五·婴孩吐泻门·吐利》)

治小儿吐泻,亡失津液,烦渴心燥,不食。多服尤妙。

人参　白术　白茯苓　山药　白扁豆(炒)　干葛　藿香　甘草(炙)　丁香　诃子(炮,去核,各一分)

上为末。三岁一钱,水半盏,生姜二片,煎三分,食前。如渴,连进三五服。

52. 石黄散(《普济方·卷三百九十五·婴孩吐泻门·吐利》)

治小儿吐泻。

白滑石　硫黄(等分)

上为细末,糯米泔下一字。治霍乱吐泻,用滑石一分,硫黄半两,每服半钱。

53. 守胃散(《普济方·卷三百九十五·婴孩吐泻门·吐利》)

治理小儿阴阳不和,吐泻不止,预防风证。调脾胃,进乳食。

人参　白术　茯苓(去黑皮)　山药　白扁豆(炒)　干葛　南星(炮)　甘草(微炙)　藿香

(叶)　防风　天麻

上等分,为细末。每服一钱,水一盏,冬瓜子二十粒,生姜一片,同煎至四分,温服。如大泻不止,危急,每服沉香、肉豆蔻各少许。

54. 双金丸(《普济方·卷三百九十五·婴孩吐泻门·吐利》)

治小儿泄泻不止,胃膈痰喘吐逆,欲变风证。

金液丹　青州白丸子(等分)

上同研,面糊丸如黍米大。每服五十丸,米饮下。痰多加白丸子,泻多加金液丹,可后六神散调之。

55. 四君子汤(《普济方·卷三百九十五·婴孩吐泻门·吐利》)

治小儿吐泻,气虚烦渴。此药生津液,养五脏,多服妙。

人参　白术　茯苓　甘草(炒,各一分)

上为末。三岁一钱,水半盏煎三分,食前服。如久泻,手足冷,或服药不痊,以豆蔻三分,水一盏,姜一片,枣半枚,附子三片,煎取一半。五岁以上加药末,以意为之。如只泻,加肉豆蔻、煨陈皮、厚朴。如渴,则加麦门冬、天花粉。热则加地骨皮、银柴胡。

56. 桃红散(《普济方·卷三百九十五·婴孩吐泻门·吐利》)

治小儿脾胃虚弱,乘冷,吐利不止,不问冷热可服。

人参(去芦,洗,锉)　藿香(用叶)　红曲(各二钱半)

上为细末。每服五分,米饮下,无时,量大小加减。

57. 调脏丸(《普济方·卷三百九十五·婴孩吐泻门·吐利》)

治小儿脏腑不调,泄泻频并,精神昏困,全不入食。

木香　人参(去芦)　白术　干姜　肉豆蔻(面裹煨熟)　白芍药(各等分)

上为末,煮面糊和丸如黍米大。每服三十丸,温米饮送下,乳食前。

58. 温脾散(《普济方·卷三百九十五·婴孩吐泻门·吐利》)

治吐利,不进乳食。

苍术(二钱,细,锉,先以油葱炒令赤)　陈皮　草果子(不炮,去皮用)　桂心(不见火,各五分)　桔梗　甘草(炙,各一钱)

上为末。每服半钱,枣汤调下。

59. 犀角人参散(《普济方·卷三百九十五·婴孩吐泻门·吐利》)

治小儿吐泻,烦渴不止,兼虚热,疏转后可服。

人参　茯苓　桔梗　干　姜(各半两)　生犀角(屑)　甘草(炙,各一分)

上为末。每服一钱,水一盏,入灯心五茎,煎至五分;烦渴,入新竹叶煎服,大小以意加减。

60. 香肉丸(《普济方·卷三百九十五·婴孩吐泻门·吐利》)

治小儿吐泻不定,兼咳嗽瘖,入口便定。

木香　肉豆蔻(等分,并裹面煨令面焦为度)

上糊为丸小豆大。白汤下,若作末,白水煎亦可。咳嗽热服。

61. 消风散(《普济方·卷三百九十五·婴孩吐泻门·吐利》)

最治吐泻生风,多困加朱麝。

人参　茯苓　甘草　紫苏叶　木瓜　泽泻　香薷　半夏曲　白扁豆(炒)　陈皮　乌梅肉　厚朴(炒,各四钱)

上为末。每服一钱,姜枣煎服。

62. 消食丸(《普济方·卷三百九十五·婴孩吐泻门·吐利》)

治小儿吐泻不定,伤食腹痛,不食,亦治泻利。

丁香皮　缩砂　甘草　甘松　蓬术　益智(各一两)　香附子(二两,一方加神曲、麦蘖)

上为末,糊丸小豆大。三岁三十丸,米汤下。

63. 小香连丸(《普济方·卷三百九十五·婴孩吐泻门·吐利》)

治冷热腹痛,水谷利,滑肠。

木香　诃子肉(各一钱)　黄连(半两,炒)

上为细末,粟米饭和丸绿豆大。米饮下十丸至五十丸,顿服之,食前,取效为度。

64. 醒脾散(《普济方·卷三百九十五·婴孩吐泻门·吐利》)

治小儿吐泻,初定宜服。

天南星(沸汤浸洗七次)

上一味为细末。一岁儿,每服半钱匕,以河水七分盏,冬瓜子七粒,同煎至二分,温服不拘时候。

65. 杨氏醒脾散(《普济方·卷三百九十五·

婴孩吐泻门·吐利》)

治吐泻不止,痰作,惊风,脾困不食。

白术　人参　甘草　陈皮　白茯苓　全蝎(各半两)　半夏曲　木香(各一分)　白附子(四个,炮)　南星(一个,炮)　陈仓米(三百粒)

上为末。每服一钱,水半盏,姜二片,枣半个,煎,时时服频,则止。一方加天麻、僵蚕,无陈皮、半夏、陈米。

66. 益黄散(《普济方·卷三百九十五·婴孩吐泻门·吐利》)

治暑泻身热发渴,及乳食失节,肚痛腹大,肠鸣,好食泥土,吐泻不止,面青肌瘦,或不食干呕,久病体黄,口中气出,吐酸水,不能消食。一切脾胃虚冷,宜服此药。

陈皮(去白,一两)　青皮(去白,炒,半两)　诃子肉(炮,半两)　丁香　甘草(半两)

上为末。三岁一钱半,水半盏煎三分,去滓,食前,加减服。本方陈皮一两,大疏气,若与甘草各减半方可。按古今用药不同,用陈皮、青皮加肉豆蔻,累验。若依原方,内有青皮、陈皮、大腹皮反燥其气,今故加减于方后,令又济患庶得稳当,亦不敢去其旧焉。一方加木香半两。

67. 罂粟散(《普济方·卷三百九十五·婴孩吐泻门·吐利》)

治小儿久新吐泻,不思乳食,或成白痢。

罂粟壳(一两,炒)　陈皮(一两,炒)　诃子(一分,炮,去核)　缩砂仁　甘草(炙,二钱)

上为末。三岁半钱,米饮下,食前。

68. 匀胃散(《普济方·卷三百九十五·婴孩吐泻门·吐利》)

治三焦不调,停寒隔上,乳哺不消,胸膈痞满,甚则喘逆,吐利,肌体痿黄。

甘草(一分,炙)　藿香叶(一两)　白豆蔻(一两)　人参(去芦头,一两,一方各半两)　木香(炮,半两,一方用一钱)　干姜(炮,半两,一方用一钱)　厚朴(去粗皮,姜制,半两,一方用一两)　丁香(半两)

上为细末。每服一钱,水一小盏,入生姜三片,煎至六分,去滓,温服。一方为末,姜枣盐汤,或紫苏木瓜汤点服。兼治霍乱。

69. 至圣既济丹(《普济方·卷三百九十五·婴孩吐泻门·吐利》)

治小儿阴盛阳亏,脏腑虚寒,泄泻不止。

熟硫黄(一钱)　白矾(枯,二钱)　半夏末(二钱,姜汁浸半日,干秤)

上为末,雪膏丸如麻子大。每服三五十丸,温米汤下。

70. 中和散(《普济方·卷三百九十五·婴孩吐泻门·吐利》)

治小儿未及周晬,吐泻不止,因乳母气血劳动,或热奶伤胃,致有痰涎。

雄黄(少许)　大黄　五灵脂(各等分)

上同研为末。每服一字,磨刀水调下。

71. 术附汤(《普济方·卷三百九十五·婴孩吐泻门·吐利》)

治小儿脏腑虚寒,泄泻洞利,手足厥冷。

附子(半个,炮了者)　白术(一分)　干姜(二钱,炮)　甘草(一钱,炙)

上㕮咀。每服一钱,水一小盏煎至半,去滓服。手足暖止之,须是手足冷洞泄方可服。

72. 助胃丹(《普济方·卷三百九十五·婴孩吐泻门·吐利》)

治小儿泄注不止,手足厥冷,及霍乱吐利。

附子(一枚,重半两,炮制,去皮脐)　舶上硫黄　干姜　肉豆蔻　肉桂　白术(各半两)

上为细末,面糊丸如黍子米大。每服十丸,米饮下,食前。

73. 梓朴散(《普济方·卷三百九十五·婴孩吐泻门·吐利》)

治小儿吐泻兼误食冷药,脾虚成慢惊风,涎潮搐搦,大人亦可服,去涎去风。

梓州厚朴(一两,细锉)　半夏(一钱,汤洗七次,姜制,晒令干)

上为米泔水二升,同浸一百刻,候水尽为度,如水未尽,加火熬干,去厚朴不用,只用半夏为末。每服半钱,或一字,薄荷煎汤下,效。

74. 紫霜丸(《普济方·卷三百九十五·婴孩吐泻门·吐利》)

治小儿吐泻。

代赭石　陈皮(去白,巴豆半钱重,同炒干,去巴豆)　木香　杏仁(去皮,炙,研,各一钱)　肉桂(去皮,不见火)　丁香(各半钱)　藿香叶(二钱)

上为细末,粟米饭为丸如小绿豆大。每服七粒,藿香汤下。吐泻以藿香橘皮汤下吐,煎枣子汤下。

75. 辰砂益元散(《保幼新编·吐泻》)

治小儿吐泻。

滑石(六钱) 辰砂 甘草(炙,各一钱) 砂仁(炒,一钱)

煎汤和服,此方尤妙。

76. 朱君散(《保婴撮要·卷七·惊泻》)

治吐泻后有此症,并粪青者,宜服之。

四君子汤加辰砂、麝香、灯心、钩藤钩,为末,每服一钱,白汤调下。

77. 治小儿吐泻方(《鲁府禁方·卷三康集·吐泻》)

治小儿吐泻。

寒水石(一两) 硫黄(煅过,四钱)

上为末,藿香煮水,打糊为丸如鸡头子大。每服一丸,针扎灯上烧红,研末,米汤送下。

78. 铁门拴(《寿世保元·卷八·吐泻·吐泻不治症》)

治小儿脾胃久虚,呕吐泄泻,频频不止,津液枯竭,发热烦渴多燥,但欲饮,乳食不进,羸困失治,变成慢惊风痫,不问阴阳虚实,并宜服之。

文蛤(一两,炒黄色) 白矾(一钱,半生半枯) 黄丹(二钱)

上为末,用黄蜡一两,化开为丸如绿豆大。大人每服十五丸,小儿五七丸,用茶一钱、姜二钱煎汤下。

79. 七味白术散(《寿世保元·卷八·吐泻·吐泻不治症》)

治小儿吐泻。

人参 白术(去芦,炒) 白茯苓(去皮) 藿香 木香 干姜 甘草

上锉,姜、枣煎服。如小儿频频泻痢,将成慢惊,加山药、扁豆、肉豆蔻各一钱,姜汁一钱煎服。若慢惊已作,加细辛、天麻各一钱,全蝎二个,白附子八分。若小儿冬月吐泻,皆是胃寒胃虚所致,加丁香两粒。

80. 金枣丸(《寿世保元·卷八·吐泻·吐泻不治症》)

治小儿吐泻。

木香 半夏 南星(汤泡透,姜汁炒,各三钱) 丁香 陈皮(各二钱) 砂仁 藿香(各五钱) 人参(一钱半)

上为细末,姜汁打糊和成锭,辰砂为衣。淡姜汤送下。

81. 加味观音散(《婴童类萃·中卷·泄泻论》)

外感风冷,内伤饮食,脾胃不和,呕吐泄泻,不进乳食,渐至羸瘦。大抵胃虚则呕,脾虚则泻,脾胃俱虚,吐泻不已。此药温养脾胃。

人参 黄芪 茯苓(各一钱) 藿香 扁豆(各七分) 木香(三分) 白芷(六分) 甘草(五分) 神曲 莲肉 石莲肉(各八分) 干姜(三分)

冬瓜仁百粒、乌梅一个,水煎。

82. 钱氏白术散(《婴童类萃·中卷·泄泻论》)

治脾胃不和吐泻,并作心烦口渴。

人参 白术 茯苓 甘草 藿香 干葛 木香

生姜三片,水煎。

三、治小儿风寒吐泻方

1. 豆蔻丸(《普济方·卷三百九十五·婴孩吐泻门·吐利》)

治小儿风冷搏于肠胃,飧泄不止,不思饮食。

肉豆蔻(面裹煨熟) 草豆蔻(去壳,各半两) 草乌头(三枚,烧灰存性)

上作为细末,煮面糊和丸如黍米大。每服十丸,萝卜汤下,乳食空。

2. 观音散(《普济方·卷三百九十五·婴孩吐泻门·吐利》)

治小儿外感风冷,内伤脾胃,呕吐泄泻,不进乳食,久则渐渐羸弱。此药主温养脾胃,进美饮食。

人参(一两) 茯苓(一钱半) 神曲(一钱) 石莲肉(炒,去心,一分) 绵耆 白芷 木香(炮) 甘草(炙) 白扁豆(去皮,炙焦令色黄,去火毒,各一钱)

上为末。每服一钱,水一小盏,枣一枚,藿香三叶,煎四分,去滓,温服,量儿大小加减。一方无藿香,煎。一方加麦蘖、香附子各炒二钱。

3. 藿香安胃散(《医方选要·卷之十·小儿门》)

治小儿感寒,呕逆吐泻。

藿香（一钱） 半夏（汤泡） 陈皮 厚朴（姜炙，各七分） 甘草（炙，五分） 苍术（米泔浸，一钱） 砂仁（七分）

上作一服，用水一盅，生姜三片，煎至半盅，食前服。

4. 寒泻方（《傅青主男科・小儿科・泄泻》）

此症必腹而喜手按摩，口不渴而舌滑，喜热饮而不喜冷，方用散寒止泻方。

人参（一钱） 白术（一钱） 茯苓（二钱） 肉桂（二分） 甘草（一分） 干 姜（二分） 砂仁（一粒） 神曲（五分）

水煎服。

四、治小儿伏热吐泻方

1. 甘露饮（《普济方・卷三百九十五・婴孩吐泻门・吐利》）

治小儿伏热吐泻，兼中暑昏迷，烦渴不止，心燥体热，头疼及伤风体热，烦渴嗞煎。

石膏 寒水石（各一两） 甘草（三钱）

上为末。三岁半钱，灯心汤下；暑热，冷水下。立夏后立秋前，宜用，余月不可。一方独用姜汁调下。

2. 平胃散（《普济方・卷三百九十五・婴孩吐泻门・吐利》）

治小儿伏热，吐泻烦渴，腹冷疼。

水银 硫黄（各一钱，同研黑） 诃子（炮，去核） 肉豆蔻（炮） 桂（去皮） 草豆蔻（去皮） 附子（炮，去皮脐，炙，以上各一钱）

上为末，炼蜜丸如鸡头大。三岁一丸，米汤调下，食前。

3. 羌活膏（《普济方・卷三百九十五・婴孩吐泻门・吐利》）

治小儿伏热，吐泻不定，烦热肚疼。

羌活 独活 人参 防风 肉桂（去皮，不见火） 硫黄（三钱） 白茯苓 全蝎（各一分） 水银（一分，同硫黄研无星）

上为末，炼蜜丸如鸡头大。三岁一丸，薄荷汤化下，食前服。

4. 桑叶膏（《普济方・卷三百九十五・婴孩吐泻门・吐利》）

治小儿伏热，吐泻烦渴，腹疼肢冷。

水银 硫黄（各一钱，同研黑） 丁香 槐花（蜜炙炒） 藿香叶 腊茶（各十分） 滑石（三钱）

上为末，炼蜜和丸如鸡头大。三岁一丸，煎桑叶汤，食前化下。

5. 参苏饮子（《普济方・卷三百九十五・婴孩吐泻门・吐利》）

1）治小儿伏热吐泻，虚烦闷乱，引饮不止。

人参（去芦） 白术 白茯苓（去皮） 甘草（炙） 紫苏叶 干木瓜 香薷（叶） 厚朴（去皮，姜制） 半夏曲 白扁豆（炒） 陈橘红（各等分）

上锉散。每服二钱，水一盏煎至七分，去滓，温服，不拘时候。

2）治伏热吐泻，虚烦闷乱，饮引不止，感暑者。

白茯苓 人参 白术 甘草 紫苏 木瓜 藿香 厚朴 半夏（各等分）

上汤点服，空心，量与，神效。

6. 阴阳丸（《普济方・卷三百九十五・婴孩吐泻门・吐利》）

治伏热吐泻，并诸般吐逆不定。

硫黄（半两） 水银（一钱）

上同研无星，如黑煤色，姜汁糊丸小豆大。三岁三丸，冷水下。

五、治小儿风寒湿泻方

1. 妙应散（《幼幼新书・卷第二十八・一切泄泻第一》引《王氏手集》）

治肠虚受风，身体壮热，洞泄下痢，谷食不化，冷热相搏，腹痛，下利五色，脱肛后重，烦渴羸瘦，全不思食方。

黑附子（炮） 甘草（烧黑） 黄连（各三分） 白石脂 白术 陈皮 干姜（各半两） 赤石脂 龙骨（各一两） 木贼（烧灰） 刺芥（烧灰，各三两）

上为细末。每服一钱，儿小一字、半钱，米饮调下。

2. 虚风胃风汤（《幼幼新书・卷第二十八・一切泄泻第一》引《庄氏家传》）

治小儿风冷入肠胃，腹痛泄泻。

人参（去芦） 官桂（去皮） 白术 川芎 天麻（肥白者） 大附子（炮制，去脐皮，各等分）

上为粗末。每服二钱，水一盏、入粟米煎七分，去滓温服。

3. 升麻除湿汤（《幼科发挥·卷之三·脾所生病·泄泻》）

治风湿作泻，自下而上者，引而竭之。如脾胃甚弱，不思饮食，肠鸣腹痛，泄泻无度，小便赤涩，四肢困倦。

升麻　柴胡　防风　神曲　泽泻　猪苓（各五分）　苍术（一钱）　陈皮　甘草（炙）　麦蘖（各三分）

为末。水煎热服。

4. 藿香正气散（《幼科证治大全·泄泻》）

治中湿泄泻，肠鸣，肚腹胀痛。

藿香　紫苏　大腹皮　陈皮　桔梗　白茯苓　法半夏　六神曲　川厚朴　白芷　甘草　姜　枣（引）

六、治小儿热（火）泻方

1. 观音救命散（《普济方·卷三百九十五·婴孩吐泻门·吐利》）

治小儿热泻。

木香（一钱）　川连（一两）

上以水三碗，煮干，去川连，只以木香干焙为末，分三服，或两服，量儿大小与之。加灯草数茎，各长四寸，枣子一枚，煎汤调下，乳食前服。

2. 玉露散（《幼科发挥·卷之三·脾所生病·泄泻》）

治伤热泻黄。

寒水石（煅，三两）　滑石（三两）　甘草（末一两）

共研匀，冷水调服。与五苓散和匀，名桂苓甘露饮，治热泻。此予心得之妙。

3. 五苓散（《婴童类萃·中卷·泄泻论》）

分阴阳，利小水，热泻用之甚效。

猪苓（一钱五分）　白术　泽泻　茯苓（各一钱）　官桂（三分）

水煎。热吐，加半夏一钱。

4. 黄芩汤（《幼科汇诀直解·卷之四·泄泻》）

治火泻。

炒芩　炒白芍　炙甘草　猪苓　泽泻　赤茯苓　灯心（引）

5. 五苓饮（《慈幼便览·泄泻》）

热泻暴注下迫，谓其出物而迅疾也。便黄溺赤，口气蒸，烦渴少食。

猪苓（钱半）　茯苓　泽泻（各一钱）　白术（钱半）　青化桂（去粗，六分）

加栀仁、藿香各一钱。

6. 热泄方（《傅青主男科·小儿科·泄泻》）

小儿身如火热，口渴舌燥，喜冷饮而不喜热汤，方用泻火止泄汤。

车前子（二钱）　茯苓（一钱）　白芍（一钱）　黄连（三分）　泽泻（五分）　猪苓（三分）　麦芽（一钱）　枳壳（二分）

水煎服。

七、治小儿暑泻方

1. 白术散（《普济方·卷三百九十五·婴孩吐泻门·吐利》）

治暑泻身热，发渴，不问阴阳虚实，并宜服。

白术（一两，本用半两今增）　人参（一两）　木香（炮，半两）　白茯苓　甘草（炙，半两）　藿香叶（半两）　葛根（一两，本用二两今减半）

上㕮咀，水煎冷服。

2. 车前子散（《普济方·卷三百九十五·婴孩吐泻门·吐利》）

治小儿伏暑吐泻，渴引饮，小便不通。

白茯苓　木猪苓（各去皮）　车前子　人参（去芦）　藿香叶（各等分）

上件为细末。每服一钱，煎灯心汤下，不拘时候。

3. 川椒丸（《普济方·卷三百九十五·婴孩吐泻门·吐利》）

治小儿夏月伤湿冷，入于肠胃，泄泻不止。

川椒（一两，去目用双者，连枝炒）　肉豆蔻（炮，半两）

上为末，粳米饭为丸如小豆大。三岁三十丸，米饮下，食前。

4. 黄龙丸（一名**消暑丸**）（《普济方·卷三百九十五·婴孩吐泻门·吐利》）

治小儿中暑，吐泻胃闷，烦渴昏迷，身热有痰。

半夏（四两，米醋半升煮干）　白茯苓　甘草（各一两）

上为末，生姜汁煮糊丸如小豆大。三岁三十

丸，生姜灯心汤送下。

5. 杏仁丸（《普济方·卷三百九十五·婴孩吐泻门·吐利》）

治小儿中暑，吐泻烦渴，肚疼。亦治痢。

川干姜（一两，炮） 杏仁（二两半，沙炒） 柳桂（去皮，生，一两二钱） 甘草（三两，炒）

上为末，先研杏仁为粉，白糊丸小豆大。每服，三岁三十丸，灯心汤下。本大顺散，因改为丸，亦可炼蜜为膏，冷水化下，饥服。

6. 茱连丸（《普济方·卷三百九十五·婴孩吐泻门·吐利》）

治小儿夏月暴泻注下。

土黄连 吴茱萸（各一两） 陈皮（半两，去白）

上为末，水煮白面糊为丸大如麻子。每服二三十丸，米饮下。

7. 桂苓甘露饮（《婴童类萃·中卷·泄泻论》）

治暑月热泻，心烦口渴，面赤唇红。

茯苓 白术 猪苓 泽泻（各一钱） 石膏 滑石 寒水石（各二钱） 官桂 甘草（各三分）

淡竹叶二十片，水煎。

8. 人参安胃散（《幼科证治大全·泄泻》引东垣方）

治暑热伤乳，损其脾胃，吐泻，久恐成慢风。

人参（二钱） 黄芪（四钱） 生甘草 炙甘草（各一钱） 芍药（二钱） 茯苓 陈皮 黄连（各二钱）

上水煎。

9. 黄连香薷饮（《幼科汇诀直解·卷之四·泄泻》）

治暑月泄泻者。

香薷 扁豆 川厚朴 川连

八、治小儿秋泻方

玉柱丸（《幼幼新书·卷第二十八·一切泄泻第一》引《吉氏家传》）

治秋泄泻。

乌头（一个） 舶上茴香（一两，微炒） 肉豆蔻（一个，炮）

上件为末，软饭丸如○此大。水泻，井水下；疳泻，米饮下；惊泻，木香汤下；大肠冷滑，干姜汤下五丸，速要瘥，加二丸。

九、治小儿伤食泻方

1. 开胃丸（《幼幼新书·卷第二十八·一切泄泻第一》）

治小儿乳食不消，冷热不调，泄泻频并，进饮食，止吐逆方。

木香 白术 人参 当归（各一分） 白豆蔻（一钱半）

上为细末，面糊为丸如粟米大。麝香、温米饮下，十丸至二十丸。

2. 干泻散（《幼幼新书·卷第二十八·一切泄泻第一》引《庄氏家传》）

治小儿脾癖方。

黑三棱（去皮） 神曲（炒） 鳖甲（生用） 蓬莪术 陈橘皮 蜗牛壳（自干死者，于墙壁上寻）

上等分为细末。每服半钱，热米饮调下，不拘时候。

3. 加减观音散（《普济方·卷三百九十五·婴孩吐泻门·吐利》）

治小儿食泻，及调理脾胃。

白扁豆（蒸） 白术（炒） 人参 白茯苓 干山药 黄耆（蜜水炙） 甘草 神曲 麦蘖 香附子（炒去毛，各等分）

上为末，空心米汤调下，此药宜常服。

4. 香橘饼子（《普济方·卷三百九十五·婴孩吐泻门·吐利》）

治食泻。

木香（一分） 青皮（一分，去白） 陈皮（一分，去白） 厚朴（三分，制） 神曲（半两，炮） 麦蘖（半两，炒）

上为末，炼蜜丸如芡实大。煎香薷汤化下，一岁一丸。

5. 保安丸

1）《保婴撮要·卷七·食泻》

治伤食泻。

白僵蚕（炮） 青皮（去穰） 陈皮（去白） 三棱（炮） 蓬术（泡） 甘草（炒，各五钱） 砂仁 香附（各一钱）

上为末，用麦芽米糊丸绿豆大。每服二三丸，白汤下。

2)《婴童类萃·中卷·泄泻论》

治一切食积，泄泻酸臭，呕吐不食，心膈膨胀。

山楂肉（六两） 神曲（四两） 半夏曲（三两） 茯苓（三两） 陈皮（二两） 连翘 萝卜子（炒，各一两五钱）

为末，水叠为丸，姜汤下。

6. 调中汤（《保婴撮要·卷七·食泻》）

治伤乳食泻后，脾胃虚哕吐泻。

人参 茯苓 白术 木香 干姜 藿香 香附（炒，去毛） 缩砂仁 甘草（炙） 丁香（各等分）

上水煎，食前服。

7. 香橘饼（《保婴撮要·卷七·食泻》）

治伤冷积泻。

木香 青皮（各一钱） 陈皮（二钱五分） 厚朴 神曲 麦芽（炒，各半两）

上为末，蜜丸为饼。每服一枚，米饮调下。

8. 木香槟榔丸（《婴童类萃·中卷·泄泻论》）

治男妇小儿一切食积，肚腹膨胀，面色痿黄，内有虫鳖癥瘕，及泄泻痢疾，并历神效。

大黄（一斤，锉片，酒拌一宿，晒干） 牵牛（一斤，半生半熟） 槟榔（八两，白色者） 木香（一两五钱） 干姜（一两，炮）

各为净末，稀糊为丸麻子大，姜汤空心下；去血鳖蚘虫，赤砂糖、空心五更时下，日午下后，稀粥补，当日不可吃腥荤。

9. 木香饼子（《济世全书·坤集卷七·吐泻》）

治小儿伤食泄泻，吐乳腹胀，赤白痢疾。

木香（二钱） 砂仁（二钱半） 枸子（泡去核，二钱半） 肉豆蔻（煨，二钱半） 青皮（炒，五钱） 厚朴（姜炒，二钱半） 藿香（二钱） 白术（去芦炒，五钱） 麦芽（炒，五钱） 甘草（炙，一钱半）

上为细末，炼蜜为丸如芡实大，捏作饼子。每一饼，米汤化下。

10. 导积汤（《幼科汇诀直解·卷之四·泄泻》）

治伤食，食积作泻者。

香附 苍术 青皮 枳实 南木香 山楂肉 陈皮 川厚朴 六神曲 姜（引）

屡验。

十、治小儿惊泻方

1. 半夏汤（《普济方·卷三百九十五·婴孩吐泻门·吐利》）

治小儿吐泻发搐，觉有痰者。

五苓散入生姜、半夏，煎服。吐了痰，泻亦止，惊自退。

2. 醋酒白丸子（《普济方·卷三百九十五·婴孩吐泻门·吐利》）

治小儿吐利中寒，并客忤。

半夏（洗） 人参（各三分） 桔梗 附子（炮，去皮脐） 干姜（各四分）

上为末，以苦酒和丸如小豆大。一服一丸，日三丸，一岁服法。

3. 肉豆蔻膏（《普济方·卷三百九十五·婴孩吐泻门·吐利》）

治小儿夹惊，大便清泻，腹疼不稳。

肉豆蔻（二钱，锉） 人参（一钱） 白术（二钱） 甘草（一钱） 丁香（一钱，不见火） 木香（一钱，不见火） 藿香（五分）

上件药，同为细末，炼蜜为丸如鸡头大。每服一丸，米饮下，空心奶前服。

4. 桃红散（《普济方·卷三百九十五·婴孩吐泻门·吐利》）

治惊泻。

辰砂（少许） 羌活（半两） 防风（半两） 人参（一钱） 白术（三钱） 茯苓（钱半） 蝉蜕（三个） 甘草（一钱）

上为末。每服钱半，荆芥汤下。如未止，用天麻四君子汤，相间服之为妙。

5. 温白丸（《普济方·卷三百九十五·婴孩吐泻门·吐利》）

治小儿寒中吐利及客忤。

附子（炮） 桔梗（各二两） 人参（一两） 干姜（二分）

上为末，炼蜜丸。二十日儿，麻子大一丸；五十日儿，胡豆大一丸；百日儿，小豆大一丸，米饮送下。

6. 增减神效方（《普济方·卷三百九十五·婴孩吐泻门·吐利》）

治小儿下利，及吐兼惊。

大黄（二铢） 钩藤（二分） 黄耆 细辛（半分） 蛇蜕（一寸，炙） 蚱蝉（二个，炙） 甘草（一分，炙）

上切，以水一升半，煮五合，绞去滓，研牛黄五大豆许，入汤中，一服一枣许，日三夜一。用艾灸两耳前三炷，必瘥。无牛黄，麝香代之。十日以止吐，以意量之，二十日全愈。

7. 二神丸（《保婴撮要·卷七·惊泻》）

治小儿惊泻。

补骨脂（四两） 肉豆蔻（生用，二两）

上为末，用红枣四十九枚，生姜四两，用水一钟，煮干，取枣肉和丸桐子大。每服二三十丸，白滚汤下。

8. 大温惊丸（《诚求集·泄泻》）

治小儿惊泻，粪青如苔，稠若胶黏，或时搐搦。

麦冬 代赭石 甘草 木香 辰砂（各五钱） 枣仁（一两） 桔梗（一钱五分） 金银箔（六片） 人参 白术 茯苓（各五钱） 天虫（二钱五分） 全蝎（六个）

为末，白蜜丸。

十一、治小儿脾胃虚弱泻方

1. 丁香黄芪散（《幼幼新书·卷第二十八·一切泄泻第一》）

治小儿脾胃虚弱，不能饮食，已渐伤损荣卫，致令肌体羸瘦，时时下利，面色青白。

绵黄芪（锉） 丁香 当归（洗，焙干） 白术 鳖甲（涂醋炙黄，去裙襕） 人参（去芦头，各一两） 胡黄连 甘草（炙，各半两）

上件捣罗为细末。每服一钱，水一盏，入生姜二片、枣二枚同煎至五分，去滓温服，食前。

2. 银白散（《幼幼新书·卷第二十八·一切泄泻第一》引《吉氏家传》）

治小儿脾胃气弱泄泻，不思饮食方。

人参 茯苓 甘草（炙） 藿香叶 白扁豆（炒，微生） 白术（面炒）

上等分为末。每服半钱至一钱，紫苏饭饮下。

3. 健脾丸（《幼幼新书·卷第二十八·一切泄泻第一》）

治小儿脾胃虚弱，脏腑滑泄。

干姜 良姜 桂 附子（各等分）

上件为末，面糊为丸黄米大。每服十丸，米饮下，大人每服二十丸。

4. 人参散

1）《幼幼新书·卷第二十八·一切泄泻第一》

治小儿胃气虚弱，泄泻不止。

人参 白茯苓 甘草（炙） 枇杷叶（各半两） 丁香（一分） 肉豆蔻（二个） 藿香 厚朴（姜汁制，各一两） 青皮 当归（洗） 干姜（炮，各一分）

上为细末。每服半钱，水半盏，生姜一片，煎至三分，温服。

2）《普济方·卷三百九十五·婴孩吐泻门·吐利》

治脾胃气虚吐泻。

人参 白茯苓 白术 干葛 陈橘皮（去瓤） 厚朴（姜汁涂炙，各等分）

上为末。每服半钱，用百沸汤点，量大小服之。

5. 调中散

1）《幼幼新书·卷第二十八·一切泄泻第一》引《吉氏家传》

补小儿虚泻

人参（一两） 白术（半两） 犀角（屑） 桂 藿香 甘草（炙，各一分）

上末。每服半钱，枣汤调下。

2）《普济方·卷三百九十五·婴孩吐泻门·吐利》

调气主脾，及治吐泻。

人参 白术 茯苓 甘草 诃子（煨） 陈皮 木瓜 白扁豆（炒） 黄耆（蜜炙） 木香 罂粟子（炒） 干紫苏叶

上等分，为细末，白汤点服。

6. 白术丸（《普济方·卷三百九十五·婴孩吐泻门·吐利》）

治小儿白泻。

白术 当归 芍药 木香

上等分为末，炼蜜丸如绿豆大。每服十丸、十五丸，不拘时候，米饮下。

7. 半粟散（《普济方·卷三百九十五·婴孩吐泻门·吐利》）

治小儿脾胃虚寒，吐泻，水谷不能入，脾虚冷疼。

齐州半夏(一两,汤浸七次,细切焙干)　陈粟米(二钱,一方用陈粳米三钱)

上㕮咀。每服三钱,水一大盏半,生姜十片,煎至八分,去滓,食前温服。一方用北枣煎。

8. 大醒脾散(《普济方·卷三百九十五·婴孩吐泻门·吐利》)

治小儿脾胃虚寒,吐泻,水谷不能入,脾虚冷疼。如儿不肯服药,令乳母服后,即仰卧片时,乳儿。

南星　白茯苓　橘红(各二钱半)　全蝎(炒)　甘草(炙)　白附子(炮)　莲肉(去心)　人参　木香(各一钱二分半)　陈米(三百粒)

上为末。每服一钱,水一小盏,姜三片,枣一个,煎服。

9. 斗门丸(《普济方·卷三百九十五·婴孩吐泻门·吐利》)

治小儿肠胃虚弱,泄泻糟粕,或变白沫,日夜无度。

附子(一枚,重六钱,炮,去皮脐尖)　肉豆蔻(面裹煨熟)　干姜(炮,各一分)

上为细末,煮面糊和丸如黍米大。每服三十丸,温米饮送下,乳食空。

10. 感应丸(《普济方·卷三百九十五·婴孩吐泻门·吐利》)

治小儿脾虚,累有暴伤,粪白腐臭,水谷不分,肚腹疼痛,吐泻不定。

百草霜(二钱)　杏仁(七个,去皮尖)　丁香(七粒)　肉豆蔻(一个)　木香(一块如枣大)　干姜(炮,一块如枣大)　巴豆(七粒,去壳去油)　蜡(二枣大,酒煮蜡熔,酒冷蜡浮于上取用)

上为末,酒蜡捣三二千下,成剂,入磁器中。每服,三岁五丸,小豆大,干姜汤下,食前。此药不损气,亦不吐泻,只磨积滞。

11. 和中散(《普济方·卷三百九十五·婴孩吐泻门·吐利》)

治吐泻,止烦渴腹痛,和胃气。

人参(切,去须,焙)　白茯苓　白术　甘草(锉,炒)　干葛(锉)　黄耆(切,焙)　白扁豆　藿香(各等分)

上为末。每服二钱,水一盏,枣二枚,姜五片,煎至八分,去滓,温服之。一方无干葛,名**加减四君子汤**,每服一钱,盐点服。

12. 厚朴散(《普济方·卷三百九十五·婴孩吐泻门·吐利》)

治小儿脾胃冷,或吐或泻。

厚朴(姜制)　白术(各一两)　神曲(炒)　麦蘖(炒,各半两)　藿香　甘草(一方各一分)

上细末,枣汤调下。

13. 藿香散(《普济方·卷三百九十五·婴孩吐泻门·吐利》)

治小儿脾胃虚弱,乳食不调,时作虚热,或吐泻不定。

藿香　人参　白茯苓(各半两)　丁香(一钱)

上为末。每服一钱,水半盏煎至三分,去滓,温服,不拘时。若伤风热,入生姜一片;作惊,加羌活、防风各半两;痰逆,加汤洗半夏一片,姜三片,煎如前。

14. 诃黎勒散(《普济方·卷三百九十五·婴孩吐泻门·吐利》)

治小儿脾胃气弱,不欲乳食,四肢不和,吐利不止者。

诃黎勒皮　陈皮(去白,各半两)　黄耆(去芦头)　藿香叶　赤茯苓　白术　桂心　甘草(各一两)

上为粗散。每服一钱,水一小盏,入生姜少许,枣一枚,同煎至五分,去滓,食前温服。

15. 木香散(《普济方·卷三百九十五·婴孩吐泻门·吐利》)

治小儿脾胃虚弱,泻泄,饮食不进。

木香　藿香叶　青皮(去白)　甘松　丁皮　香附子　益智仁(各半两)　缩砂仁(一两)　姜黄(一钱)

上为末。甘草末一两,每服一钱,紫苏汤调下,食前。大人用每服三钱。

16. 木香益黄散(《普济方·卷三百九十五·婴孩吐泻门·吐利》)

治胃虚腹痛泄痢。

陈皮(一两)　青皮　诃子肉(微炒,各半两)　丁香(一钱)　木香　甘草(炙,各钱半)

上为细末。每服一钱,陈米少许,水煎服。

17. 羌活膏(《普济方·卷三百九十五·婴孩吐泻门·吐利》)

治小儿胃虚,吐泻生风。

羌活　天麻　防风(各半两)　人参　茯苓　蝎梢(酥炒)　桂(各一两)　朱砂(一钱研)　水银(一钱)　硫黄(一钱,同水银研)

上先将八味为末,入水银、硫黄研匀,炼蜜为膏。每服一皂子大,用荆芥薄荷汤化下,食前服,更量儿大小加减。

18. 人参膏(《普济方·卷三百九十五·婴孩吐泻门·吐利》)

治小儿吐泻,脾虚困倦,不思乳食。

人参　诃子(炮,去核)　木香　肉豆蔻　丁香　藿香　缩砂　甘草(炙,各一钱)

上为末,炼蜜丸如鸡头大。三岁一丸,白汤下,食前,空心服。腹痛胀满加沉香。

19. 双金散(《普济方·卷三百九十五·婴孩吐泻门·吐利》)

治小儿吐泻,实脾胃,进饮食。

丁香　人参　甘草(各一钱)　白术　白茯苓(各半两)　半夏(姜制,半钱)

上为末。每服二钱,水七分盏,姜二片,枣一枚,同煎至四分,去滓,温服。

20. 调中六神散(《普济方·卷三百九十五·婴孩吐泻门·吐利》)

治小儿或吐或泻,脾困,不进乳食,或惊风,伤风,潮热,或喘后出汗。

白术　茯苓　甘草　藿香叶　草果子(各一分)　丁香(二钱)

上为细末。每服一钱,紫苏米汤煎下。兼治气不匀,疳泻利,妙。

21. 温白丸(《普济方·卷三百九十五·婴孩吐泻门·吐利》)

1）治小儿脾气虚困,泄泻,瘦弱,冷疳洞利,因吐泻或久病后成慢惊,身冷瘛疭。

天麻　白僵蚕　白附子　干蝎(去毒)　天南星(各一钱,锉,汤浸七次,焙)

上为末,汤浸寒食面丸绿豆大,仍于寒食面内,养七日,取出。每服七丸至二三十丸,空心生姜米饮下,渐加丸数,多与服之。

2）治小儿婴儿久泻脾虚,不进饮食。食讫,仍前泻下,米谷不化。

白术(一分,用米泔浸少时切,焙)　半夏(一钱半,汤泡洗七次)　丁香(半钱,炒)

上为末,生姜自然汁煮,面糊为丸如绿豆大。每服半岁三丸,三五岁五七丸,淡生姜汤吞下,早晚各进一服。

22. 醒脾散(《普济方·卷三百九十五·婴孩吐泻门·吐利》)

1）治小儿吐泻,脾困不食,痰作惊风。

全蝎(焙,半钱)　白附子(炮)　天麻(焙)　甘草(炙)　人参(炙)　白茯苓　石菖蒲(细节者)　木香　莲肉(去心)　白术(各一钱)

上为末。每服二钱,水一盏,生姜三片,枣一个,煎服。有热者,去木香一味,加南星、半夏、陈米。

2）治小儿吐泻脾困,及脾胃怯弱,为风冷所乘,体热头疼;霍乱。

人参(二钱)　丁香(二十粒)　白茯苓　白术(各一分)　藿香　甘草(炙,各一钱)　天南星(一个,七八钱重,去心,用缩砂仁入在天南星内,面裹煨熟面焦为度,去面不用)

上为细末。每服一钱,水六分,生姜三片,冬瓜子十四粒,同煎至三分,温服,不拘时。

3）治小儿吐泻,脾困多睡,不思饮食。

人参　木香　茯苓　陈皮(去白)　甘草(炙)　草豆蔻(去皮)　厚朴(用硇砂一钱、胆水一碗,入此二味煮令干,切细,却焙,以上俱各一分)　白术(半两)

上为细末。每服一钱,以冬瓜子煎汤下。

23. 醒脾汤(《普济方·卷三百九十五·婴孩吐泻门·吐利》)

治小儿吐泻,脾虚多困,不思乳食,欲生风候。

人参　白茯苓　白术　山药　白扁豆(炒)　白附子　藿香　白僵蚕　甘草　升麻　酸枣仁(各等分)

上为末。三岁一钱,冬瓜子三七粒,水半盏煎至三分,去滓,服二剂。

24. 惺惺散(《普济方·卷三百九十五·婴孩吐泻门·吐利》)

治小儿吐泻,脾困内虚。

人参　茯苓　木香　天麻　白扁豆　陈米(炒)　全蝎(捣,各等分)

上为末。每服半钱。姜枣略煎服。

25. 异功散(《普济方·卷三百九十五·婴孩吐泻门·吐利》)

温中和气。治吐泻,思食。凡小儿虚冷病,先与数服，以正其气。

人参　茯苓（去皮）　白术　甘草（炒）　陈皮（各等分）

上为末。每服二钱，姜五片，枣二枚，同煎至七分，食前温热服，量多少与之。

26. 益中膏（《普济方·卷三百九十五·婴孩吐泻门·吐利》）

治小儿吐泻，脾虚，全不食，腹胀肚疼，困倦。

丁香（二钱）　缩砂（一钱）　诃子（炮，去核）　甘草（半两，炒）　青橘皮（半两，炒）　陈皮（一两，炒）　肉豆蔻（二钱，炒）

上为末，炼蜜丸如鸡头大。三岁一丸，白汤磨下。肚作胀，不思饮食，大便米谷不化，夜起者，连进三服，立效。

27. 玉柱杖丸（《普济方·卷三百九十五·婴孩吐泻门·吐利》）

治小儿吐泻，胃虚腹胀，脾困昏睡，不食。

茯苓　诃子（去核）　藿香　丁香（各一钱半）　人参　木香　甘草（炒，各半两）　厚朴（姜制，一两）

上为细末，炼蜜为丸如樱桃大。每服一丸，白汤化下，食前。

28. 掌胃膏（《普济方·卷三百九十五·婴孩吐泻门·吐利》）

治小儿脾胃虚弱，呕吐泄利。

人参　白术　白茯苓（去黑皮）　甘草（炙）　肉豆蔻（面裹煨，去面）　白豆蔻　陈皮　草豆蔻（去皮）　枇杷叶（去毛）　青皮（去白）　丁香　沉香　木香　藿香叶　缩砂仁（各等分）

上为末，炼蜜丸如龙眼大。每服一丸，食前米汤化下，日二服。

29. 正气人参膏（《普济方·卷三百九十五·婴孩吐泻门·吐利》）

治小儿脾胃气虚，中寒腹痛，泄利呕逆，不入乳食，夜哭，睡中多惊，吐利蛔虫，虚烦闷乱。服之，止烦渴，调脾胃，进饮食。

人参　干木瓜　甘草（锉，炒，各半两）　陈橘红　罂粟米（炒）　干姜（炮）　茯苓（各一分）

上为末，炼蜜和膏。每服一皂子大，米饮化下。

30. 助胃膏（《普济方·卷三百九十五·婴孩吐泻门·吐利》）

治小儿胃气虚弱，乳食不进，腹胁胀满，肠鸣泄泄，哯乳便青，或时夜啼，胎寒腹痛。

官桂（去皮）　白茯苓（去皮）　白术　藿香叶　缩砂仁（各三两）　白豆蔻仁　肉豆蔻（煨）　木香（各一两）　丁香（一两）　甘草（炙，锉，三两）　橘红（去白）　山药（各四两）　人参（一两）

上为细末，炼蜜和膏，丸如鸡头大。每服一丸，量儿大小加减，米饮化下，不拘时候。

31. 实肠散（《奇效良方·卷之六十四·小儿门·感寒吐泻通治方》）

治小儿泄泻，肠滑脾虚，此药厚肠胃。

茯苓　肉豆蔻　陈皮　砂仁　厚朴（姜制）　诃子（煨）　苍术（米泔水浸一宿，各七分）　木香　甘草（各三分）

上作一服，用水一盅，生姜三片，枣一枚，煎至五分，食前服。

32. 参苓白术散（《万病回春·卷之七·泄泻》）

治脾胃虚弱，饮食不进，多困少力，中满痞噎，心中气喘，呕吐泄泻。此药中和不热，久服养气育神、醒脾悦色、顺正辟邪。

人参　白术（炒）　茯苓（去皮）　山药（炒）　甘草（炙，各二钱）　莲肉（去心）　白扁豆（一钱半，姜汁浸炒）　薏苡仁（炒）　砂仁　桔梗（去芦，各一钱）

上为细末。每服二钱，枣汤调下，量儿岁数加减。

33. 加味六君子汤（《证治准绳·类方第六册·泄泻》）

治一切脾胃虚弱泄泻之证，及伤寒病后米谷不化，肠中虚滑，发渴微痛，久不瘥者。及治小儿脾疳，泄泻得痢。

人参　白术　白茯苓　黄芪　山药　甘草　砂仁（各一两）　厚朴　肉豆蔻（面裹煨，另研，各七钱半）

上为细末。每服二钱，用饭汤调服，不拘时候；如渴，煎麦门冬汤调服。

34. 五味异功散（《寿世保元·卷八·吐泻·吐泻不治症》）

治小儿吐泻，脾胃虚弱，饮食不进，腹胁胀满，肠鸣吐泻，虚寒等症。

人参　白术（去芦）　茯苓（去皮）　陈皮　甘草

上锉，姜、枣煎服。

35. 六神汤（《幼科证治大全·泄泻》）

治脾虚吐泻，不进饮食。

黄芪（炙）　扁豆（炒）　人参　白术　茯苓　粉草（炙，各等分）

上入姜枣，水煎服；或作末，姜枣汤调服。加藿香亦可。

36. 参术健脾丸（《济世全书·坎集卷二·泄泻》）

治老人、小儿脾虚，久作溏泄。一云治脾泄泻，五更时候泻者是也。

人参（一两，饭上蒸）　白术（去芦，土炒，一两）　白茯苓（一两）　莲肉（去心留皮，一两）　山药（一两）　陈皮　山楂肉（去子）　泽泻　甘草（炙，各五钱）

37. 白术芍药汤（《幼科切要·泄泻门》）

治脾经受湿，水泄注下，体重困倦，不欲饮食，水谷不化等症。

焦术　芍药（各四钱）　甘草（一钱）

水煎服。

38. 分水神丹（《幼科切要·泄泻门》）

水泻乃脾气不温，腹不痛者，湿也。

焦术（七钱）　车前子（三钱）

水煎服。

39. 治小儿脾虚泄泻验方（《疑难急症简方·卷三·泄泻》引《古今医鉴》）

治小儿脾虚泄泻。

山药（半生半炒）

研末，每服一二钱，空心黑砂糖水调下。脾泄下有定时，初泻者勿服。

十二、治小儿气机不调泻方

1. 木香治中丸（《幼幼新书·卷第二十八·一切泄泻第一》《王氏手集》）

匀冷热，止泄泻，利胸膈，消胀满，除腹痛，止呕逆，散痞气，进乳食方。

甘松　蓬莪术　甘草　青皮（各一两）

上件为细末，炼蜜为丸，入檀香一两，名**香橘丸**，如绿豆大。每服随小大，五七丸至十丸，食前温生姜汤下。

2. 草豆蔻散（《普济方·卷三百九十五·婴孩吐泻门·吐利》）

治小儿吐利，兼胸胁胀满。

草豆蔻（去皮）　木香　五味子　人参（去芦头）　白茯苓　陈橘皮（汤浸去白瓤，焙，一两）　诃黎勒皮　甘草（炙微赤，锉，各半两）

上为散。每服一钱，水一小盏煎至五分，去滓，不计时候，稍热服。随儿大小，以意加减。

3. 固肠丸（《普济方·卷三百九十五·婴孩吐泻门·吐利》）

治小儿脾胃不和，肠滑泄泻。

木香　肉豆蔻（面裹煨，以面熟为度，去面）　缩砂仁　赤石脂　厚朴（姜制）　川姜（各等分）

上为细末，面糊丸如黍米大。每服三十丸至五十丸，乳食前，煎草节汤下。

4. 和中散（《普济方·卷三百九十五·婴孩吐泻门·吐利》）

1）治胃气，止吐泻。

茯苓　石莲肉（各一分）　藿香　人参　天麻　白扁豆（制）　木香　白术　甘草（炒，各半分）

上锉散。每服三字，水煎服。

2）治小儿脾胃不和，呕逆恶心，冷热不调，减食泄泻，肠痛腹鸣，少力嗜卧。

厚朴（去皮，姜制，六两）　白术（三两）　干姜（炮，二两）　甘草（炙，二两）

上为末。每服半钱，水八分盏，生姜二片，煎六分，去滓，稍热服。

5. 诃子丸（《普济方·卷三百九十五·婴孩吐泻门·吐利》）

治脾胃不和，泄泻不止。

诃子（煨，去核）　干姜（炮）　肉豆蔻（面裹煨熟）　木香　赤石脂（各等分）

上件为细末，煮面糊和丸如黍米大。每服三十丸，温米饮送下，乳食前。

6. 六神散（《普济方·卷三百九十五·婴孩吐泻门·吐利》）

治吐泻，胃气不和，不进饮食。

人参（半两）　甘草（二钱）　山药（半两）　白茯苓　白扁豆（炒，各一两）　白术（半两）

上为末。每服一钱，姜枣煎服。吐泻后发搐，加天麻；更泻不止，加白豆蔻；治吐逆泻利，入藿香、陈皮少许，同煎；肠风，即入香白芷、桔梗；渴即加干葛，小儿加减服。

7. 银白散（《普济方·卷三百九十五·婴孩吐泻门·吐利》）

治小儿胃气不和，吐泻不止，痰逆，不进奶食。平胃，引行诸药。

半夏（一两，汤洗七次，焙干为末，姜汁制为饼子） 白扁豆（微炒） 罂粟子 人参（去芦，洗） 白术（洗，锉，焙） 山药 白茯苓（各四钱）

上为末。每服二钱，水八分盏，生姜二片，枣一枚，煎至六分，温服。

8. 调中散（《普济方·卷三百九十五·婴孩吐泻门·吐利》）

治脾胃不和，霍乱吐泻。

人参 白茯苓 白术 木香（炮） 干姜（炮） 藿香叶（末） 香附子（炒，去毛） 缩砂仁 甘草（炙） 丁香（不焙，各等分）

上为末。姜枣煎，大小以意加减，或肚疼急，以白汤调下。

9. 白术膏（一名**助胃膏**）（《扶寿精方·小儿门》）

治小儿吐泻，大能和脾胃，进饮食。

人参 白术（炒） 白茯苓（各二钱） 甘草（炙，二钱） 白豆蔻（七分） 肉豆蔻（二个，面包煨） 木香（一钱） 山药（五钱） 砂仁（二十个，炒）

上为细末，炼蜜丸肥皂大。每空心米汤化下一丸。

十三、治小儿肠胃虚寒泻方

1. 温胃固肠丸（《幼幼新书·卷第二十八·一切泄泻第一》引《王氏手集》）

治小儿泄泻。

肉豆蔻 缩砂仁 丁香 龙骨 诃子皮（炙） 赤石脂

上各等分，白面糊为丸如绿豆大。每服一二十丸，饭饮下，量儿小大。

2. 殢肠散（《普济方·卷三百九十五·婴孩吐泻门·吐利》）

治小儿肠胃虚寒，脏腑久冷，泄泻不止。夏月暴泻尤宜。

真铅粉（半两，炒） 白石脂（二钱） 白矾（焙，二钱） 白龙骨（一钱）

上为末。每服半钱匕，大者一钱，温饭饮调下。薄糊作小丸，多服尤效。

3. 人参豆蔻散（《婴童类萃·中卷·泄泻论》）

止泄泻，厚肠胃，进饮食。

人参（五分） 白术 茯苓 陈皮（各八分） 厚朴 诃子肉 肉豆蔻（各五分） 白豆蔻（三分） 白扁豆 甘草（各七分）

生姜三片，盐梅一个，捶碎水煎；为末服尤妙。

十四、治小儿脏寒泻方

1. 比圣丸（《幼幼新书·卷第二十八·一切泄泻第一》引《王氏手集》）

治小儿脏冷，滑泄不止，肠鸣腹痛。

青州枣（二十五个，去核，黄丹二钱，匀分在枣肉内烧，烟绝用） 诃子皮 草豆蔻仁（面裹，烧麦熟为度，去面，各半两） 肉豆蔻 木香

上为末，醋煮，面糊为丸如小黄米大。每服二十丸，米饮下。

2. 固肠丸（《普济方·卷三百九十五·婴孩吐泻门·吐利》）

治小儿脏寒泄泻，色多青白，腹痛不食。

硫黄（三钱，另研） 牡蛎（煅，另研） 龙骨（煅，另研） 干姜（炮） 木香（各一钱）

上件为细末，煮面糊和丸如黍米大。每服三十丸，温米饮送下，乳食空。

3. 诃子汤（《普济方·卷三百九十五·婴孩吐泻门·吐利》）

止泻及治脏寒泄泻。

诃子（炮，去核） 人参 白茯苓 白术（各一两） 木香（炮，半两） 陈皮（去白，半两） 甘草（炙，半两） 豆蔻（半两）

上为末，姜煎。若久泻，手足厥冷，加附子。大小加减服之。

4. 人参散（《普济方·卷三百九十五·婴孩吐泻门·吐利》）

治小儿脏寒泄泻。

人参 木香（炮） 白术 白茯苓（各一钱） 山药（一分） 白豆蔻（一个，炮） 附子（炮，一钱） 甘草（炙，半钱）

上为末，姜枣煎。量儿大小加减之。

十五、治小儿肾泻方

1. 钟乳震灵丹(《普济方·卷三百九十五·婴孩吐泻门·吐利》)

治小儿肾泻,面黧黑,齿消脱骨,力弱,小腹痛,泄多白脓。

用震灵丹三丸为末,入钟乳粉半钱,以炒破故纸一钱半,生肉豆蔻一钱,大枣二枚,煎取清汁,乘热调,空心灌下。

2. 四神丸(《保婴撮要·卷十七·泄泻咬牙作渴之症》)

治脾肾虚弱,大便不化,饮食不思,或泄泻腹疼等症。

肉豆蔻(二两) 补骨脂(四两) 五味子(二两) 吴茱萸(浸炒,一两)

上为末,用水一钟,生姜八两,红枣一百枚,煮熟取枣肉,丸小豆大。每服二三十丸,食前白汤下。

3. 加味地黄丸(《幼科切要·泄泻门》)

治小儿泄泻,日少夜多。

熟地 枣皮 茯苓 怀山药(各二钱) 泽泻 丹皮 故纸 吴萸(各五分) 肉蔻(去油,六分)

四肢冷,加附子、肉桂各五分,姜枣为引。

十六、治小儿滑泻方

1. 桑叶散(《幼幼新书·卷第二十八·一切泄泻第一》)

治小儿泄泻,虚滑频数不止方

人参 白茯苓 藿香叶 干葛(以上各等分,焙)

上为末。每服半钱,浓煎,桑叶汤调下;若大人患泻,加至一大钱,亦用桑叶煎汤调下,至甚者不过三服。

2. 厚朴散(《普济方·卷三百九十五·婴孩吐泻门·吐利》)

治小儿虚滑,泻利不止。

厚朴 诃子皮(各半两) 使君子(一个) 拣丁香(十个) 吴白术 茯苓 青皮(各二钱) 甘草(二寸,炒)

上为末。每服一字,量儿岁加减,用清米汤下。

3. 神功散(《普济方·卷三百九十五·婴孩吐泻门·吐利》)

治小儿滑肠不止。

五倍子 百药煎 干姜(炮,各等分)

上为细末。每服一钱,米饮下,大人煮糊丸黍米大,每服三十丸,米饮下。

4. 小香连丸(《普济方·卷三百九十五·婴孩吐泻门·吐利》)

治冷热腹痛,水谷利,滑肠。

木香 诃子肉(各一钱) 黄连(半两,炒)

上为细末,粟米饭和丸绿豆大。米饮下十丸至五十丸,顿服之,食前,取效为度。

5. 一捻散(《普济方·卷三百九十五·婴孩吐泻门·吐利》)

治小儿滑泄,腹胀作泻,吐逆,不思食方。

陈皮 青皮 丁香(各一钱) 诃子肉 甘草(炙,各一分)

上为末,米饮调下。

6. 固肠丸(《婴童类萃·中卷·泄泻论》)

治脾胃虚弱,滑泄无度,腹痛肠鸣,及痞泻痢不止,并效。

当归 人参 白芷 赤石脂 龙骨(煅) 白术(炒) 乌鱼骨(各等分)

为末,醋糊为丸。量大小,米汤下。

十七、治小儿水泻方

1. 白龙丸(《普济方·卷三百九十五·婴孩吐泻门·吐利》)

1)治小儿吐泻不定,滑泄注水,小便少。

附子(炮,半两) 白石脂(暖) 白龙骨(煅,各一分)

上为末,白糊丸小豆大。三岁三十丸,米饮下,食前。一方加白矾煅一分,除白石脂,加滑石。

2)治小儿泻清水不止。

白石脂(一分,或白善土好者亦可) 白龙骨(一分)

上为末,滴水丸如芥子大。每服三四十丸至五十丸,紫苏木瓜汤下,日三,量大小加减与服。

2. 椒红散(《普济方·卷三百九十五·婴孩吐泻门·吐利》)

治小儿水泻,及五十以上患泻。

用椒二两,醋二升,煮醋尽,慢火焙干,为末,磁器贮之。每服二钱，或酒或米饮下。

3. 双黄丸（《普济方·卷三百九十五·婴孩吐泻门·吐利》）

治小儿泄泻注水，肠鸣肚疼。

黄连（炒） 硫黄（各半分）

上为末，白糊丸小豆大。三岁十丸，米汤下，食前。

4. 益元散（《幼科证治大全·泄泻》）

小儿水泻殊效。

滑石（六两） 甘草（一两） 白术（一两）

上为极末，米汤下一钱许。

十八、治小儿久泻方

1. 金液丹（《普济方·卷三百九十五·婴孩吐泻门·吐利》）

治吐利日久，脾胃虚损，手足厥逆，精神昏睡，寒多，睡露睛，口鼻气凉，欲成慢惊风者。又治大人阳虚阴盛，身冷脉细，自汗吐泻，小便不禁。

舶上硫黄（十两，先飞炼，去沙石，秤研为细末，用砂合子盛令八分满，水和赤石脂封，盐泥固济，晒干，露地，先埋一水罐子盛水满，坐合子在上，又以泥固。）

上以柳木槌乳钵内研为细末。每服二钱，生姜米饮调下，大小以意加减，多服效。大人，药末一两，水浸软，饭和丸桐子大，晒干。每服五十丸至百丸，米饮下，并空心连服。

2. 木香散（《普济方·卷三百九十五·婴孩吐泻门·吐利》）

治诸般泻利久不瘥者，并皆治之。

白术（面炒） 麦芽 木香 人参 陈红面（各一钱，用白术炒） 茯苓 神曲 甘草 青皮（各二钱） 当归（一钱）

上为末。每服半钱，白汤下；一方用紫苏木瓜汤调下。

3. 黄连丸（《幼科发挥·卷之三·脾所生病·泄泻》）

治久泻发热，此虚热也。

黄连 干蟾（炙，各二钱） 木香（一钱） 使君子（一钱） 芦荟 夜明砂（各七分）

上为末，山药研粉，水糊丸麻子大。米水下。

4. 泻痢奇方（《婴童类萃·中卷·泄泻论》）

治小儿泄泻，日久不止，及男妇脾泄并用。

糯米（半升，姜汁浸一宿炒熟） 山药（半斤，炒黄）

为末，加大椒末一钱，和匀，瓷罐收贮。每服一二钱，赤砂糖汤调化下。

单方车前子 （微炒为末）

每服一钱，米汤调化下。

5. 参术姜桂饮（《幼科证治大全·泄泻》）

小儿久泻，面色赤，身热口渴，属脾胃极虚，阳气外散者，此方主之。俗概为有余邪热，用寒凉之药，则杀人者，不为不多矣。

人参（五分） 白术（炒，六分） 干姜（炒） 桂 茯苓 扁豆（姜汁炒） 山药（炒，各六分） 陈皮 甘草（各四分）

上入姜、枣，水煎服。

十九、治小儿泄泻兼烦渴方

1. 建胃散（《普济方·卷三百九十六·婴孩下痢门·洞泄注下》）

治小儿泄泻，身热烦渴。

厚朴（去皮，生姜汁炙令香熟） 川黄连 肉豆蔻（各一两） 缩砂 干姜 白术 木香（各半两）

上为末。每服一钱，水一小盏，生姜、粟米各少许，煎至五分，去滓，温服。

2. 白术散（《幼科发挥·卷之三·脾所生病·泄泻》）

治小儿泄泻烦渴者。

四君子加木香 藿香（各等分） 葛根（加一倍）

上作大剂，水煎常服，以代汤水。

二十、治小儿泄泻变证方

1. 吴婆散（《幼幼新书·卷第二十八·一切泄泻第一》引《孔氏家传》）

治小儿疳热冷泻，腹肚虚胀，皮肉消瘦，唯存骸骨，泻利不止方。

宣连（去须） 白茯苓 真阿胶（炙） 人参 黄柏（蜜炙令赤） 丁香（以上各一分） 诃黎勒皮（煨，去核，二枚） 桃白皮（三分） 没石子（一枚，紧实者）

上并为细散。每服一二字，白米泔调下，不拘时候，与良方不同。

2. 碧香丹（《普济方·卷三百九十五·婴孩吐泻门·吐利》）

治小儿吐利后，大渴不止，不得眠睡，甚则或痞。

天竺黄　不灰木（烧赤放冷）　赤石脂　龙骨（各一两）　铁粉　定粉　铅白霜　蛤粉（各一两，细研）

上为细末，以先四味，研后入铁粉四味，更加麝半两研，滴水和丸如鸡头大。每服一丸至二丸，用陀螺两个，研细，沸汤浸，水沉极冷，化下。大渴，即令服，神效。

3. 附子汤（《普济方·卷三百九十五·婴孩吐泻门·吐利》）

治吐利过多，手足厥冷，六脉沉细。

生附子　白姜（炮）　人参　甘草（炙，各等分）

上为锉。姜、枣、冬瓜仁煎服。

4. 金液散（《普济方·卷三百九十五·婴孩吐泻门·吐利》）

治小儿吐泻，危困，四肢逆冷，口鼻气冷，肚疼气急，乳药不进，但多灌，死中亦得活。

硫黄（十两好者，入罐子至七分，勿冷）　水鉴草（一二把，节似花田草，一名田字草）　黄土（同捣为泥，其用新益母草泥捣亦得）　石龙芮（两握又，名狗啼草）

上固济药罐子均厚半寸，置平地，以瓦覆口，四面炭火五升拥定；以熟艾一斤，自上燃之，候罐子九分赤，口缝有碧焰，急退火；以润灰三斗，覆至冷。剖罐取药，去沉底滓浊，依前五煅为定，药如鸡卵，即取出罐子，埋润地一宿，以水煮半日，取药，以柳木槌碎研，频滴水，候无滓，更研令干；每药一两，以蒸饼两浸，捻干，同杵如小豆大为丸。三岁三十丸，米饮下，食前，危困，连进十服；或为末，多灌子尤妙；或用生姜煎米饮调灌之。若手足暖，阴退阳回，即减金液丹二分，增青州白丸子二分，研服。

5. 银白丸（《普济方·卷三百九十五·婴孩吐泻门·吐利》）

治小儿吐泻之后，脾胃虚弱，昏睡睛露，潮生虚风。

人参（去芦头）　白茯苓（去皮）　白术　山药　天麻　全蝎（去毒，微炒）　白扁豆（炒，各一两）　甘草（炙，一分）

上件为㕮咀。每服二钱，水六分盏，生姜一片，枣一枚，同煎至三分，去滓，温服，乳食前。

6. 术附膏（《普济方·卷三百九十五·婴孩吐泻门·吐利》）

治小儿吐泻不定，气粗烦渴，眼慢困顿，肚疼不食，鼻气冷，诸药力不能攻者，宜服此。

附子（大者一个，炮去皮脐，姜汁制浸，夏三日、春秋五日、冬七日，焙干，微炒黄色，半两）　白术　诃子（炮，去核）　甘草（炙，各二钱半）

上为末，炼蜜丸如鸡头大。三岁一丸，水半盏，煎三分，暑月冷服，食前，春秋冬温服，危者连进三服。小可吐泻，一服效，须是首尾住奶则可。

7. 银白散（《医方选要·卷之十·小儿门》）

治小儿或吐或泻，涎鸣微喘，露睛惊跳。

石莲肉　白扁豆（炒）　茯苓（各二钱半）　人参　天麻　白附子（炮）　全蝎（炒）　木香（不见火）　甘草（炒）　藿香（各一钱二分半）　陈米（炒香，三钱）

上为末。每服一钱，用生姜、冬瓜仁煎汤调下。此药助脾祛风，急、慢惊风通用。

8. 烧针丸（《保幼新编·吐泻》）

治吐泻不止，危甚；兼治或吐或泻。

黄丹　朱砂　枯矾

等分为末，枣肉作丸芡实大。每一丸串针头烧灯焰存性作末，米饮调下。此方清镇，专主吐泻，极妙。

二十一、小儿泄泻外治方

1）**备急方**（《普济方·卷三百九十五·婴孩吐泻门·吐利》）

取瓦屋上热瓦熨心下。

2）《万病回春·卷之七·泄泻》

治小儿水泻不止：五倍子为细末，陈醋调稀，熬成膏，贴脐上即止。

3）《鲁府禁方·卷三康集·吐泻》

治小儿水泻。

白矾　黄丹

上各五钱，用葱白同捣烂，涂脐上即止。

贴小儿惊痫水泻。

巴豆（二个，火炮，去油）　皮硝　黄蜡

上三味各等分，捣成膏，摊在纸上，贴额颅上囟门下是也。有小泡起，即止其泄。

4）《婴童类萃·中卷·泄泻论》

治泻不止：关元穴，灸五壮。

5）《验方新编·卷十九·小儿杂症·小儿呕吐泄泻》

治小儿水泻不止：用葱、姜捣烂，入黄丹末为丸填脐内，以膏药盖之，泻即止。

小儿呕吐泄泻：糯米粉三钱，用鸡蛋清调摊纸上贴囟门，泻止去药。如呕吐不止，亦用此方贴脚心，其吐即止，神效。

6）《慈幼便览·泄泻·泄泻简便方》

水泻不止：葱姜捣烂，入黄丹为丸，如芡实大。每用一丸，填脐内以膏药盖之，即止。

7）《华佗神方·卷八·华佗治小儿泄泻神方》

治小儿泄泻。

木鳖子（一枚，煨熟去壳）　小丁香（三粒）

共为末，米糊丸，入小儿脐中，封以膏药，自愈。

二十二、治小儿吐泻验方

1）《幼幼新书·卷第二十八·一切泄泻第一》引《养生必用》

治大人、小儿、老人、虚人，不以冷热泄泻神方。

黄连（去须，锉如豆，若是例大即以新布裹，石上盘之根须自别）　白芍药（锉如豆）　吴茱萸（各三两）

上三味，铛盆内慢火炒至赤色，取下放冷，杵罗为细末。每服三钱匕，水一盏半煎至八九分，去滓，取六分清汁，空腹食前温服，日三四服，小儿量与。若是不喜药人，大叚嫌苦，即以水浸蒸饼，丸如桐子大，更丸一等如绿豆、黄米大。小儿并十五丸至二十丸，温米饮下。若作散，只以沸汤或温米饮调下并可服。病泄痢之人，若不禁生冷、鱼肉、肥腻，与不服药同。

2）《洪氏集验方·卷第五·治小儿泄泻》

金液丹　青州白丸子

上以二药等分，细研，用面糊丸如黍米大。每服五十丸，米饮下。

3）《是斋百一选方·卷之六·第八门·治泄泻》

脏腑不固，只一二服取效。老人、小儿尤宜服，便血或痢皆可用。

白石脂真者，炭火煅通红，取出放冷，研细，米饮调下二三钱。

4）《是斋百一选方·卷之十九·第二十七门·治小儿泄泻》

治小儿泄泻：用鸡子一个打破，入铫子内，同黄蜡一块小指头大，炒熟，如常啖之即止。

5）《普济方·卷三百九十五·婴孩吐泻门·吐利》

治小儿直肠泄泻，水谷不分，小便不利，口干作渴。

人参　白术　白茯苓　木香　诃子（面裹炮）　砂仁　陈皮（炒）　瞿麦（炒）　车前子　麦门冬（去心，各等分）　甘草（减半用）

上㕮咀。每服三钱，水一盏煎至七分，量儿大小，无时服。

治秋深腹虚吐利，无时吃食微细，面目黄肿方。

胡黄连　丁香　马牙硝　密陀僧（各一分）　诃子（五分）　豆蔻（两个）　槟榔（一个）　麝（少许）

上为末，用蒸饼酒浸，为丸如绿豆大。每服三丸，陈米饮下，日三服，五岁五丸，止吐用楠木汤下，止泻用绿豆汤下。

治百日儿以下吐利方。

面（一钱，炮）　乳汁（二两）　龙骨（六分）

上为龙骨煎，入炒面服之。

治自泻不止

白石脂（一钱）　白龙骨（一钱）　白茯苓（二钱）

上为末，滴水丸如粟米大。每服二十丸，紫苏木瓜汤下，乳前，日二。

治小儿因吐泻，胃虚生风，作惊痫状。

天麻　白附子（各一分）　白术（二分，蜜煮焦，须用水洗切，焙，入蝎梢三七个用）

上为末，米饮调下。一方无天麻。

治小儿吐泻不止。

龙骨（火烧存性）　滑石　定粉（各等分）

上为细末。每服一钱至二钱，熟水调下。

治小儿吐利。

乱发（半两，烧灰）　鹿角（六铢）

上为末。米汁服一刀圭，日三。

治小儿吐利。

舶上硫黄　藿香（等分）

上为末。每服半钱，生糯米泔调下。

治吐利。

丁香　白术（等分）

上为末，面糊丸如粟米大。米饮下十丸至十五丸，临时增减。

治吐泻。

草果　甘草

上等分为末。每服半钱，米饮下。

治小儿吐利：以热牛屎含之，一作牛膝。又方，烧牡猪屎，水解取汁，少服之。

治小儿吐利不止：以郁金一个，刮开心，入去壳巴豆一个，面裹煨热，取出，候冷，去面及巴豆不用，只用郁金为末，米泔汁调下，一字。

治小儿夏秋吐利：以大好黄连一两，锉碎，去须，土炒令深黄色；次入虢丹一两，同黄连炒，令丹焦为度，倾出，放在纸上，仍放散着地，令冷，为末，薄煮面糊为丸如芥子大。每服二十粒，用壁土生姜煎汤下，量大小加减，连进二服，尤佳。

治泻不止：用橡斗子二个，入黄丹在内，合定，烧灰存性，为末。每服半钱至一钱，米饮调下。又方，以诃黎勒皮为末。每服一钱，陈米饮下。

治小儿热泻：用黄蘗削皮，焙，杵末，用薄米饮为丸如粟米大。每服十丸，米饮下。

治小儿热泻：以桑叶不拘多少，用生蜜逐叶上敷过，线系叶蒂，上绷，阴干，细切。用水煎汁服之。

治小儿暑月泄泻无度：以捣子五枚，同绿豆煮熟，令豆软，下陈仓米作稀粥，搅令粥温食，就以鸡子压之，须吃一二顿，乃安。

治小儿鼓胀聚泻：用胆矾二钱半，为末，干蒸饼丸麻子大，陈皮汤下十丸。

治梅月时天行泻：用香葛汤，每服生姜二片，豆豉五粒，水一盏，煎服。

治小儿惊泻不定：以蝎梢七个，胡椒四十九粒，为末。每服半钱，荆芥汤下。

治吐利转筋：用桑叶研水服。

治小儿冷泻欲死者。

肉豆蔻（煨）　粉草（炙）　藿香叶

上三味等分为末，陈米饮下一钱。

6）《万病回春·卷之七·泄泻》

益元散加白术末一两，每服一二钱，米汤调下，止小儿泄泻殊效。

7）《鲁府禁方·卷三康集·吐泻》

治小儿泄泻。

赤石脂为末，面糊为丸如黍粒大。每服十丸，米汤送下。

治久泻不止及脱肛。

五倍子（炒，一两）　枯白矾（三钱）

上为末，水糊为丸如梧桐子大。每服五七丸，空心米汤送下。

8）《幼幼集成·卷三·泄泻证治·泄泻简便方》

治泄泻因伤湿而起，米谷不化，不思饮食，困弱无力。

用白术土炒、白茯苓各三钱，水煎，食前服。腹痛者，加炒白芍一钱，炙甘草五分。

9）《验方新编·卷十九·小儿杂症·小儿呕吐泄泻》

车前子（一钱）　肉豆蔻（三分）　砂仁（五分）　陈皮　甘葛（各一钱）　子丁香（三分）　生甘草（五分）　酒芍（八分）　麦芽　山药各（一钱）

共研细末。每服五分，姜汤调下。

10）《慈幼便览·泄泻·泄泻简便方》

治水泄，或饮食过度，或饮冷水，冒暑而发：生姜，捣烂，三钱；陈细茶三钱，浓煎汤饮，立止。

水泻不止：葱姜捣烂，入黄丹为丸，如芡实大，每用一丸，填脐内以膏药盖之，即止。

泄泻因伤湿而起，米谷不化，不思饮食，困弱无力：用土炒白术、白茯苓各三钱，水煎服。食前饭后腹痛者，加白芍一钱、炙草五分。

泄泻因于寒者，腹痛，手足冷：胡椒十四粒、生姜三钱、淡豆豉二钱，煎汤热服。

泄泻腹痛奇方：用鸡蛋一枚，将小头打一小孔，入胡椒七粒于内，以纸封顶，湿纸包，煨熟，酒送更效。胡椒不吞亦可。

脾虚久泻：白术，土炒；山药，酒炒；莲肉，去心，蒸熟；砂仁，酒炒，各一两。共为细末，以白砂糖二两和匀，每服一二钱，米饮调下。又方：早米造饭锅巴，取四两研末，莲子去心，蒸晒为末，四两，白糖四两，共和匀，每服二三钱，白汤调，日三服。

治泄泻，并治久泻如神：车前子，以青盐水炒，秤过二两；白茯苓，炒，二两；山药，炒，二两；炙草，六钱。共为细末，每服二三钱，炒米汤调下，乌梅一个煎汤调更好，真神方也。若系久泻脾虚者，须加白术，土炒，二两，方效。

治脾胃虚弱，吐泻之后，大病之后：用六君子汤去半夏、姜枣，煎服数剂，以调理脾胃。

脾虚久泻：用白术土炒、山药酒炒、莲肉去心蒸熟、砂仁酒炒各一两，共为细末，以白砂糖二两和匀。每服一二钱，米饮调下。又方，用早米造饭锅巴，取四两研末；莲子去心，蒸晒，为末四两；白糖四两，共和匀。每服二三钱，白汤调下，每日三服。

【论用药】

1. 肉豆蔻

《本草纲目·草部第十四卷·草之三·肉豆蔻》："[气味]辛，温，无毒。权曰：苦、辛。好古曰：入手足阳明经。[主治]温中，消食止泄，治积冷心腹胀痛，霍乱中恶，鬼气冷疰，呕沫冷气，小儿乳霍。(《开宝》)调中下气，开胃，解酒毒，消皮外络下气。(《大明》)治宿食痰饮，止小儿吐逆，不下乳，腹痛。(甄权)主心腹虫痛，脾胃虚冷，气并冷热，虚泄赤白痢，研末粥饮服之。(李珣)暖脾胃，固大肠。(时珍)"

《本草汇言·卷之二·草部·肉豆蔻》："暖胃消食(《开宝》)，止泄泻(李珣)之药也。凡病寒中积冷(冷庵稿)，阴寒霍乱，呕吐涎沫，心腹胀痛，中恶冷气，大肠滑泄，及小儿胃寒，乳食不消，或吐乳，或下泻诸证，此药其气芳香，其味辛烈，其性温散，故入理脾胃药中，疗寒滞为要剂，为和平中正之品。运宿食而不伤，非若枳实、莱菔子之有损真气也。下滞气而不峻，非若香附、大腹皮之有泄真气也。止泄泻而不涩，非若诃子、罂蓿壳之有兜塞掩伏而内闭邪气也。"

《神农本草经疏·卷九·草部中品之下·肉豆蔻》："味辛，温，无毒。主鬼气，温中，治积冷心腹胀痛，霍乱中恶，冷疰，呕沫冷气，消食止泄，小儿乳霍。糯米粉裹煨，去粉，擂碎。忌铜铁器。

疏：肉豆蔻禀火土金之气，故味辛气温而无毒。入足太阴、阳明经，亦入手阳明大肠。辛味能散能消，温气能和中通畅。其气芬芳，香气先入脾，脾主消化。温和而辛香，故开胃，胃喜暖故也。故为理脾开胃，消宿食，止泄泻之要药。香能辟恶除不祥，又中气不虚则邪恶之气不能入，故主鬼气及温中。脾主中焦，胃为后天生气之本。脾胃之阳气旺，则积冷心腹胀满，霍乱，中恶，冷疰，呕沫冷气，食不消，泄不止，小儿乳霍，诸证自除矣。"

2. 使君子

《本草害利·脾部药队·使君子》："害：无虫积者勿食，凡小儿泄泻，是暑气所伤者，禁与肉果、诃子等涩热药同用。服使君子后，亦忌食热物热茶，犯之即作泄泻。利：甘温，入脾胃二经。杀虫消积，治五疳、便浊、泻痢瓣疮。为小儿科要药。修治：出岭南州郡。七月采子壳，生用或蒸熟食，或以壳煎汤咽下，或云七生七煨合服。"

3. 神曲

《滇南本草·第二卷·神曲》："神曲，味甘，性平。宽中，扶脾胃以进饮食，消隔宿停留胃内之食，止泻。气虚者，能令出汗。"

另可参考《中医临床病证大典·脾胃系卷·泄泻》。

【医论医案】

一、医论

《普济方·卷三百九十四·婴孩吐泻门·总论》

夫小儿吐泻，因外伤风冷，或内伤乳食，或儿啼未定，气息未调，以乳乳之，气逆于上，则停滞胸膈，致令呕吐；气逆于下，则伤肠胃，致令泄泻；上下气逆，吐泻俱作。若只吐不泻者，逆。其吐必有痰，发惊者，十无一生。若只泻不吐，或吐泻俱发者，日久不退，亦变阴痫。治之当断其乳，轻者周时，重者三日，宜频与稀粥，服药速效，十全八九。或者不信是言，以小儿藉乳为本，虑其嗞煎，不肯暂断，然乳固不可断也，殊不知因乳所伤，致令此病。若以所伤之乳乳之，如抱薪救火，药何功之有，不然则难以安痊。其间不断乳服药得安者，盖轻患也，亦有因轻致重夭横者多矣。

凡小儿初吐发惊者，尚可救治，以玉散子、青金丹；不退，珍珠丸急下之，次与神宝丹。若唇红焦者，琥珀散，盖内热故也，不退必死。又云：吐奶不止，大便不通，面黑气喘，必死不治，须权断乳。候吐泻定，捻去乳，少少与之，使不再作。凡吐泻服药，须要令饥，如服了不得便吃物，吃乳则引吐，最为害也。凡小儿暑月吐泻，冷热轻重，各有治法，不可概用。如吐泻身热，烦渴心躁，大便黄沫，小便赤少，暑泻也，黄龙丸、甘露散、白虎汤、香薷汤、五苓散、杏仁丸。有伤食者，必吐泻酸臭，妙丸子下之，次益黄散。二者不退，如小便通利，大便白色，肠鸣吐泻，多渴少食，附香丸、参术附散、术附膏、半硫丸、神宝丹。惊痫，其间有粪白腥臭、油腻，便成疳泻，有久成疳泻者，亦有治法。

小儿泄泻，伤积而作泻者，初以补药治，不止之时，须当下去其积，积下，其泻自止。下之，宜与小沉香煎丸，理虚中积甚良，多与服之。或以小搨气丸，又不下，更与三棱煎服，切不可以意转药，恐成涤荡矣。积滞已下，与服调胃温脾药及既济丹，此乃理积泻。夏月暴泻，由其脏寒，虚滑利泄，速与契圣丹；如滑不禁，进滞肠散，次与契圣既济丹。若洞利，其泻不常，发作骇人，速与滞肠散，次与术附汤。稍与迟缓，其候必更甚。疗泻之理，岂可相待。夫自汗不利者，由血不荣，虚于表也。自利无汗者，由气不卫，虚于里也。其或有自利亦自汗者，荣卫皆虚也。凡为人全藉血荣气卫，扶育身体。血既不荣，气又不卫，里外不相参，上下不升降，关窍不开通，经络不调适，荣卫不循环，脏腑不充实，则医工何以良饵，性命何以保持？夫水谷不分自利，肠胃怯弱自利，脏腑不和、冷热相制自利，阴阳不调自利，荣卫不顺自利，以上自利，皆由气虚得之。初生小儿忽尔自利者，与顺胃，平调阴阳，制其冷热，和其脏腑，分其水谷，生其胃气，则内外充实，何泄利之有？宜以参苓白术散，加以车前、瞿麦、姜、枣同煎。更量虚实加减。

钱氏论笃病诀……又云小儿伤于风冷，病吐泻，医谓脾虚，以温补之；不已，复以凉药治之；又不已，谓之本伤风，医乱攻之，因脾气即虚，内不能散，外不能解。至十余日，其证多睡露睛，身温，风在脾胃，故大便不聚而为泻，当去脾间风，风退则利止，宜风散主之，后用使君子丸补其胃。然钱氏用宣风散去脾风，使君子丸补胃，虽用有理，其治未周。钱氏治此病，先以益黄散三服，补令脾胃气实。盖宣风散用牵牛、槟榔等利药。先补脾，后宣风散去脾风，后神宝丹、使君丸治之，此法多愈。语人曰：钱氏经用宣风，其理若何？答曰：失多矣。余所以先用益黄散者，譬曰彭祖观井，自系大木，仍以车输覆其上，然后敢观之，为防其虚而无失也。

仁存孙氏曰：吐泻才生便恶心，干吐霍乱汗相侵。舌出唇绯双眼闭，摇头发直硬如针。心闷气粗而胁动，口生白沫命难存。来生此候须早理，有疮脾闭命沉沉。

钱乙论云：小见初生三日内，吐泻壮热，不思乳食，大便乳食不消，或白色，是伤食，当下之，后和胃。下用白饼子，和胃用益黄散主之。又云：小儿初生三日以上至十日，吐泻，身温凉，不思乳食，大便青白色、乳食不消，此上实下虚也。更有兼见证，肺主睡露睛，喘气，心主惊悸饮水，脾主困倦多睡，肝主呵欠顿闷，心肾主不语畏明。当泻见儿兼藏，补脾益黄散主之。此二证，多病于秋夏也。又云：秋夏吐泻，五月十五日以后吐泻，身壮热，此热也。小儿脏腑，十分中九分热也。或因伤热乳食吐乳不消，泻深黄色，玉露散主之。六月十五日以后吐泻身温似热，脏腑六分热，四分冷也，吐呕，乳食不消，泻黄白色，似渴，或食乳，或不食乳，食前少服益黄散，后多服玉露散。七月七日以后吐泻，身温凉，三分热，七分冷也，不能食乳，多似睡，闷乱哽气，长出气，睡露睛，唇白多哕，欲大便，不渴，食前多服益黄散，食后少服玉露散。八月十五日以后吐泻，身冷无阳也，不能食乳，干哕，泻青褐水，当补脾益黄散主之，不可下也。

又凡小儿吐泻，当温补之。余每用理中丸以温其中，以五苓散导其逆，连与数服，兼以异功散等温药调理之，往往便愈。若已虚损，当速生其胃气，宜与附子理中丸，研金液丹末，煎生姜米饮调灌之。惟多服乃效，候胃气已生，手足渐暖，阴退阳回，然犹瘛疭，即减金液丹一二分，增青州白丸子一二分，同研如上服，以意详之。渐减金液丹，加白丸子，兼用异功散、羌活膏、温白丸、钩藤饮子之类，调理至安。依此治之，仍频与粥，虽至危者，往往死中得生，十救八九。

《儒门事亲》书云：小儿身热吐泻，腹满不进饮食，可急与牛黄通膈丸，下过四五行则自愈矣。盖乳食便属水，甚则成湿，以治湿法治之，用燥热之药非也。又水泻不止，可用五苓散、益元散，各停用新水，调下二三钱，频服不拘时候。若暴速注下，甚者属火，凉膈、通圣等散，亦可治之。用者勿轻，非深于造化者，未易语此。又久泻不止，至八九月间，变为秋深冷利，泄泻青白，时时撮痛，乳瓣不化，可用养脾丸如黍米大，每服二三十丸，米饮送下，日进三服则愈，益黄散亦可用之。

汤氏云：小儿热泻者，大便黄而赤，或有沫，乃脏中有热积，或因乳母好饮酒，或嗜热物或生下伤温蕴热，医者不明，但用诃子、豆蔻等药，如水浇石。既不识其证，故不辨冷热，用药又不得其法。所谓读方三年，而恨无病可治；及至治病三年，无方可用，信乎？纸上之语，不可全凭，一则悟得其理，二则求师指迷，三则闻见颇多，如此方有通透之理，不然咫尺千里也。虽有治法妙方而不能别其寒温虚实，又安得其理哉！宜服黄连等药，小驻车丸亦可服之。又冷泻者，乃脾虚受冷，致令水谷不化，泄泻注下。若依钱氏当以益黄散主之，古人以此药为补，殊不知今人所禀不同。内青皮有劫吐安可服，又伤食泻者，又名聚腹，不宜即补。先用食药，或紫霜丸取其积尽，然后可补。又曰此泻难止，亦不宜补，再伤又泻，宜节饮食，用进食丸取下积令尽，次以钱氏加减益黄散一服可止，此切要治法。

汉东王先生，儿吐乳有数般，或风痰致吐勿止，吐奶夹痰，才吐即生风。若止却后，其风无止处，更入外风，则潮心闭胃管，后变惊风。胃主四肢，被痰涎闭即搐。心主神，被外邪干即惊不定，故变惊风也。故止住吐即惊风发，手足搐搦，口眼反张，头项强直，虽多服名药，亦不能救。又小儿吐奶鼻青，客风伤肺，客风外风也。鼻，肺之外应也。夜间烦躁，肺气逆而为之也。身上发热，肺主身之毛皮，外邪所伤，故发热。宜下伤寒药，后平胃气耳。又小儿吐奶，唇黑多哭，唇是脾之外应。被食所伤，故黑夹痰者，脾能生涎，故痰冲胃而吐奶食。又小儿吐奶身热，其奶成片子者，是胃有热积，久则生风也。其人必四肢生疮，多渴面黄是也。若吐不化，夹青水，是胃冷，其人必面青唇白是也，宜缓胃止之。又小儿乳食不化，腹急气逆，须进塌气丸二三服，下却胸膈，却进观音散二三服。但生胃气药，皆可以意与儿吃，乳母不忌，日食生冷物，冷气入乳，则腹变泻。又不捻除之。仍以此乳乳儿。冷乳入腹。与胃相逆。则腹胀气逆。肚疼或为泻。亦依前项药调理。如果不退，却用羌活膏治之。

钱氏论云：生下吐，初生小儿，拭掠小儿口中秽恶不尽，咽入喉中故吐，木瓜丸主之。又曰：伤风吐泻身温，乍凉乍热，睡多气粗，大便黄白色，呕吐，乳食不消，时咳嗽，更有五脏兼见证，当煎入藏君臣药，化大青膏后服益黄散。如先曾下，或无下证，慎不可下也。此乃脾肺受寒，不能入食也。

《古今医统大全·卷之八十九·幼幼汇集(中)·泄泻门》

热泻者，大便黄赤，小便赤少，口渴烦躁。医者不明，但用豆蔻、诃子等服之，如水浇石，用钱氏白术散去木香、五苓散去桂服之。热甚者，四逆散、黄连丸、调中汤去大黄加黄连、枳壳治之，如挟热而太阳与少阳合病自下利者黄芩汤，呕加半夏。又挟热泻痢而小便闭涩赤甚者，加减四顺清凉饮服之……夏月伤暑泄泻者，其证面垢，烦躁作渴，饮水浆，头热，呕吐泄泻，服丁香丸，定吐紫金核先定吐，后用参术散。发热，渴不止者，参术散加天水散，滚白汤调。

《幼科发挥·卷之三·脾所生病·泄泻》

《发挥》云：《难经》五泻之论甚详。予论大肠泻、小肠泻、大瘕泻，则易明。予论脾泻、肾泻，则难分晓也。且腑者，府也，谓水谷所藏之府，有所受则有所出。脏者，藏也，乃魂魄神志意所藏之舍，无有所受，岂有所出哉。其脾泻者，即胃泻也，谓脾不能约束其胃，胃不能藏而泻也。故泻有属脾者，有属肾者，但自胃来者，水谷注下而多。自脾来者，则成黄糜，泻无度而少也。观仲景《伤寒论》中，大便不通者，用脾约丸，其意明矣。肾亦脏也，谓之肾泻者，肾开窍于二阴，为闭藏之主。肾虚则不能主闭藏，而水谷自下，且下焦如渎，有所受则有所出也。但泻不同，《难经》云：其泻下重者，即肾泻也。观东垣先生《脾胃论》，补中益气汤方，凡大便弩责者，加当归身、红花，弩责者即下重，当归、红花以润血。盖肾恶燥，故用二物以润之。肾泻亦与大瘕泻同，泻者痢也，乃积滞之物，故痢曰滞下。况痢则腹痛，有肠鸣，有里急，有赤白。若肾泻，则便时略难，却无里急后重之证。故云：痢则下重也。古人立方治肾泻，有用破故纸者，补其肾也；有用吴茱萸者，补其肝也，皆苦以坚之辛以润之之法。今吾立方治脾泻者，只用参苓白术丸。治肾泻者，只用六味地黄丸加破故纸。

甚效。

胃泻、大肠泄、小肠泄，三者不同。盖自胃来者，水谷注下而不分，所下者皆完谷也。此寒，治宜理中丸主之。自小肠来者，亦水谷注下而不分，则成糟粕而非完谷。且小肠为受气之府，水谷到此，已变化而未尽变化也，治宜分别水谷，以五苓散主之，使水谷分利，则泻止矣。自大肠来者，则变化尽而成屎，但不结聚，而所下皆酸臭也，宜用《伤寒论》中禹余粮汤。陈文中痘疹方中肉豆蔻丸主之，此涩可以去滑之法也……

春月得之名伤风，其证发热而渴，小便短少，宜先清热后补脾，清热薷苓汤，补脾白术散。

夏至后得之泻者，有寒有热，渴欲饮水者，热泻也。先服玉露散以清暑止渴，后服白术散以补脾。如不渴者，寒泻也。先服理中丸以温中补脾，后服五苓散，以清暑。此祖传之妙也。

夏月水泻，其详在因五邪之气所生病条内有案。

秋月得之，伤湿泻也。其证体重，所下溏粪，谓之濡泻，宜渗湿补脾利小便，胃苓汤主之，或升麻除湿汤。

冬月得之，伤寒泻也。其证腹痛，所下清水，宜温，理中丸或理中汤加熟附子少许主之，不止宜豆蔻丸。

治泻大法，不问寒热，先服理中丸，理中者，理中气也，治泄不利小便，非其治也，五苓散主之；更不止，胃气下陷也，补中益气汤，清气上升则不泻矣。又不止者；此滑泻也，宜涩之，豆蔻丸主之。此祖传之秘法也。

小儿泄泻，依法治之不效者，脾胃已衰，不能转运药性以施变化。只以补脾为主，脾胃既健，药自效也，白术散主之。常与无间，此予先父之秘授也。

久泻不止，津液消耗，脾胃倒败，下之谷亡，必成慢惊，所谓脾虚则吐泻生风者是也。故应补脾胃于将衰之先，宜用白术散补之。补之不效，宜用调元汤加建中汤急救，否则慢风已成，虽使仲阳复生，不可为也。小儿泄泻，大渴不止者，勿与汤水饮之，水入则愈加渴而病益甚，宜生脾胃之津液，白术散主之。

久泻不止，发热者，此津液不足，乃虚热也，勿投以凉药，反耗津液，宜白术散主之。如热更甚，黄连丸主之。

泄泻有三，寒、热、积也。寒泻者不渴，宜理中丸主之。热泻者有渴，宜五苓散合六一散主之。积泻者面黄，所下酸臭食也，宜丁香脾积丸下之。积不去，泻不止也……

叔和云：湿多五泻，此本《内经》湿胜则濡泻之论。所谓五泻，则与《难经》之论不同，《素问》以脏腑分五泻，叔和以风、寒、湿、热、食分五泻。

《医学研悦·附小儿形症研阅卷之八·泄泻》

淡渗行而又泻，须防谷气中虚。温中丸散不须拘，但要一时泻止。白术人参砂藿，炙姜炙草须熟，乌梅熟附泽苓猪，引用姜枣为主。

温中若还不效，中气下陷升提。人参白术与黄芪，甘草干姜炙取。泽泻猪苓赤茯，升提熟附乌梅，柴胡白术与当归，姜枣为引有济。

以此升提不止，皆为肠滑难收，通用兜塞不须忧。急则从标以救，参术炙姜炙草，乌梅粟壳相投，升麻诃子芍归求，姜枣煎服依旧。

法用泄泻不止，其间吉少凶多。假饶父母不奈何，要用医药休错。参术苓陈姜草，豆蔻砂仁粟壳，诃蟾芦荟木香和，赤石脂丸服可。

泄泻时常作渴，白术散子如仙，人参白术木香兼，干葛藿香叶片，甘草茯苓七味，乌梅加上同煎，临时再增伏龙肝，此法千金不换。

泄泻如常治法，不须别用心机，只将黑药胃苓医，三服自然停息。如此不能取效，依前口法支持。吾将心法说人知，才显名医济世。

五六月间泄泻，其间寒少热多。理中丸子治沉疴，玉露散服亦可。无应四苓作引，用吞理中调和。自然渴止莫蹉跎，效处人人羡可。

夏月人多泄泻，腹疼烦渴相攻。猪苓泽泻茯苓同，干姜干草炙用。白术黄连滑石，人参砂藿温中。升麻提气妙无穷，更入乌梅煎送。

假如前药未应，参芪姜归附草，菖蒲和皮罂子粟。引取蜜云小枣，再有金液神丹，硫黄附子制好，二药起死与回生，泄泻家传至宝。

《医学研悦·小儿研悦方卷之九·泄泻》

泄泻皆属于湿，其症有五，其治法分利升提为上，有寒湿泄泻者，腹痛肢冷，而口不作渴，泻下青白，饮食不化，其症传于冬，以五苓作引，吞理中丸，寒甚加附子一片，合理中汤煎服。

有风湿者，症传于春，泻不止，皆黄水也，五苓散加防风、苍术、羌活治之。

有泄泻青红，腹中不痛，湿胜所致也，胃苓汤主之。久泻黄弱，集圣丸调之。

有泄泻肠滑者，湿伤元气，陷而不升也，宜四君子汤，加升麻、防风、乌梅治之，或吞七味豆蔻丸。有泄泻酸臭腹痛者，面黄带热，不思饮食，由食积也，以丁香脾积丸，推积集圣丸调下。

有泄久热不退，此虚热也，调元汤加干姜，不可以寒凉之剂滞之。泻久作渴者，白术散煎服……

泄泻不问寒热，胃苓一粒金丹，车前米炒引，管取一服安，吐泻通用。泻而饮食如常者，易治。凡久泻精神美好，面赤唇红者，不治。泄不止渴不休者，不治。脉细身寒者不治。泻久惊搐者不治。久泻变赤白痢者，不治。久泻肉消者，不治。大孔如竹筒者，不治。

《幼幼集成・卷三・泄泻证治・泄泻简便方》

治水泻，或饮食过度，或饮冷水冒暑而发。用生姜捣烂三钱，陈细茶三钱，浓煎汤饮，立止。盖泄泻由脏腑阴阳不和，姜能和阴，茶能和阳，是以多效。体素薄者，加莲子去心二钱。

《诚求集・泄泻》

水泻，溃彻不开，小水不利，阴阳不分，五苓散……风邪里陷，挟湿作泻，水谷不化而完出，洞注作声，平胃散加枳壳、干葛、防风，散风去湿而泻自止……若久泻而脾虚下陷，补中汤升补之。肠滑不禁，更加收涩，又有受肚泻者，饮食运化不及，故脾满而泻尽则止，复有如是，是脾阳弱也，椒连散。又有每至五更泄泻，交子时后脐腹痛，微响则作泄，此由先天真火衰微，脾土失生化之源，当四神丸加减。凡治泻，不外清理、淡渗、补虚、消脱诸法，然补虚却不可纯用甘温，恐太过则生湿；清热消导切不可纯用苦寒峻厉，恐太过则伤脾；收涩不可太早，恐留滞余邪；淡渗不可太多，恐津枯阳陷。其中应否轻重，不可不详审也。

二、医案

1. 治小儿食泻

《幼幼新书・卷第二十八・一切泄泻第一》

钱乙论笃病诀安云：黄承务子二岁，病泻，众医止之十余日，其证便青白，乳物不消，身凉加哽气，昏睡，医谓病困笃。钱氏先以益脾散三服、补肺散三服，三日身温而不哽气，后以白饼子微微下之，与益脾散二服，利止。何以然？利本脾虚伤食，初不与大下，揞置十日，上实下虚，脾气弱，引肺亦虚，补脾肺，病退即身温，不哽气是也。有所伤食，仍下之也，何不先下后补？曰便青为下，脏冷先下，必大虚，先实脾肺，下之则不虚，而后更补之也。

《普济方・卷三百九十四・婴孩吐泻门・总论》

冯承务子五岁，吐泻壮热，不思食。钱氏曰：目中黑睛少而白睛多，面色皖白，此子必多病。面色皖白，神怯也。黑睛少，肾虚也。黑睛属水，本怯而虚，故多病也。纵长成，必肌肤不壮，不耐寒暑，易虚易实，脾胃亦怯，更不可纵恣酒欲，若不保养不过壮年。面上常无精神光泽者，如妇人之失血也。今吐利不食，壮热者，伤食也。不可下，下之虚。入肺则咳，入心则惊，入脾则泻，入肾则益虚。此但以消积丸磨之，为微有食也。如伤食甚，则可下，不下则成癖也。实食在内，乃可下之，下毕，补脾必愈。若随其虚实，无不效者。

陈氏二子，大者五岁，腹疼阵阵，呕吐酸臭。次者三岁，食物不化，泻粪酸臭。召余视之。并用紫丸子下之，益黄散补之。主人曰：受病不同，何用药同？答曰：大者肠疼吐酸，因食伤也，宜下之。孙氏云：腹内疼成阵，来时呕吐酸，如因伤食得，泻下自然安。小者，泄泻酸臭，亦伤食也，法当温之。《虚秘方》云：食泻重当泻，脾虚用补虚，再伤宜再取，何患病难除。二子泻补俱安，凡有积聚，当下即下；凡有虚损，当补即补，宜随其虚实而用也。

《保婴撮要・卷七・食泻》

一小儿泄泻不食，嗳腐酸气，用平胃散一服而泻止，又用五味异功散而饮食增。后复伤，吐泻喘嗽，手足指冷，面色黄白，余谓脾虚不能生肺也，用六君、升麻、桔梗而愈。

一小儿伤食作泻发热，服寒凉药，热甚作呕。此胃经虚热也，先用四君子、升麻而呕止，又用白术散而安。

一小儿乳哺失节，泄泻腹痛，自用药下之，反加痰搐；又服化痰止搐之药，而痰搐益甚，睡而露睛，手足微冷。余以谓脾胃已虚而重伤之也，用异功散加木香、钩藤钩，母子并服，三日而痰搐止，五日而泻痛除。

一小儿伤食，泻青发搐，余谓肝木胜脾也，用六君、木香、钩藤钩而愈。后伤食腹痛，别用消食丸，唇青额黑，泻益甚，此脾气亏损，寒水反来侮土也，用六君、木香、干姜而痊。

一小儿面色痿黄，伤食作泻，面色顿白，气喘痰涌，余谓脾肺气虚下陷，法当升补。彼不信，别服清气化痰之药，虚症蜂起。余先用补中益气汤一剂，诸症顿退，又用五味异功散而痊。

一小儿泄泻，两寸脉或短或伏。用补中益气治之顿愈。余见患前症，不服此药而危者多矣，惜哉！

一小儿饮食后即泻，先用六君、升麻、神曲、山楂而止；又用五味异功散加升麻而痊。后伤食，吐泻腹痛，用保和丸二服；又用异功散，调补脾气而安。

一小儿伤食，作泻腹胀，四肢浮肿，小便不利。先用五苓散加木香，旬余诸症渐退；又用五味异功散为主，佐以加减肾气丸；又旬日，二便调和，饮食渐进，浮肿旋消，乃以异功散调理而愈。

一小儿十三岁，伤食作泻，服克伐之剂，胸腹膨胀，手足并冷。余谓当调补中气，不信，后见睡而露睛，唇口搐动，乃用六君、木香、钩藤钩，至四剂搐动顿止；又一剂，饮食加进，以五味异功散加升麻、柴胡，膈宽泻止而愈。

《幼科发挥・卷之三・脾所生病・泄泻》

胡三溪子病泻不止，三溪自与甘大用同医，皆吾所传也，不效。其兄元溪云：今有璞玉于此，虽万镒必使玉人雕琢之。今子病，何不请密斋，尔与甘子能治之乎。时吾在英山，此子原结拜我，吾闻之即归。问其所用之方，皆不对证。观其外候，面色黄，所下酸臭，此积泻，宜下之，积去泻斯止矣。乃取丁香脾积丸，一服而安。其父问云：吾闻湿多成五泻，未闻所谓积泻也。予曰：《难经》有所谓大瘕泻者是也。湿成五泻者，有内因者，有外因者，有不内外因者。如因于风者，水谷不分，谓之飧泄。因于热者，水谷暴泄，谓之洞泄。因于寒者，水谷不化，谓之溏泻。因于湿者，水谷稠黏，谓之濡泻。此四泻者，外因之病，湿自外生者也。因于积者，脓血交杂，肠鸣腹痛，所下腥臭，谓之瘕泻。瘕者，宿食积滞之名，乃食症也。此内因之病，湿自内生者也。有不内外因者，乃误下之病，有挟热、挟寒之分，所谓肠垢鹜溏者是也。又问：脾积丸乃取下之剂，何以能止泻也？曰：胃者，水谷之海；肠者，水谷流行之道路也。泄泻者，肠胃之病也。肠胃无邪，则水谷变化，便溺流行，是为无病儿矣。今有宿食不化，陈腐之物，菀积于肠胃之中，变为泄痢。如源泉之水，停积于中，流出于外，苟不溯其源而出之，则泄痢终不止也。故以脾积丸去其陈腐，此拔本塞源之法。按《本草》云：巴豆，未泄能令人泄，已泄能令人止。脾积丸之治积泄，祖训当遵守也。余教诸子治泄泻，始终三法：初用理中丸一服；不止，次用五苓散，一二服分利；不止，三用白术散服之良；又不止，用参苓白术散调理，未有不效；再不止，用参苓白术散二分，豆蔻一分……

《幼科医验・卷上・泄泻》

一儿，半岁许。患泄泻，色黄而有沫，将及月余。面色如常，此吮母坏乳所致。宜补脾顺气，佐以消风。白术、茯苓、新会皮、淮山药、米仁、甘草、木通、青防风、建泽泻、木香。

一儿，身热，腹实，泻而作痛，此积症也。楂肉、陈皮、厚朴、白茯苓、制香附、白芍、木通、泽泻、细青皮。服后，病势如故，不敢过用克伐之剂，恐成慢惊也。木通、泽泻、甘草、云茯苓、嫩桔梗、前胡。

一儿，伤食作泻，肚腹膨胀。新会皮、柴胡、莱菔子、楂肉、防风、芍药、猪苓、建泽泻、赤茯苓、麦芽、车前。

一儿，水泻不止。用五苓散加芍药、木通、广皮。

一儿，白泻后潮热。芍药、厚朴、山楂肉、新会皮、麦芽、泽泻、甘草、川黄连、煨肉果。

一儿，二岁。身热不食，腹胀潮热，泻后有积，面黄身弱。陈皮、山楂、莱菔子、紫厚朴、麦芽、香附、川连、大腹皮。

一儿，水泻，身热。四苓散加木通、山楂肉、软柴胡、葛根。

一儿患伤食吐泻，理宜断乳谷，投以消导。乃竟以寒凉杂进乳食，以致身热、腹热，愈治愈剧。仍以消食定吐为主。陈皮、厚朴、山药、青防风、广藿香、麦芽、法夏。服二剂后，吐减热除，但面部肿满，投以参苓白术散而安。

一儿，因乳食伤，久泻不止，自汗，睡卧不安，神思困倦，将成慢惊。急当补脾宽气，以待胃气之复。陈皮、山楂肉、麦芽、香附、建泽泻、茯苓、焦白术、芍药、肉果。服后，泄泻稍减，因脾气困顿，必须大理脾气，方可无虞。人参、白术、陈皮、建泽泻、车前子、茯苓。

一儿，四岁。泻久，日十余行，间发潮热，唇红作渴，面瘦，腹如鼓，喜其善饭。丹溪云：善食而瘦者，胃有伏火也。若竟投参、术、诃、果，必致不救，当先用消食破积药，次投平胃散加茯苓。川连、楂肉、神曲、焦麦芽。两剂而泻减，后以五疳丸调理而愈。此系实证似虚，不可防其慢惊而投以温补。

一儿，因湿热下流，故四肢作痛，今又腹痛而泻。陈皮、山楂肉、厚朴、芍药、细青皮、木通、建泽泻、槟榔。

一儿，两日前水泻，至第三日身发壮热，面赤唇红，防惊。柴胡、干葛、青防风、荆芥、新会皮、前胡、苏子、山楂肉、木通。

一儿，久患骨蒸潮热，左脉无力，右脉弱而细小，泄泻，身疼，手足麻木，消瘦，面色无神，睡则盗汗，遇食则胀。此气血损伤，脾气败坏，渐成劳瘵。过用清凉恐损脾气，宜实脾启胃。白术、茯苓、新会皮、广藿香、香附、黄连、山药、甘草。服后诸症俱减，惟饮食仍胀，而恶心内热更甚。此虚火炎上，脾阴困顿而不能宣降耳。白术、陈皮、白茯苓、川黄连、桔梗、秦艽、山药、地骨皮、广藿香、生姜。

一儿，水泻不止，手足冷，作泻。此暴泻损阴，防变慢惊，因尚有热伏于内，故未可骤用止泻之剂。辰砂六一散、茯苓、猪苓、焦白术、建泽泻、川连、防风、木通。

一儿，不节生冷，脾土有伤，泻下如木樨色，日或一次，或二次，此系食积酿泻。以久泻之后，虽宜大补，然积滞未尽，不可骤用人参，宜消补兼施。白术、茯苓、建泽泻、芍药、淮山药、厚朴、陈皮、粉甘草。服后积滞稍减，去厚朴、芍药，加防风、车前、生姜。又隔一日，积已尽，即加人参，三剂而愈。

一儿，乳食过多，久泻不止，自汗神倦。虑其变成慢惊，宜扶脾为主。白术、陈皮、香附、白芍药、山楂肉、肉果、泽泻。服后泻虽少减，然元气虚甚。宜异功散加味治之。人参、白术、云茯苓、淮山药、甘草、肉果、泽泻、杜车前。

一儿腹不痛，水泻不已，神思困倦，饮食不进，《经》云：水泄而腹不痛者是湿。此因坐卧湿处，恣饮水浆，以致湿伤脾土。宜燥湿健脾，平胃散加味治之。茅术、厚朴、新会皮、山楂肉、甘草、木通、肉果。

一儿，泄泻，微有积，身热、腹痛。乃伤食而复感风邪所致。宜兼治之。柴胡、防风、山楂肉、麦芽、紫厚朴、猪苓、泽泻、杜车前。服后热退，去防风、柴胡。又积尽除，减厚朴，加参、术、茯苓、山药、肉果，四剂而安。

一儿，水泻作渴，此因冷热相抟，脾胃不和，致阴阳不分。四苓散加味治之。白术、茯苓、猪苓、建泽泻、川黄连、木通、防风。

一儿，素啖生冷，寒气隔于肠胃，遂洞泄不止，六脉沉微。法当温补而兼利水止泻之剂。陈皮、茯苓、山药、杜车前、建泽泻、煨姜、肉果、白术、炙甘草。

一儿，秋初暴泻，面红口渴。此伤暑而兼食积也，香薷饮加减治之而安。香薷、厚朴、川黄连、新会皮、麦芽、甘草。

一儿，泻后面白无神，头不能仰举，身热、作呕。因泻久而元气虚惫所致，当专补脾胃，理中汤加减主之。人参、茯苓、炙甘草、煨姜、淮山药、藿香。

一儿，身微热，印堂青红相杂，夜卧不安，泄泻。防风、芍药、川黄连、云茯苓、木通、泽泻、甘草。

一儿，腹实作泻。上午用参苓白术散，下午用四苓汤。

一儿，泻后腹胀足肿，《经》曰：脾主行气于三阴，脾伤则三阴之气不行，故骤然肿胀。宜利水为主。陈皮、厚朴、泽泻、杜车前、大腹皮、茯苓、苏子。服二剂，诸症少减，再服实脾补元之剂而愈。

一儿，面赤少神，瘦弱，不时泄泻，咳有微痰。乃脾胃虚而不能生金。宜戒生冷，避风寒，投以六君子汤加味治之。人参、白术、白茯苓、法半夏、会皮、山药、泽泻、炙甘草。服后泄泻未除，此脾胃真元下陷也。加干姜以温之，柴胡以升之。服后去柴胡，加升麻、肉果，四剂而愈。

一儿，饮食不易消化，胸膈胀，便泄，身热。此由饮食不节，损伤脾阴所致，《经》曰：浊气在上则生䐜胀，清气在下则生飧泄。治宜升其清而降其浊而症自愈矣。陈皮、楂肉、建神曲、紫厚朴、车前、泽泻、枳壳、青防风、软柴胡。服二剂，诸症减半，进健脾利水之剂而痊愈。

《诚求集·泄泻》

乳食失节，泄泻腹痛，自用药下之，反加痰搐，又与化痰定搐而痰搐益甚，肢冷露睛。此盖脾胃而重伤之也。用异功散加木香、钩藤，母子并服，三日痰搐止，五日泄泻除。

2. 治小儿惊泻

《保婴撮要·卷七·惊泻》

一小儿因惊久泻，面色青黄，余谓肝木胜脾土也，朝用补中益气汤，夕用五味异功散加木香，子母俱服而愈。

一小儿泄泻惊搐，其母面青脉弦，先用小柴胡汤加木香、漏芦一剂，次用四君、木香、钩藤钩、山栀，母子同服而愈。

一小儿因其母被惊患泻，服药伤胃，反致吐乳，余用五味异功散、炒黑黄连、木香治其母，时灌子一二匙俱愈。后母因郁怒停食，下痢呕吐腹痛，其子昏愦不食，以六君子汤加车前子、黄连、木香，母子俱服而安。

一小儿久泻青色，肠鸣厥冷。余曰：此惊泄也，脾土既亏，则肝木来侮，须温脾平肝，然后可愈。彼以为迂，自用治惊悸等药，腹胀重坠，小便不利，四肢浮肿，始信前言，重复请治。余先用五味异功散加升麻、柴胡数剂，诸症稍可，又以补中益气汤数剂，饮食少加；又因伤食夹惊，吐泻发搐，复用异功散加柴胡、钩藤钩四剂，诸症稍退。又伤风咳嗽，腹胀作泻，或用发散解利之剂，手足逆冷，睡中发搐，余谓此脾土虚，而肺金受症，重伤真气故也。用异功散加紫苏一剂，以散表邪；次以补中益气汤加茯苓、半夏，调补真气而痊。

一小儿因惊吐泻腹胀，先用六君、木香、柴胡治之稍可；又以五味异功散而愈。后因惊搐痰甚，或用镇惊化痰之药，倦怠不食，而泄益甚，先用异功散加木香、钩藤钩四剂而愈。

《续名医类案·卷二十九·小儿科·泄泻》

滑伯仁治胡元望之女，生始六月，病泄泻不已，与灸百会穴愈。滁州赵使君云：其女年甫周岁，忽苦脏腑泄泻，每所下如鸡子黄者半盆许，数日之间，几至百行，渐作惊风症。有一士大夫，教以钟乳粉二钱，以枣肉和搜，令取意食之。不然，以浓煎枣汤，调钟乳服亦可，以小儿只用一钱，已平复矣。传方者云：他日或作小疮疡，不足虑。儿子清辉，年三岁，过镇江时，病久泻危甚，用此法服至半两遂安，亦不生疮。(《是斋方》)

3. 治小儿热泻

《普济方·卷三百九十四·婴孩吐泻门·总论》

广亲宅四大王宫五太尉，病吐泻不止，水谷不化。众医用补药，言用姜汁调服之，六月中服温药，一日益加喘吐不定。钱曰：当用凉药治之，所以然者，谓伤热在内也，用石膏汤三服，并服之。众医皆言吐泻多而米壳不化，当补脾，何以用凉药？王信众医，又用丁香散三服。钱后至曰：不可服此，三日外必腹满身热，饮水吐逆。三日外一如所言，所以然者，谓六月热甚，伏入腹中而令引饮，热伤脾胃，即大吐泻。他医又行温药，即上焦亦热，故喘而引饮，三日当死。众医不能治，复召钱至宫中。见有热证，以白虎汤三服，更以白饼子下之。一日减药二分；二日、三日，又与白虎汤各二服；四日，用石膏汤一服，旋合麦门冬、黄芩、脑子、牛黄、天竺黄、茯苓，以朱砂为衣，与五丸，竹叶汤化下，热退而安。

《保婴撮要·卷七·热泻》

一小儿夏间食粽伤胃，吐而腹痛，余用保和丸，彼以为缓，另用重剂，吐泻并作，腹痛益甚，按其腹却不痛。余曰：此食已消，而脾胃虚也，当温补之。仍行消导，昏愦发搐，余用异功散加木香治之，渐愈。后复伤食，另用去积丸，吐泻不食，手足并冷，睡而露睛，变为疟疾，余用六君、木香、炮姜，治之而愈。

一小儿泻而大便热赤，小便涩少。此热蕴于内也，先用四苓散加炒黄连一剂，其热顿退；又用白术散去木香二剂，热渴顿止；以四君、升麻调理而痊。

一小儿食炙煿甘甜之物，常作泻，大便热痛，小便赤涩。此膏粱积热所致，用四苓散、清胃散，各四服，诸症稍退，乃用四味肥儿丸而瘥。

一小儿九岁，食炙煿之物，作泻饮冷，诸药不应，肌体消瘦，饮食少思。余用黄连一两，酒拌炒焦为末，入人参末四两，粥丸小豆大，每服四五十丸，不拘时，白汤下，服讫渐愈；又用五味异功散加升麻，服月余而瘥。后不戒厚味，患疳积消瘦，少食发热作渴，用九味芦荟丸为主，以四味肥儿丸为佐，疳症渐退；却以四味肥儿丸为主，以五味异功散为佐而痊。后又不禁厚味，作泻饮冷，仍服肥儿丸、异功散而愈。

一小儿侵晨泄泻，服消疳清热之剂，不应。余谓脾肾虚，用二神丸治之。不信，仍服前药，形体骨立，复求治。用四神、六味二丸治之寻愈。停药数日，饮食渐减，泄泻仍作。至十七岁毕姻，泻渴顿作，用前药治之无效，乃用补中益气汤、八味丸而始应。

一小儿因母怒气，停食患泄泻，服消导之剂，更加吐乳。先用养胃汤加炒黑黄连一钱、吴茱萸二分、木香四分治其母，子亦灌一二匙悉愈。后母伤食患血痢腹痛，其子亦然，治以四君子加前三味，母子俱服，因惑于人言，但令母服，子另服治痢之药，加作呕不乳，手足并冷，余用五味异功散加木香、炮姜、漏芦，母子并服而愈。

一小儿患泻，身热作渴，泻下秽气。此为内热而泻也，用香连丸一服而愈。后患泻，服黄连香薷饮益甚，余用六君、木香、肉果而愈。

一小儿患泻，作渴饮冷，手足并热，睡而露睛。此为热泻，用黄芩汤一剂而愈，又用白术散二服而安。

一小儿患泻，面赤饮冷，小便赤色，先用四苓散、香连丸各一服，而便利势减；又用异功散加木香、黄连各二分、吴茱萸一分，二服而愈。

一小儿泻而腹痛，按之不痛，用异功散加升麻而愈。后复泻，服消乳丸，益加腹痛，余谓脾气伤也，复用异功散加木香而痊。

一小儿吐泻腹痛，睡而露睛，小腹重坠，手足并冷。先用六君、升麻、干姜四服而痛坠愈；又用异功散加升麻、木香而悉愈。后又伤食腹痛，别服祛逐之剂，虚症悉具，余用理中丸、六君子汤而寻愈。但噫气下气，口角流涎，此脾胃虚寒也，复用理中、六君子二汤而愈。

《幼科发挥·卷之三·脾所生病·泄泻》

一儿无病，时值盛夏，医以天水散与之，谓其能解暑毒也。服后暴泻，医悔，用作理中汤，连进三剂，泻变痢疾，日夜无度，脓血相杂，儿益困顿，皮燥无汗，发聚成穗。请予治之，予曰：挟热而痢者，其肠必垢，泻久不止，则成疳泻。此儿初泻，本时行之病，非干天水散也。医当用天水散调五苓散服之可也，反以理中汤热剂投之，遂成挟热肠垢之病。皮燥发穗者，表有热甚也。下痢窘迫者，里有热甚也。表里俱热，津液亦衰，事急矣。因制一方。用黄连、干蟾（炙）各一钱，木香、青皮、白茯苓、当归身、诃子肉各一钱五分。共为末，粟米粉作糊为丸。每服三十丸，炒陈米汤下。十日后满头出小疖，身上发痱如粟，热平痢止而愈。噫！此子非吾无生矣。

《幼科发挥·卷之三·脾所生病·泄泻》

壬子经魁万宾兰，石泉翁之伯子也。翁得子晚，始生宾兰，爱如珠玉。周岁得水泻，一日夜十余行。翁善医，自作理中汤加诃子、肉豆蔻与之，不效，乃急请予至，叙其用药不效。予曰：《正理论》云，理中者，理中气也。治泄不利小便，非其治也。遂用五苓散去桂加甘草，一服泻止。三日后遍身发出赤斑，石泉惧。予曰：无妨，《活人书》云，伤寒病下之太早，热气乘虚入胃发斑。今夏月热盛之时，泻久里虚，热气乘虚而入，且多服理中辛甘之剂，热留胃中，今发赤斑，热自里而出于表也，宜作化斑汤必易愈。翁曰：石膏性寒，非泻所宜。曰：有是病则投是药。在夏月白虎犹宜用也。一服而斑没热退。

《续名医类案·卷二十九·小儿科·泄泻》

有小儿病虚滑，食略化，大便日十余次，四肢柴瘦，腹大，食讫又饥，此疾正是大肠移热于胃，善食而瘦，又谓之食㑊症。时五六月间，脉洪大，按之则绝。今六脉既单洪，则夏之气独见，按之绝，则无胃气也。《经》曰：夏脉洪，洪多胃气少曰病，但洪无胃气曰死。夏以胃气为本，治疗过于失时，不逾旬果卒。（《衍义》）

《医学衷中参西录·医案·温病门·温热泄泻》

天津钱姓幼男，年四岁，于孟秋得温热兼泄泻，病久不愈。

病因：季夏感受暑温，服药失宜，热留阳明之腑，久则灼耗胃阴，嗜凉且多嗜饮水，延至孟秋，上热未清，而下焦又添泄泻。

证候：形状瘦弱已极，周身灼热，饮食少许则恶心欲呕吐。小便不利，大便一昼夜十余次，多系稀水，卧不能动，哭泣无声，脉数十至且无力（四岁时，当以七至为正脉），指纹现淡红色，已透气关。

诊断：此因外感之热久留耗阴，气化伤损，是以上焦发热懒食，下焦小便不利而大便泄泻也。宜治以滋阴、清热、利小便兼固大便之剂。

处方：生怀山药一两五钱，滑石一两，生杭芍六钱，甘草三钱。煎汤一大盅，分数次徐徐温服下。

方解：此方即拙拟滋阴清燥汤也。原方生山药是一两，今用两半者，因此幼童瘦弱已极，气化太虚也。方中之义，山药与滑石同用，一利小便，一固大便，一滋阴以退虚热，一泻火以除实热。芍药与甘草同用，甘苦化合，味近人参，能补益气化之虚损。而芍药又善滋肝肾以利小便，甘草又善调脾胃以固大便，是以汇集而为一方也。

效果：将药连服两剂，热退泻止，小便亦利，可进饮食，惟身体羸瘦不能遽复。俾用生怀山药细末七八钱许，煮作粥，调以白糖，作点心服之。且每次送西药百布圣一瓦，如此将养月余始胖壮。

《医学衷中参西录·医案·温病门·暑温兼泄泻》

天津侯姓学徒，年十三岁，得暑温兼泄泻。

病因：季夏天气暑热，出门送药受暑，表里俱觉发热，兼头目眩晕。服药失宜，又兼患泄泻。

证候：每日泄泻十余次，已逾两旬，而心中仍觉发热懒食，周身酸软无力，时或怔忡，小便赤涩发热，其脉左部微弱，右部重按颇实，搏近六至。

诊断：此暑热郁于阳明之腑，是以发热懒食，而肝肾气化不舒，是以小便不利致大便泄泻也。当清泻胃腑，调补肝肾，病当自愈。

处方：生怀山药两半，滑石一两，生杭芍六钱，净萸肉四钱，生麦芽三钱，甘草三钱，共煎汤一大盅，温服。

复诊：服药一剂泻即止，小便通畅，惟心中犹觉发热，又间有怔忡之时，遂即原方略为加减俾再服之。

处方：生怀山药一两，生怀地黄一两，净萸肉八钱，生杭芍六钱，生麦芽二钱，甘草二钱。共煎汤一大盅，温服。

效果：将药连服两剂，其病霍然全愈。

说明：初次所用之方，即拙拟之滋阴清燥汤加山萸肉、生麦芽也。从来寒温之热传入阳明，其上焦燥热下焦滑泻者，最为难治，因欲治其上焦之燥热，则有碍下焦之滑泻；欲补其下焦之滑泻，则有碍上焦之燥热，是以医者对之恒至束手。然此等证若不急为治愈，则下焦滑泻愈久，上焦燥热必愈甚，是以本属可治之证，因稍为迟延竟至不可救者多矣。惟拙拟之滋阴清燥汤，山药与滑石并用，一补大便，一利小便。而山药多液，滑石性凉，又善清上焦之燥热，更辅以甘草、芍药以复其阴（仲景谓作甘草芍药汤以复其阴），阴复自能胜燥热，而芍药又善利小便，甘草亦善调大便，汇集四味为方，凡遇证之上焦燥热下焦滑泻者，莫不随手奏效也。间有阳明热实，服药后滑泻虽止而燥热未尽清者，不妨继服白虎汤。其热实体虚者，或服白虎加人参汤，若虑其复作滑泻，可于方中仍加滑石三钱，或更以生山药代粳米煎取清汤，一次只饮一大口，徐徐将药服完，其热全消，亦不至复作滑泻。愚用此法救人多矣，滋阴清燥汤后，附有治愈多案可参观也。至此案方中加萸肉、生麦芽者，因其肝脉弱而不舒，故以萸肉补之，以生麦芽调之，所以遂其条达之性也。至于第二方中为泻止小便已利，故去滑石。为心中犹怔忡，故将萸肉加重。为犹有余热未清，故又加生地黄。因其余热无多，如此治法已可消除净尽，无须服白虎汤及白虎加人参汤也。

《诚求集·泄泻》

1）患热泻，服五苓散、六一散愈。后过食冷粽，腹痛饱闷作呕，用保和丸，一服未止。易医下之，腹病益甚，上吐下泻，饮食不食。医以腹痛未除，仍行克削，顿见发搐多痰，几不可救。因其父恳，勉用固真汤，去桂加白芍，二剂稍平，继以六君，调理半月而愈。

2）一男，四岁，泄泻，面黄肿，是湿热邪滞，腹膨，热蒸，跗肿，下泻。恐热吐胃陷。方附：淡黄芩、煨葛根、赤茯苓、川连、焦神曲、江枳壳、楂肉、陈皮、鸡肫皮。

4. 治小儿冷泻

《普济方·卷三百九十四·婴孩吐泻门·总论》

广亲宫七太尉七岁，病吐泻。是时七月，其证全不食而昏睡，睡觉而闷乱，哽气干哕，大便或有或无，不渴。众医作惊治之，疑睡故也。钱曰：先补脾，后退热，与使君子丸补脾，退热石膏汤。次日又以水银、硫黄二物下之，生姜水调下一字。钱曰：凡吐泻，五月内，九分下而一分补；八月内，十分补而无一分下。此者是脾虚泻，医妄治之，至于虚损，下之即死。当只补脾，若以使君子丸即缓，钱又留温胃益脾药止之。医者李生曰：何食而畹？

钱曰：脾虚而不能食，津少即哕逆。曰：何泻青褐水？曰：肠胃至虚，冷极故也。钱治而愈。

《普济方·卷三百九十四·婴孩吐泻门·总论》

国学刘杰秘校子四岁，六月中泄泻，米谷不化，医数止转，月余不退，召余视之。见儿食田鸡肉，少顷，所食肉即从大便中经过。遂问：莫先食肉否？曰：近日食物不化，并药丸随大便中出。余曰：仓廪不藏，是门户不守也，得守者生，失者死。此子脾虚之甚，余自历医，未尝见有经过之食，乃失守之病也，须用附子。主人曰：莫太燥。余曰：江河欲竭，引别派以还流；灯烛将残，假他油而再焰，此盖阴之至极，须当以阳药急救之。主人听余用附子、灶心土、诃子为丸，米汤下，一日六服，连进三日，即大便渐疏；食尚未化，与术附膏煎，冷，一日四服，病退一半；与益黄散顿服，一日冷进六服，进三日，粪稠而米谷化；后参术散、六神丸，前后共治十日，安愈。主人曰：灶心土何意也？余曰：治病之法，须揣本以寻末，沂流而讨源，其所由，盖脾属土，益土以附子，诃子接助脾气。问曰：药何冷服？曰：冷服，热不炎上。曰：治法出何书？余曰：若执古法，守株待兔也。

《普济方·卷三百九十四·婴孩吐泻门·总论》

林友编修孙男三岁，六月中泻利不止。视之，见泻粪酸臭，奶片不化，又有黄水，小便赤少。知伤热乳也，当断乳一日，服千金丸、五苓散，即效。林惜不肯断乳，服药三日，病增。欲以感应丸下，益黄补助。林不信，自将白术散、金粟，服三日不效。又易一医，以火煅龙骨、赤石脂炮、木香、诃子，服三日，泻甚。召余，曰：宜当断食、断乳即安。今病虚耗，亦当断乳，非附子不能起生。林大不信，至长揖而退。至三更惊疼气急，唇口、手足俱冷，烦渴大泻，乃急召。余曰：病已后时，《素问》曰夫病已成而后药之，乱已成而后治之，譬犹渴而穿井，斗而铸兵，不亦晚乎。林惭，请试救之。余曰：还舞为戏，则宫室皆动，何不止其舞，则宫室自定。伤乳吐泻，则精神昏愦，何不止其乳，则吐泻自止。巢氏云：小儿霍乱，须暂断乳。今当断乳三日，频与稀粥，随证服附子。林从。以附子末半钱，姜枣煎，水中顿冷，服半盏，至四更又进二服，病少减。五更与神宝丹二服，退七分。来日依前一服，相间神宝丹。后参术散、千金丸，三日病除。时与少奶，调理五日全安。林问曰：纯阳小儿，何敢用附子？余答云：譬贼害良民，兵刃不可不用；病势既成，毒药不可不投，盖攻其外邪客气，乌能伤其本哉。

《保婴撮要·卷七·冷泻》

一小儿泻利青白，手冷面青，或时吃逆，余用人参理中汤，更加腹痛。仍以前汤加木香、干姜二剂稍缓；又以五味异功加木香渐愈；又用五味异功散加升麻调理而痊。

一小儿腹痛作泻，饮食不化，小腹重坠。用补中益气汤加干姜为末，每服钱许，米饮调，日二三服，旬余稍愈；又以五味异功散为末，米饮调服，旬余渐愈；又以四君子汤而痊。

一小儿泄泻腹痛，手足并冷，唇青额黑，余谓寒水侮土，用益黄散痛止；再用六君、干姜、漏芦，子母服之顿止；又用人参理中汤而痊。

一小儿久泻，兼脘肛小腹重坠，四肢浮肿，面色痿黄，时或兼青，诸药到口即呕吐。审乳母忧郁伤脾，大便不实，先用补中益气汤、五味异功散及四神丸，调治其母，不两月，子母并愈。

一小儿患泻，乳食不化，手足指冷，服消乳丸，食乳即泻，余用五味异功散加木香，母子服之而愈。后时搐唇口抽动，用异功散加木香、钩藤钩，补脾平肝而痊。

一小儿泄泻，手足发搐，痰涎上涌，手足指冷，额黑唇青，用五味异功散加木香、炮姜，补心火救脾土而愈。

一小儿年十四，患泄泻，小腹重坠，饮食甚少，先用六君子汤送四神丸数剂，泻渐止，饮食稍进；又用补中益气汤数剂，下坠渐愈。后因劳发热，自脐而起，饥则热甚，用六君、炮姜治之稍安，又用加味归脾、补中益气二汤而痊。

《诚求集·泄泻》

患冷泻，时作呃逆，进理中汤，呃不已，转加腹痛，仍用前方加木香、炮姜，一剂痛缓，二剂泻缓痛止，三剂饮食如常。

5. 治小儿久泻

《普济方·卷三百九十四·婴孩吐泻门·总论》

赵不群钤辖女四岁，七月中，泄泻，食物不化，水谷不分，多渴少食，进退四十余日。召医或作食，或作水泻、痞泻，或用五苓散、紫丸子、六神丸、益黄散，并杂药攻之，无效。在后见闻食名，掩口哭而哕，时时烦。召余视，曰：渴饮过多，脾胃受湿，则水谷不分，兼畏食而物不化，是脾虚中有积。主人曰：何知也？答曰：《素问》云脾胃受湿，则水谷不分。孙氏曰：脾虚者，畏食；进退者，有积。又问曰：何治也？答曰：益黄散、紫丸子二药可。主人笑曰：服多矣。答曰：譬如聚千夫举重，不如得一乌获。挟万矢以妾射，不如得一逢蒙。大抵药不得其当，虽多亦奚以为。盖前医用药，不知次序，连服不知多少，补泻不知轻重，所以无效。今用益黄散补，一日六服，连进三日；即微欲食，与紫丸子泻三五次，再用益黄散补，一日六服，连进三日；喜食泻止，尚有渴，以参术散，十日安。主人问曰：久泻之病，何再泻也？答曰：《经》云邪之所凑，其气必虚，补其虚而后病除也。今病因食积留滞，先补次涤所蓄之物，然后再补之。主人曰善。

《幼科发挥·卷之三·脾所生病·泄泻》

一儿有病，一日夜三五行，或泻或止，连年不愈。此脾泻也，胃苓丸加人参主之。

《幼科医验·卷上·泄泻》

一儿，久泻不止，肛门脱出。此脾土衰弱，真元下陷也。《经》云：实热则大肠闭结，虚寒则肛门脱出。法当补脾而兼以升提。人参、白术、云茯苓、绿升麻、楂肉、陈皮、芍药、淮山药、软柴胡、灯心。如小便欠利，加泽泻、车前；盗汗加黄芪；作渴加乌梅；腹膨胀加木香。

一儿，久泻不止，肠鸣，小水不利，饮食少进，右脉按之无力，左关弦长而数。此肝木乘脾，气陷于至阴之所，有克贼而无发生之意。理宜和中、温胃、回阳，佐以分利水道，使脾能健运，再商后法。人参、白术、茯苓、淮山药、炙甘草、泽泻、干姜、升麻、甜肉桂。

一儿，久泻之后，四肢虚肿，肚腹作胀。此土虚而不能制水故也。当补中、行湿、利水，兼理乳积，养其正气，脾实则肿胀自愈，若投峻厉之品，多致不起。人参、白术、茯苓、新会皮、法半夏、山楂肉、厚朴、木通、泽泻、大腹皮。

《诚求集·泄泻》

久泻，土伤渴引，又新温热阻，恐满逆喘。方附：桑白皮、泽泻、赤茯苓、枳壳、猪苓、川连、陈皮、桔梗、大杏仁、象贝、鲜荷梗。

6. 治小儿脾虚泄泻

《幼科发挥·卷之三·脾所生病·泄泻》

一儿病泻，大渴不止，医以五苓散、玉露散皆不效，病益困，腮妍唇红。予见之曰：不可治也。泄泻大渴者，水去谷少，津液不足故也。法当用白术散，补其津液可也。乃服五苓散、玉露散渗利之剂，重亡津液，脾胃转虚。诀云：大渴不止，止而又渴者死。泄泻不止，精神好者死。父母不信，三日后，发搐而死。

本县大尹朱云阁，公子病泄，十日不止，众医或用理中、五苓、益元、白术散等，皆不效，泻渴益甚。公亟召余至，视其外侯，启曰渴太甚当先止渴，公曰当先止泻。余曰：病本湿热，水谷不分，更饮水多，则湿伤脾胃。水积肠胃，所泻之水，乃所饮之水也。故当先止其渴，渴止泻亦止矣。公曰：当用何方？曰：白术散。尹曰：已服过多。余曰：用之不同也。尹曰：用之更有别法乎？余曰：本方在常与服之，此常字便是法也。盖白术散，乃治泻作渴之神方，此方有二法，人参、白术、茯苓、甘草、藿香、木香六味各一钱，葛根倍二钱者，泄泻久不止，胃中津液下陷也，故葛根倍用之，以升胃中之津液，此一法也。今人不知倍用之法，与六味等分同，故效少也。儿病渴者，汤水不离。今人不知常服之法，以药常代汤饮之也。故所用之方虽是，所用之法不同。药剂少而汤水犹多，药少汤多，犹以一杯之水，救一车薪之火，水不胜火，如何有效。当作大剂煎汤以代汤水饮之，渴只饮本方，一切汤水禁之勿与，则胃气上升，津液自生，渴泻止矣。尹闻而是之，果一剂治矣。不问泄泻痢疾，并宜服此，多多益善，不唯泄泻可止，亦不至脾虚生风也，真神妙方也。谨详述之，公子脾胃素弱，常伤食，一医枳术丸、保和丸，其意常用枳术丸补脾，至伤食则服保和丸，不效。公以问予，予曰：此法固好，但专用枳术丸，则无消导之药，初不能制其饮食之伤；专服保和丸，则脾胃之虚，不能胜其消导，而反损中和之气。当立一方，七分补养，三分消导，则脾胃自强，不能再伤矣。公曰：甚善，汝作一方来看。余乃制用人参、白术、青皮、陈皮、甘草、木香、缩砂仁、山药、莲肉、使君子、神曲、麦芽为末，荷叶煨饭捣烂为丸，米饮送下，名之曰养脾消食肥儿丸。服后精采顿异，饮食无伤。公益喜，录其方常久用之，亲书“儒医”二字，作匾赐之。

庠生胡逸泉，东郊翁之伯子也。周岁时得水泄，先请医甘大用，治之不效，复请予至。视之则肌肉消削，面色㿠白，时盛夏，凝汗不润，皮肤干燥，发竖，所下频并，略带后重，此气血俱虚也。按治法之，补中气，利小便，升举其阳，固涩其滑，次第调之，略无寸效。或曰：何如？予曰：术将穷矣，唯有一法未用耳。乃作疳泻治之，用人参、白术、白茯苓、甘草、陈皮、山药、当归、莲肉、砂仁、诃子肉、豆蔻、黄连、木香、干蟾为末，神曲糊丸，煎四君子汤下。服未二日，肤润有微汗；再一日头上见出红疮，小便渐多；五日而泻止。后更以参苓白术散作丸服之，调理而安。

湖广右布政孙小姐，五月病泻，至七月犹未止，诸医治之皆不效，差人召余。余至见其大渴，乃知津液不足也。不止其渴，泻亦不止，热亦不除也。公问余曰：数日可安？曰：三日止渴，五日止泻，十日热退，计十八日可安。公曰：病久矣，一月而安幸也。乃进白术散作大剂以代汤，须臾饮尽。予见其渴甚，再加制过天花粉二剂，其夜渴止，泻亦微止；次日又进一剂，渴泻俱止；三日热亦渐退。四日公又问余曰：小姐病未安奈何？余告曰：初来时曾许三日止渴，五日止泻，十日退热。今日来五日渴泻俱止，热亦渐退，耕当问农，织当问女，小姐贵体，余以身任之，唯足下宽量数日可也。公称谢。再用白术散减干葛加陈皮，调治半月而效。公大喜，给札付冠带儒医匾，白金一十两。此万历元年九月初四日也，本县大尹唐百峰行之。

《续名医类案·卷二十九·小儿科·泄泻》

万密斋治孙监司女，五岁病泻。诸治不效，万视之曰：泻久伤阴，津液不足，故热发而渴也。渴饮汤水多，则脾受热，而泻益不止，肾益燥而渴转甚。法当专补脾胃，则泻渴止，而津液生，热自除矣。用参、术、苓、草，加木香、藿香、干葛，作大剂煎汤，戒勿饮水，以汤代之，未半日进两剂。因思肺为津液之主，肺金大燥，不能生水，故渴不止，乃加法制天花粉、葛根等分。只一服，其夜渴减，泻亦少。次日仍用前方，渴泻俱止。问何不用仍服白术散？万因以己意告之。后误啖菱，病喘而面目浮肿，以钱氏异功散加藿叶、紫苏，一服而肿去喘止。

万石泉子（此人亦是儿医）病泻，自作理中、诃子、豆蔻与之，不效。延万治，渠书一牛字安凳上，盖治愈当以牛为谢也。即以其字卜之，牛下横一凳，乃生字也。曰：予到令郎之病即愈矣。与以陈氏肉豆蔻丸合胃苓丸，车前草煎汤下，一服而泻止。石泉欲再进一服。曰：肠胃娇嫩，不得已用，药中病即止，不可过也。越三日，身发红斑，状如锦文。石泉颇究心伤寒，谓泻后发斑，与阳明症下之太早，热气乘虚入胃之症同，宜服化斑汤。但石膏性寒，泻后脾虚，恐不可用。万曰：有是病则投是药，何不可者？请用之，未尽而斑退身凉。（观此，则前之巴蔻丸未免有太热之弊）

胡东郊子，一岁，六月中病泻，治不效。泻下频并黄白而后重，发热而渴，时天甚暑，皮肤燥而无汗，发稀成穗。万曰：此热泻成疳矣。泻下频并后重者，里热也；粪黄者，脾热之色也；白者，乳汁不化，犹邪热不杀谷也；口渴，皮肤干燥，发成穗者，津液枯也。乃用四物汤合黄连香薷饮，令乳母服之以解其暑毒。初用四君子汤调六一散，与儿服之解其热；次用四君子汤合黄芩芍药汤，以止其泻；三用白术散，以止其渴；四用白术散加升麻，以举其下陷之气；五用白术散加乌梅肉，以收其滑泄之气，皆不效。其母托人相问，万曰：五法不中病，术将穷矣，只有一法，以黄连、木香、诃子、肉豆蔻、干蟾、使君子肉、砂仁等分为末，粟糊丸，陈仓米炒，熟地煎汤下。服三日，满头出热疮，乃小疖，身有微汗，渴泻俱止。（五治均是良法，所以不效者，以滑泄久，汤药过而不留也，故终以丸药收功。喻氏治泻，必煮药令如糜粥，即此意也）

万之子甫周岁，六月病泻。时万出，外舅甘以药调之不效，加以大热而渴。万闻驰归，问用何药？曰：理中丸。因知其犯时禁也（用热远热），乃制玉露散，澄水调服而愈。

徐氏子岁半，六月病泻，甘治之不效，大热大渴，烦躁不安。万往视，问向服何药？甘曰：玉露散，初服泻已止，因热未除，再与之复泄矣。今五日，病益甚。教用理中汤加熟附子治之。如服下，越加烦躁，再进一剂即愈。若不烦躁，不可治也。万归半日后，甘携酒来问，前者甥病泄，用理中丸不效，师教以用玉露散果愈。今者此病，用玉露散不效，师教以理中汤加熟附止之何也？万曰：理中丸之止泻，补中气之药也。前者甥之病，汝用理中丸，与病相违，故不效。得玉露散以解暑，故遂愈。今之此病，汝用玉露散是也，中病即止，不可再服，因用之太过，犯脏禁也。脾喜温而恶寒，故以理中汤加熟附救之。甘曰：又谓理中汤后加烦躁者可治，否则不可治，何也？曰：夏至一阴生，坤乃六月之卦，《易》曰：坤为地，阴内而阳外。坤属土，喜暖而恶寒。玉露散虽治暑泻之药，其性寒，过剂则脾土反伤，阴盛于内，阳脱于外。吾见其儿面赤目张，口闭唇燥，大热大渴，此脱症也，故用理中熟附以扶阳抑阴。不加烦躁，则脾为死阴，不可救矣。若加烦躁，则胃气犹存，但药敌而然，再进一服则阳胜阴退而安矣。（此段议论极精，宜识之）

胡氏子，夏月病泻，医用理中以理中气，五苓以利小便，豆蔻丸以止泻，皆不效。万视其发热昏睡，肠鸣下利，水谷不化，曰：此伤风泄泻也。《经》曰：春伤于风，夏生飧泄。飧泄者，谓水谷不化也。初病时宜用黄芩芍药汤加羌活、防风发散之剂。今病久中气弱矣，用建中加白术、茯苓，服三剂而愈。

一儿九岁，食炙爆之物，作泻饮冷，诸药不应，肌体消瘦，饮食少思，用黄连一两，酒炒焦为末，入人参末四两，粥丸小豆大，每服四十五丸，不拘时白汤下，服讫渐愈。又用五味异功散加升麻，服月余而痊。后不禁厚味，复作饮冷，服肥儿丸、异功散而愈。

喻嘉言治沈氏子，因痘后食物不节，病泻泄久，脾虚病疟，遂两腹痛胀大。三年来消导无算，胀泻如初。更服参苓白术稍效，旋复如初。病本腹胀，更兼肠澼。肠澼者，大肠之气，空洞易走，胃中传下之物，总不停蓄，澼出无度，腥水不臭，十中五死五生之症也。今则病加四逆矣。暮热朝凉，一逆也。大渴引饮，二逆也。气喘不能仰睡，三逆也。多汗烦躁不宁，四逆也。盖初疟时，寒热交作，犹是阴阳互战。迨泻久亡阴，乃为夜热，至引外水以自救。医不清其源，重以香燥破气之药，助火劫阴，于是汗喘烦躁并作，治亦难矣。强求用药，乃以清燥润肺为主，阿胶、地黄、门冬等类，同蜜熬膏三斤。此儿三年为药所苦，得此甘味，称为糖也，日争十余次，服之半月，药尽遂愈。另制理脾末药善后全安。

冯楚瞻治一儿，滑泄半载，肌肉瘦削，脾胃之药备尝无效。此久利不已，脾胃之中气固虚，而肾家之元气更虚，闭藏之司失职，当不事脾而事肾可也。以八味丸，用人参炒老米同煎汤化服，不一月全愈。

张子和曰：予尝告陈敬之，若小儿病，缓急无药，不如不用庸医。宜汤浸蒸饼令软，丸作白丸，给其妻妾，以为真药，使儿服之，以听天命，最为上药。岁在丙戌，群儿皆病泄泻，但用药者多死。盖医者不达湿热之理，以温燥行之故，惟敬之不与药，用余之言，病儿独存。[雄按]句句名言。

张三锡治一稚子久泻，以参苓白术散加黄连、豆蔻少许作丸，用灯心汤化下，十数丸效。

《诚求集·泄泻》

1）泄泻，稠黏色青、腹痛，乃木肝乘脾之症。用四君子汤加木香、白芍、麦冬、桔梗、钩藤，以补土为君，佐以益金制水，顿愈。

2）患伤风咳嗽，腹胀不食，泄泻酸臭。此食滞伤脾而肺气虚也，用六君子加桔梗，愈。

3）女，病泻，诸药不效。身热口渴，引饮不止，日渐形瘦。或欲作疳治。密斋云：止久泻津液不足而渴也。病本湿热，渴则多饮汤水，脾复受湿，故泄不止也。泻久伤阴，阴虚而发热也。用白术散倍葛根（以升胃中津液），大剂煎与并即代汤水。一日解渴，二日热退泻止。此症若因热渴投以凉药，愈伤中气，是一误也；因泻下多水，投以淡渗，愈竭津液，又一误也。毫厘千里之间，可不慎之？

7. 治小儿水停泄泻

《幼科发挥·卷之三·脾所生病·泄泻》

汪望峰长子城南，生一子，寄姊夫南河胡家养。南河尝语人曰：万老先生好小儿科，今子全作聪明，儿有病，可请张祖兄医之，乃先生亲传，予亦与人会药，不执方合宜而用，吾之活人多矣，试举其一二验者实之。城南一子病泻，十余日不止，一向是张用药，以胃苓丸一粒丹服之，皆无效，请予治之。望峰知其故，恐予不肯用心，取白金二两作利市。予叹曰：不在利市，只在信我也，我之治病，敢作聪明，皆先人之旧方，顾用之不同耳。盖治大病以重剂，治小病以轻剂，彼胃苓丸一粒丹，岂治此重病哉。乃取豆蔻丸五十、胃苓丸五十，陈仓米煎汤下。语南河云：只此一剂而止，不再下也。南河初不听，泄止大悟曰：良工不示人以朴信乎。

第七节

便　秘

小儿便秘是指粪便在肠内滞留过久，秘结不通，排便周期延长；或周期不长，但粪质干结，排出艰难；或粪质不硬，虽有便意，而便而不畅的一种病证。可单独存在，亦可见于多种病证的一个临床症状。《诸病源候论》中首先将"大便不通候"作为小儿的一种独立病证，经过历代医家的补充，逐渐完善了小儿便秘的认识。其病位在大肠，与脾、胃、肺、三焦、肾等脏腑功能失调密切相关，病性以实、热为主，亦可见到虚、寒型小儿便秘。本病多属于西医的功能性便秘。

【辨病名】

便秘是指大便干燥坚硬、秘结不通、排便次数减少、间隔时间延长，或虽便意频而排出困难的病证。据此，古人对其常有大便不通、大便秘涩、大便秘结、大便燥涩、大便不利、大便闭结、大便难等名称。

《诸病源候论·小儿杂病诸候五·大便不通候》："小儿大便不通者，腑脏有热，乘于大肠故也。"

《太平圣惠方·卷第九十二·治小儿大便不通诸方》："夫小儿大便不通者，由腑脏有热。"

《圣济总录·卷第一百七十九·小儿大便不通》："小儿腑脏挟热，三焦壅滞，津液枯少，不能传道，实热之气，归于大肠，故大便燥涩而不通也。"

《小儿卫生总微论方·卷十六·大小便论》："小儿大便有秘涩者，有不通者。"

《幼科发挥·卷之四·肾所生病》："痘后小儿，有平时大便常难者，后重者，此肾虚血不足病也。"

《幼科发挥·卷之一·原病论》："大便闭结者。有虚有实也。"

《幼科概论·望形色审苗窍知表里寒热虚实说》："大肠为肺之表，大便秘结，知其肺有燥气也。"

《幼科切要·大便门》："小儿大便不利，多由饮食热物风热结于便。"

【辨病因】

便秘之病因主要是胎热遗留、邪热内扰、乳食积滞、七情郁滞、体虚不足等方面。母体孕胎之时，若饮食甘温，或服用温热之药，以致蕴热化火成毒，胎儿亦将受其影响，故初生胎儿多见大便不通、小便赤涩、颜面热赤、眼闭不开等热毒之证的表现。小儿为纯阳之体，脏腑娇嫩，若养育不当，其功能常可出现紊乱，而多化火生热，灼伤津液，以致大便秘涩不通。小儿对于饮食常缺乏自制力，对于偏爱之食物常贪食而不知节制，若家长失于劝阻，常可导致乳食积滞，甚者化火生热，以致便结难下、腹中胀满。此外，若小儿禀赋不足，素体血虚气若，或因病调养不甚，脏腑亏虚，常使脾运不足，大肠失濡，大便努责难下。另外，如情志不调，气机郁滞，胃失和降，则亦可见便秘，但情志不遂所引起的便秘在小儿不多见，其气机郁滞多因于乳食积滞等所致。

《保婴撮要·卷八·大便不通》："《婴童百问》云：小儿大便不通，乃胃与大肠有热，以致秘结不通……若饮食夹惊，及积滞而不通者……惊风积热而不通者……因乳母或儿膏粱积热，及六淫七情、郁火，传儿为患者。"

《诚求集·大便不通》："小儿便闭，有痰、食、风、火及气闭、虚闭之不同。"

一、胎热遗留

《古今医统大全·卷之八十八·幼幼汇集（上）·胎热证第一》："巢氏曰：小儿在胎，母食热毒之物，或热药，令儿生下身热面赤，眼闭口热，痰盛喘急，大便不通，小便赤涩。"

《秘方集验·卷之下·婴儿诸症》："初生小儿，面赤，眼闭不开，大便不通，不能进乳食，多由胎中热毒所致，急以粪清解之。"

二、邪热内扰

《诸病源候论·小儿杂病诸候五·大便不通候》："小儿大便不通者，腑脏有热，乘于大肠故也。"

《幼幼新书·卷第十五·伤寒大小便不通第八》："《巢氏病源》小儿伤寒大小便不通候：伤寒是寒气客于皮肤，搏于血气，使腠理闭密，气不宣泄，蕴积生热，故头痛体疼而壮热，其大小便不通，是寒搏于气而生热，热流入大小肠，故涩结不通。凡大小便不通，则内热不歇；或干呕，或言语而气还逆上，则心腹胀满也。”

《普济方·卷三百八十八·婴孩大小便淋秘门·秘结》：“热邪入里，则胃有燥粪，三焦伏热，则津液中干，此大肠之夹热也。宿食留滞，则腹胀痛闷，胸痞欲呕，热气蓄灼，则受风热，涸燥秘塞。”

《幼科证治大全·大便不通》：“小儿大便不通者，脏腑有热也。”

三、乳食积滞

《幼幼新书·卷第三十·大小便不通利第八》：“翰林待诏杨大邺，问小儿大小便秘涩者为何？答曰：乳食失度，使之四大不调，滋味有贪，遂乃五脏受病，甘甜聚食，咸酸滞涎，食滞留结于胃肠。”

《幼科发挥·卷之三·脾所生病·胀病》：“如果伤食，腹胀或痛，吞酸恶食，大便不利者，宜木香承气丸主之。”

《幼科切要·大便门》：“小儿大便不利，多由饮食热物风热结于便。”

四、正虚体弱

《幼科发挥·卷之四·肾所生病》：“痘后小儿，有平时大便常难者，后重者，此肾虚血不足病也。”

【辨病机】

小儿便秘的病机主要是热盛津伤、脏腑失调、食滞气结、正虚不运等，其中热盛津伤是古人论述最多的病机，脏腑失调、食滞气结与热盛津伤常互相影响，多由于风热外犯、乳食积热、七情化火等，导致脏腑热盛，气机郁滞，大肠津液为其所伤，糟粕秘结难下。正虚不运在小儿便秘中相对少见，气虚则传导无力，血虚则肠道失濡，又有肾精不足、脾虚失运、肺虚不降等不同，皆可导致便秘。

一、热盛津伤

《圣济总录·卷第一百七十九·小儿大便不通》：“小儿腑脏挟热，三焦壅滞，津液枯少，不能传道，实热之气，归于大肠，故大便燥涩而不通也。”

《小儿卫生总微论方·卷十六·大小便论》：“小儿大便有秘涩者，有不通者，皆由腑脏有热，乘于肠胃。胃热则津液少，少则粪燥结实而硬，大便难下，则为秘涩。甚者则不能便，乃为不通也。”

《婴童百问·卷之八·大便不通第七十三问》：“议曰：小儿大肠热，乃是肺家有热在里，流入大肠，以致秘结不通，乃实热也。”

《保幼新编·杂证》：“小儿大便不通，乃热甚便燥而然。”

《冯氏锦囊秘录·杂症大小合参卷三·大便秘塞（儿科）》：“夫五味之精华而清者，乃养五脏，五味之糟粕而浊者，乃归大肠。有数日不便，腹胀闷痛，胸痞欲呕，咽燥秘塞，热气烦灼者，此热邪聚内，津液中干，大肠枯涩而气滞也。”

《幼科铁镜·卷五·大便不通》：“肺与大肠有热，热则津液少而便闭。”

二、脏腑失调

《诸病源候论·小儿杂病诸候五·大便不通候》：“小儿大便不通者，腑脏有热，乘于大肠故也。脾胃为水谷之海，水谷之精华，化为血气，其糟粕行于大肠。若三焦五脏不调和，热气归于大肠，热实，故大便燥涩不通也。”

《普济方·卷三百八十四·婴孩诸热疸肿门·胃热》：“夫小儿血气俱盛者，则腑脏皆实，故胃中生热，其状大便闭涩，四肢温壮，翕然体热是也。”

《幼科概论·望形色审苗窍知表里寒热虚实说》：“大肠为肺之表，大便秘结，知其肺有燥气也。”

三、食滞气结

《幼幼新书·卷第三十·大小便不通利第八》：“翰林待诏杨大邺，问小儿大小便秘涩者为何？答曰：乳食失度，使之四大不调，滋味有贪，遂乃五脏受病，甘甜聚食，咸酸滞涎，食滞留结于胃肠，风壅渍癖于心肺，气脉不顺，水谷不行。虽不逆于不焦，即秘结于下部。”

四、正虚不运

《幼科铁镜·卷五·大便不通》：“血虚燥滞不通者。”

《幼幼集成·卷四·大便证治》:“《经》曰:太阴司天,阴痹,大便难,阴气不用,病在于肾。”

【辨病证】

小儿便秘多源于内伤,其病性以实、热为主,虚证便秘相对少见,而小儿寒证便秘古人甚少谈及。故辨小儿便秘的病证,当首先辨其寒、热、虚、实的病性。另外,脉诊、闻诊等可辅助判断小儿便秘的病性。

一、辨症候

1. 辨虚实

《幼科发挥·卷之一·原病论》:“大便闭结者,有虚有实也。”

《四诊抉微·卷之三·附儿科望诊·审小儿六症》:“凡见小儿发热无汗,表实;大便闭,里实。”

《彤园医书(小儿科)·卷之四·便闭门·大便不通》:“苟大便不通,出入之机缄息矣,急宜通之,俾旧谷得出,而新谷得入,然须辨其实闭虚闭治之。如胃强能食,形气实,脉实者……气实夹滞,胀闭痛满者……如胃弱食少,形气虚,脉虚者……若小儿血液不足,平素便燥难出者。”

2. 辨寒热

《普济方·卷三百八十四·婴孩诸热疸肿门·胃热》:“夫小儿血气俱盛者,则腑脏皆实,故胃中生热。其状大便闭涩,四肢温壮,翕然体热是也。”

《婴童百问·卷之八·大便不通第七十三问》:“议曰:小儿大肠热,乃是肺家有热在里,流入大肠,以致秘结不通,乃实热也。”

《奇效良方·卷之六十四·小儿门·违和说》:“小儿实热者,头昏颊赤,口内热,小便赤涩,状如豆汁,大便坚硬,或秘涩不通,腹急,此热证也,宜四顺饮子、大黄朴硝汤、八珍散,略挨动脏腑即安。”

《医学指要·卷六·小儿诊法》:“凡面腮红、大便秘、小便黄、渴不止、上气急、足心热、眼红赤,七者皆属热证,忌用温补。”

二、辨色脉

1. 形色辨证

《幼科折衷·下卷·大便结》:“小儿便结哭声高,津液不润为火熬。”

2. 寸口脉诊

《万氏家抄济世良方·卷六·小儿脉诀》:“牢实主大便秘。”

【论治法】

治疗应当遵守以通为用之旨,下法贯穿便秘治疗的始终,但应辨证审因而下。燥热内结者应泄热通便,兼以养阴生津;乳食积滞者应消食导滞,兼有气滞者当行气消导;气血亏虚者应当予以益气通下、养血通下,或益气养血以通下。以上诸法宜中病即止,不可过剂;气血亏虚者虽有可下之证,也宜缓图。另有艾灸、猪胆导下等外治方法,乃古人经验之总结,亦不失为一种好的治疗手段,录此以备查用。

一、概论

《婴童百问·卷之八·大便不通第七十三问》:“议曰:小儿大肠热,乃是肺家有热在里,流入大肠,以致秘结不通,乃实热也。当以四顺清凉饮加柴胡,热甚者、加山栀、黄芩流利之。其表里俱热者,面黄颊赤,唇燥口干,小便赤涩,大便焦黄。无汗者,先解表,以柴胡散汗之,解后大便秘,或肚疼者,以清凉饮,大柴胡汤、承气汤皆可下之。积热者,神芎丸尤妙。”

《保幼新编·杂证》:“小儿大便不通,乃热甚便燥而然,饮香油数匙许,一日三四次,肠润则尿下(日寒时,香油去冷服之)。色白商陆长五六分许,插入肛门,则亦引粪而下。”

《保婴撮要·卷八·大便不通》:“《婴童百问》云:小儿大便不通,乃胃与大肠有热,以致秘结不通,用清凉饮之类。若饮食夹惊,及积滞而不通者,用大连翘饮之类。惊风积热而不通者,用掩脐法。此皆治实热之例也,余尝治之。因乳母或儿膏粱积热,及六淫七情、郁火,传儿为患者,用清邪解郁之剂。禀赋怯弱,早近色欲,大便难而小便牵痛者,用滋补肺肾之剂。”

《育婴家秘·卷之四·治大便》:“大便鞭结须宜下,亦有诸般不可攻,食少气虚脉濡弱,不如胆导有奇功。夫饮食之物,有入必有出也。苟大便不通,宜急下之,使旧谷去而新谷得入也。然有实秘者,有虚秘者,临病之时,最宜详审。如形实,气实，脉实，又能食者，的有可下之症，则下之。如河间凉膈散、承气汤、八正散、三黄枳术丸、木香槟榔丸、丁香脾积丸择而用之，中病即止，不可过也。如形虚，气虚，脉虚，又食少者，虽有可下之症，缓则救其本，用保和丸、枳术丸、大黄丸微利之。如常便难者，血不足也，宜润肠丸主之。急则治其肠，使其通利，猪胆汁导法神效。此家秘之法也。"

《张氏医通・卷十一・婴儿门上・大便不通》："小儿大便不通，肺与大肠有热也，清凉饮。若饮食夹惊，及积滞不通者，泻青丸。此皆治实热例也。若因乳母膏粱积热，及六淫七情郁火传儿为患者，清胃散加蜂蜜，清邪解郁。若儿禀赋怯弱，五心烦热，作渴引饮而大便难者，六味丸加二冬滋补肺肾。若用大黄、麻仁辈，是速其咎也。"

《幼幼集成・卷四・大便证治》："夫饮食之物，有入必有出也。苟大便不通，出入之机几乎息矣。急宜通之，使旧谷去而新谷得入。然有实闭、有虚闭，最宜详审。如形实气实脉实又能食者，的有可下之证，则下之，如八正散、承气汤、木香槟榔之类，择而用之，中病即止，不可过也；而形虚气虚脉虚而兼食少者，虽有可下之证，宜缓不宜急，但用保和丸加枳实微利之；如平素便难者，血不足也，宜润汤丸、蜜导法。"

《彤园医书(小儿科)・卷之四・便闭门・大便不通》："饮食之物，有入必有出。苟大便不通，出入之机緎息矣，急宜通之，俾旧谷得出，而新谷得入，然须辨其实闭虚闭治之。如胃强能食，形气实，脉实者，用承气诸汤下之，或服前八正散加芒硝、木香。气实夹滞，胀闭痛满者，服木香槟榔丸攻之。如胃弱食少，形气虚，脉虚者，服保和丸加核实微利之。若小儿血液不足，平素便燥难出者，常服润燥丸，兼用蜜煎、猪胆二导法。"

《彤园医书(小儿科)・卷之四・便闭门・二便秘结》："小儿稍大，有因乳食停滞生热，结于肠胃，致二便秘结，舌干口渴，面赤唇焦，小腹满急，此为热结，服八正散。若属食积，必腹胀痛硬，不思乳食，嗳气吐酸，大便燥结，小便赤涩，当服神芎丸。若蕴热太甚，大小便闭，关格不利者，服木通散、紫霜丸。若气滞血涩，秘结胀满者，服桃仁散。热毒壅结，胀痛满硬者，服黑白散。"

《幼科切要・大便门》："小儿大便不利，多由饮食热物风热结于便，以保和丸加枳壳、大黄微利之。若是血虚，平素难便者，宜服润肠丸。"

二、泄热通便

《保婴撮要・卷八・大便不通》："《婴童百问》云：小儿大便不通，乃胃与大肠有热，以致秘结不通，用清凉饮之类。"

《幼科铁镜・卷五・大便不通》："肺与大肠有热，热则津液少而便闭，治用四顺清凉饮。"

三、行气消导

《保婴撮要・卷八・大便不通》："若饮食夹惊，及积滞而不通者，用大连翘饮之类。"

《彤园医书(小儿科)・卷之四・便闭门・大便不通》："气实夹滞，胀闭痛满者，服木香槟榔丸攻之。"

四、扶正润肠

《保婴撮要・卷八・大便不通》："禀赋怯弱，早近色欲，大便难而小便牵痛者，用滋补肺肾之剂。"

《幼科铁镜・卷五・大便不通》："血虚燥滞不通者，治用四物汤加柏子仁、松子仁、胡桃仁，等分服之。"

五、外治法

《外台秘要・卷第三十六・小儿大便不通方四首》："《必效》疗小儿大便不通方：灸口两吻各一壮。"

《育婴家秘・卷之四・治大便》："胆导法：猪胆一个，以小竹管放口内，用线扎紧，勿使移动，吹气一口，另用一线从管下近气处系定，勿使泄了气。插入谷道中，解去系气线，一手拿住胆筒，一手捏胆汁入腹，直待气通，随捏随起，便即通矣。"

《脉义简摩・卷八・儿科诊略・小儿五脏证治》："肾热大便不通者，宜以猪胆蜜导法导之。"

【论用方】

一、治小儿便秘通用方

1. 经验方(《外台秘要・卷第三十六・小儿大便不通方四首》引《必效》)

疗小儿大便不通方。

猪苓（一两）

上一味，以水少许煮鸡矢白一钱匕，与服立瘥。

2. 蜂房散（《太平圣惠方·卷第九十二·治小儿大便不通诸方》）

治小儿卒大便不通。

蜂房（一枚，炙令微焦）

上捣细罗为散。每服，以粥饮调下半钱，量儿大小，加减服之。

3. 轻号散（《婴童百问·卷之八·大便不通第七十三问》）

治小儿初生，大便不通。

轻粉（一分）　蜜（少许）

上以热汤调开，蜜糊轻粉，点儿口即通。与一二次，再不可与。

4. 二妙散（《万病回春·卷之七·小儿杂病》）

六七月间，寻牛粪中有蜣螂，不拘多少，用线串起阴干收贮。用时，取一个，要全者，放净砖上，四面以炭火烘干，以刀从腰切断。如大便闭，用上半截；小便闭，用下半截；二便俱闭，全用，为细末，新汲水调服。

5. 万亿丸（《幼科证治大全·大便不通》引《医鉴》）

治小儿大便不通，其验如神。

朱砂　巴豆　寒食面

上先将朱砂研烂，即将巴豆同研极细，却以寒食面好酒，打成糕入药汁，仍同研，余下再揉和为丸如黍米大。每服一二丸，茶清下。

二、治小儿实秘方

1. 千金紫双丸（《外台秘要·卷第三十六·小儿大便不通方四首》）

主小儿身热头痛，食饮不消，腹胀满，或小腹绞痛，大小便不利；或重下数起，小儿无异疾，唯饮食过度，不知自止，哺乳失节；或惊悸寒热，唯此丸治之，不瘥复可再服。小儿欲下，是其蒸候，哺食减少，气息不快，夜啼不眠，是腹内不调，悉宜用此丸，不用他药，数用神验，千金不传方。

巴豆（去心皮，熬）　蕤核仁（各十八铢，别捣）　麦门冬（十铢，去心）　甘草（五铢，炙）　甘遂（二铢）　真珠（二铢）　牡蛎（熬）　蜡（各八铢）

上八味，以汤熟洗巴豆，研，以新布绞去油，别捣甘遂、甘草、牡蛎、麦门冬，细筛毕，捣巴豆、蕤仁令极熟，乃内诸药散，更捣三千杵，如药燥，入少蜜足之。半岁儿可服如荏子一双，一二岁儿服如半麻子作一双，三岁儿服如麻子一枚作一双，四岁儿服如麻子二丸，五六岁儿服如大麻子二丸，七八岁儿服如小豆二丸，九岁十岁儿微大于小豆二丸，常以鸡鸣时服，至日出时不下者，饮热粥汁数合，即下。丸皆双出也，下甚者，饮冷粥止之。

2. 通中丸（《太平圣惠方·卷第九十二·治小儿大便不通诸方》）

治小儿大便不通，心腹疼闷，卧即烦喘。

川大黄（一两，锉，微炒）　巴豆霜（二分）　皂荚（一两，不蚛者，去皮子，烧令焦黑）

上件药，大黄、皂荚捣罗为末，入巴豆霜同研令匀，炼蜜和丸如绿豆大。四五岁儿，以温水下三丸，量儿大小，以意加减。

3. 桃叶汤（《太平圣惠方·卷第九十二·治小儿大便不通诸方》）

治小儿大便不通。脐腹妨闷。

桃叶（一握）　木通（二两）　灯心（五大束）　川朴硝（一两）　葱豆（七茎）

上件药，细锉，用醋浆水三大碗，煎十余沸，去滓，倾向盆中，稍温，便坐儿在盆内。将滓以手帕裹，熨于脐下，冷即出之。后吃地黄稀粥半盏，良久便通。

4. 滑石汤（《圣济总录·卷第一百七十九·小儿大便不通》）

治小儿大便不通。

滑石（研）　大黄（锉）　冬葵子　甘草（炙，各半两）

上四味，粗捣筛。三四岁儿，每服一钱匕，水一盏，入灯心七茎，同煎至五分，去滓温服，更随儿大小加减。

5. 木通汤（《圣济总录·卷第一百七十九·小儿大便不通》）

治小儿大便不通。

木通（锉）　大黄（锉，炒）　陈橘皮（去白，焙，各一两）

上三味，粗捣筛。三四岁儿，每服一钱匕，水一小盏煎至五分，去滓温服，更量儿大小加减。

6. 丹参汤(《圣济总录·卷第一百七十九·小儿大便不通》)

治小儿大便不通妨闷。

丹参 硝石(碎) 甘草(炙,各一两)

上三味,粗捣筛。五六岁儿,每服二钱匕,水一盏,枣二枚擘破,同煎至七分,去滓分温二服,更随儿大小加减。

7. 二黄丸(《圣济总录·卷第一百七十九·小儿大便不通》)

治小儿大便不通,调中。

大黄(一两,锉,炒) 牛黄(研) 甘草(炙) 人参(各一分)

上四味,捣研为末,炼蜜丸如小绿豆大。每服二丸,米饮化下,日再服,得利即止。

8. 橘皮汤(《圣济总录·卷第一百七十九·小儿大便不通》)

1) 治小儿大便不通。

陈橘皮(去白,焙) 牵牛子(炒) 甘草(炙) 大黄(锉,炒,各一分)

上四味,粗捣筛。五六岁儿,每服一钱匕,水一小盏,入葱白一茎擘碎,同煎至五分,去滓温服,未通再服,更量儿大小加减。

2) 治小儿大便不通。

陈橘皮(去白,焙,一分) 大黄(锉,炒,半两)

上二味,粗捣筛。三四岁儿,每服一钱匕,水一小盏,煎至五分,去滓温服,更量儿大小加减。

9. 代赭丸(《圣济总录·卷第一百七十九·小儿大便不通》)

治小儿大便不通。

代赭(研) 丹砂(研) 大黄(锉,炒,各二两) 木香 当归(焙,各一两一分) 桂(去粗皮,一两) 生犀角(镑,三分) 巴豆(炒熟,去皮心,捣烂,一两半)

上八味,捣研为末,炼蜜丸如小豆大。每服一丸至二丸,空心米饮化下,六七岁三丸,二百日儿半丸,但得溏利为度。

10. 鳖甲丸(《圣济总录·卷第一百七十九·小儿大便不通》)

治小儿大便不通,不能饮食。

鳖甲(醋炙黄,去裙襕) 防葵 诃黎勒(煨,去皮) 大黄(锉,炒) 人参 当归(锉,焙) 郁李仁(汤浸去皮尖,微炒,别研入)

上七味等分,六味捣为细末,入郁李仁和匀,炼蜜丸如绿豆大。粥饮下五丸,微利即瘥。

11. 朱粉丹(《小儿卫生总微论方·卷十六·大小便论》)

治大小便不通,心神烦,腹胁闷,卧中多惊。

朱砂(半两,研细,水飞) 腻粉(一钱) 续随子(半两)

上为末,研拌匀,炼蜜和丸黍米大。每服七粒,食后温水送下。

12. 木通锉散(《小儿卫生总微论方·卷十六·大小便论》)

治大小便不通。

木通 瞿麦 滑石 山栀子仁(各三钱) 茯苓(去黑皮) 甘草(各四钱) 续随子(三钱) 车前子(一分)

上㕮咀。每服一钱,水一盏煎至半盏,去滓温服,更量大小加减,乳食前。

13. 红绵散(《小儿卫生总微论方·卷十六·大小便论》)

治大小便不通。

朱砂(研,水飞) 郁金 轻粉(各一分) 马牙硝(半两)

上入麝香少许,研匀细。每服半钱,薄荷蜜水调下,无时。

14. 握宣丸(《普济方·卷三百八十八·婴孩大小便淋秘门·秘结》)

治小儿大小便难,呕吐药食不下,命在顷刻。

巴豆(一钱半) 硫黄 良姜 附子 槟榔 甘遂(各半分)

上为末,粟米饭和丸绿豆大。用椒汤洗小儿,男左女右手握之,用绵裹定,看次数多少,置药洗去,不用即止。

15. 郁李丸(《普济方·卷三百八十八·婴孩大小便淋秘门·秘结》)

治襁褓小儿,大便不通,小便涩滞,并惊热痰实,欲得溏动者。

郁李仁(一两) 川大黄(一两,酒浸炒) 滑石(半钱)

上另为末,将郁李仁研为膏,和末为丸如黍子大。量儿大小与之,以乳汁或薄荷汤下服,食前。

16. 五和汤(《普济方·卷三百八十八·婴孩

大小便淋秘门·秘结》)

调气血,疏通脏腑。

当归(半两) 茯苓(半两,去皮) 甘草(半两,炙) 大黄(七钱半) 枳壳(去瓤麸炒,七钱半)

上为㕮咀。每服三钱,水一盏煎至七分,去滓,稍热,不饥不饱服。

17. 通膈丸(《普济方·卷三百八十八·婴孩大小便淋秘门·秘结》)

大黄 牵牛 木通(各等分)

上为细末,滴水丸粟米大。每服三五十丸,量虚实大小加减。

18. 金花散(《普济方·卷三百八十八·婴孩大小便淋秘门·大便不通》)

治小儿大肠秘不通,兼血痢。

郁李仁(一分,炒) 槟榔(一枚,生) 甘草(一钱)

上为末。每服一字或半钱,沙糖熟水调下。

19. 四顺清凉饮加柴胡(《婴童百问·卷之五·腹痛第四十四问》)

治小儿乳哺不时,寒温失度,令儿血气不顺,肠胃不调,小便少,大便涩。

赤芍药 当归 甘草 大黄(各等分)

上锉散。三岁以上,每服二钱,水一盏煎至七分,作两服。

20. 没药散(《奇效良方·卷之六十四·小儿门·秘结》)

治小儿风与滞血留蓄上焦,胸膈高起,大便不通。

没药 大黄 枳壳(炒) 桔梗(各二钱) 木香 甘草(炙,各一钱)

上锉碎。每服三钱,生姜二片,水一盏煎至五分,不拘时服。

21. 清凉饮子(《奇效良方·卷之六十四·小儿门·瘾疹》)

治小儿瘾疹,大便结燥。

大黄(湿纸裹煨) 当归 赤芍药 甘草(炙,各等分)

上锉碎。每服三钱,水一盏,薄荷三五叶,煎至七分,食远服。

22. 握宣丸〔《证治准绳·幼科集之八·脾脏部(下)·大小便不通》〕

治小儿便难燥结,或服涩药腹胀闷乱,命在须臾,可用此丸,不移时大小便自利。

巴豆(一钱半) 硫黄 良姜 附子 槟榔 甘遂(各等分)

上为细末,粟米饭和丸如绿豆大。用椒汤洗小儿男左女右手,握之,用绵裹定,看行数多少,置药洗去,不用即止。

23. 治小儿实秘验方

1)《幼幼新书·卷第十五·伤寒大小便不通第八》

治小儿大便不通方。

大黄(二分,锉碎,炒) 陈皮(一分,去瓤,慢炒)

上二味为末。每服一钱,水八分煎至五分,去滓,量大小加减服。

2)《幼幼新书·卷第三十·大便不通第六》

治小儿大便不通,目赤,疮疖痈肿,热毒心热,宜服之,大人加用。

大黄(一分) 黑牵牛(半分) 槟榔(一钱半) 朴硝(二钱)

上为末。每服一字半钱,用蜜熟水调下。

三、治小儿热秘方

1. 大黄散

1)《太平圣惠方·卷第九十二·治小儿大便不通诸方》

治小儿脏腑壅热,心神烦躁,大便不通。

川大黄(一两,锉,微炒) 犀角屑(半两) 川升麻(半两) 当归(一分) 赤芍药(一分) 红雪(一两) 甘草(一分,炙微赤,锉)

上件药,捣粗罗为散。每服一钱,以水一小盏煎至六分,去滓,三四岁温服一合,量儿大小,加减服之,日三四服,以利为度。

2)《圣济总录·卷第一百七十九·小儿大便不通》

治小儿大便不通。

大黄(锉,炒,一两一分) 枳壳(去瓤麸炒) 栀子仁 郁李仁(炒,去双仁、皮尖) 大麻仁(研,各三分)

上五味,捣研为末,炼蜜丸如麻子大。一二岁儿,每服五丸,熟水下,空心午后各一服,更随儿大小加减。

3)《普济方·卷三百八十八·婴孩大小便淋秘门·大便不通》

治小儿风热壅滞,大便秘涩。

黄连(去须) 大黄(锉,炒,各一分) 巴豆(三粒,去心膜皮,出油,研)

上捣研为细末,面糊为丸如麻子大。每服三丸至五丸,临睡,柳枝汤调下。

4)《普济方·卷四百五·婴孩诸疮肿毒门·痈疮》

治小儿痈疮,脏腑壅热太过,心神烦闷,大小便不通。

川大黄(半两,锉,微炒) 川升麻(半两) 栀子仁(一分) 川朴硝(半两) 葵子(半两)

上捣为散。每服一钱,水一小盏煎至五分,去滓温服,以利为度,量儿大小,加减服之。

2. 丹砂丸(《太平圣惠方·卷第九十二·治小儿大便不通诸方》)

治小儿大便不通,心神烦热,卧忽多惊,腹胁妨闷。

丹砂(半两,细研,水飞过) 续随子(三分) 腻粉(一钱)

上件药,都细研令匀。炼蜜和丸如绿豆大。三岁儿每服,以温水下二丸,量儿大小,以意加减服之。

3. 犀角丸

1)《太平圣惠方·卷第九十二·治小儿大便不通诸方》

治小儿脏腑壅滞,腹胁妨闷,大便不通。

犀角屑(半两) 当归(半两,锉,微炒) 川大黄(一两,锉,微炒) 巴豆(十枚,去皮心,研,纸裹压去油) 丹砂(半两,细研,水飞过)

上件药,捣罗为末,入巴豆丹砂,同研令匀,炼蜜和丸如绿豆大。三岁儿,以温水下三丸,量儿大小,以意加减。

2)《小儿药证直诀·卷下·诸方》

治风热痰实面赤,大小便秘涩,三焦邪热,腑脏蕴毒,疏导极稳方。

生犀角末(一分) 人参(去芦头,切) 枳实(去瓤,炙) 槟榔(半两) 黄连(一两) 大黄(二两,酒浸切片,以巴豆去皮一百个,贴在大黄上,纸裹饭上蒸三次,切,炒令黄焦,去巴豆不用)

上为细末,炼蜜和丸如麻子大。每服一二十丸,临卧熟水下,未动,加丸。亦治大人,孕妇不损。

4. 牛黄丸(《太平圣惠方·卷第九十二·治小儿大便不通诸方》)

治小儿大便不通,心中烦热。

牛黄(一分,细研) 川大黄(三分,锉,微炒,捣罗为末)

上件药,都研令匀。炼蜜和丸如麻子大。每服,以粥饮下七丸,以利为度。量儿大小,加减服之。

5. 郁李仁丸(《小儿药证直诀·卷下·诸方》)

治襁褓小儿,大小便不通,惊热痰实,欲得溏动者。

郁李仁(去皮) 川大黄(去粗皮,取实者,锉,酒浸半日,控干,炒为末,各一两) 滑石(半两,研细)

上先将郁李仁研成膏,和大黄、滑石,丸如黍米大。量大小与之,以乳汁或薄荷汤下,食前。

6. 人参汤(《圣济总录·卷第一百六十八·小儿壮热》)

治小儿壮热面赤,唇口焦干,大小便不通,四肢掣动惊啼,或时发渴。

人参(三分) 柴胡(去苗,一分) 大黄(锉,炒,一分) 升麻(半两) 芍药(一分) 山栀子仁(半两) 甘草(炙,半两) 钩藤(半两)

上八味,粗捣筛。每服一钱匕,水七分煎取四分,去滓温服。

7. 黄连丸(《圣济总录·卷第一百七十九·小儿大便不通》)

治小儿风热壅滞,大便秘涩。

黄连(去须) 大黄(锉,炒,各一分) 巴豆(三粒,去心膜皮,出油,研)

上三味,捣研为细末,面糊为丸如麻子大。每服三丸至五丸,临睡柳枝汤下。

8. 牛黄散(《圣济总录·卷第一百七十九·小儿大便不通》)

治小儿大便不通,口燥颊赤。

牛黄(研,一分) 大黄(锉,炒) 甜硝(研,各一钱) 甘草(炙,锉) 人参(各二钱)

上五味,捣研为细散。每服半钱匕,新水调下,乳食后服。

9. 犀角散(《幼幼新书·卷第十五·伤寒大小便不通第八》)

治小儿伤寒六七日,大便不通热甚者。

犀角(末)　川大黄(炮)　柴胡(去苗,各一两)　人参(半两,去芦头)　朴硝　甘草(炙,各一分)

上件为细末。每服一钱,以水八分一盏,入生姜二片,枣子一枚,煎至五分,去滓温服,量儿大小加减。

10. 更衣大黄丸(《幼幼新书·卷第十五·伤寒大小便不通第八》引《婴孺》)

治小儿腹大鸣,及内热坚不得大便。

大黄(七分)　葶苈(四分,炒)　牛黄(三分)　人参　厚朴(炙)　芫花(炒,各二分)　桂心　黄芩(各一分)

上为末,蜜丸小豆大。饮下三丸,不知加之。

11. 硝风散(《幼幼新书·卷第十五·伤寒大小便不通第八》引《庄氏家传》)

治小儿大肠风热盛不通方。

大黄(一两)　防风(一两)　朴硝(二两)

上件为末,用蜜汤或葱汤调下。《孔氏家传》治小儿大便不通,于硝风散中入鹰条一二寸遂通。盖庸医见小儿大便不通,多服凉药与疏转药,积于中凉转药一并发,则其人困矣,此方最佳。

12. 当归丸(《素问病机气宜保命集·卷下·小儿斑疹论第三十一》)

治大便秘而内实能食。

当归(五钱)　黄连(二钱半)　大黄(二钱)　甘草(一钱,炙)

先将当归熬作膏子,入药三味为丸。渐次服十丸,妙。

13. 凉膈散(《世医得效方·卷第八·大方脉杂医科·诸淋》)

治大人小儿脏腑积热,口舌生疮,痰实不利,烦躁多渴,肠胃秘涩,便溺不利,一切风热,并能治之。

连翘(四两)　甘草　川大黄　朴硝(各二两)　薄荷(去梗)　黄芩　山栀子仁(各一两)

上锉散。每服三钱,竹叶七片,蜜少许煎,食后服。为末,用薄荷汤调亦可。

14. 调中二黄丸(《普济方·卷三百八十八·婴孩大小便淋秘门·大便不通》)

治小儿大便不通,口燥颊赤。

大黄(一两,锉,炒)　牛黄(研)　甘草(炙)　人参(各一分)

上捣研为末,炼蜜丸如小绿豆大。每服二丸,米饮化下,日再服,得利即止。一方有甜消一钱,为散,新水调服。

15. 神芎丸

1)《婴童百问·卷之二·惊风第二十问》

治风热壅滞,积热腹满,大小便涩滞。

大黄(生)　黄芩(各二两)　生牵牛末(一两)　滑石(四两)　黄连　薄荷叶　川芎(各半两)

上为细末,滴水丸桐子大。每服四五十丸,食后温水下。

2)《证治准绳·幼科集之八·脾脏部(下)·大小便不通》

治风热壅滞,头目昏眩,口舌生疮,牙齿疳蚀,或遍身疮疥,咬牙惊惕怔忡,烦躁多渴,或大小便涩滞,或积热腹满,惊风潮搐,并皆治之。

大黄(生)　黄芩(各二两)　生牵牛末(一两)　滑石(四两)　黄连　薄荷叶　川芎(各半两)

上为细末,滴水丸桐子大。每服四五十丸,食后温水下。

16. 大柴胡汤(《奇效良方·卷之六十四·小儿门·谵语》)

治小儿风热腹胀,及里证未解,谵言妄语,疏利大便。

柴胡(四两,去芦)　黄芩(去芦)　赤芍药(各一两半)　大黄　半夏(洗,各七钱半)　枳实(七钱,炒)　甘草(一两)

上锉碎。每服三钱,用水一盏,生姜三片,红枣一枚,煎至五分,不拘时服。

17. 治小儿热秘验方(《幼幼新书·卷第十五·伤寒大小便不通第八》引《婴孺》)

治小儿胃中热,更衣起黄赤而难,或四五日乃大便难乃方。

大黄　甘草(炙)　栝蒌(各三分)　大枣(三十个)

上以水二升半煮一升。每服一鸡子许,日进三服。

四、治小儿气秘方

1. 芎黄散(《太平圣惠方·卷第九十二·治小儿大便不通诸方》)

治小儿大便不通,腹胁妨闷。

芎䓖(半两) 川大黄(三分,锉,微炒) 郁李仁(三分,汤浸去皮,微炒)

上件药,捣细罗为散。每服一钱,以温水半盏,调服,量儿大小,以意分减,以利为度。

2. 走马箭方(《太平圣惠方·卷第九十二·治小儿大便不通诸方》)

治小儿大便不通,连腰满闷,气急困重。

羊胆(一枚) 蜜(一合) 盐花(半两)

上件药,同煎如饧,捻如箸粗,可长一寸,纳下部中,须臾即通。

3. 木香粗散(《小儿卫生总微论方·卷十六·大小便论》)

治大便不通。

木香 诃子(煨取皮,等分)

为粗末。每半钱或一钱,水煎去滓,放温时服。

4. 金花散(《小儿卫生总微论方·卷十六·大小便论》)

治大便秘涩便难。

皂角仁(一钱,炒) 槟榔(一个,生) 甘草(一钱)

上为细末。每服一字或半钱,沙糖熟水调下。

5. 马兜铃丹(《叶氏录验方·下卷·小儿方》)

治小儿肺壅咳嗽,大便不利。如大便利,不须服此。

马兜铃(一两) 紫苏子(一两,炒) 人参(一两) 木香(半两) 款冬花(半两,以上为细末) 杏仁(一分,汤浸去皮尖,细研)

上件拌匀,炼蜜丸如黍米大。每服二十丸,煎生姜汤下。

6. 木香汤(《普济方·卷三百八十八·婴孩大小便淋秘门·大便不通》)

治小儿大便不通。

木香(锉) 大黄(锉,炒) 陈橘皮(去白,焙,各一两)

上粗捣筛。三四岁儿,每服一钱,水一小盏煎至五分,去滓,温服,更量儿大小加减。

7. 甘枳汤(《普济方·卷三百八十八·婴孩大小便淋秘门·秘结》)

小儿大便秘结。

甘草(一钱) 枳壳(煨,一钱)

上以白水煎,服。

8. 五和汤(《普济方·卷三百八十八·婴孩大小便淋秘门·秘结》)

调气血,疏通脏腑。

当归(半两) 茯苓(半两,去皮) 甘草(半两,炙) 大黄(七钱半) 枳壳(去瓤麸炒,七钱半)

上为㕮咀。每服三钱,水一盏煎至七分,去滓,稍热,不饥不饱服。

9. 推气丸(《婴童百问·卷之五·积滞第四十九问》)

治三焦痞塞,气不升降,胸膈胀满,大便闭涩,小便赤少。

大黄 陈皮 槟榔 枳实(小者,去瓤) 黄芩 黑牵牛(各等分,生用)

上为细末,炼蜜丸如绿豆大。临卧温热水下二三十丸,量虚实加减。

10. 泻白散(《奇效良方·卷之六十四·小儿门·咳嗽通治方》)

治小儿肺脏气实,心胸壅闷,咳嗽烦喘,大便不利。

升麻 地骨皮 桔梗 栝蒌仁(各五分) 半夏 桑皮 杏仁(各七分) 甘草(三分)

上作一服,用水一盅,生姜三片,煎至五分,食后服。

11. 通气散〔《彤园医书(小儿科)·卷之四·便闭门·二便秘结》〕

治秘结胀满。

盐水洗陈皮 煨枳壳 苏茎叶 木通(等分)

煎,频服。

12. 治小儿气秘验方(《太平圣惠方·卷第九十二·治小儿大便不通诸方》)

陈橘皮(一分,汤浸去瓤,焙黄) 牵牛子(半两,微炒) 甘草(一两,炙微赤,锉) 川大黄(半两,锉,微炒)

上件药,捣细罗为散。每服,煎葱白汤调下

半钱，量儿大小，以意加减，日三两服，以效为度。

五、治小儿食积便秘方

1. 木香槟榔丸〔《彤园医书（小儿科）·卷之四·便闭门·大便不通》〕

治小儿食积便秘。

吴萸　汤炒川连　面炒枳壳　酒炒黄柏　青皮　三棱　莪术（俱醋炒）　木香　槟榔　陈皮（各二钱）　酒浸大黄（四钱）　黑丑　香附（各八钱）

晒研极细，泡芒硝二两，去滓取汁，糊为小丸。白汤每下一钱或五分。

2. 保和丸〔《彤园医书（小儿科）·卷之四·便闭门·大便不通》〕

治小儿食积便秘。

炒神曲　制半夏　陈皮　茯苓（各一两）　山楂肉（三两）　连翘（八钱）　炒萝卜子（五钱）　加面炒枳实（四钱）

晒研极细，蜜为小丸，姜汤每下一钱。

六、治小儿虚秘方

1. 柏子仁膏（《小儿卫生总微论方·卷十六·大小便论》）

治大便秘涩便难。

柏子仁（拣净）　松子仁　胡桃仁（各等分）

上研和膏，每弹子大，热汤化下，未快再服。

2. 人参荆芥汤（《小儿卫生总微论方·卷十六·大小便论》）

人参（末，半钱）　荆芥（末，一钱）

各自为末。每用人参、荆芥和匀，水一盏煎至七分，放冷，量大小，时时与服。

3. 胶蜜汤（《普济方·卷三百八十八·婴孩大小便淋秘门·秘结》）

治虚秘。

用葱白三茎，入水煎，去葱，入炒阿胶，及生蜜溶化，空心服。

4. 独枣汤（《普济方·卷三百八十八·婴孩大小便淋秘门·秘结》）

用大枣一枚，去核，入轻粉半钱，以枣相合，缚定，慢火煮熟，食枣，以枣汤下。

5. 润肠丸（《育婴家秘·卷之四·治大便》）

治老人、虚人、小儿、产妇，大便秘结者，良验。

麻子仁（去壳）　杏仁（去皮尖，略炒）　桃仁（去皮尖，各半两）　归梢　枳壳（炒，各七分半）　阿胶（蛤粉炒，二分半）　紫苏（炒）　萝卜子（炒，各三分）

炼蜜丸，如麻子，二三十丸，陈米汤下。

6. 润燥丸〔《彤园医书（小儿科）·卷之四·便闭门·大便不通》〕

治小儿大便不通。

大黄　归尾　羌活　防风　秦艽（各五钱）　去皮尖桃仁　去壳火麻仁（各一两）　皂角子（烧存性，三钱）

晒研极细，蜜为小丸。白汤每下一二钱。

7. 润燥汤〔《彤园医书（小儿科）·卷之四·便闭门·大便不通》〕

治风秘、血秘神效。

大黄　归尾　防风　秦艽　生地　熟地　升麻　红花　制桃仁　火麻仁（等分）

煎服，一方无大黄、升麻，有天冬、麦冬、赤芍、栝蒌、陈皮。

七、小儿便秘外治方

1. 治小儿便秘外治验方

1）《外台秘要·卷第三十六·小儿大便不通方四首》

小儿大小便不通妨闷方。

白蜜（一合）

上一味，煎为丸，内下部中，即通。

2）《太平圣惠方·卷第九十二·治小儿大便不通诸方》

治小儿大便五六日不通，心腹烦满。

上取青颗盐末，于脐中，以手摩，良久即通，大人用之亦得。

2. 蜜导法（《普济方·卷三百八十八·婴孩大小便淋秘门·大便不通》）

治小儿大便结热不通。

用蜜不拘多少，铜器中微火煎之稍凝，如饧糖状，搅之勿令焦，可丸捻作挺，如指许长一寸，以上当熟时急作，令两头尖，内谷道中，以手急抱，欲大便时去之。

3. 掩脐法(《普济方·卷三百八十八·婴孩大小便淋秘门·秘结》)

取连根葱一茎,去泥土,生姜一块,淡豆豉二十一粒,盐一匙,同研烂,捏作饼,烘热掩脐中,以帛扎定,良久气透自通,不效再用一饼。

【论用药】

1. 大黄

《潜斋简效方·小儿诸病》:"初生小儿便秘:一味生大黄泡浓汁饮之。"

2. 芝麻油

《得配本草·卷五·谷部·芝麻》:"甘,微寒。入手阳明经。解天行热毒,凉血润燥,生肌止痛。得皮硝少许,治小儿便秘。"

3. 枳壳

《本草纲目·主治第三卷·百病主治药·大便燥结》:"利大小肠。同甘草煎服,治小儿闭塞。"

4. 葱白

《本草纲目·主治第三卷·百病主治药·大便燥结》:"小儿虚闭,煎汤调阿胶末服。仍蘸蜜,插肛内。"

【医论医案】

一、医论

《普济方·卷三百八十八·婴孩大小便淋秘门·秘结》

夫五味之精华清者,以养脏腑;五味之糟粕浊者,皆归大肠,司出而不纳也。热邪入里,则胃有燥粪;三焦伏热,则津液中干,此大肠之夹热也。宿食留滞,则腹胀痛闷,胸痞欲呕,热气蓄灼,则受风热,涸燥秘塞。热宜疏利,三黄汤;积宜挨积,脾积丸,胃中活法治之。三黄丸、三黄汤治热秘。凡小儿大人,大小便不通,《内经》所谓三焦约,约者不行也。可用流水煎八正散,时时灌之,大小便利则止。若不因热药所攻,而致此者易治;或因多服热药而燥,剧至此者,非惟难治,不幸夭枉。亦可用蜜水调益元散,送通隔丸。

《诚求集·大便不通》

小儿便闭,有痰、食、风、火及气闭、虚闭之不同。食闭者,饮食停滞,留结肠胃,腹痛胀满,水谷不行,保和丸、枳朴大黄丸。痰闭者,顽痰胶固,阻塞胸臆,诸窍不通,或发惊搐,礞石丸、清金化痰丸。气闭者,气有所阻,不得升降,谷气不行,多噫,顺气饮、麻仁丸。火闭者,面必赤,身必热,烦渴饮冷,或口舌生疮,凉膈散、四顺清凉饮。风闭者,风搏于肺,传入大肠,风能燥物,以致下极之际而燥结不通,治当益润燥,不得专以去风为事(所谓治风先治血,若过用风药,是愈燥其燥矣)。又有虚闭者,血液不足,大肠干涩,宜归地冬麦麻仁阿胶苁蓉等味,以滋润之。若元虚病久,气不传运,宜参、芪、白术、沉香以鼓动之。其禀赋阴亏,时常便难者,多服六味丸,不可妄与硝、黄、巴豆、牵牛等酷烈之剂,以致变害非轻。

二、医案

1. 治小儿食积便秘

《保婴撮要·卷八·大便不通》

一小儿食膏粱之味,大便不通,饮冷发热,用清凉饮加大黄而通。后饮食停滞,腹痛大便不通,用保和丸而痛止,再煎槟榔汤送保和丸,一服而便通。

一小儿食粽停滞,大便不通,痛不可忍,手足发搐,用大柴胡汤,调酒曲末一钱,下滞秽甚多,作呕不食,用五味异功散加柴胡、升麻而愈。

一小儿大便不通,审乳母饮食厚味所致,用清胃饮以治母热,儿间饮以一二匙而愈。后乳母感寒腹痛,食姜酒之物,儿大便秘结,兼便血,仍用清胃散,每日数匙而愈。

一小儿因乳母暴怒,大便不通,儿亦患之,兼用加味小柴胡汤,儿先用保和丸二服,后用五味异功散加升麻、柴胡,儿日饮数匙并愈。

2. 治小儿实证便秘

《保婴撮要·卷十五·大便不通》

一小儿胸患痈肿痛热渴,大便不通,脉沉数而有力,此形病俱实而邪在内也,用凉膈散,大便随通而痛顿减;又用活命饮,焮痛随散,疮头出脓;又用托里消毒散而愈。

一小儿腹痈肿痛,大便不通,脉洪数而有力,两寸关为甚,此表里俱有邪也,用大连翘饮去大黄一剂,大便顿通;再用活命饮一剂,诸症顿退,又用清热消毒散而消。

《伤寒论辑义·卷一·辨太阳病脉证并治上》

一小儿,小溲不通,号跳旋转,下则成砂石,大便秘,肛门脱出一二寸。戴人曰:此下焦塞也。不吐不下,则何以开?不令饮水,小溲何以利?以调胃承气汤一两,加牵牛子头末三钱,河水煎服;又用瓜蒂末,糊丸芥子许,六十丸吞下。上吐下泻,一时齐出,有脓有血。涌泄既定,令饮新水二三十次,每次饮一盏。其病如失。

《诚求集·大便不通》

咳嗽,面赤身热,饮冷便闭。此肺与大肠有热,热则津液燥而结,用四顺清凉饮。愈后复停食,腹痛拒按,大便不通,用六安丸煎,顺下之剂送下,顿安。

3. 治小儿虚证便秘

《保婴撮要·卷十五·大便不通》

一小儿臂痈肿痛,大便干涩,用泻黄散,但面色痿黄,此脾经气血虚也,先用补中益气汤加熟地黄;两月余大便渐利,恶寒发热,此邪气去而真气虚也,用托里散、八珍汤而痊。

一小儿臀痈,溃而作渴烦热,大便不通,脉洪大而虚,用当归补血汤及四物加黄芪各二剂而便通;又用八珍汤、托里散而疮敛。

一女子患流注,大便不通,干涩色赤或黄,头晕恶寒,此脾肾气虚而血弱也,用补中益气汤加桃仁、杏仁、麻子仁而大便润,去三仁加蔓荆子而头晕愈,又用托里散而疮痊。

一女子患瘰疬,便结面赤,口干晡热,此肝肾阴虚而内热也,先用加减八味丸、八珍汤,两月余大便渐通;又用加味逍遥散,佐以五味异功散而大便通,用九味芦荟丸而疮愈。

一小儿十五岁,瘰疬二年矣,余谓禀肾肝阴虚燥热,用地黄丸之类而愈。后大便结燥,用通幽汤为主,佐以八珍汤之类,两月余而渐愈。彼欲速效,另服碑记黑丸子,通而不止,虚症并臻,余仍用前法,半载而愈。

一小儿流注愈而大便秘结,发热作渴,两颐赤色。余谓:肾肝阴虚,用地黄丸、通幽汤而愈。次年毕姻后,大便仍秘,用润肠丸。余曰:东垣云,少阴不得大便,以辛润之,以苦泄之。不信,仍用前药,后果殁。

一小儿腹痈,溃而大便涩滞,面赤作渴,余谓肾开窍于二阴,乃禀肾阴不足。不信,反用疏导之药,泄泻不止而殁。

一小儿臂痈,溃而大便不利,或利而后重,或虚坐努力。余谓脾气亏损,用补中益气汤。不悟,仍用下利之药,吃逆腹痛而殁。

《诚求集·大便不通》

十二岁,时患便难。余书丸方与之,用六味丸加阿胶、麦冬、归、芍。医阻之,服下药。下后愈结,迫欲去而反不得去,且痛极难忍。复邀予至。予曰:是本肾阴不足之症也。误下则气陷而阴血更耗矣。遂以熟地、阿胶、柏子仁、炙甘草,少加升麻,服三四剂,而继大补真阴,常服而愈。

4. 治小儿痘疮大便不通

《保婴撮要·卷十七·痘疮大便不通之症》

一小儿大便不通,痘赤作痛,发热作渴,手足并热,此余毒内作,用前胡枳壳散一剂,大便随通,诸症顿退;又与六味活血散而愈。

一小儿痘疮发热作渴,焮赤胀痛,大便秘结,此热毒在内,先用清凉饮一剂,诸症稍退;又用鼠粘子汤一剂,诸症全退;再用紫草快癍汤而贯脓,更用消毒饮而痘靥。

一小儿痘赤狂喘,大便不利,此胃经有热,先君治以犀角地黄汤芹菜汁而痊。

第八节

伤　食

小儿伤食是儿童常见的脾系疾病,是因先天脾胃不健,或乳食不节,或感受风寒,食物积滞胃肠,导致脾胃无力运化,而引起的一系列临床症候,主要表现为不思饮食、嗳腐吐酸、呕吐腹泻、腹痛腹胀,或便秘、发热哭闹等。

【辨病名】

小儿伤食之名,首见于《小儿药证直诀》。另有《诸病源候论》《太平圣惠方》中名为"伤饱",《小儿卫生总微论方》《古今医统大全》《幼幼集成》等医著称为"食伤"。

《诸病源候论·小儿杂病诸候三·伤饱候》:"夫小儿伤饱候:小儿食不可过饱,饱则伤脾,脾伤不能磨消食也。令小儿四肢沉重,身体苦热,面黄腹大是也。治宜健脾消食,兼以清热,用保和丸加味。"

《诸病源候论·宿食不消病诸候·食伤饱

候》:"夫食过于饱,则脾不能磨消,令气急烦闷,睡卧不安。"

《太平圣惠方·卷第八十八·治小儿伤饱诸方》:"夫小儿气血未调,肠胃虚嫩,凡于乳哺,须是合宜。若乳食过多,脾胃胀满,不能消化,故谓之伤饱也。"

《小儿药证直诀·卷上·脉证治法·初生三日内吐泻壮热》:"不思乳食,大便乳食不消或白色,是伤食。"

《小儿药证直诀·卷上·脉证治法·杂病证》:"吐泻乳不化,伤食也,下之。"

《小儿卫生总微论方·诸身热论》:"小儿身热,时发时退,退但肚热,或夜发热,面黄腹胀吐泻,乳食不化,粪酸常,此为食伤。"

【辨病因】

小儿脏腑娇嫩,脾常不足,脾胃功能薄弱,腐熟运化能力弱,又常不能自制,故小儿之病,伤食最多。小儿伤食病因有:小儿先天脾胃虚弱,后天喂养过多,或感受风寒,而主要原因是乳食不节致饮食过量,或过食生冷、肥甘、糯面黏滑等物。

一、脏腑怯弱

《太平圣惠方·卷第八十八·治小儿伤饱诸方》:"夫小儿气血未调,肠胃虚嫩,凡于乳哺,须是合宜。若乳食过多,脾胃胀满,不能消化,故谓之伤饱也。"

《活幼心书·卷中·明本论·诸泻》:"伤食泻,乃脾胃素弱,复为生冷果食所伤,故大便不聚而泻;或因乳母餐生冷肥腻之物,自乳而过,亦能作泻,面唇俱白,泻稀而少;或如坏鸡子,腥臭异常,身形黄瘦。"

"伤乳吐,才乳哺后即吐,或少停而吐,此因乳食无度,脾气弱不能运化,故有此症。比如小器盛物,满则溢。"

《幼科证治大全·伤食》:"夫小儿伤食,皆因乳哺不节,皆源小儿脾胃怯弱,乳食易伤,难以消化。"

《幼科证治大全·脾胃》:"盖小儿脏腑怯弱,乳食过度,则伤脾胃。贵乎调理得中,无有太过不及,否则脾胃受伤,面皖无色,口中凉气,不思乳食,呕吐肌瘦,虚弱腹中作痛,则当补脾益胃。"

《幼幼集成·卷三·伤食证治》:"冯楚瞻曰:凡小儿伤食,皆由胃气怯弱。"

"如小儿之怯弱者,脾胃素虚,所食原少,或因略加,即停滞而不化。此乃脾虚不能消谷,转运迟耳,非真伤食,作伤食治则误矣。"

二、进食过多

《黄帝内经素问·痹论》:"曰:饮食自倍,脾胃乃伤。"

《诸病源候论·小儿杂病诸候三·伤饱候》:"小儿食不可过饱,饱则伤脾,脾伤不能磨消食也,令小儿四肢沉重,身体苦热,面黄腹大是也。"

《诸病源候论·宿食不消病诸候·食伤饱候》:"夫食过于饱,则脾不能磨消,令气急烦闷,睡卧不安。"

《幼科发挥·卷之一·原病论》:"大抵小儿之病,大半胎毒,而小半于伤食也,其外感风寒之疾十一而已。"

《寿世保元·卷八·伤食》:"小儿伤食,皆因乳哺不节,过食生冷坚硬之物,脾胃不能克化,积滞中脘,外为风寒所搏,或因夜卧失盖,以致头痛身热……此皆为陈积所伤也。"

《幼科折衷·上卷·诸泻》:"伤食泻因饮食过多,有伤脾气,遂成泄泻。故大便不聚,臭如破卵,宜三棱散。"

《幼科折衷·上卷·吐泻》:"小儿伤食及湿热作吐泻者,须以胃苓汤进,反觉平安。"

《幼幼集成·卷三·伤食证治》:"故小儿之强壮者,脾胃素实,恃其能食,父母纵之,以致太过,停留不化。此食伤脾胃,真伤食也。"

三、寒邪内侵

《诸病源候论·小儿杂病诸侯》:"小儿肠胃虚,或解脱遇冷,或饮食伤冷,冷气入于肠胃而痢,其色白,是为冷痢也。冷甚则痢青也。"

《活幼心书·卷中·明本论·诸泻》:"伤食泻,乃脾胃素弱,复为生冷果食所伤,故大便不聚而泻;或因乳母餐生冷肥腻之物,自乳而过,亦能作泻,面唇俱白,泻稀而少,或如坏鸡子,腥臭异常,身形黄瘦。"

《活幼心书·卷中·明本论·伤寒》:"夹食伤寒,其证鼻流清涕,头疼发热,昼轻夜重,时复吐逆，噫气酸馊，面黄红白，变之不一，目胞微浮，乍凉乍热，心烦发渴，腹痛胀满，皆因饮食过伤，又感风寒，激搏而热。”

《普济方·卷三百九十·婴孩心腹痛等疾门·心腹痛》：“小儿饮食不节，或食冷硬肥腻甘甜过度，伤食不得克化，停积于脏，或因冷气所触，故作疼痛，诊其脉沉细者，乃积也。”

《幼科类萃·卷之十六·伤食门》：“若停食，或感寒邪者，则左手人迎、气口俱大，外症头痛、恶寒、拘急，中脘痞满，或吐或呕或痛者，以藿香正气散或人参养胃汤加木香。”

《寿世保元·卷八·伤食》：“小儿伤食，皆因乳哺不节，过食生冷坚硬之物，脾胃不能克化，积滞中脘，外为风寒所搏，或因夜卧失盖，以致头痛身热……此皆为陈积所伤也。”

《幼科证治大全·伤食》：“夫小儿伤食，皆因乳哺不节，过食生冷坚硬之物，脾胃不能克化，积滞中脘，外为风寒所搏，或因夜卧失盖，以致头痛身热，面黄目胞微肿，腹痛胁胀，足冷肚热，喜睡神昏，不思饮食或恶食，或恶心或呕或哕，或口嗳酸气，或大便败卵臭，或气短痞闷，或胃口作痛，或心下痞满、按之则痛。”

《济世全书·坤集卷七·伤食》：“小儿宿食不消者，脾胃冷故也。小儿乳哺饮食取冷过度，冷气积于脾胃，脾胃则冷。胃为水谷之海，脾气磨而消之，胃气和调则乳哺消化。若伤于冷则宿食不消，或作腹痛胀满，口中气温，面色黄，目无精彩，或白睛多及多睡畏食。”

《幼幼集成·第一卷·五脏所属之证》：“小儿伤食吐泻不已，泻色青绿，或溏白，睡而露睛，手足指冷，额黑唇青。余谓泻痢青绿，肝胜脾土也；或时溏白，脾土虚寒也；额黑唇青，寒水侮土也。悉属中气虚寒，用五味异功散加升麻、柴胡、木香、附子，一剂而愈。”

《幼幼集成·卷二·乳子伤寒证治》：“又有先伤风寒，后伤饮食，或先停饮食，后感风寒，名夹食伤寒。其证壮热头痛，嗳气腹胀，大便酸臭，留连不解，大柴胡汤下之。体素弱者，猩猩散。”

《幼幼集成·卷三·伤食证治》：“凡饮食致病，伤于热者多为火证，而停滞者少；伤于寒者多为停滞，而全非火证。大都饮食之伤，必因于寒物者居多，而温平者次之。盖热则易于腐化流通，所以停滞者少。”

【辨病机】

小儿先天脾胃不健，乳食不节，或感受风寒，食物积滞中焦，导致脾胃受损，运化失常。脾胃虚弱是小儿伤食的常见病机，中焦腐熟运化功能较弱，则乳食积滞，脾胃胀满；饮食不节，过食生冷油腻，脾胃停滞不化，胃气不降，反而上逆，引起幼儿呕吐，或水谷不分，并走大肠，发为泄泻，粪便中夹有乳食；此外，亦有风寒侵袭小儿中焦，致使脾胃功能受损，腹胀腹痛，吞吐不适。

一、脾胃素虚，脾失运化

《太平圣惠方·卷第八十八·治小儿伤饱诸方》：“夫小儿气血未调，肠胃虚嫩，凡于乳哺须是合宜。若乳食过多，脾胃胀满，不能消化，故谓之伤饱也。”

《活幼心书·卷中·明本论·诸泻》：“伤食泻，乃脾胃素弱，复为生冷果食所伤，故大便不聚而泻；或因乳母餐生冷肥腻之物，自乳而过，亦能作泻，面唇俱白，泻稀而少，或如坏鸡子，腥臭异常，身形黄瘦。”

“伤乳吐，才乳哺后即吐，或少停而吐，此因乳食无度，脾气弱不能运化，故有此症。比如小器盛物，满则溢。治法宜节乳，投三棱散。”

《幼科证治大全·脾胃》：“盖小儿脏腑怯弱，乳食过度，则伤脾胃，贵乎谓理得中，无有太过不及，否则脾胃受伤，面㿠无色，口中凉气，不思乳食，呕吐肌瘦，虚弱腹中作痛，则当补脾益胃。”

《幼科证治大全·伤食》：“夫小儿伤食，皆因乳哺不节，皆源小儿脾胃怯弱，乳食易伤，难以消化。初得成积，久则成癖、成疳，变为百病。”

《幼幼集成·卷三·伤食证治》：“冯楚瞻曰：凡小儿伤食，皆由胃气怯弱。”

“如小儿之怯弱者，脾胃素虚，所食原少，或因略加，即停滞而不化。此乃脾虚不能消谷，转运迟耳，非真伤食，作伤食治则误矣。惟宜六君子汤，助其健运，多服自愈。”

《幼科释迷·卷三·吐泻·单吐》：“伤食泻者，乃脾胃素虚，复伤生冷，故大便不聚而泻；或因母餐生冷肥腻亦能作泻，面唇俱白，泻稀而少，或如败卵臭，身形黄瘦，宜固脾和中散、醒脾散。”

二、食伤中焦，脾胃不运

《黄帝内经素问·痹论》："饮食自倍，脾胃乃伤。"

《金匮要略·脏腑经络先后病脉证第一》："食伤脾胃。"

《诸病源候论·小儿杂病诸候三·伤饱候》："小儿食不可过饱，饱则伤脾，脾伤不能磨消食也，令小儿四肢沉重，身体苦热，面黄腹大是也。治宜健脾消食，兼以除热，用保和丸加味。"

《万氏家藏育婴秘诀·卷之三·伤食证治》："小儿之病，伤食最多。故乳食停留中焦不化而成病者，必发热恶食，或噫气作酸，或恶闻食臭，或欲吐不吐，或吐出酸气，或气短痞闷，或腹痛啼哭，此皆伤食之候也。"

《寿世保元·卷八·伤食》："小儿伤食，皆因乳哺不节，过食生冷坚硬之物，脾胃不能克化，积滞中脘，外为风寒所搏；或因夜卧失盖，以致头痛身热，面黄目胞微肿，腹痛胁胀，足冷肚热，喜睡神昏，不思饮食，或恶食，或恶心，或呕，或哕，或口嗳酸气，或大便败卵臭，或气短痞闷，或胃口作痛，或心下痞满，按之则痛。此皆为陈积所伤也，宜以万亿丸利之。若内停于食，或外又感寒邪者，则人迎气口俱紧盛，头痛恶寒拘急兼前等症。"

《幼科折衷·上卷·诸泻》："伤食泻因饮食过多，有伤脾气，遂成泄泻。故大便不聚，臭如破卵，宜三棱散。"

《幼科铁镜·卷四·辨吐》："胃气不和发吐，其候恶食，此由积滞在胃复为伤食，摇儿之头便嗳气。治用火酒曲一枚，火煨黄色研细，白汤调下，用枳壳、木香、陈皮、半夏、香附服之。"

《幼科铁镜·卷四·辨泻》："有伤食兼滞泻者，其候嗳醷气，吞酸胀满，一痛则泻，一泻痛减，治宜用大腹皮、神曲、麦芽、山楂、白术、木香、槟榔。如食已消，痛已止而泻不止者，乃脾失清升之气，宜补中益气汤。若食消而腹犹痛，乃脾痛也，宜小异功散。"

《幼科证治大全·伤食》："夫小儿伤食，皆因乳哺不节，皆源小儿脾胃怯弱，乳食易伤，难以消化。初得成积，久则成癖、成疳，变为百病。"

"夫小儿伤食，皆因乳哺不节，过食生冷坚硬之物，脾胃不能克化，积滞中脘。"

《医宗金鉴·幼科心法要诀·吐证门》："乳食过饱蓄胃中，乳片不化吐频频，身热面黄腹膨胀，消乳保和有神功。"

《医宗金鉴·幼科杂病心法要诀》："伤食吐者，因小儿饮食无节，过食油腻、面食等物，以致壅塞中脘而成也。其症肚腹胀热、恶食口臭、频吐酸黏、眼饱虚浮、身体潮热，治宜清胃和中为主。先用三棱丸止其吐，再用和胃汤化其滞，而病渐愈矣。"

《医宗金鉴·幼科心法要诀·泻证门》："乳食过伤泻酸脓，噫臭腹热胀满疼，口渴恶食溺赤涩，保安平胃奏神功。"

《医宗金鉴·幼科心法要诀·吐证门》："过食伤胃腹胀热，恶食口臭吐酸黏，眼胞虚浮身潮热。"

《医宗金鉴·幼科心法要诀·腹痛门》："食痛伤食心胃痛，食入即痛喜饮凉，恶食腹满吐便秘，承气平胃酌量尝。"

《幼幼集成·卷三·伤食证治》："故小儿之强壮者，脾胃素实，恃其能食，父母纵之，以致太过，停留不化。此食伤脾胃，真伤食也。"

三、中焦虚寒，水谷不消

《诸病源候论·小儿杂病诸侯》："小儿肠胃虚，或解脱遇冷，或饮食伤冷，冷气入于肠胃而痢，其色白，是为冷痢也。冷甚则痢青也。"

《活幼心书·卷中·明本论·伤寒》："夹食伤寒，其证鼻流清涕，头疼发热，昼轻夜重，时复吐逆，噫气酸馊，面黄红白，变之不一，目胞微浮，乍凉乍热，心烦发渴，腹痛胀满，皆因饮食过伤，又感风寒，激搏而热。"

《普济方·卷三百九十·婴孩心腹痛等疾门·心腹痛》："小儿饮食不节，或食冷硬肥腻甘甜过度，伤食不得克化，停积于脏；或因冷气所触，故作疼痛，诊其脉沉细者，乃积也。"

《幼科证治大全·伤食》："夫小儿伤食，皆因乳哺不节，过食生冷坚硬之物，脾胃不能克化，积滞中脘，外为风寒所搏；或因夜卧失盖，以致头痛身热，面黄目胞微肿，腹痛胁胀，足冷肚热，喜睡神昏，不思饮食或恶食，或恶心或呕或哕，或口嗳酸气，或大便败卵臭，或气短痞闷，或胃口作痛，或心下痞满、按之则痛。"

《济世全书·坤集卷七·伤食》："小儿宿食不

消者，脾胃冷故也。小儿乳哺饮食取冷过度，冷气积于脾胃，脾胃则冷。胃为水谷之海，脾气磨而消之，胃气和调则乳哺消化。若伤于冷则宿食不消，或作腹痛胀满，口中气温，面色黄，目无精彩，或白睛多及多睡畏食。或大便酸臭者，当消积，宜万亿丸主之，消食散、白术散皆可用之。"

《幼幼集成·第一卷·五脏所属之证》："小儿伤食吐泻不已，泻色青绿，或溏白，睡而露睛，手足指冷，额黑唇青。余谓泻痢青绿，肝胜脾土也。或时溏白，脾土虚寒也。额黑唇青，寒水侮土也。悉属中气虚寒，用五味异功散加升麻、柴胡、木香、附子，一剂而愈。"

《幼幼集成·卷二·乳子伤寒证治》："又有先伤风寒，后伤饮食，或先停饮食，后感风寒，名夹食伤寒。其证壮热头痛，嗳气腹胀，大便酸臭，留连不解，大柴胡汤下之。体素弱者，猩猩散。"

《幼幼集成·卷三·伤食证治》："凡饮食致病，伤于热者多为火证，而停滞者少；伤于寒者多为停滞，而全非火证。大都饮食之伤，必因于寒物者居多，而温平者次之。盖热则易于腐化流通，所以停滞者少。"

【辨病证】

小儿伤食证，临床表现不一，主要有不思饮食、腹痛腹胀、嗳腐吐酸、呕吐腹泻，或便秘、发热哭闹等。辨证时需注意辨虚实，或虚实夹杂；辨寒热、寒热夹杂：寒多因过食寒凉之物，或肚腹受凉；热多为寒积过久所生虚热。

《幼科发挥·卷之一·原病论》："抵小儿之病，大半胎毒，而小半于伤食也……乳食伤胃，则为呕吐，乳食伤脾，则为泄泻；吐泻既久，则变缓惊，或为肝病，食乳停积，则生湿痰。脾胃虚弱，百病蜂起。故调理脾胃者，医中之王道也。节戒饮食者，却病之良方也。惊疳积热者，小儿之常病也。望闻问切者，医家之大法也。"

《石室秘录·卷五·儿科》："小儿吐泻，伤食之故也。盖饮食饱餐，自难一时消化，不上吐，必下泻矣，亦用前方六君子汤。但吐者去甘草加砂仁，泻者加车前子治之，自能奏功于俄顷。倘不知补脾，而惟图消克，非救儿生，乃送儿死矣。愿人敬听吾言，共登儿龄于百岁也。"

《幼幼集成·卷三·伤食证治》："凡小儿饮食伤脾之证，非可一例而论。有寒伤、有热伤；有暂病、有久病；有虚证、有实证。但热者、暂者、实者，人皆易知；而寒者、久者、虚者，人多不识。如今之小儿，以生冷瓜果，致伤胃气而为腹痛泻利者，人犹以为火热，而治以寒凉，是不识寒证也。有偶因停滞而为胀痛，人皆知其实也，然脾胃之素强者，即滞亦易化，惟其不能化者，则恒有胀满之证。又或有不食亦知饥，少食即作胀，或有无饥无饱，全不思食，或因病有伤胃气，久不思食，本非有余之证。"

一、辨虚实

小儿伤食证有虚实之分，实证常见于乳食不节制，经常进食过量、过饱，或过食生冷，食积中脘，食伤脾胃，是真伤食；虚证或虚实夹杂证，常见于脾胃素虚，饮食不节，稍有过食，或进食寒凉，或食后感寒，即有脾胃胀满，不能消化。

《诸病源候论·小儿杂病诸候三·伤饱候》："小儿食不可过饱，饱则伤脾，脾伤不能磨消食也，令小儿四肢沉重，身体苦热，面黄腹大是也。治宜健脾消食，兼以除热，用保和丸加味。"

《太平圣惠方·卷第八十八·治小儿伤饱诸方》："夫小儿气血未调，肠胃虚嫩，凡于乳哺须是合宜。若乳食过多，脾胃胀满，不能消化，故谓之伤饱也。"

《活幼心书·卷中·明本论·诸泻》："伤食泻，乃脾胃素弱，复为生冷果食所伤，故大便不聚而泻；或因乳母餐生冷肥腻之物，自乳而过，亦能作泻，面唇俱白，泻稀而少，或如坏鸡子，腥臭异常，身形黄瘦。"

《活幼口议·卷之十七·议胀》："上膈胀、中脘胀，食伤膨胀二位，皆由食伤宿冷，眠卧过时，停滞气不顺于三焦，怯弱脉虚，传于五脏。所谓脾不磨食不化，胃不开食无益，所以膨胀。"

《活幼心书·卷中·明本论》："伤乳吐，才乳哺后即吐，或少停而吐，此因乳食无度，脾气弱不能运化，故有此症。比如小器盛物，满则溢。治法宜节乳，投三棱散。积吐，眼胞浮、面微黄、足冷肚热、昼轻夜重。儿大者脉沉缓，此宿冷滞脾，故吐黄酸水或有清痰。脉实而滑，为食积所伤，吐酸馊气或宿食并出，儿小者哯乳不化是也。先用五苓散，姜汁温汤调下和解；次以乌犀丸主之，最小者投三棱散、化癖丸。”

《儒医心镜·卷四·各症病原并用药治法要诀·泄泻》：“食积泻者，腹痛甚而泻，泻后痛减，脉弦紧者是也，用香砂平胃散加减。”

《保婴撮要·卷五·积滞》：“小儿伤食呕吐，发热面赤，服消导之剂，饮食已消，热赤未退。余以为胃经虚热，用六君子加升麻、柴胡各二分，四剂而愈。”

《保婴撮要·卷七·食泻》：“小儿伤食，作泻发热，服寒冷药，热甚作呕，此胃经虚热也。先用四君、升麻而呕止，又用白术散而安。”

“东垣云：伤食则恶食，小儿食泻者，因饮食伤脾，脾气不能健运，故乳食不化而出。若嗳臭吞酸，胸膈胀满，腹痛按之益痛者，虽作泻，而所停滞之物，尚未消也，用保和丸；腹痛按之不痛者，乳食已消也，用异功散；脾气伤而未复，不思饮食者，用六君子汤；所伤生冷之物及喜热者，并加木香、干姜；乳食已消，腹痛已止，泻尚未止者，脾失清升之气也，用补中益气汤。”

《保婴撮要·卷九·渴症》：“一小儿嗜膏粱甘味，发热作渴，小便白浊。用四味肥儿丸，佐以泻黄散，稍愈。复伤食吐泻，服消食丸，胃气复伤，饮食少思，肢体倦怠而渴，先用七味白术散而渴止，次用五味异功散而痊。”

《万氏家藏育婴秘诀·卷之三·伤食证治》：“小儿之病，伤食最多。故乳食停留中焦不化而成病者，必发热恶食，或噫气作酸，或恶闻食臭，或欲吐不吐，或吐出酸气，或气短痞闷，或腹痛啼哭。此皆伤食之候也。”

《万氏秘传片玉心书·卷之五·发热门》：“伤食发热，其症手心、肚腹尤热，噎气吐乳，大便酸臭，或腹痛多啼，腹胀喘急，不思乳食。此因饮食过度所伤，宜先用利药去其积，用丁香脾积丸，复以集圣丸调之。如伤食已久，日渐黄瘦，无时作热者，不可下之。轻者保和丸，重者集圣丸，百无一失。”

《证治准绳·幼科集之七·脾脏部·腹胀》：“小儿腹胀恶食，发热恶心，证类外感，余曰此饮食停滞也，用保和丸一服，诸证顿退；惟腹胀，用异功散而痊。”

《万病回春·卷之七·呕吐》：“小儿伤食，发热面赤、抽搐呕吐、气喘吐痰，此饮食伤脾，肺气虚弱所致。”

《幼科指南·卷一·辨小儿伤寒伤热伤风伤食症候》：“或肿，右额纹青，头肚俱热，胸膈不宽，腹胀而吐，此伤食也。”

《医宗说约·小儿科卷之四·伤食》：“乳食不化自饱闷，嗳气作酸或吐甚，下泄臭屁不思食，沉香末子药可进，大便结者小牛黄，食随利去法有信。”

《幼科铁镜·卷上·辨脾湿》：“脾湿由脾弱不能克水，水反侮土。其候面白而不泽，唇晦而不红，或痰易动而牵齁，或食稍伤而即泻，泻下澄清冷水，或身上发热，此脾湿证也。”

《幼科铁镜·卷四·辨腹痛》：“伤食痛者必恶食，眼胞必浮肿，或泻下酸臭，腹必饱胀，弹如鼓声，或身作热是也。”

《幼科铁镜·卷四·辨吐》：“胃气不和发吐，其候恶食，此由积滞在胃，复为伤食，摇儿之头便嗳气，治用火酒曲一枚，火煨黄色研细，白汤调下，用枳壳、木香、陈皮、半夏、香附服之。”

《慈幼新书·卷九·吐泻》：“小儿吐泻，有因伤食者，吐出酸臭，泻出糟粕，宜加味平胃散。”

《症因脉治·卷四·泄泻论》：“腹痛即泻，泻后即减，少顷复痛泻，腹皮扛起，或成块成条，泻下臭如败卵，此食积泄泻之症也。（脉）右脉沉滑，或见沉数，或见沉弦，沉数热积，沉弦寒积。”

《幼科证治大全·脾胃》：“盖小儿脏腑怯弱，乳食过度，则伤脾胃，贵乎谓理得中，无有太过不及，否则脾胃受伤，面皖无色，口中凉气，不思乳食，呕吐肌瘦，虚弱腹中作痛，则当补脾益胃。治疗凡人以胃气为本，惟治病亦然。胃气有虚有实，虚则有呕吐不食之证，实则有否满内热之证；虚者益之，实者泻之，欲得其平则可。”

《幼科证治大全·霍乱吐泻》：“凡小儿上吐不止、下泻不住，皆因内外伤侵，兼以调护失宜、乳食不节，遂使脾胃虚弱，清浊相干，蕴作而成。”

《良朋汇集经验神方·卷之四·小儿伤食》：“腹胀者，脾胃气虚也。”

《医宗金鉴·幼科心法要诀·吐证门·伤乳吐》：“乳食过饱蓄胃中，乳片不化吐频频，身热面黄腹膨胀，消乳保和有神功。”

《医宗金鉴·幼科杂病心法要诀》：“伤食吐者，因小儿饮食无节，过食油腻、面食等物，以致壅塞中脘而成也。其症肚腹胀热、恶食口臭、频吐酸黏、眼胞虚浮、身体潮热，治宜清胃和中为主。先用三棱丸止其吐，再用和胃汤化其滞，而病渐愈矣。”

《医宗金鉴·卷五十二·泻证门·伤乳食泻》：“乳食过伤泻酸脓，噫臭腹热胀满疼，口渴恶食溺赤涩，保安平胃奏神功。”

《医宗金鉴·卷五十二·吐证门·伤食吐》：“过食伤胃腹胀热，恶食口臭吐酸黏，眼胞虚浮身潮热。”

《医宗金鉴·卷五十四·腹痛门·食痛》：“食痛伤食心胃痛，食入即痛喜饮凉，恶食腹满吐便秘，承气平胃酌量尝。”

《幼幼集成·卷三·伤食证治》：“凡小儿饮食伤脾之证，非可一例而论……如今之小儿，以生冷瓜果，致伤胃气而为腹痛泻利者，人犹以为火热，而治以寒凉，是不识寒证也。有偶因停滞而为胀痛，人皆知其实也，然脾胃之素强者，即滞亦易化，惟其不能化者，则恒有胀满之证。又或有不食亦知饥，少食即作胀，或有无饥无饱，全不思食，或因病有伤胃气，久不思食，本非有余之证。”

《医碥·卷之三·杂症·泄泻》：“或因于食。盖伤食则脾滞，不能运行水谷，故泄，噫气如败卵臭，腹中绞痛，痛一阵泻一阵，下过稍宽，少顷又痛，所下臭秽黏腻，前食既滞，则后食继停，陈陈相因，久而乃出，故臭秽，色黄。”

《幼科释迷·卷二·伤寒·伤寒原由症治》：“凡食热伤乳则吐哯，奶瓣不消，口中醋气；伤食则心下满硬，嗳气作酸，恶食，右手气口脉盛，手心，手背不热，肚背先热，以此别之。”

《幼科释迷·卷三·吐泻·单吐》：“伤食泻者，乃脾胃素虚，复伤生冷，故大便不聚而泻；或因母餐生冷肥腻亦能作泻，面唇俱白，泻稀而少，或如败卵臭，身形黄瘦，宜固脾和中散、醒脾散。”

《增订通俗伤寒论·证治各论·伤寒夹证·夹泻伤寒》：“舌黄而厚，胸满腹胀痛，头痛身热，口黏而秽，为宿食化泻。”

《重订通俗伤寒论·伤寒兼证·漏底伤寒》：“协食自利者，初起虽微恶风寒，而身热口燥，渴饮而呕，胸脘硬痛，嗳腐吞酸，傍流粪水，热臭难闻，矢气亦臭，舌苔黄而垢腻，厚腐堆起，中后愈厚，或如豆腐渣炒黄满布。”

二、辨新病久病

小儿伤食证，一般病程短，以新病为主，表现为恶食、腹痛、腹泻，呕吐或伴发热；若失治误治、病程迁延，或饮食不节制，病情反复，则表现为精神不振，食欲不佳，消瘦面黄，甚至变生他疾。

《幼科发挥·卷之一·原病论》：“大抵小儿之病，大半胎毒，而小半于伤食也，其外感风寒之疾十一而已……乳食伤胃，则为呕吐，乳食伤脾，则为泄泻；吐泻既久，则变缓惊，或为肝病，食乳停积，则生湿痰……脾胃虚弱，百病蜂起。故调理脾胃者，医中之王道也。节戒饮食者，却病之良方也。”

《幼科证治大全·伤食》：“夫小儿伤食，皆因乳哺不节，皆源小儿脾胃怯弱，乳食易伤，难以消化。初得成积，久则成癖、成疳，变为百病。”

“夫小儿伤食，皆因乳哺不节，过食生冷坚硬之物，脾胃不能克化，积滞中脘，外为风寒所搏；或因夜卧失盖，以致头痛身热，面黄目胞微肿，腹痛胁胀，足冷肚热，喜睡神昏，不思饮食；或恶食，或恶心，或呕或哕，或口嗳酸气，或大便败卵臭，或气短痞闷，或胃口作痛，或心下痞满，按之则痛，此皆为陈疾所伤也。”

《幼幼集成·第一卷·五脏所属之证》：“伤食则成积，积久则成疳成癖。如脾久病，大肉消削，肚大青筋或遍身虚肿，或吐泻不止，饮食不入，或多食而瘦，或虫出于口，或唇蹇而缩，皆脾绝也。”

《幼幼集成·卷三·伤食证治》：“小儿之病，伤食最多，故乳食停滞，中焦不化而成病者，必保和丸以导之；导之不去，则攻下之。轻则木香槟榔丸，重则消积丸。伤食一证，最关利害。如迁延不治，则成积成癖；治之不当，则成疳成痨。故小儿之强壮者，脾胃素实，恃其能食，父母纵之，以致太过，停留不化。此食伤脾胃，真伤食也，可用前法治之。如小儿之怯弱者，脾胃素虚，所食原少，或因略加，即停滞而不化。此乃脾虚不能消谷，转运迟耳，非真伤食，作伤食治则误矣。惟宜六君子汤，助其健运，多服自愈。凡小儿脾胃实者，倘纵其口腹，不知节制，则饮食自倍，肠胃乃伤，而实者必致为虚矣。其体之虚怯者，能节其饮食，则肠胃不伤，谷气渐长，而虚者终变为实矣。凡伤食吐泻后，则其所伤之物俱去，只与和其胃气，或异功散，或六神丸。”

三、辨寒热

小儿伤食一证，有寒有热，而以中焦虚寒而致食伤脾胃为多，以多吃生冷，或食后感寒次之。

《诸病源候论·小儿杂病诸侯》：“小儿肠胃虚，或解脱遇冷，或饮食伤冷，冷气入于肠胃而痢，其色白，是为冷痢也。冷甚则痢青也。”

《小儿药证直诀·卷二·吐泻兼变症治》：“吐乳泻黄，伤热乳；吐乳泻青，伤冷乳也。皆当下。”

《小儿卫生总微论方·卷九》：“吐泻乳食不化，其吐及粪，皆有酸臭气者，此伤食吐泻也。凡吐乳泻黄赤者，伤热乳食也。若吐乳泻青白者，伤冷乳食也。并宜微下之，后和胃气，虚者以缓化滞药渐磨化之。

吐泻在初生三日内，壮热不乳，大便乳不消化，或白色者，是伤乳，当微与下，后和胃气，虚者以缓化滞药渐磨化之。”

《幼幼新书·卷第二十七·吐逆第一》：“凡生下无故吐乳，此因乳母冷热不调，啼中喂乳，致令胸膈气逆，旧乳不化，所以多吐。吐下奶瓣或带酸气，谓之奶积。急以牛黄丸疗之。仍服匀气平胃汤药。若脾胃虚滑，吃食多吐，只以平胃丸夹芦荟丸服之。”

《仁斋小儿方论·卷之三·积》：“亦有伤乳伤食而身体热者，惟腹肚之热为甚。人知伤积肚热，粪酸极臭，而夜间有热，伤积之明验，人所未识也。”

《活幼心书·卷中·明本论·伤寒》：“夹食伤寒，其证鼻流清涕，头疼发热，昼轻夜重，时复吐逆，噫气酸馊，面黄红白，变之不一，目胞微浮，乍凉乍热，心烦发渴，腹痛胀满，皆因饮食过伤，又感风寒，激搏而热。其热气与食熏蒸于胃，胃为水谷之海，脾实则能克化，今脾胃因饮食所伤，致有斯疾。”

《普济方·卷三百九十·婴孩心腹痛等疾门·心腹痛》：“小儿饮食不节，或食冷硬肥腻甘甜过度，伤食不得克化，停积于脏，或因冷气所触，故作疼痛，诊其脉沉细者，乃积也。轻则京三棱、莪术、橘皮、缩砂；重则取动，非巴豆、硼砂、干漆，不可止也。”

《幼科类萃·卷之十六·伤食门》：“若停食，或感寒邪者，则左手人迎、气口俱大，外症头痛、恶寒、拘急，中脘痞满，或吐或呕或痛者，以藿香正气散或人参养胃汤加木香、砂仁之类；若肉食不化，必加棠毬子末；面食不化者，加神曲、大麦蘖，生主之；如食在胃口上，未入于胃，乃可吐之，不吐则消导之，待食下胃，变化糟粕，外证已解，乃可下其食也，宜三物厚朴汤；热多者，大柴胡汤；如无外感，但只伤食者，以紫霜丸下之。凡治夹食伤寒，不可先攻其食，且先发散寒邪，次可消导也。”

《幼科类萃·卷之十六·伤食门·伤食证治》：“凡小儿饮食停滞中焦不化而发热者，必恶食也，或噫气作酸，或恶闻食臭，或欲吐不吐，或吐之不尽，或恶心，或气短痞闷，或胃口作疼，或心下痞满，按之则痛，此皆停食之候也，可辨之矣。”

《保婴撮要·卷七·热吐》：“小儿伤食发热，呕吐酸物，手指常冷，此胃气虚寒，阴盛格阳于外，虚热所致也。用保和丸末二钱，浓姜汤调服而吐止，再用六君子汤加山栀而安……小儿伤食，吐泻不已，后便泄青色，睡而露睛，手足指冷，额黑唇青。余谓：大便青色，木胜土也；时或溏泻，脾气不足也；额黑唇青，寒水侮土也；悉属中气虚寒。”

《保婴撮要·卷七·霍乱吐下》：“小儿伤食吐泻，大便溏泄，或青绿色，睡而露睛，手足指冷，额黑唇青，此中气虚弱，寒水侮土也，用五味异功散加升麻、柴胡、木香、附子，一剂而愈。后患吐泻不已，先用胃苓散，后用异功散而安。一小儿，因母每感寒腹痛，饮烧酒，发热痰盛，面赤，手足并热，属胃经实热之天钓也。用清胃散，子母服之，并愈。后因伤乳吐泻，面色或青或白，手足并冷，属脾气虚寒，用六君子、木香、干姜而愈。三岁后，伤食腹痛，唇黑作泻，数去后而无粪，或粪少而青，此元气虚寒下陷，用补中益气汤渐愈。”

《万氏秘传片玉心书·卷之五·心腹痛》：“凡小儿外感风寒，内伤冷物，胃气当心而痛，啼哭闷绝，手足冷，或吐或不吐，以热手按摩则止者，草豆蔻丸主之。凡小儿饮食之后，卒然腹痛，此伤食也。须问其平日有此疾否？若原无此疾，作伤食看，以丁香脾积丸利去所伤之食，用原伤之物，煎汤送下，后以集圣丸调之。若原有此疾，当以积论。”

《片玉心书·卷之二·伤食》：“伤食发热面赤红，恶心腹胀痛时攻，露身怕热不思食，症与伤寒大不同。伤食宜调解，藿香散最宜。保和同与服，病退再养脾。若是成惊搐，惟有下为奇。伤食发热用藿香，苏叶香附朴陈苍。半夏黄连甘草曲，茯苓引子用生姜。”

《幼科推拿秘书·卷一·赋歌论诀秘旨·探病秘旨》:“食伤冷物哑声音。”

《幼科铁镜·卷四·辨腹痛》:“伤食痛者必恶食，眼胞必浮肿，或泻下酸臭，腹必饱胀，弹如鼓声，或身作热是也。”

《济世全书·坤集卷七·伤食》:“小儿宿食不消者，脾胃冷故也。小儿乳哺饮食取冷过度，冷气积于脾胃，脾胃则冷。胃为水谷之海，脾气磨而消之，胃气和调则乳哺消化。若伤于冷则宿食不消，或作腹痛胀满，口中气温，面色黄，目无精彩，或白睛多及多睡畏食，或大便酸臭者，当消积，宜万亿丸主之，消食散、白术散皆可用之。”

《幼幼集成·第一卷·五脏所属之证》:“小儿伤食吐泻不已，泻色青绿，或溏白，睡而露睛，手足指冷，额黑唇青。余谓泻痢青绿，肝胜脾土也；或时溏白，脾土虚寒也；额黑唇青，寒水侮土也，悉属中气虚寒，用五味异功散加升麻、柴胡、木香、附子，一剂而愈。”

《幼幼集成·卷二·乳子伤寒证治》:“又有先伤风寒，后伤饮食；或先停饮食，后感风寒，名夹食伤寒。其证壮热头痛，嗳气腹胀，大便酸臭，留连不解，大柴胡汤下之。体素弱者，猩猩散。”

《幼幼集成·卷三·伤食证治》:“凡饮食致病，伤于热者多为火证，而停滞者少；伤于寒者多为停滞，而全非火证。大都饮食之伤，必因于寒物者居多，而温平者次之。盖热则易于腐化流通，所以停滞者少。”

《幼科释迷·卷二·伤寒·伤寒原由症治》:“凡食热伤乳则吐哯，奶瓣不消，口中醋；伤食则心下满硬，嗳气作酸，恶食，右手气口脉盛，手心、手背不热，肚背先热，以此别之。凡治小儿伤寒发热，必以六君子汤为主，或加神曲、麦芽、山楂、砂仁、香附之类；内实者，加枳实、青皮；热不解者，加柴胡、黄连、黄芩之类；如无热，香砂保和丸。”

四、辨变证

小儿伤食常见变证是惊厥，名食痫；其次是吐血；也有伤食而喘；伤食吐泻日久成疳，或成慢惊风。

《诸病源候论·小儿杂病诸候一·痫候》:“食痫者，因乳哺不节所成。”

《千金要方·卷五·少小婴孺方·惊痫》:“凡先寒后热，或呕吐发热致痫的，称为食痫。症见初起面黄，腹泄，呕吐，下利酸臭，时时抽搐，治宜导滞化痰，用礞石滚痰丸加减。如兼见身热、头痛、烦躁者，加升麻，钩藤、石膏。”

《小儿药证直诀·卷上·脉证治法·伤食后发搐》:“伤食后得之，身体温，多唾多睡，或吐不思食而发搐。当先定搐，搐退，白饼子下之，后服安神丸。”

《普济方·卷三百七十七·婴孩一切痫门·食痫》:“食痫者，因乳食过多，伤动脾与胃，或食停中脘，内生痰热，气逆上冲，为之者食痫。其病之脾，脾纳食，验其证，爱吐气，即发搐是也。此病或大便酸臭，紫霜丸下之，以惊药。其食痫遇伤饱复作，宜下。夫小儿发痫，皆由哺乳不节而成者，食痫也。其证口眼相引，目睛上摇，手足掣疭，背脊强直，或颈项反折，此由脏腑壅滞，内有积热，或乳母饮噉五辛毒物，志怒无节，致烦毒之气，入于乳中，因积乳儿令气血不调，肠胃否塞，故壮热多惊，四肢抽掣，是为食痫之病。”

《奇效良方·卷之六十四·小儿门·违和说》:“食痫为病伤肉食，手足搐动，角弓反张，或拳挛，或张狂大声，如羊如犬，大叫吐出饮食方定，其饮食尽被痰涎包裹在其中。饮痫为病，此患吃食不知饱，忽然连三五日不甚思食，手足搐动，多自梦寐中作，食之太饱，亦便发作。”

《保婴撮要·卷七·食泻》:“小儿伤食，泻青发搐，余谓肝木胜脾也，用六君、木香、钩藤而愈。后伤食腹痛，别用消食丸，唇青额黑，泻益甚，此脾气亏损，寒水反来侮土也。用六君、木香、干姜而痊。举人余时正子，伤食发丹，服发表之剂，手足抽搐，服抱龙丸目瞤痰盛。余谓：脾胃亏损而变慢惊也。无风可祛，无痰可逐，只宜见补胃气，遂用六书加附子一剂而愈。”

《保婴撮要·卷六·呕吐乳》:“小儿伤食呕吐，服克伐之药，呕中见血，用清热凉血，反大便下血，唇色白而或青，余谓脾土亏损，肝木所乘，令空心服补中益气汤，食过服异功散，使涎血各归其源，果愈。小儿伤食，发热面赤，抽搐呕吐，气喘唾痰，此饮食伤脾，肺气虚弱所致，用六君子汤，炒黑黄连、山栀各二分，一剂顿愈。”

《保婴撮要·卷九·肿胀》：“小儿伤食膨胀，服克伐之剂，小便涩滞，改服五苓散，小便益闭，四肢顿肿。余谓：脾胃虚寒，不能通调水道，下输膀胱故也。朝用加减金匮肾气丸，夕用补中益气汤而愈。”

《万氏家藏育婴秘诀·卷之一·脾脏证治》：“伤食者，消积丸、保和丸；宿食成积者，枳朴大黄丸；湿胜者，胃苓丸；欲成疳者，肥儿丸；已成疳者，集圣丸。”

《证治准绳·幼科集之三·心脏部一·疮疡》：“伤食发丹者，因脾胃之气未充，乳食过多，不能运化，蕴热于内而达于肌表也。若因乳食停滞者，先用保和丸消之；大便秘结，量加大黄通之。乳食既消，而丹尚作者，用清中解郁汤治之。丹邪既去，而乳食不思者，用五味异功散补之。发热作渴，或饮食少思者，用七味白术散补之。大凡饮食厚味所致者，赤晕或行而缓慢。若饮烧酒，或误吞信石所致者，遍身赤晕，其行甚速。又有疮疡发焮，周围有赤晕，其热消散，或脓出自退，凡此俱忌砭法，皆宜安里为主，不可攻伐。若自吐泻，亦不可止之，吐泻中有发散之意。因饮烧酒者，饮冷米醋一二杯解之，此神妙之法也。因母多食炙爆膏粱，或饮烧酒，或服辛热燥药，或郁怒伤肝脾，致儿为患者，当参胎热毒疮疡治之。”

《寿世保元·卷八·吐泻·吐泻不治症》：“小儿伤食呕吐，服克伐之药，呕中见血，用清热凉血之药。又大便下血，唇色白而或青。问其故于余。余曰：此脾土亏损，肝木所乘而然也。令空心用补中益气汤，食远用异功散，以调补中气，使涎血各归其源而愈。”

《幼幼集成·卷三·诸血证治》：“小儿吐血，因伤食者最多。盖阳明多气，若郁闷内逼，必致荣血妄行。所以小儿吐血，属胃者十之七八。更有尚在襁褓而吐血者，多由重帏暖阁，火气重逼，或过啖辛辣，流于乳房，儿饮之后，积蕴成热，热极上崩，或吐血，或衄血，或尿血，或便血者有之矣。”

《儿科醒·辨惊风之误论第九》：“伤食发搐：凡小儿饮食过度，致伤脾胃，呕吐多睡，不思乳食，忽然而搐者，此因伤食得之宜消食丸。若食既消而前症仍作，或见虚象者，此脾土伤而肝木乘之也，宜六君子加钩藤钩以健脾平肝，慎勿肆用消导而致变坏症也。”

【论治法】

小儿伤食病，有新病、久病，新病多实，久病多虚，或虚实夹杂；有寒有热，久病易生变证，故伤食的治疗总原则是消食导滞。新病、轻病只需控制饮食；控制饮食未见缓解，则实证予以消食导滞，虚证或虚实夹杂予以健脾消食和胃，中焦虚寒予以温中健脾消食，变证宜随证调制。

《古今医统大全·卷之八十九·幼幼汇集·脾胃门》：“盖小儿脏腑怯弱，乳食过度，则伤脾胃，贵乎调理得中，无有太过不及，否则脾胃受伤，面䀮无色，口中凉气，不思乳食，呕吐肌瘦，虚弱腹中作痛，则当补脾益胃。治疗凡人以胃气为本，惟治病亦然。胃气有虚有实，虚则有呕吐不食之证，实则有否满内热之证；虚者益之，实者泻之，欲得其平则可。平胃散、观音散、益黄散之剂皆壮胃之要药，可对证而调治之。”

一、内治法

1. 消食导滞

《太平圣惠方·卷第八十八·治小儿伤饱诸方》：“治小儿伤饱太过，脾气稍壅，面色赤黄，手足俱热，心腹胀闷，槟榔散方。”

《小儿药证直诀·卷二·吐泻兼变症治》：“吐乳泻黄，伤热乳；吐乳泻青，伤冷乳也。皆当下。”

《小儿卫生总微论方·卷九·吐泻论·伤食吐泻》：“吐泻乳食不化，其吐及粪，皆有酸臭气者，此伤食吐泻也。凡吐乳泻黄赤者，伤热乳食也。若吐乳泻青白者，伤冷乳食也。并宜微下之，后和胃气，虚者以缓化滞药渐磨化之。吐泻在初生三日内，壮热不乳，大便乳不消化，或白色者，是伤乳，当微与下，后和胃气，虚者以缓化滞药渐磨化之。”

《惠眼观证》：“凡生下无故吐乳，此因乳母冷热不调，啼中喂乳，致令胸膈气逆，旧乳不化，所以多吐。吐下奶瓣或带酸气，谓之奶积。急以牛黄丸疗之，仍服匀气平胃汤药。若脾胃虚滑，吃食多吐，只以平胃丸夹芦荟丸服之。若至正、二月间，方以鲊汤丸利之。”

《脾胃论·卷下·饮食伤脾论》：“伤食者有形

之物也，轻则消化，或损其谷，此最为妙也，重则方可吐下。”

《普济方·卷三百九十二·婴孩癖积胀满门·伤饱》：“大黄丸：治小儿伤食，苦饱卧，失衣当风，居湿地，其为病，腹大膨脝，时泄因甚如寒热状；又如霍乱动作，时痢，肠出脓血。半夏散：治小儿吃食太多，伤脾，即不食、吐逆。”

《婴童百问·卷之七·伤食泻第六十八问》：“汤氏云：凡此泻，不宜便补，先用消食药，或用紫霜丸取其积尽，然后可补。《经》云：食泻重，当取痞虚，用补虚。治食泻与香橘饼子、加减观音散、调中汤散以意加减。凡伤食泻，不可即止，宜节饮食，当用进食丸取下食积令尽，次以钱氏加减益黄散，只一服可止，此乃切要治法，然后异功散、四君子汤调理，必取全安。”

《儒医心镜·卷四·各症病原并用药治法要诀·泄泻》：“食积泻者，腹痛甚而泻，泻后痛减，脉弦紧者是也，用香砂平胃散加减。”

《幼科类萃·卷之十六·伤食门·伤食证治》：“若停食，或感寒邪者，则左手人迎气口俱大外证，头疼恶寒，拘急中脘痞闷，或吐或呕或痛者，以藿香正气散或人参养胃汤加木香、砂仁之类。若肉食不化，必加棠球子末；面食不化者，加神曲大麦蘖；生冷肉食果子之类不化者，必加草果、砂仁、枳实、青皮主之。如食在胃口，上未入于胃，乃可吐之，不吐则消导之，待食下胃变化糟粕外证已解，乃可下其食也，宜三物厚朴汤；热多者大柴胡汤；如无外感但只伤食者，以紫霜丸下之。凡治夹食伤寒，不可先攻其食，且先发散寒邪次可消导之也。”

《保婴撮要·卷六·呕吐乳》：“小儿伤食呕吐，发热面赤，服消导清热之剂，饮食已消，热赤未退。余以为胃经虚热，用六君子加升麻、柴胡各二分，四剂而愈。”

《保婴撮要·卷七·食泻》：“东垣云：伤食则恶食，小儿食泻者，因饮食伤脾，脾气不能健运，故乳食不化而出。若嗳臭吞酸，胸膈胀满，腹痛按之益痛者，虽作泻，而所停滞之物，尚未消也，用保和丸；腹痛按之不痛者，乳食已消也，用异功散；脾气伤而未复，不思饮食者，用六君子汤；所伤生冷之物及喜热者，并加木香、干姜；乳食已消，腹痛已止，泻尚未止者，脾失清升之气也，用补中益气汤。余有别症，当参各门。”

《保婴撮要·卷九·渴症》：“一小儿嗜膏粱甘味，发热作渴，小便白浊。用四味肥儿丸，佐以泻黄散，稍愈。复伤食吐泻，服消食丸，胃气复伤，饮食少思，肢体倦怠而渴，先用七味白术散而渴止，次用五味异功散而痊。”

《古今医鉴·卷之十三·伤食》：“消食散：治小儿腹痛，多是饮食所伤，治宜和脾消食。”

《片玉心书·卷之二·伤食》：“伤食发热面赤红，恶心腹胀痛时攻，露身怕热不思食，症与伤寒大不同。伤食宜调解，藿香散最宜。保和同与服，病退再养脾。若是成惊搐，惟有下为奇。伤食发热用藿香，苏叶香附朴陈苍。半夏黄连甘草曲，茯苓引子用生姜。”

《万氏家藏育婴秘诀·卷之三·伤食证治》：“小儿之病，伤食最多。故乳食停留中焦不化而成病者，必发热恶食，或噫气作酸，或恶闻食臭，或欲吐不吐，或吐出酸气，或气短痞闷，或腹痛啼哭。此皆伤食之候也，不必悉俱，便宜损之。损之者，谓姑止之，勿与食之也，使其自消。所谓伤之轻者，损谷自愈也。损之不减，则用胃苓丸以调之。调之者，调其用胃，使乳谷自消化也。调之不减，则用保和丸以导之。导之者，谓腐化乳食，导之使去，勿留胃中也。导之不去，则攻下之，轻则枳朴大黄丸，重则备急丸主之。”

《万氏秘传片玉心书·卷之五·发热门》：“伤食发热，其症手心、肚腹尤热，噫气吐乳，大便酸臭，或腹痛多啼，腹胀喘急，不思乳食。此因饮食过度所伤。宜先用利药去其积，用丁香脾积丸，复以集圣丸调之。如伤食已久，日渐黄瘦，无时作热者，不可下之。轻者保和丸，重者集圣丸，百无一失。”

《幼科发挥·卷之三·脾所生病·胀病》：“小儿腹胀与大人不同，多因伤食得之，宜胃苓丸合丹溪保和丸主之。如果伤食，腹胀或痛，吞酸恶食，大便不利者，宜木香承气丸主之。”

《证治准绳·幼科集之七·脾脏部·腹胀》：“小儿腹胀恶食，发热恶心，证类外感，余曰此饮食停滞也，用保和丸一服，诸证顿退，惟腹胀，用异功散而痊。”

《万病回春·卷之七》：“伤食者，宜消导也。”

《景岳全书·卷之四十一谟集·小儿则·吐

泻》："小儿伤食呕吐，若误会不宜之物，或停积滞浊以致吐者，必胸膈胀满，或肚腹作痛，此其中必有余邪，宜和胃饮、益黄散。若但有食滞而胃不寒者，宜大和中饮、小和中饮。若食滞兼痰而吐者，宜二陈汤、六安煎、苓术二陈煎。若饮食虽滞，而因脾虚不能运化者，此其所重在脾气，不在饮食，止宜养中煎、温胃饮，或理阴煎、圣术煎之类，以培其本。"

《医宗金鉴·卷五十二·吐证门》："过食伤胃腹胀热，恶食口臭吐酸黏，眼胞虚浮身潮热，须服三棱和胃煎。"

《幼幼集成·卷三·呕吐证治》："盖小儿呕吐，有寒有热有伤食，然寒吐热吐，未有不因于伤食者，其病总属于胃。复有溢乳、哯乳、呕哕，皆与呕吐相似，而不可以呕吐治之……凡治小儿呕吐，先宜节其乳食，节者，减少之谓也。"

《幼科切要·卷一·伤食门》："凡小儿伤食，关纹沉滞，胸腹饱胀疼痛，手足心热，或下午热，口渴。兼风者，咳嗽烧热，兼寒者吐泻。凡伤食轻者，以神曲、麦芽、焦楂各二钱，水煎服。伤饭食者，加炒谷芽二钱，老米二钱；伤面食者，加莱菔子一钱，小酒曲一个(烧)；伤肉食者，倍加焦楂或芜荑各一钱；宿食者，加香附一钱；食重者，加枳壳、伏皮各二钱，或少加谷虫数粒亦可；脾虚者，以四君子汤加枳壳、西砂各二钱；伤食咳嗽，服平胃、二陈汤；伤食吐泻者，服洪氏寸金丹，再兼证各自加减。小儿禀赋甚薄，切勿妄用三棱莪术，以伤元气。"

《医宗说约·小儿科卷之四·伤食》："乳食不化自饱闷，嗳气作酸或吐甚，下泄臭屁不思食，沉香末子药可进，大便结者小牛黄，食随利去法有信。"

《幼科铁镜·卷四·辨吐》："胃气不和发吐，其候恶食，此由积滞在胃，复为伤食，摇儿之头便嗳气，治用火酒曲一枚，火煨黄色研细，白汤调下，用枳壳、木香、陈皮、半夏、香附服之。"

《医宗金鉴·卷五十二·吐证门》："乳食过饱蓄胃中，乳片不化吐频频，身热面黄腹膨胀，消乳保和有神功。"

《医宗金鉴·卷五十·幼科杂病心法要诀》："伤乳吐者，因乳食过饱，停蓄胃中，以致运化不及，吐多乳片，犹如物盛满而上溢也。其症身热面黄、肚腹膨胀，治宜消乳丸、保和丸，化其宿乳，安胃和中，节其乳食，自然止也。伤食吐者，因小儿饮食无节，过食油腻、面食等物，以致壅塞中脘而成也。其症肚腹胀热、恶食口臭、频吐酸黏、眼胞虚浮、身体潮热，治宜清胃和中为主。先用三棱丸止其吐，再用和胃汤化其滞，而病渐愈矣。"

《医宗金鉴·卷五十二·泻证门》："乳食过伤泻酸秽，噫臭腹热胀满疼，口渴恶食溺赤涩，保安平胃奏神功。"

《医宗金鉴·卷五十四·腹痛门》："食痛伤食心胃痛，食入即痛喜饮凉，恶食腹满吐便秘，承气平胃酌量尝。"

《医宗金鉴·卷五十二·泻证门》："乳食过伤泻酸秽，噫臭腹热胀满疼，口渴恶食溺赤涩，保安平胃奏神功。"

《幼幼集成·卷三·泄泻证治》"泄泻有五：寒、热、虚、实、食积也。但宜分别所泻之色。凡暴注下迫，属火；水液澄清，属寒；老黄色，属心脾肺实热，宜清解；淡黄色属虚热，宜调补；青色属寒，宜温；白色属脾虚，宜补；酱色属湿气，宜燥湿，馊酸气属伤食，宜消。"

《幼幼集成·卷三·呕吐证治》："伤食吐者，眼泡浮肿，面色微黄足冷，其热日轻夜重，或吐馊酸之气，或吐黄水，或吐青痰，其脉弦实而滑。此有宿食也，宜下去其积乃止，消积丸。伤乳吐者，才乳即吐，或少停而吐。此因乳食无度，脾胃娇嫩，不能运化。此满则溢也，名嗌乳。但宜节其乳，则吐自止。"

《幼幼集成·卷三·泄泻证治》："有伤食及滞泻者，其候口嗳酸气，吞酸腹胀，一痛即泻，一泻痛减，保和丸消之。如食已消，痛已止，而犹泄泻不止者，乃脾失清升之气，气虚下陷，补中益气汤。"

《慈幼便览·伤食》："治伤食停积不消：用白酒曲，即酿酒小曲，炒二两，老麦芽取净末一两，共为细末，每服二钱，白汤调下。治果及糯米伤尤效。又方，治脾虚停食，炒白术二两，枳实煨一两，研末，神曲五钱，打糊为丸，每服三钱，米饮下。"

2. 健脾消食，温中和胃

《诸病源候论·小儿杂病诸候三·伤饱候》："小儿食不可过饱，饱则伤脾，脾伤不能磨消食也，令小儿四肢沉重，身体苦热，面黄腹大是也。治宜健脾消食，兼以除热，用保和丸加味。"

《活幼心书·卷中·明本论·诸泻》:“伤食泻,宜先温正胃气,次理积而后固脾,冲和饮、当归散,合和水、煨姜、枣子煎服。理积,儿大者乌犀丸,小者化癖丸、三棱散、固脾和中散、醒脾散。”

《婴童百问·卷之七·伤食泻第六十八问》:“汤氏云:凡此泻,不宜便补,先用消食药,或用紫霜丸,取其积尽,然后可补。《经》云:食泻重,当取疳,虚用补虚。治食泻,与香橘饼子、加减观音散,调中汤散,以意加减。凡伤食泻,不可即止,宜节饮食,当用进食丸取下食积令尽,次以钱氏加减益黄散,只一服可止,此乃切要治法。然后异功散、四君子汤调理,必取全安。有腹中雷鸣下利者,生姜泻心汤主之。如冷积酿泻,用香朴散止之。白术散以和气调胃,调中散、保安丸能止伤食泻,感应丸、沉香煎、三棱丸皆可服。”

《婴童百问·卷之九·食积冷热第八十三问》:“巢氏云:夫宿食不消者、脾胃冷故也。小儿乳哺饮食,取冷过度,冷气积于脾胃。胃为水谷之海,脾气磨而消之,胃气调和,则乳哺消化,脾伤于冷,则宿食不消,脉沉者伤食不化故也。亦有伤乳伤食而身热者,惟肚腹之热尤甚,人之伤积,肚热粪极臭酸,而夜间有热,伤积之明验,人所未晓也。冷者消食丸、木香丸。夜间有热,天明复冷,乃是伤寒夹食失解故也,当服白饼子,先与微利,次与参苏饮,发热地骨皮饮、秦艽散,退热而安。有实热者,大柴胡汤去大黄,亦可服。《伤寒论》:人病有宿食,何以别之?师曰:寸口脉浮而大,按之反涩,故知有宿食,当下之,宜大承气汤。其喘发热者,紫霜丸主之。冷症用进食丸尤佳,亦治食厥,乃四肢逆冷,面色青黑是也,或当吐而苏。有痰者,温胆汤加减服,痰定而呕自痊,冷症丁香丸可服,白饼子下痰亦可。”

《片玉心书·卷之二·伤食》:“伤食发热面赤红,恶心腹胀痛时攻。露身怕热不思食,症与伤寒大不同。伤食宜调解,藿香散最宜。保和同与服,病退再养脾。若是成惊搐,惟有下为奇。伤食发热用藿香,苏叶香附朴陈苍。半夏黄连甘草曲,茯苓引子用生姜。”

《景岳全书·卷之四十一谟集·小儿则·吐泻》:“小儿伤食呕吐,若误会不宜之物,或停积滞浊以致吐者,必胸膈胀满,或肚腹作痛,此其中必有余邪,宜和胃饮、益黄散。若但有食滞而胃不寒者,宜大和中饮、小和中饮。若食滞兼痰而吐者,宜二陈汤、六安煎、苓术二陈煎。若饮食虽滞,而因脾虚不能运化者,此其所重在脾气,不在饮食,止宜养中煎、温胃饮,或理阴煎、圣术煎之类,以培其本,不可因饮食之故,而直行消伐也。”

《幼科铁镜·卷四·辨泻》:“有伤食兼滞泻者,其候嗳馊气,吞酸胀满,一痛则泻,一泻痛减,治宜用大腹皮、神曲、麦芽、山楂、白术、木香、槟榔。如食已消,痛已止而泻不止者,乃脾失清升之气,宜补中益气汤。若食消而腹犹痛,乃脾痛也,宜小异功散。”

《幼科铁镜·卷四·辨吐》:“胃气不和发吐,其候恶食,此由积滞在胃复为伤食,摇儿之头便嗳气。”

《幼幼集成·卷三·伤食证治·入方》:“治小儿伤食,脾不运化,以致面黄肚大。此方补多消少,诚为伤食运化之良方。漂白术(二两,用土拌炒)小枳实(一两,酒炒)胃虚不思饮食者,加藿香叶五钱焙,西砂仁五钱酒炒,名香砂枳实丸;小儿体质肥白有痰者,加真广皮五钱酒炒,法半夏五钱焙,名橘半枳实丸。上药炒制,以鲜荷叶包饭煨熟,去荷叶,将饭同前末捣匀,为丸极小。每一二钱,半饥白汤下。”

《幼幼集成·卷三·伤食证治》:“凡伤食吐泻后,则其所伤之物俱去,只与和其胃气,或异功散,或六神丸。”

“伤食一证,最关利害……如小儿之怯弱者,脾胃素虚,所食原少,或因略加,即停滞而不化。此乃脾虚不能消谷,转运迟耳,非真伤食,作伤食治则误矣。惟宜六君子汤,助其健运,多服自愈。”

“大凡小儿原气完固,脾胃素强者,多食不伤,过时不饥。若儿先因本气不足,脾胃素亏者,多食易伤,如攻伐一用,饮食虽消,而脾气复经此一番消伐,愈虚其虚;后日食复不化,犹谓前药已效,汤丸叠进,展转相害,羸瘦日增,良可悲矣!故医有贫贱之医,有富贵之医,膏粱子弟与藜藿不同,太平之民与疮痍自别。乡村里巷,顽夫壮士,暴有所伤,攻伐之剂,一投可愈;倘膏粱幼稚,禀受怯弱,娇养柔脆,一例施之,贻害不小矣。”

《幼科释迷·卷二·伤寒·伤寒原由症治》:“凡食热伤乳则吐哯,奶瓣不消,口中醋气。伤食则心下满硬,嗳气作酸,恶食,右手气口脉盛,手心热，手背不热，肚背先热，以此别之。凡治小儿伤寒发热，必以六君子汤为主，或加神曲、麦芽、山楂、砂仁、香附之类；内实者，加枳实、青皮；热不解者，加柴胡、黄连、黄芩之类；如无热，香砂保和丸。”

《幼科切要·卷一·伤食门》：“凡小儿伤食，关纹沉滞，胸腹饱胀疼痛，手足心热，或下午热，口渴。兼风者，咳嗽烧热，兼寒者吐泻。凡伤食轻者，以神曲、麦芽、焦楂各二钱，水煎服。伤饭食者，加炒谷芽二钱，老米二钱；伤面食者，加莱菔子一钱，小酒曲一个（烧）；伤肉食者，倍加焦楂或芜荑各一钱；宿食者，加香附一钱；食重者，加枳壳、伏皮各二钱，或少加谷虫数粒亦可；脾虚者，以四君子汤加枳壳、西砂各二钱；伤食咳嗽，服平胃、二陈汤；伤食吐泻者，服洪氏寸金丹，再兼证各自加减。小儿禀赋甚薄，切勿妄用三棱莪术，以伤元气。”

“凡小儿伤食，关纹沉滞，胸腹饱胀疼痛，手足心热，或下午热，口渴。兼风者，咳嗽烧热，兼寒者吐泻。凡伤食轻者，以神曲、麦芽、焦楂各二钱，水煎服。伤饭食者，加炒谷芽二钱，老米二钱；伤面食者，加莱菔子一钱，小酒曲一个（烧）；伤肉食者，倍加焦楂或芜荑各一钱；宿食者，加香附一钱；食重者，加枳壳、伏皮各二钱，或少加谷虫数粒亦可；脾虚者，以四君子汤加枳壳、西砂各二钱；伤食咳嗽，服平胃、二陈汤；伤食吐泻者，服洪氏寸金丹，再兼证各自加减。小儿禀赋甚薄，切勿妄用三棱莪术，以伤元气。”

《保赤新编·卷一·发热》：“有夜热者，诸书俱主阴虚，然在小儿则伤食居多，本斋历验不爽。景岳谓小儿饮食内伤，本无发热之证，反讥主伤食而行消导才显谬，此亦千虑之一失也。治用胃苓散加炒山栀或土炒黄连。如果阴虚，用四物汤加银柴胡、地骨皮、鳖甲之类。”

3. 变证治疗

《千金要方·卷五·惊痫》：“凡先寒后热，或呕吐发热致痫的，称为食痫。症见初起面黄，腹泄，呕吐，下利酸臭，时时抽搐，治宜导滞化痰，用礞石滚痰丸加减。如兼见身热、头痛、烦躁者，加升麻、钩藤、石膏。”

《小儿药证直诀·卷上·脉证治法·伤食后发搐》：“伤食后得之，身体温，多唾多睡，或吐不思食而发搐。当先定搐，搐退，白饼子下之，后服安神丸。”

《普济方·卷三百七十七·婴孩一切痫门·食痫》：“食痫者，因乳食过多，伤动脾与胃，或食停中脘，内生痰热，气逆上冲，为之者食痫。其病之脾，脾纳食，验其证，爱吐气，即发搐是也。此病或大便酸臭，紫霜丸下之，以惊药。其食痫遇伤饱复作，宜下。”

《奇效良方·卷之六十四·小儿门·违和说》：“食痫为病伤肉食，手足搐动，角弓反张，或拳挛，或张狂大声，如羊如犬，大叫吐出饮食方定，其饮食尽被痰涎包裹在其中。饮痫为病，此患吃食不知饱，忽然连三五日不甚思食，手足搐动，多自梦寐中作，食之太饱，亦便发作。”

《保婴撮要·卷七·食泻》：“小儿伤食，泻青发搐，余谓肝木胜脾也，用六君、木香、钩藤而愈。后伤食腹痛，别用消食丸，唇青额黑，泻益甚，此脾气亏损，寒水反来侮土也，用六君、木香、干姜而痊。举人余时正子，伤食发丹，服发表之剂，手足抽搐，服抱龙丸目瞤痰盛。余谓：脾胃亏损而变慢惊也。无风可祛，无痰可逐，只宜见补胃气，遂用六书加附子一剂而愈。小儿伤食呕吐，服克伐之药，呕中见血，用清热凉血，反大便下血，唇色白而或青，余谓脾土亏损，肝木所乘，令空心服补中益气汤，食过服异功散，使涎血各归其源，果愈。小儿伤食，发热面赤，抽搐呕吐，气喘唾痰，此饮食伤脾，肺气虚弱所致，用六君子汤，炒黑黄连、山栀各二分，一剂顿愈。小儿伤食膨胀，服克伐之剂，小便涩滞，改服五苓散，小便益闭，四肢顿肿。余谓：脾胃虚寒，不能通调水道，下输膀胱故也。朝用加减金匮肾气丸，夕用补中益气汤而愈。”

《保婴撮要·卷二·发搐》：“伤食后发搐，身热困睡，呕吐不思乳食者，当先定搐，后用白丸子下之。”

《育婴家秘·卷之三·伤食证治》：“如伤食发热变惊风者，先去食积，使食去热除而搐自止，宜加减宣风散主之；发搐者，人参羌活散。”

《证治准绳·幼科集之三·心脏部一·疮疡》：“伤食发丹者，因脾胃之气未充，乳食过多，不能运化，蕴热于内而达于肌表也。若因乳食停滞者，先用保和丸消之；大便秘结，量加大黄通之。乳食既消，而丹尚作者，用清中解郁汤治之。丹邪既去，而乳食不思者，用五味异功散补之。发热作渴，或饮食少思者，用七味白术散补之。大凡饮食厚味所致者，赤晕或行而缓慢。若饮烧酒，或误吞信石所致者，遍身赤晕，其行甚速。又有疮疡发焮，周围有赤晕，其热消散，或脓出自退，凡此俱忌砭法，皆宜安里为主，不可攻伐。若自吐泻，亦不可止之，吐泻中有发散之意。因饮烧酒者，饮冷米醋一二杯解之，此神妙之法也。因母多食炙爆膏粱，或饮烧酒，或服辛热燥药，或郁怒伤肝脾，致儿为患者，当参胎热毒疮疡治之。"

《寿世保元·卷八·吐泻·吐泻不治症》："小儿伤食呕吐，服克伐之药，呕中见血，用清热凉血之药。又大便下血，唇色白而或青。问其故于余。余曰：此脾土亏损，肝木所乘而然也。令空心用补中益气汤，食远用异功散，以调补中气，使涎血各归其源而愈。"

《慈幼便览·卷一·呕吐·小儿呕吐简便方》："伤食呕吐，眼胞浮肿，面色微黄，足冷，其热日轻夜重，或吐酸，或吐黄水，或吐青痰，此有宿食也：砂仁、法半夏、藿香各钱半，公丁香、枳壳、木香、厚朴，姜汁炒，各一钱，共为细末，用炒神曲研细四钱，打糊为丸如龙眼大，每服一丸，姜枣煎汤化下。如伤肉食者，加楂肉八分，同煎。如伤面食者，加炒麦芽八分，同煎。"

《儿科醒·卷一·辨惊风之误论》："伤食发搐：凡小儿饮食过度，致伤脾胃，呕吐多睡，不思乳食，忽然而搐者，此因伤食得之宜消食丸。若食既消而前症仍作，或见虚象者，此脾土伤而肝木乘之也，宜六君子加钩藤勾以健脾平肝，慎勿肆用消导而致变坏症也。"

二、外治法

《幼幼集成·卷一·指明火穴·宜用火者》："一食伤脾胃，肚大青筋，于端午日午时，用全身灯火，复于青筋开叉处，以火载之，一叉一点，其病自消。"

《幼幼集成·卷三·食积证治》："治伤冷食及难化之物，用生姜、紫苏煎浓汤，置浴盆内，令患者乘热坐汤内，以手揉其腹胸，以热汤淋之，气通即化矣。又方，以生姜捣粒，紫苏捣粒，炒热布包，熨胸腹，如冷，再炒再熨，神效。"

【论用方】

一、治小儿脾虚伤食方

1. 白术散（一名**七味白术散**）（《小儿药证直诀·卷下·诸方》）

主治脾胃虚弱，伤食泻，兼外感者益佳。

人参（二钱五分） 白茯苓（炒，五钱） 白术（五钱） 藿香叶（五钱） 木香（二钱） 甘草（一钱） 葛根（五钱，渴者加至一两）

上为末。每服三钱，水煎服。

2. 异功散（《小儿药证直诀·卷下·诸方》）

治脾胃虚弱所致伤食、腹胀、吐泻等。

官拣参（切） 漂白术（土炒） 白云苓（乳蒸） 真广皮（酒炒） 炙甘草（各等分）

为末。生姜五片，大枣二个同煎，空腹时温服。

3. 六君子汤（《小儿药证直诀·卷下·诸方》）

主治调理脾胃，进乳食，止泄泻，兼治痰湿。

人参 白术 茯苓 甘草（炙） 陈皮 半夏（各等分）

上㕮咀。每服二钱，加姜、枣煎。治小儿伤食，呕吐发热面赤。依本方，加升麻、柴胡。

4. 参苓白术散（《太平惠民和剂局方·卷三·治一切气》）

治脾胃虚弱，饮食不进，多困少力，中满痞噎，呕吐泄泻，及大病后调助脾胃。

人参（去芦） 白术（炒） 白茯苓 甘草（炙） 山药（炒，各二斤） 白扁豆（姜汁浸，去皮，微炒，一斤半） 莲子肉（去皮） 砂仁 薏苡仁（炒） 桔梗（炒令深黄色，各一斤）

上为末。每服一钱，枣汤调服，或饮汤亦可。

5. 补中益气汤（《内外伤辨惑论·卷中·饮食劳倦论》）

治脾胃虚弱，中气下陷所致的各种病症。

黄芪（病甚、热甚者一钱） 人参（三分，有嗽去之） 甘草（炙，五分） 当归（酒制） 橘皮 升麻 柴胡（各三分） 白术（五分）

水二盏，枣一枚，姜一片，煎至一盏；量气弱气盛，临病斟酌水盏大小，去滓，食远稍热服，如伤重者，不过二服而愈。

6. 醒脾散(《袖珍方·卷之四·调理脾胃》)

治小儿脾胃怯弱,为风冷所乘,体热,头痛,霍乱。

天南星(二个,重八钱者) 缩砂仁(四十枚,各炮) 人参(去芦) 丁香(四十粒) 白茯苓 藿香叶 白术 甘草(炙,各半两)

上为末,生姜、冬瓜子煎服。

7. 三棱丸(《婴童百问·卷之七·伤食泻第六十八问》)

治小儿先脾虚,后伤食,不可下者;及疳疾腹胀。

三棱(醋炒,煨) 制莪术 青皮 枳实(炒) 厚朴(麦焙) 木香 神曲(炒) 炒黄连 香附(醋焙) 川芎 使君子肉 夜明砂 麦芽 干蟾(烧存性) 槟榔 砂仁 陈皮(去白) 半夏(姜制,各三钱半) 当归(一钱)

另取神曲煮糊为丸如粟米大。每服二十至五十丸,米汤送下。大便黄涎臭秽为度,此乃积滞去也。

8. 调中散(《婴童百问·卷之六·呕证吐乳证第六十问》)

治伤食泻,凡此泻不宜便补,先用食药,或紫霜丸取其积尽,然后可补。

人参(去芦) 白茯苓 白术(炒) 木香 干姜(炮) 藿香叶 香附子(炒,去毛) 砂仁(炒) 甘草(炙) 丁香 (各一两)

上为末。每服一钱,姜枣汤下,肚痛白汤,大小以意加减。

9. 白术膏(《摄生众妙方·卷二》)

治小儿吐泻,能和脾胃,进饮食,化滞磨积。

人参(六钱) 白术(一两五钱,陈土炒) 白茯苓(去皮,一两) 甘草(炙,五钱) 白豆蔻(大者,去壳,十五粒) 砂仁(大者四十粒,炒) 肉豆蔻(中大四个,鸡蛋清炒) 木香(二钱) 山药(姜汁炒,一两)

上为极细末,炼蜜丸如皂子大。每服一丸,空心米汤化下。

10. 四君子汤〔《古今医统大全·卷之八十九·幼幼汇集(中)·脾胃门第一》〕

治脾胃气虚,调理脾胃,进乳食,止泄泻。

人参 白术(土炒) 茯苓 甘草(炙,各等分)

上入姜枣,水煎服,调理小儿诸疾,和胃养气。胃冷呕吐加丁香;呕逆加藿香;脾胃不和,加木香、砂仁;脾弱腹胀,不思饮食,加扁豆、粟米;伤食加神曲。

11. 家传保和丸(《育婴家秘·卷之一·脾脏证治》)

治气虚伤食者。伤食之病有二:小儿素强者,偶被饮食所伤,此食伤脾胃也,宜用上丹溪保和丸治之;如脾胃素弱者,饮食略多,便成内伤,此脾不能传化,宜服此方,以助传化之职也。

参 白术(去芦,各三钱) 白茯苓(去皮,一钱半) 甘草(炙) 山楂肉 麦芽 神曲(炒,各一钱)

为细末,另用神曲水煎作糊为丸。

12. 白术助胃丹(《明代方书·医便卷四·慈幼类》)

治小儿吐泻,大能和脾胃,进饮食,化滞磨积。

白术(一两五钱,陈土炒) 人参(六钱) 白茯苓(去皮,一两) 甘草(炙,五钱) 白豆蔻(大者去壳,十五粒) 砂仁(大者四十粒,炒) 肉豆蔻(中大四个,鸡蛋清炒) 木香(二钱) 山药(姜汁炒,一两)

上为极细末,炼蜜丸如皂子大。每服一丸,空心米汤化下。

又方,治小儿食伤。

白术(一钱) 陈皮(七分) 麦芽(一钱) 厚朴(六分) 甘草(四分) 枳实(六分)

伤乳及粥饭、米曲:加神曲(真炒香)一钱、半夏六分,更增麦芽五分;若伤鱼、肉、果子等食:加山楂一钱(炒)、砂仁五分、黄连三分、草果三分;伤生冷之物,腹痛,泄泻清冷色白:加砂仁、山楂、神曲各八分,煨木香四分、干姜(炒紫黑)三分;伤辛热饮食,或伤食停积,日久食郁作热,呕吐酸水,或大便积痢不快,或黄黑色,此有热也:加姜炒黄连七分、山楂、川芎各五分、木香三分;寻常些小伤食,不必服药,只用麦芽,入姜二片,煎汤饮之。

上药,用姜二片,水一钟,煎六分,食前服。

若饮食伤脾胃,食积在内作热,见于肌表,或潮热往来,只宜理中而表热自除,不可解表,宜用前方,加山楂、白芍药、升麻、干葛各八分、生甘草二分、炙甘草二分、黄连五分,以消食积之热;表热未除,亦宜加除脾胃之热,热壮盛,脉有力者,更加煅石膏一钱。此皆太阴、阳明二经药也。

又方,治小儿伤食服前消导药,积去后泄泻不止,服此方调补脾胃,止泻。

白术(一钱二分) 白茯苓(一钱) 白芍药(一钱,酒炒) 木香(煨) 甘草(炙) 肉豆蔻(各四分) 黄连(姜炒) 神曲(姜炒) 陈皮(各六分) 干姜(炒半黑,二分半)

上用姜二片煎,食前温服。泄泻止后,调理以复脾胃之气,本方去干姜、神曲、肉果,加人参六分、黄芪三分,服二贴愈。过服解表止泻剂,致损脾胃中血气,本方去肉果、木香、干姜、神曲、黄连,加山楂三分、当归四分、半夏(姜制)八分、麦门冬六分、川芎二分。此皆平和之剂,故可常服调理以复胃气,虽大人亦可服也。

13. 香砂养胃汤(《增补万病回春·卷二·饮食》)

治小儿伤食吐泻,脾胃不和,腹痛等证。

炒香附 砂仁 炒苍术 姜厚朴 陈皮 茯苓(各八分) 人参 木香(各五分) 白术(一钱) 白豆蔻仁(七分) 炙甘草

为粗末,加生姜、大枣水煎服。治脾胃不和,不思饮食,口不知味,痞闷不舒。脾胃寒加干姜、官桂;肉食不化加山楂、草果;米粉面食不化加神曲、麦芽;生冷瓜果不化加槟榔、干姜;胸腹饱闷加枳壳、莱菔子、大腹皮;伤食胃脘痛加木香、枳实、益智仁;伤食泄泻加干姜、乌梅、白术;伤食恶心呕吐加藿香、丁香、半夏、乌梅、干姜。

14. 启脾丸(《幼科证治大全·伤食》)

治小儿食泻,调理脾胃。此药消食,止泄止吐,消痞消黄,消胀,定腹痛,益元气,健脾胃。

人参 白术(炒) 茯苓 山药 莲肉(各一两) 山楂 陈皮 泽泻 甘草(炙,各五钱)

上为末,炼蜜为丸如绿豆大。每三四十丸,空心米汤送下。小儿常患伤食诸疾,服之立愈。

15. 香砂平胃散(《医宗金鉴·卷五十四·食痛》)

治伤食腹痛。

苍术(米泔水浸炒) 陈皮 厚朴(姜炒) 炙甘草 缩砂仁(研) 香附(醋炒) 南山楂 神曲(炒) 麦芽(炒) 白芍(炒)

生姜作引,水煎服。

16. 洁古枳实丸(《幼幼集成·卷三·伤食证治·入方》)

治小儿伤食,脾不运化,以致面黄肚大。此方补多消少,诚为伤食运化之良方。

漂白术(二两,用土拌炒) 小枳实(一两,酒炒)

胃虚不思饮食者,加藿香叶五钱(焙)、西砂仁五钱(酒炒),名香砂枳实丸;小儿体质肥白有痰者,加真广皮五钱(酒炒)、法半夏五钱(焙),名橘半枳实丸。

上药炒制,以鲜荷叶包饭煨熟,去荷叶,将饭同前末捣匀,为丸极小。每一二钱,半饥白汤下。

二、治小儿过食伤食方

1. 槟榔散(《太平圣惠方·卷第八十八·治小儿伤饱诸方》)

治小儿伤饱太过,脾气稍壅,面色赤黄,手足俱热,心腹胀闷。

槟榔 枳壳(麸炒微黄,去瓤) 人参(去芦头) 川大黄(锉碎,微炒,各半两) 赤茯苓 神曲(炒微黄) 陈橘皮(汤浸去白瓤,焙) 麦蘖(炒微黄) 甘草(炙微赤,锉,各一分)

上件药捣,粗罗为散。每服一钱,以水一小盏,入生姜少许,葱白二寸,煎至五分,去滓温服,日三四服,量儿大小,以意加减服之。

2. 前胡散(《太平圣惠方·卷第八十八·治小儿伤饱诸方》)

治小儿伤饱,心腹滞闷,不能乳哺。

前胡(去芦头) 槟榔 川大黄(锉碎,微炒) 枳壳(麸炒微黄,去瓤) 赤茯苓 沉香(各半两) 诃梨勒皮(三分) 木香 甘草(炙微赤,锉,各一分)

上件药捣粗罗为散。每服一钱,以水一小盏,入生姜少许,煎至五分,去滓温服,日三四服,更量儿大小,以意加减。

3. 木香散(《太平圣惠方·卷第八十八·治小儿伤饱诸方》)

治小儿乳食过度,腹中胀满。

木香 鳖甲(涂醋炙令黄,去裙襕) 牵牛子(微炒) 川大黄(锉碎,微炒,各半两) 赤茯苓(一分)

上件药捣细,罗为散。每服,以温浆水调下半钱,晚后再服,更看儿大小,以意增减服之。

4. 赤芍药丸(《太平圣惠方·卷第八十八·治小儿伤饱诸方》)

治小儿伤饱,心腹妨闷,胁下或痛。

赤芍药 柴胡(去苗) 赤茯苓 诃梨勒皮 槟榔(各半两) 川大黄(锉碎,微炒) 鳖甲(涂醋炙令黄,去裙襕,各三分) 桂心 木香(各一分)

上件药捣罗为末,炼蜜和丸如绿豆大。每服以粥饮下五丸,日三四服,更量儿大小,以意加减。

5. 半夏散(《太平圣惠方·卷第八十八·治小儿伤饱诸方》)

治小儿吃食太多,伤脾,即不食吐逆。

半夏(三分,生) 黄葵子 防风 远志 款冬花 桂心 前胡 干姜(各一分)

上并捣为散。空心米饮下一钱,服之立效。乳母不可服。

6. 芍药丸(《太平圣惠方·卷第八十八·治小儿伤饱诸方》)

1) 疗四五岁儿,因食及在胎中宿热,乳母饮食粗恶辛苦,乳汁不起,儿哺不为肌肤,心腹痞满,萎黄瘦瘠,四肢痿躄缭戾。服之令充悦。

芍药(十分,炙令黄) 黄耆 鳖甲(炙) 人参(各四分) 柴胡(八分) 茯苓(六分) 甘草 干姜(各三分,如热以枳实代)

上捣筛,蜜和丸如大豆大。服五丸,日二服。忌如常法。一方有大黄无黄耆,云服一丸。一岁以上,乳服三丸。七岁儿服十丸。日二服。

2) 治伤饱羸瘦,不生肌肉,乳食不化。

芍药(七分,炙) 柴胡(四分) 大黄(三分) 桂心(一分) 茯苓 干姜 鳖甲(炙,各二分)

上为末,蜜丸。一岁儿先哺乳,吞小豆大三丸,日三服。

7. 进食丸(《小儿卫生总微论方·卷十·吐泻方治》)

治伤饱乳食不消,壮热腹痛胀满。吐哯无度。

木香 枳壳(麸炒去穰) 当归(去须洗,焙) 代赭石(火煅醋淬,不计遍数,以易碎为度,别研) 朱砂(研飞,各半两) 巴豆霜(一分)

上为末,糊丸黍米大。一岁儿一丸,温水下,无时。

8. 平胃散(《幼科证治大全·三〇·脾胃》)

治脾胃不和,不思乳食,心腹疼,口苦无味,呕哕恶心,噫气吐酸,面色痿黄,体弱肌瘦,肚痛泄泻,并服之。

厚朴 陈皮(各三两) 苍术(五两) 甘草(一两,炙)

上为末。每服二钱,姜一片,枣二枚,水煎,空心入盐少许调服。常服快气,暖胃,化宿食,消痰。

9. 消积丸(一名**丁香丸**)(《普济方·卷三百九十二·婴孩癖积胀满门》)

治小儿食积,口中气温,面黄白,多睡,及乳积。此由啼哭未已,以乳兴儿,停滞不化得之。

缩砂(三十个) 丁香(九个) 乌梅肉(二个) 巴豆(一个,去油)

上为细末,糊丸如黍米大。三岁以上五六丸,以下二三丸,用温水下,无时服。

10. 木香三棱丸(《普济方·卷一百七十一·积聚门·积聚心腹胀满》)

治胸膈痞闷,腹胀满,胁肋痛,食饮迟化,四肢困倦,呕逆恶心,口苦无味,积滞冷物,不思饮食,癥瘕痃癖,坚硬气块,并宜服之。小儿伤食服之,其效如神。

木香 丁香 砂仁 红豆 姜屑(炒) 甘松(水洗) 良姜 厚朴(姜制) 香附子(炒) 枳实(炒) 枳壳 萝卜子(各一两) 荆三棱 石三棱 鸡爪三棱 槟榔 青皮(去瓤) 陈皮(去白,各一两半) 莪术(醋炙) 神曲(炒) 麦芽(炒) 甘草(炒,各二两) 牵牛(炒) 苍术(泔浸一半,醋浸一半,各八两) 荜澄茄 白豆蔻 雷丸 青木香 藕节(各半两)

上为细末,滴水丸如梧桐子大。每服四五十丸,温生姜汤送下,食后服。

11. 丁香散(《普济方·卷三百九十四·婴孩吐泻门·吐哯》)

治小儿乳后吐哯不止。

丁香 石莲肉 枇杷叶(姜汁涂炙热,各等分)

上为末。每服一钱半,米饮调下。

12. 快膈消食丸(《仁斋直指小儿方·卷三》)

治小儿乳食积滞。

砂仁 橘红 三棱(煨) 莪术 神曲 麦芽(炒,各半两) 香附子(炒,一两)

上为末,面糊丸绿豆大。食后紫苏汤下,二

十丸。

13. 三棱煎丸(《活幼口议·卷之十七·议胀》)

治诸积滞食不化,婴孩小儿食伤生冷、黏腻、热毒等物,脾胃积滞,久不克化,令儿肚热脚冷,痞癖寒热;及疗癥瘕,中脘不和,膨胀上膈,气壅心腹,不得宣通,所以作疾。

京三棱　蓬莪术(并炮,各半两)　羌花(一分)　鳖甲(去裙,米醋炙令焦,半两)　淡豆豉(二两重)　巴豆(二十一粒,去壳)　川当归(半两)　杏仁(去皮尖,一分,令炒赤)

上前六味一处,以米醋一碗煮令干,仍就炒起更细,截焙为末;次入当归末,又入杏仁、巴淡豆和匀,水煮面糊为丸麻子大。每服二十丸,生姜汤下,大小加减服之。

14. 保和丸(《幼幼集成·卷三·伤食证治·入方》)

治饮食停滞,胸膈痞闷,腹胀等证。

六神曲(炒)　真广皮(炒)　法半夏　白云苓(炒,各一两)　京楂肉(三两)　净连翘(炒)　萝卜子(炒,各五钱)

共为细末,炼蜜为丸。每服一二钱,姜汤下。

15. 紫霜丸

1)《普济方·卷三百七十七·婴孩一切痫门·食痫(附论)》

治乳哺失节,宿滞不化,胸腹痞满,呕吐恶心,便利不调,乳食减少。又治伤寒温壮,内挟冷实,大便酸臭,或已得汗,身热不除。及变蒸发,多日不解,因食成痫,先寒后热。并宜服之。

代赭石(煅,醋淬,研)　赤石脂(末,各一两)　巴豆(炒,三十粒,去皮心,出油,细研)　杏仁(五十枚,去皮尖,麸炒,别研)

上件合研细,汤浸蒸饼丸,如麻子大。每服三丸,乳汁或米饮下,微利为度,量儿大小加减。

2)《古今医统大全·卷之八十九·幼幼汇集·脾胃门第一》

治小儿食伤,或病奶至冷,腹胀。

生姜(切成片子)　巴豆(去皮,各半两)

以上二味,用好醋一大碗煮干去姜,取巴豆研细:

雄黄　朱砂(各半钱,并研细)

上件一处为末研匀,用蒸饼糊为丸如粟米大。小儿伤食三粒,肠胀、喘息分减大小,用食汤下,无时。

16. 下积丸(《婴童百问·卷之五·积滞第四十九问》)

治乳食伤积,心腹胀满,气粗壮热,或泻或呕。

丁香(二十粒)　砂仁(二十个)　使君子(五个)　乌梅(三个)　巴豆(不去油,三粒)

上为末,烂饭丸麻子大。每服三丸,陈皮汤下。

17. 三黄枳术丸

1)《幼科类萃·卷之十六·伤食门·伤食诸方》

治伤肉、湿面、辛辣味厚之物,填塞,闷乱不快。

枳实(麸炒,五钱)　黄连(去须,酒浸洗)　大黄(湿纸裹煨)　橘皮　白术(以上各一两)　黄芩

上为极细末汤浸,饼为丸如绿豆大。每服五十丸,白汤下,临时量所伤多少加减服之。

2)《育婴家秘·卷之三·感冒四气》

治伤食,乃下剂之轻者,有热者可服。

黄芩(酒炒)　黄连(炒)　大黄(酒煨)　枳实(炒)　白术(等分)

神曲糊丸黍米大。每服二三十丸,白汤下。

18. 巴豆三棱丸(一名**木香见晛丸**)(《幼科类萃·卷之十六·伤食门·伤食诸方》)

治生、冷、硬物所伤,心腹满闷疼痛。

巴豆霜(五分)　木香(二钱)　升麻　柴胡(以上各三钱)　草豆蔻(面裹煨熟,用仁)　香附子(炒,以上各五钱)　神曲(炒黄色)　石三棱(去皮,煨)　京三棱(煨,以上各一两)

上为末,汤浸饼为丸如绿豆一倍大。每服一二十丸,温白汤下,量所伤多少加减服之。

19. 白术丸(《幼科类萃·卷之十六·伤食门·伤食诸方》)

治伤豆粉、湿面、油腻之物。

白矾(枯,三分)　黄芩(二钱)　橘皮(三钱)　神曲(炒黄色)　半夏(以上各一两)　枳实(麸炒黄色,一两一钱)　白术(一两)

上为极细末,汤浸饼为丸如绿豆一倍大。每服三十五丸,白汤下,素食多用干姜黄芩汤以泻之。

20. 消乳丸(《保婴撮要·卷六·呕吐乳》)

治呕吐消乳食,脉沉者,伤食不化。

香附子(炒) 缩砂仁 陈皮(去白) 甘草(炙) 神曲(炒) 麦芽(炒,各等分)

上为末,米糊丸黍米大。每服二十丸,姜汤下。

21. 香附散(《保婴撮要·卷六·呕吐乳》)

治积冷呕吐。

藿香叶 陈皮 厚朴(姜汁制,各七钱) 半夏(一两,汤泡七次) 甘草(炙,一钱)

上每服三钱,姜枣水煎,泻甚加木香、肉豆蔻。

22. 白饼子(《保婴撮要·卷二·发搐》)

治伤食呕吐,肚疼嗳气,先用此药一服,推下食积,却用惺惺散加减参苏饮,不可服冷药。

滑石 半夏 胆南星(各一钱) 轻粉 巴豆(二十四粒,去皮膜,用水一升煮干,研烂)

上以三味为末,入巴豆、轻粉研匀,饭丸绿豆大。每服三五丸,紫苏汤下。忌热物,量儿加减。

23. 温脾汤(《古今医统大全·卷之八十九·幼幼汇集·脾胃门第一》)

治脾胃不和,腹胁虚胀,不进乳食,困倦无力。

诃子(炮) 人参(七全半) 木香 桔梗(各半两) 茯苓 藿香 陈皮 黄芪 甘草(各二钱半) 白术(半两)

上入姜枣,水煎服。

24. 和中汤(《古今医统大全·卷之八十九·幼幼汇集·脾胃门》)

治小儿脾胃不和,呕逆恶心,冷热不调,减食泄泻,腹痛肠鸣,少力嗜卧。

厚朴 白术 干姜 甘草(各二分)

上为细末。每服二钱,姜二片,水八分煎,乳食前温服。

25. 木香承气丸(《幼科发挥·卷之三·脾所生病·胀病》)

治伤食,腹痛腹胀,吞酸恶食,大便不利。

枳实(炒) 厚朴(姜汁炒) 槟榔(酒浸) 大黄(酒浸,各等份) 木香(减半)

上为末,酒糊丸麻子大,白汤下。

26. 消磨散(《丹台玉案·卷之六·吐泻门·附食积伤食》)

治小儿诸食所伤,以致肚腹膨胀,面色黄瘦。

蓬术 三棱 陈皮 山楂 草果(去壳,各一两)

上为末。每服二钱,姜汤调下。

27. 连脾饮(《丹台玉案·卷之六·吐泻门·附食积伤食》)

治小儿饮食所伤,腹中作痛,脾气不调

香附 萝卜籽 陈皮 山楂(各六分) 广木香 白术 青皮 丁香(各4分)

加生姜两片,水煎,不拘时,温服。

28. 消食丸(《幼科证治大全·伤食》)

治宿食不消。

砂仁 陈皮 三棱(炒) 神曲 麦芽(各五钱) 香附(一两) 白术(炒,五钱)

上为末,面糊为丸如麻子大。食后白汤下。

29. 消食饼(《幼科证治大全·伤食》)

治小儿时常伤食,皮黄肌瘦,肚大腹胀。

莲肉 山药(炒) 茯苓 芡实 神曲(炒) 麦芽(炒) 扁豆(炒) 山楂(各等分)

上为末。每四两,入白面一斤,水同和烙焦饼用。

30. 宽中导滞饮(《幼科汇诀直解·卷之四·吐》)

治伤食吐。

苍术(一钱半,炒过) 半夏(汤泡) 山楂肉 香附(炒过) 陈皮(去白) 厚朴(姜汁炒) 麦芽(各八分,炒过) 青皮(炒过) 甘草 砂仁(各五分) 木香(二分,不见火)

上用水、姜煎服。发热,加干姜一钱半。

31. 三棱丸(《医宗金鉴·卷五十二·伤食吐》)

过食伤胃腹胀热,恶食口臭吐酸黏,眼胞虚浮身潮热,须服三棱和胃煎。

三棱(煨) 陈皮 半夏(姜制) 神曲(炒,各一两) 黄连(姜炒) 枳实(麸炒) 丁香(各五钱)

上研细末,面和为丸如黄米大。每服二十丸,食后姜汤下。

32. 和胃汤(《医宗金鉴·卷五十二·伤食吐》)

过食伤胃腹胀热,恶食口臭吐酸黏,眼胞虚浮身潮热,须服三棱和胃煎。

陈皮 半夏(姜制) 缩砂仁(研) 苍术(炒) 厚朴(姜炒) 藿香叶 香附(炒) 甘草

（炙） 山楂 神曲（炒）

引用生姜，水煎服。先用三棱丸止其吐，后服此方。

33. 丁香槟榔丸（《幼幼集成·卷三·伤食证治》）

治伤食消之不去，以此下之。

黑牵牛（炒，取头末，五钱） 尖槟榔（炒，五钱） 锦庄黄（五钱，酒蒸，晒干） 南木香（三钱） 六神曲（炒，一两）

共为细末，姜汁打米糊为丸。量儿大小加减用之，此方亦不峻厉，白汤送下。

34. 大黄丸（《幼幼新书·卷第二十二·伤饱第八》引《婴孺》）

治少小伤食苦饱，卧失衣当风，居温地，其为病腹大膨脝，时泄，困甚，如寒热状，又如霍乱，动作时利，腹出脓血。

大黄 苦参 人参 桔梗 杏仁（去皮尖） 芎䓖（各三分） 半夏（洗） 黄芩（各二分） 葶苈（四分，炒）

上为末，蜜为丸小豆大。一丸，日进三服。

35. 治伤食验方（《幼幼集成·卷三·食积证治》）

治伤食停积不消：用白酒曲，即酿酒小曲，炒二两，老麦芽取净末一两，共为细末。每服二钱，白汤调下。治粽伤及糯米所伤，更妙。

治饮食停滞，饱闷不消：以糯米一升炒热，以布包之，分作二包，于脐腹上轮换熨之，助其脾气转运也，立消。

因食肉停滞不消：用山楂子三十粒，捶碎，煎浓汤饮之，自化。

因食犬肉成积，不治则杀人：用山楂肉二十四粒，杏仁去皮尖二十四粒，煎浓汤饮，自化。

因食牛肉腹胀不消：用干稻草一把，煎浓汤滚热饮之，自消。

因面食腹胀：生姜捣汁，冲好酒热服，即消。又方，以生萝卜取汁，温热服，神应。

凡食面必用醋，断不作胀。

因食菱角腹痛作胀：生姜捣取自然汁，以滚汤冲服，立消。

因食瓜果生冷太多，以致腹胀气急：用真青化桂去粗皮，取肉研细末，以饭捣和为丸绿豆大。小儿每服五丸，稍长者十丸，水送，病愈药停。

治伤冷食及难化之物：用生姜、紫苏煎浓汤，置浴盆内，令患儿乘热坐汤内，气通即化矣。

三、治小儿伤食兼症方

1. 大黄丸（《太平圣惠方·卷第八十八·治小儿伤饱诸方》）

治小儿伤食，苦饱卧，失衣当风，居湿地。其为病腹大膨脝，时泄，因甚如寒热状；又如霍乱动作，时痢，肠出脓血。

大黄 苦参 人参 桔梗 杏仁（去皮尖） 芎䓖（各三分） 半夏（洗） 黄芩（各二分） 葶苈（四分，炒）

上为末，蜜为丸如小豆大。每服一丸，日进三服。白汤下。

2. 钩藤大黄汤（《伤寒总病论·卷第五·小儿伤寒证》）

治小儿伤寒里不解，发惊妄语，狂躁潮热，此方不唯治伤寒，常治小儿伤食，作惊发痫，不乳，温壮 哯，皆可斟酌与服，以利为度。

钩藤皮 当归 甘草（炙） 芍药（各半两） 大黄（三分）

粗末。每三钱，水一盏煎六分，温服，以利为度。难利者，间茵陈丸服。

3. 集圣丸（《幼科释谜·卷六·诸病应用方》）

此方不热不寒，补不滞，消不耗，万稳万当。

芦荟 五灵脂 夜明砂 砂仁 橘红 木香 莪术 使君子肉（各二钱） 川芎 黄连 干蟾（各三钱） 当归 青皮（各一钱半）

雄猪胆汁，和面糊丸。随大小米饮下。虚去莪术、青皮加人参二钱，白术三钱。热去莪术、砂仁加龙胆三钱。吐泻下痢，去莪术、青皮，加白术二钱，肉果、诃子各一钱。积痛去芎、归，加三棱、小茴、川楝肉各二钱。疟加鳖甲三钱。渴去莪术、砂仁，加参、术各二钱。虫去芎、归，加芜荑钱半，川楝肉二钱。

4. 正气丸（一名香朴丸）（《活幼口议·卷之十九·小儿吐症方议》）

治婴孩小儿食伤症，冷逆不升降，呕吐不已，胸膈留停，积滞不化，宜服塌气丸。或一向只作干呕，哕声频作，宜服正气丸良方。

藿香叶 厚朴（生姜制） 陈皮 半夏曲

(炙) 白术 白茯苓(各一钱) 甘草(炙,二钱) 干姜(一钱) 三棱(炮,二钱)

上为末,炼蜜为丸如指大。每服一丸,生姜枣子汤化开与服。

5. 和剂观音散(《婴童百问·卷之六·呕证吐乳证第六十问》)

治小儿外感风冷,内伤脾胃,呕逆吐泻,不进乳食,久则渐至羸瘦。大抵脾虚则泻,胃虚则吐,脾胃俱虚,则吐泻不已。此药大能温养脾胃,进美饮食。

石莲肉(去心) 人参 神曲(炒,各三钱) 茯苓(二钱) 甘草(炙) 木香 绵黄芪(炙) 白扁豆(炒,去皮) 白术(各一钱)

上锉散。每服二钱,水一盏,枣一枚,藿香三叶,煎温服。

6. 全蝎观音散(《婴童百问·卷之六·呕证吐乳证第六十问》)

治伤食吐泻,截虚风。

黄芪(蜜炙) 人参(去芦) 木香 大粉草(炙) 石莲(去心) 扁豆(炒黄,各一两) 白芷(七钱) 白茯苓(去皮,一两) 全蝎(七钱) 羌活(八钱) 防风(八钱,去芦) 天麻(八钱)

上锉散。每服三钱,水一盏煎至七分服,加姜枣煎。

7. 保安丸(《婴童百问·卷之六·呕证吐乳证第六十问》)

治小儿酿泻,伤食泻。

香附子(一两) 白姜(炮) 青皮(去瓤) 陈皮(去白) 三棱(炮) 莪术(炮) 甘草(炙,各半两) 砂仁(一两)

上为末,麦面糊丸绿豆大。每服三丸,白汤下。

8. 进食丸(《婴童百问·卷之七·伤食泻第六十八问》)

治伤食泻。

巴豆霜(一钱) 当归(米泔水浸一宿,晒干,炒) 朱砂 代赭石(煅,醋淬七次) 枳壳(炒) 木香(各五钱) 麝香(一分)

上为末,面糊为丸麻子大。一岁儿一丸,温米饮下,食后服,再量虚实加减。

9. 钱氏加减益黄散(《婴童百问·卷之七·伤食泻第六十八问》)

治伤食泻,用进食丸后,食积已尽,泻未止,只一服可止。

陈皮 青皮(炒) 诃肉(各半两) 甘草 木香 肉豆蔻(煨,各二钱)

上锉散。每服二钱,加生姜、大枣,水煎服;或加丁香亦可。

10. 生姜泻心汤(《婴童百问·卷之七·伤食泻第六十八问》)

治伤食,腹中雷鸣下利。

黄连(炒) 甘草(炙) 人参 干姜(炮) 黄芩(炒,各一两半) 半夏(汤泡洗,一两)

上锉散。每服三钱,入姜三片、枣一枚同煎,温服。

11. 木香丸(《婴童百问·卷之七·伤食泻第六十八问》)

治小儿伤食腹泻。

木香 莪术 砂仁 青皮(去白) 朱砂(研细) 代赭(研,各二钱) 大丁香(一钱) 川巴豆肉(去油)

上为末和匀,飞白面糊丸麻子大,风干。每服二十三丸,乳伤乳汁下,食伤米饮下。

12. 丁香丸(《婴童百问·卷之七·伤食泻第六十八问》)

治小儿积热伤寒。

丁香 砂仁(二十粒) 使君子肉(五个) 乌梅肉 巴豆肉(各三个,去油)

上除巴豆外,为细末,入巴豆研匀,却用研细百草霜和匀,面糊为丸如小绿豆大。一岁一丸,米饮送下。

13. 香橘饼

1)《婴童百问·卷之七·伤食泻第六十八问》

治伤冷泻利。

木香 青皮(炒) 陈皮(各一钱) 川厚朴(姜汁炒) 神曲(炒) 麦芽(炒,各半两)

上为末,蜜丸为饼,紫苏米饮调下。

2)《济世神验良方·幼科门》

治小儿伤食腹饱,呕吐作泻,发热口干,饮食不消,胸膈不宽。

山楂(四两) 神曲(六两,炒) 麦芽(六两,炒) 陈皮(不用片,四两) 砂仁(四两) 紫厚朴(四两,姜汁炒) 木香(四两) 三棱(四两,醋

拌炒） 蓬术（四两，醋拌炒） 香附（四两） 青皮（四两，醋炒） 甘草（三两）

上为末，炼蜜作饼。一岁一饼，或二岁至五岁二饼，量强弱增减用之，用陈米四十粒煎汤，空心化下；或病势壮实，用淡姜汤下。忌油腻硬物、鱼腥面食。如小儿泻甚，倍用牡蛎；如惊跌，倍用朱砂；如咳嗽，倍用玄明粉；腹饱，倍丹青，忌同前。

14. 藿香正气散（《幼科类萃·卷之十六·伤食门·伤食诸方》）

治小儿内伤生冷，外感风寒。

藿香 厚朴 白芷 大腹皮 紫苏 陈皮 半夏 桔梗 甘草 白术 白茯苓

上锉散，水一盅，姜三片，煎至六分温服。

15. 草豆蔻丸（《幼科类萃·卷之十六·伤食门·伤食诸方》）

治秋冬伤食之寒冷者，胃脘当心而痛，上肢、两胁、咽膈不通。

炒盐（五分） 干生姜 青皮 橘皮（以上各二钱） 麦蘖面（炒黄色） 生黄芩（冬月不用） 半夏（汤洗七次） 神曲（炒，以上各五钱） 草豆蔻（面裹煨，去皮取仁） 白术（以上各一两） 枳实（麸炒，二两）

上为极细末，汤浸饼为丸如绿豆大。每服五十丸。

16. 人参养胃汤（《幼科类萃·卷之十六·伤食门·伤食诸方》）

治小儿伤食，内伤生冷，外感风寒。

人参 半夏 陈皮 茯苓 苍术 厚朴 藿香 草果 半夏（汤洗七次） 厚朴（去粗皮，姜汁制） 苍术（米泔浸一夜洗，切，炒，各一两） 藿香叶 草果仁 茯苓（去黑皮） 人参（各半两） 炙甘草（二钱半） 橘红（七钱半）

上为细末。每服四钱，加生姜七片，乌梅一个，水煎服。

17. 万亿丸（《古今医鉴·卷之十三·伤食》）

治小儿乳食、生冷所伤，发热肚胀诸症。

朱砂 巴豆 寒食面

上先将朱砂研烂，即将巴豆同研极细，却以寒食面好酒打成糕入药中，仍同研百余下，再揉和为丸如黍米大。二三丸，清茶下。［泉按］此药峻利，中气不足之儿，勿与之。

18. 消食散（《古今医鉴·卷之十三·伤食》）

治小儿伤食腹痛。

白术（去芦，去油，陈壁土炒，二钱半） 红陈皮（温水洗，去白，七分） 南香附米（去毛，炒，七分） 山楂（蒸，去核取肉，一钱） 大麦芽（炒，一钱） 四花青皮（去穰，七分） 砂仁（去壳，一钱） 甘草（炙，五分） 神曲（炒，七分）

上为细末。每服一钱七分，量儿大小，清米饮或白汤任下，生姜煎服亦可。有寒，加藿香、吴茱萸；有热，加炒黄连。

19. 丁香脾积丸（《万氏秘传片玉心书·卷之五·发热门》）

治一切积气，肚腹坚胀，不进饮食。

丁香 良姜（醋炙） 青皮（醋浸，去白，各五钱） 木香 巴豆霜 三棱（煨） 莪术（各三钱） 皂角（烧存性，二钱） 百草霜（四钱）

上为末，醋糊丸。有积，茴香汤下；伤食，原物汤下；水泻者，甘草汤下。

20. 宣风散（《万氏家藏育婴秘诀·卷之三·伤食证治》）

主治伤食发热，变惊风者。

槟榔（二个） 草果仁 陈皮（各半两） 黑牵牛（生、熟各半，二两） 大枳实（五枚） 大黄（一两）

共末。每半钱，蜜汤调服。

21. 人参羌活散（《万氏家藏育婴秘诀·卷之三·伤食证治》）

主治伤食发搐。

柴胡 防风 天麻 前胡 人参 川芎 当归 枳壳 茯苓 羌活 桔梗 甘草 蝉退（各等分）

末，薄荷同煎服。

22. 针砂丸（《丹台玉案·卷之六·吐泻门·附食积伤食》）

治小儿腹中食积成块，坚硬如石，作疼痞块，身面俱黄，肚腹胀大。

针砂（四两，煅红，醋淬七次） 使君子（肉） 三棱（各二两） 草乌（一两，去皮，醋煮） 南木香 皂麻（煅红） 鸡肫皮（各二两，炒） 虾蟆蛆 芦荟（各二两五钱）

上为末，以楝树皮煎汤为丸如绿豆大。量儿大小，或三四五六分，临睡苦茶下。

23. 消导二陈汤（《幼科铁镜·卷上·辨

脾湿》)

治伤寒夹食,食滞在胃。

生枳壳(一钱半) 六和曲(三钱) 炒山楂肉(二钱) 川朴(一钱) 仙半夏(二钱) 广皮红(一钱) 焦苍术(八分) 童桑枝(一两)

水煎服。

24. 不换金正气散(《幼科证治大全·伤食》)

治小儿内伤生冷、湿面等,寒热吐泻腹痛者,此方主之。依本方加山楂、神曲,而最可也。

厚朴(姜炒) 苍术(米泔水泡) 陈皮(去白) 半夏(制) 藿香叶(净) 炙甘草(一钱) 草果(五分)

水二盏,加生姜三片,大枣两枚,水煎温服。

25. 太和散(《幼科证治大全·伤食》)

治小儿内伤乳食、肚腹胀痛,外感风寒、头痛发热。

紫苏 陈皮 香附子 麦芽 苍术 川芎 枳壳 山楂 神曲 甘草 羌活

上入生姜,水煎服。

26. 清中解郁汤(《幼科证治大全·伤食》)

治脾胃虚弱,饮食停滞,郁热生痰,或身热赤晕。

白术 茯苓 山栀 山楂 神曲 陈皮 麦芽 川芎 桔梗 甘草

上水煎服。

27. 木香饼子(《济世全书·坤集卷七·吐泻》)

治小儿伤食泄泻,吐乳腹胀,赤白痢疾。

木香(二钱) 砂仁(二钱半) 枸子(泡去核,二钱半) 肉豆蔻(煨,二钱半) 青皮(炒,五钱) 厚朴(姜炒,二钱半) 藿香(二钱) 白术(去芦,炒,五钱) 麦芽(炒,五钱) 甘草(炙,一钱半)

上为细末,炼蜜为丸如芡实大,捏作饼子。每一饼,米汤化下。

28. 槟榔丸(《幼科汇诀直解·卷之三·腹中有癖》)

治小儿伤食得之,痛刺胁肋,心胸烦闷,饮食不下,吐逆恶心,久不医治,渐成痞癖。

槟榔(五钱) 木香(面裹煨,三钱) 青皮(五钱,去瓤,巴豆三十粒,去壳同炒,去巴豆) 陈米(半合,炒法亦用如巴豆同青皮)

上为细末。蒸饼丸如黍米大。用米饮,食前服,丸数多少,量儿大小、虚实加减。

29. 洪氏寸金丹(《幼科切要·卷一·伤食门》)

治小儿食滞、感冒无不应验,价廉而功大也。

藿香 苍术 紫朴 广皮 神曲 紫苏 白芍 赤苓 桔梗 法夏 白芷 砂仁 广皮(各八分) 姜(三片)

水煎服。加分细末为丸亦可。

30. 平胃二陈汤(《幼科切要·伤寒总病论·卷第五·小儿伤寒证伤食门》)

治伤食腹痛,停食咳嗽。

苍术 陈皮 甘草 紫朴 茯苓 半夏 山楂 神曲(各八分)

水煎服。

31. 消积丸(《幼科折衷·上卷·伤积·附伤食》)

治食积、肉积、水积、气积。

白术 陈皮 青皮 益智 神曲(炒) 三棱 丁香 茴香

32. 治心气痛方(《菉竹堂集验方·卷三·罗浮山人集·心气门》)

此药陈久不可用。治男妇小儿伤食冷痛。

五灵脂(炒,五钱) 玄胡索(炒,三钱) 良姜(炒,二钱五分) 大胡椒(三钱)

共为末。每服八分。如一服不止,用韭菜根一撮煎酒,同末药送下。治男妇小儿伤食冷痛,照前药加大小茴香各二钱;如气上涌者加木香三分磨,酒送下。大人七八分,小儿四五分。

【论用药】

1. 干稻草

《验方新编·卷四·饮食积滞·食牛腹胀》:"食牛腹胀:干稻草一把,煎浓汤热饮,自消。"

2. 山楂

《幼幼集成·卷三·食积证治·食积简便方》:"因食犬肉成积,不治则杀人:用山楂肉二十四粒,杏仁去皮尖二十四粒,煎浓汤饮,自化。食肉不消:山楂肉四两,水煮食之,并饮其汁。(《简便方》)因食肉停滞不消:山楂子,用三十粒,捶碎,煎浓汤饮之,自化。"

《本草从新·卷十·果部·山楂山楂子》:"酸

甘微温；健脾行气，消食磨积（善去腥膻油腻之积，与麦芽消谷积者不同，凡煮老鸡、硬肉，投数枚，则易烂，其消肉积可知），散瘀化痰，发小儿痘疹，行乳食停留，止儿枕作痛。多食令人嘈烦易饥，反伐脾胃生发之气。（凡服人参不相宜者，服山楂即解，一补气、一破气也）胃中无积，及脾虚恶食，忌服。有大小二种：小者入药。一名棠球子，去皮核。（核亦有用、化食磨积、治疝、催生）"

3. 生姜

《神农本草经疏·卷八·草部中品之上·生姜》："味辛，微温。主伤寒头痛鼻塞，咳逆上气，止呕吐。久服去臭气，通神明。[疏]生姜所禀与干姜性气无殊。第消痰止呕，出汗散风，祛寒止泄，疏肝导滞，则功优于干者。"

《幼幼集成·卷三·食积证治·食积简便方》："因面食腹胀：生姜捣汁，冲好酒热服，即消。因食菱角腹痛作胀：生姜捣取自然汁，以滚汤冲服，立消。"

4. 肉桂

《幼幼集成·卷三·食积证治·食积简便方》："因食瓜果生冷太多，以致腹胀气急，用真青化桂去粗皮，取肉研细末，以饭捣和为丸绿豆大，小儿每服五丸，稍长者十丸，水送，病愈药停。"

5. 麦芽

《本草汇言·卷之十四·谷部·麻麦稷粟类》："（大麦芽）味甘，气温，无毒，可升可降。入足太阴、阳明，手阳明经。和中消食之药也（《别录》）。

李氏方：谓其能解麦面、米谷、瓜果之积，良有意耳。此剂补而又能利，利而又能补。如腹之胀满，膈之郁结，或饮食之不纳，中气之不利。以此发生之物，而开关格之气，则效非常比也。如脾胃虚而中气滞者，大宜服之。与砂仁、归、半、茯、术同用，更善。"

《本草易读·卷六·麦芽二百十六》："咸，温，无毒。消食和中，宽肠下气，开胃除烦。破癥结而消痰饮，退胀满而止霍乱。"

《幼幼集成·卷三·食积证治·食积简便方》："用白酒曲，即酿酒小曲，炒二两，老麦芽取净末一两，共为细末，每服二钱，白汤调下。治粽伤及糯米所伤。"

6. 鸡内金

《本草纲目·禽部第四十八卷·禽之二·鸡》："治小儿食疟，疗大人淋漓反胃，消酒积，主喉闭乳蛾，一切口疮，牙疳诸疮（时珍）。"

7. 使君子

《神农本草经疏·卷九·草部中品之下·使君子》："味甘，气温，无毒。入脾、胃、大肠。去白浊，除五疳，杀蛔虫，止泻痢。治小儿伤食生虫者实妙，以其不耗气也。然而大人用，未尝不佳。但宜用鲜，而不宜用陈，用熟而不宜用生。入药之时，宜现煨熟，去壳口嚼咽下，以汤药送之，始能奏功也。"

8. 炒谷芽

《本草从新·卷十二·谷部·谷芽》："甘温消食，快脾开胃，下气和中，消食化积。功同麦芽，而性不损元。（味甘气和，具生化之性，故为健脾温中之圣药）炒用。"

9. 莱菔子

《本草易读·卷六·莱菔二百二十七·莱菔子》："辛，甘，无毒。炒研用。下气定喘，消痰化食。利二便而除胀满，吐风痰而消肿毒，止气痛而发疮疹，平下痢而息后重。食物吞酸，莱菔生食大效。反胃噎疾，莱菔蜜煎，细嚼咽。"

10. 神曲

《神农本草经读·卷四·本草附录·神曲》："气味：辛、甘、温，无毒。其物本于白面、杏仁、赤小豆、青蒿、苍耳、红蓼六味作饼，蒸郁而成（造曲法）。主化水谷宿食，癥结积聚，健脾暖胃。凡曲蘖皆主化谷，谷积服此便消。"

11. 萝卜

《食物本草·卷之三·菜部·萝卜》："味甘，温、平，无毒。散气，及炮煮食，大下气，消谷，去痰癖，利关节，炼五脏恶气。治面并豆腐毒，止咳嗽，疗肺痿吐血，温中补不足。肥健人，令肤肌白细。生汁主消渴、噤口痢大验。同猪、羊肉、鲫鱼煮食更补益。服地黄、何首乌者，食之发白。其茎叶气性大率相类。丹溪云：熟者多食，停滞膈间成溢饮，以其甘多辛少也。《本草》谓之莱菔。《衍义》云：散气用生姜，下气用莱菔。子治喘嗽，下气消食。水研服，吐风痰。醋研涂，消肿毒。一种胡萝卜，味甘而用不及。"

《幼幼集成·卷三·食积证治·食积简便方》："因面食腹胀：以生萝卜取汁，温热服，神应。"

12. 槟榔

《本草汇言·卷之十五·果部·槟榔》:"味苦、辛、涩,气温,无毒,味厚气轻,沉而降,阴中阳也。入手太阴、阳明,足阳明经。主治诸气,祛瘴气,破滞气,开郁气,下痰气(苏恭),去积气,解蛊气,消谷气(甄权),逐水气,散脚气,杀蛊气,通上气,宽中气,泄下气之药也。(李珣)因于水谷不能以时消化,羁留而致疾者,此药宣行通达,使气可散,血可行,食可消,痰可流,水可化,积可解矣。此药性能坠诸气至于下。病属气虚者,腹中有积滞而脾胃素虚者,下痢积滞而不后重者,心腹痛内无留结及非虫攻咬者,疟疾非山岚瘴气或久病气血两虚者,凡胀满,非肠胃宿食积滞而关阴阳两虚、中气不足者,俱宜忌用。"

13. 醋

《幼幼集成·卷三·食积证治·食积简便方》:"凡食面必用醋,断不作胀。"

14. 糯米

《幼幼集成·卷三·食积证治·食积简便方》:"治饮食停滞,饱闷不消:以糯米一升炒热,以布包之,分作二包,于脐腹上轮换熨之,助其脾气转运也,立消。"

【医论医案】

一、医论

《婴童百问·卷之一·护养法第二问》

其乳哺之法,亦当有节,不可过饱;或宿滞不化,当用消乳丸化积温脾等剂治之。陈氏所谓忍三分寒,吃七分饱,频揉肚,少澡洗,及腰背暖、肚暖、足暖,要头凉心胸凉,亦至论也。

消乳丸(又名消食丸)治宿食不消。巢氏云:宿食不消,脾胃冷故也。小儿乳哺,饮食生冷过度,冷气积于脾胃。胃为水谷之海,脾气磨而消之,胃气调和,则乳哺消化。脉沉者,伤食不化故也。缩砂仁、陈皮、京三棱(煨)、蓬莪术(煨)、神曲(炒)、麦蘖(炒,各半两),香附子。上为末,面糊丸如麻子大,食后白汤送下。

《幼科类萃·卷之十六·伤食门·伤食证治》

若停食,或感寒邪者,则左手人迎气口俱大外证,头疼恶寒,拘急中脘痞闷,或吐或呕或痛者,以藿香正气散或人参养胃汤加木香、砂仁之类;若肉食不化,必加棠球子末;面食不化者,加神曲、大麦蘖;生冷肉食果子之类不化者,必加草果、砂仁、枳实、青皮主之。如食在胃口,上未入于胃,乃可吐之,不吐则消导之,待食下胃,变化糟粕,外证已解,乃可下其食也,宜三物厚朴汤;热多者大柴胡汤;如无外感但只伤食者,以紫霜丸下之。凡治夹食伤寒,不可先攻其食,且先发散寒邪次可消导之也。

《保婴撮要·卷七·食泻》

东垣云:伤食则恶食,小儿食泻者,因饮食伤脾,脾气不能健运,故乳食不化而出。若嗳臭吞酸,胸膈胀满,腹痛按之益痛者,虽作泻,而所停滞之物,尚未消也,用保和丸;腹痛按之不痛者,乳食已消也,用异功散。脾气伤而未复,不思饮食者,用六君子汤;所伤生冷之物及喜热者,并加木香、干姜。乳食已消,腹痛已止,泻尚未止者,脾失清升之气也,用补中益气汤。

《幼科发挥·卷之一·原病论·入门审候歌》

观形察色辨因由,阴弱阳强法硬柔。若是伤寒双足冷,要知有热肚皮求,鼻冷便知是疮疹,耳冷应知风热证,浑身全热是风寒,上热下冷伤食病。

《幼科发挥·卷之一·原病论》

且小儿脾胃,本自娇嫩,易于伤积。乳食伤胃,则为呕吐;乳食伤脾,则为泄泻。吐泻既久,则变缓惊,或为肝病。食乳停积,则生湿痰,痰则生火,痰火变作,则为急惊,或成喉痹。痰火结滞,或成痛吊,或为喘嗽。

《万氏家藏育婴秘诀·卷之三·伤食证治》

小儿之病,伤食最多。故乳食停留中焦不化而成病者,必发热恶食,或噫气作酸,或恶闻食臭,或欲吐不吐,或吐出酸气,或气短痞闷,或腹痛啼哭。此皆伤食之候也,不必悉俱,便宜损之。损之者,谓姑止之,勿与食之也,使其自消。所谓伤之轻者,损谷自愈也。损之不减,则用胃苓丸以调之。调之者,调其用胃,使乳谷自消化也。调之不减,则用保和丸以导之。导之者,谓腐化乳食,导之使去,勿留胃中也。导之不去,则攻下之,轻则枳朴大黄丸,重则备急丸主之。

枳朴大黄丸:枳实(炒)、厚朴(姜汁炒)、大黄(酒蒸)各等分,槟榔减半。共细末,神曲糊丸黍米大,量儿减加,姜汤下。

备急丸：大黄、巴豆（去膜）、干姜（等分）。须得精新好药，研末炼蜜丸黍米大，每服三五丸，量儿加减，白汤下。

凡用消导攻取之药，必的见其所伤之物，则胃气不伤而食物去，却无遗毒矣。故伤热物者，如酒肉、湿面、辛辣之类，则以枳实、青皮、黄连、大黄、牵牛主之。伤冷物者，如瓜果、冰水、豆粉之类，则以丁香、木香、砂仁、草果、巴豆治之。又如山楂之消肉食，神曲、麦芽之消谷食，半夏、干姜之消菜果生冷，各有所宜也。苟不问寒热，而以寒治寒，以热治热，则所伤之物虽去，而偏寒偏热之药性留于胃者，或为热中，或为寒中，作儿终身之害者，皆一时之误也。

小儿伤食，最关利害，父母不可轻忽，医人不可粗率也。如弃而不治，则成积癖；治之失法，则成疳痨。故儿之强壮者，脾胃素实，恃其能食，父母纵之，以致太过，停留不化，此乃食伤脾胃，真伤食也，可用前法治之。如小儿之怯弱者，脾胃素虚，所食亦少，或因少加，则必停蓄不化，此乃脾虚不能消谷，转运迟耳，非其伤食也，治以前法则误矣，宜用养脾丸主之。

小儿易虚易实者也，如使壮实者，纵其口腹，则饮食自倍，脾胃乃伤，而实者亦虚矣。其虚怯者，节饮食则脾胃无伤，谷气渐长，而虚者可实矣。

胃苓散之方，如五苓散之利水，平胃散之消谷，可以调理脾胃，可以消导饮食，诚小儿之要药也。如伤食又感风寒者，此内伤夹外感也。不吐泻者，谓之夹食伤寒，先解其表，宜藿香正气散主之；表解后，攻其食积，枳朴大黄丸。有吐泻者，谓之霍乱，宜藿香正气散主之。如伤食发热变惊风者，先去食积，使食去热除而搐自止，宜加减宣风散主之；发搐者，人参羌活散。

《证治准绳·幼科集之八·脾脏部（下）·宿食》

薛：小儿食积者，因脾胃虚寒，乳食不化，久而成积，其证至夜发热，天明复凉，腹痛膨胀，呕吐吞酸，足冷肚热，喜睡神昏，大便酸臭是也。有前证而兼寒热者，名曰食积寒热，若食在胃之上口者吐之；胃之下口者消之；腹痛痞胀，按之益痛者下之，下后仍痛按之则止者补之。夹食伤寒者，先散之用参苏饮。热甚便秘者，先利之用大柴胡汤。如无外感，但只伤食，不至于甚，保和丸调之。盖脾为至阴之脏也，故凡脾病者，至夜必热，热而兼寒，则又见所胜者侮所不胜矣。食未消者，消之则寒热自止。食既消者，补之则寒热自痊。若手足并冷喜热饮食，此中州虚寒也，宜温之。大便欲去不去，脾气下陷也，宜升之。若夜间或清晨泄泻者，脾肾俱虚也，用四神丸（泻）。手足并热作渴饮水者，脾胃实热也，用泻黄散（脾）。大便秘结用大柴胡汤（潮热）。手足虽热，口不作渴、大便不实者，用白术散（渴）。仍参腹痛腹胀，积痛积滞治之。

《幼幼集成·卷三·伤食证治》

凡小儿饮食伤脾之证，非可一例而论。有寒伤、有热伤；有暂病、有久病；有虚证、有实证。但热者、暂者、实者，人皆易知；而寒者、久者、虚者，人多不识。如今之小儿，以生冷瓜果，致伤胃气而为腹痛泻利者，人犹以为火热，而治以寒凉，是不识寒证也。有偶因停滞而为胀痛，人皆知其实也，然脾胃之素强者，即滞亦易化，惟其不能化者，则恒有胀满之证。又或有不食亦知饥，少食即作胀，或有无饥无饱，全不思食，或因病有伤胃气，久不思食，本非有余之证。

大凡小儿原气完固，脾胃素强者，多食不伤，过时不饥。若儿先因本气不足，脾胃素亏者，多食易伤，如攻伐一用，饮食虽消，而脾气复经此一番消伐，愈虚其虚；后日食复不化，犹谓前药已效，汤丸叠进，展转相害，羸瘦日增，良可悲矣！故医有贫贱之医，有富贵之医，膏粱子弟与藜藿不同，太平之民与疮痍自别。乡村里巷，顽夫壮士，暴有所伤，攻伐之剂，一投可愈；倘膏粱幼稚，禀受怯弱，娇养柔脆，一例施之，贻害不小矣。

冯楚瞻曰：凡小儿伤食，皆由胃气怯弱。今时之医，以平胃散为脾胃之准绳，孰知平胃者，胃中有高阜，则能使平之，使一平即止，不可过剂，过则平地反成坎矣。又不若枳实丸为胜，方为洁古老人所制，用枳实一两、白术二两，补多于消，先补而后消也。但此丸原为伤食者设，今若专以为补脾药，又误矣。夫枳实有推墙倒壁之功，用之不当，能无克削？即如山楂、神曲、麦芽，举世所常用者，然山楂能化肉积，凡多年母猪肉之不烂，但入山楂一撮，登时皮肉即糜；又产妇儿枕痛，以山楂煎服，儿枕立化，可见其破滞之功，岂可轻用！曲、麦者，以米饭在瓷缸中，必藉曲以酿酒，必藉蘖以成糖。脾胃在人身中非瓷缸比，原有化食之功，今食不化，因其所司者病也，只补其运用之能，而食自化，何必用此消克药哉？

《金匮启钥(幼科)·卷四·伤食论》

伤食一病，小儿最多，历古明贤，论治甚详，虽有寒伤热伤、暂病久病、实症虚症之分，治要不外乎固脾胃为主，脾胃气壮者，攻之无不可；脾胃虚弱者，攻之不惟无益，而又害之。是其从治也，宜察其性情喜忌，偏胜之故，且宜辨其贫贱富贵奚，若与其儿体貌肥瘦强弱何如，察之详，辨之明，制治庶几无误，试详别之。考夫因乳食停滞，中焦不化而成病者，其症必发热恶食，或噫气作酸，或恶闻食气，或欲吐不吐，或吐出酸气，或气短痞闷，或腹痛啼叫，此皆伤食之候也，便宜损之。损之者，谓姑置之，勿与食也，使其自运，《经》谓伤之轻者损谷则愈，正此谓也。损之不愈，用胃苓丸以调之。调之不减，则用保和丸以导之。导之不去，则攻下之，轻则木香槟榔丸，重则消积丸。噫，伤食一症，最关利害，如迁延不治，则成积成癖。治之不当，则成疳成痨。故小儿之强壮者，脾胃素实，恃其能食，父母纵之，以致太过，停留不化，此伤食真候也，可用前法治之。若小儿之怯弱者，脾胃素虚，所食原少，或因略加即停滞不化，此脾虚不能消谷也，非真伤食。作伤食治，则误矣，惟宜六君子汤助其健运，多服自愈。若伤食，经吐泻则其所伤之物俱去，治此者，只宜和其胃气，以异攻散或六神丸主之。有伤食而致面黄吐泻者，此脾弱之至，宜洁古枳实丸主之。有饮食停滞，胸膈痞闷而腹胀者，宜保和丸主之。总之，小儿伤食，伤于食冷果食者，症必形为腹痛泻利，此为寒伤，须从寒治。偶因停滞者，症必形为胀痛，此多属虚症，须进健脾补益之剂。明乎此，所以治伤食也，则思过半矣。

二、医案

《小儿药证直诀·卷二·吐泻兼变症治》

愚治一小儿，每饮食失节，或外惊所忤，即吐泻发搐，服镇惊化痰等药而愈。后发搐益甚，饮食不进，虽参术之剂，到口即呕。余用白术和土炒黄，用米泔煎数沸，不时灌半匙，仍呕；次日灌之，微呕；再日灌之，欲呕；此后每服二三匙，渐加至半杯，不呕。乃浓煎服而愈。

小儿停食吐泻后，身热作渴，泻下红白，或青黑，服黄连丸之类将愈，而复热，手足指却冷。余谓始为实热，终为虚寒，用补中益气汤加木香、肉果治之而愈。

小儿吐酸乳食，用四君、吴茱、黄连、木香，补脾平肝而愈。后口中有酸水，仍用前药。随愈，后吐苦水，口中味苦，用龙胆汤清肝火，佐以四君子以补脾土乃瘥。

一个儿三岁，停食吐泻，或用克滞之剂，更咬牙发搐，面色青白，鼻准青而兼黑，手足指冷，眉唇抽动。此脾胃虚弱而肝木乘之，用六君子加木香、柴胡、升麻，二剂而顿安。

《小儿药证直诀·卷中·记尝所治病二十证》

黄承务子，二岁，病泻，众医止之，十余日，其症便青白、乳物不消、身凉，加哽气、昏睡，医谓病困笃。钱氏先以益黄散三服，补肺散三服，三日，身温而不哽气；后以白饼子微下之，与益黄散二服，利止。何以然？利本脾虚伤食，初不与大下，揞置十日，上实下虚，脾气弱，引肺亦虚，补脾肺，病退即温，不哽气是也；有所伤食，仍下之也。何不先下后补？曰：便青为下脏冷，先下必下虚，先实脾肺，下之则不虚，而后更补之也。

《小儿药证直诀·卷中·记尝所治病二十三证》

冯承务子，五岁，吐泻，壮热，不思食。钱曰：目中黑睛少而白睛多，面色白，神怯也。黑睛少，肾虚也。黑睛属水，本怯而虚，故多病也。纵长成，必肌肤不壮，不耐寒暑，易虚易实，脾胃亦怯，更不可纵酒欲，若不保养，不过壮年，面上常无精神光泽者，如妇人之失血也。今吐利不食、壮热者，伤食也。不可下，下之虚。入肺则嗽，入心则惊，入脾则泻，入肾则益虚。此但以消积丸磨之，为微有食也。如伤食甚则可下，不下则成癖也。实食在内，乃可下之。毕，补脾必愈。随其虚实，无不效者。

《保婴撮要·卷五·腹胀》

小儿疟后腹胀，咳嗽倦怠，属脾肺气虚，用补中益气汤、茯苓、半夏，寻愈。后伤食，发热如疟，服寒凉之剂，更加便血；用四君、升麻、柴胡，便血顿止；又用补中益气汤而愈。

一小儿疟后腹胀，用五味异功散、四味肥儿丸而渐愈，用补中益气而愈。后伤食腹胀，大便不实，小便不利，用五味异功散、《金匮》加减肾气丸而愈。

一小儿伤食腹胀，胸满有痰，余用异功散而痊；后复伤食，腹胀作痛，或用药下之，痛虽止而胀益甚，更加喘粗，此脾气伤而及于肺也，用六君、桔梗，调补而痊。

小儿伤食腹胀，服克伐之剂，小便涩滞，又服五苓散之类，饮食渐减，小便不通，四肢顿肿，余朝用《金匮》肾气丸去附子，夕用补中益气汤而安。

《保婴撮要·卷五·积滞》

小儿患前症（积滞），服驱逐之剂，更恶寒发热，余朝用补中益气汤，夕用五味异功散寻愈。后饮食停滞，腹痛便秘，别用疏导之剂，朝寒暮热，大便频数，余用五味异功散月余，饮食渐进，内芍药（炒焦）、川芎些少，又两月，寒热渐愈。后又受风，服参苏饮，汗出喘嗽，发热，服清热化痰之剂，更烦热不寐，寻衣撮空，先用六味地黄丸料水煎服，诸证顿除，再剂而安，却用五味异功散、八珍汤而痊。后因伤食吐泻，大便欲去而不去，欲了而不了，先用补中益气汤数剂，不应，改用人参五钱，白术三钱，陈皮、甘草各七分，升麻四分，干葛五分，三剂；又手足并冷，急用人参一两，附子五分，姜枣水煎，一日服二剂，手足始温；又二剂，诸症渐退，仍用前人参五钱之方，治之而愈。

《保婴撮要·卷七·热吐》

小儿吞酸，嗳腐，发热口渴，先用保和丸二服，以消宿滞，又用六君、木香、干姜，以温养中气而愈。后伤冷粉，腹胀痛，余用异功散加干姜，诸症渐愈，用补中益气汤加木香，将愈，又伤食，吞酸，腹痛，用六君、木香，二剂痛止，又四剂而愈。

一小儿呕吐，发热腹痛，面赤手热，口干饮汤，按其腹不痛，此脾胃气虚也。用异功散加木香、干姜，二剂而愈。后伤食，吐而咽酸，腹中作痛，按之益甚，此饮食内停也，用保和丸二服而痊。

一小儿夏间呕吐腹痛，大便不通，服大黄、芍药而愈。又伤食患吐发热，服泻黄散等药，呕吐，腹痛按之即止，面色青黄，手足并冷，此脾胃复伤而虚寒也，用异功散加木香愈之。后又伤食，腹胀作痛，或用消食丸，吐泻并作，小腹重坠，午后益甚，余朝用补中益气汤，夕用六君子加木香而愈。

一小儿七岁，呕吐不食，面白指冷，此胃气虚寒也。用理中汤，呕吐顿愈，又用六君子汤而痊。后伤食腹痛，发热呕吐，流涎，先用保和丸，一服而痛呕愈，再用四君、山栀而涎止。

一小儿吐酸作渴，饮冷腹痛，发热，用人参养胃汤加黄连一剂，吐热稍定，又用保和丸一服，腹痛顿止。后复伤食，复吐腹胀，大便不通，用紫霜丸下之，寻愈。又感冒咳嗽、腹胀，另服下药，发热作吐，腹胀，手足并冷，睡而露睛，发搐，用六君、钩藤钩而安，又用四君加当归、川芎而愈。后患吐泻，手足并冷、用助胃膏，顿痊。

一小儿呕吐作渴，暑月或用玉露饮子之类而愈。又伤食吐酸，余先用保和丸一服，吐止，次用五味异功散，饮食渐进，又用四君子汤而痊。

一小儿伤食吐泻，大便溏泄，或青绿色，睡而露睛，手足指冷，额黑唇青，此中气虚弱，寒水侮土也。用五味异功散加升麻、柴胡、木香、附子，一剂而愈。后患吐泻不已，先用胃苓散，后用异功散而安。

一小儿夏间食粽伤胃，吐而腹痛，余用保和丸，彼以为缓，另用重剂，吐泻并作，腹痛益甚，按其腹却不痛。余曰：此食已消，而脾胃虚也，当温补之，仍行消导，昏愦发搐。余用异功散加木香，治之渐愈。后复伤食，另用去积丸，吐泻不食，手足并冷，睡而露睛，变为疟疾，余用六君、木香、炮姜，治之而愈。

一小儿因母怒气停食，患泄泻，服消导之剂，更加吐乳。先用养胃汤加炒黑黄连一钱、吴茱萸二分、木香四分，治其母，子亦灌一二匙，悉愈。后母伤食，患血痢腹痛，其子亦然，治以四君子加前三味，母子俱服，因惑于人言，但令母服，子令服治痢之药，加作呕不乳，手足并冷，余用五味异功散加木香、炮姜、漏芦，母子并服而愈。

一小儿伤食，作泻腹胀，四肢浮肿，小便不利。先用五苓散加木香，旬余诸症渐退；又用五味异功散为主，佐以加减肾气丸，又旬日，二便调和，饮食渐进，浮肿旋消，乃以异功散调理而愈。

《保婴撮要·卷七·食泻》

一小儿泄泻不食，嗳腐酸气，用平胃散一服而泻止，又用五味异功散而饮食增。后复伤，吐泻喘嗽，手足指冷，面色黄白，余谓脾虚不能生肺也，用六君、升麻、桔梗而愈。

一小儿伤食作泻发热，服寒凉药，热甚作呕，此胃经虚热也，先用四君子、升麻而呕止，又用白术散而安。

一小儿乳哺失节，泄泻腹痛，自用药下之，反加痰搐。又服化痰止搐之药，而痰搐益甚，睡而露睛，手足微冷。余以谓脾胃已虚而重伤之也，用异功散加木香、钩藤钩，母子并服，三日而痰搐止，五日而泻痛除。

一小儿伤食，泻青发搐，余谓肝木胜脾也，用六君、木香、钩藤钩而愈。后伤食腹痛，别用消食丸，唇青额黑，泻益甚，此脾气亏损，寒水反来侮土也，用六君、木香、干姜而痊。

一小儿面色痿黄，伤食作泻，面色顿白，气喘痰涌，余谓脾肺气虚下陷，法当升补。彼不信，别服清气化痰之药，虚症蜂起。余先用补中益气汤一剂，诸症顿退，又用五味异功散而痊。

一小儿泄泻，两寸脉或短或伏。用补中益气治之顿愈。余见患前症，不服此药而危者多矣，惜哉！

一小儿饮食后即泻，先用六君、升麻、神曲、山楂而止，又用五味异功散加升麻而痊。后伤食，吐泻腹痛，用保和丸二服，又用异功散，调补脾气而安。

一小儿伤食，作泻腹胀，四肢浮肿，小便不利，先用五苓散加木香，旬余诸症渐退。又用五味异功散为主，佐以加减肾气丸。又旬日，二便调和，饮食渐进，浮肿旋消。乃以异功散调理而愈。

一小儿十三岁，伤食作泻，服克伐之剂，胸腹膨胀，手足并冷，余谓当调补中气，不信，后见睡而露睛，唇口搐动，乃用六君、木香、钩藤钩，至四剂搐动顿止；又一剂，饮食加进，以五味异功散加升麻、柴胡，膈宽泻止而愈。

一小儿伤食，泻青发搐，余谓肝木胜脾也，用六君、木香、钩藤钩而愈。后伤食腹痛，别用消食丸，唇青额黑，泻益甚，此脾气亏损，寒水反来侮土也。用六君、木香、干姜而痊。

一小儿伤食，作泻发热，服寒冷药，热甚作呕，此胃经虚热也。先用四君、升麻而呕止，又用白术散而安。

一小儿久泻青色，肠鸣厥冷。余曰：此惊泄也，脾上即亏，则肝木来侮，须温脾平肝，然后可愈。彼以为迂，自用治惊悸等药，腹胀重坠，小便不利，四肢浮肿，始信前言。重复请治，余先用五味异功散加升麻、柴胡数剂，诸症稍可；又以补中益气汤数剂，饮食少加。又因伤食夹惊，吐泻发搐，复用异功散加柴胡、钩藤钩，四剂，诸症稍退；又伤风咳嗽，腹胀作泻，或用发散解利之剂，手足逆冷，睡中发搐。余谓此脾土虚而肺金受病，重伤真气故也。用异功散加紫苏一剂，以散表邪；次以补中益气汤加茯苓、半夏，调补真气而痊。

一小儿囟陷吐泻，手足并冷。用白术散加木香，炮姜治之而愈。后伤食腹痛，手足复冷，用六君炮姜治之更加昏愦，口角流涎此脾胃虚寒之甚也。急加附子遂愈。

一小儿痢后发热烦躁，用四君、当归、升麻、柴胡，顿安；又用补中益气汤而愈。又伤食作泻，前症复作，吞酸，先用异功散加吴茱萸、木香为末，二服吞酸悉止，乃去茱萸、木香而安。

一小儿，夜睡忽然惊动如搐，大便酸臭而色青，此饮食伤脾而肝旺也。先用异功散加柴胡、升麻、山栀，又用四味肥儿丸而愈。

《保婴撮要·卷八·便血尿血》

一小儿八岁，腹胀脐凸，大便下血如痢，小便色赤似血，面目皆黄，两腮色赤，此食积所伤，而肝侮也。盖脾病则肺虚不能生肾，故有是症。当先消导食滞，遂用越鞠丸加三棱、蓬术，姜汤下，四服，二剂通利；又用大安丸二服，下血亦止。后得伤食，发热腹胀，小便下血，服保和丸四服而愈。

《保婴撮要·卷九·渴症》

小儿嗜膏粱甘味，发热作渴，小便白浊，用四味肥儿丸，佐以泻黄散稍愈；复伤食吐泻，服消食丸，胃气复伤，饮食少思，肢体倦怠而渴，先用七味白术散而渴止，次用五味异功散而痊。

《保婴撮要·卷九·食积寒热》

小儿先因饮食停滞，服克伐之药，更加腹痛，按之则止，余用六君子汤而愈。后复伤食，服保和丸及三棱、槟榔之类，更加腹重善噫，此脾气虚而下陷也，仍用前汤加升麻、柴胡、木香而愈。

《保婴撮要·卷十一·伤食发丹》

一小儿面赤皎白，手足常冷，伤食患丹，余谓此因脾胃虚弱。不信，另用克伐之剂，更吐泻腹痛，吐涎不乳，口舌生疮，此脾胃复伤，而虚寒格阳在外，非实热也。先用六君、干姜，又用五味异功散而愈。

《保婴金镜录·治验》

一小儿，人中青黄，嗳腐酸气，用平胃散一服，宿滞顿化。余云：不必多药，但节其饮食自愈。不信，复伤食而嗳腐，另用克治之药，更加吐泻，以致不救，惜夫！

一小儿，伤食呕吐，服克伐之药，呕中见血；用清热凉血之药，又大便下血，唇色白而或青。问其故于余。余曰：此脾土亏损，肝木所乘而然也。令空心用补中益气汤，食远用异功散，以调补中气，使涎血各归其源而愈。

《幼科发挥·卷之三·脾所生病》

儿因伤食腹痛胀，医用药下之愈。又伤食腹胀，医再下之，予闻之曰：非其治也，误杀此儿。果半年而死。或问：何料之神也？曰：有食饱伤胃而胀，法宜消导之，不可攻下也；有脾虚不能消食，食饱则胀者，此宜补脾，以助其传化可也，岂可下乎。此儿初胀，食饱伤脾也，不行消导，乃下之，误矣；后又腹胀，则脾虚之病也，再三下之，不大误乎！屡下屡胀，故令腹大无纹，脐突背平而死。虽医之误，不听吾言，父母之过也。

予孙，邦子也，先病疟，伤食成疳，又伤食，甚瘦，腹胀大而坚，见人则哭。予立一方，用人参、白术、白茯苓、甘草、半夏曲、枳实、炒厚朴、黄连、木香、莪术、砂仁、使君子、神曲、麦芽、鳖甲、夜明砂、当归、川芎等药。

外甥女有食积脾虚病，出痘后又伤食，甚瘦，腹胀不喜食，用胃苓丸方加枳实、炒神曲、麦芽、青皮，作丸服之。

《幼科发挥·卷之三·脾所生病·泄泻》

本县大尹朱云阁，公子脾胃素弱，常伤食，一医以枳术丸、保和丸，其意常用枳术丸补脾，至伤食则用保和丸，不效。公以问予，予曰：此法固好，但专用枳术丸，则无消导之药，初不能制其饮食之伤；专服保和丸，则脾胃之虚，不能胜其消导，而反损中和之气。当立一方，七分补养，三分消导，则脾胃自强，不能再伤矣。公曰：甚善，汝作一方来看。余乃制用人参、白术、青皮、陈皮、甘草、木香、缩砂仁、山药、莲肉、使君子、神曲、麦芽为末，荷叶煨饮捣烂为丸，米饮送下，名之曰养脾消食肥儿丸。服后精采顿异，饮食无伤。公益喜，录其方常久用之。

《幼科发挥·卷之三·脾所生病·呕吐》

英山郑孔韶一女，辛丑三月患呕吐，请予往。视其证。乃伤食吐乳也，家人云无，乃用理中汤去甘草加丁香、藿香，不效；又作胆汁童便法，亦不效；四日后吐出饭半碗，予谓家人曰：此女数日不食，何以有此完饭也？吾言伤食，汝固曰无，劳吾心力，不得见效。遂取脾积丸投之，取下恶粪如靛，询之，果五日前外翁王宅归，所吐出之饭，即所食之饭也，壅塞肠胃，格拒饮食，所以作吐，下之即愈。

《幼科发挥·卷之四·调理脾胃》

一儿生二月。忽昏睡不乳。予以日计之，非变蒸也。视有二乳母，皆年少气壮者，其乳必多，更代与之，必伤乳也，戒以今且损之，令饥一日自愈，后宜绝之，只用一乳母可也。次日果安。父母如其教，亦无伤食之病。

《万病回春·卷之七·伤食》

一小儿伤寒呕吐，发热面赤，服消导清热之剂，饮食已消，热亦未退，余以为胃经虚血，用六君、升麻、柴胡，四剂而痊。

一小儿十四岁，伤食发热，服消导丸，胸腹膨胀、发热作渴，此脾气复伤也。先用四君、升麻、柴胡，饮食渐进；用补中益气汤而愈。后因劳心发热少食，用四物、升麻、柴胡而愈。

一小儿伤食发热、抽搐、呕吐、喘嗽，属脾肺虚、气虚有热，用六君、炒黑黄连、栀子而愈。

《名医类案·卷十二》

滑伯仁治一女，八岁，病伤食煎煿，内闷口干，唇舌燥黑，腹痛不可忍，或以刚燥丸药利之，而痛闷益甚，滑以牵牛、大黄清快药为丸，以伏其燥利而愈。

一儿三岁，夏月吐不止，神倦睛陷，乳水入口即吐，用六君子去甘草，加枳壳、藿香、白蔻、姜连，煎熟入姜汁，一剂而止。常治小儿吐泻之疾，得捷效者甚多，须辨寒热，如夏月热症，必用六君子汤加姜连，少用藿香、白蔻之类，徐徐服之，不可太急，若顿服即不纳；如寒月用六君子加干姜、砂仁、藿香、白蔻之类；或有伤食吐泻者，初剂加麦芽、山楂，二剂决可取效，如不效者必发慢惊而死，屡试皆然。

《医宗己任编·卷四·四明医案》

吴章成弟，八岁，发热闷乱，大便不通，医作外感治。予曰：此得之伤食，因发散太过，遂成虚热，兼风药燥血，故不便耳，先以六味饮加肉苁蓉三钱，饮之，下黑矢十数枚，继以补中益气汤，数剂而诸病悉除。

《慈幼新书·卷七·惊》

吴振公次女四岁，伤食吐泻，发热发颤，予谓此女多食瓜果，致脏气不行，酿成湿热。既经吐泻，湿去热留，脏腑之中，无阴相养，故变成风象。为定参、术、半夏、砂仁、干姜、厚朴、当归、茯苓一方。振公忽延某医参用，某医谓弱龄女子，岂得服参、术，遂易一切消导之味，并金药服之。至五日，人事昏沉，头偏睛露，医欲更进广东蜡丸，振公复来相召，以温中补脾救之立苏。

《续名医类案·卷二十九·小儿科·呕吐》

一儿自满月后，常吐乳，父母忧之，诸医不能止。一日问万，万曰：呕吐者，非常有之病也。今常吐乳，非病也。然小儿赖乳以生，频吐非所宜也。其间有母气壮乳多，纵儿饱足，饱则伤胃，所食之乳涌而出，此名溢乳，如瓶之注水，满而溢也，宜损节之，更服肥儿丸。儿之初生，筋骨软弱，为乳母者，常怀抱护持可也，不然则左右倾侧，其乳流出，此名哯乳，如瓶之侧，其水流出也，能紧护持，则不吐也。有胃弱也，不能受乳以变之，吐出无时，所吐不多，此名哺露，如瓶之漏，不能容受也，当补其脾胃，助其变化可也，亦以肥儿丸主治自愈。(通达之论，养子者宜知之)

龚子才治小儿伤食呕吐。服克伐之药，呕中见血。用清热凉血之药，又大便下血，唇色白而或青。问其故。龚曰：此脾土亏损，肝木所乘而然也。今空心用补中益气汤，食后用异功散，以调补中气，使涎血各归其原而愈。

《续名医类案·卷三十·便血》

蒋仲芳治周忠介公孙女，年七八岁，大便下血不止，有用黄连犀角者，有用人参阿胶者，俱不效。诊得气口沉紧，服末子三进而血止。问故，曰：人但知脾虚不能摄血，不知饮食伤脾亦不摄血，今用消导之剂，食去则脾气复而血自摄，焉得不愈。其末子即没香末也。

高鼓峰治吴章成弟，八岁，发热闷乱，大便不通，医作感冒治。高曰：此得之伤食，因发散太过，遂成虚热，兼风药燥血，故不便耳。(名言当玩)先以六味饮加肉苁蓉三钱饮之，下黑矢数十枚，继以补中益气汤数剂，而诸症悉除。

薛立斋治一小儿，伤食，发热面赤，或用养胃汤加枳实、黄连、山楂治之，更加腹胀，午后发热，按其腹不痛。此饮食虽化，脾胃复伤，用六君子汤，数剂而愈。

一小儿伤食发热，呕吐面赤，服消导清热之剂，饮食已消，热赤如故。曰：此胃经虚热耳。用四君子汤加升麻、柴胡各二分，四帖而痊。

一小儿伤食，发热面赤，抽搐，呕吐，气喘吐痰，以饮食伤脾发热，肺气虚弱所致耳。用六君子汤，加炒黑黄连、山栀各二分愈。

一小儿饮食停滞，服消导之剂。曰：此脾胃气虚，不能克化也，法当调补为善，若数用克伐之剂，脾气益伤，饮食愈停矣。已而腹内又结一块，寒热潮热，食少作渴，大便不实，用四君子汤，饮食渐增，又用补中益气汤而愈。

万密斋治孙监司女，病后误食菱角伤脾，面肿而喘，用钱氏异功散，加藿香叶以去脾经之湿，紫苏叶以去肺经之风，一剂而安。

一儿因伤食，腹痛胀，医下之而愈，又伤食腹胀，医再下之。曰：非其治也，误杀此儿，果半年而死。或问故，曰：凡饱食伤胃而胀，宜消导之，脾虚不能消食而胀，宜补之以助其传化，医者不察，乃一下再下，致腹大无纹，脐突背平，脾肾皆伤，不死何俟？

《临证指南医案·卷十·吐泻》

章，伤食一症，考古用五积散之义，取暖胃使其腐熟也，既上涌频吐，大便溏泻，胃气益伤，阳气坐困，日甚，清不升，浊不降，痰潮干呕，腹鸣便遗，睡则露睛，龈黑唇紫，小溲竟无，阳不流行，津液自耗，有慢惊昏厥之危，议通胃阳，读钱氏、薛氏之书能知此意。人参、郁金、炒半夏、炒白附子、茯苓、菖蒲、炒广皮、炒粳米。

又，阳明胃阳受伤，腑病以通为补，若与守中，必致哕逆，昨日用方，通胜于补，获安，幼稚非真虚寒之病。人参、茯苓、益智、广皮、炒荷叶、炒粳米。

又，鼻明汗出，龈血，阳明虚，胃气未和，不宜凉降。六神汤加炒广皮。

《青霞医案·卷一》

丁亥四月二十日午刻，宝应专足到扬，方三少爷揖翁信云：兆萱小姐吐病复发，身热昏睡数日矣。余于午后三点钟动身，二十二日夜九点钟已到宝应公馆矣。

二十三日诊：因平昔乱吃肥甘生冷零碎之物，以致脾伤气滞，津液损，掌心热。偶尔受凉多食，则呕吐身热之病复作，昏昏沉沉，数日不解，合宅惊慌。谛思此证，已发多次，是宿食积于肠胃，内液日干，《经》云小儿疳积是也。川朴、神曲、陈皮、茅术、栝楼仁、紫苏子、甘草、车前子。

二十四日诊：小儿脏腑脆薄，瞎吃伤脾，津液耗乏，面青白而无华色、唇白、舌中白腻而厚、掌心亢热、大便闭寒，胃日强，脾日弱。《经》所谓胃强脾弱，即是疳积状貌。《经》云：胃虚则吐。细视面色唇舌，其色淡，此由积滞在内，复为食伤，虚证也。只能扶正胜邪，宜补以润之；或者大肠不燥，胃气和，其积可消。若用消磨攻下之法，重伤正气，是为虚虚矣。拟早服五仁丸，午后服参苓白术散。人参、白术、茯苓、桔梗、山药、扁豆、砂仁、甘草、莲子。夜半出黑粒屎如串珠两条，约二三十粒。

二十五日诊：丸药煎方照服，又出黑栗如串珠三四条。

二十六日诊：丸药煎方照服，又下黑栗不少。但屎黑如龙眼核，焦干而无潮润之气。此正气不足，故大便积聚，塞住肛门而难出也。

二十七日诊：小儿有病，皆由受凉吹风，饮食不节，致伤脾气。滞积胶固日久，正气愈伤。细问病之情形，两年来已发十余次，病发则呕吐、发热昏睡、手心烧、大便结，日积月累，内中津液为陈积耗干，胃日强，脾日弱，幸而发未焦枯。如发不润泽，则疳积真矣。余用五仁丸以润大肠，参苓白术散以补脾土，三日间连出黑栗屎甚多。然历年致病之陈积，犹未下也，必须正气充足，脾气健旺，庶无可望积消矣。拟补中益气汤以升降清浊，是正道之法也。黄芪、人参、白术、柴胡、升麻、陈皮、当归、炙草、生姜、大枣。

二十八日诊：昨又出黑栗屎如串珠者两三段，掌心热虽未尽退，以手按之，似乎不大干亢矣。仍服原方。

二十九日诊：从早起至午，连出三次黑屎，其中如豆粒，如钮扣，色黑如铁弹，夹在屎中，顷刻间又出新粪，实属不少。四岁小儿，肠胃多大？数日间出陈屎新屎如此之多，可怕人也。积去病差，非伤食而何？俗云：病从口入。以后切不可再使小儿饮食不节，小心谨慎一百二十天，真气复元，其积自无矣。若不留心，仍蹈前辙，虽和缓亦难挽回，慎之慎之。

五仁丸，《世医得效方》方：桃仁半两，杏仁（炒，去皮尖）一两，柏子仁半两，松子仁二钱半，郁李仁（炒）一钱，陈皮四两（另研末）。研为膏，再入陈皮末研匀，炼蜜为丸，如梧桐子大，每服五十丸，空心时米饮下。

《圣余医案诠解·卷一》

某小儿呕吐，初头微烧，是晚即周身发烧，夜甚于昼，手心甚于手背，无汗，舌苔多；已服甘寒清热及消食药，不应。广皮土钱，云苓二钱，法夏二钱，丹皮二钱，生地三钱，白芍二钱，玄参二钱，薄荷一钱，甘草八分，一付愈。

此血分之火郁也。火郁于血分，故烧而无汗；血分为阴，故夜甚于昼；热生于积食内伤而非风寒外郁，故手心甚于手背；脾温故舌苔多。夫寒湿同气，土湿者大都水寒，此则土湿而水热，宁非异哉？盖胃之根在肾，胃郁则生热、胃热则消水，是湿者土虚之本气，而热则胃实之郁气也。

二陈汤苦淡辛温以治中气之湿，生地、玄参苦甘咸寒以补肾水之虚，丹皮凉血以开血分之郁，白芍平肝以和血气之乱，薄荷则疏肝泻肺以散头面之热。杂合之病治以杂合之药，相反而实相成。已服甘寒清热及消食之药，而继以本方，故一剂即愈也。生地、玄参皆治阴虚发热之品，无汗者则丹皮以开之，有汗则非所宜矣。夫小儿夜间发烧，大都由于伤食，而伤食之所以夜间发烧者，胃为阳土，心为阳中之阳，上焦阳气昼行于阳，夜行于阴，中有食积则心胃之阳不能夜行于阴，而上盛熏肺也，食消阳降则愈矣。前服甘寒清热及消食药本中窾要而不愈者，盖已由阳盛于上而伤阴，阴伤则非清热消食所能独治矣。然舌苔多为湿上甚之确据，二陈汤之燥湿和中不宜生地、玄参之滋阴生水，而阴虚则宜生地、玄参之滋阴生水，不宜二陈汤燥湿和中，兹既湿甚阴虚，故燥湿养阴并行不悖，乃能各随所喜而抵于平，此用药之所以不可偏于一是也。

第九节

疳　证

“疳”之含义，自古解释有二，或曰：“疳者干也”，指小儿因多种慢性疾患而致形体干瘦，津液干枯之证；或曰：“疳者甘也”，指小儿恣食甘肥厚腻，损伤脾胃，形成疳证。临床上以面黄肌瘦，毛发焦枯，肚大青筋，精神萎靡为特征。

《小儿药证直诀》：“疳皆脾胃病，亡津液之所作也。”可见疳证多为脾胃虚弱的疾病，如营养不良、慢性消化不良等。同时，还包括其他疾病，如无辜疳（颈淋巴腺炎或淋巴结核）、疳痨（婴幼儿结核病），以及多种寄生虫病、五官疾患等，名目繁多，不少重复。其被列为小儿四大证（痘、麻、惊、疳）之一。随着生活水平的提高和医疗条件的改善，本病的发病率已经明显下降，经过恰当治疗后，绝大多数患儿均可治愈。

【辨病名】

小儿疳证是一种慢性营养障碍性疾病，好发于幼弱小儿。临床上以面黄肌瘦，毛发焦枯，肚大青筋，精神萎靡为特征。《小儿药证直诀》：“疳皆脾胃病，亡津液之所作也。”或因乳食失调，甘肥无节所致。本证病变的关键在脾胃。多见于营养不良或慢性消化不良和小儿结核病、寄生虫病及其他慢性传染病的损害。其按照病因病机命名有风疳、食疳、气疳、急疳、奶疳、干疳、内疳、脊疳、眼疳、口齿疳、鼻疳、蛔疳、疳痢、脑疳、疳渴、惊疳、无辜疳、走马疳等；按照脏腑命名有肝疳、心疳、肺疳、脾疳、肾疳等。

《太平圣惠方·卷第八十六·小儿五疳论》：“夫小儿托质胞胎，成形气血，诞生之后，骨肉轻软，肠胃细微，哺乳须是合宜，脏腑自然调适。若乳母寒温失理，动止乖违，饮食无恒，甘肥过度，喜怒气乱，醉饱伤劳，便即乳儿，致成疳也。又小儿百日以后，五岁以前，乳食渐多，不择生冷，好食肥腻，恣食甘酸，脏腑不和，并生疳气。”

一、按病因病机命名

1. 风疳

《太平圣惠方·卷第八十六·治小儿风疳诸方》：“夫小儿风疳者，由肝脏壅热，乳食不调之所致也。是以孩子十旬之内，三岁之间，气血未调，骨肉轻软，凡于动静，易为所伤，若乳母昧于寒暄，失于调适，滋味不节，喜怒无恒，或外中风寒，内怀惊恐，便即乳儿，邪气未除，伤儿脏腑，致成风疳也。其状，摇头揉目，眼赤多睡，脑热发焦，百脉拘急，渐渐黄瘦者，是其候也。”

2. 食疳

《太平圣惠方·卷第八十六·治小儿食疳诸方》：“夫小儿食疳者，由脾胃不调，乳食过度，伤于脏腑之所致也。是以小儿百日之内，肠胃尚微，哺乳犹少，三岁之外，气血渐盛，乳食则多，其乳母须在调适寒温，知其撙节，减省五味，令气血和平，则孩孺无病也。若饮食不节，生冷过多，积滞不消，在于肠胃，致成食疳也。”

3. 气疳

《太平圣惠方·卷第八十六·治小儿气疳诸方》：“夫小儿气疳者，由乳食不调，内有壅热，伤于肺也。”

4. 急疳

《太平圣惠方·卷第八十六·治小儿急疳诸方》：“夫小儿急疳者，由乳食不调，甘肥过度之所致也。甘味入于脾而动于虫，但虫因甘而动，伤于脏腑。”

《圣济总录·卷第一百七十二·小儿急疳》：“此盖养护无方，甘肥过度，致风热内积，五脏俱虚，虫因虚动，上蚀口齿，攻注龈颊。不早治之，死于旬日，俗谓之走马疳者是也。”

5. 奶疳

《太平圣惠方·卷第八十七·治小儿奶疳诸方》：“夫乳下孩儿，有于疳气者，由乳母恣食生冷油腻甘酸之物，传气乳中，或食交奶，伤儿脏腑，遂致寒热不调，肌体羸瘦，哺乳渐少，面色青黄，口中生疮，或时吐呕，昏昏多睡，毛发干焦，因其食乳成疳，故谓之奶疳也。”

6. 干疳

《太平圣惠方·卷第八十七·治小儿干疳诸方》：“夫小儿干疳者，由乳食不调，心脾积热之所致也。”

7. 内疳

《太平圣惠方·卷第八十七·治小儿内疳诸方》：“夫小儿内疳者，由乳哺无恒，伤于脏腑之所致也。”

8. 脊疳

《太平圣惠方·卷第八十七·治小儿脊疳诸方》：“夫小儿脊疳者，由乳哺不调，甘肥过度，肉生于虫，攻于脊膂。”

9. 眼疳

《太平圣惠方·卷第八十七·治小儿眼疳诸方》："夫肝开窍于目，目者肝之候，若小儿内有疳气，肌体瘦羸，而脏腑挟于风热壅滞，不得宣通。因其乳食过多，胸膈疼结，邪热之气，上攻于目，则令脑热目痒，或赤烂生疮，或生障翳，渐渐遮睛，久而不瘥，损于眼目，故号眼疳也。"

10. 口齿疳

《太平圣惠方·卷第八十七·治小儿口齿疳诸方》："夫小儿口齿疳者，由脏腑壅热，乳食不调，内有疳虫，上蚀于口齿故也。"

11. 鼻疳

《太平圣惠方·卷第八十七·治小儿鼻疳诸方》："夫肺气通于鼻，鼻者肺之候，若小儿乳食不调，上焦壅滞，令疳虫上蚀于鼻也。"

12. 蛔疳

《太平圣惠方·卷第八十七·治小儿蛔疳出虫诸方》："夫蛔疳者，由小儿多食甜物油腻生冷，在其肠胃不消，因此化成虫也。"

13. 疳痢

《太平圣惠方·卷第九十三·治小儿疳痢诸方》："夫小儿疳痢者，由因乳哺不节，生冷过度，伤于脾胃，致脏腑不调，冷热相搏，大肠虚弱，水谷不聚，变为下痢也。"

14. 脑疳

《太平圣惠方·卷第八十七·治小儿脑疳诸方》："夫小儿在胎之时，其母挟于风热，生下之后，热毒之气犹在脏腑，不得宣通。因其哺乳不节，胸膈壅滞，则令头皮光急，发枯作穗，脑热如火，体多汗流，或头生疮，或腮虚肿，若久不瘥，损儿眼目，渐渐羸瘦，头大项细，故谓之脑疳也。"

15. 疳渴

《太平圣惠方·卷第八十七·治小儿疳渴不止诸方》："夫小儿疳渴者，由脏腑夙有疳气，心肺壅热之所致也。此皆乳母恣食五辛，或饮热酒，多味酸咸，夜飧炙爆，心胸气滞，便即乳儿，致脏腑生热，热则烦躁，故令儿渴不止也。"

16. 惊疳

《太平圣惠方·卷第八十六·治小儿惊疳诸方》："夫小儿惊疳者，由心脏实热之所致也。凡小儿襁褓之内，气血未调，脏腑细微，骨肉轻软，因其哺乳不时，致生壅滞，内有积热，不得宣通。"

17. 无辜疳

《医灯续焰·卷十六·小儿脉证第七十八·无辜疳》："巢氏云：古谓天上有鸟，名无辜，昼伏夜游。小儿衣衲，夜露失收，鸟从上过。小儿亲体，染其毒气，遂致面黄发直，壮热，能饮食而不生肌肉，累积月日而死，故名无辜。汉东王先生非之曰：此由八邪所乘。八邪者何？谓饥、饱、劳、役、风、惊、暑、积也。若然，是皆有因而成，不得名无辜矣。楫谓夜露阴沉，百邪皆出。狐狸枭鹏之类，何所不有。衣染其气，小儿气虚体薄者，理应成病。以其不在八邪之内，无辜而得，故名无辜，非独因鸟名也。"

18. 走马疳

《洞天奥旨·卷十二·走马牙疳》："走马牙疳，小儿之病也。小儿多食肥甘，肠胃难化，积而不散，其火上炎，且小儿又是纯阳，原多火也，火多必须水解。小儿食既不化，何生水乎？水既不生，则胃火益炽，齿牙又胃之部位也，故火结而成疳矣。牙已生疳，而儿又索食所喜者，必水果居多，本欲得水果以解渴也，谁知胃已有热，又加水湿，则湿热相合，而疳病更重矣。走马牙疳者，言其势如走马之急也。火重则急，火轻则缓。若不早治，则火烁津液，牙龈蚀断，齿多脱落而死者有矣。治之得法，往在有响应者。大约内服清胃之药，外用白绿丹，无不神效也。"

二、按脏腑命名

1. 肝疳

《太平圣惠方·卷第八十六·小儿五疳论》："凡五疳者，一曰肝疳，其候摇头揉目，白膜遮睛，流汗遍身，合面而卧，目中涩痒，肉色青黄，发竖头焦，筋青脑热，腹中积聚，下痢频多，久而不痊，转甚羸瘦，此是肝疳，亦名风疳也。"

《幼科指南·疳证门》："肝属木，色青，主筋，故肝疳则见面目爪甲皆青，眼生眵泪，隐涩难睁，摇头揉目，合面睡卧，耳流脓水，而湿疮生，腹大青筋，身体羸瘦，燥渴烦急，粪如苔青也。治宜先清其热，用柴胡清肝散，同芦荟肥儿丸主之。若病势稍退，则当调养，用逍遥散，抑肝扶脾汤最灵。"

《彤园医书（小儿科）·卷之二·疳证门·肝疳》："肝属木，色青，主筋。故面目爪甲皆青，眼生眵泪，隐涩难睁，揉目摇头，合面睡卧，耳疮流脓，肚大青筋，形神消沮，燥渴烦急，粪青如苔。先用柴胡清肝汤清其热，肝疳已成，热甚体虚者，常服芦荟肥儿丸；肝疳已退，用加味逍遥散、抑肝扶脾汤，如法调理。”

2. 心疳

《太平圣惠方·卷第八十六·小儿五疳论》：“二曰心疳，其候，浑身壮热，吐利无恒，颊赤面黄，胸膈烦满，鼻干心躁，口舌生疮，痢久不愈，多下脓血，有时盗汗，或乃虚惊，此是心疳，亦名惊疳也。”

《证治准绳·幼科集之八·脾脏部·心疳》：“杨氏云：由乳食不调，心脏受热所致也。盖其血气未定，乳哺有伤，易生壅滞，内有滞热，未得疏通，故心神惊郁，而作惊疳之候。外证身体壮热，脸赤唇红，口舌生疮，胸膈烦闷，小便赤涩，五心皆热，盗汗发渴，啮齿虚惊是也。”

3. 脾疳

《太平圣惠方·卷第八十六·小儿五疳论》：“三曰脾疳，其候，腹多筋脉，喘促气粗，乳食不多，心腹胀满，多啼咳逆，面色萎黄，骨立毛焦，形枯力劣，胸膈壅闷，水谷不消，口鼻常干，好吃泥土，情意不悦，爱暗憎明，肠胃不和，痢多酸臭，此是脾疳，亦名食疳也。”

《幼科指南·疳证门》：“脾属土，色黄，主肌肉。故脾疳，则见面黄，肌肉消瘦，身体发热，困倦，常喜睡眠，心下痞硬，懒进乳食，腹满肿胀，睡卧喜冷，好食泥土，腹痛坚硬，头大颈粗，有时吐泻，口干烦渴，大便腥黏之证也。宜先攻其积，用消疳理脾汤、肥儿丸治之。积退，然后补其脾气，以参苓白术散为先。”

《彤园医书(小儿科)·卷之二·疳证门·脾疳》：“脾属土，色黄，主肌肉。故见症面黄，肌肉削瘦，身热倦卧，心下痞硬，懒进乳食，好食泥土，肚腹硬痛，头大颈细，时作吐泻，口干烦渴，大便黏腥，此名脾疳。治当先攻脾积，后调脾土。”

4. 肺疳

《太平圣惠方·卷第八十六·小儿五疳论》：“四曰肺疳，其候，咳嗽气逆，皮毛干焦，饶涕多啼，咽喉不利，揉鼻咬甲，壮热憎寒，口鼻生疮，唇边赤痒，腹内气胀，乳食渐稀，大肠不调，频频泄痢，粪中米出，皮上粟生，此是肺疳，亦名气疳也。”

《幼科指南·疳证门》：“肺属金，色白，主皮毛。故肺疳，则见面白气逆，有时咳嗽，毛发焦枯，皮上生粟，肌肤干燥，发热憎寒，常流清涕，鼻颊生疮，号曰肺疳也。先当疏散，用生地清肺饮；继则清热，以甘露饮为先。日久肺虚者，用补肺散最效。随证加减，莫迟延也。”

5. 肾疳

《太平圣惠方·卷第八十六·小儿五疳论》：“五曰肾疳，其候，肌骨消瘦，齿龈生疮，寒热作时，口鼻干燥，脑热如火，脚冷如冰，吐逆既增，乳食减少，泻痢频并，下部开张，肛门不收，疳疮痒痛，此是肾疳，亦名急疳也。”

《幼科指南·疳证门》：“肾属水，色黑，主骨。患此疳者，初必有解颅鹤膝，齿迟行迟，乃肾气不足之证。更因肥甘失节，久则渐成肾疳。故骨瘦如柴，面色黑黧，齿龈出血，口中臭气，足冷如冰，腹痛泄泻，哭啼不已，乃肾疳也。先用金蟾丸治其疳，继以九味地黄丸调补之相宜。若逢禀赋肾气虚弱，用调元散进之，莫迟延也。”

《彤园医书(小儿科)·卷之二·疳证门·肾疳》：“肾属水，色黑，主骨。初起必有解颅、鹤膝、五迟等症，更因甘肥失节，久则成疳，面色黧黑，牙龈出血，口中气臭，腹痛作泻，足冷多啼。先用金蟾丸攻疳积，次服加味地黄丸补肾。疳退后形气虚者，服调元散。”

【辨病因】

小儿疳证的发生与多种因素有关，主要涉及寒、毒等外感六淫邪气，以及喂养不当、母病及子、久病成疳等。

一、外感六淫疫毒

小儿本气虚体薄，若外感寒邪或毒邪，内客于脏腑，积久内伤则成疳。

1. 寒邪

《原机启微·卷之上·深疳为害之病》：“卫气少而寒气乘之也，元气微而饮食伤之也，外乘内伤，酿而成之也。父母以其纯阳耶，故深冬不为裳；父母以其恶风耶，故盛夏不解衣；父母以其数饥耶，故饲后强食之；父母以其或渴耶，故乳后更饮之。有愚戆而为父母者，又不审其寒暑饮食也，故寒而不为暖，暑而不能凉，饮而不至渴，食而不及饥。而小儿幽玄唧默，抱疾而不能自言，故外乘内伤，因循积渐，酿而成疳也。渴而易饥，能食而瘦，腹胀下利，作驱驱声，日远不治，遂生目病。其病生翳，睫闭不能开，眵泪如糊，久而脓流，竟枯两目。何则？为阳气下走也，为阴气反上也。”

2. 毒邪

《医灯续焰·卷十六·小儿脉证第七十八·无辜疳》：“巢氏云：古谓天上有鸟，名无辜，昼伏夜游。小儿衣衲，夜露失收，鸟从上过。小儿亲体，染其毒气，遂致面黄发直，壮热，能饮食而不生肌肉，累积月日而死，故名无辜。汉东王先生非之曰：此由八邪所乘。八邪者何？谓饥、饱、劳、役、风、惊、暑、积也。若然，是皆有因而成，不得名无辜矣。楫谓夜露阴沉，百邪皆出。狐狸枭鹏之类，何所不有。衣染其气，小儿气虚体薄者，理应成病。以其不在八邪之内，无辜而得，故名无辜，非独因鸟名也。”

二、喂养不当

小儿出生之后，骨肉轻软，肠胃细微，哺乳必须合宜，脏腑方能调适。若喂养不当，乳食太过或不及，均可伤及脾胃，形成疳证。

《太平圣惠方·卷第八十六·小儿五疳论》：“夫小儿托质胞胎，成形气血，诞生之后，骨肉轻软，肠胃细微，哺乳须是合宜，脏腑自然调适。若乳母寒温失理，动止乖违，饮食无恒，甘肥过度，喜怒气乱，醉饱伤劳，便即乳儿，致成疳也。又小儿百日以后，五岁以前，乳食渐多，不择生冷，好食肥腻，恣食甘酸，脏腑不和，并生疳气。”

《太平圣惠方·卷第八十六·治小儿一切疳诸方》：“夫小儿疳疾者，其状多端，虽轻重有殊，形证各异，而细穷根本，主疗皆同。由乳哺乖宜，寒温失节，脏腑受病，气血不荣，故成疳也。其五疳及诸疳等，今以一方同疗之，故谓一切疳也。”

《太平圣惠方·卷第八十六·治小儿食疳诸方》：“夫小儿食疳者，由脾胃不调，乳食过度，伤于脏腑之所致也。是以小儿百日之内，肠胃尚微，哺乳犹少，三岁之外，气血渐盛，乳食则多，其乳母须在调适寒温，知其撙节，减省五味，令气血和平，则孩孺无病也。若饮食不节，生冷过多，积滞不消，在于肠胃，致成食疳也。”

《太平圣惠方·卷第八十六·治小儿气疳诸方》：“夫小儿气疳者，由乳食不调，内有壅热，伤于肺也。”

《太平圣惠方·卷第八十六·治小儿急疳诸方》：“夫小儿急疳者，由乳食不调，甘肥过度之所致也。甘味入于脾而动于虫，但虫因甘而动，伤于脏腑。”

《太平圣惠方·卷第八十六·治小儿惊疳诸方》：“夫小儿惊疳者，由心脏实热之所致也。凡小儿襁褓之内，气血未调，脏腑细微，骨肉轻软，因其哺乳不时，致生壅滞，内有积热，不得宣通。”

《太平圣惠方·卷第八十七·治小儿脑疳诸方》：“夫小儿在胎之时，其母挟于风热，生下之后，热毒之气犹在脏腑，不得宣通。因其哺乳不节，胸膈壅滞，则令头皮光急，发枯作穗，脑热如火，体多汗流，或头生疮，或腮虚肿，若久不瘥，损儿眼目，渐渐羸瘦，头大项细，故谓之脑疳也。”

《太平圣惠方·卷第八十七·治小儿干疳诸方》：“夫小儿干疳者，由乳食不调，心脾积热之所致也。”

《太平圣惠方·卷第八十七·治小儿内疳诸方》：“夫小儿内疳者，由乳哺无恒，伤于脏腑之所致也。”

《太平圣惠方·卷第八十七·治小儿脊疳诸方》：“夫小儿脊疳者，由乳哺不调，甘肥过度，肉生于虫，攻于脊膂。”

《太平圣惠方·卷第八十七·治小儿眼疳诸方》：“夫肝开窍于目，目者肝之候，若小儿内有疳气，肌体瘦羸，而脏腑挟于风热壅滞，不得宣通。因其乳食过多，胸膈疼结，邪热之气，上攻于目，则令脑热目痒，或赤烂生疮，或生障翳，渐渐遮睛，久而不瘥，损于眼目，故号眼疳也。”

《太平圣惠方·卷第八十七·治小儿口齿疳诸方》：“夫小儿口齿疳者，由脏腑壅热，乳食不调，内有疳虫，上蚀于口齿故也。”

《太平圣惠方·卷第八十七·治小儿鼻疳诸方》：“夫肺气通于鼻，鼻者肺之候，若小儿乳食不调，上焦壅滞，令疳虫上蚀于鼻也。”

《太平圣惠方·卷第八十七·治小儿蛔疳出虫诸方》：“夫蛔疳者，由小儿多食甜物油腻生冷，在其肠胃不消，因此化成虫也。”

《太平圣惠方·卷第八十七·治小儿五疳出虫诸方》：“夫小儿五疳之疾，皆由乳哺不调，寒温失节之所致也。若久而不瘥，则腹内有虫，肌体黄瘦，下痢不止，宜服药出之，则疳气渐退，其虫状如丝发，或如马尾，多出于腹背及头项上，若虫色黄白及赤者可疗，青色者不可疗也。"

《太平圣惠方·卷第九十三·治小儿疳痢诸方》："夫小儿疳痢者，由因乳哺不节，生冷过度，伤于脾胃，致脏腑不调，冷热相搏，大肠虚弱，水谷不聚，变为下痢也。"

《太平圣惠方·卷第九十三·治小儿疳痢腹痛诸方》："夫小儿疳痢腹痛者，因痢多而肠胃虚弱，冷气在内，与脏气相搏，真邪交击，故令腹中㽲痛也。"

《圣济总录·卷第一百七十二·小儿惊疳》："论曰：惊疳之病，本于心脏实热，小儿在襁褓中，气血未调，腑脏微弱，乳哺不节。则生壅滞，热积于内，不得宣通，心神不宁，病为惊疳。"

《圣济总录·卷第一百七十二·小儿脑疳》："论曰：小儿头皮光而急，发枯作穗，脑热如火，或头上生疮，或腮脸虚肿，身体多汗者，名曰脑疳。此由在胞胎禀受不足，脑髓虚弱，既生之后，腑脏挟热，乳养不周，上攻脑络，则头大项细，渐渐羸瘦，肌体常热，发落不生，故谓之脑疳。"

《圣济总录·卷第一百七十二·小儿急疳》："此盖养护无方，甘肥过度，致风热内积，五脏俱虚，虫因虚动，上蚀口齿，攻注龈颊。不早治之，死于旬日，俗谓之走马疳者是也。"

《圣济总录·卷第一百七十二·小儿口齿疳》："论曰：小儿口齿疳者，由脏腑壅热，乳食不调，内有疳虫，上蚀于口齿故也。"

《圣济总录·卷第一百七十二·小儿无辜疳》："由小儿嗜肥甘过多，虫因甘动，内缓脾气，饮食不调所致也。"

《圣济总录·卷第一百七十三·小儿疳痢》："论曰：小儿疳痢者，由乳哺不节，生冷过度，伤于脾胃，冷热相搏，致腑脏不调，久而不瘥，即变诸疳，若大肠虚弱，水谷不化，下痢无度。是为疳痢。"

《圣济总录·卷第一百七十三·小儿五疳出虫》："论曰：诸疳之病，皆因肥甘所致。盖人之腑脏气血，更相荣养，逢甘则中缓，中缓则营卫行迟，故腑脏之间，化生诸虫。"

《太平惠民和剂局方·卷之十·治小儿诸疾·五疳保童丸》："治小儿五疳。盖其骨肉轻软，肠胃微细，若乳哺有节，则脏腑相调；或乳母寒温失理，饮食无常，醉饱喜怒，及小儿百晬以后，五岁以前，乳食渐多，不择生冷，好餐肥腻、甘、酸之物，即成五疳。"

《育婴家秘·卷之三·诸疳》："荣卫皆从水谷生，衰水减便成疳症，只因饥饱失调理，肥瘦空将口诀记。儿童十六岁以下，其病为疳；十六岁以上，其病为痨。疳痨皆血气虚惫，脾胃受病之所致，同出而异名也。盖胃者，水谷之海也，水谷之精气为荣，荣者血也；悍气为卫，卫者气也。气以呴之，充皮毛，肥腠理者，气也；以濡之，润皮肤，美颜色者，血也。故水谷实者无病，水谷少减者病，水去谷亡则死矣。凡病疳而形不魁者，气衰也；色不华者，血弱也。气衰血弱而脾胃伤，则水谷少矣，疳之生于脾胃也，明矣。盖小儿脏腑娇嫩，饱则易伤乳食。二者失常不成疳者，鲜矣。疳皆饮食不调，肥甘无节而然，或婴儿厌乳，粥饭太早，或二三岁后，谷肉菜果恣其欲，则肝已伤，得因而太饱，停滞中焦，食久成积，积成疳，或因取积，转下太过，耗散胃气，或转下之后，又伤食，一伤一取，重亡津液，疳之病起于积者也。或因大病之后，吐泻疟痢，乳食减少，脾胃失养，气血益虚，此疳之生于大病之后者也。其候头皮光急，毛发焦稀，腮缩鼻干，口馋唇白，两眼昏烂，揉鼻揉眉，脊耸体黄，斗牙咬甲，焦渴自汗，尿白泻酸，肚胀肠鸣，癖结潮热，酷食瓜果、碱、炭、水泥者，皆其候也。"

《片玉心书·卷之二·疳痨》："面色黄白是疳痨，肚大颈细头发焦。折乳伤食大病后，只怕时时热来潮。疳症无多法，集圣初如神。面色转红活，相间服胃苓。潮热如不退，只防作慢惊。"

《片玉心书·卷之五·疳症门》："小儿十五以下为疳，十五以上，其症为痨，此皆气血虚惫，肠胃受伤致之，同出而异名也。盖小儿易虚易实，凡病久则成疳，用药乖方，饮食过度，将息失宜，俱成疳症。俱用集圣丸加减治之。"

"小儿脏腑娇嫩，饱则易伤，饮食失常，不为疳者鲜矣。或小儿失乳，粥饭太早，耗伤神气，则疳之根生。故乳食稍多，过饱无度，则疳因伤得。恣食肥甘黏腻，生冷咸酸，以滞中脘，则疳因积生。"

《幼科发挥·卷之四·疳》："疳证，此小儿科之极病也。虽有五脏之不同，其实皆脾胃之病也。幼科书论诸疳，头绪太多，法无经验，无可取者。唯钱氏分肥瘦冷热四者，庶为近理。而以初病者为肥热疳，久病者为瘦冷疳，似有虚实之分，不知疳为虚证，曾有实者乎。至于治瘦冷疳，方上有续随子，未免虚实之失。故予尝曰，钱氏方论，非先生之亲笔，乃门人附会之说也。今乃推先生之意以补之，曰儿太饱则伤胃，太饥则伤脾。肥热疳，其食多太饱之病乎。瘦冷疳，其食少太饥之病乎。如审其食少者肥儿丸，食多者集圣丸主之。小儿乳少者，父母常以他物饲之，儿之性只求一饱，或食太多，或食太少，所以脾胃受伤，生此疳病也。"

《洞天奥旨·卷十二·走马牙疳》："走马牙疳，小儿之病也。小儿多食肥甘，肠胃难化，积而不散，其火上炎，且小儿又是纯阳，原多火也，火多必须水解。小儿食既不化，何生水乎？水既不生，则胃火益炽，齿牙又胃之部位也，故火结而成疳矣。牙已生疳，而儿又索食所喜者，必水果居多，本欲得水果以解渴也，谁知胃已有热，又加水湿，则湿热相合，而疳病更重矣。走马牙疳者，言其势如走马之急也。火重则急，火轻则缓。若不早治，则火烁津液，牙龈蚀断，齿多脱落而死者有矣。治之得法，往在有响应者。大约内服清胃之药，外用白绿丹，无不神效也。"

《幼科证治大全·疳证》："丹溪曰：小儿脏腑嫩娇，饱则易伤，乳哺饮食，一或失常，不为疳者鲜矣。皆因饮食不调，肥甘无节而作也。或婴幼乳缺粥饭太早，耗伤形气，则疳之根，延及岁月，五疳病成，钱氏曰：疳皆脾胃耗伤亡津液之所作也。"

《幼幼集成·卷三·诸疳症治》："夫疳之为病，亦小儿恶候。十六岁以前，其病为疳，十六岁以上，其病为痨，皆真元怯弱，气血虚衰之所致也。究其病源，莫不由于脾胃，盖胃者，水谷之海也。水谷之精气为荣，悍气为卫，荣卫丰盈，灌溉诸脏。凡人身充皮毛、肥腠理者，气也；润皮肤、美颜色者，血也。所以水谷素强者无病，水谷减少者病，水去谷亡则死矣。凡病疳而形不魁者，气衰也；色不华者，血弱也。气衰血弱，知其脾胃必伤。有因幼少乳食，肠胃未坚，食物太早，耗伤真气而成者；有因甘肥肆进，饮食过餐，积滞日久，面黄肌削而成者；有因乳母寒热不调，喜怒房劳之后，乳哺而成者；有二三岁后，谷肉果菜恣其饮啖，因而停滞中焦，食久成积，积久成疳；复有因取积太过，耗损胃气，或因大病之后，吐泻疟痢，乳食减少，以致脾胃失养。二者虽所因不同，然皆总归于虚也。"

《幼科释谜·卷二·疳积》："古称儿病，惊疳最大。惊得心肝，疳得脾胃。脏腑因由，各不相蔽。童稚之时，病则为疳。弱冠而后，病成痨瘵。同出异名，惟年齿计。元气亏伤，气血虚惫。其原则一，非有他疠。曰惟小儿，脏腑娇脆。饱固易伤，饥亦为害。热则熏蒸，冷则凝滞。故疳之来，必有伊始。或幼阙乳，耗伤形气。此疳之根，积渐生蒂。或两三岁，乳食无制。此疳由脾，过饱反瘁。或喜生冷，甘肥黏腻。此疳由积，肠胃气闭。或母自养，一切无忌。喜怒淫劳，即与乳吮。此疳由母，传气为戾。或因病余，妄行转泄。胃枯液亡，热渐炽。此疳由医，冒味错治。大抵疳病，缘此等弊。然而古人，五脏分隶。各有症形，各有方剂。肝心肾肺，脾总多累。二十四候，更宜体会。庄氏家传，最为详备。"

《医学原理·卷之十三·疳症门·丹溪治疳活套》："小儿疳病，由其藏府脆嫩，乳哺饮食失常所致，延及岁月，五疳病成。甚者胸陷喘哕，乳食吐泻，肿满下痢，腹胁胀疼，皮发紫疮，肌肉光紫，与夫疳滂渴泄，面槁色夭，骨露齿张，肚硬不食，皆危笃矣。凡有此症类，虽卢扁复生，难施功矣。"

《儿科要略·儿科特征·疳证》："小儿肠胃受伤，变生诸证，以疳证为最剧，亦最为复杂难治。推其起因，实由初生调护无方，其后饮食失节所致。一由小儿一面吃乳，一面恣食肥甘，积郁既久，热伤肠胃；一由小儿食不运化，积久生虫，虫既内生，虽能食而不肥；一由小儿数岁，犹恋乳食，生养不足，脾胃之气暗耗；一由小儿吐泻之后，妄施攻伐之药，津液枯竭，肠胃疲惫；一由乳母喜怒失常，饮食乖度，或交合之后以乳哺儿，均足致此。"

三、母病及子

若乳母饮食无恒，甘肥过度，或外中风寒，内怀惊恐，醉饱伤劳等，在哺乳期内会传及小儿，从而导致疳证的发生。

《太平圣惠方·卷第八十六·小儿五疳论》："夫小儿托质胞胎，成形气血，诞生之后，骨肉轻软，肠胃细微，哺乳须是合宜，脏腑自然调适。若乳母寒温失理，动止乖违，饮食无恒，甘肥过度，喜怒气乱，醉饱伤劳，便即乳儿，致成疳也。"

《太平圣惠方·卷第八十六·治小儿风疳诸方》："夫小儿风疳者，由肝脏壅热，乳食不调之所致也。是以孩子十旬之内，三岁之间，气血未调，骨肉轻软，凡于动静，易为所伤，若乳母昧于寒暄，失于调适，滋味不节，喜怒无恒，或外中风寒，内怀惊恐，便即乳儿，邪气未除，伤儿脏腑，致成风疳也。其状，摇头揉目，眼赤多睡，脑热发焦，百脉拘急，渐渐黄瘦者，是其候也。”

《太平圣惠方·卷第八十七·治小儿疳渴不止诸方》：“夫小儿疳渴者，由脏腑夙有疳气，心肺壅热之所致也。此皆乳母恣食五辛，或饮热酒，多味酸咸，夜飧炙爆，心胸气滞，便即乳儿，致脏腑生热，热则烦躁，故令儿渴不止也。”

《太平圣惠方·卷第八十七·治小儿奶疳诸方》：“夫乳下孩儿，有于疳气者，由乳母恣食生冷油腻甘酸之物，传气乳中，或食交奶，伤儿脏腑，遂致寒热不调，肌体羸瘦，哺乳渐少，面色青黄，口中生疮，或时吐呕，昏昏多睡，毛发干焦，因其食乳成疳，故谓之奶疳也。”

《圣济总录·卷第一百七十二·小儿疳渴不止》：“盖因乳母不慎，恣食热物，不择酸咸，致令壅热潜流乳脉，或即乳儿，致腑脏生热，疳热相搏，上焦干燥，津液枯少，故烦躁而渴。”

《片玉心书·卷之五·疳症门》：“或乳母睡卧，寒暖失其调理，饮食乖常，喜怒房劳，即与儿乳，则疳因母患，传气而入，以致脾胃一伤，诸脏皆弱。但见目涩，或生白膜，唇赤身黄，喜卧冷地，爱吃泥土，泄痢无常，肚腹胀满，耳鼻生疮，头发作穗，脚弱项小，极瘦饮水，潮热进退，皆其症也。”

《幼幼集成·卷三·诸疳症治》：“夫疳之为病，亦小儿恶候……有因乳母寒热不调，喜怒房劳之后，乳哺而成者。”

《儿科要略·儿科特征·疳证》：“小儿肠胃受伤，变生诸证，以疳证为最剧，亦最为复杂难治。推其起因，实由初生调护无方，其后饮食失节所致……一由乳母喜怒失常，饮食乖度，或交合之后以乳哺儿，均足致此。”

四、久病致疳

小儿本肠胃虚弱，若患久泄、大病吐泄等，加之用药乖方，饮食过度，将息失宜，积久则成疳证。

《诸病源候论·小儿杂病诸候六·疳湿疮候》：“疳湿之病，多因久利，脾胃虚弱，肠胃之间虫动，侵蚀五脏，使人心烦懊闷。其上蚀者，则口鼻齿龈生疮；其下蚀者，则肛门伤烂，皆难治。或因久痢，或因脏热，嗜眠，或好食甘美之食，并令虫动，致生此病也。”

《太平圣惠方·卷第九十三·治小儿疳痢久不瘥诸方》：“夫小儿疳痢久不瘥者，因田脏腑宿挟疳气，或乳食不节，冷热相乘，肠胃既虚，遂令下痢，痢而不瘥，连滞日月，故名久疳痢也。”

《圣济总录·卷第一百七十三·小儿疳痢》：“论曰：小儿疳痢者，由乳哺不节，生冷过度，伤于脾胃，冷热相搏。致腑脏不调。久而不瘥，即变诸疳，若大肠虚弱，水谷不化，下痢无度，是为疳痢。”

《小儿药证直诀·卷上·脉证治法·诸疳》：“疳皆脾胃病，亡津液之所作也。或大病或吐泻后，以药吐下，致脾胃虚弱亡津液。且小儿病疳，皆愚医之所坏病。”

《片玉心书·卷之五·疳症门》：“小儿十五以下为疳，十五以上，其症为痨，此皆气血虚惫，肠胃受伤致之，同出而异名也。盖小儿易虚易实，凡病久则成疳，用药乖方，饮食过度，将息失宜，俱成疳症。俱用集圣丸加减治之。”

《育婴家秘·卷之三·诸疳》：“荣卫皆从水谷生，衰水减便成疳症，只因饥饱失调理，肥瘦空将口诀记……或因大病之后，吐泻疟痢，乳食减少，脾胃失养，气血益虚，此疳之生于大病之后者也。其候头皮光急，毛发焦稀，腮缩鼻干，口馋唇白，两眼昏烂，揉鼻揉眉，脊耸体黄，斗牙咬甲，焦渴自汗，尿白泻酸，肚胀肠鸣，癖结潮热，酷食瓜果、碱、炭、水泥者，皆其候也。”

《幼科证治大全·疳证》：“丹溪曰：小儿脏腑嫩娇，饱则易伤，乳哺饮食，一或失常，不为疳者鲜矣。皆因饮食不调，肥甘无节而作也。或婴幼乳缺粥饭太早，耗伤形气，则疳之根，延及岁月，五疳病成，钱氏曰：疳皆脾胃耗伤亡津液之所作也。”

《幼幼集成·卷三·诸疳症治》：“夫疳之为病，亦小儿恶候……或因大病之后，吐泻疟痢，乳食减少，以致脾胃失养。”

《幼科释谜·卷二·疳积》：“或因病余，妄行转泄。胃枯液亡，热渐炽。此疳由医，冒昧错治。”

《儿科要略·儿科特征·疳证》：“小儿肠胃受伤，变生诸证，以疳证为最剧，亦最为复杂难治……一由小儿吐泻之后，妄施攻伐之药，津液枯竭，肠胃疲惫。”

【辨病机】

小儿疳证是在外感寒、邪等六淫邪气，或喂养不当、母病及子、久病失治的基础上发生。其病变主要病位为脾胃，可涉及五脏。病机关键是脾胃亏虚，津液耗伤。

一、脏腑失调

小儿疳证其病变主要病位为脾胃，可涉及五脏。病机关键是脾胃亏虚，津液耗伤，又有肝脏壅热、肺脏壅热、心脾积热、湿热蕴胃、肠胃虚弱、心脏实热、心肺壅热等脏腑失调之病机。

《太平圣惠方·卷第八十六·小儿五疳论》："夫小儿托质胞胎，成形气血，诞生之后，骨肉轻软，肠胃细微，哺乳须是合宜，脏腑自然调适。若乳母寒温失理，动止乖违，饮食无恒，甘肥过度，喜怒气乱，醉饱伤劳，便即乳儿，致成疳也。又小儿百日以后，五岁以前，乳食渐多，不择生冷，好食肥腻，恣食甘酸，脏腑不和，并生疳气。"

《太平惠民和剂局方·卷之十·治小儿诸疾·五疳保童丸》："治小儿五疳。盖其骨肉轻软，肠胃微细，若乳哺有节，则脏腑相调；或乳母寒温失理，饮食无常，醉饱喜怒，及小儿百晬以后，五岁以前，乳食渐多，不择生冷，好餐肥腻、甘、酸之物，即成五疳。"

《圣济总录·卷第一百七十二·小儿脑疳》："论曰小儿头皮光而急，发枯作穗，脑热如火，或头上生疮，或腮脸虚肿，身体多汗者，名曰脑疳。此由在胞胎禀受不足，脑髓虚弱，既生之后，腑脏挟热，乳养不周，上攻脑络，则头大项细，渐渐羸瘦，肌体常热，发落不生，故谓之脑疳。"

《片玉心书·卷之二·疳痨》："面色黄白是疳痨，肚大颈细头发焦。折乳伤食大病后，只怕时时热来潮。疳症无多法，集圣初如神。面色转红活，相间服胃苓。潮热如不退，只防作慢惊。"

《片玉心书·卷之五·疳症门》："小儿脏腑娇嫩，饱则易伤，饮食失常，不为疳者鲜矣。或小儿失乳，粥饭太早，耗伤神气，则疳之根生。故乳食稍多，过饱无度，则疳因伤得。恣食肥甘黏腻，生冷咸酸，以滞中脘，则疳因积生。"

《幼科释谜·卷二·疳积》："古称儿病，惊疳最大。惊得心肝，疳得脾胃。脏腑因由，各不相蔽。童稚之时，病则为疳。弱冠而后，病成痨瘵。同出异名，惟年齿计。元气亏伤，气血虚惫。其原则一，非有他痨。曰惟小儿，脏腑娇脆。饱固易伤，饥亦为害。热则熏蒸，冷则凝滞。故疳之来，必有伊始。或幼阙乳，耗伤形气。此疳之根，积渐生蒂。或两三岁，乳食无制。此疳由脾，过饱反瘁。或喜生冷，甘肥粘腻。此疳由积，肠胃气闭。或母自养，一切无忌。喜怒淫劳，即与乳吮。此疳由母，传气为戾。或因病余，妄行转泄。胃枯液亡，热渐炽。此疳由医，冒昧错治。大抵疳病，缘此等弊。然而古人，五脏分隶。各有症形，各有方剂。肝心肾肺，脾总多累。二十四候，更宜体会。庄氏家传，最为详备。"

《儿科要略·儿科特征·疳证》："小儿肠胃受伤，变生诸证，以疳证为最剧，亦最为复杂难治。推其起因，实由初生调护无方，其后饮食失节所致。一由小儿一面吃乳，一面恣食肥甘，积郁既久，热伤肠胃；一由小儿食不运化，积久生虫，虫既内生，虽能食而不肥；一由小儿数岁，犹恋乳食，生养不足，脾胃之气暗耗；一由小儿吐泻之后，妄施攻伐之药，津液枯竭，肠胃疲惫；一由乳母喜怒失常，饮食乖度，或交合之后以乳哺儿，均足致此。疳证之初起，常现身体发热、面黄肌瘦之象，及时治之，十愈八九；其已成者，多见头皮光急，毛发焦稀，腮缩鼻干，口馋唇白，两眼昏烂，揉鼻挦眉，脊耸体黄，斗牙咬甲，焦渴自汗，尿浊泻酸，腹胀肠鸣，癖结潮热，酷嗜瓜果、咸酸、炭、米、泥土等物，诸般证状，此时按证施治，亦可十愈六七。若因循坐误，或治失其法，则生生之气日薄，未有不由重而危，由危而不救者。或日在大人为痨，在小儿为疳，疳者干也，明为精血败竭之病，故疳之一证，其造因虽为肠胃受伤，而其流所及，变化无穷，若病至脚指触物不知痛，手足垂軃无力，身无暖气，泻青涎或沫不止，项筋舒展无力者，均属不治。兹将疳之类别如五疳、疳积、杂疳各证，条列于后。"

1. 脾胃虚弱

《诸病源候论·小儿杂病诸候六·疳湿疮候》："疳湿之病，多因久利，脾胃虚弱，肠胃之间虫动，侵蚀五脏，使人心烦懊闷。其上蚀者，则口鼻齿龈生疮；其下蚀者，则肛门伤烂，皆难治。或因久痢，或因脏热，嗜眠，或好食甘美之食，并令虫动，致生此病也。"

《太平圣惠方·卷第八十六·治小儿食疳诸方》:“夫小儿食疳者,由脾胃不调,乳食过度,伤于脏腑之所致也。是以小儿百日之内,肠胃尚微,哺乳犹少,三岁之外,气血渐盛,乳食则多,其乳母须在调适寒温,知其撙节,减省五味,令气血和平,则孩孺无病也。若饮食不节,生冷过多,积滞不消,在于肠胃,致成食疳也。”

《太平圣惠方·卷第八十六·治小儿急疳诸方》:“夫小儿急疳者,由乳食不调,甘肥过度之所致也。甘味入于脾而动于虫,但虫因甘而动,伤于脏腑。”

《太平圣惠方·卷第八十七·治小儿奶疳诸方》:“夫乳下孩儿,有于疳气者,由乳母恣食生冷油腻甘酸之物,传气乳中,或食交奶,伤儿脏腑,遂致寒热不调,肌体羸瘦,哺乳渐少,面色青黄,口中生疮,或时吐呕,昏昏多睡,毛发干焦,因其食乳成疳,故谓之奶疳也。”

《太平圣惠方·卷第八十七·治小儿蛔疳出虫诸方》:“夫蛔疳者,由小儿多食甜物油腻生冷,在其肠胃不消,因此化成虫也。”

《太平圣惠方·卷第九十三·治小儿疳痢诸方》:“夫小儿疳痢者,由因乳哺不节,生冷过度,伤于脾胃,致脏腑不调,冷热相搏,大肠虚弱,水谷不聚,变为下痢也。”

《圣济总录·卷第一百七十二·小儿无辜疳》:“由小儿嗜肥甘过多,虫因甘动,内缓脾气,饮食不调所致也。”

《小儿药证直诀·卷上·脉证治法·诸疳》:“疳皆脾胃病,亡津液之所作也。或大病或吐泻后,以药吐下,致脾胃虚弱亡津液。且小儿病疳,皆愚医之所坏病。”

《片玉心书·卷之五·疳症门》:“或乳母睡卧,寒暖失其调理,饮食乖常,喜怒房劳,即与儿乳,则疳因母患,传气而入,以致脾胃一伤,诸脏皆弱。但见目涩,或生白膜,唇赤身黄,喜卧冷地,爱吃泥土,泄痢无常,肚腹胀满,耳鼻生疮,头发作穗,脚弱项小,极瘦饮水,潮热进退,皆其症也。以集圣丸本方调之,兼服参苓白术丸,百无一失。”

《幼科发挥·卷之四·疳》:“疳证,此小儿科之极病也。虽有五脏之不同,其实皆脾胃之病也。幼科书论诸疳,头绪太多,法无经验,无可取者。唯钱氏分肥瘦冷热四者,庶为近理。而以初病者为肥热疳,久病者为瘦冷疳,似有虚实之分,不知疳为虚证,曾有实者乎。至于治瘦冷疳,方上有续随子,未免虚实之失。故予尝曰,钱氏方论,非先生之亲笔,乃门人附会之说也。今乃推先生之意以补之,曰儿太饱则伤胃,太饥则伤脾。肥热疳,其食多太饱之病乎。瘦冷疳,其食少太饥之病乎。如审其食少者肥儿丸,食多者集圣丸主之。小儿乳少者,父母常以他物饲之,儿之性只求一饱,或食太多,或食太少,所以脾胃受伤,生此疳病也。”

《幼幼集成·卷三·诸疳症治》:“夫疳之为病,亦小儿恶候。十六岁以前,其病为疳,十六岁以上,其病为痨,皆真元怯弱,气血虚衰之所致也。究其病源,莫不由于脾胃,盖胃者,水谷之海也。水谷之精气为荣,悍气为卫,荣卫丰盈,灌溉诸脏。凡人身充皮毛、肥腠理者,气也;润皮肤、美颜色者,血也。所以水谷素强者无病,水谷减少者病,水去谷亡则死矣。凡病疳而形不魁者,气衰也;色不华者,血弱也。气衰血弱,知其脾胃必伤。有因幼少乳食,肠胃未坚,食物太早,耗伤真气而成者;有因甘肥肆进,饮食过餐,积滞日久,面黄肌削而成者;有因乳母寒热不调,喜怒房劳之后,乳哺而成者;有二三岁后,谷肉果菜恣其饮啖,因而停滞中焦,食久成积,积久成疳;复有因取积太过,耗损胃气,或因大病之后,吐泻疟痢,乳食减少,以致脾胃失养。二者虽所因不同,然皆总归于虚也。”

2. 肝脏壅热

《太平圣惠方·卷第八十六·治小儿风疳诸方》:“夫小儿风疳者,由肝脏壅热,乳食不调之所致也。是以孩子十旬之内,三岁之间,气血未调,骨肉轻软,凡于动静,易为所伤,若乳母昧于寒暄,失于调适,滋味不节,喜怒无恒,或外中风寒,内怀惊恐,便即乳儿,邪气未除,伤儿脏腑,致成风疳也。其状,摇头揉目,眼赤多睡,脑热发焦,百脉拘急,渐渐黄瘦者,是其候也。”

《太平圣惠方·卷第八十七·治小儿眼疳诸方》:“夫肝开窍于目,目者肝之候,若小儿内有疳气,肌体瘦羸,而脏腑挟于风热壅滞,不得宣通。因其乳食过多,胸膈疼结,邪热之气,上攻于目,则令脑热目痒,或赤烂生疮,或生障翳,渐渐遮睛,久而不瘥,损于眼目,故号眼疳也。”

3. 肺脏壅热

《太平圣惠方·卷第八十六·治小儿气疳诸

方》："夫小儿气疳者，由乳食不调，内有壅热，伤于肺也。"

《太平圣惠方·卷第八十七·治小儿鼻疳诸方》："夫肺气通于鼻，鼻者肺之候，若小儿乳食不调，上焦壅滞，令疳虫上蚀于鼻也。"

4. 心脾积热

《太平圣惠方·卷第八十七·治小儿干疳诸方》："夫小儿干疳者，由乳食不调，心脾积热之所致也。"

5. 湿热蕴胃

《洞天奥旨·卷十二·走马牙疳》："走马牙疳，小儿之病也。小儿多食肥甘，肠胃难化，积而不散，其火上炎，且小儿又是纯阳，原多火也，火多必须水解。小儿食既不化，何生水乎？水既不生，则胃火益炽，齿牙又胃之部位也，故火结而成疳矣。牙已生疳，而儿又索食所喜者，必水果居多，本欲得水果以解渴也，谁知胃已有热，又加水湿，则湿热相合，而疳病更重矣。走马牙疳者，言其势如走马之急也。火重则急，火轻则缓。若不早治，则火烁津液，牙龈蚀断，齿多脱落而死者有矣。"

6. 肠胃虚弱

《太平圣惠方·卷第九十三·治小儿疳痢腹痛诸方》："夫小儿疳痢腹痛者，因痢多而肠胃虚弱，冷气在内，与脏气相搏，真邪交击，故令腹中疠痛也。"

《太平圣惠方·卷第九十三·治小儿疳痢久不瘥诸方》："夫小儿疳痢久不瘥者，因田脏腑宿挟疳气，或乳食不节，冷热相乘，肠胃既虚，遂令下痢，痢而不瘥，连滞日月，故名久疳痢也。"

《圣济总录·卷第一百七十三·小儿疳痢》："论曰：小儿疳痢者，由乳哺不节，生冷过度，伤于脾胃，冷热相搏。致腑脏不调。久而不瘥，即变诸疳，若大肠虚弱，水谷不化，下痢无度。是为疳痢。"

7. 心脏实热

《太平圣惠方·卷第八十六·治小儿惊疳诸方》："夫小儿惊疳者，由心脏实热之所致也。凡小儿襁褓之内，气血未调，脏腑细微，骨肉轻软，因其哺乳不时，致生壅滞，内有积热，不得宣通。"

《圣济总录·卷第一百七十二·小儿惊疳》："论曰：惊疳之病，本于心脏实热，小儿在襁褓中，气血未调，腑脏微弱，乳哺不节，则生壅滞，热积于内，不得宣通，心神不宁，病为惊疳。"

8. 心肺壅热

《太平圣惠方·卷第八十七·治小儿疳渴不止诸方》："夫小儿疳渴者，由脏腑夙有疳气，心肺壅热之所致也。此皆乳母恣食五辛，或饮热酒，多味酸咸，夜飧炙爆，心胸气滞，便即乳儿，致脏腑生热，热则烦躁，故令儿渴不止也。"

二、气血津液失调

小儿疳证病机之气血津液失调主要体现在气血虚弱、气虚体薄、营卫行迟等方面。

1. 气血虚弱

《太平圣惠方·卷第八十六·治小儿一切疳诸方》："夫小儿疳疾者，其状多端，虽轻重有殊，形证各异，而细穷根本，主疗皆同。由乳哺乖宜，寒温失节，脏腑受病，气血不荣，故成疳也。其五疳及诸疳等，今以一方同疗之，故谓一切疳也。"

《片玉心书·卷之五·疳症门》："小儿十五以下为疳，十五以上，其症为痨，此皆气血虚惫，肠胃受伤致之，同出而异名也。盖小儿易虚易实，凡病久则成疳，用药乖方，饮食过度，将息失宜，俱成疳症。俱用集圣丸加减治之。"

《育婴家秘·卷之三·诸疳》："荣卫皆从水谷生，衰水减便成疳症，只因饥饱失调理，肥瘦空将口诀记。儿童十六岁以下，其病为疳，十六岁以上，其病为痨。疳痨皆血气虚惫，脾胃受病之所致，同出而异名也。盖胃者，水谷之海也，水谷之精气为荣，荣者血也；悍气为卫，卫者气也。气以呴之，充皮毛，肥腠理者，气也；以濡之，润皮肤，美颜色者，血也。故水谷实者无病，水谷少减者病，水去谷亡则死矣。凡病疳而形不魁者，气衰也；色不华者，血弱也。气衰血弱而脾胃伤，则水谷少矣，疳之生于脾胃也，明矣。盖小儿脏腑娇嫩，饱则易伤乳食。二者失常不成疳者，鲜矣。疳皆饮食不调，肥甘无节而然，或婴儿厥乳，粥饭太早，或二三岁后，谷肉菜果恣其欲，则肝已伤，得因而太饱，停滞中焦，食久成积，积成疳，或因取积，转下太过，耗散胃气，或转下之后，又伤食，一伤一取，重亡津液，疳之病起于积者也。或因大病之后，吐泻疟痢，乳食减少，脾胃失养，气血益虚，此疳之生于大病之后者也。"

《幼幼集成·卷三·诸疳症治》："夫疳之为

病，亦小儿恶候。十六岁以前，其病为疳，十六岁以上，其病为痨，皆真元怯弱，气血虚衰之所致也。究其病源，莫不由于脾胃，盖胃者，水谷之海也。水谷之精气为荣，悍气为卫，荣卫丰盈，灌溉诸脏。凡人身充皮毛、肥腠理者，气也；润皮肤、美颜色者，血也。所以水谷素强者无病，水谷减少者病，水去谷亡则死矣。凡病疳而形不魁者，气衰也；色不华者，血弱也。气衰血弱，知其脾胃必伤。有因幼少乳食，肠胃未坚，食物太早，耗伤真气而成者；有因甘肥肆进，饮食过餐，积滞日久，面黄肌削而成者；有因乳母寒热不调，喜怒房劳之后，乳哺而成者；有二三岁后，谷肉果菜恣其饮啖，因而停滞中焦，食久成积，积久成疳；复有因取积太过，耗损胃气，或因大病之后，吐泻疟痢，乳食减少，以致脾胃失养。二者虽所因不同，然皆总归于虚也。”

2. 气虚体薄

《医灯续焰·卷十六·小儿脉证第七十八·无辜疳》：“巢氏云：古谓天上有鸟，名无辜，昼伏夜游。小儿衣衲，夜露失收，鸟从上过。小儿亲体，染其毒气，遂致面黄发直，壮热，能饮食而不生肌肉，累积月日而死，故名无辜。汉东王先生非之曰：此由八邪所乘。八邪者何？谓饥、饱、劳、役、风、惊、暑、积也。若然，是皆有因而成，不得名无辜矣。楫谓夜露阴沉，百邪皆出。狐狸枭鹏之类，何所不有。衣染其气，小儿气虚体薄者，理应成病。以其不在八邪之内，无辜而得，故名无辜，非独因鸟名也。”

3. 营卫行迟

《圣济总录·卷第一百七十三·小儿五疳出虫》：“论曰：诸疳之病，皆因肥甘所致。盖人之腑脏气血，更相荣养，逢甘则中缓，中缓则营卫行迟，故腑脏之间，化生诸虫。”

三、失治误治

若小儿脾虚日久，或久病不瘥，延及岁月，均可导致疳证发生。

《诸病源候论·小儿杂病诸候六·疳湿疮候》：“疳湿之病，多因久利，脾胃虚弱，肠胃之间虫动，侵蚀五脏，使人心烦懊闷。其上蚀者，则口鼻齿龈生疮；其下蚀者，则肛门伤烂，皆难治。或因久痢，或因脏热，嗜眠，或好食甘美之食，并令虫动，致生此病也。”

《太平圣惠方·卷第八十七·治小儿脑疳诸方》：“夫小儿在胎之时，其母挟于风热，生下之后，热毒之气犹在脏腑，不得宣通。因其哺乳不节，胸膈壅滞，则令头皮光急，发枯作穗，脑热如火，体多汗流，或头生疮，或腮虚肿，若久不瘥，损儿眼目，渐渐羸瘦，头大项细，故谓之脑疳也。”

《原机启微·卷之上·深疳为害之病》：“卫气少而寒气乘之也，元气微而饮食伤之也，外乘内伤，酿而成之也。父母以其纯阳耶，故深冬不为裳；父母以其恶风耶，故盛夏不解衣；父母以其数饥耶，故饲后强食之；父母以其或渴耶，故乳后更饮之。有愚戆而为父母者，又不审其寒暑饮食也，故寒而不为暖，暑而不能凉，饮而不至渴，食而不及饥。而小儿幽玄啣默，抱疾而不能自言，故外乘内伤，因循积渐，酿而成疳也。渴而易饥，能食而瘦，腹胀下利，作骃骃声，日远不治，遂生目病。其病生翳，睫闭不能开，眵泪如糊，久而脓流，竟枯两目。何则？为阳气下走也，为阴气反上也。治法：当如《阴阳应象大论》曰：清阳出上窍，浊阴出下窍，清阳发腠理，浊阴走五脏，清阳实四肢，浊阴归六腑。各还其原，不反其常，是其治也。当作升阳降阴之剂，茯苓泻湿汤主之，升麻龙胆草饮子主之。此药非专于目，并治以上数证。然勿后，后则危也。为父母者其审诸。”

《医学原理·卷之十三·疳症门·丹溪治疳活套》：“小儿疳病，由其藏府脆嫩，乳哺饮食失常所致，延及岁月，五疳病成。甚者胸陷喘哕，乳食吐泻，肿满下痢，腹胁胀疼，皮发紫疮，肌肉光紫，与夫疳滂渴泄，面槁色夭，骨露齿张，肚硬不食，皆危笃矣。凡有此症类，虽卢扁复生，难施功矣。”

《育婴家秘·卷之三·诸疳》：“疳皆饮食不调，肥甘无节而然，或婴儿厥乳，粥饭太早；或二三岁后，谷肉菜果恣其欲，则肝已伤，得因而太饱，停滞中焦，食久成积，积成疳；或因取积，转下太过，耗散胃气；或转下之后，又伤食，一伤一取，重亡津液，疳之病起于积者也；或因大病之后，吐泻疟痢，乳食减少，脾胃失养，气血益虚，此疳之生于大病之后者也。”

《幼科证治大全·疳证》：“丹溪曰：小儿脏腑嫩娇，饱则易伤，乳哺饮食，一或失常，不为疳者鲜矣。皆因饮食不调，肥甘无节而作也。或婴幼乳缺粥饭太早，耗伤形气，则疳之根，延及岁月，五疳病成，钱氏曰：疳皆脾胃耗伤亡津液之所作也。”

【辨病证】

一、辨症候

小儿疳证的辨证要点，关键在于辨清虚实，参以脏腑、寒热、气血。虚实有疳气、疳积、干疳等症候。其病变脏腑涉及肝、心、肺、脾、肾，或单脏为病，或多脏交叉复合。小儿疳证初起以热证为多，症见面黄肌瘦、大便不调，肚腹膨隆、夜卧不宁、善食易饥等；若病程久延失治，则见形体极度消瘦，不思饮食，腹凹如舟，精神萎靡等寒证。小儿气血本弱，弱脏腑病变累计气血，可导致甚至加重疳证。

1. 辨虚实

《太平圣惠方·卷第八十七·治小儿干疳诸方》：“夫小儿干疳者，由乳食不调，心脾积热之所致也。其候，身体壮热，或则憎寒，舌涩口干，睡多盗汗，皮肤枯燥，发竖毛焦，乳食虽多，肌肉消瘦，四肢无力，好睡昏昏，日往月来，转加尫瘁，故号干疳也。”

《太平圣惠方·卷第八十七·治小儿口齿疳诸方》：“夫小儿口齿疳者，由脏腑壅热。乳食不调，内有疳虫，上蚀于口齿故也。其候，唇口痒痛，牙齿峭黑，舌上生疮，脑中干热，龈肉赤烂，颊肿齿疼，热毒熏蒸，口多臭气，故曰口齿疳也。”

《圣济总录·卷第一百七十二·小儿漏疳》：“论曰：漏疳之病，由风邪毒气，客于手阳明之脉，攻冲齿间，龈肉虚肿，脓汁焮痛。绵绵不断，久而不瘥，时发时愈，故名漏疳。”

《圣济总录·卷第一百七十二·小儿干疳》：“论曰：小儿身体憎寒壮热，舌涩口干，发耸毛焦，皮肤枯燥，睡多盗汗，乳食虽多，肌肉消瘦，肢体无力，嘿嘿不慧者，干疳也。此由乳食不调，心脾积热，嗜甘味多，熏蒸积久，故令儿日渐尫羸。又谓之疳热。”

《活幼心书·卷上·决证诗赋·走马疳》：“伤寒热毒上熏蒸，面色光浮气喘生，口臭齿焦腮有穴，马疳如此是真形。”

《幼科指南·疳证门》：“牙疳者，因毒热内攻于胃而成。故毒热上发，龈血赤烂疼痛，口鼻血出，牙枯脱落，穿腮蚀唇也。此证命多倾败。”

“遍身骨露，其状似丁，故号丁奚也。其证肌肉干涩，昼夜啼哭不止，手足枯细，面色黧黑，项细腹大，突出肚脐，尻削身软，精神倦怠，骨蒸潮热，燥渴烦急也。”

《片玉心书·卷之五·疳症门》：“丁奚者，手足极细，项小骨高，尻削体痿，腹大脐突，号哭胸陷，骨蒸潮热是也。哺露者，虚热往来，头骨分开，翻食吐虫，烦渴呕哕是也。丁奚、哺露，皆因脾胃久虚，不能化水谷，以致精神减损，无以荣其气，故肌肉消削，肾气不足，复为冷风所伤，故骨枯露也。”

《证治准绳·幼科集之八·脾脏部·干疳》：“身体壮热，或时憎寒，舌涩口干，睡多盗汗，皮肤枯燥，发立毛焦，乳食虽多，肌肉消瘦，四肢无力，好睡昏昏，日往月来，转加尫瘁，是其候也。瘦瘁少血，舌干多啼，其病在心。目不转睛，虽啼无泪，其病在肝。身热尿干，手足清冷，其病在肾。声焦皮燥，大便干结，其病在肺。搭口痴眠，胸脘干渴，其病在脾。”

《彤园医书(小儿科)·卷之二·疳证门·丁奚疳》：“此症遍身骨节暴露，状如丁，肌肉干枯，啼哭不已，手足细削，面色黧黑，项小腹大，肝脐突出，尻骨尖削，神困身软，骨蒸潮热，燥渴烦急。”

《儿科要略·儿科特征·疳证》：“干疳，因胃火过亢，消烁津液所致。证状多见身体壮热，时或憎寒，舌涩口干，睡多盗汗，皮肤枯燥，发立毛焦，乳食虽多，肌肉消瘦，四肢无力，好睡昏昏。大抵憔悴少血，舌干多啼者，其病在心；目不转睛，虽啼无泪者，其病在肝；身热尿干，手足清冷者，其病在肾；声焦皮燥，大便干结者，其病在肺；闭口酣睡，胸脘干渴者，其病在脾。”

“内疳，因虫蚀肛肠所致。疳之在内者，所以别于疳之在外者(外疳如走马疳、口齿疳、鼻疳、眼疳等)，证状多见眼目涩痒，体热皮枯，肠胃不调，乳食不化，心腹虚胀，痢下五色，久而不止，日渐羸瘦。”

2. 辨脏腑

《太平圣惠方·卷第八十六·小儿五疳论》：“凡五疳者，一曰肝疳，其候摇头揉目，白膜遮睛，流汗遍身，合面而卧，目中涩痒，肉色青黄，发竖头焦，筋青脑热，腹中积聚，下痢频多，久而不痊，转甚羸瘦，此是肝疳，亦名风疳也。”

“二曰心疳，其候，浑身壮热，吐利无恒，颊赤面黄，胸膈烦满，鼻干心躁，口舌生疮，痢久不愈，多下脓血，有时盗汗，或乃虚惊，此是心疳，亦名惊疳也。”

“三曰脾疳，其候，腹多筋脉，喘促气粗，乳食不多，心腹胀满，多啼咳逆，面色萎黄，骨立毛焦，形枯力劣，胸膈壅闷，水谷不消，口鼻常干，好吃泥土，情意不悦，爱暗憎明，肠胃不和，痢多酸臭，此是脾疳，亦名食疳也。”

“四曰肺疳，其候，咳嗽气逆，皮毛干焦，饶涕多啼，咽喉不利，揉鼻咬甲，壮热憎寒，口鼻生疮，唇边赤痒，腹内气胀，乳食渐稀，大肠不调，频频泄痢，粪中米出，皮上粟生，此是肺疳，亦名气疳也。”

“五曰肾疳，其候，肌骨消瘦，齿龈生疮，寒热作时，口鼻干燥，脑热如火，脚冷如冰，吐逆既增，乳食减少，泻痢频并，下部开张，肛门不收，疳疮痒痛，此是肾疳，亦名急疳也。”

《太平圣惠方·卷第八十六·治小儿食疳诸方》：“其面色萎黄，肌体羸瘦，腹大脚细，毛发干焦，鼻口常干，好吃泥土，脑中大热，肚上青筋，口舌生疮，水谷不化，下痢无度，渐渐困羸者，是其候也。”

《太平圣惠方·卷第八十六·治小儿惊疳诸方》：“心神多惊，睡卧不稳，胸膈烦闷，口舌生疮，颊赤面黄，发黄烦躁，多渴吃水不止，乳食渐微，久而不痊，体瘦壮热，故名惊疳也。”

《太平圣惠方·卷第八十六·治小儿气疳诸方》：“肺主于气，其气不荣，则皮毛枯燥，咳逆上气，多涕交流，壮热憎寒，揉鼻咬甲，唇边赤痒，鼻内生疮，脑热多啼，腹胁胀满，乳食减少，下痢无恒，皮上粟生，粪中米出，渐渐羸瘦，故曰气疳也。”

《太平圣惠方·卷第八十六·治小儿急疳诸方》：“若上蚀齿龈则生疮出血，齿色紫黑，下蚀肠胃，则下痢无恒，肛门开张，生疮赤烂，皮焦毛立，乳食不消，肌体羸瘦，若不早疗，便至膏肓，故曰急疳也。”

《太平圣惠方·卷第八十七·治小儿鼻疳诸方》：“夫肺气通于鼻，鼻者肺之候。若小儿乳食不调，上焦壅滞，令疳虫上蚀于鼻也。其候，鼻中赤痒，壮热多啼，皮毛干焦，肌肤消瘦，咳嗽上气，下痢无恒，鼻下连唇，生疮赤烂，故名鼻疳也。”

《太平圣惠方·卷第八十七·治小儿内疳诸方》：“夫小儿内疳者，由乳哺无恒，伤于脏腑之所致也。其候，乳食不消，心腹虚胀，眼目涩痒，体热皮枯，肠胃不调，痢下五色，渐渐羸瘦，虫食肚肠，日月渐深，痢转不止，故号内疳也。”

《太平圣惠方·卷第九十三·治小儿疳痢诸方》：“夫小儿疳痢者，由因乳哺不节，生冷过度，伤于脾胃，致脏腑不调，冷热相搏，大肠虚弱，水谷不聚，变为下痢也。其候，面色赤黄，肌体羸瘦，盗汗壮热，皮毛干枯，嗜食酸咸，心腹虚胀，泄痢恶物，日夜无恒，故名疳痢也。”

《太平圣惠方·卷第八十七·治小儿蛔疳出虫诸方》：“夫蛔疳者，由小儿多食甜物油腻生冷，在其肠胃不消，因此化成虫也。其候，常爱合面而卧，惟觉气急，颜色萎黄，肌体羸瘦，啼哭声高，又似心痛，或即频频动静，或即发歇无时，每于月初二三四日，其虫盛矣。小儿患此，人多不识，呼为鬼祟，若不早治，虫攻脏腑，必致危殆也。”

《圣济总录·卷第一百七十二·小儿疳渴不止》：“论曰：小儿宿有疳气，肌肤瘦瘁，内亡津液，心肺壅热，则为疳渴。”

《圣济总录·卷第一百七十二·小儿惊疳》：“病为惊疳，其状遍身壮热，颊赤面黄，胸膈烦满，口舌生疮，发枯皮燥，吐利无常，时有盗汗，或发虚惊，故名惊疳也。”

《圣济总录·卷第一百七十三·小儿诸疳》：“在肾为急疳，其状肌骨消瘦，齿龈生疮，逢寒遇热则鼻干口燥，脑热如火，脚冷如冰，食少吐逆，时或下痢，下部生疮，肛门脱出，是为肾疳。若嗜酸咸，饮乳无度，小便白浊，牙齿青黑，耳脑干燥，肩耸骨枯者，不可治。”

“在肝为风疳，其状摇头揉目，白膜遮睛，色青黄，毛焦发立，筋青脑热，复面而卧，腹有积聚，时下痢，身体自汗。久不愈，转加羸瘦，是为肝疳。”

“在心为惊疳，其状浑身壮热，吐痢无常，颊赤面黄，胸膈烦满，鼻干心躁，口舌生疮，时有盗汗，或发虚惊。久不愈，则下痢脓血，是为心疳。若惊啼多渴，偏食辛味，耳边有脉，舌上有黑靥者。不可治。”

“在脾为食疳，其状腹多筋脉，啼促气粗，乳食不多，心腹胀满，多啼咳逆，面色萎黄，骨立毛焦，形枯力劣，胸膈壅闷，乳食难消，肠胃不和，下痢酸殠，鼻干口燥，爱暗憎明，情意不佳，好吃泥土，是为脾疳。若腹大唇无血色，人中平满，下痢不禁，皮枯骨露者，不可治。”

《活幼心书·卷中·明本论·疳证》：“小儿疳证，其名有五：心、肝、脾、肺、肾是也，详析于后。咬牙舒舌舌上，生疮，爱饮冷水，唇红面赤，喜伏眠于地，名曰心疳。目生眵粪，发际左脸多青，或白睛微黄，泻痢夹水，或如苔色，名曰肝疳。爱吃泥土冷物，饮无度，身面俱黄，发稀作穗，头大项小，腹胀脚弱，间或酿泻，肌瘦目慢，昼凉夜热，不思乳食，名曰脾疳。鼻下赤烂，手足枯细，口有腥气，或作喘嗽，右腮皝白，名曰肺疳。两耳内外生疮，脚如鹤膝，头缝不合，或未能行，牙齿生迟，其缝臭烂，传作走马疳之类，名曰肾疳。大抵疳之为病，皆因过餐饮食，于脾家一脏有积不治，传之余脏而成，五疳之疾。”

《婴童百问·卷之八·疳证第七十九问》：“夫疳曰五疳，病关乎五脏以别之，心疳即惊疳，外症身体壮热，脸赤唇红，口舌生疮，胸膈烦闷，小便赤涩，五心烦热，盗汗发渴，咬牙虚惊是也。肝疳即风疳，外症摇头揉目，白膜遮睛，眼青多泪，头焦发立，筋青脑热，躁渴汗多，下利疮癣是也。肾疳即急疳，外症脑热肌削，手足如冰，寒热时来，滑泄肚痛，口鼻干渴，齿龈生疮，爪黑面黧，身多疮疥是也。肺疳即气疳，外症咳嗽喘逆，壮热恶寒，皮肤粟生，鼻痒流涕，咽喉不利，颐烂唾红，气胀毛焦，泄利频并是也。脾疳即食疳，亦名奶疳，内症身面俱黄，肚大脚细；吐逆中满，水谷不化，泄下酸臭，合面困睡，减食吃泥也。”

《保婴撮要·卷八·疳症》：“钱仲阳云：小儿诸疳，皆因病后脾胃亏损；或用药过伤，不能传化乳食，内亡津液，虚火妄动；或乳母六淫七情，饮食起居失宜，致儿为患。五脏之疳不同，当各分辨。肝疳者，一名风疳，其症白膜遮睛，或泻血羸瘦。心疳者，其症面黄颊赤，身体壮热。脾疳者，一名肥疳，其症肢体黄瘦，皮肤干涩，多生疮疥，腹大食土。肺疳者，一名气疳，其症喘嗽不已，口鼻生疮。肾疳者，一名骨疳，其症肢体削瘦，遍身疮疥，喜卧湿地。杨氏云：又有疳伤者，五脏虫疳也，其名甚多，姑举其要。虫疳者，其虫如丝，出于头项腹背之间，黄白赤者可治，青黑者难疗。蛔疳者，皱眉多啼，呕吐青沫，腹中作痛，肚腹青筋，唇口紫黑，头摇齿痒。脊疳者，身热羸黄，烦渴下利，拍背有声，脊骨如锯齿，十指皆疮，频啮爪甲。脑疳者，头皮光急，满头并疮，脑热如火，发结如穗，遍身多汗，腮肿囟高。疳渴者，日则烦渴，饮水不食，夜则渴止。疳泻者，毛焦唇含，额上青纹，肚胀肠鸣，泻下糟粕。疳痢者，停积宿滞，水谷不聚，泻下恶物。疳肿者，虚中有积，肚腹紧胀，脾复受湿，则头面手足虚浮。疳劳者，潮热往来，五心烦热，盗汗骨蒸，嗽喘枯悴，渴泻饮水，肚硬如石，面色如银。无辜疳者，脑后颈边有核如弹丸，按之转动，软而不疼，其内有虫，不速针出，则内食脏腑，肢体痈疽，便利脓血，壮热羸瘦，头露骨高。相传儿衣夜露，为鵶鸟羽所污亦致此症。若手足极细，项小骨高，尻削体痿，腹大脐突，号哭胸陷，名丁奚。若虚热往来，头骨分开，翻食吐虫，烦渴呕秽，名哺露。若牙齿蚀烂，名走马疳。盖齿属肾，肾虚受热，疳火上炎，致口臭齿黑，甚则龈烂牙宣。大抵其症虽多，要不出于五脏。”

《幼科指南·疳证门》：“疳热上攻于肺，而成鼻疳。盖鼻为肺窍，故发时鼻塞赤痒，疼痛难堪，浸淫溃烂，下连唇际成疮，咳嗽气促，毛发干枯也。”

“疳疾肿胀，面色浮光者，多因传化失宜，以致脾肺两伤。现证气逆喘咳，胸膈痞闷，肚腹肿胀也。”

“脾属土，色黄，主肌肉。故脾疳，则见面黄，肌肉消瘦，身体发热，困倦，常喜睡眠，心下痞硬，懒进乳食，腹满肿胀，睡卧喜冷，好食泥土，腹痛坚硬，头大颈粗，有时吐泻，口干烦渴，大便腥黏之证也。”

“肺属金，色白，主皮毛。故肺疳，则见面白气逆，有时咳嗽，毛发焦枯，皮上生粟，肌肤干燥，发热憎寒，常流清涕，鼻颊生疮，号曰肺疳也。”

“肾属水，色黑，主骨。患此疳者，初必有解颅鹤膝，齿迟行迟，乃肾气不足之证。更因肥甘失节，久则渐成肾疳。故骨瘦如柴，面色黑黧，齿龈出血，口中臭气，足冷如冰，腹痛泄泻，哭啼不已，乃肾疳也。”

《证治准绳·幼科集之八·脾脏部·干疳》：“身体壮热，或时憎寒，舌涩口干，睡多盗汗，皮肤枯燥，发立毛焦，乳食虽多，肌肉消瘦，四肢无力，好睡昏昏，日往月来，转加尫瘁，是其候也。瘦瘁少血，舌干多啼，其病在心。目不转睛，虽啼无泪，其病在肝。身热尿干，手足清冷，其病在肾。声焦皮燥，大便干结，其病在肺。搭口痴眠，胸脘干渴，其病在脾。”

《一草亭目科全书·小儿疳积眼治法》：“小儿肠胃柔脆，早不可饥，晚不可饱，衣服随时，自不生病。因饮食失宜，过饥过饱，食后便睡，日晚加餐，寒热不调，外感或少，内伤实多。元气阻滞，渐致虚弱，遂难运化，酿而成疳。又贪饮食，肌肉愈瘦肠胀下利，日久不治。疳虫伤肝，目则病矣。或闭或翳，而变生诸症，从而夭折，可不悲哉。医不及时，治非良法，尚不觉，久则丧明。须用秘授玉龙丹主之。”

《幼科释谜·卷二·疳积·疳病二十四候》：“第一候，泻脓血，日渐瘦，是冷热疳。第二候，脚细肚高，胸前骨生，爱吃泥土酸咸，日久通身黄，时时吐逆下利，腹内疼痛，是脾疳。第三候，鼻下赤烂，爱揉眼兼血痢，是肺疳，乃因吃热物，或病乳所伤心肺，加之咳嗽，更服凉冷药过多，便上热下冷，渐渐昏沉，日夜烦哭。第四候，皮虚皱，面无颜色，身上燥痒，心烦。第五候，毛发稀疏，鼻内生疮，是肺疳。第六候，头生疮，发稀焦，是肝疳。第七候，牙变黄赤不定，是肾疳。第八候，发焦干鼻下生疮，是肺疳。第九候，咬指甲，毛发作穗，四肢沉重，是心疳。第十候，齿虫蚀，肚上筋生，是骨槽疳。第十一候，肚逆腹胀，是胃疳，又名奶疳。第十二候，牙龈臭烂，面无颜色，不思食，是脾疳，又名口疳。第十三候，爱合面卧，多睡如醉，腹胀气急，因曾吃生肉，腹内有虫，是心脾疳。第十四候，鼻内干燥疼痛，口中臭气，牙根有鲜红血，是肝肺疳。第十五候，脚细肚高并青筋，是脾疳。第十六候，非时生疮，爱吃冷水，是热疳。第十七候，皮肤上生粟子，粪中米出，是脾冷疳。第十八候，气满腹胀，及口干，是心胃疳。第十九候，爱吃生米面炭砖瓦，是脾胃疳。第二十候，揉鼻揩眼，咬指甲，爱饮水，是肝渴疳。第二十一候，多寒热，爱卧不起，是骨热疳。第二十二候，爱饮水，目不开，是肝疳。第二十三候，肌体或热或凉，发渴无时，是急疳。第二十四候，牙根黑，唇懒开，开则赤，是心疳积热。”

《彤园医书(小儿科)·卷之二·疳证门·疳渴》：“此因肥甘积热，灼耗脾胃，致津液枯竭，不时大渴引饮，心神烦热。”

《彤园医书(小儿科)·卷之二·疳证门·疳肿》：“此因传化失宜，脾肺两伤，胸满痞闷，气逆喘咳，肚腹肿胀，面色浮光，服御苑匀气散。”

《彤园医书(小儿科)·卷之二·疳证门·哺露疳》：“因乳食不节，大伤脾胃，解颅枯瘦，烦渴吐虫，日晡蒸热，久则两颔骨露，形如燕颔，食物或吐。”

《彤园医书(小儿科)·卷之二·疳证门·鼻疳》：“因疳热攻肺，鼻为肺窍，其症鼻塞赤痒、焮痛，浸淫湿烂，下连唇际，或气喘咳嗽，毛发枯焦。”

《彤园医书(小儿科)·卷之二·疳证门·肺疳》：“肺属金，色白，主皮毛。现症面白气逆，咳嗽，毛发枯焦，皮上生粟，肌肤燥裂，憎寒壮热，鼻流清涕，准头颔颊常生小疮。”

《彤园医书(小儿科)·卷之二·疳证门·肾疳》：“肾属水，色黑，主骨。初起必有解颅、鹤膝、五迟等症，更因甘肥失节，久则成疳，面色黧黑，牙龈出血，口中气臭，腹痛作泻，足冷多啼。”

《彤园医书(小儿科)·卷之二·疳证门·脾疳》：“脾属土，色黄，主肌肉。故见症面黄，肌肉削瘦，身热倦卧，心下痞硬，懒进乳食，好食泥土，肚腹硬痛，头大颈细，时作吐泻，口干烦渴，大便黏腥，此名脾疳。”

《儿科要略·儿科特征·疳证》：“疳证名目繁多，而治法总不离乎脾胃。曰五疳者，有心疳、脾疳、肝疳、肺疳、肾疳等症，其病状虽间有出入，而其源初无大异也。心疳者，多见身体壮热，面赤唇红，口舌生疮，胸膈烦闷，口渴饮冷，喜眠于地，下痢脓血，时有盗汗、啮齿、虚惊等状。脾疳者，多见面色痿黄，头大项小，喘促气粗，多啼咳逆，困倦喜睡，乳食懒进，目生白膜，唇赤发焦，口鼻常干，胸膈壅满，喜暗憎明，昼凉夜热，口渴引饮，腹胀脚弱，吐逆乏力，水谷不消，泄下酸臭，喜食泥土，合面覆卧等状。肝疳者，多见摇头揉目，流汗遍身，合面而卧，面色青黄，发竦头焦，筋青脑热，周身疮癣，腹中积聚，膈上伏热，痰涎壅塞，下利频仍，或下鲜血，或下青苔，若肝风入目，则赤肿翳生，眵泪烂眶，昏暗雀盲，痛痒揉擦等状。肺疳者，多见咳嗽气逆，皮毛干焦，多涕时啼，咽喉不利，壮热憎寒，唇边赤痒，腹内气胀，乳食渐稀，口有腥气，面色皖白，手足枯细，皮肤起粟，肠胃不和，频频泄利，鼻下生疮等症。肾疳者，多见肌骨消瘦，齿龈生疮，寒热时作，口鼻干燥，脑热如火，脚冷如冰，遍身疮疥，喜卧冷地，乳食减少，泻利频仍，肛门溃烂，或生湿疮，牙缝溃烂，传为走马疳等状。"

"丁奚疳，因脾胃受伤，不能运化，血衰气滞所致。证状多见肿胀而腹无青筋，面色惨淡，潮热往来，手足细小，项长骨露，尻臀无肉，腹胀脐突。"

3. 辨寒热

《太平圣惠方·卷第八十六·小儿五疳论》："凡五疳者，一曰肝疳，其候摇头揉目，白膜遮睛，流汗遍身，合面而卧，目中涩痒，肉色青黄，发竖头焦，筋青脑热，腹中积聚，下痢频多，久而不痊，转甚羸瘦，此是肝疳，亦名风疳也。"

"二曰心疳，其候，浑身壮热，吐利无恒，颊赤面黄，胸膈烦满，鼻干心躁，口舌生疮，痢久不愈，多下脓血，有时盗汗，或乃虚惊，此是心疳，亦名惊疳也。"

《太平圣惠方·卷第八十六·治小儿惊疳诸方》："心神多惊，睡卧不稳，胸膈烦闷，口舌生疮，颊赤面黄，发黄烦躁，多渴吃水不止，乳食渐微，久而不痊，体瘦壮热，故名惊疳也。"

《太平圣惠方·卷第八十六·治小儿无辜疳针烙法并诸方》："凡小儿无辜疳，头干发竖，身无滋润，头露骨出，脑热腹胀，鼻中多痒，好食酱肉，数渴饮水，则多为痢，痢如泔色，背冷腹热，腹中有块，渐加黄瘦，或有邪鬼之作，亦是闪癖之类。脑后两边皮中，有筋肉结作小核，如杏子大，多时不除，即流入腹中，遂成前状。"

《太平圣惠方·卷第八十七·治小儿奶疳诸方》："夫乳下孩儿，有于疳气者，由乳母恣食生冷油腻甘酸之物，传气乳中，或食交奶，伤儿脏腑，遂致寒热不调，肌体羸瘦，哺乳渐少，面色青黄，口中生疮，或时吐呕，昏昏多睡，毛发干焦，因其食乳成疳，故谓之奶疳也。"

《太平圣惠方·卷第八十七·治小儿眼疳诸方》："夫肝开窍于目，目者肝之候，若小儿内有疳气，肌体瘦羸，而脏腑挟于风热壅滞，不得宣通，因其乳食过多，胸膈疼结，邪热之气，上攻于目，则令脑热目痒，或赤烂生疮，或生障翳，渐渐遮睛，久而不瘥，损于眼目，故号眼疳也。"

《太平圣惠方·卷第八十七·治小儿脊疳诸方》："夫小儿脊疳者，由乳哺不调，甘肥过度，肉生于虫，攻于脊膂，渐渐黄瘦，时时下痢，覆地而卧，毛发干焦，身体壮热。烦渴不止，脊骨如锯，谓之脊疳也。"

《太平圣惠方·卷第八十七·治小儿脑疳诸方》："夫小儿在胎之时，其母挟于风热，生下之后，热毒之气犹在脏腑，不得宣通。因其哺乳不节，胸膈壅滞，则令头皮光急，发枯作穗，脑热如火，体多汗流，或头生疮，或腮虚肿，若久不瘥，损儿眼目，渐渐羸瘦，头大项细，故谓之脑疳也。"

《圣济总录·卷第一百七十二·小儿脑疳》："论曰：小儿头皮光而急，发枯作穗，脑热如火，或头上生疮，或腮脸虚肿，身体多汗者，名曰脑疳。此由在胞胎禀受不足，脑髓虚弱，既生之后，腑脏挟热，乳养不周，上攻脑络，则头大项细，渐渐羸瘦，肌体常热，发落不生，故谓之脑疳。"

《圣济总录·卷第一百七十二·小儿无辜疳》："论曰：小儿病面黄发直，时时壮热，饮食不生肌肤，头项生核，状如瘤赘，以无辜而得，故名无辜疳。"

《圣济总录·卷第一百七十二·小儿惊疳》："病为惊疳，其状遍身壮热，颊赤面黄，胸膈烦满，口舌生疮，发枯皮燥，吐利无常，时有盗汗，或发虚惊，故名惊疳也。"

《圣济总录·卷第一百七十三·小儿诸疳》："在心为惊疳，其状浑身壮热，吐痢无常，颊赤面黄，胸膈烦满，鼻干心躁，口舌生疮，时有盗汗，或发虚惊。久不愈，则下痢脓血，是为心疳。若惊啼多渴，偏食辛味，耳边有脉，舌上有黑靥者。不可治。"

《幼科指南·疳证门》："疳热上攻于眼，而成眼疳之证。故发时痒涩赤烂，眼胞肿疼，白睛生翳，渐渐遮满，不时流泪羞明，目不睁开。"

"肝属木，色青主筋，故肝疳则见面目爪甲皆青，眼生眵泪，隐涩难睁，摇头揉目，合面睡卧，耳流脓水，而湿疮生，腹大青筋，身体羸瘦，燥渴烦急，粪如苔青也。"

"心属火，色赤，主血脉。故心疳，则见面红，脉络赤，壮热有汗，时时烦惊，咬牙弄舌，口舌干燥，渴饮，口舌生疮，小便红赤，胸膈满闷，睡喜伏卧，懒食干瘦，吐利频频也。"

"脑疳者，多缘小儿素受风热，又兼乳哺失于调节，以致变生此证。头皮光急，脑生饼疮，头热毛焦，发如穗结，鼻干心烦，腮囟肿硬，困倦睛暗，自汗，肢体热也。"

“蛔疳者，因过食油腻生冷，并肥甘之物，以致湿热生蛔，腹内缠扰，故有时烦躁多啼，有时肚腹搅痛，口唇色变，或红或白，口溢清涎，腹胀青筋，肛门湿痒也。”

“无辜疳者，其病原有二焉。或因浣衣夜露，被无辜鸟落羽所污，衣着儿身，致成此证。或缘乳母有病，传染小儿，以有此疾。其证颈项生疮，或项内有核如弹，按之转动，软而不疼。其中有虫，如米粉，不速破之，使虫蚀脏腑，便利脓血，身体羸瘦，面黄发热，致疳病生也。”

“疳疾日久，频频下痢者，多缘肠胃热结凝滞所致。故痢时或赤或白，腹中窘痛，急用香连导滞汤为妙剂也。”

“疳泻之疾，多因积热伤脾，因致水谷不分而作泻也。”

“小儿积热生虫，上蚀脊膂，以手击其背，必空若鼓鸣，脊骨羸瘦，如锯齿状，始为脊疳。外证亦身体发热，下利烦渴加增，十指皆疮，频啮爪甲，此名脊疳，其病甚凶。”

《证治准绳·幼科集之八·脾脏部·脑疳》：“胎中素挟风热，生下乳哺越常，头皮光急，满头饼疮，脑热如火，发结如穗，遍身多汗，腮肿囟高是也。”

《证治准绳·幼科集之八·脾脏部·脊疳》：“虫食脊膂，身热羸黄，积中生热，烦渴下利，拍背如鼓鸣，脊骨如锯齿，或十指皆疮，频啮爪甲是也。”

《证治准绳·幼科集之八·脾脏部·内疳》：“《圣惠》云：小儿乳食不消，心腹虚胀，眼目涩痒，体热皮枯，肠胃不调，痢下五色，渐渐羸瘦，虫蚀肛肠，日月弥深，痢转不止，故号内疳。钱氏云：疳在内，则目肿腹胀，利色无常，或沫青白，渐瘦弱，此冷证也，宜使君子丸。”

《幼科释谜·卷二·疳积·疳病二十四候》：“第一候，泻脓血，日渐瘦，是冷热疳。第二候，脚细肚高，胸前骨生，爱吃泥土酸咸，日久通身黄，时时吐逆下利，腹内疼痛，是脾疳。第三候，鼻下赤烂，爱揉眼兼血痢，是肺疳，乃因吃热物，或病乳所伤心肺，加之咳嗽，更服凉冷药过多，便上热下冷，渐渐昏沉，日夜烦哭。第四候，皮虚皱，面无颜色，身上燥痒，心烦。第五候，毛发稀疏，鼻内生疮，是肺疳。第六候，头生疮，发稀焦，是肝疳。第七候，牙变黄赤不定，是肾疳。第八候，发焦干鼻下生疮，是肺疳。第九候，咬指甲，毛发作穗，四肢沉重，是心疳。第十候，齿虫蚀，肚上筋生，是骨槽疳。第十一候，肚逆腹胀，是胃疳，又名奶疳。第十二候，牙龈臭烂，面无颜色，不思食，是脾疳，又名口疳。第十三候，爱合面卧，多睡如醉，腹胀气急，因曾吃生肉，腹内有虫，是心脾疳。第十四候，鼻内干燥疼痛，口中臭气，牙根有鲜红血，是肝肺疳。第十五候，脚细肚高并青筋，是脾疳。第十六候，非时生疮，爱吃冷水，是热疳。第十七候，皮肤上生粟子，粪中米出，是脾冷疳。第十八候，气满腹胀，及口干，是心胃疳。第十九候，爱吃生米面炭砖瓦，是脾胃疳。第二十候，揉鼻揩眼，咬指甲，爱饮水，是肝渴疳。第二十一候，多寒热，爱卧不起，是骨热疳。第二十二候，爱饮水，目不开，是肝疳。第二十三候，肌体或热或凉，发渴无时，是急疳。第二十四候，牙根黑，唇懒开，开则赤，是心疳积热。”

《彤园医书（小儿科）·卷之二·疳证门·脑疳》：“因儿素受风热又兼乳哺失调，致令头皮光急，脑生饼疮，头热发枯，腮囟肿硬，目暗鼻焦，心烦困卧，自汗潮热。”

《彤园医书（小儿科）·卷之二·疳证门·疳痢》：“此因热结肠胃，以致下痢，或赤或白，腹中窘痛，初起形气尚实。”

《彤园医书（小儿科）·卷之二·疳证门·眼疳》：“因疳热上冲于眼，故发时痒涩赤烂，眼胞肿痛，白睛生翳，渐次遮满，时常流泪，闭目羞明。”

《彤园医书（小儿科）·卷之二·疳证门·心疳》：“心属火，色赤，主血脉。现症面红目脉赤，壮热自汗，时发搐咬牙，口干舌焦，生疮作渴，小水短赤，胸膈痞满，伏卧贪食，又或吐泻，狂叫多啼。先服泻心导赤汤清心热，热甚兼惊者，服珍珠散定之；疳久心虚者，服茯神汤调理之。”

《彤园医书（小儿科）·卷之二·疳证门·肝疳》：“肝属木，色青，主筋。故面目爪甲皆青，眼生眵泪，隐涩难睁，揉目摇头，合面睡卧，耳疮流脓，肚大青筋，形神消沮，燥渴烦急，粪青如苔。”

《彤园医书（小儿科）·卷之二·疳证门·脊疳》：“因积热生虫，上蚀背脊，以手击背空若鼓鸣，脊骨削露形如锯齿，外症身体发热，下利烦渴，手指多疮，好咬指甲，其状甚恶。”

《重订囊秘喉书·卷上·类证·连珠口疳风》:"自舌上起一小泡,发一个,又一个,甚者七八个,连珠而生,舌黄,舌上肿痛,独生舌中者,名为舌杨梅,俱属心火。治用口疳药吹之。"

《重订囊秘喉书·卷上·类证·崩砂口疳风》:"是舌下,牙根上,肿赤,口内作痛,如汤热,牙根渐烂,亦能脱落牙齿。"

《儿科要略·儿科特征·疳证》:"口齿疳:即走马牙疳之轻者,因脾胃传化失常,热毒蕴蓄,血分不清所致。证状多见唇口痒痛,牙齿焦黑,龈肉赤烂,颊肿舌痛,口多臭气。"

"鼻疳,固乳食不调,上焦壅滞,疳虫上蚀所致。证状多见鼻中赤痒,连唇生疮,壮热多啼,皮毛干焦,肌肤消瘦,咳嗽上气,下痢不已。"

"脑疳,因胎中禀受风热所致。证状多见头皮光急,满头生疮,脑热如火,发结如穗,遍身多汗,腮肿囟高,哺乳越常,睡喜合面。"

4. 辨气血

《太平圣惠方·卷第九十·治小儿疳疮诸方》:"夫小儿疳疮,生于面鼻上,不痒不痛,恒有汁出,汁所流处,随即成疮,亦生身上,小儿多患之,亦是风湿搏于血气,所以不痒不痛,故名疳疮也。"

《太平圣惠方·卷第九十三·治小儿无辜疳痢诸方》:"夫小儿无辜疳痢者,是脑后有核如弹丸,捏之,皮下转动者是也。若渐长大,即随气血流散,所在停留,子母相生,侵蚀脏腑肌肉,或即生疮,大肠泄痢脓血,毛发皮肤枯槁,肌体日渐瘦羸,肠胃既虚,痢无时节,故名无辜疳痢也。"

《幼科指南·疳证门》:"十五岁以上,大人病,则为劳;十五岁以下,小儿病,则为疳。缘所禀之气血虚弱,脏腑娇嫩,易于受伤,或因乳食过饱,伤其脾胃。是病之原,或因肥甘失节,停滞中脘,传化迟滞,肠胃渐伤,则生积热。热盛成疳,则气血消耗,精液被其熬煎。凡初患疳证,尿如米泔,午后潮热,即久失治,致令青筋暴露,壮大坚硬,面色青黄,肌肉消瘦,皮毛憔悴,眼睛发哪,则疳证成矣。"

《儿科要略·儿科特征·疳证》:"无辜疳,因小儿衣席,夜露不收,沾染邪气,或因饮食不节,寒暖不匀所致。证状多见脑后有核如弹丸,按之则动,初生时软而不痛,中有虫如米粉,得热气则渐长大,虫随气血流散,子母相生,侵蚀脏腑,令儿肌肉作疮,便泄脓血,头大发竖,手足细弱。"

二、辨色脉

1. 辨色

《圣济总录·卷第一百七十二·小儿急疳》:"论曰:急疳谓疳势急暴,其状唇口匆变青白,齿龈腮颊疼痛。或赤或黑,朽烂脓血俱出,速宜针去恶血,点烙死肌。"

《活幼心书·卷上·决证诗赋·五疳》:"五疳五脏五般看,治法详推事不难,若见面黄肌肉瘦,齿焦发竖即为疳。"

《诊家枢要·小儿脉》:"小儿三岁以下,看虎口三关纹色,紫热,红伤寒,青惊风,白疳病。惟黄色隐隐,或淡红隐隐,为常候也。"

《证治准绳·幼科集之八·脾脏部·蛔疳》:"小儿食乳饭早,食肉太早,或肠胃停蓄甜腻,化为蛔虫,皱眉多啼,呕吐清沫,腹中作痛,肚胀青筋,唇口紫黑,摇头齿痒是也。"

《诊家正眼·卷一·小儿脉法》:"紫脉为热,红脉伤寒,青脉惊风,白脉疳疾。"

《眼科阐微·卷之四贞集·小儿疳伤眼症论》:"按疳症皆因饮食无节、饥饱失调,以致腹大、面黄,重则伤命,轻则伤目。勿治其目,竟治其疳,目病自愈。切忌油面、炙爆等物。按小儿疳眼,无论肥瘦,但见白珠先带黄兼白色皱起,后微红生眵,怕亮不睁,上下眼皮频频劄动不定,黑珠上有白膜,成如此样柈圈,堆起白晕,晕内一黑一白,亦有肥瘦不同,疳眼无疑也。但肥疳大便如豆腐渣糟粕相似,瘦疳大便小如粟,硬结燥,乃疳积入眼矣。"

《四诊抉微·卷之三·附儿科望诊·审虎口三关法》:"小儿三岁以下有病,须看男左女右手,虎口三关。从第二指侧,看第一节名风关,第二节名气关,第三节名命关。辨其纹色,紫者属热,红者属寒,青者惊风,白者疳病,黑者中恶,黄者脾之困也。若现于风关为轻,气关为重,过于命关,则难治矣。"

《四诊抉微·卷之三·附儿科望诊·三关脉纹主病歌》:"紫热红伤寒,青惊白是疳,黑时因中恶,黄即困脾端。"

《四诊抉微·卷之三·附儿科望诊·小儿死候歌》:"薛氏曰:青主惊积不散,欲发风候;红主痰积惊悸；黄主食积癥伤，欲作疳癖；白主泄泻水谷，更欲作吐；黑主脏腑欲绝。”

《四诊抉微·卷之三·附儿科望诊·八段锦歌》：“忽见眉间带紫青，看来立便见风生，青红碎杂风将起，必见疳癥气满形。紫少红多六畜惊，紫红相等即疳成，紫点有形如米粒，伤寒夹食证堪评。”

《彤园医书(小儿科)·卷之二·疳证门·蛔疳》：“因过食生冷油腻肥甘之物，致湿热生虫，腹中扰动，烦躁绞痛，多啼，面唇乍红乍白，口常流涎，肚腹青筋，肛门湿痒。”

《望诊遵经·卷上·黄色主病条目》：“面色青黄，肌肉消瘦，皮毛憔悴，眼睛发哪，腹坚且大，青筋暴露者，疳病之证也。面色乍黄乍白者，疳积也。面黄羸瘦，毛发作穗，鼻痒者，脑疳也。脊骨如锯，拍背如鼓，面黄瘦者，脊疳也。项内有核，便利脓血，羸瘦面黄发热者，无辜疳也。腹胀筋青，面色萎黄，毛焦骨立，好食泥土，乳食不消，身有疮疥者，脾疳也。腹大头细，黄瘦者，丁奚疳也。身瘦面黄，有疮疥，或泻青黄白色，或如垢腻如烂泥者，疳泻也。”

《脉义简摩·卷八·儿科诊略·诊虎口法》：“五色红黄紫青黑，由其病盛，色能加变。如红黄之色，红盛作紫；红紫之色，紫盛作青；紫青之色，青盛作黑；青黑相合，乃至纯黑。黄色无形者，即安乐脉也；淡黄隐隐，不成浓线。红若无形，亦安宁脉也。淡红隐隐，不成浓线。紫为热；红为伤寒；淡红为虚寒；淡红结聚成脉形者。青为惊，为风；白为疳泄；黑为中恶，为血，死，不治；黄为脾困。湿痰凝结，有寒有热。肝主风，其色青；心主热，其色红；脾主谷，其色黄；白者，气血不荣也，故主疳；黑者，凶色也，故主血，死。”

《辨舌指南·卷三·辨舌证治·察舌辨证之鉴别》：“疳病耳边有青脉，舌上有焦点者不治也；疳病口渴，饮水不止，舌黑者死证也。”

《儿科要略·儿科特征·疳证》：“因小儿饭食太早，或多食甜腻，停蓄肠胃，以致腹中化生蛔虫，证状多见皱眉多啼，呕吐清沫，腹中作痛，外见青筋，齿痒鼻痒，唇口紫黑。”

《脉诀新编·卷二·诊小儿虎口三关部位脉纹形色歌》：“初生小儿诊虎口，男从左手女右看。次指三节风气命，脉纹形色隐隐安。形见色变知有病，紫属内热红伤寒；黄主脾病黑中恶，青主惊风白是疳。风关病轻气关重，命关若见病多难。大小曲紫伤滞热，曲青人惊走兽占。赤色水火飞禽扑，黄色雷惊黑阴痫，长珠伤食流珠热，去蛇吐泻来蛇疳。弓里感冒外痰热，左斜伤风右斜寒。斜形枪形生痰热，射指射甲命难全。纹见乙字为抽搐，二曲如钩伤冷传。三曲如虫伤硬物，水纹咳嗽吐泻环；积滞曲虫惊鱼骨，形似乱虫有蛔缠。脉纹形色相参合，医者留神仔细观。凡初生小儿有疾病者，须视虎口叉手处脉纹之形色，以决病之生死轻重。男先看左手次指内侧，女先看右手次指内侧。初节曰风关，次节曰气关，三节曰命关。其纹色红黄相兼，隐隐不见则为平安无病，若纹色紫属内热，红属伤寒，黄为伤脾，黑为中恶，青主惊风，白主疳症。纹在风关主病轻，气关主病重，若过命关主病危难治。又当视其纹形大小曲弯。色紫者主伤食、内热，色青者主人惊及走兽惊，色赤者主水火飞禽所惊，黄主雷惊，黑主阴痫。如指上纹形一点红色名曰流珠纹，主内热。圆长者名曰长珠形，主饮食伤。上尖长下微大者，名曰去蛇形，主伤食吐泻。上大下尖长者名曰来蛇形，主湿热成疳。弓反里者形弯向中指，主感冒寒邪。弓反外者，形弯向大指，主内热痰盛。斜纹向左者，其纹斜向中指，主伤风；纹斜向右者，其纹斜向大指，主感寒。针形者，直若悬针微短，枪形者，直射如抢微长，皆主痰热。透关射指射甲，其纹直射指甲、指端，主脾气大败，病危不起，二者俱属不治。乙字纹似乙字，主惊风抽搐。二曲如钩，主伤生冷；三曲如虫，主伤硬物。水纹形似小字，主咳嗽。环形联络如环，主疳病。曲虫纹如弯虫，主积滞。鱼骨纹如鱼刺，主惊热。纹形如乱虫者，主蛔虫缠扰。习幼科者，必以此纹色合参，留神诊察，始不误矣。”

《脉诀新编·卷二·诊小儿虎口三关脉歌》：“小儿三岁下，虎口看三关。初节风关位，次则气关联，三节为之命，男左女右观。紫热红伤寒，青惊白是疳，黑时因中恶，黄即困脾端。淡红淡黄者，斯为无病看。”

2. 辨脉

《脉理集要·原序要略·小儿脉候》：“小儿三岁，其脉初至，法以气口，诊取一指，细数平和，七至八至，热则太过，寒则不及，浮数浮紧，惊风可识，浮弦浮大，风寒外闭，浮迟潮热，浮实便秘，浮虚盗汗，浮微咳嗽，沉数内热，沉迟冷滞，沉洪腹痛，呕逆虫聚，沉细腹疼，中停乳食，沉滑吐逆，沉实积滞，沉紧腹疼，沉缓伤食，弦长肝气，濡虚泛气，促结虚惊，结伏物聚，细脉疳积，弦紧痫症，弦急客忤，微涩血痢，洪大而慢，食伤脾胃，迟细脾虚，滞积所致，弦实为疟，短小宿食，乳食吐逆，脉乱无忌，大小不匀，脾风弦急，泻痢浮大，一息二至，十至为乱，俱为不治。"

《彤园医书(小儿科)·卷之二·疳证门·疳热》："肾疳初起有发热汗出，脉细而数者，先服鳖甲青蒿饮。若疳火虚热，脉细形羸者，只服鳖甲散。"

《脉义简摩·卷八·儿科诊略·诸脉应病》："心脉急数，惊痫。不痫者疳、麻。"

"疳劳，脉紧数，顺；沉细，逆。"

三、辨吉凶

《太平圣惠方·卷第八十七·治小儿蛔疳出虫诸方》："夫蛔疳者，由小儿多食甜物油腻生冷，在其肠胃不消，因此化成虫也。其候，常爱合面而卧，惟觉气急，颜色萎黄，肌体羸瘦，啼哭声高，又似心痛，或即频频动静，或即发歇无时，每于月初二三四日，其虫盛矣。小儿患此，人多不识，呼为鬼祟，若不早治，虫攻脏腑，必致危殆也。"

《圣济总录·卷第一百七十三·小儿五疳出虫》："状如丝发，或如马尾。蚀于腑脏，令儿病疳，以药治之，其虫自出，或出头项，或出腹背。其虫色黄白赤者可治，青黑者不可治。"

《圣济总录·卷第一百七十三·小儿诸疳》："在脾为食疳，其状腹多筋脉，啼促气粗，乳食不多，心腹胀满，多啼咳逆，面色萎黄，骨立毛焦，形枯力劣，胸膈壅闷，乳食难消，肠胃不和，下痢酸臭，鼻干口燥，爱暗憎明，情意不佳，好吃泥土，是为脾疳。若腹大唇无血色。人中平满，下痢不禁，皮枯骨露者，不可治。"

"在肺为气疳，其状咳嗽气逆，皮毛干焦，饶涕多啼，咽喉不利。揉鼻咬甲，壮热憎寒，口鼻生疮，唇边赤痒，腹中气胀。食减下痢，皮上粟起，是为肺疳。若咳逆气促，下痢白沫，身有斑纹，黑色如粟米者，不可治。"

"在肾为急疳，其状肌骨消瘦，齿龈生疮，逢寒遇热，则鼻干口燥，脑热如火，脚冷如冰，食少吐逆，时或下痢，下部生疮，肛门脱出，是为肾疳。若嗜酸咸，饮乳无度。小便白浊，牙齿青黑，耳脑干燥，肩耸骨枯者，不可治。"

"凡此五疳，又有五绝之候，一掐着脚中趾底不觉疼，二抱着手足垂亸无力。三病未退，遍身不暖，四脏腑泻青涎及沫、不止。五项筋舒展无力，如此皆不可治也，五疳之外，随十二经脉血气所受，变状不一，故曰诸疳。"

"在肝为风疳，其状摇头揉目，白膜遮睛，色青黄，毛焦发立，筋青脑热，复面而卧，腹有积聚，时下痢，身体自汗。久不愈，转加羸瘦，是为肝疳。若目睛带青脉。左胁下硬，吐涎、眼角有黑气者，不可治。"

《医学原理·卷之十三·疳症门·丹溪治疳活套》："小儿疳病，由其藏府脆嫩，乳哺饮食失常所致，延及岁月，五疳病成。甚者胸陷喘吵，乳食吐泻，肿满下痢，腹胁胀疼，皮发紫疮，肌肉光紫，与夫疳滂渴泄，面槁色夭，骨露齿张，肚硬不食，皆危笃矣。凡有此症类，虽卢扁复生，难施功矣。"

《尤氏喉科秘书·口牙舌颈面腮门·走马牙疳》："或因胎毒痘毒后，发致牙根腐烂成疳，杀人最速。鼻梁上发红点者，不治。其色如干酱，一日烂一分，二日烂一寸，故名走马，以喻速也。有齿者落尽而死，上爿左边门牙为牙之主，此牙一落，其余尽落。若此牙不落，余牙虽落，可能为治。小儿走马疳，及大人牙槽风，均皆如是看法。"

《幼科释谜·卷二·疳积》："总之疳候，必先贪嗜，盐酸炭米，好吃泥块，口渴且馋，形体憔悴，潮热肠鸣，面黄便秽，渐渐腹胀，牙干目眯，揉鼻挦眉，脊高项细，甚至缩腮，头皮光异，肚大筋青，发焦毛萃，龈烂腿枯，周身疥癞，种种恶候，讵必齐逮。约略形神，实惟危殆。为语病家，毋徒嗟喟。失治于前，今亦无奈。"

《幼科释谜·卷二·疳积·疳病不治症》："危亦林曰：如疳痨疳泻，面槁色夭，齿张骨露，腹硬不食，皆疳之症也。李梴曰：肝疳目带青，左胁下硬，多吐沫，眼头黑者，不治。心疳，耳边有青脉，舌上有焦点者，不治。脾疳肚大青筋，唇口无血色，人中平，下利不止者，不治。肺疳嗽逆气急，泻白水，身上黑斑者，不治。肾疳要吃咸酸，饮水不住，小便如粉汁，齿黑有疮，骨出耳干脑焦，不治。疳渴饮水不止，舌黑者死，疳痨气促者死，疳泻痢咳逆脱肛者，不治。”

《彤园医书(小儿科)·卷后篇·杂证门·牙疳口疮》：“凡麻后牙龈黑烂，肉腐血出，鼻息气臭，名曰走马疳。此因余毒未解，上攻齿牙，甚则脱落，穿唇破腮，多至不救。”

《疡科心得集·卷上·辨走马牙疳风热牙疳牙菌论》：“李东垣曰：走马疳者，肾经热毒上攻，肾脏主骨，齿为骨余，上奔而溃，势如走马之速，故名之。小儿或因胎毒，或因痧痘后余毒，或因伤寒时疫后而发，或因疟痢后而结。其外候，身体壮热，手足时冷，或面浮肿，或滑泄频频；始则口臭，继遂龈烂，色如干酱，后则齿黑，有时牙龈出血，或脓臭成虫，侵蚀口齿，甚至腮颊红肿；次日其色变紫，隔日即黑；再过日，即腐脱齿落，气喘痰鸣，头额冷汗而脱矣。治法：初起宜内服清解，如犀角地黄汤，或玉女煎之类，先去积热，再服化毒丹撤去其毒；吹以冰青散加西黄、珍珠，或亦有得生者。大凡此证秽气冲人者，死；下蚀咽喉，上蚀鼻梁者，死；齿落无血者，死；涎向外流者，死；黑腐不脱者，死；身热不退者，死；穿腮透唇者，死；鼻梁黑暗者，死；脾败便泄，饮食不进者，死。”

《重订囊秘喉书·卷上·类证·小儿走马疳》：“及牙槽风，俱要防齿落，左边上门牙，为牙中之主，此牙一落，则余牙尽落矣，最重难治。若此牙不落，别牙虽落，治之可生。穿腮不治。有蝼蛄散可治。青黑色者，难治。”

《儿科要略·儿科特征·疳证》：“疳积者，因疳而成积也。夫疳证之远源，起于肠胃之受伤，肠胃既伤，食不易化于是乎成积至易。动辄成积，疳证非但有难愈之望，抑且有加重之势，是故疳积一证，为患亦深，轻治之则积不能行，重攻之则每致泄泻，或变化为疳痢，或变化为疳胀，身体益瘦，脾胃益疲，亦可积渐以成不治，故非可忽视也。”

“小儿肠胃受伤，变生诸证，以疳证为最剧，亦最为复杂难治……若因循坐误，或治失其法，则生生之气日薄，未有不由重而危，由危而不救者。或曰在大人为痨，在小儿为疳，疳者干也，明为精血败竭之病，故疳之一证，其造因虽为肠胃受伤，而其流所及，变化无穷，若病至脚指触物不知痛，手足垂亸无力，身无暖气，泻青涎或沫不止，项筋舒展无力者，均属不治。”

【论治法】

小儿疳证的治疗原则以健运脾胃为主，通过调理脾胃，助其纳化，以达气血丰盈、津液充盛、脏腑肌肤得以濡养的目的。根据其病因病机以及病变部位，可辨证采用调补脾胃、攻积理脾、清热渗湿补脾、清热养肝补脾、清肺热补肺气、调补肾气、清热消疳、补肝泻心、清火消积，养阴调中、活血化瘀、大补气血，清热消疳、升阳降阴等内治之法，以及针灸、推拿、中药贴敷等外治法。

一、概论

《太平圣惠方·卷第八十六·小儿五疳可治候论》：“凡小儿疳在内，眼涩腹胀，痢色无常，或如泔淀，日渐羸瘦，此候可疗。若鼻下赤烂，自揉其鼻，头上有疮，生痂痛痒，渐渐引绕于两耳，时时目赤，头发稀疏，脑皮光紧，头大项细，肌体羸瘦，亦可治也。若唇口被蚀，齿龈作五色，或尽峭黑，舌下有白疮，上腭有窍子，口中时有臭气，齿龈渐染欲烂，必可治也。若下部开张，有时赤烂，痒不可忍，下痢无恒，亦可治也。若疳蚀脊膂，十指痒，自咬指甲，发竖作穗，脊骨如锯，有时腹胀，有时下痢，若急治之，无不瘥也。”

《太平圣惠方·卷第八十六·小儿五疳不可治候论》：“凡小儿肝脏疳，若目睛带青脉，左胁下硬，多吐涎沫，眼角左右有黑气所冲，不可治也。心脏疳，若爱惊啼，常好饮水，便食辛味，耳边有脉，舌上有黑靥者，不可治也。脾脏疳，若肚大唇无血色，人中平满，下痢无度，水谷不消，好吃泥土，皮枯骨露，不可治也。肺脏疳，若咳逆气促，多吐白沫，身上有斑，生如粟米大，色若黑者，不可治也。肾脏疳，若爱食酸咸，饮水无度，小便如牛乳，牙齿青黑，耳脑干燥，肩竖骨枯，不可治也。又五疳有五绝候，一衬着脚中，指底不觉疼，二抱着手足，垂㪷无力，三病未退，遍身不暖，四脏腑泻青涎，及沫不止，五项筋舒展无力，如此候皆不可治也，凡医用药，切在审详也。”

《活幼心书·卷中·明本论·疳证》：“苟失其治，日久必有传变。然脾家病宜芦荟丸、沉香槟榔丸，或水晶丹、乌犀丸，更察虚实疗之。有虫者投使君子丸、化虫饮，如心腹痛，吐清水，虫自下，多投二圣丸，诸疳证皆宜用《局方》五疳保童丸，或万应丸，常服化积治疳，仍各投本脏调理之剂。宁心用茯神汤，调肝用芪归汤，调脾用参苓白术散，补肺用补肺散，补肾用调元散。庶各得其宜，则前证不致再作。”

《医学原理·卷之十三·疳症门·治疳症大法》：“疳症皆脾胃之病，疳在内，目肿腹胀，利色无常，或沫青白，渐渐瘦弱，此冷症也。如疳在外，鼻下赤烂，自揉鼻头，上有疮，不着痂，由乳食不消，伏在腹中，内生虚热，外消肌肉，乍凉乍热，或饮水喘嗽而潮热相类。以其有癖，故脾胃虚而发热，不能传化水谷。脾胃愈虚，以致四肢不举，羸瘦成疳。治法健补脾胃，清理湿热，消导癖积，分理各经而治。

如疳在肝，则膜遮睛，法当补肝，地黄丸主之。如疳在心，其症面颊赤，身体壮热，法当补心，安神丸主之。如疳在脾，其症体黄腹大，好食泥土，法当补脾，主益黄散。如疳在肺，其症气喘，口鼻生疮，亦当补脾，宜益黄散主之，此乃虚则补其母之义也。如疳在肾，其症形极瘦，身生疮，法当补肾，地黄丸主之。如筋疳，则泻血而瘦，宜补肝，地黄丸主之。如骨疳，喜卧冷地，宜补肾，地黄丸主之。如疳病，当分冷热肥瘦，其初病者为肥热疳，久病者为瘦冷疳。冷则用木香，热则用黄连。凡小儿藏府脆嫩，不可孟浪攻击。”

《保婴撮要·卷八·疳症》：“治法：肝疳，用地黄丸以生肾。心疳，用安神丸以治心；异功散以补脾。脾疳，用四味肥儿丸以治疳；五味异功散以生土。肺疳，用清肺饮以治肺；益气汤以生金。脑疳，亦用地黄丸。无辜疳，用大芜荑汤、蟾蜍丸。丁奚、哺露，用肥儿丸、大芦荟丸。走马疳，敷雄黄散；服蟾蜍丸。若作渴泻痢，肿胀劳瘵等类，当详参方论而治之。盖疳者干也，因脾胃津液干涸而患，在小儿为五疳，在大人为五劳，总以调补胃气为主。”

《片玉心书·卷之五·疳症门》：“有因大病，妄投吐利之药，以致胃虚而亡津液，内发虚热，外消肌肉者，以集圣丸去莪术、青皮，加人参、白术治之。

有因热病不退，以致津液枯燥者，集圣丸去砂仁、莪术，加龙胆草治之。有因吐泻下利而成疳者，集圣丸去青皮、莪术，加白术、肉豆蔻、诃子治之；亦兼服参苓白术丸治之。有因久疟不退而成疳者，集圣丸加鳖甲治之。有因食积而成疳兼腹痛者，集圣丸去归、芎，加川楝子肉、小茴香、三棱治之。有因虫痛而成疳者，本方去归、芎，加白芜荑、川楝子肉治之。有因脾胃久虚，不能运转，以荣其气，或胎中受毒，脏腑血少，以致手足极细，项小骨高，尻削体瘦，若前丁奚、哺露之症者，以集圣丸、参苓白术丸治之。有因乳母恣食五辛，酒面炙煿，致令小儿日则烦渴饮水，乳食不进，夜则渴止，此名疳渴。以集圣丸去莪术、砂仁，加人参、白术治之；兼服人参麦冬散治之。

凡疳症，热者，虚中之热，冷者，虚中之冷。治热不可用凉，治冷不可用温，尤不可妄施汗下，以致杀人。

凡小儿略见黄瘦作热，肚大腹痛，不思乳食者，即服五疳消积丸，或集圣丸治之。

凡治疳症，不必细分五疳，但虚则补之，热则清之，冷则温之，吐则治吐，痢则治痢，积则治积，虫则治虫，不出集圣丸加减用之，屡试有验。亦有无辜疳者，脑后项边有核，如弹子，按之则动，软而不动，久则肢体痈疮，便痢脓血，壮热羸瘦，头露骨是也。凡见此症，速破其核，有虫如米粉，膏药贴之，内服集圣丸调治。”

“丁奚者，手足极细，项小骨高，尻削体痿，腹大脐突，号哭胸陷，骨蒸潮热是也。哺露者，虚热往来，头骨分开，翻食吐虫，烦渴呕哕是也。丁奚、哺露，皆因脾胃久虚，不能化水谷，以致精神减损，无以荣其气，故肌肉消削，肾气不足，复为冷风所伤，故骨枯露也。

小儿十五以下为疳，十五以上，其症为痨，此皆气血虚惫，肠胃受伤致之，同出而异名也。盖小儿易虚易实，凡病久则成疳，用药乖方，饮食过度，将息失宜，俱成疳症。俱用集圣丸加减治之。

小儿脏腑娇嫩，饱则易伤，饮食失常，不为疳者鲜矣。或小儿失乳，粥饭太早，耗伤神气，则疳之根生。故乳食稍多，过饱无度，则疳因伤得。恣食肥甘黏腻，生冷咸酸，以滞中脘，则疳因积生。或乳母睡卧，寒暖失其调理，饮食乖常，喜怒房劳，即与儿乳，则疳因母患，传气而入，以致脾胃一伤，诸脏皆弱。但见目涩，或生白膜，唇赤身黄，喜卧冷地，爱吃泥土，泄痢无常，肚腹胀满，耳鼻生疮，头发作穗，脚弱项小，极瘦饮水，潮热进退，皆其症也。以集圣丸本方调之，兼服参苓白术丸，百无一失。

有因大病，妄投吐利之药，以致胃虚而亡津液，内发虚热，外消肌肉者，以集圣丸去莪术、青皮，加人参、白术治之。有因热病不退，以致津液枯燥者，集圣丸去砂仁、莪术，加龙胆草治之。有因吐泻下利而成疳者，集圣丸去青皮、莪术，加白术、肉豆蔻、诃子治之；亦兼服参苓白术丸治之。有因久疟不退而成疳者，集圣丸加鳖甲治之。有因食积而成疳兼腹痛者，集圣丸去归、芎，加川楝子肉、小茴香、三棱治之。有因虫痛而成疳者，本方去归、芎，加白芜荑、川楝子肉治之。有因脾胃久虚，不能运转，以荣其气，或胎中受毒，脏腑血少，以致手足极细，项小骨高，尻削体瘦，若前丁奚、哺露之症者，以集圣丸、参苓白术丸治之。有因乳母恣食五辛，酒面炙煿，致令小儿日则烦渴饮水，乳食不进，夜则渴止，此名疳渴。以集圣丸去莪术、砂仁，加人参、白术治之；兼服人参麦冬散治之。

凡疳症，热者，虚中之热，冷者，虚中之冷。治热不可用凉，治冷不可用温，尤不可妄施汗下，以致杀人。"

《育婴家秘 · 卷之三 · 诸疳》："[按]钱氏云大抵疳病，多辨冷热、肥瘦。其初病者，名肥热疳，病久者，多瘦冷疳。冷者，木香丸；热者，黄连主之。斯言也，亦其让人附会之误也。故杨氏云疳之为病，皆虚使然。其热，有虚中之热；冷者，虚中之冷。治热不可妄泻过凉，治冷不可妄补过温。积温成热，积凉成冷，当识此意。今木香丸内，槟榔、续随子乃下虫转下之剂，岂久病者可服乎。吾为之解曰：凡病得于伤食之后者，其病虽虚，宿食犹存，此受有余之病，曰肥热疳。得于大病之后者，正气已伤，此为不足之病，谓之曰瘦冷疳。热者宜加减集圣丸，冷者宜加减肥儿丸。"

《幼幼集成 · 卷三 · 诸疳症治》："其证头皮光急，毛发焦稀，腮缩鼻干，口馋唇白，两眼昏烂，揉眉擦鼻，脊耸体黄，斗牙咬甲，焦渴自汗，尿白泻酸，肚胀肠鸣，癖结潮热，酷嗜瓜果、咸炭、水泥者，皆其候也。然治寒以温，治热以凉，此用药之常法。殊不知疳之为病，皆虚所致，即热者亦虚中之热，寒者亦虚中之寒，积者亦虚中之积。故治积不可骤攻，治寒不宜峻温，治热不可过凉。虽积为疳之母，而治疳必先于去积，然遇极虚者而迅攻之，则积未去而疳危矣。故壮者先去积，而后扶胃气；衰者先扶胃气，而后消之。书曰：壮人无积，虚则有之。可见虚为积之本，积反为虚之标也。

如恶食滑泻，乳食直下，牙龈黑烂，头项软倒，四肢厥冷，下痢肿胀，面色如银，肚硬如石，肌肉青黑，肛门如筒，口吐黑血，吐利蛔虫，并为不治。

初病者以集圣丸为主，久病者但以肥儿丸调之，以补为消可也。凡疳之初起者，集圣丸为主方，其有五脏兼证，从权加减，不必多求方法。"

《幼幼集成 · 卷三 · 诸疳症治 · 疳证简便方》："小儿疳积，黄瘦骨立，头上疮痂，发如麦穗。用干蟾蜍三五只，去四足，以香油涂之，炙焦为末，蒸黑枣去核，取肉捣膏，和蟾末为丸龙眼核大。每日三服，积垢自下，多服之，形容自变，其病如失。又方，买天浆虫四两，洗极净，晒干，微炒为末，加甘草细末五钱，米糊为丸弹子大。每服一丸，米饮下。

小儿诸疳日久，身面生疮，烂成孔凹，如大人杨梅疮样：用蒸糯米饭时，甑盖四边滴下气水，以碗盛取，扫疮上，数日即效。百药不验者，此方如神。

疳蚀口烂：用粪蛆洗漂极净，晒干，微妙为末，褐衣烧灰减半，共研匀，频吹口内效。

小儿口疳破烂：人中白煅过，厚黄柏蜜炙焦，二味等分，少加冰片，共研末，以盐茶洗口后，以药搽之。

走马牙疳及齿龈腐烂黑臭者：用溺壶内多年积垢，名人中白，煅红一两，儿茶五钱，黄柏、薄荷、青黛各一钱，冰片三分，共研细末，先以温水漱口，然后吹药于疳上，每日六七次。吹药之时，涎从外流者为吉，涎收向内者，毒入里也，不治。

牙疳鼻疳：人中白煅一钱五分，毛褐灰、枯白矾各一钱，为细末，湿者干搽，干者先以香油润湿，然后搽药。

急疳蚀烂口鼻欲死：海中紫贝子煅过，俗名南蛇牙齿，又名砑螺，岭南称狗支螺者是也，炭火煅过为末，腊猪油调涂。

牙疳溃烂，穿唇破舌，并治口疮：胡黄连五分，胆矾、儿茶各一钱五分，共为细末，搽之。"

《婴儿论 · 辨疳病脉证并治第五》："问曰，疳有五疳者，何谓也？答曰，五疳者，五脏所发见也。疳者属脾，脾实则无五疳，有五疳者，此为脾既病也。疳之为恙，肉脱血燥，腹硬而脉细数，若身热发作，若大便溏，小便必如米泔也。疳有阳，有阴，蒸热便难者，阳也，身肿便泻者，阴也，疳有阳，有阴，始多阳，终多阴阳者宜寒凉方，阴者宜温热方，疳病，鼻燥欲湿者，名曰鼻疳，宜熊胆蜜敷之。”

《金匮启钥（幼科）·卷三·疳疾论》：“疳之为言干也，为小儿之恶疾，凡形不魁、色不华者，即为的候……治法无论积热寒滞，总以治虚为要，甚不可峻温过凉以为治也。然验证下方，尤宜审脏分治。彼夫青面目生白膜，泄泻夹水或来青色者，肝疳也，治宜八味地黄丸。咬牙舒舌，舌上生疮，爱饮冷水，唇红面白，喜伏地卧，身或壮热者，心疳也，治宜朱砂安神丸，兼投异功散。爱食泥土冷物，饮食无度，身面俱黄，头大项小，发稀焦枯，腹胀脚软，间或泻泄，昼凉夜热者，脾疳也，治宜四味肥儿丸，兼服异功散或益黄散。鼻下赤烂，手足枯细，口中腥臭，或作咳嗽气促，右腮㿠白者，肺疳也，亦名气疳，治宜地黄清肺饮，兼服补中益气汤。遍身生疮，喜卧湿地，脚如鹤膝，头缝不合者，肾疳也，亦名骨疳，治宜九味地黄丸。手足极细，项小骨高，肌削体瘦，腹大脐突，号叫胸陷者，丁奚疳也，治宜芦荟丸，或大芦荟丸。虚热往来，头骨两分，翻食吐虫，烦躁呕哕者，哺露疳也，治亦宜芦荟、大芦荟二丸。口臭齿黑，龈烂齿落，脑热肌瘦，手足如冰，寒热时作，滑泻腹痛，爪甲黧黑，身多疮疥者，走马疳也，治宜始用清胃散，或蟾蜍丸，外用雄黄散敷之，疮以白粉散擦之。身体发热，日渐黄瘦，脑后项边，有核如弹丸，按之随动，软而不痛，此中有虫如米粉，此因浣衣夜露，被无辜鸟落毛所污，小儿服之，随成此证，是名无辜疳，治宜刺破其核，以膏药贴之，内服蟾蜍丸，继进芜荑汤。久泻不止，胃虚成疳者，疳泻也，治宜香蔻丸、肥儿丸。久痢不止，胃虚成痢者，疳痢也，治宜木香丸。有因胃气下陷，津液不生而成疳渴者，治宜七味白术散。有因脾胃虚弱，阳浮于外，气不归元，而成疳热者，治宜参苓白术散，或兼阴虚者，宜间服六味地黄丸。有因疟久未已，胃虚成疳，此中有癖，谓之疳疟，治宜鳖甲丸。有曰脑疳者，其候皮毛光急，满头疮饼，脑热如火，发结如穗，遍身多汗，腮肿囟高，令儿眼痛，此病发于肝，治宜九味地黄丸。有曰脊疳者，发热黄瘦，积中生热，烦渴下痢，拍背如鼓鸣，脊骨如锯齿，或十指皆疮，频咬指甲，此有虫食脊膂，治宜安虫丸。有皱眉多哭，呕吐清沫，腹中作痛，痛时成块，摸之硬起，满肚青筋，唇口紫黑者，肠头啮痒者，此蛔疳也，治亦宜安虫丸，若蛔从口鼻出者难治。有食积久而成疳者，其证形瘦腹紧，时发潮热，羞见生人，见之则哭，治宜保和丸。且有岎之一病，其证寒热时作，微微下痢，毛枯眉绉，甚则面色痿黄，腹胀青筋，泻青多吐，日渐尫羸，竟成疳疾，此盖因儿未周岁，母复怀孕，儿饮其乳而然；或因母患别病，儿饮其乳，因类母病，治宜龙胆汤。抑有骨蒸一证，形似乎疳，其候能食善饥，久之口秽烦躁，夜热朝凉，毛焦口渴，气促盗汗，形如骨立，谓之消瘅。若大便日十余行，肢瘦腹大，频食多饥，谓之食并。此皆由胃之邪火为害，耗伤津液所致，治宜大肥儿丸。总之疳证不一，例治亦繁，究其致病有由，治必先培其本，所谓治虚为要，甚不可峻温过凉，二语须切记之，庶临证不失所措，而下方亦无误焉。”

《笔花医镜·卷三·儿科证治·疳症》：“疳者干也，久热伤阴，津液干涸之症，俗名童子痨。其症总因饮食不节，积滞化火，渐或生痞生虫，致成骨蒸，内热销灼其阴，其症腹大青筋，发直毛焦，肌肤枯燥，唇舌绛红，而疳症成矣。此症阴血既槁，势已难回，况又有热未清，积未去乎。善治者，必乘其阴血未槁之时，清其火，消其积，育其阴，调其脾胃，尚克有济。初治宜清热导滞汤，有虫者，唇内起白点，以化虫丸间服，若阴分既虚，则用理阴和中煎，胃口不开，则并用异功散调其胃，俾得阳生阴长，庶几有救。大约此症腹软者，虽虚可治，为其能受补也，腹硬者难治，为其不可消也。”

《三指禅·卷三·小儿疳脉论》：“道人于圣学，本无所窥，而少者怀之，雅有同志。窃于疳症，三致意焉。十六岁以后，谓之痨；十六岁以前，谓之疳。其症头皮枯涩，毛发焦稀，腮缩鼻干，脊耸体削，斗牙咬甲，烦渴自汗，口鼻溺赤，肚胀潮热，酷嗜瓜果、泥炭等物，外则肢体生疮，是其候也。疳之纲领有五：脾、肺、心、肝、肾。至于条目，不可穷纪，姑举其要，曰脊疳、曰蛔疳、曰脑疳、曰丁奚疳、曰无辜疳、曰哺露疳。名有百端，理惟一致，惟见症不同，不外热、积、虫三者而已。考古名方，有塌气丸、龙胆汤、芦荟丸、木香丸、胡黄连丸及各种肥儿丸。其理正、其义深、其效神，信非仙家莫传。因方书论症支吾，虽传其方，无人敢用。如景岳论中，其或气血两虚，有非大补不可，固属门外之揣摩。即钱仲阳为小儿科中一代名医，而以为皆因脾胃虚损，亦是老生常谈，与疳症何涉？钱氏如此，其他可知。道人不惜苦口饶舌，细为分析，病源既明，则作方者之苦心，庶得以阐明于世。杨氏曰：疳者，干也。道人则曰：疳者，甘也。因奉养太过，肥甘之味，郁而为热，蒸而生虫，久而成积，而疳以是名焉。惟其为热，煎熬津液，肌肉为之消削；惟其成积，肚腹胀大，饮食为之减少，惟其生虫，吮脏腑，则偏嗜异物；蚀肢体，则疮痒不痛，种种症候。大半得之膏粱之家，饫藜藿者，十居一二。道人云游以来，每见朱门子弟，反不如居茅屋者之神完气足。总由饮食不节之故，何关乎元气之盛衰，脾胃之强弱。此其大彰明较著者也。名方中不离黄连为君者，解其煎熬之热毒也；用芦荟、生地、山栀、青黛、胆草、黄柏者，清其火也；用芜荑、君子、川楝、雷丸、鹤虱、乌梅者，杀其虫也；用莪术、神曲、山楂、麦芽、青皮、木香者，消其积也；用干虾蟆、蟾酥者，以毒攻其毒也；用夜明砂、灵脂者，去瘀而生新也。有是症则有是药，性味之寒与毒，夫复何疑。尝见患是症者，请一目不识丁之医，或揣之曰：莫不是疳？将师所传治疳之方，隧撮一帖，犹或幸中，彼原不知黄连之寒，芜荑之毒。请一读书明理之医，明知是疳，开口便曰：脾胃大亏，非峻补不可。枯瘦之躯，何堪此黄连之寒，芜荑之毒。主人曰：稳当。不知热得补而益炽；积得补而益坚；虫得补而更多，至于不救，则曰：有命。此非读书之过，不善读书者之过也。道高一尺，魔高一丈，其是之谓欤？然则，非攻热、积、虫，遂可以治疳乎？非也。五疳有所见之症，诸疳又各有所见之症，变化生心，岂可胶柱鼓瑟。不过胸有成竹，而后能画竹。然则，治疳一于攻而全无补法乎？亦非也。经曰：大毒治病，十去五六。相其热退、积减、虫安，穷寇勿追，或调脾理胃，滋肾平肝，一任医之运用。”

《不知医必要·卷二·疳症》：“小儿疳疾，皆因病后脾胃亏损，或用药过伤，不能传化乳食，内亡津液，虚火妄动。或乳母六淫七情，饮食起居失宜，致儿为患。凡疳在内者，目肿腹胀，泻痢青白，体渐瘦弱。疳在外者，鼻下赤烂，频揉鼻耳，或肢体生疮。其症不一，治亦多方。而有验有不验，竟有过服寒凉克伐之剂而毙者，故不可不慎。疳者，干也。因脾胃津液干涸而然。在小儿为疳疾，在大人则为痨瘵，宜兼调补脾胃为要。”

《儿科要略·儿科特征·疳证》：“疳证之治法，初起宜健脾消积，清热杀虫，及其已成，体实者宜正本清源，先用攻下杀虫之剂，后用培本养元之法，体虚者宜攻补兼施，慎用峻利之药，此中消息，则寒热之辨别，以及虚多实少、实多虚少之分，尤宜详察。大概健运以扶持脾胃之剂，宜用白术、鸡内金、豆蔻、木香、砂仁之类；消积之剂，宜用莪术、三棱、槟榔、厚朴、麦芽、神曲之类；清热之剂，宜用川黄连、胡黄连、淡芩、青皮、柴胡之类；杀虫之剂，宜使君子、芜荑、川楝子、芦荟之类；补益之剂，宜人参、潞党、山药、扁豆、莲心、生地、熟地、萸肉、当归、阿胶之类。通治之方有集圣丸加减、五疳保童丸、五疳消积丸、万应丸之属。至于心、脾、肝、肺、肾五疳，各因肠胃受伤，脾运不健，而致五脏交受其病。

兼病于心者，即谓之心疳，治宜安神丸以治心，异功散以补脾，余如张涣参黄丹及真珠散、茯苓丸、茯神汤、桃花丸，均可酌用。大凡心经有实热之见象者宜酌加黄连、犀角、羚羊、牛黄、天竺黄之类；心经有虚热之见象者，宜加茯神、远志、枣仁、玄参、人参之类。心疳而至惊啼口渴，嗜食辛味，耳边有脉，舌下有黑靥者不治。

兼病于脾者，谓之脾疳，治宜四味肥儿丸以治疳，五味异功散以养脾，余如钱氏益黄散、参苓白术散、神效换肌丸、大胡黄连丸、芦荟丸、张涣木香散均可酌用。大凡脾经有热者，宜加黄连、地黄、三棱、莪术之类；脾经有湿者，宜加半夏、白术、陈皮、苡米、甘遂、商陆之类；脾气虚寒者，宜加于术、补骨脂、干姜、肉豆蔻、肉桂之类。脾疳而至腹大如鼓，唇无血色，人中平满，下痢无度者不治。

兼病于肝者，谓之肝疳，治宜地黄丸，芪归汤、天麻丸、生熟地黄汤、熊胆天麻丹、芦荟丸均可酌用。大凡肝经有实热之见象者，宜加龙胆草、菊花、柴胡、连翘、栀子、青皮、白芍之类；肝经有虚热之见象者，宜加川芎、天麻、熟地、牡蛎、龙骨、萸肉、五味之类。肝疳而至目有青脉，左胁硬痛，多吐涎沫，眼角左右有黑气者不治。

兼病于肺者，谓之肺疳，治宜先用地黄清肺饮以治肺，次用益气丸以补肺，余如益黄散、化㽞丸、补肺散、张涣麝香丹、阿胶散、胡黄连丸之类，均可酌用。大凡肺经有热者宜加桑皮、桔梗、前胡、鲜生地、竹茹、竹沥、麻黄、杏仁之类；肺气虚寒者，宜加人参、黄芪、党参、麦冬、山药、熟地之类。肺疳而至频泻白沫，身有黑斑如粟米大者不治。

兼病于肾者，谓之肾疳，治宜钱氏地黄丸或生脉散多加黄芪以调肺，余如调元散、九味地黄丸、张涣熊胆散之类，均可酌用。大凡肾经有热者，宜加车前、茯苓、泽泻、通草、猪苓、木通、黄柏之类；肾气虚寒者，宜加附子、熟地、山萸肉、胡卢巴、巴戟、黄芪之类。肾疳而至嗜食酸咸，饮水无度，小便如乳，牙齿青黑，耳脑干燥，肩耸骨枯者不治。此五疳证治之一斑也。”

“疳积成于运化不良，故治法宜化积行滞而不伤其正，积重者虽宜峻攻，然宜佐以保脾胃之药，造积滞既下仍宜常服健脾扶胃之药，俾食不再停积不再聚，方可有效，否则徒事攻伐，则旋行旋积，固无济于事也。通治方宜先用匀气散或醒脾散调补，后用青金丹取下疳积，并宜常服保童丸、醒脾散或疳积散之属。疳痢由积聚腐化，肠中受病益深而致，治宜先以杀虫行滞，次则保养脾胃，滞未全行，碍难兜塞，通治方有青黛散、杀疳丸、肉豆蔻丸、芜荑丸、白龙骨丸等。痢行无度者，《简易方》用樗根白皮、仓粳米、葱白、甘草、豆豉煮服极妥；腹痛不已者，宜白术散或胡黄连丸，《秘方》有用龙眼肉一枚，包入苦参子七粒，日日吞之，治疳痢有效，再以保脾胃之品加而用之，尤为妥善。疳胀由积滞既久，浊气凝聚，因而成胀，治宜行气化滞，温中去积，通治方有肥儿丸、六神丸、褐丸、五疳保童丸、肥气丸、分气饮等，但方药中有攻伐过峻者，宜慎用之，或一用即止。初起以胡黄连二钱，阿魏一两，神曲、黄连各二钱，麝香一钱，为末，每服少许，白术汤送下，亦妥。”

《眼科锦囊·卷三·内障篇·发无定处之证》：“疳眼之方剂，秘藏于诸家者颇多矣，今举所历验之方法数件，聊示其纲领耳。小儿虚弱，唇舌贴黄色，颜面带青色，鼻下赤烂，而兼眼疾者，牛黄丸主之。疳眼面色灰白，大便青黑者，互用五疳丸。疳发赤脉羞明，时退而复来者，消疳煎、地黄汤为良。同症而大便秘结，腹肚紧满者，宜于紫圆、鼹鼠丸。兼泄泻及生谷下利者，宜于鸡肝丸、黑童散。眼目生昏翳者，兔屎丸。头疮白秃内陷于眼目者，鹿角汤之方内加入蝮蛇，兼用紫圆。疳眼其腹按之如罗网，口唇深红者，攻蛔虫为良策，逐虫丸、鹧鸪菜汤、紫圆、缓汞丸之类，可撰用焉。予别有治蛔之神方，不敢吝之，以公于世，其法狼胆一味，丸椒目大，每服二十粒，以鹧鸪菜汤送下之，日两度，隔日兼用紫圆备急之类，取快利，而蛔虫下利则直，执以收瓦器，烧存性为末，白汤送下，若不欲散剂者，为丸亦良，用此方则母蛔下。其形团团一块，如海绵，表里缠绕无数小虫者，母蛔之巢居也，除去之，则绝无再生之患也。小儿有可刺络之证，如急慢惊风，直视咬牙之类是也，犹有数证，学者注意，莫致差治。”

《活幼心书·卷中·明本论·走马疳》：“凡得此候，多因气虚受寒，及有宿滞，留而不去，积温成热，虚热之气上蒸，或食甜酸咸腻之物，而脾虽喜甘，积滞日久，蕴热上熏于口，致齿焦黑烂，间出清血，血聚成脓，脓臭成虫，侵蚀口齿，甚致腮颊穿破，乳食不便，面色光浮，气喘热作，名走马疳。治之之法，先去积热，用当归散，合三棱散，水、姜、枣煎服，次投芦荟丸、玉露饮，及以温盐水灌嗽，或软鸡翎蘸盐水拂洗，略拭干，仍以烧盐散、内金散、密陀僧散傅之。”

《保婴撮要·卷十一·诸疳口疮》：“诸疳口疮，因乳哺失节，或母食膏粱积热，或乳母七情郁火所致。其症口舌齿龈如生疮状。若发热作渴饮冷，额间色赤，左寸脉洪数者，此属心经，先用导赤散，清心火；次用地黄丸，滋肾水。若寒热作渴，左颊青赤，左关脉弦洪者，属肝经，先用柴胡栀子散，清肝火；次用六味地黄丸，生肝血。若两腮黄赤，牙龈腐烂，大便酸臭，右关脉洪数，按之则缓者，属脾经，用四味肥儿丸，治脾火；以五味异功散，补脾气。若发热咳嗽，右腮色赤，右寸脉洪数，按之涩者，属肺经，先用清肺饮，治肺火；用五味异功散，补脾胃。若发热作渴，两额黧色，左尺脉数者，属肾经不足，先用六味地黄丸，以生肾水；次用补中益气汤，以生肺气。又有走马疳者，因病后脾胃气血伤损，虚火上炎，或痘疹余毒上攻，其患甚速，急用铜碌散、大芜荑汤。轻则牙龈腐烂唇吻腮肿，重则牙龈蚀露，颊腮透烂。若饮食不入，喘促痰甚，此脾胃虚而肺气败也。颊腮赤腐，不知痛者，此胃气虚甚而肉死也，并不治。”

《证治准绳·幼科集之八·脾脏部下·走马疳》：“走马疳，疳蚀之极也，乃五脏蒸热上攻，甚即遍沿作崩砂候，牙边肉肿烂，口内气臭，身微有潮热，吃食不得，齿缝出鲜血，常动摇似欲脱，肉烂自漏落。治之先以淡淡盐汤洗口内，即下紫金散掺之，一日三次，揩杀牙边肉内虫。如大段甚，即下秋霜散掺之，然后将朱砂膏、牛黄膏、天竺黄散、夹调理（此茅先生法）。或以天竺黄散夹地黄膏亦好（此《惠眼》法），如此调理即安。如调理不退，先落齿一两三个，即死不治。相次面光发，腮漏见骨而殂。《形证论》先与退脾肺风热，宜吃槟榔散五七服后，用此药贴龈上。以大枣一个，砒少许，去枣核，入砒在内，烧灰存性，临卧时贴龈上，数次效。（曾）凡得此候，多因气虚受寒，及有宿滞留而不去，积温成热，虚热之气上蒸；或食甘酸咸腻之物，而脾虽喜甘，积滞日久，蕴热上熏于口，致齿焦黑烂，间出清血，血聚成脓，脓臭成虫，侵蚀口齿，甚致腮颊穿破，乳食不便，面色光浮，气喘热作，名走马疳。治之之法，先去积热，用当归散合三棱散，水姜枣煎服，次投芦荟丸、玉露饮，及以温盐水灌漱，或软鸡翎蘸盐水拂洗，略拭干，仍以烧盐散、内金散、密陀僧散敷之。若经久不愈者，传于唇之上下，乃成崩砂证，或穴发满腮，齿落骨露，饮食减少，气促痰鸣，必致危矣。”

《痘疹精详·卷七·痘治法·牙疳》：“痘后牙疳毒热攻，口臭龈肿多痛疼，内服清毒凉血饮，外敷救苦蚕蜕灵。[释]痘后生牙疳者，乃余毒未解，上攻牙齿而然也。初起口臭龈肿，牙缝出血，时多疼痛，甚则色黑腐烂，牙齿脱落，穿腮破颊，蚀透鼻唇，多致不救。初起须急急调治，内服清毒凉血饮，外敷救苦散，及蚕蜕散即愈。”

《痘疹精详·卷九·麻后治法·牙疳》：“麻后牙疳症最危，势如拯溺岂容迟，两清胃散皆可服，敷搽诸方贵及时。[释]麻后毒流入胃，致牙龈黑烂，口臭牙痒，常常出血，为走马牙疳，久而穿颊破腮，唇缺齿落而毙，此最危之症，治之者如救焚拯溺，不容稍缓。初起时，即宜以清胃化毒汤，或噙且服，用文蛤散与雄黄散搽之，又或以清胃败毒散与服，用救苦散与马鸣散敷之，亦可有能愈者。”

二、疳之脏腑论治

1. 调补脾胃

《寿世保元·卷八·诸疳》：“夫疳者，甘肥无节，乳哺不调，或禀赋怯弱，血气不足，盖十五岁以前为疳，以后为劳也。书载五疳病关五脏，要亦脾家有积，一脏失治，而传其余也。脾家病去，余脏皆已，症虽分乎冷热，治当以补为先，宜用地黄丸、五疳膏、肥儿丸之类。”

《兰台轨范·卷八·小儿·五脏内外疳症主治》：“凡小儿疳在内，目肿腹胀，泻痢青白，体瘦羸弱。疳在外，鼻下赤烂，频揉鼻耳，或肢体生疮。鼻疮用兰香散，诸疮用白粉散。肝疳，一名筋疳，白膜遮睛，或泻血面瘦。心疳，面黄颊赤，身体壮热。脾疳，一名肥疳，体黄瘦削，皮肤干涩而有疮疥，腹大嗜土。肾疳，一名骨疳，肢体瘦削，遍生疮疥，喜卧湿地。肺疳，一名气疳，喘嗽气促，口鼻生疮。若患潮热，当先补肝，后泻心。若妄以硝、黄诸药利之，若患癖，当消磨。若误以巴豆、硼砂下之，及伤寒误下，皆能成疳。其初病者，为热疳。久病者，为冷疳。冷热相兼者，津液短少者，皆因大病脾胃亏损，内亡津液所致。当固脾胃为主，早为施治，则不变败症也。”

《不知医必要·卷二·疳症》：“小儿疳疾，皆因病后脾胃亏损，或用药过伤，不能传化乳食，内亡津液，虚火妄动。或乳母六淫七情，饮食起居失宜，致儿为患。凡疳在内者，目肿腹胀，泻痢青白，体渐瘦弱。疳在外者，鼻下赤烂，频揉鼻耳，或肢体生疮。其症不一，治亦多方。而有验有不验，竟有过服寒凉克伐之剂而毙者，故不可不慎。疳者，干也。因脾胃津液干涸而然。在小儿为疳疾，在大人则为痨瘵，宜兼调补脾胃为要。”

2. 攻积理脾

《幼科指南·疳证门》：“脾属土，色黄，主肌肉。故脾疳，则见面黄，肌肉消瘦，身体发热，困倦，常喜睡眠，心下痞硬，懒进乳食，腹满肿胀，睡卧喜冷，好食泥土，腹痛坚硬，头大颈粗，有时吐泻，口干烦渴，大便腥粘之证也。宜先攻其积，用消疳理脾汤、肥儿丸治之。积退，然后补其脾气，以参苓白术散为先。”

“遍身骨露，其状似丁，故号丁奚也。其证肌肉干涩，昼夜啼哭不止，手足枯细，面色黧黑，项细腹大，突出肚脐，尻削身软，精神倦怠，骨蒸潮热，燥渴烦急也。先化其滞，用五疳消积丸治之；继用理脾补养，以人参启脾丸最宜。”

3. 清热渗湿补脾

《幼科指南·疳证门》：“疳泻之疾，多因积热伤脾，因致水谷不分而作泻也。法当先用清热渗湿，后补其脾，则为妙诀。初宜清热和中汤主之；若久泻不愈，用参苓白术散最捷。”

4. 清热养肝补脾

《幼科指南・疳证门》：“肝属木，色青主筋，故肝疳则见面目爪甲皆青，眼生眵泪，隐涩难睁，摇头揉目，合面睡卧，耳流脓水，而湿疮生，腹大青筋，身体羸瘦，燥渴烦急，粪如苔青也。治宜先清其热，用柴胡清肝散，同芦荟肥儿丸主之。若病势稍退，则当调养，用逍遥散，抑肝扶脾汤最灵。”

5. 清肺热补肺气

《幼科指南・疳证门》：“肺属金，色白，主皮毛。故肺疳，则见面白气逆，有时咳嗽，毛发焦枯，皮上生粟，肌肤干燥，发热憎寒，常流清涕，鼻颊生疮，号曰肺疳也。先当疏散，用生地清肺饮；继则清热，以甘露饮为先。日久肺虚者，用补肺散最效。随证加减，莫迟延也。”

6. 调补肾气

《幼科指南・疳证门》：“肾属水，色黑，主骨。患此疳者，初必有解颅鹤膝，齿迟行迟，乃肾气不足之证。更因肥甘失节，久则渐成肾疳。故骨瘦如柴，面色黑黧，齿龈出血，口中臭气，足冷如冰，腹痛泄泻，哭啼不已，乃肾疳也。先用金蟾丸治其疳，继以九味地黄丸调补之相宜。若逢禀赋肾气虚弱，用调元散进之，莫迟延也。”

7. 清热消疳

《幼科指南・疳证门》：“无辜疳者，其病原有二焉。或因浣衣夜露，被无辜鸟落羽所污，衣着儿身，致成此证。或缘乳母有病，传染小儿，以有此疾。其证颈项生疮，或项内有核如弹，按之转动，软而不疼。其中有虫，如米粉，不速破之，使虫蚀脏腑，便利脓血，身体羸瘦，面黄发热，致疳病生也。治宜先清其热，宜用柴胡饮；再消其疳，以芦荟肥儿丸继之，其效如神。”

8. 补肝泻心

《小儿药证直诀・卷上・脉证治法・诸疳》：“疳皆脾胃病，亡津液之所作也。因大病或吐泻后，以药吐下，致脾胃虚弱亡津液。且小儿病疳，皆愚医之所坏病。假如潮热，是一脏虚一脏实，而内发虚热也。法当补母而泻本脏则愈。假令日中发潮热，是心虚热也，肝为心母，则宜先补肝，肝实而后泻心，心得母气则内平，而潮热愈也。医见潮热，妄谓其实，乃以大黄、牙硝辈诸冷药利之。利既多矣，不能禁约而津液内亡，即成疳也。”

9. 清火消积，养阴调中

《古今医鉴・卷之十三・诸疳》：“宜理脾胃，消积化虫，清热止泻住痢。以肥儿丸、疳积饼为主，此二方不问诸疳冷热，服之最效。大抵疳之为病，皆因过餐饮食，于脾家一脏，有积不治传之余脏，而成五疳之疾。何为五疳？心、肝、脾、肺、肾也。如疳在心，则面赤口干，咬牙舒舌，口舌生疮，身热体瘦，以安神丸主之；疳在肝，则面青，筋膜遮睛，摇头揉目多泪，头焦发竖，筋青脑热，瘦弱，以补肝汤主之；疳在脾，则面黄身热，肚胀腹大，好食泥土，水谷不消，泄下酸臭，困睡减食，肌瘦，以益黄散主之；疳在肺，则面白咳嗽，喘逆，口鼻生疮，咽喉不利，壮热恶寒，鼻流清涕，以清肺汤主之；疳在肾，则面黑肌肉瘦，而体生疮，身热尿涩，手足冰冷，口臭干渴，以地黄丸主之。内疳则目肿胀，利色无常，或沫清白，渐而瘦弱，此冷证也，宜木香丸主之；外疳鼻下赤烂，自揉鼻头，有疮不结痂，绕目而生，当用兰香散治之。大抵疳病当辨冷热肥瘦，而治其初病者为肥热疳，久病者为瘦冷疳。冷则用木香丸，热则用黄连丸，临证宜审治焉。”

《简明医彀・卷之六・疳疾》：“小儿油腻生冷，乳食太过，则脾胃不能运行，疳疾之证成矣。或因缺乳，饮食太早而成。则腹大青筋，大便溏泄，小便白色，上热口臭，发竖毛焦，四肢瘦怯。甚而项小脚弱，目涩白膜，耳鼻生疮，尤有丁奚、哺露、无辜等疳，皆由微渐而起。治宜消积、除热、理脾。”

《冯氏锦囊秘录・杂症大小合参卷五・小儿疳症总要》：“然治寒以温，治热以凉，此用药之常法。殊不知疳之受病，皆虚所致，即热者，亦虚中之热；寒者，亦虚中之寒；积者，亦虚中之积。故治积不可峻取，治寒不可骤温，治热不可过凉。虽积者，疳之母，而治疳先于去积，然遇虚极者而迅攻之，则积未去，而疳愈危矣。故壮者，先去积而后扶胃气；衰者，先扶胃气而后利之。书曰：壮人无积，虚则有之。可见虚为积之本，积反为虚之标也。如恶食滑泻，脚心不知痛痒，乳食直下，牙龈黑烂，头项软倒，舌白喘促，四肢厥冷，干呕寒噎，下痢肿胀，刺痛气短耳。焦肩耸面，色如银肚，硬如石皮发紫疮，鹤膝解颅，粪门如筒，肌肉青黑，口舌臭烂，口吐黑血，吐利蛔虫，流涎臭秽者，并皆不治。”

《笔花医镜·卷三·儿科证治·疳症》：“疳者干也，久热伤阴，津液干涸之症，俗名童子痨。其症总因饮食不节，积滞化火，渐或生痞生虫，致成骨蒸，内热销灼其阴，其症腹大青筋，发直毛焦，肌肤枯燥，唇舌绛红，而疳症成矣。此症阴血既槁，势已难回，况又有热未清，积未去乎。善治者，必乘其阴血未槁之时，清其火，消其积，育其阴，调其脾胃，尚克有济。”

《儿科要略·儿科特征·疳证》：“疳积成于运化不良，故治法宜化积行滞而不伤其正，积重者虽宜峻攻，然宜佐以保脾胃之药，造积滞既下仍宜常服健脾扶胃之药，俾食不再停积不再聚，方可有效，否则徒事攻伐，则旋行旋积，固无济于事也。通治方宜先用匀气散或醒脾散调补，后用青金丹取下疳积，并宜常服保童丸、醒脾散或疳积散之属。疳痢由积聚腐化，肠中受病益深而致，治宜先以杀虫行滞，次则保养脾胃，滞未全行，碍难兜塞，通治方有青黛散、杀疳丸、肉豆蔻丸、芜荑丸、白龙骨丸等。痢行无度者，《简易方》用樗根白皮、仓粳米、葱白、甘草、豆豉煮服极妥；腹痛不已者，宜白术散或胡黄连丸，《秘方》有用龙眼肉一枚，包入苦参子七粒，日日吞之，治疳痢有效，再以保脾胃之品加而用之，尤为妥善。”

三、疳之气血津液论治

1. 活血化瘀

《医林改错·卷上·通窍活血汤所治症目·小儿疳证》：“疳病初起，尿如米泔，午后潮热，日久青筋暴露，肚大坚硬，面色青黄，肌肉消瘦，皮毛憔悴，眼睛发啣。古人以此症，在大人为痨病，在小儿为疳疾，照前症再添某病，则曰某疳，如脾疳、疳泻、疳肿、疳痢、肝疳、心疳、疳渴、肺疳、肾疳、疳热、脑疳、眼疳、鼻疳、牙疳、脊疳、蛔疳、无辜疳、丁奚疳、哺露疳，分病十九条，立五十方，方内多有栀子、黄连、羚羊、石膏大寒之品。因论病源系乳食过饱，肥甘无节，停滞中脘，传化迟滞，肠胃渐伤，则生积热，热盛成疳，则消耗气血，煎灼津液，故用大寒以清积热。余初时对症用方，无一效者。后细阅其论，因饮食无节，停滞中脘，此论是停食，不宜大寒之品。以传化迟滞，肠胃渐伤，则生积热之句而论，当是虚热，又不宜用大寒之品。后遇此症，细心审查，午后潮热，至晚尤甚，乃瘀血也。青筋暴露，非筋也，现于皮肤者，血管也，血管青者，内有瘀血。至肚大坚硬成块，皆血瘀凝结而成。用通窍活血汤，以通血管；用血府逐瘀汤，去午后潮热；用膈下逐瘀汤，消化积块。三方轮服，未有不愈者。”

2. 大补气血，清热消疳

《不居集·上集卷之三十·童子疳劳·疳劳》：“疳积一症，在小儿则为五疳，在大人又为五劳。又二十以下曰疳，二十以上曰劳。总由脾胃虚弱，津液枯涸。幼科治疗，多用清凉，不审虚实，致令胃虚而亡其津液，内则发热，外则肌肉削瘦。一脏虚而脏脏皆虚，渐加瘠瘦，久不能痊。必须大补气血，兼消疳、清热、杀虫之药，叠相间服。又有阴虚假热，脾败肾亏，又非温补不可。总以察其虚实为要。如气弱者，必须兼四君、异功、益气汤之类；血虚者，必兼四物、六味、培土养阴、理脾益荣汤之类，随症酌宜，勿执偏治。”

3. 升阳降阴

《古今医统大全·卷之六十一·眼科·原机启微论》：“卫气少而寒气乘之也，元气微而饮食伤之也。外乘内伤，酿而成之也。父母以其纯阳耶，故深冬不为裳；父母以其恶风那，故盛夏不解衣；父母以其数饥耶，故饲后强食之；父母以其或渴耶，故乳后更饮之。有愚戆而为父母者，又不审其寒暑饮食也，故寒而不为暖，暑而不能凉，饮而不至渴，食而不及饥。而小儿幽玄衔默，抱疾而不能自言，故外乘内伤，因循积渐，酿而成疳也。渴而易饥，食而瘦，腹胀下利，作嘶嘶声；日远不治，遂生目病。其病生翳，睫闭不能开，眵泪如糊，久而脓流，竟枯两目。何则？为阳气下走也，为阴气反上也。治法当如阴阳应象大论曰：清阳出上窍，浊阴出下窍；清阳发腠理，浊阴走五脏；清阳实四肢，浊阴归六腑。各远其原，不反其常，是其治也。当作升阳降阴之剂，茯苓泻湿汤主之，升麻龙胆草饮子主之。此药非专于目，并治以上数证。然勿后，后则危也。为父母者其审诸。”

四、外治法

1. 针灸

《黄帝明堂灸经·卷下·正人形第三》：“小儿

疳眼，灸合谷二穴，各一壮，炷如小麦大。在手大指次指两骨间陷者中。”

《黄帝明堂灸经·卷下·背人形第二》：“黄帝疗小儿疳痢脱肛，体瘦渴饮，形容瘦悴，诸般医治不瘥者。灸尾翠骨上三寸骨陷间三壮，炷如小麦大。”

《针灸大成·卷七·任脉经穴主治·考正穴法》：“承浆一名悬浆，唇棱下陷中，开口取之。大肠脉、胃脉、督脉、任脉之会。《素注》针二分，留五呼，灸三壮，《铜人》灸七壮，止七七壮。《明堂》针三分，得气即泻，留三呼，徐徐引气而出。日灸七壮，过七七停四五日后，灸七七壮。若一向不灸，恐足阳明脉断，其病不愈，停息复灸，令血脉通宣，其病立愈。主偏风，半身不遂，口眼㖞斜，面肿消渴，口齿疳蚀生疮，暴喑不能言。”

《针灸大成·卷七·督脉经穴主治·考正穴法》：“长强一名气之阴邪，一名橛骨，脊骶骨端计三分，伏地取之。足少阴、少阳之会。督脉络，别走任脉。《铜人》针三分，转针以大痛为度。灸不及针，日灸三十壮，止二百壮，此痔根本。《甲乙》针二分，留七呼。《明堂》灸五壮。主肠风下血，久痔瘘，腰脊痛、狂病，大小便难，头重，洞泄，五淋，疳蚀下部，小儿囟陷，惊痫瘛疭，呕血，惊恐失精，瞻视不正。慎冷食，房劳。”

“龈交，唇内齿上龈缝中。任、督、足阳明之会。《铜人》针三分，灸三壮。主鼻中息肉，蚀疮，鼻塞不利，额頞中痛，颈项强，目泪眵汁，牙疳肿痛，内眦赤痒痛，生白翳，面赤心烦，马黄黄疸，寒暑瘟疫，小儿面疮癣。久不除，点烙亦佳。”

《针灸大成·卷十·小儿》：“小儿疳瘦脱肛，体瘦渴饮，形容瘦瘁，诸方不瘥，灸尾闾骨上三寸陷中三壮，兼三伏内，用杨汤水浴之，正午时灸。自灸之后，用帛子拭，见有疳虫随汗出，此法神效。”

《针方六集·卷之一·神照集》：“玉液一穴，在口舌底，右紫脉上是穴。禁灸，宜用三棱针出血。治五疳，重舌，乳蛾等症。”

《针方六集·卷之五·纷署集》：“脊中一穴，禁灸。治风痫癫邪，黄疸，腹满不嗜食，五痔便血，温病，积聚下利，小儿疳疾，脱肛。”

《刺灸心法要诀·卷七·头部主病针灸要穴歌》：“承浆穴，主治男子诸疝，女子瘕聚，小儿撮口，及偏风半身不遂，口眼㖞邪，口噤不开，消渴饮水不休，口齿疳蚀生疮等证。刺二分，留五呼，灸三壮。”

《灸法秘传·应灸七十症·疳劳》：“小儿疳劳之症，面黄形瘦，肚大露筋，尿如米泔，午后潮热。皆因肥甘无节，停滞中州，传化迟滞，肠胃内伤，则生积热，热盛生疳。宜灸下脘、胃俞，自然告痊。”

2. 推拿

《针灸大成·卷十·补遗·婴童杂症》：“治口内走马疳：牙上有白泡，退六腑、分阴阳各一百，水底捞月、清天河水各三十，凤凰展翅，先推，后用黄连、五倍子煎水，鸡毛口中洗。”

《厘正按摩要术·卷四·列证·疳疾》：“疳者，干而瘦也。由小儿禀赋气血虚弱，脏腑柔脆，或乳食过饱，或肥甘无节，停滞中脘，传化迟滞，肠胃渐伤，则生积热，热盛成疳，则消耗气血，煎灼津液。凡疳疾初起，尿如米泔，午后潮热，或因吐泻疟痢，日久失治，以及久热、久汗、久咳、久疮，致令青筋暴露，肚大坚硬，面色青黄，肌肉消瘦，皮毛憔悴，而疳证成矣。然当分其所属而治之。心疳，则面红便赤，壮热烦渴，咬牙弄舌；肝疳，则面目爪甲皆青，目胞赤肿，翳生泪多，白膜遮睛，粪青如苔；脾疳，则黄瘦，头大胫细，或喜吃米，吃茶叶，吃泥土，或吐泻烦渴，大便腥粘；肺疳，则面白咳逆，毛发焦枯，肌肤干燥，憎寒发热，常流清涕，鼻颊生疮也；肾疳，则面色黧黑，齿龈出血，口臭足冷，骨瘦腹痛，泄泻，啼哭不已，汤药宜分经治之。分阴阳二百遍，推三关一百遍，退六腑一百遍，推脾土补清各二百遍，推肾水一百遍，揉肚一百遍，摩脐左右旋各一百遍。

［按］疳疾一证，身多发热，宜分别轻重虚实治之。《医宗金鉴》于疳证分列各名，方法俱在，勿拘于外治也。”

《厘正按摩要术·卷四·列证·热证》：“疳热小儿食积于中，郁久生热，自脾经失治，传之各脏，致成五疳之疾，若脾病去则余脏皆安矣。分阴阳二百遍，推三关一百遍，退六腑一百遍，推补脾土二百遍，天门入虎口一百遍，推大小肠一百遍，运内八卦一百遍，掐揉总经五十遍，运斗肘五十遍，摩运肚脐左右旋转各二三百遍，分胸腹阴阳二百遍。凡推用葱姜水。”

《推拿抉微·第二集·推拿法·诸热门推

法》："疳热者，皆因过餐饮食，积滞于中，郁久成热。然脾家一脏，有积不治，传之别脏，则成五疳之疾。若脾家病去，则余脏皆安矣。治法：推上三关，退下六腑，补脾土，推大小肠、三焦，运八卦，掐总筋，分阴阳，水底捞明月，飞经走气，运斗肘。"

"骨蒸热者，乃骨热而蒸。有热无寒，醒后盗汗方止，非皮肤之外烧也。皆因小儿食肉太早，或素喜炙爆面食之类，或好食桃李杨梅瓜果之类，或至冬月衣棉太厚致耗津液而成，或疳病余毒传作骨蒸，又或腹内痞癖，有时作痛。治法：推三关，推六腑，运五经纹，分阴阳，清天河水，水底捞明月，补肾水，掐总经四横纹，打马过天河。"

《推拿抉微・第二集・推拿法・疳疾门推法》："大抵疳之为病，皆因过餐饮食。于脾家一脏，有积不治，传之余脏，而成五疳之疾。若脾家病去，则余脏皆安。苟失其治，日久必有传变，而成不救之症。可不慎哉！治法：推三关、六腑、脾土，运八卦、大肠、五经纹、心经，清天河水，运水入土，板门。"

3. 中药贴敷

《外治寿世方・卷四・儿科・口疳》："甘蔗皮烧灰研末，吹之效。又吴茱萸二两，研末，少加面粉醋调作二饼，贴两足心，以布扎之，过夜即愈，并治咽喉疼痛。"

《经验奇方・卷下・小儿走马牙疳》："红枣三枚（去核），红砒三厘，将砒匀入枣内，用线扎好，以半湿田泥包裹，炭火煅，候冷，敲去泥，加冰片一分，共研细末，拭净患处擦上，应效如神，久烂之孔，生肌亦速。"

《外治寿世方・卷四・儿科・耳疳》："地骨皮煎汤洗，仍以香油调末搽。"

《外治寿世方・卷四・儿科・鼻疳蚀烂》："胆矾烧烟尽研末掺之，一二日愈。"

《四科简效方・丁集・幼科通治・疳疮》："身面烂成孔臼者，蒸糯米取滴下气汗水扫之。嚼脂麻敷。铅粉研末，猪油调搽。"

《外治寿世方・卷四・儿科・疳疮》："嚼栗子涂之，瘥。"

《奇效简便良方・卷三・小儿・小儿疳疮》："用蒸糯米甑蓬四边滴下气水，用盘盛取敷之。或生疮似杨梅，破烂有孔者，亦以此治之。"

【论用方】

一、常用治疳方论

1. 论五疳保童丸

《太平惠民和剂局方・卷之十・治小儿诸疾・五疳保童丸》："治小儿五疳。盖其骨肉轻软，肠胃微细，若乳哺有节，则脏腑相调；或乳母寒温失理，饮食无常，醉饱喜怒，及小儿百晬以后，五岁以前，乳食渐多，不择生冷，好餐肥腻、甘、酸之物，即成五疳。一曰肝疳，其候摇头揉目，白膜遮睛，流汗遍身，合面而卧，目中涩痒，肉色青黄，发立头焦，筋青脑热，腹中积聚，下痢频多，久而不痊，转甚羸瘦；二曰心疳，其候浑身壮热，吐痢无常，颊赤面黄，胸膈烦满，鼻干心躁，口舌生疮，痢久不痊，多下脓血，有时盗汗，或乃虚惊；三曰脾疳，其候腹多筋脉，喘促气粗，乳食不多，心腹胀满，多啼咳逆，面色萎黄，骨立毛焦，形枯力劣，胸膈壅闷，水谷不消，口鼻常干，好吃泥土，情意不悦，爱暗憎明，肠胃不和，痢多酸臭；四曰肺疳，其候咳嗽气逆，皮毛干焦，饶涕多啼，咽喉不利，揉鼻咬甲，壮热憎寒，口鼻生疮，唇边赤痒，腹内气胀，乳食渐稀，大肠不调，频频泄痢，粪中米出，皮上粟生；五曰肾疳，其候肌肉消瘦，齿龈生疮，寒热时作，口鼻干燥，脑热如火，脚冷如冰，吐逆既增，乳食减少，泻痢频并，下部开张，肛门不收，疳疮痒痛。以上疾状，并皆治疗。"

2. 论至圣丹

《太平惠民和剂局方・卷之十・治小儿诸疾・至圣丹》："治一切惊风天吊，目睛上视，手足搐搦，状候多端。用药一丸，用温水化，滴鼻中令喷嚏三五次，更用薄荷汤下二丸即愈。如久患五疳，腹胀头大，四肢瘦小，好吃泥土，不思奶食，爱咬指甲，时挦眉毛，头发稀疏，肚上青筋，及久患泻痢，并用米饮下二丸。如久患疳蛔咬心，发歇疼痛，并用苦楝子煎汤下二丸。如鼻下赤烂，口齿疳虫，并口疮等，用儿所吃奶汁研二丸，涂在患处。疳眼雀目，用白羊子肝一枚，以竹刀子批开，入药二丸在内，以麻缕缠定，用淘米泔煮熟，空心食之。仍令乳母常忌毒鱼、大蒜、鸡、鸭、猪肉等。"

3. 论小七香丸

《太平惠民和剂局方・卷之三・绍兴续添

方·小七香丸》："能温中快膈，化积和气。治中酒吐酒，呕逆咽酸，气膈食噎，饮食不下，冷涎翻胃，腹胀脾疼，远年茶酒食积，眼睑俱黄，赤白痢疾，脾毒泄泻；妇人脾血气，小儿疳气，并宜服之。"

4. 论蚵蚾丸

《太平惠民和剂局方·卷之十·吴直阁增诸家名方·蚵蚾丸》："治小儿五疳八痢，乳食不节，寒温调适乖违，发竖毛焦，皮肤枯悴，脚细肚大，颅解胸陷，渐觉尫羸，时发寒热，盗汗咳嗽，脑后核起，腹内块生，小便泔浊，脓痢淀青，挦眉咬指，吃土甘酸，吐食不化，烦渴并频，心神昏瞀，鼻赤唇燥，小蛊既出，蛔虫咬心，疳眼雀目，名曰丁奚，此药救疗，效验如神。"

5. 论银白散

《太平惠民和剂局方·卷之十·续添诸局经验秘方·银白散》："治小儿百病。如慢惊搐搦，用麝香饭饮调下。急惊定后，用陈米饮调下。惊吐不止，丁香汤调下。天柱倒，脚软，浓米饮调下。挟惊伤寒，薄荷葱白汤调下。疳气肚胀，气急多渴，百合汤调下。浑身壮热，面赤惊叫，金银薄荷汤调下。赤白痢不思乳食，姜钱三片，枣子三枚，煎汤调下。吃食不知饥饱，不长肌肉，炒麦芽一撮，同生姜煎汤调下。暴泻，紫苏木瓜汤调下。神形脱，言语不正，及大人吐泻，藿香汤调下。诸病后无精神，少气力，不思食，煎生姜枣汤调下。禀受气怯小儿，可每日一服，最妙。"

6. 论磨积丸

《太平惠民和剂局方·卷之十·续添诸局经验秘方·磨积丸》："治小儿脏腑怯弱，内受积冷，胁肋胀痛，呕吐痰逆，肠鸣泄泻，日夜频并，四肢困倦，面无颜色，肌肉消瘦，不进饮食，及疳气羸瘦，肚大青筋，口干烦渴，小便白浊，食不生肌，或发虚肿，寒热往来，或因食甘肥，虫动作痛，叫哭合眼，并能治之。"

7. 论栀子茯苓汤

《保婴撮要·卷八·疳症》："治黄疳土色，为湿为热，当利小便，今反利，知黄色中为燥胃经热也；发黄脱落，知膀胱、肾俱受土邪乃大湿热之症；鼻下断作疮，上逆行营气伏火也，能乳，胃中有热也；寒则食不入，喜食土，胃不足也；面黑色，为寒为痹；大便清，寒也；褐色，热蓄血中；间黄色，肠胃有热，治当滋荣润燥，外致津液。"

8. 论木香槟榔丸

《医方集解·攻里之剂第四·木香槟榔丸》："此手足阳明药也。湿热在三焦气分，木香、香附行气之药，能通三焦、解六郁；陈皮理上焦肺气，青皮平下焦肝气（泻痢多由肝木克脾土），枳壳宽肠而利气，而黑丑、槟榔又下气之最速者也，气行则无痞满后重之患矣。疟痢由于湿热郁积，气血不和，黄柏、黄连燥湿清热之药，三棱能破血中气滞，莪术能破气中血滞，大黄、芒硝血分之药，能除血中伏热，通行积滞，并为摧坚化痞之峻品。湿热积滞去，则二便调而三焦通泰矣。盖宿垢不净，清阳终不得升，故必假此以推荡之，亦通因通用之意。然非实积，不可轻投。加当归者，润燥以和其血也。《纲目》曰：此戴人经验方也。善治下虚上实，抑火升水，流湿润燥，推陈致新，散郁破结，活血通经，及肺痿喘嗽，胸膈不利，脾湿黄疸，宿食不消，妇人调和气血，小儿惊疳积热，皆可量轻重用之。滑伯仁曰：肠胃，阳明燥金也；下焦，少阳相火也，后重之用木香、槟榔，行燥金之郁也；癃秘之用知母、黄柏，散相火之炽也。"

9. 论兔矢汤

《医方集解·明目之剂第十九·兔矢汤》："此足厥阴、阳明药也。兔者，明目之精，得金之气，其矢名明目砂，能解毒杀虫，故专能明目，又可兼治劳疳也。"

10. 论芎朴丸

《类证普济本事方释义·卷第十·小儿病方》："芎䓖气味辛温，入足少阳、厥阴。厚朴气味辛温，入足太阴、阳明。白术气味甘温微苦，入足太阴。小儿疳蚀，泻白水，腹膨胀，因脾伤不主流行，滞浊窃踞中焦而为积聚。故以辛温疏其滞，以甘温补其虚，并藉辛温以升举其下陷之阳，则泻止胀消，何疳瘦之足忧。"

11. 论资生丸

《成方便读·卷一·补养之剂·资生丸》："治脾胃气虚，湿热蕴结，以及小儿疳积腹胀，面黄肌瘦，久泻久痢，凡一切脾胃不足者，悉宜服之。天地之大德曰生，欲资生者，必先助其脾胃，故以四君子补脾益胃，合之山药、莲肉、扁豆、芡实之属，以协助之。但脾者喜燥而恶湿，善运而不停，故以陈皮、白蔻，香燥以舒之；苓、泽、苡米，淡渗以利之。查、曲、麦芽，助其消导；藿香、厚朴，假以温中。桔梗以引清气上行；黄连能使湿热下降。如是则脾复其常，可以资助生气矣。”

二、治小儿疳证通用方

1. 金蟾丸（《太平圣惠方·卷第八十六·治小儿五疳诸方》）

治小儿五疳，头热眼涩，胸高脚细，头大腹胀，面黄鼻干，惊悸盗汗，肌肉羸瘦，寒热不定。

干蟾（一枚大者，涂酥炙令焦黄） 胡黄连（一分） 地龙（半两，微炒） 朱砂（一分，细研） 蛇蜕皮灰（一分） 雄黄（一分，细研） 天竹黄（一分，细研） 蝉壳（一分，微炒） 麝香（半分，细研） 莨菪子（半合，水淘去浮者，水煮令芽出，候干，炒令黄黑色）

上件药，捣罗为末，都研令匀，以糯米饭和丸如绿豆大。每服，以粥饮下三丸，量儿大小，加减服之。

2. 胡黄连丸（《太平圣惠方·卷第八十六·治小儿五疳诸方》）

小儿五疳，面色黄瘦，身体壮热，虽吃乳食，不能消化，眼目涩痛，胸膈痰涎，爱食酸咸，常多泻痢。

胡黄连 母丁香 黄连（去须，微炒） 芦荟（细研） 熊胆（以上各半两） 蟾头（一枚，涂酥炙焦黄） 麝香（一分，细研）

上件药，捣罗为末，用牛胆和丸如绿豆大。若小儿心脏疳，煎芜荑甘草汤下三丸。食疳泻血，或赤白者，以新汲水下三丸。吐逆不止，及水泻，生姜汤下三丸。眼疳，羊子肝血和酒，看多少，微煎过，下三丸，量儿大小，以意加减服之。

3. 四灵丸（《太平圣惠方·卷第八十六·治小儿五疳诸方》）

治小儿五疳，头大项细，心腹胀满，皮肤干皴，毛发焦黄，鼻下赤烂，口舌生疮，泻利不止，日渐羸瘦。

大蟾（一枚，去却四足，劈开腹去肠肚，入胡黄末一两，在腹内以线缝合，用湿纸三两重裹，以泥四面固济令干，微火出阴气，便以炭火三斤烧令通赤即住，待冷去泥及纸灰，捣细罗为末，更入后药） 芦荟 麝香 熊胆（以上各一分）

上件药，同研令细，以面糊和丸如麻子大。每服，以粥饮或奶汁下三丸，日三服，三岁以上加丸服之。

4. 五疳丸（《太平圣惠方·卷第八十六·治小儿五疳诸方》）

治小儿五疳，乳食不成肌肤，心腹胀满，或时下痢，壮热昏沉，眼涩口干，爱吃生冷，毛发干竖，揉鼻多嚏，日渐羸瘦。

青黛（细研） 雄黄（细研） 麝香（细研） 芦荟（细研） 熊胆（研入） 胡黄连 黄连（去须） 龙胆（去芦头） 苦楝根 白鳝鱼（炙令焦黄） 虾蟆灰 蜗牛（炒令微黄） 夜明沙（微炒） 蟾头（一枚，炙令黄焦） 五倍子 青橘皮（汤浸去白瓤，焙） 天浆子（内有物者微炒，以上各一分）

上件药，捣罗为末，都研令匀，用粳米饭和丸如绿豆大。每服，以粥饮下五丸，日三服，量儿大小，以意加减。

5. 使君子丸

1）《太平圣惠方·卷第八十六·治小儿五疳诸方》

治小儿五疳，面色萎瘁，头热发干，胃气不和，心腹满闷，宿食不消，或时下痢，瘦弱无。

使君子 丁香 没石子 熊胆（细研） 胡黄连 夜明沙（微炒） 青黛（细研） 黄连（微炒去须） 肉豆蔻（去壳） 芦荟（细研，以上各一分） 龙脑（一钱，细研） 蟾头（一枚，炙令黄焦） 麝香（一钱，细研）

上件药，捣罗为末，烧粟米饭和丸如绿豆大。每服，以粥饮或新汲水下五丸，日三服，三岁以上，加丸服之。

2）《太平惠民和剂局方·卷之十·绍兴续添方》

治小儿五疳，脾胃不和，心腹膨胀，时复疞痛，不进饮食，渐致羸瘦，并宜服之。

厚朴（去皮，姜汁炙） 陈皮（去白） 川芎（各一分） 使君子仁（浸去黑皮，一两）

上为细末，炼蜜丸如皂子大。三岁以上一粒，以下半粒，陈米饮化下。大治小儿腹痛。

6. 雄黄丸（《太平圣惠方·卷第八十六·治小儿五疳诸方》）

治小儿五疳，羸瘦，毛发干黄，吃食不恒。

雄黄（细研） 麝香（细研） 黄连（去须）

胡黄连　芦荟(细研，以上各一分)　朱砂(半两，细研，水飞过)　蟾头(一枚，炙令黄焦)

上件药，捣罗为末，都研令匀，以猪胆汁和丸如绿豆大。每一岁一丸，以新汲水下，日三服。

7. 蟾头丸(《太平圣惠方·卷第八十六·治小儿五疳诸方》)

治小儿五疳，毛发干竖，枯瘦烦热，肚大脚细。

蟾头(一枚，炙令黄焦)　青黛(细研)　龙脑(细研)　巴豆(去皮心，纸裹压去油)　干蝎(微炒)　白附子(炮裂)　腻粉(研入，以上各半分)　牛黄(细研)　麝香(细研)　天竹黄(细研)　雄黄(细研)　朱砂(细研，以上各一分)

上件药，捣罗为末，入青黛等，同研令匀，以水浸蒸饼和丸如绿豆大。每一岁，以粥饮下一丸。

8. 煞疳丸(《太平圣惠方·卷第八十六·治小儿五疳诸方》)

治小儿五疳，寒热腹胀，四肢瘦弱。

青黛(二钱)　蝉壳(五枚，微炒)　朱砂(一钱，细研)　雄黄(一钱，细研)　胡黄连(一分)　瓜蒂(二七枚)　田父(一枚，炙令黄)　蛇蜕皮灰(一钱)　腻粉(一钱，研入)　熊胆(一钱，细研)　芦荟(一钱，细研)　麝香(一钱，细研)　蟾酥(两皂荚子许大，研入)

上件药，捣罗为末，都研令匀，熬豮猪胆汁，浸蒸饼和丸如黄米大。每服，以薄荷汤化破三丸服，量儿大小，以意加减。

9. 蛇蜕皮丸(《太平圣惠方·卷第八十六·治小儿五疳诸方》)

治小儿五疳，形体羸瘦。

蛇蜕皮(一条，烧灰)　麝香(半分，细研)　蚱蝉(四枚，微炒，去翅足)　夜明沙(一分，微炒)　地龙(一分，微炒)　干蟾(一枚，炙令焦黄)　青黛(一分，细研)

上件药，捣罗为末，以糯米饭和丸如绿豆大。每服，以粥饮下五丸，日三服，量儿大小，增减服之。

10. 青黛丸

1)《太平圣惠方·卷第八十六·治小儿五疳诸方》

治小儿五疳，烦热羸瘦，不欲乳食。

青黛(三分，细研)　麝香(一分，细研)　诃黎勒皮(三分)　芦荟(一分)　熊胆(一分，细研)　朱砂(一分，细研)

上件药，捣罗为末，都研令匀，以粳米饭和丸如绿豆大。每服，以沙糖水下三丸，日三服，三岁儿以上，加丸服之。

2)《太平圣惠方·卷第八十六·治小儿一切疳诸方》

治小儿一切疳。

青黛(一分)　龙胆　麝香　腻粉　蟾酥(以上各半钱)

上件药，并都研令细，用水浸蒸饼和丸如绿豆大。每服，以温水下三丸，量儿大小，加减服之。

3)《太平圣惠方·卷第八十七·治小儿五疳出虫诸方》

治小儿五疳，体热干瘦，发竖鼻痒，不欲乳食。

青黛(半两，细研)　芦荟(半两，细研)　蝉壳(半分，微炒)　人中白(半两)　麝香(一分，细研)　胡黄连(三分)　蟾涎(少许)　人乳汁(少许)　猪牙皂荚〔半两(分)生用〕

上件药，捣罗为末，取五月五日午时修合，以粽子内枣肉丸，及蟾涎乳汁和如黍米大。先以桃柳汤浴儿，后以粥饮下三丸，后着热青衣裹儿，看身上有虫出，青黑者不堪，白黄者易瘥。

11. 牛黄丸(《太平圣惠方·卷第八十六·治小儿五疳诸方》)

治小儿五疳，百病无辜，一切痢，肌肤羸瘦。

牛黄(一分，细研)　代赭(半两，细研)　赤石脂(半两，细研)　牡蛎粉(一分)　人参(一分，去芦头)　虎睛(一对，酒浸一宿，微炙)　杏仁(一分，汤浸去皮尖、双仁，研如泥)　巴豆(十枚，去皮心研，纸裹压去油)　朱砂(一分，细研)

上件药，除杏仁巴豆外，捣罗为末，都研令匀，炼蜜和丸如绿豆大。每一岁，以冷水下一丸。

12. 保童丸(《太平圣惠方·卷第八十六·治小儿五疳诸方》)

治小儿五疳，惊热。

青黛(细研)　干蟾头(炙微焦黄)　黄连(去须)　芦荟(细研)　熊胆(研入，以上各半两)　夜明沙(微炒)　蜗牛壳(微炒)　使君子　地龙(微炒)　牛黄(细研)　蝉壳(微炒，以上各一分)　龙脑(一钱，细研)　朱砂(一钱，细研)　麝香(一钱，细研)

上件药，捣罗为末，入研了药令匀，以糯米饭和丸如绿豆大。每服,以粥饮下三丸,量儿大小,加减服之。

13. 芦荟丸

1)《太平圣惠方·卷第八十六·治小儿五疳诸方》

治小儿五疳,面黄发枯,头热盗汗,卧则合面,饥即食土,疳虫蚀于口鼻,泻痢日夜无恒,肌体羸瘦无力。

芦荟(半两,细研) 朱砂(半两,细研,水飞过) 麝香(半分,细研) 龙脑(半两,细研) 胡黄连(半两) 牛黄(细研) 蝉壳(微炒) 蜗牛壳(微炒) 夜明沙(微炒) 蜣螂(微炒,去翅足) 熊胆(研入) 蚺蛇胆 倒钩棘针 瓜蒂(以上各一分) 蟾酥(一钱,研入)

上件药,捣罗为末,都研令匀,炼蜜和丸如绿豆大。每服,以奶汁研一丸,点入鼻中后,以桃柳汤洗儿,以青衣盖裹,候有虫子自出,即以粥饮下三丸,日三服,三岁以上,加丸服之。

2)《太平圣惠方·卷第八十六·治小儿一切疳诸方》

治小儿一切疳,头发成穗,面目萎黄,鼻痒口干,爱食泥土,心腹虚胀,肚有青筋,四肢壮热。

芦荟(半两,细研) 麝香(一分,细研) 胡黄连(一分) 丁香(半两) 木香(一分) 牛黄(一分,细研) 龙胆(一钱,细研) 熊胆(半钱,细研) 狗胆(一枚) 牛蒡子(一分) 猪胆(一枚) 鸡胆(十枚) 蟾头(一枚,涂酥炙微焦) 猬皮(七枚)

上件药,捣罗为末,用猪胆汁和丸如麻子大。每服,以冷水下一丸,二岁以上,加丸数服之。

14. 保生丸(《太平圣惠方·卷第八十六·治小儿五疳诸方》)

治小儿五疳,能充肌肤,悦泽颜色。

干虾蟆(一枚,于小罐子内以瓦子盖口勿令透气,烧灰) 蜣螂(微炒,去翅足) 母丁香 麝香(细研) 夜明沙(微炒) 甜葶苈(隔纸炒令紫色) 苦葫芦子 胡黄连 熊胆(细研,以上各半两)

上件药,捣罗为末,以软粟米饭和丸如绿豆大。每服,以粥饮下三丸,量儿大小,以意加减。

15. 酒煎干蟾丸(《太平圣惠方·卷第八十六·治小儿五疳诸方》)

治小儿五疳,不生肌肉。

干蟾(一枚,用无灰酒一升,煎其酒半升以来却去蟾骨,煎令熟以后,于乳钵内并酒一时研令如膏,次用后药) 肉豆蔻(二枚,去壳) 槟榔(一两,枚) 甘草(一寸,炙微赤,锉) 乳香(半两,研入) 朱砂〔一两(钱)细研〕 麻黄(半两,去根节) 腻粉(一钱,研入) 胡黄连(半两) 黄连(半两,去须) 丁香(一分) 芦荟(一分,研入) 麝香(一钱,细研) 牛黄(一钱,细研)

上件药,捣罗为末,都研令匀,入蟾膏内和丸如绿豆大。每服,以粥饮下五丸,日三四服。

16. 定命牛黄丸(《太平圣惠方·卷第八十六·治小儿五疳诸方》)

治小儿五疳,羸瘦。

牛黄 朱砂 雄黄 麝香 龙脑(以上各一钱) 瓜蒂(三十枚,为末) 丁香(一分末) 蟾酥〔三(半)分〕

上件药,同细研,用温水浸蟾酥和丸如黍米粒大。每服,先以温水化二丸,滴两鼻中,令嚏五七声,再以温水下三丸,日三服。

17. 蛇蜕丸(《太平圣惠方·卷第八十六·治小儿五疳诸方》)

治小儿五疳羸瘦。

蛇蜕皮(一分) 干蟾(半两) 干地龙(一分) 蜗牛(一分)

以上四味,入瓷盒子内,泥封闭,使炭火烧令通赤,即住,候冷取出,研罗为末,更入黄丹一钱,微炒同研。

丁香末(半钱) 阿魏(半钱,细研) 朱砂(一分,细研)

上件药,同研令匀,以蒸饼和丸如麻子大。每于空心,以熟水下二丸,量儿大小,加减服之。

18. 金粟丸

1)《太平圣惠方·卷第八十六·治小儿五疳诸方》

治小儿五疳。

谷精草(寒食前后花出时收,令干,一两) 白蔷薇根(花出时收用,一两) 丁香末(一两) 虾蟆〔一两干(雄)者炙为末〕

上件药,取上二味,端四日用水一斗宿浸,端午日煎至三升,去滓澄清,重于小铛中煎成膏,后入丁香、虾蟆末令匀,和丸如黍米大。在怀抱每服半丸，一二岁一丸，七岁二丸，十岁三丸。才服药后，以桃柳汤于盆中，从头淋浴之，候汤冷，以衣拭干，青衣盖，不得冲风，恐虫不出，如睡最佳，良久如醉，疳虫于头面背膂，如汗津，如虮子，或如麸片，并微细色白稀者，七日内瘥，不再服。如色黄赤，当隔日更依前法服，虫黑者不用服药，此方入朱砂为金粟丸，入青黛为青金丸，入麝香为万胜丸。

2)《杨氏家藏方·卷第十八·小儿中·诸疳方三十道》

治小儿疳瘦腹大，好吃泥土，泄痢不时。

干胆（五枚，酥炙焦黄） 黄连（春夏一两，秋冬二两） 丁香 龙胆草 厚朴（去粗皮，生姜汁浸一宿，炒） 辰砂（别研，水飞） 青黛（别研，五味各一两） 夜明砂（微炒） 蝉蜕（炙） 诃子（煨，去核） 麝香（别研，四味各半两）

上件为细末，次入研者药，令匀，煮面糊为丸如黍米大。每服二十丸至五十丸，温米饮送下，不拘时候。

19. 五蟾丸（《太平圣惠方·卷第八十六·治小儿五疳诸方》）

治小儿五疳，齿焦，四肢黄瘦，百晬后至十五岁以前。

干蟾（五个大者，细锉，和骨用好酒五升，文火煎至二升，滤去骨于砂盆内，研以绢滤去滓，入熟蜜四两于重汤内，煮令成膏） 胡黄连〔一（二）两〕 黄连（二两，去须） 白芜荑（二两，轻炒，去皮）

上件药，捣罗为末，入前煎内和丸如麻子大。每服，用人参汤下三丸，乳汁下亦得，量儿大小，加减服之。

20. 麝香丸

1)《太平圣惠方·卷第八十六·治小儿五疳诸方》

治小儿五疳。

麝香 熊胆 蚺蛇胆 牛黄 赤小豆（为末，以上各一分） 蟾酥（如柳叶二片）

上件药，同研如粉，用瓜蒂半两，煮取汁，和丸如麻子大。一二岁每服，空心以粥饮下三丸，量儿大小，以意加减。

2)《太平圣惠方·卷第八十七·治小儿五疳出虫诸方》

治小儿五疳，瘦弱，毛发干焦，口鼻多痒。

麝香（一分） 芦荟（一分） 蝉酥（一白豆许大） 皂荚（三寸，烧为灰） 蛇蜕皮（五寸，烧灰） 粉霜（一分） 蝙蝠〔三分（枚），取血拌入药末〕 朱砂〔三（一）分，细研〕

上件药，都细研，以油熔蜡和丸如小豆大。先以桃柳汤洗儿，后用药一丸，涂于脐中，上以醋面封之，良久，即虫出，黄白赤者易治，黑者难疗。

21. 青黛散

1)《太平圣惠方·卷第八十六·治小儿一切疳诸方》

治小儿一切疳，腹肚胀满，手脚枯细，眼目口鼻生疮，身体壮热，痢下泔淀，日渐羸瘦，面无光泽。

青黛（细研） 雄黄（细研） 朱砂（细研，水飞过） 石盐（细研） 白矾（烧令汁尽） 薰陆香（研入，以上各一两） 麝香（细研） 蚺蛇胆（研入） 细辛 黄连（去须） 青矾（烧令通赤） 黄矾（烧令通赤） 盐绿 黄柏（锉） 苦参（锉） 桂心 杏仁（汤浸去皮尖、双仁，麸炒微黄） 干姜（炮裂，锉） 藜芦（去芦头，以上各半分） 附子（炮裂，去皮脐） 莨菪子（水淘去浮者，水浸令芽出，焙干，炒令黑黄色） 熊胆（研入） 石胆（细研，以上各一分） 虾蟆（一枚，涂酥炙微焦）

上件药，捣细罗为散，同研令匀，如疳在内。三岁每服，以井华水一合调下半钱，一岁一字，三岁以上，临时加之。若口内疳疮，以蒜一片研，和少许散，每夜涂之，须臾自然流引涎出。若鼻内有疮，用蒜如皂荚子大研，和少许散，纳入鼻中。若外有疳疮，以猪脂和散涂之，立瘥。

2)《太平圣惠方·卷第八十七·治小儿一切疳吹鼻散诸方》

治小儿一切疳，吹鼻问命散，如嚏多疾轻易疗，如不嚏者必死矣。

青黛（半两，细研） 细辛（半两） 瓜蒂（一分） 麝香（一分，细研） 干地龙（一分，微炒） 芦荟（一分，细研） 黄连（一分，去须）

上件药，捣细罗为散。每用少许，吹在鼻中，得嚏即吉。

3)《太平圣惠方·卷第九十·治小儿疳疮诸方》

治小儿疳疮，或生口面，或生身上。

青黛（一分） 人粪（半两，烧灰） 蜗牛（半两，烧灰） 麝香（一分）

上件药，细研为散，量儿大小敷之。若鼻内有疮，以散少许，吹在鼻内，日三用之。

4)《博济方·卷四·疳积》

治小儿疳热，杀虫。

青黛（好者，细研，半两） 宣连（一钱半，为末） 苦楝根（三两，细切，炮干，为末） 雄黄（一分，另研） 朱砂（一分，好者，另研） 夜明砂（半两，另研） 川大黄（半两，细锉，蒸三度，焙干为末，取用） 麝香（一钱，另研） 芜荑（另研，半两）

上九味为细末。每服，看儿大小服一钱半钱，如若用蜜水调下，日再服，米饮调下亦可，此宜常服。

22. 五胆丸（《太平圣惠方·卷第八十六·治小儿一切疳诸方》）

治小儿一切疳。

龙胆（去芦头） 虎胆 熊胆 猪胆 芦荟（亦名象胆） 麝香 白矾灰 荆芥（以上各一分）

上件药，都碾为末，先取东引石榴根半升（斤）碎锉，以水三大碗，煮至半碗，去滓，以慢火煎如膏，下诸药末，又熬令可丸，即丸如绿豆大，用瓷器中盛。如患诸疳有虫者，或揩鼻揩眼，手剜指甲及下部者，取一丸，以荆芥汤化为汁，候儿睡后，点少许于鼻中脑上十指下部中，虫闻气皆化为水。

23. 白矾丸（《太平圣惠方·卷第八十六·治小儿一切疳诸方》）

治小儿一切疳，肌肤消瘦，泻痢不止，口鼻生疮，腹胀脚细，水谷不化。

白矾灰 虾蟆灰 密陀僧烧（醋淬三遍） 乌贼鱼骨（炙令焦黄，以上各一分） 麝香（半两）

上件药，都研为末，炼蜜和丸如绿豆大。每服，以温水下三丸，日三服，量儿大小，增减服之。

24. 夜明沙丸（《太平圣惠方·卷第八十六·治小儿一切疳诸方》）

治小儿一切疳，面肿项细，腹肚胀满，四肢羸瘦，身上生疮，鼻流清涕，头发稀疏，日渐尪弱。

夜明沙（微炒） 芦荟（细研） 熊胆（细研） 朱砂（细研） 蜣螂（微炒，去翅足） 蛇蜕皮（烧灰） 蝉壳（微炒） 青黛（细研，以上各半两） 蟾头（一枚，炙黄熟） 麝香（一分，细研） 牛黄（一分，细研）

上件药，捣细罗为散，以糯米纳在猪胆中，水煮熟，取出糯米，和丸如绿豆（黍米）大。每服，以薄荷汤下五丸，量儿大小，加减服之。

25. 青金丸（《太平圣惠方·卷第八十六·治小儿一切疳诸方》）

治小儿一切疳。

虾蟆（三分，涂酥炙黄焦） 鹤虱（半两） 黄连（去须） 腽肭脐（酒刷炙微黄） 麝香（细研） 夜明沙（微炒） 砒霜（以熟绢裹，取生猪肉半斤重裹，炙猪肉熟取出） 芦荟（以上各一分）

上件药，捣罗为末，研入麝香令匀，煮枣肉和丸如梧桐子大。三岁以下，以粥饮研破一丸服，三岁以上，相度加丸服之。

26. 青金丹（《太平圣惠方·卷第八十六·治小儿一切疳诸方》）

治小儿一切疳。

雌蟾（三枚，仍以端午日午时取之，用绳子系双脚稍宽得所，勿令损伤，以胡黄连一寸许，当心以线系一半，令入蟾口中，须系令定倒悬之，以生铜器盛取蟾涎，至黄昏却解放，勿伤损，只取其涎，其蟾肚下有斑点者是雄，不堪用；白净者，是雌蟾也） 芦荟 人粪 蝉壳 猪牙皂荚 雄黄（以上各一分）

上件药，用瓷瓶一个，纳药入瓶中，密盖瓶口，黄泥固济，候干，以炭火烧之令通赤，去火待冷，打破瓶，取药细研为末，用蟾涎并麝香一分，和研令匀，丸如绿豆大，用生铜合子盛之。如有小儿患一切疳，先令暖浆水浴，以软帛子拭干后，便以温水下五丸，量儿大小加减服之，若药干，便以乳汁浸，化破与服，须臾似醉勿怪，此是药力。如蟾涎较少和药较硬，即更添入乳汁相和，同研为妙。

27. 抵圣丸（《太平圣惠方·卷第八十六·治小儿一切疳诸方》）

治小儿一切疳。

麝香（细研） 熊胆（细研） 朱砂（细研） 瓜蒂 蚺蛇胆（以上各一分） 蟾头（一枚，炙令焦黄） 牛黄（半分，细研） 赤小豆（半分，炒熟）

上件药，捣罗为末，都研令匀，炼蜜和丸如绿豆大。每服，以粥饮下三丸，如儿小，即以乳汁化破与服，量儿大小，以意加减服之。

28. 长肌肉丁香丸(《太平圣惠方·卷第八十六·治小儿一切疳诸方》)

治小儿一切疳。

母丁香(二七枚)　胡黄连(半两)　黄连(半两,去须)　朱砂(一分,细研)　芜荑(一分)　猪胆(五枚,取汁)　牛黄(一分,细研)　麝香(一分,细研)　虾蟆(一枚,用酒二升烂煮去骨,入猪胆汁,更熬成膏)

上件药,捣罗为末,入诸药于虾蟆膏内,和丸如粟米大。空心粥饮下五丸,日晚再服。

29. 胡黄连丸(《太平圣惠方·卷第八十六·治小儿一切疳诸方》)

治小儿一切疳。

胡黄连　芦荟(细研)　麒麟竭　地龙(微炒)　熊胆(研入,以上各半两)　蟾酥(半钱)

上件药,捣罗为末,用面糊和丸如黄米大。空心,以粥饮下三丸,晚后再服。

30. 熊胆丸

1)《太平圣惠方·卷第八十六·治小儿一切疳诸方》

治小儿一切疳,肌体干瘦,发竖毛焦,心神烦热。

熊胆(研入)　蜗牛(炒令微黄)　黑狗胆　黄连(去须)　胡黄连　丁香　麝香(细研)　沉香　水银(以枣肉少许,研令星尽)　鲤鱼胆　青黛(以上各一分)

上件药,捣罗为末,都研令匀,炼蜜和丸如黄米大。不计时候,以冷水下五丸,粥饮下亦得,量儿大小,加减服之。

2)《太平圣惠方·卷第八十七·治小儿五疳出虫诸方》

治小儿五疳,出虫。

熊胆(细研)　朱砂(细研)　麝香(细研)　蚺蛇胆(细研)　蜣螂(微炙)　瓜蒂(以上各半两)

上件药,捣罗为末,入研了药令匀,用猪胆汁和丸如绿豆大。先用桃柳汤浴儿了,用粥饮下三丸,以青衣盖,当有虫出也。

31. 龙胆散(《太平圣惠方·卷第八十六·治小儿一切疳诸方》)

治小儿一切疳,日渐黄瘦,无间远近皆效。

龙胆(去芦头)　木香　熊胆(研入)　蜗牛(炒黄)　芦荟(细研)　夜明沙(微炒)　地龙(微炒)　麝香(细研,以上各一分)　青黛(半两,细研)　朱砂(半两)　干蟾头(一枚,炙令焦黄)

上件药,捣罗为末。每服,以粥饮调下半钱,量儿大小,以意加减,更吹少许入鼻中,虫子自出,黄白色可医,黑色难疗。

32. 蜗牛丸(《太平圣惠方·卷第八十六·治小儿一切疳诸方》)

治小儿一切疳。

蜗牛(四十九枚)　蛇蜕皮(二条)　干蟾(一枚,截取前脚,以前用之,以上三味,都烧为灰,细研)　芦荟(一分,细研)　熊胆(一分,研入)　夜明沙(一分,微炒)　瓜蒂(二七枚)　黄连(一分,去须)　麝香(半钱,细研)

上件药,捣罗为末,都研令匀,用豮猪胆汁和丸如绿豆大。每服,以温水下三丸,量儿大小,加减服之。

33. 煞疳保童丸(《太平圣惠方·卷第八十六·治小儿一切疳诸方》)

治小儿一切疳,体瘦皮干,毛发焦黄,心热烦躁(渴)。

青黛(半两)　熊胆(一分)　黑狗胆(一枚)　麝香(半两)　芦荟(一分)　鲤鱼胆(五枚)　蟾头灰(一分)　蜗牛(一分,炙令黄,为末)　水银(一分,以少枣肉研,令星尽)

上件药,以青黛等细研,次下诸胆,研令匀,入炼了蜜和丸如黄米大。每服,以冷水下五丸,量儿大小,加减服之。

34. 田父丸

1)《太平圣惠方·卷第八十六·治小儿一切疳诸方》

治小儿一切疳。

田父(一枚,涂酥炙)　蛇蜕皮(一条)　母丁香(二十枚)　夜明沙(一分,微炒)　干漆(半两,捣碎炒令烟出)　朱砂(半两,细研)　麝香(一分,细研)

上件药,捣罗为末,先取半两,用醋一中盏,熬成膏,后入余药,和丸如黍米大。每服,以粥饮下三丸,量儿大小,以意加减。

2)《太平圣惠方·卷第八十七·治小儿五疳出虫诸方》

治小儿五疳,下痢羸瘦,鼻痒。

田父(三分,炙微黄) 夜明沙(半两,微炒) 蛇蜕皮(半两,烧灰) 胡黄连(三分) 牛黄(一钱,细研) 白矾灰(一分) 朱砂(一钱,细研) 麝香(一钱,细研) 莨菪子(一分,水淘去浮者,炒令黄黑色)

上件药,捣罗为末,都研令匀,以糯米饭和丸如绿豆大。三岁儿,空心以热水下三丸,服药后,用桃柳汤洗浴儿了,以青衣盖覆,良久,当有虫子出,黄白赤者易治,黑色者难医,量儿大小,加减服之。

35. 壁宫丸(《太平圣惠方·卷第八十六·治小儿一切疳诸方》)

治小儿一切疳,心腹虚胀,爱食泥土,四肢壮热。

壁宫(一枚,去头脚尾面,裹煨熟) 熊胆(一钱,研入) 麝香(半钱,细研) 黄连(一钱,去须)

上件药,捣罗为末,蟾酥和丸,如黍米大。每服,研猪肝汁下五丸,量儿大小,以意加减。

36. 干蟾丸(《太平圣惠方·卷第八十七·治小儿五疳出虫诸方》)

治小儿五疳,及惊风疳虫,定生死。

干蟾(一枚,五月五日者良) 蛇蜕皮(一条大者) 谷精草(二两,与以上药同入罐子内,以盐泥固济,曝干,烧令通赤,放冷细研) 胡黄连 瓜蒂 母丁香(以上三味各一分,同捣末) 青黛(半两) 牛黄 白龙骨 朱砂 雄黄 芦荟 麝香 天竹黄(以上各一分,细研)

上件药,都入乳钵内,研令极细,用豮猪胆汁煎,面糊和丸如绿豆大。三岁儿,以温米泔半合,化下五丸;服药后,以桃柳汤浴儿,着青衣盖,疳虫当出,衣上及眉毛鬓边,如细麸片子,或如糁面尘,青黑色者难治,黄白色易医,仍宜粥饮下二丸,日三服,甚者半月内瘥。

37. 出虫芦荟丸(《太平圣惠方·卷第八十七·治小儿五疳出虫诸方》)

治小儿五疳,四肢干瘦,腹胀气粗,频揉鼻眼。

芦荟(一分,细研) 田父(一枚,烧烟似绝便住) 青黛(半两,细研) 腻粉(一钱) 牛黄(一分,细研) 粉霜(一钱) 硫黄(一钱,细研) 蝉壳(一分) 蛇蜕皮(一条,烧灰) 麝香(一钱,细研) 巴豆(十枚,去皮心研,纸裹压去油)

上件药,捣罗为末,入研了药令匀,以粳米饭和丸如绿豆大。每服,以温水下二丸,良久,煎桃柳水浴儿,后以青衣盖遍身,当有虫出,白黄色者可治,青黑者难治。

38. 出虫水银丸(《太平圣惠方·卷第八十七·治小儿五疳出虫诸方》)

治小儿五疳,四肢黄瘦,腹胀气粗,发干作穗,眼鼻多痒,精神昏闷,不欲乳食。

水银(三分) 硫黄(半两,二味结为砂子,细研) 砒霜(半两) 芦荟(半两,细研) 朱砂(半两,细研,水飞过) 蛤蚧(一枚,涂醋炙令微黄) 乌驴蹄灰(一分) 蟾灰(一分) 雄黄(一分,细研) 蝉壳(一分,微炒) 天灵盖(一分,涂酥炙黄焦) 故皮巾子灰(一分) 白狗粪灰(一分)

上件药,捣罗为末,入研了药令匀,以苦参半斤,锉碎,用水五升浸一宿,煮至一升,去若参后,熬成膏,用和诸药,丸如绿豆大,后入去却汁豮猪胆内盛,悬于舍东,阴七日候干。以麝香蜜水下三丸,后便煎桃柳汤浴儿了,以青衣盖遍身,虫出或泄恶气,并泻恶物,便是病源已出,小儿每三岁,加一丸服之。

39. 出虫丸(《太平圣惠方·卷第八十七·治小儿五疳出虫诸方》)

治小儿五疳久不瘥,羸瘦极甚。

朱砂(一分,细研) 麝香(一分) 牛黄(一分) 蟾酥(半钱) 熊胆(一分) 蜗牛子(一分,炒微黄) 夜明沙(一分,微炒)

上件药,都研细罗,以面糊和丸如绿豆大。每服,以温水下三丸,更别以水研一丸,滴向鼻中,得嚏五七声,良久,当有虫随汗出,立效。

40. 出虫干蟾丸(《太平圣惠方·卷第八十七·治小儿五疳出虫诸方》)

治小儿五疳。

干蟾(一枚,烧灰) 蝉壳(一分,微炒,去足) 麝香(半分,细研) 天灵盖〔半分(两)烧灰〕 鳖甲(一分,涂酥炙焦黄,去裙襕)

上件药,捣罗为末,用烧饭和丸如绿豆大。二岁以下,以蛤粉汤下一丸,三岁以上至五岁两丸,服药后,续以桃柳汤浴儿,后用青衣盖之,当有虫子出,赤白者易治,黑者难医。

41. 定命散(《太平圣惠方·卷第八十七·治小儿五疳出虫诸方》)

治小儿五疳。

干虾蟆(一枚,烧为灰) 蛇蜕皮(一分,炒令黄) 蝉壳(一分)

上件药,捣罗为末,入麝香末半钱,研匀。但是一切疳,至午时后,以暖水调下半钱,一岁二岁即服一字,后煎桃柳汤,放温浴儿了,便用青衣盖,当有虫出即效。

42. 出虫蟾头丸(《太平圣惠方·卷第八十七·治小儿五疳出虫诸方》)

治小儿五疳,手足干瘦,腹胀筋起,鼻痒,昏沉多睡。

蟾头(二枚,涂酥炙焦黄) 皂荚〔一分,先于厕中浸七日后,以水洗净剔(刮)去黑皮,涂酥炙令焦黄,去子〕 青黛(一分,细研) 硫黄(一分,细研) 麝香(半分,细研) 巴豆(七枚,去皮心研,纸裹压去油)

上件药,捣罗为末,炼蜜和丸如绿豆大。空心,以粥饮下三丸,良久,当有虫出,量儿大小,以意加减服之。

43. 出虫芦荟散(《太平圣惠方·卷第八十七·治小儿五疳出虫诸方》)

治小儿五疳,烦热干瘦,或渴,不欲乳食。

芦荟(半两,细研) 胡黄连(半两) 雄黄(一分,细研) 熊胆(半两,研入) 朱砂(半两,细研) 代赭(一分) 麝香(半分,细研) 干蟾〔一枚,涂酥炙微焦黄〕

上件药,捣细罗为散。先用桃柳汤浴儿,后以粥饮调下半钱,然后用青衣盖覆,其虫子自出,量儿大小,加减服之。

44. 螳螂散(《太平圣惠方·卷第八十七·治小儿五疳出虫诸方》)

治小儿五疳,羸瘦腹胀,不欲乳食,宜服出虫。

螳螂(三分,炒令黄) 蜗牛子(七枚,炒令微黄) 蝉壳(七枚,微炒) 丁香(一分) 蟾酥(一分,研入) 麝香末(一钱) 地龙(一分,微炒) 蛇蜕皮灰(一钱)

上件药,捣细罗,都研为散。先以桃柳汤浴儿,后以粥饮调下半钱,便以青衣盖覆,当有虫子自出,赤白者易治,青黑者难治。

45. 鸽粪散(《太平圣惠方·卷第九十·治小儿疳疮诸方》)

治小儿口中及诸处生疳疮。

鸽粪(一分) 人粪灰(一分) 白矾(一分) 青黛(一分) 麝香(一分)

上件药,细研为散,日三上敷之。

46. 麝香散(《太平圣惠方·卷第九十·治小儿疳疮诸方》)

治小儿头面生疳疮,口中臭气。

麝香(一分) 蚺蛇胆(一分) 黄矾(一分,瓜州者) 芦荟(一分)

上件药,细研为散。先以温水洗疮,后取药一字,敷于疮上,口内恶气,贴药一字,日三用之。

47. 熊胆膏(《太平圣惠方·卷第九十·治小儿疳疮诸方》)

治小儿身上及口面生疳疮,并诸般疳疾。

熊胆(一分) 蚺蛇胆(一分) 芦荟(一分) 牛黄(一分) 麝香(半两) 龙脑(一分)

上件药,细研为末,以井华水三合,和匀,瓷器中盛,于重汤内煮,数添水,可半日,投三五粒糯米,煮烂即膏成,仍数以篦子搅药四畔,勿令药干。每取两豆许,渐渐吹鼻中,及涂日疮,频使药两日,即停一日,看儿发变青,即止。

48. 如圣青金丸(《博济方·卷四·惊痫》)

治小儿体热,忽发吐逆,夜惊啼,荏苒不解,或秘或泄,变成慢惊,或为疳疾等状,定搐搦,疗疳病,坠痰涎,镇心神。

龙脑(一钱) 麝香(一分) 香墨(一钱半) 腻粉(一钱) 白面(三钱) 使君子(两个,以白面裹,慢火煨令熟) 金箔 银箔(各一十片,如无,少用) 青黛(二钱)

上九味同研令细,滴井水和丸如鸡豆大。患慢惊,用薄荷水化下一丸,服讫,须臾便睡,睡立愈,后更服两三服;如些须小惊者,及急惊,只服半丸以下,慢惊随大便取下涎一合以来,神效。

49. 金瓜圆(《博济方·卷四·疳积》)

治小儿疳热,身多壮热,黄瘦,久服,肥孩儿,解肌。

黄连 黄柏 甘草(微炙) 青皮(去白,各等分)

上四味,同为细末,研,入麝香少许,和匀,以豮猪胆和,却入胆内盛,用线子系定,于石器内,浆水煮五七沸,取出,风头钓一宿,取出为丸如绿豆大。每服五七丸,米饮下,渐加至十丸。

50. 万金散(《博济方·卷四·疳积》)

治小儿疳蚘，咬心痛，面伏地卧，口吐清水痰涎。

白槟榔（半分） 苦楝根 石榴（根皮） 鹤虱 藜芦

上五味同为末，空心热茶调下一钱，更临时看见大小加减药。忌饧糖、黏滑食。

51. 万寿方（《博济方·卷四·疳积·万寿方》）

治小儿疳气羸瘦，腹大颈小，头发稀疏，脏腑不调，或泻秘。

干蜗牛（半两） 干蚯蚓（半两） 蛇蜕皮（一分） 干虾蟆（三个） 使君子（五个，炮） 没食子（五个，炮） 麝香（一分）

右上四味入罐子内，封闭口，炭火烧通红，同后三味研细，取为丸如绿豆大。每服五丸，米饮下，一日二服。

52. 治瘴木香丸（《苏沈良方·卷第三》）

治疳气腹胀气喘。

鸡心槟榔 陈橘皮（去白， 各二两） 青木香 人参 厚朴 官桂（去无味者） 大附子 羌活 京三棱 独活 干姜（炮） 甘草（炙） 芎䓖 川大黄（切，微炒） 芍药（各五钱） 牵牛子（一斤，淘去浮者，揩拭干，热捣取末四两余，滓不用） 肉豆蔻（六枚，去壳，止泻方用）

上十五味为末，瓷器盛之，密封。临服，用牵牛末二两、药末一两，同研令匀，蜜丸如桐子大。小儿五岁以上，空心温汤下五七丸，小者减丸数服。

53. 牛黄煎（《苏沈良方·卷第十》）

治小儿诸疳，诸痢，食伤气胀，体羸头大，头发作穗，壮热不食多困，齿烂鼻疮，丁奚潮热等疾。

大蚵蚾（一枚，去皮骨腹胃，炙为末，以无灰酒一盏，豮猪胆一枚同熬成膏） 诃子（炮） 使君子 胡黄连 蝉壳（不洗） 墨石子 芦荟 芜荑 熊胆 朱砂 夜明砂 雄黄（各一分，研） 木香 肉豆蔻（春夏各半分，秋冬各一分） 牛黄（二钱） 麝香（一钱） 龙脑（五分）

上为丸如麻子大，饮下五七丸，惊疳，金银薄荷汤下；肝疳腹胀，桃仁茴香汤下；疳虫，东引石榴、苦楝根汤下。五岁以上十丸，此药尤治疳痢，协热而痢者不可服。

54. 吴婆散（《苏沈良方·卷第十》）

治小儿疳泻不止，日夜遍数不记，渐渐羸瘦，众药不效者。

黄柏（蜜炙） 黄连（微炒） 桃根白皮（各一分） 木香 厚朴（姜汁炙） 丁香 槟榔（各一钱） 芜荑（去皮，一分） 没石子（一钱半） 楝根白皮（半分）

上为末。每服一字，三岁以上半钱，五六岁一钱，用紫苏木瓜米饮调下，乳食前，一日三服。

55. 藿香正气散（《太平惠民和剂局方·卷之二·续添诸局经验秘方》）

治伤寒头疼，憎寒壮热，上喘咳嗽，五劳七伤，八般风痰，五般膈气，心腹冷痛，反胃呕恶，气泻霍乱，脏腑虚鸣，山岚瘴疟，遍身虚肿；妇人产前、产后，血气刺痛；小儿疳伤，并宜治之。

大腹皮 白芷 紫苏 茯苓（去皮，各一两） 半夏曲 白术 陈皮（去白） 厚朴（去粗皮，姜汁炙） 苦梗（各二两） 藿香（去土，三两） 甘草（炙，二两半）

上为细末。每服二钱，水一盏，姜钱三片，枣一枚，同煎至七分，热服。如欲出汗，衣被盖，再煎并服。

56. 小七香丸（《太平惠民和剂局方·卷之三·绍兴续添方》）

温中快膈，化积和气。治中酒吐酒，呕逆咽酸，气膈食噎，饮食不下，冷涎翻胃，腹胀脾疼，远年茶酒食积，眼睑俱黄，赤白痢疾，脾毒泄泻。妇人脾血气，小儿疳气，并宜服之。

甘松（炒，八十两） 益智仁（炒，六十两） 香附子（炒，去毛） 丁香皮 甘草（炒，各一百二十两） 蓬莪术（煨，乘热碎） 缩砂仁（各二十两）

上为末，水浸蒸饼为丸如绿豆大。每服二十丸，温酒、姜汤、熟水任下；或气胀满，磨乌药水煎汤下；或酒食过度，头眩恶心，胸膈满闷，先嚼二十丸，后吞二十丸，生姜、紫苏汤下。此药性温平，不动脏腑。

57. 丁香脾积丸（《太平惠民和剂局方·卷之三·吴直阁增诸家名方》）

治丈夫、妇人、小儿诸般食伤积聚，胸膈胀满，心腹膨胀，噫气吞酸，宿食不化，脾疼翻胃；妇人血气刺痛，并宜服之。

丁香 木香（各半两） 皂荚（三大枚，烧存性）　青橘皮（洗，一两）　莪术（三两）　三棱（二两）　高良姜（二两以上，同用米醋一升，于瓷瓶内煮干，莪术、三棱、良姜，并乘热切碎，同焙干）　巴豆（去壳，半两）

上入百草霜三匙，同碾为细末，面糊为丸如麻仁大。每服五丸、七丸至十五、二十丸止。食伤，随物下；脾积气，陈橘皮汤下；口吐酸水，淡姜汤下；翻吐，藿香甘草汤下；丈夫小肠气，炒茴香酒下；妇人血气刺痛，淡醋汤下；呕逆，菖蒲汤下；小儿疳气，使君子汤下。更量虚实加减。如欲宣转，可加丸数，五更初，冷茶清下，利三五行后，以白粥补之。孕妇不得服。

58. 至圣丹（《太平惠民和剂局方·卷之十·治小儿诸疾》）

治一切惊风天吊，目睛上视，手足搐搦，状候多端。用药一丸，用温水化，滴鼻中令喷嚏三五次，更用薄荷汤下二丸即愈。如久患五疳，腹胀头大，四肢瘦小，好吃泥土，不思奶食，爱咬指甲，时挦眉毛，头发稀疏，肚上青筋，及久患泻痢，并用米饮下二丸。如久患疳蛔咬心，发歇疼痛，并用苦楝子煎汤下二丸。如鼻下赤烂，口齿疳虫，并口疮等，用儿所吃奶汁研二丸，涂在患处。疳眼雀目，用白羊子肝一枚，以竹刀子批开，入药二丸在内，以麻缕缠定，用淘米泔煮熟，空心食之，仍令乳母常忌毒鱼、大蒜、鸡、鸭、猪肉等。

熊胆（用温水化入药）　芦荟（研）　腻粉（同水银研）　朱砂（研飞，各一分）　麝香（研，半分）　蟾酥（干者，酒浸一宿）　龙脑（研）　铅霜（研，各一字）　雄黄（研飞）　青黛（研）　胡黄连（末，各半两）　白附子（炮，二钱）　水银（一钱，与腻粉同研，不见米星）

上为末，入研药匀，用熬过豮猪胆汁浸，蒸饼为丸如黄米大，汤使如前。此药退惊治风，化虫杀疳，除百病，进乳食。若隔三两日进一服，永无百病，不染横夭之疾，凡有患与服，必见功效。

59. 五疳保童丸（《太平惠民和剂局方·卷之十·治小儿诸疾》）

治小儿五疳。盖其骨肉轻软，肠胃微细，若乳哺有节，则脏腑相调；或乳母寒温失理，饮食无常，醉饱喜怒，及小儿百晬以后，五岁以前，乳食渐多，不择生冷，好餐肥腻、甘、酸之物，即成五疳。一曰肝疳，其候摇头揉目，白膜遮睛，流汗遍身，合面而卧，目中涩痒，肉色青黄，发立头焦，筋青脑热，腹中积聚，下痢频多，久而不痊，转甚羸瘦；二曰心疳，其候浑身壮热，吐痢无常，颊赤面黄，胸膈烦满，鼻干心躁，口舌生疮，痢久不痊，多下脓血，有时盗汗，或乃虚惊；三曰脾疳，其候腹多筋脉，喘促气粗，乳食不多，心腹胀满，多啼咳逆，面色萎黄，骨立毛焦，形枯力劣，胸膈壅闷，水谷不消，口鼻常干，好吃泥土，情意不悦，爱暗憎明，肠胃不和，痢多酸臭；四曰肺疳，其候咳嗽气逆，皮毛干焦，饶涕多啼，咽喉不利，揉鼻咬甲，壮热憎寒，口鼻生疮，唇边赤痒，腹内气胀，乳食渐稀，大肠不调，频频泄痢，粪中米出，皮上粟生；五曰肾疳，其候肌肉消瘦，齿龈生疮，寒热时作，口鼻干燥，脑热如火，脚冷如冰，吐逆既增，乳食减少，泻痢频并，下部开张，肛门不收，疳疮痒痛。以上疾状，并皆治疗。

黄连（去须）　白鳝头（炙令焦黄，无，即炒白芜荑充代）　草龙胆（去芦）　雄黄（研飞）　青橘皮（去瓤）　五倍子　夜明砂（微炒，各一两）　蟾头（一枚，炙令黄色）　苦楝根　天浆子（微炒）　胡黄连　麝香　青黛（研）　熊胆（研）　芦荟（研，各一两）

上为细末，都研令匀，用糯米饭和丸如麻子大。每服一岁儿一丸，不计时候，温米饮下，日进三服尤妙。一方有蜗牛微炒，一分。

60. 香连丸（《太平惠民和剂局方·卷之十·治小儿诸疾》）

治小儿冷热不调，泄泻烦渴，米谷不化，腹痛肠鸣；或下痢脓血，里急后重，夜起频并，不思乳食，肌肉消瘦，渐变成疳。

白石脂　龙骨　干姜（炮）　黄连（去须，微炒）　白矾（煅，各半两）

上件药捣，罗为末，醋煮面糊和丸如麻子大。每一岁儿服十丸，米饮下，乳食前服。如烦渴，煎人参汤下，更量儿大小，以意加减，日三四服。

61. 六神丹（《太平惠民和剂局方·卷之十·治小儿诸疾》）

治小儿疳气羸瘦，脏腑怯弱，泄利虚滑，乳食减少，引饮无度，心腹胀满。

丁香　木香　肉豆蔻（去壳，各半两）

上三味，用面裹同入慢灰火煨，令面熟为度，取出放冷。

诃子（煨，去核）　使君子仁（各半两）　芦荟

（细研入药，一两）

上件同杵，罗为细末，以枣肉和丸如麻子大。每服五丸至七丸，温米饮下，乳食前服。

62. 肥儿丸（《太平惠民和剂局方·卷之十·宝庆新增方》）

治小儿疳病者，多因缺乳，食吃太早所致；或因久患脏腑，胃虚虫动，日渐羸瘦，腹大发竖，不能行步，面黄口臭发热，面无精神，此药杀虫进食。

神曲（炒） 黄连（去须，各十两） 肉豆蔻（面裹煨） 使君子（去皮） 麦蘖（炒，各五两） 槟榔（不见火，细锉，晒，二十个） 木香（二两）

上为细末，猪胆为丸如粟米大。每服三十丸，量岁数加减，熟水下，空心服。一方黄连、神曲、使君子各一两，槟榔、肉豆蔻各半两，木香二钱，面糊丸如萝卜子大，熟水吞下。

63. 挨积丸（《太平惠民和剂局方·卷之十·宝庆新增方》）

治小儿脾胃不和，宿滞不化，腹胀肠鸣，呕逆恶心，便利不调，乳食减少，或疳泻、积泻，大便酸臭。亦治丈夫、妇人胸膈不快，酒积、食积，呕逆恶心，吐泻脾疼。

京三棱（炮） 丁香皮（不见火，各三两） 丁香（不见火） 青皮（去白，各一两） 干姜（炮） 巴豆（去皮、膜、油，各二钱半）

上件为细末，入巴豆拌匀，面醋糊为丸如粟米大。每服五十丸至六十丸，二岁儿可服七丸至十丸，生姜汤吞下，熟水亦得，不拘时候，更量儿岁数加减与之。此药不用大黄、硇砂、汞粉之类，并是性温之药，常服消积滞，进乳食，退黄长肌。

64. 蚵蚾丸（《太平惠民和剂局方·卷之十·吴直阁增诸家名方》）

治小儿五疳八痢，乳食不节，寒温调适乖违，发竖毛焦，皮肤枯悴，脚细肚大，颅解胸陷，渐觉尫羸，时发寒热，盗汗咳嗽，脑后核起，腹内块生，小便泔浊，脓痢淀青，挦眉咬指，吃土甘酸，吐食不化，烦渴并频，心神昏瞀，鼻赤唇燥，小蛊既出，蛔虫咬心，疳眼雀目，名曰丁奚，此药救疗，效验如神。

白芜荑（去皮） 黄连（去须） 蚵蚾（酒浸，去骨，焙） 胡黄连（各一两半） 青黛（半两，为衣）

上件碾为细末，猪胆汁面糊丸如粟米大。每服三十丸，用饭饮吞下，食后，临卧，日进三服。

65. 五疳消食丸（《太平惠民和剂局方·卷之十·续添诸局经验秘方》）

治小儿五疳八痢，杀腹脏虫，疗疳劳及走马，牙齿唇烂，肚大青筋。此药大能进食，悦颜色，长肌肤。

麦蘖 使君子（去皮，炒） 黄连（去须，微炒） 橘红（焙） 草龙胆 芜荑

上等分为细末，粟米糊为丸如粟米大。每服二三十丸，空心，米饮吞下，不拘时候，量儿岁数加减。

66. 银白散（《太平惠民和剂局方·卷之十·续添诸局经验秘方》）

治小儿百病。如慢惊搐搦，用麝香饭饮调下。急惊定后，用陈米饮调下。惊吐不止，丁香汤调下。天柱倒，脚软，浓米饮调下。挟惊伤寒，薄荷葱白汤调下。疳气肚胀，气急多渴，百合汤调下。浑身壮热，面赤惊叫，金银薄荷汤调下。赤白痢不思乳食，姜钱三片，枣子三枚，煎汤调下。吃食不知饥饱，不长肌肉，炒麦芽一撮，同生姜煎汤调下。暴泻，紫苏木瓜汤调下。神形脱，言语不正，及大人吐泻，藿香汤调下。诸病后无精神，少气力，不思食，煎生姜枣汤调下。禀受气怯小儿，可每日一服，最妙。

升麻 知母 甘草（炙） 白扁豆（炒） 山药 人参 茯苓（去皮） 白术（各等分）

上为细末。每服一钱，汤使如前。常服沸汤点，不计时。

67. 虾蟆丸（《太平惠民和剂局方·卷之十·续添诸局经验秘方》）

治小儿五疳八痢，腹胀面黄，肌肤瘦瘁，时作寒热，不思乳食，爱吃泥土，揉鼻咬甲，头发作穗，不长肌肉，多生疮癣，大便无时，小便如泔，呗吐乳食，痢色无定，或吃交奶，渐黄渐瘦，变成疳疾，并宜服之。

虾蟆 使君子（炒） 皂角（烧，各二两） 青黛（二两半） 龙胆草（去草，四两） 雄黄（研飞，二两）

上为细末，入研药令匀，水糊为丸如粟米大。每一岁儿七粒，二岁十粒，三岁二十粒，随乳下，饭饮亦得，不计时候。

68. 磨积丸（《太平惠民和剂局方·卷之十·

续添诸局经验秘方》)

治小儿脏腑怯弱,内受积冷,胁肋胀痛,呕吐痰逆,肠鸣泄泻,日夜频并,四肢困倦,面无颜色,肌肉消瘦,不进饮食,及疳气羸瘦,肚大青筋,口干烦渴,小便白浊,食不生肌,或发虚肿,寒热往来,或因食甘肥,虫动作痛,叫哭合眼,并能治之。

干漆(炒)　丁香(各一两)　青皮(去白)　京三棱(炮,各六两)　蓬莪术(半斤)

上为细末,水糊为丸如粟米大。每二岁儿,可服五丸,淡姜汤吞下,不拘时候,更量岁数、虚实,加减与之。

69. 龙胆丸(《太平惠民和剂局方·卷之十·续添诸局经验秘方》)

治疳病发热。

龙胆草(去芦)　黄连(去须,微炒)　青皮(去白)　使君子(去皮,炒)

上等分为细末,猪胆汁和为丸如萝卜子大。每服二十粒,以意加减,临卧热水下。

70. 定命夜明砂丸(《圣济总录·卷第一百七十三·小儿五疳出虫》)

治小儿疳。

夜明砂(炒)　青黛(研)　蛇蜕(炒)　蝉蜕(去土)　麝香(研)　地龙(去土,炒)　干虾蟆(烧灰,研,各一分)　蚱蝉(炙,四十枚)

上八味,捣研为末和匀,粟米饭丸如麻子大。一二岁儿每服三丸,三四岁儿五丸。并用米饮下,空心、日午各一服;更水化一丸,滴两鼻中;又以桃柳汤浴儿,以青布裹,良久虫出青布上。

71. 瓜蒂丸(《圣济总录·卷第一百七十三·小儿五疳出虫》)

治小儿疳,出虫。

瓜蒂(烧灰)　麝香(研)　蟾酥(各半两)　乌蛇尾(酒浸,炙)　黄连(去须,各一分)　蛇蜕(烧灰)　熊胆(各半分,研)

上七味,捣研为末,用粟米饭丸如麻子大。温熟水化破二丸,滴于鼻中,虫出为效。

72. 除疳散(《圣济总录·卷第一百七十三·小儿五疳出虫》)

治五疳,吐虫腹胀羸瘦。

丁香　生犀角(末,各半钱)　苦楝根(有子者良,赤者不用,阴干为末)　鹤虱(各半两)　密陀僧　白槟榔(炮,锉,各一分)

上六味,捣罗为散。每服一钱匕,米汤调下,日三,虫自出,更量大小加减。

73. 月蟾丸(《圣济总录·卷第一百七十三·小儿五疳出虫》)

治小儿五疳,眼鼻多痒,寒热往来;腑脏不调,或泻脓血,肌体瘦弱,饮食不化,多困少力,眼涩饶睡;兼治惊风。

干蟾(一枚大者,端午取)　蛇蜕皮(大者一条)　谷精草(二两,三味同入一瓶子内,以盐泥固济烧灰)　胡黄连　甜瓜蒂　丁香(各一分)　熊胆(研)　芦荟(研)　天竺黄(研)　牛黄(研)　丹砂(研)　龙脑(研)　麝香(研)　雄黄(研,各一分)　青黛(研,半两)

上一十五味,捣研为末,再研匀,用豮猪胆汁,煮面糊丸如绿豆大。每服三五丸,米泔下,量儿大小加减服,药后以桃柳汤浴儿着青衣盖,疳虫出衣上。

74. 无食子丸(《圣济总录·卷第一百七十三·小儿诸疳》)

治小儿五疳。

无食子(三枚大者,煨熟用)　牛黄(研)　麝香(研)　丁香　雄黄(研,水飞)　青黛(研)　木香　丹砂(研,水飞,各一分)　蟾酥(三片,如柳叶大,焙过,研)　熊胆(半两,研)　蜗牛壳(干者,去土,二十枚)

上一十一味,捣研为末,更同研令细,水浸蒸饼为丸如黍米大。一二岁儿临卧,乳汁下一丸,三四岁二丸,五六岁三丸,七八岁五丸,米饮下,亦得,日再服之。

75. 虾蟆煎丸(《圣济总录·卷第一百七十三·小儿诸疳》)

治小儿疳气。

虾蟆(一枚,用头,炙黄为末)　胡黄连　地龙(去土,炒)　木香(各一分)　肉豆蔻(一枚,去壳)　麝香(研)　黄连(去须,各一钱半)　夜明沙　白芜荑(各一钱,为末)　丹砂(二钱,研)

上一十味,用虾蟆芜荑末,豮猪胆二枚,法酒一盏,煎成膏,和其余药末为丸如粟米大。每服五丸至七丸,米饮下,日三两服。

76. 四胆丸(《圣济总录·卷第一百七十三·小儿诸疳》)

治小儿一切疳。

龙胆(去土)　虎胆　熊胆(研)　猪胆　芦荟(研)　麝香(研)　白矾(灰)　荆芥穗(各一分)

上八味，捣研为末，先取东引石榴根半斤锉碎，以水三碗。煮至半碗去滓，以慢火煎如膏，下诸药末，又熬令可丸即丸如绿豆大，用瓷器收之。如遇诸疳有虫，或揩鼻眼、手剜指甲及下部者，取一丸，以荆芥汤化为汁，候儿睡后，点少许于鼻中、脑上、十指、下部。虫闻药气，皆化为水。

77. 香蟾丸(《圣济总录·卷第一百七十三·小儿诸疳》)

治小儿疳气，面黄肌瘦，发热多困，好吃泥土，捋眉咬甲，时好伏地。

干蟾(一枚，炙焦)　麝香(研，半钱)　胡黄连(半两)　丹砂(研)　牛黄(研)　蛇蜕(烧灰)　雄黄(研)　天竺黄(研)　熊胆(研)　蝉蜕(炙，各一分)　天仙子(半合，水浸出芽子为度，焙干为细末)　肉豆蔻(一枚，去壳)

上一十二味，捣研为细末，糯米饭和为丸如黄米大。每服七丸至十丸，米饮下，不拘时候，一日三服。

78. 鹤虱丸(《圣济总录·卷第一百七十三·小儿诸疳》)

治小儿一切疳病。

鹤虱(轻炒)　胡黄连　芦荟(研)　丹砂(研，各一分)　青黛(研，三分)

上五味，捣研为末，更入乳钵内，研令细，用米泔煮猪胆令熟，取汁和为丸如麻子大。每服三丸至五丸，米饮下，早晨、午间、日晚各一服，量儿大小加减。

79. 黄连猪胆丸(《圣济总录·卷第一百七十三·小儿诸疳》)

治小儿五疳瘦弱，不思乳食。

黄连(去须)　芦荟(研)　芜荑　青黛(研)　槟榔(锉，各一分)　蝉蜕(二十一个，去土)　胡黄连(半两)　麝香(研，半钱)

上八味，捣研为末，以猪胆丸如麻子大。每服五七丸，量儿加减，米饮下。

80. 青金定命丸(《圣济总录·卷第一百七十三·小儿诸疳》)

治一切疳气。

胡黄连(一两，为末)　芦荟(研)　青黛(研，各三分)　肉豆蔻(二枚，去壳，为末)　诃黎勒(五枚，煨去核，为末)　槟榔(一枚，为末)　麝香(研)　丹砂(研)　密陀僧(为末)　木香(为末)　丁香(为末，各半两)　红雪(研)　鹤虱(为末，各一分)

上一十三味，再同研令匀，用酒煎豮猪胆膏，丸如绿豆大。每服五丸至七丸，奶疳腊茶下，气疳丁香汤下，脑疳黄连汤下，肺疳橘皮汤下，急疳干笋汤下，食疳生姜汤下，脾疳枣汤下，肝疳盐汤下。

81. 天浆子丸(《圣济总录·卷第一百七十三·小儿诸疳》)

治小儿诸疳，常服杀疳虫。

天浆子(七枚，去壳)　青黛(研)　乌蛇(酒浸去骨，炙热)　丹砂(研)　麝香(研，各一分)　葶苈(隔纸炒过)　龙脑(研)　雄黄(研)　腻粉(各半分)　白附子(炮)　独角仙(去翅足炙，各一枚)　干蝎(五枚，炒)　蝉蜕(十枚，去足)　蟾酥(一分)

上一十四味，各捣研为末，用生猪胆为丸如黄米大。每服一粒，早晨、日晚各一服。

82. 三和丸(《圣济总录·卷第一百七十三·小儿诸疳》)

治小儿诸疳，肢体羸弱。脏腑虚滑，不思乳食。

胡黄连(一两)　木香(半两)　麝香(研，一钱)

上三味，捣研为细末，面糊和丸如麻子大。一二岁每服十丸，温粥饮下，日三。

83. 芎朴丸(《普济本事方·卷第十·小儿病》)

治小儿疳瘦，泻白水，腹膨胀。

芎䓖　厚朴(去粗皮，生姜汁炙，各一两)　白术(半两)

上细末，炼蜜丸如小弹子大。每服一丸，米饮化下，三岁以下半丸。

84. 神曲豆蔻丸(《洪氏集验方·卷第五》)

治小儿疳气，羸弱，脏腑虚怯，及滑泄不止，饮食减少，腹胀寒热，面黄肌瘦，引饮无度。

神曲(半两，炒)　肉豆蔻(三枚，面裹煨)　麦蘖(半两，炒)　宣连(半两，去须)　使君子(十四枚，去壳)　芜荑仁(一分)　芦荟(一分，合研)

上为细末，用猪胆汁浸，面作糊为丸如黍米

大。每服二十丸，饭饮吞下，空心服。

85. 槟榔丸

1）《杨氏家藏方·卷第十八·小儿中·诸疳方三十道》

治小儿疳气腹胀，胸膈痞闷，喘急不安。

青橘皮（去白，巴豆肉五枚同炒，去巴豆不用） 槟榔 萝卜子 香附子（炒香） 木香（以上五味各一分） 黑牵牛（半两，微炒）

上件为细末，生姜自然汁煮面糊和丸如黍米大。每服十丸，温米饮送下，不拘时候。

2）《证治准绳·幼科集之八·脾脏部·疳》

治小儿食肉太早，伤及脾胃，水谷不分，积滞不化，疾作疳痢等候，并宜服之。

肉豆蔻（一个） 生槟榔（一个） 宣连 胡黄连 陈皮 青皮 川楝肉（炒） 芜荑（炒，去皮） 神曲 麦蘖（并炒） 木香 夜明砂（淘净，炒） 芦荟 川芎（各一钱） 麝（一字）

上件为末，豮猪胆汁、薄荷为丸如麻子大。每服三五十丸，温饭饮下。

86. 楝实散（《杨氏家藏方·卷第十八·小儿中·诸疳方三十道》）

治小儿疳黄羸瘦，好食泥土，蛔虫疞痛，发歇往来。

川楝子（去核，半两，微炒） 甘草（半两，微炒） 栝蒌根（一两）

上件为细末。每服二钱，煎紫苏汤调下，乳食空。

87. 硫黄丸（《杨氏家藏方·卷第十八·小儿中·泄泻方一十二道》）

治小儿疳泻不止，色如米泔者。

巴豆肉（二十粒，去壳出尽油） 硫黄（别研） 青黛 白芜荑仁（各一钱）

上件为细末，蒸饼和丸如黍米大。每服七丸，温米饮送下，乳食前。

88. 消疳丸（《杨氏家藏方·卷第十八·小儿中·诸疳方三十道》）

治小儿诸疳，肌肉消瘦，日晡作热，引饮无度。退疳热，长肌肤，杀虫美食。

熊胆 朱砂（别研，水飞） 胡黄连 鳖甲（醋涂，炙黄） 柴胡（去苗） 黄连（去须，微炒，六味各半两） 夜明砂（微炒） 槟榔 木香 陈橘皮（去白） 青橘皮（去白，五味各一分） 干蟾（二枚，烧赤，留性） 芦荟（别研） 麝香（别研，二味各一钱）

上件为细末，研匀，软粳米饭丸如黍米大。每服二十丸，温熟水送下，不拘时候。

89. 搜疳丸（《杨氏家藏方·卷第十八·小儿中·诸疳方三十道》）

治诸疳羸瘦，不生肌肉，面色萎黄；消腹胀，杀疳虫，进饮食，止盗汗，宽胸膈，磨停滞。

京三棱（半两，湿纸裹煨香，锉） 槟榔 木香 肉豆蔻（面裹煨香） 诃子（煨，去核） 当归（汤洗，五味各二两半） 黄连（去须，微炒） 川楝子肉（炒，二味各半两）

上件为细末，猪胆汁煮面糊为丸如黍米大。每服三十丸，温米饮送下，不拘时候。

90. 祛疳消食丸（《杨氏家藏方·卷第十八·小儿中·诸疳方三十道》）

常服肥肌退疳，化饮食。

黄连（去须，二两，微炒） 青橘皮（去白） 木香（二味，各半两） 大麦蘖（微炒） 川楝子肉（炒黄） 神曲（炒黄） 芜荑仁（研，四味各一两）

上件将前六味为细末，次入芜荑仁，同研匀，蒸饼和猪胆汁为丸如黄米大。每服二十丸，温米饮送下，不拘时候。

91. 六神丸（《类编朱氏集验医方·卷之十一小儿门·疳》）

治小儿诸疳极妙。

木香（湿纸裹，炮） 黄连（去须） 神曲（炒） 川楝子肉 芜荑 麦蘖（炒）

上等分，为细末，豮猪胆蒸熟为丸如麻豆大。每服三四十丸，看儿大小加减。不饥不饱服。

92. 酢汤丸（《类编朱氏集验医方·卷之十一小儿门·疳》）

治小儿诸疳。

南星 乳香 滑石 白丁香 青黛（一钱） 轻粉（二钱） 金银箔（五片） 巴豆（十六粒，去油、心） 锡末（先将水银安纸上溶入手，揶碎）

上为末，糊丸如粟米大。每三十丸，薄荷汤下。疳积，酢汤下；胀满，茴香汤下；赤白痢，甘草汤下；疟疾，桃柳枝汤下。

93. 三圣丸（《类编朱氏集验医方·卷之十一小儿门·疳》）

治疳。

黄连(三钱)　使君子(二钱)　木香(半钱)

上为末,糊丸。米饮空心下。

94. 肉枣丸(《类编朱氏集验医方·卷之十一小儿门·疳》)

治小儿因疳而疮侵口鼻。

肉枣(两枚去核,入青矾如核大在内,以火煅存性,为末)　麝(少许)

油调涂。亲用有效。

95. 消气丸(《奇效良方·卷之六十四小儿门·五疳》)

治小儿疳疾,腹胀喘急气粗。

木香(二钱半)　萝卜子(半两,用巴豆肉二钱半,同炒黄色,去巴豆不用)

上为细末,面糊为丸如绿豆大。三岁儿三十丸,用米饮汤下,量儿大小加减,不拘时服。

96. 分气丸(《奇效良方·卷之六十四小儿门·五疳》)

治小儿疳证。

木香(二钱半)　黑牵牛(半两,生用)

上为细末,面糊为丸如绿豆大。三岁儿三十丸,用米饮汤送下,不拘时服。

97. 子丑散(《奇效良方·卷之六十四小儿门·五疳》)

治小儿疳证。

鼠粪　黑牵牛(各等分)

上为细末。三岁儿每服一钱,用橘皮汤调,不拘时服,量儿大小加减。

98. 黄土丸(《奇效良方·卷之六十四小儿门·五疳》)

治小儿疳证。

黄土　陈皮(各一两)　木香(半两)　巴豆(三十粒,去油)

上为细末,面糊为丸如绿豆大。三岁儿三十丸,煎黑豆汤下,不拘时服,量儿大小加减。

99. 牵牛丸(《奇效良方·卷之六十四小儿门·浮肿》)

治小儿疳气,头面浮,及四肢肿。

黑牵牛(半生,半炒)　白牵牛(半生,半炒)　青皮　陈皮(各等分)

上为末,面糊为丸如麻子大。每服三十丸,不拘时米汤送下,些小肿常服自消。

100. 塌气丸(《奇效良方·卷之六十四小儿门·腹胀》)

治小儿疳腹胀,喘急,并面浮肿。

丁香　胡椒(炒,各二钱半)　萝卜子(炒)　白牵牛(生,各五钱)

上为细末,白面糊为丸如麻子大。三岁儿三十丸,食前用米汤送下,量儿大小加减。

101. 脾积丸(《婴童百问·卷之八·疳证第七十九问》)

山楂子(青者多用)　香附子　乌药　紫金皮　砂仁　甘草(各等分)

上为末,山楂子生用,捣碎成末,米糊丸桐子大。米饮下三五十丸,大人小儿皆可服。

102. 梅肉丸(《婴童百问·卷之八·疳伤第八十问》)

治小儿诸疳烦渴,饮水不休。

龙胆草　淀粉　乌梅肉(炒)　黄连(炒,各等分)

上为末,炼蜜丸如黍米大。每服二十丸,温水送下。

103. 五疳消积丸(《万氏家抄济世良方·卷五·疳》)

治小儿五疳。

三棱　蓬术　陈皮(各六两)　神曲(炒)　麦芽(炒)　青皮　山楂(去核)　萝卜子(炒,各四两)　槟榔　川楝子(各二两)

为末,面糊丸龙眼大。量儿大小,白汤调下。

104. 脱甲散(《万氏家抄济世良方·卷五·疳》)

治小儿骨蒸晡热,五疳羸瘦,大便闭结,发热发渴。

当归(上)　柴胡(上)　龙胆草(上)　茯苓(中)　人参(中)　甘草(上)　川芎(中)　麻黄(中)　知母(中)

加莲须、葱白,水煎服。

105. 消疳败毒散(《保幼新编·下疳疮》)

治下疳疮,腹际两阴间小肿或赤烂。

柴胡　黄柏　赤芍药(酒炒)　赤茯苓　木通(去节)　草龙胆(酒洗)　连翘　荆芥穗　黄连　苍术　知母(酒炒)　防风　独活　甘草(各三分)　灯芯(少许)

一方:蛇床子煎汤,频洗疮处,鸡子黄作油涂之,以瘥为度。

一方：鸡卵油和石雄黄末，涂之为妙。

106. 蚵皮丸（《幼科类萃·卷之五·诸疳门·疳证诸方》）

治小儿无辜疳，诸疳。一服虚热退，二服渴止，三服泻痢住。

蟾蜍（一枚，夏月沟渠中取腹大者，不跳不鸣，其身多癞）

上以取粪虫一杓，置桶中，以取浸之桶上要干不与虫走，却将蟾蜍顿在虫中，任与虫食，一日一夜，次以新布袋包系定，置水中急处浸一宿，取出，瓦上焙为末，入麝香一字，揉饭为丸麻子大。每服二三十丸，米饮下。此丸累修合活人多矣，无不效验。

107. 健中丸（《医学原理·卷之十三·疳症门·治疳症方》）

治误下致成疳病，法当补中益气为本，消导积滞为标。是以用人参、白术、茯苓、陈皮、甘草补中健脾，白豆蔻、神曲和温脾胃以化宿食。误下，必服苦寒之剂过，故加干姜温中散寒。

人参（甘温，五钱）　白术（苦甘温，一两半）　茯苓（甘淡平，一两）　炙草（甘温，五钱）　陈皮（辛温，留白，一两）　白蔻（苦辛温，五钱）　神曲（苦辛温，一两）

108. 大芜荑汤（一名**栀子茯苓汤**）（《保婴撮要·卷八·疳症》）

治黄疳土色，为湿为热，当利小便，今反利，知黄色中为燥胃经热也；发黄脱落，知膀胱、肾俱受土邪，乃大湿热之症；鼻下断作疮，上逆行营气伏火也；能乳，胃中有热也；寒则食不入，喜食土，胃不足也；面黑色，为寒为痹；大便清，寒也；褐色，热蓄血中，间黄色，肠胃有热。治当滋荣润燥，外致津液。

山栀仁（三分）　黄柏　甘草（炙，各二分）　大芜荑（五分）　黄连　麻黄根（一分）　羌活（二分）　柴胡（三分）　防风（一分）　白术　茯苓（各五分）　当归（四分）

上水煎服。

109. 参苓白术丸（《片玉心书·卷之五·疳症门》）

治手足极细，项小骨高，尻削体瘦者。

人参　白术　白茯苓　甘草　山药　白扁豆　桔梗　薏苡仁　莲肉（各一钱）　加归身（一钱五分）　川芎（七分）

共为末，神曲糊丸，米饮送下。

110. 人参麦冬散（《片玉心书·卷之五·疳症门》）

治小儿日则烦渴饮水，乳食不进，夜则渴止者。

人参　白术　麦冬　黄连　甘草　干葛　柴胡

竹叶引。

111. 钱氏异功散（《幼科发挥·卷之四·疳》）

治小儿疳证。

四君子汤加陈皮　加木香　青皮　砂仁　使君子　枳实（炒）　黄连（炒）

上共为末，神曲糊丸，米饮下。

112. 凉疳丸（《明目至宝·卷三·治眼方》）

治小儿疳，眼赤烂。

苦参　防风　玄参　蔓荆子　龙胆草

各等分为末，猪胆糊丸如绿豆大，茶清送下。

113. 乌金膏（《证治准绳·幼科集之八·脾脏部·疳》）

治小儿疳气灌入阴，黄亮色。

通草　黄皮　大黄（各二钱半，烧）

上各烧存性，为末。每用一钱，豮猪胆调成膏，于阴上涂。如未退，煎蛇床子汤洗后，再调涂之。

114. 钱乙牛黄丸（《证治准绳·幼科集之八·脾脏部·疳》）

治小儿疳积。

雄黄（研，水飞）　天竺黄（各二钱）　牵牛（末，一钱）

上同再研，面糊为丸粟米大。每服三丸至五丸，食后薄荷汤下；兼治疳消积，常服尤佳，大者加丸数。

115. 褐丸子（《证治准绳·幼科集之八·脾脏部·疳》）

治小儿疳气，腹胀如鼓，及奶癖食癖。

萝卜子（一两半，炒）　黑牵牛（一两，炒）　胡椒（二钱半）　木香　莪术（湿纸裹煨，切作片子，各半两）

上为细末，面糊为丸黍米大。每服二十丸，煎仙人骨汤下。

116. 换骨丹(《证治准绳·幼科集之八·脾脏部·疳》)

治小儿疳证。

陈粟米(一合) 陈橘皮(锉) 青皮(锉) 黑牵牛(各半两) 巴豆(去壳,二钱半)

上件一处同炒令焦黄色,拣去巴豆不用,却入木香半两,为细末,面糊为丸黍米大。每服十丸,橘皮汤下。

117. 庄氏参苓散(《证治准绳·幼科集之八·脾脏部·疳》)

治小儿因积成疳,久致脾胃虚弱,不思饮食。

人参 茯苓 川芎(各一两) 甘草 芍药 黄芪(各半两) 青皮(去白,二钱半)

上为细末。每服一钱,水一小盏煎至五分,去滓温服。

118. 香甲丸(《证治准绳·幼科集之八·脾脏部·疳》)

治小儿积疳,潮热盗汗,羸瘦烦渴,手足心热,服之皆效,轻骨长肌。

木香(二钱半) 鳖甲(去裙襕,醋炙) 槟榔 使君子肉 柴胡(去芦) 黄连(去须,各半两)

上为末,豮猪胆汁和丸绿豆大。每服二十丸,日中、临卧米饮下。久发潮热,多汗无力者服之,即效。

119. 青蒿丸(《证治准绳·幼科集之八·脾脏部·疳》)

疗小儿久积疳气,日渐羸瘦,面黄头发作穗,好食土、咬指甲、捻鼻,兼治骨蒸劳热,及取疳虫,退诸藏积热,小儿常服,遍身香为效。

白槟榔(一枚) 白芜荑(四十九个) 黄连(去须,十四茎) 夜明砂(淘净,二钱半。以上为末) 太阴玄精石 麝香 小葱子(炒) 朱砂(各半钱) 芦荟 天竺黄 青黛(各一钱)

上将后七味同研细,与前四味一处再研匀,令极细,取青蒿自然汁慢火熬浓,仍用豮猪胆一枚取汁同搜药,丸如粟米大。每服五丸至七丸,并用米饮下,酽醋汤亦得,取疳虫煎醋石榴汤下,二十服取尽虫。

120. 青金膏(《证治准绳·幼科集之八·脾脏部·疳》)

治疳积。

青黛 朱砂 芦荟 蟾酥(各一钱) 麝香(半钱) 蜣螂(一枚) 蛇皮(项后,四寸)

上为末,水化酥,丸如粟米大。每服两丸,倒流水送下。又水化一丸注于鼻中,须臾眉上白,虫出便安,青难治。

121. 豆蔻散(《证治准绳·幼科集之八·脾脏部·疳》)

治疳积或冷利,腹大脚小,身热面无颜色。

肉豆蔻(二个) 胡黄连(一钱) 使君子(四枚) 青黛 楝根 芜荑 厚朴(姜汁,炙) 甘草(炙,各半两) 麝香(少许) 夜明砂(一钱半,别研)

上末。每服一钱或半钱,蜜水或粥饮调下。

122. 知母散(《证治准绳·幼科集之八·脾脏部·疳》)

治诸般疳积,肚胀无时泻痢,或时壮热,状如疟疾,大效。

知母 青皮(去白,焙干秤) 柴胡(各二钱) 甘草(炙) 紫参(各三钱) 诃子(煨熟用肉,三枚)

上为细末。每服一钱,水五分煎至三分,温服。有热则退,有痢则除,有结则通。

123. 经验槟榔丸(《证治准绳·幼科集之八·脾脏部·疳》)

治小儿疳病,积气成块,腹大有虫等证。其效如神。

槟榔(一两) 三棱(燎去毛,切,醋炒) 蓬莪术(醋炒) 青皮(去穰,麸炒黄色) 陈皮(去白) 雷丸 干漆(炒烟尽) 麦蘖面(炒) 神曲(炒黄色) 山楂肉(各半两) 鹤虱(略炒) 木香(不见火) 甘草(炙) 胡黄连(各三钱) 芜荑(水洗净,二钱半) 良姜(陈壁土炒,二钱) 砂仁(一钱)

上为细末,醋糊为丸如绿豆大。每服三五十丸,空心、淡姜汤下。

124. 疳积散(《证治准绳·幼科集之八·脾脏部·疳》)

主治魃乳、病乳、夹乳、夹食,大病之后饮食失调,平居饮食过饱,伤脾致成疳积。症见面黄腹大,小便色如米泔,大便泻黄酸臭,头皮干枯,毛发焦穗,甚至目涩羞明,睛生云翳,形体骨立,夜热昼凉,或食多吐逆,泄泻无度,粪中有虫。消积杀虫,理气行滞。

厚朴（厚而紫色有油者佳，去粗皮，切片，生姜自然汁炒熟，为末，净，一两） 广陈皮（去白，为末，八钱） 粉甘草（去皮，净，为末） 真芦荟（净末，各七钱） 芜荑（真孔林大而多白衣者佳，去白衣壳，净米，五钱） 青黛（取颜料铺中浮碎，如佛头青色者，研净末，三钱） 百草霜（乃山庄人家锅底墨也，净末，二钱） 旋覆花（净末，一钱半）

上件匀和成剂用。每一岁用药一分，用灯心汤早上空腹时调服。

125. 干地黄煎（《证治准绳·幼科集之八·脾脏部·疳》）

治小儿疳劳，肺气热咳嗽，四肢渐瘦，心脉干。

生地黄汁（五两） 酥 生姜汁 蜜（各一两） 鹿角胶（半两）

上，先以地黄汁入铛内，慢火煎，手不住搅，约五六沸下酥，又五六沸下蜜，次下胶，又下姜汁，慢火煎，后如稀饧，即住火。每食后两度共与一匙头。忌诸毒物。

126. 鸡肉煎丸（《证治准绳·幼科集之八·脾脏部·疳》）

治小儿十岁以上，疳劳壮热形瘦。

宣连（去须，二两） 银柴胡（去芦，洗净） 秦艽（去土净） 知母 使君子（肉） 子芩（各一两） 芜荑（去衣） 川鹤虱（各半两）

上为末，以黄雌鸡一只重一斤许，笼之，专以大麻子饲之；至五日后宰，去毛令净，于臀后开孔去肠肚，净洗拭干，入前药末于鸡腹内，以线缝之；取小甑，先以黑豆铺甑底，厚三寸，安鸡在甑中，四傍以黑豆围裹，上亦以黑豆盖之，自日出蒸至晚，候温冷，取鸡，去腹中药及筋骨头翅，以净肉研匀，和得所，如干入酒，面糊为丸如大麻子及小绿豆大。每服十丸、十五、二十丸，以意加减，空心临卧，麦门冬熟水吞下。如小儿疳劳骨热，十五岁以上温酒下。忌猪肉。

127. 三和饮子（《证治准绳·幼科集之八·脾脏部·疳》）

治三焦膈塞，五脏涩滞，气逆痰涎，米食后恶涎，太阳昏痛，及治山岚瘴气，吐逆不美饮食，面色浮黄，指甲青黑，小儿疳劳吐乳，及大人小儿久病乍安，神气未复，寒热往来，并皆救疗。

紫团人参（三两半，洗，锉） 甘草（一两半，炙，锉） 绵黄芪（五两，酒浸一宿，洗净，锉）

上件三味，同入木臼内用木杵捣为粗散。每服三大钱，生姜三片，水二盏，枣三枚，同煎八分，去滓服，不拘时候。

128. 鳖血煎（《证治准绳·幼科集之八·脾脏部·疳》）

治疳劳。

芜荑 柴胡 川芎（各一两） 人参（半两） 使君子（二十一枚，去壳） 胡黄连 宣黄连（各七钱）

上用鳖血一盏，吴茱萸一两，和二黄连淹一宿，次早炒干，去茱萸并血，用二连入余药末，粟米粉糊丸麻子大。食前，熟水下。

129. 汤氏鳖甲散（《证治准绳·幼科集之八·脾脏部·疳》）

治疳劳骨热。

鳖甲（九肋者，汤浸，用童便涂炙） 黄芪（蜜炙） 白芍药（各一两） 生熟地黄 地骨皮 当归 人参（去芦，各半两）

上㕮咀。每服二钱，水半盏煎服。

130. 化虫丸（《证治准绳·幼科集之八·脾脏部·疳》）

治疳热。

白芜荑 黄连 神曲 麦芽（各炒，等分）

上末，糊丸如黍米大。空心米饮下。猪胆汁尤佳。

131. 猪肚丸（《证治准绳·幼科集之八·脾脏部·疳》）

治骨蒸疳劳，肌体黄瘦。

木香（半两） 黄连 生地黄 鳖甲（九肋者，汤浸，用童便涂炙） 银柴胡（去芦） 青皮（各一两）

上为末，猪肚一枚，入药于内，以线缠之，于砂罐内悬胎煮熟，取出细研，猪肚为丸如麻子大。米饮送下，量大小加减，不拘时服。

132. 乌犀丸（《证治准绳·幼科集之八·脾脏部·疳》）

治小儿疳热，腹内生虫，肚大手足疲弱，丁奚尪羸。此方治疳热如神。

黑牵牛（二两） 使君子（肉，七钱半） 青皮（二两） 雷丸（二钱半） 苦楝皮（一方不用楝皮，用芦荟二钱半） 鹤虱（各半两）

上，同入锅内炒焦，为末，面糊丸黍米大。三岁儿二十丸，米饮下，食前。

133. 二丁丸(《证治准绳·幼科集之八·脾脏部·疳》)

治乳癖、食癖、疳热。

白丁香(半两) 丁香 密陀僧(各一两) 韶粉(一钱) 硫黄(三钱)

上为细末，糊丸如小豆大。三岁儿十丸，日晡时米饮下，饮乳者乳汁下。次日当取下恶物，热即随退，加黄莺屎一钱，尤妙。

134. 金瓜丸(《证治准绳·幼科集之八·脾脏部·疳》)

治小儿疳热，身多壮热，黄瘦。久服令肥。

黄连 黄柏 甘草(微炮) 青皮(各等分)

上为末，入麝香少许，用豮猪胆一枚，入药胆内，线扎定，入石器中，浆水煮五七沸取出，风吊一宿，丸如绿豆大。每服五七丸，米饮下，量儿加减。

135. 柴胡散(《证治准绳·幼科集之八·脾脏部·疳》)

治小儿疳热，四肢如柴，不能起止。

柴胡 知母 贝母(去心) 茯苓 茯神 干葛 甘草(炙，各等分)

上为末。每服用小麦一匙头，药一匙头，水一盏同煎六分，去滓服。

136. 六物黄芩汤(《证治准绳·幼科集之八·脾脏部·疳》)

治少小腹大短气，热有进退，食不安谷，为之不化。

黄芩 大青 甘草(炙) 麦门冬(去心) 石膏(碎，各半两) 桂皮(三钱)

上每服三钱，水一盏，煎至七分，去滓温服。

137. 使君子散(《证治准绳·幼科集之八·脾脏部·疳》)

治疳热。

上用使君子不以多少，曝干为末。空心米饮下，大者一钱，小者半钱，取虫出为度。

138. 猪肚黄连丸(《证治准绳·幼科集之八·脾脏部·疳》)

治疳热流注，遍身疮蚀，或潮热肚胀，或渴。

雄猪肚(净洗，一具) 宣连(净五两)

锉细，水和润，纳肚中，线缝，放五升粳米上蒸至烂，入臼中，加少蒸饭，捣千杵，丸小桐子大。每服二十丸，米饮下。仍服调血清心之剂佐之。凡儿病，不出于疳，则出于热，热则生痰，常须识此。

139. 柴胡饮(《证治准绳·幼科集之八·脾脏部·疳》)

治骨蒸疳气，五心烦热，日晡转盛，口干无味，渴多身瘦，胸满痰紧，小便黄色，食减神昏。

北柴胡(去芦，净洗) 人参(去芦) 当归(酒洗) 黄芩 赤芍药 甘草(炙，各一两) 大黄(生用) 桔梗(去芦，锉，炒) 北五味子(去梗) 半夏(汤煮透去滑，各半两)

上锉。每服二钱，水一盏，乌梅一亚，姜二片，煎七分。无时温服。

140. 神效丹(《证治准绳·幼科集之八·脾脏部·疳》)

绿矾(用火煅，通赤取出，用酽醋淬过复煅，如此三次)

上细研，用枣肉和丸如绿豆大。温水下，日进二三服。

141. 太医局芦荟丸(《证治准绳·幼科集之八·脾脏部·疳》)

治疳气羸瘦，面色萎黄，腹胁胀满，头发作穗，揉鼻咬甲，好吃泥土，痢色无定，寒热往来，目涩口臭，齿龈烂黑。常服长肌、退黄、杀疳虫、进乳食。

干虾蟆 大皂角(以上二味，等分，同烧存性，为末，每末一两，入后药) 青黛(二钱半，研) 芦荟(研) 麝香(研) 朱砂(飞研，各一钱)

上合研匀，汤浸蒸饼为丸，如麻子大。三岁儿服二十丸，不计时候，温米饮下，量儿大小加减。

142. 胆矾丸(《证治准绳·幼科集之八·脾脏部·疳》)

治疳消癖，进食止泻，和胃遣虫。

胆矾(真者，一钱，为粗末) 绿矾(真者，二两) 大枣(十四个，去核) 好醋(一升)

以上四物，同熬令枣烂，和后药：

使君子(二两，去壳) 枳实(去穰，炒，三两) 黄连 诃梨勒(去核，各一两，并为粗末) 巴豆(二七枚，去皮破之)

以上五物，同炒令黑，约三分干，入后药：

夜明砂(一两) 虾蟆灰(存五分性，一两) 苦楝根皮(末，半两)

以上三物，再同炒候干，同前四物，杵罗为末，却同前膏和，入臼中杵千下，如未成，更旋入熟枣肉，亦不可多，恐服之难化，太稠即入温水，可丸即丸如绿豆大。每服二三十丸，米饮温水下，不拘时。

143. 虾蟆丸（《证治准绳·幼科集之八·脾脏部·疳》）

肥孩儿，常服得效。

干虾蟆（大者一枚，泔浸三宿，去肠肚头爪，净洗，酥炙令黄香） 陈皮（去白，二钱半） 胡黄连（一两） 郁金 芜荑仁（各半两）

上为末，于陶器内用豮猪胆汁和令稀稠得作，于饭上蒸熟为度，取出半日，丸如绿豆大。常服五七丸，陈米饮下。

144. 神曲散（《证治准绳·幼科集之八·脾脏部·疳》）

治小儿诸般疳。

神曲 陈橘皮（不去白） 大黄（纸裹炮熟） 芍药（各一钱二分半） 桔梗 川芎 厚朴（姜汁制） 枳壳（去穰麸炒） 白茯苓（各二钱半） 人参（一钱半） 甘草（五钱，炙）

上为细末。每服一钱，入姜一片，如茶法煎服，无时。

145. 四珍丹（《证治准绳·幼科集之八·脾脏部·疳》）

治诸疳羸瘦，毛发焦黄，口鼻生疮。

干大蟾（一枚，去四足，擗开腹，入胡黄连半两在腹内，以线缝合，用湿纸三两重裹，以泥四面固济，用木炭火烧，令通赤为度，放冷、去泥，捣为细末） 芦荟（半两，研） 麝香（一分，研）

上件都拌匀，再研令细，以白面糊和如黍米大。每服五粒至七粒，粥饮下，量儿大小加减。

146. 万应丸（《证治准绳·幼科集之八·脾脏部·疳》）

治诸疳证胃口有热，饮食不进，头发作穗，面色痿黄。

五倍子（去内虫屑） 胡黄连 青皮（去白） 陈皮（去白） 黄柏 神曲 麦芽（净洗，焙干） 三棱（炮，锉） 莪术（炮，锉） 芜荑 槟榔 龙胆草 川楝子肉 使君子（各一两）

上，除槟榔不过火、麦芽二味外，余十二味锉碎，炒令微焦色，候冷，同前槟榔、麦芽、研为细末，水煮面糊丸麻仁大。每服三十丸至五十丸或七十丸，温米清汤无时送下，或空心。儿小者丸粟谷大，粒数下法同前。

147. 红丸子（《证治准绳·幼科集之八·脾脏部·疳》）

治五疳，肥孩儿。

郁李仁（一百粒，用温水浸，去皮尖） 坯子胭脂（一分） 麝香（半钱，别研）

上，先研郁李仁细烂，次入胭脂、麝香、同研，用粳米饭为丸如麻子大。每服三丸至五丸，一日三服，用薄荷汤下，量儿大小，临时加减丸数。

148. 黄芪饮子（《证治准绳·幼科集之八·脾脏部·疳》）

治小儿五疳，或伤脾腹胀，发黄，时时壮热，头上虚汗，日渐黄瘦，或泄泻。

绵黄芪（一两） 人参 陈皮（微炒，不去白） 白茯苓 白槟榔（极大者） 甘草（炙，各半两） 肉豆蔻（一个，小者）

上为粗末。每服三钱，水一大盏，慢火煎至七分，滤去滓，时时与服，温吃。

149. 加减集圣丸（《育婴家秘·卷之三·诸疳》）

治肥热疳。

黄连 干蟾（烧存性，各二钱） 莪术（煨） 青皮 木香 砂仁 当归 使君子肉 夜明砂 五灵脂 神曲（炒） 山楂肉（各一钱半）

用粟米糊为丸黍米大。量儿大小加减，米饮下。如未至成疳者，只服祖传保和丸。

150. 消疳汤（《幼科证治大全·疳证》）

治小儿大便色疳白，小便浑浊如米泔，肚大而青筋见者，疳病也。

山楂 白芍 黄连（姜汁炒） 茯苓 白术 泽泻（各一钱） 青皮（四分） 甘草（三分）

上入姜枣，水煎服。

151. 消疳饮（《幼科证治大全·疳证》）

治小儿疳疾，身热面黄，肚大青筋瘦弱，通治诸疳。

人参 白术 茯苓 黄连 胡黄连 神曲 青皮 砂仁 甘草

上水煎服。伤食，加山楂；有虫，加使君子。

152. 消疳退热饮（《幼科证治大全·疳证》）

治小儿疳积发热，肚大青筋，骨瘦如柴。

山楂 乌药 竹茹 槟榔 史君 芜荑 木通 牵牛 大黄 柴胡 莪术 枳壳 黄芩 葶

芳　灯心

上水煎服。

153. 芦连消疳丸(《幼科证治大全·疳证》)

治小儿五疳,痞块,发肚胀,壮脾胃,消饮食,平肝火,磨积块。

芦荟　胡黄连　黄连(酒炒)　芜荑　槟榔(各五钱)　白术　茯苓　当归(各二两)　芍药(八钱)　人参　神曲(各六钱)　甘草(四两)　山楂子　使君子(各七钱)

上为末,汤泡蒸饼打糊为丸绿豆大。每服五十丸,米汤下。

154. 茯神丸(《幼科证治大全·疳证》)

治小儿心疳热。

茯神　茯苓　远志(姜炒)　黄连(炒)　琥珀(各三钱)　钩藤　虾蟆(煅,各二钱)　菖蒲(一钱)　芦荟(五分)　麝香(二分半)

上为末,粟米煮糊丸如黍米大。薄荷煎汤下一二十丸。

155. 捉疳丸(《幼科证治大全·疳证》)

治小儿脾胃受疳,面黄腹胀,多睡如醉,吃生米酒土。

丁香　木香(各半两)　黄连　芜荑　蚌粉　神曲　三棱(煨)　青皮(各二钱)

上为细末,猪胆汁煮糊丸黍米大,食远米饮下。

156. 黄芪汤(《幼科证治大全·疳证》)

治痨疳者,潮热往来,五心烦热,盗汗骨蒸,咳嗽憔悴,或泻而渴,腹硬如石,面色如薰用此。

黄芪　人参　当归　川芎　芍药　生地黄　虾蟆　鳖甲(炙焦,各钱半)　茯苓　陈皮　柴胡　使君子(煨,各一钱)

上入姜枣,水煎服。

157. 十全丹(《幼科证治大全·疳证》)

丁奚哺露者,皆因脾胃久虚,不能克化水谷,荣气血,故肌肉消瘦,肾气不足,渐致肉枯骨露,亦有胎中受病于母,手足极细,项小骨高,腹大脐突,或生谷瘕,是为丁奚,若往来蒸热,颅囟分开,吐乳吐虫,烦渴呕哕,是为哺露,此盖疳症之极,而因其形以名之也,用此。

青皮　陈皮　莪术　川芎　五灵脂　白豆蔻　槟榔子　芦荟　木香　使君子　虾蟆(各二钱,炙)

上为末,猪胆汁浸糕丸麻子大。每服二十丸,米饮下。

158. 厚肠丸(《幼科证治大全·疳证》)

治小儿失乳,以食饲之,不能克化,或生腹胀,四肢瘦弱,或利色无常。

陈皮(三分)　麦芽(五分)　半夏(三分)　枳壳　苍术(三分)　青皮(二分)　人参　厚朴(各二分)　面末(五分)

上为末,面糊丸如麻子大。每服二十丸,温汤送下。忌饱食。

159. 五疳散(《惠直堂经验方·卷四·儿科门》)

专治小儿五疳,潮热,面黄肌瘦,烦渴吐泻,肚大青筋,手足如柴,精神疲倦,历试有效,无疾预服,诸疾不生,元气虚弱者,服半月自然身体轻健。

白术(蜜水炒,一两五钱)　白茯苓　使君子(各七钱五分,碎,炒)　甘草(一钱五分)　山楂肉　麦芽(炒)　金樱子肉(炒)　莲子心(隔纸炒)　橘红(各五钱)　麦冬(去心,一两)　芡实(蒸,二钱五分)　青皮(二钱,麸炒)

共为细末,蜜丸。每服一钱,清汤下。

160. 乳母煎药方(《种福堂公选良方·卷四·公选良方·儿科》)

小儿患猴疳,乳母亦宜服药,量精神强弱,服分数不拘。

黄连　金银花　连翘　甘草　赤芍　当归　牛膝　桔梗　黑山栀　薄荷　木通

上各等分,用新汲水煎,渣再煎,食远服。

161. 集仙固齿丹(《种福堂公选良方·卷四·公选良方·儿科》)

治小儿口疳。

五倍(三分)　龙骨(二分)　甘草(三分)　蔗皮灰(五分)　人中白(五分)　黄柏末(三分)　青黛(一分)　枯矾(一分)　冰片(一分)　薄荷(三分)　儿茶(三分)　黄牛粪尖(一个,炙,存性)

共为细末,吹之。

162. 珠荟散(《种福堂公选良方·卷四·公选良方·儿科》)

治小儿五疳积发热,牙疳并花后牙疳。

真芦荟(五分)　龙脑　薄荷叶(五分)　珍珠(四分,研至无声)　真青黛(三分)　官硼砂

（二分） 大冰片（五厘） 儿茶（五分）

上为极细末，瓷瓶贮好，以蜡塞口，勿令泄气，临用吹患处。

163. 消疳无价散（《种福堂公选良方·卷四·公选良方·儿科》）

治小儿疳积，并治疳眼。

石决明（一两半，煅过） 炉甘石（五钱，童便煅） 滑石（五钱） 雄黄（二钱） 朱砂 冰片（五分） 海螵蛸（五钱，煅去壳）

共为细末。量儿大小，三分或五六七分，用不落水鸡肝，竹刀切片，上开下连，掺药在内，将箬包好，入砂罐，米泔半碗，重汤煮熟，连汤食尽。眼盲者，服四五肝即愈。

164. 五色鸡肝散（《种福堂公选良方·卷四·公选良方·儿科》）

治小儿疳积夜眼。

石决明（一两，九孔者，童便煅） 炉甘石（六钱，煅） 赤石脂（五钱，煅） 朱砂（五钱，水飞不见火） 海螵蛸（四钱，炒黄） 雄黄（四钱） 白滑石（八钱）

各研极细末。每岁一分，用不落水鸡肝一具，竹刀切开，掺药在内，箬包扎，瓦罐内米泔煮熟食之，极重者二三服即愈。此药忌见铜锡铁器。

165. 熊胆蜜（《婴儿论·辨疳病脉证并治第五》）

治小儿疳病，鼻燥欲湿者。

熊胆（三分） 芒硝（一分） 蜂蜜（一钱）

上三味，研调敷，干再三敷之。

166. 溃坚汤（《婴儿论·辨疳病脉证并治第五》）

治小儿疳癖，胸胁辘辘有声，若潮热发作，若气逆妄怒者。

茯苓（五分） 白术（炒三分） 半夏（三分） 枳实（炒，三分） 陈皮（五分） 槟榔（五分） 山楂子（炒，二分） 香附子（五分） 缩砂（三分） 绵实（黑炒，五分） 风化硝（三分） 莪术（三分） 三棱（五分） 麦芽（黑炒，一钱） 生姜（二分） 甘草（一分）

上十六味，㕮咀，以水二升，煮取一升，去滓，分温服。

167. 鹧胡汤（《婴儿论·辨疳病脉证并治第五》）

治儿身热啼哭，腰腹如削者，此为缺乳疳也。儿无食肠者，强与食，胸腹硬满，时痛，若唇红唾沫。

鹧胡菜（一钱） 槟榔（五分） 大黄（五分） 苦楝皮（二分） 甘草（五分）

上五味，以水二升，煮取一升，分温二服，暮时减食，次朝勿食，当有验，糜粥自养。

168. 龟尿煎（《婴儿论·辨疳病脉证并治第五》）

治儿疳，骨节疼痛，遂致伛偻背。若胸上突起，名曰龟胸，宜铁浆服之，更龟尿煎敷之。

龟尿（三合） 烧酒（五合） 韶脑（三分）

上三味，调和煎熟，乘热熨突处。

169. 伏龙肝丸（《婴儿论·辨疳病脉证并治第五》）

治儿疳爱吃泥土者。

优龙肝（二两） 使君肉（二两） 槟榔（一两） 南星（姜制，一两） 鳗鲡头（黑炒，二两） 熊胆（一钱）

上六味，研调蜜丸。吃炭者，去伏龙加炭二两；吃米者，加米二两。

170. 白梅汤（《婴儿论·辨疳病脉证并治第五》）

治儿体羸肤燥，烦渴者，名曰疳渴。

白梅（二个） 菟丝子（一钱）

上二味，以水一升，煮取七合，去滓分温服。

171. 益元散（《婴儿论·辨疳病脉证并治第五》）

治儿疳，烦渴不解，脉微数，小便赤而涩者。

滑石（三钱） 辰砂（一钱）

上二味，研调，以雪水冷服。

172. 养真汤（《婴儿论·辨疳病脉证并治第五》）

治儿病胸骨露，腹肚胀大，四肢微冷，而大便溏者，名曰冷疳。

茯苓（五分） 白术（三分） 乳柑皮（五分） 青皮（二分） 半夏（五分） 香附子（五分，便制） 缩砂（三分，酒制） 藿香（二分） 人参（二分） 破故纸（三分） 附子（二分） 麦芽（五分） 甘草（三分） 生姜（二分） 大枣（二枚）

上十五味，以水二升煮取一升，去滓，分温服。

173. 扶脾汤（《婴儿论·辨疳病脉证并治

第五》)

治病腹肚石硬,胃弱不杀谷,面颜银白,朝凉暮热,脉细数,而肌肤甲错者,名曰疳劳。

茯苓(五分) 白术(二分) 半夏(五分) 缩砂(三分) 香附子(童便制,五分) 莲蕊(三分) 乳柑皮(五分) 青皮(三分) 食盐(一分) 人参(二分) 红曲(二分) 生姜(二分)

上十二味,以水二升煮取一升,去滓,空肚温服。

174. 逐疳丸(《婴儿论·辨疳病脉证并治第五》)

治疳劳为病,朝凉暮热,咳痰心悸,肌肉血燥,脉细而数者。

天灵盖(黑炒,一两) 虾蟆灰(四钱) 鳗鲡头(烧灰,四钱) 獭肝(炙干,八钱) 真珠(一钱) 松脂(水飞,九钱) 田螺灰(四钱) 犀角(四钱) 龙脑(一钱) 麝香(五分)

上十味,研筛,以烧酒糊丸梧子大。每服五分,鸡卵浓汤送下。

175. 柴鳖汤(《婴儿论·辨疳病脉证并治第五》)

治小儿疳病,阴阳俱虚竭,身体枯燥,蒸热盗汗,心悸不安,口渴而咽痛者。

柴胡(一钱) 黄芩(三分) 鳖甲(丸,二钱) 茯苓(二钱) 枳实(五分) 寒水石(二钱) 鹿角菜(三分) 莲蕊(二分) 甘草(一分)

上九味,以水二升煮取一升,去滓,分温服。

176. 八珍汤(《婴儿论·辨疳病脉证并治第五》)

治小儿疳病,气血虚竭,郁热起伏,二脉细数,大便若燥若溏,胸痞悸动,益其气而热愈动,滋其血而胸益痞。

人参(三分) 茯苓(二钱) 枸杞(三钱) 缩砂(五分) 鹿角霜(七分) 莲蕊(三分) 生姜(一片) 甘草(三分)

上八味,以水二升煮取一升,去滓,分温服。

177. 阴阳调匀汤(《婴儿论·辨疳病脉证并治第五》)

气血耗散,脾胃虚弱,遂变见诸症。勿论其证,勿拘其脉,宜连服阴阳调匀汤,以取穷境之效也。

人参(三分) 茯苓(二钱) 白术(五分) 橘皮(炒,五分) 半夏(一钱) 香附子(便制,一钱) 缩砂(五分) 破故(五分) 枸杞(一钱) 黄柏(酒制,三分) 甘草(三分) 生姜(一片)

上十二味,以水二升煮取一升,去滓分温服。

178. 大麦煎(《婴儿论·辨疳病脉证并治第五》)

治疳病,腹癖膨胀,雷鸣而微痛,四肢微肿者。

红豆(出芽,五分) 茯苓(一钱) 乳柑皮(五分) 枳实(三分) 大腹皮(五分) 大麦芽(二钱) 生姜(二分)

上七味,以水二升,煮麦芽,减七合,去滓,内六味,再煮取七合,去滓,分温服。

179. 瞿麦汤(《婴儿论·辨疳病脉证并治第五》)

治疳肿腹胀,小便不通者。

瞿麦(五分) 商陆(五分) 茯苓(一钱) 琥珀(二分) 大腹皮(三分) 生姜(二分) 甘草(三分)

上七味,以水二升煮取一升,去滓,分温服。

180. 七成汤(《婴儿论·辨疳病脉证并治第五》)

治疳病,面黄颈细,腹大青筋,大便溏而澄清者。

破故纸(一钱) 附子(三分) 莲蕊(二分) 茯苓(一钱) 人参(二分) 生姜(二分) 甘草(二分)

上七味,以水一升煮取七合,去滓,分温服。

181. 温脏丸(《婴儿论·辨疳病脉证并治第五》)

治疳病,玄府衰则自汗出,牝脏衰则大便溏。

蝮蛇(炙,四钱) 缩砂(二钱) 破故(炒,二钱) 莲蕊(炒,一钱) 熊胆(五分) 甘草(三分)

上六味,研筛,以烧酒糊丸。每服三十丸。

182. 五蒸汤(《婴儿论·辨疳病脉证并治第五》)

治疳热骨蒸,咳喘烦悸,渴而小便赤者。

石膏(五分) 知母(三分) 黄柏(二分) 龟板(五分) 地黄(三分,生用) 人参(二分) 甘草(二分) 生姜(二分) 大枣(二枚)

上九味,㕮咀。以水二升煮取一升,去滓,加童便,分温服。

183. 鳖甲枸杞饮(《婴儿论·辨疳病脉证并治第五》)

治疳热骨蒸,咳痰吐食,其腹郁膨,若微痛,吞酸腥臭者。

鳖甲(一钱)　枸杞(一钱)　犀角(三分)

上三味,以水一升煮取七合,去滓,分温服。

184. 千金莫传方(《名家方选·小儿病·五疳》)

通治五疳。

木香(三钱)　莪术　槟榔　苦辛　仙人草　胡黄连(各四钱)　三棱(三钱)　黄柏(二两生,二两晒)

上八味,细末糊丸如梧子大。随儿岁数服之,一日三四次,宜服。

185. 午王丸(《名家方选·小儿病·五疳》)

通治疳胀。

人参　莪术　山药　丁子　木香　黄柏(各二分)　香附　槟榔　甘草(各一分)

上九味,为末蜜丸如梧子大。

186. 八神丸(《名家方选·小儿病·五疳》)

治小儿五疳。

藜芦(三两)　苦参　马钱子(各一两)　黄柏(炒)　蝙蝠(霜)　大嘴乌(去嘴爪黑霜,各半两)

上六味,以糯米糊丸如粟粒大。一岁以上者,随岁数,而昼夜用各三度;七岁以下,不拘岁数,四五粒可用。

187. 鲟鱼丹(《名家方选·小儿病·五疳》)

治小儿五疳胎毒,虫咳雀目等诸症神验。

鲟鱼(箱根产可用,浸水去手足爪并眼目,更浸醋炒九度,一作蛤蚧功用略相似)　山楂子　白芍　麦芽　白术　青皮　茯苓　使君子　榧实(各十钱)　甘草(五分)　泽泻(三钱)

上十一味糊丸,白汤送下。

188. 白丸子(《名家方选·小儿病·五疳》)

治五疳,杀虫。

鸡胆(五钱)　黄连　黄芩(各二钱半)　甘草(一钱)

上四味糊丸,银箔为衣。

189. 救苦散

1)《痘疹精详·卷七·痘后治法·牙疳》

治小儿牙疳。

人中白(焙干)　青黛　冰片　僵蚕　寒水石

共为末。洗净恶血,以此敷之。

2)《痘疹精详·卷九·麻后治法·牙疳》

治小儿牙疳。

人中白(火煅过,五钱)　寒水石(水飞过,三钱)　黄柏　冰片　白僵蚕(各钱半,炒)　真牛黄(二分)

共为末。先以清茶洗净,后以末药搽之。

190. 清毒凉血饮(《痘疹精详·卷七·痘后治法·牙疳》)

清毒凉血,治牙疳。

石膏　生地　大黄(各一钱)　当归　山栀子　荆芥　连翘(各八分)　知母　丹皮(各七分)　赤芍(六分)　黄连(三分)

水煎服。

191. 蚕蜕散(《痘疹精详·卷七·痘后治法·牙疳》)

治小儿牙疳。

枯矾(三钱)　人中白　五倍子　蛇床子(各三钱)　蚕蜕(一钱)

共为末。洗净恶血,以此敷之。

192. 清胃化毒汤(《痘疹精详·卷九·麻后治法·牙疳》)

治小儿牙疳。

石膏(三钱)　牛子　连翘　生地　黄芩　甘草　槟榔(各一钱)　使君子肉　紫草　金银花(各六分)

煎水,时噙与服。

193. 清胃败毒汤(《痘疹精详·卷九·麻后治法·牙疳》)

治小儿牙疳。

僵蚕(五条,炒)　金银花(一钱)　生地(钱五分)　沙参　茯苓　桑白皮(各一钱)　丹皮　黄柏　连翘(各七分)　甘草(三分)

194. 文蛤散(《痘疹精详·卷九·麻后治法·牙疳》)

治小儿牙疳。

雄黄(五钱)　五倍子(二钱)　枯矾　蝉蜕(各一钱)

共为末。先将清茶,或米泔水洗净,然后以末药敷之。

195. 马鸣散(《痘疹精详·卷九·麻后治

法·牙疳》)

治小儿牙疳。

人中白(火煅如盐,五钱) 马鸣蜕(即僵蚕,火煅过,二钱五分) 五倍子(二钱) 白明矾(二钱,将矾打成块,装入五倍子内,火煅,以矾枯为度,为末)

共为末。以米泔水洗口,然后敷药。

196. 人参丸〔《彤园医书(小儿科)·卷之二·疳证门·哺露疳》〕

治小儿哺露疳。

煨诃藜勒 煨大黄 炙鳖甲 蜜黄芪 去心麦冬 姜制半夏 茯苓 炙草 条芩 柴胡 川芎 人参(等分)

研末,蜜糊丸麻子大。米汤每下一钱。

197. 人参启脾丸〔《彤园医书(小儿科)·卷之二·疳证门·丁奚疳》〕

治小儿丁奚疳。

土炒白术 炒扁豆 炒山药 茯苓 陈皮(各五钱) 人参 炙草 煨木香 炒神曲 麦芽(各三钱)

晒研极细,蜜为小丸。白汤每下一钱,日三服,勿间。若小儿,用白汤化下五分。

198. 御苑匀气散〔《彤园医书(小儿科)·卷之二·疳证门·疳肿》〕

治因传化失宜,脾肺两伤,胸满痞闷,气逆喘咳,肚腹肿胀,面色浮光。

炙桑皮 桔梗 腹毛 赤茯 陈皮 木通 藿香 姜皮 灯心

199. 夏氏褐子丸〔《彤园医书(小儿科)·卷之二·疳证门·疳肿》〕

治脾疳肿胀,肢体浮黄,脉洪实者。

炒萝卜子(一两) 炒五灵脂 煨莪术 炒青皮 炒黑丑 陈皮 赤苓 槟榔(各五钱) 木香(三钱)

共研极细,面糊小丸。白汤每下一钱。

200. 清热和中汤〔《彤园医书(小儿科)·卷之二·疳证门·疳泻》〕

清热渗湿。治小儿疳泻,因积热伤脾,致水谷不分,频频作泻。

炒厚朴 炒神曲 炒谷芽 炙白术 使君肉 赤茯苓 陈皮 川连 泽泻 甘草

煎服数剂。

201. 千金消癖丸(《儿科要略·儿科特征·疳证》)

治五疳,癖积。

芦荟 阿魏(另为糊) 青黛 木香 厚朴(姜炒) 槟榔 陈皮 生甘草(各一钱) 使君子肉 胡黄连 山楂肉 香附(醋炒) 三棱(醋炒) 莪术(醋炒,各二钱) 水红花子 神曲(炒) 麦芽(炒,各四钱) 人参 白术(土炒) 茯苓(各三钱)

上为细末,将阿魏一钱,面糊和丸如绿豆大。每服三五丸。

三、治小儿风疳方

1. 龙脑散(《太平圣惠方·卷第八十六·治小儿风疳诸方》)

治小儿风疳,日渐羸瘦,多睡壮热,面色青黄,或时吐乳。

龙脑(细研) 黄连(去须) 蚺蒿(微炒) 天麻 熊胆(研入) 麝香(细研) 牛黄(细研) 蜗牛(炒令微黄) 蚺蛇胆(研入) 蓝叶 川大黄(锉,微炒) 雄黄(细研) 五灵脂 马兜铃 朱砂(细研,以上各一分)

上件药,捣细罗为散,入研了药令匀。每服,以温水调下半钱,量儿大小,以意加减。

2. 胡黄连丸(《太平圣惠方·卷第八十六·治小儿风疳诸方》)

1)治小儿风疳,剜鼻揉眼,不知痒处。

胡黄连 人参(去芦头) 地龙(微炒) 代赭(细研) 赤石脂(以上各半两) 蜗牛肉(二七枚) 大蜣螂(五枚,去翅足,微炒) 猪牙皂荚(二挺,去黑皮,涂酥炙焦黄,去子) 青黛(研入) 木香 蟾酥(研入) 黄连(去须) 槟榔 朱砂(细研) 麝香(细研) 天麻 当归(锉,微炒) 犀角屑 干蝎(微炒) 蝉壳(微炒) 芦荟(细研) 羌活 使君子 白芜荑 驴胎耳(炙令焦黄) 牛黄(细研) 蛤蚧(头尾全者,涂酥炙微黄,以上各一分)

上件药,捣罗为末,入研了药令匀,以豮猪胆汁和丸如绿豆大。每于空心,以粥饮下三丸,量儿大小,以意加减。

2)治小儿风疳,身体壮热,或时吐逆,心神烦躁。

胡黄连　芦荟(细研)　天竹黄(细研)　犀角屑　胭脂(研入)　羚羊角屑(以上各半两)　麝香(细研)　干蝎(微炒)　白僵蚕(微炒)　天浆子(微炒)　牛黄(细研)　朱砂(细研)　雄黄(细研,以上各一分)　蟾酥(一钱,研入)

上件药,捣罗为末,都研令匀,以猪胆汁浸蒸饼和丸如麻子大。每服,以粥饮下三丸,不计时候,量儿大小,以意加减。

3. 牛黄丸(《太平圣惠方·卷第八十六·治小儿风疳诸方》)

治小儿一切风疳搐搦。

牛黄(细研)　黄连(去须)　桂心　白附子(炮裂)　川大黄(锉,微炒)　腻粉(研入)　人参(去芦头)　茯神　朱砂(细研)　雄黄(细研)　龙脑(细研,以上各一分)　巴豆(三十枚,去皮心研,纸裹压去油)

上件药,捣罗为末,都研令匀,以栝蒌瓤和丸如绿豆大。浓煎葱白汤下三丸,取下恶物为度,量儿大小,以意加减。

4. 杀疳芦荟丸(《太平圣惠方·卷第八十六·治小儿风疳诸方》)

治小儿肝肺风热,心脾壅滞,体瘦壮热,致成风疳,宜常服解风热。

芦荟(细研)　天竹黄(细研)　胡黄连　蚺蛇胆(研入)　蛇蜕皮灰　使君子　天麻　丁香　黄连(去须)　青黛(细研)　木香　朱砂(细研,以上各一分)　牛黄(一钱,细研)　白龙脑(一钱,细研)　蝉壳(半分,微炒)　麝香(半分,细研)

上件药,捣罗为末,入研了药令匀,炼蜜和丸如绿豆大。每日空心及近晚,以粥饮下三丸,量儿大小,临时加减。

5. 蝉壳丸(《太平圣惠方·卷第八十六·治小儿风疳诸方》)

治小儿一切风疳,日渐羸瘦,体热心惊,摇头揉鼻,四肢烦躁,皮肤黄黑,毛发干枯,日久不瘥。

蝉壳(一分,微炒)　干蝎(半分,微炒)　朱砂(一分,细研)　麝香(一分,细研)　雄黄(一分,细研)　青黛(半两,细研)　龙脑(半分,细研)　腻粉(一钱,研)　蜣螂(五枚,去翅足,炒微黄)　牛黄(半分,细研)　乌蛇(三分,酒浸去骨,炙微黄)　蟾头(一枚,涂酸炙微黄)　甜葶苈(一分,隔纸炒令紫色)　巴豆(十枚,去皮心研,纸裹压去油)

上件药,捣罗为末,入研了药令匀,用猪胆汁和丸如黄米大。每服,以粥饮下三丸,量儿大小,以意加减。

6. 蛇蜕皮丸(《太平圣惠方·卷第八十六·治小儿风疳诸方》)

治小儿风疳羸瘦。

蛇蜕皮(烧灰,一分)　芦荟(一分,细研)　蜣螂(七枚,去翅足,微炒)　蟾头(一枚,炙令黄)　蝉壳(一分,微炒)　朱砂(一分,细研)　天浆子(七枚,微炒)　干蝎(一分,微炒)　青黛(半两,细研)　天南星(一分,炮裂)

上件药,捣罗为末,用独头蒜烧熟,并醋饮和丸如绿豆大。每服空心,以粥饮下三丸,量儿大小加减。

7. 芦荟丸(《太平圣惠方·卷第八十六·治小儿风疳诸方》)

治小儿风疳,肌体多热,烦渴心躁,夜不得眠卧。

芦荟(细研)　天麻　胡黄连(以上各半两)　麝香(细研)　铁粉(细研)　水银　干蝎(微炒)　熊胆(细研)　雄黄(细研)　朱砂(细研,以上各一分)

上件药,捣罗为末,以枣肉研水银星尽,都和丸如绿豆大。每服,以温水下三丸,量儿大小,以意加减。

8. 夜明沙丸(《太平圣惠方·卷第八十六·治小儿风疳诸方》)

治小儿风疳,鼻口多痒,肌体羸瘦,摇头揉目,昏昏多睡。

夜明沙(微炒)　白附子(炮裂)　白僵蚕(微炒)　牛黄(细研)　干蝎(微炒)　麝香(细研)　朱砂(细研)　甜葶苈(隔纸炒令紫色)　青黛〔细研,以上各二(一)分〕　乌蛇(三分,酒浸去皮骨,炙微黄)　蟾酥(半分)　雀儿饭瓮(二七枚)

上件药,捣罗为末,用猪胆汁和丸如绿豆大。每服,以粥饮下三丸,量儿大小,增减服之。

四、治小儿惊疳方

1. 真珠散(《太平圣惠方·卷第八十六·治

小儿惊疳诸方》）

治小儿惊疳，体热黄瘦。

真珠末（半两） 金箔（五十片，细研） 银箔（五十片，细研） 没石子（一枚） 犀角屑 羚羊角屑 天竹黄（细研） 胡黄连 甘草（炙微赤，锉） 川大黄（锉，微炒） 当归（锉，微炒） 朱砂 雄黄（细研） 牛黄（细研） 麝香（细研，以上各一分）

上件药，捣细罗为散。以茵陈汤调下半钱，日三服，量儿大小，增减服之。

2. 龙脑丸（《太平圣惠方·卷第八十六·治小儿惊疳诸方》）

1）治小儿惊疳，心神烦躁，体热瘦瘁，眠卧不安。

龙脑（一钱，细研） 麝香（半分，细研） 牛黄（一钱，细研） 雄黄（一钱，细研） 天竹黄（一分，细研） 胡黄连（一分） 芦荟（一钱，细研） 熊胆（一钱，研入） 青黛（一钱，细研） 腻粉（半分，研入） 蟾酥（半分，研入） 朱砂（一分，细研） 蜗牛（三七枚，微炒） 雀儿饭瓮（一分）

上件药，捣罗为末，同研令匀，以水浸蒸饼和丸如绿豆大。不计时候，以薄荷汤下三丸，量儿大小，以意加减。

2）治小儿惊疳，心热搐搦，胸膈多涎。

龙脑（一钱，细研） 麝香（一钱，细研） 蟾酥（半分，研入） 金箔（十四片，细研） 腻粉（半钱，研入） 天竹黄（细研） 犀角屑 胡黄连 甜葶苈（隔纸炒令黄色） 干蝎（微炒，以上各半两） 牛黄（细研） 雄黄（细研） 熊胆（细研） 芦荟（细研） 天浆子（微炒） 真珠末（研入） 朱砂（细研） 青黛（细研） 田父（炙微黄） 土蜂窠（以上各一分）

上件药，捣罗为末，以糯米饭和丸如绿豆大。每服，以薄荷汤下三丸，汁出并吐出涎为效，三岁以上加丸服之。

3. 青黛丸（《太平圣惠方·卷第八十六·治小儿惊疳诸方》）

1）治小儿热过惊疳。

青黛（半两，细研） 干蝎（五枚，微炒） 白附子（炮裂） 天竹黄（细研） 胡黄连 芦荟（细研） 牛黄（细研） 地龙（微炒） 麝香（细研，以上各一分）

上件药，捣罗为末，用夜明沙半两，糯米中炒，米熟为度，去米，入汤，细研夜明沙为糊，入诸药末，同研令匀，丸如绿豆大。三岁以下，以淡生姜汤下三丸，以上，加五丸，不得多服。

2）治小儿惊疳，肌肤羸瘦，心神烦热，口鼻疳。

青黛（细研） 牛黄（细研） 麝香（细研） 芦荟（细研） 朱砂（细研） 雄黄（细研） 犀角屑 真珠末 琥珀末 胡黄连（以上各一分） 蟾酥（一杏仁大，研入） 夜明沙（半分，微炒） 瓜蒂（半分） 龙脑〔半分（钱），细研〕 干蟾（一枚，烧灰） 蝉壳（七枚，微炒） 虎睛（一对，酒浸一宿，微炙） 母丁香（十枚） 蜣螂（二枚，用大麦面作饼子，裹烧灰）

上件药，捣罗为末，都研令匀，以猪胆汁和丸如黍米大。每用奶汁化破三（二）丸，一丸滴儿鼻中，二（一）丸灌入口内，立效。

3）治小儿惊疳，遍身壮热，痰涎不利。

青黛（半两） 龙脑 腻粉 麝香 蟾酥 晚蚕蛾（微炒，以上各半分） 白僵蚕（一分，末）

上件药，都细研为末，炼蜜和丸如黍米大。每服，以薄荷汤调腻粉半字，化破二丸服，得吐泻出涎黏恶物为度，量儿大小，以意加减。

4. 芦荟丸（《太平圣惠方·卷第八十六·治小儿惊疳诸方》）

治小儿惊疳久不瘥。

芦荟（半两，细研） 龙齿（一分，细研） 麝香（细研） 黄连（去须） 熊胆（细研） 蛇蜕皮灰 蜣螂（去翅足，炙微黄） 蝉壳（微炒） 蜗牛（炒令微黄） 地龙（微炒） 田父（炙令微黄，以上各一分）

上件药，捣罗为末，炼蜜和丸如绿豆大。每服，以粥饮下五丸，更量儿大小，增减服之。

5. 虎睛丸（《太平圣惠方·卷第八十六·治小儿惊疳诸方》）

治小儿惊疳，眼热涩，多睡，心悸不安，肌肉黄瘦。

虎睛（一对，酒浸炙令黄） 犀角屑（半两） 子芩（一两） 山栀子（半两，去皮） 川大黄（一两，锉，微炒） 麝香（一分，细研） 天竹黄（半两，细研） 龙胆（三分，去芦头） 巴豆（一分，去皮心研，纸裹压去油） 黄矾（三分，烧令赤） 真

珠末(一分,研入) 牛黄(一分,细研)

上件药,捣罗为末,都研令匀,炼蜜和丸如麻子大。每服,以奶汁下三丸,量儿大小,加减服之。

6. 天竹黄丸(《太平圣惠方·卷第八十六·治小儿惊疳诸方》)

治小儿惊疳,乳食留滞,身热脑干,睡中惊悸。

天竹黄(细研) 干蝎(微炒) 雄黄(细研) 熊胆(细研) 麝香(细研) 犀角屑 朱砂(细研) 胡黄连 芦荟(细研) 丁香(以上各一分) 龙脑(一钱,细研) 蟾酥(一杏仁大,研入) 巴豆(三粒,去皮心研,纸裹压去油)

上件药,捣罗为末,入研了药令匀,用糯米饭和丸如绿豆大。每服空心,以温水下三丸。

7. 铁粉丸(《太平圣惠方·卷第八十六·治小儿惊疳诸方》)

治小儿惊疳,壮热,及睡中多汗,心神烦躁,多惊。

铁粉(三分,细研) 麝香(一钱,细研) 朱砂(细研) 天竹黄(细研) 青黛(细研) 蛇黄(细研) 使君子末 黄连(去须末) 熊胆(细研,以上各一分)

上件药,都研令匀,以粟米饭和丸如麻子大。一二岁每服,用粥饮下三丸,三四岁儿,每服五丸,日二三服。

8. 使君子丸(《太平圣惠方·卷第八十六·治小儿惊疳诸方》)

治小儿惊疳,遍体生疮。

使君子(十枚) 田父(三枚,炙微黄) 雄黄(一分,细研) 麝香(一分,细研) 黄连(半两,去须) 朱砂(一分,细研)

上件药,捣罗为末,入研了药令匀,以糯米饭和丸如绿豆大。一岁以粥饮下一丸,日三服。

9. 牛黄丸(《太平圣惠方·卷第八十六·治小儿惊疳诸方》)

1) 治小儿惊疳,心悸壮热,手足抽掣。

牛黄(细研) 雄黄(细研) 天竹黄(细研) 朱砂(细研) 犀角屑 蝉壳(微炒) 干蝎(微炒,以上各一分) 蜗牛(三七枚,炒令黄) 天浆子(二七枚)

上件药,捣罗为末,都研令匀,炼蜜和丸如绿豆大。每服,以薄荷汤下五丸,看儿大小,临时增减。

2) 治小儿惊疳,腹中有癖气,夜啼不止。

牛黄(细研) 人参(去芦头) 柏子仁 茯神 赤芍药 羌活(以上各一分) 柴胡(去苗) 川大黄(锉,微炒) 蛇蜕皮(烧灰) 大麻仁 鳖甲(涂酥炙令黄,去裙襕) 槟榔(以上各半两) 蚱蝉(二七枚,去翅足,微炒)

上件药,捣罗为末,都研令匀,炼蜜和丸如绿豆大。每服,于乳食前,以粥饮下一丸。

10. 腻粉丸(《太平圣惠方·卷第八十六·治小儿惊疳诸方》)

治小儿惊疳,身体壮热,发歇不定,腹中壅闷。

腻粉(一钱) 麝香(一钱,细研) 蟾酥(半钱) 牛黄(一分,细研) 朱砂(一分,细研) 巴豆(二十枚,用油一小盏于铫子内煎,候热即一个个抛入油内,爆者拈入水内,总了控出,去黑皮及油用)

上件药,并须精好,都研令匀,用水浸蒸饼和丸如黄米大。每服,以粥饮下一丸,日二服,稍利为度。

11. 胡黄连丸(《太平圣惠方·卷第八十六·治小儿惊疳诸方》)

治小儿惊疳,退上焦热。

胡黄连(一分,末) 天竹黄(半两) 芦荟(半钱) 熊胆(半钱) 腻粉(半钱) 麝香 牛黄 雄黄 朱砂 龙脑(以上各一钱)

上件药,都细研如粉,用软饭和丸如粟粒大。每服,以粥饮下五丸,日三服。

12. 万寿丸(《太平圣惠方·卷第八十六·治小儿惊疳诸方》)

治小儿惊疳兼诸疾。

人参(去芦头) 白茯苓 青橘皮(汤浸去白瓤,焙) 犀角屑 朱砂(细研,水飞过,以上各半两) 木香(三分) 川大黄(锉,微炒) 当归(锉,微炒) 牛黄(细研) 麝香(细研,以上各一分)

上件药,捣罗为末,入研了药令匀,以烧饭和丸如黍粒大。每服,以温水下五丸,日三服。

13. 金露丸(《太平惠民和剂局方·卷之三·宝庆新增方》)

治小儿惊疳。

生干地黄(锉,焙) 贝母(去心) 紫菀(洗,去苗,锉,焙) 柴胡(去芦,锉,焙) 干姜(炮)

桂心（不见火） 人参（洗，去芦，切，焙） 防风（去芦，锉，焙） 枳壳（汤浸去瓤，麸炒） 蜀椒（去目，炒出汗） 桔梗（洗，去芦，锉，焙） 吴茱萸（汤浸七遍） 甘草（炙） 芎䓖（洗，去芦，锉，焙） 菖蒲（米泔浸一宿） 白茯苓（去黑皮，锉，焙） 厚朴（去粗皮，姜汁制） 鳖甲（米醋炙黄） 甘松（净洗，各一两） 草乌头（炮） 黄连（洗，锉，焙，各二两） 巴豆（去心、膜，用醋煮三十沸，焙干，取一两，不去油，煮时须亲自数三十沸，便倾出焙干，若沸过则药无力。一方用甘遂）

上为细末，以面糊丸如梧桐子大。每服五丸，小儿两丸，常服及应急诸般疾患，只米饮、茶、酒、熟水任下。

14. 乳香丸（《圣济总录·卷第一百七十二·小儿惊疳》）

治小儿惊疳，壮热呕吐，颊赤面黄，口鼻生疮，或时下利，虚汗多惊。

乳香（研） 木香 白芷（各半两） 麝香（研一分） 豮猪胆（干者，去膜研，一枚）

上五味，捣研为末，粳米饭丸如麻子大。每服三丸至五丸，米饭下，空心服，量儿大小加减。

15. 钩藤饮（《圣济总录·卷第一百七十二·小儿惊疳》）

治小儿惊疳，腹大项细。

钩藤 甘草（炙） 人参 栝蒌根（各一分）

上四味，粗捣筛。每用一钱匕，水一小盏煎取五分，去滓分温二服，空心午后服，随儿大小加减。

16. 退疳丸（《圣济总录·卷第一百七十二·小儿惊疳》）

治小儿惊疳，心忪惊悸，面黄肌瘦，口舌生疮，多困目涩。

胡黄连 黄连（去须） 大黄（各半钱） 陈橘皮（汤浸去白，焙） 苦楝根（各一分，五味同为末，用猪胆汁和药却入胆内线缝定，水二碗，煮水尽取药出） 青黛（研） 使君子（去壳） 丹砂（研） 芦荟（研，各一分） 麝香（研，半钱）

上一十味，将后五味别研为末，用前猪胆内药和匀，为丸如绿豆大。每服十丸，米饮下，不拘时候，量儿大小加减。

17. 马牙硝丸（《圣济总录·卷第一百七十二·小儿惊疳》）

治小儿惊疳。

马牙硝（研，一分） 天南星（炮，一枚） 丹砂（研） 黄连（去须，各一分半）

上四味，捣研为末，软饮为丸如绿豆大。每服三丸五丸加减，薄荷汤下。

18. 蝎梢丸（《圣济总录·卷第一百七十二·小儿惊疳》）

治小儿惊疳。

蝎梢（炒，半两） 天麻 附子（炮裂，去皮脐） 木香 蓬莪术（煨，锉，各一分） 青黛（一两） 丹砂 麝香 腻粉（四味同研，各半分）

上九味，捣研为末，炼蜜丸如绿豆大。每服一丸，薄荷汤或柳枝汤下，量儿加减。

19. 感气丸（《圣济总录·卷第一百七十二·小儿惊疳》）

治小儿惊疳。

附子（炮裂，去皮脐，为末，一大钱匕） 腻粉（二钱） 瓜蒂（为末，二七枚） 麝香（当门子，一枚）

上四味，除麝香、腻粉外为末，用豮猪胆汁调匀，入麝香在内，以猪胆皮盛，线挂于黄土壁上，逐日未洗面，先以漱口水，翻复喷七日，却取药再研细，以猪胆汁和丸如麻子大，丹砂为衣。每服五丸七丸，量儿加减，空心夜卧温熟水下。

20. 丁香芦荟丸（《圣济总录·卷第一百七十二·小儿惊疳》）

治小儿惊疳，身热颊赤，发枯皮燥，烦满吐利，心神不安。

丁香 藿香叶 熊胆（研） 铅白霜 芦荟（研） 丹砂（研） 蟾酥 使君子 雄黄（研，各一钱） 麝香 生龙脑 腻粉（各半钱，研） 青黛（研，一分）

上一十三味，捣研为细末，白面糊和丸如黄米大。每服十丸，米饮下，不拘时。

21. 软金丸（《圣济总录·卷第一百七十二·小儿惊疳》）

治小儿惊疳，壮热羸瘦，手足搐搦。

胡黄连 麝香（研） 青黛（研） 腻粉（研，各半两） 使君子（一十枚） 墨（二钱，烧过） 天浆子（一十四枚） 寒食面（一两半）

上八味，捣罗为末，面糊和丸如梧桐子大。每服一丸，煎金银薄荷汤化下，取下黏涎为度，量儿大小加减服。

22. 黄柏煎丸(《圣济总录·卷第一百七十二·小儿惊疳》)

治小儿惊疳,身热颊赤,满口疮,腹胀发渴。

黄柏(去粗皮,蜜炙) 黄连(去须) 胡黄连 芦荟(研) 诃黎勒皮

上五味等分,捣研为末,熬猪胆汁和丸如黄米大。每服十丸,米饮下。

23. 睡惊丸(一名**青金丹**)(《证治准绳·幼科集之八·脾脏部·疳》)

治小儿一切惊疳、食积、风痫之证。

使君子(五十个,烧) 香墨(枣大一块) 金银箔(各七片) 腻粉(二钱)

上,先将使君子存性,同墨研细;次入金银箔,乳钵内研;次入腻粉并麝香少许,研令极细,稀糊丸如桐子大,阴干。每服一丸,薄荷汤磨下,一岁以下半丸。

五、治小儿食疳方

1. 槟榔丸(《太平圣惠方·卷第八十六·治小儿食疳诸方》)

治小儿食疳气,长肌肤,益颜色,化宿食,治腹胀,利气调中,能破积聚。

槟榔 朱砂(细研) 阿魏(面裹煨,面熟为度) 代赭(细研) 乳香(研入) 木香 五灵脂 麝香(细研) 肉豆蔻(去壳,以上各一分) 蟾头(一枚,炙黄色) 巴豆(七枚,去皮心研,纸裹压去油)

上件药,捣罗为末,同研令匀,以面糊和丸如黍米大。每服,以温生姜汤下二丸,量儿大小,以意加减。

2. 木香丸(《太平圣惠方·卷第八十六·治小儿食疳诸方》)

治小儿食疳,腹中多痛,大肠或痢,鼻痒干瘦,时有体热。

木香 麝香(细研) 胡黄连 芦荟(细研) 蟾头(炙令焦黄) 香墨 青黛(细研) 雄黄(细研) 熊胆(以上各一分) 使君子(半两)

上件药,捣罗为末,炼蜜和丸如绿豆大。每服,以粥饮下五丸,量儿大小,以意加减。

3. 诃黎勒丸(《太平圣惠方·卷第八十六·治小儿食疳诸方》)

治小儿食疳,水谷不消,心腹胀满,好吃泥土,肌体瘦弱。

诃黎勒皮(三分) 肉豆蔻(一枚,去壳) 青黛(细研) 麝香(细研) 芦荟(细研) 熊胆(研入) 朱砂(细研,以上各一分)

上件药,捣罗为末,都研令匀,用酒煮粳米饭和丸如黍粒大。每服,以粥饮下三丸,日三服,量儿大小,增减服之。

4. 代赭丸(《太平圣惠方·卷第八十六·治小儿食疳诸方》)

治小儿食疳,腹胀体瘦,宿食不消,多啼壮热。

代赭(一分,细研) 赤石脂〔二(一)分〕 朱砂(一分,细研) 巴豆(十枚,去皮心研,纸裹压去油) 杏仁(二七枚,铜针穿灯上燎作声为度,别研)

上件药,并须新好,入乳钵同研令匀,用饭和丸如粟米大。每服,以粥饮下一丸,乳汁亦得,量儿大小,以意加减。

5. 大黄丸(《太平圣惠方·卷第八十六·治小儿食疳诸方》)

治小儿食疳,心腹虚胀,妨闷,或时热渴。

川大黄(锉,微炒) 黄连(去须) 桂心 代赭(细研,以上各一两) 朱砂(一分,细研) 木香(半两) 麝香(一分,细研) 肉豆蔻〔二枚(颗)去壳〕 杏仁(半两,汤浸去皮尖、双仁,麸炒黄,研如膏) 巴豆(一分,去皮心研,纸裹压去油)

上件药,捣罗为末,入巴豆杏仁,都研令匀,炼蜜和丸如麻子大。每服,以粥饮下三丸,量儿大小,加减服之。

6. 桃花散(《太平圣惠方·卷第八十六·治小儿食疳诸方》)

治小儿食疳,腹胀。

桃花(一分) 干蟾(涂酥炙令黄) 青黛(细研) 赤芍药 肉豆蔻(去壳) 紫笋茶(以上各半两)

上件药,捣细罗为散。每服,以温粥饮调下半钱,看儿大小,临时加减。

7. 抵圣散(《太平圣惠方·卷第八十六·治小儿食疳诸方》)

治小儿食疳,不欲乳食,羸瘦。

蟾(一枚,涂酥炙微黄) 蜣螂(一分,去翅足,微炒) 麦蘖(一分,微炒) 神曲(一分,炒微黄)

上件药,捣细罗为散。每服,以粥饮调下半

钱,量儿大小,加减服之。

8. 蚵蚾黄连丸(《博济方·卷四·疳积》)

治小儿疳食气,头面虚肿,腹内泄泻,面色痿黄,头发作穗,心腹胀满,肚上青筋。

疥虾蟆(十枚,洗去腹肚,以酒浸炙令黄香,即住火用) 木香(一分) 胡黄连(半两) 黄连(半两) 沉香(一两) 丁香(一分) 麝香(少许) 干姜(一钱,烧存性用) 木鳖(半两,烧令烟尽用) 巴豆(二十二粒,以水淘,洗去心膜,并油,并以纸裹,用重物,压去油,再研如面止)

上十味,细杵罗为末,以水浸蒸饼,为丸如萝卜子大。空心临卧米饮下丸,三岁以上二丸至三丸。忌黏滑物。

9. 麝香丸(《博济方·卷四·疳积》)

治小儿疳热,化食压惊。

麝香 青黛 雷丸 鹤虱 管仲 黄连(各一两) 扁豆(一十四个,油煎去皮)

上七味,除麝香、青黛外,一处杵罗为细末,于乳钵内,再研和匀,用豮猪胆汁和蒸饼为丸如绿豆大。每服五七丸,空心日午米饮下,看儿大小加减,如常服,尤妙。

六、治小儿气疳方

1. 麝香丸(《太平圣惠方·卷第八十六·治小儿气疳诸方》)

1) 治小儿气疳,壮热憎寒,腹胀下痢,皮肤干燥,眼涩揉鼻,乳食难化,日渐羸瘦。

麝香(半钱,细研) 赤茯苓(一钱) 熊胆(半钱,研入) 胡黄连(一分) 槟榔(一枚) 芦荟(一分,细研) 京三棱(一分,微炒) 当归(半分,锉,微炒) 木香(半分) 桂心(一分) 川大黄(一分,锉,微炒)

上件药,捣罗为末,炼蜜和丸如绿豆大。每服,乳食前,以温粥饮下五丸,量儿大小,以意加减。

2) 治小儿气疳,头发干竖,心腹胀满,肌体黄瘦,乳哺不消。

麝香(一分,细研) 胡黄连〔一(半)两〕 芦荟(细研) 肉豆蔻(去壳) 槟榔 夜明沙(微炒) 青橘皮(汤浸去白瓤) 朱砂(细研,以上各一分) 干蟾(一枚,涂酥炙微黄)

上件药,捣罗为末,都研令匀,以枣肉和丸如绿豆大。每一岁,以粥饮下三丸,日三服。

2. 芦荟丸(《太平圣惠方·卷第八十六·治小儿气疳诸方》)

治小儿气疳,毛发干竖,口无津液,或时下痢,多渴,不欲乳食。

芦荟(细研) 牛黄(细研) 青黛(细研) 蝉壳(微炒) 熊胆(细研) 人参(去芦头) 黄连(去须) 雄黄(细研) 麝香(细研) 蜣螂(去翅足,微炒,以上各一分) 虾蟆(一枚,涂酥炙微黄) 诃黎勒皮(三分)

上件药,捣罗为末,都研令匀,以软饭和丸如绿豆大。每一岁,以暖水下三丸,常服令儿悦泽无病,量儿大小,以意加减。

3. 朱砂丸(《太平圣惠方·卷第八十六·治小儿气疳诸方》)

治小儿气疳,能益颜色,长肌肤,消积滞,杀疳虫。

朱砂(细研) 麝香(细研) 熊胆(细研) 芦荟(细研) 蜗牛(炒令微黄) 使君子 五灵脂 胡黄连(以上各一分)

上件药,捣罗为末,都研令匀,以烧饭和丸如绿豆大。每服,以粥饮下五丸,量儿大小,以意加减。

4. 五灵脂丸(《太平圣惠方·卷第八十六·治小儿气疳诸方》)

治小儿气疳,渐瘦无力。

五灵脂 蟾酥(涂酥炙微黄) 蝉壳(微炒) 夜明沙(微炒) 蜗牛(湿者) 青黛(细研,以上各一分) 麝香(半分,细研) 雄黄(半分,细研)

上件药,捣罗为末,入研了药令匀,用糯米饭并蜗牛和丸如绿豆大。每一岁,以温茶下一丸,后用藿香汤洗儿,后以青热衣盖,令虫尽出。

5. 槟榔丸(《太平圣惠方·卷第八十六·治小儿气疳诸方》)

治小儿气疳,腹胀烦热,大便难。

槟榔(半两) 木香(半两) 续随子(一分) 青黛(半两,细研) 麝香(半两,细研) 蟾头(一枚,涂酥炙令焦黄)

上件药,捣罗为末,入研了药令匀,炼蜜和丸如绿豆大。每服,以温水下三丸,看儿大小,临时加减。

6. 搜病青黛丸(《太平圣惠方·卷第八十六·治小儿气疳诸方》)

治小儿气疳,腹内有积恶滞结之物。

青黛(一分)　槟榔(一枚)　木香(一分)　麝香(半分,细研)　黄连(一两,去须)　巴豆(半两)　川大黄(半两,锉碎,微炒)　鳖甲(半两,涂醋炙令黄,去裙襕)　肉豆蔻(一枚,去壳)

上件药,先取黄连、巴豆二味,以淡浆水三碗,煮令水尽,候干,取出巴豆,去皮心,研如膏,纸裹压去油,其黄连曝干,然后与诸药都捣罗为末,用猪胆汁和丸如麻子大。一二岁,每服空心以粥饮下一(二)丸,三四岁每服三丸至四丸,每隔三日一服,量儿大小,加减服之,取下恶物为效,次宜服诃黎勒丸补之。

7. 代赭丸(《太平圣惠方·卷第八十六·治小儿气疳诸方》)

治小儿气疳,腹胀时痛,体瘦。

代赭(细研)　川大黄(锉,微炒)　桂心　革薢(锉)　朱砂(细研)　当归(锉,微炒)　木香(以上各半两)　麝香(半分细研)　巴豆(一分,去皮心研,纸裹压去油)

上件药,捣罗为末,入研了药令匀,炼蜜和丸如黄米大。一二岁儿每服,用粥饮下三丸,三四岁每服五丸,空心午后各一服,量儿大小,以意加减。

8. 木香丸(《太平圣惠方·卷第八十六·治小儿气疳诸方》)

治小儿气疳,不欲乳食,时复腹痛。

木香　胡黄连　当归(锉,微炒)　诃黎勒(只用皮,以上各半两)　青橘皮(一分,汤浸去白瓤,焙)　麝香(一钱,细研)

上件药,捣罗为末,用粟米饭和丸如绿豆大。每服,不计时候,以粥饮下三丸,量儿大小,以意加减。

七、治小儿急疳方

1. 雄黄丸(《太平圣惠方·卷第八十六·治小儿急疳诸方》)

治小儿急疳,羸瘦下痢,口内生疮,杀虫。

雄黄(细研)　芦荟(细研)　青黛(细研)　朱砂(细研)　龙胆(去芦头)　黄柏(微炙,锉)　黄矾(烧令通赤)　当归(锉,微炒)　白矾(烧令汁尽)　细辛　莨菪子(水淘去浮者,水煮芽出,炒令黄)　甘草(炙微赤,锉,以上各一分)　麝香(一钱,细研)　蚱蝉(三七枚,微炒,去翅足)　干蝎(一枚,涂酥炙令黄)　干蟾(一枚,涂酥炙令黄)

上件药,捣罗为末,入研了药令匀,以面糊和丸如绿豆大。不计时候,以粥饮下五丸,量儿大小,以意加减。

2. 熊胆散(《太平圣惠方·卷第八十六·治小儿急疳诸方》)

治小儿急疳虫,口内及齿龈作疮。

熊胆(细研)　甜葶苈(微炒)　莨菪子(炒令微黑)　虾蟆灰　人粪灰　白矾灰　麝香(细研)　雄黄(细研)　芦荟(细研)　硫黄(细研,以上各一分)

上件药,捣罗为散,都研令匀。如有疮处,宜薄敷之;如鼻痒,即取少许逐日吹鼻中,三两遍,以瘥为度。

3. 蚺蛇胆散(《太平圣惠方·卷第八十六·治小儿急疳诸方》)

治小儿急疳痒,量爪作疮,瞬息大如钱,或在头面口齿中。

蚺蛇胆(三大豆许)　黄矾　白矾灰　芦荟　麝香(以上各一钱)

上件药,细研为散。若头面身上有疮,以清泔洗,裛干,敷一大豆许,良久水出即止,重者不过三度瘥,如在口齿中,宜频贴之。

4. 蟾灰丸(《太平圣惠方·卷第八十六·治小儿急疳诸方》)

治小儿急疳,虫食口内作疮,四肢瘦弱,腹大筋粗。

蟾灰　人粪灰　地龙(微炒,末)　蜗牛壳(微炒)　狗头灰　麝香　兰香根灰(以上各一分)

上件药,同细研为散。用浆水调在纸上,时用贴疮,如鼻中有疮,以绵子裹药安在鼻内;如疳入腹内,水浸蒸饼和丸如绿豆大,不计时候,以粥饮下五丸,日三服,量儿大小,以意加减。

5. 蜗牛灰散(《太平圣惠方·卷第八十六·治小儿急疳诸方》)

治小儿急疳疮,累医未效。

蜗牛灰　白狗粪灰　蜣螂灰　白矾灰　人粪灰　芦荟　虾蟆灰　兰香灰　蚺蛇胆　蜘蛛灰　地龙灰(以上各一分)

上件药，捣细研如粉，以苇管斜批，吹少许入鼻中。如齿龈上有疮，即蜜和涂于纸上贴之，下部有疮即纳之。

6. 白矾煮散（《圣济总录·卷第一百七十二·小儿急疳》）

治小儿牙齿急疳，虫蚀齿床，及口面肿，开口不得，臭烂疼痛，不可忍。

白矾（烧灰） 防风（去叉） 细辛（去苗叶） 附子（生用） 干姜（炮） 白术 甘草（炙，各半两） 蛇床子（微炒，一分） 藜芦（去芦头） 蜀椒（去目并开口者，炒出汗，各一分）

上一十味，捣罗为细散。每用一钱匕，以无灰酒一盏，水半盏，煎十余沸，热含冷吐，日三，以瘥为度。

7. 麝香膏（《圣济总录·卷第一百七十二·小儿急疳》）

治小儿齿损烂，及走马急疳。

麝香（研，一分） 猪牙皂荚（三挺，烧存性） 白矾（一两） 绿矾（一两半，与白矾同杵碎，入铫子内烧令枯，研） 腻粉（研） 水银（各半两） 黄柏（去粗皮） 苦楝根 白皮 密陀僧（各一两）

上九味，捣研为细末。用无灰酒三升，熬成膏，先净漱口涂之；如久患者，取药半匙，并砒霜、粉霜末各少许拌匀，使有津吐之。

8. 三矾散（《圣济总录·卷第一百七十二·小儿急疳》）

治小儿急疳，蚀口唇鼻。

黄矾 青矾（各半两，烧令枯） 白矾（烧枯，研） 麝香（研） 石胆（研） 莨菪子（微炒） 人粪（烧灰） 莽草 雄黄（研） 白狗粪（烧灰） 地龙（各一分）

上一十一味，捣研为细散。每用半钱匕，掺患处，有涎吐之。

9. 白杨皮汤（《圣济总录·卷第一百七十二·小儿急疳》）

治小儿急疳，蚀唇口鼻。

白杨皮（锉，一握） 地骨皮（一两） 蜀椒（去闭口者，并目炒出汗，三十粒） 杏仁（汤浸去皮尖、双仁，炒） 苍耳子（各一分） 高良姜（炒） 生干地黄（切，焙） 细辛（去苗叶，各半两）

上八味，锉如麻豆大。每服五钱匕，水二盏，煎十余沸，去滓热含冷吐，以瘥为度。

10. 酸浆膏（《圣济总录·卷第一百七十二·小儿急疳》）

治小儿牙疳出血，牙龈臭烂，风牙、走马疳、蚛牙等。

酸浆草根（生者一握，细锉，以水净洗乱发缠裹成一团，酸浆草成小窠子，结实红色似栀子，中心有子如樱桃，又名苦聃也） 皂荚（二挺，不蚛者椎，锉） 附子（去皮脐，生，为末，半两） 白矾（研，一钱） 麝香（一皂子大，研留在乳钵内）

上五味，先用米醋一碗，入酸浆草根及皂荚两味，慢火煎至半碗，去滓入附子白矾末，更熬成膏，取出候冷，刮入麝香，乳钵内研匀，以瓷合收盛。患者先用盐汤漱，剔牙缝令净，然后以指蘸药膏揩之，如龈烂，以帛子摊药贴。

11. 蟾蜍散（《圣济总录·卷第一百七十二·小儿急疳》）

治小儿走马疳。

蟾蜍（一枚，去头足及肠胃，烧灰） 龙柏花 地骨皮（各一分） 无食子（两枚） 麝香（研，一钱）

上五味，捣罗为细散。每先以盐浆水净漱口，后以硝石末少许，先贴一上，次以此药一钱匕贴之，日三。

12. 黄龙散（《圣济总录·卷第一百七十二·小儿急疳》）

治小儿疳虫，蚀唇口鼻。

销金银锅下黄龙灰（细研，一两） 麝香（研，一分） 银末（小豆大） 蟾蜍（一枚，一半烧灰，一半炙干，捣末）

上四味，捣罗为细散，但有虫蚀处疮上敷之。

13. 硫黄散（《圣济总录·卷第一百七十二·小儿急疳》）

治小儿急疳，虫蚀唇鼻齿口。

硫黄（研，半两） 干漆（炒烟尽，一两） 文蛤（烧灰，二两）

上三味，捣罗为细散。每用半钱匕，入麝香少许，研令细，取故绵拭去疮上恶血，然后用药敷之。

14. 胆矾散（《圣济总录·卷第一百七十二·小儿急疳》）

治小儿走马疳。

胆矾（飞） 乳香（研） 铅丹（飞，各一钱）

上三味，同研为细散。每用纸拈子点少许，贴患处，如肉紫烂臭，药到便红。

15. 附子丸（《圣济总录·卷第一百七十二·小儿急疳》）

治小儿急疳，蚀唇鼻。

附子（炮裂，去皮脐） 黄蜡（各半两）

上二味，捣附子为末，销蜡为丸，纳虫孔中。

16. 代赭石散（《圣济总录·卷第一百七十二·小儿急疳》）

治小儿走马疳。

代赭石（丁头者）

上一味，不拘多少，用炭火烧赤，醋淬七遍，湿地上，以物盖，出火毒，捣研为散。患者不拘大人小儿，射破唇上下，如针眼子者，先用温浆水漱口，剪好纸作细条子，薄蘸药，于疳牙龈上贴，隔宿即生肌，如石榴子，甚者不过再上，寻常牙齿宣露，亦用药贴之。

17. 巴豆丸（《圣济总录·卷第一百七十二·小儿急疳》）

治小儿急疳，及蚀唇鼻。

巴豆（十七枚）

上一味，冷水浸一宿，去皮研，与蜡为丸如梧桐子大。每用一丸含之，仍吐其汁。若误咽在喉中，喉肿闭塞吐利者，急煎黄连汤及蓝叶汁等解之。

18. 护命散（《圣济总录·卷第一百七十二·小儿急疳》）

治小儿急疳，唇口臭烂，齿宣肿。

干蟾（一枚，五月五日取烧存性） 白龙骨（捣研） 雄黄 麝香 石胆 芦荟（各一分，研）

上六味，同研为细散。每用少许敷疮上。

19. 虾蟆丸（《圣济总录·卷第一百七十二·小儿急疳》）

治小儿急疳。

虾蟆（一枚，去爪，烧作灰） 熊胆（研） 麝香（研） 猪牙皂荚（去皮子，炙） 白芜荑（各一分）

上五味，捣研为末，炼蜜丸如绿豆大。每服五丸至七丸，米饮或温水下，日三服。如急疳曾退落牙齿者，以倒流水化五七丸，涂龈上。

20. 四物散（《圣济总录·卷第一百七十二·小儿急疳》）

治小儿走马疳。

粉霜 麝香 石灰 铅丹（炒紫色，各一分）

上四味，先研前三味细为散，后入铅丹再研匀如桃花红，用鸡翎扫之，立瘥。

八、治小儿无辜疳方

1. 鳖甲散（《太平圣惠方·卷第八十六·治小儿无辜疳诸方》）

治小儿无辜疳，项细肚大，毛发干竖作穗。

鳖甲（三分，涂醋炙黄，去裙襕） 槟榔（三颗） 沉香 漏芦 牛蒡子（微炒） 使君子 赤芍药 诃黎勒皮 甘草（炙微赤，锉，以上各半两）

上件药，捣罗为散。每服一钱，以水一小盏煎至五分，去滓，不计时候，量儿大小加减温服。

2. 人中白散（《太平圣惠方·卷第八十六·治小儿无辜疳诸方》）

治小儿无辜疳气，寒热积滞不化，腹肚胀痛。

人中白（一分） 芦荟（半两） 麝香（半分） 虾蟆（半两，涂酥炙焦）

上件药，细研为散。每日空心及晚后，用热水调下半钱，服后当下恶物，量儿大小加减服之。

3. 益脑地榆散（《太平圣惠方·卷第八十六·治小儿无辜疳诸方》）

治小儿无辜疳，脑干腹胀，筋急，四肢消瘦。

地榆（一两半，锉） 蜗牛壳（一两，炒微黄） 青黛（一两，细研） 麝香（细研） 人粪灰 兰香根 蚺蛇胆（研入） 龙脑（细研，以上各一分）

上件药，捣细罗为散。不计时候，以粥饮调下一字，更量儿大小，加减服之。

4. 朱砂丸（《太平圣惠方·卷第八十六·治小儿无辜疳诸方》）

治小儿一切无辜疳，黄瘦，腹痛或痢，有虫，冷之与热悉主之。

朱砂（一分，细研） 雄黄（一分，细研） 干蟾（一枚，涂酥炙令黄） 菖蒲（一两） 漏芦（一两） 麝香（一两，细研）

上件药，捣罗为末，都研令匀，用粟米饭和丸如麻子大。每服，以粥饮化下二丸，空心午后各一服，量儿大小，以意加减。

5. 牛黄丸（《太平圣惠方·卷第八十六·治

小儿无辜疳诸方》)

治小儿无辜疳,及诸惊热。

牛黄(细研) 麝香(细研) 朱砂(细研) 真珠(细研) 牡蛎(烧为粉,以上各一分) 虎睛(一对,酒浸炙微黄) 杏仁(半两,汤浸去皮尖、双仁,麸炒微黄) 巴豆(半两,去皮心研,纸裹压去油) 甘遂(半两,煨令黄) 赤芍药(三分) 赤茯苓(三分) 甘草(半两,炙微赤,锉)

上件药,捣罗为末,都研令匀,用蒸饼和丸如麻子大。百日内每服,以乳汁下一丸,二岁以粥下三丸,随儿大小,以意加减。

6. 蝉壳灰散(《太平圣惠方·卷第八十六·治小儿无辜疳诸方》)

治小儿无辜疳。

蝉壳灰 淀花 蛇蜕皮灰 干蝎(二十一枚,微炒) 附子(去皮脐,生用) 朱砂(细研) 麝香(细研,以上各一分)

上件药,捣罗为末,都研令匀,以热(熟)水浸寒食蒸饼和丸如麻子大。每服,以粥饮调下五丸,量儿大小,以意加减。

7. 鳖甲丸(《太平圣惠方·卷第八十六·治小儿无辜疳诸方》)

治小儿无辜疳,腹中癖起,四肢瘦弱。

鳖甲(一两,涂醋炙令黄,去裙襕) 黄连(一两,去须) 桔梗(一两,去芦头) 麝香(一分,细研) 夜明沙(一两,微炒) 诃黎勒(二枚,一生一熟,煨) 蝎虎(一枚,雄者,微炙用)

上件药,捣罗为末,炼蜜和丸如绿豆大。每服,以粥饮下五丸,日三服,量儿大小,加减服之。

8. 吹鼻散(《太平圣惠方·卷第八十六·治小儿无辜疳诸方》)

治小儿无辜疳,脑热发干竖。

硝石(三分) 熊胆(一两) 麝香〔(一)大豆许〕

上件药相和,细研为散,取一小豆许,吹两鼻中,得黄水出为效。

9. 大黄煎丸(《太平圣惠方·卷第八十六·治小儿无辜疳诸方》)

治小儿无辜疳,或闪癖,或头发干燥,生疮瘰疬,四肢黄瘦,食物不成肌肤,精神失度(绪)。

川大黄(五两)

上件药,捣罗为末,以米头醋二升,相和药末,置铜碗中,于大铛内着水,浮于水中,以炭火煮之,又以竹篦搅药,候堪丸乃丸如麻子大,于瓷器中密贮。一二岁空心及晚后,以粥饮下二丸,三四岁每服三丸,量儿大小,以意加减,当下青黄脓为验,若不下,稍增之,以瘥为度。

10. 决明子丸(《太平圣惠方·卷第八十六·治小儿无辜疳诸方》)

治小儿无辜疳,或时惊热,或时夜啼,大便青黄白汁,头热身热,头发作穗,四肢黄瘦,不多食物。

马蹄决明子(二两)

上件药,捣罗为末,炼蜜和丸如麻子大。每于食后,以熟水下三丸,更量儿大小,加减服之。

11. 漏芦散(《太平圣惠方·卷第八十六·治小儿无辜疳诸方》)

治小儿无辜疳,肚胀或时泻痢,冷热不调。

漏芦(一两)

上捣细罗为散。每以猪肝一两,散子一钱,盐少许,㪺酌以水煮,空心顿服,粥饮下之。

12. 丹砂丸(《圣济总录·卷第一百七十二·小儿无辜疳》)

治小儿一切无辜黄瘦腹痛疳痢,或有虫冷热,悉治之。

丹砂 雄黄(各一分,研) 干虾蟆(一枚,去头足,涂酥炙焦为末,研) 石菖蒲 漏芦(各一两) 麝香(一分,研)

上六味,以菖蒲漏芦,捣罗为末,与余四味,入乳钵同研匀再罗,粟米饭为丸如麻子大。每服二丸,米饮化下,空心午后各一服,随儿大小加减。

13. 犀角散(《圣济总录·卷第一百七十二·小儿无辜疳》)

治小儿一切无辜疳,瘦不下食、腹胀。

犀角屑 琥珀(研) 芦荟(研) 酸石榴东南根皮(炙,锉) 木香 诃黎勒皮 龙脑(各三分) 黄连(去须) 槟榔(纸裹,煨) 麝香(研) 干姜(炮裂,各一分)

上一十一味,捣罗为散。一二岁儿半钱匕,三四岁一钱匕,米饮调下,不以时候,量儿大小加减。

14. 鳖甲汤(《圣济总录·卷第一百七十二·小儿无辜疳》)

治小儿无辜疳,项细腹大,发干作穗。

鳖甲(去裙襕,炙令焦) 陈橘皮(汤浸去白,

焙） 苍术（去皮，米泔浸一宿切，焙） 赤茯苓（去黑皮） 赤芍药（各三分） 槟榔（一枚，煨，锉）

上六味，粗捣筛。一二岁儿一钱匕，水七分煎至四分，去滓，分温二服，日再，量儿大小加减。

15. 丹砂散（《圣济总录·卷第一百七十二·小儿无辜疳》）

治小儿无辜疳痢。

丹砂（研） 丁香（各半两） 白马夜眼（一分，微炒）

上三味，捣研为散。空心以井华水调半钱匕，后服雄肝散。

16. 雉肝散（《圣济总录·卷第一百七十二·小儿无辜疳》）

治小儿无辜疳。

雉肝（一具，干者捣，湿者熬为末）

上一味，分三服，每服丹砂散后，即一服，米饮调下半钱匕。

17. 蜗牛煎（《圣济总录·卷第一百七十二·小儿无辜疳》）

治小儿无辜疳。

蜗牛壳（七枚，旧死者皮薄黄白色者是）

上一味净洗，不得小有尘土，漉干纳酥蜜壳中，瓷盏盛，纸糊头，炊饭上蒸之。下馈时即坐甑中，装饭又蒸饭熟，细研如水淀，渐渐与服，一日服尽。

18. 四神散（《圣济总录·卷第一百七十二·小儿无辜疳》）

治小儿无辜疳泻。

虾蟆（一枚，炙） 黄连（去须，为末） 铅丹（炒，各半两） 麝香（半分）

上四味，细研为散。每服半钱匕，陈米饮调下。

19. 救生丸（《圣济总录·卷第一百七十二·小儿无辜疳》）

治小儿无辜疳，腹胀气喘，四肢虚浮，乍热乍寒，或即泻痢，心腹坚痛。

巴豆（去皮取仁，半两，米醋一升，生姜半两，切同煮，醋尽取巴豆烂研） 雄黄（半两，研） 丹砂（一分，研）

上三味，合研匀，以汤浸蒸饼心为丸如黄米大。每日以芍药汤下二丸。

20. 棘刚子丸（《圣济总录·卷第一百七十二·小儿无辜疳》）

治小儿无辜疳，面黄发直，时时壮热，饮食不成肌肉。

棘刚子（为末，如无以水银代之） 麝香（研） 蟾酥（研） 牛黄（研，各一分） 白附子末（半两） 犀角末 半夏末（各三分） 干猪胆（少许）

上八味，并生用，同研细，面糊丸如黍米大。每服十丸，薄荷汤下，乳汁亦得。

21. 麝香熊胆丸（《圣济总录·卷第一百七十二·小儿无辜疳》）

治小儿无辜疳，面黄发直，时发壮热，饮食不成肌肉。

麝香（研，半两） 熊胆（研，二钱） 芦荟（研，三分） 胡黄连 黄连（去须，各一两） 使君子（去壳，十枚） 干蟾（大者一枚，去足并肠胃，烧灰，研）

上七味，捣研为细末，以白面稀糊和丸如绿豆大。每服十五丸至二十丸，米饮下。

22. 长肌丸（《圣济总录·卷第一百七十二·小儿无辜疳》）

治小儿无辜疳，面黄发直，时时壮热，食不生肌。

胡黄连（半两） 木香 无食子（各一分） 芦荟（研） 麝香（研） 牛黄（研） 黄柏（去粗皮，各半分）

上七味，捣罗四味为末，与三味研者拌匀，滴水和丸如绿豆大。每服五七丸，温水下，量儿大小加减。

23. 梅肉散（《证治准绳·幼科集之八·脾脏部·无辜疳》）

治无辜疳渴利不止，眼出障翳，身体浮肿。

乌梅肉（炒干） 绵黄芪 干葛（各一两） 川黄连 栝蒌根 干姜（炮） 甘草（炙，各半两）

上件捣，罗为细末。每服一钱，水一盏煎至六分，去滓放温，时时与服。

24. 蓝叶汤（《证治准绳·幼科集之八·脾脏部·无辜疳》）

治无辜疳，血痢不断。

蓝叶（一两） 地龙 人参（去芦头） 乌梅肉 冬瓜仁 黄连 赤茯苓 蜗牛壳（微炒，各

半两)

上件捣，罗为细末。每服一钱，水一小盏煎至六分，去滓温服，乳食前。

25. 温脏汤(《证治准绳·幼科集之八·脾脏部·无辜疳》)

治小儿无辜疳痢久不止，手足逆冷。

肉豆蔻(去壳) 干姜(炮，各一两) 龙骨 当归 厚朴(去粗皮，涂生姜汁炙令香熟，各半两) 附子(一枚重半两，炮，去皮脐) 茅香(半分，锉)

上件捣，罗为细末。每服一钱，水八分一盏，入生姜三片，煎至五分，去滓温服，乳食前。

26. 朴附丹(《证治准绳·幼科集之八·脾脏部·无辜疳》)

治无辜疳痢，赤白相杂。

厚朴(涂生姜汁炙令香熟) 诃梨勒皮(面裹炮，各一两) 附子(一枚，炮，去皮脐) 龙骨 乌梅肉 赤石脂(各半两)

上件捣，罗为细末，炼蜜和丸如黍米大。每服十粒，米饮下，乳食前。

九、治小儿奶疳方

1. 干蟾丸(《太平圣惠方·卷第八十七·治小儿奶疳诸方》)

治小儿奶疳，腹大黄瘦，或时吐乳，壮热下痢。

干蟾(一枚，涂酥炙微焦) 木香(半分) 肉豆蔻(二颗，去壳) 雄黄(一分，细研) 丁香(半分) 熊胆(半分，细研) 胡黄连(一分) 朱砂(一分，细研) 青黛(一分，细研) 麝香(一分，细研) 赤石脂(一分) 代赭(一分)

上件药，捣罗为末，都研令匀，炼蜜和丸如黍米大。一岁儿以粥饮下二丸，早晨一服，晡时再服，量儿大小，以意加减。

2. 牛黄丸(《太平圣惠方·卷第八十七·治小儿奶疳诸方》)

治小儿奶疳，羸瘦，壮热多睡。

牛黄(一分，细研) 雄黄(一分，细研) 熊胆(一分，细研) 朱砂(一分，细研) 麝香(一分，细研) 丁香(一分) 龙脑(半分，细研) 甘松(一分) 胡黄连(一分) 腻粉〔二(一)分，研入〕 芦荟(一分，细研) 水银(半两，以少枣肉研，令星尽) 巴豆(半分，去皮心研，纸裹压去油)

上件药，捣罗为末，都研令匀，以黑狗胆汁和丸如黄米大。每服，以粥饮下三丸，量儿大小，以意加减。

3. 朱砂丸(《太平圣惠方·卷第八十七·治小儿奶疳诸方》)

治小儿奶疳，肚胀，四肢瘦弱，不欲乳食。

朱砂(一分，细研) 雄黄(一分，细研) 夜明沙(半两，细研) 黄连(半两，去须) 鳖甲(半两，涂酥炙焦黄，去裙襕) 干虾蟆(半两，涂酥炙令焦黄) 槟榔(一分)

上件药，捣罗为末，以糯米饭和丸如黍米大。每服，以粥饮下七丸，日三服，量儿大小，以意加减。

4. 蟾头散(《太平圣惠方·卷第八十七·治小儿奶疳诸方》)

治小儿奶疳，体瘦烦热，毛发干瘁，乳食减少。

蟾头(一枚，烧灰) 蛇蜕皮灰(一分) 蝉壳(一分，微炒，去足) 麝香(一钱) 青黛(半两) 蜗牛子(二七枚，炒微黄)

上件药，都细研为散。每服，以粥饮调下半钱，日三服，量儿大小，加减服之。

5. 使君子丸(《太平圣惠方·卷第八十七·治小儿奶疳诸方》)

治小儿奶疳，腹胀吐乳，渐渐羸瘦。

使君子(一分) 诃黎勒皮(一分) 槟榔(一分) 朱砂(一分，细研) 麝香(一分，细研) 熊胆(一分，细研) 丁香末(一分) 蟾酥(半分，研入) 夜明沙(一分，微炒)

上件药，捣罗为末，都研令匀，以软饭和丸如黍米大。每一岁儿，以粥饮下二丸，量儿大小，加减服之。

6. 胡黄连丸(《太平圣惠方·卷第八十七·治小儿奶疳诸方》)

治小儿奶疳，壮热体瘦。

胡黄连(半两) 虾蟆(一枚，涂酥炙焦黄) 蛇蜕皮灰(一分) 麝香(一分，细研) 牛黄(半分，细研) 使君子(一分)

上件药，捣罗为末，以面糊和丸如绿豆大。每服，以粥饮下五丸，日三四服，量儿大小，以意加减。

十、治小儿干疳方

1. 天竹黄散(《太平圣惠方·卷第八十七·

治小儿干疳诸方》)

治小儿干疳,心脏烦热,眼目赤涩,皮肤干燥,夜多盗汗,羸瘦不能乳食。

天竹黄(半两) 牛黄(一分,细研) 雄黄(一分,细研) 朱砂(一分,细研) 芦荟(一分,细研) 蟾头(一分,炙令焦黄) 龙脑(一钱,细研) 麝香(一分,细研) 胡黄连(一分) 犀角屑(一分) 木香(一分) 钩藤(一分) 甘草(一分,炙微赤,锉)

上件药,捣细罗为散,都研令匀。每服,以温水调下半钱服,日三服,量儿大小,以意加减。

2. 青黛丸(《太平圣惠方·卷第八十七·治小儿干疳诸方》)

治小儿干疳,肌体羸瘦,皮毛干焦,发歇寒热,昏昏多睡。

青黛(三分,细研) 牛黄(细研) 芦荟(细研) 胡黄连 朱砂(细研) 麝香(细研) 蛇蜕皮灰 龙胆(去芦头) 蟾(一枚,涂酥炙微黄) 雄黄(细研) 蝉壳(微炒,以上各一分)

上件药,捣罗为末,都研令匀,用面糊和丸如黍米大。每服,以粥饮下三丸,日三服,量儿大小,临时增减。

3. 蜗牛丸(《太平圣惠方·卷第八十七·治小儿干疳诸方》)

治小儿干疳,面青目涩,脑热鼻疮,眼生障膜,毛发焦黄,肌肤羸瘦。

蜗牛(三分,烧灰) 谷精草(三分,碎切) 夜明沙(三分,微炒) 干蟾(一两,涂酥炙令焦黄) 瓜蒂末(半两) 雄黄(一分) 麝香(一分)

上件药,都研为末,用蒸饼和丸如绿豆大。每服,以粥饮下三丸,日三服,量儿大小,加减服之。

4. 牛黄丸(《太平圣惠方·卷第八十七·治小儿干疳诸方》)

1) 治小儿干疳,烦渴壮热,皮肤枯燥,日渐羸瘦。

牛黄(半钱,细研) 雄黄(一分,细研) 甘草(半分,炙微赤,锉) 龙脑(一钱,细研) 麝香(一钱,细研) 黄连(一分,去须) 芦荟(一分) 天竹黄(一分)

上件药,捣罗为末,都研令匀,用糯米饭和丸如绿豆大。每一岁以粥饮下一丸,日三服。

2) 治小儿干疳,体热羸瘦,心神烦躁,少得眠卧。

牛黄(半两,细研) 朱砂(半两,细研,水飞过) 子芩(半两) 犀角屑(半两) 麝香(一分,细研)

上件药,捣罗为末,都研令匀,以糯米饭和丸如麻子大。每服,用粥饮下三丸,量儿大小。

5. 胡黄连丸(《太平圣惠方·卷第八十七·治小儿干疳诸方》)

治小儿干疳,瘦弱不能乳食,发竖脑干,肌体柴瘦。

胡黄连末(半两) 朱砂(三分) 麝香(一分) 蛇蜕皮(一条,烧灰) 波斯青黛(三分) 蟾酥(一杏仁大) 芦荟(三分)

上件药,都研为末,用猪胆一枚,取清酒一盏,和药末,都于铫子内熬如膏,丸如绿豆大。五岁至七岁,以粥饮下五丸,日三服,三岁以下三丸。

6. 蟾酥丸(《太平圣惠方·卷第八十七·治小儿干疳诸方》)

治小儿干疳,乳食不成肌肤,日渐羸瘦,身体壮热,毛发干枯,四肢无力。

蟾酥(一分) 猪胆(二枚) 青黛(三分) 龙脑(三分) 朱砂(三分,细研) 麝香(一分) 蝉壳(一分,微炒,去足) 干地龙(一分,微炒) 蛇蜕皮灰(一分)

上件药,除蟾酥外,细研,以猪胆化蟾酥和丸如粟米粒大。每服,以温水下五丸,研吹鼻内,量儿大小,以意加减。

7. 青黛散(《太平圣惠方·卷第八十七·治小儿干疳诸方》)

治小儿干疳,日久不瘥,骨立形枯,诸治无效。

青黛(一分) 麝香(二分) 芦荟(一分) 朱砂(一分) 地龙(一分,微炒) 夜明沙(一分,微炒) 干虾蟆(灰一分) 熊胆(一分)

上件药,都细研为散。每服半钱,空心,以粥饮调下;更用少许药,吹入鼻中;后以桃枝汤,看冷热,浴儿,衣盖,有虫子出为效也。

8. 龙齿散(《圣济总录·卷第一百七十二·小儿干疳》)

治小儿干疳,腹胀气急,退热。

龙齿(烧研) 龙脑(锉) 桔梗(炒) 白茯苓(去黑皮) 桂(去粗皮) 麝香(研,各一分) 蜣螂(三枚,去翅足,炙焦)

上七味，捣研为散。一二岁儿每服半钱匕，用温水调下，三四岁儿一钱匕，空心午后服，更量儿大小加减。

9. 胡黄连散（《圣济总录·卷第一百七十二·小儿干疳》）

治小儿干疳瘦瘁。

胡黄连　犀角屑　白羊肝（切，焙为末，各一分）　麝香（研，一钱）

上四味，捣罗为散。每服半钱匕，生地黄汁小半盏调下，空心日午服，更量儿大小加减。

10. 茵芋丸（《圣济总录·卷第一百七十二·小儿干疳》）

治小儿干疳体热。

茵芋　细辛（去苗叶）　黄芩（去黑心）　甘草（炙）　龙齿（烧灰）　石膏（碎）　松罗（各三分）　杜蘅（半两）　铅丹（别研，一分）

上九味，捣罗为末，炼蜜和丸如麻子大。一二岁儿每服三丸，米饮下，三四岁五七丸，更量儿大小加减。

11. 破积丸（《圣济总录·卷第一百七十二·小儿干疳》）

消肌疳烦热，化肠胃食滞，令儿能食。

木香　青橘皮（去白，焙）　桂（去粗皮，各一两）　吴茱萸（汤浸焙干，炒，二两）　硇砂（醋熬成霜，取一钱）　巴豆霜（取半钱匕）

上六味，捣罗四味为末，与硇砂巴豆霜拌匀，醋煮面糊丸如绿豆大。每服三丸至五丸，早晚食后临卧各一服，大便利则减丸数。

12. 蟾蜍煎丸（《圣济总录·卷第一百七十二·小儿干疳》）

治小儿身体寒热，皮毛枯燥，饮食虽多，肌肉消瘦，嘿嘿不慧，名曰干疳。

干蟾（大者五枚，细锉，用醇酒五升，文火煎烂去骨研滤去滓，入蜜四两银器内，重汤熬成稠膏）　胡黄连　黄连（去须）　白芜荑仁（炒，各二两）　麝香（研，半两）

上五味，捣研四味为末，以前蟾膏和剂，丸如麻子大。每服十五丸，米饮下，不拘时，过龀至十岁以前，并宜服，大能退疳黄。长肌肉。

十一、治小儿内疳方

1. 木香丸（《太平圣惠方·卷第八十七·治小儿内疳诸方》）

治小儿内疳，乳食不调，心腹胀满，肌肤羸瘦，下痢无恒。

木香（一分）　赤石脂（半两）　蝉壳（一分，微炒，去足）　麝香（一分，细研）　肉豆蔻（一颗，去壳）　黄连（一分，去须）　黄丹（一分，微炒）　田父（半两，炙令微黄）　熊胆（一分，研入）　夜明沙（一两，微炒）　干蟾（一分，涂酥炙微黄焦）

上件药，捣罗为末，用水浸蒸饼丸如麻子大。每服，以温粥饮下二丸，量儿大小，以意加减。

2. 芦荟丸（《太平圣惠方·卷第八十七·治小儿内疳诸方》）

治小儿内疳，四肢羸瘦，腹胀鼻痒，皮肤干燥，下痢不恒。

芦荟（一分，细研）　雄黄（一分，细研）　麝香（一钱，细研）　没石子（一分）　蛇蜕皮灰（一分）　黄连（半两，去须）　蝉壳（一分，微炒，去足）　蟾酥（一钱，研入）　丁香（一分）　熊胆（一分，研入）

上件药，捣罗为末，炼蜜和丸如黄米粒大。每服，以粥饮下三丸，日三服；别研一丸，吹入鼻中，量儿大小，以意加减。

3. 杀疳丸（《太平圣惠方·卷第八十七·治小儿内疳诸方》）

治小儿内疳，下痢不止，体瘦食少，腹痛羸弱。

蜗牛壳（一分）　麝香（一分，细研）　芦荟（一分，细研）　雄黄（一分，细研）　肉豆蔻（半两，去壳）　母丁香（一分）　黄连（半两，去须，微炒）　鹤虱（一分）　定粉（半两，微炒）　白矾灰（一分）　密陀僧（一分，细研）　没药（一分）　艾叶（半两，炒令黄）　地龙（一分，微炒）　熊胆（一分，研入）　蟾酥（一钱，研入）

上件药，捣罗为末，以面糊和丸如绿豆大。不计时候，以粥饮下三丸，量儿大小，以意加减。

4. 麝香散（《太平圣惠方·卷第八十七·治小儿内疳诸方》）

治小儿内疳，下痢不止，肌体消瘦，诸治未瘥。

麝香（一分，细研）　黄丹（一两，微炒）　定粉（一两，微炒）　蛇蜕皮灰（一分）　夜明沙（一分，微炒）　芦荟（一分，细研）　蜗牛壳（一分）　诃黎勒（半两，煨，用皮）　黄连（一分，去须，微炒）　没石子（一分）

上件药，捣细罗为散，都研令匀。每服，以粥饮调下半钱，早晨午后各一服，看儿大小，加减服之。

5. 丁香散（《太平圣惠方·卷第八十七·治小儿内疳诸方》）

治小儿内疳，体瘦下痢。

丁香（一分） 朱砂（一分，细研） 当归（一分，锉，微炒） 犀角屑（半两） 牛黄（一分，细研） 蚺蛇胆〔半（一）分，研入〕 白马齑（一分，酒浸炙黄色）

上件药，捣细罗为散，都研令匀。每服，以粥饮调下半钱，日三服，量儿大小，以意加减。

6. 胡粉丸（《太平圣惠方·卷第八十七·治小儿内疳诸方》）

治小儿内疳，下痢不止，昏沉多睡。

胡粉（半两，微炒） 黄连末（一分，微炒） 青黛（半两，细研） 麝香（一钱）

上件药，同研令细，以猪胆一枚，取汁和丸如黄米粒大。不计时候，以粥饮下五丸，量儿大小，以意加减。

7. 厚肠丸（《证治准绳·幼科集之八·脾脏部·内疳》）

治小儿失乳，以食饲之，不能克化，或生腹胀，四肢瘦弱，或利色无常。

陈皮 半夏 苍术 人参（各三分） 麦蘖 枳壳 曲末（各五分） 青皮 厚朴（各二分）

上为细末，面糊丸如麻子大。每服二十丸，温汤送下。忌饱食。

8. 金粟丹（《证治准绳·幼科集之八·脾脏部·内疳》）

治腹大疳瘦，好吃泥土，泄利不调。

干蟾（五枚，酥炙焦黄） 川黄连（夏用二两，冬用一两） 母丁香 厚朴（姜汁制） 草龙胆（各一两） 夜明砂（微炒） 蝉壳（洗） 诃子皮（微炮，各半两）

以上捣罗为细末，次用：

好朱砂（细研，水飞） 青黛（研，各一两） 好麝香（半两，研）

上件一处拌匀，用炼蜜一半、白面糊一半，和如黍米大。每服十粒，米饮下，不拘时候，量儿大小加减。

十二、治小儿脑疳方

1. 牛黄丸（《太平圣惠方·卷第八十七·治小儿脑疳诸方》）

治小儿脑疳，身热发枯。

牛黄（一分，细研） 麝香（半分，细研） 龙脑（半分，细研） 青黛（半两，细研） 熊胆（一分，研入） 胡黄连（一分） 木香（一分） 犀角屑（一分） 芦荟（一分，细研） 蟾酥（半分，研入）

上件药，捣罗为末，都研令匀，以面糊和丸如黄米大。每服，以温水下五丸，日三服，量儿大小，以意加减。

2. 青黛丸（《太平圣惠方·卷第八十七·治小儿脑疳诸方》）

治小儿脑疳，是胎热所为，其疾在头皮光急，头发作穗，或鬓有疮痍，或时腮虚肿，若患此疾，多损眼目。

青黛（半两，细研） 龙胆（半两，去芦头） 川升麻（半两） 赤茯神（半两） 黄连（半两，去须） 蓝子（一分） 蜀漆（一分） 川大黄（半两，锉碎，微炒） 甘草（一分，炙微赤，锉）

上件药，捣罗为末，炼蜜和丸如绿豆大。每服，以温水下五丸，日三服，量儿大小，加减服之。

3. 虎睛丸（《太平圣惠方·卷第八十七·治小儿脑疳诸方》）

治小儿脑疳，眼涩多睡，惊悸，不吃奶食，黄瘦。

虎睛（一对，酒浸一宿，微炙） 犀角屑（半两） 真珠末（半两） 子芩（半两） 川大黄（半两，锉碎，微炒） 栀子仁（半两） 天竹黄（一分） 麝香（半两，细研） 龙胆（一分，去芦头） 牛黄（一分，细研） 巴豆（十枚，去皮心研，纸裹压去油）

上件药，捣罗为末，都研令匀，炼蜜和丸如麻子大。一岁儿以奶汁下一丸，日三服，儿稍大，即以意加丸服之。

4. 化疳丸（《太平圣惠方·卷第八十七·治小儿脑疳诸方》）

治小儿脑疳久不瘥，肌体黄瘦，头面干枯，眼鼻生疮，壮热多渴。

虾蟆灰（半两） 青黛（半两，细研） 谷精草灰（一分） 牛黄（一分，细研） 木香（一分） 丁香（一分） 熊胆（半分，研入） 芦荟（一分，细研） 朱砂（半两，细研，以水飞过） 麝香（一分，细研） 犀角屑（一分） 腻粉（半分，研入） 羚羊角屑（一分） 砒黄（半分，细研） 槟榔（一分） 胡黄连（一分）

上件药，捣罗为末，研入牛黄等，炼蜜和丸如粟米大。每一岁以粥饮下一丸，日三服。

5. 龙脑丸（《太平圣惠方·卷第八十七·治小儿脑疳诸方》）

治小儿脑疳，羸瘦烦热。

龙脑（一钱） 牛黄（一分） 麝香（一钱） 朱砂（一分） 熊胆（一分） 芦荟（一分） 干虾蟆灰（一分） 雄黄（一分） 胡黄连末（一分）

上件药，都研令如粉，以水化熊胆和丸如麻子大；若硬，更入糯米饭同丸。每服，用薄荷温汤下三丸，日三服，量儿大小，以意加减。

6. 通脑丁香散（《太平圣惠方·卷第八十七·治小儿脑疳诸方》）

治小儿脑疳，头发干竖，作穗，眼有白膜，鼻头有疮。

丁香（一分） 蜗牛壳（一分，炒令黄） 赤小豆（一分） 不蚛皂荚（一分，并子）

上件药，捣细罗为散。每取少许，以竹管子吹入鼻中。五疳悉用之，若病重者，鼻内出虫子，每日两度吹入鼻中良。

7. 青黛散（《太平圣惠方·卷第八十七·治小儿脑疳诸方》）

治小儿脑疳，烦热，皮干瘦瘁。

青黛（一分） 甘草（半两，炙微赤，锉） 地榆（半两） 蜗牛子（一两，炒令黄） 兰香根（一分） 麝香（一分，细研） 人粪灰（一分） 蚺蛇胆（一分，研入） 龙脑（一分，细研）

上件药，捣细罗为散，都研令匀。每服，以粥饮调下半钱，日三服，量儿大小，以意加减，亦可用少许吹于鼻中。

8. 吹鼻龙脑散（《太平圣惠方·卷第八十七·治小儿脑疳诸方》）

治小儿脑疳，鼻塞头痛，眼目昏暗，羞明怕日。

龙脑（少许，细研） 蜗牛壳（一分，炒令黄） 虾蟆灰（一分） 瓜蒂（一分） 麝香（少许，细研） 黄连（一分，去须） 细辛（一分）

上件药，捣细罗为散，入瓷合内贮之。每取少许，吹于鼻中，每日两上用之。

9. 益脑吹鼻散（《太平圣惠方·卷第八十七·治小儿脑疳诸方》）

治小儿脑疳，鼻痒，毛发作穗，面青羸瘦。

地榆末（一分） 虾蟆灰（一分） 青黛（半两） 谷精草（一分） 干蜗牛壳（十四枚，微炒） 麝香（一钱）

上件药，同细研为散。以两黄米大，吹入鼻中，当有黄水出为效。

10. 升麻丸（《圣济总录·卷第一百七十二·小儿脑疳》）

治小儿脑疳，头皮光急，发作穗，或有疮痍，或时腮肿，往往损害眼目。

升麻 青黛（研） 龙胆（去苗） 茯神（去木） 大黄（煨，锉，各半两） 甘草（炙） 黄连（去须） 蓝实 蜀漆（炒，各一分）

上九味，捣研为末，炼蜜和丸如麻子大。每服三丸至五丸，米饮下，早晨午间日晚各一，量儿大小，以意加减。

11. 桔梗汤（《圣济总录·卷第一百七十二·小儿脑疳》）

治小儿脑疳，头发作穗，头皮光急，或有疮，或时腮颔肿，眼目不明，积渐羸弱。

桔梗（锉，炒，半两） 黄柏（去粗皮，炙，锉） 大黄（锉，炒，各一分）

上三味，粗捣筛。每用二钱匕，以水一小盏，入生地黄长二寸拍破，同煎至四分，去滓分温二服，早晨日晚各一，更量儿大小，以意加减。

12. 地榆散（《圣济总录·卷第一百七十二·小儿脑疳》）

治小儿脑疳，鼻痒，头发作穗，面黄羸瘦，益脑吹鼻。

地榆（锉） 虾蟆（灰） 干蜗牛壳（去土） 青黛（研） 麝香（研） 石蜜（炒焦，各一分）

上六味，捣罗为散，更研极细。每取少许，吹入鼻中，当有黄水出。

13. 葶苈散（《圣济总录·卷第一百七十二·小儿脑疳》）

治小儿脑疳，吹鼻。

葶苈（纸上炒香） 漏芦（去芦头） 鹤虱

虾蟆（炙焦） 丹砂（研） 滑石（各一分） 蟾酥（如柳叶二片子）

上七味，捣研为散。每用一字匕，吹入鼻中，嚏即可治。

14. 麝香虾蟆丸（《圣济总录·卷第一百七十二·小儿脑疳》）

治小儿脑疳，头发作穗，或头上生疮，或腮脸虚肿，或腹冷久泻。

虾蟆（一枚，去肠肚，烧灰） 诃黎勒（五枚，面裹烧熟，去面并核） 胡黄连 黄连（去须，各半两） 芦荟（研） 熊胆（研，各一分） 丁香（二十粒） 丹砂（研） 麝香（研，各一钱）

上九味，捣研为末，水浸炊饼心和丸，如麻子大。二岁儿每服十丸，温粥米饮下，日三。

15. 熊胆煎（《圣济总录·卷第一百七十二·小儿脑疳》）

治小儿脑疳脊疳齿疳，诸般疳疾，口生疮。

熊胆（一小指节许） 蚺蛇胆 芦荟 牛黄 麝香 龙脑（各一分）

上六味并细研，以井华水一盏和匀，瓷器盛，于铛中重汤煮半日，投三五粒粳米，以米烂为度，仍频搅勿令干，干即添水，候煎成放冷。令小儿及乳母慎口七日，取四豆许，徐徐吹入鼻中，及涂口疮，两日即停一日，候儿发变青，即止。

十三、治小儿脊疳方

1. 金蟾散（《太平圣惠方·卷第八十七·治小儿脊疳诸方》）

治小儿脊疳，头大项细，四肢黄瘦，肚大胸高，毛发干竖。

干蟾（一枚大者，涂酥炙令焦黄） 夜明沙〔三枚（分），微炒〕 胡粉（三钱） 丁香（三七粒） 桃白皮（三分，锉） 樗根白皮（三分，锉） 地榆（三分，锉） 百合（三分） 诃黎勒（三分，煨用皮） 白芜荑（三分，微炒） 人参（三分，去芦头） 槟榔（一分） 川大黄（三分，锉碎，微炒） 黄连（三分，去须） 黄柏（三分，锉）

上件药，捣细罗为散。每服，用粥饮调下半钱，日三服，量儿大小，以意加减。

2. 地骨皮丸（《太平圣惠方·卷第八十七·治小儿脊疳诸方》）

治小儿脊疳，渐渐黄瘦，以手指击之，背如鼓响，脊骨高是也，此因奶热所致。

地骨皮（半两） 龙胆〔二（一）分，去芦头〕 子芩〔二（一）分〕 紫参（半两） 黄芪（半两，锉） 枳壳（一分，麸炒微黄，去瓤） 木香（一分） 猪苓（一分，去黑皮） 川大黄（半两，锉碎，微炒） 郁李仁（半两，汤浸去皮尖，微炒） 海蛤（一分，细研）

上件药，捣罗为末，炼蜜和丸如绿豆大。每服，以温水研下五丸，日三服，量儿大小，加减服之，当得微利为效。

3. 胡黄连丸（《太平圣惠方·卷第八十七·治小儿脊疳诸方》）

治小儿脊疳，肌肤羸瘦，背脊骨高，身体寒热，面无颜色。

胡黄连（半两） 青黛（半两，细研） 木香（一分） 蜗牛〔一（二）七枚，炒令微黄〕 地龙（半两，微炒） 蟾酥（一钱，研入） 黄连（半两，去须） 槟榔（一分） 蜣螂（五枚，微炒，去翅足） 朱砂（一分，细研） 麝香（一分，细研） 当归（一分，微炒） 犀角屑（一分） 干蝎（一分，微炒） 蛇蜕皮（一分，烧为灰） 芦荟（一分，细研） 独活（一分） 牛黄（一分，细研） 猪牙皂荚（五挺，去皮，涂酥炙焦黄）

上件药，捣罗为末，以猪胆汁和丸如绿豆大。每服，以粥饮下五丸，日三服，量儿大小，增减服之。

4. 牛黄丸（《太平圣惠方·卷第八十七·治小儿脊疳诸方》）

治小儿心肺久热，致成脊疳，渐渐羸瘦。

牛黄（一分，细研） 真珠末（一分） 朱砂（一分，细研） 赤芍药（一分） 杏仁（一分，汤浸去皮尖、双仁，麸炒微黄） 赤茯苓（一分） 甘草（一分，炙微赤，锉） 牡蛎粉（一分） 麝香（一分，细研） 虾蟆灰（一分） 犀角屑〔一（半）分〕 巴豆（十枚，去皮心研纸，裹压去油）

上件药，捣罗为末，入研了药，更研令匀，用糯米饭和丸如绿豆大。每日早晨，以荆芥汤下二丸，量儿大小，增减服之。

5. 芦荟丸（《太平圣惠方·卷第八十七·治小儿脊疳诸方》）

治小儿脊疳，腹内有虫，上攻背膂，脊骨渐高，肌体羸瘦。

芦荟(半两,细研)　胡黄连(半两)　虾蟆(一枚,涂酥炙令焦黄)　熊胆(半两,研入)　贯众(半两)　地龙(半两,微炒)　青黛(半两,细研)　黄连(半两,去须)　朱砂(半两,细研)　蝉壳(半两,微炒,去足)　雷丸(半两)　麝香(半两,细研)

上件药,捣罗为末,用蜗牛肉研和丸如麻子大。每服,以粥饮下五丸,日三服,量儿大小,增减服之。

6. 青黛丸(《太平圣惠方·卷第八十七·治小儿脊疳诸方》)

治小儿脊疳,四肢瘦弱,腹胁壮热,头发干疏,时烦渴,脊骨如锯。

青黛(一分,细研)　定粉(一分)　蟾酥(半分,研入)　夜明沙(一分,微炒)　黄连(半两,去须)　麝香(一分,细研)　熊胆(半分,细研)　羚羊角屑(半分)　朱砂(一分,细研)　犀角屑(半分)

上件药,捣罗为末,用软饭和丸如绿豆大。每一岁,以粥饮下二丸。

7. 化疳丸(《太平圣惠方·卷第八十七·治小儿脊疳诸方》)

治小儿脊疳,虫攻背膂,脊骨渐高,瘦弱。

腻粉(一分,研入)　胡粉(一分)　胡黄连(一分)　雷丸(一分)　鹤虱(一分)　蜣螂(一分,去翅足,微炒)　地龙(一分,微炒)

上件药,捣罗为末,以鸡子白和,于竹筒内盛,于炊饭处蒸,饭熟为度,用熊胆汁和丸如绿豆大。每服,以清粥饮下三丸,日三服,量儿大小,以意加减。

8. 白矾丸(《太平圣惠方·卷第八十七·治小儿脊疳诸方》)

治小儿脊疳,下痢羸瘦。

白矾灰(三钱)　田父(三分,烧灰)　蛇蜕皮(一条,炒令微黄)　青黛(一分,细研)　鹤虱(一分)　朱砂(一分,细研)　麝香(一钱,细研)　芦荟〔三(一)分,细研〕　莨菪子(一分,水淘去浮者,水煮令芽出,炒黑色)

上件药,捣罗为末,同研令匀,以烧饭和丸如绿豆大。每一岁儿,以粥饮下二丸。

9. 青黛丸(《太平圣惠方·卷第八十七·治小儿脊疳诸方》)

治小儿脊疳,体热瘦瘁,心烦多渴,不欲乳食。

青黛(一分,细研)　胡黄连(半两)　鹤虱(一分)　芦荟(一分,细研)　朱砂(一分,细研)　熊胆(一分,研入)　麝香(一分,细研)

上件药,捣罗为末,同研令匀,炼蜜和丸如绿豆大。每服,用温水下三丸,日三服,量儿大小,加减服之。

十四、治小儿眼疳方

1. 天南星散(《太平圣惠方·卷第八十七·治小儿眼疳诸方》)

治小儿眼疳及雀目。

天南星(半两,炮裂)　谷精草(半两)　甘草(半两,炙微赤,锉)　黄芩(半两)　麝香(一分,研入,细)

上件药,捣细罗为散。用羊子肝冥切破,入药末二钱,用串子炙令熟,空心服,后用不淘米,煮粥半盏压之。

2. 使君子散(《太平圣惠方·卷第八十七·治小儿眼疳诸方》)

治小儿眼疳,诸药未效。

使君子(五颗)　诃黎勒皮(三颗)　干蟾头(一枚,涂酥炙焦黄)　甘草(一分,炙微赤,锉)

上件药,捣细罗为散。以羊子肝一枚,于砂盆内,用生米泔一合,同烂研,绞取汁,食后调下半钱,三岁以下,即可服一字。

3. 谷精草散(《太平圣惠方·卷第八十七·治小儿眼疳诸方》)

治小儿眼疳,赤痒。

谷精草(一两)　苍术(一分,去皮,锉,微炒)　蛇蜕皮灰(一分)　定粉(一钱)

上件药,捣细罗为散。每服一钱,用羊子肝一具,以竹刀子批开,糁药在内,用线缠定,米泔煮熟,承热先熏过眼,次服其汁,后食其肝,儿小即分减服之。

4. 夜明沙散(《太平圣惠方·卷第八十七·治小儿眼疳诸方》)

治小儿眼疳,渐渐急小多赤。

夜明沙(一两,微炒)　天竹黄(半两)　犀角屑(半两)　芎䓖(一两)　羚羊角屑(半两)　白僵蚕(半两,微炒)　甘菊花(半两)　车前子(半两)

上件药，捣细罗为散。每日，常于午时，以温水调下半钱服，量儿大小，加减服之。

5. 姜石散(《太平圣惠方·卷第八十七·治小儿眼疳诸方》)

治小儿眼疳，怕日赤烂，泪下疼痛，不久眼睛将落，宜早治之。

姜石(以浓米泔浸七日，晒干捣研，水飞过) 桑耳(捣罗为末) 豉(焙干，捣罗为末，以上各一两)

上件药，同研令匀。三岁以下每服半钱，三岁以上至七岁每服一钱，用羊肝或猪肝牛肝两指大，去膜细切，以水研绞取汁，调下，日三服。

6. 朱砂散(《太平圣惠方·卷第八十七·治小儿眼疳诸方》)

治小儿眼疳，夹风，生障翳不开。

朱砂(半两，细研水飞过) 雄黄(半两，细研) 川大黄(一两，锉碎，微炒) 石决明(二两) 胡黄连〔一分(两)〕 神曲(一两，微炒)

上件药，捣细罗为散。每服，以蜜水调下半钱，日二服，量儿大小，以意加减。

7. 胡黄连丸(《太平圣惠方·卷第八十七·治小儿眼疳诸方》)

治小儿眼疳，白翳不退。

胡黄连(半两，为末) 青黛(一分，细研) 麝香(一钱，细研) 金箔(五十片，细研) 银箔(五十片，细研) 雄黄(一分，细研) 朱砂(半两，细研，水飞过)

上件药，都研令匀，用酒煮面糊和丸如绿豆大。以温茶下五丸，日三服，量儿大小，加减服之。

8. 铃石散(《太平圣惠方·卷第八十七·治小儿眼疳诸方》)

治小儿眼疳，生翳膜，遮睛欲失明。

铃石(一分) 石决明(一分) 甘菊花(一分) 井泉石(一分) 夜明沙(一分，微炒) 黄连(一分，去须)

上件药，捣细罗为散。每服二钱，以米泔同煮猪子肝一具，令烂熟，量儿大小，分减服之。

9. 夜明沙散(《太平圣惠方·卷第八十七·治小儿眼疳诸方》)

治小儿眼疳，生翳膜，体热。

夜明沙(半两，微炒) 蜗牛壳(半两，微炒) 子芩(半两) 豆豉(半两，炒干) 朱砂(一分，细研)

上件药，捣细罗为散。每服一钱，以水一中盏，入绿豆半匙，都煮熟放冷，量儿大小，和滓分减服之。

10. 清神散(《太平圣惠方·卷第八十七·治小儿眼疳诸方》)

治小儿眼疳，及疱疮入眼。

恶实(微炒) 木通(锉) 晚蚕沙(各一分)

上件药，捣细罗为散。每服，以温水调下半钱，日三服，量儿大小，以意加减。

11. 秘金散(《博济方·卷三·目疾》)

治自幼久患疳气上攻眼目，羞明生翳，久疗不瘥，大人有翳膜遮障，但睛不损。

粗黄连 沙参 元精石 决明子(各一两)

上为末。每服半钱，用羊子肝一具，竹刀子切作缝子，掺末于内，以线系入瓶子内，用米泔煮熟，淡吃，每个作三服。

12. 至圣青金丹(《博济方·卷四·疳积》)

治小儿一十五种风疾，五般疳气，变蒸寒热，便痢枣花粪，脚细肚胀，肚上青筋，头发稀疏，多吃泥土，捋眉毛，咬指甲，四肢羸瘦，疳蛔咬心，泻痢频并，饶惊多嗽，疳蚀口鼻，赤白疮，疳眼雀目。此悉皆治疗，入口大有神效。

青黛(上细好者，二分，研) 雄黄(二分，研) 龙脑(少许，研) 熊胆(一分，用温水入化药) 胡黄连(二分) 麝香(五分，研) 胆酥(一皂子大) 水银(一皂子大) 铅霜 白附子(二枚) 芦荟(一分，研) 朱砂(一钱，研) 腻粉(一分)

上十三味，细研，杵罗为末后，再都入乳钵内，细研令匀，用豮猪胆一枚，取汁熬过，浸蒸饼少许，为丸如黄米大，曝干，于瓷器内收密封，或要，旋取。每服二丸，各依汤使，如后。小儿患惊风天瘹，戴上眼睛，手足搐搦，状候多端，但取药一丸，用温水化破，滴入鼻中，令嚏喷三五遍后，眼睛自然放下，搐搦亦定，更用薄荷汤化下二丸。久患五疳，四肢小，肚高，捋眉吃土，咬指甲，发稀疏，肚上青筋，粥饮下二丸。小儿变蒸寒热，薄荷汤下二丸，化破服。小儿久患泻痢，米饮下二丸。小儿久患疳蛔咬心，苦楝子煎汤下二丸。小儿患鼻下赤烂，口齿疳虫并口疮等，用儿孩子奶汁，研二丸，涂在患处。小儿患疳眼雀目，用白羊子肝一枚，以竹刀子批开，内药二丸，在羊肝子内，以麻缕子缠定，用淘米泔水内，煮令熟，空腹吃下，仍令乳母常忌毒鱼、大蒜、鸡鸭、猪肉等。此药，小儿常隔三两日吃一服，永无病，不染横夭之疾，凡有患但与服，必有功效。

13. 杀疳散（《证治准绳·幼科集之八·脾脏部·眼疳》）

治小儿疳眼外障，初患此疳时痒涩，揉眉咬甲，致令翳生，赤肿疼痛，泪出难开，睑硬，白睛遮睛，怕日合面卧，不喜抬头。

防风　龙脑　牡蛎　白芷　细辛　五味子（各二两）

上为末。每服一钱，食后粥饮调下。

14. 退翳丸（《证治准绳·幼科集之八·脾脏部·眼疳》）

治小儿疳眼外障，初患此疳时痒涩，揉眉咬甲，致令翳生，赤肿疼痛，泪出难开，睑硬，白睛遮睛，怕日合面卧，不喜抬头。

黑参　防风（各一两）　细辛　石决明　车前子（各半两）　桔梗　黄芩（各一两半）

上为末，炼蜜为丸，梧桐子大。空心茶下十丸。

15. 泻肝散（《证治准绳·幼科集之八·脾脏部·眼疳》）

治小儿疳眼外障，肝热，脑热目痒，或赤烂生疮，或生障翳，渐渐遮睛，久而不瘥，损于眼目。

木贼　威灵仙　紫参　家菊花　羌活　蝉蜕（去足）　大黄（生）　甘草（炙）　石决明（各等分）　脑子（少许）

上为末。每用药二钱，豮猪肝一两，批开去膜，掺药在内，线缠，米泔煮熟，嚼下。

16. 蕤仁膏（《证治准绳·幼科集之八·脾脏部·眼疳》）

治小儿疳眼外障，肝热，脑热目痒，或赤烂生疮，或生障翳，渐渐遮睛，久而不瘥，损于眼目。

蕤仁（四十九粒，去皮，出油）　脑子（少许）

上研成膏，用灯心点少许。

17. 羚羊角丸（《证治准绳·幼科集之八·脾脏部·眼疳》）

治肝肺壅热，眼生胬肉，赤脉涩痛，及赤眼障翳睛疼，痒痛羞明，及小儿风疳烁阳眼神妙。

羚羊角（屑，晒干脆，为末）　甘草（生）　白何首乌　瓦松（以纱绢内洗去土，各一两）　生干地黄（洗）　郁金（炮过用，地上去火气，各二两）

上件六味，并细锉曝干，捣罗为细末，炼蜜为丸如梧桐大。每服十五丸，用浓煎淡竹叶、黑豆汤冷下，食后临卧服；小儿丸如绿豆大，每服七丸至十丸。

18. 退云散（《证治准绳·幼科集之八·脾脏部·眼疳》）

治小儿疳眼，嗞哐饶啼不住。

草决明　土瓜根　大黄（炮）　玄参（各半两）　甘草（炙）　宣连　砕砕石（井泉石是，研，各一分）

上细为散。每服一钱，水一盏同煎至七分，五度与吃。

19. 井泉石散（《证治准绳·幼科集之八·脾脏部·眼疳》）

治眼疳，邪热攻于眼目，渐生翳障，致损睛瞳。

井泉石（一两）　晚蚕砂　夜明砂（各微炒）　石决明　甘菊花　黄连（去须，各半两）

上件捣，罗为细末。每服一钱，用米泔一盏，入生猪肝少许，煎五分，肝烂为度，放温，时时服，乳食后。

20. 猪胆黄连丸（《证治准绳·幼科集之八·脾脏部·眼疳》）

治小儿疳瘦，大治肝疳作眼疾，白膜遮睛，诸药不瘥者。

胡黄连　雄黄（细研）　夜明砂（细研，各等分）　猪胆（数个）　麝香（少许，不入胆煮）

上为末，以猪胆汁调药，稀稠得所，却入元胆皮内以线紧系口，米泔水煮五七沸，取出放冷，先以麝香于乳钵内研细，却入药一处同研（不用胆皮，只取出药）候细，用软饭为丸如大麻子大。每服十丸，大者加至十五丸，米饮吞下，如疳气盛，须用陈米饮下。

十五、治小儿口齿疳方

1. 青黛丸（《太平圣惠方·卷第八十七·治小儿口齿疳诸方》）

治小儿口齿疳，生疮臭烂。

青黛（一分，细研）　朱砂（一分，细研）　牛黄（一分，细研）　麝香（半分，细研）　龙脑（半分，细研）　熊胆（一分，细研）　胡黄连（一分）　人中白（半分）　鸡舌香（半分）　蝉壳（半分，微

炒,去足） 芦荟（一分,细研） 夜明沙（半两,微炒） 瓜蒂（一分） 蜣螂灰（半分） 蟾酥（半分,研入）

上件药,捣罗为末,都研令匀,用口脂和丸如绿豆大。以乳汁研破一丸,涂于口内,及滴在鼻中,以桃柳汤洗儿,其疳虫自出。

2. 蜗牛散（《太平圣惠方·卷第八十七·治小儿口齿疳诸方》）

治小儿口齿疳疮,蚀口鼻中欲尽。

蜗牛壳（二七枚,烧灰） 角蒿（一两,烧灰） 麝香末（半钱） 黄柏末（半钱） 细辛末（半分） 石胆（一杏仁大）

上件药,都细研。每取少许,日三度贴之。

3. 芦荟散（《太平圣惠方·卷第八十七·治小儿口齿疳诸方》）

1）治小儿口鼻齿舌疳疮,无不瘥。

芦荟（一分） 盐绿（一分） 胡粉（一分） 真珠末（半两） 蜗牛壳（半两,微炒） 青黛（一两） 黄连末（一两） 麝香（半分）

上件药,都细研为散。先以甘草汤洗疮,然后敷药,口疮但裛干涎,掺药鼻中,即先点少酥,然后糁药。

2）治小儿口齿疳,鼻舌生疮,及头面悉主之。

芦荟（半两,细研） 土绿（半两） 真珠末（一两） 胡粉（半两,研入） 蜗牛壳（一两半,炒令黄） 黄芩（一两半） 麝香（一分,细研） 石盐（一两） 青黛（一两,细研）

上件药,捣细罗为散,同研极细。先用甘草汤洗及漱口了,将此散绵裹,贴于齿上,及散涂药亦得,如有涎,旋吐勿咽之。

4. 雄黄散（《太平圣惠方·卷第八十七·治小儿口齿疳诸方》）

治小儿口齿疳生疮。

雄黄（一分,细研） 硝石（一分） 蚺蛇胆（一分,研入） 黄连（一分,去须） 石盐（一分） 苦参（一分,锉） 朱砂（一分,细研） 麝香（半钱,细研） 鸡屎矾（三大豆大,细研）

上件药,捣罗为末,同研极细。不问口疮赤之与白,生在舌上腮睑颊中及齿龈上,并宜涂之。

5. 雌黄散（《太平圣惠方·卷第八十七·治小儿口齿疳诸方》）

治小儿忽有疳疮,口及齿龈生烂肉,口臭。

雌黄（一分,细研） 箬叶（一两,炙令黄色） 黄芩〔半两(分)〕 螺蛳壳（一分,炙令黄）

上件药,捣罗为末。夜间即与贴,糁在齿龈及疮上。

6. 蜗牛散（《太平圣惠方·卷第八十七·治小儿口齿疳诸方》）

治小儿口齿疳疮,臭烂不瘥。

蜗牛壳（烧灰） 麝香 白狗粪（烧灰） 人粪灰 蝙蝠（烧灰） 青黛 蟾头（烧灰,以上各半两）

上件药,都研细为散。每取少许,吹于鼻中,又以蜜和贴口齿上,立效。

7. 马齿苋散（《太平圣惠方·卷第八十七·治小儿口齿疳诸方》）

治小儿疳疮,满口齿彻鼻中。

马齿苋（半两,干者） 没石子（半两） 麻黄（半两,去根节） 麝香（一钱,细研） 兰香根灰（二钱）

上件药,捣细罗为散。每取半钱,贴于疮上,日夜四五度用之。

8. 干漆散（《太平圣惠方·卷第八十七·治小儿口齿疳诸方》）

治小儿口中疳疮,蚀齿根宣露。

干漆（半两,捣碎,炒令烟出） 硫黄（半两,细研） 文蛤灰（半两） 兰香灰（半两） 虾蟆（半两,烧为灰） 麝香（一钱,细研） 没石子（半两） 马齿苋末（半两）

上件药,捣细罗为散。用腊月猪脂四两,并药末,放铫子内相和,煎热,用槐枝子绵缠,及热,蘸取烙齿根上,令血止,每日二上,以肉生为度。

9. 白矾散（《太平圣惠方·卷第八十七·治小儿口齿疳诸方》）

治小儿口齿疳疮,疼痛肿烂。

白矾灰（一分） 黄矾（一分,烧赤） 雄黄（一分,细研） 盐绿（一分,细研） 虾蟆灰（一分） 麝香（一分,细研） 人中白（一分,烧灰） 人粪灰（一分） 蚺蛇胆（一分,研入）

上件药,同研令细。每用药时,先以发裹指,点清水洗口齿上,然后用蜜水调煎如膏,以篦子薄涂于齿龈上,日三五度用之。

10. 葶苈子散（《太平圣惠方·卷第八十七·治小儿口齿疳诸方》）

治小儿疳，蚀口及齿龈，宣露齿落，臭秽不可近。

葶苈子（一分，微炒），　胡桐律（一分）

上件药，同研令细，后以腊月猪脂半两，调和，微煎为膏，用柳条筋子，以绵裹，微微揾药，时时烙之。

11. 麝香煎（《太平圣惠方·卷第八十七·治小儿口齿疳诸方》）

治小儿疳蚀齿龈，兼颊腮内疮烂。

麝香（一分）　定粉（半两）　黄柏末（半两）

上件药，都细研为散。以好蜜一两，于瓷器内，先煎五七沸，即入药末相和，更煎三两沸，放冷，于患处贴之，日四五度效。

12. 黄柏散（《太平圣惠方·卷第八十七·治小儿口齿疳诸方》）

治小儿口疳，及齿龈生烂肉，及口臭，虫蚀作孔。

黄柏（一两，微炙，捣为末）　青黛（半两）　麝香（一钱）

上件药，都研罗令匀。每取少许糁贴疮上，日三四用之。

13. 九仙膏（《圣济总录·卷第一百七十二·小儿口齿疳》）

治小儿牙疳龈肿，及牙齿诸疾。

猪牙皂荚（二挺，烧存性）　白矾（研，二两）　绿矾（研，一两半）　黄柏（去粗皮）　苦楝根（白皮，各一两，焙）　腻粉（研）　水银（各半两）　麝香（研，一分）　密陀僧（一两洗，以水银同一处用无灰酒少许，同熬如泥后入诸药）

上九味，捣研细，以好酒三升调药，用慢火熬成膏，瓷合内盛，勿令泄气。小儿患口疳，即米泔化涂之，及米泔内服如绿豆大三丸；如大人患口齿臭烂者揩之，亦用米泔内服五七丸，神效；牙疼，即先以米饮漱口，后以米泔化药如菜子大，点牙缝及蚛穴中。

14. 丹砂散（《圣济总录·卷第一百七十二·小儿口齿疳》）

治小儿疳蚀唇颊齿牙，浮动宣露口臭。

丹砂　雄黄（各一钱）　麝香　腻粉（各半钱）　青黛　晚蚕蛾　芦荟　胡黄连（末，各一钱）

上八味，各研为细散，再一处拌匀。每用二字，干贴患处。

15. 角蒿升麻散（《圣济总录·卷第一百七十二·小儿口齿疳》）

治小儿齿疳宣露，脓血不止。

角蒿　细辛（去苗叶）　升麻　地骨皮（锉，焙）　麻黄（去根节，焙）　牛膝（锉，等分）

上六味，捣罗为散。每用少许，敷齿龈，或以水调药，涂在纸上贴，尤妙。

16. 麒麟竭散（《圣济总录·卷第一百七十二·小儿口齿疳》）

治小儿口疳臭腐。

麒麟竭　胡桐泪　白矾（各半两）　铅丹（一分）

上四味，先销白矾作汁，次入铅丹，候干同余药，研为散。敷齿，不过三两上瘥。

17. 三灵散（《圣济总录·卷第一百七十二·小儿口齿疳》）

治小儿牙疳口臭。

绿矾（研）　白矾（烧汁尽，各半两）　麝香（一钱）

上三味并细研。每用少许，贴牙龈上，不计时候。

18. 胡桐泪散（《圣济总录·卷第一百七十二·小儿口齿疳》）

治小儿牙疳疮。

胡桐泪（一两）　铜绿（一钱）　麝香（少许）

上三味，同研令匀。每用药少许，以鸡翎扫之。

19. 蟾灰散（《圣济总录·卷第一百七十二·小儿口齿疳》）

治小儿齿疳，牙龈腐烂，恶血口臭，牙齿脱落。

虾蟆（一枚，烧灰留性）　青橘皮（汤浸去白，焙）　甘草（锉）　青黛（研，各一分）

上四味，捣研为散，入麝香少许。或小儿满口臭烂，落下牙齿，用鹅毛扫于疮上，立差。

20. 二圣散（《圣济总录·卷第一百七十二·小儿口齿疳》）

治小儿风蚛牙疼。

威灵仙　白茯苓（去黑皮，各一两）

上二味，捣罗为散。每用药一钱匕，水一盏，醋半盏，葱白一握切，煎至六分，热渫冷吐。

21. 黄芩散（《圣济总录·卷第一百七十二·小儿口齿疳》）

冷小儿口齿疳，唇口痒痛，齿龈肿黑，宣露摇动。

黄芩（去黑心） 升麻 黄连（去须） 大青 虾蟆（烧灰） 角蒿（灰，各一分） 黄柏（去粗皮，半两）

上七味，捣罗为细散。每用一字匕，贴齿岬上，有涎即吐；如患干湿癣，以口脂和涂疮上，或腊月猪脂和、亦得。

22. 黄矾散（《证治准绳·幼科集之八·脾脏部·口齿疳》）

治大人小儿齿龈宣露，骨槽风，小儿急疳龈肉烂，恶肿痛。

黄矾（一两，研入甘锅，烧通赤） 生干地黄 梧桐律 川升麻（各半两） 干虾蟆头（二枚，炙焦）

上五味，为末。每用半钱干贴，良久吐津，甘草水漱口，一两服立效。一方，用熟干地黄及蟾头烧灰。

23. 青霞散（《证治准绳·幼科集之八·脾脏部·口齿疳》）

治小儿口齿疳。

虾蟆（一个，烧灰） 甘草（炙） 青黛（各一分）

上研为细末，更入真麝少许。或儿满口有疮臭烂落下牙齿者，以鸡翎扫上立效。凡用，先以盐汤漱口了，干拭用。

十六、治小儿疳渴方

1. 天竹黄散（《太平圣惠方·卷第八十七·治小儿疳渴不止诸方》）

治小儿疳多渴，体热烦躁，少得睡卧。

天竹黄（半两，细研） 黄连（半两，去须） 马牙硝（半两） 栀子仁（半两） 葛根（半两，锉） 甘草（一分，炙微赤，锉） 牛黄（一分，细研） 款冬花（一分） 紫菀（一分，洗去苗、土） 犀角屑（一分） 土瓜根（一分）

上件药，捣细罗为散，都研令匀，不计时候，以蜜水调下半钱，量儿大小，分减服之。

2. 胡黄连丸（《太平圣惠方·卷第八十七·治小儿疳渴不止诸方》）

治小儿疳渴，黄瘦壮热，不欲乳食。

胡黄连（半两） 旱莲子（半两） 乌梅肉（半两，微炒） 知母（半两） 龙胆（半两，去芦头） 牛黄（一分，细研） 青黛（半两，细研）

上件药，捣罗为末，以枣瓤和丸如绿豆大。每服，以甘草汤下五丸，日三服，量儿大小，以意加减。

3. 五胆丸（《太平圣惠方·卷第八十七·治小儿疳渴不止诸方》）

治小儿渴疳。

猪胆 狗胆 牛胆 鲫鱼胆 猬胆（以上各一枚）

上件药，并四胆汁，并入牛胆内，在灶北后悬，候稍干可丸，即丸如黍米大。每服，以新汲水下二丸，以饮水足为度，空心午后各一服，更看儿大小，以意加减。

4. 狗胆丸（《太平圣惠方·卷第八十七·治小儿疳渴不止诸方》）

治小儿渴疳。

狗胆（一枚） 猪胆（一枚，以上二胆用米泔煮过） 干漆（一分，捣碎，炒令烟出） 麝香〔三（一）分〕 铅霜（一分）

上件药，细研令匀，以猪胆等和丸如黄米大。不计时候，以冷水下三丸，量儿大小，以意加减服之。

5. 铅丹丸（《太平圣惠方·卷第八十七·治小儿疳渴不止诸方》）

治小儿疳，大渴不止。

铅丹（一分） 铅霜（一分） 黄连末（半两） 石膏末（半两）

上件药，都研为末，以糯米饭和丸如绿豆大。每服，用新汲水淘米泔，研下五丸，日三四服，量儿大小，以意加减。

6. 龙胆丸（《太平圣惠方·卷第八十七·治小儿疳渴不止诸方》）

治小儿疳渴，吃水不止。

龙胆（半两，去芦头） 定粉（半两） 乌梅肉（半两，微炒） 黄连（半两，去须）

上件药，捣罗为末，炼蜜和丸如麻子大。每服，以温水下五丸，日四五服，量儿大小，以意加减。

7. 胡黄连散

1）《太平圣惠方·卷第八十七·治小儿疳渴不止诸方》

治小儿疳热渴，干瘦。

胡黄连（一分） 犀角屑（一分） 生地黄汁（二合） 羊子肝（一具，研取汁） 麝香（半钱，细

研） 蜜（半合）

上件药，捣胡黄连犀角，细研为散，入麝香令匀，以羊子肝汁地黄汁蜜等，调令匀。每服，煎竹叶熟水，调下药汁一茶匙，量儿大小，加减服之。

2）《圣济总录·卷第一百七十二·小儿疳渴不止》

治小儿疳渴，引饮不止。

胡黄连 葛根（锉） 玄参 枇杷叶（拭去毛，炙黄） 甘草（炙，各一分） 麦门冬（去心，焙，半两）

上六味，捣罗为散。每服一钱匕，以水一盏，入生姜少许，煎至五分，去滓入蜜少许，再煎一两沸，放温服。

8. 黄连丸（《太平圣惠方·卷第八十七·治小儿疳渴不止诸方》）

治小儿疳热烦渴，干瘦。

黄连（一分，去须） 天竹黄（一分，细研） 甘草（一分，炙微赤，锉） 栀子仁（一分） 款冬花（一分） 牛黄（一分，细研） 葛根（一分，锉） 紫菀（一分，洗去苗、土） 犀角屑（一分） 川朴硝（半两） 竹沥（二合）

上件药，捣罗为末，先用竹沥拌和，更入熟蜜和丸如绿豆大。每服，以新汲水研破五丸，服之，日四五服，量儿大小，临时加减。

9. 麝香丸（《太平圣惠方·卷第八十七·治小儿疳渴不止诸方》）

治小儿疳，常渴，饮冷水不休。

麝香（一分） 人中白（一分）

上件药，都研令细，以蒸饼和丸如麻子大。一二岁儿，每服煎皂荚汤下二丸，空心午后各一服，更量儿大小，以意加减。

10. 铅霜丸（《圣济总录·卷第一百七十二·小儿疳渴不止》）

治小儿疳渴。

铅白霜 铅丹 定粉 铁粉 龙骨 蛤粉 马牙硝

上七味等分，为细末，入麝香少许，用蜗牛肉研和，为丸如梧桐子大。每服一丸，倒流水化下。

11. 柳絮矾散（《圣济总录·卷第一百七十二·小儿疳渴不止》）

治小儿疳渴不止。

柳絮矾（半两） 铅白霜（一两） 马牙硝（一分） 芒硝（一分）

上四味，细研为散。每服一字匕，冷水调下，一服立效。

12. 愈金汤（《圣济总录·卷第一百七十二·小儿疳渴不止》）

治小儿疳渴喜水，小便淋。

山栀子（炒黄，一两） 瞿麦（半两） 木通（锉，半两） 滑石（研，一分） 甘草（炙，一两） 竹叶（切，焙，一两）

上六味，粗捣筛。二岁儿每服一钱匕，水一盏，入沙糖皂子大，同煎五分，去滓温服，日两服，更量儿大小加减。

13. 金粉地黄膏（《圣济总录·卷第一百七十二·小儿疳渴不止》）

治小儿膈壅疳渴，凉心经。

郁金（一两，皂荚水煮软切，焙） 地黄（粉，半两，生） 雄黄（水飞，一分） 绿豆粉（半两） 白术人参 甘草（炙，各一分） 牛黄（一钱）

上八味，都为细末，炼蜜丸如皂子大。二岁一丸，荷薄汤化下，一岁半丸，更量儿大小加减。

14. 乌梅丸（《圣济总录·卷第一百七十二·小儿疳渴不止》）

治小儿疳渴，饮水不止。

乌梅肉（焙） 茜根（去土） 木瓜（焙） 葛根（炮，各一两） 赤茯苓（去黑皮，半两） 人参（一分） 白术（一分） 甘草（炙，半两）

上八味，捣罗为末，沙糖和丸如皂子大。每服一丸，新汲水化下。

15. 人参散（《圣济总录·卷第一百七十二·小儿疳渴不止》）

治小儿宿有疳气，心肺壅热，内亡津液，烦渴不止。

人参 白茯苓（去黑皮，各一两） 葛根（锉，二两） 木香 藿香叶 甘草（炙，各一分）

上六味，捣罗为细散。每服一钱匕，水半盏，煎三五沸温服。

16. 大枣汤（《圣济总录·卷第一百七十二·小儿疳渴不止》）

治小儿久疳多渴，不美乳食。

大枣（去核，焙） 人参 白术 白茯苓（去黑皮） 陈曲（炒，各一两） 甘草（炙） 檀香（锉，各一分）

上七味，粗捣筛。一岁儿一钱匕，水半盏，入枣一枚擘，煎至三分，去滓温服，日三，量儿大小加减服。

17. 龙粉丸(《奇效良方·卷之六十四·小儿门·五疳》)

治小儿疳渴。

草龙胆　定粉(微炒)　乌梅肉(焙秤)　黄连(各二钱半)

上为细末，炼蜜为丸如麻子大。每服二三十丸，用米饮汤下，不拘时服。

十七、治小儿蛔疳方

1. 狼牙草散(《太平圣惠方·卷第八十七·治小儿蛔疳出虫诸方》)

治小儿蛔疳，干瘦发竖，或痢肚大。

狼牙草(一分)　使君子(半两)　鼠尾草(一分)　棠梨根(半两，锉)　酸石榴根(半两)　贯众根(半两)　槲树皮(半两)　钩藤(半两)　龙胆(半两，去芦头)　射干(二分)　栗刺(半两)　故绵灰(一两)　乱发灰(一两)

上件药，捣细罗为散。五六岁儿，每服一钱，以水一小盏煎至五分，去滓温服，空心晚后各一服，量儿大小，以意加减。

2. 蚺蛇胆丸(《太平圣惠方·卷第八十七·治小儿蛔疳出虫诸方》)

治小儿蛔疳，壮热，眼赤或涩，常多揉目，及发黄秃落，视物不明，手脚心热，时出蛔虫，下痢或青黄赤白无定，身体口鼻及下部生疮，虫蚀齿落，项边生无辜，肌体羸瘦，兄弟姊妹相传至死者。

蚺蛇胆(一分，细研)　丁香(一分)　黄连(一分，去须)　苦参(三分，锉)　青葙子(一分)　牛角屑(一分)　木香(一分)　朱砂(一分，细研)　雄黄(一分，细研)　青黛(一分，细研)　龙胆(一分)　麝香(一分，细研)　牛黄(一分，细研)　胭脂(一分，细研)　硫黄(一分，细研)　白矾灰(一分)　头发灰(一分)　绯绢灰(一分)　干虾蟆灰(一分)

上件药，捣罗为末，都研令匀，以炼蜜和丸如麻子大。每服，以粥饮下三丸，量儿大小，加减服之；又以少许水化二丸，吹于鼻中，及有疮处敷之效。

3. 青黛丸(《太平圣惠方·卷第八十七·治小儿蛔疳出虫诸方》)

治小儿蛔疳，兼治一切诸疾。

青黛(一分，细研)　胡黄连(一分)　鹤虱(一分)　芦荟(一分，细研)　朱砂(一分，细研)

上件药，捣罗为末，都研令匀，以猪胆汁和丸如绿豆大。空心以热水下三丸，当有虫出。

4. 蟾酥丸(《太平圣惠方·卷第八十七·治小儿蛔疳出虫诸方》)

治小儿蛔疳，虫毒腹胀痛，青筋急满，日渐枯瘦，食物不着肌肉，或时下蛔虫，或时腹内多痛。

蟾酥(一分，研入)　麝香(一分)　五灵脂(一分)　巴豆(一分，去皮心研，纸裹压去油)

上件药，同研令极细，用酒半盏，同入铫子内，以慢火熬，不住手搅，候堪丸，即丸如黄米大。每服，以陈橘皮煎汤下三丸，空心及晚后服之，随儿大小，以意加减。

5. 熊胆丸(《太平圣惠方·卷第八十七·治小儿蛔疳出虫诸方》)

治小儿蛔疳出虫。

熊胆(一分)　狗脊(半两，去毛)　白芜荑(半两)　蛇蜕皮灰(半两)　黄丹(半两，炒令紫色)　干蟾头(半两，炙令焦黄)

上件药，捣罗为末，用枣肉和丸如绿豆大。以粥饮化三丸服，更以藿香汤浴儿，用青热衣盖，虫当自出，量儿大小，以意加减。

6. 麝香丸(《太平圣惠方·卷第八十七·治小儿蛔疳出虫诸方》)

治小儿煞蛔疳。

麝香(半分，细研)　蟾酥(半分，研入)　香瓜儿(二七枚)　蛇尾(一分，酒浸炙黄色)　蛇蜕皮灰(一分)　瓜蒂(二七枚)　黄连(一分，去须)　熊胆(半分，研入)

上件药，捣罗为末，用粟米饭和丸如麻子大。日三服，以温水化破二丸服之。

7. 雄黄丸(《太平圣惠方·卷第八十七·治小儿蛔疳出虫诸方》)

治小儿蛔疳出虫。

雄黄(一钱)　牛黄(一钱)　朱砂(一钱)　麝香(半钱)　青黛(一钱)　夜明沙(一钱)

上件药，都细研如粉，以水化蟾酥和丸如绿豆大。每服，以茶下三丸，当有虫出。

8. 使君子丸(《太平圣惠方·卷第八十七·

治小儿蛔疳出虫诸方》）

治小儿蛔疳出虫。

使君子（一分，末） 雄黄（一分） 牛黄（一钱） 麝香（一钱） 蟾酥（一钱） 熊胆（一分）

上件药，都研为末，用软饭和丸如麻子大。如小儿疳极者，先用桃柳汤浴儿，后以粥饮下三丸。

9. 定粉丸（《圣济总录·卷第一百七十三·小儿五疳出虫》）

治小儿疳蛔。

定粉 猪胆（各一分）

上二味，研和为丸如绿豆大。每服二丸，米饮下。

10. 三根散（《儿科要略·儿科特征·疳证》）

治蛔疳虫动，啼叫不止，每至月初间，尤甚，状如神祟。

贯众根 棠梨根 酸石榴根（各一两） 栗刺 故绵 干漆（各五钱）

烧灰存性，捣箩为细末。每服一钱，清水煎服。

十八、治小儿疳痢方

1. 青黛散

1）《太平圣惠方·卷第九十三·治小儿疳痢诸方》

小儿疳痢，脊膂如锯，眼口鼻痒，自咬指甲，头发干焦，下部急痛。

青黛（细研） 朱砂（细研） 雄黄（细研） 附子（炮裂，去皮脐） 藜芦（去芦头） 胡黄连 细辛 麝香（细研） 白矾灰 黄矾灰 莨菪子（水淘去浮者，水煮令芽出，曝干，炒令微焦，各一分）

上件药，捣细罗为散，都研令匀。每服，以粥饮调下半钱，早晨晚后各一服，量儿大小，加减服之。

治小儿疳痢不止，下部痒。

青黛（一分） 蟾灰（一分） 赤石脂（半两） 诃黎勒皮（一两，微煨） 胡粉（一分，微炒） 黄连（一分，去须，微炒） 麝香（一分，细研）

上件药，捣罗为散。每服，以乳汁调下半钱，日三四服，量儿大小，加减服之。

2）《太平圣惠方·卷第九十三·治小儿疳痢久不瘥诸方》

治小儿疳痢久不瘥，日渐羸瘦。

青黛（一两，细研） 麝香（半两，细研） 雄黄（半两，细研） 朱砂（半两，细研） 蚺蛇胆（半两） 黄柏（半两，涂蜜微炙，锉） 苦参（半两，锉） 桂心（半两） 杏仁（半两，汤浸去皮尖、双仁，麸炒微黄） 干姜（一分，炮裂，锉） 白矾（半两，烧令汁尽） 细辛（一分） 黄连（半两，微炒，去须） 藜芦（一分，去芦头） 附子（半两，炮裂，去皮脐） 莨菪子（半两，水淘去浮者，水煮令芽出，候干，炒令黄黑色）

上件药，捣细罗为散。都研令匀，以井华水调下半钱，日三服，一岁儿服一字，三岁儿服半钱，量儿大小，以意加减。若口有疮及鼻痒，酥和绿豆大，安鼻中；若头上疳疮及下部有疮赤烂，并用散敷之。

2. 神圣散（《太平圣惠方·卷第九十三·治小儿疳痢诸方》）

治小儿疳痢，腹大口干，四肢羸弱，下痢不止。

干虾蟆（一枚，五月五日取者，去足肚肠） 独颗蒜（一颗，捶碎） 川椒（半两，去目）

以上二味，入虾蟆腹中，用春大麦面饼子，裹烧令焦黄色，捣罗为末。

麝香（一钱） 龙脑（半钱） 芦荟（一分） 朱砂（二钱） 雄黄（二钱）

上件药，与前药同细研为散。每服，以粥饮调下半钱，日三四服，量儿大小，加减服之。

3. 芦荟丸（《太平圣惠方·卷第九十三·治小儿疳痢诸方》）

1）治小儿疳痢，四肢羸瘦，腹胀鼻痒，皮肤干燥，下痢不恒。

芦荟（细研） 雄黄（细研） 没石子 蛇蜕皮（烧灰） 丁香 熊胆 蝉壳（微炒，去足） 蟾酥（研入，以上各一分） 麝香（一钱） 黄连（半两，去须，微炒）

上件药，捣罗为末，炼蜜和丸如黄米粒大。每服，以粥饮下三丸，别研一丸吹鼻中，量儿大小，加减服之。

2）治小儿疳痢久不瘥，肚大有青脉，四肢渐瘦。

芦荟（一两） 粉霜（一分）

上件药，同研为末，以日煎黄连汁至浓和丸如绿豆大。每服，食前以粥饮下五丸，量儿大小，以意加减。

4. 麝香丸（《太平圣惠方·卷第九十三·治小儿疳痢诸方》）

治小儿疳痢不止，体瘦，食少腹痛，羸弱。

麝香（细研） 朱砂（细研） 芦荟（细研） 雄黄（细研） 母丁香 鹤虱 白矾灰 密陀僧（细研） 没药 龙胆（去芦头） 地龙（微炒） 熊胆（细研，各一分） 肉豆蔻（半两，去壳） 黄连（半两，去须） 定粉（半两，微炒） 艾叶（半两，炒令黄燥焦） 蟾酥（一钱）

上件药，捣罗为末，入研了药令匀，以面糊和丸如绿豆大。每服，以粥饮下三丸，日三服，量儿大小，以意加减。

5. 木香丸

1）《太平圣惠方·卷第九十三·治小儿疳痢诸方》

治小儿疳痢，日夜不止，体瘦无力，不能饮食。

木香 蝉壳（微炒，去足） 肉豆蔻（去壳） 黄丹（微炒） 朱砂（细研） 夜明砂（微炒，各一分） 麝香（一钱，细研） 赤石脂（半两，细研） 黄连（半两，微炒，去须） 田父（一枚，烧灰） 蜗牛（二十枚，炒微黄，细研）

上件药，捣罗为末，入研了药令匀，以汤浸蒸饼和丸如绿豆大。每服以温粥饮下五丸，日三服，量儿大小，以意加减。

2）《太平圣惠方·卷第九十三·治小儿疳痢腹痛诸方》

治小儿疳痢，腹胀疙痛。

木香（半两） 附子（半两，生用，去皮脐） 巴豆（半分，去皮心研，纸裹压去油） 蟾酥（半分，研入） 青橘皮（半两，汤浸去白瓤，焙） 肉豆蔻（半两，去壳） 朱砂（一分，细研） 人参（一分，去芦头）

上件药，捣罗为末，研醋煮面糊为丸如粟米大。每服，以粥饮下二丸，日二服，量儿大小，以意加减。

6. 龙骨丸（《太平圣惠方·卷第九十三·治小儿疳痢诸方》）

治小儿疳痢，日夜度数不恒，肌体羸瘦。

龙骨（半两） 雄黄（一钱，细研） 麝香（一钱，细研） 朱砂（一分，细研） 蜗牛（二十枚，炒令微黄） 橡实（半两） 牛黄（一钱，细研） 白土（一钱） 青黛（一分） 诃黎勒（一分，煨，用皮）

上件药，捣罗为末，入研了药，同研令匀，用面糊和丸如绿豆大。每服，以粥饮下五丸，日三服，量儿大小，以意加减。

7. 熊胆丸（《太平圣惠方·卷第九十三·治小儿疳痢诸方》）

治小儿疳痢，脾胃虚冷，乳食不化，脐腹疼痛。

熊胆〔五（一）分〕 附子（一枚，炮裂，去皮脐） 巴豆（七枚，去皮心研，纸裹压去油） 定粉（一两，炒微黄） 黄丹（二两，点炒令紫色） 砒霜（一钱，细研） 硫黄（一分，细研） 干姜（一分，煨裂，锉） 诃黎勒（一分，煨，用皮）

上件药，捣罗为末，汤浸蒸饼和丸如黄米大。每服，以冷水下二丸，量儿大小，以意加减，切忌热物。

8. 黄连散

1）《太平圣惠方·卷第九十三·治小儿疳痢诸方》

治小儿疳痢不止。

黄连（半两，去须，微炒） 白茯苓（半两） 阿胶（半两，捣碎，炒令黄燥） 黄柏（半两，微炙，锉） 人参（半两，去芦头） 丁香（一分） 诃黎勒皮（半两，微煨） 桃白皮（半两，炙微黄，锉） 没石子（二枚，微煨）

上件药，捣细罗为散。每服，以米饮调下半钱，量儿大小，加减服之。

2）《太平圣惠方·卷第九十三·治小儿疳痢久不瘥诸方》

治小儿疳痢，经久不瘥，肌肤羸瘦。

黄连（一分，微炒，去须） 胡黄连（一分） 朱砂（一分，细研） 麝香（半分，细研） 蜗牛（一分，微炒） 牛黄（一钱，细研） 铅霜（一钱，细研） 诃黎勒（一分，煨，用皮） 没石子（一分，微炒） 使君子（一分） 肉豆蔻（一分，去壳） 定粉（一分，炒微黄） 黄丹（一分，微炒） 龙骨（一分）

上件药，捣细罗为散。每服，以粥饮调下半钱，日三四服，量儿大小，以意加减。

9. 煞疳丸（《太平圣惠方·卷第九十三·治小儿疳痢诸方》）

治小儿疳痢久不止。

雄黄(一分,细研) 麝香(一分,细研) 牛黄(一分,细研) 芦荟(一分,细研) 朱砂(一分,细研) 胡黄连(一分) 密陀僧〔三(一)分,麸炒(烧)令赤色,细研〕 龙骨(一分,烧令赤色) 青黛(半两,细研) 金箔(十片,细研) 肉豆蔻(二颗,去壳) 蟾酥(半分,热水化为泥)

上件药,捣罗为末,入研了药及蟾酥,研令匀,汤浸蒸饼和丸如黄米大。每服,以温水下三丸,煎黄连苦参汤洗身,上用青衣盖,出虫后便瘥。

10. 青黛丸(《太平圣惠方·卷第九十三·治小儿疳痢诸方》)

治小儿疳痢不止,体热口干,心烦瘦弱。

青黛(一分) 熊胆(一钱) 麝香(一钱) 定粉(一钱,炒微黄) 蟾酥(半钱) 寒食蒸饼(末,一钱)

上件药,都研粉,用豮猪胆汁和丸如黄米大。每服,以粥饮下五丸,日三服,量儿大小,加减服之。

11. 白龙骨丸(《太平圣惠方·卷第九十三·治小儿疳痢诸方》)

治小儿疳痢不止。

白龙骨 白石脂 鸡屎矾(烧令汁尽) 黄连(去根微炒) 胡粉(微炒) 白茯苓 阿胶(捣碎,炒令黄燥,以上各半两)

上件药,捣罗为末,炼蜜和丸如麻子大。每服,以粥饮下五丸,日三四服,量儿大小,加减服之。

12. 肉豆蔻丸

1)《太平圣惠方·卷第九十三·治小儿疳痢诸方》

治小儿疳痢,不吃乳食,四肢瘦弱。

肉豆蔻(一枚,去壳) 木香(半两) 朱砂(细研) 人参(去芦头) 诃黎勒(煨,用皮) 麝香(细研,各一分)

上件药,捣罗为末,都研令匀,用软饭和丸如麻子大。每服,以粥饮化下三丸,日三四服,量儿大小,加减服之。

治小儿疳痢不止。

肉豆蔻(一枚,去壳) 胡黄连(一分) 砒霜(半分,细研) 巴豆(十枚,去皮心,清油煮色黑,纸裹压去油)

上件药,捣罗为末,以糯米饭和丸如黍米大。每服,以冷水下一丸。切忌热物。

2)《圣济总录·卷第一百七十三·小儿疳痢》

治小儿疳痢及吐。

肉豆蔻(去壳,一枚) 木香(半两) 丹砂(研) 人参 诃黎勒(煨,去核) 麝香(研,各一分)

上六味,捣研为末,用饭丸如麻子大。每服二丸,空心米饮下,日再服,更量儿大小加减。

13. 砒霜丸(《太平圣惠方·卷第九十三·治小儿疳痢诸方》)

治小儿疳痢。

砒霜(一分,细研) 白矾灰(半两) 干蟾(烧灰,半两) 夜明砂(半两,微炒) 黄丹(半两,微炒) 朱砂(一分,细研)

上件药,捣罗为末,都研令匀,以软饭和丸如绿豆大。每服,以冷水下三丸,服药后,以桃柳汤洗衣服裹之,虫子当出,白黄即易瘥,黑者难瘥,忌食热物。

14. 丁香丸(《太平圣惠方·卷第九十三·治小儿疳痢诸方》)

治小儿疳痢不止,渐至困弱。

丁香(一分) 巴豆(七枚,以醋浆水一碗半,煮尽为度,去皮心研,纸裹压去油) 黄连(一分,去须) 橡子(一分) 白矾灰(一分)

上件药,捣罗为末,以面糊和丸如黍米大。每服,以冷粥饮下三丸,日三服,量儿大小,加减服之。

15. 麝香丸

1)《太平圣惠方·卷第九十三·治小儿疳痢诸方》

治小儿疳痢羸瘦。

麝香(一分,细研) 铁粉(半两) 龟甲(半两,涂醋炙令黄,去裙襕) 黄连(半两,去须) 虾蟆(一枚,烧灰)

上件药,捣罗为末,以软饭和丸如麻子大。每服,以温水下五丸,日三服,量儿大小,加减服之。

2)《太平圣惠方·卷第九十三·治小儿疳痢久不瘥诸方》

治小儿疳痢久不瘥,腹胁鼓胀。

麝香(一分,细研) 巴豆(一两,入油中煎令

黑色，去皮心研，纸裹压去油）

上件药，同研令匀，用烧饭和丸如黍米大。每服，以粥饮下一丸，空心午后各一服。

16. 龙骨散

1）《太平圣惠方·卷第九十三·治小儿疳痢诸方》

治小儿疳痢，日夜不止。

龙骨（一分） 胡粉（一分，炒令黄色） 白矾灰（一分） 黄连（半两，去须，锉碎，微炒）

上件药，捣细罗为散。每服，以米饮调下半钱，日三服，量儿大小，加减服之。

2）《太平圣惠方·卷第九十三·治小儿疳痢久不瘥诸方》

治小儿疳痢久不瘥。

龙骨（半两） 诃黎勒（一分，煨，用皮） 赤石脂（半两） 密陀僧（一分） 酸石榴皮（一分，锉，微炒） 麝香（一分，研入）

上件药，捣细罗为散。每服，以粥饮调下半钱，日三四服，量儿大小，以意加减。

17. 芦荟散（《太平圣惠方·卷第九十三·治小儿疳痢诸方》）

治小儿疳痢不止。

芦荟（半两） 定粉（半两） 黄丹（三分，微炒） 夜明砂（三分，微炒）

上件药，细研为散。每服，以粥饮调下半钱，日三服，量儿大小，加减服之。

18. 抵圣丸（《太平圣惠方·卷第九十三·治小儿疳痢诸方》）

治小儿疳痢不止，渐加瘦弱。

巴豆（五枚，去皮心研，纸裹压去油） 硫黄（一钱） 粉霜（半钱） 朱砂（一分） 没石子（末，一分）

上件药，都研如粉，用糯米饭和丸如黄米大。每服，以冷水下二丸，量儿大小，加减服之。

19. 朱砂丸

1）《太平圣惠方·卷第九十三·治小儿疳痢诸方》

治小儿疳痢，四肢干瘦，腹胁胀满，食不能消。

朱砂（一分） 硫黄（一分） 巴豆（七枚，去皮心研，纸裹压去油） 蟾头灰（三钱）

上件药，都研如粉，以面糊和丸如黄米大。每服，以甘豆汤下三丸，量儿大小，以意加减。

2）《太平圣惠方·卷第九十三·治小儿疳痢久不瘥诸方》

治小儿疳痢久不瘥，体瘦羸弱，皮毛干燥，发无润泽。

朱砂（半两，细研，水飞过） 青黛（半两） 麝香（一分） 粉霜（一分） 芦荟（一分） 雄黄（一分） 田父灰（半两） 蛇蜕皮（三尺，烧灰） 胡黄连〔三（二）分，为末〕 虎睛（一对，酒浸一宿，炙微黄） 牛黄（半两） 蟾酥（一钱）

上件药，都研为末，用软饭和丸如麻子大。每服，以粥饮下五（三）丸，日三服，量儿大小，以意加减。

20. 牛黄丸（《太平圣惠方·卷第九十三·治小儿疳痢诸方》）

治小儿疳痢不止，体热心烦，腹胀不能乳食。

牛黄（一钱） 麝香（半钱） 蟾酥（半钱） 巴豆（七枚，去皮心，用清油内煎令紫色，取出用新瓦盆子内出油）

上件药，都研如粉，用汤浸蒸饼和丸如黄米大。每服空心，以冷姜醋汤下二丸，量儿大小，以意加减。

21. 胡黄连丸

1）《太平圣惠方·卷第九十三·治小儿疳痢诸方》

治小儿疳痢，腹痛不止。

胡黄连（半两） 木香（一分）

上件药，捣罗为末，用糯米饭和丸如绿豆大。每服，以粥饮下五丸，日三四服，量儿大小，以意加减。

2）《博济方·卷四·杂病》

治小儿疳痢泻痢等。

胡黄连（半两） 肉豆蔻（一个） 槟榔（一枚） 诃子（二枚，以一枚煨，一枚生用） 丁香（半两） 红雪（一两） 密陀僧（半两）

上七味，同研细末，入麝香一分和匀，次入绿豆末少许，同水和为丸如麻子大。儿三岁以下一丸，三岁以上五丸。孩子脑疳鼻痒及烂，黄连汤下；脾胃羸瘦，泄痢，四肢虚肿，青州枣汤下；肝疳眼涩生疮，甘草汤下；骨疳，冷地卧，爱食土，紫苏茶调下；常服，米饮下；肺疳，上气急喘，橘皮汤下；筋疳，泻血盐汤下；虫疳及泻无定，生姜汤下。

22. 胡黄连散（《太平圣惠方·卷第九十三·

治小儿疳痢久不瘥诸方》)

治小儿疳痢久不瘥,肌肉消瘦,面黄发焦,啼叫不恒。

胡黄连(末,半两) 白龙骨(末,半两) 白矾(半两,烧令汁尽) 胡粉(一分,微炒)

上件药,同细研为散。一岁儿每服,以米饮调下一字,二岁儿每服半钱,随儿大小,量病轻重,加减服之。

23. 蜗牛散(《太平圣惠方·卷第九十三·治小儿疳痢久不瘥诸方》)

治小儿疳痢久不瘥,肌体黄瘦,爱食泥土。

蜗牛(三十枚) 蛇蜕皮(一分) 莨菪子(半两,水淘去浮者) 干蜣螂(半两) 臭黄(一分) 夜明砂(一分)

上件药,都入瓷瓶子内,以泥封瓶口,烧令药熟,候冷取出,捣细罗为散。每服,以粥饮调下半钱,日三四服,量儿大小,以意加减。

24. 白矾丸(《太平圣惠方·卷第九十三·治小儿疳痢久不瘥诸方》)

治小儿疳痢,经年不瘥,发歇不定,状如胶。

白矾(一两,烧令汁尽) 寒水石(半两,烧熟) 水蓼(半两) 雄黄(半两,细研) 朱砂(半两,细研,水飞过) 黄丹(半两,炒令紫色) 砒霜(一钱,研入) 川大黄(半两,锉碎,微炒) 鸡子壳(半两,烧为灰)

上件药,捣罗为末,都研令匀,用蟾酥半分,及面糊和丸如粟米大。每服,以新汲水下三丸,量儿大小,加减服之。

25. 蝉壳丸(《太平圣惠方·卷第九十三·治小儿疳痢久不瘥诸方》)

治小儿疳痢久不瘥,日夜度数无恒。

蝉壳(一分,去足,微炒) 蜗牛壳(一分) 干漆(一分,捣碎,炒令烟出) 狗头灰(三分) 夜明沙(一分,微炒)

上件药,捣罗为末,汤浸蒸饼和丸如绿豆大。一岁,以粥饮下一丸,儿大即随年加之。

26. 夜明砂丸(《太平圣惠方·卷第九十三·治小儿疳痢久不瘥诸方》)

治小儿疳痢久不瘥,可吃乳食,渐加黄瘦。

夜明砂(一分,微炒) 诃黎勒(半两,煨,用皮) 龙骨(半两) 熊胆(一分,细研) 朱砂(一分,细研) 牛黄〔二(一)分,细研〕 麝香(一分,细研) 黄连(半两,微炒,去须)

上件药,捣罗为末,都研令匀,以豮猪胆汁和丸如黍米大。每服,以粥饮下五丸,日三服,量儿大小,以意加减。

27. 砒霜丸(《太平圣惠方·卷第九十三·治小儿疳痢久不瘥诸方》)

治小儿久疳痢不瘥。

砒霜(一分) 雄黄(一分) 朱砂(一分) 麝香(一分) 干蟾灰(一分)

上件药,同研为末,汤浸蒸饼和丸如粟米大。每服,以冷粥饮下一丸,日再服,忌热物。

28. 芜荑丸(《太平圣惠方·卷第九十三·治小儿疳痢久不瘥诸方》)

治小儿久疳痢不瘥。

芜荑(半两) 羊子肝(一枚)

上件药,先以子肝切作片子,以芜荑末糁在肝内,线缠之,用米泔煮令熟,捣烂糯米饭和丸如麻子大。每服以粥饮下五丸,早晨晚后各一服,量儿大小,加减服之。

29. 白术散(《太平圣惠方·卷第九十三·治小儿疳痢腹痛诸方》)

治小儿疳痢,腹胀疞痛,日夜三二十行。

白术(一两,微炒) 当归(半两,锉,微炒) 地榆(半两,微炙,锉) 木香(半两) 赤芍药(半两) 甘草(半两,炙微赤,锉)

上件药,捣粗罗为散。每服一钱,以水一小盏煎至五分,去滓,不计时候,量儿大小,分减温服。

30. 草豆蔻散(《太平圣惠方·卷第九十三·治小儿疳痢腹痛诸方》)

治小儿疳痢腹痛,不下乳食。

草豆蔻(三分,去皮) 龙骨(一两) 酸石榴皮(三分,锉,炒微黄) 高良姜(一分,锉) 当归(半两,锉,微炒) 干姜(一分,炮裂,锉) 子芩(三分)

上件药,捣粗罗为散。每服一钱,以水一小盏,入薤白一茎,煎至五分,去滓,不计时候,量儿大小,分减温服。

31. 附子散(《太平圣惠方·卷第九十三·治小儿疳痢腹痛诸方》)

治小儿疳痢,多有白脓,腹内疞痛。

附子(一枚,炮裂,去皮脐) 龙骨(半两) 赤石脂(半两,细研) 密陀僧(一分,细研) 黄丹（一分，微炒） 胡粉（一分，炒微黄） 乌贼鱼骨（一分，烧灰） 赤芍药（一分） 枣（五枚，烧灰） 诃黎勒（一分，煨，用皮） 炭皮（一分）

上件药，捣细罗为散。每服，以粥饮调下半钱，日三四服，量儿大小，以意加减。

32. 朱砂散（《太平圣惠方·卷第九十三·治小儿无辜疳痢诸方》）

治小儿无辜疳痢久不瘥，渐至羸弱。

朱砂（一分，细研） 白马夜眼（一分，微炙） 丁香（一分） 地榆（一分，微炙，锉）

上件药，捣细罗为散。每服，以粥饮调下半钱，日三服，服讫，即吃雉肝粟米粥饮，效。

33. 胡粉散（《太平圣惠方·卷第九十三·治小儿无辜疳痢诸方》）

治小儿无辜疳痢，鼻中干塞，眼内有白晕，黄昏不见物，体热心烦，口干，头上生疮。

胡粉（二钱） 白龙骨（末，二钱） 胡黄连（末，二钱）

上件药，同炒过后，更研令细。每服，以鸡子清调下半钱，日三四服，量儿大小，加减服之。

34. 干蟾丸（《太平圣惠方·卷第九十三·治小儿无辜疳痢诸方》）

治小儿无辜疳痢，黄瘦，腹痛，或腹内有虫。

干虾蟆（一枚，涂酥炙微黄） 漏芦（一两） 菖蒲（一两） 雄黄（三分，细研） 朱砂（三分，细研） 麝香（一分，细研）

上件药，捣罗为末，都研令匀，炼蜜和捣一二百杵，丸如绿豆大。每服，以粥饮下五丸，日三服，量儿大小，加减服之。

35. 漏芦丸（《太平圣惠方·卷第九十三·治小儿无辜疳痢诸方》）

治小儿无辜疳痢，羸弱，不欲饮食，及腹内虫动作，多吐清水。

漏芦（二两） 猪肝（一两，爆干） 楮树根白皮（一两，锉）

上件药，捣罗为末，炼蜜和捣一二百杵，丸如弹子大。每服，以温水研一丸，不计时候，量儿大小，分减服之。

36. 煮肝散（《太平圣惠方·卷第九十三·治小儿无辜疳痢诸方》）

治小儿无辜腹胀，或时泻痢，寒热不调。

漏芦（二两）

上捣，细罗为散。每服一钱，以猪肝一两，入盐少许，以水煮肝熟，空腹与儿食之，量儿大小，以意加减。

37. 胡连丸（《博济方·卷四·疳积》）

治小儿疳泻痢等极妙。

胡黄连 丁香 密陀僧（各半两） 肉豆蔻（一个）

上件同研细，入麝香一分，和匀，次入绿豆末少许，同水和为丸如麻子大。儿三岁以下一丸，三岁以上五丸。孩子脑疳，鼻痒及赤烂，黄连汤下；脾虚，羸瘦泄痢，四肢虚肿，青州枣汤下；肝疳，眼涩生疮，甘草汤下；骨疳，冷地卧，爱食土，紫苏茶汤调下；常服，米饮下；肺疳，上气急喘，橘皮汤下；筋疳泻血，盐汤下；虫疳，及泻无定，生姜汤下。

38. 使君子丸（《博济方·卷四·杂病》）

治小儿脏腑虚滑，及疳瘦下痢腹胀，不思饮食。

使君子（一两，面裹煨以面黄为度） 甘草（半两，炙） 厚朴（半两，去皮，姜汁炙令香） 陈皮（去白，一分） 青黛（半两，如是夹惊及带热泻，即入此一味，如只是脏腑不调，不用此一味） 诃子（半两，半生半煨，去核用）

上件同为细末，炼蜜为丸如小鸡豆大。三岁以上，每服一丸，米饮化下；儿年百日以上，三岁以下，每服半丸，乳汁或清米饮化下。

39. 戊己丸（《太平惠民和剂局方·卷之六·吴直阁增诸家名方》）

治脾受湿气，泄利不止，米谷迟化，脐腹刺痛；小儿有疳气下痢，亦能治之。

黄连（去须） 吴茱萸（去梗，炒） 白芍药（各五两）

上为细末，面糊为丸如梧桐子大。每服二十丸，浓煎米饮下，空心日三服。

40. 桃皮散（《圣济总录·卷第一百七十三·小儿疳痢》）

治小儿疳痢赤白，及一切痢。

桃白皮（炙，半两） 黄连（去须） 胡粉（炒） 赤茯苓（去黑皮，各一两） 黄柏（去粗皮，炙，半两） 丁香（七粒）

上六味，捣罗为散。每服半钱匕，米饮调下，早晚食前服，量儿大小加减。

41. 定命丸（《圣济总录·卷第一百七十三·

小儿疳痢》）

治小儿疳痢。

青黛（研，三分） 乌蛇（去皮骨，酒浸炙，一分） 白附子（一枚） 干蝎（炒，七个） 腻粉（研，一分） 独角仙（去足，炙，一枚） 棘刚子（去壳，七枚） 麝香（研，一分）

上八味，各捣研为末，用猪胆汁丸如黍米大。每服三丸，早晨晚后温水下。

42. 金髓丸（《圣济总录·卷第一百七十三·小儿疳痢》）

治小儿急疳痢不止，或脓或血，或青或黄，发结成穗，或发堕落，鼻干咬指，好吃土炭。

金牙（一分） 乌头（生去皮脐，半两） 黄连（捣末，用鸡子一枚，取清和末作饼，炙干，一两） 肉豆蔻（去壳，一枚） 诃黎勒（煨，去核用，二枚） 石中黄（如无，禹余粮代） 麝香（研） 丹砂（研，各一分）

上八味，捣研为末，炼蜜丸如绿豆大。每服五丸，空心米饮下，日晚再服，量儿大小加减。

43. 龙骨汤（《圣济总录·卷第一百七十三·小儿疳痢》）

治小儿三岁以上，疳痢口疮，身体脚手心热。

龙骨（一两） 黄连（去须） 黄柏（去粗皮，炙） 地榆（炙，各三分） 白头翁 干姜（炮） 当归（切，焙） 酸石榴皮 白术（各，半两）

上九味，粗捣筛。一二岁儿每半钱匕，水半盏，生姜三片，同煎至三分，去滓，分温二服，早晚食前服，量儿大小加减。口疮取芦荟、赤地利末敷之；下部生疮，取蚺蛇胆、黄连、麝香等分为末，涂敷之。

44. 厚朴丸（《圣济总录·卷第一百七十三·小儿疳痢》）

1）治小儿疳痢呕逆。

厚朴（去粗皮，生姜汁炙，三分） 龙骨（半两） 白茯苓（去黑皮） 人参（各三分） 白石脂（半两） 陈橘皮（去白切，焙，一分） 当归（切，焙，三分） 肉豆蔻（去壳，一枚） 乌梅肉（炒） 干木瓜（各半两）

上一十味，捣罗为末，炼蜜丸如麻子大。每服五丸七丸，煎生姜枣汤下，食前服。

2）治小儿疳痢，下痢腹胀，不思饮食。

厚朴（去粗皮，生姜汁炙，半两） 陈橘皮（去白切，焙，一分） 使君子（去壳，面裹煨） 甘草（炙，锉） 诃黎勒皮（半生，半炮，各半两）

上五味，捣罗为细末，炼蜜丸如小鸡头大。儿三岁以上，每服一丸，米饮化下；百日儿每服作四服，乳汁或清米饮化下。

45. 无食子丸（《圣济总录·卷第一百七十三·小儿疳痢》）

治小儿无辜疳痢。

无食子（煨） 甘草（炙） 龙骨 当归（切，焙） 黄连（去须） 人参（各一两）

上六味，捣罗为末，炼蜜丸如麻子大。每服三丸五丸，米饮下早晨日午服，以瘥为度。

46. 铅丹散（《圣济总录·卷第一百七十三·小儿疳痢》）

治小儿疳痢。

铅丹（炒，研） 淀粉（炒，研，各一两） 蛇蜕（炙焦，二条） 夜明砂（炒） 芦荟（研临时入，各一分）

上五味，以前四味捣研为散，用醋拌和为饼，就热铫上爆熟，细研为散，后入芦荟和匀。每服一字匕，以米饮调服，早晨日午服，量儿大小加减。

47. 青金散（《圣济总录·卷第一百七十三·小儿疳痢》）

治小儿一切疳痢。

铅丹 莨菪子 胡粉（各半两） 大枣（二十枚）

上四味，一处杵作团，烧令通赤，取出候冷研细。每服半钱匕，空腹米饮调下，晚后再服。

48. 百中汤（《圣济总录·卷第一百七十三·小儿疳痢》）

治小儿疳痢。

樗皮（炙） 黄连（去须） 枳壳（去瓤麸炒） 芜荑（各半两） 生姜（一分） 豉（半两） 葱白（三茎）

上七味，各细锉。以水五合，浸经宿，平旦煎取三合，量儿大小，空腹服之，初服经日昏沉，后渐渐苏，未全效，更作一剂，热渴与竹沥饮之。

49. 诃黎勒散（《圣济总录·卷第一百七十三·小儿疳痢》）

治小儿疳痢，久服药不瘥。

诃黎勒（炮，去核） 龙骨 赤石脂 密陀僧（煅） 酸石榴皮（焙） 麝香（研，各一分）

上六味，捣研为散。每服半钱匕，米饮调下，空心食前服，若是脓血痢，黄连汤调下，量儿大小加减。

50. 定粉散(《圣济总录·卷第一百七十三·小儿疳痢》)

治小儿疳痢，兼渴不止。

定粉(炒研，半两)　鸡子(一枚，取白)

上二味，将定粉与鸡子白相和，更研如膏。一二岁每服半钱匕，水七分煎至三分，放温服之，更量儿大小加减。

51. 乌梅丸(《圣济总录·卷第一百七十三·小儿疳痢》)

治小儿疳痢，日夕不止，手足逆冷，或下鲜血，虚渴不止。

乌梅肉(炒)　龙胆　龙骨(各一两)　黄连(去须，一两半)　地龙粪(炒，一两一分)

上五味，捣罗为末，炼蜜丸如麻子大。一岁儿米饮下三丸，食前服，以瘥为度。

52. 阿胶丸(《圣济总录·卷第一百七十三·小儿疳痢》)

治小儿一切痢久成疳。

阿胶(炙令燥)　白龙骨　黄连(去须)　白石脂　鸡屎白(炒)　胡粉(炒)　赤茯苓(去黑皮，各一两)

上七味，捣罗为末，炼蜜丸如麻子大。每服米饮下三丸，食前服，更量儿大小加减。

53. 龙齿散(《圣济总录·卷第一百七十三·小儿疳痢》)

治小儿疳痢，或口内生疮。

龙齿(半两)　丁香(一分)　黄连(去须)　胡粉(炒)　赤茯苓(去黑皮，各半两)　枳壳(去瓤麸炒，一分)

上六味，捣罗为散。每服半钱匕，粥饮调下，食前服，量儿大小加减。或加牛黄一钱亦得，有鲜血加芜荑一分。

54. 丹砂丸(《圣济总录·卷第一百七十三·小儿疳痢》)

治小儿五疳八痢。

丹砂(研)　青黛(研，各一分)　丁香(半分)　肉豆蔻(去壳，一枚)　无食子(一枚)　麝香(研，一钱)　干虾蟆(去头足，酥涂炙，一枚)

上七味，捣研为末，面糊丸如黄米大。每服三丸五丸，空心米饮下。

55. 六神丸(《圣济总录·卷第一百七十三·小儿疳痢》)

治小儿疳痢羸瘦，饮食减少、引饮。

丁香　木香　肉豆蔻(去壳秤，各半两，三味同以面裹，慢火煨)　芦荟(研，一两)　使君子(去壳)　诃黎勒皮(各半两)

上六味，捣罗为末，枣肉和丸如绿豆大。每服三丸至五丸，米饮下，空心服。

56. 兰香散(《圣济总录·卷第一百七十三·小儿疳痢》)

治小儿一切疳痢。

兰香　人粪　白狗粪　虾蟆　白矾　蜘蛛　蚯蚓　蜗牛子(八味，并烧灰)　芦荟(研)　蚺蛇胆(研，各一分)

上一十味，捣研为散。以苇管斜批，吹少许入鼻中及齿上；更以蜜和涂纸上贴之，如下部，即纳之。

57. 大疳丸(《圣济总录·卷第一百七十三·小儿疳痢》)

治小儿疳痢羸瘦。

白矾(枯)　绿矾(各一两)　胆矾(二钱)　干虾蟆(一枚，去肠肚，炙)　莨菪子　葶苈(炒，各一分)　蜗牛(四枚，以上七味入在瓶内，盐泥固济候干，火烧通赤取出，研为细末)　胡黄连(一分)　生蜗牛(研，三枚)　麝香(研)　丹砂(研)　雄黄(研)　牛黄(研，各一钱)　熊胆(研)　诃黎勒皮　细辛(去苗叶，各二钱)　青黛(半钱)

上一十七味，捣研为末，和令匀，烧粟米饭和丸如麻子大。每服三丸至五丸，薄荷汤下，不拘时候，量儿大小加减服。

58. 至圣丸(《圣济总录·卷第一百七十三·小儿疳痢》)

治小儿疳痢，腹胀肌瘦，泄泻不止。

使君子(去壳，二十枚)　肉豆蔻(去壳，一枚)　丁香　陈曲(炒)　雄黄(研)　熊胆(研，各一钱)　麝香(研，半钱)　诃黎勒皮(一分)

上八味，捣研为末，白面糊和丸如绿豆大。每服十丸，米饮下，乳食前，量儿大小加减服。

59. 黄连木香丸(《圣济总录·卷第一百七十三·小儿疳痢》)

治小儿疳痢无常色。

黄连(去须) 木香(各半两) 麝香(研,一钱) 定粉(一分) 狗肝(一具,切) 虾蟆(一枚大者,切)

上六味,先捣研四味为末,将狗肝、虾蟆,用酒三升煮烂至一升,去滓煎成膏,丸前末如绿豆大。每服三丸,空心米饮下,更量儿加减。

60. 安神散(《圣济总录·卷第一百七十三·小儿疳痢》)

治小儿疳痢烦渴,肌体羸瘦。

黄芪(椎碎,蜜水炙,锉,半两) 甘草(炙,锉,二钱) 白茯苓(去黑皮) 人参 石莲肉(去心,炒,各一分)

上五味,捣罗为细散。每服半钱匕,水半盏,枣一枚,煎三五沸,量儿大小,加减温服。

61. 沉香煎(《圣济总录·卷第一百七十三·小儿疳痢》)

治小儿疳痢,黄瘦焦枯,壮热胀满。

沉香(锉) 丁香 酸石榴皮(各二钱) 木香 肉豆蔻(去壳) 诃黎勒(炮,去核) 无食子 缩砂仁(各三钱) 使君子(去皮,半两)

上九味,捣罗为末,炼蜜调成煎。每服一豆大,米饮化下。

62. 莨菪丸(《圣济总录·卷第一百七十三·小儿疳痢》)

治小儿疳痢,面黄体瘦,盗汗壮热,心腹虚胀,皮毛焦枯。

莨菪子(一两,醋浸一宿,炒黑色) 木香 胡黄连 芦荟(研,各一钱) 诃黎勒皮(二枚) 肉豆蔻(大者一枚,去壳)

上六味,捣研为末,用烧粟米饭和丸如黄米大。每服五丸至十丸,空心米饮下。

63. 豮猪胆丸(《圣济总录·卷第一百七十三·小儿疳痢久不瘥》)

治小儿疳痢久不瘥,食物即呕。

豮猪胆(瓦上爆干,二两) 胡椒 干姜(炮) 芜荑(炒) 陈橘皮(去白,焙,各一分) 莳萝(微炒,半两) 仓米(炒,三分)

上七味,捣罗为末,用稀糊和丸如麻子大。每服五丸,米饮下,早晨晚后各一,量儿大小加减。

64. 蝉蜕丸(《圣济总录·卷第一百七十三·小儿疳痢久不瘥》)

治小儿疳痢,或黄或青,项细腹胀,口鼻生疮,日加羸瘦。

蝉蜕(去足) 麝香(研,各一分) 青黛(研) 阿胶(炙燥,各半两) 蛇蜕皮(一条,烧灰) 瓜蒂(七枚)

上六味,捣罗为末,稀糊和丸如绿豆大。五岁以下,每服三丸或五丸,米饮下,空心日午近夜各一,更量儿大小加减。

65. 救急散(《圣济总录·卷第一百七十三·小儿疳痢久不瘥》)

治小儿疳痢,久不瘥。

丁香(二七粒) 鸡屎矾(烧灰) 麝香(研,各一分) 黄柏(去粗皮,锉,一两)

上四味,除麝香外,捣罗为散,和匀。每服半钱匕,早晨米饮调下,相继煮苜蓿并葱令熟与吃,极效。更量儿大小加减。

66. 当归汤(《圣济总录·卷第一百七十三·小儿疳痢久不瘥》)

治小儿久患疳痢。

当归(切,焙) 人参 干姜(炮) 木香(各三分) 桃白皮(炙,锉) 槐白皮(炙,锉) 丁香 阿胶(炒燥) 甘草(炙,锉,各半两) 龙骨 黄连(去须,各一两) 麝香(研,一分)

上一十二味,将一十一味,粗捣筛,与麝香和匀。一二岁儿每用半钱匕,水一小盏煎至四分,去滓,分温二服,更量儿大小加减。

67. 五灵脂散(《圣济总录·卷第一百七十三·小儿疳痢久不瘥》)

治小儿宿挟疳气,因乳食不节,肠胃虚损,下痢日久。

五灵脂 赤箭 龙骨(各一分) 麝香(研) 芦荟(研) 丁香(各半钱) 熊胆(研) 胡黄连(各一钱)

上八味,捣为细散。每服半钱匕,陈米饮调下。

68. 异效散(《圣济总录·卷第一百七十三·小儿疳痢久不瘥》)

治小儿疳泻不止,渐渐羸瘦,众药不效者。

桃根白皮(锉) 黄柏(去粗皮,蜜炙,锉) 芜荑仁 黄连(去须,微炒,各一分) 厚朴(去粗皮,生姜汁炙,锉) 木香 丁香 槟榔(锉,各一钱) 无食子(一钱半) 楝根白皮(锉,半分)

上一十味，捣罗为散。每服一字，三岁以上半钱匕，五六岁一钱匕，用紫苏木瓜米饮调下，乳食前，一日三服。

十九、治小儿走马疳方

1. 紫金散（《证治准绳·幼科集之八·脾脏部·走马疳》）

治小儿走马疳。

黄丹　蛇床子（炒，令黑）　地龙（炒令黑，各半两）　青矾（一分，煅过）

上末。每服一字，揩牙龈上，一日三次揩。

2. 蟾灰散（《证治准绳·幼科集之八·脾脏部·走马疳》）

治小儿走马疳。

干虾蟆（一个大者，烧存性）　五倍子（各一钱）　麝香（少许）

上同研。蜜水调涂齿根上，未止，更用之。

3. 圣散子（《证治准绳·幼科集之八·脾脏部·走马疳》）

治小儿走马疳。

胆矾　龙胆草（各一两）

上同于瓦瓶中煅烟尽，略存性。贴疮上。

4. 生金散（《证治准绳·幼科集之八·脾脏部·走马疳》）

治小儿走马疳。

天南星（一个重一两者）　绿矾（一两）

上，先安排南星在干地上，用矾与南星同处，四边以灰火烧，烟尽为度，取出后研如粉，入当门子一粒。先含浆水洗，贴之。

5. 李琬麝香散（《证治准绳·幼科集之八·脾脏部·走马疳》）

治小儿走马急疳，口臭牙齿损烂及攻蚀唇鼻腮颊，累治未效者，可用此方。

麝香（一钱，真者）　黄柏（一两，去皮，杵末）　青黛（半两，上好者）　雄黄（一分，飞研）

上件，杵研极细。如有患者，先以绵缠箸，擦却齿上蚀损死肌，以软帛拭去恶血，量疮大小干掺，日夜五次用之。或血盛并多、不定者，加定粉半两同研，用如前法。

6. 无比散（《证治准绳·幼科集之八·脾脏部·走马疳》）

治小儿走马疳。

麝香（一分，别研）　真蟾酥　绿矾（各半分）　胆矾　没药（各二分）

上四味，一同用大砖一口，凿中心作窍穴子，勿令透地，便安四味药在穴中，周迴用红着炭三斤烧过，取出同麝香再研匀。如有患者，以鸡翎微湿沾药末，扫于小儿齿上，立效。

7. 烧盐散（《证治准绳·幼科集之八·脾脏部·走马疳》）

治走马疳，牙根肉溃烂黑臭。

橡斗子（不拘多少）

上每用大者两个，入盐满壳，盖作一合，或五六个至十数个，安在火内和盐烧透，取出地上，以瓦碗盖定存性，候冷入麝香少许，乳钵内极细杵匀。每以半钱涂搽患处。常收，用小瓦合盛贮，勿使纸裹，盖能作润。

8. 密陀僧散（《证治准绳·幼科集之八·脾脏部·走马疳》）

治走马疳，齿焦黑烂。

密陀僧（一两）　轻粉（五十帖）　麝香（一字）

上件为细末，同轻粉、麝香乳钵内杵匀。每用半钱，擦患处。

9. 红铅散（《证治准绳·幼科集之八·脾脏部·走马疳》）

治走马疳。

绿矾不以多少，色鲜明者，入干锅，用炭火烧，锅赤倾出，以好酒洒拌匀，再入锅，如此数遍，色红，研作细末，入麝香少许。先以温浆水洗漱净，用指蘸药，有疳处贴之。

10. 独活饮子（《证治准绳·幼科集之八·脾脏部·走马疳》）

治肾疳臭息候。

天麻　木香　独活　防风　麝香（少许，为细末，研和入）

上各二钱重，为末。每服一钱匕，小者半钱，麦门冬熟水调下。

11. 三黄散（《证治准绳·幼科集之八·脾脏部·走马疳》）

治肾疳崩砂候。

牛黄　大黄　生地黄　木香　青黛

上等分，为末。每服一钱匕，熟水调服。

12. 人参散（《证治准绳·幼科集之八·脾脏

部·走马疳》）

治肾疳溃槽候。

肉豆蔻（炮） 胡黄连 人参 杏仁（炒） 甘草（炙）

上件各等分，为末。每服一钱匕，小者只半钱，温熟水调服。

13. 槟榔散（《证治准绳·幼科集之八·脾脏部·走马疳》）

治肾疳宣露候。

木香 槟榔 人参 黄连 甘草（炙）

上等分，为末。每服一钱，小者半钱，熟水调服。

14. 黄芪散（《证治准绳·幼科集之八·脾脏部·走马疳》）

治肾疳腐根候。

黄芪（蜜炙） 牛黄 人参 天麻 全蝎（炒） 杏仁（炒） 白茯苓 川当归 生地黄（洗） 熟干地黄（洗）

上等分，为末。每服一钱，小者半钱匕，煎天门冬熟水调服（麦门冬亦得）。

15. 地骨皮散（《证治准绳·幼科集之八·脾脏部·走马疳》）

治肾疳龈腭牙齿肉烂腐臭，鲜血常出。

生干地黄（半两） 真地骨皮 细辛（各一分） 五倍子（炒令焦，二钱重）

上件为细末。每用少许敷之，频有功效。吃不妨。

16. 芦荟消疳散〔《外科大成·卷三·分治部下（小疵）·牙齿部·走马牙疳》〕

主治小儿走马牙疳。牙根作烂，随变黑腐，臭秽难闻。由肝胃二经虚火，热极上攻所致。

芦荟 银柴胡 胡黄连 川黄连 牛蒡子 玄参 桔梗 山栀 石膏 薄荷 羚羊角（各五分） 甘草 升麻（各三分）

水二钟，加竹叶十片，煎至六分，食远服。

17. 清胃消疳汤（《洞天奥旨·卷十二·走马牙疳》）

岐天师传，内治走马牙疳。

石膏（一钱） 人参（三分） 芦荟（一钱） 黄柏（五分） 茯苓（一钱） 炙甘草（三分） 生地（一钱） 天花粉（一钱）

水煎服，数剂必轻。

18. 白绿丹（《洞天奥旨·卷十二·走马牙疳》）

外治走马牙疳。

人中白（一钱，煅） 铜绿（三分） 麝香（一分） 蚯蚓（二条，葱白汁浸，火炙为末）

各为细末，敷之立愈。

19. 立效散（《幼科证治大全·走马牙疳》）

治小儿走马牙疳。

青黛 黄柏末 白枯矾 五倍子（各一钱）

上为末。用米泔水搅口内，掺入患处。

20. 三仙散（《幼科证治大全·走马牙疳》）

治走马牙疳，一时腐烂即死。

妇人溺桶中垢（白者，火煅，一钱） 铜绿（三分） 麝香（一分）

上为极细末。傅齿上，不可太多。

二十、治小儿鼻疳方

1. 雄黄丸（《太平圣惠方·卷·卷第八十七·卷治小儿鼻疳诸方》）

治小儿鼻疳，羸瘦壮热，多睡昏沉，毛发焦黄，体无润泽，虫蚀口齿。

雄黄（细研） 熊胆（细研） 黄连（去须） 青黛（细研） 麝香（细研） 细辛 干漆（捣碎，炒令烟出） 兰香子 狗头骨灰 蛇蜕皮（微炙） 蜣螂（微炒） 芦荟（细研） 龙胆（去芦头） 蜗牛壳（炒令微黄） 地龙（微炒） 蝉壳（微炒，以上各一分）

上件药，捣罗为末，入研了药，都研令匀，以软饭和丸如绿豆大。每服，以冷水下三丸，日三服，量儿大小，增减服之。

2. 甘草散（《太平圣惠方·卷卷第八十七·卷治小儿鼻疳诸方》）

治小儿鼻疳生疮，痛痒不止。

甘草（一分，炙微赤，锉） 地榆（一分，锉） 蚺蛇胆（一钱，细研） 蜗牛壳（一两，炒令微黄） 麝香（一钱，细研） 兰香根灰（一分） 人粪灰（一分） 龙脑（半钱，细研）

上件药，捣细罗为散，入龙麝等，研令匀。每服，以粥饮调下半钱，亦可吹于鼻中，三岁以下可服一字。

3. 吹鼻蝉壳散（《太平圣惠方·卷卷第八十七·卷治小儿鼻疳诸方》）

治小儿鼻疳痒。

蝉壳（微炒） 青黛（细研） 蛇蜕皮灰 滑石 麝香（细研，以上各一分）

上件药，捣细罗为散，都研令匀，每用绿豆大。吹入鼻中，日三用之，疳虫尽出。

4. 石胆散（《太平圣惠方·卷卷第八十七·卷治小儿鼻疳诸方》）

治小儿疳虫，蚀儿鼻。

石胆（三分） 雄黄（一分） 人粪灰（三分） 头发灰（半两） 鲫鱼（一枚，长三寸者，开肚涂盐烧为灰）

上件药，都细研令匀。先以甘草汤洗疮，拭干后，贴此散，日三用之。

5. 麝香散（《太平圣惠方·卷卷第八十七·卷治小儿鼻疳诸方》）

治小儿疳虫，蚀儿唇鼻。

麝香（一分，细研） 石胆（一分，细研） 莨菪子（半两，生用） 人粪灰（半两） 莽草（一分，炙微黄） 雄黄（半分，细研） 地龙（一分）

上件药，捣罗为末，都研令匀，贴于疮上，日三用之。

6. 芦荟散（《太平圣惠方·卷卷第八十七·卷治小儿鼻疳诸方》）

治小儿鼻疳，虫蚀鼻，痒痛不止。

芦荟（一分） 黄柏末（一分） 青黛（半分） 雄黄（半分）

上件药，都细研为散。日三度，以少许敷疮上瘥。

7. 乌香散（《圣济总录·卷卷第一百一十六·卷鼻门·卷疳虫蚀鼻生疮》）

治鼻疳疮，侵蚀鼻柱。

草乌头（烧灰） 麝香（研，等分）

上二味同研细，以少许贴疮上。

8. 蚶壳散（《医方集宜·卷卷之六·卷鼻门·卷治方》）

治鼻疳蚀溃。

蚶壳（火煅） 象牙屑 孩儿茶（各一钱） 黄柏（铿五分） 轻粉（三分） 冰片（一分）

上各研细末，和匀，搽疮上

9. 枇杷叶散（《证治准绳·幼科集之八·脾脏部·鼻疳》）

治鼻疳赤烂。

枇杷叶（去毛，阴干，一两） 山栀子（半两） 百部 槟榔（各二钱半）

上为细末。每服三钱，儿小者二钱，更小一钱，白汤调下。

二十一、治小儿肝疳方

1. 乌蟾丹（《证治准绳·幼科集之八·脾脏部·肝疳》引《庄氏家传》）

治小儿风疳，顺肝气，进饮食。

乌蛇（酒浸去皮骨，炙令黄） 干蟾（酥，炙黄） 蛇蜕皮（烧灰，各一两） 胡黄连（半两，以上，捣罗为细末，次用） 真芦荟 麝香 熊胆（各二钱半，并细研）

上件，同拌匀，以粟米饮和如黍米大。每服十粒，煎薄荷汤下，乳前。

2. 芦荟肥儿丸〔《彤园医书（小儿科）·卷之二·疳证门·肝疳》〕

主治小儿肝疳。

干芦荟 炒胡连 川连 炒芜荑 鹤虱 银柴胡（各一两） 炒五谷虫 炒使君子肉 炒扁豆 炒山药 炒神曲 炒麦芽 山楂肉（各二两） 煨肉蔻（七钱） 炙焦虾蟆（四个） 槟榔（五钱） 辰砂（三钱） 麝香（一钱）

共研极细，醋糊为丸绿豆大。米汤每下一钱或五分，日二服。

3. 加味逍遥散〔《彤园医书（小儿科）·卷之二·疳证门·肝疳》〕

主治小儿肝疳。

柴胡 茯苓 酒洗当归 酒炒白芍 土炒白术（各二钱） 炙草 丹皮（各一钱） 薄荷 栀子（各五分） 煨姜（三片）

4. 抑肝扶脾汤〔《彤园医书（小儿科）·卷之二·疳证门·肝疳》〕

主治小儿肝疳。

姜炒川连 酒炒柴胡 醋炒青皮 炒白芥子 炒神曲 炙白术 人参 茯苓 陈皮 胆草 山楂 炙草 姜 枣（引）

5. 柴胡清肝汤〔《彤园医书（小儿科）·卷之二·疳证门·肝疳》〕

酒炒柴胡 当归 生地 连翘（各二钱） 炒研牛蒡 赤芍（各钱半） 炒连 炒芩 栀仁 丹皮 升麻 甘草（各五分）

二十二、治小儿心疳方

1. 珍珠散〔《彤园医书(小儿科)·卷之二·疳证门·心疳》〕

主治小儿心疳。

豆腐煮珍珠　羚羊角末　酒炒胡连　大黄　天竺黄　当归　甘草(各三钱)　胆星　雄黄　朱砂(各二钱)　去心麦冬　茯神(各八钱)

晒干研细,蜜丸重五分,擂金铂为衣。白汤化下。古用牛黄、犀角,今改易之。

2. 茯神汤〔《彤园医书(小儿科)·卷之二·疳证门·心疳》〕

主治小儿心疳。

茯神　人参　当归　炙草　龙眼肉　炒莲肉　去心麦冬(等分)　姜　枣(引)

二十三、治小儿脾疳方

1. 加减肥儿丸(《万氏家抄济世良方·卷五·疳》)

治小儿面黄肌瘦,肚大筋青,蛔腹肝泻,脾胃虚弱等症(脾疳)。

白术(五钱,米泔浸一宿,麸炒)　人参(三钱)　陈皮　神曲(炒)　芦荟　山楂肉　黄连(姜炒,各五钱)　使君子(肉炒,二钱五分)　槟榔(三钱)　肉豆蔻(二钱,面包煨)　木香(二钱,不可见火)　龙胆草(三钱,去芦)

上为末,荷叶包老米,煮饭捣为丸如龙眼大。每服一丸,清米汤下或淡姜汤亦可。病深积重者,加阿魏五钱,醋调入药。

2. 四味肥儿丸(《幼科证治大全·疳证》)

治小儿食积脾疳,目生云翳,口舌生疮,牙根脐烂,发热瘦怯,遍身生疮,又小便澄白,腹大青筋,一切疳症。

芜荑　神曲　麦芽　黄连(各等分)

上为末,水糊丸。一二十丸,空心白滚汤送下。

3. 消疳理脾汤(《彤园医书(小儿科)·卷之二·疳证门·脾疳》)

脾疳初起用此攻积。

芦荟　芜荑　川连　胡连　槟榔　甘草　陈皮　炒青皮　煨三棱　莪术　炒神曲　麦芽　使君子肉　灯心(引)

4. 夏氏调脾汤〔《彤园医书(小儿科)·卷之二·疳证门·脾疳》〕

治脾疳好食泥土茶米,肚大黄瘦,食少倦怠。

炒青皮　公丁香　使君肉　煨砂仁　炙白术　茯苓　炙草　木香　生姜(引)

5. 神效换肌丸(《儿科要略·儿科特征·疳证》)

治脾疳。

川黄连(炒)　鳖甲(酒炙)　肉豆蔻(煨)　使君子(面裹煨)　神曲(炒)　麦芽(炒,各五钱)　诃子肉(二钱五分)　麝香(五分)

研为末,丸如芥子大。每服二三钱,米汤送下。

二十四、治小儿肺疳方

1. 清肺饮(《万氏家抄济世良方·卷五·疳》)

治肺疳。

桑皮(半两,炙)　紫苏　前胡　防风　赤茯苓　黄芩　当归　天门冬(去心)　连翘　桔梗　生地　甘草(各二钱)

每服二钱,食后水煎服。如鼻有蚀疮或生息肉,常山、熊胆泡汤,用笔蘸洗。

2. 防己丸(《证治准绳·幼科集之八·脾脏部·疳嗽》)

治疳嗽不止。

汉防己　牵牛子　马兜铃(炒)　甜葶苈(别研,各等分)

上为末,煮枣肉为丸如绿豆大。每服十丸,煎糯米饮下,与温肺散相间服。

3. 温肺散(《证治准绳·幼科集之八·脾脏部·疳嗽》)

治疳嗽不止。

栝蒌根(半两)　甘草(炙,二钱半)

上为末。每服一钱,蜂蜜熟水调下。

4. 杏仁散(《证治准绳·幼科集之八·脾脏部·疳嗽》)

小儿肺疳,多是吃着热米食及病奶,伤损心肺,便生喘嗽,愚医不辨冷热,以药攻之,变成黄肿,渐觉昏沉,宜服。

杏仁(十四粒)　甘草　款冬花(各二钱)　麝香　胡黄连(各一钱)　半夏(汤泡九次,半两)

上件为末。每服一字，枣汤调下，日进二服。

5. 地黄清肺饮（《证治准绳·幼科集之八·脾脏部·肺疳》）

治肺热疳，咳嗽气逆，多啼，壮热恶寒。

桑白皮（炒，半两） 紫苏 北前胡 防风 赤茯苓 黄芩 当归 天门冬（去心） 连翘 桔梗 生地黄 甘草（炙，各二钱半）

上锉散。每服二钱，井水煎，食后服，次用化丸。

6. 清肺汤（《幼科证治大全·疳证》）

治肺疳，咳嗽多喘，揉鼻咬甲寒热。

桑白皮（五钱） 紫苏 前胡 黄芩 当归 天门冬 连翘 防风 赤茯苓 桔梗 生地 甘草（各二钱半）

上水煎服。

7. 补肺散〔《彤园医书（小儿科）·卷之二·疳证门·肺疳》〕

疳热退后服此补肺。

蛤粉 炒阿胶 去皮尖炒杏仁 马兜铃 茯苓 炙草 糯米（等分）

煎服。

二十五、治小儿肾疳方

九味地黄丸（《儿科要略·儿科特征·疳证》）

治肾疳。

熟地黄（四钱五分） 赤苓 山茱萸肉 川楝子 当归 川芎 丹皮 山药 使君子肉

研为末，炼蜜和丸如梧子大。每服七八十丸。

【论用药】

一、概论

《本草纲目·主治第四卷·百病主治药·诸疳》："[草部]黄连：猪肚蒸丸，治疳杀虫；小儿食土，以汁拌土，晒与之。胡黄连：主骨蒸疳痢。潮热，同柴胡服；疳热肚胀，同五灵脂，丸服；肥热疳，同黄连、朱砂，安猪胆内煮熟，入芦荟、麝香丸服。青黛：水服，主疳热疳痢，杀虫。使君子：主五疳虚热，杀虫健脾胃，治小儿百病。芦荟：上症，同使君子丸服。大黄：熬膏、丸服，主无辜闪癖瘰疬。黑牵牛：疳气浮肿，同白牵牛半生半炒、陈皮、青皮等分，丸服。橘皮：疳瘦，同黄连、麝香、猪胆丸服。楝实：五疳，同川芎、猪胆丸服。轻粉：吃泥肚大，沙糖丸服。绿矾：疳气，火煅醋淬，枣肉丸服。蚕蛹：煮食，治疳气，退热杀虫。白僵蚕：久疳，天柱骨倒，炒研，薄荷汤每服半钱。粪蛆：主一切疳，研末，麝香汤服；或入甘草末；或烧灰拌食物；蛤蟆生蛆尤妙。蜘蛛：烧啖，主大腹疳。夜明砂：一切疳病，研末，猪肉汁服，取下胎毒；无辜疳，末拌饭食之；魃病，绛袋佩之。五灵脂：五疳潮热有虫，同胡黄连、猪胆丸服。野猪黄：水研日服；胆同。牡鼠：炙食，主寒热诸疳；作羹，甚瘦人；哺露大腹，炙食之。鼠屎：疳病大腹，同葱、豉煎服。柴胡、前胡、甜瓜叶、阿勃勒：并主疳热。萹蓄：魃病。漏芦：煮猪肝食。苦耽、离鬲草、白矾：并主无辜疳疾。益母草：煮粥。樗根皮：丸服。胡粉：同鸡子。獾肉鹑：并主疳痢。葛勒蔓：疳痢，吹肛。鹈鹕觜：久痢成疳，烧末水服。蔷薇根、芜荑、羊蹄根、虎胆、熊胆、猪胆：并杀疳虫。蚺蛇胆：灌鼻，治脑疳；灌肛，治疳痢。鲫鱼胆：灌鼻，治脑疳。白棘针：同瓜丁研末，嗃鼻，主诸疳。菖蒲、冬瓜、柳枝及白皮郁李根、楮叶：并煎汤，浴儿。柏劳、白马眼：并小儿魃病，佩之。"

《冯氏锦囊秘录·杂症大小合参卷五·疳门要药》："清疳热，如用黄连、胡黄连、黄芩、栀子、地骨皮、石斛、五谷虫、青黛、滑石之类，随候采用。消疳化积杀虫，如草龙胆、芦荟、雄黄、贯众、干蟾、三棱、蓬术、枳实、山楂、使君子、杏仁、雷丸、槟榔、阿魏、芜荑、石决明、神曲、香附、青皮、木香之类，随候采用。滋阴养血，如生地、熟地、当归、白芍、丹皮、地骨皮、知母、黄柏、泽泻之类，随候采用。健脾开胃培元，如山药、茯苓、白术、缩砂、陈皮、白豆仁、芡实、人参、甘草、米仁、肉果、莲肉、陈米之类，随候采用。"

二、治小儿疳积专药

1. 小青草

《本草纲目拾遗·卷三·草部上·小青草》："味苦大寒，理小肠火，治儿疳积，赤目肿痛；疗伤寒热症，时行咽痛。治疳积：煮牛肉、田鸡、鸡肝食之。"

2. 小柏

《新修本草·卷第十四·小柏》："味苦，大寒，无毒。主口疮，疳匿，杀诸虫，去心腹中热气。一名山石榴。”

3. 飞廉

《新修本草·卷第七·飞廉》:“此有两种：一是陶证生平泽中者；其生山岗上者，叶颇相似，而无疏缺，且多毛，茎亦无羽，根直下，更无旁枝。生则肉白皮黑，中有黑脉；晒干则黑如玄参。用叶、茎及根，疗疳蚀杀虫，与平泽者俱有验。”

4. 马齿苋

《证类本草·卷第二十九·马齿苋》:“[臣禹锡等谨按]《蜀本》云：马苋，味酸，寒，无毒。主诸肿瘘疣目，尸脚，阴肿，胃反，诸淋，金疮内流，破血癖，癥瘕；汁洗去紧唇，面疱，解射工、马汗毒。一名马齿苋。宜小儿食之……孟诜云：马齿苋，又主马毒疮，以水煮，冷服一升，并涂疮上。湿癣、白秃，以马齿膏和灰涂，效。治疳痢及一切风，敷杖疮良。及煮一碗和盐、醋等，空腹食之，少时当出尽白虫矣。”

5. 马蓝

《本草纲目·草部第十六卷·草之五·马蓝》:“寒热头痛，赤眼，天行热狂，疔疮，游风热毒，肿毒风疹除烦止渴，杀疳，解毒药毒箭，金疮血闷，毒刺虫蛇伤，鼻衄吐血，排脓，产后血晕，小儿壮热，解金石药毒、狼毒、射罔毒。(《大明》)”

6. 井泉石

《本草图经·玉石下品卷第三·井泉石》:“生深州城西二十里剧家村地泉内，深一丈许。其石如土色，圆方长短大小不等，内实外圆，作层重叠相交。其性大寒，无毒，解心脏热结，消去肿毒，及疗小儿热疳。不拘时月采之。”

《证类本草·卷第五·井泉石》:“大寒，无毒。主诸热，治眼肿痛，解心脏热结，消去肿毒及疗小儿热疳，雀目，青盲。得大黄、栀子，治眼睑肿。得决明、菊花，疗小儿眼疳生翳膜，甚良。亦治热嗽。近道处处有之，以出饶阳郡者为胜，生田野间地中，穿地深丈余得之。形如土色，圆方、长短、大小不等，内实而外则重重相叠。采无时，用之当细研为粉，不尔使人淋。”

7. 天师栗

《本草纲目拾遗·卷七·果部上·天师栗》:“肉味苦、微凉，宽中下气，治胃脘肝膈膨胀，疳积疟痢，吐血劳伤，平胃通络。用阴阳瓦炙灰，或酒煨食俱效。单用不入他药，或称天师栗，非也。葛祖遗方：味甘温无毒，治心胃寒痛虫痛，性温杀虫。”

8. 木芙蓉

《神农本草经疏·卷三十·木部·木芙蓉》:“禀夏末秋初之气，故其味辛，辛属金化，故能清肺，其气平平即凉也，故能凉血散热解毒，兼治一切痈疽肿毒恶疮，排脓止痛，小儿疳积。”

9. 木鳖子

《本草纲目·草部第十八卷·草之七·木鳖子》:“治疳积痞块，利大肠泻痢，痔瘤瘰疬。”

10. 五谷虫

《得配本草·卷八·虫部·五谷虫》:“性寒。疗热病，解毒痢，消疳积，进饮食，腐结粪。”

11. 五灵脂

《证类本草·卷第二十二·下品·五灵脂》:“味甘，温，无毒。主疗心腹冷气，小儿五疳，辟疫，治肠风，通利气脉，女子月闭。出北地，此是寒号虫粪也。”

12. 贝子

《海药本草·虫鱼部卷第五·贝子》:“云南极多，用为钱货易。主水气浮肿，及孩子疳蚀，吐乳。并烧过入药中用。”

《证类本草·卷第二十二·下品·贝子》:“雷公云：凡使，勿用花虫壳，其二味相似，只是用之无效。凡使，先用苦酒与蜜相对秤，二味相和了，将贝齿于酒、蜜中蒸，取出，却于清酒中淘令净，研用。”

13. 乌牛胆

《新修本草·卷第十五·兽中·牛角鰓》:“《别录》云……乌牛胆，主明目及疳湿，以酿槐子服之弥佳。”

14. 乌骨鸡肝

《得配本草·卷九·禽部·乌骨鸡》:“甘、苦，温。补肾虚，安胎漏，疗风虚目暗。得白芙蓉花，治疳眼。”

15. 石燕

《本草征要·第三卷·肾与膀胱经·石燕》:“利窍行湿热，明目治淋沥、妇人带下，小儿疳积。能牢牙止痛，治气阻咽嗌。或磨汁而饮，一枚用三日；或为末水飞，一钱末饮服；或火煅醋淬，朱砂红曲同为散；或捣如黍米，桑根白皮共煎液；或蜜调其粉涂唇，便用于小儿；或细末葱白汤调，治伤寒尿涩。”

16. 田鸡

《得配本草·卷八·虫部·田鸡》：“甘，寒。消水肿，治疳瘦。捣烂加麝香贴脐，治毒痢噤口。”

17. 四足鱼

《本草纲目拾遗·卷十·鳞部·四足鱼》：“《物理小识》，游子六曰：闽高山源有黑鱼，如指大，其鳞即皮，四足，可调粥入药，治小儿疳。”

18. 代赭石

《证类本草·卷第五·代赭》：“《日华子》云：代赭，畏附子。止吐血，鼻衄，肠风，痔瘘，月经不止，小儿惊痫，疳疾，反胃，止泻痢，脱精，尿血，遗溺，金疮长肉，安胎，健脾，又治夜多小便。”

19. 白油麻

《证类本草·卷第二十四·白油麻》：“治小儿急疳疮，嚼油麻令烂敷之。”

20. 奴会子

《海药本草·木部卷第三·奴会子》：“［谨按］《拾遗》云：生西国诸戎，大小如苦药子。味辛，平，无毒。主治小儿无辜疳冷，虚渴，脱肛，骨立瘦损，脾胃不磨。”

《证类本草·卷第十二·奴会子》：“刘五娘方用为煎，治孩子瘦损也。”

21. 地竹

《滇南本草·第三卷·地竹》：“味苦。无毒。采取为末，治男妇老幼，眼目昏花，或云翳遮睛，或疳疾伤眼，服之，其效如神。”

22. 地榆

《本草图经·草部中品之下卷第七·地榆》：“小儿疳痢，亦单煮汁如饴糖，与服便已。”

《证类本草·卷第九·地榆》：“陶隐居云：今近道处处有，叶似榆而长，初生布地，而花、子紫黑色如豉，故名玉豉。一茎长直上，根亦入酿酒。道方烧作灰，能烂石也。乏茗时用叶作饮亦好。今按别本注云：今人止冷热痢及疳痢，热极，效。［臣禹锡等谨按］《药性论》云：地榆，味苦，平。能治产后余瘀，疹痛，七伤，治金疮，止血痢，蚀脓。萧炳云：今方用共樗皮同疗赤白痢。《日华子》云：排脓，止吐血，鼻洪，月经不止，血崩，产前后诸血疾，赤白痢并水泻，浓煎止肠风。但是平原川泽皆有，独茎，花紫，七、八月采。

《图经》曰：地榆，生桐柏及冤句山谷，今处处有之……小儿疳痢，亦单煮汁如饴糖与服，便已。”

23. 百部

《证类本草·卷第九·百部根》：“［臣禹锡等谨按］《药性论》云：百部，使，味甘，无毒。能治肺家热，上气咳逆，主润益肺。《日华子》云：味苦，无毒。治疳蛔及传尸，骨蒸劳，杀蛔虫、寸白、蛲虫，并治一切树木蛀蚛，烬之亦可杀蝇蠓。又名婆妇草。一根三十来茎。”

24. 血参

《滇南本草·第三卷·血参》：“主治骨间寒热，惊痫邪气，接续阳气，定五脏，救蛊毒；除胃中伏热时气，温热泄痢，去肠中小虫，益肝胆气，止惊惕。久服益志不忘，轻身耐老。客忤疳气热狂，明目，止燥烦。”

25. 羊蹄

《证类本草·卷第十一·羊蹄》：“叶治小儿疳虫，杀胡夷鱼、鲑鱼、檀胡鱼毒，亦可作菜食。”

26. 守宫

《本草纲目·鳞部第四十三卷·鳞之一·守宫》：“主治中风瘫痪，手足不举，或历节风痛，及风痓惊痫，小儿疳痢，血积成痞，疠风瘰疬，疗蝎螫。（时珍）”

27. 芜荑

《海药本草·木部卷第三·芜荑》：“［谨按］《广州记》云：生大秦国，是波斯芜荑也。味辛，温，无毒。治冷痢，心气，杀虫，止痛。又妇人子宫风虚，孩子疳泻。得诃子、豆蔻，良。”

28. 苍耳子

《新修本草·卷第八·枲耳实》：“苍耳，三月以后、七月以前刈，晒干为散。夏，水服；冬，酒服，主大风癫痫，头风湿痹，毒在骨髓。日二服，丸服二十、三十丸；散服一二匕。服满百日，病当出如呙疥，或痒汁出，或斑驳甲错皮起，后乃皮落，肌如凝脂，令人省睡，除诸毒螫，杀疳湿匿。久服益气，耳目聪明，轻身强志，主腰膝中风毒优良。忌食猪肉、米泔。”

29. 芦荟

《证类本草·卷第九·芦荟》：“芦荟亦可单用。杀小儿疳蛔，主吹鼻，杀脑疳，除鼻痒。《南海药谱》云：树脂也，本草不细委之，谓是象胆，殊非也。兼治小儿诸热。"

30. 牡鼠

《本草蒙筌·卷之十一·虫鱼部·牡鼠》:"气微温。无毒。种类至多,昼匿夜出。性善盗窃,故称点虫。取入医方,惟择雄者。生捣罯踒折伤,能续筋骨;煎膏敷汤火烂,善灭瘢痕。主小儿哺露成疳,熬酒旋饮;补大人骨蒸劳瘦,作羹时尝。"

31. 阿勒勃

《海药本草·木部卷第三·阿勒勃》:"按《异域记》云:主热病,及下痰,杀虫,通经络。子,疗小儿疳气,凡用先炙令黄用。"

32. 鸡舌香

《证类本草·卷第十二·鸡舌香》:"[臣禹锡等谨按]《药性论》云:鸡舌香,使,味辛,无毒。入吹鼻散子中用,杀脑疳。入诸香中,令人身香。《齐民要术》云:俗人以其似丁子,故为丁子香。"

33. 鸡尾参

《滇南本草·第三卷·鸡尾参》:"主治眼目不明,或内障、外障,云翳遮睛,小儿疳疾雀盲,化虫除痞,或肚大筋青;亦治妇人五夜虚烧,骨蒸热。此药服之立瘥。"

34. 鸡肫皮

《滇南本草·第三卷·雄鸡鸡肫皮》:"鸡肫皮,味甘,性平。宽中健脾,消食磨胃。治小儿乳食结滞,肚大筋青,痞积、疳积、疳痰。并皆治之。"

35. 鸡脚草

《证类本草·卷第六·鸡脚草》:"味苦,平,无毒。主赤白久痢成疳。生泽畔。赤茎对叶,如百合苗。"

36. 青羊胆

《新修本草·卷第十五·兽中·羖羊角》:"青羊胆,疗疳湿,时行热熛疮,和醋服之良。羊肺,补肺,主咳嗽。"

37. 矾石

《新修本草·卷第三·矾石》:"矾石有五种:青矾、白矾、黄矾、黑矾、绛矾,然白矾多入药用;青黑二矾,疗疳及诸疮;黄矾亦疗疮生肉,兼染皮用之;其绛矾本来绿色,新出窟未见风者,正如琉璃,陶及今人谓之石胆,烧之赤色,故名绛矾矣,出瓜州。"

38. 虎胆

《证类本草·卷第十七·虎骨》:"胆,主小儿疳痢,惊神不安,研水服之。骨煮汤浴,去骨节风毒,膏纳下部,治五痔下血。《日华子》云:肉,味酸,平,无毒。治疟。又睛镇心及小儿惊啼,疳气,客忤。"

39. 明月砂

《神农本草经疏·卷十七·兽部中品·兔头骨》:"明月砂,明目,治目中翳膜,劳瘵,五疳,痔瘘,杀虫,解毒。"

40. 使君子

《证类本草·卷第九·使君子》:"味甘,温,无毒。主小儿五疳,小便白浊,杀虫,疗泻痢。生交、广等州。形如栀子,棱瓣深而两头尖,亦似诃梨勒而轻。"

41. 胡黄连

《证类本草·卷第九·胡黄连》:"味苦,平,无毒。主久痢成疳,伤寒咳嗽,温疟骨热,理腰肾,去阴汗,小儿惊痫,寒热不下食,霍乱下痢。生胡国,似干杨柳,心黑外黄。一名割孤露泽。"

42. 南天竹

《本草纲目拾遗·卷六·木部·南天竹》:"叶洗眼,去风火热肿、眵泪赤痛,及小儿疳病,取其叶煎汤代茶服。"

43. 前胡

《证类本草·卷第八·前胡》:"[臣禹锡等谨按]《药性论》云:前胡,使,味甘、辛。能去热实,下气。主时气内外俱热。单煮服佳。《日华子云》:治一切劳,下一切气,止嗽,破癥结,开胃下食,通五脏,主霍乱转筋,骨节烦闷,反胃呕逆,气喘,安胎,小儿一切疳气。越、衢、婺、睦等处皆好。七、八月采。外黑里白。"

《得配本草·卷二·草部·前胡》:"辛、苦,微寒。入手足太阴、阳明、足厥阴经气分。功端下气降火,清肺热,散风邪。化痰热,定喘嗽,止呕逆,除烦闷,治小儿疳热。得桔梗,治热痰咳逆。去皮及髭丫,甜竹沥浸润,晒干用。气虚逆满,病非外邪实热者,禁用。"

44. 眉酥

《本草图经·虫鱼下卷第十五·虾蟆》:"眉酥,主蚛牙及小儿疳瘦药所须。又有一种大而黄色,多在山石中藏蛰,能吞气饮风露,不食杂虫,谓之山蛤,山中人亦食之,此主小儿劳瘦及疳疾等,最良。"

45. 秦艽

《证类本草・卷第八・秦艽》:"[臣禹锡等谨按]《药性论》云:秦艽,解米脂,人食谷不充悦,畏牛乳。点服之,利大小便。瘥五种黄病,解酒毒,去头风。萧炳云:《本经》名秦瓜,世人以疗酒黄、黄疸大效。《日华子》云:味苦,冷。主传尸,骨蒸,治疳及时气。又名秦瓜,罗纹者佳。"

46. 蚕退

《证类本草・卷第二十一・中品・蚕退》:"治缠喉风及喉痹,牙宣,牙痈,口疮并小走马疳。蚕退纸不计多少,烧成灰存性,上炼蜜和,丸如鸡头大,含化咽津。牙宣,牙痈,揩龈上。口疮,干敷患处。小儿走马疳,入麝香少许,贴患处佳。"

47. 真珠草

《本草纲目拾遗・卷五・草部下・真珠草》:"治小儿百病,及诸疳瘦弱眼欲盲,皆效。为末,白汤下,或蒸煮鱼肉食。(《指南》)"

48. 原蚕蛾

《证类本草・卷第二十一・中品・原蚕蛾》:"治小儿口疮及风疳疮等,晚蚕蛾细研,贴疮上,妙。"

49. 柴胡

《得配本草・卷二・草部・柴胡》:"苦、微辛,微寒。入足少阳、厥阴经。在经主气,在脏主血。宣畅气血,散郁调经,升阳气,平相火。治伤寒疟疾,寒热往来,头角疼痛,心下烦热,呕吐胁疼,口苦耳聋,妇人热入血室,小儿痘症疳热,散十二经疮疽热痛。"

50. 鸬鹚

《本草图经・兽禽部卷第十三・鸬鹚》:"其屎多在山石上,紫色如花,就石上刮取用之。南人用治小儿疳蛔,干碾为末,炙猪肉点与啖,有奇功。"

51. 蚌

《证类本草・卷第二十二・下品・蚌》:"冷,无毒。明目,止消渴,除烦,解热毒,补妇人虚劳,下血并痔瘘,血崩带下,压丹石药毒。以黄连末纳之,取汁,点赤眼并暗,良。烂壳粉,饮下,治反胃,痰饮。此即是宝装大者。又云:蚌粉,冷,无毒。治疳,止痢并呕逆。痈肿,醋调敷,兼能制石亭脂。(《日华子》)"

52. 豺皮

《证类本草・卷第十八・豺皮》:"[臣禹锡等谨按]孟诜云:主疳痢,腹中诸疮,煮汁饮之,或烧灰和酒服之。"

53. 鸳鸯木鳖

《本草纲目拾遗・卷七・藤部・天球草》:"疳积初起,《百草镜》云,鸳鸯木鳖三钱,煎服愈。"

54. 离鬲草

《本草汇言・卷之七・草部・离鬲草》:"治小儿无辜寒热,大腹痞满,又散膈上痰饮,生捣汁,饮一合,当吐出宿物立愈。又捣烂,敷瘰疬、结核、疳块诸疾。此瞑眩之药。"

55. 粉锡

《证类本草・卷第五・粉锡》:"[臣禹锡等谨按]《药性论》云:胡粉,使,又名定粉。味甘、辛,无毒。能治积聚不消,焦炒,止小儿疳痢。陈藏器云:胡粉,本功外,主久痢成疳。和水及鸡子白服,以粪黑为度,为其杀虫而止痢也。《日华子》云:光粉,凉,无毒。治痈肿瘘烂,呕逆,疗癥瘕,小儿疳气。"

56. 绣球防风

《滇南本草・第一卷・绣球防风》:"绣球防风,味苦、淡,平,无毒。主治杨梅结毒,痈疽发背,无名肿毒。洗癣疮,疥癞良。其子同地草果为末,用黑羊肝煎汤,治小儿疳积眼眦最效。"

57. 黄丹

《得配本草・卷一・金部・黄丹》:"辛,微寒。味兼盐、矾,走血分。内用坠痰去怯。治惊痫颠狂,吐逆,消积杀虫,治疳疾、下痢、疟疾。"

58. 黄连

《证类本草・卷第七・黄连》:"[臣禹锡等谨按]《蜀本图经》云:苗似茶,花黄丛生,一茎生三叶,高尺许,冬不凋。江左者节高若连珠。蜀都者,节下不连珠。今秦地及杭州、柳州者佳。《药性论》云:黄连,臣。一名支连,恶白僵蚕,忌猪肉,恶冷水。杀小儿疳虫,点赤眼昏痛,镇肝去热毒。萧炳云:今出宣州绝佳,东阳亦有,歙州、处州者次。陈藏器云:主羸瘦气急。《日华子》云:治五劳七伤,益气,止心腹痛,惊悸烦躁,润心肺,长肉止血,并疮疥,盗汗,天行热疾。猪肚蒸为丸,治小儿疳气。"

59. 黄柏

《证类本草・卷第十二・柏木》:"《日华子》云:安心除劳,治骨蒸,洗肝明目,多泪,口干心热,杀疳虫，治回心痛，疥癣，蜜炙治鼻洪，肠风泻血，后分急热肿痛，身皮力微次于根。”

60. 营实

《证类本草·卷第七·营实》：“《日华子》云：白蔷微根，味苦、涩，冷，无毒。治热毒风，痈疽，恶疮，牙齿痛，治邪气，通血经，止赤白痢，肠风泻血，恶疮疥癣，小儿疳虫肚痛。野白者用良。”

61. 野毛豆

《本草纲目拾遗·卷八·诸蔬部·野毛豆》：“性微寒，平肝火，治疳疾目疾。”

62. 野猪黄

《本草蒙筌·卷之九·兽部·野猪黄》：“味辛、甘，气平。无毒。种虽山畜，形类家猪。但毛褐口露獠牙，腹小足奔长步为异尔。凡及三岁，胆内有黄。状与枣核相侔，得之摩水可服。疗小儿客忤天吊，疳胀亦驱；主大人鬼疰癫痫，金疮总愈。”

63. 野棉花

《滇南本草·第一卷·野棉花》：“野棉花，一名满天星。形似耳风，小叶白毛花。味苦，性寒，有毒。下气，治小儿寸白虫、蛔虫犯胃、疳积等症。随引经药为使。”

64. 蚱蝉

《证类本草·卷第二十一·中品·蚱蝉》：“《药性论》云：蚱蝉，使，味酸。主治小儿惊哭不止，杀疳虫，去壮热，治肠中幽幽作声。又云：蝉蜕，使，主治小儿浑身壮热，惊痫，兼能止渴。”

65. 银柴胡

《本草纲目拾遗·卷三·草部上·银柴胡》：“治虚劳肌热，骨蒸劳虐，热从髓出，小儿五疳羸热。”

66. 象胆

《证类本草·卷第十六·象牙》：“[臣禹锡等谨按]《日华子》云：象牙，平。治小便不通，生煎服之。小便多，烧灰饮下。胆，明目及治疳。”

67. 密蒙花

《证类本草·卷第十三·密蒙花》：“味甘，平、微寒，无毒。主青盲肤翳，赤涩多眵泪，消目中赤脉，小儿麸豆及疳气攻眼。生益州川谷。树高丈余，叶似冬青叶而厚，背色白有细毛。二月、三月采花。”

68. 绿盐

《海药本草·玉石部卷第一·绿盐》：“[谨按]《古今录》云：波斯国在石上生。味咸、涩，主明目，消翳，点眼，及小儿无辜疳气。方家少见用也。按舶上将来，为之石绿，装色久而不变。中国以铜错造者，不堪入药，色亦不久。”

69. 葎草

《本草图经·草部下品之下卷第九·葎草》：“薄，蔓生，有细刺；花黄白；子亦类麻子。四月、五月采茎叶，曝干用。俗名葛葎蔓，又名葛勒蔓……主久痢成疳，取干蔓捣筛，量多少，管吹谷道中，不过三四瘥已，若神。”

70. 紫花地丁

《滇南本草·第三卷·紫花地丁》：“治小儿走马牙疳，溃烂腥臭，用紫花地丁根，不拘多少，用新瓦焙为末，搽溃烂处愈。”

71. 紫背双叶草

《滇南本草·第三卷·紫背双叶草》：“气味甘、辛、苦，性寒、平。无毒。主治肌肤如柴，能生血和血，肥肌健脾理中，久服延年益寿；亦治噎食转食反胃，养脾生精润肺；小儿疳疾目盲，化痰、定喘，安神。”

72. 蛞蝓

《本草图经·虫鱼上卷第十四·蛞蝓》：“韦丹主一切疳：取旧死壳七枚，皮薄色黄白者真，净洗，不得小有尘滓，漉干，内酥于壳中。以瓷盏盛之，纸糊盏面，置炊饭上蒸之，下饙时即坐甑中，装饭又蒸，饭熟即已，取出细研如水淀，渐渐与吃，令一日尽，为佳。”

73. 椿木叶

《证类本草·卷第十四·椿木叶》：“樗根煮汁，主下血及小儿疳痢。亦取白皮和仓粳米，葱白、甘草、豉同煎饮食服，血痢便断……《食疗》：云：主疳痢，杀蛔虫……《子母秘录》经验方：治脏毒亦白痢。香椿净洗刷，剥取皮，晒干，为末。饮下一钱，立效。治小儿疳。椿白皮晒干，二两为末，淘粟米去泔，研浓汁糊和丸，如梧子大。十岁三四丸，量数加减。一丸纳竹筒中，吹入鼻中，三度瘥。服丸以饮下。杨氏产乳：疗疳痢困重，樗白皮捣面拌作小颗子，日晒少时，又拌，凡三过，水煮至熟，加盐、醋、酒亦得，频服，多少量儿大小。又方：《近效》疗久痢及疳痢。拣樗根白皮，不限多少，常取土际不用见狗及风，细切，捣如泥，取面捻作馄饨子，如小枣大，勿令破，熟煮吞七枚。重者不过七服。皆空肚。忌油腻、热面、毒物。又方：

疳痢晓夜无度者。取樗根浓汁一鸡子壳许，和粟米泔一鸡子许，灌下部，再度即瘥。其验如神。小孩减用之，甚妙。”

74. 楸木皮

《证类本草·卷第十四·楸木皮》：“味苦，小寒，无毒。主吐逆，杀三虫及皮肤虫。煎膏，粘敷恶疮，疽瘘痈肿疳，野鸡病。除脓血，生肌肤，长筋骨。叶，捣敷疮肿。亦煮汤，洗脓血。冬取干叶汤揉用之。”

75. 蜗螺烂壳

《本草纲目·介部第四十六卷·介之二·蜗螺》：“主治痰饮积及胃脘痛（震亨），反胃膈气，痰嗽鼻渊，脱肛痔疾，疮疖下疳，汤火伤。（时珍）”

76. 蜣螂

《证类本草·卷第二十二·下品·蜣螂》：“［臣禹锡等谨按］《蜀本图经》云：此类多种，取鼻高目深者，名胡蜣螂，今所在皆有之。《药性》论云：蜣螂，使，主治小儿疳虫蚀。”

77. 解毒子

《本草纲目·草部第十八卷·草之七·解毒子》：“味辛，平，无毒。主小儿无辜冷疳，虚渴脱肛，骨立瘦损，脾胃不磨。”

78. 辟瘟草

《本草纲目拾遗·卷四·草部中·辟瘟草》：“性平，味苦，气香，治伤寒疟痢，风气肿毒，时气恶气，散邪风乳痈热疮，小儿痘眼疳，喉闭生蛾，同金锁匙汁醋漱痧胀，香窜疏经络，治疳。”

79. 熊胆

《新修本草·卷第十五·兽上·熊脂》：“熊胆，味苦，寒，无毒。疗时气热盛变为黄疸、暑月久痢，疳匿，心痛，疰忤。”

80. 醋林子

《本草图经·本经外木蔓类卷第二十·醋林子》：“味酸，性温，无毒。善疗蛔咬心痛，及痔漏下血，并久痢不瘥。尤治小儿疳蛔咬心，心腹胀满黄瘦，下寸白虫。”

81. 薤白

《证类本草·卷第二十八·薤》：“疗疳痢：薤白二握，生捣如泥，以粳米粉二物蜜调相和，捏作饼，炙取熟与吃，不过三、两服。”

82. 獾肉

《本草图经·兽禽部卷第十三·狐》：“獾肉，主小儿疳瘦，啖之杀蛔虫。”

83. 鼹鼠

《本草图经·兽禽部卷第十三·鼹鼠》：“而近世医方用其肉，主骨蒸劳极，四肢羸瘦，杀虫。亦主小儿疳瘦，去其骨，以酒熬入药。”

三、治疳食物

1. 拐枣

《滇南本草·第一卷·拐枣》：“小儿有疳积者，可常常食之。”

2. 食物鹑

《本草衍义·卷十六·鹑》：“鹑有雌雄，从卵生，何言化生？其说甚容易。尝于田野屡得其卵，初生谓之罗鹑，至初秋谓之旦秋，中秋以后谓之白唐。然一物四名，当悉书之。小儿患疳及下痢五色，旦旦食之，有效。”

四、治疳药对

1. 人中白+铜绿

《神农本草经疏·卷五·玉石部下品·铜青》：“口鼻疳疮：人中白一钱，铜绿三分，研傅之。”

2. 川楝子+芎䓖+猪胆

《得配本草·卷七·木部·川楝子》：“苦，寒。有小毒。入足厥阴经。导小肠膀胱湿热，引心胞相火下行。除伤寒大热发狂，止上下热厥暴痛。得吴萸，疗气痛囊肿。得破故、茴香，除偏坠。配延胡，止热厥心痛。合芎䓖、猪胆，治五疳。”

3. 乌贼骨+牡蛎

《证类本草·卷第二十一·中品·乌贼鱼骨》：“经验方：治疳眼。乌贼鱼骨、牡蛎并等分，为末糊丸，如皂子大。每服用猪子肝一具，药一丸，清米泔内煮，肝熟为度，和肝食，用煮肝泔水下，三、两服。”

4. 石绿+白芷

《本草纲目·石部第十卷·金石之四·绿青》：“小儿疳疮，肾疳鼻疳、头疮耳疮、久不瘥者。石绿、白芷等分，为末。先以甘草水洗疮，拭净敷之，一日愈。”

5. 石榴皮+马兜铃

《滇南本草·第一卷·石榴皮石榴》：“甜石榴，味酸、涩……皮同马兜铃煎，治小儿疳虫蛊毒，神效。亦洗膀胱。”

6. 芜荑+诃子+豆蔻

《得配本草・卷七・木部・芜荑》:“辛、苦、温。入手足太阴经气分。除皮肤骨节中邪气,淫淫如虫行。祛五内风湿,止大肠冷滑,杀虫化食,在所必需。虫因湿而生,食因寒而滞。得槟榔,杀诸虫。配干漆,治虫痫。配诃子、豆蔻,治小儿疳泻冷痢。”

7. 芜荑+黄连

《神农本草经疏・卷十三・木部中品・芜荑》:“钱氏《小儿直诀》:疳热有虫瘦悴,久服充饥。用芜荑一两,黄连一两,为末,猪胆汁七枚,和入碗内,饭下蒸之,一日蒸一次,九蒸,乃入麝香半钱,汤浸蒸饼和丸绿豆大。每服五七丸,至二十丸,米饮下。”

8. 芦荟+使君子

《得配本草・卷七・木部・芦荟》:“苦,寒。入足厥阴经。最捷于引经入肝。消风热,杀三虫,散瘰疬,治惊痫。镇心明目,利水除肿。得朱砂,治风秘。配甘草,敷疮瘘。佐使君子,治脾疳。”

9. 鸡盲草+鸡肝

《本草纲目拾遗・卷七・藤部・乳藤》:“排脓散毒,生肌止痛,消肿益血,痛不可忍者,罨之即止;已成未成,已溃未溃,始终皆不可少(李氏草秘)。汪连仕草药方:乳门草即乳汁草,又名土奶奶,性寒凉,行乳汁通气,而能入血分,根止痢疾。细藤者,即遍地金,又名鸡盲草,合鸡肝蒸服专治小儿一切疳眼。”

10. 青黛+黄柏

《得配本草・卷三・草部・青黛》:“咸,寒。入足厥阴、太阴经血分。除郁火,解热毒。杀小儿疳虫,散时疫赤斑,消膈痰,止血痢。配川连,洗风热眼。佐蒲黄,治重舌胀。冷水调服,治内热吐血。入四物汤,治产后发狂。入马齿苋,捣敷瘰疬未穿。合黄柏末,掺耳疳出汁。”

11. 使君子+豆蔻+槟榔

《本草纲目拾遗・卷七・果部上・豆蔻槟榔》:“小儿疳积,胡开甫方:史君子五个生、五个熟,豆蔻内槟榔用姜汤磨汁,空心蘸史君子肉食,一二次即愈。”

12. 桔梗+茴香

《本草纲目・草部第十二卷・草之一・桔梗》:“牙疳臭烂:桔梗、茴香等分,烧研,敷之。”

《得配本草・卷二・草部・桔梗》:“辛、苦,平。入手太阴经气分。行表达窍,开提气血,能载诸药上浮,以消郁结。治痰壅喘促,鼻塞,肺痈,干咳,目赤,喉痹咽痛,齿痛口疮,胸膈刺痛,腹痛肠鸣。配栀子、大黄,治目赤肿痛。配大力子、大黄,治疫毒。配阿胶,治肺痿。配诃子,治失音。配茴香,烧研敷牙疳臭烂。”

13. 胆矾+白僵蚕

《得配本草・卷一・石部・胆矾》:“配炒白僵蚕,研吹喉痹喉气。入黑枣内煅研,敷牙疳。”

14. 浮石+金银花

《得配本草・卷一・石部・浮石》:“咸,寒。入手太阴经。除上焦之痰热,清膀胱之上源。消结核,止干渴。得牙皂,治老痰横结。得通草,治疝气茎肿。得鲫鱼胆,治膈消。善饮水者。得金银花,治疳疮。”

15. 款冬花+黄连

《本草纲目・草部第十六卷・草之五・款冬花》:“口中疳疮:款冬花、黄连等分,为细末,用唾津调成饼子。先以蛇床子煎汤漱口,乃以饼子敷之,少顷确住,其疮立消也。”

16. 雄黄+天南星

《证类本草・卷第十一・天南星》:“治小儿走马疳,蚀透损骨及小攻蚀必效方:天南星一个,当心作坑子,安雄黄一块在内,用曲裹烧,候雄黄作汁,以盏子合定出火毒去曲,研为末,入麝香少许,敷疮,验。”

17. 雄黄+淮枣

《得配本草・卷一・石部・雄黄》:“解百毒,治恶疮,去死肌,疗惊痫,除疟痢,消涎积,杀诸虫。得淮枣去核纳雄黄包之,灯上烧化为末,掺走马牙疳。”

18. 滑石+杏仁+铜绿

《得配本草・卷一・金部・铜绿》:“酸、涩,性平。微毒。入足厥阴、少阳经。吐风痰,治恶疮、疳疮、金疮、风弦烂眼、泪出。止血杀虫。配滑石、杏仁,擦走马疳。”

19. 蓝叶+黄柏

《得配本草・卷三・草部・蓝叶》:“苦、甘,寒。入足厥阴经。降火解毒,能使败血分归经络。愈疔肿金疮,追鳖瘕胀痛,解百药诸毒,止瘟疫热狂,消赤眼暴发,退小儿壮热。得雄鼠粪,治阴阳易。配川柏末，掺耳疳。"

20. 蜘蛛+铜绿

《得配本草·卷八·虫部·蜘蛛》："微寒，有小毒。治蛇伤，疗温疟，止呕逆霍乱，疗腹大丁奚。配肉桂，治狐疝。配铜绿，擦走马疳。"

21. 熊胆+使君子

《得配本草·卷九·兽部·熊胆》："苦，寒。入手少阴、厥阴经。凉心平肝，为眼障疳虫之要药，并治黄疸惊痫。得片脑，拌猪胆汁，涂十年肠风痔瘘，并搽风虫牙痛。拌使君子，蒸研为丸，治诸疳羸瘦。"

22. 橘皮+黄连+猪胆

《得配本草·卷六·果部·橘子》："橘皮，即黄橘皮，一名红皮，年久者曰陈皮。产广中者曰广皮，尤良。辛、苦，温。入手足太阴经气分。导滞消痰，调中快膈，运胃气，利水谷。止呕逆，通五淋，除膀胱留热，去寸白虫蛊。解鱼腥毒。得川连、猪胆，治小儿疳瘦。"

23. 壁钱+人中白

《得配本草·卷八·虫部·壁钱》："配人中白等分，烧研，搽牙疳腐臭立止。"

五、治疳药禁

薄荷

《神农本草经疏·卷九·草部中品之下·薄荷》："小儿身热，由于伤食者不可用。小儿身热，因于疳积者不可用。小儿痘疮，诊得气虚者，虽身热初起，亦不可用。"

六、治疳食禁

1. 大枣

《得配本草·卷六·果部·大枣》："多服生虫损齿，壅脾作胀，生者更不宜食。齿病、疳病、虫病、风疾、痰热、中满，皆禁用。"

2. 白果

《滇南本草·第一卷·白果》："白果，味甘、苦，性温，有小毒。生食引疳，热食温肺、定咳嗽、缩小便。多食壅气发胀而动风。小儿多食，昏迷发惊，引疳积虫出。同鱼腥食发软。"

3. 沙糖

《证类本草·卷第二十三·中品·沙糖》："[臣禹锡等谨按]孟诜云：沙糖，多食令人心痛。不与鲫鱼同食，成疳虫。又，不与葵同食，生流澼。又，不与笋同食，使笋不消，成癥，身重不能行履耳。"

《神农本草经疏·卷二十·虫鱼部上品·鲫鱼》："鲫鱼调胃实肠，与病无碍。诸鱼之中，惟此可常食，但不宜与沙糖同食，生疳虫。"

4. 苹果

《滇南本草·第一卷·苹果》："苹果，气味甘、微酸，无毒。主治脾虚火盛，补中益气。同酒食治筋骨疼痛，用蜜酿，久服延年之品也。小儿不可多食，多食发疳积。搽疮红晕可散。烧灰存性治水中之毒，亦能醒脾清神，人多爽怀。采叶贴火毒疮或汤火，烧灰调油搽之最良。皮能治反胃吐痰。"

5. 饴糖

《神农本草经疏·卷二十四·米谷部上品·饴糖》："饴糖成于湿热，少用虽能补脾润肺，然而过用之则动火生痰。凡中满吐逆，酒病牙疳，咸忌之。肾病尤不可服。"

6. 胡瓜叶

《证类本草·卷第二十七·胡瓜叶》："味苦，平，小毒。主小儿闪癖，一岁服一叶以上，斟酌与之。生挪绞汁服，得吐下。根捣敷胡刺毒肿。其实味甘，寒，有毒。不可多食，动寒热，多疟病，积瘀热，发疰气，令人虚热，上逆少气，发百病及疮疥，损阴血脉气，发脚气。天行后不可食，小儿切忌，滑中，生疳虫。不与醋同餐。"

7. 落花生

《滇南本草·第一卷·落花参》："落花生，味甘，寒，无毒，主治补中益气，多则滞气。盐水煮食养肺，炒食动火。小儿多食则生疳积。"

8. 樱桃

《滇南本草·第一卷·樱桃》："樱桃，味甘、美，性热，无毒。采叶敷疮最效。主治和脾胃，美颜色，止泄泻水谷痢疾。多食令人作呕，发暗风，动湿热，伤筋骨。有寒火郁热及喘咳热病者勿食，食之必剧。凡小儿勿多食，多食生热发疳积。以小儿乃纯阳之体，服之热症即生。"

【医论医案】

一、医论

《推求师意·卷之下·小儿门·疳》

疳有五，皆以肥美而得之，故曰疳。五脏所受不同，在肝为风疳，在心为惊疳，在脾为食疳，在肺为气疳，在肾为急疳。五疳之外。十二经气血所受变状不一，复有惊绝疳、干疳、漏疳、脑疳、绝急疳、无辜疳、齿疳、浊疳、痢疳、瘿疳、五疳出虫等候云云。数百方中虽有攻补，终无先后设施与相兼分轻重而治的然之法，所治五疳，亦未见有分五脏补泻之药，且宜于金者不宜木，宜于火者不宜土。五脏升降浮沉之气，寒热温凉之性，不及则顺而调之，太过则逆而治之。

《医镜·卷之四·疳症》

小儿疳症，大抵多是过食甘甜胶腻之物，停积于脾，不能消化，久则变而为疳。疳者，甘也。脾喜甘，而凡味之甘者，皆属于脾。从病从甘，故曰疳。其症身体尝热，形容黄瘦，肚腹膨胀，小便如泔，毛发黄织，脸多白印，恶心欲吐，饮食不为肌肤，凡头面颈上，多生痒疮。而疳之大概，有如此者，皆脾之症也。脾先受病，传于他脏，故又有五疳之名焉。在心则为惊疳，在肝则为风疳，在脾则为滚疳，在肺则为气疳，在肾则为急疳。五疳分受五脏，而其为病亦未尽同。悉而言之，则浑身壮热，四肢无力，面黄脸赤，怕寒爱暖，口鼻干燥者，因惊蹼而成，所谓惊疳是也。摇头揉鼻，白膜缦眼，揩磨多泪，面有黑色，浑身疮癣，毛焦发竖者，因感风而成，所谓风疳是也。食物难消，爱吃泥土，腹大有筋，头发稀疏，喘急呵欠，无欢欲啼，痢多酸臭者，因伤食而成，所谓滚疳是也。多啼嗽逆，鼻颈生疮，昏昏爱睡，体瘦肠滑，四肢软弱，面色带白，泻脓吐血者，因伤气而成，所谓气疳是也。泻痢兼作，吐逆脱肛，身体壮热，手足偏冷，饮食不进者，病势已急，所谓急疳是也。五疳之症，惟急疳为难疗，以其肾气不足，土来克水故也。要而言之，总起于脾，脾土一虚，则不能生五脏之气，故其传变，至于如此。大法惟健脾、消积、杀虫而已。

药例。小儿十岁已上，疳劳壮热，形体羸瘦者，宜服鸡肉煎丸。宣黄连二两，银柴胡一两，芜荑半两，去皮川鹤虱半两，秦艽一两，知母一两，紫芩一两，使君子肉一两，共为末。以黄雌鸡一双，重斤许者，专以大麻子饲之，五六日后，去毛令净，于尾下开一孔，取出肚肠洗净，拭干，入前药末于内，以线缝之，用小甑先以黑豆铺甑底，厚三寸，安鸡在甑内，四旁以黑豆围裹，而上亦以黑豆盖之，亦厚三寸，自日出蒸至晚后，温冷，取鸡出，去腹中药及筋骨头翅，以净肉研，和得所，如干，入酒少许，为丸如大麻子大，每服十丸，十五岁者二十丸，以意加减，空心或临卧用麦冬汤送下。若小儿疳痨骨蒸，年十五岁以上，用酒送下，忌食猪肉。

小儿五疳，不长肌肉，不思饮食，日渐黄瘦者，并宜服芦荟丸。用芦荟一钱，芜荑一钱，去皮，青黛一钱，槟榔一钱，蝉壳二十个，宣黄连一钱，胡黄连半两，麝香少许，豮猪胆一个。共为末，以猪胆汁为丸，如大麻子大。每服五六七丸，十岁二三十丸，并用米饮汤送下。

小儿黄瘦，腹大，口臭，好食泥土，饮食不为肌肤，腹中尝痛者，宜服肥儿丸。胡黄连、神曲、麦芽各一两，使君子、木香各四钱，槟榔三个，芦荟七钱，肉豆蔻半两。共为末，黄米糊丸如黍米大，姜汤送下。每服三十丸，量儿大小，加减用之。

小儿五疳、八痢，面黄肌瘦，头发作缕，好食泥土，不思饮食者，并宜服保童丸，大虾蟆一个，烧存性；皂角一挺，去皮核，烧存性；蛤粉二钱，水飞；麝香一钱，另研，共为末，黄米糊为丸如麻子大。每服三十丸，米饮汤送下。

统治小儿疳症，取大虾蟆，不拘几个，放深缸内，取粪坑蛆虫，淘净，倒在内，任其自食，停五六日，待其泻出宿粪。每一个，将砂仁半两，捺入其腹，以线缝其口，倒挂阴干，炙脆为末。每末二两，使君子肉一两，白术一两，陈皮、山楂、麦芽、枳实、黄连、莱菔子各半两，神曲作糊为丸如黍米大，白滚汤下一钱，或五六分，量儿大小加减，此统治诸疳之仙药也。

《辨证奇闻·卷八·痨瘵》

小儿多食水果肥甘成疳，身黄瘦，毛竖肤焦，形如猴，状如刺猬，人谓儿痨，谁知脾胃虚乎。小儿纯阳，不宜虚寒。然先天肾无亏，后天脾胃断无损。多食果物肥甘，正伤伤脾胃。脾胃一伤，脏腑之气不能行运，后仍食果物肥甘，欲不成疳，得乎？宜补脾胃，调饮食伤，随手自效。若用胆草、芦荟、宣连、胡连泄火，半夏、枳壳、槟、朴降痰，山楂、麦芽逐食，栀子、楝皮杀虫，反损真元，无异下石。用六君子加减：人参二钱，苓、术、黄芪三钱，甘草三分，附子一分，神曲五分。十剂必愈。此补脾胃气。病原伤脾胃，脾胃一转，后天无损，先天自可接续，故痨瘵易愈。[批]用奉屎甲三四个，焙末，同米煮粥食，愈。审是食疳后用前方调理，如虫疳，用椒梅理中汤调理。此疳中第一方也。

《辨证奇闻·卷十三·惊疳吐泄》

小儿大约因疳成吐，吐成泄，泄成惊。故口内流涎，疳兆也。起首即治疳，吐泄不作，何有惊生？疳失治，胃气伤矣。小儿纯阳，原无损阴气。胃伤者，伤阳气也。阳伤，阴亦伤矣。伤阴，伤脾气也。后天以脾胃为主，脾胃两伤，无气养心，惊症起。惊，虚症，非有外风入。然则吐泄惊俱脾胃虚寒，疳乃脾胃实热也。不知小儿多食水果，致口热成疳。口热似阳旺，然阳极变阴。故疳久作吐，正阳变阴之验也。可见，惊疳吐泄俱虚症，补脾胃，四症俱愈。世分惊为风，疳为热，吐泄为寒，孰是单补脾胃者。用活儿丹：人参、神曲三分，白术、巴戟、白芍一钱，甘草、陈皮一分，茯苓二钱，柴胡二分，当归、山楂五分。二剂愈，三剂不发。方健脾开胃，又平肝，使肝无郁滞，自疏土气，则脾胃安，吐泄止，何至四肢无养，角弓反张，急慢惊风哉。

生疳，两牙床尽肿，流涎，咳嗽咽肿，人谓脾热，谁知胃火上升乎。胃火宜泄，何不效？以火过盛，阳将变阴矣。故降火药以泄火，火不降转困者，正壮火食气也。少火宜泄，壮火宜补。不补胃治火，反泄火损胃，安得不加困？补胃，少息火，疳自愈。用平疳汤：茯苓三钱，白术、桔梗一钱，陈皮、枳壳、黄芩二分，神曲五分，麦冬、玄参二钱，人参苏叶三分。四剂愈，不发。此补胃以散火，火自平者，以火出土中也。土健火藏，土衰火现，故补土火藏于下，何至上升口颊乎。况加解火药，则土引火自归，火亦随土而自戢。

生疳后，饮水即吐，后不饮亦吐，困极，人谓热吐，谁知热变寒乎。疳本热，久则寒者，以胃土之伤，土衰则火旺。火旺，土益衰。土益衰，前火不能旺矣。火土两衰，何得不寒？况儿最喜生冷，土衰加生冷即吐。故止吐以健胃为主，则胃强吐不再犯。用六君加味治：人参一钱，白术三钱，茯苓二钱，甘草一分，半夏五分，神曲二分，陈皮三分，白蔻一粒。二剂全愈。此健胃止呕，大人尚神，况小儿乎。小儿呕，人每轻症，不知胃气一伤，四肢失养，必角弓反张，乃因虚也。今扶胃气，胃健受食，既无呕吐，自有灌注，何有惊风。［批］一月内乳后辄呕逆，乃初生阴阳未平，不必治，亦不必畏。（文守江）

大吐后大泄，吐止，泄不止，倦极，人谓吐变泄，其气顺，谁知吐伤胃，泄伤脾。气顺，宜吐止愈。今吐止大泄，乃胃传于脾。由腑入脏，是由表入里，较吐更甚。盖吐补胃可愈，泄宜兼补脾。虽脾胃有同治法，补胃自必补脾。但吐后作泄，则补脾必须助胃。用生脾助胃汤：参、术三钱，甘草三分，肉桂一钱，茯苓五钱，神曲五分，附子一片。二剂全愈。倘不效，不救。此方治小儿泄，效自如响。彼不应，乃阴阳两绝，非药之咎。

吐泄，目上视，死亡顷刻，状如慢风，人谓惊风，谁知脾胃气将绝乎。若作慢风治，用牛黄等丸，下喉即死。脾胃气绝，是阴阳气欲脱也。非急用人参救气，何能再活？然价重，此症又须多用，无论近人无此胆，即古人亦无此法，故小儿多亡。夫小儿脾胃虚寒，何禁吐泄？尤宜多用人参。用安儿至宝汤：参、术五钱，茯苓、巴戟三钱，附子、麦芽、萝卜子一钱，枳壳、槟榔三分，前子、扁豆二钱，白蔻三粒。三剂愈。此方多用参附，故夺命于将亡。以参回阳于何有之乡，附子续阴于已绝之后，群药佐之，阴阳自分，积秽自除。世但祛除，不补中用攻，故不效。

吐泄后，角弓反张，惊悸牵搐。此肝克脾胃土，土气欲绝耳。若用风药定惊，立亡。盖吐泄阴阳两亡，但有几希之气。不补脾胃以续气，反散风损气，能不死乎？且补脾胃土，不补命门、心包之火，则土寒，阳不能骤回，阴不能速长。宜补火生土，补土止惊。用续命汤：参、术一两，茯苓、巴戟五钱，肉桂、半夏一钱，生枣仁三钱，志肉二钱，菖蒲、丁香、白芍、姜、附三分，柴胡五分，甘草二分。此方以十岁为准，每岁减二分。慢、急惊风俱治，可谓急为风，慢为虚也。世谓惊为风，误矣。不作风治，十活九；作风治，十人十死；虚兼风治，十死八；以大虚，绝不治风，十人十活。喻嘉言谓：惊风二字，劝医绝口不道。虽过于愤激，然实有不得不大声以救者，但所立方，尚兼风治，犹未洞达底里。

世人以急惊属风，慢惊属虚，此似是而非，杀人之说也。惊风二字杀人甚多，小儿何尝有风？一作风治，千人千死。无如杀运未除，此辈乱治。予治急慢惊，以保赤定惊丹：人参、茯苓、白芍三两，白术八两，半夏、柴胡、山楂、枳壳、神曲、甘草、干姜、麦冬一两，炒荆芥、槟榔、菖蒲、薄荷叶、麦芽五钱，木香三钱。各为末，蜜丸如龙眼核大。凡急慢惊，用一丸，重则二丸。但人参多多益善。然无参亦免死。

《临证指南医案·卷十·疳》

稚年五疳，犹大方之五劳，虽方书有五脏之分，是症夏令为多，固从脾胃。盖小儿乳食杂进，运化不及，初断乳后，果腥杂进，气伤滞聚，致热蒸于里，肌肉消瘦，腹大肢细，名曰丁奚。或善食，或不嗜食，或渴饮无度，或便泻白色，久延不已，多致凶危，宜忌食生冷、腥肥、凝滞。治法初用清热和中分利，次则疏补佐运。常有继病，治之无效，待妊妇产过自愈者。

夏季霍乱吐泻，通用藿香正气散。水泻，宜分利，四苓散，寒加姜桂，热用芩连。腹痛宜疏气，调气用木香、青皮，有滞加炒楂肉、厚朴，重则加莱菔子、槟榔。腹痛有热，用芩、芍、枳实，有寒则用草果、砂仁、吴萸。吐泻后，能食、便反秘结者愈，不能食、神怯色痿者，防慢惊。治法调中温中，若有余热烦渴，甘寒或甘酸救津，故木瓜之酸，制暑通用要药。

《临证指南医案·卷十·幼科要略·口疳》

夏季秋热，小儿泄泻，或初愈未愈，满口皆生疳蚀，尝有阻塞咽喉致危者。此皆在里湿盛生热，热气蒸灼，津液不升，湿热偏伤气分。治在上焦，或佐淡渗，世俗常刮西瓜翠衣治疳，取其轻扬渗利也。

《临证指南医案·卷十·幼科要略·疳》

幼儿断乳纳食，值夏月脾胃主气，易于肚膨泄泻，头热，手足心热，形体日瘦，或烦渴善食，渐成五疳积聚。当审体之强弱，病之新久，有余者当疏胃清热，食入粪色白，或不化，当健脾佐消导清热，若湿热内郁，虫积腹痛，导滞驱虫微下之，缓调用肥儿丸之属。

《续名医类案·卷三十·疳》

《说约》云：予表侄二三岁间，患疳积症，头大身瘦，发热，溺如米泔，诸治不效。后闻药气即吐，束手无策。偶遇异人传此红燕丹方，和于糖果粥饮中与之，数服全愈。后以此济人，无不效矣。

魏玉横曰：俞氏儿四岁，痘后失调，致成疳疾，猛啖而频泻，腹大皮急，夜哭咬牙。因其母病延诊，药殊无效。适见医至，见所用药皆香、砂、楂、枳、车前、扁豆、茯苓、豆蔻类，皆消积渗利之品，儿益困惫，其母哭泣，至目肿流血。乃谓曰：今以母病托予，而子病不痊，则母病亦进，必先愈子，而后母可愈也。问当奈何？曰：无已，请以母所服分饮之，则两病俱愈矣。其家非素封，既难资费，又无旁议，遂如言治之，不逾旬，母子皆安。盖其母由产后，儿缘痘后，母则寒热往来，面足俱肿，恶露逾月不止，头痛不眠，食难下咽，与儿之症同为血虚生火，木盛克土而然。彼儿医者，乌能用生熟地黄、沙参、杞子、黄连、麦冬，以愈是疾哉？

凌表侄孙四龄，予尝见之，曰：儿将病疳，不以为意也。逾半年，则疳已甚，天柱倾侧，脐突筋青，毛发脱落，股肉亦消，嗜食而泄，利亦极秽，多怒多啼，似难为矣。但其皮未急，目尚有神，乃与生地、杞子、沙参、麦冬、枣仁、米仁，病不减，心亦疑之。少加木香、砂仁，则泻益甚。西席黄澹翁，通人也，谓泄益甚，得毋香、砂为害乎？予曰：然。遂去之，益以熟地、川连，十余剂乃全愈。予女八九岁时，疳病枯瘠如柴矣，以六味加减，熟地用八钱，十剂而痊。向后，但以前方治，效者不可枚举。

小儿诸疳，使君子肉二钱，雷丸、槟榔各一钱，黑丑头末各五分，俱生晒研末。每服三分，以鸡卵一枚，打破空头，内药纸封，饭上蒸熟食之，药完即愈。

小儿积滞，海蜇、凫茈，常煮食之；兼治大人痰哮，及肝乘胃痛。浸烧酒饮之，能消大人胸中痞块。又绍兴青腐乳汁作下饭，能消疳积，治腹胀身黄。

小儿疳气攻目，鸡肝一具不落水，竹刀切片，用牡蛎粉八分，飞辰砂少许，拌匀糁入，饭锅上蒸熟食之。如此十次，翳即退净，当时忌食茶汤、油腻。

治小儿疳病，用鸡肫皮二十个勿落水，瓦焙干研末，车前子四两炒研末，二物和匀，以米糖溶化，拌入与食，食完即愈。忌油腻、面食、煎炒。又方取田鸡白水煮熟，姜末少许亦效。

仲淳肥儿丸：人参三钱，芜荑、使君子肉、白芍、黄连、白茯苓、滑石、扁豆、青黛各一两，橘红八钱，甘草、砂仁各五钱，红曲、麦芽、山楂肉各七钱，莲肉二两，炼蜜为丸如弹子大，每服一丸，空心白汤化下。又《集验良方》肥儿丸：山药（炒）二两，白茯苓、白芍药、白扁豆、麦芽（炒）、五谷虫（炒）、神曲（炒）、山楂肉（炒）、当归各一两五钱，白术（土炒）、陈皮、使君子肉（煨）一两，生甘草、胡黄连（姜汁炒）各七钱，蜜丸绿豆大，每服一钱。《奇效》肥儿丸：陈皮一两，青皮（醋炒）、神曲（炒）、槟榔、使君子肉（煨）各五钱，木香、黄连（姜炒）各三钱，饴糖丸绿豆大，每服五六分。皆治疳病方也，汇录于此，以便选用。又《广笔记》疳积散，治小儿面黄腹大，小便浊如米泔，大便黄泄酸臭，皮毛枯索，甚至双目羞明生翳，夜热昼凉等证。用厚朴去皮切片，姜汁炒热，净末二两；广陈皮去白，净末八钱；粉甘草去皮，炙七分；真芦荟净末七钱；芜荑净末五钱；青黛取颜料铺浮碎花青，淘净末二钱；百草霜，即山庄人家锅底煤二钱五；旋覆花净末一钱五分。匀和成剂，小儿每一岁用药一分，灯心汤空心调服。服后病愈，再用肥儿丸调理。又脾气未实，用启脾丸，或大健脾丸。如疳气未尽，用陈皮一两，白木香三钱，白茯苓五钱，加平胃散三钱，为末，陈米汤调下。若疳泻痢见红白积者，用前散加黄连（姜汁土炒）、肉豆蔻二味，灯心汤，少入熟蜜调服。若食积重者，前散用砂仁汤调服。若疳眼，用鸡肝一具，不拘大小雌雄，一二岁儿只用半具，外去衣，内去筋膜，研极细，入前末调极匀，入前末厚薄相和，隔汤顿热空心服。或用甜酒，少加熟白汤调服。

凡小儿疳在内，目肿腹胀，泻痢青白，体瘦羸弱。疳在外，鼻下赤烂，频揉鼻耳，或肢体生疮。鼻疮用兰香散，兰香叶烧灰二钱，铜青、轻粉各五分，为末干贴。诸疳疮，用白粉散，海螵蛸三分，白芨二分，轻粉一分。上为末，先用浆水洗拭干贴。肝疳一名筋疳，白膜遮睛，或泻血面瘦。心疳，面黄颊赤，身体壮热。脾疳一名肥疳，体黄瘦削，皮肤干涩，而有疮疥，腹大嗜土。肾疳一名骨疳，肢体瘦削，遍生疮疥，喜卧湿地。肺疳一名气疳，喘嗽气促，口鼻生疮。若患潮热，当先补肝，后泻心，勿妄以硝、黄诸药利之。若患癖，当消磨。若误以巴豆、硼砂下之，及伤寒误下，皆能成疳。其初病者为热疳，久病者为冷疳。冷热相兼者，津液短少者，皆因大病脾胃亏损，内亡津液所致，当固脾胃为主，早为施治，则不变败症也。

叶天士曰：稚年五疳，犹大方之五劳。虽方书有五脏之分，是症夏令为多，咸从脾胃。盖小儿乳食杂进，运化不及，初断乳后，果腥杂进，气伤滞聚，致热积于里，肌肉消瘦，腹大肢细，名曰丁奚。或善食，或不嗜食，或浊饮无度，或便泻白色，久延不已，多致凶危，宜忌食生冷、腥肥凝滞。治法即用清热和中分利，次则疏补佐运。常有继病，治之无效，待妊妇产过自愈者。徐灵胎曰：小儿为孕妇所抱，则生继病，虽不尽然，实有此病，理不可解。

幼儿断乳纳食，值夏月脾胃主气，易于肚膨泄泻，手足心热，形体日瘦。或烦渴善食，渐成五疳积聚，当审形体之强弱，病之新久。有余者当疏胃清热。食入粪色白，或不化，当健脾，佐消导清热。若湿热内郁，虫积腹痛（徐灵胎曰：最多），导滞驱虫微下之，缓调用肥儿丸之属。

［藜按］肥儿丸方最多，《景岳全书》有四方。一、四味肥儿丸，芜荑（炒）、神曲（炒）、麦芽（炒）、黄连（炒）分为末，猪胆和丸黍米大，每服二三十丸，木通汤下。二、六味肥儿丸，黄连、陈皮、川楝子肉（炒）、神曲（炒）、麦芽（炒）各一两，白芜荑半两，为末，糊丸麻子大，每服一二十丸，空心米饮下。三、七味肥儿丸，黄连（炒）、神曲（炒）、广木香各一两五钱，槟榔二十个，肉豆蔻（泡）二两，使君子（酒浸），麦芽（炒），每四两，为末，面糊丸麻子大，每服三五十丸，米饮下；良久用五味异功散一服，以助胃气。四、芦荟肥儿丸，芦荟、龙胆草、木香、人参、使君子肉、蚵蚾、（酥炙去头足，即土鳖虫）、麦芽（炒）各二钱，槟榔、黄连（酒炒）、白芜荑各三钱，胡黄连五钱。上为细末，猪胆汁为丸黍米大，每服五六十丸，米饮下。又《医宗金鉴》肥儿丸，人参三钱半，白术五钱，茯苓三钱，黄连二钱，胡黄连五钱，使君子肉四钱，神曲（炒）、麦芽（炒）、山楂肉各三钱半，炙甘草钱半，芦荟（煨）二钱半。上为末，黄米糊丸黍米大，每服二三十丸，米饮下。《金鉴》芦荟肥儿丸，五谷虫（炒）二两，生芦荟、胡黄连（炒）、川黄连（姜炒）各一两，银柴胡（炒）一两二钱，扁豆（炒）、山药（炒）各二两，南山楂二两半，虾蟆（煅）四个，肉豆蔻（煨）七钱，槟榔五钱，使君子肉（炒）二两半，神曲（炒）二两，麦芽（炒）一两六钱，鹤虱（炒）八钱，芜荑（炒）一两，飞净朱砂二两，麝香二钱。其为末，醋糊为丸黍米大，每服一钱，米饮下。

《温病条辨·卷六·解儿难·疳疾论》

疳者，干也，人所共知。不知干生于湿，湿生于土虚，土虚生于饮食不节，饮食不节，生于儿之父母爱其子，惟恐其儿之饥渴也。盖小儿之脏腑薄弱，能化一合者，与一合有半，即不能化，而脾气郁矣。再小儿初能饮食，见食即爱，不择精粗，不知满足，及脾气已郁而不舒，有拘急之象，儿之父母，犹认为饥渴而强与之。日复一日，脾因郁而水谷之气不化。水谷之气不化而脾愈郁，不为胃行津液，湿斯停矣。土恶湿，湿停而脾胃俱病矣。中焦受气，取汁变化而赤，是谓血，中焦不受水谷之气，无以生血而血干矣。再水谷之精气，内入五脏，为五脏之汁；水谷之悍气，循太阳外出，捍卫外侮之邪而为卫气。中焦受伤，无以散精气，则五脏之汁亦干；无以行悍气，而卫气亦馁，卫气馁故多汗，汗多而营血愈虚，血虚故肢体日瘦，中焦湿聚不化而腹满，腹日满而肢愈瘦，故曰干生于湿也。医者诚能识得干生于湿，湿生于土虚，且扶土之不暇，犹敢恣用苦寒，峻伤其胃气，重泄其脾气哉！治法允推东垣、钱氏、陈氏、薛氏、叶氏，诚得仲景之心法者也。疏补中焦，第一妙法；升降胃气，第二妙法；升陷下之脾阳，第三妙法；甘淡养胃，第四妙法；调和营卫，第五妙法；食后击鼓，以鼓动脾阳，第六妙法（即古者以乐侑食之义，鼓荡阳气，使之运用也）；《难经》谓伤其脾胃者，调其饮食，第七妙法；如果生有疳虫，再少用苦寒酸辛，如芦荟、胡黄连、乌梅、使君、川椒之类，此第八妙法；若见疳即与苦寒杀虫便误矣，考洁古、东垣，每用丸药缓运脾阳，缓宣胃气，盖有取乎渣质有形，与汤药异岐，亦第九妙法也。

近日都下相传一方，以全蝎三钱，烘干为末，每用精牛肉四两，作肉团数枚，加蝎末少许，蒸熟令儿逐日食之，以全蝎末完为度，治疳疾有殊功。愚思蝎色青，属木，肝经之虫，善窜而疏土，其性阴，兼通阴络，疏脾郁之久病在络者最良，然其性剽悍有毒。牛肉甘温，得坤土之精，最善补土，禀牡马之贞，其性健顺，既能补脾之体，又能运脾之用。牛肉得全蝎而愈健，全蝎得牛肉而不悍，一通一补，相需成功，亦可备用。一味金鸡散亦妙（用鸡内金不经水洗者，不拘多少，烘干为末，不拘何食物皆加之，性能杀虫磨积，即鸡之脾，能复脾之本性）。小儿疳疾，有爱食生米、黄土、石灰、纸、布之类者，皆因小儿无知，初饮食时，不拘何物即食之，脾不能运，久而生虫，愈爱食之矣。全在提携之者，有以谨之于先；若既病治法，亦惟有暂运脾阳，有虫者兼与杀虫，断勿令再食，以新推陈，换其脏腑之性，复其本来之真方妙。

《医林改错·卷上·通窍活血汤所治症目·小儿疳证》

疳病初起，尿如米泔，午后潮热，日久青筋暴露，肚大坚硬，面色青黄，肌肉消瘦，皮毛憔悴，眼睛发睚。古人以此症，在大人为劳病，在小儿为疳疾，照前症再添某病，则曰某疳，如脾疳、疳泻、疳肿、疳痢、肝疳、心疳、疳渴、肺疳、肾疳、疳热、脑疳、眼疳、鼻疳、牙疳、脊疳、蛔疳、无辜疳、丁奚疳、哺露疳，分病十九条，立五十方，方内多有栀子、黄连、羚羊、石膏大寒之品。因论病源系乳食过饱，肥甘无节，停滞中脘，传化迟滞，肠胃渐伤，则生积热，热盛成疳，则消耗气血，煎灼津液，故用大寒以清积热。余初时对症用方，无一效者。后细阅其论，因饮食无节，停滞中脘，此论是停食，不宜大寒之品。以传化迟滞，肠胃渐伤，则生积热之句而论，当是虚热，又不宜用大寒之品。后遇此症，细心审查，午后潮热，至晚尤甚，乃瘀血也。青筋暴露，非筋也，现于皮肤者，血管也，血管青者，内有瘀血。至肚大坚硬成块，皆血瘀凝结而成。用通窍活血汤，以通血管；用血府逐瘀汤，去午后潮热；用膈下逐瘀汤，消化积块。三方轮服，未有不愈者。

《竹亭医案·卷之三》

脾胃久亏，得之纵啖生冷，肥甘不禁，以致积蓄虫生。头大颈细，腹膨筋青，肚痛脐突，面色痿黄，骤然呕出三虫。虫何状，色红形扁，有嘴无足，异形怪象亦人所罕见者。余虽经验有年，然亦有可治而不能治者，有不能治而可治者。其说有二，一者有腹如铁石，胀大如鼓，面浮足肿，种种恶象不能治也。然喜其食能稍进，六脉虽洪大，冲阳脉尚平，知其胃气犹存一线生机，尚可救活，所谓不能治而可治者此也。二者娇养过爱，证已成而尚纵啖无忌，予以药治，彼以食乱。竟是诱之、劝之而详述之，反生怨尤。虽有婆心，其如功亏一篑，何所谓可治而不能治者此也。如三令郎之疾，则介乎二者之间。五疳虫积，原非轻证，况积非食积，虫非蛔虫。色脉合参，虚实相兼。将谓驱虫以存正，而僻壤岂可勤兵。抑或辅正以驱虫，而朽索终难驭马。谛思良久，莫如补之、调之、和之、运之，间佐以引动之。不数剂而脉渐有神，面之挟青亦渐转而微黄。黄者，中央戊己之土色也，亦渐有生机之征也。虽精神尚疲，喜其脐突渐平，腹筋渐退，知是积将松、虫将动，又值治虫之期。于是以人参、苓、术辈，少佐化积祛虫之法。三日来循序而下，通计四十余虫，不为不伙也。况年将十有三岁，日食几何，气血几何，能容此虫而日蚀精华乎。不久变易，命何如之。设非辅佐之法，何能一驱而去之。然而，初无数日之工夫预备潜藏，虽有参、苓辅督，亦难一驱而出。犹如用兵伐寇，须预为藏伏，然后得一战以取胜之之意耳。今也积消虫除，脉象渐平，惟右关脉虚大无力，左关微弦，肝脾之正气未复，加意调治，继之以丸，三易其稿，不无小补云尔。至于食淡茹蔬，莫贪生冷肥甘，保身之家，料知慎重，亦毋烦余之过为叮咛者。

《冷庐医话・卷五・疳》

治小儿疳病集圣丸，人参、蟾蜍、川连各三钱，归身、川芎、陈皮、五灵脂、蓬莪术、夜明砂、使君子、肉芦荟、砂仁、木香各二钱，公猪胆一个，和药末为丸，如龙眼大，每服一丸。不寒不热，亦补亦消，最为稳善。《名医类案》所载单方三，亦佳。一用山楂一两，白酒曲一两，取多年瓦夜壶中人中白最多者，装入二物，炭火煅存性，研细末，每服六分，滚水送下。其一用鸡蛋七枚，轻去壳，勿损衣膜，以胡黄连一两，川黄连一两，童便浸，春秋五日，夏三日，冬七日，浸透煮熟服之。其一用大蛤蟆十数个，打死置小口缸内，取粪蛆不拘多少，粪清浸养，盛夏三日，春末秋后四五日，以食尽蛤蟆为度，用粗麻布袋扎住缸口，倒置活水中，令吐出污秽净，置蛆于烧红新瓦上焙干食之，每服一二钱。或用炒熟大麦面和少蜜作饼或丸令儿食。此皆以人身气化之物，入消导药治之，可称灵妙。

小儿无辜疳，脑后项边有核如弹丸，按之转动，软而不疼，壮热羸瘦，头露骨高，有谓妖鸟，一名夜行游女。夜飞，其翼有毒，拂落于人家晒晾未收之繦褓衣上，儿着之则病。有斥其说为妄。谓无辜，鸟名，啼时两颔扇动如瘰疬之项，小儿肝热目暗，颈核累累，其状相类，因以为名，宜用逍遥散加减治之。有谓因乏乳所致，又有谓饥饱劳役，风惊暑积，八邪所致，宜用布袋丸治之。余谓妖鸟之说，无论其是否，但见项边有核，即当挑刺以药治之，若至大而溃脓，法不能疗，至其用药，则仍不外治疳病之法耳。

《临症经应录・卷三幼童痘疹门・复感下利》

疳疾者，疳者干也。干生乎湿，湿生乎土虚，土虚生于饮食不节，饮食不节生于初能饮食，见食即爱，不择精粗，不知饱满，食上加食，况小儿脏腑柔嫩，多食则不能化而脾气郁，脾气既郁有拘急之象。儿之父母犹认为肌渴而强与之。脾因郁而水谷之气不化，而脾愈郁，不为胃行津液，湿斯停矣。土恶湿，湿停而脾胃俱病矣。胃为阳明多气多血之府，中焦受伤无以散精气，则五脏之汁亦干。营卫气馁，故多汗多血，愈虚血气，故肢体日瘦，中焦湿聚不化而腹满，腹日满而肢愈瘦，故曰干生于湿也。

《研经言・卷一・尸疰疳蒸四大症论》

五尸、五疰、五疳、五蒸，杂病中之四大症也。仲景《伤寒》始言蒸蒸，《金匮》狐惑实开疳症，而走马汤治飞尸，獭肝散治冷疰，已略具大纲矣。至《巢源》《肘后》《千金》《外台》诸书，始畅厥论，以为内科专家最重之任也。近世书中鲜有之，非近世无此四症也。医者遇尸疰，诡以肝气目之；遇疳蒸，诡以劳病目之。相沿既久，遂不措意，因不列名耳！然尸疰二字，涉于不祥；疳蒸二字，仅见儿科。今若称此以告诸病家，及加诸年壮，不几骇人听闻乎！古名诚难复也，但须于肝气一门，知有尸、疰二症混其中；于劳病一门，知有疳、蒸二症混其中。隐其名而存其实，则临症了然矣。至古人治此四症之效方，亦欲为大医者，所不可不备也。

二、医案

1. 治小儿疳证

《孙文垣医案・卷四・新都治验》

令郎八岁疳积虫痛。又令郎八岁，原有疳积虫痛，因幼科攻克太过，脾气不足，面色青。以启脾丸为主，药用人参、白术、茯苓、甘草、白芍药、山楂、泽泻、薏苡仁、白扁豆、使君子、芦荟、鸡肫皮，以神曲糊为丸，一料而瘳。

《孙文垣医案・卷二・三吴治验》

潘见所老先生小盛价疳积。潘见所老先生有一小盛价，年可十六七，发热于午后。城中周友以为阴虚，而为滋阴降火，服三十余剂，热益加，且腹中渐胀，面色清白。仍以六味地黄丸加黄柏、知母、麦冬、五味子之类。又三十剂，而腹大如斗，坚如石，饮食大减，发黄成穗，额颅光亮，口渴不可言，两腿大肉消尽，眼大，面肉皆消，肌肤枯燥如松树皮，奄奄一骷髅耳。予观其目之神，尚五分存。

欲为治剂，潘公门下诸人语予曰：形症如是，死在目下，尚可服药乎？予曰：症非死候，为用药者误耳。譬之树木，若根本坏而枝叶枯焦，非力可生；今焦枯乃斧斤伤其枝叶，而根本仍在也。设灌溉有方，犹可冀生，安可遽弃？予以神授丹，日用一丸，煮猪肉四两饲之。十日腹软其半，热亦消其半，神色渐好。潘见老诘余曰：此何症？公能肉枯骨如此之神。予曰：此疳积症也。彼误认为肾虚，而用补阴之药，是以滞益滞，腹焉得不大不坚？公曰：彼纯用寒而热愈炽，君用非寒而热反退，此何说焉？予曰：此热乃湿热，由脾虚所致，补阴之剂皆湿类，盖脾属土，恶湿喜燥，今以大芦荟丸、肥儿丸调理一月，可全瘳矣。公曰：善，微先生，此仆已为泉下物矣。

《幼科发挥·卷之四·疳》

王三峰长子患疳瘦，请予治之。见之曰，此乳少病也。父曰，乳极多。予即辞退，归谓其友胡三溪云，王子病疳，乃乳少也，彼云乳多，不听吾言，今成疳矣。时胡会川在座，闻言而退，后三溪云，病者会川之婿，闻兄之言，不悦而归。予曰，非也，必往邀三峰兄同来也。少顷果同至，三峰自诉云，我南监坐监时，一子病疳死，今此子病，我心甚虑，今特来登问，此儿讨个乳母养，有乳无乳，实不知也。今夜归家看子细，明日来报，果无乳也，日则嚼饭喂，夜则一壶冷米汤灌之，奈何？予曰：不易乳母，治之无功，易之则儿恋其乳母之爱，母依其儿衣食之计，请权择乳母佐之，昼则抱之，夜则乳之，自然日久情熟，事两全矣。乃作肥儿丸一料服之，两月而安。

胡凤崖子病疳，但多食则腹痛，请予治之。予曰：人以谷为本，谷入作痛，岂新谷作痛乎，必有旧谷为积，未能消去，故与新谷相持也。岂有绝谷食之理，乃作养脾消积丸服之，安。

《幼科医验·卷上·疳积》

一儿，面黄腹胀，溲白如泔，此热气使然也。观水体清而火体浊，是可辨也。陈皮、楂肉、紫厚朴、川黄连、白芍、木通、泽泻。

一儿，面色黄萎，时呕清水，腹痛止作有时，此虫积也。前方加槟榔、乌梅、川楝子。

一儿，三四岁。疳积久而不愈，面黄腹大，手足心热，四肢瘦弱。服二三十剂未即见效，以积症无近功也。陈皮、山楂、麦芽、川黄连、银柴胡、知母、骨皮、白芍。

一儿，面黄腹大，睡中不时啼哭，非实有惊也。因饮食不节，脾胃受伤所致，宜和中消食为主。

一儿，岁许。母亡缺乳，哺饭太早，耗伤元气，面色痿黄，身体羸弱，又感风寒。峻投发散，恐有犯虚之戒。柴胡、荆芥、知母、地骨皮、江枳壳、陈皮、楂肉、甘草。

一儿，三岁。唇红烦躁，项不能举，小水不利，眼白带红，四肢瘦削，作渴喜饮。此乃疳家之甚症，无成法可准，因病家强药，权以后剂投之。陈皮、茯苓、川黄连、地骨皮、泽泻、芍药、楂肉。

一儿，腹实且热，两目羞明，微有障翳，此名肝疳。以鸡肝散服之，兼服消积药中加池菊、谷精、胆草。

一儿，腹微痛，兼潮热往来。由伤食兼饮热乳所致，消积药中加知母、地骨皮、青皮。

一儿，善食、腹大、身热、面黄、泄泻，眼眨不已，至夜不明。余谓：竞攻其积，恐脾胃愈损，宜消补兼施，并治其目。陈皮、楂肉、川黄连、芍药、白茯苓、白术、苍术、谷精草、灯心。又服五疳丸数丸，调理半月而愈。

一儿，五岁。左目微肿，羞明泪出。乃脾火炽盛而然也。先服五疳丸十丸，空心米饮化下。接服肥儿丸十丸，再服后药而愈。白术、茯苓、山楂肉、地骨皮、芍药、胆草、川黄连、山药，蜜丸。

一儿，五岁。两目至夜不明，腹中微痛，定后方服之。黄连、山楂、龙胆草、陈皮、炒麦芽、青黛、干蚕、使君肉、青皮、焦白术、茅术、牙皂，蜜丸。

一儿，数岁。素有食积，复因跌扑，腹痛欲死。川楝子、槟榔、楂肉、麦芽、石菖蒲、楝根皮（捣汁入煎）。服前方，又投以乌梅汤。大便下如瘀血者二三次，痛又稍减，加桃仁、当归、陈皮、红花一大剂，进之甚效。再以前方去槟榔、楝根皮，调理半月而安。

一儿，七岁。有口渴、面黄、腹痛等症，因食冷粉团起，乃虫食兼致而然。先与香棱丸十服，再进后丸药。广皮、川连、麦芽、紫厚朴、地骨皮、白术、青皮、楂肉、建神曲、使君肉、川楝，蜜丸，空心服二钱，临卧再进一服。

一儿，六岁。由平时饮食不节，致伤脾胃，泄泻作肿，咳嗽气急。此为脾虚不能生肺金，《经》曰“上盛下虚”，此之谓也。人参、白术、茯苓、淮山药、煨肉果、泽泻、桔梗，为末，另用车前三钱，煎汤去渣，调药末一钱。

一儿，喜食茶叶，乃虫症也。广皮、楂肉、建神曲、紫厚朴、麦芽、川连、白术、云茯苓、川楝子、芜荑、甘草，另取花椒四两、茶叶二两，令炒汗出，去椒，食茶叶，令尽当愈，后果验。

一儿，面黄、腹实，饮食少进。陈皮、山楂、麦芽、川黄连、紫厚朴、神曲、白术、甘草、胡黄连、白芍药、山药，蜜丸。又：黄连、知母、地骨皮、白芍药、山楂、白术、山药、龙胆草、新会皮、香附，蜜丸。

一儿向有积热、骨蒸之患，绵延日久。饮食不节，起居失时，损伤胃气。面色萎黄，身热不止，泄泻肠鸣，腹胀食减，困倦、盗汗，精神懒怯，身体羸瘦。此皆由脾气败坏，不能运化精微，积滞胶固而然。宜制肝补脾，兼消积清热，方得全愈。若专攻其积，恐犯仲阳"内亡津液而成疳"之句也。陈皮、芍药、楂肉、川黄连、肥知母、地骨皮、白术、茯苓、麦芽、软柴胡、炙鳖甲、秦艽、厚朴、香附。连服六剂，较前稍减，但积热未除，元气未复，当于大补之中兼清热消积。人参、白术、茯苓、绵黄芪、地骨皮、楂肉、陈皮、黄连、白芍药、薏苡米，蜜丸。

一儿，六脉细数，肌肤羸弱，面色不荣，脾胃欠实，兼之腹痛气滞等症。乃肝木侮脾土所致。当补脾、制肝、清心。庶日后无积热疟痢之患。陈皮、楂肉、芍药、白茯苓、於术炭、黄连、胆草、山药、白茯神、焦茅术、枣仁、麦芽，蜜丸。

一儿素禀娇弱，向有积热未除。每交夏令，常觉饮食少思，五心烦热，冷汗如雨，身体瘦弱，骨蒸潮热。宜补气血药中兼泻火养阴，日后无虚损之症也。生地、当归、茯苓、秦艽肉、炙鳖甲、陈皮、香附、黄连、银柴胡、地骨皮、知母、白芍。

一儿，十四岁。患骨蒸劳热之症。头眩、作渴，胸膈饱闷，腰疼足软，六脉细数。此皆心火消烁真阴，阴气消耗，阳无所依，以致浮散于肌表之间，故成此症。《经》曰："阴虚发热"是也。宜滋阴养血，血旺而阳气自制矣。生地、当归、川芎、白芍药、麦门冬、香附、秦艽、知母、银柴胡、软柴胡、丹皮。

一女面色痿黄兼青色，胃脘作痛。此由内有积热，兼之恼怒所致。青皮、槟榔、楂肉、江枳壳、台乌药、香附、麦芽、桔梗。

一儿，十四岁。患积热头眩。此火在上，痰在下，火动痰升故也。宜导心经之火，祛肝脏之风。陈皮、黄芩、黄连、龙胆草、白芍药、防风、川芎、黑栀、半夏曲、明天麻、茯苓、楂肉，水泛丸。

一女饮食太过，肠胃受伤，骨瘦如柴，泄泻无度，渐成丁奚，宜实脾消积。陈皮、厚朴、山楂、川黄连、肉豆蔻、麦芽、白芍、茯苓、於术炭。

一儿向有积热未除，更兼外感。身热稍缓，唇焦汗出，睡卧不宁，此表里俱病。宜和解、清热、消积。陈皮、山楂、麦芽、江枳壳、黑山栀、柴胡、黄芩。第二日，身凉，但唇焦未痊。陈皮、山楂、黄芩、川黄连、白芍药、连翘、骨皮、当归。

一儿，虫积下后，肌肤有热，爱食干粮，唇红作渴而呕。此脾阴受伤，肝火炽盛，久成疳劳。宜预防之。芍药、骨皮、大腹皮、茯苓、建泽泻、白术、乌梅。

一儿，向有积热骨蒸之患，今遇劳即发，久而不治，必成疳劳。陈皮、山楂、芍药、川黄连、龙胆草、柴胡、秦艽、知母、地骨皮、炒麦芽。

一儿，内有积热蕴酿，以致肌肉日渐羸瘦，手足逆冷而大便五六日一次。皆因脾阴不足。若用凉剂恐犯形寒饮冷之戒。当归、生地、白芍、川黄连、紫厚朴、麦芽。

一儿，肌肤瘦削，大肉尽去。内热颇甚，更兼痰涎壅盛，虽未泄泻，已成危症，且以助脾消痰退热之剂进。橘红、茯苓、贝母、山楂肉、川黄连、麦芽、前胡、芍药、银柴胡。

一女，八岁。身热不已，面色萎黄，四肢无力，精神减少。兼之疮疡，两足甚冷，此积热也。宜清火养阴，制肝补脾，消积。

一女面色无神，夜发潮热，膝软倦行，脉息虚数，此名"积蒸骨热"。若久不治，必成疳弱。知母、秦艽、陈皮、山楂肉、川黄连、麦芽、骨皮。

一儿，面黄腹实，身热微肿，此食积作胀。宜理脾、退肿、消食之剂。陈皮、山楂、白术、川黄连、建神曲、茯苓、麦芽、厚朴、淮山药、使君肉、槟榔。

一儿，肚腹实，痰嗽，惊跳，身热。此积热而兼外感也。陈皮、山楂、麦芽、熟苏子、紫厚朴、前胡、钩藤、柴胡、肥知母。

一儿，面黄额上毛竖，此积病也。香棱散。

一儿，患积热，又兼胁痛、咳嗽。柴胡、青皮、川黄连、白芍药、知母、陈皮、山楂、炒麦芽、地骨皮、桔梗、前胡、甘草。

一儿，十二岁。患积病，胃脘作痛，身热，此积热也。山楂、陈皮、麦芽、紫厚朴、地骨皮、芍药、甘草。

一儿，面黄腹实，喉中痰鸣，此积症而兼风痰也。香棱散、抱龙丸。

一儿，病后面色萎白，头项有核。宜祛热、补脾、消积、燥湿之剂。白术、茯苓、苍术、淮山药、新会皮、山楂、建曲。

一儿，素有积病，又身上生疮，如圆眼大，不作脓。由积气滞于脾胃所致。宜消积之剂。山楂、陈皮、麦芽、紫厚朴、川黄连、银花、连翘、甘草。

一儿，身面俱黄，兼烦渴不止，小水频数如血。乃食积伤脾，兼湿热相乘耳。陈皮、山楂、麦芽、紫厚朴、建泽泻、木通、黑栀、川连、茵陈蒿、瞿麦。

一儿，素有积热，复感风寒，邪传经络，骨蒸潮热，四肢倦怠，头晕、作渴，心胸作痛，睡卧惊惕。乃饮食不节，损伤脾阴故也。法当清热、养荣、制肝、补脾。陈皮、当归、知母、银柴胡、炙鳖甲、麦冬、人参、茯苓、白芍药、川黄连、楂肉、青皮、秦艽、淮山药。服后稍愈，以时令炎热，议安神补脾。人参、白术、茯苓、炙甘草、酸枣仁、山药、白芍、川连、银柴胡、地骨皮。

一儿，十六岁。久有疳火，身体瘦小。时当夏令，咳嗽唇红，饮食减少。宜降火清金为要，俟咳稍减再商。元参、花粉、黄芩、黑山栀、天门冬、麦冬、川连、桔梗、新会皮。

一儿，向有食积，身热、喘嗽。曾服清脾消积之药，下柳叶虫数条，腹痛遂减。交夏忽胸膈大痛，痰喘如故，肌肉消瘦。此脏腑气弱，湿热熏蒸，渐成疳劳。半夏、陈皮、槟榔、青皮、柴胡、乌梅。

一儿，三四岁。面色萎黄，腹胀而热，牙床疳腐，左颐下如败卵。此形气虽虚，因疳火炎上，补则反壅而不散，消积丸加减治之。广皮、厚朴、莱菔子、焦白术、楂肉、芍药、大腹皮、麦芽、建神曲、川连、泽泻。又：陈皮、川黄连、芍药、使君肉、甘草、楂肉、焦麦芽、白术、紫厚朴。

《临证指南医案·卷十·疳》

沈稚年歇乳进谷，脾胃气馁少运，腹膨目医，是为五疳，夏日中土司令，久病投以补气，恰合调其脾胃，近日呕吐泄泻身热，乃寒暄失和，致食不易化，小溲既少，腑气不和，余幼科久疏，忆钱氏每以调中为主而驱邪都主轻法，深虑脾土伤，则延惊痫耳，脾胃虚腑气不和。益智仁、焦术、茯苓、广皮、藿香梗、厚朴、楂肉、泽泻。

张（四岁），五疳，腹胀数月，法当疏补。人参、茯苓、麦芽、炒楂肉、广皮、半夏、湖莲。又，照前方去半夏湖莲加泽泻。

陈（五岁）。官人自汗，短气咳嗽，风温见症，肌腠有痤疿之形，与疹喑腑病不同，但幼稚生阳充沛，春深入夏，形质日减，色脉是虚，而补脾辛甘不应，腹满，按之自耎，二便原得通利，腹痛时发时止，痛已即能饮食。考幼科五疳，与大方五劳相类，疳必因郁热为积为虫，此饮食不充肌肤也。病来非暴，攻之由渐，再论疳热虫积，古人治肝治胃恒多，而洁古东垣，于内伤夹滞，每制丸剂以缓治，取义乎渣质有形，与汤饮异歧，刻下温邪扰攘之余，聊以甘凉之属，清养胃阴，以化肺热，其辛气泄表不宜进，内伤夹滞虫积。甜杏仁、麦冬、地骨皮、生甘草、冬桑叶、玉竹、和入青甘蔗汁一酒杯。（丸方）仿治疳热羸瘦，从阳明厥阴疏通消补兼施。人参、黄连、芦荟、川楝子、使君子、茯苓、白芍、广皮、胡黄连、南山楂。

吴（九岁）。能食，色枯形瘦，暮热泄泻，此皆口腹不慎，值长夏温热，脾胃受伤，将成五疳。青蒿梗、枳实炭、胡黄连、炒谷芽、炒白芍、炒山楂、广皮、茯苓、泽泻。

王。五疳已久，脾胃受伤，食物不运，腹膨溏泻，此积聚未清，中焦先馁，完谷不化，肿胀皆至，难治之症，七香饼。

《续名医类案·卷三十·疳疮》

薛立斋治一小儿，头患白疮，皮光且急，诸药不应，名曰脑疳疮，乃胎毒挟风热而成也。服以龙胆丸，及吹芦荟末于鼻内，兼搽解毒散而愈。若重者，发结如穗，脑热如火，遍身出汗，腮肿胸高，尤当服此药。

一小儿咳嗽喘逆，壮热恶寒，皮肤如粟，鼻痒流涕，咽喉不利，颐烂吐红，气胀毛焦，是名曰肺疳，以地黄清肺饮，及化虫丸治之而愈。

一小儿眉皱多啼，呕吐清沫，腹中作痛，肚胀筋青，唇口紫黑，肛门作痒，名曰蛔疳，以大芦荟丸治之而愈。有虫食脊膂，身热黄瘦，烦温小利，拍背如鸣鼓，脊骨如锯齿，十指生疮，常啮，此脊疳也，当以前丸治之。

一小儿鼻外生疮，不时揉擦，延及两耳，诸药不效，以芦荟丸，及搽松香绿豆末而愈。

一小儿十岁，患疮疥，久不愈，肌体羸瘦，寒热时作，脑热足冷，滑泻肚痛，龈烂口臭，干渴，爪黑面黧，此肾疳也。服六味地黄丸，更搽解毒散而愈。

一小儿十五岁，遍身似疥，脓水淋漓，身热口热，口干，形体骨立，四年矣。此肾疳之症，用六味丸而愈。后阴茎作痒，小便澄白，疥疮如大风，用芦荟四味肥儿丸，诸症渐愈，又用大芜荑汤而全安。

一小儿项结一核，坚硬如粟，面色萎黄，饮食不甘，服托里药不应，此无辜疳毒也，以蟾蜍丸治之而愈。若数服不消，按之转动，软而不痛者，内有虫如粉，宜急针去之。若不速去，则虫随气走，内蚀脏腑不治。丸用蟾蜍一枚，夏月沟渠中，取腹大不跳不鸣者。先取粪蛆，蟾蜍扑死，投在蛆中，任与蛆食。次以新布袋系之，置丸如麻子大。每服二三十丸，空心米饮下。

一小儿遍身生疮，头发成穗，眉毛脱落，肌肉消瘦，大便酸臭，小便不调，颈间结核，肚大青筋，先用五味异功散。月余后，用四味肥儿丸，又用大芜荑汤、异功散而痊。

一小儿面黄颊赤，作渴惊悸，兼手心发热，遍身如疥，此心惊内外疳症，用肥儿丸为主，佐以《秘旨》安神丸而愈。

一小儿数岁，脑后并结二核，肉色如故而不焮肿，正属膀胱经。观其形状，审其粪色，兼属肝脾肾三经。用九味芦荟丸以清肝脾，地黄丸以补肾水，形体渐健，不两月而消。

一小儿遍身如疮，或痒或痛，肌体消瘦，日夜发热，口干作渴，大便不调，年余不愈，用芦荟丸以治肝，兼五味异功散以补脾而愈。

《续名医类案・卷三十・疳》

万密斋治朱氏子，年七岁，脾胃虚弱，食多则伤，食少则困，形瘦面黑。医者因其伤食，则与枳术保和丸以消导之。因其困倦，则与参术茯苓丸以补之。时补时消，精神日瘁，将成疳矣。万曰：脾胃素虚，不能消谷，故食易伤也。伤食而后消导之，则脾益虚。虚而复补，脾未得实，而伤者又至矣，岂良法哉。今专以补脾为主，内兼消导，名肥儿丸。用四君子加陈皮、青皮、木香、砂仁、山药、莲肉、使君子肉、神曲、麦芽、山楂肉，共为细末，荷叶包粳米，煮烂捣为丸，米饮下。自此不复伤食，肌肉渐肥。

教谕许厚子，年十四，吐血，医作痰火治不效。脉之，两尺右关皆不足，曰：年未二八，脉当沉紧，今反不足，当作胎禀怯弱之病。然观宗师体厚，何以有此？必夫人当有虚病，或乳少得之也。父母脏腑有病，儿多禀之，临症之工，宜留心也。许曰：其母孕时果病，产后无乳。问治法，曰：十六岁后病此者曰劳，十五岁前病此者曰疳，即劳也。数语儿医不可不知。宜用六味地黄丸以补肾，参茯白术丸以补脾，病自安矣。如言服之，一月而愈。

一女五岁，因感冒不愈变为疟，疟止变为痢，痢止成疳，肌肉消瘦，饮食减少，日啖莲肉十数枚。万视之曰：疳病也。形色虽衰，幸胃气尚存，可愈也。以集圣丸，调理三月而安。

孙文垣族孙女，年十岁，大便脱肛，鼻中时常出血，夜多咬牙，肚热面黄，将成疳症，以山楂、青蒿、枳实、升麻、酒连、滑石各一两，甘草、芦荟、干蟾各五钱为末，神曲为丸，一料全愈。

龚子才治一小儿，四肢消瘦，肚腹胀大，行步不能，颇能饮食，作渴发热，去后臭秽。此脾脏伤也，用异功服肥儿丸调理而愈。

薛立斋治一小儿，面色萎黄，眼胞微肿，作渴腹胀，饮食少思，腹中一块或移动，小便澄白，大便不实。此脾疳之患，用四君子加山栀、芜荑，兼肥儿丸而愈。

一小儿尿浊如米泔，疳之候也。以江南做酒小曲，炒为末，酒调下，三服愈。

孝伯有女曰止者，病疳，发于目，啼不可止，以视李绍伯，乃取十饼投之，未半而瘥。钱氏云：疳在肝则膜遮睛，法当补肝，地黄丸主之。

又孝若之乳母，弃其子，乳他姓子，其子骨立矣，又不任见日。（肝肾枯槁）绍伯曰：渴乳伤食，亟治之，必服羊肝散一具活矣。某谓绍伯，某即不知医，是儿于望闻二法，俱无生理。绍伯曰：固也，吾药能主胸突腹凹骨开者，此症未见，何得勿活乎？（《笔谈》）

万密斋治一小儿五岁，腹大善食。初见之，谓其父母曰：乳多必损胃，食壅必伤脾，腹大如是，又纵其口腹，恐肠胃乃伤，不成肠澼，必成疳也。后果成疳，肚大青筋，以集圣丸调理而安。

胡凤厓子病疳，但多食则腹痛。曰：人以食为本，谷入作痛，岂新谷为患乎？必有旧谷为积，未能消去，故新谷相持也。乃与养脾消积丸，服之而安。

朱丹溪治一富家子，年十四，面黄，善啖易饥，非肉不饱，泄泻一月。脉之，两手皆大，不甚瘦倦。以为湿热，当脾困而食少，今反形健而多食，且不渴，意其疾必虫作痢也。取大便视之，果蛔虫所为。适欲他往，令儿医用治虫药治之，禁其勿用去积药，待再诊而止痢也。后勿果，至次年春夏之交，其泻复作，腹不痛而口渴。曰：此去年治虫，而不治疳故也。遂以去疳之药，浓煎白术汤下，三日后而泻止。月后乃甚瘦，教以白术为君，白芍为臣，川芎、陈皮、黄连、胡黄连，入少芦荟为丸，白术汤服之，半月而止。禁其勿食肉与甜物，三年当自愈。

马铭鞠治张守为幼郎，患痨疳，嗜食易饥，腹如蜘蛛，过数日一泻，泻则无度，面目黧黑，指节中亦几无剩肉矣。其母亦病，诊脉紧数，骨蒸劳热，大渴引饮，淋闭，腹若蜘蛛。曰：儿病实母病也。用麦冬、枇杷叶、生地、白芍、青蒿、鳖甲之属以治母。用干蟾为君，加羚羊角、犀角、白芙蓉花、牛黄，每用分许，日入鸡肝内，饭上蒸服以治儿。再用滑石、扁豆、茯苓、车前、山楂、五谷虫等分为末，拌人乳晒干七次，略入砂仁末，陈米汤丸弹子大，日进两丸。不二十日，子母俱痊。二方绝无药气，故儿喜啖之。

《沈俞医案合钞·脾胃(沈案)》

张。脾胃不和，郁热内起，属五疳之症。川连、藿香、厚朴、茯苓皮、广皮、木通。

《慎五堂治验录·卷十》

赵云祥子，乙酉春，正月。去秋伏邪久延成疳，交春起腹痛吐蛔，滴水不受，神倦困惫，脉形细弦，舌苔薄黄。中土大亏，肝木乘之，勉予泄木安土。川楝子、米心斛、肉桂、苏罗子、茯神、川椒、生谷芽、白芍、伏龙肝、乌梅肉。

《遯园医案·卷下》

同时陈君之第二子，年甫三岁，患疳积，口渴，不时泄泻，间有微热，肚腹鼓胀坚硬，久而未愈，适送眷回家，请方。用党参、淮山，五谷虫、虾蟆、鸡内金、楂炭、黄连、楝实、青皮、云苓等药为方授之。嗣后陈复至局，询知归家照服数帖，各恙悉蠲，身体肥健如常矣。

曾君书斋之女，才三岁，得疳疾，众医杂治不应。延诊时，发热口渴，能食，皮黄肌瘦，腹大，便溏泻。初以消积清热平肝药，服数帖，病减大半，嗣以四君加柴、芍、黄连、胡黄连、五谷虫、鳖甲、鸡内金等品加减，十余剂而瘥。

《王仲奇医案·正文》

叶，童，辣斐德路。顿咳见愈，面浮亦退，较有津泽，惟宿有疳疾，能食善饥。再以健脾兼肃肺气。橘红衣八分(蒸)，百部八分，玉苏子一钱五分，炒谷芽四钱，白茯苓三钱，生苡仁三钱，炙紫菀一钱，南瓜子三钱，光杏仁三钱，蒲公英二钱，佛耳草一钱五分，使君子一钱五分。

2. 治脑疳

《外科理例·卷七·脑疳》

一儿头患白疮，皮光且急，诸药不应，名曰脑疳疮，乃胎毒挟风热而成，服龙胆丸及吹芦荟末于鼻内，兼搽解毒散而愈，若重者，发结如穗，脑热如火，遍身汗出，囟肿胞高，尤当服此药。

3. 治脊疳

《外科理例·卷七·脊疳》

有虫蚀脊膂，食热黄瘦，烦温下痢，拍背如鼓鸣，脊骨如锯齿，十指生疮，常啮，此脊疳也，亦宜大芦荟丸治之。

4. 治蛔疳

《外科理例·卷七·蛔疳》

一儿眉吹多啼，呕吐清沫，腹痛肚胀，筋青，唇口紫黑，肛门作痒，名曰蛔疳，服大芦荟丸而愈。

5. 治肺疳

《外科理例·卷七·肺疳》

一儿咳嗽，喘逆，壮热恶寒，皮肤如粟，鼻痒流涕，咽喉不利，颐烂吐红，气胀毛焦，作利，名曰肺疳，以地黄清肺饮及化　丸治之而愈。

《保婴撮要·卷八·疳症》

一小儿咳嗽寒热，咽喉不利，鼻上有疮，久而不结痂，此肺经疳症也，用地黄清肺饮而痊。

6. 治肾疳

《外科理例·卷七·肾疳》

一儿十岁患疮疥，久不愈，肌瘦，寒热时作，脑热足冷，滑泻肚痛，龈烂口臭，干揭，爪黑面黧，此肾疳也。服六味地黄丸，更搽解毒散而愈。

7. 治肝疳

《保婴撮要·卷八·疳症》

陈职方孙三岁。面颊患疮，沿蚀两目，肚大青筋，小便澄白，此肝疳之症也，用大芜荑汤二剂而愈。

陈司厅子。遍身生疮，面色痿黄，腹胀内热，大便不调，饮食少思，倦怠口干，为肝脾疳症，用大芦荟丸，不月而痊。

陈工部长孙。腹内一块，小便不调，或用行气破血等药，发热口干，体瘦懒食，面黄兼青，几成瘵症，以补中益气汤煎送大芦荟丸四服，又用前汤加车前子煎送六味丸四服，又用清肝生血之药而痊。

一小儿下疳溃痛，爪黑面黧，遍身生疥，此肝经内外疳也，用地黄、芦荟二丸而愈。

一小儿腹内结块，小便不调，此肝经内疳也，用龙胆泻肝汤及大味芦荟丸而痊。

一小儿面黄颊赤，发热作渴，睡中惊悸，此心经内外疳也，用秘旨安神丸而痊。

一小儿四肢消瘦，肚腹渐大，寒热嗜卧，作渴引饮，此肝脾疳也。名丁奚哺露，用白术散为主，佐以十全丹，月余诸症渐愈，乃以异功散加当归及六味丸而痊。

一小儿患疳，虚症悉具，热如火炙，病状不能尽述，朝用异功散，夕用四味肥儿丸，月余诸症稍愈，佐以九味地黄丸，自能行立。遂朝以六味地黄丸，夕以异功散及蚵蟆丸而痊。

8. 治脾疳

《保婴撮要·卷八·疳症》

一小儿食泥土，困睡泄泻，遍身如疥，此脾经内外疳也，用六君子汤、肥儿丸而愈。

《保婴撮要·卷十一·诸疳口疮》

一小儿齿龈蚀烂，年余不愈，用大芜荑汤，治其疳邪；五味异功散，健其脾气寻愈。后复作，兼项间结核，另服败毒药，口舌生疮，余用四味肥儿丸而愈。

一小儿患口疮，寒热嗜卧，作泻引饮，此脾疳气虚发热，而津液不足也，先用白术散，以生胃气；再用四味肥儿丸，治以疳症，两月余，又用异功散而安。

一小儿口疮，身热如炙，肚腹胀大，此脾疳内作。朝用五味异功散，夕用四味肥儿丸，稍愈；又以地黄、虾蟆二丸，兼服而愈。

一小儿齿龈腐烂，头面生疮，体瘦发热，此脾疳所致，先用大芦荟丸；又用四味肥儿丸、大枫膏而愈。

《临证指南医案·卷十·疳》

某（七岁）。食物不节，脾胃受戕，腹膨，大便不调，此属脾疳，食伤脾胃。焦术、茯苓、广皮、益智仁、大腹皮、木瓜、炮姜、炒神曲。

9. 治疳痢

《孙文垣医案·卷一·三吴治验》

陈春野公令爱丁奚疳痢。陈春野孝廉二令嫒，患丁奚疳痢，四肢浮肿，以布袋丸与大安丸同服则大泻，用参苓白术散加泽泻、山楂、麦芽，泻亦不止。神气大弱，谷粒不入口，小水不利，大便一日仍三五次，积滞未除，改以参苓白术散，加肉果与服，泻稍止，食粥一盏。下午因食红枣数枚，夜分痰忽起，其势甚危。急与苏合丸，服之而愈。再以参苓白术散，加石菖蒲、藿香、炮姜、肉果，调理全安。

《临症经应录·卷三幼童痘疹门·复感下利》

汜水南马厂，成云书乃郎，素本先天不足，加以暑湿内伏延经月余，体削，势欲成疳之象。近又下痢四天，红白兼见，腹痛后重，幸身热渐平，脉息数而微大，舌苔黄腻，间有干呕，口常渴而不饮。此乃热入营分，无形之暑湿，夹有形之宿垢未清，症来非轻，谨防噤口等弊之险。拟芩芍汤加减，留方仍候高明教正。酒炒黄芩、赤芍、茯苓皮、广皮、炒黑银花、飞滑石、焦楂肉、冬瓜仁、鸡内金、生谷芽、枇杷叶。

此症由病后元气受亏，近因复感下痢，虽然新瘥，奈脾胃苏而未振，面浮肌瘦，脉细且数，又加体质柔脆，恐成疳疾。本届可虑，况阴液未充，肝阳独旺。愚细思之，惟议扶脾健胃，兼滋营液丸法，缓缓图治，方克有济。不然汤药常投，必致损胃减谷。欲求速功，岂可得乎？丸方：云茯苓、怀山药、冬瓜仁、薏苡米、新会皮、五谷虫、大白芍、鸡内金、六神曲、生谷芽、熟谷芽、佩兰叶。上法制，吹咀为末，用黑穞豆衣、金钗石斛熬膏为丸。

10. 治食疳

《幼科发挥·卷之四·疳》

庠生王闲一子周岁，因食猪肉受伤，肢体瘦削，使人求药，予问其详，乃食积疳，似有余，取脾积丸五粒与之，教以猪肉汤吞下，果下一块如小指头大，涎沫夹裹，其子顿安。

《幼科医验·卷下·咳嗽》

一儿，唇红作渴，痰嗽气喘，三月有余，骨瘦如柴。此食积久滞，有疳弱之虞。消食、清热、降痰为主。陈皮、山楂、麦芽、江枳实、川黄连、黄芩、苏子、桑皮。上为细末，水飞为丸，青黛为衣，每服百丸，空心白汤送下。

11. 治牙疳

《续名医类案·卷二十八·小儿科·牙疳》

万密斋孙周岁，生走马疳，用尿桶底白垽刮下，新瓦上火焙干五分，五倍子内虫灰三分，鼠妇焙干三分，枯白矾一钱，共研末，先用蜡茶叶浸米泔水洗净，以药敷之，神效。名曰十不二散。

朱丹溪治走马牙疳，蚕蜕纸烧灰存性，入麝香少许，蜜和敷患处，加白矾尤妙。此外治法。走马牙疳，最为枭毒，须用大承气加川连、胡黄连、雄黄、菩荑等大下之，全泻去黑矢，然后改用凉血解毒之剂，外用针砭烂肉与好肉交关处，全出恶血，再以搽牙药敷之，庶可望愈。若专恃外治，未有不致误事者。方书皆未言及，亦一大缺略也。

12. 治口疳

《幼科医验·卷下·乳蛾口疳》

一儿，昼夜啼哭，喉中红肿。此乳蛾也。用鹅羽搅之，吐出痰涎碗许，用龙胆草为末，吹入而愈。

一儿，忽然喉音不清，此热郁于内，复感风寒所致。知母、黄柏、黑元参、天花粉、前胡、桔梗、甘草。

一儿，上唇尖肿起突出，此必发一热毒。宜消散为善。防风、荆芥、大力子、薄荷叶、连翘、黄芩、山栀、黑元参、粉甘草。

一儿，忽口角歪斜，乃阳明胃热与脾湿相并而成。宜祛风劫痰。僵蚕、白附子、明天麻、独活、防风、半夏、陈胆星、龙胆草、陈皮、山栀、桔梗、薄荷叶、甘草。

一儿，口疳。用犀角汁和梨汁服之，外用硼砂、冰片、寒水石、青黛为末吹之。亦治木舌、重舌、喉痹，神效。

《续名医类案·卷二十七·口疳》

徐仲光曰：一儿患血热，痘后身发热，口臭成疳，溃脱上龈门牙、左腮盘牙，唇红干裂，左颊下亦红肿，如发毒状。湖州沈三春，外用抑阳散加葱汁，酒浆调敷肿处。若面肿而带有紫色为实热，必成走马疳，溃颊不治矣。今虽肿而红活，知为另发痈也。内服犀鱼、羚羊角、黄连、黄芩、元参、生地、牛蒡、桔梗、甘草、白芍、花粉、木通、紫花地丁，及人中黄散，一二服。或煎银花一两，入广胶一钱，间捣甘菊花根叶汁，冲入服之，面肿渐平，身热渐退。外吹牛黄一分，珍珠三分，黄柏、青黛、人中白、硼砂（猪胆制）各四分。不易敛，加乌梅炭三分、血竭二分、龙骨一分。因体虚，又加人参、象皮灰各三分，制炉甘石四分。又常以醋调雄黄末，软笔点入溃窍中，延至月余而愈。

13. 治失治误治成疳

《孙文垣医案·卷四·新都治验》

从献长郎七岁患痢疾后成疳。族太学从献长郎，七岁时患痢，红白稠黏，而红更多，饮食少，形气弱。于时太学应南都试，其兄从明雅知予，因逆予视。视毕，予曰：此不可寻常治也。法当补。从明曰：语云无积不成痢，故法先推，今不下而遽用补，积何从去？予曰：足下论者，常也。治病贵先察症，古人有先攻后补，有先补后攻者，因症投剂，不胶于常也。今形瘦体弱，面色青，禀受大不足者，饮良又少，予故用补。欲使宁有余，即不如意，犹可措手。若拘常法下之。倘有变将奈之何？从明是予而索药。即以四君子汤加归芍、黄连、山楂，与服三帖，而病无进退。妇道间有议予非幼科专门，令更请夏氏。夏至，即语予先不下而用补，以至迁延如是。夏曰：幸不下，若下今不可为，叩其故。曰：丹溪云大孔如毛筒者不治。今肛门有竹筒状，岂可下？然也不必补，香连丸、六一散可愈耳。三服而痢愈频，其病愈甚，又加恶心，而神气惫。又更医请汪恒春，汪至亦以香连丸、黄芩芍药汤与之，痢下日夜不可以数计，饮食不入口。妇道信耳，谓二氏有时名，故递迎之。独从明持议复逆予。予往观其形神大非昔比，知中气虚极，非理中汤不可。用人参、白术各二钱五分，酒炒白芍药、白茯苓各一钱，炙甘草、炮姜各八分，肉桂三分。四帖痢即减半。前方减其半料，又六帖，而饮食进，痢也止。稠黏虽无，而血水日夜仍三五行，肌肉也未生。予思其故，必疳疾从虚而动，用如圣丸以治疳病，则全瘳矣。

程晓山令郎麻后疳症。程晓山中风，归而逆予诊时，其子仅七岁，中麻（西吴呼为瘄子，姑苏呼为沙子）一月余矣。发热如故，咳嗽声哑，肌削骨立，头发尽秃。众医束手，举家也堕泪而已。余以诊晓山见之，曰：举家惊惶，谓此儿不保耶？此疳症，疳因麻后虚热而发，以大芦荟丸治之，可获万全。君家初不问予者，谓予非幼科专门也。不知此特大方家余事耳。为制药服之，药未尽而病瘳。松谷君语其乡人曰：东宿公见病而决死生，治病而随俗为变，一秦越人也，孙真人后身非耶？予闻之而三谢不敏。

《幼科发挥·卷之四·疳》

蕲水陆陈巷李广之妻，程希南之女也，新寡，止有一女。初病疟又病痢，瘦，发热少食，日啖莲肉五六枚，请予往治之。予与集圣丸，时有江西一医万鼎在彼，曰难治，鼎尝问予运气之说，予详教之，彼本不知，唯唯耳，予谓鼎曰：明年二三月，来看此女之长大也。次年三月半，其母在程氏宅，请予谢之，命其女拜，云，小女服后，一日改变一日，非昔日比也。

《续名医类案·卷三十·疳》

一儿八岁，形气甚弱，其父责令读书。谓曰：此儿禀弱，宜怀保之，不可一于严也。留养脾丸、肥儿丸与之。后半年，病成疳矣。一医谓伤食，以一粒金丹服之，病乃剧。延治问前药，则未服也。曰：不可治矣，一粒金丹内有草乌、巴豆大毒之品，此儿素性弱，食少而瘦，故与前丸调理，乃舍此而服彼，此犯虚虚之戒也。后果殁。

《陈莘田外科方案·卷四·胸膈流痰》

徐，幼。胎疟之后，三阴亏损，疳积腹胀，形肉暗削，饮食水谷，不得输津液，而为浊痰，痰痹于络胸膈之右，流痰成管，已通内膜，曾经吐脓，肉理空虚，有声有泡，旁围肉色泛紫，其孔深阔，奚似神色青，脉来细软，大便溏薄。中土不立，阴虚难复，疮怯之机已着，断难结局耳，勉拟。人参须、怀山药、东白芍、象牙屑、左牡蛎、制首乌、白归身、川贝母、活剥鳖甲、橘络、云茯苓、甘草。

14. 疳证不治

《保婴撮要·卷八·疳症》

史少参幼子二岁，项后结核，不时仰叫，或以为热疮内溃，用针决之，服消毒之药后，曲腰啼哭，余谓此名无辜疳，仰身而哭，外瘹症也；腰哭而啼，内瘹症也，元气败矣，果殁。

《临证指南医案·卷十·疳》

史少参幼子二岁，项后结核，不时仰首。或以为热疮内溃，用针决之，服消毒之药，后曲腰啼哭。谓此无辜疳，外吊症也；曲腰而哭，内吊症也。果殁。

《续名医类案·卷三十·疳》

胡氏子一岁，病脑后哑门穴，在风腑穴之下，天柱两穴之中。生一毒，如桃大，已溃，白脓不干。万视之曰：此无辜疳也，法不能治。或问何谓无辜疳？曰：此《全幼金鉴》所载也。有妖鸟名睢，一名夜行游女，白昼不出，夜则出飞，此鸟无雄，飞入人家，遇襁褓衣晒晾未收者，则布毒其上，儿著此则病而死，掠取其魂，化为己子，是名无辜疳，亦传尸之类也。其病头上有核，破之内有白粉，况项下之疽，又九不治中之一症也，故云难治。五日果死。

《松心医案笔记·卷上·记程亦曾乃郎不治案》

程亦曾乃郎，初患疳症，右目失明，以致脾胃虚弱，后忽染时疫，昼夜发热，经十四日不解，大便不通者七日。延余诊，余曰：正虚邪实，非下不生，下则恐脱，即不脱，胃气亦难复初，疳发于肝，失其滋养，木已槁矣，法庚日死。亦曾促余定方，余姑为背水阵，以求出死入生。因用人参四分、盐水炒，金汁小半杯，羚羊角一钱五分，滑石二钱，生草四分，瓜蒌霜钱半，玄精石一钱，肆中不备，以寒水石代之，加竹沥、竹叶使服之，即大下，得燥屎五六枚，并有胶黏如漆者，胃气终不复，热终不解。乃知平日本善啖，凡所嗜食皆难化之物，乃翁弗禁也。以故脾胃大伤，兼之畏医如虎，视药如鸩，服一剂后，竟不肯再服，后渐不食，如期而殒。丙寅四月初九甲戌日诊，十五日庚辰日故。此胃络脉绝也。

《一得集·卷下医案·疳虫死症》

镶蓝旗某，年力成童，患腹痛甚剧，延余诊之，视其面色萎黄，肌肉已脱，脉虚数，乍大乍小，如羹如沸，舌赤中有细小白点，病已日久。余曰，此症始于食物不慎，辛辣厚味，化热生虫，日积月累，其虫渐大渐多，今脏腑之脂膏，被虫侵蚀殆尽，虽有神丹，莫能救也。其家人再四勉求，余一时为其所难，不得已为立连梅汤方，午后复邀往诊，余婉辞却谢，越二日果殁。

第四章

心系病证

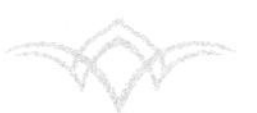

心为君主之官，主血脉，藏神。小儿为稚阴稚阳之体，阳常有余，阴常不足，常见心火炽盛、心热受惊；若感受外邪，则更易化火生风，火热灼伤血络，则血行失常。小儿心系病证临床常见夜啼、汗证、紫癜等。治疗上以宁心安神为主。

第一节

夜　啼

小儿夜啼是指小儿白天能安静入睡，入夜则啼哭不安，时哭时止，或每夜定时啼哭，甚则通宵达旦，多见于新生儿及婴幼儿。本节主要讲述婴儿反复不明原因夜间啼哭的病因病机、治疗方法等。

【辨病名】

《诸病源候论·小儿杂病诸候·夜啼候》："小儿夜啼者，脏冷故也。"

《圣济总录·卷第一百七十·小儿夜啼》："论曰：经谓合夜至鸡鸣，天之阴，阴中之阴也。夜为阴盛之时，凡病在阴者，至夜则邪气亦盛。婴儿气弱，腑脏有寒，每至昏夜，阴寒与正气相击，则神情不得安静，腹中切痛，故令啼呼于夜，名曰夜啼。"

《小儿药证直诀·卷上·脉证治法》："夜啼：脾脏冷而痛也，当与温中药，及以法禳之，花火膏主之。"

《活幼心书·卷上·决证诗赋·夜啼》："夜啼四证惊为一，无泪见灯心热烦，面莹夹青脐下痛，睡中顿哭是神干。"

《石山医案·卷之中·小儿惊痫》："小儿初生，血气未足，风寒易袭，此必风邪乘虚而入也。风喜伤脾，脾主四肢，脾受风扰，故四肢发搐，日夜啼叫不乳。"

《婴童类萃·上卷·夜啼论》："小儿夜啼，其症有拾，当辨是何症，随病治之。有客忤夜啼、有躽啼、有邪于心痛啼、有胎热伏心啼、有盘肠内钓啼、有胎寒啼、有乳食作痛啼、有惊啼、有天钓啼、有受寒肚痛啼。"

《幼科折衷·下卷·夜啼》："啼与哭亦有别，啼而不哭是痛，故直声来往而无泪；哭而不啼是惊，故连声不绝而多泪。又曰啼而不哭者是烦，哭而不啼者为燥。"

《达生编·卷下·附小儿方》："夜啼儿因襁护太过，父母同床热极所致。"

《鬻婴提要说·正文》："凡乳母动气，则为气乳，令小儿面黄且白，乳哺减少，夜啼哯乳。"

《儿科要略·儿科特征·杂证》："小儿夜啼，多由乳母不善调护，以致俾夜作昼，不能安眠。其有不因于此者则为病，病有寒、热、惊、滞四因。"

【辨病因】

小儿夜啼是多种小儿疾患的临床表现。其病因总体而言可分为先天因素以及后天因素。先天病因多与孕母素体受寒有关；后天因素与患儿饮食不当、腹部受寒、体内积热、暴受惊恐等相关。脾寒腹痛是导致夜啼的常见原因。

一、先天因素

小儿夜啼先天因素主要是指孕母将养失宜，伤于冷风冷食，使胎中受惊。

《诸病源候论·小儿杂病诸候·躽啼候》："小儿在胎时，其母将养，伤于风冷，邪气入胞，伤儿脏腑，故儿生之后，即犹在儿腹内，邪动与正气相搏，则腹痛，故儿躽张蹙气而啼。"

《小儿药证直诀·卷上·脉证治法·胃啼》："夜啼，小儿筋骨血脉未成，多哭者，至小所有也。"

《万氏家抄济世良方·卷五·小儿诸病》："寒

能作痛，热能生风，夜啼不止，皆因孕母胎惊。”

《证治准绳·幼科集之一·初生门·生下胎疾》：“婴儿初生，百日内，觉口冷腹痛，身起寒栗，时发战栗，曲足握拳，昼夜啼哭不已，或口噤不开，名曰胎寒。其证，在胎时母因腹痛而致产，《经》云：胎寒多腹痛。亦有产妇喜啖甘肥生冷时果，或胎前外感风寒暑湿，治以凉药，内伤胎气。”

《医宗金鉴·幼科心法要诀·初生门下·夜啼》：“夜啼寒热因胎受，须将形色辨分明。”

《鲟溪秘传简验方·卷上·情志门》：“小儿夜啼，妊娠时食饮偏有所思者。”

二、后天因素

小儿夜啼后天因素，主要有寒、热、惊三个内外因素导致，另有饮食、重舌口疮，客忤而致。

《活幼心书·卷中·明本论·夜啼》：“夜啼者，有惊热夜啼，有心热夜啼，有寒疝夜啼，有误触神祇夜啼，此四者，详具于后。”

《验方新编·卷十九·小儿杂症·小儿夜啼》：“夜啼不安，有寒、热、惊、滞四因，须审视明确，以便按症用药。”

1. 寒邪入中

《诸病源候论·小儿杂病诸候》：“小儿夜啼者，藏冷故也。”

《太平圣惠方·卷第八十二·治小儿夜啼诸方》：“夫小儿夜啼者，由脏冷故也。”

《小儿药证直诀·卷上·脉证治法》：“夜啼，脾脏冷而痛也。”

《三因极一病证方论·卷之十八·夜啼四证》：“寒则腹痛而啼，面青白，口有冷气，腹亦冷，曲腰而啼，此寒证也。”

《活幼心书·卷上·决证诗赋·藏寒》：“手兼足冷面微青，腹痛肠鸣泄泻频，盖为生时感寒湿，夜多啼切日常轻。”

《石山医案·卷之中·小儿惊痫》：“小儿初生，血气未足，风寒易袭，此必风邪乘虚而入也。风喜伤脾，脾主四肢，脾受风扰，故四肢发搐，日夜啼叫不乳。”

《保婴撮要·卷四·夜啼》：“夜啼有二：曰脾寒，曰心热也。夜属阴，阴胜则脾脏之寒愈盛；脾为至阴，喜温而恶寒，寒则腹中作痛。故曲腰而啼，其候面青白，手腹俱冷，不思乳食是也，亦曰胎寒。”

2. 邪热乘心

《诸病源候论·小儿杂病诸候》：“小儿惊啼者，是于眠睡里忽然而惊觉也。由风热邪气乘于心，则心脏生热，精神不定，故卧不安，则惊而啼也。”

《小儿卫生总微论方·卷十五·夜啼论》：“二者热……又有多饶惊悸惕跳，或睡中忽然叫啼，此风热也，亦曰惊啼。心主热，其候惊，故热则生惊。又心为火，热则火旺，故热邪燥甚，令儿啼哭也。”

《圣济总录·卷第一百七十·小儿惊啼》：“论曰：心藏神，神安则藏和，故小儿昼得精神安，而夜得稳眠。若心气不和，邪热乘之，则精神不得安定，故暴惊而啼叫也。”

《三因极一病证方论·卷之十八·夜啼四证》：“热则心躁而啼，面赤，小便赤，口中热，腹暖，啼时或有汗，仰身而啼，此热证也。”

《活幼心书·卷中·明本论·夜啼》：“惊热者，为衣衾之厚，或抱于极暖处久坐，致生烦闷，邪热攻心，心主神，神乱则惊，心与小肠为表里，故啼泣而遗溺者是也。”

《活幼心书·卷上·决证诗赋·夜啼》：“夜啼四证惊为一，无泪见灯心热烦，面莹夹青脐下痛。睡中顿哭是神干。”

《幼科折衷·下卷·夜啼》：“《内经》曰：心藏神，神安则脏和。夫小儿昼得精神安，夜则稳睡。若心热惊热，或风寒之邪乘之，则精神不得安定，故致夜啼叫不已也。”

《幼科折衷·下卷·夜啼》：“心热者，见灯愈啼，面红多泪，无灯则稍息。盖火者阳物也，心热遇火，两阳相搏，才有灯而啼甚，故《经》曰火痰风生乃能两此其义也……惊热者，为衣衾太厚或抱于热处久坐，致生烦闷，邪热攻心。心藏神，神安则和，神乱则惊，治法退热镇心则自安矣。”

《达生编·卷下·附小儿方》：“夜啼儿因襁护太过。父母同床热极所致。”

3. 外受惊恐

《幼科折衷·下卷·夜啼》：“误触禁忌而夜啼者，面色紫黑，气郁如怒，呼时若有恐惧及睡中惊惕，两手抱母，大哭不休。此误触恶祟神祇，目有所睹，口不能言故耳！古云：忽然两手形无见，定知唐突恶神明。乃知此症者，宜两指纹俱隐而不见。”

4. 饮食因素

《颅囟经·卷上·病证》：“孩子渴吃乳食，夜啼作声，此即是腹肚痛。”

《鬻婴提要说·正文》：“凡乳母动气，则为气乳，令小儿面黄且白，乳哺减少，夜啼哯乳。”

《儿科要略·养育方法·哺乳时期》：“哺乳无一定之时间，常能养成不规则之睡眠，故夜啼之类，恒由夜间多抱多乳而引起，盖夜间少睡，必白日多睡，白日愈多睡，夜间愈少睡而夜啼养成矣。”

《儿科要略·儿科特征·杂证》：“小儿夜啼，多由乳母不善调护，以致俾夜作昼，不能安眠。其有不因于此者则为病，病有寒、热、惊、滞四因。”

5. 他疾引发

《三因极一病证方论·卷之十八·夜啼四证》：“若重舌、口疮，则要乳不得，口到乳上即啼，身额皆微热，急取灯照口，若无疮，舌必肿也。”

6. 客忤

《三因极一病证方论·卷之十八·夜啼四证》：“客忤者，见生人，气忤犯而喘也。”

【辨病机】

小儿夜啼病机主要为脏腑虚寒、气滞腹痛，脏腑积热、扰动心肝，或由瘀血腹痛，夜入阴分而啼哭。总之，寒则痛而啼，热则烦而啼，惊则神不安而啼，饮食不节卧不安而啼。

一、中寒腹痛

《诸病源候论·小儿杂病诸候三·夜啼候》：“小儿夜啼者，脏冷故也。夜阴气盛，与冷相搏则冷动，冷动与脏气相并，或烦或痛，故令小儿夜啼也。”

《三因极一病证方论·卷十八·夜啼四证》：“寒则腹痛而啼，面青白，口有冷气，腹亦冷，曲腰而啼，此寒证也。”

《小儿药证直诀·卷上·脉证治法》：“夜啼脾脏冷而痛也。”

《小儿卫生总微论方·卷二·五脏主病论·诸形证候》：“脾寒者夜啼。脾属阴冷，即夜间发痛，故儿啼哭。”

《活幼心书·卷中·明本论·夜啼》：“夜啼者，有惊热夜啼，有心热夜啼，有寒疝夜啼，有误触神祇夜啼……有遇黄昏后至更尽时，哭多睡少，有啼声不已，直到天明，乃胎中受寒，遇夜则阴胜而阳微，故腰曲额汗，眼中无泪，面莹白而夹青，伏卧而啼，入盘肠内吊之证，名为寒疝，治法去宿冷，温下焦。”

《婴童百问·卷之三·夜啼客忤惊啼第三十问》：“夜啼者，脏冷也，阴盛于夜则冷动，冷动则为阴极发躁，寒盛作疼，所以夜啼不歇也。”

《保婴撮要·卷四·夜啼》：“夜属阴，阴胜则脾脏之寒愈盛；脾为至阴，喜温而恶寒，寒则腹中作痛。故曲腰而啼，其候面青白，手腹俱冷，不思乳食是也，亦曰胎寒。”

二、心热神烦

《诸病源候论·小儿杂病诸候·惊啼候》：“小儿惊啼者，是与睡眠里忽然啼而惊觉也。由风热邪气乘于心，则心脏生热，精神不定，故卧不安，则惊而啼也。”

《圣济总录·卷第一百七十·小儿惊啼》：“论曰：心藏神，神安则藏和，故小儿昼得精神安，而夜得稳眠。若心气不和，邪热乘之，则精神不得安定，故暴惊而啼叫也。”

《三因极一病证方论·卷十八·夜啼四证》：“小儿夜啼有四证：一曰寒，二曰热，三曰重舌、口疮，四曰客忤……热则心躁而啼，面赤，小便赤，口中热，腹暖，啼时或有汗，仰身而啼，此热证也。”

《丹溪心法·卷五·小儿九十四》：“小儿夜啼，此是邪热乘心。”

《普济方·卷三百六十一·婴儿初生门·惊啼》：“孩儿夜啼者，非是鬼神为祟也，盖因胎热伏心，冷则为阳相刑，热则与阳相搏，腹中燥闷。”

《婴童百问·卷之三·夜啼客忤惊啼第三十问》：“心热烦啼，必有脸红舌白，小便赤涩之症，钩藤饮去当归、木香，加朱砂、木通，煎汤调下。”

《保婴撮要·卷四·夜啼》：“若见灯愈啼者，心热也，心属火，见灯则烦热内生，两阳相搏，故仰身而啼，其候面赤，手腹俱缓，口中气热是也，用导赤散。”

《幼科发挥·卷之一·原病论》：“胎惊夜啼者，邪热乘心也。”

《寿世保元·卷八·夜啼证治》：“郑氏分儿啼痛有十……王氏云：小儿夜啼，非有鬼祟，因胎热伏心，躁闷惊啼。”

《医镜·卷之四·中恶天吊客忤夜啼》：“又有所谓夜啼者，非客忤之谓，乃心经受热也，其症至夜即啼，百计安之而不能止。盖心为君火，主乎血，夜则血归于肝，心虚火炽，故烦躁不宁，而多啼也。”

《幼幼集成·卷四·夜啼证治·夜啼简便方》：“小儿心热面赤，夜多啼泣。”

《幼幼集成·卷四·啼哭证治》：“如日夜啼哭，身热烦躁者，心热也，导赤散，俱用灯芯汤服。”

三、神怯不安

《活幼心书·卷中·明本论·夜啼》：“误触神祇者，面色紫黑，气郁如怒，叫时若有恐惧，及睡中惊惕，两手抱母，大哭不休，此误触禁忌神祇而得；或因恶祟所侵，盖婴孩目有所睹，口不能言，但惊哭无时，指纹俱隐，故《玉环集》云：忽然两手形无见，定知唐突恶神灵。治法先解其表，宜百解散，次驱邪镇心，用苏合香丸、琥珀抱龙丸，投之自效。”

《景岳全书·卷四十·小儿则》：“惊啼：小儿肝气未充，胆气最怯。凡耳闻骤声，目视骤色，虽非大惊卒恐，亦能怖其神魂，醒时受怖，寐则惊惕，或振动不宁，或忽尔啼叫，皆神怯不安之证，总宜安神养气为主。”

《幼幼集成·卷四·夜啼证治》：“神不安而啼者，睡中惊悸，抱母大哭，面色紫黑，盖神虚惊悸。”

四、瘀血腹痛

《颅囟经·卷上·病证》：“初生小儿，至夜啼者，是有瘀血腹痛，夜乘阴而痛则啼。”

《医林改错·卷上·血府逐瘀汤所治症目·小儿夜啼》：“何得白日不啼，夜啼者，血瘀也。”

五、脏腑虚弱

《保婴撮要·卷四·夜啼》：“若面色白，黑睛少，属肾气不足，至夜阴虚而啼也，宜用六味丸。若兼泄泻不乳，脾肾虚弱也，用六神散。若兼吐泻少食辨证治疗，脾胃虚寒也，用六君、炮木香。大便不化，食少腹胀，脾气虚弱也，用异功散。心血不足者，秘旨安神丸。木火相搏者，柴胡栀子散。肝血不足者，地黄丸。大抵此症，或因吐泻内亡津液，或禀赋肾阴不足，不能滋养肝木，或乳母恚怒肝木侮金，当用六君子汤，补脾土，以生肺金。地黄丸，壮肾水，以滋肝木。若乳母郁闷而致者，用加味归脾汤。乳母暴怒者，加味小柴胡汤。乳母心肝热搏，柴胡栀子散。仍宜参客忤惊啼览之。”

【辨病证】

小儿夜啼，重在辨别轻重缓急，寒热虚实。还需辨病与辨证结合，在排除器质性疾病以后，有脏寒、心热、神不安、拗哭之不同辨证，即《金鉴》所谓“夜啼寒热因胎受，须将形色辨分明”是也。虽非险症，然药有温凉之别，毫厘千里，切须详辨。

一、辨症候

辨寒热

《三因极一病证方论·卷十八·夜啼四证》：“小儿夜啼有四证：一曰寒，二曰热，三曰重舌口疮，四曰客忤。寒则腹痛而啼，面青白，口有冷气，腹亦冷，曲腰而啼，此寒证也。热则心躁而啼，面赤，小便赤，口中热，腹暖，啼时或有汗，仰身而啼，此热证也。”

《小儿卫生总微论方·卷十五·夜啼论》：“小儿夜啼者，证候甚多，其所专者，不出三种。一者冷，谓脾藏寒则腹痛而啼。其候面青白，手冷腹肚冷，口中气亦冷，曲腰而啼，不肯吮乳。又有从生下多啼，入夜则甚者，此胃寒也。亦曰胎寒，《圣济》经言积冷而夜啼，夜则为阴，冷则作痛，故夜间痛甚，令儿啼哭也。二者热，谓心藏热则烦躁而啼。其候面赤，小便赤，口中气热，心腹亦暖，仰身而啼，不肯吮乳。又有多饶惊悸惕跳，或睡中忽然叫啼，此风热也。亦曰惊啼，心主热，其候惊，故热则生惊。又心为火，热则火旺，故热邪燥甚，令儿啼哭也。”

《幼科心法要诀·初生门下·夜啼》：“夜啼寒热因胎受，须将形色辨分明，寒属脾经面青白，手腹俱冷曲腰疼，面赤溺闭属心热。”

二、辨吉凶

《脉义简摩·卷八儿科诊略·诸病应脉》：“夜啼，脉微小，顺；洪大，逆；身冷，逆。”

三、辨形色

《普济方·卷三百五十八·婴孩门·辨形

色》:“印堂证青黑色,主腹疼夜啼。”

《普济方·卷三百五十八·婴孩门·分定五位所属》:“面部色证:两眉红,夜啼燥热。风池红,热多啼;黄吐逆。”

《普济方·卷三百五十八·婴孩门·三关指纹要诀》:“水字形:主惊积食积,膈热烦躁,心神迷闷,夜啼,三焦不顺,痰涎壅盛,涎潮口禁,渐加搐搦。”

【论治法】

小儿夜啼病机总因脏腑虚寒,心肝有热,要根据病因病机予以温中、清心、安神。另又有内治、外治之别。对于因饮食、衣物、习惯等引起的啼哭不需药物治疗,对因处理即可。

一、一般治法

《幼科铁镜·卷五·辨夜啼》:“外此而啼者,必非病也。或夜醒时为戏灯所惯,无灯而啼者有之,或者乳母缺乳而啼者有之。”

《幼幼集成·卷四·夜啼证治》:“凡夜啼见灯即止者,此为点灯习惯,乃为拗哭,实非病也。夜间切勿燃灯,任彼啼哭,二三夜自定。”

《幼幼集成·卷四·啼哭证治》:“小儿初生,百日一周之内,神安意静,不妄笑多哭者易养。如日夜啼哭不止,为母者心诚求之,渴则饮之,饥则哺之,痛则摩之,痒则抓之,其哭止者,中其意也;如哭不止,当以意度之。盖小儿初生,性多执拗,凡有亲狎之人,玩弄之物,一时不见,其心不悦而哭,谓之拗哭,急与之,勿使怒伤肝气致病也。假如又不止,请医视之。”

《儿病须知·啼哭》:“夜啼简治法:由于日间惊怖,或被褥过暖,饮食过饱……症状:夜内啼哭不休。疗法:察其原因而治之,日间哺乳与睡眠均应有规定,勿玩弄,以免其脑刺激太甚。”

二、内治法

1. 温中健脾

《小儿药证直诀·卷下·诸方》:“当归汤,治小儿夜啼者,脏寒而腹痛也。面青手冷,不吮乳者是也。”

《活幼口议·卷之四·议初生牙儿症候二十六篇·议夜啼》:“若儿啼哭,头低身曲,眼闭肚紧者,脏腑留寒,宜与温之,胃风汤加黄芪煎,效;若不识证候,但以蝉蜕二七枚,全者,去大脚,为末,加朱砂一字,蜜调吻,立效。”

《活幼心书·卷中·明本论·夜啼》:“夜啼者,有惊热夜啼,有心热夜啼,有寒疝夜啼,有误触神祇夜啼……有遇黄昏后至更尽时,哭多睡少,有啼声不已,直到天明,乃胎中受寒,遇夜则阴胜而阳微,故腰曲额汗,眼中无泪,面莹白而夹青,伏卧而啼,入盘肠内吊之证,名为寒疝。治法去宿冷,温下焦,白芍药汤、乌梅散及冲和饮,加盐炒茱萸、茴香,水姜煎服,及钩藤膏亦佳。”

《明医指掌·卷十·小儿科·惊风七》:“夜啼有寒,腹痛面青,口中冷,厥逆,便泄,不乳:钩藤散去当归,加干姜、肉桂。”

《普济方·卷三百六十一·婴儿初生门·惊啼》:“夜啼脾脏冷而痛也,当以温中药,法以禳之。”

《推求师意·卷之下·小儿门·夜啼》:“治夜啼,则以温平和利气血之剂。”

《婴童百问·卷之三·夜啼客忤惊啼第三十问》:“夜啼者,脏冷也,阴盛于夜则冷动,冷动则为阴极发躁,寒盛作疼,所以夜啼不歇也,钩藤散主之。”

《万氏家抄济世良方·卷五·小儿诸病》:“惊哭夜啼,当以镇心为要;多啼不止,还宜暖胃为先。”

《保婴撮要·卷四·夜啼》:“故曲腰而啼,其候面青白,手腹俱冷,不思乳食是也,亦曰胎寒,用钩藤散。”

《万氏秘传片玉心书·卷之五》:“夜啼门:夜啼之症有四:惊啼,热烦啼,腹痛啼,神不安啼……腹痛啼者,脾脏冷而痛也,面青而光,以温中药调理中气,益黄散治之。”

《钱氏小儿直诀·卷三·五脏杂症主治》:“夜啼者,小儿筋骨血脉未成而多哭,脾脏冷而痛也。当与温中药,或花火膏主之。若虚怯为冷所乘,则唇青。”

《幼科金针·卷上·夜啼》:“寒疝者,遇更尽则啼,腰曲额汗,眼中无泪,面白带青,伏卧多啼者是也,以白芍药汤加茱萸、茴香、水姜煎服,及钩藤膏治之。”

《幼幼集成·卷四·夜啼证治》:“小儿夜啼有

数证：有脏寒，有心热，有神不安，有拗哭。此中寒热不同，切宜详辨。脏寒者，阴盛于夜，至夜则阴极发躁，寒甚腹痛，以手按其腹，则啼止，起手又啼，外证面青手冷，口不吮乳，夜啼不歇，加减当归散。”

《续名医类案·卷二十八·小儿科·初生》：“夜啼者，小儿筋骨血脉未成而多哭，脾脏冷而痛也。当与温中药，或花大膏主之。若虚怯为冷所乘则唇青。”

《幼科释迷·卷四·啼哭·啼哭原由症治》：“寒则腹痛而啼，面青白，口有冷气，手足腹俱冷，曲腰而啼，宜六神散、益黄散。”

2. 清热凉心

《婴童百问·卷之三·夜啼客忤惊啼第三十问》：“夜啼者……或心热烦啼，必有脸红舌白，小便赤涩之症，钩藤饮去当归、木香，加朱砂、木通，煎汤调下。”

《片玉心书·卷之一·活幼指南赋》：“夜啼须退热清心，哺热必养血升提。”

《保婴撮要·卷四·夜啼》：“若见灯愈啼者，心热也，心属火，见灯则烦热内生，两阳相搏，故仰身而啼，其候面赤，手腹俱缓，口中气热是也，用导赤散。”

《万氏秘传片玉心书·卷之五·夜啼门》：“夜啼之症有四：惊啼，热烦啼，腹痛啼，神不安啼。热烦啼者，其哭无泪，见灯则喜而止，以导赤散加麦冬、栀子仁治之。”

《证治准绳·幼科卷之九·肺脏部·夜啼》：“心热者，见灯愈啼，面红多泪，无灯则稍息，盖火者阳物也，心热遇火，两阳相搏，才有灯而啼甚，故《经》曰：火疾风生乃能雨，此其义也，宜凉心安神，用百解散或五苓散（俱惊）加黄芩、甘草，水煎服，次牛蒡汤（咽喉）、三解散（潮热）及琥珀抱龙丸（惊）为治。”

《寿世保元·卷八·夜啼证治》：“又有邪热在心，为热所乘，炎上而焦哭，口中热，面红，舌白，腹热，小便赤，啼时有汗，在半夜前啼，先当清导小腑，重则胸突头反，喜灯，又宜疏利。又有客忤中恶，儿目有所见，而口不能言而惊哭，日夜哭，上灯前后甚者，其两手虎口皆无脉纹，面变五色……王氏云：小儿夜啼，非有鬼祟，因胎热伏心，躁闷惊啼。”

《幼科金针·卷上·夜啼》：“又有心热夜啼，见灯愈泣，面红多泪，无灯则止者是也，先以五苓散加黄芩、甘草治之，次进琥珀抱龙丸为当。”

《幼科折衷·下卷·夜啼》：“总括：夜啼四症惊为一，无泪见灯心烦热；面目㿠青脐下痛，面黧大哭是神乾……面赤心躁，小便赤涩，口中及腹俱热，间或有汗，仰身而啼，此热症也……宜凉心安神，用三解散（去参，用薄荷汤下）。”

《幼科铁镜·卷五·辨夜啼》：“面深红多泪，无灯则啼稍息，见灯则啼愈甚，此心热也。遇火两阳相搏，故见灯而啼甚也。其候手腹必热，小便赤。推用水底捞月，引水上天河，退下六腑及运八卦，推坎入艮。药用导赤散加栀仁、薄荷、天麻。”

《幼幼集成·卷四·夜啼证治》：“心热烦啼者，面红舌赤，或舌胎白涩，无灯则啼稍息，见灯则啼愈甚，宜导赤散加麦冬、灯心，甚则加川连、龙胆草。”

《幼科释迷·卷四·啼哭·啼哭原由症治》：“热则心躁而啼，面赤，小便赤，口中热，腹暖，或有汗，仰身而啼；或上半夜仰身有汗而啼，面赤身热者。必痰热也，到晓方息。宜导赤散加黄芩。”

“庞安常曰：小儿夜啼，作心经有热有虚治之，灯心散、黄连饮、蝉花散。”

《儿病须知·啼哭》：“小儿夜啼之研究及治法：小儿夜啼，有脏寒、有心热、有神不安、有拗哭之异……若面赤溺闭者，是胎热侵犯营分，不能静谧，故患夜啼，治宜《千金》龙骨丸，以泄胎热，发越阴分之邪，达于阳分，而夜寐自安，何啼之有哉！”

3. 定心安神

《小儿药证直诀·卷上·脉证治法》：“惊啼邪热乘心也，当安心，安神丸主之。”

《婴童百问·卷之三·夜啼客忤惊啼第三十问》：“夜啼者……又有触犯禁忌而夜啼者，用醋炭熏，可服苏合香丸……治惊啼拗哭，《本事方》龙齿散主之，又有花火膏亦卒急可用也。论曰：心藏神，神安则脏和，故小儿昼得精神安而夜得稳睡，若心气不和，邪气乘之，则精神不得安定，故暴惊而啼叫也，安神散等剂治之。”

《万氏家抄济世良方·卷五·小儿诸病》：“惊哭夜啼，当以镇心为要；多啼不止，还宜暖胃为先。”

《万氏秘传片玉心书·卷之五·夜啼门》："夜啼之症有四：惊啼，热烦啼，腹痛啼，神不安啼……惊啼者，邪热乘于心也。当养心，以导赤散加灯心退心热，以安神丸定心效。"

《证治准绳·幼科·卷之九·肺脏部·肾脏部·悲哭·夜啼》："误触神祇者，面色紫黑，气郁如怒，呼时若有恐惧，及睡中惊惕，两手抱母，大哭不休，此误触禁忌神祇而得，或因恶祟所侵，盖婴孩目有所睹，口不能言，但惊哭无时，指纹俱隐，故《玉环集》云：忽然两手形无见，定知唐突恶神灵。治法，先解其表，宜百解散（惊）；次驱邪镇心，用苏合香丸（客忤）、琥珀抱龙丸（惊）投之自效。"

《幼科折衷·下卷·夜啼》："惊热者，为衣衾太厚或抱于热处久坐，致生烦闷，邪热攻心。心藏神，神安则和，神乱则惊，治法退热镇心则自安矣，用牛蒡散、抱龙丸。"

《幼科金针·卷上》："若有恐惧，睡中惊惕，两手抱母，大哭不休者是也，用琥珀抱龙丸、镇心丸，安神定志可也。"

《医指掌·卷十·惊风》："夜啼有热证者，钩藤散去当归、木香，加辰砂、木通，或乳头散。"

《幼幼集成·卷四·夜啼证治》："神不安而啼者，睡中惊悸，抱母大哭，面色紫黑。盖神虚惊悸，宜安神丸定其心志。"

《续名医类案·卷二十八·小儿科·初生》："惊啼者，邪气乘心也，当以安神丸主之。"

《幼科释迷·卷四·啼哭·啼哭原由症治》："口疮重舌，则吮乳不待，口到乳上即啼，身额皆微热，急取灯照之。依口疮重舌为治。客忤者，或见非常之物，与未识之人、或经神庙佛寺，与鬼神气相忤而啼。有日啼惊，夜必黄昏前后尤甚者。钱氏安神丸。"

《幼科释迷·卷四·啼哭·啼哭原由症治》："庞安常曰：小儿夜啼，月内夜啼惊搐者，乃胎中受惊所致，镇惊散。有痰者，抱龙丸。"

4. 健胃补脾

《保婴撮要·卷四·夜啼》："若兼泄泻不乳，脾肾虚弱也，用六神散。若兼吐泻少食，脾胃虚寒也，用六君、炮木香。大便不化，食少腹胀，脾气虚弱也，用异功散。"

《幼科铁镜·卷五·辨夜啼》："有脾胃两虑，吐泻少食而啼者，治宜用六君子汤加炮姜、木香。"

5. 补心安神

《保婴撮要·卷四·夜啼》："心血不足者，秘旨安神丸。"

《幼科铁镜·卷五·辨夜啼》："有心血不足而啼者，其候睡浓忽悸，舌色淡白，而色不重，宜用安神汤。"

6. 补益肝肾

《保婴撮要·卷四·夜啼》："若面色白，黑睛少，属肾气不足，至夜阴虚而啼也，宜用六味丸……肝血不足者，地黄丸。"

7. 其他治疗

《儒门事亲·卷五》："夫小儿夜啼不止者，当用灯花一枚，研细，随乳汁下。并三服，则每用灯花一枚。服罢此药，于净室中卧一两日，则止也。"

《婴童百问·卷之三·夜啼客忤惊啼第三十问》："又有躽啼之症，小儿胞胎中，其母将养失宜，伤于风冷，则邪气入于胞胎，既生之后，冷气停留，复因乳哺不节，邪气与正气相搏，故腹痛躽张蹙气而啼也，牛黄丸等剂主之，冷甚者理中丸主之。"

《保婴撮要·卷四·夜啼》："大抵此症，或因吐泻内亡津液，或禀赋肾阴不足，不能滋养肝木，或乳母恚怒肝木侮金，当用六君子汤，补脾土，以生肺金。地黄丸，壮肾水，以滋肝木。若乳母郁闷而致者，用加味归脾汤。乳母暴怒者，加味小柴胡汤。乳母心肝热搏，柴胡栀子散。仍宜参客忤惊啼览之。"

《医宗金鉴·幼科心法要诀·初生门下·夜啼》："若无寒热表里证，古法蝉花散最精。"

《幼幼集成·卷四·啼哭证治》："如大哭昼夜不止者，肝热也，泻青丸。"

《儿病须知·啼哭》："如胃病及便秘等，当治其本病，普通用钩藤、茯神、当归、芍药四味，等份研末，每服六七分，姜汤下，亦有效。"

三、外治法

《小儿药证直诀·卷上·脉证治法》："夜啼，脾脏冷而痛也。当与温中药……花火膏主之。花火膏：治夜啼。灯花一棵。上涂乳上，令儿吮之。"

《婴童百问·卷之三·夜啼客忤惊啼第三十问》："又有触犯禁忌而夜啼者，用醋炭熏。"

《证治准绳·幼科·卷之九·肺脏部·肾脏

部·悲哭·夜啼》:“《无辜赋》云……若不识证候,但以蝉蜕二七枚全者,去大脚为末,加朱砂一字,蜜调涂于吻,立效。”

《幼科铁镜·附录》:“《备急方》治夜啼内吊:煎葱汤淋洗其腹。又用艾绒烘热,包熨脐腹十数次,其痛即愈。”

《儿病须知》:“《外台》载前胡一味为末,蜜丸如大豆,研,涂乳上,吮之一方,是达风邪外泄之功也……若变蒸之时,偶有中寒,或断脐时中寒冷之气,致面色青光,不能吮乳,曲腰而啼者,宜以绵絮炙热徐熨脐中,则夜啼自己。若乳食太饱,夜啼不安者,宜鸡屎白,炒黄、研末,涂乳头,吮去以消之。故夜啼一症,虽属寻常,大有寒热轻重之区别,不可不辨。”

【论用方】

治小儿夜啼方以镇惊、止痛、清热、祛风居多,下撷以供参。

一、小儿夜啼通用方

1. 川芎散(《备急千金要方·卷五上少小婴孺方上·客忤第四》)

治小儿夜啼,至明即安寐方。

川芎　白术　防己(各半两)

上三味治下筛,以乳和与儿服之,量多少,又以儿母手掩脐中,亦以摩儿头及脊,验。二十日儿未能服散者,以乳汁和之,服如麻子一丸,儿大能服药者,以意斟酌之。

2. 一物前胡丸(《备急千金要方·卷五上少小婴孺方上·客忤第四》)

治少小夜啼方。

前胡随多少捣末,蜜和丸如大豆。服一丸,日三,稍加至五六丸,以瘥为度。

3. 人参散(《太平圣惠方·卷第八十二·治小儿夜啼诸方》)

治小儿夜啼,不可禁止。

人参〔半两(分)去芦头〕　茯神〔半两(分)〕　甘草(半分,生锉)　川大黄(半分,锉碎,微炒)　蛇黄(半分)　牛黄(半分,细研)　犀角屑(半分)　白芥子〔半两(分),微炒〕

上件药,捣细罗为散。每服,用水煎柳枝桃枝汤,调下半钱,频服,效。量儿大小,加减服之。

4. 龙齿丸(《圣济总录·卷第一百七十·小儿惊啼》)

治小儿惊啼及夜啼。

龙齿　白僵蚕　当归(切,焙)　芍药　蜗牛　钩藤(各半两)　代赭(研)　牡蛎(煅,各二两)　麝香(研)　牛黄(研,各一分)

上十味,捣研匀细,炼蜜和丸如绿豆大。二岁儿三丸,井华水化下,量儿大小,以意加减。

5. 立效散(《圣济总录·卷第一百七十·小儿夜啼》)

治小儿夜啼。

乳香(一钱)　灯花(七枚)

上二味,同研为散。每服半字,涂奶母乳头上令服。

6. 莲心散(《圣济总录·卷第一百七十·小儿夜啼》)

治小儿夜啼。

石莲心(半两)　人耳塞(半钱)　乳香(一分,别研)　人参(半两)　灯花(一字)　丹砂(一分,别研)

上六味,捣研为散。每服半字匕,薄荷汤调下,不拘时候。

7. 代赭丸(《圣济总录·卷第一百七十·小儿夜啼》)

治小儿夜啼,鸡鸣即止。

代赭(醋淬七遍,别研)　牡丹皮　芍药　麝香(别研,各一分)

上四味,捣研为末,炼蜜丸如麻子大。一月及百日儿,每服三丸,用薄荷汤下,半年至一岁儿,每服五丸,连夜三四服。

8. 硫丹丸(《圣济总录·卷第一百七十·小儿夜啼》)

治小儿夜啼。

硫黄(一分)　铅丹(炒过,一两)

上二味,同研如粉,以小合子内盛,不固济,大火煅令烟尽,候冷以竹筒中盛,纸单子封口,埋在地下,七日取出,更研细,用饭丸如黍米大。一月及百日儿,每服两丸,用冷水下;半年至一岁儿,每服五丸,连夜三四服。

9. 灯花膏(《普济方·卷三百六十一·婴儿初生门·惊啼》)

治小儿夜啼。

灯花(七个) 硼砂(一字) 朱砂(少许)

上研令极细,以蜜调成膏。候儿睡时,以少许抹口唇立验,无灯花用灯心汤下,亦可。

10. 蝉朱散(《普济方·卷三百六十一·婴儿初生门·惊啼》)

治小儿夜啼。

蝉蜕(水洗过) 朱砂 白茯苓(各一两)

上为末。用鸡冠血,并蜜汤调下,临卧服。

11. 刘寄奴散(《普济方·卷三百六十一·婴儿初生门·惊啼》)

治小儿夜啼不止。

刘寄奴(半两) 甘草(一指节许) 地龙(炒,一分)

上㕮咀。以水二盏煎至一盏,去滓,时时与服。

12. 天麻四君子汤(《普济方·卷三百六十一·婴儿初生门·夜啼》)

治小儿夜啼。

人参 白术 白茯苓 天麻 麦门冬(去心) 甘草(各等分)

上㕮咀。灯心煎服。

13. 当归散(《普济方·卷三百六十一·婴儿初生门·夜啼》)

治小儿夜啼。

人参 当归 白术 甘草 藿叶(少许) 桂(少许)

上㕮咀。白水煎,温服,不拘时候。

14. 朱砂散(《普济方·卷三百六十一·婴儿初生门·夜啼》)

治小儿夜啼。

朱砂(一钱) 石膏(一钱) 寒水石(一钱) 滑石(一钱) 甘草(一钱) 代赭石(一分)

上为末。每服一字,灯心薄荷汤下。

15. 安神丸(《普济方·卷三百六十一·婴儿初生门·夜啼》)

治小儿夜啼。

麦门冬(去心) 牙硝(匙上煅) 白茯苓 山药 寒水石(各一钱) 朱砂(半钱) 甘草(一钱) 人参(一钱) 脑子(少许)

上为末,炼蜜为丸如鸡头米大。每服一丸,荆芥汤下。

16. 琥珀丹(《婴童类萃·上卷·夜啼论》)

安心神,镇惊邪。治一切夜啼,胎惊变蒸,并效。

胆星(二钱) 琥珀(三钱) 天麻(八钱) 僵蚕(五钱) 白芷(五钱) 白附子(二钱,煨热)

为末,蜜丸芡实大。每服一丸,生姜、薄荷汤化下。

17. 安眠散(《婴童类萃·上卷·夜啼论》)

治夜啼不止,状若鬼祟。

蝉蜕(七个,只用下半段)

研细,薄荷汤加酒少许,临睡调服。如不信,服上半节仍旧啼。

18. 膏辰散(《幼科汇诀直解·首卷·夜啼》)

治惊风、客忤、夜啼。

石膏(一两) 朱砂(三钱)

上末。一岁三分,月加一分五厘,灯心、薄荷汤下。

19. 蝉花散(《医宗金鉴·幼科心法要诀·初生门下·夜啼》)

治夜啼不分寒热。

蝉蜕(下半截,不拘多少)

上研细末,每服少许,薄荷煎汤调下。

二、治小儿惊悸夜啼方

1. 龙角丸(**一名五惊丸**)(《备急千金要方·卷五上少小婴孺方上·客忤第四》)

治小儿五惊夜啼方。

龙角(六铢) 牡蛎(一作牡丹) 川大黄(各九铢) 黄芩(半两) 蚱蝉(二枚) 牛黄(如小豆五枚)

上六味末,蜜丸如麻子。蓐里儿服二丸,随儿大小增减。

2. 伏龙肝丸(《太平圣惠方·卷第八十二·治小儿惊啼诸方》)

治小儿惊啼,为夜啼不止。

伏龙肝(一分) 朱砂(一分) 麝香(半分)

上同细研,蜜和丸如绿豆大。候啼,即以温水调一丸,与服必效,量儿大小,以意加减服之。

3. 钩藤散(《太平圣惠方·卷第八十二·治小儿夜啼诸方》)

治小儿夜啼,及惊掣。

钩藤(一分) 龙胆(一分,去芦头) 犀角屑(一分) 茯神(一分) 黄芩〔二(一)分〕 甘草

（一分，炙微赤，锉）

上件药，捣粗罗为散。每服一钱，以水一小盏煎至五分，去滓，量儿大小，分减温温服之。

4. 雀屎丸（《圣济总录·卷第一百七十·小儿惊啼》）

治小儿痫候苔寒，舌下聚唾，夜啼不止。

雄雀屎（微炒） 麝香（细研） 牛黄（细研，各一分）

上三味，捣研令匀，炼蜜和丸如黍米大。一月儿一丸，百日儿二丸，并用乳汁下，日再，更看儿大小，以意加减。

5. 真珠丸（《圣济总录·卷第一百七十·小儿惊啼》）

治小儿惊啼，及夜啼不止。

真珠末 伏龙肝 丹砂（各一分） 麝香（一钱）

上四味，同研如粉，炼蜜和丸如绿豆大。候啼即温水下一丸，量大小以意加减。

6. 桃红丸（《圣济总录·卷第一百七十·小儿惊啼》）

治小儿惊啼，眠睡不稳。

丹砂 麝香（各半钱，研） 白附子（半枚） 白僵蚕（一枚） 干蝎（头尾全，炒，一枚） 腻粉（一钱匕，研） 金箔 银箔（各二片，研）

上八味，捣研为末，水浸炊饼心和丸绿豆大。每服一丸，金银薄荷汤化下，看儿大小，临时加减。

7. 蝉花散（《小儿药证直诀·卷下·诸方》）

治惊风夜啼，咬牙，咳嗽，及疗咽喉壅痛。

蝉花（和壳） 白僵蚕（直者，酒炒熟） 甘草（炙，各一分） 延胡索（半分）

上为末。一岁一字，四五岁半钱，蝉壳汤下，食后。

8. 明砂丸（《小儿卫生总微论方·卷十五·夜啼论》）

治心神不宁多惊，心腹疼痛，夜啼不止。

朱砂（通明者，一钱） 杏仁（十四个，去皮尖，炒黄） 好坯子（半钱，即胭脂）

上为末，软饭和丸黍米大。每服三五丸，薄荷汤下。

9. 龙齿散（《类编朱氏集验医方·卷之十一小儿门·惊》）

治小儿惊悸夜啼。

龙齿 茯苓 白附子（炮） 蝉蜕 甘草

上等分，细末。每一小钱，薄荷汤下，临卧服尤佳。

10. 太乙丹（《保婴撮要·卷四·夜啼》）

治睡惊夜啼，青粪。

桔梗（一两五钱） 藿香叶（五钱） 川芎（二钱五分） 白芷（三钱） 白扁豆（五钱，炒）

上为末，炼蜜丸樱桃大，辰砂、麝香为衣。每服半丸，薄荷汤送下；粪色青，枣汤下；夜啼，灯心、钩藤汤下，加白术、茯苓、白芍药尤妙。

11. 酸枣仁汤（《婴童类萃·上卷·夜啼论》）

治心惊不宁，恍惚恐怖及夜啼诸症。

人参（五分） 茯神（一钱） 麦冬（一钱） 甘草（五分） 钩藤（六分） 远志（肉，一钱） 茯苓（一钱） 木通（七分） 酸枣（七分，炒） 朱砂（末，临服入）

灯心二十寸，生姜三片，水二钟煎钟半，母子同服。为末，灯心汤调服一钱，加麝少许。

三、治小儿腹痛夜啼方

1. 芍药散（《太平圣惠方·卷第八十二·治小儿夜啼诸方》）

治小儿夜多啼不止，胸滞气胀，膈中气逆，吐呕腹痛。

赤芍药（半两） 桂心（半两） 芎䓖（半两） 黄芩（半两） 薯蓣（半两）

上件药，捣细罗为散。一月及百日儿，每服一字，粥饮调下；半年至一岁儿，服半钱，连夜三五服，随儿大小，以意加减服之，效。

2. 五味子散（《太平圣惠方·卷第八十二·治小儿夜啼诸方》）

治小儿夜啼，及多腹痛，至夜辄剧，状似鬼祟。

五味子（半两） 当归（半两，锉，微炒） 赤芍药（半两） 白术（半两） 甘草（一分，炙微赤，锉） 桂心（一分）

上件药，捣粗罗为散。每服一钱，用水一小盏煎至五分，去滓，量儿大小，分减温温服之。

3. 乳头散（《太平圣惠方·卷第八十二·治小儿夜啼诸方》）

治小儿夜啼不止，腹中痛。

黄芪（一分，锉） 甘草（一分，炙微赤，锉） 当归（一分，锉，微炒） 赤芍药（一分） 木香

(一分)

上件药，捣细罗为散。每服，取少许著乳头上，因儿吃乳服之。

4. 牡丹丸(《太平圣惠方·卷第八十二·治小儿夜啼诸方》)

治小儿腹痛夜啼。

牡丹(三分)　代赭(半两)　赤芍药(半两)　麝香(一分，细研)

上件药，捣罗为末，都研令匀，炼蜜和丸如麻子大。每服，以蜜汤研下三丸，连夜四五服。

5. 万金丸(《博济方·卷二·诸积》)

消化积滞，调三焦，空利胸膈，定气，刺疼痛，腹胁胀疼，冷气攻疰，妇人血气，小儿夜啼，胃冷痰涎，并宜服此。

舶上硫黄(一分)　巴豆(去皮，秤半两，二味同以生绢袋子盛，于浆水内，用文武火煮，一伏时放冷，另研，极细)　柴胡(半两，去芦)　附子(一两，炮)　干姜(半两)　陈橘皮(去白，一分)　桔梗(一分)　青黛(半两)　当归(一分)

上九味，同为细末，以面为丸如小豆大。每服二丸至三丸，温水下。妇人血气，醋汤下；小儿夜啼，常服一丸，温水下；水泻生熟水下；血淋，地榆汤下；白痢，干姜汤下；痰涎并多，生姜汤下；一切气疾，煎生姜橘皮汤下，并不以时候服。

6. 开胃丸(《太平惠民和剂局方·卷之十·治小儿诸疾》)

治小儿脏腑怯弱，内受风冷，腹痛胀满，肠鸣泄利，或青或白，乳食不化，又治脏冷夜啼，胎寒腹痛。

白芍药　麝香(细研，各一分)　人参　木香　蓬莪术(煨)　白术　当归(去苗，微炒，各半两，一本无白术)

上件捣，罗为末，都研令匀，汤浸炊饼和丸如黍米大。每服十五丸，温米饮下，新生儿腹痛夜啼，可服五丸，并乳食前服。

7. 助胃膏(《太平惠民和剂局方·卷之十·淳祐新添方》)

治小儿胃气虚弱，乳食不进，腹胁胀满，肠鸣泄泻，哯乳便青，或时夜啼，胎寒腹痛。

白豆蔻仁　肉豆蔻(煨)　丁香　人参　木香(各一两)　白茯苓(去皮)　官桂(去粗皮)　白术　藿香(叶)　缩砂仁　甘草(炙，各二两)　橘红(去白)　山药(各四两)

上为细末，炼蜜和成膏。每服如鸡头实大一丸，量儿大小加减，米饮化下，不拘时候。

8. 五味子汤(《圣济总录·卷第一百七十·小儿夜啼》)

治小儿夜啼不安，此由腹痛，故至夜辄剧，状似鬼祟。

五味子　当归(切，焙)　芍药　白术(各半两)　甘草(炙令赤色)　桂(去粗皮，各一分)

上六味，粗捣筛。一月及百日儿，每服一钱匕，用水半盏煎至三分，去滓，分温二服，儿大以意增之，连夜三五服。

9. 桂心汤(《圣济总录·卷第一百七十·小儿夜啼》)

治小儿夜啼腹痛，状如鬼祟。

桂枝(去粗皮，一分)　五味子(半两)　当归(切，焙，一分)　枳壳(去瓤麸炒，半两)　甘草(炙，一分)

上五味，粗捣筛。一月及百日儿，每服钱匕，用水半盏煎至三分，去滓，分温二服；半年至一岁儿，准前煎作一服，不计时候。

10. 当归汤(《小儿药证直诀·卷下·诸方》)

治小儿夜啼者，脏寒而腹痛也，面青手冷，不吮乳者是也。

当归　白芍药　人参(各一分)　甘草(炙，半分)　桔梗　陈皮(不去白，各一分)

上为细末。水煎半钱，时时少与服。

11. 蒜香膏(《小儿卫生总微论方·卷十五·夜啼论》)

治冷证腹痛夜啼。

以大蒜一颗，慢火煨香熟，取出切细研烂，于日中爆，或火上炕半干，可丸时即以好乳香秤半钱，研细如粉拌入，再研极匀，丸如芥子大。每服七丸，乳头黏服，或乳汁送下，食空。

12. 蒜丸(一名**蒜乳丸**，《普济方》)(《三因极一病证方论·卷之十八·夜啼四证》)

治冷证，腹痛夜啼。

大蒜(一颗，慢火煨香熟，取出细切，稍研，日中或火上焙半干，研)　乳香(半钱，别研)

上研匀，丸如芥子大。每服七粒，以乳汁送下。

13. 钩藤膏(《奇效良方·卷之六十四·小儿门·心痛》)

治小儿禀受虚怯，邪干心痛，及内吊夜啼，面唇青冷。

乳香（用粉心，研末） 五灵脂 没药 当归（各一两） 麝香（一字）

上为末，炼蜜为丸如豌豆大。百日内儿一丸，煎钩藤汤化下，一岁二丸，三岁三丸，或乳香汤化，不拘时服。

14. 花火膏（《婴童百问·卷之三·夜啼客忤惊啼第三十问》）

治夜啼，脾脏冷而痛。

灯花（一颗，《百一选》加硼砂一字，朱砂、蜜调成膏子）

上取涂乳上，令儿吮乳。

15. 木香散（《仁术便览·卷四·小儿诸病》）

小儿盘肠气痛不已，面手冷，日夜啼叫，屎如米泔。

川楝子（十个，去皮核，巴豆三十五个，去皮，同炒令豆黄，青豆不用） 木香 使君子肉 玄胡索 茴香（各钱）

上为末。空心用清米饮调下，量儿大小与服。

16. 白术当归煎丸（《证治准绳·幼科卷之九·肺脏部·悲哭躯啼》）

治胎寒腹痛，遇夜啼叫，身体躯张，有如痫状，吐哯不止，大便酸臭，乳食虽多，不生肌肤。

白术 当归 木香

上等分，为细末，炼蜜为丸如桐子大。每服一丸，煎木香汤化下。

17. 茱萸丸（《幼科汇诀直解·首卷·夜啼》）

治胎冷夜啼。

吴萸 南木香（各二分） 甘草（五钱）

上为末，姜汁打老米糊丸芡实大。白汤化下一丸。

18. 六神散（《幼科释谜·卷五·诸病应用方》）

治腹冷痛夜啼。

茯苓 扁豆（各二两） 人参 白术 山药（各一两） 炙草（七钱）

每末一钱，姜枣煎。

四、治小儿惊热夜啼方

1. 犀角散（《太平圣惠方·卷第八十二·治小儿夜啼诸方》）

治小儿夜啼，及惊热。

犀角屑（一分） 钩藤（一分） 川升麻（一分） 人参（三分，去芦头） 黄芩（一分） 甘草（一分，炙微赤，锉）

上件药，捣粗罗为散。每服一钱，以水一小盏煎至五分，去滓，量儿大小，分减服之。

2. 羚羊角散（《太平圣惠方·卷第八十二·治小儿夜啼诸方》）

治小儿夜啼，及多惊热。

羚羊角屑（一分） 黄芩（一分） 犀角屑（一分） 甘草（一分，炙微赤，锉） 茯神（一分） 麦门冬（半两，去心，焙）

上件药，捣粗罗为散。每服一钱，以水一小盏煎至五分，去滓，量儿大小，分减服之。

3. 石膏散（《太平圣惠方·卷第八十二·治小儿夜啼诸方》）

治小儿夜啼，壮热惊惧。

石膏（一两） 人参（半两） 龙骨（半两）

上件药，捣细罗为散。每服一钱，用水一小盏煎至五分，去滓，量儿大小，分减温温服之。

4. 牛黄丸（《太平圣惠方·卷第八十二·治小儿夜啼诸方》）

治小儿夜啼，多惊烦热。

牛黄（一分，细研入） 朱砂（一分，细研入） 芦荟（一分，细研） 麝香（一分，细研） 白僵蚕（半两，微炒） 龙齿（三分，细研） 当归（一分，锉，微炒） 赤芍药（一分） 钩藤（一分） 蜗牛（一分，麸炒令黄） 代赭（一分） 牡蛎（一分，烧为粉）

上件药，捣罗为末，入研了药令匀，炼蜜和丸如麻子大。一月及百日儿，每服，用薄荷汤下三丸；半年至一岁儿，每服五丸，连夜三服，量儿大小，加减服之。

5. 虎睛丸（《太平圣惠方·卷第八十五·治小儿一切痫诸方》）

治小儿二十四种惊痫，壮热，抽掣手足，呕吐夜啼，睡卧不安。

虎睛（一对，微炙，细研） 牛黄（一分，细研） 人参（半两，去芦头） 白茯苓（一分） 川大黄（一分，锉碎，微炒） 蛇蜕皮（五寸，微炙）

上件药，捣罗为末，炼蜜和丸如绿豆大。一二岁儿，每服以乳汁化破二丸服；三四岁儿，薄荷汤化破五丸服，更看儿大小，以意加减。

6. 三黄丸（《小儿卫生总微论方·卷十五·夜啼论》）

治热证心燥，夜啼及诸热证。

黄芩（半两） 大黄（去皮，湿纸裹煨熟，一分） 黄连（去须，一分）

上为细末，面糊和丸绿豆大。每服五七丸，人参汤下，亦治昼啼。

7. 红桃散（《小儿卫生总微论方·卷十五·夜啼论》）

治风热体如汤火，夜啼不乳。

天南星（二个，每个中心剜作窝子，入朱砂装满，用木盖盖之，水调取下中心末涂缝，掘一地坑顿在内，以炭盖之，用火煅赤，放冷取出研末） 全蝎（半钱，为末） 白附子（大者二十个，为末） 腻粉（一钱）

上拌研匀。每用一字，金银薄荷汤调下。

8. 大安神丸（一名**大惊丸**）（《世医得效方·卷第十一小方科·惊候》）

治心热夜啼，烦躁常用，安神，定志，去惊。

人参（去芦） 茯苓（各半两） 甘草（一两，炙） 僵蚕（去丝，二钱半） 白术（半两，煨） 桔梗尾（二钱半） 辰砂（半两） 全蝎（五个，去毒） 金银箔（各六片） 麦门冬（去心，炒） 木香（各半两） 酸枣仁（一两，汤去皮壳，蚌粉炒） 大赭石（半两，醋煮）

上为末，水丸或蜜丸。急惊潮热，竹青，薄荷叶；夜啼，灶心土；伤食，荆芥汤；疹豆，蝉蜕去足翼；搐搦，防风；常服，金银、薄荷；慢惊，冬瓜子仁。凡惊风已退，神志未定，加琥珀三钱别研，远志半两去心，姜汁炒焦为度加入。

9. 红轮散（《普济方·卷三百六十一·婴儿初生门·惊啼》）

治小儿惊热夜啼，涎壅心躁，并治中暑昏睡。

牙硝 寒水石（煅，各一两分） 麝香（半钱） 脑子（半钱） 朱砂（二两） 甘草（一两，炙）

上为末。周晬岁儿一字，薄荷汤调下。

10. 蝉砂丸（《普济方·卷三百六十一·婴儿初生门·夜啼》）

治小儿惊热夜啼。

上用蝉蜕十四枚，全者，去大脚为末，入朱砂一字，蜜调为丸，使吮之。

11. 碧霞散（《婴童百问·卷之三·夜啼客忤惊啼第三十问》）

治小儿浑身壮热夜啼。

柏叶（半两） 南星 僵蚕 全蝎 郁金 雄黄（各一钱）

上为末，和匀。每服一钱，用薄荷蜜水调下。

12. 镇惊丸（《医学正传·卷之八·小儿科·急慢惊风》）

镇惊宁神，退心热夜啼，化痰止嗽。

珍珠（一钱） 琥珀 天竺黄 雄黄（各三钱） 金箔（研，十片） 胆星（五钱） 牛黄（二钱） 麝香（五分） 朱砂（三钱半）

上为细末，麦面糊为丸如梧桐子大。每服五六丸，薄荷、姜、蜜汤化下。

13. 金箔镇心丸（《万氏家抄济世良方·卷五·小儿诸病》）

解热退惊，安神，除烦躁，退夜啼。

全蝎（十个，洗炙去毒） 天麻 防风（去芦） 羌活（去芦） 牛黄 赤茯苓（去皮） 犀角 甘草 麝香 辰砂（各一钱，水飞） 金箔（二十片）

为细末，炼蜜丸芡实大。薄荷、灯心汤下。

14. 夜啼汤（《医学原理·卷之十三·小儿门》）

治小儿夜啼，盖乳哺小儿，真阴未长，内多火热，邪热乘心，由是躁烦啼哭。法当泻火热为要。

黄连（苦寒，一钱） 竹茹（苦寒，二十叶） 生甘草（甘寒，五钱）

水二杯，酒一杯，煎一酒杯，加姜汁一匙，少许服。

15. 碧云散（《保婴撮要·卷四·夜啼》）

治浑身壮热夜啼。

柏叶（二分） 南星 僵蚕 全蝎 郁金 雄黄（各一钱）

上为末。每服一字，用薄荷汤入蜜调服。

16. 导赤散（《幼科发挥·卷之二·心经主病》）

治心热。及小便赤夜啼。

生地黄 木通 甘草梢（炙，各等分）

锉，加竹叶，水煎，食前服。

17. 琥珀抱龙丸（《婴童类萃·上卷·胎

惊论》）

治小儿胎惊夜啼，变蒸不解，壮热不退，伤风咳嗽，痰涎壅，诸惊变易皆可服之。

天竺黄（五钱） 胆星（八钱） 辰砂（五钱） 雄黄（五钱） 琥珀（三钱） 花粉（二两） 麝香（五分） 冰片（一分） 金箔（十张，为衣）

各为净末，甘草煎膏为丸芡实大，再用朱砂二钱为衣。每服一丸，薄荷、灯心汤下；发散用葱汤。

18. 千金龙胆汤（《婴童类萃·上卷·夜啼论》）

治胎惊发热，四肢惊掣及变蒸未解，夜啼诸症，诸风惊痫，脐风撮口并效。

龙胆草 钩藤 柴胡 黄芩 桔梗 白芍 茯苓（各一钱） 甘草（五分） 大黄（一钱五分，酒煨）

生姜三片，水二钟煎钟半，母子同服。惊搐加天麻、僵蚕各六分，魃病加青黛五分。

19. 五苓汤（《婴童类萃·上卷·变蒸论》）

治变蒸，余热不退，心经伏热，夜啼或泻。

白术 白茯 猪苓 泽泻 木通 生地 小柴胡（各一钱） 薄荷（六分）

灯心二十寸，水二钟煎一钟五分，母子同服。

五、治小儿天瘹夜啼方

1. 返魂丹（《太平圣惠方·卷第八十五·治小儿慢惊风诸方》）

治小儿慢惊风，及天瘹夜啼。

蝙蝠（一枚，去翼脂肚，炙令焦黄） 人中白（一分，细研） 干蝎（一分，微炒） 麝香（一钱，细研）

上件药，捣细罗为散，入人中白等，同研令匀，炼蜜和丸如绿豆大。每服，以乳汁研下三丸，量儿大小，加减服之。

2. 水银丸（《太平圣惠方·卷第八十五·治小儿天瘹诸方》）

治小儿天瘹，多惊搐搦，眼忽戴上，吐逆夜啼，遍身如火，面色青黄，不食乳哺，并无情绪。

水银（一两，煮青州枣肉二十颗，同研水银星尽） 天南星（半两，炮半，生使半） 牛黄（一分） 白僵蚕（半两，生用） 干蝎（一分，生用） 麝香（一分） 白附子（半两，生用） 铅霜（半两）

上件药，除水银膏，牛黄、麝香、铅霜三味研令如粉，余四味捣罗为末，都研令匀，用水银膏和丸如黍米大。一二岁儿，每服用薄荷汤下三丸；三四岁儿，每服五丸，不计时候，量儿大小，以意加减服之。

3. 睡惊丸（《幼幼新书·卷第九·慢惊风第三》）

夜啼多热无精彩，口沫涎生病不消，除病莫过灵药治，睡惊丸子镇三焦。

青黛（三钱） 僵蚕 乳香 天南星（各半钱） 蝎（十四个） 硼砂 芦荟（各一钱半） 使君子（七个） 轻粉 朱砂（各一钱） 龙脑 薄荷（一分） 京墨（少许） 巴豆（三个） 脑麝（各少许）

上件为末，蜜丸。看大小，金银煎汤化下。

4. 蝉蜕散（《世医得效方·卷第十一·小方科·惊候》）

治惊风天瘹，心热，夜啼，惊痫。

蝉蜕（六十个，去土足翼） 荆芥穗（一两） 甘草（半两，蜜炙） 大黄（半两，纸裹煨） 黄芩（半两，生用） 蝎梢（五十个，去毒）

上锉散。每服二钱，水一盏，白茅根煎，温服。夜啼，蝉蜕；疹疮，紫草，得利止。

5. 木香丸（《医方集宜·卷之八小儿门·天钓内钓》）

治惊风内瘹，腹痛夜啼。

没药 木香 茴香 钩藤 全蝎 乳香

上为末，糊丸如萝卜子大。每服十五丸，灯心汤送下。

6. 斩邪丹（《普济方·卷三百六十一·婴儿初生门·惊风内瘹啼》）

治小儿惊积内瘹，时发肚疼，夜啼惊叫。

乳香 没药 舶上茴香（炒） 木香（不见火） 钩藤（各一钱）

上为末，将乳香、没药二味乳钵中研细，然后匀诸药，切大蒜白三片，研细和前药，丸如梧桐子大。每服十丸十五丸，钩藤茴香汤吞下，无时。

7. 鸡脑丸（《普济方·卷三百七十八·婴孩一切痫门·截痫法》）

治少小痫候，夜啼不止。

雄鸡脑 丹砂（各二分） 牛黄 当归（各一分）

上为末，以鸡脑和杵七百下，丸如麻子大。百日儿服一丸，日二服，量儿大小，加减服。

8. 至圣保命丹（《片玉心书·卷之五·秘传十三方》）

治急慢惊风，夜啼，常服清心安神。

全蝎（十四个） 蝉蜕（去翅足，一钱） 使君子肉（煨，五分） 麝香（半分） 辰砂（一钱） 天麻（二钱） 胆星（二钱） 防风（一钱） 僵蚕（炒，二钱） 白附子（炮，一钱） 珍珠（五分） 金箔（四十张）

共为末。粟米粉糊和匀，印成锭子，薄荷汤磨服。惊风，薄荷灯心汤下；夜啼，灯心烧灰化温水下。

9. 保婴秘效散（《丹台玉案·卷之六·惊风门·立方》）

治急慢惊风，或胎惊，脐风撮口，天吊夜啼，奇性异症。

牛黄（一钱） 胆星 琥珀 珍珠（各一钱五分） 滑石 茯神 远志（各二钱） 麝香 朱砂（各六分） 大黄（九蒸九晒，五钱）

上为末。量儿大小，四五分，灯心汤调下。

【论用药】

一、治小儿夜啼专药

1. 天竹黄

《本草汇言·卷之十一·木部·天竹黄》："其气味功用，与竹沥大同小异。第竹沥性速，直通经络，而有寒滑之功；竹黄性缓，清空解热，而更有定惊安神之妙。故前古治小儿惊风天吊，夜啼不眠，客忤痢疟，及伤风痰闭，发热气促，入抱龙丸，治婴科惊痰要剂。如大人中风，失音不语，入风痰药中，亦屡奏效。此陈月坡独得之见也。"

2. 五倍子

《本草纲目·虫部第三十九卷·虫之一·五倍子》："酸，平，无毒……敛肺降火，化痰饮，止咳嗽、消渴、盗汗、呕吐、失血、久痢、黄病、心腹痛、小儿夜啼，乌须发，治眼赤湿烂，消肿毒、喉痹，敛溃疮、金疮，收脱肛、子肠坠下。（时珍）"

3. 牛黄

《证类本草·卷第十六·牛黄》："味苦，平，有小毒。主惊痫寒热，热盛狂痓，除邪逐鬼，疗小儿百病，诸痫热，口不开，大人狂癫，又堕胎……［臣禹锡等谨按］《药性论》云：牛黄，君，恶常山，畏干漆，味甘。能辟邪魅，安魂定魄，小儿夜啼，主卒中恶。"

《本草纲目·兽部第五十卷·兽之一·牛黄》："苦，平，有小毒……安魂定魄，辟邪魅，猝中恶，小儿夜啼。（甄权）"

4. 仙人杖

《证类本草·卷第十三·仙人杖》："味咸，平（一云冷），无毒。主哕气呕逆，辟痁，小儿吐乳，大人吐食，并水煮服，小儿惊痫及夜啼，安身伴睡良。"

5. 灯心草

《证类本草·卷第十一·灯心草》："味甘，寒，无毒……《经验方》治小儿夜啼：用灯心烧灰，涂乳上与吃。"

《本草纲目·草部第十五卷·草之四·灯心草》："甘，寒，无毒……治急喉痹，烧灰吹之甚捷。烧灰涂乳上，饲小儿，止夜啼。（震亨）"

6. 灶心土

《证类本草·卷第五·伏龙肝》："味辛，微温。主妇人崩中，吐下血，止咳逆，止血，消痈肿毒气……陈藏器云：灶中土及四交道土，合末以饮儿，辟夜啼。《日华子》云：伏龙肝，热，微毒。治鼻洪，肠风，带下，血崩，泄精，尿血，催生下胞及小儿夜啼。"

7. 前胡

《证类本草·卷第八·前胡》："味苦，微寒，无毒。主疗痰满，胸胁中痞，心腹结气，风头痛，去痰实，下气。治伤寒寒热，推陈致新，明目，益精……《外台秘要》治小儿夜啼：前胡捣筛，蜜丸如小豆。日服一丸，熟水下，至五六丸，以瘥为度。"

8. 蚱蝉

《本草经集注·虫兽三品·中品·蚱蝉》："味咸、甘，寒，无毒。主治小儿惊痫，夜啼，癫病，寒热，惊悸，妇人乳难，胞衣不出，又堕胎。生杨柳上。五月采，蒸干之，勿令蠹。"

9. 蝉花

《证类本草·卷第二十一·中品·蝉花》："味甘，寒，无毒。主小儿天吊，惊痫瘛疭，夜啼心悸。所在皆有，七月采。生苦竹林者良，花出土上。"

10. 蝉蜕

《本草纲目·虫部第四十一卷·虫之三·蝉

蜕》："咸、甘，寒，无毒……治头风眩晕，皮肤风热，痘疹作痒，破伤风及疔肿毒疮，大人失音，小儿噤风天吊，惊哭夜啼，阴肿。（时珍）"

《本草备要·鳞介鱼虫部·蝉蜕》："轻，散风热……蝉乃土木余气所化，饮风露而不食。其气清虚而味甘寒，故除风热；其体轻浮，故发痘疹；其性善蜕，故退目翳，催生下胞；其蜕为壳，故治皮肤疮疡瘾疹（与薄荷等分，为末，酒调服）；其声清响，故治中风失音；又昼鸣夜息，故止小儿夜啼。蝉类甚多，惟大而色黑者入药，洗去泥土、翅、足，浆水煮，晒干用（攻毒生用）。蚱蝉，治小儿惊痫夜啼，杀疳去热，出胎下胞。"

11. 僵蚕

《本草经集注·虫兽三品·中品·白僵蚕》："味咸、辛，平，无毒。主治小儿惊痫，夜啼，去三虫，灭黑䵟。令人面色好，治男子阴疡病。女子崩中赤白，产后余痛，灭诸疮瘢痕。生颍川平泽。四月取自死者，勿令中湿，湿有毒，不可用。"

二、小儿夜啼主治药

1. 内治药

《本草纲目·主治第四卷·百病主治药·小儿初生诸病》

当归：胎寒好啼，日夜不止，焙研，乳和灌。前胡：蜜丸服。刘寄奴：同地龙为末服。伏龙肝：丹砂、麝香丸服。灯花：抹乳头，吮。胡粉：水服三豆。硫黄：同黄丹煅，埋过，丸服。白花蛇睛：研，竹沥灌。虎睛：研，竹沥灌。牛黄：乳汁化豆许灌。狼屎中骨：烧灰，水服；或加豺皮灰。缚猪绳灰：水服。巴豆：时珍曰，小儿夜啼，多是停乳腹痛，余每以蜡匮巴豆药一二丸，服之，屡效。

2. 外治药

《本草纲目·主治第四卷·百病主治药·小儿初生诸病》

牵牛子、五倍子、牛蹄甲、马蹄、马骨：并贴脐。狗毛：绛袋盛，系儿臂。鸡屎：浴儿，并服少许。猪窠草、鸡窠草、井口边草、白雄鸡翎、牛屎：并密安席下。土拨鼠头骨、烧尸场土：并安枕旁。仙人杖：安身畔。树孔中草：著户中。古椶板：点灯照之。

【医论医案】

一、医论

《证治准绳·幼科卷之九·肺脏部·悲哭》

《三因》小儿夜啼有四证，一曰寒，二曰热，三曰重舌口疮，四曰客忤。寒则腹痛而啼，面青白，口有冷气，腹亦冷，曲腰而啼，此寒证也。热则心躁而啼，面赤，小便赤，口中热，腹暖，啼时或有汗，仰身而啼，此热也。若重舌口疮，要吮乳不得，口到乳上即啼，身额皆微热，急取灯照口，若无疮，舌必重也。客忤者，见生人，气忤犯而啼也，各随证治之。

（曾）夜啼者，有惊热夜啼，有心热夜啼，有寒疝夜啼，有误触神祇夜啼，此四者，详具于后。惊热者，为衣衾太厚，或抱于极暖处久坐，致生烦闷，邪热攻心，心主神，神乱则惊，心与小肠为表里，故啼泣而遗溺者是也。治法，退热镇心则自安矣，用百解散（急惊）、牛蒡汤（咽喉）、三解散（潮热）主之。心热者，见灯愈啼，面红多泪，无灯则稍息，盖火者阳物也，心热遇火，两阳相搏，才有灯而啼甚，故《经》曰：火疾风生乃能雨，此其义也，宜凉心安神，用百解散或五苓散（俱惊）加黄芩、甘草，水煎服；次牛蒡汤（咽喉）、三解散（潮热）及琥珀抱龙丸（惊）为治。有遇黄昏后至更尽时，哭多睡少，有啼声不已，直到天明，乃胎中受寒，遇夜则阴胜而阳微，故腰曲额汗，眼中无泪，面莹白而夹青，伏卧而啼，入盘肠内吊之证，名为寒疝。治法，去宿冷，温下焦，白芍药汤（疝）、乌梅散（腹痛）及冲和饮（伤寒）加盐炒茱萸、茴香，水姜煎服，及钓藤膏亦佳。误触神祇者，面色紫黑，气郁如怒，呼时若有恐惧，及睡中惊惕，两手抱母，大哭不休，此误触禁忌神祇而得，或因恶祟所侵，盖婴孩目有所睹，口不能言，但惊哭无时，指纹俱隐，故《玉环集》云：忽然两手形无见，定知唐突恶神灵。治法，先解其表，宜百解散（惊）次驱邪镇心，用苏合香丸（客忤）、琥珀抱龙丸（惊）投之自效。（演山）王氏举水镜先生云：天苍苍，地王王，小儿夜啼疏客堂。又云：啼而不哭是烦，哭而不啼是躁。《无辜赋》云：夜多啼而似祟。凡初生儿日夜烦啼如有祟，或谓热在心，惊药与疏利，或谓寒停脏腑，与服温暖，医者察而治之，乃善也。若儿啼哭，胸堂仰突，首反张，不喜见灯者，心经有热，宜疏利，服三黄丸或洗心散加灯心、麦门冬子良。若儿啼哭，头低身曲，眼闭肚紧者，脏腑留寒，宜与温之，胃风汤加黄芪煎效。若不识证候，但以蝉蜕二七枚全者，去大脚为末，加朱砂一字，蜜调涂于吻，立效。(薛)夜啼有二，曰脾寒，曰心热也，夜属阴，阴胜，则脾脏之寒愈盛，脾为至阴，喜温而恶寒，寒则腹中作痛，故曲腰而啼，其候面青白，手腹俱冷，不思乳食是也，亦曰胎寒，用钓藤散。若见灯愈啼者，心热也，心属火，见灯则烦热内生，两阳相搏，故仰身而啼，其候面赤，手腹俱暖，口中气热是也，用导赤散。若面色白，黑睛少，属肾气不足，至夜阴虚而啼也，宜用六味丸。若兼泄泻不乳，脾肾虚弱也，用六神散。若兼吐泻少食，脾胃虚寒也，用六君、炮木香。大便不化，食少腹胀，脾气虚弱也，用异功散。心血不足者，秘旨安神丸。木火相搏者，柴胡栀子散。肝血不足者，地黄丸。大抵此证或因吐泻内亡津液，或禀赋肾阴不足，不能滋养肝木；或乳母恚怒，肝火侮金，当用六君子汤补脾土以生肺金，地黄丸壮肾水以滋肝木。若乳母郁闷而致者，用加味归脾汤。乳母暴怒者，加味小柴胡汤。乳母心肝热搏，柴胡栀子散。仍宜参客忤惊啼览之。

《儿病须知·啼哭》

小儿夜啼之研究及治法：小儿夜啼，有脏寒、有心热、有神不安、有拗哭之异，即《金鉴》所谓"夜啼寒热因胎受，须将形色辨分明"是也。虽非险症，然药有温凉之别，毫厘千里，切须详辨，亦我道幼科之所当研究。自惭不敏，适有所触，试申言之：人身营卫二气，昼行于阳则寤，夜行于阴则寐，大都小儿夜啼，非风邪内伏，扰动营分不安，即是胎热内蕴，使阳不交阴之故耳。《外台》载前胡一味为末，蜜丸如大豆，研，涂乳上，吮之一方，是达风邪外泄之功也。若面赤溺闭者，是胎热侵犯营分，不能静谧，故患夜啼，治宜《千金》龙骨丸，以泄胎热，发越阴分之邪，达于阳分，而夜寐自安，何啼之有哉！若变蒸之后，主肺尚有热不解，故夜啼不寐者，治宜仲祖栀豉汤以发越之。若变蒸之时，偶有中寒，或断脐时中寒冷之气，致面色青光，不能吮乳，曲腰而啼者，宜以绵絮炙热徐熨脐中，则夜啼自已。若乳食太饱，夜啼不安者，宜鸡屎白，炒黄、研末，涂乳头，吮去以消之。故夜啼一症，虽属寻常，大有寒热轻重之区别，不可不辨。

二、医案

《钱氏小儿直诀·卷三·五脏杂症主治》

愚治一小儿，停食腹痛，夜啼，用大安丸而愈。后乳食虽入，其腹仍痛，用六君子加山楂、神曲；痛少止，乃去二味。又四剂，全痛止。

一周岁儿，痰嗽啼哭，或用抱龙丸，未止。余视其右腮白，左腮青，此肺肝二经相胜。先用泻白散以祛肺邪，次用柴胡栀子散以平肝火。又用地黄丸以滋肾水而痊。

一个儿，三岁，夜啼，面色白，黑睛少，小便清。此脾肾气虚，朝用补中益气汤加山药、五味子，夕用地黄丸，顿愈。

《儒门事亲·卷六·火形·小儿悲哭不止三十三》

一小儿悲哭，弥日不休，两手脉弦而紧，戴人曰：心火甚而乘肺，肺不受其屈，故哭。王太仆云：心烁则痛甚，故烁甚则悲益甚。令浴以温汤，渍其形以为汗，肺主皮毛，汗出则肺热散矣，浴止而啼亦止；仍命服凉膈散加当归、桔梗；以竹叶、生姜、朴硝同煎服，泻其胸中之邪热。

《古今医案按·卷十·幼科·惊搐》

院使钱公瑛，宣德间治宁阳侯孙，始生九月，患惊悸啼哭而汗，百方莫救。瑛最后视疾，乃命坐儿于地，使掬水为戏，惊啼顿止。人问之，曰：时当季春，儿丰衣重帷，不离怀抱，其热郁在内，安能发泄？使之近水则火邪杀，得土气则脏气平，疾愈矣，奚用药为。

《保婴撮要·卷一·脉法》

一小儿发热夜啼，乳食不进，昏迷抽搐，痰盛口噤。此脾肺气虚，风木所乘，痰食积于胸腹也。先用大安丸，后用六君、钩藤勾而痊。

一小儿三岁，面白夜啼，小便青而数。此肺肾虚弱，朝用补中益气汤加肉桂一分，夕用地黄丸而愈。

一小儿二岁，夜啼，面色赤，黑睛色淡，小便频赤。朝用补中益气汤加山药、五味，夕用地黄丸而愈。

一周岁儿，痰嗽哭不已，用抱龙丸少止，良久亦然，余视其右腮洁白，左腮青赤，此肺肝二经相击而作。先用泻白散，祛肺邪；次用柴胡栀子散，平肝木；后用地黄丸滋肾水而痊。

《广嗣纪要·卷之十六·幼科医案·啼哭》

汪怀江生子二月，夜啼不止，请予治之。予曰：此肝热也。以泻青丸，竹叶汤入砂糖少许，调服而安。

《幼科发挥·卷之二·心所生病·诸疮》

本县大尹张鼎石公子，生四月无乳，取一名壮妇人乳之。一夜大啼，取医甘大用治之。初所治者，呼为腹痛，用理中汤不效。又呼为伤食，用益黄散。又不效，夜更啼哭。急请予视之。甘语其故，意欲我扶同其言也。心本恶热，药中又犯干姜、丁香，如何不助火而增益其病也。乃请公子看之。尹曰：夜啼四日矣。全曰：夜啼有四，心烦一也。尹曰：伤食乎？腹痛乎？余曰：腹痛则面多青，伤食则面多皖白。今面多赤，心烦证的也，大用趋出。予用导赤散加麦冬、灯心进一服。次早往问，大用自内出云，昨夜到天明不止。予叹之，彼喜其药不中病也，不知病退矣。余入问，尹曰：昨夜哭犹甚也。予告之曰：公子病安矣。公子贵体违和，四日夜未乳，昨夜病退思乳，乳母在外，故知往夜之哭，病哭也，昨夜之哭，饥哭也。尹喜曰：怪哉乳母来后，再不复啼矣。病果退矣。

《幼科发挥·卷之二·慢惊有三因》

一小儿五十日，昼夜啼哭不止，予用泻青丸五厘，竹叶煎汤，入砂糖少许调服。立止。

《先醒斋医学广笔记·卷之三·幼科》

华虚舟五郎，善哭，周岁中，每哭即气绝，绝而苏，一饭时许矣。至三岁外，其病日深，哭而绝，绝而苏，甚至经时，初则一月一发，后则频发，有日再发者，投以此药（琥珀丸），人参、圆眼汤下数丸，遂瘥。

琥珀丸方：琥珀三钱，天竺黄二钱，人参三钱，茯神二钱，粉甘草三钱，朱砂钱半，山药一两，胆星二钱，莲肉三钱。炼蜜丸，朱砂为衣，每服一钱。

《续名医类案·卷三十·啼哭》

孝廉杨回山，止一子，方周岁，暑月旦暮啼不乳，亟召王起云视之。王曰：从我则生，否则不可救矣，然须以百金酬我。杨谨奉教，王乃于堂中画石灰一圈，置儿其中，屏去乳母，儿啼甚，移时睡去。王索香藿饮，俟其觉，以药一丸投之，随瘥。蔡宁认问曰：子何术而神若是？王曰：乳母甚肥，天又暑，儿愈哭则乳母愈搂抱，不忍释，中者太甚，所以啼不乳，我俾以哭散热气，即愈矣。石灰画圈，醒后投剂，不过假以索谢耳，此所谓术也。蔡为之鼓掌。

《幼科医验·卷上·初生杂症》

一儿，六七月许。忽夜啼不止，额带青色，投以后方，不再剂而愈。新会陈皮、枳壳、赤芍药、钩藤、川连、粉甘草。

《幼科医验·卷上·慢惊》

一女，未及周岁。身热夜啼，时多烦躁，多汗神昏，不省人事，兼之痰涎壅塞，惊之兆也。此内有积痰，外感风寒所致。宜清火散风，火清而肝平，肝平而风热自退。紫金锭：柴胡、防风、前胡、新会皮、法半夏、枳壳、黄芩、胆星、钩藤。

《得心集医案·卷六·霍乱门（消渴哮喘目盲啼哭附）·啼哭（二条附）》

陈庶凡之子，素禀木火阴亏体质，及周时当季夏，每多夜啼，渐至口糜舌烂，唇红齿燥，面白颊赤，小便赤短，时忽惊叫，微有搐掣，用尽石膏、竹叶、芩、连、木通之药，苦寒叠进，其火愈盛，前医束手辞去。庶几来寓请救，余视之，果属火证，并无他歧，前医之药，各种皆是，然凉这不效，乃太仆所谓，大热之甚，寒之不寒，是无水也，当滋其肾。况此阴亏损之质，纯阳之姿，内火发外之症，岂六淫外入之疾皆比，以六味地内汤、生脉散，数服而安。

第二节

汗 证

小儿汗证是指小儿不正常出汗，表现为小儿在安静状态下，适宜环境中，全身或局部出汗过多，甚至大汗淋漓，动则尤甚。

小儿汗证一般有自汗、盗汗之分，但与成人有所不同，其元气未充，肤腠不密，往往自汗、盗汗并见，故小儿汗证在大多古文献中被统称为“汗证”。睡中汗出，醒来汗止者称“盗汗”；不分寤寐，无故汗出者称“自汗”。盗汗多属阴虚，自汗多属于阳虚。小儿汗证为阴阳失和所致，以虚证为多，若小儿的机体气血调和、阴平阳秘当无多汗之患。危重症之阴竭阳脱、亡阳大汗者不在本篇讨论范围。不明原因的多汗，在西医多属于自主神经功能紊乱。小儿维生素D缺乏性佝偻病、结核病、风湿病等也常常有多汗症状，当注意鉴别。

【辨病名】

《伤寒论·辨太阳病脉证并治上》:"病常自汗出者,此为荣气和,荣气和者,外不谐,以卫气不共荣气谐和故尔。"

《诸病源候论·小儿杂病诸候·盗汗候》:"盗汗者,眠睡而汗自出也。"

《景岳全书·杂证谟·汗证》云:"自汗者,濈濈然无时,而动作则益甚。"

《新订痘疹济世真诠·二集·汗论》:"汗也者,血之所化,为阳气不能外固,阴气不能内藏也。书别言之,以辨其虚实,谓无因而至者,为自汗;睡中而得者,为盗汗;腰以上烦热而多汗者,为胃实汗;热甚汗多,汗出而热解者,为邪热汗;汗流不止而热反剧者,为阳虚汗。"

【辨病因】

汗是皮肤排出的一种津液,能润泽肌肤,调和营卫,清除废秽。小儿形气未充,腠理疏薄,加之生机旺盛,清阳发越,在日常生活中比成人容易出汗。若因天气炎热,或衣被过厚,或喂奶过急,或剧烈运动,都可引起出汗更多,如无其他疾苦,则属于常态。《素问·阴阳别论》云:"阳加于阴谓之汗。"《素问·评热病论》云:"人所以汗出者,皆生于谷,谷生于精,今邪气交争于骨肉而得汗者,是邪却而精胜也。"小儿多汗大多由体虚所致,其主要病因是禀赋不足、调护失宜。

一、禀赋不足

《景岳全书·卷之四十一谟集·小儿则·盗汗》:"小儿元气未充,腠理不密,所以极易汗出,故凡饮食过热,或衣被过暖,皆能致汗。"

《幼科证治大全·汗症》:"夫小儿气血嫩弱,肤腠未密。若厚衣太暖,脏腑生热,搏心为邪所胜,津液不能内藏,蒸出肌肤而为汗也。又或伤于冷热阴阳,不知津液发泄,亦令睡中汗出。其有虚者,诸病后,汗出多,血气弱。潮热自汗,或寒热发过之后,身凉自汗。"

《医述·卷十四·幼科集要·杂病》:"然汗之根本,由于营气;汗之启闭,由于卫气。小儿多汗,终是卫虚不固。汗出既多,未免营卫血气有所亏损,而衰羸之渐,未必不由乎此,不可不治也。法当益气为主,但使阳气外固,则阴液内藏,而汗自止矣。(张景岳)"

二、调护失宜

《诸病源候论·小儿杂病诸候·盗汗候》:"小儿阴阳之气嫩弱,腠理易开,若将养过温,因睡卧阴阳气交,津液发越而汗自出也。"

《诸病源候论·小儿杂病诸候·头喜汗出候》:"小儿有血未实者,肤腠则疏,若厚衣湿卧,腑脏生热,蒸发腠理,津液泄越,故令头身喜汗也。"

《幼幼新书·卷第二十·喜汗第五》:"《玉诀》治小儿血热,若病夜间有汗,皆因抱损,抱得胸膛热传与脾,脾传气、气传血。血家既热,内被淳阳气抱却升,即化而为汗。"

《小儿卫生总微论方·卷十五·诸汗论》:"若睡中汗出,不自知觉者,此肌肉虚而盗汗也。如盗者窃物,使人不知觉也。又有但额上汗出者,此厚衣温暖,将养过宜也。若上至头、下至项有汗,而不曾过胸者,此六阳虚汗也。六阳脉皆上至于头故也。若上至项。下至脐有汗者,此胃虚汗也。当与补胃。"

《婴童百问·卷之九·盗汗骨蒸·第八十七问》:"小儿精气未盛,体性多热,若衣裘伤厚,过食热物,或犯时气大病之后,重亡津液,阳气偏盛,水不胜火,腑脏积热,熏灼肌体,甚则销烁骨髓,是为骨热之病,久而不已,变成骨蒸,日晚发热肌瘦,颊赤口干,日夜潮热,夜有盗汗,五心烦热,四肢困倦,饮食减少。"

《古今医统大全·卷之五十一·自汗门·药方》:"心液汗证,人多有之,乃心气溢盛故也,面常发赤。小儿因惊得之,宜用收心气,凉心血。"

《寿世保元·卷八·初生杂症论·汗症》:"一治小儿盗汗,因食生冷之物过多,或热水淘饭,大能损土。为水之所伤,则不能制其津液。故成汗自出也。"

【辨病机】

汗是人体五液之一,是由阳气蒸化津液而来,"汗发于阴而出于阳,此其根本"。阳为卫气,阴为营血,阴阳平衡,营卫调和,则津液内敛。反之,若阴阳脏腑气血失调,营卫不和,卫阳不固,腠理开合不利则引起汗液外泄。

小儿脏腑娇嫩，元气未充，腠理不密。若先天禀赋不足，或后天脾胃失调，肺脾气虚，表虚不固，故汗出不止；或病后失养，营卫之气生成不足，营卫失和，致营气不能内守而敛藏，卫气不能卫外而固密则津液从皮毛外泄，发为汗病；小儿血气嫩弱，大病、久病之后，多气血亏损，或先天不足、后天失养的小儿，气阴虚亏，气虚不能敛阴，阴亏虚火内炽，迫津外泄而多汗；若平素饮食肥甘厚腻，食不自制，可致积滞内生，郁而生热，湿热郁蒸，外泄肌表而多汗。

一、元气未充，腠理不密

《黄帝内经灵枢·逆顺肥瘦》："婴儿者，其肉脆血少气弱。"

《诸病源候论·虚劳病诸候·风虚汗出候》云："夫人䐃肉不牢，而无分理，理粗而皮不緻者，腠理疏也。此则易生于风，风入于阳，阳虚则汗出也。"

《小儿药证直诀·卷上·脉证治法·盗汗》云："睡而自汗出，肌肉虚也。"

二、阳气偏虚，表卫不固

《诸病源候论·虚劳病诸候·虚劳汗候》："诸阳主表，在于肤腠之间。若阳气偏虚，则津液发泄，故为汗。"

《奇效良方·卷之四十四·自汗盗汗门附论》："自汗者，不因发散而自汗也。盗汗者，睡而汗出也。因而思之，自汗盗其一液也。皆因腠理空疏，卫护气虚，不能致密收敛于表，虚则阳热而泄焉。"

《景岳全书·卷之四十一·小儿则·盗汗》："然汗之根本，由于营气，汗之启闭，由于卫气。若小儿多汗者，终是卫虚所以不固。法出既多，未免营卫血气愈有所损，而衰羸之渐，未必不由乎此，此所以不可不治也。大都治汗之法当益气为主，但使阳气外固，则阴液内藏而汗自止矣。"

《新订痘疹济世真诠·二集·汗论》："汗乃心之液，有因热气熏蒸，腠里开泄，液随气而出者；有因卫气亏虚，腠理不密而致汗者；阴气有余，寒生于中，阴中无阳，而汗随泄者。"

三、素体阴虚

《保婴撮要·卷十·盗汗》："盗汗属阴虚。"

《婴童类萃·卷下·盗汗自汗论》："所谓盗汗者，犹贼潜窥人息而行盗也。睡则汗出，症属阴虚。"

《幼科铁镜·卷五·出汗》："出汗者，寝中通身如浴，觉来方知。属阴虚，营血之所主也。"

《普济方·卷三百九十·婴孩心腹痛等疾门·盗汗》："阴虚阳必走，故发热出如珠水，热而涌。"

四、心肾两虚

《奇效良方·卷之四十四·自汗盗汗门附论》："自汗者，不因发散而自汗也。盗汗者，睡而汗出也。因而思之，自汗盗其一液也。皆因腠理空疏，卫护气虚，不能致密收敛于表，虚则阳热而泄焉。阳主动而散津液，走于肝，若阳蒸阳分而液出者为自汗，阴蒸阳分而液出者为盗汗。由是内分阴阳之虚，外闭腠理之分，乃得其源也。皆由心肾俱虚以致此，阴虚阳必凑，发热自汗阳虚阴必乘，发厥而汗。"

《冯氏锦囊秘录·杂症大小合参卷十二·方脉自汗盗汗合参》："汗由血化，血自气生，在内为血，在外为汗，然汗者心之液也，而肾又主五液，故汗证未有不由心肾虚而得者。心阳虚不能卫外而为固，则外伤而自汗，不分寤寐，不因劳动，而自能出也；肾阴衰，不能内营而退藏，则内伤而盗汗，睡则汗出，醒则倏收。"

五、营卫失调

《伤寒论·辨太阳病脉证并治上》："病常自汗出者，此为荣气和，荣气和者，外不谐，以卫气不共荣气谐和故尔。以荣行脉中，卫行脉外，复发其汗，荣卫和则愈，宜桂枝汤。"

《小儿卫生总微论方·卷十五·诸汗论》："小儿有遍身喜汗出者，此荣卫虚也。荣卫相随，通行经络，营周于身，环流不息，荣阴卫阳。荣虚则津液泄越，卫虚则不能固密，故喜汗出遍身也。"

《普济方·卷三百九十·婴孩心腹痛等疾门·盗汗》："夫汗者血之异名。阳主气，气为卫。阴主血，血为荣。人之一身，负阴抱阳，平则宁，偏则病。阴虚阳必走，故发热出如珠水，热而涌；阳虚阴必乘，故发厥汗出，如水溢。而流汗者，表虚而津液为之发泄也。人以为气同其表，所以温肌肉、充皮肤、肥腠理（《明理论》曰：津液腠泄之所为腠，文理缝会之中为理）、司开阖。卫气一虚，则肌肉不温、皮肤不充、腠理不肥、开阖失守。”

六、气血亏虚

《圣济总录·卷第一百七十九·小儿盗汗》：“论曰：小儿盗汗者，由心气不足，风邪入于阳经，阳经虚故也。以其眠睡之间，盗人气血，故谓之盗汗，久不已，令儿皮腠虚疏，潮热时作，肌肉消瘦，治不宜缓。”

《活幼心书·卷中·明本论·诸汗》：“汗者，心之液，故叔和心脏歌曰：液汗通皮润，声言爽气清。盖人之气血，犹水火也。”

《片玉心书·卷之五·诸汗门》：“汗者心之所藏，在内为血，在外为汗。小儿气血嫩弱，肤腠未密，若厚衣太暖，熏蒸脏腑。脏腑生热，热搏于心，故液不能自藏，而额汗出也。额属心本位，宜收敛心气，团参汤主之，此虚汗也。

如大病后，气血尚弱，液溢自汗，或潮热，或寒热，发过之后，身凉自汗，日久令人黄瘦，失治则变为骨蒸疳痨，黄芪固真汤主之。”

《幼科折衷·下卷·汗症》：“有睡中汗自出者，曰盗汗，此阳虚所致，久不已，令人羸脊枯瘦，心气不足，津液妄出故也，用茯神汤加黄芪煎服。”

七、脏腑内热

《丹溪心法·自汗》：“火气上蒸胃中之湿，亦能汗，凉膈散主之。”

《保婴撮要·卷十·盗汗》云：“热搏于心，故液不能内敛，而外泄于皮肤。”

《幼科发挥·卷之二·心所生病·诸汗》云：“自汗者，昼夜出不止，此血气俱热。”

《保婴撮要·卷十·盗汗》：“一女子十四岁，自汗寒热，肝脉弦洪，此肝火所致，用加味逍遥散而愈。后饮食停滞，吐痰眩晕，头面不时汗出，两寸脉不及本位，用补中益气汤加半夏、蔓荆子而痊。”

“一小儿发热呵欠，顿闷咬牙，至夜盗汗，属肝胆火症，用小柴胡汤加山栀二剂，又用地黄丸料，煎服而愈。”

《幼科折衷·下卷·汗症》：“《内经》曰：心之液为汗。《原病式》曰：心热则汗出。东垣云：西南坤土也，在人为脾胃……夫五脏皆令人出汗，独心与脾胃主其湿热，此乃总司耳。故《经》曰：饮食饱甚，汗出于胃；惊而夺精，汗出于心；持重远行，汗出于肾；疾走恐惧，汗出于肝；摇体劳苦，汗出于脾。若自汗与盗汗者，病虽似而实不同也，细详于后。”

《幼幼集成·卷四·诸汗证治》云：“如有实热在内，烦躁汗出不止者，胃实也。”

【辨病证】

小儿汗证大多因虚而致。自汗以气虚、阳虚为主；盗汗以阴虚、血虚为主。肺卫不固多汗以头颈胸背为主，营卫失调多汗则是汗出而不温；气阴亏虚多汗以汗出遍身伴虚热；湿热迫蒸多汗是汗出肤热。但小儿汗证常自汗、盗汗并见。

《幼科折衷·下卷·汗症》：“总括：小儿自汗症多端，切莫将为一例看，要识阴阳虚实候，勤勤调理自平安。”

一、辨脏腑

《活幼心书·卷中·明本论·诸汗》：“小儿脾虚自汗，多出额上，沾黏人手，速救胃气，全蝎观音散，用姜、枣煎汤调服，及沉香饮为治。脾虚泻自汗，遍身冷而出，有时遇泻则无，泻过即有，此候大虚，急当补脾，投益黄散、参苓白术散、附子理中汤。肺虚自汗，其候右脸色多白，肺脉按之无力。盖久因咳嗽，连声不已，痰少不活，乃肺经虚气上壅，致令汗出，宜用补肺散为治，及以藿香饮调脾。此又益母救子之义也。慢惊自汗，遍体俱有，其冷如冰，此证已危，金液丹、固真汤主之。”

《普济方·卷三百九十·婴孩心腹痛等疾门·盗汗》：“《明理》曰：自汗者，谓不因发散、或昏或睡，自然而出；盗汗者，睡困则出，醒则复收。头汗者，邪搏诸阳，津液上腠，出头上。手足汗出，胃主四肢，阳明之证也。”

《片玉心书·卷之五·诸汗门》：“如睡中汗出，不睡则无汗，乃睡浓也。醒觉则止，而不复出汗，亦是心虚，此盗汗也。宜敛心气，团参汤主之。如睡中遍身汗出，醒觉时久不干，此积症盗汗，脾冷所致，益黄散主之。如脾虚泄泻，自汗后遍身冷，而汗出有时，遇泄则无，未泄则有，此为大虚证，急当补脾，宜理中汤加熟附子，待泄止，又以黄芪固真汤主之。

凡自汗，上至胸，下至脐，此胃气虚也，当补胃，四君子汤加黄芪治之。如肺虚自汗，其症右脸色多皖白，脉按之无力，盖因久咳嗽连声不已，以致肺气上壅，故令汗出，以四君子汤加麦冬，此益母救子之义也。”

《证治准绳·幼科·集之三·心脏部一·汗·自汗》：“（薛）自汗者，汗不待发表而自出也。《经》曰：饮食饱甚，汗出于胃；惊而夺精，汗出于心；持重远行，汗出于肾；疾走恐惧，汗出于肝；摇体劳苦，汗出于脾。又曰：阴虚而阳必辏，则发热而自汗，阳虚而阴必乘，则发厥而自汗。东垣云：表虚自汗，秋冬用桂，春夏用黄芪。丹溪云：汗者，心之液也，自汗之证，未有不由心肾俱虚而得之者。巢氏云：虚劳病，若阳气偏虚，则津液发泄而为汗。”

《景岳全书·杂证谟·汗证》：“如遇烦劳大热之类最多自汗，故以饮食之火起于胃，劳倦之火起于脾，酒色之火起于肾，皆能令人自汗。”

《儿科萃精·卷七·汗证门·自汗》：“自汗一证，多由心肾两虚而得之者。然阴虚阳必凑之，故发热而自汗。阳虚阴必凑之，故发厥而自汗。皆阴阳偏胜之见端也。小儿脏腑娇嫩，皮腠未密，或重衣厚被，致内脏生热，热搏于心，故心腋不能自存，而额汗出也。额为心之位，宜收敛心气，固心血，方以炒党参二钱，白归身五分，另有豮猪心切一薄片，共煎汤，空心服之……若脾虚泄泻自汗后，而遍身冷，有时遇泻则无汗，不泻则有汗，此为大虚之候，急用真人参三钱（无力者用西党参三钱），生金钱术二钱，北干姜一钱，炙甘草一钱，以挽救之。泻止，除去干姜不用，加炙黄芪一钱，同煎。”

《医宗金鉴·幼科心法要诀·汗证门·汗证总括》：“自汗属阳有虚实，或因胃热或表虚，睡中盗汗为阴弱，心虚血热随证医。”

《幼科释迷·卷四·汗·自汗症治》：“曾氏曰：小儿脾虚自汗，多出额上。沾粘人手，速救胃气，沉香饮。脾虚泻自汗，遍身冷而出有时，遇泻则无，泻过即有此候，大虚急当补脾，益黄散、参苓白术散……慢惊自汗，遍体俱有，其冷如冰，此症已危，金液丹、固真汤。胃怯汗，上至顶，下至脐，此胃虚，当补胃，益黄散。”

《幼科释迷·卷四·汗》：“汗而为病，病从汗搜。自汗盗汗，二者是求。阴虚阳凑，发热汗稠。阳虚阴乘，发厥汗瀌。心肾俱弱，自汗堪忧。腠疏肤嫩，邪热内仇。热搏心主，液不内兜。睡中汗出，其醒则否。或伤冷热，阴阳相勾。津液走泄，肌体遍周。此皆盗汗，惟虚是谋。饮食饥饱，胃汗外投。惊而夺精，心汗浏浏。持重远行，肾汗悠悠。疾走恐惧，肝胆汗游。力作劳苦，脾汗飕飗。经言脏腑，各不相侔。总之汗病，日久体柔，骨蒸痟瘵，惊痫筋抽，黄瘦疲弱，汗冷如揉。凡诸变症，悉皆可愁。他如阳脱，其汗在头。心空之汗，当心逗遛。命绝之汗，如珠如油。各从病决。医法方优。”

《幼科释迷·卷四·汗·盗汗症治》：“薛己曰：自汗属阳虚，盗汗属阴虚。盖阳为卫气，阴为营血。血之所主，心也，所藏，肝也。热搏于心，故液不能内敛，而外泄于皮肤。人卧则静而为阴，觉则动而为阳，故曰自汗属阳，盗汗属阴也。多因心肾不交，水火不能既济。肾虚则闭藏之令失守，故有是症。”

二、辨阴阳

《景岳全书·杂证谟·汗证》：“汗证有阴阳。阳汗者，热汗也；阴汗者，冷汗也。”

《幼科释谜·卷四·汗》云：“阴虚阳凑，发热汗稠。阳虚阴乘，发厥汗瀌。”

三、辨虚实

《活幼心书·卷中·明本论·诸汗》：“有实证自汗，外因感冒风邪发热，无问昏醒，浸浸汗出，当救表解肌，用百解散，水煎服；或间投五苓散，温白汤调下。有小儿无疾，睡中遍身汗出如水，觉而经久不干，此名积证盗汗，脾冷所致，用三棱散，水、煨姜煎服，次投益黄散、参苓白术散。有时时冷汗微出，发根如贯珠，面额上濈濈然，此为惊汗证，宜镇惊丸或琥珀抱龙丸，及茯神汤加麻黄根，水煎服取效。”

《片玉心书·卷之五·诸汗门》：“小儿气血嫩弱，肤腠未密，若厚衣太暖，熏蒸脏腑。脏腑生热，热搏于心，故液不能自藏，而额汗出也。额属心本位，宜收敛心气，团参汤主之，此虚汗也。”

“如伤风作热自汗者，宜救表解肌，以柴葛解肌汤主之。如无时冷汗出，发根如头珠，面颜上濈濈然，此为惊风，宜抱龙丸、四君子汤，加麻黄根治之。”

《幼科发挥·卷之一·原病论》：“自汗者。气虚也。”

《幼科折衷·下卷·汗症》：“有实症自汗，外因感受风邪发热，无问昏醒，浸浸自汗出，当用百解散，或间投五苓散。”

《儿科萃精·卷七·汗证门·盗汗》：“小儿盗汗有二，虚实两分：心虚者，阴气不敛也，睡则多惊，古法主酸枣仁汤（如当归、炒白芍、生地、茯苓、炒酸枣仁、炒知母、炒黄柏、五味子、人参、炙黄芪等味）。心热者，火伤于阴也，身多烦热，古法主当归六黄汤（如当归、生地、熟地、黄芩、黄柏、黄连、炙黄芪，引用浮麦）。”

四、辨脉象

《幼科折衷·下卷·汗症》：“脉法：脉大而虚浮而濡者，在尺为自汗，在寸为盗汗。伤寒脉阴阳俱紧当无汗，若自汗为亡阳之症，不治。”

五、辨生理性汗出

小儿体属纯阳，加之腠理虚疏，阳气蒸腾之时有少许汗出，属于生理性汗出，不必过度治疗。

《婴童类萃·卷下·盗汗自汗论》：“又有乳母壮盛，婴儿体实，睡中汗出，不拘日夜，时常汗多，无妨，不必服药。”

《幼科发挥·卷之二·心所生病·诸汗》云：“汗者心之液也，唯头汗不必治。小儿纯阳之体，头者诸阳之会，心属火，头汗者，炎上之象也。故头汗者，乃清阳发越之象，不必治也。”

《小儿药证直诀·卷上·脉证治法·太阳虚汗》云：“上至头，下至项，不过胸也，不须治之。”

【论治法】

小儿汗证虽有自汗、盗汗之分，但临床常自汗盗汗并见。自汗因气虚、阳虚，盗汗因阴虚、血虚，且五脏六腑皆可令人汗。临床治疗时以辨证为主，以气虚阳虚为主，治以益气固表；血虚阴虚为主者，补血养阴；营卫不和者，调和营卫；五脏六腑虚实致汗者，辨证治之。小儿多汗又分内治法、外治法。其中古人善用外治，尤以粉扑和贴敷为常用。

一、概论

《济阳纲目·卷五十八·自汗盗汗·论》：“虞氏曰：《内经》曰：心之液为汗。《原病式》曰：心热则出汗。东垣曰：西南坤土也，在人则为脾胃。夫人之汗，犹天地之阴雨，滋其湿则为雾露，为雨也。据《内经》独主于心，而东垣又指脾胃而言，何也？盖心为君火，主热。脾胃属土，主湿。湿热相搏为汗，明矣。亦如地之湿气，为云雾而上升，其天地若不升降，则不能成霖雨也。又如甑中烧酒，若非汤火蒸淘，则不能成汗液也。夫各脏皆能令人出汗，独心与脾胃主湿热，乃总司耳。《内经》又云：饮食饱甚，汗出于胃（饮食饱甚，则胃气满而液泄，故汗出于胃）；惊而夺精，汗出于心（惊则神散，神散则夺其情气，故汗出于心）；持重远行，汗出于肾（持重远行则伤骨，肾主骨，故汗出于肾）；疾走恐惧，汗出于肝（肝主筋而藏魂，疾走则伤筋，恐惧则伤魂，故汗出于肝）；摇体劳苦，汗出于脾（摇体劳苦则肌肉四肢皆动，脾所主也，故汗出于脾。《本病论》曰：醉饱行房，汗出于脾。此上五条言汗者，汗属精，病在阴也）。若夫自汗与盗汗者，病似而实不同也。自汗者，无时而濈濈然出，动则为甚，属阳虚，胃气之所司也。盗汗者，寐中通身如浴，觉来方知，属阴虚，荣血之所主也。大抵自汗，宜补阳调卫。盗汗，宜补阴降火。又有心虚而冷汗自出者，理宜补肝，益火之原以消阴翳也。阴虚火炎者，法当补肾，壮水之主，以制阳光也。医者宜详辨之。《袖珍论》曰：心之所藏，在内者为血，发于外者为汗。盖汗乃心之液，而自汗之因，未有不由心肾俱虚而得之者。故阴虚阳必凑，发热而自汗。阳虚阴必乘，发厥而自汗，此固阴阳偏胜所致。又有伤风、中暑、病湿，兼以惊怖、房室、劳极、历节、肠痈、痰饮、产蓐等疾，亦能令人自汗。如睡中觉汗出者是名盗汗，亦心虚所致。其脉多微而涩，治之宜敛心气，益肾水，使阴阳调和，水火升降，其汗自止。

丹溪曰：自汗属气虚，属湿与热，用人参、黄芪，少佐以桂枝。阳虚甚，附子亦可少用，须用小便煮。盗汗属血虚，用当归六黄汤甚效，但药性寒，人虚者只有黄芪六一汤。盗汗发热因阴虚，用四物汤加黄柏，兼气虚加人参、黄芪、白术。火气上蒸，胃中之湿亦能作汗，凉膈散主之。痰证亦有汗。自汗大忌生姜，以其开腠理故也。小儿盗汗不须治。

戴氏曰：别处无汗，独心孔一片有汗，思虑多则汗亦多，病在心，宜养心血，用豮猪心一个，破开，带血入人参、当归二两，装在心中，煮熟，去二味药，只吃猪心，不满三四日即愈。汗病若服止汗固表之药无效者，只可理心血。盖汗乃心之液，心无所养，不能摄血，故溢而为汗，宜大补黄芪汤加酸枣仁。有微热者，更加石斛。有痰证，冷汗自出者，理气降痰汤，痰去则汗自止。

李氏曰：汗者，元气真液。因饮食、惊恐、房劳、行动出汗者，曰多汗。不问昏醒，朝夕浸浸出汗者，曰自汗，乃阳气不足荣护。发热者，补中益气汤加麻黄根、浮小麦，但升、柴俱宜蜜水炒过，以杀其升发之性，又欲其引参芪至肌表，故不可缺也。发厥者，古芪附汤、顺元散。间有气血俱虚者，黄芪建中汤。痰证自汗，头眩呕逆，宜川芎、白术、陈皮、甘草水煎服。多汗身软者，湿也。心主热，脾主湿，湿热相搏，如地之湿蒸气为云雾为雨，各脏皆令有汗，独心与脾胃，为湿热主耳，宜调卫汤、玉屏风散。火炎上蒸，胃湿作汗者，凉膈散。胃热者，二甘汤。是知自汗亦有实者，故外感初证，亦多自汗。风证，桂枝汤加附子。寒证，古桂附子汤。暑证，五苓散。风湿相搏，防己黄芪汤。凡自汗久用参芪附子不效，宜养心血。或汗干仍热者，必外感风，宜参苏饮，病止住服，是反治也。盗汗全是阴虚，兼肾火、脾湿、心劳，睡着汗出，醒则渐收。盖睡则胃气行于里而表虚，醒则气散于表而汗止。心火炎盛，以致肺失卫护者，当归六黄汤。阴虚火动者，四物汤加知母、黄柏。兼气虚者，加参、芪、白术。肾火动甚者，正气汤。脾湿者，四制白术散。肝热者，用防风、龙胆草，等分为末，米饮调服。心虚者，用人参、当归各二钱半，先用猪心血煮汤澄清，以汁煎药服。思虑过度，以致心孔独有汗出者，用艾汤调下茯苓末一钱，或用青桑第二叶，带露采阴干，火焙为末，米饮调服；或古芷砂散通用，黄芪六一汤加浮小麦、牡蛎、麻黄根，外用五倍子、白矾为末，津液调封脐中，一宿即止；或用牡蛎、麦麸、麻黄根、藁本、糯米、防风、白芷等分为末，周身扑则更效。

［荫按］夫自汗盗汗之证，为病虽一，其源不同。自汗者，乃阳虚气虚有湿也。阳气虚则不能卫护肌表，故醒时津津然而汗出矣。盗汗者，乃阴虚血虚有火也。阴血虚则不能荣养于中，故睡时凑凑然而汗出矣。何以知之？如古方用玉屏风散治自汗效者，其间防风、黄芪所以实表气，白术所以燥内湿也。用当归六黄汤治盗汗效者，当归、黄芪、生熟地黄所以补阴血，黄芩、黄连、黄柏所以去内火也。药性与病情相对，岂有不愈者乎。”

二、内治法

1. 益气固表

《丹溪心法·卷三·自汗》：“自汗属气虚、痰。东垣有法有方，人参、黄芪，少佐桂枝。阳虚，附子亦可少用，须小便煮。”

《普济方·卷三百九十·婴孩心腹痛等疾门·盗汗》：“喜汗厚衣，卧而额汗出也，止汗散主之；盗汗，睡而自汗出，肌肉虚也，止汗散主之；遍身汗，香瓜丸主之。六阳虚汗，上至头下至项，不过至脑也，不须治之。”

《保婴撮要·卷十·自汗》：“用参、芪甘温益气之药，使阳气外固，而津液内藏则汗止矣。”

《景岳全书·卷之四十一谟集·小儿则·盗汗》：“然汗之根本，由于营气；汗之启闭，由于卫气。若小儿多汗者，终是卫虚，所以不固。汗出既多，未免营卫血气愈有所损，而衰羸之渐，未必不由乎此，此所以不可不治也。大都治汗之法，当以益气为主，但使阳气外固，则阴液内藏，而汗自止矣。”

《儿科萃精·卷七·汗证门·自汗》：“小儿表虚，濈濈自汗，古法主玉屏风散（如蜜炙黄芪、防风、土炒白术等味）；若恶寒冷，阳气虚也，古法主桂枝汤（如白芍、桂枝、炙甘草），加炙附子，引用姜、枣。”

《幼科铁镜·卷五·出汗》：“有自汗者，不时而出，动则乃息，属阳虚，卫气之所司也。治宜补中益气汤加麻黄根、浮小麦、麦门冬，煎服。”

《幼幼集成·卷四·诸汗证治》：“肺虚自汗，面白唇白，六脉无力。盖因久嗽脾虚，故令自汗。四君子汤加麦冬、五味。”

《幼科切要·烦渴门》：“小儿无端自汗为阳虚，宜用四君子汤加五味、牡蛎，以养其阴；或用玉屏风散：生箭芪二钱，防风八分。一方生地、浮麦各二钱，水煎服。”

2. 补血养阴

《丹溪心法·卷三·盗汗》：“盗汗属血虚、阴虚，小儿不须治。忌用生姜。东垣有方，用当归六黄汤甚效，但药性寒，人虚者只用黄芪六一汤。盗汗发热因阴虚，用四物加黄柏；兼气虚，加人参、黄芪、白术。”

《保婴撮要·卷十·盗汗》：“血虚内热者，当归六黄汤……血气俱虚者，人参养荣汤。”

《古今医统大全·卷之五十一·盗汗门·治法》：“东垣云：盗汗者，寐中而通身出汗如浴，觉来方知，是属阴虚，荣血之所主也，宜补阴降火，当归六黄汤之类是也；若虚寒者，只以黄芪六一汤。盗汗发热，因阴虚，用四物汤加黄柏；兼气虚，加人参、黄芪、白术。小儿盗汗不用治，盖血未足也。”

《婴童类萃·卷下·盗汗自汗论》：“睡则汗出，症属阴虚，四物汤加牡蛎粉主之。”

《幼科铁镜·卷五·出汗》：“出汗者，寝中通身如浴，觉来方知，属阴虚，营血之所主也。治宜四物汤加黄芪、浮小麦、黄连。”

《幼科切要·烦渴门》：“小儿盗汗为阴虚，每于睡后满身有汗，宜用四物汤加龙骨、牡蛎、浮小麦、五味之属，以养其阴。余之意，善补阴者，于阳中求阴，加箭芪、枣仁、桑叶为妙。小儿无端自汗为阳虚，宜用四君子汤加五味、牡蛎，以养其阴。余之意，善补阴者，于阳中求阴，加箭芪、枣仁、桑叶为妙。”

3. 调和营卫

《小儿卫生总微论方·卷十五·诸汗论》：“小儿有遍身喜汗出者，此荣卫虚也。荣卫相随，通行经络，营周于身，环流不息，荣阴卫阳。荣虚则津液泄越，卫虚则不能固密，故喜汗出遍身也。钱乙用香瓜丸。外收诸方叙后，沉香黄芪散，治荣卫虚，遍身喜汗。”

《医方集解·发表之剂第二·桂枝汤》：“仲景曰：病常自汗出者，此为营气和，营气和者外不谐，以卫气不共营气和谐故耳，以营行脉中，卫行脉外，复发其汗，营卫和则愈，宜桂枝汤。王好古曰：或问桂枝止烦出汗，仲景治伤寒发汗数处皆用桂枝汤，又曰无汗不得用桂枝，汗多者桂枝甘草汤，此又能闭汗也。二义相通否乎？曰：仲景云，太阳病发热汗出者，此为营弱卫强，阴虚阳必凑之，故用桂枝发其汗，此乃调其营气，则卫气自和，风邪无所容，遂自汗而解，非若麻黄能开腠理发出其汗也。汗多用桂枝者，以之调和营卫，则邪从汗出，而汗自止，非桂枝能闭汗孔也。”

《幼幼集成·卷四·诸汗证治》：“伤风自汗，宜实表，桂枝汤。”

4. 益气养阴

《景岳全书·杂证谟·汗证》所云：“故凡治阴汗者，但当察气虚之微甚。微虚者，略扶正气，其汗自收；甚虚者，非速救元气不可，即姜、桂、附子之属，必所当用。”

《慈幼新书·卷十·汗》：“小儿盗汗，肌肉虚也。亦缘心气不足，津液不固，牡蛎散、团参汤主之。”

《幼科切要·烦渴门》：“小儿无端自汗为阳虚，宜用四君子汤加五味、牡蛎，以养其阴；或用玉屏风散。”

“小儿盗汗为阴虚，每于睡后满身有汗，宜用四物汤加龙骨、牡蛎、浮小麦、五味之属，以养其阴。余之意，善补阴者，于阳中求阴，加箭芪、枣仁、桑叶为妙。小儿无端自汗为阳虚，宜用：四君子汤加五味、牡蛎，以养其阴。余之意，善补阴者，于阳中求阴，加箭芪、枣仁、桑叶为妙。”

5. 调补脾胃

《小儿药证直诀·卷上·脉证治法·胃怯汗》：“上至项，下至脐，此胃虚，当补胃，益黄散主之。”

《儿科萃精·卷七·汗证门·自汗》：“阳明里实，蒸蒸自汗，古法主白虎汤（如煅石膏、生知母、生甘草、粳米等味）以清之。便秘，古法主调胃承气汤（如大黄、芒硝、甘草，引用生姜）以之。”

《幼科类萃·卷之二十四·诸汗门·诸汗治法》：“脾虚泄泻，自汗遍身冷而出，有时遇泻则无，泻过则有，此候大虚，急当补脾，宜益黄散、参苓白术散、附子理中汤之类。”

《慈幼新书·卷十·汗》：“若泄泻自汗，遍身冷，脾胃大虚，参苓白术散、附子理中汤、俱可用。积症盗汗，亦脾冷所致，指迷汤。”

《幼幼集成·卷四·诸汗证治》：“大病后气血两虚，津液自汗，或潮热，或寒热，发过之后身凉。自汗日久，令人黄瘦，失治则变蒸疳，宜黄芪固真汤。睡中汗出，醒来则止，此心虚盗汗，宜敛心气、养心血，用团参汤。睡中遍身有汗，觉来久不干者，此食积盗汗，脾冷所致，益黄散。脾虚泄泻，自汗后而遍身冷，有时遇泻则无汗，不泻则有汗。此为大虚之候，急当补脾，理中汤；待泻止，黄芪固真汤。凡自汗上至胸，下至脐，此胃虚也，当补胃，四君子汤加黄芪。肺虚自汗，面白唇白，六脉无力。盖因久嗽脾虚，故令自汗，四君子汤加麦冬、五味。伤风自汗，宜实表，桂枝汤。"

"如有实热在内，烦躁汗出不止者，胃实也，宜《集成》沆瀣丹微下之。"

《幼科释迷·卷四·汗·自汗症治》："胃怯汗，上至顶，下至脐，此胃虚，当补胃，益黄散。"

6. 养心除热

《外台秘要·卷第三十六·小儿头汗及盗汗方三首》："又此由心藏热之所感，宜服犀角饮子。"

《儿科萃精·卷七·汗证门·盗汗》："小儿盗汗有二，虚实两分：心虚者，阴气不敛也，睡则多惊，古法主酸枣仁汤（如当归、炒白芍、生地、茯苓、炒酸枣仁、炒知母、炒黄柏、五味子、人参、炙黄芪等味）。心热者，火伤于阴也，身多烦热，古法主当归六黄汤（如当归、生地、熟地、黄芩、黄柏、黄连、炙黄芪，引用浮麦）。"

7. 清热泻火

《景岳全书·卷之十二·汗证》："火热炽盛者，因火热薰蒸，迫津外出，故可见蒸蒸然大汗时出，口渴喜冷饮，面赤烘热，烦躁不宁，大便干结，舌红苔黄，脉洪大而数。治疗原则是清热泻火，可用白虎汤加味。火清热退，则汗出自止。"

《丹溪心法·自汗》："火气上蒸胃中之湿，亦能汗，凉膈散主之。"

《保婴撮要·卷十·盗汗》："盗汗者，睡则汗出，寤则汗收也。自汗属阳虚，盗汗属阴虚。盖阳为卫气，阴为荣血，血之所主心也，所藏肝也。热搏于心，故液不能内敛，而外泄于皮肤。人卧则静而为阴，觉则动而为阳，故曰自汗属阳，盗汗属阴也，多因心肾不交，水火不能既济……心经有热者，导赤散……肝胆风热者，柴胡清肝散。食积内热者，二陈、枳实、山栀。"

三、外治法

古人治疗小儿汗证，喜用外治法，尤以粉扑法最多，另有敷脐法。

1. 粉扑法

粉扑法常用的药物有：牡蛎粉、米粉、麻黄根、贝母、黄连、赤石脂、干姜等。

《外台秘要·卷第三十六·小儿头汗及盗汗方三首》："《千金》疗少小头汗，二味茯苓粉散方：茯苓、牡蛎各四两（熬），上药以粉八两，合治下筛，有热辄以粉头，汗即自止。《延年》疗小儿盗汗方：麻黄根、雷丸、牡蛎各三两（熬），甘草二两（炙），干姜一两，粱米一升，上六味捣粉，以粉身，汗即止。"

《幼幼新书·卷第二十·喜汗第五》："《王氏手集》香粉散，治理虚疏病，常多汗，每用少许扑有汗处，频使不妨：牡蛎（火煅通赤，研为粉）一两，甘松半两（细研）。"

《幼幼新书·卷第二十·盗汗第四》："《千金》治少小盗汗，三物黄连粉方：黄连、牡蛎、贝母各十八铢，上以粉一升，合捣下筛，以粉身良。"

"《圣惠》治小儿盗汗不止。宜用粉身，牡蛎散方：牡蛎粉、麻黄根、赤石脂各一两，上件药捣，细罗为散，入米粉二合拌令匀，每日及夜间常扑之。《圣惠》又方：麻黄根 干姜各一两，雷丸、粱米各二两，上件药捣，罗为末，日三四度以粉其身，汗即自止。"

2. 敷脐法

《婴童类萃·卷下·盗汗自汗论》："五倍子为末，临睡时，乳母唾调敷脐即止。"

《幼科切要·烦渴门》："小儿无端自汗为阳虚，宜用四君子汤加五味、牡蛎，以养其阴；或用玉屏风散：生箭芪二钱，防风八分。一方五倍子一钱，枯矾五分，为末，掺小儿肚脐上，以能收汗。"

【论用方】

一、治小儿心热出汗方

1. 犀角饮子（《外台秘要·卷第三十六·小儿头汗及盗汗方三首》）

治心藏热之所感有汗。

犀角（三分）　茯神（四分）　麦门冬（六分）　甘草（二分，炙）　白术（一分）

上五味切，以水九合煎取四合，分再服即定。又加龙齿四分佳。

2. 茯苓补心汤(《万氏家抄济世良方·卷三·盗汗》)

治心汗,别处俱无只心孔有,此因忧思惊恐劳神而得。

茯苓　人参　白术(炒)　当归　生地　白芍　酸枣仁(炒)　麦门冬(去心)　陈皮　黄连(炒)

各等分。甘草三分,枣二枚,乌梅一个,浮麦一撮,水二钟煎七分,入朱砂末五分,食远服。

3. 参归汤(《古今医统大全·卷之五十一·自汗门·药方》)

治心汗。

人参　当归(酒浸,各一钱)

上先用猪心一枚,破作数片煎汤,澄清汁,煎药服。

二、治小儿汗出中风方

1. 丹参散《太平圣惠方·卷第八十三·治小儿中风诸方》

治小儿汗出中风,身体拘急,壮热苦啼。

丹参(半两)　鼠粪(三七枚,微炒)

上件药,捣细罗为散。每服,以浆水调下半钱,量儿大小,加减服之。

2. 慎火草散《圣济总录·卷第一百七十四·小儿中风》

治小儿汗出中风,一日儿头颈腰背热,二日即腹热,手足不屈,宜服。

慎火草(干者半两,景天草是也)　丹参　麻黄(去根节,先煎掠去沫,焙)　白术(各一分)

上四味,捣罗为散。一二岁儿每服半钱匕,浆水调服;三四岁儿服一钱匕,日三服,量儿大小加减。

3. 景天散《幼幼新书·卷第十三·中风第三》

治小儿汗出中风,一日之时,儿头顶腰背热,二日即腹热,手足不举。

景天　丹砂(各二分)　麻黄(去节)　白术(各一分)

上为末。浆水服一刀圭,日进三服,立已。

4. 百解散(《保婴撮要·卷十·盗汗》)

治感冒风邪,发热自汗者。

荆芥　白芷　麻黄(去节)　陈皮　苍术　甘草(炒,各三分)

上姜三片,葱白三根,水煎服。

三、治小儿盗汗方

1. 犀角散

1)《太平圣惠方·卷第八十三·治小儿盗汗诸方》

治小儿盗汗。

犀角屑　茯神　麦门冬(去心,焙)　黄芪(锉)　人参(去芦头,以上各半两)　甘草(一分,炙微赤,锉)

上件药,捣粗罗为散。每服一钱,以水一小盏煎至五分,去滓,不计时候温服,量儿大小,以意分减。

2)《普济方·卷三百九十·婴孩心腹痛等疾门·盗汗》

治小儿盗汗,肌瘦。

犀角　鳖甲(酥炙)　柴胡(各半两)　知母(半两)　地骨皮　胡黄连(各一两)　大黄　桃仁(各半两)

上㕮咀。每服三岁儿一钱,水半盏煎至三分,去滓,温服,不拘时候,大小以意加减。

2. 黄芪散

1)《太平圣惠方·卷第八十三·治小儿盗汗诸方》

治小儿体热盗汗,心烦,不欲乳食。

黄芪(半两,锉)　朱砂(半两,细研水飞过)　龙脑(一钱,细研)　人参(去芦头)　川升麻,川大黄(锉,微炒)　甘草(炙微赤,锉)　天竹黄　牡蛎粉(以上各一分)

上件药,捣细罗为散。不计时候,煎竹叶汤调下半钱,量儿大小,加减服之。

2)《小儿卫生总微论方·卷十五·诸汗论》

治虚热盗汗。

牡蛎粉　黄芪　生干地黄(焙干,等分)

上为细末。每服一钱,水一小盏煎至六分,去滓温服,无时。

3. 龙骨散(《太平圣惠方·卷第八十三·治小儿盗汗诸方》)

治小儿夜后常有盗汗,黄瘦。

白龙骨　牡蛎粉　黄芪(锉)　人参(去芦头)　麻黄根　熟干地黄　甘草(炙微赤,锉,以上

各半两）　麦门冬（一两，去心，焙）

上件药，捣粗罗为散。每服一钱，以水一小盏煎至五分，去滓，不计时候温服，量儿大小，以意加减。

4. 麻黄根散

1）《太平圣惠方·卷第八十三·治小儿盗汗诸方》

治小儿盗汗不止，咽喉多干，心神烦热。

麻黄根　败蒲灰　麦门冬（去心，焙）　黄芪（锉）　龙骨　甘草（炙微赤，锉，以上各半两）

上件药，捣粗罗为散。每服一钱，以水一小盏煎至五分，去滓，不计时候温服，量儿大小，以意加减。

2）《圣济总录·卷第一百七十九·小儿盗汗》

治小儿盗汗。

麻黄根　雷丸　牡蛎（火煅过，各一两半）　甘草（炙，一两）　干姜（炮，半两）　粱米（半升）

上六味，捣罗为散。以粉儿身体及头，甚验。

5. 牡蛎散

1）《太平圣惠方·卷第八十三·治小儿盗汗诸方》

治小儿盗汗不止，宜用粉身。

牡蛎粉（一两）　麻黄根（一两）　赤石脂（一两）

上件药，捣细罗为散。入米粉二合，拌令匀，每日及夜间常扑之。

2）《小儿卫生总微论方·卷十五·诸汗论》

治盗汗。

牡蛎（一两，煅赤）　麻黄根（二两，锉）　甘草（半两）

上为末。每用二钱，以野水一盏煎至七分，去滓放温，服无时。

3）《普济方·卷三百九十·婴孩心腹痛等疾门·盗汗》

治治小儿盗汗，汗者血也，血虚亦能自汗。又治小儿病后暴虚，津液不固，体常自汗，夜卧愈甚，久而不止，羸瘠枯瘦，短气烦倦。亦治虚热盗汗，或因病后血少虚弱，消瘦，潮热烦渴，腠理不密，盗汗不止。

牡蛎（煅，二两）　黄耆　干地黄（生者）　麻黄根（各一两）

上㕮咀。每服一钱，水半盏，小麦二十粒，煎三分，去滓温服，服无时。一方无麻黄根。

4）《普济方·卷三百九十·婴孩心腹痛等疾门·盗汗》

治小儿盗汗不止，宜用粉身。

牡蛎粉（一两）　麻黄根（一两）　赤石脂（一两）

上药捣细罗为散，入米粉二合，拌令匀。每日及夜间常挨之。

6. 故扇散（《圣济总录·卷第一百七十九·小儿盗汗》）

治小儿盗汗。

故扇（烧灰，一分）　麻黄（取根节，三分）

上二味，捣罗为散。每服半钱匕，乳汁调下，量儿大小加减。

7. 柴胡秦艽汤（《圣济总录·卷第一百七十九·小儿盗汗》）

治小儿盗汗。

柴胡（去苗）　秦艽（去苗、土）　常山　贝母（去心）　甘草（微炙）　乌梅肉（焙干）　山栀子仁　豉　鳖甲（去裙襕，醋炙）　黄芩（去黑心，各一两）　生姜（切）　大黄（锉，炒，各半两）　桃枝（锉）　柳枝（锉）　葱白（切）　薤白（切，各一握）　糯米（半合）

上一十七味，粗捣筛。每服一钱匕，水半盏，酒二分，同煎至四分，去滓温服，早晨日午临卧各一，五岁以下分作二服，二岁以下分作三服。

8. 猪肚丸（《圣济总录·卷第一百七十九·小儿盗汗》）

治小儿骨蒸盗汗，乳食减少。

鳖甲（去裙襕，醋炙）　柴胡（去苗）　木香　青蒿（去茎）　生干地黄（焙，各一两）　黄连（去须，炒，二两）　青橘皮（去白，焙，半两）

上七味，捣罗为末，用一枝嫩小猪肚净洗，入药末在内系定，蒸令极烂，研和药末，丸如绿豆大。每服十丸，温水下，食前、日午、临卧日三，更看儿大小加减。

9. 青蒿煎丸（《圣济总录·卷第一百七十九·小儿盗汗》）

治小儿盗汗肌热。

青蒿（切，一斤）　甘草（炙，锉，为末）　杏仁（汤浸去皮尖、双仁，炒，研，各一两）　鳖甲（去裙

裲，醋炙为末，一两半） 柴胡（去苗，为末，一两） 白蜜（二分）

上六味，用童子小便五升，先煎青蒿取一升，去滓更煎令如稀饧；入酥少许，及蜜诸药末等，熬成煎，丸如绿豆大。每服十五丸至二十丸，空心熟水下，更量儿大小加减。

10. 地骨皮汤（《圣济总录·卷第一百七十九·小儿盗汗》）

治小儿骨蒸壮热，肌肉减瘦，多困少力，夜多盗汗。

地骨皮 秦艽（去苗、土） 柴胡（去苗） 枳壳（去瓤麸炒） 知母（焙） 当归（切，焙） 鳖甲（去裙裲，醋炙）

上七味等分，粗捣筛。每服一钱半匕，水八分，入桃柳心各五枚，姜二片，乌梅半枚，同煎至四分，去滓温服，空心、临卧各一，五岁以下分作二服。

11. 鳖甲柴胡煎丸（《圣济总录·卷第一百七十九·小儿盗汗》）

治小儿骨蒸肌瘦盗汗。

鳖甲（九肋者一枚，去裙裲，醋炙） 柴胡（去苗，二两） 甘草（炙） 杏仁（汤浸去皮尖、双仁，研） 桔梗（炒，各一两） 胡黄连（一分） 当归（切，焙） 地骨皮 赤芍药（各一两） 木香（半两） 黄连（去须，一分） 桂（去粗皮，半两） 人参（一两） 麝香（少许，研） 酥蜜（各三两）

上一十六味，除酥蜜外，捣研为末。用青蒿一斤锉，童子小便五升，好酒一升，熬蒿至二升，去蒿入酥蜜，再熬成煎，候冷入药末和丸如绿豆大。每服十丸，米饮下，日二服；如秋冬合时，更入桃柳心各七枚，宜与后方柴胡人参汤相间服。

12. 柴胡人参汤

1）《圣济总录·卷第一百七十九·小儿盗汗》

治小儿骨热盗汗，肌瘦减食。

柴胡（去苗） 人参 白茯苓（去黑皮） 当归（切） 桔梗 青橘皮（去白） 芍药 芎䓖 麦门冬（去心） 白术 升麻 桑根白皮 甘草（各一两）

上一十三味，并生锉如麻豆大。每服二钱匕，水一盏煎至六分，去滓，分温二服，食后临卧，与前鳖甲柴胡煎丸相间服，速效。

2）《小儿卫生总微论方·卷十五·诸汗论》

治肌热盗汗。

柴胡（去芦） 人参（去芦） 白术 白茯苓 青皮（去穰） 桔梗（去芦） 麦门冬（去心） 川芎 白芍药 甘草（炙） 桑白皮 升麻

上等分为末。每服一钱，水一盏煎至七分，温服，食后。

13. 重汤丸（《圣济总录·卷第一百七十九·小儿盗汗》）

治小儿盗汗，潮热往来。

胡黄连 柴胡（去苗，等分）

上二味，捣罗为末，炼蜜和丸如鸡头实。每服二丸至三丸，银器内用酒少许化开，更入水五分，重汤上煮三二十沸，放温食后服，量儿大小加减。

14. 丹砂散（《圣济总录·卷第一百七十九·小儿盗汗》）

治小儿肌热盗汗。

丹砂（研，一两） 白矾（熬汁枯研，二钱）

上二味，再同研匀细。每服半钱匕，薄荷自然汁调下。

15. 芎䓖汤（《圣济总录·卷第一百七十九·小儿盗汗》）

治小儿心热盗汗。

芎䓖 大黄（煨，锉） 羌活（去芦头） 甘草（炙，锉，各一两）

上四味，粗捣筛。每服二钱匕，水一中盏，入薄荷数叶，同煎至六分，去滓分温二服，量儿大小加减。

16. 黄连散（《圣济总录·卷第一百七十九·小儿盗汗》）

治小儿盗汗。

黄连（去须，三分） 牡蛎（烧研如粉） 贝母（去心，各半两）

上三味，捣研为末。以米粉一升，相和令匀，如有汗，粉儿身。

17. 沉香鳖甲丸（《幼幼新书·卷第二十·盗汗第四》）

治潮热盗汗。

鳖甲（童子小便浸一宿，去裙裲，酥炙黄） 绵黄芪（锉） 草龙胆 当归（洗，焙干） 沉香（各一两） 川大黄（炮） 川黄连（各半两）

上件捣，罗为细末，炼蜜和丸黍米大。每服十粒，用麦门冬去心煎汤下，量儿大小加减。

18. 二物茯苓粉散（《幼幼新书·卷第二十·喜汗第五》）

治少小头汗出，亦治盗汗。

茯苓　牡蛎（各四两）

上治下筛，以粉八两，合捣为散。有热辄以粉汗，即自止。

19. 升麻汤（《小儿卫生总微论方·卷十五·诸汗论》）

治肌热盗汗。

升麻　绵黄芪（去芦）　人参（去芦，各一两）　熟干地黄　天竺黄（研）　牡蛎粉（研，各半两）

上为细末拌匀。每服半钱或一钱，煎竹叶汤调下，无时。

20. 紫苏饮（《小儿卫生总微论方·卷十五·诸汗论》）

治肌热烦躁，多渴盗汗，揉鼻腹满。

柴胡（去苗）　藿香（去土）　甘草　乌梅肉　紫苏叶（去土）　干葛　人参（去芦）　茯苓　麦门冬（去心）　秦艽（去芦）　地骨皮（去骨）　防风（去芦并叉枝）

上等分为末。每二钱，水一盏煎至七分，去滓放温，时时呷。

21. 柴胡黄连膏（《小儿卫生总微论方·卷十五·诸汗论》）

治盗汗，潮热往来。

柴胡（去苗）　胡黄连（等分，为末）

炼蜜和膏丸鸡头子大。每一二丸，银器中用酒少许化开，入水五分，重汤煮二三十沸，放温服，无时。

22. 虎杖散（《小儿卫生总微论方·卷十五·诸汗论》）

治实热盗汗。

以虎杖锉细，水煎服之，量大小多少与服。

23. 黄连粉方（《小儿卫生总微论方·卷十五·诸汗论》）

治盗汗。

黄连（去须）　牡蛎粉　贝母（去心，各等分，为细末）

上三味各一两，即入米汾一两，研匀细，以粉身。

24. 龙胆粉方（《小儿卫生总微论方·卷十五·诸汗论》）

治盗汗、头汗。

牡蛎粉　茯苓（各二两）

同为细末，于生绢袋子盛之，有汗即扑身。

25. 当归六黄汤（《丹溪心法·卷二·盗汗》）

治盗汗之神剂。

当归　生地黄　熟地黄　黄连　黄芩　黄柏　黄芪（加倍）

上用五钱，水煎服。

26. 黄芪六一汤（《丹溪心法·卷二·盗汗》）

治盗汗人虚者。

黄芪（六两）　甘草（一两）

上各用蜜炙十数次，出火毒。每服一两，水煎。

27. 麦煎散（《普济方·卷三百九十·婴孩心腹痛等疾门·盗汗》）

治小儿荣卫不调，夜多盗汗，四肢倦怠，消瘦面黄。

鳖甲（一两，酒醋炙三五十次，取净好醋再炙黄）　柴胡（去苗）　团参　秦艽（各一两）　干漆（炒）　白茯苓　人参　干葛　大川乌（炮，去皮，各半两）

上为末。每服半钱，水半盏，小麦三七粒，煎三分。

28. 粉汗散（《普济方·卷三百九十·婴孩心腹痛等疾门·盗汗》）

治小儿睡中遍身盗汗。

牡蛎（煅，二两）　麻黄根（炒）　赤石脂　糯米（各一两）　龙脑（一钱）　麝香（少许）

上为末，用生绵绢包药，挨有盗汗出处。一方无麝香。

29. 麻黄散（《普济方·卷三百九十·婴孩心腹痛等疾门·盗汗》）

治小儿盗汗日久，口干烦渴，消瘦少力。

人参　茯苓　黄耆（蜜炙）　龙骨　牡蛎（煅）　麻黄根

上等分为末。每服一钱，水半盏，生姜枣子，煎三分。

30. 鳖甲丸（一名**苁蓉丹**）（《普济方·卷三百九十·婴孩心腹痛等疾门·盗汗》）

治小儿久病盗汗。

鳖甲（醋炙） 肉苁蓉（酒浸一宿，炙干，各一两） 当归 黄耆（蜜炙） 何首乌（各半两）

上为末，炼蜜丸如小豆大。每服三十丸，米汤下，食前。

31. 金瓜丸（《普济方·卷三百九十·婴孩心腹痛等疾门·盗汗》）

治小儿肌热盗汗，瘦弱，饮食不进。常服退肌热，肥孩儿，大有神效。

黄连 黄柏 青皮 甘草（各半两）

上为细末，入麝香半钱，取豮猪胆和酿在胆内，用浆水煮十余沸，取出东房山头挂一夜，第二日丸如绿豆大。每服十丸，加至二十丸，温米饮下，不拘时候。

32. 卫生方（《普济方·卷三百九十·婴孩心腹痛等疾门·盗汗》）

治疳热，肌瘦盗汗。

地骨皮（洗，四两） 生干地黄（三两） 白芍药（一两） 甘草（炙，半两）

上㕮咀。每服二钱，水一盏，小麦三十粒，煎至七分，去滓，不拘时候。

33. 团参汤

1）《普济方·卷三百九十·婴孩心腹痛等疾门·盗汗》

治盗汗虚汗，取敛心血。

人参（一两） 黄耆（三两） 甘草（半两）

上等分。㕮咀，姜三片，加麦麸煎服。

2）《婴童百问·卷之九·盗汗骨蒸·第八十七问》

治小儿虚汗盗汗，或心血液盛，亦发为汗，此药收敛心气。

新罗人参 川当归（各五钱）

上锉散，用猪心一个，切三片，每服二钱，猪心一片，水一盏煎六分，食前两次服。

34. 重阳丸（《普济方·卷三百九十·婴孩心腹痛等疾门·盗汗》）

治小儿盗汗，潮热往来。

胡黄连 柴胡（去苗，等分）

上为末，炼蜜和丸如鸡子大。每服二丸至三丸，银器内用酒少许化开，入水五分，重汤上煮十二三沸，放温，食后服，量儿大小，加减。

35. 香粉散（《普济方·卷三百九十·婴孩心腹痛等疾门·盗汗》）

治盗汗不止。

藁本 牡蛎粉 川芎 白芷 蚌粉 麻黄根（各等分）

上为末，周身敷之。

36. 傅氏治婴方（《普济方·卷三百九十·婴孩心腹痛等疾门·盗汗》）

治盗汗，补虚和阴阳；治伤寒自汗。

黄耆（一两） 白芍药（三两） 人参 熟地黄 甘草（炙，各半）

上㕮咀。每服二钱，大麦同煎服之。

37. 通神丸（《婴童百问·卷之九·盗汗骨蒸·第八十七问》）

治小儿白日精神欢悦，至夜卧通身多汗。

龙胆草（一味，不拘多少）

上为末，米醋煮糊丸如椒目大。每服五七丸，用饭饮下。一方加防风等分，水煮糊丸。

38. 四制白术散（《万氏家抄济世良方·卷三·盗汗》）

亦治盗汗。

白术（四两，一两黄芪炒，一两石斛炒，一两牡蛎炒，一两麸皮炒）

止取白术为末。每服三钱，粟米煎汤调服。

39. 败蒲散（一名**止汗散**）（《景岳全书·卷之六十二长集·小儿则古方·小儿》）

治睡而自汗。

故蒲扇（烧存性）

上为末。每服三钱，温酒调下。

40. 三棱散（《幼科证治大全·汗症》）

小儿无疾，但睡中汗出如水，觉而经久不干，此名积证盗汗，脾冷所致。

三棱 莪术（各一两） 益智 甘草 神曲 麦芽 陈皮（各半两）

上水煎服。

41. 酸枣参苓饮（《幼科证治大全·汗症》）

治小儿盗汗。

人参 茯苓 酸枣仁

上为末。每服二钱，米饮下，或水煎服。

四、治小儿自汗多汗方

1. 凉胃散（《幼幼新书·卷第二十·喜汗第五》）

治小儿多汗。

青黛　马牙硝　大黄(蒸，各半两)　甘草(炙，一分)

上为末。每服半字，蛤粉水下。

2. 香粉散(《幼幼新书·卷第二十·喜汗第五》)

治理虚疏病，常多汗。

牡蛎(火煅通赤，研为粉，一两)　甘松(半两，细研)

每用少许扑有汗处，频使不妨。

3. 丁香散(《小儿卫生总微论方·卷二·五气论》)

治小儿脾怯多汗。

陈皮(一两)　青皮(去穰)　诃子肉(去核)　甘草(各半两)　丁香(二钱)

上为细末。每服二钱，水一盏煎六分，食前温服，儿小分之。

4. 香瓜丸(《小儿卫生总微论方·卷二·五气论》)

治小儿喜汗。

大黄瓜(黄色出种子者)　川大黄(湿纸裹煨至纸焦)　胡黄连　柴胡(去芦)　青皮(去穰)　鳖甲(醋炙黄)　黄柏(去粗皮)　芦荟

上药各等分，瓜用一个，先将黄瓜割顶去瓤，以诸药为细末，填瓜内至满，却将顶盖口，杖子签定，慢火内煨熟，取药并瓜研之，如皮研不烂则去之，干后入面糊，和丸绿豆大。每服三二丸，乳后冷浆水下，儿大加之。

5. 沉香黄芪散(《小儿卫生总微论方·卷十五·诸汗论》)

治荣卫虚，遍身喜汗。

沉香(锉)　绵黄芪(锉)　人参(去芦)　当归(去芦洗净，焙)　赤芍药(以上各一两)　木香　桂心(各半两)

上为细末。每一大钱，水一小净盏，入生姜三片，枣一枚，同煎至半盏，去滓放温，食前时时与服。

6. 苁蓉丸(《小儿卫生总微论方·卷十五·诸汗论》)

治血少喜汗。

肉苁蓉(一两，酒浸一宿，刮去外皮，炙干)　鳖甲(一两，酥炙黄，去裙襕)　绵黄芪(半两)　何首乌(半两)

上为细末，炼蜜和丸黍米大。每服十丸，米饮送下，食前。

7. 玉屏风散(《医方类聚·卷之一百五十·诸虚门八》引《究原方》)

治腠理不密，易于感冒。

防风(一两)　黄芪(蜜炙)　白术(各二两)

上吹咀，每三钱重，水盏半，枣一枚，煎七分，去滓，食后热服。

8. 当归散《普济方·卷三百七十八·卷婴孩一切痫门·卷惊痫》

治小儿汗出，舌上白，受惊者，衣厚过热也。鼻上青及下痢青，乳不消，喜啼者，衣薄过冷也。小儿多患胎寒，如啼昼夜不止，因此成痫，急宜与当归散。

上用当归末，取小豆大，取乳汁以咽之，日夜三四度即瘥；若不瘥，当归半两，小豚卵一具，并切之，以酒一升二合，用煮取八合，服半合至一合，随儿大小，日三夜四神效。

9. 牡蛎散

1)《普济方·卷卷三百九十·卷婴孩心腹痛等疾门·卷盗汗》

治小儿自汗，血虚亦能自汗，作热。

苍术(米泔浸一宿去黑皮，炒，一两)　白术(半两)　防风(去叉，一两)　龙脑(一两)

上末。每服一钱，米饮调下。

2)《婴童百问·卷卷之九·卷盗汗骨蒸·卷第八十七问》

治血虚自汗，或病后暴虚，津液不固自汗。

牡蛎(煅，二两)　黄芪　生干地黄(各一两)

上锉散。每服二钱，水半盏煎五分，去滓，不拘时服。或为末，米汤下；或加小麦煎。

10. 白术散(《保婴撮要·卷十·盗汗》)

治自汗、盗汗。

白术(三两)　小麦(一合，炒)

上用水一钟半煮干，去麦为末，以炒黄芪煎汤，量儿大小调服。忌萝卜、辛、辣、炙煿之类，乳母尤忌。

11. 十全大补汤(《保婴撮要·卷十·盗汗》)

治诸虚不足，自汗不食，时发潮热等症。

白茯苓　人参　当归　白术　黄芪(炒)　川芎　肉桂　白芍药(炒)　熟地黄　甘草(炒，各等分)

上三五钱，姜枣水煎服。

12. 人参养荣汤（《保婴撮要·卷十·盗汗》）

治病后时自汗，或发潮热，口干食少，心虚惊悸，咳而下痢。

十全大补方去川芎，加陈皮、五味子、远志。

13. 清暑益气汤（《保婴撮要·卷十·盗汗》）

治暑邪干卫，身热自汗。

黄芪 苍术（泔浸去皮，各一钱） 升麻（七分） 人参 白术 陈皮（炒） 神曲（炒） 泽泻（各五分） 甘草（炙） 黄柏（酒浸炒） 当归身 麦门冬（去心） 青皮（炒） 葛根（各三分） 五味子（九粒，杵）

上，水煎服。

14. 血余散（《保婴撮要·卷十·盗汗》）

治汗不止。

用男子乱发一握，煅存性，为细末，以绢袋盛置，干扑之。

15. 清燥汤（《保婴撮要·卷十·盗汗》）

治小儿自汗，或因热伤元气，大小便秘涩。

黄芪（炒） 苍术（各五分） 白术 陈皮 泽泻 人参 白茯苓 升麻 麦门冬 当归身 生地黄 神曲（炒） 猪苓 黄柏（酒拌炒，各三分） 五味子（五粒，杵） 黄连（炒） 甘草（炙，各二分）

上姜一片，水一钟，水煎服。

16. 黄芪丸（《证治准绳·幼科卷之九·肺脏部·寒热往来》）

治小儿往来寒热，多汗心烦，小便赤黄，不欲乳食，四肢羸瘦。

黄芪（锉） 麦门冬（去心，焙） 赤茯苓 白术 子芩 甘草（各一分） 柴胡（去苗） 鳖甲（涂醋炙令黄，去裙襕，各半两）

上件药捣，罗为末，炼蜜和丸如绿豆大。每服以粥饮下五丸，日三四服，量儿大小加减。

17. 人参黄芪汤（《幼科证治大全·汗症》）

治小儿发热，自汗虚烦。

人参 黄芪 芍药（各五钱） 甘草（三钱）

上入姜枣，浮麦，水煎服。

18. 止汗散（《幼科证治大全·汗症》）

治小儿自汗。

人参 白术 茯苓 黄芪 当归 甘草（炙）

上用生姜三片，入麦麸同煎，食前服。

19. 参附汤（《幼科证治大全·汗症》）

治禀赋不足，上气喘急，自汗盗汗；或病久阳气脱陷，急宜服之。

人参（五钱） 附子（一两）

上每一钱，姜水煎。

20. 芪附汤（《幼科证治大全·汗症》）

治禀赋气虚，阳弱，自汗不止，肢体倦怠；或大病后，阳气亏损，并急服之，多有生者。

黄芪（蜜炙） 附子（等分）

上姜水煎。

21. 汗证简便方（《幼幼集成·卷四·诸汗证治》）

凡男妇小儿，及产母一切虚证，偶然大汗，诸药莫能止者，盖由玄府大开，一时难闭，所以服药不能止。

先将五倍子末，醋调作小饼子，纳入脐中，以布扎之，然后以旧蒲扇烧灰，多加糯米粉和匀，以夏布袋装之，自头至足，遍身轻扑之，使其粉入毛窍，玄府自闭，虚汗即止。神治也。

22. 归芪汤（《新订痘疹济世真诠·三集·痘科方·补剂》）

并治多汗不止。

蜜芪 当归 枣仁 小麦

23. 黄连汤（《儿科要略·痧痘论治·痧疹概要》）

治多汗。

黄连 黄柏 黄芩 黄芪 生地 归身 麦冬 浮麦

清水煎，去渣，调蒲扇灰服。

24. 桂枝汤（《伤寒论述义·卷二·述太阳病》）

治表虚自汗。

桂枝 白术 芍药（各半两） 甘草（二钱，炙）

上剉。每服半两，水一盏煎至七分，去滓取清，宜温服之。

五、治盗汗验方

1）《太平圣惠方·卷第八十三·治小儿盗汗诸方》

治小儿盗汗。

麻黄根（二两） 雷丸（二两） 干姜（一

两）　梁米（二两）

上件药，捣罗为末。日三四度，以粉其身，汗即自止。

黄连（去须）　牡蛎粉　贝母　米粉（以上各一两）

上件药，捣细罗为散，入米粉相和令匀。常用扑身，汗即自止。

白茯苓（一两）　牡蛎粉（一两）

上件药，捣细罗为散。扑于身上，其汗即止。

麻黄根（一两）　雷丸（一两）　牡蛎粉（一两）　甘草（一两）　干姜（半两）　梁米（半升）

上件药，捣细罗为散。用扑身上立效。

2）《普济方·卷三百九十·婴孩心腹痛等疾门·盗汗》

治小儿盗汗不止，宜用粉身。

麻黄根（二两）　雷丸（一两）　干姜（一两）　梁米（二两）

上为末。日三四度，以粉其身，汗即自止。

治盗汗，外肾湿。

人参（一钱）　苦参　麻黄根（各三钱）

上为末，蜜丸梧桐子大。炒麦麸煎汤，下二十丸。

治睡中汗出方。

酸枣仁　人参　茯苓（各等分）

上为细末，米饮下半盏。

白术（一分）　小麦（一撮）

上用同煮，去麦用白术为末，煎黄芪汤服之，以愈为度。小儿自汗，切自此而止。

【论用药】

1. 人参

《景岳全书·卷之四十一谟集·小儿则·盗汗》："余之儿辈，有于襁褓中多盗汗者，但以人参一钱，泡汤与服，当夜即止。久不服参，必又汗出，再服再止，其效如神。凡养儿者，亦可以此为常法。"

2. 木槿花

《小儿卫生总微论方·卷十五·诸汗论》："治盗汗：取木槿花开而复合者，焙干为末，每用一钱，猪皮煎汤调下，食后临卧。"

3. 五倍子

《万氏家抄济世良方·卷三·盗汗》："治自汗并盗汗：用五倍子末加飞矾，唾调填满脐中缩定一宿即止。"

《幼科证治大全·汗症》："《保元》治小儿盗汗：五倍子，上为末，调津液涂脐中，一宿即止。"

4. 龙胆草

《本草纲目·草部第十三卷·草之二·龙胆》："妇人、小儿一切盗汗；又治伤寒后盗汗不止。龙胆草研末，每服一钱，猪胆汁三两，点入温酒少许调服。（《杨氏家藏方》）小儿盗汗身热：龙胆草、防风各等分，为末。每服一钱，米饮调下。亦可丸服，及水煎服。（《婴童百问》）"

5. 白术

《普济方·卷三百九十·婴孩心腹痛等疾门·盗汗》："治盗汗：上用白术锉碎，用水浓煎，时时与饮，以知为度。"

《幼科证治大全·汗症》："（薛铠）一方治小儿胃气虚而汗，白术（炒），上为末，以浮麦炒，浓煎汤，调服。《全幼》曰：白术五钱，小麦一撮，煮水干，去麦，白术杵极细末，用黄芪煎汤，食前服。"

6. 防风

《普济方·卷三百九十·婴孩心腹痛等疾门·盗汗》："治盗汗不止：用防风为末，浮麦煎汤调服。而愈。"

7. 牡蛎

《汤液本草·卷之六·虫部·牡蛎》："陈士良云：牡蛎捣粉粉身，治大人小儿盗汗。和麻黄根、蛇床子、干姜为粉，粉身，去阴汗。"

8. 何首乌

《幼科证治大全·汗症》："《保元》又方用何首乌为末。调津液。涂脐内。"

9. 郁金

《幼科证治大全·汗症》："《济世》一方治小儿盗汗：郁金，上为末，涂两乳下立效。东井曰：牡蛎末，加之甚妙。"

10. 胡黄连

《得配本草·卷二·草部·胡黄连》："大苦，大寒。入足厥阴、少阴经血分。大伐脏腑邪热，善杀虫，搜窠毒。消果积，疗泻痢，退胎蒸，除温疟，小儿盗汗惊痫，大人伤寒咳嗽。"

11. 麻黄根

《罗氏会约医镜·卷十六·本草草部·麻黄根》："味甘平微涩，蜜炒。止一切汗证，皆可加用。

盖其性能行周身肌表，引诸药至卫分，而固腠理也。”

12. 密陀僧

《万氏家抄济世良方·卷三·盗汗》：“治阴囊汗：用蜜陀僧研极细，加蛤粉扑患处。”

13. 酸枣仁

《麻科活人全书·卷之一·麻后宜用药性》：“入肝胆、兼入脾经。酸枣味酸性收。其仁则甘润而性温。故能散肝胆二经之滞。炒熟用。则收敛津液。故疗胆虚不得眠及烦渴虚汗之证。生用则导虚热，故疗胆热、好眠、神昏倦怠之证。又治心腹寒热、邪气结聚、酸痛血痹等证，皆生用以疏利肝脾之血脉。肝虚心烦，不能藏魂，及伤寒虚烦多汗，与虚人盗汗者，皆炒熟用，以收敛肝脾之津液。”

【医论医案】

一、医论

《幼幼新书·卷第二十·盗汗第四》

钱乙论盗汗者，睡而自汗出，肌肉虚也，止汗散主之。遍身汗，香瓜丸主之。若胃怯汗出则上至项、下至脐，此胃虚也，当补胃，益黄散主之。

钱乙论治病有等云：张氏三子病，岁大者汗遍身；次者上至项、下至胸；小者但额有汗。众医以麦煎散治之不效。钱氏曰：大者与香瓜丸，次者与益黄散，小者与石膏汤，（钱乙方与诸方竹叶石膏汤并同）各五日而愈。（遍身者，盗汗也。上至项、下至胸者，胃虚也。额有汗者，喜汗也）

《丹溪治法心要·卷三·盗汗》

盗汗，属阴虚、血虚。小儿盗汗不须治，宜服凉膈散。盗汗发热属阴虚，用四物汤加黄柏；若气虚加人参、黄芪、白术。别处无汗，独心头一片有汗，思虑多则汗亦多，病在用心，名曰心汁，宜养心血，以艾汤调茯苓末服。当归六黄汤，盗汗之圣药也。黄芪加倍用之，余各等分，上为末，每服五钱，小儿减半。又方：本方内再加知母、参、术、甘草、地骨、浮麦、桑叶，汗不止加赤根牡蛎，惊不睡加远志，间服朱砂安神丸。一方治盗汗四炒白术散甚效。一人忧郁出盗汗，胸膈不宽，当归六黄汤加防风、青皮、枳壳、香附、砂仁。

《保婴撮要·卷十·盗汗》

盗汗者，睡则汗出，寤则汗收也。自汗属阳虚，盗汗属阴虚。盖阳为卫气，阴为荣血，血之所主心也，所藏肝也。热搏于心，故液不能内敛，而外泄于皮肤。人卧则静而为阴，觉则动而为阳，故曰自汗属阳，盗汗属阴也，多因心肾不交，水火不能既济。肾虚则闭藏之令失守，故有是症宜用六味丸、十全大补汤。血虚内热者，当归六黄汤。心经有热者，导赤散。肝经虚热者，六味地黄丸。血脱盗汗者，当归补血汤。肝胆风热者，柴胡清肝散。食积内热者，二陈、枳实、山栀。胃气虚热者，六君子汤及浮麦散。血气俱虚者，人参养荣汤。余症见自汗，当参览之。

《证治准绳·幼科·集之三·心脏部·汗》

盖汗乃心之液，故人之气血平则宁，偏则病。《经》云：阴虚阳必凑，则发热而自汗，阳虚而阴必乘，则发厥而自汗。皆由阴阳偏胜而致也。小儿血气嫩弱，肤腠未密，若厚衣温暖，熏蒸脏腑，脏腑生热，热搏于心，为邪所胜，故液不能内藏，熏出肌肤，则为盗汗也。又或伤于冷热，冷热交争，阴阳不顺，津液走泄，亦令睡中汗自出。其间有虚实之证，虚者谓诸病后、大汗后、血气尚弱，液溢自汗，或潮热或寒热发过之后身凉自汗，日久令人黄瘦，失治则变为骨蒸疳劳也。丹溪云：盗汗者，谓睡而汗出也，不睡则不出，汗出，方其睡熟也，濈濈然出焉，觉则止而不复出矣，亦是心虚，宜敛心气，益肾水，使阴阳调和，水火升降，其汗自止。钱氏云：上至头，下至项，谓之六阳虚汗，不须治之。

《景岳全书·卷之十二从集·杂证谟·汗证》

小儿盗汗，虽是常事，在东垣诸公，皆曰不必治之。盖由血气未足也。然汗之太多者，终属气分之虚。余于儿辈见汗之甚者，每以人参一钱许，煎汤与服，当夜即止。正恐他日之强弱未必不由乎此，所以培补之功原不可少。

病后多汗，若伤寒，若疟疾。凡系外感寒邪，汗出热退而有汗不即止者，此以表邪初解，必由腠理卫气开泄，其汗宜然，即数日旬日亦自无妨，俟卫气渐实，汗必自止，无足虑也。若其他杂证，本非外感之解，而有自汗盗汗者，乃非所宜，不容不治。

《幼科指南·汗证门》

汗乃人之津液，存于阳者为津，存于阴者为液，泄于外者为汗。若汗无故而出者，乃阴阳偏胜也。如小儿无因而汗自出者，谓之自汗。自汗属阳，有虚实之别。有因胃热者，汗出蒸蒸，发热不恶寒也。有表虚者，汗出翕翕，发热恶寒也。又有睡中出汗，觉则汗止，为之盗汗。盗汗为之阴弱，然当分心虚不固，心火伤阴，有血热不清。治者必须表虚者，当固表；里实者，当攻热；心虚当补心；心热当凉血。随证医之，庶无差谬。

《冯氏锦囊秘录·杂症大小合参卷十二·儿科盗汗自汗》

汗者，心之液，而血之异名，古云小儿盗汗不须治者，以其神气未全，血脉流溢，易于渗泄，言其未甚者耳。若汗久不已，则气血亏损，何以为长养之用耶！盖阳主气，气为卫，阴主血，血为荣，人之一身，负阴抱阳，平则宁，偏则病，故阴虚，阳必走而发热，汗出如水，热而涌，阳虚阴必乘，故发厥汗出，如水冷而流，其自汗者，谓不因发散，不因劳动，或昏或睡，自然而出，宜速为治，久则亡阳，亡阳则气怯气怯则脉虚，脉虚则神散，神散则不能主持，而为惊为搐。然又不可强止，止则闭遏阳气，而作热烦燥矣。盗汗者，睡熟则出，醒则复收，意同盗贼之义也。有因血气未固，肤腠未密，过加温暖，熏蒸生热，热搏于心也。为邪胜，而律液不能内藏者；有伤冷伤热冷热交争，阴阳不顺，津液泄越者；有心虚惊恐，神气不能收摄精华者；有餐冷物过度，致伤脾土，土虚不能制其水液者，大法养心育脾，滋阴降火为要。盖本元充实者，睡则神气敛纳于内，本元不足者，睡则神气浮越于外，汗亦因之流溢，醒则惕然气聚，汗亦因之收藏，总由阴不平，阳不秘耳。有头汗者，是邪传诸阳，津液上奏也，手足汗者，胃主四肢，阳明湿热也。更有脾虚自汗，亦多出额上，汗粘人手，尤宜速救胃气，否则亦令阳亡。又有因汗后病后，重亡津液，阳气偏盛，水不用火，是以脏腑积热，熏灼肌体，消燥骨髓，变成骨蒸日晚发热，肌削颊赤，肌干黄瘦，夜有盗汗，五心烦热，四肢倦困，饮食减少，成为瘠劳者，然人赖卫气固其表，所以肌肉温，皮肤充腠理肥，若卫气一虚则肌肉不温，皮肤不充，腠理不肥，津液无拘，为之妄泄，气不卫则六脉不充血不荣，则神不备，治之者，若不调补气血，而用闭遏强止之方，则里病未除，更增留热肌表之患矣。然有汗之而无汗者，是津液内竭，或寒中荣深，而腠里闭也。汗之而大汗不止者，因元阳本虚，受邪亦轻，治者误汗之过也。

《幼幼集成·卷四·诸汗证治》

《经》曰：阳之汗，以天地之雨名之。又曰：阳加于阴谓之汗。又曰：心为汗。夫心之所藏，在内者为血，在外者为汗。盖汗乃心之液，而自汗之证，未有不由心肾两虚而得之者。然阴虚阳必凑之，故发热而自汗，阳虚阴必凑之，故发厥而自汗。是皆阴阳偏胜所致也。

小儿脏腑娇嫩，肤腠未密，或重衣厚被，致内脏生热，热搏于心，故心液不能自藏而额汗出也。额为心之位，宜收敛心气，团参汤。

大病后气血两虚，津液自汗，或潮热，或寒热，发过之后身凉。自汗日久，令人黄瘦，失治则变蒸疳，宜黄芪固真汤。睡中汗出，醒来则止。此心虚盗汗，宜敛心气、养心血，用团参汤。睡中遍身有汗，觉来久不干者，此食积盗汗，脾冷所致。益黄散。

脾虚泄泻，自汗后而遍身冷，有时遇泻则无汗，不泻则有汗。此为大虚之候，急当补脾，理中汤；待泻止，黄芪固真汤。凡自汗上至胸，下至脐，此胃虚也。当补胃，四君子汤加黄芪。

肺虚自汗，面白唇白，六脉无力。盖因久嗽脾虚，故令自汗。四君子汤加麦冬、五味。

伤风自汗，宜实表，桂枝汤；伤寒汗出，自头至颈而止者，欲发黄也，茵陈汤。如有实热在内，烦躁汗出不止者，胃实也，宜集成沆瀣丹微下之。

诸汗服药久不止者，用五倍子一个研细末，醋和作一小饼，贴肚脐，以带扎之，效。

二、医案

1. 治自汗

《小儿卫生总微论方·卷十五·诸汗论》

昔钱乙治张氏三子，大者喜遍身汗出，次者汗上至项下至脐，小者但头面有汗，至项下而无。他医以麦煎散治之不效，遂请乙治之。大者与香瓜丸，次者与益黄散，小者与石膏汤，各五日而愈。

2. 治盗汗

《医学纲目·卷之三十七小儿部·心主热·盗汗》

晋郎中子，自婴至童，盗汗凡七年矣，诸药不效。予与凉膈散、三黄丸三日病已。盖肾为五液，化为五湿，相火逼肾，肾水上行，乘心之虚而入手少阴，心火炎上而入肺，欺其不胜已也，皮毛以是而开，腠理玄府不闭而为汗出也，出于睡中者为盗汗，以其觉则无之，故《经》曰：寝汗憎风是也。先以凉膈散泻胸中相火，相火退，次以三黄丸泻心火以助阴，则肾水还本脏，玄府闭而汗为之自已。

《保婴撮要·卷十·盗汗》

一小儿十一岁，面色青白，或恶寒发热，鼻间黄白，盗汗自汗，胸膈不利，饮食少思，常怀畏惧，用二陈、黄连、酸枣、茯神之类不应，余以为脾肺俱虚，不信，自用朱砂安神丸，更寒热往来，泄泻不食，余用六君、当归、黄芪而愈。

一小儿五岁，腹中作痛，大便不实，患盗汗，鼻间左腮皆白，此脾肺俱虚而食积所致也。用六君、山楂、神曲四剂，腹痛顿止；去楂、曲，又四剂大便调和，乃用四君、归、芪而汗止。

一小儿十二岁，患盗汗，形气瘦弱，面色或赤或白，右腮白两颊赤，鼻间微青，此禀足三阴经虚也。朝用补中益气汤，夕用六味地黄丸而愈。

一小儿久患盗汗，夜热昼凉，饮食少思，大便酸臭，此食积内作也。先用三棱散消导积滞，又用五味异功散，补脾进食而瘥。

一女子十四岁，自汗寒热，肝脉弦洪，此肝火所致。用加味逍遥散而愈。后饮食停滞，吐痰眩晕，头面不时汗出，两寸脉不及本位，用补中益气汤加半夏、蔓荆子而痊。

一小儿三岁，盗汗不食，闻药即呕，此胃气伤也。用浮麦炒为末，以乳调服钱许，旬余呕止食进，佐以六君子汤而愈。

一小儿发热呵欠，顿闷咬牙，至夜盗汗，属肝胆火症。用小柴胡汤加山栀二剂，又用地黄丸料，煎服而愈。

一小儿盗汗甚多，久不愈，寸口脉沉伏，饮食少思，稍多食则腹痛汗不止，余谓脾虚食积。用六君、升麻、柴胡，月余脾气渐健，饮食渐加，汗亦少止，乃佐以异功散乃痊。

一小儿苦盗汗，肢体消瘦，因功课劳役，更加自汗，余用补中益气、十全大补二汤而愈。次年因劳心，前症复作，更加梦遗，仍用前二汤各五十余剂而愈。毕姻后，前症俱作，手足并冷，前药又各加姜、桂一钱，数剂少应，至六十余剂而愈。因大劳，盗汗如雨，手足如冰，再以前二药加桂、附各一钱，数剂方愈。

一小儿四岁，因惊自汗，左关无脉，以此为忧。余曰：肝主惊，此禀肝气不足，因惊则气散，脉必在臂腕。于尺部尽处候之，果得。用补中益气汤、六味地黄丸，半载脉复本位。其脉在合谷之间者，皆自幼被惊而然也。

一小儿五岁，因惊自汗发热，虚证悉具，右寸脉短，此胃气复伤也，用独参汤月余，又用补中益气汤，仍佐以六君子及加味地黄汤，半载而愈。

一小儿自汗，目直项强顿闷，余谓肝经实热。先用柴胡栀子散，随用六味地黄丸而愈。后因惊自汗，咬牙呵欠，属肝经虚热生风，用六味地黄丸、补中益气汤而痊。后又惊，自汗怔悸，面赤发热，悉属肝经虚热，用六味丸而愈。

一小儿自汗面青善怒，小便频数，睡间惊悸，或发搐目直，此肝火血燥生风也。先用加味四物汤、加味逍遥散各四剂，与间服，诸症渐愈，又用四君、山栀而痊。

一小儿自汗盗汗，颈间结核，两目连札，此兼肝脾疳症也。用四味肥儿丸及大芜荑汤而痊。后每伤食发热，便血自汗，用五味异功散加升麻、柴胡渐愈，又用六味地黄丸而痊。

一女子十四岁，自汗寒热，月经先期，余谓肝火血热。用加味逍遥散、地黄丸而痊。后因怒，经行不止，自汗盗汗，先用加味小柴胡汤，次用加味逍遥散而愈。

一小儿自汗，叫哭发热，作渴饮水，抽搐仰睡，乃心经实热也。用导赤散治之而愈。后又自汗，发热饮汤，抽搐无力，惊窜咬牙，覆睡面赤，心经虚热也，用茯苓补心汤而愈。

一小儿自汗恶风，用补中益气汤加炒浮麦而止。因饮食停滞，患吐泻，用六君子汤而愈，又用四君、当归、浮麦而汗止。出痘时，自汗盗汗，用十全大补汤而痘愈。后因风咳嗽，自汗腹胀。余谓脾肺俱虚，宜用六君、桔梗，因惑于人言，先服发表之剂，更加气喘盗汗，余用四君、五味子、炮姜，四剂不应，每剂又加人参五钱、炮姜一钱，稍止，又三剂而痊。

第三节

紫　癜

紫癜是以皮肤、黏膜出现瘀点、瘀斑为主症的出血性疾病，多伴鼻衄、齿衄，甚则尿血、便血等。好发于学龄儿童，可反复发作。本病也称紫斑，属于中医学血证范畴。

【辨病名】

紫癜是小儿常见的一种出血性疾病，主要包括西医学的过敏性紫癜和血小板减少性紫癜。过敏性紫癜，古代医籍多阐述为紫癜风、葡萄疫；而血小板减少性紫癜，多以肌衄、紫癜、血汗、脉溢等为主。

《黄帝内经灵枢·百病始生》："阳络伤则血外溢，血外溢则衄血；阴络伤则血内溢，血内溢则后血。"

《圣济总录·卷第一十八·紫癜风》："此由风邪挟湿，客在腠理，荣卫壅滞，不得宣流，蕴瘀皮肤，致令色紫，故名紫癜风。"

《仁斋直指方论·卷之二十六·附诸血·肌衄》："巢氏曰：肝藏血，心之液为汗，言肝心俱伤于邪，故血从肤腠而出也，名曰肌衄。"

《仁斋直指方论·卷之二十六·附诸血·诸血方论》："又有血从毛孔出者，曰肌衄；血从齿出者，曰牙宣；其血出于小便来者，曰溺血、曰血淋；出于大便者，曰肠风，痔血。"

《本草纲目·主治第三卷·百病主治药·血汗》："即肌衄，又名脉溢，血自毛孔出。心主血，又主汗，极虚有火也。"

《外科正宗·卷之四·杂疮毒门·葡萄疫第一百二十五》："葡萄疫，其患多生小儿，感受四时不正之气，郁于皮肤不散，结成大小青紫斑点，色若葡萄，发在遍体头面，乃为腑症；自无表里，邪毒传胃，牙根出血，久则虚人，斑渐方退。"

【辨病因】

本病病因有内外之分，外因多为外感邪气，内因则为小儿素体正气不足。

《杂病广要·诸血病·血衄》："病有三因，外因衄血病者，因伤风寒暑湿，流传经络，阴阳相胜，故血得寒则凝泣，得热则淖溢，各随脏腑经络，涌泄于清气道中，衄出一升一斗者，皆外所因，治之各有方。内因衄血病者，积怒伤肝，积忧伤肺，烦思伤脾，失志伤肾，暴喜伤心，皆能动血，蓄聚不已，停留胸间，随气上溢，入清气道中，发为鼻衄，名五脏衄。不内外因病者，饮酒过多，及啖炙煿五辛热食，动于血，血随气溢，发为鼻衄，名酒食衄，或堕车马，打扑伤损，致血淖溢，发为鼻衄，名曰折伤衄。(《三因》)有感冒汗后不解，郁于经络，随气涌泄而成衄血。思虑伤心，心伤则吐衄。(《济生》)"

《冯氏锦囊秘录·杂症大小合参卷十一·方脉鼻衄齿衄舌衄肌衄合参》："有毛窍中出血者，名曰肌衄。因阳气怫郁于内，不能敷扬于外，致阴血上乘阳分，留淫腠理，日久阳气开发，则阴血不能归经，故血从毛窍出也。"

【辨病机】

本病基本病机为血不循经，由感受外邪入里、化热化火而致的风热伤络、血热妄行；又或素体正虚所致的气阴亏虚，发为紫癜。

一、风邪疫毒伤络

《太平圣惠方·卷第二十四·治紫癜风诸方》："夫紫癜风者，由皮肤生紫点，搔之皮起，而不痒痛者是也。此皆风湿邪气客于腠理，与血气相搏，致荣卫否塞，风冷在于肌肉之间，故令色紫也。"

《古今医统大全·卷之九十九·养生余录·坐卧》："卧出而风吹之，血凝于肤为痹，凝于腠为血汗，为利，凝于足为厥。"

《痘疹心法·卷之一·六气十二经所主证治》："少阴所至为疡疹。少阴病，咽痛、口舌燥。足少阴肾经，气病则善恐，血病则舌干，咽肿，嗜卧。手少阴心经，气病则嗌干，渴而欲饮，血病则衄蔑血汗。"

二、血热妄行

《普济方·卷十六·心脏门·心实》："夫心实热，左手寸口人迎以前脉，阴实者，手少阴经也。病苦闭，大便不利，腹满，四肢重，身热，名曰心实热也。心实则生热，热则心神烦乱，面赤身热，口舌生疮，咽燥，头痛，喜笑，恐悸。心烦热，汗出，衄血汗出，皆手少阴经实热所致。"

《四圣悬枢·卷二·疫病解第二·太阳经证》："太阳经病不解，卫郁莫泄，升逼营阴，则见衄证。以肺主卫气，开窍于鼻，卫阳遏闭，不得外达，经脉莫容，上寻出路，冲其营血，是以上溢。血衄则卫郁发泻，亦同汗解，但营血流漓，不无耗丧耳。"

三、虚火灼络

《普济方·卷一百九十·诸血门·诸失血》："夫诸阳统气，诸阴统血。阴胜则阳亏而阳病，阳盛则阴亏而阴病。阳病侵阴，血失常道，故或吐或衄或从口鼻。若暴出而色鲜，心烦燥闷，时欲引饮至一二升，或至一斗，以阳入于阴，血是热则流散。如天地之经水，天暑地热，则经水沸溢而涌起，故有内衄肺疽。其证大同而小异，吐血、呕血、唾血三者，谓之失血也。"

《冯氏锦囊秘录·杂症大小合参卷十一·方脉鼻衄齿衄舌衄肌衄合参》："有毛窍中出血者，名曰肌衄。因阳气怫郁于内，不能敷扬于外，致阴血上乘阳分，留淫腠理，日久阳气开发，则阴血不能归经，故血从毛窍出也。"

《医碥·卷之一·杂症·肌衄》："血自毛孔中出，曰血汗，又名脉益。心主血脉，极虚有火则见。脉益汤：人参、黄芪、当归、茯神、麦冬、石莲、朱砂、姜汁、生地。"

【辨病证】

一、辨症候

1. 辨外感内伤

《外科心法要诀·卷十六·婴儿部·葡萄疫》："葡萄疫同葡萄状，感受疠疫郁凝生，遍身发点青紫色，毒攻牙齿类疳形。［注］此证多因婴儿感受疠疫之气，郁于皮肤，凝结而成。大、小青紫斑点，色状若葡萄，发于遍身，惟腿胫居多；甚则邪毒攻胃，以致牙龈腐烂，臭味出血，形类牙疳，而青紫斑点，其色反淡，久则令人虚羸。"

《松峰说疫·卷之三·杂疫·葡萄疫》："小儿多患此症，以受四时不正之气，郁于皮肤，结成大小青紫斑点，色若葡萄，发在遍体头面，乃为腑症。邪毒传胃，牙根出血，久则必至亏损。初起宜服羚羊角散清热凉血。久则胃脾汤滋益其内。又有牙根腐烂者，人中白散。"

《彤园医书(外科)·卷之四发无定处·婴儿外科》："葡萄疫因感受疫疠之气，郁于皮肤凝结而成。大小青紫斑点，状若葡萄，发于头身腿胫居多，甚则毒邪攻胃，牙龈腐烂，臭腥出血，形似牙疳，而青紫斑点其色反淡，久则令儿虚羸。初起服羚羊角散，日久体虚服胃脾汤。牙龈腐臭，常搽非疳散。"

2. 辨虚实

《普济方·卷十六·心脏门·心实》："夫心实热，左手寸口人迎以前脉，阴实者，手少阴经也。病苦闭，大便不利，腹满，四肢重，身热，名曰心实热也。心实则生热，热则心神烦乱，面赤身热，口舌生疮，咽燥，头痛，喜笑，恐悸，心烦热，汗出，衄血汗出，皆手少阴经实热所致。"

3. 辨脏腑

《本草纲目·主治第三卷·百病主治药·吐血衄血》："有阳乘阴者，血热妄行；阴乘阳者，血不归经。血行清道出于鼻；血行浊道出于口。呕血出于肝，吐血出于胃，衄血出于肺。耳血曰衈，眼血曰衈，肤血曰血汗，口鼻并出曰脑衄，九窍俱出曰大衄。"

《证治汇补·卷之二·内因门·血症》："血分经来，从肺而溢于鼻者为衄，从胃而逆于口者为吐，从肾而夹于唾者为咯，从嗽而来于肺者为咳，又痰涎血出于脾，牙宣出于肾，舌衄出于心。(《绳墨》)肌衄出于心肺，胭血出于膀胱。(《汇补》)"

二、辨色脉

《杂病广要·诸血病·血衄》："脉候：寸口脉微，苦寒，为衄。汗出若衄，其脉小滑者生，大躁者死。寸口脉微弱，尺脉涩，弱则发热，涩为无血，其人必厥，微呕。夫厥当眩，不眩而反头痛，痛为实，下虚上实，必衄也。太阳脉大而浮，必衄吐血。(《脉经》)诊其寸口微芤者，衄血。肝脉大，喜为衄。脉阴阳错而浮，必衄血。脉细而数，数反在上，法当吐而不吐，其面颧上小赤，眼中白肤上，自有细赤脉如发，其趣至黑童子上者，当衄。鼻衄，脉沉细者生，浮大而牢者死。(《病源论》)其脉洪数者为逆，微少者为顺。(《鸡峰》)(［按］少当作小)脉沉小留连或微者易治，浮大洪数者难治，宜滑不宜弦。(《丹溪》)(《纂要》曰：此论诸血见脉之大概也，与诸书论吐血脉大意相合)衄血脉浮大数者，为邪伏于经，宜发汗。大而虚者，为脾虚不能统摄，宜补气。小而数者，为阴虚火乘，宜摄火。弦涩为有瘀积，宜行滞。凡衄血之脉，数实或坚劲，或急疾不调，皆难治。久衄脉虚大，头额痛甚，鼻流淡黄水者死。(《医通》)"

【论治法】

治疗紫癜，急性期当以祛邪止血为主，而慢性期则注重调补气血。

《杂病广要・诸血病・血衄》："证治例：衄血，凉血行血为主，犀角地黄汤入郁金同用。(《丹溪》)有因虚致衄，此为下虚上盛，不宜过用凉剂，宜养正丹及紫霞丹(紫霞丹用硫黄、针砂、五倍子)，仍佐以四物汤、芎归汤，磨沉香服。颠而衄不止，苏合香丸一丸，或以小乌沉汤一钱，白汤调下，或煎浓苏汤独调小乌沉汤，或添入黑神散一钱，盐汤调下亦得。仍蓦然以水喷其面，使载惊则止。小乌沉浓苏汤调，非特颠而衄，而五窍出血皆治，不因颠而衄者亦治。诸窍血，皆可以水沃噀，惊则血止。曾病衄愈后，血因旧路，一月或三四衄，又有洗面而衄，日以为常，此即水不通借路之意，并宜止衄散(此用芪、苓、归、芍、生地、阿胶)，茅花煎汤调下；或四物汤加石菖蒲、阿胶、蒲黄各半钱，煎熟调火煅石膏末一匙头许，兼进养正丹。前诸证服药不效，大衄不止者，养正丹多服，仍佐以苏子降气汤，使血随气下(《直指》苏子降气汤，治虚壅鼻血)。衄后头晕，四物汤或芎归汤、十全大补汤。有先因衄血，衄止而变生诸证，或寒热间作，或喘急无寐，病状不一，渐成劳惫，当于虚损诸证详之。(《要诀》)夫衄血之病，虽属平常，若出而不止，阴阳离脱，亦有死者。临病施治，常须识此，不可忽也。(《医学真传》)"

《外科大成・卷四・小儿部・葡萄疫》："葡萄疫者，形如青紫葡萄，大小不一，头面身体，随处可生。由感四时不正之气，郁于皮肤，乃腑症也。初起服羚羊角散，清热凉血。久则牙根出血，邪传入胃也，服胃脾汤，滋益其内。如牙腐烂者，于牙疳门参考。"

《冯氏锦囊秘录・杂症大小合参卷十一・方脉鼻衄齿衄舌衄肌衄合参》："宜开郁清气凉血之剂，如相火内动，而乘阴分以致热血沸腾者，宜滋阴降火之剂，前人主乎肺热，以肺主皮毛也。用男胎发烧灰扑之，有因大喜伤心，喜则气散，血随气而溢于表者，宜凉心以敛之。"

《外科心法要诀・卷十六・婴儿部・葡萄疫》："葡萄疫同葡萄状，感受疠疫郁凝生，遍身发点青紫色，毒攻牙齿类疳形。[注]此证多因婴儿感受疠疫之气，郁于皮肤，凝结而成。大、小青紫斑点，色状若葡萄，发于遍身，惟腿胫居多；甚则邪毒攻胃，以致牙龈腐烂，臭味出血，形类牙疳，而青紫斑点，其色反淡，久则令人虚羸。初起宜服羚羊角散，久虚者宜服胃脾汤，米泔水漱口。以非疳散日擦四五次即效。近见中年之人下虚者，亦患此证，治法同前。"

《医碥・卷之四・杂症・皮毛须发肌肉筋骨四肢二阴》："遍身青紫斑点，色若葡萄，初起用羚羊角、防风、玄参、麦冬、知母、黄芩、牛蒡各八分，甘草二分。"

《外科证治全书・卷四・发无定处证・葡萄疫》："此症多生于小儿，盖感四时不正之气，郁于肌肤不发，发成大小青紫斑点，色若葡萄，头面遍身随处可发，身热口渴者羚角化斑汤主之，不渴倦怠者，补中益气汤加生地主之。"

《验方新编・卷二十二・痧症・斑痧》："头眩眼花，恶心呕吐，身有紫斑，痧在血肉。急用刮放，迟则入里生变，当用金五方。"

《春脚集・卷之三・皮肤部》："治遍身红紫斑点，色若葡萄：羚羊角一钱五分，防风一钱五分，麦冬一钱五分，元参一钱五分，知母一钱五分，黄芩一钱五分，甘草五分，牛蒡子一钱五分(炒研)，水煎服。"

《杂病广要・诸血病・肌肤出血》："肌衄，治血自皮肤间溅出：以煮酒瓶上纸，碎撚如杨花，用手捏在出血处，立止。(《是斋》)血从毛孔出，名曰肌衄。人中白不拘多少，瓦上用火逼干，研令极细，每服二钱，入麝少许，温酒下，外以发灰遏之；未效，郁金末水调，鹅羽扫之，即愈。(《六要》)肌衄，宜当归六黄汤主之，外用男胎发烧灰罨之，立效。(《保命歌括》)"

【论用方】

1. 竹天黄丸(《医心方・卷第二十五・治小儿误吞竹木方第百六十三》)

治小儿紫疳，面模黑色，身上或生青斑、紫斑，鼻内生疮，脑陷，手背、脚背虚肿，不脱肛、不脑陷即堪医。

天竹黄(小一分) 朱砂(一小分) 巴豆(一粒,去皮心) 膜麸(炒压出油) 麝香(小许) 乌头(一颗,生,去脐尖)

上五味,细研为末,以蟾酥为丸如黄米大。一岁儿一丸,空心温米饮下,如吃奶奶汁下。忌热面、毒鱼及一切热物,不忌冷物。

2. 白花蛇散(《太平圣惠方·卷第二十四·治紫癜风诸方》)

治紫癜风。

白花蛇(二两,酒浸去皮骨,炙令微黄) 麻黄(半两,去根节) 天麻(半两) 何首乌(半两) 天南星(半两,炮裂) 白附子(半两,炮裂) 桂心(半两) 萆薢(半两,锉) 白藓皮(半两) 羌活(半两) 蔓荆子(半两) 白僵蚕(半两,微炒) 晚蚕蛾(一分) 防风(半两,去芦头) 乌犀角屑(半两) 磁石(一两,烧醋淬七遍,捣碎细研,水飞过)

上件药,捣细罗为散。研入磁石令匀,每于食前,以温酒调下二钱。忌热面、鸡、猪、鱼、蒜等。

3. 醋石榴子方(《太平圣惠方·卷第二十四·治紫癜风诸方》)

治紫癜风。

酸石榴(七颗,去皮,置于一瓷盆子内盛,随炊饭甑上蒸之令烂,即绞取汁) 冬消梨(二十颗,去皮核,研绞取汁) 羌活(一两) 犀角屑(半两) 防风(一两,去芦头) 干薄荷叶(一两) 茺蔚子(半两) 白附子(半两,炮裂) 苦参(半两,锉) 人参(一两,去芦头) 乌喙(半两,炮裂,去皮脐)

上件药,除汁外,捣罗为末,取前二味,煎如膏,和丸如梧桐子大。每服不计时候,以温酒调下二十丸。

4. 代赭丸(《太平圣惠方·卷第二十四·治紫癜风诸方》)

治紫癜风,去根源。

代赭(一两) 铁粉(一两,细研) 金箔(四十片,细研) 朱砂(半两,细研) 当归(半两) 香墨(半两) 白矾(一两,生用)

上件药,捣研令匀细,以水浸蒸饼和丸如绿豆大。每服不计时候,用温蜜酒下二十丸,以蜜汤下之亦得。

5. 硫黄膏(《太平圣惠方·卷第二十四·治紫癜风诸方》)

治紫癜风。

1) 硫黄(一两,细研) 雄黄(三分,细研) 白矾(一两,细研) 硇砂(半两) 白附子(半两) 附子(三分,去皮脐) 蛇蜕皮(一条)

上件药,捣罗为末,入研了药令匀,用油四两,黄蜡二两,先煎油三五沸,下蜡,后入药末,调煎成膏。每取涂摩所患处,日三度用之。

2) 雄黄(三分) 硫黄〔二(三)分〕 白矾(一两)

上件药,都研如粉,以猪脂调令匀。每取涂于患处,日三度用之。

6. 桑枝煎(《太平圣惠方·卷第二十四·治紫癜风诸方》)

治紫癜风。

桑枝(十斤,锉) 益母草(三斤,锉)

上件药,以水五斗,慢火煮至五升,滤去滓,入小铛内,熬为膏。每夜卧时,用温酒调服半合。

7. 乌蛇浸酒方(《太平圣惠方·卷第二十五·治一切风通用浸酒药诸方》)

治风,及白癜紫癜。

乌蛇(六两,酒浸去皮骨,炙微黄) 防风(二两,去芦头) 桂心(二两) 白蒺藜(二两,炒去刺) 天麻(三两) 五加皮(一两) 羌活(三两) 牛膝(二两,去苗) 枳壳(三两,麸炒微黄去瓤) 熟干地黄(四两)

上件药,细锉,以生绢袋盛,以无灰酒二斗,于瓷瓮中浸,密封七日后开。每日三度,温饮一小盏。忌毒滑物、猪鸡肉。

8. 胡麻散(《太平惠民和剂局方·卷之一·续添诸局经验秘方》)

治脾、肺风毒攻冲,遍身皮肤瘙痒,或生疮疥,或生瘾疹,用手搔时,浸淫成疮,久而不瘥,愈而复作;面上游风,或如虫行;紫癜、白癜、顽麻等风;或肾脏风攻注,脚膝生疮,并宜服之。

胡麻(十二两) 荆芥 苦参(各八两) 何首乌(洗,焙,十两) 甘草(炙) 威灵仙(各六两)

上为细末。每服二钱,薄荷茶点,食后服,或酒调蜜汤点亦得。服此药后,频频洗浴,贵得汗出而立效。

9. 何首乌散(《太平惠民和剂局方·卷之八·治疮肿伤折》)

治脾肺风毒攻冲,遍身癣疥瘙痒,或生瘾疹,搔之成疮,肩背拘倦,肌肉顽痹,手足皴裂,风气上攻,头面生疮,及治紫癜、白癜、顽麻等风。

荆芥穗 蔓荆子(去白皮) 蚵蚾草(去土) 威灵仙(净洗) 何首乌 防风(去芦、叉) 甘草(炙)

上件各五斤,捣,罗为末。每服一钱,食后,温酒调下,沸汤亦得。

10. 酸石榴丸(《圣济总录·卷第一十八·紫癜风》)

治紫癜风。

酸石榴(十颗,去皮,以瓷盆盛饭上蒸烂绞取汁) 梨(二十颗,去皮核,研绞取汁) 羌活(去芦头) 人参 防风(去叉) 干薄荷叶(各一两) 茺蔚子 白附子(炮) 苦参 犀角(镑) 乌喙(炮裂,去皮脐,各半两)

上一十一味,除二味汁外,捣罗为末,将汁熬成膏,和丸如梧桐子大。每服二十丸,温酒下不拘时。

11. 乌蛇散(《圣济总录·卷第一十八·紫癜风》)

治痛麻紫癜风。

乌蛇(酒浸去皮骨,炙) 防风(去叉) 羌活(去芦头) 人参 玄参 沙参 苦参 丹参 白附子(炮) 蒺藜子(炒去角,各一两)

上一十味,捣罗为散。每服一钱匕,温酒调下。

12. 防风散(《圣济总录·卷第一十八·紫癜风》)

治紫癜风。

防风(去叉) 蝎梢(炒,各一两) 白花蛇头(二枚,酒浸炙)

上三味,捣罗为散。每服一钱匕,温酒调下。

13. 五倍子膏(《圣济总录·卷第一十八·紫癜风》)

治紫癜风,点点相连。

五倍子(一分,捣为细末) 腻粉(二钱) 砒霜(研细,半钱)

上三味,同研匀细,以醋调为膏,盛以瓷合。每浴罢,匀揩患处,速著衣慎风,仍便洗手。

14. 附子硫黄散(《圣济总录·卷第一十八·紫癜风》)

治紫癜风斑点。

附子(生用,去皮脐,一枚) 石硫黄(别研,半两)

上二味,捣研为细散,入胡粉一分,腻粉少许,同繁柳汁和匀。临卧揩三五遍,早晨温浆洗去,不过三五夜瘥。

15. 牡蛎散(《圣济总录·卷第一十八·紫癜风》)

治紫癜风。

牡蛎 胆矾(各半两)

上二味,生用为散,酽醋调摩患处。

16. 灰藋涂方(《圣济总录·卷第一十八·紫癜风》)

治紫癜风。

灰藋(不拘多少,烧灰,用纸衬淋取汁,炼令如膏约两匙许) 雄黄 丹砂 腻粉 麝香 虾蟆灰 石硫黄 矾石(各一钱)

上八味,将七味同研如粉,与炼了灰藋浓汁,搅煎如膏。涂之,干即易膏,硬以醋润之。

17. 羊蹄根涂方(《圣济总录·卷第一十八·紫癜风》)

治紫癜风。

羊蹄根(捣绞自然汁,半合) 生姜(研绞自然汁,半合) 石硫黄(四钱,研如粉)

上三味,将二汁与硫黄末,同研令粘。涂患处,一日不得洗,不过两上瘥。

18. 白芍药散(《圣济总录·卷第七十·鼻衄门·汗血衄衊》)

治衄血汗血。

白芍药(二两半) 生地黄汁(三合) 生藕汁(一合) 姜汁(少许)

上四味,捣白药为末,先煎三物汁令沸,每以半盏,入熟水一合,白药末二钱匕,搅匀,食后温饮之。

19. 紫参散(《圣济总录·卷第七十·鼻衄门·汗血衄衊》)

治衄血汗血久不止。

紫参 黄芩(去黑心,各一分) 郁金 甘草(炙,各半分)

上四味捣罗为散。每服三钱匕，以生地黄汁一合，白蜜一匙，水一盏，同煎沸，微温调下，日三。

20. 地黄散（《圣济总录·卷第七十·鼻衄门·汗血衄衊》）

治衄血，血汗不止。

生干地黄（焙） 阿胶（炙令燥，各三两） 蒲黄（二两）

上三味，捣罗为散。每服二钱匕，温糯米饮调下，不拘时。

21. 神白散（《圣济总录·卷第六十九·汗血》）

治血汗从肤腠出。

人中白

上一味，不拘多少，刮在新瓦上，用火逼干，研令极细。每服二钱匕，入麝香少许，温酒调下。

22. 如圣散（《圣济总录·卷第六十九·汗血》）

治血汗。

郁李仁（去皮尖）

上一味，研细。每服一钱匕，研鹅梨汁调下。

23. 吹鼻散（《圣济总录·卷第六十九·汗血》）

治血汗，鼻衄不断。

人中白

上一味，瓦上焙干，研为细末。每以少许吹入鼻中，立瘥。

24. 独黄散（《杨氏家藏方·卷第十二·疮肿方七十二道》）

治紫癜风。

硫黄（研细）

上以茄蒂蘸药少许痛擦，良久以温汤洗去。

25. 胃脾汤（《验方新编·卷二十四·外科主治汇方》）

治葡萄疫，日久虚弱。

白术（土炒） 麦冬（去心） 远志 沙参 茯神 陈皮（各钱半） 炙草 五味子（各一钱）

自汗加黄芪。

【论用药】

1. 乌梢蛇

《本经逢原·卷四·龙蛇部·乌梢蛇》：“甘平，无毒。剑脊细尾者佳，忌犯铁器。发明：蛇性主风，而黑色属水，故治诸风顽痹，皮肤不仁，风瘙瘾疹，疥癣热毒，眉须脱落，㾐痒等疮。但白花蛇主肺藏之风，为白癜风之专药。乌蛇主肾藏之风，为紫癜风之专药。两者主治悬殊，而乌蛇则性善无毒耳。”

2. 茄

《本草纲目·菜部二十八卷·菜之三·茄》：“主治：烧灰，米饮服二钱，治肠风下血不止及血痔（吴瑞）。烧灰，治口齿疮。生切，擦癜风。（时珍）发明：时珍曰治癜风，用茄蒂蘸硫、附末掺之，取其散血也。白癜用白茄蒂，紫癜用紫茄蒂，亦各从其类耳。”

3. 栀子

《证类本草·卷第十三·栀子》：“食疗：主喑哑，紫癜风，黄疸，积热心躁。又方：治下鲜血。栀子仁烧灰，水和一钱匕，服之，量其大小多少服之。”

4. 紫参

《本草纲目·草部第十二卷·草之一·紫参》：“气味：苦、辛，寒，无毒……主治：心腹积聚，寒热邪气，通九窍，利大小便。（《本经》）疗肠胃大热，唾血衄血，肠中聚血，痈肿诸疮，止渴益精。（《别录》）治心腹坚胀，散瘀血，治妇人血闭不通。（甄权）主狂疟瘟疟，鼽血汗出。（好古）”

5. 紫草

《得配本草·卷二·草部·紫草》：“苦，寒。入手足厥阴经血分。主血中郁热，去心腹邪气。利二便，解黄疸，消肿胀，托痘疹，化紫斑，利九窍，通脉络，达皮毛。配木香，治痘毒血热。配栝蒌仁，治痈疽便秘。配蓝叶、黄连、木香，治火黄身热。（身有赤黑点者不可治）去根髭，取嫩茸，以甘草水浸炒用。血热者生用，脾虚者酒净焙，或同糯米炒用。脾气虚、便滑者，禁用。”

【医论医案】

一、医论

《痘疹心法·卷之一·六气十二经所主证治》

少阴所至为疡疹。少阴病，咽痛、口舌燥。足少阴肾经，气病则善恐，血病则舌干，咽肿，嗜卧。手少阴心经，气病则嗌干，渴而欲饮，血病则衄衊血汗。热淫于内，治以咸寒，佐以甘苦，以酸收之，以苦发之。热淫所胜，平以酸寒，佐以苦甘，以酸收之。足少阴经，附子、丁香、桂、黄芪；手少阴经，麻黄、桂心、生地黄、黄连、当归。二经通用独活、细辛。

《医学原理·卷之三·热门·论》

毒热薰煎汗满身，火邪壅迫血违经。汗宜表毒邪从散，血出荣中毒亦轻。

火热本是一气，但有轻重之殊，故《元戎》云：热者火之微，火者热之炽。乃心与小肠主之。《经》云：诸呕吐酸，暴注下迫，转筋，小便混浊，腹胀，鼓之如鼓，痈疽痒疹，瘤气结核，吐下霍乱，瞀郁，肿胀，鼻塞，鼽衄，衄血，溢渴，泻，淋秘，身热，恶寒战栗，惊忽笑，悲，谵妄，衄蔑，血汗，皆属于热是也。但中有阴阳虚实、内外表里之殊。《经》云：阴虚生内热，阳盛则外热是也。如昼发热而夜安静者，乃阳气自旺于阳分，谓之重阳无阴；如昼安静而夜发热者，乃阳气下入阴中，谓之热入血室。治疗之法，实者泻之，虚者补之，在外者汗之，在里者下之，郁热疏之，湿热清之，阴虚补阴，阳盛泻阳。是以《经》云：小热之气，凉以和之；大热之气，寒以取之；甚热之气，以汗发之，发之不尽，求其属以衰之是也。学者宜深详焉。

二、医案

《续名医类案·卷五·疫》

朱氏子头痛身热，口渴气促，申酉时潮热更甚，舌心焦黑，遍身紫斑，语言不清，发呃耳聋。误进藿香正气散，加呕逆水泻。又服柴苓汤，呕益甚，热转剧，六脉洪数。此少阳阳明合病之疫，用石膏五钱，知母、柴胡各三钱，黄芩一钱五分，半夏曲、麦冬、竹茹、橘红、葛根各一钱，粉草、枳实各五分。服下热退其七，舌不燥，再以柴胡、半夏曲、白芍、竹茹各一钱，石膏三钱，麦冬、知母各一钱五分，黄连、甘草、人参各五分，饮之而斑退，诸症悉平。

《怡堂散记·卷上·杂治得心随录可为法者二十二症》

张翼高兄孙女，九岁，素有蕴热目赤，瘰疬之患，复感时疫，发热，烦躁，遍身发出紫斑，间有青蓝色者，口鼻出血有秽气，大便不解。书所称胃烂发斑，不治之症也，急与犀角地黄汤加元参、石膏、枳壳、木通，一服病无增减，次日分两加重，更加大黄二钱，连泄两次，热退血止，稍能食，再与凉血解毒之剂，数日而痊。此以重剂救急症也，稍迟则无及矣。

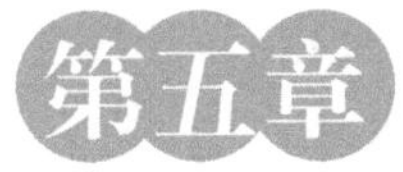

第五章 肝系病证

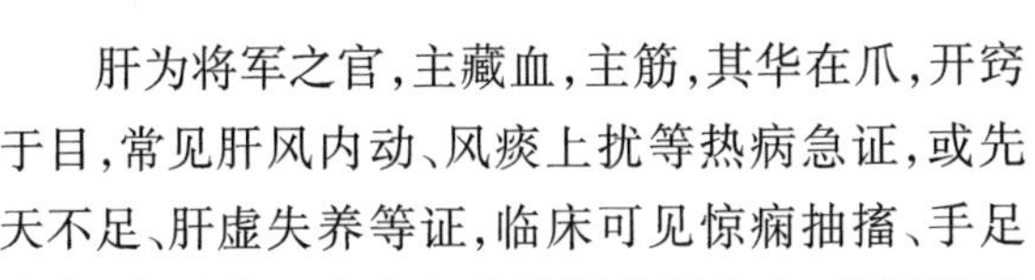

肝为将军之官，主藏血，主筋，其华在爪，开窍于目，常见肝风内动、风痰上扰等热病急证，或先天不足、肝虚失养等证，临床可见惊痫抽搐、手足拳挛、雀目等。治疗上以平肝养肝为主，兼顾豁痰开窍、息风止痉等。

第一节 惊 风

惊风是小儿时期常见的急危重症，临床以抽搐、昏迷为主症，多发于1～5岁的儿童，年龄越小发病率越高，四季都可发生。惊风一症可发生于多种疾病过程中。宋代以前尚无惊风病名，惊风病名最早见于《太平圣惠方》，并有急惊风、慢惊风之分。古人将惊风发作时的主要症状归纳为搐、搦、颤、掣、反、引、窜、视等八种，俗称惊风八候。凡起病急骤，属阳属实伴发热的称急惊风；凡病久中虚，属阴属虚者，称慢惊风，慢惊风病程中纯阴无阳的危重症候称为慢脾风。惊风病名出现前有多种称谓：痫惊、惊痫、痉病、痫、痫疾、小儿天瘹(吊)、小儿痫、痫候、发搐、抽风等。惊风相当于西医学的惊厥，常发生于寒战高热、脑炎、脑膜炎及其后遗症中。

【辨病名】

梳理古代医籍，唐之前尚无"惊风"的病名，而称为"痉病""痫"，但西汉《五十二病方》中已有类似惊风症状及疗法的记载，以"惊""瘈"表述。唐《黄帝明堂灸经》首次记载了"急惊风"和"缓惊风"。宋代《太平圣惠方》用"惊风"病名后，逐渐改变了用"痫"指代惊风的历史。宋刘昉《幼幼新书》首次较为详细地论述了"慢脾风"，收集了北宋多位儿科医家对慢脾风的论述，因此在宋代对急惊风、慢惊风、慢脾风专立了病名，而且有了较为详细的认识。明朝医家对惊风一病的认识不尽相同，《幼幼集成·凡例》以"发搐"命名，直至《赤水玄珠》中论述"惊者病之名，风者病之象，言抽搐有似于风之动而为名也"，对惊风病名从概念上加以论述。自宋至明清，惊风与发搐的病名总是兼而出现。

《五十二病方·婴儿瘈》："婴儿瘈者，目繲䣛然，胁痛，息瘿瘿然，尸失(矢)不化而青。"

《神农本草经·卷三·下经·蜣螂》："主治小儿惊痫、瘈疭、腹胀、寒热，大人癫疾、狂易。"

《诸病源候论·小儿杂病诸候一·痫候》："痫者，小儿病也。"

《诸病源候论·风痫候》："风痫者，由乳养失理，血气不和，风邪所中；或衣厚汗出凑理开，风因而入。初得之时，先屈指如数，乃发掣缩是也。"

《颅囟经》："小儿温热，皆因从气热而搏胃气使然，下之气平即愈。气虚则生惊而变痫。"

《太平圣惠方·卷第八十五·治小儿慢惊风诸方》："夫小儿慢惊风者，由乳哺不调，脏腑壅滞，内有积热，为风邪所伤，入舍于心之所致也。其候，乍静乍发，心神不安，呕吐痰涎，身体壮热，筋脉不利，睡卧多惊，风热不除，变化非一。进退不定，荏苒经时，故名慢惊风也。宜速疗之。"

《圣济总录·卷第一百七十二·小儿天瘹》："论曰：小儿猝然惊悸，眼目翻腾，壮热不已，四肢抽掣，上仰如钓缚之状，名曰天瘹，乍作乍止，此风热痰涎之所发也。良由乳母恣啖五辛热酒之类，毒热气流入乳中，因即乳儿，儿饮热乳，腑脏生热脾胃生涎，痰涎既生，心肺壅滞，不得宣通，致令心神不安，为天瘹之病。"

《小儿药证直诀·卷上·脉证治法·慢惊》："凡急慢惊，阴阳异证，切宜辨而治之，急惊合凉泻，慢惊合温补。世间俗方，多不分别，误小儿甚多。又小儿伤于风冷，病吐泻，医谓脾虚，以温补之；不已，复以凉药治之；又不已，谓之本伤风，医乱攻之。因脾气即虚，内不能散，外不能解。至十余日，其证多睡露睛，身温，风在脾胃，故大便不聚而为泻。当去脾间风，风退则利止，宜风散主之，后用使君子丸补其胃。亦有诸吐利久不差者，脾虚生风而成慢惊。”

《普济方·卷三百七十二·婴孩惊风门·慢脾风》：“小儿生下，中慢脾风候，时吐呕、频咬牙，手足掣疭，舌卷头低，两眼上视，先头低而次第高。此候久泻痢而下冷药，只止泻痢，不得活脾，是以脾虚弱，脏腑乘虚。”

《普济方·卷三百七十五·婴孩惊风门·急慢惊风》：“小儿急惊者，本因热生于心，身热面赤，引饮口中热气，大小便黄赤，剧则搐也。”

《景岳全书·卷之四十谟集·小儿则·总论（一）·发搐（十八）》：“搐，抽搐也，是即惊风之属。但暴而甚者，谓之惊风；微而缓者，谓之发搐。发搐不治，则渐成惊风矣！”

《幼幼集成·凡例》：“予兹彻底揭破，以伤寒病痉，杂病致搐，并竭绝脱证，分为三则，以搐字概之，曰误搐，曰类搐，曰非搐。条分缕晰，证治判然，名既正，庶治疗不惑。”

《脉义简摩·卷八·儿科诊略·病因治法大略》：“惊风一证，前人过于穿凿，自方中行谓即痉病，喻氏从而和之，好奇者，莫不是此非彼矣。殊不知痉即惊风也。惊者，言其躁扰不宁也。”

【辨病因】

惊风有急惊风、慢惊风、慢脾风之分，三者病因不同，当分而辨之。急惊风为痰、热、惊、风四证俱备，临床以高热、抽搐、神昏为主要表现，多由外感时邪、内蕴湿热和暴受惊恐而发。慢惊风、慢脾风患儿多体质羸弱，素有脾胃虚弱或脾肾阳虚，致脾虚肝亢或虚极生风；也有急惊风祛邪未尽，而致肝肾阴虚，虚风内动者。

一、急惊风病因

1. 先天禀赋不足

《小儿药证直诀·卷上·脉证治法·百日内发搐》：“真者，内生惊痫，假者外伤风冷。盖血气未实，不能胜任，乃发搐也。欲知假者，口中气出热也。”

《医门法律·卷四·热湿暑三气门·痉病论》：“小儿之体脆神怯，不耐外感壮热，多成痉病。”

《脉诀乳海·卷四·虚脉指法主病》：“三虚者，阴也。指下寻之不足，举之亦然，曰虚。主少力多惊、心中恍惚、小儿惊风。若小儿见此虚脉，则易于成惊。何也？小儿乃方长之气，脉当有力，今反见虚脉，则为先天不足，或脾胃虚弱，风火易乘，故主惊风之证也。治之者，宜益其元气，培其脾土。气血充足，而风木不得以乘之，惊风之患，庶可免矣。”

2. 后天喂养失当

《诸病源候论·小儿杂病诸候·风痫候》：“风痫者，由乳养失理，血气不和，风邪所中；或衣厚汗出凑理开，风因而人。初得之时，先屈指如数，乃发掣缩是也。”

《小儿药证直诀·卷上·脉证治法·发搐》：“伤食后得之，身体温，多唾多睡，或吐不思食而发搐。当先定搐，搐退，白饼子下之，后服安神丸。”

《幼科发挥·卷之一·急惊风有三因》：“有外因者，如感冒风寒温湿之气而发热者，宜即发散之……有内因者，如伤饮食发热者，即宜消导之、下之……有不内外因者，如有惊恐、或客忤中恶得之，宜先去其痰，后安其神。”

《儿科要略·诸惊论治·急惊概要》：“小儿脏腑薄弱，气血未充，内因饮食之所伤，外受时邪之所侵，正气偶衰，邪从虚袭，初由口鼻以潜入，继由经络以传布，病势鸱张，热自内生，热甚侵肝，肝升风动，于是发为惊状，此为惊风之起因。”

3. 外感六淫疫疠之气

《诸病源候论·小儿杂病诸候一·风痫候》：“风痫者，由乳养失理，血气不和，风邪所中；或衣厚汗出凑理开，风因而人。初得之时，先屈指如数，乃发掣缩是也。”

《颅囟经·卷上·病证》：“小儿温热，皆因从气热而搏胃气使然，下之气平即愈。气虚则生惊而变痫。”

《太平圣惠方·卷第八十五·治小儿急惊风诸方》：“夫小儿急惊风者，由气血不和，内有实热，为风邪所乘，干于心络之所致也。”

《圣济总录·卷第六·急风》：“论曰：急风中

人，乃毒厉之气，非天地阴阳橐籥之常也。”

《小儿药证直诀·卷上·脉证治法·百日内发搐》：“真者，内生惊痫，假者外伤风冷。盖血气未实，不能胜任，乃发搐也。欲知假者，口中气出热也。”

《小儿药证直诀·卷上·脉证治法·伤风后发搐》：“伤风后得之，口中气出热，呵欠顿频，手足动摇。当发散，大青膏主之。小儿生本怯者，多此病也。”

《幼幼新书·卷第九·急慢惊风第二》：“张涣论：小儿心神多不定，胞络多积痰涎，遂生邪热。若热盛，干于心神，兼外伤风邪客搏，使遍身壮热，痰涎壅滞，四肢抽掣，牙关紧急，名曰急惊风病。”

《幼科发挥·卷之一·急惊风有三因》：“有外因者，如感冒风寒温湿之气而发热者，宜即发散之……有内因者，如伤饮食发热者，即宜消导之、下之……有不内外因者，如有惊恐、或客忤中恶得之，宜先去其痰，后安其神。”

《医原·卷下·儿科论》：“愚细玩诸条，不外燥湿二字，又终归于燥之一字。然则六气最易化燥，小儿尤易化燥之说，此岂余之私见哉？”

《脉义简摩·卷八·儿科诊略·病因治法大略》：“喻氏辟八岁以前无伤寒之说，而谓痉即伤寒发热，脉络柔脆，不任其虐，以致血虚筋急也。理固甚是。其实小儿血液充盈，易于壅实，而生气之锐，进而不已，偶不流通即窒塞，迫逼呼吸，顿闷而成急惊风矣。卒然肢动目瞪，并无寒热，非惊非风，亦非伤寒，必角弓反张，乃风寒外袭，以致筋络拘转，是急惊亦有内外因也。急惊亦有发于内之寒痰，慢惊每多成于内之燥热。”

《儿科要略·诸惊论治·急惊概要》：“小儿脏腑薄弱，气血未充，内因饮食之所伤，外受时邪之所侵，正气偶衰，邪从虚袭，初由口鼻以潜入，继由经络以传布，病势鸱张，热自内生，热甚侵肝，肝升风动，于是发为惊状，此为惊风之起因。”

4. 脾胃虚弱

《脉诀乳海·卷四·虚脉指法主病》：“小儿乃方长之气，脉当有力，今反见虚脉，则为先天不足，或脾胃虚弱，风火易乘，故主惊风之证也。”

5. 热邪干心

《诸病源候论·小儿杂病诸候一·壮热候》：“若壮热不歇，则变为惊，极重者，亦变痫也。”

《诸病源候论·小儿杂病诸候一·惊候》：“小儿惊者，由血气不和，热实在内，心神不定，所以发惊，甚者掣缩变成痫。”

《太平圣惠方·卷第八十五·治小儿急惊风诸方》：“夫小儿急惊风者，由气血不和，内有实热，为风邪所乘，干于心络之所致也。”

《小儿药证直诀·卷上·脉证治法·急惊》：“盖热甚则风生，风属肝，此阳盛阴虚也，故利惊丸主之。”

《身经通考·身经通考卷二图说·闻声》：“小儿惊风，口不能言，心热也。”

6. 痰热内蕴

《诸病源候论·小儿杂病诸候一·痫候》：“痰者，水饮停积胸膈之间而结聚也。小儿饮乳，因冷热不调，停积胸膈之间，结聚成痰。痰多，则令儿饮乳不下，吐涎沫，变结而微壮热也；痰实，壮热不止，则发惊痫。”

《太平圣惠方·卷第八十五·治小儿急惊风诸方》：“心者，神之所舍，主于血脉。若热盛则血乱，血乱则气并于血，气血相并，又被风邪所搏，故惊而不安也。其候：遍身壮热，痰涎壅滞，四肢拘急，筋脉抽掣，项背强直，牙关紧急是也。”

《小儿药证直诀·卷上·脉证治法》：“小儿急惊者，本因热生于心，身热面赤引饮，口中气热，大小便黄赤，剧则搐也。盖热甚则风生，风属肝，此阳盛阴虚也，故利惊丸主之，以除其痰热，不可用巴豆及温药大下之，恐蓄虚热不消化也。小儿热痰客于心胃，因闻声非常，则动而惊搐矣。若热极，虽不因闻声及惊，亦自发搐。”

《幼幼新书·卷第九·急慢惊风第二》：“《玉诀》论：小儿急惊风，因风热干心，先遭惊怖，前后惊涎并入于经络之间，其状发搐，眼吊唇黑，口噤难开，手足搐搦。此病但以吐泻镇心调治方愈。若使冷热药相逼，恐损命也。”

“张涣论：小儿心神多不定，胞络多积痰涎，遂生邪热。若热盛，干于心神，兼外伤风邪客搏，使遍身壮热，痰涎壅滞，四肢抽掣，牙关紧急，名曰急惊风病。”

《幼科发挥·卷之一·急惊风有三因》：“有外因者，如感冒风寒温湿之气而发热者，宜即发散之……有内因者，如伤饮食发热者，即宜消导之、下之……有不内外因者，如有惊恐、或客忤中恶得之，宜先去其痰，后安其神。”

《赤水玄珠·第二十五卷·脐突光肿脐汁不干·明惊风篇》：“惊有因外因内，外至者或闻异声，目击异物，蓦然仆地者是也；内生者由痰生热，热生风也。”

《幼幼新书·卷第九·急惊风第二》引《婴童宝鉴》：“小儿急惊风为惊痰灌于心，而眼上、手足瘛疭，身热，牙关硬，口噤不开者也。”

7. 寒痰阻塞

《脉义简摩·卷八·儿科诊略·病因治法大略》：“急惊亦有发于内之寒痰，慢惊每多成于内之燥热。急慢惊风，即类中风也。急惊即类中之邪盛者，慢惊即类中之正虚者。潮热者，间时发热，过时即退，来日依时发热，此欲作惊也。壮热者，一向热而不已，甚则发惊痫也。”

二、慢惊风病因

1. 病后吐泻，脾胃虚损

《小儿药证直诀·卷上·脉证治法》：“慢惊因病后或吐泻，脾胃虚损遍身冷，口鼻气出亦冷，手足时瘈疭昏睡，睡露睛，此无阳（此指阴盛阳虚而言）也，栝楼汤主之。”

《幼幼新书·卷第九·慢惊风第三》：“钱乙论：慢惊得于大病之余，吐泻之后，或误取转致脾胃虚损，风邪乘之，（凡小儿吐泻不止，即成慢惊，宜速治）。似搐而不甚搐（此名瘛疭），似睡而精神慢，四肢与口中气皆冷，睡露睛，或胃痛而啼哭如邪声，此证已危。盖脾胃虚损故也。”

“长沙医者李刚中说云：阴静而缓，阴慢而迟。钱述慢惊得于大病之余，吐泻之后，或误服冷药，取转而肠胃虚弱，风邪乘之，似搐而不甚搐，似睡而露睛，手足瘛疭，或作鸦声者，此证已危，盖脾胃虚损故也。”

《普济方·卷三百五十九·婴孩门·证候发端》：“若不揣度，一概并荡下之，太过伤害脏腑，疾转阴候，乃作慢惊风候。慢惊风候，医云阴痫也。良由急惊用寒凉之药太过，转动深重，传作慢惊；或因吐痢不止，而成慢惊；或因澡浴感风不解，而作慢惊；或因风食二痫，不治而变成慢惊；或因咳嗽下痰转虚而成慢惊。”

《普济方·卷二百十九·诸虚门·补壮元阳》：“慢惊风或吐不止，变成虚风搐搦者，非风也，胃气欲绝故也。”

《济世全书·坤集卷七·慢惊》：“夫慢惊之症，多因乳食不节，损伤脾胃，以致吐泻日久，中气大虚而致发搐。”

《诚书·卷八·论证治》：“若有感陡发，名曰急惊，属在阳；体虚病后，名曰慢惊，属在阴；如日久脾虚，真元剥耗，名曰慢脾风。”

《滇南本草·第二卷·芸香草》：“慢惊乃脾气不足，无风可去，无痰可清。”

2. 急惊误治、失治

《幼幼新书·卷第九·慢惊风第三》：“钱乙论：慢惊得于大病之余，吐泻之后，或误取转致脾胃虚损，风邪乘之。（凡小儿吐泻不止，即成慢惊，宜速治）似搐而不甚搐（此名瘛疭），似睡而精神慢，四肢与口中气皆冷，睡露睛，或胃痛而啼哭如邪声，此证已危。盖脾胃虚损故也。”

3. 热病伤阴

《幼幼新书·卷第九·慢惊风第三》：“凡慢惊风，身体不大热，似困而不睡，间惊哭不止，不肯食乳。此为慢惊风之候，因风盛而生也。”

4. 脏腑积热，外伤风邪

《幼幼新书·卷第九·慢惊风第三》：“《圣惠》论：夫小儿慢惊风者，由乳哺不调，脏腑壅滞，内有积热，为风邪所伤，入舍于心之所致也。其候：乍静乍发，心神不安，呕吐痰涎，身体壮热，筋脉不利，睡卧多惊，风热不除，变化非一，进退不定，荏苒经时，故名慢惊风也。宜速疗之。”

5. 热久伤津，内有燥热

《脉义简摩·卷八·儿科诊略·病因治法大略》：“急惊亦有发于内之寒痰，慢惊每多成于内之燥热……实小儿血液充盈，易于壅实，而生气之锐，进而不已，偶不流通即窒塞，迫逼呼吸，顿闷而成急惊风矣。卒然肢动目瞪，并无寒热，非惊非风，亦非伤寒，必角弓反张，乃风寒外袭，以致筋络拘转，是急惊亦有内外因也。急惊亦有发于内之寒痰，慢惊每多成于内之燥热。”

三、慢脾风病因

1. 过用寒凉，虚及生风

《幼幼新书·卷第十·慢脾风第二》：“此候久泻痢而下冷药，只止泻痢，不活得脾，是以脾虚弱，脏腑乘虚。”

《儿科要略·诸惊论治·慢惊概要》："庄在田曰：慢惊之症，小儿吐泻得之居多，或久疟久痢，痘后疹后，或因寒食积滞，过于攻伐伤脾，或禀赋本虚，误用凉药，或因急惊用药攻降太甚，或失于调理，虚极生风，皆可致此。"

2. 病后失治，脾阳虚脱

《幼幼新书·卷第十·慢脾风第二》："《玉诀》小儿慢脾风候：是伤寒疹子，庸医未明表里，使即宣利脏腑，更使冷热药相通，故小儿发搐眼不倒，脾困极不醒，手足不收，此病但回阳醒脾调治方愈。若更吐泻，必定损命也。茅先生小儿受脾风歌：四肢逆冷体沉迷，因宣吐泻补还迟。脾胃伏际涎壅肺，心生毒热面青时。如此唾为慢脾候，更加喘嗽不通医。"

《诚书·卷八·论证治》："若有感陡发，名曰急惊，属在阳；体虚病后，名曰慢惊，属在阴；如日久脾虚，真元剥耗，名曰慢脾风。"

《儿科要略·诸惊论治·慢惊概要》："江笔花曰：俗所称慢惊风者，脾虚生风也。小儿或吐或泻，久则脾虚，肝木乘之，面色青白，手足微搐，是内风侮土，非外风也；阳衰神怠，气息短促，是中气脱乏，非惊吓也。是可知慢惊起源，由于内虚，与急惊之为实证迥异。"

【论病机】

急惊风的主要病机是痰、热、惊、风的相互影响，互为因果，即所谓"四证"。其主要病位在心肝。临床抽搐时的主要表现可归纳为八种，即搐、搦、掣、颤、反、引、窜、视，古人称之为惊风八候。慢脾风病位在肝脾肾，性质以虚为主，也可见虚中夹实证。

一、急惊风病机

1. 内热炽盛，心神不安

《圣济总录·卷第一百六十九·小儿惊热》："论曰：心藏神而恶热，热则神气不得安静，动作多惊，手足掣缩，精神妄乱，热气盛者。或变惊痫，《内经》谓惊则心无所倚，虑无所定，故气乱也，速用镇神脏调心气之剂，则病斯瘥。"

《圣济总录·卷第一百六十九·小儿急惊风》："论曰：小儿急惊之状，身体壮热，痰涎壅滞，四肢拘急，筋脉牵掣，项背强直，目睛上视，牙关紧急，谓其发动猝急，故名急惊也。因心络受邪所致，盖心藏神而主血，小儿血气不和，宿有实热，若为风邪所乘，则热盛血乱，血气相并，则神舍不安，故猝然而惊，古人所谓阳痫者是也。"

《小儿药证直诀·卷上·脉证治法》："凡病或新或久，皆引肝风，风动而上于头目，目属肝，风入于目，上下左右如风吹，不轻不重，儿不能任，故目连札也。若热入于目，牵其筋脉，两眦俱紧，不能转视，故目直也，若得心热则搐，以其子母俱有实热，风火相搏故也。治肝泻青丸，治心导赤散主之。"

《黄帝素问宣明论方·卷十四·小儿门·小儿病总论》："《素问》云：身热恶寒，战栗惊惑，皆属热证，为少阴君火暴，强直，肢緛戾，里急筋缩也，皆属风证，为厥阴风木火……虽小儿诞生，襁褓之后，骨肉脆软，肠胃细微，可以乳食调和脏腑，乃得平安。肌肤滋润，筋骨轻嫩，以绵衣之，故生壅滞。内有积热，热乘于心，心受邪热，乃发为惊。惊不止，反为潮搐，则为病也。《素问》：惊骇惊悸，少阴君火也。"

"内有积热，热乘于心，心受邪热，乃发为惊。大概小儿病者，纯阳多热，冷少，故引《素问》少阴、厥阴证，以小儿病，惊风热多矣。小儿惊风者，皆由心火暴甚而制金，金不能平木，故风火相搏，而昏冒惊悸潮热。"

2. 风邪外侵，引动肝风

《儿科要略·诸惊论治·急惊概要》："小儿脏腑薄弱，气血未充，内因饮食之所伤，外受时邪之所侵，正气偶衰，邪从虚袭，初由口鼻以潜入，继由经络以传布，病势鸱张，热自内生，热甚侵肝，肝升风动，于是发为惊状，此为惊风之起因。惊风之作，既由肝升风动，故其势剽疾，筋受熏灼，则骤见四肢瘛疭，抽搐无定；风循脊背，则骤见角弓反张，脊硬项强；风升巅顶，则骤见头痛如劈，目痉神昏；痰随风升，则骤见喘息不匀，喉中鸣响。病势既疾，病状至急，此急惊风之所由名也。"

3. 气血凝结，心不得安

《中西汇通医经精义·下卷·五脏所恶》："肝木主风，而即恶风。盖血得和气则流畅，血得邪气则消灼凝结，老人中风小儿惊，一切风湿麻木、瘙痒痉痫，盖无一不当治肝，即无一不当养血。诚以风乃阴中之阳，血中之气。故惟风能鼓荡其血，亦惟血能调养其风。”

4. 热甚生风，肝风内扰

《小儿药证直诀·卷上·脉证治法》：“小儿急惊者，本因热生于心，身热面赤引饮，口中气热，大小便黄赤，剧则搐也。盖热甚则风生，风属肝，此阳盛阴虚也，故利惊丸主之，以除其痰热，不可用巴豆及温药大下之，恐蓄虚热不消化也。小儿热痰客于心胃，因闻声非常，则动而惊搐矣。若热极，虽不因闻声及惊，亦自发搐。”

《普济方·卷三百六十一·婴儿初生门·惊风内瘹啼》：“夫惊风内瘹啼者，阴阳两证……阳者起于身体发热，惊悸大哭，精神伤动，恍惚不定，或睡或不睡，涎鸣气粗，手足潮搐，惊瘹啼叫也。”

《普济方·卷三百七十三·婴孩惊风门·总论》：“急风为疾，其证有四：有惊、有风、有痰、有热。或因惊而有风，而生痰作热；或有热而作惊，成风生痰；或积痰而发热，热盛生风而转惊；或素有风痰，因惊而发热。急惊由有热，热即生风；又或因惊而发，则目上逆流涎，潮热搐搦，身体与口中气皆热，及其发定，或睡起即了了如故。此急惊证也。当其搐势渐减时，与镇心治热药一二服；候其惊势已定，须臾以药下其痰热，利下痰热，心神安宁即愈。”

《万氏家抄济世良方·卷五·小儿诸病》：“外伤于热者，有风必惊。急惊卒然潮热、手足搐制、双目直视、痰涎涌塞，治当退热行痰。”

《景岳全书·小儿则》：“急惊慢惊，一以为热，一以脾肾之虚，皆不必由惊而得，而此以惊恐致困者，本心胆受伤神气陡离之病。”

5. 食积胸膈，生痰生风

《黄帝素问宣明论方·卷十四·小儿门·小儿病总论》：“虽小儿诞生，襁褓之后，骨肉脆软，肠胃细微，可以乳食调和脏腑，乃得平安。肌肤滋润，筋骨轻嫩，以绵衣之，故生壅滞。内有积热，热乘于心，心受邪热，乃发为惊。惊不止，反为潮搐，则为病也。”

《普济方·卷三百七十二·婴孩惊风门·天瘹惊风》：“天瘹之候，此因乳母饮食不当，酒肉过度，或忧惊之气入乳，宿滞不消，胸膈壅滞，邪热蕴积，渐生痰涎，腑脏之气不能宣通，惊风内瘹，腹痛多啼，唇黑囊肿，伛偻反张，眼内有红筋血斑者是。盖寒气壅结，兼惊风而得之。”

二、慢惊风病机

1. 病后吐泻，脾虚肝旺

《小儿药证直诀·卷上·脉证治法》：“因病后或吐泻，脾胃虚损遍身冷，口鼻气出亦冷，手足时瘈疭昏睡，睡露睛，此无阳也，栝楼汤主之。”

《普济方·卷三百六十一·婴儿初生门·惊风内瘹啼》：“夫惊风内瘹啼者，阴阳两证。阴者起于吐哯之后，胃气虚弱，精神昏愦，嗞哐不宁，或不乳，项硬反，手足瘛疭，内瘹啼叫也。”

《普济方·卷三百七十三·婴孩惊风门·总论》：“慢惊得于大病之余、吐泻之后，或误取转致，脾胃虚损，风邪乘之，似搐而不甚搐，似睡而精神慢，四肢与口中气皆热，合睡露睛，或胃痛而啼哭无声，此证已危。盖脾胃虚损故也。”

《万氏家抄济世良方·卷五·小儿诸病》：“慢惊得于大病之余，吐泻之后，过服寒冷之药，转致脾胃虚损，风邪乘之，眼慢腾腾、手足瘛疭、面色青白、四肢皆冷，必先理气，温补脾元，元气一盛，痰气自下。”

《儿科要略·诸惊论治·慢惊概要》：“江笔花曰：俗所称慢惊风者，脾虚生风也。小儿或吐或泻，久则脾虚，肝木乘之，面色青白，手足微搐，是内风侮土，非外风也；阳衰神怠，气息短促，是中气脱乏，非惊吓也。是可知慢惊起源，由于内虚，与急惊之为实证迥异。”

2. 寒食积滞，脾虚生风

《儿科要略·诸惊论治·慢惊概要》：“庄在田曰：慢惊之症，小儿吐泻得之居多，或久疟久痢，痘后疹后，或因寒食积滞，过于攻伐伤脾，或禀赋本虚，误用凉药，或因急惊用药攻降太甚，或失于调理，虚极生风，皆可致此。”

3. 病久伤阴，阴虚阳越

《疑难急症简方·卷一·猝死惊风胎毒》：“庄氏：因风热不退，及吐泻而成者，总属阴虚阳越，必成慢惊。”

三、慢脾风病机

慢脾风由久吐久泻，脾肾阳虚，阴寒内生，筋脉失于温养而得。

《万氏家抄济世良方·卷五·小儿诸病》：“慢脾由慢惊之后，吐泻损脾，病传已极，惟脾所受，故曰脾风。热极生风作急惊，过服寒凉大病余，或因吐泻久成之，脾虚胃弱虚邪入，天瘹原由积热生。”

《景岳全书·卷之四十谟集·小儿则(上)·大惊卒恐》：“不知急惊、慢惊，一以风热，一以脾肾之虚，皆不必由惊而得。而此以惊恐致困者，本心胆受伤，神气陡离之病，所因不同，所病亦异，胡可以同日语也。”

【辨病证】

惊风有急惊风、慢惊风、慢脾风。急惊风的辨证要点：辨轻重，辨表热里热，辨内风外风，辨外感风热等。急惊风多实证热证阳证。慢惊风多属于虚证寒证阴证，多从脾胃、肝、肾及阴阳辨证。

一、辨阴阳

《诸病源候论·小儿杂病诸候一·风痫候》：“又病先身热，瘈疭，惊啼唤，而后发痫，脉浮者，为阳痫，内在六腑，外在肌肤，犹易治。病先身冷，不惊瘈，不啼唤，乃成病，发时脉沉者，为阴痫，内在五脏，外在骨髓，极者难治。”

《卫生宝鉴·卷十九·小儿门·阎孝忠辨急慢惊风》：“小儿急慢惊，古书无之，惟曰阴阳痫。谓急慢惊者，后世名之耳……阳动而速，故阳病曰急惊；阴静而缓，阴病曰慢惊。此阴阳虚实寒热之别，治之不误也。”

《普济方·卷三百七十三·婴孩惊风门·总论》：“阳痫属腑为阳证，俗曰急惊；阴痫属脏，俗曰慢惊。”

《儿科萃精·卷五·惊风门·惊风辨》：“病有阴阳，急惊风属实热，病在心肝二脏，谓之阳痫；慢惊风属虚寒，病在脾肺二脏，谓之阴痫。”

二、辨脏腑

《黄帝素问宣明论方·卷十四·小儿门·小儿病总论》：“虽小儿诞生，襁褓之后，骨肉脆软，肠胃细微，可以乳食调和脏腑，乃得平安。肌肤滋润，筋骨轻嫩，以绵衣之，故生壅滞。内有积热，热乘于心，心受邪热，乃发为惊。惊不止，反为潮搐，则为病也。”

《备急千金要方·卷五上·少小婴孺方上·惊痫第三·灸法》：“夫痫有五脏之痫，六畜之痫，或在四肢，或在腹内……肝痫之为病，面青，目反视，手足摇……心痫之为病，面赤，心下有热，短气息微数……脾痫之为病，面黄，腹大，喜痢……肺痫之为病，面目白，口沫出……肾痫之为病，面黑，正直视不摇如尸状……膈痫之为病，目反，四肢不举……肠痫之为病，不动摇。”

《古今医统大全·卷之八十八幼幼汇集·惊风门第十三·病机》：“惊有四证八候。四证者，惊、风、痰、热是也。小儿热盛生痰，痰盛生惊，惊甚发搐，搐甚则牙关紧急而八候生焉。肝主风，脾主痰，肺作热，心发惊。四证相临，重者先发。八候者，一搐、二搦、三掣、四颤、五反、六引、七窜、八视是也。搐者，两手伸缩；搦者，十指开合；掣者，肩膊搐掣；颤者，四体颤动；反者，身仰向后；引者，臂若开弓；窜者，目直似怒；视者，睛露不活。”

《景岳全书·卷之四十谟集·小儿则(上)·论惊风证治》：“小儿惊风，肝病也，亦脾肾心肺病也。益小儿之真阴未足，柔不济刚，故肝邪易动。肝邪动则不能生火，火能生风，风热相搏则血虚，血虚则筋急，筋急则为掉眩反张、搐搦强直之类，皆肝木之本病也。至其移木邪侮土，则脾病为痰、为吐泻。木盛金衰，则肺病而为喘促、为短气。木火上炎，则心病而为惊叫、为烦热。木火伤阴，则肾病而为水涸、为血燥、为干燥、为汗不出、为搐、为痓。此五脏惊风之大概也。”

三、辨虚实

《小儿药证直诀·卷上·脉证治法》：“肝主风，实则目直大叫，呵欠项急顿闷；虚则咬牙多欠气。”

《景岳全书·卷之四十谟集·小儿则(上)·惊风》：“惊风之要领有二：一曰实证，一曰虚证，而尽之矣。盖急惊者阳证也，实证也……慢惊者阴证也，虚证也。”

《儿科萃精·卷五·惊风门·惊风辨》：“病有阴阳，急惊风属实热，病在心肝二脏，谓之阳痫；慢惊风属虚寒，病在脾肺二脏，谓之阴痫。”

《普济方·卷四·方脉总论·九道脉主治》：“虚者阴也，主少力多惊，心中恍惚，小儿惊风。”

四、辨寒热

《医学研悦·附小儿形症研阅卷之八·惊风》：“小儿惊风症候，须详急慢根由。急因湿热泻凉求，慢是虚寒症候。急为风寒食积，慢须温补能瘳。”

五、辨轻重

《景岳全书卷之四十谟集·小儿则（上）·总论（一）·发搐（十八）》：“搐，抽搐也，是即惊风之属。但暴而甚者，谓之惊风；微而缓者，谓之发搐。发搐不治，则渐成惊风矣！”

六、辨急慢惊风

《诸病源候论·小儿杂病诸候·痫候》：“痫者，小儿病也……其发之状，或口眼相引，而目睛上摇，或手足掣纵，或背脊强直，或颈项反折。”

《圣济总录·卷第六·急风》：“论曰：急风中人，乃毒厉之气，非天地阴阳橐籥之常也。其证筋脉紧急、身背强直、面黑鼻干、口噤不语，须臾风入五脏，与清气相引，则通身壮热、汗出如油、直视唇青、痰涎结聚、咽嗌壅塞、如拽锯声。诊两手脉阴阳俱细缓者生，或沉微浮数者难治。”

《卫生宝鉴·卷十九·小儿门·阎孝忠辨急慢惊风》：“小儿急慢惊，古书无之，惟曰阴阳痫。谓急慢惊者，后世名之耳……阳动而速，故阳病曰急惊；阴静而缓，阴病曰慢惊。此阴阳虚实寒热之别，治之不误也。急惊由有热，热即生风，又或因惊而发，则目上目扎，涎潮搐搦，身体与口中气热，及其发定或睡起，即了了如故，此急惊也。”

《小儿卫生总微论方·卷四·惊痫论·发搐阴阳（附天吊、慢脾风）》：“以阳动而速，故阳搐曰急惊；阴静而缓，故阴搐曰慢惊。”

《脉义简摩·卷八·儿科诊略·病因治法大略》：“急慢惊风，即类中风也。急惊即类中之邪盛者，慢惊即类中之正虚者。潮热者，间时发热，过时即退，来日依时发热，此欲作惊也。壮热者，一向热而不已，甚则发惊痫也。”

《儿科要略·诸惊论治·急惊概要》：“急惊风之证状，全由邪实所致，邪势益实，正气益亟，不治其邪，病必不愈；慢惊则得之也渐，元气早亏，动见虚象。无实可攻，无热可清，自与急惊风有天渊地隔之别矣。”

【论治法】

《普济方·卷三百五十九·婴孩门·证候发端》：“急惊风候，医云阳痫也，手足搐搦，涎潮大热，医家下之，往往利以轻粉，或水银、巴豆，皆有毒药，既已苏省，精神犹向昏沉未快。乳食者或有余热，其候欲得安痊平和，只可用平稳药调胃气，不可便与燥热药，若与服之，其候复作矣。”

《婴童百问·卷之二·慢惊·第十六问》：“然慢惊虽属阴，亦须准较阴阳亏盛，浅深如何，不可纯用温药及燥烈大热之剂，惟于生胃气中，加以截风定搐，如全蝎、花蛇、僵蚕、白附、天麻、南星辈为良方。传慢候而尚有阳证者，不必回阳，但与截风调胃，可冷可热，惟均平阴阳而已，太乙保生丹、聚宝丹、蝉蝎散、神宝既济丹、来复丹、王氏惺惺散、醒脾散、大醒脾散、温白丸，可选而用之。若阳亏阴盛，病已传过，纯属慢惊，无搐掣反引窜视之证，而但昏沉者，与星香全蝎散、定命饮子、四圣散、乌蝎四君子汤、天南星散、乌沉汤、沉香散之属。若手足冰冷者，方可回阳，用硫黄、附子。慢惊下痰，身暖者，天南星丸、苏合香丸、白丸子；痰盛者，神宝既济丹、礞石散；虚甚不可下痰者，灵脂丸、七珍丸。如脑、麝、巴霜寒凉通关利肠之辈，一切禁止。如未发慢惊，先要睡，吐舌摇头，面青毛皮竖，吐乳作腥，额上有汗，此证乃吐后胃虚生风，当下截风醒脾散，或四君子汤加全蝎、防风，银白散或钩藤饮去麻黄。更宜多方，走变药饵，不可轻忽。又有慢惊正发，泄泻吐乳，冷汗，双眼闭，唇红舌出，摇头发直，两胁动，心闷气粗口疮，当用南星末贴脚底心，常进参汤尤好。”

《明医杂著·卷之五·急惊》：“治急惊有余之证，先须降火下痰，一二服后加养血安神之药。若饮食少、大便溏或吐泻，则当兼补脾胃；若脾胃原虚，当于直泻药中加补脾药；若屡作屡服利惊驱逐之药，便宜认作脾虚血散，治惊药内加养血补脾药，不可用温热丁香等药，恐助胃火，宜参、术、芍药等以补脾中气血，麦门冬、黄连以清金制木。”

《幼科发挥·卷之一·急惊风有三因》：“有外因者，如感冒风寒温湿之气而发热者，宜即发热之……有内因者，如伤饮食发热者，即宜消导之，下之……有不内外因者，如有惊恐，或客忤中恶得之……宜先去其痰，辰砂膏主之，后安其神，琥珀抱龙丸主之。”

《古今医统大全·卷之八十八幼幼汇集·惊风门第十三·治法》：“小儿有热，热盛生痰，痰盛生惊，惊盛生风，风盛生搐，搐盛则牙关急，急甚反张上窜。痰涎壅，牙关紧。风热极闭经络，即作搐搦涎壅。胃口闷乱，不醒，才入中脘。手足拳挛，是诸关窍不通，百脉凝滞。有退热而愈者，有治痰而愈者，有治惊而愈者，有通关而愈者，皆是依证用药，不可不究竟其所以受病。凡病在热，不可妄治痰；病在惊，不可妄治风；病在痰，不可妄治惊；病在风，不可妄治搐。治法病在惊，惊由痰热得者，只可退热化痰，其惊自止。病在风，风由惊作，只可利惊化痰，其风自散。病在痰，涎急，须退热化痰。若还有搐，须用截风散惊。此为活泼之治也。小儿惊风有二，急惊属痰热，宜凉泻。一云用降火下痰丸，养血药作汤下之。慢惊属脾虚所主，多死，宜用温补，一云当义脾。世以一药通治二惊，此甚妄也。急惊风，热口疮，手心伏热，痰嗽痰喘，并用涌法，重则用瓜蒂散，轻则用赤小豆、苦参末，须用酸虀汁调服之。候小定用通圣散，蜜丸服之，间以桑树上桑牛阴干为末调服，以平其风。又以北薄荷叶、寒水石各一两，青黛、白僵蚕、辰砂各一钱，全蝎二枚，猪牙皂角、槐角各五分为末，灯心汤和乳汁灌之。角弓反张，目直视，因惊而致，宜南星、半夏入姜汁、竹沥灌之，更灸印堂。频吐泻者，将成慢惊，用钱氏白术散加山药、扁豆、炒肉豆蔻(面包煨)，各一钱，入姜一片煎服。若慢惊已作，加细辛、天麻各一钱，全蝎三个去梢，白附子八分(面煨)。惊而泻，用参、苓、芍药酒炒白术，姜煎。夏月加姜黄连、生甘草服之。治惊大法有方，用药有序，急以退热疏风，下痰定搐开关。当下便不可用巴豆、硝粉、脑、麝、牛黄大寒之剂下之，大黄可也，恐伤真气元阳也。小儿易虚易实，用温凉之剂无过与不及。要问前医曾经解利不曾，又不知真假逆顺，伤寒伤风，麻痘食积，变蒸热急亦致发搐，假搐是也，各有见证可验。牙关不紧，若无痰潮，见其惊风，便言热则生风，便与脑、麝、巴、霜、牛黄、轻粉，大寒毒剂截风峻取下痰，以致脾胃虚损，以传慢候夭伤者多矣。凡百病不可损其胃气，医者慎之。曾经下后，诸病犹存，不得再下。有惊散惊，有热退热，有痰利痰，壅实则去壅实。热退则不生痰，惊散则不生风。壅实去，气自平，病何由作？钱氏曰温惊丸、凉惊丸、利惊丸，何也？虚则温之，实则利之，热则凉之。"

《医学纲目·卷之三十六小儿部·肝主风·惊搐》："(丹)急惊主痰热，当凉泻之，只用降火下痰养血之药。慢惊主脾虚，所以多死。先实脾土，后散风邪，只用朱砂安神丸，更于血药中求之。"

《脉症治方·卷之一·风门·中风》："小儿惊风，有急有慢。慢惊属脾虚，所主宜温补，参术汤，化下朱砂安神丸。急惊属痰热，宜凉泻，以牛黄清心丸，或利惊丸主之。"

《医便·卷四·慈幼类》："凡小儿急惊，属肝木风痰有余之症，治宜平肝镇心，驱风消痰，降火，清内热，慢惊属脾土不足，因吐泻久虚，元气不固，或大病后元气不足，宜补中兼疏利，世俗以一药通治二症者甚妄。"

《万病回春·卷之七·急惊》："急惊风症，牙关紧急，壮热涎潮，窜视反张，搐搦颤动，唇口眉眼牵引，口中热气，颊赤唇红，二便闭结，脉浮洪数紧，此内有实热，外挟风邪，当截风定搐。若痰热尚作，仍微下之，痰热既泄，急宜调养胃气；搐定而痰热少退，即宜调补脾气。此大法也。"

《万氏家抄济世良方·卷五·小儿诸病》："慢惊属脾虚，当温补脾胃，次以镇惊；急惊属痰热，宜清凉之剂安神退。"

《景岳全书·卷之四十谟集·小儿则(上)·论惊风证治》："治法：一曰风，二曰火，三曰痰，四曰阳虚，五曰阴虚。所谓风者，以其强直掉眩，皆属肝木，风木同气，故云惊风，而实非外感之证。今人不明此义，但以为治风必须用散，不知外来之风则可散，而血燥之风不可散也。所谓痰火者，痰凝则气闭，火盛则阴亏，此实邪之病本也。若痰因火动，则治火为先；火以痰留，则去痰为主。凡惊风之实邪，惟痰火为最，风则次之。然邪实者易制，正败者必危。盖阳虚则阴邪不散而元气不复，阴虚则营气不行而精血何来？所以惊风之重，重在虚证。不虚不重，不竭不危。治虚之法，当辨阴阳。阳虚者，宜燥、宜刚；阴虚者，宜濡、宜润。然善治阳者，气中自有水；善治阴者，水中自有气。造化相须之妙，既不可混，又不可离者如此。"

《医门法律·卷四·热湿暑三气门·痉病论》："小儿之体脆神怯，不耐外感壮热，多成痉病，后世妄以惊风立名，有四证生八候之凿说。实则指痉病之头摇手动者，为惊风之抽掣；指痉病之卒口噤、脚挛急者，为惊风之搐搦；指痉病之背反张者，为惊风之角弓反张。幼科翕然宗之，病家坦然任之，不治外淫之邪，反投金石脑麝之药，千中千死而不悟也。”

《诚书·卷八·论证治》：“宜治痰不宜治火，宜安神不宜镇惊，宜导不宜下，宜解不宜汗。”

《温病条辨·卷六解儿难·小儿痉病瘛病共有九大纲论·暑痉》：“按俗名小儿急惊风者，惟暑月最多，而兼证最杂，非心如澄潭，目如智珠，笔如分水犀者，未易辨此。盖小儿肤薄神怯，经络脏腑嫩小，不奈三气发泄。邪之来也，势如奔马，其传变也，急如掣电，岂粗疏者所能当此任哉！如夏月小儿身热头痛，项强无汗，此暑兼风寒者也，宜新加香薷饮；有汗则仍用银翘散，重加桑叶；咳嗽则用桑菊饮；汗多则用白虎；脉芤而喘，则用人参白虎；身重汗少，则用苍术白虎；脉芤面赤多言，喘喝欲脱者，即用生脉散；神识不清者，即用清营汤加钩藤、丹皮、羚羊角；神昏者，兼用紫雪丹、牛黄丸等；病热轻微者，用清络饮之类，方法悉载上焦篇，学者当与前三焦篇暑门中细心求之。但分量或用四之一，或用四之二，量儿之壮弱大小加减之。痉因于暑，只治致痉之因，而痉自止，不必沾沾但于痉中求之。若执痉以求痉，吾不知痉为何物。”

《脉诀乳海·卷六·小儿生死候歌》：“小儿元阳之气充足，故脉五六至以上而有力为平，今脉虚而濡，则脾胃之气衰，而虚风乘之，乃成惊风之候。然惊有二种，曰急曰慢。急者属阳，阳动而躁疾；慢者属阴，阴静而迟缓。皆因脏腑虚而得之。虚能发热，热则生风，是以风生于肝，痰生于脾，惊出于心，热出于肝，而心亦热，以惊风痰热，合为四证。搐搦掣颤，反引窜视为八候。又急惊属阳，用药以寒。慢惊属阴，用药以温。今脉见虚濡，当是慢惊之候。治者审之。”

《脉义简摩·卷八儿科诊略·病因治法大略》：“旧说治急惊宜凉，慢惊宜温，此不尽然。急惊亦有发于内之寒痰，慢惊每多成于内之燥热。”

“小儿惊风方搐时，但扶持不可擒捉。盖风气方盛，恐流入筋脉，或致手足拘挛。气血壅闷，方借抽掣，以助气运之力。擒捉之，则气难运矣。”

一、熄风镇惊

《卫生宝鉴·卷十九·小儿门·阎孝忠辨急慢惊风》：“……此急惊证也，当其搐势渐减时，与镇心治热之剂一二服，候惊势已定须臾，以药下其痰热，利下痰热，心神安宁，即愈。”

《世医得效方·卷第十一·小方科·活幼论》：“急惊之候，通关截风、定搐去痰，其热尚作则当下之，一泄之后又急须和胃镇心，不可过用寒凉等剂。”

《普济方·卷三百七十三·婴孩惊风门·总论》：“疏风化痰，散热镇惊，四证相须，用药斟酌，古人处方，各有深意，后学宗之，随症施治，总以疏风散热为主。如兼有痰涎，尚未转惊者，只化其痰不得，妄投惊风药，何也？惊风之药，性多寒凉，经络本自无恙，反因攻击痰涎，且风热乘虚而入于经络，却成搐搦，为难愈也。”

二、清热豁痰

《万氏家抄济世良方·卷五·小儿诸病》：“外伤于热者，有风必惊。急惊卒然潮热、手足搐制、双目直视、痰涎涌塞，治当退热行痰。”

《笔花医镜·卷三·儿科证治·痰火闭症》：“痰火之症，即俗所谓急惊风也。小儿或感风寒，或积乳食，皆能生痰。痰积则化火，或受暑热亦生火，失于清解，则火升而痰亦升，痰火上壅，闭其肺窍，则诸窍皆闭。其症目直气喘，昏闷不醒，且火甚则肝燥筋急，为搐搦掣颤反引窜视，而八候生焉。总因痰火郁结，肝风内动而成，当其拘挛弓仰之时，但以手扶，勿可用力抱紧，伤其筋络，致成废疾。初起以通关散开其嚏，得嚏则醒，轻者利火降痰汤，重者清膈煎加石菖蒲、竹茹，或抱龙丸，醒后清热养血汤。”

三、疏风祛邪

《活幼口议·卷之十一·小儿惊风痰热四证》：“小儿有热，热盛生痰，痰盛生惊，惊盛作风，风盛发搐……有退热而愈者，有治惊而愈者，有截风而愈者，有化痰通关而愈者，皆是依证用药。”

《普济方·卷三百七十三·婴孩惊风门·总论》：“凡小儿惊风紧急，先用搐鼻开关下痰利惊，病势稍定，仍用退热疏风之药，盖热退痰下，可免惊风再潮之患。”

《幼科发挥·卷之一·急惊风有三因》：“有外因者，如感冒风寒温湿之气而发热者，宜即发散之……有内因者，如伤饮食发热者，即宜消导之、下之……有不内外因者，如有惊恐、或客忤中恶得之，宜先去其痰，后安其神。”

《幼科铁镜·卷三·阐明发惊之由兼详治惊之法》：“疗惊必先豁痰，豁痰必先祛风，祛风必先解热，而解热又以何者为先乎？肺主皮毛，皮毛为贼邪入内之门户，彼风、寒、暑、湿、燥、火六邪之来，皮毛受之即入犯乎肺，肺本出热地也，燥火暑邪一入，则热与热依而热盛；风寒湿邪一入，肺窍为之闭塞，则热无所泄而热亦盛。若解热必先祛邪，前书上只云解热，并未说到祛邪，今以祛邪之法详之，一用拿，一用推，一用灯火，一用灸，一用药。”

四、健脾益气

《卫生宝鉴·卷十九·小儿门·阎孝忠辨急慢惊风》：“凡小儿吐泻，当温补之。每用理中丸以温其中，以五苓散导其逆，连与数服，兼用异功散等温药调理之……若已虚损，宜与附子理中丸，研金液丹末，煎生姜米饮调灌之，惟多服乃效。”

《小儿药证直诀·卷上·脉证治法》：“凡急慢惊，阴阳异证，切宜辨而治之，急惊合凉泻，慢惊合温补。世间俗方，多不分别，误小儿甚多。又小儿伤于风冷，病吐泻，医谓脾虚，以温补之，不已，复以凉药治之，又不已，谓之本伤风，医乱攻之，因脾气即虚，内不能散，外不能解，至十余日，其症多睡，露睛，身温，风在脾胃，故大便不聚而为泻，当去脾间风，风退则利止，宜风散主之，后用使君子丸补其胃，亦有诸吐利久不差者，脾虚生风而成慢惊。”

《世医得效方·卷第十一·小方科·活幼论》：“慢惊之候，宜于生胃气药，和以截风定搐，不可太燥。”

《本草单方·卷十四幼科·惊搐》：“脾虚而成慢惊者，用益黄、理中之药，必伤人命。当于心经中，以甘温补土之源；更于脾土中，以甘寒泻火，以酸凉补金，使金旺火衰，风木自平矣。”

《明医杂著·卷之五·急惊》：“治急惊有余之证，先须降火下痰，一二服后加养血安神之药。若饮食少、大便溏、或吐泻，则当兼补脾胃；若脾胃原虚，当于直泻药中加补脾药；若屡作屡服利惊驱逐之药，便宜认作脾虚血散，治惊药内加养血补脾药，不可用温热丁香等药，恐助胃火，宜参、术、芍药等以补脾中气血，麦门冬、黄连以清金制木。”

《本草述钩元·卷二十七·虫部·蝎》：“即小儿慢脾惊风，强半不能舍此，非因脾土大虚，肝木不得化源以为用，故风生于虚乎，每见病属肝木侮土者，多以补土奏功，是以慢脾风主于益土，更藉由木化金之专气以补肝虚，使风木得化源于土，更畅化气于金。”

《脉诀乳海·卷四·虚脉指法主病》：“小儿乃方长之气，脉当有力，今反见虚脉，则为先天不足，或脾胃虚弱，风火易乘，故主惊风之证也。治之者，宜益其元气，培其脾土，气血充足，而风木不得以乘之，惊风之患，庶可免矣。”

五、外治法

《备急千金要方·卷五上·少小婴孺方上·惊痫第三》：“治小儿暴痫者，身躯正直如死，及腹中雷鸣，灸太仓及脐中上下两旁各一寸。”

《黄帝明堂灸经·卷下·正人形第五》：“小儿急惊风，灸前顶一穴，三壮。在百会前一寸。若不愈，须灸两眉头及鼻下人中一穴，炷如小麦大。”

《黄帝明堂灸经·卷下·正人形第一》：“小儿缓惊风，灸尺泽各一壮，在肘中横纹，约上动脉中，炷如小麦大。”

《扁鹊神应针灸玉龙经·一百二十穴玉龙歌·头风》：“印堂：在两眉间宛宛中。针一分，沿皮先透左攒竹，补泻后转归原穴；退右攒竹，依上补泻。可灸七壮。小儿惊风灸七壮，大哭者为效，不哭者难治。随症急慢补泻，急者慢补，慢者急补，通神之穴也。”

《玉机微义·卷五十·小儿治法·治湿热攻下之剂》：“小儿慢惊风灸尺泽穴各七壮，在肘中横纹上动脉中炷，如小麦大。”

《普济方·卷三百七十二·婴孩惊风门·天瘹惊风》：“灸两手大拇指面甲肉相半，男先灸左，女先灸右，及两足大拇指节中间，各三五壮，又手心五壮，又后心七壮，此皆得效。”

《本草品汇精要·续集卷之一·玉石部·灯火》：“治诸惊仰向后者，灯火淬其囟门两眉际之上；下眼翻不下者，淬其脐之上下；不省人事者，淬其手足心之上下；手拳不开口往上者，淬其顶心两手心；撮口出白沫者，淬其口上下手足心。”

《续医说·卷九·小儿·摩脊法》：“小儿惊风发搐，两眼反视，药至口即吐出，余遂用竹茹、灯芯锉碎磨成粗末，入生姜自然汁少许，和以芝麻油调匀，按摩小儿自额上起直至背心两手足心数十遍，仍以薄荷煎汤，渐渐与之饮逾时惊搐，遂平热退而愈。”

《医学纲目·卷之三十六小儿部·肝主风·惊搐》：“急惊：支正、下廉。小儿慢惊风：灸尺泽二穴（各七壮，在肘横纹内正中，炷如小麦大）。”

《仁术便览·卷四·小儿诸病·延生方》：“男灸左乳黑肉上，女灸右乳黑肉上，一岁灸三壮，二三岁灸三七壮，大人不灸。”

《针灸大成·卷七·经外奇穴》：“印堂一穴，在两眉中陷中是穴。针一分，灸五壮，治小儿惊风。”

《寿世保元·卷八·慢脾》：“慢惊慢脾危恶之症，药力不到者，但看两脚，面中间陷处，有太冲脉，即灸百会穴三五壮，炷如小麦大，灸后仍与醒脾之剂调之。”

《动功按摩秘诀·瘫痪诸穴道》：“人中乃任脉之总脉也，其穴在鼻柱之下三分，用水含口内，微凸上是人中穴；印堂在眉心正中。二穴兼掐治小儿惊风。”

《幼科推拿秘书·卷三·推拿手法·拿总经》：“总经在小天心下，内间史上，五指诸筋经络，总由此散去，故名总经。小儿惊风，手足掣跳，横拿一个时辰，如不止，再掐大敦穴，大敦在足大指，男掐右足，女掐左足。若鹰爪惊，本穴掐后就揉。”

《益世经验良方·小儿·治小儿惊风门》：“将小儿中指屈转于手心，墨点穴，灸三壮，得声出即止。其效如神。”

《针灸集成·卷四·足厥阴肝经》：“行间，大指次指合缝后，五分针三分留十呼，灸三壮。”

【论用方】

一、治小儿惊风通用方

1. 安神丸

1）（《博济方·卷四·惊痫》）

治小儿惊风搐搦，化涎镇神。

使君子（两枚，以面裹于慢火中煨，候面熟为度，去面，只用使君子） 水银（一钱，结砂子） 香细墨（一钱） 芦荟（一钱） 辰砂（一钱） 腊茶（一钱） 轻粉（二钱） 天竺黄（半钱） 青黛（半钱） 蝎梢（三七个） 乳香（一钱） 龙脑（一钱） 寒食面（一钱半） 真熊胆（半钱）

上十四味，同研令匀细，滴水和为丸如绿豆大。每服一丸，薄荷蜜水化下；如小儿稍觉惊着，化半丸与吃；若能常服，永无惊疾。

2）（《本草汇言·卷之十二·玉石类·云母》）

治小儿惊风。

上洁云母石（研细水煮过，五钱） 乌犀角 朱砂（各三钱） 玄明粉（一钱） 冰片 牛黄 麝香（各四分，共研极细） 人参 白茯苓 胆星 地骨皮 甘草（各四钱，微炒为细末）

麦门冬（去心）一两，酒煮烂，捣膏为丸如鸡豆大，晒干，净瓷器封藏。每遇是患，小儿一丸，生姜汤化下。

2. 铅白霜丸（《博济方·卷四·惊痫》）

治小儿惊风，伤寒，四五日未得汗，摇头扑手，上窜，多啼叫，不睡，吃水无休。

铅白霜（半两） 山栀子（一两） 甘草（炙，半两） 马牙硝 朱砂 人参 天竺黄（各半两）

上七味为末，炼蜜为丸如桐子大。每服一丸，冷热蜜汤化下。

3. 双丸子（《博济方·卷四·惊痫》）

治小儿惊风等。

天麻轻（炙） 天南星（炮） 蚕蛾 生犀末 朱砂（另研） 羚羊角末 藿香叶 白檀香 蝎梢（须是锋全者） 乌蛇（酒浸去皮骨，轻炙） 零陵香（一钱） 天雄尖 麝香（各半两） 牛黄（一分） 雄黄（一钱） 狐肝（一具，水煮，薄切，焙干另杵） 乌鸦（一只，去嘴爪肠肚，于瓦罐内，烧为灰，另研，罗入诸药末内）

上一十七味，并拣择净，分两秤足，依法修制，捣细，研令匀，炼蜜和，硬软得所，却于石上捶三百下，用埳器盛。每服二丸，薄荷汤下，大人白豆大，小儿绿豆大，卒患，并三服。小儿惊风，金银薄荷汤下。

4. 透冰丹（《博济方·卷四·惊痫》）

治一切风毒上攻，心胸不利，口舌干涩，风虚痰壅，不思饮食，及风毒下注，腰脚疼痛，脾虚体黄，肾败骨弱，疏痰利膈；治瘫痪等一切风疾，小儿惊风。

川大黄 益智子（去皮） 茯苓 茯神（去皮

木） 蔓荆子（去花叶） 威灵仙（去土） 天麻 仙灵脾（去梗） 吴白芷 山栀子（七棱，小者为上，去皮，各一两） 麝香（一分，另研） 细墨（一分，另研；《太医局方》烧用醋淬研） 川乌头（四两，生用，去皮脐；《太医局方》用河水浸半月，三日一换水，切作片，焙干，盐一两，炒黄去盐）

上并生为末，入麝香墨拌匀，蜜溲和，入臼内，杵一万下，丸如桐子大。每服，薄荷汁温酒下二丸。如卒中，研四丸，用皂角白矾温水下，立效。小儿惊风，入腻粉少许，薄荷汁化半丸，灌之。

5. 归命丸（一名**神穴丸**）（《圣济总录·卷第六·急风》）

治急风中人，身背强直，面黑鼻干，口噤不语。

蛇黄（紫色者，火煅令通赤，取出，以纸衬地上出火毒一宿，杵罗为末，研如面，四两） 铁粉（一两） 豮猪粪（用瓶子固济烧才烟尽为度，候冷研细，二两） 丹砂（研，半两） 麝香（研，一钱）

上五味，同研极细，糯米粥和丸如鸡头大。一切风，用薄荷酒磨下一丸，小儿半丸，小儿被惊及发热，并以薄荷汤磨下少许。

6. 走马散（《圣济总录·卷第六·破伤风》）

治破伤中风，牙关紧急，口面㖞斜，身体或硬或软，小儿惊风，并治之。

天麻 天南星（炮） 半夏（汤洗七遍，与生姜半两同捣，焙干） 白附子（炮） 附子（炮裂，去皮脐，各半两） 丹砂（研） 雄黄（研） 牛黄（研） 麝香（研） 犀角（镑，各一分） 腻粉（研，三分）

上一十一味，将六味捣罗为末，入五味研者和匀。每服半钱匕，豆淋酒调下，汗出取瘥，未汗再服一字，良久用热生姜稀粥投；若小儿患每服一字，荆芥汤或熟水调下。要丸即用新炊饼丸如大麻粒大，每服三丸至五丸，吐逆用生姜汤下，出汗用生姜酒下，热粥饮投之。

7. 必胜散（《圣济总录·卷第一百六十九·小儿急惊风》）

治小儿急惊风。

天南星（炮） 轻粉（研） 甘遂 全蝎（炒，各一分） 巴豆（去皮心膜，出油，七粒） 丹砂（研，一钱） 麝香（研，半钱）

上七味，捣研为散。每服一字匕，要吐泻酒调下，取涎薄荷汤调下，未周晬儿减之。

8. 龙脑水银丸（《圣济总录·卷第一百六十九·小儿急惊风》）

治小儿急惊，并宣转风热。

龙脑（研） 麝香（研，各一字） 猪牙皂荚（炙） 甘遂（各一分） 腻粉（研，一钱） 青黛（研） 水银（结沙子，各二钱） 巴豆（去皮心膜研，七粒，不出油）

上八味，捣研为末，面糊丸如麻子大。一岁一丸，更量病紧慢，及儿大小加减，用薄荷汤下。

9. 巨圣散（《圣济总录·卷第一百六十九·小儿急惊风》）

治小儿急惊，手足瘛疭，咽膈涎盛。

大黄 乳香（研，各二钱） 麝香（研，半钱匕） 丹砂（研，一钱） 腻粉（二钱匕，研） 雄黄（研，半钱） 蝎梢（炒） 白附子（炮，各一钱）

上八味，捣研为散。每服一字或半钱匕，薄荷汤调下，更量大小加减服。

10. 银朱丸（《圣济总录·卷第一百六十九·小儿急惊风》）

治小儿急惊风。

水银（结沙子，半皂子大） 甘遂（二钱，捣） 丹砂（研） 轻粉（各一钱） 龙脑（半钱，研）

上五味，同研细，炼蜜和为剂子。每服旋丸如半皂子大，量大小加减，煎薄荷汤化下。

11. 白虎丸（《圣济总录·卷第一百六十九·小儿急惊风》）

治小儿急惊，及天瘹客忤。

青黛 麝香 白牵牛（末） 甘遂（末） 寒食面 大黄（末各三钱） 腻粉 龙脑 粉霜（各一钱）

上九味，各研细和匀，滴水丸如鸡头实大。每服半丸一丸，磨刀水化下，量大小加减，微利为度。

12. 黑神丸（《圣济总录·卷第一百六十九·小儿急惊风》）

治小儿急慢惊风。

腻粉（一钱半） 墨白面 芦荟（研，各一钱） 麝香（研） 龙脑（研） 牛黄（研） 青黛（研） 使君子（去壳，面裹炮熟，各半钱）

上九味，同研匀细，面糊丸如梧桐子大。每服半丸，薄荷汤研下，要利，即服一丸。俗名睡惊丸，少不同耳，前后用之，垂死儿一服，即瘥。

13. 蝎梢散(《圣济总录·卷第一百六十九·小儿急惊风》)

治小儿急慢惊风。

蝎梢(七枚) 乌头尖(七枚) 半夏(一枚,浆水煮过) 丹砂(研,半字) 附子(生,去皮脐,一分)

上五味,捣罗为细散。每服一字匕,煎柳枝汤调下。

14. 定命丸(《圣济总录·卷第一百七十二·小儿天瘹》)

治小儿急慢惊风天瘹,撮口搐搦,奶痫壮热困重。

干蝎(全者七枚,生用) 天南星(末,一分,生) 白附子(末,半分,生) 青黛(半钱) 蟾酥(一分,酒浸一宿) 麝香(一钱)

上六味细研令匀,以粟米糊丸如绿豆大,更用青黛为衣。新生儿用腻粉二捻,生油一两点,新汲水数滴,药一米许,化破与服,取下胎中所受惊热,即无诸惊;如小儿患重,用荆芥薄荷汤化下一粒。

15. 赤灵丸(《圣济总录·卷第一百七十二·小儿天瘹》)

治小儿天瘹痫病,急慢诸风。

丹砂(研,水飞过) 人参(为末,各一两) 酸枣仁(研,二两) 乳香(研,半两) 白面(二钱)

上五味,和研令匀,用生蜜和膏入新竹筒内,以油纸封札定,坐饭甑上炊,候饭熟为度,分作三十丸。每一丸,分四服,薄荷汤化下,更量儿大小加减。

16. 僵蚕散(《圣济总录·卷第一百七十二·小儿天瘹》)

治小儿天瘹。

白僵蚕(炒) 马牙硝(研) 郁金 干蝎(去土,炒,各半两)

上四味,捣研为散。每服一字匕,乳汁调服,甚者半钱匕,不拘时候。

17. 天南星散(《圣济总录·卷第一百七十二·小儿天瘹》)

治小儿天瘹。

天南星(大者一枚,掘地作坑,安砖子一片,先用火烧赤后放天南星于热砖上,用酒半升倾天南星上,即以盏子覆之,候冷锉)

上一味,捣罗为散。每服一字匕,温酒调下,二岁以下,以乳汁调。

18. 全蝎散(《鸡峰普济方·卷第十九·麝香巴豆》)

治小儿惊风,中风口眼㖞斜,语言不正,手足偏废不举。

全蝎 白僵蚕 川芎 黄芩 大天南星 甘草 桂枝 赤芍药 麻黄(各三分) 天麻(六分)

上为粗末。每服三钱水一盏半,生姜七片,煎至七分,温服无时,量儿大小与之,日三四服。忌羊血。

19. 大天南星丸(《鸡峰普济方·卷第十九·麝香巴豆》)

治小儿急慢惊风,涎潮发搐,目睛上视,口眼相引,牙关紧急,背脊强直,精神昏塞连日不省。

滴乳香 龙脑 牛黄(各半两) 朱砂 天南星(各三钱) 麝香(一钱半) 天麻 人参 防风(各一钱) 干蝎(十四个)

上各研杵,令匀,炼蜜和丸如鸡头大。每服一丸,荆芥薄荷汤下,量儿大小加减不以时。

20. 娄金丸(《太平惠民和剂局方·卷之一·治诸风》)

治诸风神志不定,恍惚去来,舌强语涩,心忪烦闷,口眼㖞僻,手足亸曳;及风虚眩冒,头目昏痛;或旋运僵仆,涎潮搐搦,猝中急风,不省人事。小儿惊风诸痫,并皆治之。

甘菊(去土,四两) 黄芪(去芦头) 藁本(洗) 白僵蚕(去丝、嘴,爁) 甘草(爁) 羌活(去苗) 麻黄(去根、节) 茯苓(去皮) 芍药 犀角(镑,各二两) 白芷(洗) 南星(末,以牛胆汁和作饼,阴干) 细辛(去苗,洗,焙) 人参(去芦) 防风(去芦) 川芎(各一两半) 龙脑(研) 牛黄(研) 麝香(研) 白附子(炮) 天竺黄(各一两) 白花蛇(酒浸,去皮骨,炙) 天麻(去苗,各三两) 生地黄汁(五升,入蜜一两,酒二升,酥一两半,慢火熬成膏,放冷) 金箔(一百片,为衣)

上为细末,以地黄汁膏子搜和,每两作五十丸,以金箔为衣。每服一丸,细嚼,温酒下。小儿每服皂荚子大,薄荷汤化下。

21. 龙脑地黄膏(《黄帝素问宣明论方·卷十四·小儿门·小儿病总论》)

治小儿急慢惊风，痰涎上潮心胸，天吊，惊悸，喉风，小儿胸膈不利，一切热毒，大有神验。如病不已，与分肢散一二服，吐利得快。常服此药。

川大黄（别捣） 甘草（横纹者，别捣） 麝香（一钱，别研） 雄黄（水窟者一分，别研） 生脑子（一钱，别研）

22. 郁金散（《黄帝素问宣明论方·卷十四·小儿门·小儿病总论》）

治小儿急慢惊风等疾。

郁金（一枚，大者） 巴豆（七个，去皮，不出油）

23. 碧云散（《黄帝素问宣明论方·卷十四·小儿门·小儿病总论》）

治小儿惊风有痰。

胆矾（半两，研） 铜青（一分，研） 粉霜 轻粉（各一钱）

24. 蜈蚣丸（《类编朱氏集验医方·卷之十一·小儿门·惊》）

治惊风。

白附子 天南星 赤脚蜈蚣 防风 半夏

上锉碎诸药，掘地一小窍，用炭火煅约半日，一日尤好；地脉透热，入黄子醋在窍，八分满，随倾诸药入，醋煮之，用瓷碗一只快捷盖住，以泥封四围，至次日相对，方取出焙干，碾为末；用豮猪心血研烂，同蜜炼熟为丸。不拘丸子大小，用薄荷汤下，仍量小儿大小投药。

25. 防风导赤散（《类编朱氏集验医方·卷之十一·小儿门·惊》）

治小儿初惊。

生干地黄 川木通 防风 甘草（各等分）

上生用，㕮咀。每服三钱，水一盏，竹叶少许同煎。

26. 羌活膏（《类编朱氏集验医方·卷之十一·小儿门·惊》）

祛小儿惊风，定惊。

羌活 防风 川芎 茯神（去木，各二钱） 茯苓 白术 白附子（炮） 僵蚕（姜汁炒，各一钱） 全蝎（半钱）

上为末，炼蜜为丸。每服紫豆大，麦门冬薄荷汤化下。

27. 防风天麻散（《类编朱氏集验医方·卷之十一·小儿门·惊》）

治惊风，头疼。

防风 天麻 川芎 白芷 甘草 川乌（一个，炮） 麻黄（去节）

上等分，细末。葱蜜汤下，薄荷汤亦可。如惊搐，加全蝎一个，乌蛇肉尾、白附子、麝香各少许，羌活煎汤下，无不效者。伤风，加零陵香、羌活。

28. 木香保命丹（《普济方·卷一百十四·诸风门·诸风难治》）

治惊痫等病，小儿急慢惊风，薄荷汤下一皂子大。

木香 白附子 海桐皮 山药 赤箭 羌活（去芦头，并生用） 蔓荆子（生，去皮） 甘草（酥炙微黄） 大防风 藁本（去须、土） 甘菊花（去土） 威灵仙（水浸去土） 官桂 全蝎（炒） 厚朴（去皮，生姜汁炒干） 杜仲（去粗皮，炒去丝） 白花蛇（酒浸三日，去皮骨，焙干，炒用） 牛膝（酒浸，焙干） 独活 虎骨（酒浸，酥炙令焦黄） 当归（去芦头，水浸焙干） 天麻（别捣取末，去土） 天南星（浆水煮五七次） 白芷（各一两） 麝香（三钱，真者，另研） 朱砂（上好者，一两半）

上为细末，其药分作十分，将麝香一两分拌匀，炼蜜和丸如弹子大。每服一丸，细嚼酒下，不拘时候。

29. 蝎麝白丸子（《普济方·卷一百十五·诸风门·诸风杂治》）

治小儿惊风。

半夏（七两） 川乌（一两） 白附子（二两） 天南星（三两） 天麻（一两） 全蝎（五钱） 防风（一两） 生麝香（五分）

上为末，姜汁糯米糊丸如梧桐子大。每服一二十丸，淡姜汤下，无时吞下；瘫痪风温酒下，日三服，一二日后当有汗，便能舒展，经三五日频呵欠是应。常服除风化痰，治膈壅，小儿惊风，薄荷汤下二三丸。

30. 乳香丸（《普济方·卷三百六十一·婴儿初生门·惊风内瘹啼》）

治小儿惊风内瘹，痛不可忍者。

乳香（一钱半） 蝎梢（二七个） 没药（半钱） 沉香（一钱半）

上为末，炼蜜和丸如黍米大。每服婴孩三丸，一岁五丸，三岁七丸，以意加减，乳香汤吞下。

31. 桃符丸(《普济方·卷三百六十一·婴儿初生门·惊风内瘹啼》)

治婴孩惊风内瘹。

银朱　乳香(各一钱,研)　大蒜(一个,煨,研)

上先研乳香极细,后入银朱,再研,后又同大蒜研,看软硬得所,丸如绿豆大。半岁每服五丸,一岁七丸,二三岁十丸,以意加减,薄荷汤化下。

32. 没石子丸(《普济方·卷三百六十一·婴儿初生门·惊风内瘹啼》)

治小儿惊风内瘹,腹痛不可忍。

木香螺粉(烧)　草乌头(生用,去皮尖)

上为末,用醋煮糊为丸如黍米大。每服十丸,淡醋吞下。

33. 止痛丸(《普济方·卷三百六十一·婴儿初生门·惊风内瘹啼》)

治婴孩内瘹。

大鳖子　肉胡椒(各等分)

上为细末,用黑豆末,醋作糊丸如绿豆大。每服三四粒,荆芥汤下。

34. 芎归散(《普济方·卷三百六十一·婴儿初生门·惊风内瘹啼》)

治内瘹胎寒,腹痛躽啼。

官桂　当归　川芎　香附子(各一分)　川白　姜木香　甘草(炒,各半两)

上为末。每服半钱,白水煎,乳食前服。

35. 木香散(《普济方·卷三百六十一·婴儿初生门·惊风内瘹啼》)

治惊风内瘹,盘肠气虫痛。

黑牵牛末(半生半熟)　大腹皮(各一两半)　槟榔　雷丸　锡灰(醋炒)　三棱　莪术(并煨)　木香　大黄(各一两)

上为细末。每服三钱,空心蜜水或沙糖水调下。仍先用烧猪肉一片,细嚼不吞仍吐出,却服药引虫。

36. 起死轻骨丹(《普济方·卷三百六十七·婴孩诸风门·中风不随》)

治中风瘫缓,四肢不随,风痹等疾,及小儿惊风。

麻黄(去根节,秤五斤,锉,以河水二石熬之,去滓成膏)　桑根白皮(须土下者,自采,锉)　白芷　苍术(去皮)　甘松(只用腿子)　川芎(各二两)　苦参(三两半)

上末之,六味研极细,以前麻黄膏和丸如弹子大。每服一丸,温酒一盏研化顿服,临卧,取汁五七,日间再服,手足当即轻快。小儿惊风,量与之。

37. 白霜丸(《普济方·卷三百六十八·婴孩伤寒门·夹惊伤寒》)

治小儿惊风伤寒,四五日未得汗,摇头扬手上窜,多啼叫不睡,吃水不休。

铅白霜　朱砂　马牙硝　天竺黄　人参　甘草(炙,各半两)　山栀子(一两)

上为末,炼蜜为丸如梧桐子大。每服一丸,令热蜜汤化下。

38. 聚宝散(《普济方·卷三百七十三·婴孩惊风门·一切惊风》)

治小儿一切惊风,壮热涎多,精神昏愦,目睛上视,手足搐搦,饶睡多惊。

朱砂(二两)　犀角屑　西琥珀　玳瑁　茯神　珍珠(各一两)　南硼砂　龙脑(各一钱)　牛黄　麝香(各半钱)　人参　茯苓(各三分)　紫河车(二两)　甘草(生,一两)　银箔(五片,研)

上细末,炼蜜丸,如芡实大。每两三十丸,每服半丸,薄荷汤下。乳后常服,安魂定魄,治惊宁神,响音声,利咽嗌,解诸毒,凉上焦,治惊搐。

39. 圣枣丸(《普济方·卷三百七十三·婴孩惊风门·一切惊风》)

治小儿惊风痫疾。

木香　丁香　硇砂　粉霜　轻粉　干漆　芫花　青橘皮　朱砂　巴豆霜(各二钱)

上为末,枣肉为丸如豌豆大。每服三丸,用枣汤吞下。

40. 蝎梢丸(《普济方·卷三百七十三·婴孩惊风门·一切惊风》)

治小儿惊风,生涎时发,壮热,手足搐动,夜卧不安,牙关紧急。

蝎梢　朱砂(飞过留一半,为末)　白僵蚕(各一分)　天麻　芎䓖　羌活　半夏(汤洗七次,切作片子,姜汁制)　当归(洗)　牛胆(制)　天南星　麝香(以上各半两)

上为末,糯米粥和丸鸡头子大,朱砂为衣。荆芥汤化下一丸,如口已噤,先用药擦牙。

41. 保童丸(《普济方·卷三百七十三·婴孩惊风门·一切惊风》)

治小儿惊风诸痫。

天南星(一个重一两,为末,用薄荷捣汁作饼子,阴干) 远志(一两,去心) 全蝎(一钱) 天麻(三钱半) 石莲心(一钱) 甘草(二钱,生用) 茯神(一钱) 朱砂(二钱) 麝香(半分)

上件为末,入猪心内,用七个研在众药内,以山药打糊为丸如鸡头子大,朱砂麝香为衣。每服一粒,薄荷汤化下。

42. 神曲饼子(《普济方·卷三百七十三·婴孩惊风门·一切惊风》)

治小儿诸风,惊痫潮发,搐搦口眼相引,项背强直,精神昏困,痰涎不利,及一切虚风,并皆治之。

天南星 乌蛇(各三钱) 天麻 麻黄(去节,各二钱) 全蝎(一分半) 白附子(三钱半) 白僵蚕(四钱) 大附子(一枚,炮裂,去皮脐)

上为细末,水一升浸三日,布袋去滓,寒食面一斗,和匀,踏作饼子,用楮叶罨七日,取出,用纸袋吊起,十四日可用。治小儿吐泻过后,精神困顿,多睡不吃乳食,四肢逆冷,欲变惊风,以神曲四两,龙麝少许,每服量多少,以温水调服。若已变痫,哭声如鸦,面青黄,手足瘛疭,咽中不利,朱砂龙麝并曲服之。变痫滑利,即以蜜丸曲末鸡头子大,温水化下。又曲末一两,研入雄黄、朱砂少许,再加甘草二钱,和蜜丸鸡头子大,即名太乙丹,治小儿百疾,亦用薄荷汤化下。丙日作曲,丁日治药,一名丙丁膏。

43. 主胜丸(《普济方·卷三百七十三·婴孩惊风门·一切惊风》)

治小儿一切惊。

蜈蚣(三条) 饭瓮儿虫(七个) 全蝎(七个) 粉霜 朱砂 硫黄 水银(各一钱) 白面(三钱)

上研细,炼蜜为丸如梧桐子大。每服一丸,看虚实加减服,薄荷汤化下。

44. 紫霜丸(《普济方·卷三百七十三·婴孩惊风门·一切惊风》)

治惊风。

紫粉 天竺黄 甘草(炙) 茯苓 朱砂(各等分) 龙脑(少许)

上为细末,炼蜜为丸如皂子大。一岁半丸,薄荷汤化下。

45. 神圣当归散(《普济方·卷三百七十三·婴孩惊风门·一切惊风》)

治惊风痫,咽喉有涎,四肢壮热,大小便秘涩,兼心神乱者。

当归 甘草 滑石 通草(各一分) 大黄 芍药(各二钱)

上为细末。每服二钱,水一盏,生姜三片,薄荷五叶,灯心少许,同煎至五分,量儿分数服,大人作一服。

46. 虀半散(《普济方·卷三百七十三·婴孩惊风门·一切惊风》)

治惊风,涎潮搐搦,大人亦可服,去涎去风。

半夏(二两) 厚朴(二两)

上二味用浆水一斗,煮一复时,去厚朴,只月半夏为细末,入真生脑子少许和药。周岁半钱,腊茶清调下,日二服。久服不妨,不是风候,不入脑子。

47. 天麻神妙丸(《普济方·卷三百七十四·婴孩惊风门·一切惊风》)

治惊风。

天麻 僵蚕(各酒浸一宿) 轻粉蝎(炒) 白附子(米泔浸一宿,以上各等分)

上为末,炼蜜丸如绿豆大,入朱砂麝为衣。每服一丸,薄荷汤下。

48. 分金散(《普济方·卷三百七十四·婴孩惊风门·一切惊风》)

治四时惊风大效。

硼砂 马牙硝(各半钱) 脑麝(各一字) 人参 甘草(炙,各半两)

上为细末。每服一字,四足惊风发动,如羊眼喉内无涎,用脑麝冷水下一字。

49. 妙圣散(《普济方·卷三百七十四·婴孩惊风门·一切惊风》)

治小儿惊风,潮搐不定者。

蜈蚣(一条,葱汁浸一周时,焙干) 麝香(一钱) 草乌尖(十四个,薄荷生姜汁浸一日一夜,焙干)

上以脑子半钱,同为末,半字芦管吹鼻,搐定为效,可兼服诸惊风药。

50. 防附汤(《普济方·卷三百七十四·婴孩惊风门·一切惊风》)

治小儿惊风及一切头风。

防风（一分） 僵蚕（一分，炮） 白附子（一分，炮） 川芎（二分） 荆芥（一分） 雄黄（一钱） 全蝎（七个，瓦焙干） 朱砂（一钱） 麝香（少许）

上为细末。每服半钱，用好茶清调下，小儿惊风，用冬瓜子汤调下，一日两服。

51. 育婴丸（《普济方·卷三百七十四·婴孩惊风门·一切惊风》）

治小儿惊风。

用京墨末，不以多少，入鸡冠血拌和为丸如绿豆大。用生姜薄荷汤吞下，每服二三丸。不计时候。

52. 神仙聚宝丹（《普济方·卷三百七十四·婴孩惊风门·一切惊风》）

治一切惊风，内吊，腹肚紧硬，夜啼发热，目睛上视，手足搐掣，角弓反张，忽然倒地，不省人事，系是急慢惊风，悉皆治之。

全蝎（二三个） 珍珠（三钱） 朱砂（五钱） 防风（五钱） 天麻（五钱） 蚕（五钱） 白附子（五钱） 半夏（三钱） 南星（三钱半） 蝉壳（三钱，法治） 麝香（一钱） 金箔（十五片）

上为末，十三味用粟米粥为丸如鸡头子大。每服一丸，用薄荷汤磨化下，如惊风痰实，加南星末同研化下，如惊风内吊，用钩藤汤化下。

53. 神妙防风散（《普济方·卷三百七十四·婴孩惊风门·一切惊风》）

治小儿一切惊风，搐搦，诸般恶候。

防风（一钱） 细辛（二钱） 僵蚕（二钱） 白附子（一钱，火炮） 朱砂（一钱） 地龙（三钱，灰炮） 荆芥（一钱） 木香（一钱） 全蝎（三钱，火焙） 蝉壳（一钱） 蜈蚣（三钱，火炮） 天麻（一钱） 麝香（一钱） 甘草（二钱） 白芷（一钱） 辰砂（二钱） 人参（一钱） 金箔（少许） 轻粉（少许）

上为细末。每服一字，用灯心煎汤调下，有痰姜汤下。

54. 暖惊饼子（《医方选要·卷之十·小儿门》）

治小儿急、慢惊风，涎潮发搐，或吐或泻，不思饮食，大有神效。

人参（去芦） 茯神（去木皮） 茯苓（去皮） 赤石脂 山药（各二两） 白术（一两） 朱砂（五钱） 乳香（三钱） 麝香（半钱）

上为末，炼蜜为丸如鸡头实大，捏作饼子。每服一饼，米饮化下。

55. 龙虎寿生丹〔《古今医统大全·卷之八十八幼幼汇集（上）·惊风门第十三》〕

治小儿急慢惊风诸证。

全蝎（去毒，炒，十四个） 天麻（煨，二钱） 僵蚕（去嘴，炒） 辰砂（水飞） 胆南星 白附子（炮） 白花蛇肉（酒浸去骨，各一钱） 防风（二钱） 代赭石（醋煅，七次） 铁华粉（各半钱） 龙脑（一字） 麝香（一字）

上为细末，炼蜜为丸如芡实子大，金箔为衣。用薄荷煎汤研化，不拘时服。

56. 探生散（《古今医鉴·卷之十三·惊风·惊风不治证》）

治小儿急、慢惊风，诸药无效，用此吹鼻，定其生死。

雄黄（一钱） 没药（一钱） 乳香（五分） 麝香（一钱）

上为末，用少许吹鼻。如眼泪、鼻涕俱下者，可治。

57. 万病解毒丸（一名**太乙紫金丹**，一名**玉枢丹**）（《本草纲目·草部第十三卷·草之二·山慈菇》）

治小儿惊风，薄荷汤下。

山慈菇（去皮，洗极净，焙，二两） 川五倍子（洗刮，焙，二两） 千金子仁（白者，研，纸压去油，一两） 红芽大戟（去芦洗，焙，一两半） 麝香（三钱）

58. 回生锭（《医便·卷四·慈幼类》）

治慢惊圣药，一锭即有起死回生功，顷刻见效，故名为回生锭，真海上仙方也。急惊亦效。

人参（五钱） 白术（一两） 山药（一两） 真赤石脂（煅，五钱净，假的不用） 甘草 辰砂（各二钱） 桔梗（一两） 白茯苓（去皮，一两） 滴乳香（二钱，另研） 麝香（一钱，另研） 牛黄（一钱，另研） 牛胆南星（五钱） 礞石（煅金色，三钱） 金箔（十片，为衣）

上为末，五月五日午时取粽捣匀，印作锭子，金箔为衣，阴干。每服大人五分，小儿二分，薄荷汤下。

59. 醒脾饮（《万氏家抄济世良方·卷五·小

儿诸病》)

治慢惊、慢脾风。

人参　白术　橘红　白附子　甘草(炙)　茯苓　石菖蒲　藿香　天麻　木香　干姜(炒)　莲肉

陈米百粒、姜、枣水煎服。泻加诃子;不出声倍加石菖蒲;搐加全蝎、蝉退;浑身厥冷加制附子。

60. 钱氏保和锭子(《万氏家抄济世良方·卷五·小儿诸病》)

治小儿急慢惊风。

辰砂(水飞)　人参　白术　茯苓(去皮)　茯神(去皮木)　山药　赤石脂(煅七次,醋淬七次)　乳香(各二钱半)　礞石(硝煅金色,一钱)　牛黄　僵蚕　五灵脂　麝香(各五分)

上为末,糯米糊,杵千下成锭。量儿大小,薄荷汤磨下。

61. 宁神丹(《万氏家抄济世良方·卷五·小儿诸病》)

治小儿急慢惊风。

胆星(一两)　天竺黄(八钱)　僵蚕(炒,五钱)　全蝎(炙,四钱)　钩藤(四钱)　明天麻(五钱)　山药(四钱)　琥珀　珍珠(各三钱)　牛黄(二钱)　雄黄　麝香(各一钱五分)

上为细末,甘草煎膏,丸芡实大,辰砂为衣。每服一丸,薄荷汤下。慢脾风四君子汤下。

62. 紫金锭(《万氏家抄济世良方·卷五·小儿诸病》)

治小儿急慢惊风、五疳五痢、瘾疹疮瘤,并昏愦不省、牙关紧急,薄荷汤磨服。

山慈姑(去皮净,焙,三两)　文蛤(即五倍子,捶破,去内膜净,二两)　麝香(三钱)　千金子(即续随子,去油壳净,一两)　红芽大戟(一名紫大戟,洗,焙干,一两半,江南产者佳,形如甘草而坚实,切不可误用绵大戟,江北有土大戟,红色者亦可用)

上各研为细末,以糯米粉糊和匀,于木臼中杵十余下,每料分作六十锭。每服半锭,病重者或全服一锭,以酒或薄荷汤磨下。合日于端午七夕重阳,如欲急用,辰日或天德月德日亦佳。勿令妇人、孝服、不具足人及鸡犬之类见之,要在净室焚香修制。

63. 大圣夺命丹(《本草汇言·卷之十二·玉石类·云母》)

治小儿急慢惊风,癫痫天吊,痰热搐搦,反躬窜视,昏迷不醒,一切惊怪危恶紧急之证,并皆治之。

上洁云母石(水煮过)　全蝎　僵蚕　乌梢蛇尾　乌犀角　羚羊角　赤足蜈蚣(各五钱)　石菖蒲　羌活　白附子　茯神　半夏　胆星　北细辛(各四钱)　沉香　川乌(童便制)　人参　甘草(各三钱)　琥珀　朱砂　珍珠　雄黄(各二钱)　天竺黄(一两)　川乌(泡,一个)　金箔(四十张)　麝香(一钱)

姜汁打糊为丸如芡实大。每卅丸薄荷化下。

64. 和剂青州白丸子(《医灯续焰·卷五·痰病脉证第四十二》)

治男妇手足瘫痪,风痰壅盛,呕吐涎沫,及小儿惊风,妇人血风。

半夏(生,七两,水浸洗)　南星(生,三两)　白附子(生,二两)　川乌(生,半两,去皮脐)

小儿惊风,薄荷汤下五丸。

65. 金朱饮(一名**天竺黄散**)(《医灯续焰·卷十六·小儿脉证第七十八》)

治惊壮热,伤寒伏热,上焦虚热重舌,口鼻生疮,赤眼。

川郁金(锉,皂荚水煮干,细者如胆状佳)　天竺黄　甘草(炙)　马牙硝(各半两)　朱砂(一分,研)　蝉壳(十四个,水洗去土)　麝香(少许)

66. 双金散(《医灯续焰·卷十六·小儿脉证第七十八》)

治天钓惊风,目久不下。

蜈蚣(一个,去头、足、尾,用真酥涂,慢火炙黄,置砧子上,面南立,用竹刀子当脊缝中亭剖作两半个,左边者入一帖子,内写左字;右边者亦入一帖子,内写右字。不得错误)　麝香(一钱,细研;先将左边者同于乳钵内研作细末,却入在左字帖内收起;别用乳钵将右边字者入麝香同研极细,却入右字帖内收,不得相犯)

每有病者眼睛钓上,止见白睛,兼角弓反张,更不能出声者,用此药法治之。

67. 五福化毒丹(《医灯续焰·卷十六·小儿脉证第七十八》)

治积热,惊惕,狂谵,烦渴,颊赤,咽干,唇口生疮,夜卧不宁,头面遍身疮疖,及小儿惊风痰热、潮搐等证。

玄参　桔梗(各二两)　人参　牙硝　青黛(各一两)　甘草(七钱五分)　麝香(一分)

蜜丸芡实大，金、银箔各四十片为衣。每一丸作四服，薄荷汤下。

68. 六厘散(《良朋汇集经验神方·卷之四·小儿科》)

治小儿急慢惊风，痰涎壅盛。

南星(一两，用羌活、生姜同煮，无白心为度)　半夏(一两，如南星制)　黄芪(一两，蜜炙)　姜黄(八钱)　朱砂(一钱)　胡黄连(二钱五分)　麝香(一分)　冰片(半分)

上为细末，磁瓶收固，勿见日色，勿近暖处。每用六厘，急惊风用羌活荆芥汤下；慢惊用姜枣汤下；饮食不消用山楂麦芽汤下。

69. 点舌丹(《本草易读·卷七·没药》)

治小儿急惊风。

乳香　没药　硼砂　明雄黄　熊胆　真血竭　葶苈　真沉香　梅片(各一钱)　麝香　朱砂　牛黄　珍珠(各二分)

共为末，另用蟾酥二钱，以人乳化开，丸绿豆大，金箔为衣。每用一丸，入葱白内打碎，酒送服，取汗。外敷亦可。若慢惊及一切虚症不治。

70. 青礞石散(《经验良方全集·卷二·小儿杂症》)

治小儿急慢惊风，潮涎壅塞，命在须臾，此药入口即活。

青礞石一两，入砂锅内同火硝一两，用炭火煅，令通红，硝尽为度，候药冷如金色，研为细末。每遇急惊风，以薄荷汤下，慢惊风以青州白丸子煎稀糊，调熟蜜灌之。

二、治小儿急惊风清热定搐方

1. 紫霜散(《圣济总录·卷第一百六十九·小儿惊热》)

治小儿惊热，睡中搐搦。镇心脏，安神定魄。

铅霜　天竺黄　甘草(生，锉，各一钱)　丹砂(研，一两半)　铁粉(研，半两)　龙脑(研，半钱)　人参　使君子(微煨，各半两)

上八味，先捣研为散，再同研匀，以瓷器盛。每服一字匕，蜜水调下。

2. 丹砂丸(《圣济总录·卷第一百六十九·小儿惊热》)

1）治小儿惊热，利膈坠痰涎。

丹砂(研)　马牙硝(研)　龙脑(研)　甘草(生，为末，各一分)　牛黄(研，半钱)　麝香(研，一字)

上六味，再研令匀细，炼蜜和为剂。每服旋丸小豆大，薄荷汤化下。

2）治小儿惊热。涎化热，镇心。

丹砂(研)　麝香(研)　铁粉(各半两)　马牙硝(研)　远志(去心，焙为末)　牛黄(研)　腻粉(各一分)　龙脑(研，半钱)

上八味，捣研为细末，再同研匀，炼蜜为丸如梧桐子大。每服一丸，薄荷汤化下，加至二丸。

3. 天竺黄散(《圣济总录·卷第一百六十九·小儿惊热》)

治小儿一切惊热，凉心脏。

天竺黄(一分)　大黄(湿纸裹煨，半两)　丹砂(研，半钱)　马牙硝(研，一分)　郁金(三分，一分生，一分炮，一分用水一碗煮尽一半，取出焙干)

上五味，捣研为散。每服半钱匕，薄荷自然汁入蜜，熟水调下，临卧服；如大人着热，新汲水调下一钱匕。

4. 熊胆丸(《圣济总录·卷第一百六十九·小儿惊热》)

治小儿惊热，眠中搐搦。

熊胆　胡黄连(各二钱)　细墨(烧过，半钱)　使君子(面裹炮熟，为末，七枚)　天浆子(麸炒去皮，七枚)　青黛(一钱)　麝香(研，半分)　寒食面(三钱)

上八味，捣研为末，再同研令匀，用白面糊和丸如黍米大。每服五丸至七丸，不计时候，煎白粳米饮下。

5. 水银丸(《圣济总录·卷第一百六十九·小儿急惊风》)

1）治小儿急惊，涎潮昏塞，发搐不定。

水银(半两，用黑铅一分结沙子)　巴豆(五十粒，去皮心膜，去油)　腻粉(秤一钱，研)　半夏(生，为末，半分)　龙脑(研，半钱)

上五味，同研匀，入石脑油慢研如膏，用油单密收。每服量儿大小，旋丸如绿豆大，一岁儿二丸，煎金银薄荷汤下，须臾利下稠涎，惊搐立定，更不须服。

2）治小儿急惊风，咽膈痰壅，迷闷口噤，手足搐搦。

水银（以枣肉一分同研令星尽） 腻粉（研） 天南星（炮） 干蝎（微炒，各一分）

上四味，捣研为末，同研令匀，再添枣肉，丸如黍米大。每服五丸，乳香汤下，薄荷汤亦得，量儿大小加减。

6. 龙齿散（《圣济总录·卷第一百六十九·小儿急惊风》）

治小儿急惊风，及四时伤寒，浑身壮热，唇口焦干，两目翻露，搐搦昏迷。

龙齿（二钱） 丹砂（半分） 铅白霜（三钱） 天南星（水浸七日，逐日换水，薄切曝干为末，五钱） 龙脑（少许）

上五味，捣研为散。每服一字匕，葱白金银汤调下，三服后汗出立愈。

7. 丹砂散（《圣济总录·卷第一百六十九·小儿急惊风》）

治小儿惊搐。

丹砂（一钱，研） 腻粉（一钱） 蜈蚣（一条，酒浸炙） 蝎梢（四十九枚，炒）

上四味，捣研为细散。每服一字匕，薄荷汁调下。

8. 圣红散（《圣济总录·卷第一百六十九·小儿急惊风》）

治小儿急惊，搐搦不定。

天南星（一个重一两者，先炮裂，于五月一日，用好酒浸，每日换酒，浸至端午，日用大蝎七七枚同蒸，阴干去蝎，用天南星） 丹砂（半两，细研，与天南星同研令匀）

上二味，再同研为散。每服一字匕，薄荷汤放冷调下。

9. 青黛丸（《圣济总录·卷第一百六十九·小儿急惊风》）

治小儿惊积，涎潮发搐。

青黛（一钱，研） 大戟（半两，米泔水浸一宿，用栝蒌根末一处炒黄色，不用栝蒌末取大戟末，一钱） 石燕子（煅醋淬七遍，取末一钱） 棘刚子（生，去壳，十四枚） 续随子（去皮，研） 天南星（炮） 木香（捣末） 麝香（研） 乳香（研） 粉霜（研，各一钱）

上一十味，捣研为末，水浸蒸饼心为丸如梧桐子大。二三岁儿，金银薄荷汤下一二丸，量大小虚实加减。

10. 中分散（《圣济总录·卷第一百六十九·小儿急惊风》）

治小儿急惊，定搐。

螳螂（一个，中分） 蜥蜴（一个，中分） 赤足蜈蚣（一条，中分）

上三味，各随左右一边，同为细末。右治女子，左治男子，有患急惊搐者，每用一剜耳，吹入鼻内，搐左即左定，搐右即右定。

11. 鹤顶丹（《圣济总录·卷第一百六十九·小儿急惊风》）

治小儿急惊风，壮热吐涎。

丹砂（细研） 蝎梢（炒，各半两） 腻粉（一钱） 巴豆（去皮心膜，出油，七粒）

上四味，捣研为末，煮面糊丸如黍米大。每服一丸，煎桃仁汤下，量儿大小加减服之。

12. 佛手散（《圣济总录·卷第一百六十九·小儿急惊风》）

治小儿急惊。

天南星（一枚重一两者，用新薄荷一束捣碎，同水浸七日七夜，取出切作片子，曝干） 丹砂（研，半钱） 蜈蚣（赤足，全者一枚） 腻粉（炒，二钱匕，研）

上四味，捣研为散研匀。每服一字匕，薄荷熟水调下，一岁以上渐加至半钱匕。欲作丸，用枣肉丸如莱菔子大，一岁十丸，一岁以上加至十五丸，亦薄荷熟水下。

13. 碧霞丸（《圣济总录·卷第一百六十九·小儿急惊风》）

治急惊。

巴豆（去皮心膜，研出油尽，三十粒） 硫黄（研） 乳香（研，各一钱） 腻粉（炒，二钱匕） 青黛（研，半钱）

上五味，各细研和匀，用糯米饭丸如绿豆大。每服二岁二丸，冷薄荷汤下。急惊风，用棘刚子新薄荷研汤下。

14. 软红丸（《圣济总录·卷第一百六十九·小儿急惊风》）

治小儿急惊，身热涎壅，拘急牵掣，口噤上视。

丹砂（研） 腻粉（各一分，研） 龙脑（半钱，研） 蝎梢（一钱，捣末） 水银（二钱，结沙子）

半夏（三七枚，汤洗七遍，焙干捣末） 硇砂（研） 粉霜（各一钱半，研） 巴豆（五十粒，去皮心膜，不出油研）

上九味为末，炼黄蜡一两，入熟油少许，同药末研匀为膏，旋丸如绿豆大。每服二丸至三丸，量儿大小虚实，龙脑、腻粉水下。

15. 软金丸（《圣济总录·卷第一百六十九·小儿急惊风》）

治小儿急惊，手足搐搦，目睛直视。

胡黄连（一钱） 使君子（五枚） 天浆子（炒，七枚） 香墨 麝香（研） 青黛 腻粉（各一钱）

上七味，捣研为末，以寒食面为糊和丸如小豆大。每服一丸，金银薄荷汤化下，量儿大小加减服。

16. 白花蛇丸（《圣济总录·卷第一百六十九·小儿急惊风》）

治小儿急惊，体热涎壅，四肢拘急，筋脉牵掣。

白花蛇头（一枚，自开口者，生用） 干蝎（全者，炒，半两） 牛黄（研） 龙脑（研，各半分） 丹砂（研，一分） 麝香（研，一钱半）

上六味，捣研为细末，炼蜜和为剂。每服旋丸如一绿豆大，薄荷温水化下。

17. 红散子（《鸡峰普济方·卷第十九·麝香巴豆》）

治风痰惊搐。

蝎（一分） 防风 桔梗 茯苓 甘草（各一两） 白芷（半两） 天南星 麝香（一铢） 龙脑（少许） 朱砂（一分）

上为细末。每服半钱，薄荷汤下，食后服。

18. 救生散（《鸡峰普济方·卷第十九·麝香巴豆》）

治小儿吐泻后壮热多睡，困倦眼目，上视时发惊悸，手足瘛疭，乃是慢脾风。医工以水银腻粉药下之，顷时乍清复作如，故十中无一二活者，宜服此药。

厚朴（去粗皮，用甘草五寸拍破，水二碗慢火煮令水减半，去甘草不用，只取厚朴，干取一分） 白术（片切，蜜炙黄色，用一分） 人参（一两） 陈皮 五味子 紫菀 干姜 杏仁（各三分） 桂心 甘草（各半两）

上为末。每服二钱，水一盏，入生姜三片，枣一个，煎至七分，去滓，食后温服。

19. 麝蟾丸（《鸡峰普济方·卷第十九·麝香巴豆》）

治惊风涎热潮搐。

大干蟾灰（二钱） 铁粉 朱砂末 雄黄末 蛇含（烧淬，取末） 青礞石末（各三钱） 龙脑（一字） 麝香（一钱，各别研）

上拌匀，水浸饼心丸如梧桐子大，朱砂为衣。薄荷水化下半丸至一丸，不以时。

20. 大青膏（《鸡峰普济方·卷第十九·麝香巴豆》）

治惊风热。

天麻（一分） 白附子（生，一钱半） 蝎尾（半钱） 朱砂（一字） 青黛（一钱） 麝香（一字） 乌梢蛇肉（半钱） 天竺黄（一字）

上同再研细，入生蜜和成膏。每服半皂子大至一皂子大，月中儿粳米大，同牛黄膏温薄荷水化一处服之，五岁以上同甘露散服之。

21. 圣惠乌犀丸（《御药院方·卷十一·治小儿诸疾门》）

治小儿惊风痫病，及诸风手足搐搦不定。

乌犀角屑 天南星（炮制） 白附子（炮制） 干蝎（微炒） 天麻（各一分） 白花蛇（半两，酒浸去皮骨，焙干秤）

以上六味为细末，以无灰酒一小盏，同入银器内煎，令稠，则入后七味，同和为丸：

牛黄 麝香 腻粉 龙脑 水银（以枣少许，研星尽，各一分） 朱砂（半两，水飞） 虎睛（一对，酒浸，酥炙，为末）

22. 大水银珠丹（《御药院方·卷十一·治小儿诸疾门》）

治小儿惊风，壮热涎多，发痫手足搐搦，目睛上视及风蕴痰实，心膈满闷，呕吐痰涎。

黑铅（炼十遍，秤三两，与水银结砂子，分为小块，同甘草十两水煮半日，候冷，取甘细研） 水银（三两） 铁粉（三两） 朱砂（飞，半两） 腻粉（研，一两） 天南星（炮，为末，三分）

上同研细，以面糊为丸如麻子大。每一岁儿服一丸，用薄荷蜜汤下，利为度，未利再服，乳食后。

23. 水银褊丸子（《御药院方·卷十一·治小儿诸疾门》）

治小儿惊风壮热，涎甚喘粗，或发搐搦，或目睛上视，及因乳哺不节，胸满呕逆，精神迷闷，发痫瘛疭，并宜服。

水银（一两） 黑铅（一两，与水银结砂子） 干蝎（全者） 腻粉（各一分） 黄明胶（炙令黄，炒一钱） 铅白霜（一分，研） 青黛（一分，研） 百草霜（烧黑，一分，研） 牛黄（一分，研） 巴豆（一两，去皮心膜，醋煮令黄）

上为细末，入研药末匀，以陈粟米饭和丸如绿豆大，捏褊。每一岁儿服一丸，二岁服二丸，三岁服三丸，四岁以上服四丸，用干柿汤下，薄荷汤亦得；更审虚实加减服，利下青黏滑涎为度，乳食后服，不得化破。

24. 五味麝香饼子（《御药院方·卷十一·治小儿诸疾门》）

治小儿惊风发痫，目睛斜视，胸膈多痰，搐搦不定，神昏不醒。又治变蒸温壮不解。

麝香（半钱，研） 青黛（三钱，研） 全蝎（去毒，生用，一十五枚） 蜈蚣（一对，生用） 石膏（飞，研细，一两）

上为细末，研匀，汤浸油饼为丸如梧桐子大，捏作饼子。每服五七饼子，金银薄荷水化下。

25. 防风通圣散（《普济方·卷一百十五·诸风门·诸风杂治》）

治小儿惊风积热。

防风（半两） 石膏（一两） 川芎（半两） 滑石（三两） 当归（半两，切，焙） 芍药（半两，生） 甘草（二两，锉，爁） 大黄（半两） 荆芥穗（一分） 薄荷叶（半两，罗净） 麻黄（半两，去根不去节） 白术（一分） 山栀子（一分） 连翘（半两） 黄芩（一两） 芒硝（半两，盆硝是也） 桔梗（一两）

上为粗末。每服二三钱，水一中盏，生姜三片，煎至六分滤汁，温服，无时，日三服。病甚者服五七钱，或得利更妙，利后却如常服，以意加减，或无生姜亦得；或常服难以煎药，即为极细末，温水调下二三钱；或兼涎吐者，加半夏半两，生切作片子，不可无生姜，煎亦不得作细末调下。凡小儿服大人药，一服分作三服。

26. 铁弹丸（《普济方·卷三百七十六·婴孩一切痫门·一切痫》）

治一切惊痫。

五灵脂（四两） 川乌豆（二两去皮） 生乌犀 乳香 没药（一两） 牛黄 麝香（一钱）

上为末，腊月、重午日，人不语，打井花水和丸，如弹子大。合时忌见鸡犬妇人，收起药方得语。用牙稳破，荆芥汤下一丸。

27. 银砂丸（《普济方·卷三百七十三·婴孩惊风门·一切惊风》）

治涎盛膈热，实痰嗽积，潮热惊风。

水银（一钱，结砂子三皂子大） 辰砂（二钱，研） 蝎尾（去毒，为末） 硼砂（各一钱，研） 粉霜 轻粉（各一钱） 郁李仁（去皮，一钱） 白牵牛子（一钱） 好腊茶（三钱） 铁粉（二钱）

上同为细末，熬梨汁为膏，丸如绿豆大。龙脑水化下一丸至三丸，亦名**梨汁饼子**，及治大人风涎，并食后服。一本无白牵牛末。

28. 镇心至宝丹（《普济方·卷三百七十三·婴孩惊风门·一切惊风》）

治小儿一切惊风，搐搦壮热，涎多鱼口，鸦声，眼睛直视。

天南星（煨） 白附子（炮） 雄黄（研） 干蝎（各半两） 白僵蚕（去丝嘴，炒） 郁金（各一两） 龙脑（研，二钱半） 麝香（研，二钱半） 辰砂（研，一分） 腻粉（二钱） 滑石（末二两）

上为细末，炼蜜为丸如皂荚子大，金银箔为衣。每服一丸，食后临卧时服，薄荷汤下，常服镇心凉咽膈。

29. 太一万金丹（《普济方·卷三百七十三·婴孩惊风门·一切惊风》）

治惊风痰热。

代赭石（煅醋淬） 全蝎（焙） 朱砂 琥珀（各一钱） 南星（湿纸煨） 白附子（生） 防风 乌蛇肉（酒浸炙） 天麻（各一钱） 麝香（一字）

上为末，粟米糊丸桐子大。每服一丸，急惊薄荷汤调下；初传慢惊，尚有阳证，用人参汤。

30. 八珍丹（《普济方·卷三百七十三·婴孩惊风门·一切惊风》）

治小儿惊风壮热，精神昏愦，呕吐痰涎，惊悸恍惚，或发瘛疭，目睛上视。

甘草（炒） 天麻（去芦） 朱砂（研飞） 天南星（牛胆制，各五两） 腻粉（研） 雄黄（飞，各一两一分） 天浆子（微炒，三百五十个） 牛黄（研，一分） 银箔（七十片，为衣）

上为细末，入研药匀，炼蜜为丸如豌豆大，以银箔为衣。每一岁儿服一丸，煎薄荷汤化下，痰证未退，可再服之，量儿大小加减，奶食后服。

31. 宽热散(《普济方·卷三百七十四·婴孩惊风门·一切惊风》)

治惊风潮热，客忤疳积等疾。

枳壳(一两)　大黄(二两)　朴硝(研)　甘草(半两，炙)

上为末，用锡盒藏之。每服一字，薄荷七叶煎汤下。

32. 茯苓散(《普济方·卷三百七十四·婴孩惊风门·一切惊风》)

治惊风偏搐。

茯苓　牙硝　雄黄　朱砂(各半两)

上为末。金银薄荷汤下。

33. 蝎红丸(《普济方·卷三百七十四·婴孩惊风门·一切惊风》)

治惊风顽痰上视。

南星(泡)　全蝎　朱砂　腻粉　脑子

上为末。金银薄荷汤下。

三、治小儿急惊风化痰开窍方

1. 金粟丸(《圣济总录·卷第一百六十九·小儿惊热》)

治小儿惊热涎盛，风虚吐逆，疳气黄瘦，吐泻后生风。

胡黄连　犀角(镑)　丁香　木香　天竺黄　晚蚕蛾(微炒，为末)　牛黄(研)　丹砂(研)　雄黄(研，各一分)　龙脑(研)　麝香(研)　粉霜(研)　蟾酥(各一钱)

上一十三味，捣研为末，再同研匀，用牛胆汁化蟾酥和丸如黄米大。每服一丸，温水化下。如惊风搐搦，先用一丸，温水化，灌在鼻内，随搐左右，良久以嚏为效；后用温水化下三五丸，若吐逆不止，以倒流水化下二丸或三丸。

2. 坏涎丸(《圣济总录·卷第一百六十九·小儿急惊风》)

治小儿急惊风，喉中有涎，呀呷有声。

雄黄　丹砂　铅霜(三味同研)　甘草(炙为末)　水银(用枣瓤研令星尽为度)

上五味等分，一处用糯米饭丸如黍米大。每服二丸，以梨汁下，化尽涎为度，更量大小加减。

3. 太一银朱丹(《太平惠民和剂局方·卷之十·治小儿诸疾》)

治小儿惊风壮热，涎盛发痫，手足搐搦，目睛上视，及风壅痰实，心膈满闷，呕吐痰涎，大便秘涩。

黑铅(炼十遍，称三两，与水银结砂子，分为小块，同甘草水煮半日，候冷，取出研，去草不用)　水银(结砂子)　铁粉(各三两)　甘草(同铅煮，十两)　天南星(炮为末，三分)　朱砂(飞研，半两)　腻粉(研，一两)

上同研匀，以面糊为丸如麻子大。每一岁儿服一丸，用薄荷蜜汤下，微利为度，未利再服，乳食后。

4. 软金丹(《太平惠民和剂局方·卷之十·治小儿诸疾》)

治小儿惊风壮热，多睡惊掣，精神昏愦，痰涎壅塞，手足搐搦，目睛上视，项背强硬，牙关紧急。

使君子(炒，为末)　兖墨(烧，研)　青黛(细研)　麝香(细研)　腻粉(研，各一分)　胡黄连(为末，一分)　寒食面(七钱半)　天浆子(七个，炒，为末)

上合研匀，以白面糊为丸如小豆大。每服一丸，煎金银薄荷汤化下，五岁以上可服二丸，更量大小、虚实加减，不计时候。

5. 比金丸(《太平惠民和剂局方·卷之十·治小儿诸疾》)

治小儿惊风体热，喘粗涎嗽，心忪颊赤，大小便不利，夜卧不稳。

滑石　腻粉(研，各十五两)　青黛(研，二两半)　天南星(炮，一十二两半)　巴豆(七百个，去皮、去霜)

上为细末，以面糊为丸如麻子大。每服一岁一丸，薄荷温水下。如急惊风，头热足冷，口噤面青，筋脉抽掣，上膈顽涎，疾状甚者，加一二丸，煎桃符汤下，疏利下蕴毒热涎，立便安愈。

6. 乌犀丸(《普济方·卷三百七十三·婴孩惊风门·一切惊风》)

治惊风发搐，化痰退热。

薄荷叶(一两)　乌药(一两，烧存性)　京墨(三钱)　硼砂(三钱)　麝香(一钱)　朱砂(一钱)　玄精石(一钱)　猪牙皂角(一两，烧存性)

上为末，炼蜜为丸如龙眼大。每服一丸，薄荷汤化下，入梨汁一滴尤好。

7. 防风丸（《普济方·卷三百七十三·婴孩惊风门·一切惊风》）

治风痰壅盛，惊风已成或未成者。

全蝎（半两，略炒） 白附子（炮） 天麻 白茯苓 僵蚕 甘草 防风（各一两）

上为末，蜜丸如鸡头子大，朱砂为衣、每服一丸半丸，量儿大小与服之，热加知母，寒加附子。

四、治小儿急惊风镇惊安神方

1. 镇心追风散（《圣济总录·卷第一十四·风惊邪》）

治风惊邪，分涎利膈，安神定志。

干蝎（去土，首尾全者四枚，去爪生用） 附子（炮裂，去皮脐） 乌头（生，去皮脐） 白附子（生） 天南星（生，各一分） 丹砂（研，一钱半） 麝香（研，半钱） 龙脑（研，半钱） 半夏（生姜汁浸一宿切，焙，一分）

上九味，六味捣研为散，入龙脑、麝香、丹砂再同研令匀细，入瓷合中盛。每服半字，煨葱白酒调下，日二三服，渐加至一字，觉体麻即减服，小儿惊风服半字许。

2. 小天南星丸（《圣济总录·卷第一百六十九·小儿惊热》）

治小儿惊热，化风壅涎嗽，镇心安神。

天南星（牛胆内柜者，研） 人参 赤茯苓（去黑皮） 真珠末（研） 半夏（用生姜半两同以水煮一二百沸，取出焙干，各半两） 丹砂（研，一两） 麝香（研） 龙脑（研，各一钱）

上八味，捣研为末，水浸炊饼心为丸如黍米大。每服四丸至五丸，不计时候，煎金银薄荷汤下。

3. 镇心丸（《圣济总录·卷第一百六十九·小儿惊热》）

治小儿惊热，手足潮搐，咬牙直视，压惊坠涎，安神定魄。

人参末 白茯苓（去黑皮，为末） 山芋（末） 凝水石（煅，研） 寒食面（各一两） 甘草末（三分） 麝香（研，半钱） 龙脑（研，半钱） 甜消（研，二钱） 丹砂（研，二两半）

上一十味，同研极细，炼蜜和丸如鸡头大。每服半丸至一丸，食后临卧，煎金银薄荷汤化下，量儿大小加减服。

4. 丹砂饼子（《圣济总录·卷第一百六十九·小儿惊热》）

治小儿惊热，化痰涎，安心神。

丹砂（研，三钱） 牛黄（研） 龙脑（研） 真珠末（研） 白附子 犀角镑 麝香（研，各一钱） 天麻（四钱） 人参 天南星（酒浸三宿切，焙，各一分） 干蝎（全者，去土，炒，十枚）

上一十一味，捣研为细末，石脑油和丸如梧桐子大，捏作饼子。每服一饼子，薄荷汤化下，不拘时候，量儿大小加减服。

5. 天麻防风丸（《圣济总录·卷第一百六十九·小儿惊热》）

治小儿惊热，身体温壮，筋脉跳掣，精神昏闷，痰涎不利。

天麻 防风（去叉） 人参（各一两） 干蝎（全者，炒） 白僵蚕（各半两） 甘草（微炙） 丹砂（研） 雄黄（研） 麝香（研，各一分） 牛黄（研，一钱）

上一十味，捣研为末，炼蜜和丸如梧桐子大。每服二丸，煎薄荷汤化下，不拘时，量儿大小加减服。

6. 天竺黄散（《圣济总录·卷第一百六十九·小儿惊热》）

治小儿惊热，手足掣缩，精神妄乱。

天竺黄（研） 郁金（锉） 犀角（镑屑） 黄芩（去黑心，各一分） 龙脑（研，一钱） 人参 甘草（炙，各半两）

上七味，捣研为细散。每服半钱匕，生姜蜜水调下，乳食后服。

7. 赤茯苓汤（《圣济总录·卷第一百六十九·小儿惊热》）

治小儿惊热，神气不安，手足掣缩。

赤茯苓（去黑皮） 凝水石（研，各一分） 龙齿（研，半两） 石膏（碎，一两） 麦门冬（去心，焙） 升麻（各三分）

上六味，粗捣筛。一二岁儿，每服半钱匕，水三分，竹沥三分，同煎至三分，去滓温服，早晨、晚后各一，更量儿大小加减。

8. 镇心散（《圣济总录·卷第一百六十九·小儿惊热》）

治小儿惊热，神乱形跃。

丹砂(研,二钱) 犀角(镑,一字) 人参(三钱) 白茯苓(去黑皮,三钱) 牛黄(研,一字) 麝香(研,三字)

上六味,捣三味为细散,入研者三味,再研匀。薄荷汤调下半钱匕或一字匕。

9. 大黄甘草饮(《圣济总录·卷第一百六十九·小儿惊热》)

治小儿惊热。

大黄(锉,炒) 甘草(炙,锉) 芍药(各半两) 当归(切,焙,一两)

上四味,锉如麻豆。以水三盏,浸一宿,煎取一盏澄清,儿生三日,与一蚬壳许;余量儿大小加减服,若一服得快利,即不须再服。

10. 凝水石散(《圣济总录·卷第一百六十九·小儿惊热》)

治小儿惊热,身体温壮,小便涩少,宜行小肠,去心热,儿自少惊,亦不成疾。

凝水石 滑石(水研令如泔浆,荡取细者沥干,更研无声乃止,各二两) 甘草(生末,一两)

上三味研令匀。每服半钱匕,量儿大小加减,热月冷水调下,寒月温水调下。凡被惊及心热卧不安,皆与一服,加龙脑更良。

11. 丹砂丸(《圣济总录·卷第一百六十九·小儿惊热》)

治小儿惊热,多涎身热,痰疟久痢吐乳,或午后发热惊痫等疾。

丹砂 粉霜 腻粉(各一分) 生龙脑(一钱)

上四味,研令极细,以软粳米饭为丸如绿豆大。一岁一丸,甘草汤下,余以意加减服。

12. 全蝎饼(《普济方·卷三百七十三·婴孩惊风门·一切惊风》)

镇心去惊,安神定志,治惊之轻者,常服亦可。

全蝎(十四个,去毒,薄荷汁浸炙) 白僵蚕(五钱) 酸枣仁(炒) 茯神 天花粉 苦楝(去芦) 天麻(炮) 远志肉 羌活 甘草(各三钱)

上为末,糊丸作饼子,朱砂为衣。金钱薄荷汤下。

13. 丹砂镇心丸(《普济方·卷三百七十三·婴孩惊风门·一切惊风》)

治小儿心神不宁,有时惊悸,目睛偏视,痰涎不利,甚则瘛疭,服之安镇心神,罢惊止搐。

朱砂(一两,飞研) 牛黄(一钱) 生龙脑 麝香(各一钱) 铅白霜 天竺黄(各三钱,以上并细研) 天麻(明大者,二两) 人参 茯苓(去黑皮,白者用) 甘草(炙,各一两)

上为细末,与研药同研令匀细,炼蜜和丸如鸡头实大。每服一丸,煎金钱薄荷汤化下。

14. 琥珀丹(《普济方·卷三百七十三·婴孩惊风门·一切惊风》)

安心神,镇一切惊邪。

琥珀 南星(蜡日牛胆酿) 天麻 朱砂(细研,水飞,各一两) 白僵蚕 白附子 香白芷(各半两,为末) 龙脑(一分,研)

上同拌匀,研细,炼蜜和丸如鸡头子大。每服一粒,煎人参薄荷汤化下。

五、治小儿慢惊风健脾益气方

1. 黄铤子(《鸡峰普济方·卷第十九·麝香巴豆》)

治小儿慢惊。

天麻 防风 人参(各一两) 干蝎(全者) 白僵蚕(半两) 甘草 朱砂 雄黄 麝香(各一分) 牛黄(一分)

上为细末,炼蜜和丸作铤子。量儿大小加减,不以时薄荷汤下,未过百日孩儿只与小豆大一丸作一服,人参汤化下;丸梧桐子大,每服一二丸亦佳。一方加白附子半两(火炮)。

2. 没石子膏(《普济方·卷三百六十八·婴孩伤寒门·夹惊伤寒》)

治惊风胃气虚弱,吐后手足搐搦,眼下及唇青者,不进饮食,是夹惊伤寒。

没石子(三个,生用) 人参 诃子(炮) 白术(各二钱) 丁香(五七个) 甘草(炙,半两) 香附子(三十七个,去皮)

上为末,匀煮,朱砂研丸如桐子大。不进饮食,白术汤下。

3. 银箔散(《普济方·卷三百七十三·婴孩惊风门·一切惊风》)

助胃祛风,呕吐作慢惊者,通用。

石莲肉 白扁豆(制) 茯苓(各一分) 人参 天麻 白附子(炮) 全蝎(炒) 木香 甘草(炒) 藿香(半分) 陈米(炒香,三钱)

上为末。每服一钱姜钱大一片,入冬瓜子仁

七粒同煎，或用陈米饮调下，无时。

4. 圣蚕丸（《普济方·卷三百七十四·婴孩惊风门·一切惊风》）

治小儿胃虚生风，壮热，精神恍惚，痰涎壅塞，目睛上视，睡卧不安，头痛颊赤，多惊恐，四肢体倦，不思乳食。

白僵蚕（微炒） 防风（去芦） 天南星（浆水煮五七沸） 人参（各一两） 半夏（先洗净，用浆水煮五七沸） 白附子（浆水煮五七沸） 藿香（半两，去尘土）

上为细末，面打薄荷糊为丸如麻子大。周岁儿，每服五七丸，用生姜薄荷汤下，不拘时候；两三岁儿，可服十五丸，余当以意加减。

5. 固真汤（《医方选要·卷之十·小儿门》）

治小儿吐泻后，脾胃虚弱，遂传慢惊风，不省人事。

人参 白茯苓 白术 附子（炮，去皮脐，各二钱半） 干山药 黄芪（蜜炙） 肉桂 甘草（炙，各二钱）

上锉碎。每服二钱，水一盏，生姜三片，红枣一枚，煎至五分，不拘时服。

6. 琥珀抱龙丸（《万氏家抄济世良方·卷五·小儿诸病》）

治慢惊，脾胃虚弱，风痰壅盛。

琥珀（四钱） 人参（去芦，五钱） 天竺黄（五钱） 檀香（四钱） 胆星（一两二钱） 茯神（去皮木） 明天麻（各七钱） 山药（一两） 枳壳（四钱） 雄黄（五钱） 麝香（一钱半） 辰砂（水飞，五钱） 甘草（炙，三钱）

上为细末，炼蜜丸芡实大，金箔为衣，蜡固封。薄荷汤下。

7. 钱氏白术散（《万氏家抄济世良方·卷五·小儿诸病》）

治脾虚吐泻成惊。

藿香 白术 木香 白茯苓 甘草 人参（各一钱） 干葛（二钱）

上为末。每服一钱至二钱，水煎服。频泻将成慢惊，加山药、扁豆、肉果各一钱，入姜汁一匙煎服；慢惊已成加细辛、天麻各一钱，全蝎三个，白附子八分。

8. 回生锭（《寿世保元·卷八·慢脾》）

治慢惊慢脾之圣药也，急惊亦效。

人参（五钱） 白术（去芦油，一两） 白茯苓（去皮） 怀山药 桔梗（各一钱） 甘草（三钱） 胆星（五钱） 赤石脂（煨，五钱） 辰砂（二钱） 乳香（二钱半） 礞石（煨金色，三钱） 牛黄（一钱） 麝香（一钱）

上为末，捣匀，印作锭子，金箔为衣，阴干。每三五分，薄荷汤化下。

9. 千金至宝丹（《良朋汇集经验神方·卷之四·小儿科》）

专治小儿脾虚，急慢惊风等症，兼治大人三十六种风，多服，疗一切不明，久疾沉疴并效。

明天麻（泡） 全蝎（去毒，炒） 直僵蚕（炒） 防风 胆南星 羌活 白附子（泡） 茯神 石菖蒲（去毛） 半夏（姜制） 荆芥穗 川芎 酸枣仁（炒） 细辛 桔梗（炒） 人参 白术 茯苓 远志（去心，各五钱） 炙甘草 犀牛角 羚羊角 大珍珠 真琥珀 辰砂（细研末飞，各三钱） 京牛黄（一钱五分） 麝香 明雄黄（各一钱） 大赤头蜈蚣（一条，用薄荷汤浸焙干） 天竺黄（一两） 重裹金（三十片） 银箔（四十片） 川乌（水泡去皮脐） 钩藤 川黄连（去毛尖） 沉香（各三钱） 乌蛇尾（酒泡炙，五钱）

上共三十七味为细末，五月五日修合，用姜自然汁为丸，大者一分，小者半分，外再用辰砂为衣。量儿大小，用金银煎汤，研化服。如用末药每服一分半，分照前引送下。

10. 生附四君子汤（《幼科释谜·卷五·诸病应用方》）

此方治慢脾风，灌药，手足暖即止，助胃回阳。

人参 茯苓 白术 炙草 生附子（各等分）

每末二钱，加姜五片煎，以匙灌下。

11. 补脾益真汤（《幼科释谜·卷五·诸病应用方》）

此方治慢脾风。

丁香 木香 诃子皮 陈皮 厚朴 肉豆蔻 草果 茯苓 人参 白术 桂枝 半夏 炮附子 炙草（各二分） 全蝎（一枚） 姜（二片） 枣一枚

灌服后，轻揉心下，以助药令。

12. 全蝎观音散（《幼科释谜·卷五·诸病应用方》）

此方治吐泻后成慢惊风，亦治慢脾风。

人参（一钱） 莲肉 神曲（各三分） 茯苓（分半） 白术 黄芪 木香 扁豆 甘草（各二分） 羌活 防风 天麻 全蝎（各一分）

13. 醒脾散（《儿科要略·诸惊论治·慢惊概要》）

治吐泻不止，痰作惊风，脾困不食。

白术 人参 甘草（炙） 陈皮 茯苓 全蝎（各五钱） 半夏曲 木香（各一分） 白附子（炮，四个） 天南星（一个） 陈仓米（一百粒）

研为末。每服一钱，加生姜、大枣，清水煎服。

六、治小儿慢惊风平肝熄风方

1. 抑青饼（《扁鹊心书·神方》）

治小儿惊风，清膈化痰，降热火。

防风 薄荷 桔梗（炒，各一两） 甘草（炙） 青黛（净，各五钱） 冰片（四分）

共为末，蜜丸芡实大，或捏作饼。姜汤下。

2. 白龙丸（《普济方·卷九十一·诸风门·卒中风》）

治小儿慢惊，瘛疭潮搐，昏乱不省。

白附子 明天麻 藁本（去土） 缩砂仁 荆芥穗 川羌活 细辛（去叶） 独活（各一两） 石膏（二两） 薄荷叶 藿香叶 麻黄（去根节） 甘松（去土，各一两） 葛根 防风 白芷 芎䓖（各一两） 寒水石（烧，一斤半） 桔梗 香附子（炒） 甘草（炒） 川乌（生，去皮，各二两）

上为细末，鹅梨汁和丸，每两作一十丸，别用水石粉为衣，阴干。每服一丸，细嚼，茶酒任下，食后日二服，嗽含化，伤风葱白酒下，小儿薄荷酒下。

3. 温白丸（《幼科释谜·卷五·诸病应用方》）

治慢惊风。

僵蚕 白附子（生） 炒南星（各一两） 生天麻（五钱） 全蝎（一钱）

糊丸。绿豆皮、生姜、米饮下五七丸至二三十丸。

4. 蝎附散（《幼科释谜·卷五·诸病应用方》）

治慢脾风，回阳豁痰。

炮附子（二钱） 炮南星 炮白附子 木香（各一钱） 全蝎（七个） 㕮咀一钱，加姜五片煎。

七、治小儿惊风外用方

1. 治小儿惊风外用验方（《证类本草·卷第三·丹砂》）

治小儿未满月惊着，似中风欲死者。

用朱砂，以新汲水浓磨汁，涂五心上，立瘥，最有神验。

2. 备急涂顶膏（《圣济总录·卷第一百七十二·小儿天瘹》）

治小儿天瘹。

乌头末 芸薹子末（各二钱匕）

上二味，合研令匀。每用一钱匕，新水调敷儿顶上。

3. 小儿浴汤（《普济方·卷三百七十四·婴孩惊风门·一切惊风》引《幼幼新书》）

主惊忤。

以升麻取叶捣汁，作汤浴之。

4. 涂囟法（《普济方·卷三百七十二·婴孩惊风门·天瘹惊风》）

治小儿天瘹惊风。

草乌（炮，亦作川乌） 芸薹子（等分）

上为末。用新汲井水，涂囟顶上。

5. 浴体法（《普济方·卷三百七十四·婴孩惊风门·一切惊风》）

惊风及伤风不醒，渐传风证僵仆，皆可用。

天麻 蝎尾 朱砂 乌蛇肉（酒浸） 白矾 麝香 青黛（等分）

上为末。每三钱，水三碗，桃枝一握并叶，煎十沸，温热浴，勿浴背。

6. 大蒜搐鼻法（《奇效良方·卷之二十四·头痛头风大头风门》）

治头风，痛不可忍，亦可搐小儿惊风。

上用蒜七个，先烧地通红，扫出火，将蒜去皮，逐个于红地上磨成膏子；在地上却将僵蚕一两，炙去足，放在蒜上，用碗覆定，四边勿透气，来日取出；只用僵蚕为末，先含水一口，将药末一豆许，搐于鼻内，立效。

【论用药】

1. 人参

《本草纲目·主治第四卷·百病主治药·小

儿惊痫》:“同黄芪、甘草,治小儿胃虚而成慢惊,为泻火补金、益土平木之神剂。”

2. 山马兰

《本草纲目拾遗·卷四·草部中·山马兰》:“小儿惊风,牙关紧闭,煎汁灌入喉中,即愈。”

3. 马口铁

《本草纲目拾遗·卷二·金部·马口铁》:“治小儿惊风。”

4. 天竺黄

《证类本草·卷第十三·天竺黄》:“味甘,寒,无毒。主小儿惊风,天吊,镇心明目,去诸风热,疗金疮,止血,滋养五脏。”

《本草纲目·主治第四卷·百病主治药·小儿惊痫》:“惊痫天吊,去诸风热。”

《万氏家抄济世良方·卷八·药性木部》:“味甘,气寒,无毒。镇心明目,去诸风热,疗金疮止血,治小儿惊风,天吊客忤,痰壅失音。”

5. 天浆子

《本草纲目·主治第四卷·百病主治药·小儿惊痫》:“急慢惊风,研汁服;同全蝎、朱砂丸服。”

6. 五灵脂

《本草纲目·主治第四卷·百病主治药·小儿惊痫》:“治小儿惊风。”

7. 牛胆

《本草纲目·主治第四卷·百病主治药·小儿惊痫》:“治惊风有奇功。”

8. 双尾参

《滇南本草·第三卷·双尾参》:“气味甘、甜,性微寒。无毒。专治男妇老幼一切风痰昏迷,五癫或怔忡,如有人捕捉之状。采叶,治小儿惊风,即七日内外皆愈。”

9. 水龟溺

《本草纲目·介部第四十五卷·介之一·水龟》:“治小儿惊风不语。”

10. 石油

《本草纲目·主治第四卷·百病主治药·小儿惊痫》:“小儿惊风,化,和丸散服。”

11. 石脑油

《证类本草·卷第五·石脑油》:“主小儿惊风,化涎,可和诸药作丸服。宜以瓷器贮之,不可近金银器,虽至完密,直尔透之。道家多用,俗方亦不甚须。”

12. 石绿

《本草纲目·主治第四卷·百病主治药·小儿惊痫》:“同轻粉,吐急惊。”

13. 田螺壳

《本草纲目·主治第四卷·百病主治药·小儿惊痫》:“惊风有痰。”

14. 白花蛇

《本草纲目·主治第四卷·百病主治药·小儿惊痫》:“小儿风热,急慢惊风搐搦。”

《本草正·虫鱼部·白花蛇》:“疗小儿惊风搐搦。”

15. 白雄鸡血

《本草纲目·主治第四卷·百病主治药·小儿惊痫》:“惊风不醒,抹唇、口、脑。”

16. 白银

《本草问答·卷上·卷上六》:“能定惊,小儿惊风、孕妇胎动,多用之,乃是以肺金平肝木,以重镇制浮动也。”

17. 白附子

《本草品汇精要·卷之十四·草部下品之中·白附子》:“味甘辛,性温散,气之厚者,阳也。主小儿惊风,面皯瘢疵。”

《本草正·毒草部·白附子》:“疗小儿惊风痰搐。”

18. 冬瓜

《滇南本草·第二卷·冬瓜冬瓜皮》:“治痰吼气喘,姜汤下;又解远方瘴气;又治小儿惊风。”

19. 玄石代赭

《本草纲目·主治第四卷·百病主治药·小儿惊痫》:“小儿惊风入腹,急惊搐搦不定:火煅醋淬,金箔汤服一钱。”

《伤寒论条辨·伤寒论条辨本草钞》:“味苦甘,寒,无毒。主鬼疰,贼风蛊毒,杀精物恶鬼,腹中毒,邪气,除五脏血脉中热,血痹血瘀,大人小儿惊风入腹。”

20. 半夏

《本草易读·卷五·半夏》:“小儿惊风不省,生末吹鼻。”

21. 发髲

《本草纲目·主治第四卷·百病主治药·小儿惊痫》:“合鸡子黄煎,消为水服,主小儿惊热百病。”

22. 肉桂

《本草择要纲目·热性药品·肉桂》:“故凡小儿惊风及泄泻,并用五苓散以泄丙火,渗土湿。内用肉桂者,抑肝风而扶脾土也。”

23. 伏翼

《本草纲目·主治第四卷·百病主治药·小儿惊痫》:“小儿惊,酿朱砂烧研服;慢惊,炙焦,同人中白、蝎、麝,丸服。”

24. 全蝎

《证类本草·卷第二十二·下品·蝎》:“味甘、辛,有毒。疗诸风瘾疹及中风,半身不遂,口眼㖞斜,语涩,手足抽掣。形紧小者良。”

《本草衍义·卷十七·蝎》:“大人小儿通用,治小儿惊风不可阙也。”

《本草纲目·主治第四卷·百病主治药·小儿惊痫》:“小儿惊痫风搐,薄荷包炙研服;胎惊天吊,入朱砂、麝香,或丸服;风痫及慢惊,用石榴煅过末服;慢惊,同白术、麻黄末服;脐风,同麝服。”

《本草通玄·卷下·虫部·蝎》:“小儿惊风尤为要药。”

《奇效良方·疮诊论卷之六十五·疮疹论药方》:“治诸风瘾疹,筋脉诸风,小儿惊风。”

25. 竹沥

《本草汇言·卷之十一·木部(苞木类)·竹沥》引《千金方》:“治小儿伤寒热病,发狂谵语:用竹沥半升,徐徐灌之。”

《本草纲目·主治第四卷·百病主治药·小儿惊痫》:“惊痫天吊,口噤烦热。”

《本草汇言·卷之十一·木部·竹沥》:“主小儿惊风天吊,四肢搐搦。”

26. 朱砂

《本草纲目·主治第四卷·百病主治药·小儿惊痫》:“急惊搐搦:同天南星、全蝎末服。”

27. 灯火

《本草纲目·主治第四卷·百病主治药·小儿惊痫》:“主治小儿惊风、昏迷、搐搦、窜视诸病;又治头风胀痛,视头额太阳络脉盛处,以灯心蘸麻油点灯淬之,良。外痔肿痛者,亦淬之。油能去风解毒,火能通经也。”

28. 防风

《本草汇言·卷之一·草部·防风》:“与乳、桂,治小儿惊风,防风尽能去之。”

29. 远志

《雷公炮制药性解·卷三·草部中·远志》:“治小儿惊风客忤,皮肤热,面目黄。”

30. 芸薹子

《本草纲目·菜部第二十六卷·菜之一·芸薹》:“其味辛气温,能温能散。其用长于行血滞,破结气。又治小儿惊风,贴其顶囟,则引气上出也。”

31. 苍耳子虫

《冷庐医话·补编·博物·苍耳子虫》:“治小儿惊风最灵。”

32. 芸香草

《滇南本草·第二卷·芸香草》:“泻诸经实热客热,解肌表风寒,清咽喉热毒肿痛、风火牙痛、乳蛾、痄腮,排脓溃散,伤风头痛,虚劳骨蒸,小儿惊风发搐,角弓反张。”

33. 皂角刺

《本草崇原·卷中本经中品·皂角刺》:“定小儿惊风发搐。”

34. 鸡血

《本草正·卷下·禽兽部·鸡血》:“主小儿惊风。”

35. 鸡冠血

《本草纲目·主治第四卷·百病主治药·小儿惊痫》:“小儿卒惊,客忤搐吊。”

36. 鸡子

《本草纲目·主治第四卷·百病主治药·小儿惊痫》:“止惊。”

37. 枇杷果

《滇南本草·第一卷·枇杷枇杷叶》:“治哮喘、小儿惊风发热,效。”

38. 金箔

《本草正·卷下·金石部·金箔》:“疗小儿惊风。”

39. 金银

《万氏家抄济世良方·卷八·药性石部》:“味辛,气平,有毒。镇精神,止惊悸,治小儿惊风、痫疾,失志、癫狂。”

40. 乳香

《本草详节·卷之六·木部·乳香》:“治小儿惊风。”

41. 狐肝、胆

《本草纲目·主治第四卷·百病主治药·小儿惊痫》:“惊痫寒热搐搦。”

42. 淡竹笋

《本草纲目·主治第四卷·百病主治药·小儿惊痫》:“消痰热,小儿惊痫天吊。”

43. 玳瑁

《本草纲目·主治第四卷·百病主治药·小儿惊痫》:“清热,止急惊客忤。”

《本草汇言·卷之十九·介部甲虫类·玳瑁甲》:“翟秉元曰:玳瑁,龟类也。得水中至阴之气,寒而无毒。善解小儿惊风。”

44. 驼黄

《本草纲目·主治第四卷·百病主治药·小儿惊痫》:“风热惊疾。”

45. 钟乳粉

《扁鹊心书·神方·钟乳粉》:“治劳咳咯血,老人上气不得卧,或膈气腹胀,久咳不止,及喉风、喉肿,两目昏障,童男女骨蒸劳热,小儿惊风。”

46. 真珠

《本草纲目·主治第四卷·百病主治药·小儿惊痫》:“小儿惊热。”

47. 枳壳

《本草纲目·主治第四卷·百病主治药·小儿惊痫》:“惊风搐搦痰涎,同豆豉末,薄荷汁服。”

48. 钱麻

《滇南本草·第二卷·钱麻》:“惊风,一切风症,服之最良。”

49. 鸭肉

《本草纲目·主治第四卷·百病主治药·小儿惊痫》:“小儿热惊。”

50. 铅霜

《本草纲目·主治第四卷·百病主治药·小儿惊痫》:“惊风喉闭口紧,同蟾酥少许,乌梅蘸擦牙关。”

51. 桑蠹虫

《本草纲目·虫部第四十一卷·虫之三·桑蠹虫》:“小儿惊风。”

52. 黄土

《本草纲目·主治第四卷·百病主治药·小儿惊痫》:“熨惊风,遍身乌色。”

53. 羚羊角

《本草汇言·卷之十八·兽部·羚羊角》:“白尚之曰:羚羊,兽之至灵,而筋骨之精,所注在角,其质至坚,其性至神。又角内有木胎,乃厥阴风木之剂焉。故前人治肝虚内热惊惕梦魇,为狂怒,为搐搦,如小儿惊风,是所必需者也。”

54. 鹅毛

《滇南本草·第三卷·鹅》:“毛,烧灰治噎食反胃,小儿惊风,水酒下。”

55. 蜈蚣

《本草正·虫鱼部·蜈蚣》:“疗小儿惊风。”

56. 锡吝脂

《本草纲目·主治第四卷·百病主治药·小儿惊痫》:“小儿天吊搐搦,同水银、牛黄,丸服。”

57. 猳猪肝

《滇南本草·第三卷·猳猪肉》:“治小儿惊风。”

58. 蜣螂

《本草纲目·虫部第四十一卷·虫之三·蜣螂》:“小儿惊风,不拘急慢:用蜣螂一枚杵烂,以水一小盏,于百沸汤中荡热,去滓饮之。”

《雷公炮制药性解·卷六·虫鱼部·蜣螂》:“主小儿惊风瘛疭。”

59. 僵蚕

《证类本草·卷第二十一·中品·白僵蚕》:“味咸、辛,平,无毒。主小儿惊痫夜啼。”

60. 鼠妇

《本草详节·卷之十二·虫部·鼠妇》:“主小儿惊风。”

61. 薄荷

《本草衍义·卷十九·薄荷》:“小儿惊风、壮热,须此引药。”

62. 螳螂

《本草纲目·主治第四卷·百病主治药·小儿惊痫》:“定惊搐,同蜈蚣、蜥蜴。”

63. 鲮鲤甲

《本草纲目·主治第四卷·百病主治药·小儿惊痫》:“肝惊。”

64. 壁虱

《本草纲目拾遗·卷十·虫部·壁虱》:“《海上方》有用壁虱治小儿惊风。用壁虱于净水中漂去臭气,焙干入药。”

65. 礞石

《本草纲目・主治第四卷・百病主治药・小儿惊痫》:"惊风痰涎,煅研服,亦丸服。"

66. 鹳屎

《本草纲目・主治第四卷・百病主治药・小儿惊痫》:"天吊惊风发不止,炒研,入麝香、牛黄、蝎,末服。"

【医论医案】

一、医论

《普济方・卷八十七・诸风门・中风》

凡中风皆不可吐出涎,人骨节中皆有涎,所以转动滑利,中风则涎上潮,咽喉中滚响,以药压下,涎再归骨节可也,不可吐出,若吐出涎,时间快意非久,枯了手足,不可不戒。小儿惊风,亦不可吐出涎,其患与大人同方,其发搐搦之时,不可捉住手足,捉住则涎不归,手足当不随,但宽抱之可也。凡中风涎潮于心,卒然中倒,当时扶入暖室中,扶策正坐,用好醋炭熏之,令醋气冲入口鼻间,良久,其涎聚于心者,自可收归,轻者即苏,重者亦省人事,惟不可吃一滴汤水入喉,如吃汤水,则其涎永系于心,终不能去,必成废人,不可不知。

《普济方・卷一百五・诸风门・风气》

凡此等证,区区三十年间,遇疗不一,虽非中疾,亦不过痰涎潮上,节闭咽膈,谓其源则或因四气七情,或因久病而下虚上盛,或小儿惊风客忤,或强壮气盛之男子妇人,为癫为狂,皆似风痰而闭厥一时,救急亦只得用通关打痰药也,然前所用丹附,不可以为定法,且或生或炮,或多或寡,或压以大丹,或兼以紫苏沉香之类,或热服或荡冷,而热因寒用,皆当有以权便,诚不可执也。

《普济方・卷一百十七・寒暑湿门・中暑》

凡暑月间,忽有男女老幼昏闷不省人事,手足搐搦,或角弓反张,如小儿惊风之状,或上吐下泻,其热如火,皆因伏暑兼感风而得此证,当服枇杷叶散。如乡村僻地无问药处,只以枇杷叶炙去毛为末,用西瓜一个捣汁,调叶末灌之,醒然无事,误投他药十有九死。

《普济方・卷三百七十三・婴孩惊风门・总论》

夫惊者,七情中之一也。古人于小儿论中,不言喜怒悲忧思恐,而独言惊者,小儿初生气脉未足,精神未全,天之所禀者,混然一真,七情虽具,而未有爱憎,但念乳食,余无所知,喜怒悲忧思恐,皆动于中,惟惊从外来。神气无杂,一有所触,悸动不安,啼叫搐搦,尝原喜怒悲忧思恐字皆从心,惊之为字从马,古人因字命名,亦有深意,盖以是马也适于善则为善,适于恶则为恶,其机甚可畏也。惊之为病,有急有慢,留于阳则为急,伏于阴则为慢,亦犹马之有善恶也。马以喻气,非衔辔则不能制。惊之为病,非药石则不能调。信知性之不可以不善,犹惊之不可以或有也,是以惊风有急慢二证,而古方止曰阴阳二痫。所谓阴阳者,急慢之异名耳。

凡婴孩十岁以下曰痫,十岁以上曰癫。阳痫属腑为阳证,俗曰急惊,其证身热面赤,发则搐搦,两目上视,牙关紧硬,宜用凉药。阴痫属脏俗曰慢惊,其证因吐与泻,或吐不泻,积日渐困,面白脾虚,不甚搐搦,目微上视,手足振动,宜用温药,不可一概施治也。尝见后人不明乎此,但知急惊用凉药,不知太过则反成慢惊,至于慢惊但知用温剂,不知太过则反成急惊,迄无定见,用药舛逆,纵能取效于目前,而不知酿成癫痫,为终身之痼疾。欲全婴者,幸加意焉。惊积者受惊日久而积成之,其状额上有汗,喘息烦渴,潮热往来,睡中觉腹内有物跳动,泻下如白脂豆沙是也,治法量轻重而疏导之,仍与调气和胃取愈,大凡小儿肚腹或热或胀或硬皆为内实,法当疏利。天瘹壮热,惊悸眼目翻腾,手足抽掣,或啼或笑,喜怒不常,甚者爪甲皆青,如祟之状,盖由乳母酒肉过度,烦毒之气入乳,遄复乳儿,遂使心肺生热,痰郁气滞,加之外挟风邪,致有此耳,治法解利风热取愈。惊风内瘹,腹痛多啼,唇黑囊肿,伛偻反胀,眼内有红筋血斑者是,盖寒气壅结,兼惊风而得之,又盘肠气与虫证亦令腹痛多啼,伛偻相若,但盘肠气痛则腰曲干啼,额上有汗,是小肠为冷气所搏然尔,虫痛则呕吐清沫,痛有去来,是疳化为蛔,脏腑留滞然尔。内瘹用调气疏风镇惊之剂,盘肠气用温和调气之剂,虫证用杀虫之剂。惊热者,内蕴实热,郁勃发惊,甚则搐掣,变而痫耳,治法疏导热气,利惊定心,亦有变蒸微惊以其热盛得之,但与轻药,或不治亦自愈。通关定惊方论云:诸风搐搦,关窍不通,皆由痰塞中脘,留滞百节所致。痰之所为潮塞者，气实使之，治风痰虽不出南星、半夏、全蝎、僵蚕数辈，亦须先用苏合香丸，入朱砂少许，以姜汁浸薄荷汤调和与之，盖使气下则痰下，痰下则关窍自通，若搐鼻不嚏者，不治。

王氏曰：退热疏风。凡惊搐多因感冒风热，及诸热失表，以致热极生风，当以先解表通热，人参羌活散加麻黄、荆芥穗。王氏惺惺散加荆芥麻黄，小柴胡汤加枳壳、防风，表实加麻黄，里热加大黄。本方青龙汤解肌汤加麻黄、生葱、金银薄荷汤下。又曰惊风难治。凡小儿惊风紧急，先用搐鼻开关下痰利惊，病势稍定，仍用退热疏风之药，盖热退痰下，可免惊风再潮之患。柳氏曰：惊风初作便用青龙三解散，合和研玉饼子，同服最为要法。

惊风虚惕怔忪，气怯神散，痰涎来去，其泻必青，渐生风而未致风也。惊邪入心，则面红脸赤，惕惕夜啼。惊邪入肝，则面目俱青，眼睛窜视。惊邪入肾，则面黑恶叫，啮奶咬牙。惊邪入肺，则面色淡白，喘息气乏。惊邪入脾，则呕吐不食，虚汗多睡，面色淡黄。据脉观之，虚则散而濡，实则数而驶。治法镇惊化痰，安神定志，亦须究竟某脏受病之处而调理之。然有所谓温惊，有所谓利惊，有所谓凉惊。虚者补之，实者利之，热者凉之，是为活法。睡中惊啼声浮者易治，声沉不响者难全，急慢脾风不治证，眼陷无光，白睛灌人，爪甲青黑，四肢垂亸，一藏既绝，不可强用药。面赤而绯，面青背冷，头目仰后，足冷目青，腹肚胸高，手挐胸膈，唇舌鼻黑，鱼口气粗，囟肿囟陷，啼哭无泪，冷汗不止，汗出如珠如油，眼青，泻黑，闷痰入心肺，嘘舌出口，咬乳咬人，五硬五软，五冷五干。急惊危证目睛番转，口中出血，两足摆跳，腹肚搐动，或神慢而摸体寻衣，或证罢而神昏气促，喷药不下，通关不嚏，心中痛绝，鱼口鸦声，左右搐逆。

小儿惊风死候歌曰：小儿如得惊风候，指甲青兼黑似烟，口吐白虫便黑血，眼开不闭半抬肩，白日咬人多惊汗，忽作鸦声不可看。又小儿惊风死候歌曰：项软都无力，喉中似锯枋，面红妆色见，目暗杳无光，鱼口开粗气，脚项直偏长，啮衣胡乱咬，瘀血泻于床，睛开还又闭，浑身硬似僵，十般惊候病，休用更思量。又歌曰：壮热头旋不举头，目黄眼涩也堪忧，有时哯奶兼翻食，四体如冰痛入喉。须信本因惊患得，连绵日久更何求，只应命尽归泉壤，脉乱浮洪却似钩。

患惊风痰热痓痉癫痫此八种候，惟痉与痓少有识者，类同惊风，发作之状，痓手脚冰冷，痉举身僵仆，痫癫不殊，目瞪流涎，手足搐搦。

急风为疾，其证有四：有惊、有风、有痰、有热。或因惊而有风，而生痰作热；或有热而作惊，成风生痰；或积痰而发热，热盛生风而转惊；或素有风痰因惊而发热，孩童之患不外乎此。善明脉医士于其暴作，即当察其所因，疏风化痰，散热镇惊，四证相须，用药斟酌。古人处方，各有深意，后学宗之，随症施治。总以疏风散热为主，如兼有痰涎，尚未转惊者，只化其痰，不得妄投惊风药，何也？惊风之药，性多寒凉，经络本自无恙，反因攻击痰涎，且风热乘虚而入于经络，却成搐搦，为难愈也。

婴孩五脏经络虚即生风，既虚所受且惊，自然而有作，惊风且作八候，次第而生，所谓儿童无病，不可与服攻击之药。

婴孩有大小，有壮弱。惊风发作，有浅深，有轻重。大者加分剂，重者多与服数，乃合其理。

婴孩闻响即掣跳者，乃肝肺不足，魂魄不稳，故神有不安，即闻响掣跳者，非谓惊也，犀角地黄丸主之。又小儿心气虚怯，神不安定，连并掣跳者，宜与四君子汤加辰砂。脾胃气壮，魂魄俱清，自然不恐。婴儿欲发惊风候，先神不定，顾左复右，觑上及下，或已定其睛，凝其神，恍恍惚惚怕物惧人，不若常日自嬉嬉戏者，急当疗之。如有热先退热，有惊先散惊，热退不生痰，惊散不作风，良久自然安定，神情和悦，气脉舒畅。若待风变而理惊，痰盛而退热，病势尚缓，未至四证俱全，犹可疗治。

婴孩有患风痓风中等证候，皆上窜拳搐，号曰天吊，书载甚多。初无痰后有痰，初作搐后不搐，不拳身直，皆风之恶候，已是传过。若作惊风，更与下之，为害必也。

惊风诸症，皆已尽去，但神情昏慢气不足者，未可保治。惊风证候已住，倘其儿拈物不舍，情性缓缓，于中非谓十全，必有再发之时，如或再发不可调治矣。惊风屎尿已遗者难治，大小便闭者易治也，惊热或并风痰未发阴阳二痫之前，医者即先与化痰御风，退热利惊，如此逐病推究，不惟繁难乃无法所治，是故难于疗理。若已向昧，于证何凭。凡此四证相随，不可攻其一，利其惊则风纵，退其热则痰壅，久寻兹理未究尽善。忽一日省悟，钱氏方宣风散正为此等儿孩病设，有痰即壅，有热即闭，有风即隘，有惊即闷，昏昏沉沉，轻药不能散，重剂恐伤害，但与服疏风散，较之宣风只欠一味。一服之间，风痰惊热悉皆消去，神情庆悦，四体知安。观其此药似有虎狼，用之却和顺，推痰利惊，散风解热。只与一服，不移其肘，可见功效。尝见医工调治此等证候，多是疑贰，进退怯惧，若过其时，延其日，则候传变，惊自惊作，风自风生，痰自痰壅，热自热聚。或急或慢，八候相从，反复传变，递互发越之时，不可得而进此药。然疏风所疗四证，相待如贼，方会极力一冲，尽使散败，不至作害，及其聚而自散者，流入诸经，或络或经或脉，故作搐搦引掣等证矣。

论小儿惊风可医者十一，非时窜眼惊入肝，何以知在肝？肝主筋，肝受邪故搐于眼，若眼赤是肝之外应，故非时窜眼必粪青也。梦里咬牙惊入肾，何以知在肾？肾主骨，骨者齿也，其齿痒及夜属阴，乃咬牙，故知惊入肾也。夜啼至晓惊入小肠，何以知在小肠？小肠是心之腑，心属南方丙丁火，阴阳相克，故入小肠至晓乃歇，日属阳夜属阴，乃相克故啼尔。面青下白惊入胆，何以知在胆？肝属木，其色青，胆是肝腑，故面青下白而知在胆，必须吐奶也。气喘吃水者则是肺虚热，故吃水惊入肺，何以知在肺？肺主气，被惊所折，其气即喘，要知在肺要吃水也。脸面红赤惊入心，何以知入心？其心属火，又主血，外应脸，故令脸赤是知入心也。喘气微细惊入肝，何以知入肝？其喘即是肺也，肝属木，肺属金，故知阴伤阳也。其人当粪青，睡时手脚俱搐不定。如治惊，宜下洗肝圆散矣。前后五心热，惊入脾，何以知入脾？胃与脾俱像土，胃四肢故主脾，主脾故知入脾也。胃者是脾之腑，其人必当吐后，发热不时是也。喉内如锯，惊入大肠，何以知入大肠？大肠是肺之腑，肺为诸脏之上盖，又主于气，入大肠则上冲咽喉作声而响，如无痰，故知入大肠，宜下取惊积药。无时干呕惊入胃，何以知入胃？其胃在咽喉下，主化谷食，被惊风入其中，则痒而时时干呕，故知在胃也，宜调胃气，后下惊风药耳。睡中惊哭在三焦，何以知在三焦？其三焦无形状只是脂膜，睡着时上焦被惊邪所感，即乃惊起而哭，故知此患在于三焦，发后日久自瘥，只宜下惊药也。

又论小儿惊风，不可医者七，凡惊风爪黑不医，其爪甲主肝，肝绝则不荫其爪，甲黑不医者，一为血绝，血不荫于爪甲十无一存也。惊风泻黑血不医，此为心绝，心主血，心绝则不能荣于血，此人不得一周时也，何以知之？心是五脏之主，主若绝，故只得一日而死也。惊风日多盗汗不医，何以不医？汗者主于气，是卫之所系，卫绝则不营于气，故令汗出不止，数日而死耳。惊风忽作鸦声不医，此为肺绝，声只有出而不回，肺主声，肺绝则声一去而无回，其人三日必死也。惊风咬人不医，其咬人者是骨绝，主在齿，其骨若绝，故令齿痒，便咬人，约七日死，为从里损出则迟，故在七日矣。惊风眼半开半合不医，此谓之肾绝，肾是五脏之根本，外应其眼，其眼黑肿，其肾绝则无光，无光不能开闭其眼，四日而死。何以知之？其肾属北方，而居末，其病从下上，故知只四日而必死。惊风口鼻干黑不医，此为脾绝，何以知其脾绝？脾主津液，脾绝则津液俱无，乃知是脾绝，两日而死，死时须寅卯时，木克土也。凡是惊风者，则身体壮热，卧则惊叫不时，脾风多因吐而得，必有风痰，急惊风者只是中外邪也；慢惊风者，是虚积生惊，胎惊热之所为也。

论小儿惊候，其脉急数惊者，乃肾受惊也。惊热之气，流灌于心，心为帝，王不受触搦，即受触若便生风。《素问》云：肾主怒。小儿才受触搦，便有面青呵欠候，孩儿面青色，是惊，若一次受惊，看太阳左侧青脉朝眼是也。男左女右，第二次受惊，耳根上青脉是也。第三次受惊，眼下脸连，《金匮》有青见是也。三处皆有青者，皆是受惊极候，主小儿睡中惊掷，见人恐怖，咬齿无时，喉内有涎，浑身抽掣，手足瘛疭，吐食非时，吐舌将手拿人，多哭不住，凡有此者，皆惊候。若小儿风热盛，乃惊痰流灌肝心二脏，令小儿忽然眼目上视，手足急搐，恶叫暴绝闷死，此名急风疾候，宜与压涎乳香散二服，次与生银丸三服，下惊涎。若小儿脏腑虚薄，惊涎灌心胞络，令儿眼目缓慢，手足微动，喉内涎响，浑身不热，此是慢惊风候，宜与生银丸，次与镇心丸。若惊风死候，则其脉弦大急，口开气粗，喉中如牵锯，项软无力，脚面直，囟陷目，似开不开，泻如痢血，身体软无力。以上并是死候，不可用药医救。

小儿急慢惊，古书无之，惟曰阴阳痫，所谓急慢惊者。后世之名耳，正如赤白痢之类是也。阳动而速，故阳病曰急惊；阴静而缓，故阴病曰慢惊。此阴阳虚实寒热之别，治之不可误也。急惊由有热，热即生风，又或因惊而发，则目上逆流涎，潮热搐搦，身体与口中气皆热，及其发定，或睡起即了了如故，此急惊证也。当其搐势渐减时，与镇心治热药一二服，候其惊势已定，须臾以药下其痰热，利下痰热，心神安宁即愈。慢惊得于大病之余，吐泻之后，或误取转致，脾胃虚损，风邪乘之，似搐而不甚搐，似睡而精神慢，四肢与口中气皆热，合睡露睛，或胃痛而啼哭无声，此证已危，盖脾胃虚损故也。

《普济方·卷三百七十五·婴孩惊风门·急慢惊风》

夫急惊因闻大声而发，或搐发过则如常，此无阴也，当下利惊丸主之。小儿急惊者，本因热生于心，身热面赤，引饮口中热气，大小便黄赤，剧则搐也。盖热甚则风生，风属肝，此阳盛阴虚也，故利惊丸主之，以除其痰热，不可与巴豆及温药大下之，恐搐虚热不消也。小儿客痰热于心胃，因闻声非常，则动而惊搐矣。若热极虽不因闻声及惊，亦自发搐，慢惊因病后，或吐泻脾胃虚损，遍身冷，口鼻气出亦冷，手足时瘛疭，昏睡露睛，此儿无阳也，栝蒌汤主之。（凡惊阴阳异证，切宜辨而治之，急惊合凉泻，慢惊合温补，市间俗方，多不分别，误小儿甚多）又小儿伤于风冷，病吐泻，医谓脾虚以温补之，不已复以清凉药治之，又不能察其本末之病，而任意乱攻之，因脾气即虚，内不能散，外不能解，至十余日，其证多睡露睛，身温风在脾胃，故大便不聚，而为泻，当去脾间风，风退则利止，以宣风散主之，后用使君子丸补其胃；亦有吐利久不瘥者，脾虚生风而成慢惊，惊痫发搐男发搐目左视无声，右视有声，女发搐目右视无声，左视有声，相胜故也。

更有发时证。早晨发搐，因潮热寅卯辰时身体壮热，上视，手足动摇，口内生热涎，项颈急，此肝旺，当补肾治肝也，补肾地黄丸，治肝泻青丸主之。日午发搐，因潮热巳午未时搐发心神惊悸，目上视，白睛赤色，牙关紧，口内涎，手足动摇此心旺也，当补肝治心，治心导赤散凉惊丸，补肝地黄丸主之。日晚发搐，因潮热申酉戌时，不甚搐而喘，目微斜视，身热如火，睡露睛，手足冷，大便淡黄水，是肺旺，当补脾。治心肝补脾益黄散，治肝泻青丸，治心导赤散主之。夜间发搐，因潮热亥子丑时，不甚搐而卧不稳，身体温壮，目睛紧斜视，喉中有痰，大便银褐色，乳食不进，多睡不省，当补脾治心，补脾益黄散，治心导赤散、凉惊丸主之。

伤风后发搐，伤风后得之，口中出气热，呵欠烦闷，手足动摇，当发散，大青膏主之。小儿生来怯弱者，多此病也。伤食发搐，伤食后得之，身体温多唾，或吐不思食而发搐，当先定搐，搐退白饼子下之，后服安神丸。百日内发搐，真者不过三四次必死，假者频发不为重。真者内生惊痫，假者外伤风冷。盖血气未实，不能胜任，乃发搐也。欲知假者口中气出热也，治之可发散，大青膏主之，及用涂囟浴体法。凡治急慢惊风，古人多用一药，有性凉者，不可泛用，宜审别之。钱氏云：急惊合凉泻，慢惊风合温补，此是定法也。其间有急惊凉泻而不愈，变为慢惊；有慢惊温补而不愈，变为急惊，至相更变者多矣。所以古人撰一方一药治急慢惊，观前互变之证其意有理，惜乎当时有失详注，如两证交互者，宜用通治急慢惊药。

急惊变为慢惊者，因壮热情神恍惚，忽发惊搐，医以吐下药太过，多以凉惊药不愈。荏苒经日，脾虚不实，昏睡露睛，涎鸣气粗，肢冷腹疼时作瘛疭，此急惊变成慢惊也。张氏云：急惊不除，进退不定，荏苒经日，乍静乍发，呕吐痰涎，气鸣气潮，搐为慢惊。

慢惊变为急惊者，因伤乳食，或吐或泻，时作瘛疭。医以温热药太过，以暖惊药不愈，体热涎盛，面红目赤，大便不通，小便赤涩，舌白唇红，忽发惊搐，此慢惊变成急惊也。钱氏云：慢惊多因性太温及热药治之，有惊未退而别生热证者，有病愈而致热证者，有反为惊者甚多。以上二证互相更变者，盖小儿易虚易实也，夫惊搐握拳者有阴阳两证，阴者拇指在内，阳者拇指在外，阳拳者顺，阴拳者逆也。

夫因惊则气乱，气乱则上下不通，并于中焦，气壅则痰聚，痰聚则不散，故气结则噎哽抑而虚叹，此惊之先兆也。

有久患痫疾者，必须哽气，实者天霜散，吐涎，或珍珠丸、利惊丸，下涎；或问命散吹鼻，令关膈通利；更与安神膏补之。琥珀散除惊，气虚者对证用药。

验惊搐先证目，鲜目、眨目、白目、青目、斜目、斗目、转目瞪，声焦、声哑、声颤、声轻，咂口、弄舌、卷舌，露筋、嘘气、哽气、噎气，撮唇、吐乳、噎食，忽然定睛，吐涎吐沫，拗颈仰身，摇头擦面，藏头畏明，手挛手颤，脚弯不伸，忽撩忽乱，精神恍惚，失张失志，眠睡不宁，睡中喜笑，因忧齿龂，心烦燥热，啼哭咬人，面脸弄色，或红或青，伸舒用力，微微作声。以上证候不久必发惊痫，须预防之。驱风膏、琥珀散，更择对证药，频频哯乳，日日便青，吐痰吐食，泻酸泻腥，吐嫌多困，泻怕脱形，昼眠默默，夜起频频，泻痢无度，涎喘作声，虚肿脏冷，盗汗骨蒸，诸窍失血，诸渴亡津，诸病进退，必成慢惊。以上证候，久则必发惊风，预防安神膏、琥珀散，更择对证药治之。

《活幼口议》云：惊者，总名也。婴孩小儿，心气不足，智志率伏，恍惚无定，神不守舍，怯人怕物，渐成怖畏，怖畏之盛，已作恐惧，恐惧之多，乃抱怔忡，怔忡久之，则自惕愕，惕愕既有，瘛疭已为。斯乃心气不足，而生之渐，但分轻重耳。又有心气虚弱，暴触作惊，更不由渐，便即面青唇白，视之定睛，目无所睹，听之昏愦，耳无所闻，精神顿亡，心智全失，及至良久收敛，且五脏六腑虚处所受惊风而作疾。世之幼幼者，多因乳母不意之间，耗其心气，乃以渐而作惊。凡小儿因水火所加者，悸也；自跌扑所致者，恐也；人物所触者，愕也；惕惕不散，郁郁闷于胸堂者，怔忡也。是知积惊难散，由其平日气壅不能自化，如恐恐悸悸者，盖亦不能自知之矣。不为积聚，且怖畏之诚，常在其中，无以自遣，偶因触闷心神发惊。其肝主风，其脾生痰，其肺作热，其心发惊，四证相临，重者先发，假如雷声，霹雳至响不为咎者何，盖声相应情无所加矣。惟有小儿在僻静处或神庙中，心存怖畏之时，忽被无知小人戏叫鬼来鬼来，且致儿奔走无门，惊气入心，若不速利其惊气，少顷则指甲黑唇口青，所受重害不可得疗理。自古及今，调理婴孩，最为难事，悉皆凭药取愈，且惊风至难也，慢惊又难也，慢脾候尤难也。

急惊头额心背，原被灸了者决定发痫，不可常药。仆尝谓风痫可灸，惊热不可灸。盖风与痫痰涎壅盛，冒触胸堂，昏乱迷闷，不能省知，心如所失，既灸着穴，痰化，心开，即渐安愈。惊之与热，心神常存，闻知被灸，忍痛不能，惊悸转盛，其疾差重，所以用艾在先，药在后。

惊风疾愈，未尝见因灸而活，每见老妪鄙妇无术，只投艾炷，儿生三日五日之间，便以艾烧之，不惟失穴，因痛增悸，经络未全，如何愈病，智者消详不可枉灸。

小儿急慢惊风，古所谓阴阳痫是尔。急者属阳，阳盛而阴亏；慢者属阴，阳亏而阴盛，阳动而燥，疾阴静而迟缓。其治也，皆因脏腑虚而得之，虚能发热，热则生风，是以风生于肝，痰生于脾，惊出于心，热出于肺，而心亦然(《天官·疾医》疾注云：肺气热，心气次也)。惊风痰热，合为四证，四证已具，于是八候生焉：搐、搦、掣、颤、反、引、窜、视曰八候。凡搭眼摇头，张口出舌，唇红脸赤，面青眼青，唇青泻青，太阳发际印堂青筋，三关虎口纹红紫或青者，皆惊风状也。大抵热论虚实，证别逆顺，治有后先。盖实热为急惊风，虚热为慢惊风，慢惊本无热，所以发热者，虚使然耳。急惊属阳，用药以寒；慢惊属阴，用药以温，慎不可以阴阳无别。故曰：热论虚实者此也。男搐左视左，女搐右视右，男眼上窜，女眼下窜，男握拇指出外，女握拇指入里，男引手挽左直右曲，女引手挽右直左曲，凡此皆顺，反之则逆。亦有先搐左而后双搐者，但搐顺则无声，搐逆则有声，其指纹形势弯弓入里者顺，出外者逆，出入相半者难痊。目属肝，肝受风热，则目直视，或上窜或两眦频搭，若无脸赤，五心烦热之证，却不发搐，必挟心热，则肝风心火二者交争而发搐也。但窜视直视者与泻青丸，更加发搐者以导赤散兼之。大抵肝风心火乃急惊受病之处，泻青丸去肝风，导赤散降心火，《幼幼新书》以为要药，故曰证别逆顺者此也，阳病阴脉、阴病阳脉亦为反症。热盛生痰，痰盛生惊，惊盛生风，风盛发搐，治搐先于截风，治风先于利惊，治惊先于豁痰，治痰先于解热，其若四证俱有，又当兼施并理，一或有遗，必生他证。故曰：治有先后者此也。

纲领如此，若析急慢脾风而言之，则暴烈者为急惊，沉重者为慢惊，而慢脾则重而深矣。急惊之候，牙关紧急，壮热潮涎，窜视反张，搐搦颤动(搦者十指开合)，唇口眉眼，眨引频并，口中热气，颊赤唇红，大小便黄赤，其脉浮数洪紧，盖由内有实热，外挟风邪，心家受热而积惊，肝家生风而发搐，肝风心火二脏交争，血乱气并，痰涎壅塞，所以百脉凝滞，关窍不通，风气蓄盛，而无所泄，故暴烈也。治法大要用药有序，通关以后，且与截风定搐，痰热尚作乃下之，痰热一泄，又须急与和胃定心之剂；如搐定而痰热无多，则但用轻药消痰除热可也。然急惊虽当下，切不可过用寒凉，及银粉、巴硝辈荡涤太骤，水银、轻粉、巴豆、芒硝、铅霜、蟾酥、脑麝等剂，医家不得已用之，仅去疾即止，或不当用而用，或当用而过焉，往往由此成慢惊矣（下痰热不须用银粉、巴硝，但能斟酌大黄可也）。欲下之法，须当审问前人已下未下，或曾经吐泻否，已下及吐泻者不可再下，但驱风化痰消热而已，大约痰热十分，且泄其三之二。下剂中，须以枳壳、菖蒲，宽气通心之类佐之。盖急惊急在一时，治之不可宽缓，稍缓则证候转深，若一时体认未明，又不可妄施药饵，截风定搐，先与通关嚏惊辈，次则人参羌活散、截风丸、一字散、阳痫散、擒风汤、定搐散、泻青丸、木通清宁散、阿胶散以意择用。下剂有三，轻下则用定命散、利惊丸、防风汤、宣风散、枳壳散、小柴胡汤辈；稍重下则用揭风汤、朱砂膏、疏风散、柴胡加大黄汤辈；重下则用青金丸、天麻丸、芦荟散、牛黄凉膈丸、青金丹、王监惊墨丸辈。下后和胃助气，如生气散、银白散、茯苓二陈汤、异功散、天麻苏合香丸、参苓白术散、和中散、醒脾散之类，皆可选用。定志宁神则以定志丸、温胆汤、定心丸、柏枝膏与之，他如太乙保生丹、聚宝丹、蝉蝎散，不冷不热祛风镇惊之剂，又当继此以防其再发也。下之后诸证犹存者，未易痊愈，更勿再下，当作慢惊理之。其有搐搦反张，斜视而牙关不紧，口无痰涎者，未可直指以为惊风，恐是伤风、伤寒、伤食三等证，或夹惊伤寒。钱氏假搐之说，伤风夹惊，神困昏悸，头疼气粗，先用人参羌活散、惺惺散、消风散辈微取其表，次与天麻防风丸；伤食夹惊身热温壮，或吐不思食，大便酸臭，先用人参羌活散加青皮、紫苏，取表消积，次用驱风镇惊之剂。凡搐搦者不可把握，但扶持之，否则风痫逆入经络，遂使手足拘挛，以成废疾，此治急惊之大要也。

慢惊之候，或吐或泻，涎鸣微喘，眼开神缓，睡则露睛，惊跳搐搦，乍发乍静，或身热或身冷，或四肢热，或口鼻冷，面色淡白淡青，眉间唇间或青或黯，其脉沉迟散缓。盖由急惊过用寒凉，或转下太骤，传变成之，又有吐利不止而成者，有气虚暴吐泻而成者。钱氏云：夏月脾胃伏热，大吐泻者，当解暑热不可专只固阳药。有脏腑虚洞泄成者，风邪入于肠胃，故大便不聚而泻，有久痢气脱成者，有下积取泻成者，有吐血泻血者成者，有感风不解误药成者，有伤寒传变成阴证者，有得之久嗽作痫者，有得之发痫不已者，有得之虫积冲心者，有得之卵肿疝气腹痛者。其或日夜汗出，脾困多睡，烦燥引饮，四肢浮肿，大小便闭，丹瘤肿毒，龙带缠腰，走马急疮，并传慢候。惟吐泻积痢或虚致之，则证变甚速，才经吐泻便是慢惊，须用温中扶里；或搐来紧急，及慢惊初传，尚有阳证，不可误作急惊用药，世言搐慢为慢惊非也。若泥此，往往指慢脾为慢惊矣。凡慢惊，男子以泻得之为重，女子以吐得之为重，治法大要须当审问源流，不可概曰慢证。如吐泻得之，则理中汤加木香以温其中，五苓散以导其水；脏寒洞泄得之，则先与术附汤下积；取转得之，则先与调气散；外感寒邪得之，则先与桂枝汤、解肌汤辈，其他可以类推矣。然慢惊虽属阴，亦须准较阴阳亏盛，浅深如何，不可纯用温药，及燥烈太热之剂，惟于生胃气中加以截风定搐，如全蝎、花蛇、僵蚕、白附、天麻、南星辈为良方。传慢惊候而尚有阳证者，八候尚在，不必回阳，但与截风调胃，可冷可热，均平阴阳而已，太乙保生丹、聚宝丹、蝉蝎散、神保既济丹、来复丹、王氏惺惺散、醒脾散、大醒脾散、大温白丸，可选用之。若阳亏阴盛病已传过，纯属慢惊，无搐掣反引窜视之证，而但昏沉者，与星香全蝎散、定命饮、四圣散、乌蛇四君子汤、天南星散、乌沉汤、沉香散之属。若手足冰冷者，方可回阳用硫黄、附子。慢惊下痰身暖者，天南星丸、苏合香丸、白丸子；痰盛者神保既济丹、礞石散；虚甚而不可下痰者，灵脂丸、七珍丸。如脑麝、银粉、巴霜，如寒凉通关利肠辈，一切禁止。麝虽温然性属阴，能化阳通腠，其有阳已传阴，或者不知，但有见引搐，误用脑麝、银粉及寒凉辈，必为慢脾阴逆者。若慢惊之候，其眼半开半合，则当预作慢脾风调理之。于斯时也，阴气易盛，阳气易微，时刻少延，则药力不及，频并投药则势又不可，才进一二剂，须审有无传变，稍定则和平为愈，势笃则以刚剂投之。此治慢惊之大要然也。

慢脾风之候，面青额汗，舌短头低，眼合不开，困睡中摇头吐舌，频呕腥臭，噤口咬牙，手足微搐而不收，或身冷或身温，而四肢冷，其脉沉微。阴气极盛，胃气极虚，十救一二。盖由慢惊之后，吐泻损脾，病传已极，总归虚处，为脾所受，故曰脾风。若逐风则无风可逐，若疗惊则无惊可疗。但脾间痰涎，虚热往来，其眼合者，脾困气乏，神志沉迷，痰涎凝滞然尔。世所谓慢风难疗者，慢脾风是也。然慢脾一名虚风，凡小儿或吐或泻之后，面色虚黄，大势虚损，若因虚而发热，继此必得慢脾风，才见摇头斜视，以手摸人，昏困喜睡，额上汗多，身亦粘汗，其声沉小而焦，即是脾风之证，不必皆由急慢风传次而至，又当识之。治法大要生胃回阳，黑附汤、川乌散、金液丹、白丸子各半，生附四君子汤可斟酌用；胃气渐复，则异功散辈，温平而调理之，如蝎附散、阴痫散、灵砂震灵等亦可参用。若其眼半开半合，手足不冷，证候尚在慢惊，则勿回阳，或已入慢脾，而阳气未甚脱者，亦不可用硫黄、附子。凡服回阳汤剂，手足渐暖者，仍以醒脾散等继其后以调之。慢脾下痰，轻者神保既济丹、白僵蚕丸，重者人参膏，甚则七宝散、妙丹砂矣。慢惊慢脾逆恶证候，诸药不效者，如有太冲脉则取百会穴灸之。此治慢脾风之大要然也。

虽然小儿有病，问之则幼不能言，望之则易惊易喜，诊之则或惕或动，自六岁以下，黄帝不载其说者，以其难也。又痓痉发痫，卒中天痫，撮口亦风之种类焉。痓者手足冰冷，痉者举身僵仆。痓痉本一病，当以阳刚阴柔别之，刚者有汗，柔者无汗。肢体强直，腰身反张，甚于风痫，大抵不治。痫者目瞪涎流，神气郁勃，四体不牧，沉默昏愦，似死似生，其声恶叫，身软时醒有声者为痫，身强不醒无声者为痓痉。凡治惊，遇咬牙啼叫者，须与通心利小便剂。痫亦多种，钱氏有牛羊鸡犬猪之说，大抵以风惊食三证，别而治之，中风者五脏各有脉证，随五脏俞以施灸法，与大科则同，特少小分剂耳。天瘹者身体壮热，翻眼抬睛，手足搐掣，其状如鱼之上钩，又内腹痛多啼，唇黑阴肿，伛偻反张，眼有红筋班血，乃寒气壅结，兼惊得之，撮口者一腊内之笃疾，脐风、胎风、锁肚瘹肠、卵疝俱至撮口。盖风入心脾，故令小儿气促，口撮如囊而不乳也。其有初生百日，频频吐哯，呵来喷去，睡里多惊，眼翻肚胀，手足缓，怠烦燥多啼者，当作胎惊风理之。又有变蒸亦发微惊，不治自愈。又疮痘欲发，亦或搐掣如风，右鼻冷脚冷尻冷，耳后有红脉赤缕者，必是疮痘之证。戒不可以脑麝开膜及银粉巴硝转下，而冰压之，是辨析之不可不审也。至若眼陷无光，瞳人无色，爪甲青黑，四体垂亸，一脏气绝，不可勉强下药；面赤如绯，面青背冷，头目仰后，足冷目青，腹胀胸高，手拿胸膈，唇舌鼻黑，鱼口气粗，囟肿囟坑，啼哭无泪，冷汗不止，汗出如珠如油，眼青泻黑血，闷涎入心肺，嘘舌出口咬人，五硬五软，五冷五干，皆恶证也。急惊眼睛翻转，口中出血，两足摆跳，腹肚搐动，或神缓而摸体寻衣，或证罢而神昏气促，喷药不下，通关不嚏，心中痛绝，忽大叫者，难愈。慢惊四肢厥冷，泄泻加嗽，面黯神惨，胃痛鸦声，两胁动气，口生白疮，胃闭损也，发直摇头，眼睛不转，涎鸣喘噎，口眼手足一边牵引者，难痊。慢脾身冷粘汗，直卧如尸，喘嗽头软，大小便不禁，背冷口噤，头摇者，最难为力。或者慢惊欲绝之时，虚痰上攻，咽喉引气，呼吸粗大，六脉浮数，是谓阴盛强阳，错认以为阳气已复，直与峻药下痰，痰随药下，气随痰绝。人以医杀咎之，此则不识覆灯将绝之证，虽不下药，亦无生意矣。又有喉中痰涎，声如拽锯，一两日间，但闭目不开者，此为虚候之极，虚痰饱养，其气然也。若遽下痰，亦未可保，姑以苏合香丸、白丸子辈与之。他如急惊安静之后，两日再发，面色变易；又三四日定而复发，其后淹延必至沉重。若急惊证候，徒知定搐，不去惊热，才见搐定，遂指为安。未几复搐，是为过街候。若慢惊之候，药服已瘥，尚虚乏数日未省者，或妄攻之，则前功俱废，是体认之不可不精也。

《幼科类萃·卷之四·惊风门·丹溪先生治急慢惊风大法》

小儿惊风有二，急惊属痰热，宜凉泻，一云用降火下痰丸，养血药作汤下之；慢惊属脾虚，所主多死，宜温补，一云当养脾，用朱砂安神丸，清米汤下。更于血药中求之世，以一药通治之，甚妄。急惊风发热口疮，手心伏热，痰嗽痰喘，并用涌法，重则用瓜蒂散，轻则用赤小豆、苦参末须，用酸齑汁调服之；候少定用通圣散蜜丸服之；间以桑树上桑牛阴干为末，调服以平其风；又以北薄荷叶、寒水石各一两，青黛白、僵蚕、辰砂各一钱，全蝎二枚，猪牙、皂角、槐角各五分为末，灯心汤和乳汁灌之。角弓反张，目直视，因惊而致，宜南星、半夏、入姜汁竹沥灌之，更灸印堂。频吐泻将成慢惊，用钱氏白术散，加山药、扁豆、炒肉豆蔻（面煨）各一钱，入姜一片煎服;若慢惊已作,加细辛、天麻各一钱,全蝎三个去梢,白附八分(面煨)。惊而泻,用参、苓、芍药、酒炒白术,姜煎;夏月加黄连、生甘草、竹叶服之。

《肯堂医论·卷上·惊风》

小儿惊风搐掣,医者视为一病,辄以金石、片脑、麝香、蜈蚣、僵蚕、蛇、蝎等剂,非徒无益,反增他症。德显则谓:有惊风而搐者,有风郁而搐者。惊属心,风属肝,而郁于气者亦有搐,陈氏所谓蓄气而成搐者是也,但未著其方。余因惊风,则随症施治。若气郁而搐者则用宽气治之,以枳壳、枳实为主。尝因患搐者仓卒求药,教服铺家散,而搐亦止,病家深感之,此又治搐之特见也。

惊者,痉也,痉有虚实之分,刚柔之别。急者宜清汗涤痰,世俗名曰急惊;缓者宜扶脾益气,俗谓慢惊。切忌妄用针刺,并误投金石毒烈之品。粤省钱澍滋回春丹驰名中外,然仅能治急症,若慢症误用,立见危殆。其仿单夸耀专治急、慢惊风者,是欲一药统治诸病,欲广招徕,岂不知无心杀人,已干天谴。奉劝该号速将仿单更正,造福无穷,生意从此发展,是所厚望焉。

《景岳全书·卷之四十·谟集小儿则·总论》

小儿惊风,肝病也,亦脾肾心肺病也。盖小儿之真阴未足,柔不济刚,故肝邪易动,肝邪动则木能生火,火能生风,风热相搏则血虚,血虚则筋急,筋急则为掉眩反张、搐搦强直之类,皆肝木之本病也。至其相移,木邪侮土则脾病,而为痰,为吐泻;木盛金衰则肺病,而为喘促,为短气;木火上炎则心病,而为惊叫,为烦热;木火伤阴则肾病,而为水涸,为血燥、为干渴,为汗不出,为搐,为痓,此五脏惊风之大概也。

治此之法有要存焉,盖一曰风,二曰火,三曰痰,四曰阳虚,五曰阴虚,但能察此缓急则尽之矣。所谓风者,以其强直掉眩皆属肝木,风木同气,故云惊风,而实非外感之证。今人不明此义,但为治风必须用散,不知外来之风可散,而血燥之风不可散也。故凡如防风、荆芥、羌活、独活、细辛、干葛、柴胡、紫苏、薄荷之类,使果有外邪发热无汗等证,乃可暂用,如无外邪,则最所当忌,此用散之不可不慎也。

所谓痰火者,痰凝则气闭,火盛则阴亏,此实邪之病本也。若痰因火动,则治火为先,火以痰留,则去痰为主。火之甚者,宜龙胆草、山栀子、黄连、黄柏、石膏、大黄之属;火之微者,宜黄芩、知舟、玄参、石斛、地骨皮、木通、天麻之属。痰之甚者,宜牛黄、胆星、天竺黄、南星、半夏、白芥子之属;痰之微者,宜陈皮、前胡、海石、贝母、天花粉之属。此外,如朱砂之色赤体重,故能入心镇惊,内孕水银,故善透经络,坠痰降火。雄黄之气味雄悍,故能破结开滞,直达横行。冰片、麝香,乃开窍之要药;琥珀、青黛,亦清利之佐助而已。又如僵蚕、全蝎、蝉蜕之属,皆云治风,在僵蚕味咸而辛,大能开痰涎、破结气,用佐痰药,善去肝脾之邪,邪去则肝平,是即治风之谓也。全蝎生于东北,色青属木,故善走厥阴,加以盐味咸而降痰,是亦同气之属,故云治风,较之僵蚕,此其次矣。蝉蜕性味俱薄,不过取其清虚轻蜕之义,非有实济不足恃也。凡惊风之实邪,惟痰火为最,而风则次之,治实之法,止于是矣。然邪实者易制,主败者必危。盖阳虚则阴邪不散而元气不复;阴虚则营气不行,而精血何来?所以惊风之重,重在虚证,不虚不重,不竭不危,此元精元气相为并立,有不容偏置者也。故治虚之法,当辨阴阳,阳虚者宜燥宜刚,阴虚者宜温宜润。然善用阳者,气中自有水;善用阴者,水中自有气,造化相须之妙,既有不可混,又有不可离者如此。设有谓此非小儿之药,此非惊风之药者,岂惊风之病不属阴阳,而小儿之体不由血气乎?若夫人者,开口便可见心,又乌足与论乾坤合一之道。诸补之法具详如下。

惊风反张,强直转筋等病,在"经筋篇"曰:足少阴之筋病,足下转筋及所过而结者皆痛。病在此者,主痫瘛及痉。在外者不能俯,在内者不能仰,故阳病者腰反折不能俯,阴病者不能仰。又曰经筋之病,寒则反折筋急,热则筋弛纵不收,阴痿不用。阳急则反折,阴急则俯不伸。

《不居集·下集卷之二·风热·风热论》

罗太无曰:风、寒、热,诸病之始也。人之脏腑,皆风之所起。火热,阳之本也。曲直动摇,风之关也。眩晕呕吐,风之甚也。夫风热本于郁,风生于热,以热为本,而以风为标。此言风者,即风热病也。谓火热甚则制金,金衰则木旺,木旺则生风。或热微风甚,则当治风;或风微热甚,但治其热,则风自消矣。河间本《内经》风淫于内,治以辛凉之旨,立防风通圣散,能治一切诸风,以其主消风解热，散郁闭，开结滞，而使气血宣通，怫热除而自愈矣。设使势甚者，非调养缓剂可治。

又曰：河间以此方加天水对停，名双解散。煎葱须、姜、豉，普解风热寒暑，饥饱劳逸，内外诸邪所伤，无问自汗无汗，汗后劳复，但觉不快，便可通解得愈。或妇人产后诸疾，小儿惊风、积热、疮疹诸症，不论日数远近，但服之，周身血气宣通，百病皆除。治疟，则加柴胡、桂枝。凡人衰老，肾水不足，真阴亏损，风热燥郁，积血涸竭，宜常用此药扶补滋润。惟产后月水过多，及泄泻者不宜。如治杂病无不可。

［澄按］风热燥郁，以致真元亏损，若不以辛凉解散之剂，而惟以滋润补阴是务，则风必入内，而躁益甚。双解散，治风热之圣药也。但云老人肾水不足，妇人产后，并杂病无不可，此亦言之过也。方中大黄、芒硝、麻黄、石膏，若禀受素弱，无实症者，当斟酌加减用。

《医述·卷十四·幼科集要·杂病》

惊风之要领有二：一曰实证，一曰虚证，而尽之矣。盖急惊者，阳证也，实证也。乃肝邪有余，风生热，热生痰，痰热客于心膈间，则风火相搏，故其形证急暴，是为急惊。当先治其标，后治其本。慢惊者，阴证也，虚证也。此脾、肺俱虚，肝邪无制，因而侮脾生风，无阳之证也。故其形气、病气俱不足，是为慢惊。当专顾脾、肾以救元气。虽二者俱名惊风，而虚实之有不同，所以急、慢之名亦异。凡治此者，不可不顾名思义也。小儿惊风，肝病也，亦脾、肾、心、肺病也。盖小儿之真阴未足，柔不济刚，故肝邪易动；肝邪动，则木能生火，火能生风，风热相搏，则血虚；血虚则筋急，筋急则为掉眩反张、搐搦强直之类，皆肝木之本病也。至其相移，木邪侮土则脾病，而为痰、为吐泻；木盛金衰则肺病，而为喘促、为短气；木火上炎则心病，而为惊叫、为烦热；木火伤阴则肾病，而为水涸、为血燥、为干渴、为汗不出、为搐、为痓。此五脏惊风之大概也。治法：一曰风，二曰火，三曰痰，四曰阳虚，五曰阴虚。所谓风者，以其强直掉眩，皆属肝木，风木同气，故云惊风，而实非外感之证。今人不明此义，但以为治风必须用散，不知外来之风则可散，而血燥之风不可散也。所谓痰火者，痰凝则气闭，火盛则阴亏，此实邪之病本也。若痰因火动，则治火为先；火以痰留，则去痰为主。凡惊风之实邪，惟痰火为最，风则次之。然邪实者易制，正败者必危。盖阳虚则阴邪不散而元气不复，阴虚则营气不行而精血何来？所以惊风之重，重在虚证。不虚不重，不竭不危。治虚之法，当辨阴阳。阳虚者，宜燥、宜刚；阴虚者，宜濡、宜润。然善治阳者，气中自有水；善治阴者，水中自有气。造化相须之妙，既不可混，又不可离者如此。设谓：此非小儿之药，此非惊风之药者，岂惊风之病不属阴阳，而小儿之体不由血气乎？（张景岳）

老医常言：小儿惊搐，多是热证。若骤用惊风药饵，如白附、全蝎、川乌之类，便医成坏证。只用导赤散加防风，连进三服，导去心经邪热，其搐即止。从孙道润，幼患惊搐甚危，诸医疗治益困，予授是方，二服立愈。后常救人，人无不效者。恐人忽易，故著之。幼稚欲令惊悸不作，在乎肾脏和平。故戴氏曰：治惊不若补肾。盖心属火，火性燥，得肝风则烟焰起，致生惊悸。补肾则水升火降，邪热无侵，虽有肝风，惊自不作。（《证治准绳》）

《中西汇通医经精义·下卷·五脏所恶》

肝恶风。肝木主风，而即恶风，盖血得和，气则流畅血得邪气则消。灼凝结老人中风、小儿惊风，一切风湿麻木，瘙痒痉痫，盖无一不当治肝，即无一不当养血，诚以风乃阴中之阳，血中之气，故惟风能鼓荡其血，亦惟血能调养其风。

《儿科要略·诸惊论治·慢惊概要》

故急惊因关窍不通而噤口咬牙，慢惊则因阳衰阴僭而噤口咬牙；急惊因邪循脊项而角弓反张，慢惊则因脊脑亏乏而角弓反张；急惊因热侵筋络而四肢抽掣，慢惊则因筋络空虚而四肢抽掣；急惊因肝热生风而两目扇动，慢惊则因肝虚生风而两目扇动；急惊因热痰阻滞而喉中鸣响，慢惊则因津液化涎而喉中鸣响；急惊因热深厥深而四肢作冷，慢惊则因阳气衰微而四肢作冷；急惊因协热下利而大便溏泄，慢惊则因脾损火衰而大便溏泄。虚实之分，至为判然也。又小儿惊风，有一起即为慢惊者，多为吐泻及疟、痢、痧、痘之后，元气不复所致；有一起为急惊而转成慢惊者，多由其人先天不足，邪无所制，渐成内伤所致，而误治所致者，亦不在少数也。

小儿慢惊之起源既明，则其病理固可推求而知，要不外脾阳不运，心肝交疲，神衰气怯，内虚生风诸端是矣。故慢惊之为患，不在病邪之内侵，而在正气之微弱。若正气得能渐长，病邪自归消灭，正气不能伸张，病邪必永无衰歇之日也。其间病势虽有似于急惊者，然虚实之辨，究有不同，试比例言之：急惊之噤口咬牙为关窍不通，故搐鼻不易有嚏，嚏出则其噤可减；慢惊之噤口咬牙为阳衰阴僭，故其噤时而自松，并非关窍不通，搐鼻常能喷嚏。急惊之角弓反张因邪循脊项，故反折痉急而有力；慢惊之角弓反张，因脊脑亏乏，故牵引柔弱而无力。急惊之四肢抽掣因热侵筋络，故动作较疾而收引甚急；慢惊之四肢抽掣因筋络空虚，故动作较缓而牵引微搐。急惊之两目扇动因肝热生风，故其势迅疾，或上插或闪闪作动；慢惊之两目扇动因肝虚生风，故其势较缓，或斜睨或正圆直视。急惊之喉中鸣响因热痰阻滞，故热甚上潮则梗塞欲绝；慢惊之喉中鸣响因津液化涎，故其声如锯而无痰可豁。急惊四肢作冷因热深厥深，故必有壮热而口气秽浊；慢惊四肢作冷因阳气衰微，故多面青额汗而身体微温。急惊溏泄因协热下利，故泻下多臭秽而色黄；慢惊溏泄因脾损火衰，故泻下多完谷而色青。此就其病理方面，可知其虚实之迥异也。至于病至身冷汗黏，神识全蒙，是内伤至极，真阳外越，属不治之证矣。

《尚论后篇·卷二·小儿篇》

小儿初生以及童幼，肌肉筋骨藏府血脉俱未充长，阴则不足，阳实有余。不比七尺之躯，阴阳交盛，惟阴不足，阳有余也。故身内易于生热，热盛则生痰，生风、生惊亦所时有。彼当日若以四字立名，曰热、痰、风、惊，则后人不炫，乃以四字难呼，节去二字，曰惊风。遂移后人以多论，以其头摇手劲也，而曰抽掣；以其卒口禁、脚挛急、目斜、心乱也，而曰搐搦；以其脊强前反也，而曰角弓反张。不知小儿之腠理未密，易于感冒风寒。凡寒中人，必先入太阳经。太阳经之脉起于目内眦，上额交巅入脑，还出别下项，夹脊抵腰中，是以病则筋脉牵强，乃生出抽掣等，不通各名，而用金石重药镇坠，以致外邪深入难痊。间有体坚症轻而愈者，遂以为奇方可传，误矣！又方书有云，小儿八岁以前无伤寒，以助惊风之说。不思小儿不耐伤寒，初传太阳经，早已身强多汗，筋脉牵动，人事昏沉，势已极于本经，药又乱投，不能待于传经解散耳，岂为无伤寒乎？况小儿易于外感，易于发热，伤寒为更多耶，是即世所云惊风也！所以小儿伤寒，要在三日内即愈为贵，若待其经尽而解，必不能矣。又刚痉无汗，柔痉有汗，小儿刚痉少，柔痉多。人见其汗出不止，神昏不醒，遂名之曰慢惊风症，而以参、芪、术、附药闭其腠理，以致邪热不得外越，以为大害。所以凡治小儿之热，但当攻其出表，不当固其入内，仲景原有桂枝法，若舍而不用，从事东垣内伤为治，又误矣。又新产妇人去血过多，阴虚阳盛，故感冒与小儿无别，乃遂相传为产后惊风，尤可笑也。然小儿亦实有惊病，以小儿气怯、神弱，凡卒遇怪异形声，及骤然跌仆，皆生惊怖。其候面青、粪青、多烦、多哭，其神识昏迷，对面撞钟放铳，全然不闻，不比热邪塞窍也。

二、医案

《普济方·卷三百七十五·婴孩惊风门·急慢惊风》

李司户孙病百日，发搐三五次，请众医治，或作天瘹，或作胎惊，或作惊痫，皆无效。后钱氏用大青膏，如小豆许一服，发之，复与涂囟法封之，及浴法三日而愈。何以然？婴儿初生肌肤嫩怯，被风伤之，子不能任，故发搐，频发者轻。何者？客风在内，每遇不任，即搐。搐稀者是内脏发病，不可救也，频搐者宜散风冷，故用大青膏不可多服，盖儿至小易虚易实，多即生热，止一服而已，更当封浴无不效者。

李寺丞子三岁，病搐，自卯至巳，数医不治，召钱氏视之，搐目右视大叫哭。李曰：何以搐右？钱曰：逆也。李曰：何以逆？钱曰：男为阳而本发左，女为阴而本发右。若男目左视发搐时无声，右视有声，女发时右视无声左视有声，所以然者左肝右肺，肺金肝木，男目右视肺胜肝也，金来刑木，二脏相克故有声也。治之泻其强而补其弱，心实者亦当泻之，肺虚不可泻，肺虚之候，闷乱哽气长出气。此病男反女，故男易治于女也。假令女发搐，目左视，肺之胜肝。若病在秋，即肺兼旺位，肝不为任，故哭叫。当大泻其肺，然后治心续肝，所以俱言目反右视者，乃肝主目也凡搐者。风热相搏于内，风属肝，故引之见于目也。钱氏用泻肝汤泻之，二日不闷乱，当知肺病退，后用地黄丸补肾。三服后，用泻青丸、凉惊丸各二服。凡用泻心肝药五日方愈，不妄治也。又言肺虚不大泻者，何也？

曰：设令男目右视，木反克金，肝旺胜肺而反泻肝。若更病在春夏，金气极虚，故当补其肺，慎勿泻也。

《医学纲目·卷之三十六小儿部·肝主风·惊搐》

广亲宅七太尉，方七岁，潮热数日欲愈。钱谓父二大王曰：七使潮热将安，八使预防惊搐。王怒曰：但使七使愈，勿言八使病。钱曰：八使过来日午间即无苦也。次日午前果作搐，急召钱治之，三日而愈。盖预见其目直视而腮赤，必肝心俱热，更坐石杌子，乃欲就冷，此热甚也。又肌肤素肥盛而本实，其脉急促，故发搐。克言午时者，自寅至午，皆心肝用事之时，治之乃泻心肝补肾自安矣。因潮热发搐，在申、酉、戌时者，此肺用事之时也。不甚搐而喘，目微斜视，身热如火，睡露睛，手足冷，大便淡黄水，是肝旺。当补脾，益黄散；治肝，泻青丸；治心，导赤散。（洁古云：脾病肝强，法当补脾，恐木贼害，宜先泻心肝以挫其强，而后补脾为当）

徐氏子三岁病潮热，每日西则发搐，身微热而目微斜露睛，四肢冷而喘，大便微黄。请钱与李同治。钱问李曰：病何搐也？李曰：有风。何身热微温？曰：四肢所作。何目斜睛露？曰：搐则目斜。何肢冷？曰：冷厥，心内热。曰：何喘？曰：搐之甚也。曰：何以治之？曰：凉惊丸，鼻中灌之，必搐止。钱又问曰：既谓风病温壮，搐引目斜露睛，内热支冷，及搐甚而喘，并以何药治之？李曰：皆此药也。钱曰：不然。搐者，心肝实也；身微热者，日西肺用事之时也；肺主身温，今且热者，肺虚也；目微斜露睛者，肝肺相乘胜也；四肢冷者，脾虚也，肺若虚甚，则脾母亦弱，木气乘脾，四肢即冷。治之当先补脾肺，用益黄散、阿胶散，得脾虚癥退，然后治其心肝，以泻青丸、导赤散、凉惊丸治之。九日愈。

《验方新编·卷十·小儿科惊风·慢惊治验》

一北平黄教廉女，甫周岁，病久不愈。余视之，瘦弱已极，热仍不退，顷之群医毕集，俱商用山楂、神曲、荆芥、防风等味，皆消导药也。余窃谓不然，因忆《内经》有云：实者泻之，虚者补之。此女瘦弱已极，岂实症乎？然众论哗然，未可与辨。越三日，余又往看视，黄曰：我女昨大泻下黄沫，且角弓反张，不知其故？余曰：此凉药毒也。黄曰：然。前服山楂等药不效，复加黄连二分遂剧。前医在侧甚惭，强余立方，余辞之归。次日，黄以众方请正，余阅之乃五苓散，仍加消导发散之味。彼时，本欲另立一方，又恐医家挠阻，黄亦未必深信，因就原方加注，剖明某药可用、某药难投，总本张景岳直救真阴之说，黄亦心折，因谓众医曰：我女病久，必须滋阴为上，乃大加熟地二钱，连进二剂，其热陡退，病亦渐愈。缘前此刻削太甚，复元较迟。

一邻友方元兴，有子岁余，常见其持单买药，询之？方曰：儿病已久，更数医矣，今又延某医包治，此其药单也。逾数日，泣谓余曰：某医悔口，子不生矣。君其有术乎？细叩其故，方曰：我子体热已久，近日气弱神昏，腹中膨胀，吐泻发喘，两目上视，命在须臾。邀余往视，见其子囟门下陷，面色青黄，取向日医方阅之。悉是去积、发散、凉血之药，与症相反。余曰：得之矣，用理中地黄汤去附子、泽泻，加枸杞、故纸，一剂而安，十余剂而健壮矣。

一余胞侄，乳名文豹，素甚壮实，周岁疹后，发热兼旬不退，咳嗽时以手扪口，喉痛可知，后数日昼夜昏睡不醒，因延本地时医，投以清热解表凉药，一剂而热立止，逾时体冷彻骨，热复大作，再投前剂则无效矣。又延他医，投以芩、连、石斛等药，非惟热不能解，且面色青黄，三阳黑暗，大喘大泻，愈增危笃，医亦束手。余查痘疹诸书，皆云疹系热症，宜用寒凉，其说亦与症不符，姑用救阴固本平补之药一剂，灌之，悉皆吐出。余顾儿谓余曰：腹中作响，风已动矣；喉如鸡声，痰已塞矣；且吃乳即吐，头摇睛泛，气促神昏，两目无光，面无人色，败症现矣。急请前医，皆裹足不至，遍查各书，俱载疹后发热不退，而头摇睛泛，吐泻神昏，乃慢脾风不治之症。然亦不忍坐视不救。细思喉中作响必系寒痰。盖缘真阳外越，寒生于中，如系实火，则前此芩、连之药何至反剧，外虽极热，内实真寒，非用大辛大热之品，不能冲开寒痰，故前诸药皆吐而不受。因取附子、姜、桂煎汤欲灌，余母曰：此儿现在发热，且唇已开裂出血，何可再用附子？余思《内经》云：假者反之。此症非辛热之品，终不能引火归源以消寒滞也。虽易去附子，仍改用胡椒一钱，肉桂一钱，炮姜四片，似觉平淡，以期老母不疑，煎汤灌下，痰声立止。又取伏龙肝冲水灌之，吐亦渐止。少顷儿忽眼动，呵欠咳嗽时即不以手扪口。又顷，连溺小便，稠浊紫黑，疹后邪毒节次尽下，似有起色。因用附子理中汤合用六味地黄汤去泽泻、丹皮，加故纸、枸杞，一剂而败症全除。惟大热未退，乃于前汤内复加枣仁、五味、白芍等敛阴之药，一剂而安。此正《内经》所云：治风先治血，及甘温退大热之义也。其后细审，此症咳嗽喉痛，心火烁肺金也；呕吐泄泻，脾胃虚寒也。用胡椒、姜、桂，所以开涌喉之寒痰也。用灶心土者，补土所以敌木也。木平则风息，土旺则金生，金既得生，火不能克，则向者克肺之邪火仍反归于心。心为君主之官，邪不能犯，心与小肠相表里致疹毒传入膀胱，下溺为紫黑色也。余弟云：此儿疹后发热，误服凉药，命已不测，得吾兄方药，真不啻起白骨而肉之，实如再生，爰更其名药生，将来即取字曰佩伯，志不忘也。

一余胞侄钧，守南阳时生一女，偶尔伤食，中州医者必以酒制大黄推荡之，每月一二次，屡经克伐，至二岁，此女脾胃大伤，瘦弱至极，阴虚夜热，昏睡露睛，忽成慢惊。庸医尚不知其为不足症，乃以五苓散加黄连四分，下咽即结胸不语，次日毙命。中虚生寒，再进黄连，未有不毙者。

一余姻亲家人之子，甫二岁，其母已逝，乳母哺之，饮食不调，发黄气短，发热腹胀，虚弱之形已现。奈医者坚称内热，进以寒凉，吐泻不止，遂成慢惊。有邻人授以《福幼编》一本，其父与医商，医曰：小儿纯阳之体，何可用此热药？乃向药包中取出抱龙丸一粒，研而灌之，尚未灌完，而已毙矣。

一余外甥阎霖家使女，十岁出疹，稠密成片，隐隐不出，三日后绝口不食；卧于西廊，面无人色，将成慢惊。余二女往彼问及，霖曰：使女患疹，汤水不入，置之此间，已经二日，只待气绝，送出埋之。二女曰：何不于《遂生编》内求方治之！因照大补元煎本方，用附子一钱，肉桂二钱，浓煎，节次灌之，一剂能食粥一酒杯，二剂脾胃渐健，于是弟减附子，数剂全愈。倘以疹为热症，进以寒凉，岂能生乎！

一六安广文程公之子，九岁，久病不愈，泄泻抽搐，奄奄一息。医曰：已成慢惊，虽神医来此，亦难为力。广文呼号求救，几不欲生。同学宋孝廉，以余向赠之《福幼编》授程，程阅而疑之。宋曰：此子已无生理，舍此更无他术，服此温补之剂，或可挽回。仓卒间无肉桂，遂以桂子四钱，研碎加味理中地黄汤内，如法浓煎，频频与服，二剂惊止，又三剂全愈。乾隆壬子年，余回六安，宋孝廉亲口言之也。

一裕州刺史徐公独子，十岁，气体本虚，病后大热不退，屡服凉药，泄泻呕吐，角弓反张，诸症作矣。群医毕至，仍系清热解表，病热更加，万无生理。少府史某者，诣署求见。司阍曰：本官有少爷染患慢惊，命悬旦夕，不暇会晤。史曰：我之来，因慢惊，非公事也。即延之入。徐曰：小儿慢惊坏症，医技已穷，君能救之乎？史袖出《福幼编》曰：此前庄本府之胞叔所著，专治慢惊，但其方与古书不同，应否与服，堂翁其自主之。徐曰：著书人断无孟浪之理，即遵照《编》内之方，不减分毫，用逐寒荡惊汤一剂，喉间寒痰已开，接服理中地黄汤四剂，惊止热退全愈。余胞弟一鹏，彼时在南阳，已知大略，后史尉至湖北，亲口言之又详。自丁酉至今二十余年，此《编》愈人愈多，聊记数条，以祛众惑，阅者益可坚信，无致贻误也。以上见《福幼编》。

《冯氏锦囊秘录·杂症大小合参卷二十·锦囊治疗方论》

内阁部堂彭老先生之二令孙，年三岁，忽一日发热延治，余见其虽初发热，神气困倦，脉按无力，肌肉皖白，面颊微红，体虽热而久按则和，身有微汗，已知禀赋最薄，外感轻而内伤重也。书曰：外感少，内伤多者，但补其中，益其气而邪自退，不必攻邪，奈病家必欲发散，余不敢应命而退。不意余回之后，渠家饮以葱头汤半钟，以薄棉被覆之，令其邪从汗解也。无如自后溃汗不止，四肢不收，面青目闭，乳食不进，时刻咬牙，或以慢惊，或以为慢脾，俱立方而不敢下药，咸以为坏症也。所用之药皆天麻、胆星、钩藤、半夏、僵蚕惊门之药也。余视之云：此药非以治此病也。此乃先天源已不足，今当外感少内伤多，理当温补之症，而更汗之，则阳亡矣。所以四肢不收，僵卧不醒，汗者，血也，汗血溃亡，阴耗竭矣。牙属肾阴，今咬不止，肾将败也。急当重滋肾水之中，以补真阳，冲人参汤，庶可保全，否则断难为力矣。余以八味去附子加牛膝、麦冬、五味作汤，冲以人参三钱，无如彭老先生疑其药剂太大，人小不能抵当，必欲减半，内肉桂止四分，人参止一钱五分，余不得已勉从其命，服后而竟安然，咬牙顿止，至下半日，咬牙诸势仍然发作，余曰：此药小力短之验也。乃令以所减之半剂补之，服后而其效如响，次日病家胆气已壮，乃仍照方大剂调服，三四日后，咬牙全止，始能手足移动，口能吮乳，然舌尚无力。如是调理半月痊愈，可见内伤认作外感，葱汤薄被，几致伤生，何况元神发散，克伐寒凉者乎？纯阳之子尚然，何况元阳残败者乎！

《续名医类案·卷二十九·小儿科·受惊》

马元仪治一童子，读书见其师因恐致病。从朔日起，昏愦不知人事，七日乃苏。群作惊治，延久不瘥。曰：此恐也，非惊也。或问惊恐何以别之？曰：惊从外来，恐从内起，恐则伤肾。肾伤于恐，真水受亏，龙火泛越，扰乱神明，复遇朔日，谓之重阳，真阴更为之用，至七日而阴气来复，然后龙归窟宅，如风云散而天气清明也。治而壮水之主，以镇阳光。以六味地黄汤补其真阴，加远志以通神明，肉桂导龙火归源，服此后竟不作。

《续名医类案·卷二十九·小儿科·惊风》

万密斋治徐道淑子病惊风，先请张医治之不效。万至，病已七日，发搐无时，痰鸣气急，势甚危。按治惊之法，先降其痰，次止其搐，后补其虚，一言以蔽之，惟治其火而已。乃用河间凉膈散，改朴硝为马牙，水煎成汤，入青礞石末调服之，痰下喘止。随用泻青丸、导赤散，二方相合，作汤服之而搐止。余热未除，张主小柴胡汤、竹叶汤、凉惊丸，皆不然之。乃用四君子汤加炒黑干姜，一服身凉。徐问故，曰：大凡小儿肝常有余，脾常不足，肝主风，搐搦气逆，皆属于肝。《经》曰：太过则乘其所胜，而侮所不胜，故肝木旺则乘脾土，侮肺金。夫肝火名曰龙雷，水不能制，寒不能胜，故以炒干姜合参、术、甘草之甘温，以补为泻而愈也。[按]治法仍以寒凉折其标，以甘温固其本。若据后半云云，岂不打成两橛？

罗田令朱女，未周岁，病惊风，万用泻青丸，是丸治惊风之秘方也，服之而搐转甚。盖喉间有痰，药末颇粗，为顽痰裹住，黏滞不行之故，乃煎作汤，用薄棉纸滤去滓，一服而愈。（泻青丸：羌活、大黄、川芎、山栀仁、龙胆草、当归、防风，蜜丸芡实大，每服半丸，竹叶汤入沙糖化下）[雄按]用药之法，不可不相其机而投之也。以此推之，则熟地泥膈之说，亦为痰盛者言也，岂可概谓其非耶？

罗田曾教谕子，病惊风，先请一医，继召万同治。医主小续命汤，多辛燥之药，必反助火邪，而病益甚。不如通圣散为愈，服未尽剂而安。（治风病者，宜三服此）

张世鲁子，病惊风，已十七日矣，目右视而眨（音札，目动也），口右张而动，手足向右掣引，舌上黑苔，势甚危急，令急取薄荷浓煎汤洗其舌。谓之曰：若黑苔去而舌红，则病可治，否则不可治也。洗之，黑苔尽去。以泻青汤作大剂服之，口眼俱定，手口不掣。以凉惊丸，至圣保命丹，调理十日而安。

闻氏子六岁，病惊风，延万至，则闷死，治凶具矣。视其形色未变，与神仙太乙丹半粒，挖口灌之，立苏。

留都金二守女，患惊风，甚危，诸医皆勿救，自用活络丹一丸即愈。（《外科发挥》）

陈三农治一小儿，急惊双眸突出，舌吐三寸，角弓反张，儿科望而却走。曰：此风火相扇，风痰上涌而然。用稀涎散，齑汁调服，吐痰涎数口，目舌俱收。后三日，复如前症，以肠胃胶痰尚未下也，以神效丸，姜汤化下，去胶痰二三升愈。

曾世荣治总管杨侯幼子，四岁，腊月，患惊风搐掣，诸医调治，前症俱解，但神昏不食，四肢微冷，已五日矣。前医用醒脾治阳之药不一，而召曾诊。六脉独脾脉沉滑，余脉微缓，脾脉沉而滑者，此积蕴在脾，乃为脾约，当主大便不利，非阴厥也。彼曰：然。遂用泻黄散加大黄水煎，并三服，神气清而饮食进，随获安可，此隆冬用大黄之功也。用药如用兵，当用岂容自己？如五月渡泸，雪夜平蔡，何待秋高马肥而后为之？若拘以四时取用，则兵药无成功矣。（《幼幼心书》）

大德戊戌夏，曾因干出郭，至五里外，有夫妇二人，抱子而哭于道旁。问之，答曰：入城探亲，三岁孩儿忽得惊风，不省人事。观其面色青黯，目闭神昏。诊之，六脉全无，按太冲脉沉而微有。曾顾谓曰：毋虑，此子可救。但左右竟无人家，遂于路侧拾得破碗半边，有姜一小块，细嚼捻汁碗中，用五苓散、苏合香丸、宽气饮，浇水调和，灌下十数次，渐觉气回，声出目开，自此苏。（同上）

衡州同知官胡省斋，因其子惊风，曾治之愈。问曰：五苓散何以愈斯疾乎？曰：此剂内用茯苓，可以安此心之神，用泽泻导小便，小肠利而心气通，木得桂而枯，是能抑肝之气，而风自止，所以多

主惊风。施之他症，亦皆有说。胡深然之。此其善用五苓散者欤。（同上）

汪表圣次子两岁，偶感风邪，发热身颤，角弓反张，日服此药，（盖惊风金石风痰之品）及羌、防、胆星、全蝎之品，昏沉欲绝。盖不知小儿气血未旺，不耐风寒，才犯之即发痉病，但助其气血，即风除神爽。一用此等药治，则风门大开，荣卫无主，旧病未去，新病益增，安望生理？予与五味异功散加柴胡二分、桂枝一分、附子一分，连服二剂而瘥。（《慈幼篇》此与喻嘉言之论同）［雄按］用药分两，可谓方成知约。

陈自明治一小儿，昏愦六日不省，惊风发搐，诸药不效，手足尚温，谓其父母曰：吾能活之。与之针涌泉二穴足心，良久而苏，喜而称谢。曰：此病得之伤食，宿食成痰，痰壅作搐。今病虽愈，宿痰未去，恐他日再作，当制丸药以除其根，不然神气渐昏，必成痫也。乃谓为牟利，不信。次年八月，果成痰迷之病，二便不知，水火不避，复求治。因制一方，以黄连、山栀泻其浮越之火；胆星、白附子（炮）以去其壅积之痰；茯神、远志、石菖蒲、朱砂以安其神，麝香以利其心窍，用豮猪心中血，和神曲糊为丸如黍米大，灯心汤下，调理半年不复发矣。又与之灸风池（脑后风府两旁）、曲池（两肘外曲处）、三里（曲池之下）六穴而安。（因惊风成痫）

龚子才治一小儿，瘛疭啼叫，额间青黑，此惊风肝木乘脾，腹中作痛也。先用六君子汤，加木香、柴胡、钩藤钩，啼叫渐缓；更加当归，二剂而安。

一小儿沉困发热，惊搐不乳。视其脉纹如乱鱼骨，此风热急惊之症也。先用抱龙丸少许，却风化痰；后用六君子汤加柴胡，壮脾平肝，遂热退惊定而愈。

周必大《二老堂杂志》云：开元钱最治小儿急惊，以水磨服少许神效。余意小儿心受热而发惊，肝生风而发搐，盖木邪侮土，用金制木之义耳，似亦有理。（《续医说》）

王叔权云：澧阳有士人之子，惊风后，顶肿，医以半夏、南星为细末，新水调敷而愈。若灸则宜灸前顶等穴云。（《资生经》）

薛立斋治举人杜克宏子，发热抽搐，口噤痰涌，此肝胆经实火之症，即急惊风。先用泻青丸一服，又用六味丸二服，诸症顿退。乃以小柴胡汤，加芎、归、山栀、钩藤而安，却用补中益气汤而愈。

冬官朱小溪子，项间结核，面色萎黄，肌体消瘦，咬牙抽搐，头摇目札，此肝木克脾土也。用六君子汤、九味芦荟丸，治之而愈。

儒者王文远子，患瘰疬，痰盛发搐，服金石香燥之药，手足筋挛，此肝血复伤，而致急惊风也。遂用加味小柴胡加钩藤、山栀、芎、归一剂，又以六味丸料加五味、麦冬，煎服而安。

奚氏女六岁，忽然发惊，目动咬牙，或睡中惊搐，痰涎涌盛，乃肝木克制脾土，不能摄涎而上涌也。当滋肾水，生肝血，则风自除，痰自消，遂用六味丸而愈。

薛铠（立斋父）治一小儿，七岁，患急风将愈，而发热惊悸。或用祛风化痰之剂，更加惊搐，吐痰喘嗽，腹膨少食恶寒。又用抱龙丸等，加大便似痢。寒热往来，殊类风症。视之，以为脾气亏损，诸经无所资养而然。用四君子汤，少用升麻、柴胡以升补阳气而愈。

万密斋曰：一小儿惊风后，右手强硬，五指拳曲，不能举物，兼口角涎流，语言謇涩，此脾有湿痰，脾不足而肝木乘之，不可治也。

高鼓峰治吕坦人子，生甫数月，忽急惊风，抽搐直视，发热不乳。医以抱龙丸及羌活、防风、薄荷、僵蚕等作煎调服。坦人商于高，高曰：误矣，此脾土虚而肝木盛也。急用五味异功散（补脾）加煨姜（制肝）进之，少顷熟睡，微汗热退而乳。

《医学衷中参西录·医案·痫痉癫狂·慢脾风》

辽宁侯姓幼子，年七岁，于季秋得慢脾风证。

病因：秋初病疟月余方愈，愈后觉左胁下痞硬，又屡服消瘀之品，致脾胃虚寒不能化食，浸至吐泻交作，兼发抽掣。

证候：日昳潮热，两颧发红，昏睡露睛，手足时作抽掣，剧时督脉紧而头向后仰（俗名角弓反张），无论饮食药物服后半点钟即吐出，且带出痰涎若干，时作泄泻，其脉象细数无力。

诊断：疟为肝胆所受之邪，木病侮土，是以久病疟者多伤脾胃。此证从前之左胁下痞硬，脾因受伤作胀也。而又多次服消导开破之品，则中焦气化愈伤，以致寒痰留饮积满上溢，迫激其心肺之阳上浮，则面红外越而身热，而其病本实则凉也。其不受饮食者，为寒痰所阻也；其兼泄泻者，下焦之气化不固也；其手足抽掣者，血虚不能荣筋养肝，则肝风内动而筋紧缩也；抽掣剧时头向后仰者，不但督脉因寒紧缩，且以督脉与神经相连，督脉病而脑髓神经亦病，是以改其常度而妄行也。拟先用《福幼编》逐寒荡惊汤开其寒痰，俾其能进饮食斯为要务。

处方：胡椒一钱，干姜一钱，肉桂一钱，丁香十粒（四味共捣成粗渣），高丽参一钱，甘草一钱。先用灶心土三两煮汤澄清，以之代水，先煎人参、甘草七八沸，再入前四味同煎三四沸，取清汤八分杯，徐徐灌之。

此方即逐寒荡惊汤原方加人参、甘草也。原方干姜原系炮用，然炮之则其气轻浮，辣变为苦，其开通下达之力顿减，是以不如生者。特是生用之则苛辣过甚，故加甘草和之，且能逗留干姜之力使绵长也。又加人参者，欲以补助胸中大气以运化诸药之力，仲师所谓大气一转，其结（即痰饮）乃散也。又此方原以胡椒为主，若遇寒痰过甚者，可用至钱半。又此物在药房中原系背药，陈久则力减，宜向食料铺中买之。

复诊：将药服后呕吐即止，抽掣亦愈，而潮热泄泻亦似轻减，拟继用《福幼编》中加味理中地黄汤，略为加减俾服之。

处方：熟怀地黄五钱，生怀山药五钱，焦白术三钱，大甘枸杞三钱，野党参二钱，炙箭芪二钱，干姜二钱，生杭芍二钱，净萸肉二钱，肉桂一钱（后入），红枣三枚（掰开），炙甘草一钱，胡桃一个（用仁捣碎），共煎汤一大盅，分多次徐徐温服下。

方解：此方之药为温热并用之剂，热以补阳，温以滋阴，病本寒凉是以药宜温热，而独杂以性凉之芍药者，因此证凉在脾胃，不在肝胆，若但知暖其脾胃，不知凉其肝胆，则肝胆因服热药而生火，或更激动其所寄之相火，以致小便因之不利，其大便必益泄泻，芍药能凉肝胆，尤善利小便，且尤善敛阳气之浮越以退潮热，是以方中特加之也。

《福幼编》此方干姜亦系炮用，前方中之干姜变炮为生，以生者善止呕吐也。今呕吐已止，而干姜复生用者，诚以方中药多滞腻，犹恐因之生痰，以干姜生用之苛辣者开通之，则滞腻可化，而干姜苛辣过甚之性，即可因与滞腻之药并用而变为缓和，此药性之相合而化亦即相得益彰也。此方原亦用灶心土煎汤以之代水煎药，而此时呕吐已止，故可不用。然须知灶心土含碱质甚多，凡柴中有碱质者烧余其碱多归灶心土，是以其所煮之汤苦咸，甚难下咽，愚即用时恒以灶圹红土代之。且灶心土一名伏龙肝，而雷敩谓用此土勿误用灶下土，宜用灶额中赤土，此与灶圹中红土无异，愚从前原未见其说，后得见之，自喜拙见与古暗合也。

效果：将药连服两剂，潮热与泄泻皆愈，脉象亦较前有力。遂去白术，将干姜改用一钱，又服两剂全愈。

辽宁张××幼孙，年四岁，得慢脾风证。

病因：秋初恣食瓜果，久则损伤脾胃，消化力减犹不知戒，中秋节后遂成慢脾风证。

证候：食欲大减，强食少许犹不能消化，医者犹投以消食开瘀之剂，脾胃益弱，浸至吐泻交作，间发抽掣，始求愚为诊视。周身肌肤灼热，其脉则微细欲无，昏睡露睛，神气虚弱。

诊断：此证因脾胃虚寒，不能熟腐水谷消化饮食，所以作吐泻。且所食之物不能融化精微以生气血，惟多成寒饮，积于胃中溢于膈上，排挤心肺之阳外出，是以周身灼热而脉转微细，此里有真寒外作假热也。其昏睡露睛者，因眼胞属脾胃，其脾胃如此虚寒，眼胞必然紧缩，是以虽睡时而眼犹微睁也。其肢体抽掣者，因气血亏损，不能上达于脑以濡润斡旋其脑髓神经（《内经》谓上气不足则脑为之不满。盖血随气升，气之上升者少，血之上升亦少。可知观囟门未合之小儿，患此证者，其囟门必然下陷，此实脑为不满之明证，亦即气血不能上达之明征也），是以神经失其常司而肢体有时抽掣也。此当投以温暖之剂，健补脾胃以消其寒饮，诸病当自愈。

处方：赤石脂一两（研细），生怀山药六钱，熟怀地黄六钱，焦白术三钱，乌附子二钱，广肉桂二钱（去粗皮，后入），干姜钱半，大云苓片钱半，炙甘草二钱，高丽参钱半（捣为粗末）。药共十味，将前九味煎汤一大盅，分多次徐徐温服，每次皆送服参末少许。

方解：方中重用赤石脂者，为其在上能镇呕吐，在下能止泄泻也。人参为末送服者，因以治吐泻丸散优于汤剂，盖因丸散之渣滓能留恋于肠胃也。

效果：将药服完一剂，呕吐已止，泻愈强半，抽掣不复作，灼热亦大轻减。遂将干姜减去，白术改用四钱，再服一剂，其泻亦止。又即原方将附子减半，再加大甘枸杞五钱，服两剂病遂全愈。

说明：按此证若呕吐过甚者，当先用《福幼编》逐寒荡惊汤开其寒饮，然后能受他药，而此证呕吐原不甚剧，是以未用。

《医学衷中参西录·医案·痫痉癫狂门·将成慢脾风》

邻村赵姓幼男，年八岁，脾胃受伤，将成慢脾风证。

病因：本系农家，田园种瓜看守其间，至秋日瓜熟，饥恒食瓜当饭，因之脾胃受伤，显露慢脾风朕兆。

证候：食后，饮食不化恒有吐时，其大便一日三四次，多带完谷，其腿有时不能行步，恒当行走之时委坐于地，其周身偶有灼热之时，其脉左部弦细，右部虚濡，且至数兼迟。

诊断：此证之吐而且泻及偶痿废不能行步，皆慢脾风朕兆也。况其周身偶或灼热，而脉转弦细虚濡，至数且迟，此显系内有真寒外有假热之象。宜治以大剂温补脾胃之药，俾脾胃健旺自能消化饮食，不复作吐作泻，久之则中焦气化舒畅，周身血脉贯通，余病自愈。

处方：生怀山药一两，白术四钱（炒），熟怀地黄四钱，龙眼肉四钱，干姜三钱，生鸡内金二钱（黄色的捣），生杭芍二钱，甘草二钱。共煎汤一大盅，分两次温服下。

复诊：将药煎服两剂，吐泻灼热皆愈，惟行走时犹偶觉腿有不利，因即原方略为加减，俾多服数剂当全愈。

处方：生怀山药一两，熟怀地黄四钱，龙眼肉四钱，胡桃仁四钱，白术三钱（炒），川续断三钱，干姜二钱，生鸡内金二钱（黄色的捣），生杭芍钱半，甘草钱半。共煎汤一大盅，分两次温服。

效果：将药煎服两剂，病遂全愈。应切戒其勿再食生冷之物，以防病之反复。

第二节

癫　痫

小儿癫痫是小儿常见的一种发作性神志异常的疾病，临床以突然仆倒，昏不知人，口吐涎沫，口中怪叫，两目上视，四肢抽搐，醒后如常等症状为特征。患儿平时无异常，但易反复发作，呈持续状态者预后不良，部分患儿可有智力落后。西医学亦称癫痫，发病原因不明者称为原发性癫痫；继发于外伤、感染、中毒、肿瘤、代谢紊乱和先天畸形者称为症状性癫痫。

【辨病名】

“小儿痫”首见于《神农本草经》，指小儿惊风。至隋朝《诸病源候论》中始设“痫候”，文中言“痫者，小儿病也”，并根据病因提出“风痫”“惊痫”“食痫”，根据病机以及发病特点提出“风癫”“癫痫”“阳癫”“阴癫”“湿癫”“劳癫”。古人又提出根据年龄划分癫与痫，“十岁以上为癫，十岁以下为痫。”同时根据发病声形状似，总结牛、马、猪、鸡、狗之癫。钱乙在《小儿药证直口诀》中认为“五痫”分别与脏腑一一对应。而明代《普济方》认为“癫与痫，难以一概而论，故癫者全归于心，痫者归于五脏。”明代医家张介宾在《景岳全书》认为“癫，即痫也”。而后医家对此疾病又有“羊羔风”“羊癫风”“失心风”等称呼。古人对小儿癫痫的不同类型有不同称谓，或以发病原因命名，或以发病时叫声不同而命名，或以起病缓急命名。

《诸病源候论·小儿杂病诸候·痫候》：“痫者，小儿病也。”

《圣济总录·卷第一百七十一·小儿诸痫》：“论曰：小儿病口眼相引，目睛上摇，手足掣纵，背脊强直，颈项反折者，痫病也。”

《普济方·卷三百七十七·婴孩一切痫门·癫痫》：“黄帝曰：人生有病癫疾者，疾名谓何？安所得之？岐伯曰：病名为胎病，此得之在母腹中时，母有所大气，上而不下，精气并居，故令子发为痫也。《巢氏病源》：痫者小儿病也，十岁以上为癫，十岁以下为痫，其发之状，或口眼相引，儿目睛上摇，或手足掣疭，或背脊强直，或颈项反折。”

《古今医统大全·卷之十风痫门·病机·癫与痫不当并论》：“按《内经》言癫而不言痫，古方以癫痫并言，误也。或言风癫，或言风痫，或言癫狂，所指不一。盖痫证归于五脏，癫病属之于心，故今以风痫另立一门，癫狂又别合一门也。”

《古今医统大全·卷之四十九·卒中暴死·治法》：“卒中仆地、半身不遂者，为中风。卒中仆地，口吐涎沫者，为癫痫。”

《济阳纲目·卷四十五·痫证·论》：“癫痫，即头眩也。痰在膈间则眩微不仆，痰溢膈上，则眩甚，仆倒于地而不知人，名之曰癫痫。”

《杂病广要·脏腑类·癫狂·癫》引《证治百问》：“痫字从病从间，以病间断而发，不若别证相连而病也。此病一如疟状，初有间一年而发者，或有间半年而发者，或有间数月而发者；发久气虚，则月近日密，其有间一二时而即发者。发后神清气爽，与无病之人一般，故取义为痫也。”

《医林改错·卷上·脑髓说》：“试看痫症，俗名羊羔风，即是元气一时不能上转入脑髓。”

《潜斋简效方·卷一·小儿诸病》：“痫证，俗呼羊癫风。”

《先哲医话·卷下·福井枫亭》：“凡狂痫证，狂走不安静者易治，唯妄言笑语者，即癫也，又名失心风，难治。”

一、按发病原因命名

《诸病源候论·风病诸候下·五癫病候》：“五癫者，一曰阳癫，发如死人，遗尿，食顷乃解；二曰阴癫，初生小时，脐疮未愈，数洗浴，因此得之；三曰风癫，发时眼目相引，牵纵反强，羊鸣，食顷方解，由热作汗出当风，因房室过度，醉饮，令心意逼迫，短气脉悸得之；四曰湿癫，眉头痛身重，坐热沐头，湿结脑，沸未止，得之；五曰马癫，发作时时，反目口噤，手足相引，身体皆热。”

《幼科惊搐门·四、余症·搐后成痫》：“此则因妊娠时，七情惊怖，子感母气，生来便有是病者，名曰胎痫，不治。”

《儿科萃精·卷五·痫症门》：“小儿肝痫，谓肝有邪也，忽然昏迷，抽掣有力。小儿心痫，谓心有火也，忽然昏迷，目赤有火。小儿脾痫，谓脾有痰也，忽然昏迷，目直发热，面色光润。小儿肺痫，谓肺气不通也，忽然昏迷，面色白，手足微动。小儿肾痫，谓肾气先天不足也，忽然昏迷，肢体如尸，口吐白沫。”

二、按症状命名

《诸病源候论·妇人杂病诸候一·癫狂候》：“又有五癫：一曰阳癫，二曰阴癫，三曰风癫，四曰湿癫，五曰劳癫，此盖随其感处之由立名。又有牛、马、猪、鸡、狗之癫，皆以其癫发之时，声形状似于牛、马等，故以为名也。俗云：病癫人忌食六畜之肉，食者癫发之状，皆悉象之。”

《圣济总录·卷第一十五·风癫》：“治五癫各有声，牛癫若牛鸣，马癫若马鸣，狗癫若狗鸣，羊癫若羊鸣，鸡癫若鸡鸣，凡此五癫。”

《小儿药证直诀·卷上·脉证治法·五痫》：“凡治五痫，皆随脏治之，每脏各有一兽并，五色丸治其病也。犬痫：反折，上窜，犬叫，肝也。羊痫：目证，吐舌，羊叫，心也。牛痫：目直视，腹满，牛叫，脾也。鸡痫：惊跳，反折，手纵，鸡叫，肺也。猪痫：如尸，吐沫，猪叫，肾也。”

《活幼心书·卷中·明本论·痫证》：“六畜痫者，发时作牛、马、猪、羊、鸡、犬声，便致僵仆，口吐涎沫，不省人事。张氏论此，盖初发作羊犬声者，咽喉为风痰所梗，声自如此，其理甚明。若言六畜者，特强名耳。”

《类证治裁·卷之四·痫症论治》：“症由心肾虚怯，肝风胆火倏逆，痰涎上壅心包，经脉闭阻，猝然晕仆，口眼牵掣，腰背反张，手足抽搐。此由热极生风。喊作畜声，因其近似，分马痫摇头张口应心，牛痫直视腹胀应脾，猪痫吐沫应肾，羊痫扬目吐舌应肺，鸡痫摇头反折应肝，以内应五脏，而五痫名焉。”

三、按起病缓急命名

《医学纲目·卷之三十六小儿部·肝主风·惊痫》：“惊痫即急慢之症。但惊痫发时，仆地作声，醒时吐沫。急慢惊则不作声，不吐沫也。阳痫初作时，病先身热，瘛疭惊啼叫啖而后发，脉浮者为阳痫，乃急惊也。内在六腑，外在皮肤，为易治。若病先身冷，不惊瘈，不啼呼而作，脉沉者为阴痫，乃慢惊也。此病内在五脏，外在骨髓，剧者难治。”

【辨病因】

小儿癫痫发病因素众多。先天因素常因胎元不实，元阴不足，或孕期失养，胎中受惊，以致气血逆乱。后天因素包括颅脑损伤，积瘀伤络，时疫温毒，凌心犯脑；虫积脑瘤，寄居脑窍；窒息厥脱，药物毒物，损伤心脑；惊恐伤肝，气逆风动；食滞伤脾，湿聚成痰，瘀阻脑络；以及各种原因造成的心脾肝肾亏损。

一、先天不足，胎中受惊

《诸病源候论·小儿杂病诸候一·养小儿候》："小儿所以少病痫者，其母怀娠，时时劳役，运动骨血，则气强、胎养盛故也。若侍御多，血气微，胎养弱，则儿软脆易伤，故多病痫。"

《黄帝内经太素·卷第十五·诊候之二·五脏脉诊》："心脉满实仍大，是则多气热盛，故发小儿痫病。以其少血阴气不足，故寒而筋挛也。"

《黄帝内经太素·卷第二十六·寒热·寒热相移》："二阴，少阴也。候得少阴脉急，是为阳与阴争，阳胜，发为小儿痫病，手足逆冷也。"

《太平圣惠方·卷第八十五·治小儿癫痫诸方》："小儿在胎之时，其母卒有大惊，精气并居，则令子癫痫也。"

《三因极一病证方论·卷之九·癫痫叙论》："夫癫痫病，皆由惊动，使脏气不平，郁而生涎，闭塞诸经，厥而乃成。或在母胎中受惊，或少小感风寒暑湿，或饮食不节，逆于脏气。详而推之，三因备具。"

《圣济总录·卷第一百七十一·小儿惊痫》："论曰：小儿气血微弱，易为伤害，若猝惊动，伤乱精神，心气不定，因惊而发，则为惊痫。凡养小儿，当须持护，或闻大声，或见异类，必当安抚，无令恐怖。若初觉儿惊，急保抱之，其惊自止；若忽因惊成痫，宜按图灸，兼以摩膏，不可大下，盖以心气不足，若下之，则内愈虚；手足抽掣者，并不可持捉，使气血失道，伤动枢纽也。"

《济阳纲目·卷四十五·痫证》："痫疾之原，得之于惊。或在母腹之时，或在有生之后，必以惊恐而致疾，故曰惊痫。盖恐则气下，惊则气乱，恐气归肾，惊气归心，并于心肾，则肝脾独虚，肝虚则生风，脾虚则生痰，蓄极而通，其发也暴，故令风痰上涌而痫作矣。"

《幼科汇诀直解·首卷·乳儿方》："母大怒，乳儿必患癫狂。"

《儿科醒·辨惊风之误论第九·痫症》："小儿痫症，多因禀受先天不足，或因妊母七情所伤，传儿为患，发之之状。"

二、外邪侵袭，内外相引

《诸病源候论·小儿杂病诸候一·发痫瘥后身体头面悉肿满候》："凡痫发之状，或口眼相引，或目睛上摇，或手足掣纵，或背脊强直，或头项反折，或屈指如数，皆由以儿当风取凉，乳哺失节之所为也。其痫瘥后而肿满者，是风痫。风痫，因小儿厚衣汗出，因风取凉而得之。"

《诸病源候论·小儿杂病诸候一·风痫候》："风痫者，由乳养失理，血气不和，风邪所中；或衣厚汗出，腠理开，风因而入。"

《诸病源候论·小儿杂病诸候六·脐疮候》："脐疮，由初生断脐，洗浴不即拭燥，湿气在脐中，因解脱遇风，风湿相搏，故脐疮久不瘥也。脐疮不瘥，风气入伤经脉，则变为痫也。"

《太平圣惠方·卷第二十二·治风癫诸方》："夫风癫者，由血气虚，风邪入于阴经故也，人有血气少则心气虚，而精神离散，魂魄妄行。因为风邪所伤，入于阴经，则为癫病。"

《太平圣惠方·卷第八十五·治小儿癫痫诸方》："夫小儿癫痫者，由风邪热毒，伤于手少阴之经故也。心为帝王，神之所舍，其脏坚固，不受外邪。若风热蕴积乘于心，则令恍惚不安，精神离散，荣卫气乱，阴阳相并，故发癫痫也。"

《圣济总录·卷第一百七十一·小儿惊痫·小儿风痫》："论曰：诸痫之病，本于风者，名风痫，此由乳养失宜，气血不和；或汗出腠理开，致风邪乘虚而入。"

《普济方·卷三百七十七·婴孩一切痫门·癫痫》："由风邪热毒，伤于手少阴之故也。心为帝王，神之所舍，其藏坚固不受外邪。若风热蕴积乘于心，则令恍惚不安，精神离散，荣卫气乱，阴阳相病，故发为癫痫也。又小儿在胎之时，其母卒有大惊，精并居，则令子癫痫也。"

《病机沙篆·卷下·痫症》："痫症之发，厥由肾中龙火之上升，而肝家雷火相从而助也。"

"痫症之发，由肾肝龙雷上冲，如从标而得者，止在经脉不通；从本而得者，邪入肾间动气。"

《幼科惊搐门·四、余症·搐后成痫》："由小儿血脉不敛，骨气不聚，为风邪所伤，惊怪所触，乳食失节，停痰结癖而得之。"

三、乳食不节，内生痰热

《太平圣惠方·卷第八十二·乳母忌慎法》："乳母有疾不得哺孩子，必患癫痫风病。"

《太平圣惠方·卷第八十二·初生儿与朱蜜法》:"凡小儿初生三日中,须与朱蜜吃,只不宜多,多则令儿脾胃冷,腹胀喜阴病痫。"

《太平圣惠方·卷第八十二·乳母忌慎法》:"乳母醉后不得哺孩子,必患惊痫、天瘹、急风等病。"

《太平圣惠方·卷第八十五·治小儿患痫病瘥后复发诸方》:"其瘥之后,而更发者,是余势未尽。小儿血气软弱,或因乳食不节,或风冷不调,或更惊动,因而重发,如此者多成常疹。凡诸痫正发,手足掣缩,慎勿捉持之,捉则令曲戾不随也。"

《圣济总录·卷第一百七十七·小儿痰实》:"论曰:小儿乳食不下,吐涎沫而微壮热者,痰实也。此因乳哺冷热不调,停积胸膈,或水饮留滞,气不升降,致令痰热壅滞,壮热烦闷,心神不宁,不瘥则变惊痫之病。"

《普济方·卷三百七十七·婴孩一切痫门·热痫》:"夫小儿热痫者,由血气不和,内有积热之所致也。凡小儿骨体轻软,肠胃细微,易为伤动。若乳食不常,脏腑壅滞,温搐生热,不得宣通,热极甚者则发痫也。又心神多不宁,将养过温,内生邪热多,所以惊甚者,变成诸痫,其状口眼相牵,手足抽牵,口中吐沫,鼻内作声,颈项反张,腰背强直,身体壮热,或叫或啼者,是热痫之候也,宜服退痫除热之药。"

四、他邪诱发

《诸病源候论·小儿杂病诸候三·霍乱候》:"凡小儿霍乱,皆须暂断乳,亦以药与乳母服,令血气调适,乳汁温和故也。小儿吐痢不止,血气变乱,即发惊痫也。"

【辨病机】

小儿癫痫病位在脑窍,涉及心肝脾肾,病理性质为邪实正虚。邪实者,顽痰阻窍为主,肝风、瘀血、郁火为之助虐;正虚者,因反复发作,或素体虚弱,致使心肝脾肾内亏,气血耗伤,痰浊内生隐伏。因痰有聚散,风有动静,气有顺逆,故时发时止。发作期风痰上涌,邪阻心窍,内扰神明,外闭经络;休止期脏腑气阴亏虚,痰浊壅盛。久发不愈,脏腑愈虚,痰结愈深,反复发作,乃成痼疾。

一、发作期

1. 风痰上扰

《太平圣惠方·卷第八十四·治小儿痰实诸方》:"夫小儿痰实,由水饮停滞在胸膈间,结聚为痰也。小儿饮乳,因冷热不调,停积胸膈之间,亦结聚成痰,多则令儿饮乳不下,吐涎沫,而微壮热也。痰实壮热不止者,则发惊痫也。"

《济阳纲目·卷四十五·痫证》:"痫疾之原,得之于惊。或在母腹之时,或在有生之后,必以惊恐而致疾,故曰惊痫。盖恐则气下,惊则气乱,恐气归肾,惊气归心,并于心肾,则肝脾独虚,肝虚则生风,脾虚则生痰,蓄极而通,其发也暴,故令风痰上涌而痫作矣。"

"痫有阴阳,总只是痰,内伤最多,外感极少。盖伤饮食,积为痰火,上迷心窍,惊恐忧怒,则火盛神不守舍,舍空痰塞,故发则头旋卒倒,手足搐搦,口眼相引,胸背强直,叫吼吐涎,食顷乃醒。若神脱目瞪如愚痴者不治。痫久必归于五脏,肝痫面青头摇,喜惊作鸡鸣状。心痫面赤口张,摇头马嘶。脾痫面黄下利吐舌,羊吼。肺痫面白吐沫,腹胀,牛吼。肾痫面黑直视,如只猪叫。此五痫病状,偶类之耳。其实痰、火与惊,三者而已。"

《幼科折衷·上卷·痫症》:"癫痫即头眩也,痰在膈间则眩微不仆,痰溢膈上则眩甚仆倒于地而不知人,名曰癫痫。"

《病机沙篆·卷下·痫症》:"惟有肝风,故作搐搦,搐搦则通身之脂液逼迫而上,随逆气而吐出于口也。阴气虚,不能宁谧于内,则附阳而上升,故上热而下寒;阳气虚,不能周卫于外,则附阴而下陷,故下热而上寒。"

《证治汇补·卷之五·胸膈门·癫狂》:"癫由心血不足,求望高远,抑郁不遂而成,虽有轻重之分,然皆心神耗散,不能制其痰火而然也。""五志之火,郁而成痰,为癫为狂。"

《类证治裁·卷之四·痫症论治》:"痫症幼小为多,大人亦有之。经久失调,遂成痼疾,一触厥气鼓风,涎沫升逆莫遏,痰在膈间则眩微不仆;痰溢膈上则眩甚而倒。必待其气反,吐去惊涎宿沫而后苏。若元气虚甚,乃屡发不止。"

2. 脏腑积热

《诸病源候论·小儿杂病诸候一·养小儿

候》："若壮热不歇，则变为惊，极重者，亦变痫也。"

《诸病源候论·小儿杂病诸候一·惊候》："小儿惊者，由血气不和，热实在内，心神不定，所以发惊，甚者掣缩变成痫。"

《太平圣惠方·卷第二十二·治风痫诸方》："夫风痫病者，皆由脏腑壅热，风邪干于心也，心主于血，故血壅而不行，则荣卫气涩血脉既乱，神气不定，故发痫也。"

《普济方·卷三百七十六·婴孩一切痫门》："夫癫狂痫痉，始本于心，心者精神之舍，智意之源，常欲安静，无诸触犯，疾何及焉。若邪积于内，热搏于外，脾胃因虚，不能克制肾水，上刑于心火，阴阳并虚，遂致精神失守，恍惚多惊，癫狂痫痉之疾所由而生。"

《普济方·卷三百七十七·婴孩一切痫门·热痫》："夫小儿热痫者，由血气不和，内有积热之所致也。凡小儿骨体轻软，肠胃细微，易为伤动，若乳食不常，脏腑壅滞，温搐生热，不得宣通，热极甚者则发痫也；又心神多不宁，将养过温，内生邪热多，所以惊甚者，变成诸痫。"

《病机沙篆·卷下·痫症》："痫症之发，由肾肝龙雷上冲，如从标而得者，止在经脉不通；从本而得者，邪入肾间动气。夫两肾间动气是生气之本、脏腑之根、呼吸之门也。所谓生气者，阳从阴极而生，即苍天之气所自起之分也。故《经》曰：苍天之清净，则志意治，顺之则阳气固，虽有贼邪不能害也。或经脉引入外感，内伤于本，即伤其生化之原，而命门相火自下逆上，塞其音声，迫出遍身之鸣，与脾之涎沫涌出于口，潮入于心，故卒倒无知，而古今论治，皆不审《内经》之旨，深可慨也。"

《张氏医通·卷六·神志门·痫》："《脉经》云：前部左右弹者，阳蹻也，动则苦腰痛癫痫，恶风偏枯，僵仆羊鸣，身强皮痹；从少阳斜至太阳者，阳维也，动则苦癫痫，僵仆羊鸣，手足相引，甚者失音不能言；从少阴斜至厥阴者，阴维也，动则苦癫痫；尺寸俱浮，直上直下，此为督脉，腰背强痛，不得俯仰，大人癫病，小儿风痫；脉来中央浮，直上直下者，督脉也，动则苦腰背膝寒。夫癫，小儿痫也。巢氏妄立五痫之说，曰阳痫，曰阴痫，曰风痫，曰湿痫，曰马痫，证治杂出，殊不知癫痫之发，皆由肝肾龙雷上冲所致也。"

《幼幼集成·卷五·万氏痘麻·天元赋》："心热甚而搐搦，胃邪实而癫狂。"

《杂病源流犀烛·卷七·癫狂源流》："癫狂，心与肝胃病也，而必挟痰挟火。癫由心气虚，有热；狂由心家邪热，此癫狂之由。癫属腑，痰在包络，故时发时止。"

3. 气血亏虚

《诸病源候论·风病诸候下·风癫候》："风癫者，由血气虚，邪入于阴经故也。人有血气少，则心虚而精神离散，魂魄妄行，因为风邪所伤，故入于阴，则为癫疾，其发则仆地吐涎沫无所觉是也。原其癫病，皆由风邪故也。"

《诸病源候论·妇人杂病诸候一·癫狂候》："癫者，卒发仆地，吐涎沫，口喎，目急，手足缭戾，无所觉知，良久乃苏。狂者，或言语倒错，或自高贤，或骂詈，不避亲疏，亦有自定之时。皆由血气虚，受风邪所为。人禀阴阳之气而生，风邪入并于阴则为癫，入并于阳则为狂。阴之与阳，更有虚有实，随其虚时，为邪所并则发，故发癫又发狂。"

《诸病源候论·小儿杂病诸候一·养小儿候》："小儿所以少病痫者，其母怀娠，时时劳役，运动骨血，则气强、胎养盛故也。若侍御多，血气微，胎养弱，则儿软脆易伤，故多病痫。"

《太平圣惠方·卷第九十六·食治风邪癫痫诸方》："人有气血，荣养脏腑，若气血少，则心虚而精神离散，恍惚不安，因为风邪所伤，则发癫也。"

《圣济总录·卷第一百七十一·小儿惊痫》："论曰：小儿气血微弱，易为伤害，若猝惊动，伤乱精神，心气不定，因惊而发，则为惊痫。"

《普济方·卷三百七十八·婴孩一切痫门·惊痫》："夫小儿气血微弱易为病，若卒惊动，伤乱精神，心气不定，因惊而发则惊痫。凡养小儿，当须持护，或见异类，必当抚摩，无令恐怖。若初觉儿惊，急保抱之，其惊自止。若忽因惊成痫，宜按图灸，兼以摩膏，不可大下。盖以心气不足，若下之则内愈虚，手足抽掣者，并不可持捉，使气血失道，伤经络耳。夫惊痫忤三候，大抵略似，皆口面青黑，呕吐涎沫，颈项强直，手足摇动。但惊即发拳搐，痫搦，忤即掣疭；惊则喉中涎响，痫则口中涎出响，忤则口吐青黄白沫；惊则双目上视，痫则口眼相引，而目睛上摇，忤则眼不上插，不可得而同也。"

《景岳全书·卷之三十四天集·杂证谟·癫狂痴呆》："小儿无狂证，惟病癫者常有之。凡小儿之病，有从胎气而得者，有从生后受惊而得者，盖小儿神气尚弱，惊则肝胆夺气而神不守舍，舍空则正气不能主，而痰邪足以乱之。"

二、休止期

《普济方·卷三百七十八·婴孩一切痫门·痫瘥身面肿》："夫小儿发痫瘥后，身体头面悉肿满候，七痫发之状，或口眼相引，或目睛上摇，或手足掣疭，或背脊强直，或头项反折，或屈指如数，皆由以儿当风取凉乳哺之所为也。其痫瘥而肿满者，是风痫因小儿厚衣汗出，因风取凉而得之，其痫虽瘥，而热血尚未尽，在皮肤与气相搏，致冷气不宣泄。故停并成肿也。"

【辨病证】

小儿癫痫，首辨轻重：轻者，意识丧失时间短，抽搐轻微或无，或短暂两目上视、眨眼、点头、咀嚼动作；重者，意识丧失时间长，抽搐涎涌，惊叫啼哭，小便自遗，频繁发作。发作时局部抽动，多属风痰中络；全身抽动多属肝风煽动；面色青紫，舌暗红，脉涩，为瘀血阻络；面色时红时白，脉弦滑、乍大乍小，为惊恐气乱；痰鸣气粗，舌红苔黄腻，为痰火壅盛；痰鸣流涎，舌苔白腻，为痰湿偏盛；小便黄少，舌红，为心肝有热；小便清长，四肢不温，舌淡，为阳气虚衰。

《景岳全书·卷之三十四天集·杂证谟·癫狂痴呆》："故凡治小儿之惊痫，必须先审正气，然后察其病邪，酌宜治之。"

一、辨阴阳

《医学纲目·卷之三十六小儿部·肝主风·惊痫》："阳痫初作时，病先身热，瘛疭惊啼叫唤而后发，脉浮者为阳痫，乃急惊也。内在六腑，外在皮肤，为易治。若病先身冷，不惊瘛，不啼呼而作，脉沉者为阴痫，乃慢惊也。此病内在五脏，外在骨髓，剧者难治。"

《幼科指南·痫证门》："小儿痫证，类乎痉风惊风者。谓发时昏倒抽搐，痰涎壅盛，气促作声，与痉惊二证相似。但四肢柔软，一食之顷即醒，依然如无病之状。非若痉风一身强硬，终日不醒也。有阴痫见脏阴证，有阳痫见腑阳证，有惊痫因惊热，痰痫因痰，食痫因食，风痫因风，其证不一，治亦不同，宜详辨之。"

"阴痫：阴痫属阴，藏寒之病也，多因慢惊风之后，疾入心包而得。发时四肢厥冷，偃卧拘急，面色白青，口吐涎沫，声音微少，脉来沉细。轻者醒脾汤，甚者固真汤，病退调理，用定痫丹最灵。

阳痫：阳痫属阳，腑热之病也。多因急惊去风下痰不净，久而致成此症。发时身热自汗，仰卧面赤，脉象数洪，牙关噤急，啼叫不已，口吐涎沫。如风兼热者，用龙胆汤。肝经热者，用泻青丸。痰涎壅盛者，与四制抱龙丸主之。"

二、辨色脉

《脉经·卷二·平奇经八脉病第四》："脉来中央浮，直上下痛者，督脉也。动苦腰背膝寒，大人癫，小儿痫也，灸顶上三丸。正当顶上。"

《黄帝内经太素·卷第十五·诊候之二·五脏脉诊》："心脉满实仍大，是则多气热盛，故发小儿痫病。以其少血阴气不足，故寒而筋挛也。"

《张氏医通·卷六·神志门·痫》："脉浮滑洪数为风痫，细弦微缓为虚痫，浮为阳痫，沉为阴痫，虚弦为惊，沉数为实热，沉实弦急者不治。"

三、辨脏腑

《儿科醒·辨惊风之误论第九·痫症》："其候则神气怫郁，眼瞪面目牵引，口噤涎流，肚腹膨胀，手足搐掣，或项背反张，或腰脊强直，或仆地作声，醒时吐沫，但当以四体柔弱，发而时醒者，是即痫症也。第五脏不同，治法各异，阴阳有别，难易殊途，宜详言之，假如面赤目瞪，吐舌啮唇，心烦气短，其声如羊者，此心痫也，宜养心汤、妙香散主之。假如面青唇青两眼上窜，手足挛掣反折，其声如犬者，此肝痫也，宜地黄丸主之。若搐而有力，宜柴胡清肝散主之。假如面黑目振，口吐涎沫，形体如尸，其声如猪者，此肾痫也，宜地黄丸大剂煎汤主之。假如面如枯骨，目白反视，惊跳反折，摇头吐沫，其声如鸡者，此肺痫也，宜补肺散主之。若面色萎黄，土不生金也，宜异功散主之。若面赤色，阴火上冲于肺也，宜地黄丸主之。假如面色萎黄，目直腹满，四肢不收，其声如牛者，此脾痫也，宜异功散主之。若面青泻利，饮食少思，木来乘土也，宜六君子加木香柴胡主之。”

《类证治裁·卷之四·痫症论治》：“又按《千金方》分阳痫、阴痫。以先体热，瘛疭惊啼而后发，脉浮洪者，为阳痫，病在腑，易治，妙香丸。先身冷，不惊掣啼叫，病发脉沉微者，为阴痫，病在脏，难治，五生丸、引神归舍丹。”

四、辨症候

《幼科指南·痫证门》：“惊痫：小儿惊痫之证，乃心肝热盛，偶被惊邪所触，因而神气溃乱，遂成痫证。发时吐舌急叫，面色乍白乍红，悚惕不安，如人将捕之状。宜安神为主，先服大青膏，次服镇惊丸，其效再灵。

痰痫：痰痫者，因小儿平素自己多痰，或偶因惊热，遂致成痫。发时痰涎壅盛，在喉间气促昏倒，口吐痰沫。宜先服一捻金，以急下其痰，次与朱衣滚痰丸，则气顺痰清，而痫自止矣。

食痫：食痫者，其病在脾。因小儿乳食过度，停积中脘，乘一时痰热壅盛，乃使之而然。面黄腹满，吐利酸臭，后变时时发搐，宜用妙圣丹主之。痰盛者，朱衣滚痰丸主之。后用清热和胃丸，则积滞清而惊痫安矣。

风痫：风痫因汗出脱衣，腠理开张，其风乘隙而入经中。发时二目青黯，面色淡红，十指屈伸，如数物状。治法宜先疏风解表，轻则化风丹主之，重则羌活桂枝汤主之。风兼痰者，牛黄丸则宁也。”

《张氏医通·卷六·神志门·痫》：“痫病与卒中痉病相似，但痫病发时昏不知人，卒然眩仆倒地，甚则瘛疭抽搐，目上视，或口眼㖞斜，或口作六畜声，将醒时吐涎沫，醒后又复发，有连日发者，有一日三五次发者。若中风、中寒、中暑、中热，则仆时无声，醒时无涎沫，醒后不复发也。刚痉、柔痉亦屡发，然身体强直，角弓反张，不似痫之身软，或为六畜声也。痫证之发，由肾中龙火上升，而肝家雷火相从挟助也。惟有肝风，故作搐搦，搐搦则通身之脂液逼迫而上，随逆气而吐出于口也。阴气虚，不能宁谧于内，则附阳而上升，故上热而下寒；阳气虚，不能周卫于身，则随阴而下陷，故下热而上寒。”

【论治法】

小儿癫痫的治疗宜分标本虚实。发作时以实证为主，宜先治其标，涤痰息风，镇惊开窍。因惊所致者，镇惊安神；因风所致者，熄风定痫；因痰所致者，涤痰开窍；瘀血所致者，化瘀通窍。发作控制后，正气虚馁，宜治其本，多以健脾化痰，调气补血，养心益肾为主，固本培元。

《普济方·卷三百七十七·婴孩一切痫门·风痫》：“善治惊痫者，化其痰和其气，镇心神，安魂魄，通关窍，顺经络，使其荣卫常顺流行，调其脏腑长和充实。”

《古今医统大全·卷之十·风痫门·病机·论三痫证治法》：“盖风痫缘衣暖汗出，风因入也。初时先屈指如数，乃作痫也。惊痫起于惊怖大啼，乃作痫也。食痫先不哺乳，吐而变热，后发痫也。然风痫、惊痫，时时有之，千个之中，未有一二。凡是先寒后热者，皆食痫也。惊痫皆按图灸之，风痫当与猪心汤，食痫当下乃愈，紫霜丸之属是也。”

《景岳全书·卷之三十四天集·杂证谟·癫狂痴呆》：“故凡治小儿之惊痫，必须先审正气，然后察其病邪，酌宜治之。”

《顾松园医镜·卷十三·书集·痫》：“癫者，语言不分次序，处境不辨秽洁，时如醉人，常作叹息，或歌或笑，或悲或哭，或不语，或不食。此因志愿不遂，或因惊恐所致，积年难愈。虽有痰有火，乃心家不足之症。治宜清心、安神、豁痰为主。因郁者开之，因惊者平之。”

一、内治法

1. 镇惊安神

《医方考·卷五·痫门第四十八》：“痫疾之原，得之于惊。或在母腹之时，或在有生之后，必以惊恐而致疾，故曰惊痫。盖恐则气下，惊则气乱，恐气归肾，惊气归心，并于心肾，则肝脾独虚，肝虚则生风，脾虚则生痰，畜极而通，其法也暴，故令风痰上涌，而痫作矣。《经》曰：实者泻之，故用竺黄、青黛以泻肝，牵牛、轻粉以泻脾。泻肝所以驱风，泻脾所以驱涎。”

《周慎斋遗书·卷七·羊癫风》：“羊癫风，系先天元阴之不足，以致肝邪克土伤心故也。用二陈去一身之痰，加朱砂以镇心火，菖蒲以开心窍，丹、青二皮以平肝，痰消而心肝之火平，自不致浊气填塞清道而作羊声矣。”

《张氏医通·卷六·神志门·痫》：“如惊者，

东垣安神丸以平之；可下，以承气汤下之，然后用安神平肝之剂，归、地、牛黄、朱砂、青黛、柴胡、川芎之类。”

2. 泻火祛痰

《丹溪心法·卷四·痫五十九》：“惊与痰宜吐，大率行痰为主，用黄连、南星、栝蒌、半夏，寻火寻痰，分多分少，治之无不愈者。分痰与热，有热者，以凉药清其心；有痰者，必用吐药，吐后用东垣安神丸。大法宜吐，吐后用平肝之剂，青黛、柴胡、川芎之类，龙荟丸正宜服之。且如痫因惊而得，惊则神不守舍，舍空而痰聚也。”

《丹溪心法心要·卷五·痫证》：“痫不必分五等，专主在痰，多用吐法。有惊有痰有火，假如痫因惊而得，惊则神出其舍，舍空则痰聚也。”

《寿世保元·卷五·癫狂》：“癫为心血不足，多为求望高远，不得志者有之；痫病独主乎痰，因火动之所作也。治法，痫病宜吐；癫则宜安神养血，兼降痰火。”

《病机沙篆·卷下·痫症》：“阳痫者，痰热客于心胃，闻惊而作，若痰热甚者，虽不惊触亦作也，宜用凉剂。阴痫者，亦本于痰热，而用寒凉太过，损伤脾胃，变而成阴，法宜温补，以燥湿之品治之。病久而痰成窠囊，须与厚朴丸。”

《张氏医通·卷六·神志门·痫》：“丹溪主痰与热，以星、半、芩、连为主。热多者，凉膈散加川连、麦冬以泄之。痰多者，戴人三圣散以吐之。”

“心热痰迷心窍者，清神汤。病久而成窠囊，窠囊日久，必至生虫，妙功丸神效，既与行痰涤热。痫证已愈，然须防其再发，宜十全大补加枣仁、远志、麦冬。”

“风痫骤发，项强直视，不省人事，此肝经有热也，或有咬牙者，泻青丸合导赤散治之。如病发者，可用轻粉、白矾、代赭石，发过米饮调下，重剂以镇之也。若起于郁者，四七汤加木香、南星，发时用前药下灵砂丹。不得卧，用养正丹。多呕，下黑锡丹。痰多者，导痰汤加木香、竹沥。”

《类证治裁·卷之四·痫症论治》：“虽分五痫，治要在火与痰。通治定痫丸、参汤下，或人参琥珀丸。愈后必断其根，河车丸。其因惊发痫者，神出舍空，惊涎，乍服温胆汤加竹沥、胆星。愈后必复其神，七福饮、远志丸。其胆火生风者，热痰阻络，直视吐沫，用羚羊角、钩藤、天麻、丹皮、连翘、胆星、竹沥、橘红、前胡。怒触肝火者，咬牙啮舌，叫吼遗尿，小柴胡汤去甘草，加青皮，甚则泻肝汤。痰火阻窍者，神机不发，昏不知人，龙脑安神丸，或胆星、牛黄、菖蒲、郁金汁、姜汁、橘红汤灌之。因抑郁发者调其气，四七汤加木香、南星。因肾经虚者培其源，六味汤加首乌、白芍、枣仁、龙骨。肝肾阳亢者和其阴，虎潜丸。心气不足者安其神，养心汤。思虑烦劳者补其营，益营煎。胎痫得之母腹中者镇其怯。烧丹丸。”

“古方通治五痫，五痫丸、五色丸、六珍丹。风痫骤发，项强直视，此肝经有热，咬牙者，泻青丸合导赤散。痰火俱盛，清膈饮下朱砂安神丸。痰多，控涎丹，导痰汤。痰迷心窍，金箔镇心丸。心热痰迷，清神汤。火盛，抽薪饮。气逆食滞，大和中饮。因惊，抱胆丸。因怒，安神导痰汤。”“肥人多痰，加味寿星丸。”

《医学纲目·卷之十一肝胆部·眩·癫痫》：“治之者，或吐痰而就高越之，或镇坠痰而从高抑之，或内消痰邪使气不逆，或随风寒暑湿之法，用轻剂发散上焦；或针灸头中脉络而导其气，皆可使头巅脉道流通，孔窍开发，而不致昏眩也。”

3. 扶正补虚

《张氏医通·卷六·神志门·痫》：“禀气素虚者，鹿角胶经年常服，六味丸加远志、沉香，亦不可缺。”“古人虽分五痫，治法要以补肾为本，豁痰为标，随经见证用药，但其脉急实，及虚散者不治，细缓者虽久剧可治。”

《类证治裁·卷之四·痫症论治》：“心脏气血不足，滋阴安神汤、清心温胆汤。神不守舍，归神丹。癫痫屡发，五痫神应丸。病久则成窠囊，日久必生虫，妙功丸神效。妇人患痫由血失调，加味逍遥散。”

二、针灸疗法

《针灸甲乙经·卷十二·小儿杂病第十一》：“小儿惊痫，本神及前顶、囟会、天柱主之；如反视，临泣主之。小儿惊痫加瘛疭，脊急强，目转上插，缩筋主之。小儿惊痫，瘛疭脊强互相引，长强主之。小儿食晦，头痛，譩譆主之。小儿痫发目上插，攒竹主之。小儿脐风目上插，刺丝竹空主之。小儿痫痓，呕吐泄注，惊恐失精，瞻视不明，眵瞒，瘈脉及长强主之。小儿惊痫不得息，颅息主之。

小儿惊痫如有见者，列缺主之，并取阳明络。小儿口中腥臭，胸胁支满，劳宫主之。小儿咳而泄，不欲食者，商丘主之。小儿痫瘈，手足扰，目昏口噤，溺黄，商丘主之。小儿痫痓，遗清溺，虚则病诸痫癫，实则闭癃，少腹中热，善寐，大敦主之。小儿脐风，口不开，善惊，然谷主之。小儿腹满不能食饮，悬钟主之。小儿马痫，仆参及金门主之。风从头至足，瘛疭，口闭不能开，每大便腹暴满，按之不下，噫，悲，喘，昆仑主之。”

《圣济总录·卷第一百九十四·治小儿诸疾灸刺法》：“痫惊脉五针，手足太阴各五刺，经太阳者五刺，手足少阴经络旁者一，足阳明一，上踝五寸，刺三针……小儿羊痫，会宗下空主之……小儿大小便不通，灸口两吻，各一壮。”

《普济方·针灸卷九·针灸门·风痫》：“治癫风不识人，羊鸣，穴神庭。治风痫，青风心风，角弓反张，羊鸣多哭，言语不择，发时即死，吐沫，心热闷，头风多睡，心烦惊悸，无心力，忘前失后，食无味，头重，饮酒面赤，鼻塞，及疗登高而歌，弃衣而走，角弓反张，羊痫吐舌，穴百会。治风痫，中风角弓反张，或多哭，言语不择，发即无时，盛即吐沫，心烦惊悸，穴百会。治风痫目戴上不识人，穴神庭、丝竹空。治心中烦闷，热风风痫，浪言或作鸟声，不能食，无心力，穴巨关。治肌肤痛，耳聋，风痫，穴会宗。治风痫，穴脊中、涌泉。治风痫，穴前顶。治风痫热痛，可泻而后补，穴上脘。治风痫癫邪，穴脊俞。治风痫，穴涌泉、神聪、强间。治痫病，羊鸣吐舌，穴天井。治马痫，张口摇头，马鸣欲反折，穴项风府、脐中，灸三壮。治牛痫，目正直视，腹胀，穴鸠尾骨，大椎各灸三壮。治羊痫，喜扬目吐舌，穴大椎，灸三壮。治猪痫，喜吐沫，穴完骨两旁各一寸，灸七壮。治犬痫，手屈拳挛，穴两手心、足太阳、肋户各一壮。治鸡痫，摇头反折，喜惊自摇，穴足诸阳，灸各三壮。治风痫，穴神庭、脊俞。

徐嗣曰：风眩之病，起于心气不足，胸上蓄热，实痰热相感而动风，风心相乱则闷瞀，故为之风眩瞀。大人曰癫，小儿曰痫，此方为治，万无不愈。困急时，但度灸穴，使大针针之，无不瘥者，初得针竟便灸最良……治癫疾马痫，穴金门、仆参。治目五般痫，头痛鼻塞，穴眉冲。治风痫，热病，心风，惊悸，霍乱吐痢，伏梁；气壮如覆杯，穴上脘（一穴）、三里（二穴）。凡灸痫病，当先下使虚，乃乘虚而灸之，未尝有实而灸者，气逼前后不通杀人。若身体不甚热，心腹不胀满，便可灸之。若壮热满者，须先下后灸。”

《普济方·针灸卷九·针灸门·癫疾》：“治癫疾，烦心悲泣，穴解溪。治癫疾头重，穴哑门。治癫疾，头面浮肿，齿龋，穴完骨。治头痛癫疾，风痓，牙龈肿，善惊，穴天冲；心癫疾，脊强，穴筋缩。治癫疾，穴申脉、后溪、前谷。治癫疾，呕逆吐舌，穴滑肉门。治癫疾吐沫，穴本神、兑端。治癫疾寒痛，穴飞扬。治寒热癫疾，穴承山、昆仑。治癫病，手不可向上，手臂不得上头，穴尺泽。治癫疾，穴解溪、阳跷。治癫疾呕，穴神庭、上星、百会、听会、听宫、偏历、攒竹、本神、筑宾、阳溪、后项强间、脑户、络却、玉枕。治癫疾呕沫，寒热痓互引，穴兑端、龈交、承浆、大迎、丝竹空、囟会、天柱、商丘。治寒热凄厥，鼓颔癫痓口噤，穴承浆、大迎。治癫疾膝气，穴臑会、申脉。治癫疾，手臂不得上头，穴尺泽、然谷。治癫疾多言，耳鸣口僻，穴偏历。治癫疾，大瘦头痛，穴脑腔、束骨。治癫疾，互引善惊，羊鸣，穴悬厘、束骨。治头痛癫疾，互引数惊，穴天冲。治心中愦愦数欠癫，心下惧恐，咽中澹澹，穴通谷。治寒热癫癫仆，穴风池、听会、复溜。治癫疾，僵仆狂疟，穴完骨。治癫疾，穴曲池。治狂癫，穴灸胃脘，或灸巨阳。

王氏云：有人患痫疾，发则僵仆在地，久之方苏，予意其用心所致，为灸百会；又疑是痰厥致僵仆，为灸中脘，其疾稍减，未除根也；后阅《脉诀》后，通真子有爱养小儿，谨护风池之说，人来觅灸痫疾，必为之按风池穴，皆应手酸疼，使灸之而愈（小儿痫悲，可加灸此）。

治卒癫疾，两乳头灸三壮，足大指本丛毛中，灸七壮，足小指本节，灸七壮。治狂癫痫疾，穴足少阳，灸随年壮。

治癫，背第二椎及下穷骨两处，以绳度中折绳端一处，是脊骨上也，凡三处毕，复断绳，作三折，令各等而参合，如某字以一角注中央，灸下二角，侠脊两边，凡五处，各一百壮；削竹皮为度，胜于绳，足大指上聚毛中，又灸七壮；阴囊下缝，又灸二七壮；两乳头，又灸三壮；督脉，又灸三十壮；三报，天窗又灸至三百壮；炷惟小作，百会又灸至三百壮；耳上发际，又灸各五壮。”

《普济方·针灸卷十六·针灸门·痫病》:“凡小儿新生,无疾慎不可逆针灸之,如逆针灸,则忍痛动其五脉,因喜成痫。河洛关中土地多寒,儿喜病痉,其生儿三日,多逆灸以防之,又灸颊以防噤。有噤者,舌下脉急,牙车筋急,其土地寒,皆决舌下,去血灸颊,所以防噤也。吴蜀地温,无此疾也,方既传之今人,不详南北之殊,便按方而用之,是以多害于小儿也。所以田舍小儿,任其自然,皆得无有天横。小儿惊啼,眠中四肢掣动,挛蒸未解,慎不可针灸,爪之动其百脉,仍因惊而成痫也,惟阴痫噤痉,可针灸爪之。凡灸痫,当先下儿使虚,乃承虚灸之,未下有实而灸者,气逼前后不通,杀人。若身体不甚热,心腹下胀满,便可灸之。若壮热满者,先须下后灸。痫发平旦者,在足少阳。晨朝发者,在足厥阴。日中发者,在足太阴。黄昏发者,在足太阴。人定发者,在足阳明。夜半发者,在足少阴。右痫发时病所在,视其发早晚,灸其所也。

痫有五脏之痫,六畜之痫,或在四肢,或在腹内,当其候随病所在灸之,虽少必瘥,若失其要,则为害。

治肝痫病,面青目反视,手足摇,灸足少阳、厥阴各三壮。治心痫病面赤,心下有热,短气,息微数,灸心下第二肋端宛宛中,此为巨阙也,又灸手心主及少阴各三壮。治脾痫病,面黄腹大吐利,灸胃脘三壮,侠胃脘旁灸二壮,足阳明、太阴各二壮。治肺痫病,面目口沫出,灸肺俞三壮,又灸手阳明、太阴各二壮。治肾痫病,面黑,正直视不摇,如尸状,灸心下二寸二分,三壮,又灸肘中动脉各二壮,又灸足太阴、少阳各二壮。

治膈痫病目反,四肢不举,灸风府,又灸顶上鼻人中下唇承浆,皆随年壮灸之。治阳痫病不动摇,灸两承山,又灸足心两手劳宫,又灸两耳后完骨各随年壮,又灸脐中五十壮。

治马痫病,张口摇头,马鸣欲反折,灸顶风府脐中三壮,病在腹中,烧马蹄末服之良,又灸仆参。治牛痫病,目正直视,腹胀乃发,灸鸠尾骨及大椎各三壮,烧牛蹄末服之良。治羊痫病,喜扬目吐舌羊鸣,灸大椎上三壮;又灸第九椎下节间三壮。治猪痫病如尸厥,口唠,喜吐沫,灸完骨两傍各一寸七壮;又法,灸巨阙三壮,在鸠尾下一寸陷中。治犬痫病,手屈拳挛,灸两手心一壮,灸足太阳一壮,肋户一壮;又法,灸足阳明脚头两空,各一壮。治鸡痫病,摇头反折喜惊,自摇,灸足诸阳,各三壮;又法灸手少阴三壮,在掌后去腕半寸阴郄穴陷者中。

治小儿暴痫,灸两乳头,女儿灸乳下二分。治小儿暴痫者,身躯正直,如死人,及腹中雷鸣,灸太仓,及脐中上下两傍各一寸,凡六处;又灸当复度取背,以绳绕颈,下至脐中,竭便转绳向背,顺脊下尽绳头,灸两傍各一寸,五壮。若面白啼哭声色不变,灸足阳明、太阴。若目反上视,眸子动,当灸囟中,取之法,横度口尽两吻际,又横度鼻下亦尽两边,折去鼻度半,都合口尽为度,从颊上发际,上行度之,灸度头一处,正在囟上未合骨中,随手动者是,此最要处也,灸三壮;次灸当头上入发二分许,直望鼻为正;次灸其两边,目瞳子直上入发际二分许;次灸顶上回毛中;次灸客主人穴,在眉后际动脉是;次灸两耳门,当耳开口则骨节开,动脉陷中是也;次灸两耳上卷取之,当卷上耳头是也。一法,大人当耳上横三指,小儿各自取其指也。次灸两耳后,完骨上青脉,亦可以针刺令血出;次灸玉枕,项后高骨是也;次灸两风池,在项后两辕动筋外,发际陷中是也;次灸风府,当项中央发际下,可与风池三处高下相等量取;次灸头两角,当回毛两边起是也;又灸鼻人中,口上灸,当令近鼻;次灸承浆;至此又有太极者,可灸两眉头是出(出《婴孺方》)。以上头部,凡十九处,儿生十日,可灸三壮,三十日可灸五壮,五十日可灸七壮,病重俱灸之,轻者只要灸囟中、风池、玉枕也。艾使熟炷,令平正著肉,火势乃至病所也,艾若生炷不平正,不著肉,徒灸多炷,故无益也。若腹满短气转鸣,灸肺慕,在乳上第二肋间宛中,悬绳取之,当童子是,穴灸膻中;次灸胸堂;次灸脐中;次灸薜息,薜息在两乳下第一肋间宛宛中是也;次灸巨阙,大人去鸠尾下一寸,小儿去脐作六寸之分,去鸠毛下一寸是也;次灸胃脘;次灸金门,金门在谷道囊之后,当中央是也;从阴囊下度至大札前中分之,以上腹部十二处,胸堂巨阙胃管,十日儿只可灸二壮,一月以上可灸五壮,阴下缝中可灸二壮(或云随年壮)。若脊强反张,灸大椎,并灸诸脏腧及督脊上当中,从大椎度至穷骨中屈,更从大椎度之,灸度下头,是督脊也。以上背部十二处,十日儿可灸三壮,一月以上,可灸五壮。若手足掣疭惊者,灸尺泽,次灸阳明，次灸少商，次灸劳宫，次灸心主，次灸合谷，次灸三间，次灸少阳，以上手部十六处，其要者阳明、少商、心主、尺泽、合谷、少阳也。壮数如上，又灸伏兔，次灸三里，次灸腓肠，次灸阳明，次灸少阳，次灸然谷。以上足部十四处，皆要可灸，壮数如上，手足阳明谓人四指。凡小儿惊痫皆灸之，若风病火动，手足掣疭者，尽灸手足十指端，又灸本节后。

治小儿癫痫瘛疭，脊强低引项，灸长强穴三十壮，在脊底端，跗地取之乃得。治小儿癫痫，惊风目眩，灸神庭穴七壮，在鼻直上入发际五分。治小儿风痫者，先屈指手如数物，乃发也，灸鼻柱上发际宛宛中，三壮。治小儿惊痫，先惊啼叫后乃发也，灸顶上旋毛中三壮，及耳后青络脉（旋毛中即百会穴也）。

治痫，头目眩痛，颈项强息，胸胁相引，不得倾侧，癫疾呕吐涎沫，灸本神，在曲差傍一寸半，在发际，又直耳上入发际四分，足少阳阳维之会，灸五壮。

治小儿惊痫，灸临泣，当目上直上入发际五分陷者中，足少阳太阳阳维之会，灸三壮，主颊主目不得视，口沫泣出，两目眉头痛，小儿惊痫反视。《甲乙经》云：灸筋缩在第九椎节下间，督脉气所发，俯取之，灸三壮，主小儿惊痫瘛疭，狂走，脊急强，目转上插。《圣惠》灸长强一穴，在腰腧下，脊体骸端陷者中，灸五壮，主腰脊急强，不可俯仰，癫狂病，大小便难，洞泄不禁，五淋久痔。小儿惊痫病，又灸瘈脉二穴，一名资脉，在耳内鸡足青脉是穴，主头风，耳后痛，小儿惊痫瘛疭，呕吐泄注，惊恐失精，视瞻不明，眵瞢，灸二壮，针入一分。又小儿惊痫，灸鬼禄穴一壮，右唇中央弦上炷如小麦大，用钢刀尖断更佳；又秦承祖，灸小儿胎痫、奶痫、惊痫、狐魅神邪及癫狂病，诸般医治不瘥者，以并两手大拇指，用软丝绳子急搏之，灸三壮，艾炷著四处，半在甲上，半在肉上，四处尽烧，一处不烧，其灸不愈，神效不可量也。诸开灸上一壮如小麦大，《婴孺方》审是痫候，急灸顶上旋发中，若眼直视，灸两目直瞳子发际各一处，心下一寸宛宛中，脊上一处，当脱骨上一处，大观一处，各灸二壮，七顶上多灸亦良。更见有痫候，两乳内各一寸七壮，累试大效，小儿食痫者先寒热，洒沂乃发也，灸鸠尾，头上各穴，不可一时下灸，待诸处无效即续次灸之，轻者囟中，额上发际，鼻人中、耳门、风池、玉枕可也。凡灸头风，火多者，不过三十壮，此则沉者不可顿灸，可日日灸之也；又灸口吻，各二七壮；又灸诸痫穴，不可悉灸，候诸处无效，方灸之。《千金翼》云：灸第二椎及下穷骨两处，以绳度中，折绳端一处，是脊中骨也。凡三处，复断此绳作三折，令合等参合，如厶字，以一角注中央，灸下二角，夹脊两边便灸之。凡五处也，以丹注灸所五处，各百壮，削竹为藤绳。《婴孺方》又云：凡灸痫得啼为轻，易治；不得啼为重，难治。小儿生十数日，便得痫者，皆可灸也。可灸一壮，其要极若三五壮。

治小儿惊痫，灸囊下缝二七壮，又两乳头三壮，又灸天窗百会，又灸耳上发际各五壮。治小儿痫喘不得息，耳聋，穴颅息。治痫惊如有见者，穴列缺，并取阳明络。治痫瘈遗清溺，虚则病诸瘕癫，实则癃闭，少腹中热，善寐，穴大敦。治痫瘈手足扰，目昏口噤溺黄，穴商丘。治风从头至足，痫瘈口闭不得开，每大便腹暴满，按之不下，一作噫悲喘，穴昆仑。治痫病腹满，常噎气，灸膻中巨阙各五壮，膻中在乳中间，平乳取之，巨阙在脐上六寸。治风眩痫病，角弓反张（《全婴方》），灸上星三壮。

治马痫，穴金门、仆参。治羊痫，穴会宗下空中。

治小儿但是风痫病症，诸医治不瘥（《明堂经》），穴率谷。

治小儿发痫瘛疭，呕吐涎沫，惊恐失精，瞻视不明，穴颅囟。治小儿发痫瘛疭，穴昆仑。治小儿发痫瘛疭，穴瘈脉、神道、颅囟。治小儿发痫，张口摇头，身反折，穴金门。

治狂痫不识人，及治风痫（《全婴方》），灸百会五壮。治风癫，灸督脉，在鼻直中央入发际三壮。治癫厥，狂走后死，灸足大指生毛处五壮。治狂邪发作无常，披发大叫，欲杀人不避水火，灸间使，在掌后三寸两筋中间，男左女右，随年壮。

治小儿惊痫，风痫瘛疭，发作无时，鼻多清涕，顶肿，穴前顶。治小儿惊痫，穴长强、身柱。治小儿惊痫瘛疭，呕吐泄注，惊恐失精，瞻视不明，穴瘈脉、长强。治小儿惊痫，穴囟会、前顶、本神、大柱。治小儿惊痫，张口摇头，啼叫反折（《全婴方》），灸脐中三壮。

治痫发目上插，穴攒竹。治小儿痫，喘不得息，穴囟会。”

《病机沙篆·卷下·痫症》：“灸法：狂言不避水火，间使三七壮，百会九壮。癫痫瘛疭，不知所苦，二蹻主之，男阳蹻，女阴蹻。昼发取阳蹻申脉，夜发取阴蹻照海。失志痴呆取神门、鬼眼、百会。凡灸两蹻各二七壮，必先用药下之乃灸，否则痰气壅塞必杀人。小儿急慢惊痫，切不可执持，其发搐又不可混灸，愚谓风痫可灸，惊热不可灸，风痫之痰，若灸着穴，痰去心清，可渐安矣。每见人无术，辄投艾火，不惟失穴，儿反增悸，且小儿经络脉道未全，戒之。小儿惊痫，先怖恐啼叫乃发也，用炷如麦大，灸顶上旋毛中三壮及耳后青络脉。风痫先出手指，如数物状，乃发也，灸发际宛宛中三壮。猪痫病如尸厥，口吐清沫，灸巨阙三壮。羊痫目瞪吐舌，羊鸣，灸第九椎下间三五壮。马痫张口摇头，身反折，马鸣，灸仆参左右各三壮。牛痫善惊反折，手掣手摇，灸手少阴掌后去腕五分陷中。”

《张氏医通·卷六·神志门·痫》：“痫病昼发，灸阳蹻，宜补中益气加益智。夜发，灸阴蹻，宜六味丸加鹿角胶。”

【论用方】

一、治小儿癫痫通用方

1. 天麻散（《太平圣惠方·卷第八十五·治小儿一切痫诸方》）

治小儿二十五种风痫，无时发动。

天麻（三分） 防葵（三分） 牛黄（一分，细研） 真珠末（三分） 天竹黄（三分，细研） 威灵仙（三分） 蜣螂（三分，微炒） 川芒硝（三分）

上件药，捣细罗为散，更研乳入。每有疾之时，取鸡冠血三两滴子，与新汲水一合，打散令匀，调下半钱，更随儿大小，以意加减。

2. 钩藤散（《太平圣惠方·卷第八十五·治小儿一切痫诸方》）

治小儿四五岁，忽患惊痫。

钩藤（半两） 犀角屑（一分） 牛黄（一分，细研） 虎睛（一对，微炙） 防风（一分，去芦头） 栀子仁（半两） 石膏（半两，细研水飞过） 蚱蝉（一枚，微炙） 独活（一分） 人参（一分，去芦头）

上件药，捣细罗为散。每服一钱，水一中盏煎至五分，去滓，分为二服，如人行二三里进一服，更量儿大小，以意加减。

3. 大黄膏（《太平圣惠方·卷第八十五·治小儿一切痫诸方》）

治小儿诸痫，宜用固囟。

川大黄（三分） 雄黄〔二（一）分〕 丹参（一分） 黄芩（一分） 生商陆（一两） 雷丸（半两） 猪脂（一斤） 附子（半两，去皮脐，生用）

上件药，捣碎，以猪脂先入锅中，以文火熬令熔，以绵滤过，然后下药，煎令七上七下，去滓，细研雄黄下膏中，搅令至凝，于瓷器中盛。每用少许，热炙手，摩儿囟及掌中背胁，皆使遍讫，以蛤粉粉之。

4. 雷丸膏（《太平圣惠方·卷第八十五·治小儿一切痫诸方》）

治小儿痫，及百病伤寒。

雷丸（一分） 甘草〔一分（两）〕 防风（一两，去芦头） 白术（三分） 桔梗（二分，去芦头） 莽草（一两） 川升麻（一两）

上件药，捣罗为末，以猪膏一片，先入铛，慢火煎令熔，后下药末，以柳蓖不住手搅成膏，绵滤，入瓷合盛之。每有患者，摩其顶及背上。

5. 雄黄丸（《太平圣惠方·卷第八十五·治小儿癫痫诸方》）

治小儿癫痫，发动无时，心闷吐沫。

雄黄（半两，细研） 朱砂（半两，细研，水飞过） 铁粉（半两，细研） 豮猪胆（二枚） 熊胆（一分） 鲤鱼胆（二枚） 乌牛胆（半枚） 青羊胆（二枚） 麝香（一钱，细研）

上以诸般胆汁，相和令匀，即入诸药末，和丸如绿豆大。每服，以金银汤下五丸，量儿大小，以意加减。

6. 雌黄丸（《太平圣惠方·卷第八十五·治小儿癫痫诸方》）

治小儿癫痫欲发，即精神不足，眼目不明，瘛疭恶声，嚼舌吐沫。

雌黄（一两，细研，炒令褐色） 黄丹（一两，炒令褐色） 麝香（一分）

上件药，相和细研如粉，用牛乳一升，慢火熬成膏，可丸即丸如绿豆大。每服，以温水下二丸，日三服，量儿大小，以意加减服之。

7. 朱砂丸(《太平圣惠方·卷第八十五·治小儿癫痫诸方》)

治小儿癫痫,发歇不定。

朱砂(一两,细研水飞过) 铅霜(一两) 铁粉(一两) 马牙硝(一两)

上件药,细研如面,以枣肉和丸如绿豆大。每于食后,以熟水下三丸,量儿大小,以意加减。

8. 雀屎丸(《圣济总录·卷第一百七十·小儿惊啼》)

治小儿痫候苔寒,舌下聚唾,夜啼不止。

雄雀屎(微炒) 麝香(细研) 牛黄(细研,各一分)

上三味,捣研令匀,炼蜜和丸如黍米大。一月儿一丸,百日儿二丸,并用乳汁下,日再,更看儿大小,以意加减。

9. 钩藤煎(《圣济总录·卷第一百七十一·小儿惊痫》)

治小儿惊痫体羸及五痫。

钩藤(一分半) 黄芩(去黑皮) 知母(切,焙) 寒水石(各一两) 升麻(三分) 沙参(半两) 蚱蝉(去翅足,炙,二枚) 蜣螂(炙,二枚) 甘草(炙,三分) 蜜(五两)

上一十味,除蜜外,捣罗为末,与蜜同入银石锅内,慢火上熬成煎。每服一杏仁大,用水化下,日三服,量儿大小加减。

10. 真珠丸(《圣济总录·卷第一百七十一·小儿惊痫》)

治小儿自一岁至大,患癫痫,发动无时,口内沫出,小便不觉,呼唤不应。

真珠(研,一分) 虎睛(左睛为上,酒浸曝干研,一只) 露蜂房 麻黄(去根节) 钩藤(各半两) 铁粉(细研,三分) 防葵(一两) 大黄(锉,炒) 黄芩(各三分) 龙齿(研,一两) 银屑 栀子仁(各三分) 独活(去芦头,半两) 柴胡(去苗) 升麻 白藓皮(各三分) 雷丸(一分) 沙参 细辛(去苗叶,各半两) 蛇蜕(烧灰,一分) 石膏(研,半两) 牛黄(研,一分) 蚱蝉(去翅足,熬,四枚)

上二十三味,捣研为末,炼蜜丸如麻子大。一二岁儿,每服五丸,研破米饮下,量儿大小加减服;一方有羌活三分,无独活,有丹参一两,无珍珠。

11. 人参丸(《圣济总录·卷第一百七十一·小儿惊痫》)

治小儿诸般痫,惊惕瘛疭,及中客忤。

人参 牛黄 细辛(去苗叶,各半两) 蚱蝉(去翅足,炙,七枚) 大黄(湿纸裹煨,锉,一两) 芍药 当归(切,焙,各半两) 蛇蜕(炙,三寸) 甘草(炙,锉,三分) 栝蒌根 防风(去叉,各半两) 巴豆(去皮心膜,别研如膏,三十粒) 麝香(研,半两)

上一十三味,除巴豆、牛黄、麝香外,捣罗为末,研匀,炼蜜和丸如麻子大。初生至百日儿,每服二丸,一岁至五岁儿,每服三丸、五丸,并用薄荷汤下。若儿惊惕及客忤,温壮发热腹满,增丸数服之,以快利为度,更量儿大小加减。

12. 芍药丸(《圣济总录·卷第一百七十一·小儿惊痫》)

治小儿诸般痫及惊,常服除热。

芍药 铁粉(研,各三分) 蚱蝉(去翅足,炙,四枚) 当归(切,焙,三分) 大黄(锉,炒,一两) 石膏(碎,三分) 桂(去粗皮,半两) 人参(一两一分) 银屑(研) 芎䓖 龙骨(研) 细辛(去苗叶) 黄芩(去黑心,各半两) 牛黄(研,一分)

上一十四味,捣研为末,炼蜜丸和麻子大。每服三丸,米饮下,日三,更量儿大小加减。

13. 人参汤(《圣济总录·卷第一百七十一·小儿惊痫》)

治小儿邪热痫口噤。

人参(一两) 木通(锉) 黄芩(去黑心) 升麻(各半两) 龙齿(研,三分) 犀角(镑,炒) 赤茯苓(去黑皮,锉) 铁粉(研,各半两) 蜣螂(十枚,去足,炙) 钩藤(半两) 蚱蝉(去翅足,炙,二七枚)

上一十一味,粗捣筛。三四岁儿每服一钱匕,水一小盏煎至五分,入竹沥少许,更煎三两沸,去滓分为三服,日三,更量儿大小加减。

14. 丹砂虎睛丸(《圣济总录·卷第一百七十一·小儿惊痫》)

治小儿诸惊痫,兼压惊镇心脏。

丹砂(研,一两) 虎睛(研,一对) 牛黄(研) 麝香(研) 犀角末(各一分) 钩藤(四两) 白茯苓(去黑皮,锉) 黄芩(去黑心) 人参 栀子仁(各一两) 大黄(湿纸裹煨熟,锉,

二两）

上一十一味，捣研为末，炼蜜丸如鸡头实大。每服一丸至两丸，煎金银汤化下，人参汤亦得，更量儿大小加减。

15. 保和丸（《圣济总录·卷第一百七十一·小儿惊痫》）

治小儿惊痫身热手足瘛疭，目睛上视，状如中风。

丹砂（研，一钱） 蝎梢（二七个） 雄黄（研，二钱） 芦荟（研） 熊胆（研，各半钱） 蛇蜕（烧灰，一钱） 瓜蒂（二七枚） 蟾酥（一皂子大，汤浸） 腻粉（研） 龙脑（研） 麝香（研） 牛黄（研，各半钱）

上一十二味，捣研如粉，用浸蟾酥并面糊同研为丸如黍米大。每服用倒流水，先化一丸，滴鼻内，良久嚏讫，即用薄荷水下一丸。

16. 丹砂牛黄丸（《圣济总录·卷第一百七十一·小儿惊痫》）

治小儿惊痫。

丹砂（研） 雄黄（研，各半两） 牛黄（研） 干蝎（炒） 龙脑（研） 轻粉 水银（沙子） 硇砂（研过，水飞，各一分）

上八味，并研为末，枣肉和丸如粟米大。每服三丸至五丸，量儿大小加减，薄荷汤下。

17. 安神散（《圣济总录·卷第一百七十一·小儿惊痫》）

治小儿惊痫，手足瘛疭，头项强硬，状如角弓。

蝎梢（炒，一钱半） 蜈蚣（赤脚金者，一条） 轻粉（一字） 乌头尖（生用，七个） 天南星（用生姜同捣作饼子，焙干，秤半钱） 麝香 龙脑（研，各一字）

上七味，捣研为散。每服一字匕，量儿大小加减，金银薄荷汤调下。

18. 乌蛇牛黄散（《圣济总录·卷第一百七十一·小儿惊痫》）

治小儿惊痫风痫，手足瘛疭，口眼相引。

乌蛇（项下七寸，酒浸一宿，去皮骨炙，秤一钱） 青黛（研，二钱） 蝎梢（炒，十枚） 牛黄（研，半钱） 麝香（研，一字） 硼砂（研） 龙脑（研） 水银沙子（各半钱） 乌蛇尾（酒浸一宿，去皮骨炙，秤一钱） 金箔 银箔（并研，各十片） 蛇黄（煅醋遍） 墨（烧） 天南星（用生姜同捣作饼子，焙干） 半夏（用生姜同捣作饼子，焙干，各一钱）

上一十五味，并捣研为散。每服半钱匕，量儿大小加减，金银薄荷汤调下。

19. 香芪散（《圣济总录·卷第一百七十一·小儿惊痫》）

治小儿惊痫风痫掣动，定后再作。

鸡舌香（研，一钱） 黄芪（锉，一分） 丹砂（研，二钱） 五灵脂（半钱）

上四味，捣研为散。每服半钱匕，量儿大小加减，陈米饮调下。

20. 续命汤（《丹溪心法·卷四·痫五十九》）

主痫发顿闷无知，口吐沫出，四体角弓反张，目反上，口噤不得言。

竹沥（一升二合） 生地黄汁（一升） 龙齿（末） 生姜 防风 麻黄（去节，各四两） 防己 附子（炮，各二两） 石膏 桂（二两）

上十味，水一斗煮取三升，分三服。有气，加紫苏、陈皮各半两。

21. 古方三痫丸（《丹溪心法·卷四·痫五十九》）

治小儿百二十种惊痫。

荆芥穗（二两） 白矾（一两，半生半枯）

上为末，面糊为丸黍米大，朱砂为衣。姜汤下二十丸。

22. 返魂丹（《普济方·卷三百七十六·婴孩一切痫门·一切痫》）

治小儿诸风癫痫，潮热发瘛疭，口眼相引，项背强直，牙关紧急，目睛上视，及诸病久虚，变生虚风，多睡昏困，荏苒不解，速宜服之。

当归（酒浸切，焙微炒） 乌犀（各二两） 干姜（炒） 枳壳（去根，麸炒） 白术（酒浸一宿，微炒） 人参（去芦） 木香（不见火） 茯苓（去皮） 丁香（不见火） 厚朴（去皮，姜汁炙熟） 藁本（去土） 天竺黄（研细） 桑螵蛸（微炒） 败龟（酒醋涂炙黄） 蔓荆子（去白） 何首乌（泔浸一宿煮过，焙） 白芷 虎骨（酒浸炙令黄） 晚蚕蛾（微炒） 缩砂仁（各三分） 麻黄（去根节） 麝香（研） 羌活（去芦） 羚羊角（炒，各一两） 半夏（汤洗七次，姜汁浸三宿，焙干炒黄） 川乌头（炮制） 白花蛇（酒浸一宿，炙令熟，去皮骨用肉） 防风（去芦） 白僵蚕（去丝，哎咀，微炒） 槟榔 白附子（微炒） 天南星（汤洗，生姜自然汁煮软切，焙炒黄） 藿香叶（去土） 阿胶（碎炒） 草薢（微炙） 肉桂（去粗皮） 细辛（去苗） 陈皮（去穰微炒） 槐胶 乌蛇（酒浸一宿，炙熟，取肉用） 沉香（不见火） 干蝎（微炙） 独活（去苗） 天麻（酒浸切，焙，各一两） 朱砂（细研水飞） 石斛（去根） 雄黄（细研水飞） 肉豆蔻（去壳，微炒） 牛黄（别研） 龙脑（别研） 水银 附子（水浸后炮，去皮脐） 蝉壳（去土，微炒） 川芎（各半两） 乌鸦（一个，去嘴翅足） 腻粉（别研，一分） 狐肝（三具，腊月采取，同乌鸦一个入新瓮内，以瓦盆盖头泥固济，炙火一斤烧令通赤，烟尽出候冷，研细用） 硫黄（研细用，瓷盏盛慢火养成汗，入水银急炒如膏泥成沙，再研，半两） 金箔（二十片，为衣）

上如法修制，捣研令细，炼白蜜各和，入酥再捣三五千下，丸如梧桐子大。每一岁儿一丸，温薄荷自然汁化下，不计时候。

23. 丹砂丸（一名**虎睛丸**）（《普济方·卷三百七十六·婴孩一切痫门·一切痫》）

治小儿一岁至十岁，发痫成癫，发动无时，口吐白沫，遗失大小便。

丹砂（研） 天麻 露蜂房（微炙） 麻黄（去节） 黄芩（去黑心） 钩藤（各半两） 甘草（炙，锉） 防葵（炒） 大黄（炒） 蚱蝉（去头足，炙） 龙齿（研） 栀子（各一两） 银箔（十片，细研） 虎睛（一对，研） 羌活（去芦头） 柴胡（去苗） 白鲜皮 升麻 雷丸（炒） 沙参（各三分） 石膏（研，一两一分） 蛇脱皮（炙黄） 麝香（研） 细辛（去苗叶） 牛黄（研，各一分）

上捣研为末，炼蜜为丸如绿豆大。每服一岁儿三丸，二岁至三岁五丸，四岁至五岁七丸，六岁至十岁十丸，并用米饮下，空心午间临卧各一服。一方无细辛。

24. 大金箔丸（《普济方·卷三百七十六·婴孩一切痫门·一切痫》）

治一切风，及大人小儿诸痫，解心胸壅热，消痰坠涎，无时发动，吐涎沫，背强直，神志昏愦。

金银箔（各一百片） 辰砂（一两，研） 牛黄（研） 生犀（末） 丁香 沉香 真珠（末） 木香 脑麝（各一分） 琥珀（末） 硼砂 乌蛇肉（酒浸炙，去皮骨） 天麻（酒炙浸） 雄黄（研） 蝎梢 白僵蚕 附子（炮，去皮脐） 天南星（炮） 防风 白附子 甘草（炙，以上各一分） 香墨（半两，烧）

上为细末，入研药一处匀合，将金银箔入水银三分，同研如泥，再同研合匀，炼蜜为丸如绿豆大。每服大人五丸，用薄荷酒下，小儿三丸薄荷汤化下。

25. 夺魂散（《普济方·卷三百七十六·婴孩一切痫门·一切痫》）

定痫良方。

白僵蚕（去丝，炒令黄色，半两） 白附子（炮） 蛇含石（烧红醋淬七八次，研碎，各一分） 生银 生金 白茯苓 牛黄（如无以胆治，倍加用之） 乌梢蛇头（七八寸许，酒浸） 天麻（各一钱） 天南星（秤末一分，生姜汁浸一宿用） 脑子 半夏末（二钱重，姜汁浸一宿，各焙） 赤脚蜈蚣（一条，酒浸炙令焦）

上为末，蒸枣肉为丸如麻子大。每服十丸至十五丸二十丸，煎金钱薄荷汤下，朱砂为衣。一方加代赭石一分，醋淬，如欲利痰加巴霜煮枳壳一分。

26. 麻黄五痫汤（《普济方·卷三百七十六·婴孩一切痫门·一切痫》）

疗百日及过百日儿痫，连发不醒，及胎中带风，体冷面青，反张。

麻黄（去节，二分，《婴孺方》用一分） 羌活 干葛 甘草（炙，二分，《婴孺方》用一分半） 枳实（面炒，二分，《婴孺方》用三分） 杏仁（二十枚，去皮碎并尖，《婴孺方》用四十枚） 升麻 黄芩 大黄（各四分） 柴胡 芍药（各三分） 钩藤钩（一分，《婴儿方》用一分半） 蛇蜕（三分，炙，《婴孺方》用二分） 蚱蝉（二枚，炙，去足羽） 石膏（六分，研）

上以水二升，并竹沥五合，煎取六合，每服一合佳。

27. 五痫汤（《普济方·卷三百七十六·婴孩一切痫门·一切痫》）

治五六岁儿身热发痫，疹自下利。

大黄（锉，炒） 石膏（研，各一两） 蚱蝉（三枚，微炙） 柴胡（去苗） 升麻 栀子仁 麻黄（去节） 黄芩 知母（焙） 钩藤 芍药 杏仁（去皮尖、双仁，别研，各半两） 蛇蜕（三寸，炙

黄）　露蜂房（微炙，一分）

上粗捣筛。一二岁儿，每一钱，水半小盏煎至三分，入竹沥半合，更煎一两沸，去滓，分温三服，至夜服尽，随儿大小加减。一方无黄芩。令稍稍如人肌暖，以润拭身。

28. 石室紫药神丸（《普济方·卷三百七十六·婴孩一切痫门·一切痫》）

治小儿十二痫。

丹砂（九分，别研）　大黄（六分）　桂心　半夏（洗，各四分）　牛黄　黄连（各五分）　云母（七分）　雄黄（二分）　特生矾石（十二分，炼）

上为末，更入：

巴豆（三分，去心，焙）　雷丸（二分）　真珠（一分）　代赭（二分）　干姜（三分）

上各为末，新绢袋盛，蒸如斛米熟，方取牛黄、桂、姜、代赭别为末，与前相和匀，以蜜杵丸黍大。一岁儿，头上下一丸，十岁小豆大一丸，日服三次。

29. 石膏崇命汤（《普济方·卷三百七十六·婴孩一切痫门·一切痫》）

治小儿发痫。

石膏（研）　黄芩（去黑心）　芍药（各一分）　桂心（去皮）　细辛（去苗叶）　龙骨（研）　当归（切，焙）　干姜（炮）　大黄（锉，炒）　牡蛎（煅，研）　赤石脂　白石脂（各三分）　甘草（炙，一两）

上捣筛。一二岁儿每服半钱，水半盏，入枣一枚擘，同煎至三分，去滓，温服，至夜三四服，随儿大小增减。一方无白石脂。若有惊若热加黄芩二分，以韦囊盛药大验。

30. 蚱蝉丸（《普济方·卷三百七十六·婴孩一切痫门·一切痫》）

治小儿诸痫乍发。

蚱蝉（炙，去翅足，一枚）　大黄（煨，锉）　石膏（研）　柴胡（去苗，一两）　牛黄（研）　龙齿（碎）　栀子仁　升麻　芍药　沙参　钩藤（各三分）　杏仁（二十一枚，汤浸去皮尖、双仁，麸炒）　龙胆（半两）　丹砂（研，一两半）

上捣研为末，炼蜜和丸如梧桐子大。每服一丸，温水化破服，日三，更量儿大小，以意加减，旋丸与服。

31. 芍药汤（《普济方·卷三百七十六·婴孩一切痫门·一切痫》）

治小儿诸痫，吐痢，寒热百病，不乳哺。

芍药　黄芩（去黑皮心）　大黄（炒）　当归（切，焙）　栝蒌根　甘草（炙，锉）　桂心（去粗皮）　人参（各三两半）　赤石脂（捣研如粉）　牡蛎（研如粉）　紫石英（捣研如粉）　麻黄（去节，各一两一分）

上捣筛，再研令匀。一二岁儿每服半钱匕，水半盏，入枣一枚，煎至三分，去滓温服，日三服，随儿大小增减。

32. 驱痫散（《普济方·卷三百七十六·婴孩一切痫门·一切痫》）

治诸痫，口眼相引，上视涎流，手足抽掣，头项反张，腰背强直。

朱砂（研）　雄黄（研）　蛇皮（炙黄）　石膏（煅通红，出火毒，各一分）　蜂房（炒）　远志（取肉，姜制，焙）　细辛（去苗）　麻黄（去节）　僵蚕（炒）　川大黄（生）　川芎　独活（各一分半）

上为末。每一钱，钩藤入少蜜煎汤，温和调灌，大儿增用。

33. 当归汤（《普济方·卷三百七十六·婴孩一切痫门·一切痫》）

治小儿诸痫。

当归（切，焙）　龙骨（研，各半分）　甘草（炙，三分）　大黄（锉，炒）　芍药　细辛　干姜（炮）　石膏（碎）　桂（去皮）　青石脂　黄芩（各二分）

上捣筛。五岁儿每一钱，水一小盏，入枣二枚，同煎至五分，去滓，分温二服，日三。服后泻者，加赤石脂一分；若有热惊者，加黄芩去黑心半两。随儿大小加减。

34. 金朱丹（《普济方·卷三百七十六·婴孩一切痫门·一切痫》）

定一切痫。

赤蜈蚣（大者一条，去头足，酒浸炙）　乌蛇头（酒浸炙，取肉）　延胡索（生，各一钱半）　白附子　远志（姜汁浸一宿）　铁粉　透明防风　全蝎（焙）　天麻（各一钱）　金银箔（各三十片）　天南星（二钱半，末姜浸一宿）

上为末，以圆白半夏为稠糊，入黄牛胆汁并脑麝少许，和丸桐子大，朱砂为衣。每服二丸，金银器煎汤，泡薄荷调下。

35. 麝香双丸（《普济方·卷三百七十六·婴

孩一切痫门·一切痫》)

治新生儿客忤中恶,痫发,乳哺不消,中风反折,撮口吐舌,并忤面青,目下垂,腹满,丁奚羸瘦胫交,三岁不能行者。

麝香　牛黄　黄连(各二两)　桂心　蜈蚣(一条,去头足)　雄黄　丹朱　乌贼　鱼骨(炙)　附子(炮)　巴豆(六十枚,去皮,炒)　特生矾石(烧炼半日,各一两)

上别研巴豆如脂,和末匀,蜜和杵三千下,瓷盒收勿泄气,十日至一月儿,服一米,百日至三百日儿服二麻子许,以意增减。儿虽小病甚者增大其丸,不必依此,小儿病率多耐药,服当汗出。若不汗及不觉瘥,一日一夜四五服,以汗出及瘥为限。为婴儿中人亦为客忤,妇人月水来未尽了,触儿子亦为客忤,若喜失子产生辄死者,而落地啼声未绝,便以指刮舌上,当时衔血如薤叶者,便与二丸,米大,一日一服,七日乃止,无不全也。若不全,合半剂当半剂者,用巴豆三十个若三分,合一者巴豆二十七个,亦不随余药减,其然者,正以此为良耳;若无赤头足蜈蚣者,足取赤者三条,断其头,并项后二节用之,其余不堪用也。

36. 至宝丹(《普济方·卷三百七十六·婴孩一切痫门·一切痫》)

治诸痫,急惊卒中,客忤,不得睡,烦躁,风涎搐搦,及伤寒狂语,伏热呕吐,并皆服之。

安息香(一两半,为末,无灰酒飞过滤出沙石,约取一两,慢成膏,入药内用)　琥珀(研)　朱砂　雄黄(各一两,研水飞)　金箔(五十片)　银箔(五十片)　龙脑　麝香(各六分)　牛黄(半两,各研)　生乌犀角　生玳瑁(屑)

上生犀、玳瑁捣罗为细末,研入余药令匀,将安息香膏,以重汤凝成,和搜为剂,如干即入少熟蜜,盛不津器中,旋丸如梧桐子大。每服二丸,人参汤化下,大小以意加减。

37. 神明还命牛黄丸(《普济方·卷三百七十六·婴孩一切痫门·一切痫》)

治小儿痫。

牛黄(二大豆)　白石脂　龙骨(各一两半)　桂心　寒水石　大黄(各二两半)　牡蛎　栝蒌(各二两)　石膏(碎)　硝石(各三两)

上为末。水二升,三指撮末,煮五合,为三服,日三,牛黄为末,临时入。

38. 地龙散(《普济方·卷三百七十六·婴孩一切痫门·一切痫》)

治诸痫,发歇无时。

干地龙(半两,焙)　虎睛(一对,炙)　人参(一分)　金银箔(二十片)　天竺黄　朱砂　代赭石(煅醋淬)　铁粉(各一分)　雄黄(一分半)　轻粉(半钱,一用铅霜)

上为末。每服半钱,紫苏汤调,或温水调下。

39. 白术汤(《普济方·卷三百七十六·婴孩一切痫门·一切痫》)

治少小腹中有热有寒,在胸上逆吐,腹雷鸣而满,惊啼,甚即发痫,掣缩,休作有时。

白术　当归(各一两)　厚朴(炙)　半夏(洗)　甘草(炙)　人参　川芎　生姜(各二两)　枳实(三个,炙)　食茱萸(二两)

上以水七升煮取二升,温服三合,日三夜二合。

40. 羌活膏(《普济方·卷三百七十六·婴孩一切痫门·一切痫》)

治三十六种惊风,三发成痫。

羌活　人参　桂心　防风(各半钱)　蝎　朱砂　硫黄　茯苓　木香(各一钱)　脑麝(各少许)

上为末。炼蜜为膏,入金银箔各十片,滚研,加减多少服,薄荷汤下。

41. 定痫丸(《普济方·卷三百七十六·婴孩一切痫门·一切痫》)

治小儿五痫。

赤蜈蚣(一条,去头足,酒浸炙)　蝎梢　白附子(生)　乌蛇肉(酒浸)　天南星(末)　圆白半夏(末用,姜汁和一宿,各一分)　熊胆　白矾(新瓦煨枯)

上为末,稀面糊丸桐子大,朱砂为衣。每服一丸,薄荷汤调下。

42. 龙齿散(《普济方·卷三百七十六·婴孩一切痫门·一切痫》)

疗小儿痫极。

茯苓　龙齿(各二分)　钩藤　芍药　黄芩(各一分)　甘草(半分)　蚱蝉(二枚,去翅足,炙)　牛黄(二大豆,新)

上捣研细末。入竹沥一合,研候汤欲成,下以东流水二斗,银器煮金银各十两,取三升入药,煎取一升半，间乳细细与服，此疗未出月小儿，大即加药。

43. 曾青汤（《普济方·卷三百七十六·婴孩一切痫门·一切痫》）

治少小二十五痫，日数百发者，治之无不瘥。

曾青　甘草（炙，二分）　当归　细辛　芍药　独活　大黄　麻黄（去节，各三分）

上水三升煮取七合，一月儿服如杏核，二月二杏核大，以此为准，汤讫要当抱儿令汗出；若先下者，勿令汗出，若自汗出，去麻黄加麻黄根一分；若腹中急痛，加当归、芍药各一分；若缩口聚唾吐乳者，加细辛一分；中风身强戴眼反折者，加独活一分。总当视病增减药，药皆令精新。或分五服，日三夜二，小有痫候，便可作，无病候亦可服，令儿终身不病痫。日中数百发者，此汤治之，无不瘥也。

44. 玉痫丹（《普济方·卷三百七十六·婴孩一切痫门·一切痫》）

治诸痫疾，潮搐、正发未分。

黑锡（一两）　蝎梢　半夏（汤洗十次）　天南星（炮制）　防风　木香　人参（去芦头）　白僵蚕（炒黄，各半两）

上为细末，次用水银半两，同石脑油半盏，研极细，入麝香一钱、龙脑半钱，同研细，与诸药拌匀，枣肉如黍米大。每服七粒至十粒，煎荆芥薄荷汤下，不拘时服。

45. 露蜂房散（《普济方·卷三百七十六·婴孩一切痫门·一切痫》）

治五种痫疾，手足抽掣，口吐涎沫。

露蜂房（洗净，焙干）　石菖蒲（一寸，九节者，各三两）　桂心　远志　人参（去芦头，各半两）

以上捣罗为细末，次用：

朱砂　牛黄（各细研）　杏仁（汤洗，麸炒，去皮尖，别研，各一分）

上同诸药拌匀。每服半钱，麝香调下。

46. 铁弹丸（《普济方·卷三百七十六·婴孩一切痫门·一切痫》）

治一切惊痫。

五灵脂（四两）　川乌豆（二两，去皮）　生乌犀　乳香　没药（一两）　牛黄　麝香（一钱）

上为末，腊月、重午日，打井花水和丸如弹子大。用牙咬破，荆芥汤下一丸。

47. 祛风坠涎丸（《普济方·卷三百七十六·婴孩一切痫门·一切痫》）

治小儿诸痫。

荆芥穗　密陀僧　白矾（生，各半两）　朱砂（一钱，为衣）

上为细末，水糊丸如黍米大，朱砂为衣。每服三十丸，荆芥汤下，乳后。

48. 黄芩丸（《普济方·卷三百七十六·婴孩一切痫门·一切痫》）

治小儿诸般痫疾，口出白沫。

黄芩（去黑心）　栀子仁　犀角（镑，各一两）　麝香（研，一钱）　虎睛（研，一只）

上为末切细，炼蜜和丸如绿豆大。每服一岁至二岁儿三丸，三岁至五岁儿五丸，并米饮下，日四服，更量儿大小加减。

49. 白金散（《普济方·卷三百七十六·婴孩一切痫门·一切痫》）

治诸痫，潮发不省者。

好白僵蚕（半两，拣治净，汤洗，炒散黄色，捣罗为末）　天竺黄（一分，细研）　真牛黄（一钱）　麝香　龙齿（各半钱）

上件同拌匀。每服半钱，用生姜自然汁调，放温灌之。

50. 祛风散（《普济方·卷三百七十六·婴孩一切痫门·一切痫》）

治胎痫多啼叫。

胡黄连（半两，取末）　全蝎（一分，为末）　犀角（一分，屑，取末）　天竺黄（一分研）　麻黄（一分，去节，为细末）

上都研令匀细。每服半钱，研入麝香一字，乳汁调下。

51. 独活汤（《普济方·卷三百七十六·婴孩一切痫门·一切痫》）

治小儿发痫，手足掣疭，十指战掉，舌本强肿。

独活（去芦头）　人参（各半两）　大黄（锉，炒，二两）　麻黄（去节，水煮去沫，二分）

上捣筛。一二岁儿，每服半钱，水半盏煎至三分，去滓，温服，连夜三四服，随儿大小加减，大有神效。

52. 圣星丹（《普济方·卷三百七十六·婴孩一切痫门·一切痫》）

治诸痫，皆宜服之，曾经大效。

天南星（拣四十九个一般大者，五月五日取活蝎四十九个，用瓦器内盛以盐泥固济，吊于净室中，至腊日取出，拣天南星、蝎蚕着处有小窍子者，其余不用，只将蝎蚕、天南星以酒浸一宿焙干，碾为细末） 好辰州朱砂（五分，细研水飞） 真牛黄 麝香 龙脑（各一钱）

上一处，研拌匀，用生姜汁和梧桐子大。每服一粒至二粒，煎人参薄荷汤化下，神验。

53. 开关散（《普济方·卷三百七十六·婴孩一切痫门·一切痫》）

治婴孩小儿，惊风痫疾，喉闭，牙关紧急。

蟾酥（一小片） 铅白霜（一字）

上同研令极细，用乌梅肉蘸药入口两角，揩之，良久便开。

54. 清心丸（《普济方·卷三百七十八·婴孩一切痫门·惊痫》）

治小儿惊痫潮搐，精神昏慢，痰涎流溢，并虚实烦躁，头疼恶心，风眩不语，呕吐倦怠。

牛黄（三钱） 脑子 雄黄（各二钱） 麝香（一钱） 川芎 茯苓 柴胡 桔梗（各四两） 蒲黄 芍药（各二两） 犀角（屑） 白术 黄芩 黑豆（炒） 阿胶（炒，各半两） 麦门冬（去心，半两） 杏仁（去皮尖，半两） 人参 神曲（炒，各三钱） 肉桂（去皮，一分） 羚羊角（一两） 干姜（炮，一分） 山药（一两三分） 甘草（一两半） 金箔（三百片）

上为末，炼蜜丸如鸡头大，金箔为衣。每服一丸，竹叶汤化下。

55. 延寿丹（《普济方·卷三百七十八·婴孩一切痫门·惊痫》）

治小儿惊痫，及大人卒中恶风，涎潮昏重，口眼㖞斜，四肢瘈拽，口噤不省，大效。

辰锦砂 腻粉 铁焰粉 白附子（各二两） 蛇黄（用醋浸少时，以大火煅过） 大附子（炮，各九两） 天南星（生，净洗） 羌活 巴豆（捶碎，用新水浸逐日换水，七日后以纸裹压去油） 牛膝（去苗，酒浸焙） 蝎梢（各三两） 生金 生银（各别研，一分） 麝香 真牛黄（各别研，一两一分）

上为细末，以蜜及粟米饮搜和为丸如鸡头大。每中恶风瘈缓及五庑疾，薄荷酒磨下一丸，婴儿半丸；小儿惊痫，十岁以上一丸。

56. 牛黄酒（《普济方·卷三百七十八·婴孩一切痫门·惊痫》）

治少小惊痫，经年小劳辄发。

牛黄 钟乳（研，各八分） 麻黄（去节） 秦艽 人参（各八分） 桂心（七分） 龙角 白术 甘草 当归 细辛（各五分） 杏仁（四分） 蜀椒 蜣螂（九枚，炙）

上切，以绢袋中，酒五升浸之，随时月数，半合，日三。

57. 比金膏（《普济方·卷三百七十八·婴孩一切痫门·惊痫》）

治惊痫，先用此。

人参 琥珀 白茯苓 远志肉（姜制，焙） 朱砂 天麻 石菖蒲（细节，去皮） 川芎 南星（姜汁浸焙，各二钱） 麝（一字） 青黛（一钱）

上为末，炼蜜为丸如桐子大。每服一丸，金银煎汤泡薄荷调下。

58. 清神汤（《普济方·卷三百七十八·婴孩一切痫门·惊痫》）

治惊痫。

犀角 远志肉（姜制，焙） 人参 甘草（炒，各一钱） 大黄（焙） 茯神（半两） 白鲜皮 石菖蒲 半夏（制，各一分）

上为末。每服三字，去心麦门冬汤调下。

59. 百病汤（《普济方·卷三百七十八·婴孩一切痫门·惊痫》）

治小儿惊痫胀满，掣缩吐哯。

黄耆 黄芩 钩藤（各一分） 蚱蝉（三分，炙） 甘草（二分，炙） 蛇蜕皮（一寸，炙） 牛黄（三铢）

上以水一升半煮取六合，百日儿与半合服，二岁三合服，取利为度，有汗则以粉粉之。

60. 二砂散（《普济方·卷三百七十八·婴孩一切痫门·惊痫》）

治小儿惊痫。

夜明砂（研，一钱） 丹砂（研，一钱） 蝎梢（炒，七枚） 轻粉（研，一钱）

上为散。每服半钱匕，童子小便并酒各少许调下，量儿大小加减。

61. 蛇黄丸（《小儿药证直诀·卷下·诸方》）

治小儿惊痫。

蛇黄（真者，三个，火煅，醋淬） 郁金（七分，一处为末） 麝香（一字）

上为末，饭为丸，如梧桐子大。每服一二丸，煎金银磨刀水化下。

62. 极妙方（《普济方·卷三百七十八·婴孩一切痫门·惊痫》）

治小儿惊痫。

铁粉　石膏　牡蛎（各一分）　黄丹（半两）

上细研为散。以井花水调下半钱，量儿大小，加减服之。

63. 葛散子方（《普济方·卷三百七十八·婴孩一切痫门·惊痫》）

治少小惊痫掣疭，一日一夜百余发。

葛（炒）　雄黄　甘草（炙，各六分）　当归（二两，炒）

上为末。取一小豆，乳汁和令咽之，日夜三四服，不可散服；用当归半两，小豚卵一具，并切，酒一升二合煮八分，服半合至一合，量儿大小，日夜三四服，大妙。

64. 密陀僧饮（《普济方·卷三百七十八·婴孩一切痫门·惊痫》）

治惊痫入心不语，神效，诸惊失音，大人通用。

上用陀僧为细末，每服一字，米醋汤下；大人用二钱，热酒调下。

65. 保安丸（《普济方·卷三百七十八·婴孩一切痫门·惊痫》）

治小儿诸风惊痫，潮发搐搦，口眼牵引，项背强直，精神昏困，痰涎壅塞，哽气喘急，目睛邪视，一切虚风，并皆治之。

附子（半两，炮，去皮脐）　白附子（炮）　天麻　全蝎（去毒，微炒）　蔓荆子　防风（去芦皮头）　羌活（去芦头）　川芎　肉桂（去粗皮）　白僵蚕（炒，去丝并嘴）　当归（洗，焙，十味各一两）　麻黄　乌蛇（酒浸去骨肉，焙干，半两）　乳香（一分，另研）

上件为细末，次入乳香研匀，炼蜜为丸，每一两作四十丸。每服一丸，煎荆芥汤化下，不拘时服。

66. 消风丸（《幼幼集成·卷二·痫证》）

凡治小儿诸般痫证，先服此丸七服。此非治痫之药，用以疏散外感，开通经络，庶后药得以流通故耳。

南薄荷　川羌活　川独活　北防风　明天麻　荆芥穗　正川芎　北细辛（以上俱一钱）　胆南星（二钱）

上为细末，炼蜜为丸，重一钱一颗。每日一丸，薄荷、苏叶汤化服，服完七丸，方服后药。

67. 加味参术芪附汤（《疑难急症简方·卷二·癫痫癫狂笑哭》）

治癫痫。

人参　煨天麻（各二钱）　白术（三钱）　炙黄芪（五钱）　制附子　煅龙齿（各一钱）　制南星　当归　制半夏（各钱半）　炙甘草（五分）　姜（二片）　胶枣（二个）

水煎。

68. 白金丸（《疑难急症简方·卷二·癫痫癫狂笑哭》）

治癫狂失心。

白矾（三两）　郁金（七两）

研末，薄荷糊丸。每服钱半，开水下。

二、镇惊安神方

1. 朱砂散（《太平圣惠方·卷第八十五·治小儿一切痫诸方》）

治小儿五种痫，手足动摇，眼目反视，口吐涎沫，心神喜惊，身体壮热。

朱砂（一分，细研）　白蔹（一分）　杏仁（一分，汤浸去皮心、双仁，麸炒微黄）　露蜂房（一分）　桂心（半两）　牛黄（一分，细研）

上件药，捣细罗为散，入研了药令匀。每服，以乳汁调下一字，日五服，量儿大小加减服之。

2. 虎睛丸（《太平圣惠方·卷第八十五·治小儿一切痫诸方》）

1）治小儿二十四种惊痫，壮热，掣手足，呕逆，夜啼，睡卧不安，惊痫。

虎睛（一对，微炙，细研）　牛黄（半两，细研）　栀子仁（半两）　白茯苓（半两）　人参（一两，去芦头）　黄芩（一两）　生犀角屑（一分）　蛇蜕皮（一分，微炙）　钩藤（一两）　川大黄（锉碎，微炒）

上件药，捣罗为末，细研令匀，炼蜜和丸如梧桐子大。一二岁儿每服，以熟水研破一丸服之，三四岁儿每服二丸，以粥饮下亦得，更随儿大小，以意加减。

2）治小儿二十四种惊痫，壮热，抽掣手足，呕吐夜啼，睡卧不安。

虎睛（一对，微炙细研） 牛黄（一分，细研） 人参（半两，去芦头） 白茯苓（一分） 川大黄（一分，锉碎，微炒） 蛇蜕皮（五寸，微炙）

上件药，捣罗为末，炼蜜和丸如绿豆大。一二岁儿，每服以乳汁化破二丸服，三四岁儿，薄荷汤化破五丸服，更看儿大小，以意加减。

3. 牛黄散（《太平圣惠方・卷第八十五・治小儿一切痫诸方》）

治小儿二十四种诸惊痫，眼口牵掣，嚼舌反拗。

牛黄（一分，细研） 钩藤（一两半） 石膏（一两半，细研） 甘草（一两，炙微赤，锉） 蛇蜕皮（半分，炙令黄色） 白蔹（一两）

上件药，捣罗为散。每服一钱，以水一小盏。

煎至五分，去滓，入牛黄一字，不计时候，量儿大小，分减温服。

4. 牛黄丸（《太平圣惠方・卷第八十五・治小儿一切痫诸方》）

治小儿诸痫，惊惕瘛疭及客忤。

牛黄（半两，细研） 人参（半两，去芦头） 细辛（半两） 蚱蝉（七枚，去翅足微，炙） 川大黄（一两，锉碎，微炒） 当归（半两，锉，微炒） 蛇蜕皮（五寸，炙令黄色） 甘草（三分，炙微赤，锉） 栝蒌根（半两） 防风（半两，去芦头） 麝香（一分，细研） 巴豆（三十枚，去皮心，研如膏） 赤芍药（半两）

上件药，捣罗为末，入巴豆研令匀，炼蜜和捣三二百杵，丸如麻子大。初生一月至百日儿每服一丸，一岁至三岁服两丸，四岁至五岁儿每服三丸，并用薄荷汤下，令快利为度。

5. 蛇蜕皮散（《太平圣惠方・卷第八十五・治小儿一切痫诸方》）

治小儿诸痫。

蛇蜕皮（五寸，微炙令黄） 细辛（半两） 甘草（半两，炙微赤，锉） 钩藤（半两） 黄芪（半两） 川大黄（一两，锉碎，微炒） 蚱蝉（四枚，炙令黄，去翅足） 牛黄（一分，细研）

上件药，捣细罗为散。每服一钱，以水一小盏煎至五分，去滓，量儿大小，加减服之。

6. 蚱蝉散（《太平圣惠方・卷第八十五・治小儿一切痫诸方》）

治小儿初生百日内发痫。

蚱蝉（三分，微炒） 黄芩（半两） 赤芍药（三分） 细辛（半两） 钩藤〔半两（分）〕 蛇蜕皮（五寸炙，令黄色） 黄芪（半两，锉） 甘草（半两，炙微赤，锉） 牛黄（一分，细研） 麝香（一分，细研） 川大黄（一两，锉碎，微炒）

上件药，捣粗罗为散。每服一钱，以水一小盏煎至五分，去滓，量儿大小，分减温温服之。

7. 镇心丸

1）《圣济总录・卷第一百七十一・小儿惊痫》

治小儿惊痫。

银薄（研，一百片） 蜣螂（三枚，去头足炙） 大黄（锉，炒） 丹砂（研，各一两半） 升麻 黄芩（去黑心） 犀角（屑） 山栀子仁 龙齿 麦门冬（去心，焙） 铁粉（各一两）

上一十一味，捣研为末，炼蜜和丸如梧桐子大。食后及乳后，新汲水研一丸灌之，三岁及五岁两丸至三丸，七岁至十岁五丸，如大人患者，温浆水下十五丸，如冬月，以温水研灌之。

2）《普济方・卷三百七十六・婴孩一切痫门・一切痫》

治小儿痫，时时发作，将成厥。

人参 桂心 蜀椒 茯苓 附子（炮，各三分） 干姜 半夏 细辛 牛黄（各二分） 桔梗（十分） 白薇（三分） 防葵（二分）

上为末，蜜丸小豆大。先食服，五岁六岁三丸，日三。

8. 犀角汤（《普济方・卷三百七十六・婴孩一切痫门・一切痫》）

退痫，镇心神。

犀角（屑，一两） 茯苓（细研） 麦门冬（去心，焙干） 人参（去芦头） 甘草（炙） 黄芩（各半两）

上为散。每服一钱，以水八分，入生地黄汁少许，同煎至四分，去滓温服。

9. 碧雪散（《普济方・卷三百七十八・婴孩一切痫门・惊痫》）

治大人小儿心热惊狂，诸痫，热病，皆主之。

川升麻（二两） 黄芩 钩藤 犀角（屑） 青黛（各一两） 虎睛（一对） 天竺黄（半钱） 脑麝（各一分） 川朴硝（一斤） 竹沥（三合）

上虎睛、天竺黄、脑、麝、青黛等细研，入余药并细锉，用水一斗煎至三升，滤去滓澄清，下朴硝微火更煎，以柳木搅勿住手，候硝散，下竹沥，并研了药，更搅令匀，候稍凝，即于新瓦盆中盛，经宿即凝，捣罗为散。每服金银汤调二钱，食后，并夜临睡时服，老少以意服。

三、涤痰开窍方

1. 褊银丸（《圣济总录·卷第一百七十一·小儿惊痫》）

治小儿惊痫涎盛，搐搦不定。

天南星（炮，半钱） 青黛（研，一钱） 蝎梢（炒，四十枚） 粉霜（研） 水银 滑石（各一钱） 半夏（七枚，用生姜汁煮） 龙脑（研） 麝香（研，各半字） 腻粉（研，半钱）

上一十味，捣研为末，用水浸炊饼和丸如梧桐子大，捏作饼子。每服一饼至二饼，量大小加减服，薄荷汤化下。

2. 青金煎（《圣济总录·卷第一百七十一·小儿惊痫》）

治小儿惊痫积热，痰涎咳嗽。

天南星（牛胆内匮者，半两） 马牙硝（研） 天竺黄（研，各一分） 青黛（研，一两） 龙齿（研） 蝉蜕（去土，为末，各半两） 铅白霜（研） 硼砂（研，各一分） 甘草（生末，三分） 麝香（研，一钱） 龙脑（研） 牛黄（研，各半钱）

上一十二味，并研匀细，炼蜜和为膏，瓷合内收。每服一小鸡头实大，更量儿大小加减，薄荷水化下。

3. 竹沥汤（《普济方·卷三百七十六·婴孩一切痫门·一切痫》）

治小儿出胎二百日许，头身患小小疮，治护小瘥，复发。五月中忽小小咳嗽，微温和，治之因变痫。

竹沥（五合） 黄芩（三十铢） 羚羊角（镑屑） 木防己（各六铢） 大黄（二两） 茵芋（三铢） 麻黄（去根节） 白薇 桑寄生 萆薢 甘草（炙，各半两） 白术（炮，六铢，一方作白鲜）

上㕮咀。以水二升半，煮取药减半，内竹沥煎取一升，分服二合，相去一食久进一服。一方内无萆薢、白术，有白鲜皮。

4. 五痫丸（《普济方·卷三百七十六·婴孩一切痫门·一切痫》）

治小儿五痫，惊悸狂叫，发搐上盛，涎潮等疾，或寻常涎盛。

皂角（去皮捶碎，水三四升浸取汁滤过，银器重汤熬成膏） 白矾（枯过，细碎，各四两） 半夏（洗七次） 上等辰砂（研） 天南星（炮，各一两） 蝎梢 白僵蚕（直者，炒） 上等雄黄（研） 白附子（各半两） 麝香（研） 乌蛇（酒浸去骨，焙干炒，一两） 蜈蚣（大者一条，去头足，酒浸炙）

上为末，先用皂角膏子和末，能就，次用生姜汁煮糊为丸，朱砂为衣。小儿六七岁，如绿豆大，每服三四十粒，三四岁二三十粒；一二岁如麻子大一二十粒，并用薄荷汤下，生姜汤亦得。

5. 化涎丸（《普济方·卷三百七十六·婴孩一切痫门·一切痫》）

治诸痫，胞络涎盛，宜常服此药。

半夏（一两，生姜拌浸一宿） 干姜（炮） 黄连 桂心 木香（四味各半两） 牛黄（一分，别研） 麝香（一分，别研） 朱砂（一两，研细水飞） 巴豆（十枚，去皮心膜，炒令黄，研细）

上件为末，次入研者药，一处拌匀，滴水为丸黍米大。每服三丸至五丸，温米饮，或煎荆芥汤送下，乳食后。

6. 断痫丸（《普济方·卷三百七十六·婴孩一切痫门·一切痫》）

治诸痫痰盛。

皂角（盈尺者，三钱，去皮捶碎，水三升浸取汁，漉过煨，器内熬成膏） 白矾（煅枯，研细，一两半） 南星（湿纸炮熟，一两） 蝎梢（炒） 白僵蚕（炒） 雄黄（研） 朱砂 白附子（各半两） 麝香（一钱，别研） 乌蛇（酒浸取肉，焙干炒，一分） 赤蜈蚣（一条，去头足，酒浸炙）

上为末，用水煮半夏糊和前项皂角膏为丸桐子大。每服一丸，生姜汤下。一方无麝香。

7. 扁金丹（《普济方·卷三百七十六·婴孩一切痫门·一切痫》）

治小儿胎风诸痫，手足瘈疭，目睛上视，颈项紧急强直，或摇头弄舌，牙关紧急，口吐痰沫，反拗，多时精神不宁，睡眠多惊，吐痫生风，昏塞如醉。

白花蛇（去骨，酒浸，焙干秤） 防风（去芦头，焙干秤） 蜈蚣（要赤者，不去头足全用，炙） 乳香（研极细，各半两） 蝎（要扁瘦全，各半两） 朱砂（研细极，各一两） 天南星（火烧存性） 大草乌豆（火烧存性，一两半） 麝香（一钱，研

细） 牛黄（半钱，细研）

上为细末，然后与研者药，一处再研匀，用水浸炊饼为丸如桐子大，捏扁。每服三饼子，荆芥汤化如稀糊，抹入口中，渐渐咽下，候一时辰，更进一服，神效。一方无牛黄防风。

8. 银朱丹（《普济方·卷三百七十六·婴孩一切痫门·一切痫》）

治诸痫昏困涎盛。

干蝎（一分） 天浆子（一分，炒） 露蜂房（一分，炒）

以上三味为细末，次用：

朱砂（半两，水飞） 水银（一分，用黑铅一分同研粉） 牛黄（一钱，研） 麝香（一钱）

上都一处拌匀，研细，用白面糊和如黍米大。每服五粒，煎金钱薄荷汤下，乳后。

9. 大惊丸（《普济方·卷三百七十六·婴孩一切痫门·一切痫》）

治惊风诸痫，壮热昏愦，神志恍惚，痰涎壅塞，或发搐搦，目睛直视，并皆治之。

朱砂（研水飞，三钱） 青礞石（研，一钱） 蛇黄（煅醋淬九次，研飞，二钱） 虾蟆灰 雄黄（各一钱半） 铁粉（研，二钱半）

上研匀，以水浸蒸饼丸如桐子大。每服一丸，煎薄荷汤，磨刀股水化下，日二三服。此药治惊化涎，不用银粉，小儿腑脏口齿肠胃柔弱，丸用水银粉叶，切须慎之，则无他苦。

10. 归魂丸（《普济方·卷三百七十八·婴孩一切痫门·惊痫》）

治小儿惊痫搦搐，涎潮昏塞。

使君子（二枚，以面裹于慢火中煨候黄为度，去皮不用） 水银（结沙子） 香墨 芦荟 熊胆（研） 腊茶（研） 乳香（研） 龙脑（各一钱，研） 蝎梢（三十枚，炒） 天竺黄 青黛（研） 丹砂（研，各半钱） 轻粉（二钱） 寒食面（一钱半）

上同研令匀细，滴水丸如绿豆大。每服一丸，薄荷蜜水化下；如小儿稍觉惊者，化半丸与吃；若能常服，永无惊疾，量儿大小加减。

四、熄风清热定痫方

1. 钩藤散（《太平圣惠方·卷第八十五·治小儿一切痫诸方》）

治小儿未满月及出月，壮热发痫。

钩藤皮（一分） 蚱蝉（二两，微炙） 柴胡（半两，去苗） 川升麻（半两） 蛇蜕皮（五寸，微炙） 甘草（一分，炙微赤，锉） 石膏（三分，细研） 黄芩（半两） 川大黄（半两，锉碎，微炒）

上件药，捣粗罗为散。每服一钱，以水一小盏煎至五分，去滓，入竹沥半合，更煎三两沸，量儿大小，加减温服。

2. 石膏散（《太平圣惠方·卷第八十五·治小儿一切痫诸方》）

治小儿一岁至四岁，壮热，大惊发痫。

石膏（一两，细研） 蚱蝉（二枚，微炙） 柴胡（一两半，去苗） 川升麻（三分） 钩藤（三分） 子芩（一两） 知母（一两） 栀子仁（半两） 龙齿〔一分（两）〕 赤芍药（半两） 麻黄（三分，去根节） 葛根（一两，锉） 甘草（一分，炙微赤，锉） 川大黄（一两，锉碎，微炒）

上件药，捣粗罗为散。每服一钱，以水一小盏煎至五分，去滓，入竹沥一合，更煎一两沸，量儿大小，加减温服。

3. 铁粉丸（《太平圣惠方·卷第八十五·治小儿癫痫诸方》）

治小儿心脏积热，时发癫痫，吐呕涎沫，作惊迷闷。

铁粉（一两，细研） 铅霜（一分，细研） 天麻（三分） 水银（半两） 龙齿（一两，细研） 天南星（一分） 朱砂（半两，细研水飞过） 麝香（一分，细研） 黑铅（半两，与水银结为砂子，细研）

上件药，捣罗为末，都研令匀，以炼蜜和丸如绿豆大。每服，以竹沥研化五丸服之，量儿大小，以意加减。

4. 柴胡煎（《圣济总录·卷第一百七十一·小儿惊痫》）

治小儿频惊壮热欲作痫。

柴胡（去苗） 升麻 栀子仁 芍药（各三分） 钩藤（一分） 凝水石（研） 黄芩（去黑心） 知母（切，焙，各一两） 生葛汁（一合） 甘草（炙，一分） 蜜（二合） 淡竹叶（细锉，三握） 杏仁（汤浸去皮尖、双仁，炒，别研，半两）

上一十三味，纳十味粗捣筛，以水三升，入银石铫内，文武火煎至一升，绵滤去滓，再入锅内，下蜜并葛汁杏仁等，煎如饧，以瓷器盛。百日儿每服如绿豆大，一岁儿如杏仁大，日三服，更量大小加减，并用温浆水化破服。

5. 钩藤饮（《圣济总录·卷第一百七十一·小儿惊痫》）

治小儿痫疾。

钩藤　黄芩（去黑心）　犀角镑（各半两）　石膏（碎）　龙齿（各一两）　升麻　甘草（炙，锉，各三分）　竹叶（四十片）

上八味，㕮咀如麻豆大。每服一钱匕，水一盏煎至半盏，去滓，入麝香少许温服，更量儿大小加减。

6. 大钩藤饮（《圣济总录·卷第一百七十一·小儿惊痫》）

治小儿发痫壮热。

钩藤　黄芩（去黑心）　麻黄（去节，各一两一分）　当归（切，焙，三分）　龙齿（研，一两）　石膏（碎，二两半）　赤芍药（去黑皮）　桂（去粗皮）　龙胆（去土）　牛黄（研，各一两）　杏仁（去双仁、皮尖，麸炒研，半两）　甘草（炙，锉，一分）

上一十二味，先粗捣筛十味。每服三钱匕，以水一盏煎至六分，去滓，下牛黄杏仁，加白蜜、竹沥各少许，炼如饧，汤调服，如人行五里再服。

7. 钩藤汤（《圣济总录·卷第一百七十一·小儿惊痫》）

治小儿未满月及出月，壮热发痫。

钩藤（一分）　蚱蝉（一枚，炙，去足头翅）　柴胡（去苗）　升麻　黄芩（去黑心）　甘草（炙，锉）　大黄（锉，炒，各半两）　石膏（三分，碎）　蛇蜕皮（二寸，炙）

上九味，粗捣筛。每服一钱匕，水六分煎至三分，去滓，入竹沥数滴，更煎一沸温服。

8. 牛黄煎（《普济方·卷三百七十六·婴孩一切痫门·一切痫》）

治小儿膈上有痰，发痫掣疭。

牛黄（研，半钱）　人参（半两）　生犀末　硼砂（研）　白茯苓（去皮）　薄荷　乳香（研）　甘草（炙，锉）　井泉石（研）　乌金石（研）　生干地黄　天麻（各一分）

上捣研为末，用蜜于银器内熬成煎。每服皂子大，用人参汤化下日三。

9. 五痫煎（一名**子五痫煎**）（《普济方·卷三百七十六·婴孩一切痫门·一切痫》）

治小儿经热痫，体羸不堪，余治子母。

钩藤皮（一分半）　子芩　知母（各四分）　甘草（五分）　升麻（三分）　寒水石（六分）　蚱蝉（三枚，炙，去羽足）　蜣螂（炒，三个）　沙参　龙齿　柴胡（各二分）　蛇蜕皮（四寸，炙）

上为末，以清蜜和，使流行铜器中，置沸汤煎搅成饴糖，收取之。一月儿枣核大，一呷二枚，日再，夜五六过，不甚妨食；五十日儿呷三枚，百日儿呷四枚，二百三百日儿五枚，一岁六枚，三四岁七枚，五岁十枚，兼夜并六七过，不妨食也。

10. 阳痫防风散（一名**朱砂散**）（《普济方·卷三百七十六·婴孩一切痫门·一切痫》）

治小儿身热面赤，急惊风，痰涎壅盛，上视，牙关紧硬者，阳痫也。

朱砂（一分一，研）　腻粉　麝香（各半钱）　芦荟　白附子　甘草（各二钱）　胡黄连（一钱）　蝎梢（七个）　白僵蚕（十个，炒）　金箔（七片）　赤脚蜈蚣（一条，炒）

上为末。二岁以上服半钱匕，以金银薄荷汤调下；三岁以上一钱匕，如口不开灌入鼻中。一方无蝎梢。

11. 蛇蜕汤（《普济方·卷三百七十六·婴孩一切痫门·一切痫》）

治小儿百日，病风痫惊热。

蛇蜕皮（三寸，炙，《圣惠方》用五寸）　钩藤　黄耆　细辛　甘草（炙，各二分）　大黄（四分）　蚱蝉（去足，四枚，炙，方去头）　牛黄（三大豆许）

上以水二升半煮取一升一合，百日小儿一服二合，甚良，《外台》：《备急》云：疗少小二十种痫病，胸中病。若穷地无药，只三味亦可，不必备用，然大黄不得阙。

12. 珍珠丸（《普济方·卷三百七十六·婴孩一切痫门·一切痫》）

治小儿虚中积热，惊痫等候。

巴豆霜　腻粉（各二钱）　滑石（三钱）　天南星　粉霜（各一钱）　蝎梢　续随子（去皮，二十四个）

上为末，以粥糯丸如黄米大。小儿二岁以下每服一丸至三丸，十五岁每服五丸至十丸，茶汤下，荆芥汤亦可，量虚实加减。

13. 茵陈汤(《普济方·卷三百七十六·婴孩一切痫门·一切痫》)

治小儿发痫,经日不解,诸治不瘥,口焦面赤黑,胸中有热。

茵陈　大黄　黄芩(各四分)　黄连　硝石(无以芒硝代)　甘草(各二分,炙)

上水三升煮取一升二合,内硝石烊尽,为三服。

14. 犀角散(《普济方·卷三百七十六·婴孩一切痫门·一切痫》)

治小儿百日已往,至三四岁,肝心气热,发痫连疭,身体如火。

犀角屑　钩藤　黄芩　川升麻(各一两)　麦门冬(一两半,去心,焙)　龙齿(二两)

上件药,捣罗为散。每服一钱,用水一小盏,入竹叶七片,煎至五分,去滓,量儿大小,加减温服。

15. 丹参赤膏(《普济方·卷三百七十六·婴孩一切痫门·一切痫》)

治少小心腹热,除热方。

丹参　雷丸　芒硝　戎盐　大黄(各二两)

上㕮咀,以苦酒半升,浸四种一宿,以成炼猪肝一片,煎至三上三下,去滓,以芒硝膏摩下,冬夏可用。一方但用丹砂、雷丸,亦佳。

16. 吐涎散(《普济方·卷三百七十六·婴孩一切痫门·一切痫》)

治时发惊风,变成痫疾。

腻粉(一两)　猪牙皂角末(一分)

上研令匀。每服半钱,生油一橡斗,水半盏,同调匀,分二服,以吐为度。

17. 紫石英散(《普济方·卷三百七十七·婴孩一切痫门·热痫》)

治小儿热痫,四肢抽掣,每日数发,宜服此,除热镇心。

紫石英　石膏(各细研水飞过)　滑石　白石脂　寒水石(各一两)　川大黄(锉,炒)　朱砂(细研水飞过)　甘草(炙微赤,锉)　犀角(屑,各半两)　龙齿(二两,细研)　牡蛎(粉,一分)

上为末。每服以温薄荷汤下半钱,量儿大小加减。

18. 茯神散《普济方·卷三百七十七·婴孩一切痫门·热痫》

治小儿食痫,皮肉壮热,烦燥头痛,宜服此药。

茯神　川升麻　钩藤　甘草(炙微赤,锉)　犀角(屑,各三分)　白鲜皮　羚羊角(屑,各半两)　石膏(二两)　蚱蝉(三枚,微炙,去翅足)　龙齿(一两)

上为散。每服一钱,以水一小盏煎至五分,去滓,量儿大小,加减温服。

19. 升麻散(《普济方·卷三百七十七·婴孩一切痫门·热痫》)

治小儿热过,迷闷发痫。

川升麻　钩藤　使君子　子芩　朴硝(各一两)　石膏　龙齿(各二两)　柴胡(去苗)　赤芍药　川大黄(锉碎,炒,各三分,《婴孺方》用大黄八分别捣候汤成和用)

上为散。每服一钱,水一小盏煎至五分,去滓温服,量儿大小加减。

20. 蝉壳散(《普济方·卷三百七十七·婴孩一切痫门·热痫》)

治诸痫挟热。

蝉壳　人参(去芦头)　黄芩　川升麻　茯神(各一分)

以上捣罗为细末,次用:

牛黄(一分,研)　天竺黄(研)　牡蛎(粉,研,各二分)

上细研匀。每服半钱,煎荆芥薄荷汤调下。

21. 子芩散(《普济方·卷三百七十七·婴孩一切痫门·热痫》)

治小儿热痫,呕逆烦闷,体热。

子芩　人参(去芦头)　犀角(屑)　甘草(炙微赤,锉)　钩藤(各半两)　赤茯苓　川升麻(各三分)

上为散。每服一钱,水一盏煎至五分,去渣,量儿大小,加减服之。

22. 麦门冬散(《普济方·卷三百七十七·婴孩一切痫门·热痫》)

治小儿体热,呕吐发痫。

麦门冬(一两,去心,焙)　钩藤(半两)　黄芩　赤芍药　川升麻　茯神　川大黄(一两,去土,炒,各三分)

上为散。每服一钱,水一小盏煎至五分,去渣温服。

23. 栀子散(《普济方·卷三百七十七·婴孩

一切痫门·热痫》）

治小儿热痫，不知人，迷闷，嚼舌仰目。

栀子仁（半两） 子芩 赤钩藤 吴蓝（各一两） 龙齿 石膏（各二两） 川大黄（炒，锉）

上为散。每服一钱，水一小盏煎至五分，去渣温服，更量儿大小，加减服之。

24. 铅霜丸（《普济方·卷三百七十八·婴孩一切痫门·惊痫》）

治小儿惊痫发热，搐搦不定。

铅霜（细研） 马牙硝（各半两） 朱砂（细研水飞过） 铁粉（细研，各一两） 麝香（细研，半分） 川大黄（细研，微炒） 人参（去芦头，各三分） 羌活 芎䓖 白茯苓 牛黄（细研） 干蝎（微炒） 龙胆草（去芦头，各一分）

上为末，入研了药，同研令匀，炼蜜和丸如绿豆大。每服不计时候，荆芥薄荷汤下五丸，量儿大小加减。

25. 羚羊角丸（《普济方·卷三百七十八·婴孩一切痫门·惊痫》）

治热风常食惊痫，每发或吐沫。

钩藤 防葵 人参 羚羊角（屑） 茯苓 远志（去心） 汉防己（各八分） 麦门冬（去心） 龙齿（研，各十一分） 铁精（六分） 杏仁（十分，去皮尖，别炒，研入）

上为末，蜜丸如大豆大。饮下三十丸，渐加至五六十丸，常服大佳。忌猪肉及醋。小儿量多少服。

26. 紫永膏（《普济方·卷三百七十八·婴孩一切痫门·惊痫》）

治小儿惊痫，手足瘛疭，身热眼上。

紫永（一钱重，枣肉五个研末成泥，然后再入诸药） 朱砂（末，二钱） 蝎尾（肉，七个，去心膜） 黑附子（尖，一个） 生姜（一块，去皮） 腻粉（五钱） 生天南星（心中末，一钱）

上研为膏。每服鸡头大，薄荷化开，量大小用，微取下涎，效。

五、化瘀通窍方

当归大黄汤（《普济方·卷三百七十六·婴孩一切痫门·一切痫》）

治诸痫壮热，利下心中恶血。

大黄（湿纸裹略煨） 甘草（炙） 当归 赤芍药（各二分） 半夏（制） 川芎（各一钱五分）

上为末。每服三字，姜枣煎服。

六、健脾祛湿方

1. 硝石丸（《普济方·卷三百七十六·婴孩一切痫门·一切痫》）

治少小痞癖结积，除痫止泻。

硝石（三分） 柴胡 细辛 当归 茯神 芍药 甘遂（各二分） 大黄（十分） 黄芩 巴豆（三十粒，去皮心，炒） 牛黄（别研） 葶苈子（炒，研，各一分）

上为末，蜜丸。一岁服胡豆大二丸，日一服，以微利为度。

2. 牛黄雀屎丸（《普济方·卷三百七十六·婴孩一切痫门·一切痫》）

治小儿百二十痫，诸变蒸，腹中宿痞，及饮食不节，腹温满壮，朝轻夕甚，大小便不通，胃气弱，脾冷使之。

牛黄 芍药 甘草（炙） 巴豆（去心皮，炒研别入，各三分） 雀屎白（炒） 干姜 当归 黄芩（各二分） 大黄（五分） 芎䓖 人参（各四分） 黄耆（一分） 面（炒，一分）

上为末，蜜丸胡豆大。一岁儿未食与二丸，三二岁小豆大二丸，日三，不知稍加之，微利为度，常服大良。初生儿及二日五日以上，腹中满，口急不得取乳，大小便不通，儿胸中作声者，服半黍大一丸，十日儿一黍大一丸；若头身发热，惕惕惊不安，腹满吐乳，皆主之。百日儿二丸，及寒热往来，朝夕温壮，或身体热痫久不断，青黄五色，又已发痫，及如欲戴眼，但欲眼上，或通夜转急，不得须臾息，及伤寒饮食不消化，吐逆，皆主之。小儿如耐药，不止二丸，量儿大小服之，无不瘥也。

3. 阴痫附子散（《普济方·卷三百七十六·婴孩一切痫门·一切痫》）

治小儿吐泻，或只吐不泻，日渐困，面色白，脾虚，或冷不搐搦，目微上视，阴痫慢惊也，服此祛风豁痰，回阳正胃，及治唇青面黑，四肢逆冷。

黑附子（生，去皮脐） 生天南星 半夏（各二钱） 白附子（一钱半）

上研细，井花水浸七日，每日换水，浸讫控干，入朱砂二钱、麝香一钱，拌匀。每一字薄荷汤调下，量儿加减。一方用附子生去皮脐为末，每服二钱，以水一盏半、生姜二片煎至半盏，分三二服，量儿加减。或入丁香五个煎，至乳空时服；或用水浸炊饼为丸如粟米大，每服二十粒亦可。一方入全蝎末二钱。

七、养心安神方

1. 茯神散（《普济方·卷三百七十六·婴孩一切痫门·一切痫》）

治小儿痫疾呕吐。

钩藤　独活　黄芩　麻黄（去根）　桂心　石膏　甘草（炙）　防风　茯神　大黄（各二分）　蚱蝉（三枚，炙）　蛇蜕皮（三分，炙）

上以水三升煮取一升二合，去滓，一合日三服，大小增减服之。

2. 铁精丸（《普济方·卷三百七十六·婴孩一切痫门·一切痫》）

治少小心气虚，或可以发痫及未发，安五脏定心气。

铁精　黄芩　芍药　芫花（炒）　人参　甘遂（炙）　茯神（各三分）　硝石　牛黄（各三分）　蛇蜕皮（二寸）　甘草（一分，炙）

上为末，蜜为丸小豆大。一服三丸，日再，不止加之，取微利为度。

3. 人参茯神汤（《普济方·卷三百七十六·婴孩一切痫门·一切痫》）

治诸痫，心神不定。

人参　茯神（锉碎，各一两）　白鲜皮（半两）　羚羊角（末）　甘草（炙）　天竺黄（以上三味各一分）　酸枣仁（炒微黄色，研细末）　天门冬（去心，以上二味各半两）

上为细末。每服一钱，水八分，入生姜薄荷各少许，煎四分，去滓，温服。

4. 宁眠散（《普济方·卷三百七十六·婴孩一切痫门·一切痫》）

治搐搦不得安卧成痫。

天南星（炮制）　人参（去芦头）　白附子（炮，各半）　乳香　血竭（各一钱）　干蝎（二十一个，生用）　干赤蜈蚣（一条，酒酥炙黄）

上诸药拌匀，为末。每服一字至半钱，用好酒少许，浸薄荷煎汤调下，每儿搐服之，得眠是验。

5. 桃奴丸（《普济方·卷三百七十八·婴孩一切痫门·惊痫》）

治心气虚有热，恍惚不常，言语错乱，尸客忤，魇梦不祥，小儿惊痫，并宜服之。

桃枭（七枚，别为末，桃不成实经冬在枝上不落者是也）　安息香（一两，以无灰酒斟酌多少，研，飞去砂石，银器再入上一味同桃仁一处熬成膏）　桃仁（十四枚，去皮，麸炒别研同以上二味熬膏）　琥珀（三分，研）　生玳瑁（镑过，杵为细末，一两）　雄黄（用桃煮水研飞，取三分）　辰砂（研飞，半两）　黑犀（石上以水磨澄去水，取末半两）　牛黄　脑麝（别研，各一分）

上为细末，和前膏丸如鸡头，阴干，密器封。安净室，人参汤研服一丸，食后临睡时服。

6. 集成定痫丸（《幼幼集成·卷二·痫证》）

治小儿痫证，从前攻伐太过，致中气虚衰，脾不运化，津液为痰，偶然有触，则昏晕卒倒，良久方苏。此不可见证治证。盖病源深固，但可徐图，惟以健脾补中为主，久服痰自不生，痫自不作矣。倘系年深日久者，与河车八味丸间服，无不愈者。

官拣参（一两，切片，焙干）　漂白术（一两五钱，切片，土炒）　白云苓（一两，切片，姜汁蒸过，晒干）　真广皮（一两，酒炒）　法半夏（一两）　石菖蒲（五钱，取九节者，切片）　白当归（一两，酒洗，晒，切）　青化桂（五钱，去皮，浮桂不用）　杭白芍（一两，酒炒）　白蔻仁（一两，酒炒）　漂苍术（一两，用黑芝麻拌炒）　南木香（五钱，忌火）　真龙齿（一两，火煅醋淬，研末，水飞过，晒干，取五钱）　赤金箔（三十张）　镜面砂（三钱，研末，水飞，晒干听用）

上药各依分两制过，合为一处，焙干，研细末筛过，炼蜜为丸龙眼核大，以朱砂为衣，贴以金箔，晒干，以瓷瓶收贮。每日早午晚各服一丸，姜汤化服。痫证未久者服此，倘年深日久者，早服河车八味丸，午晚服此。无力备参者，不用亦可。

7. 河车八味丸（《幼幼集成·卷二·痫证》）

治小儿痫证，年深日远，肝肾已亏，脾肺不足，心血耗散，证候不时举发。此证总归于虚，不可以为有余而攻逐之，致成不救。但以此丸早服，以救肝肾，前定痫丸午晚服，以宁心健脾生肺，则万举万全，真神治也。

紫河车（一具，头生男者，用白矾煎汤揉洗极净，用姜汁同酒煮烂）　大地黄（三两，姜汁、砂仁同酒煮烂）　净枣皮（一两，炒干）　粉丹皮（五钱,酒炒) 宣泽泻(五钱,盐水炒干) 嫩鹿茸(二两,切片,炒干) 白云苓(一两五钱,乳汁蒸晒) 怀山药(一两五钱,酒炒) 川熟附(七钱五分,切,焙干燥) 青化桂(七钱五分,去粗皮,研) 北五味(一两,去梗,炒干) 大麦冬(一两,去心,糯米拌炒)

上药依法炮制,和为一处,焙极干,研为细末,炼蜜为丸龙眼核大。每早一丸,用淡盐汤化服,以饮食压之。午及临卧,各用前定痫丸一服。

八、清肝滋阴方

钩藤子芩汤(《圣济总录·卷第一百七十一·小儿惊痫》)

治小儿惊痫体虚。

钩藤 黄芩 沙参(各三分) 知母(焙) 升麻 犀角(镑,各一两) 蚱蝉(二枚,炙,去翅头足) 蛇蜕皮(三寸,炙) 柴胡(去苗) 甘草(炙,锉) 白术(各半两)

上一十一味,粗捣筛,以水二升煎,去滓取六合,入蜜二合,竹沥三合,再炼如饧。每服一钱匕,微与服,以意量之。

九、瘥后复发诸方

1. 紫金散(《太平圣惠方·卷第八十五·治小儿患痫病瘥后复发诸方》)

治小儿诸痫复发,不问风之与热,发作多少般般。

紫金粉(一两半,名赤乌脚) 麻黄(三分,去根节) 石膏(一两,细研,水飞过) 寒水石(一两) 地骨皮(一两) 赤石脂(一两) 秦艽(半两,去苗) 牛黄(半两,细研) 乌蛇肉(半两,炙令黄) 虎睛(一对,微炙) 防风(半两,去芦头) 黄芩(半两) 牡蛎粉(三分) 赤芍药(半两) 葛粉(半两) 羌活(一分半) 当归(一分,锉,微炒) 朴硝(一两半) 甘草(半两,炙微赤,锉) 川大黄(三分,锉碎,微炒) 桂心〔一两(分)半〕

上件药,捣细罗为散,都研令匀。每服,煎竹叶汤调下半钱,更量儿大小,以意加减服之。

2. 铅丹丸(《太平圣惠方·卷第八十五·治小儿患痫病瘥后复发诸方》)

治小儿惊痫复发,眩闷倒蹶,或汤火不避,及除百病。

铅丹(半两) 朱砂(半两,细研,水飞过) 铁粉(半两) 细辛(一分) 独活(一分) 牛黄(一分,细研) 雄黄(一分,细研) 蜣螂(五枚,微炙) 露蜂房(一分,炙黄) 人参(一分,去芦头) 汉防己(一分) 蛇蜕皮(五寸,炙黄) 桂心〔二(一)分〕 甘草(一分,炙微赤,锉) 鸡头(一枚,去毛,炙令黄) 赤茯苓(一两) 川椒(一分,去目及闭口者,微炒,去汗用)

上件药,捣罗为末,炼蜜和捣三二百杵,丸如绿豆大。每服,以粥饮下五丸,量儿大小,以意加减。

3. 天浆子丸(《太平圣惠方·卷第八十五·治小儿患痫病瘥后复发诸方》)

治小儿诸痫复发,使断根源。

天浆子(十四枚,去壳,别捣) 芎䓖(半两) 蚱蝉(半两,去翅足微,炙) 川大黄(一两半,锉碎,微炒) 蜣螂(三枚,去翅足,微炙) 知母(半两) 牛黄(一分,细研) 人参(半两,去芦头) 生干地黄(半两) 虻虫(三枚,炒黄) 桂心(半两) 蛴螬(三分,微炒)

上件药,捣罗为末,炼蜜和捣三二百杵,丸如绿豆大。每服,以粥饮下三丸,日三服,更量儿大小,以意加减。

4. 茵芋丸(《太平圣惠方·卷第八十五·治小儿患痫病瘥后复发诸方》)

治小儿风痫,至长不除,天阴即发动,食饮坚强,亦发百脉挛缩,行步不正,言语不便者,服之令不复发。

茵芋叶(半两) 黄丹(半两) 秦艽(半两,去苗) 钩藤(半两) 石膏〔半(一)两,细研,水飞过〕 杜蘅(半两) 防风(葵)(半两,去芦头) 松萝(一分) 菖蒲(一分) 黄芩(一分) 蜣螂(五枚,微炒) 甘草(三分,炙微赤,锉)

上件药,捣罗为末,炼蜜和捣三二百杵,丸如黍米大。每服,以粥饮下五丸,量儿大小,加减服之。

5. 鸱头丸(《普济方·卷三百七十八·婴孩一切痫门·惊痫》)

治小儿惊痫发动,经年不断根源。

鸱头(炙焦,一枚) 蜣蝉(去足,炙,七枚) 桂皮(去粗皮,一两一分) 芍药(一两) 蛇蜕

(炙,五寸)　蚱蝉(去翅足,炙,十枚)　白茯苓(去黑皮,一两一分,一方用茯神半两)　露蜂房(炙,半两)　甘草(炙,锉)　黄芩(去黑心)　当归(切,焙)　芎䓖　丹参(各一两)　麝香(研,一分)　牛黄(研,半两)　莨菪子(酒浸一宿曝干,蒸熟,八合)　大黄(湿纸裹煨,二两)

上捣罗为末,炼蜜和丸如小豆或如黍米大。临时量儿大小虚实与服,温酒下。

6. 牛黄散(《普济方·卷三百七十八·婴孩一切痫门·惊痫》)

治小儿惊痫,发无时候。

牛黄(细研)　赤芍药　露蜂房　黄芩　人参(去芦头)　葛根(锉)　甘草(炙微赤,锉碎)　蚱蝉(去翅足,微炒)　芎䓖　川芒硝　蜣螂(微炙)　桂心(各一分)　当归(锉,微炒)　石膏(各半两)　蛇蜕皮(五寸,炙黄)　川大黄(半两,锉碎,微炒)　杏仁(一分,汤浸去皮尖、双仁,麸炒微黄)

上件药捣罗为末散。每服一钱,水一小盏煎至五分,去滓温服;更量儿分四服,四岁以下一丸分五服,新生孩儿一钱分七服,并用蜜水磨下;如中风者,发直面如桃色,口眼俱闭,喉中作声,汗出如油,及汗出不流,多要下泄或泻血者,并是恶候,更不用服,唯口噤眼开者药下立瘥,如患缠喉风壅塞,气息不通将绝者,急化一丸,生姜薄荷酒下,必效。

十、治小儿癫痫外用方

1. 麻黄拭体汤(《普济方·卷三百七十八·婴孩一切痫门·惊痫》)

治小儿惊痫。

麻黄(去根节)　葛根　雷丸(各二两)　郁金(一两)　石膏(五两,末)　蛇蜕皮(一条)

上细锉,用水七升煎取一升,去滓,以软帛浸,拭儿身上。

2. 丹参摩膏(《普济方·卷三百七十八·婴孩一切痫门·惊痫》)

治小儿惊痫,除热。

丹参　雷丸(各半两)　猪膏(二两)

上件药细锉,猪膏入银器中煎,然后纳诸药,煎七上七下,膏成绵滤去滓,用瓷盒中盛贮,以摩儿身,日三用之。

【论用药】

古书记载的治疗小儿癫痫常用药众多,既可独立成方,又可以与他药组成复方。古代本草文献记载繁多,故选取主治小儿癫痫的药物收录于此,以供参考。

1. 乌鸦

《增广和剂局方药性总论·禽部三品·乌鸦》:"平,无毒。治瘦,咳嗽,骨蒸劳。腊月者,瓦瓶泥煨烧为灰,饮下,治小儿痫及鬼魅。目睛注目中,通治目。"

2. 地芩

《本草经集注·果菜米谷有名无实·有名无实类药物·地芩》:"味苦,无毒。主治小儿痫,除邪,养胎,风痹,洗浴寒热,目中青翳,女子带下。生腐木积草处,如朝生,天雨生盖,黄白色。四月采。"

3. 竹茹

《本草易读·卷七·淡竹叶·淡竹茹》:"甘,微寒,无毒。除呕哕气逆,止吐衄血崩。妇人胎产,小儿痫热,伤寒劳复,肺痿唾血。五痔最良,噎膈亦平。"

4. 血余炭

《神农本草经·卷一·上经·发髲》:"味苦,温。主五癃,关格不通,利小便水道,疗小儿痫、大人痓,仍自还神化。"

《本草经集注·虫兽三品·上品·发髲》:"味苦,温、小寒,无毒。主治五癃,关格不得小便,利水道,治小儿痫,大人痓。仍自还神化。合鸡子黄煎之,消为水,治小儿惊热,下痢。"

5. 牡鼠粪

《名医别录·下品·卷第三·牡鼠》:"粪,微寒,无毒。主治小儿痫疾,大腹,时行劳复。"

6. 秦皮

《名医别录·中品·卷第二·秦皮》:"大寒,无毒。主治男子少精,妇人带下,小儿痫,身热,可作洗目汤。久服皮肤光泽,肥大,有子。一名岑皮,一名石檀。生庐江及宛朐。二月、八月采皮,阴干。"

7. 榆花

《名医别录·上品·卷第一·榆皮》:"无毒。主治肠胃邪热气,消肿。性滑利。治小儿头疮痂疟。花，主治小儿痫，小便不利，伤热。生颍川。二月采皮，取白曝干。八月采实，并勿令中湿，湿则伤人。”

8. 蝉壳

《神农本草经疏·卷二十一·虫鱼部中品·蝉壳》:“味咸，甘，寒，无毒。主小儿痫，女人生子不出。灰服之，主久痢。”

9. 燕齿

《名医别录·下品·卷第三·燕齿》:“主治小儿痫，寒热。五月五日采。”

10. 鳖甲

《本草简要方·卷之七·介部·鳖甲》:“主治：滋阴，退热，益气，除骨蒸热，破癥结，冷瘕，血瘕，劳热劳复，劳瘦，腰痛阴毒，痔核，石淋妇人难产，经闭产后阴脱，阴蚀，小儿痫疾。”

【医论医案】

一、医论

《医学穷源集·卷二·奇经诊法》

岐伯曰：前部横于寸口丸丸者，任脉也，动苦少腹痛，逆气抢心胸，拘急不得俯仰。三部俱浮，直上直下者，督脉也，动苦腰脊强痛，不得俯仰，大人癫，小儿痫。三部俱牢，直上直下者，冲脉也，动苦胸中有寒疝。前部左右弹者，阳蹻也，动苦腰脊痛，癫痫僵仆羊鸣，偏枯，痿痹，身体强。中部左右弹者，带脉也，动苦少腹痛引命门，女子月事不来，绝继复下，令人无子，男子少腹拘急，或失精也。后部左右弹者，阴蹻也，动苦癫痫，寒热，皮肤强痹，少腹里急，腰膀相连痛，男子阴疝，女子满不下。从少阴斜至太阳者，阴蹻也，动苦颠仆羊鸣，手足相引，甚者失音不能言，肌肉痹痒。从少阳斜至厥阴者，阴维也，动苦癫痫僵仆羊鸣，失音，肌肉痹痒，汗出恶风。

［按］气口一脉，分为九道，正经奇经，皆取诊焉，乃岐伯秘授黄帝之诀也。正经有三部九候之法，而奇经无传，故节录于此，以为诊家一助云。

《古今名医汇粹卷二·诸家脉论附·喻嘉言脉论三则》

《脉经》曰：直上直下者，督脉也。见则大人癫，小儿痫者是也。惟其夹于沉脉之内，所以病癫及痉。若举指即见，则病为阳狂，登高俞垣，勇力且倍平昔，何至挛缩如是？痉脉中有阳，其辨又如此。盖体强其脉亦强，求其柔软和缓，必不可得。况强脉恒杂于阴脉之内，所以沉弦沉紧，邪深脉锢，难于亟夺耳。可见痉证之欲解，必紧实之脉转为微弱，乃可渐解也。

《研经言·卷二·释癫》

癫之言蹎，蹎仆也。凡物上重下轻则仆，故人病气聚于头顶则患蹎。《素·脉解》太阳所谓癫疾者，阳尽在上，而阴气从下，下虚上实，故癫疾也。与“厥论”巨阳之厥，发为蹎仆同义，是明以癫为仆也。癫，经文作巅，故注云顶上曰巅。古字无巅，止作颠，后人加疒旁遂作癫，亦或省作瘨。《玉篇》：痫，小儿瘨病是也。且据《玉篇》，知癫痫实一病。《病源》亦云十岁以上为癫，十岁以下为痫，然则二字之分，分于年之长少也。《金匮》风引汤下云，治大人癫、小儿痫，即此意。近世不晓此义，专指古之风邪为癫，而以别于子痫。执今之名，检古之书，无怪乎其谓古方不可治今病矣！

二、医案

《钱氏小儿直诀·卷一·癫痫症治》

愚治一老生子周岁，秋初暴冷，忽发搐似痫，搐过则气息淹淹。此元气虚弱所致，用补中益气汤而安。

一小儿十岁，一小儿七岁，各有痫症，岁发二次。后因出痘，及饮食停滞，举发频数。并用六君子、补中益气二汤而愈。

一小儿六岁，忽然发痫，目动咬牙，或睡中惊搐，口流痰沫，服化痰祛风之药益甚。而面色兼青，乃属肝木克制脾土，而不能摄涎，故上涌也。当滋肾水生肝血，则风自息，痰自消矣。用六味丸而愈。

一小儿十三岁，因惊患痫，服朱砂丸之类而愈。后每发彻服前丸，不应。或谓风涎内积，服药下之，发作日频。恪服镇惊等剂，益甚。余以为心脾二经，气血亏损，而痰涎留滞。朝用补中益气，夕用断痫丹，渐愈。出痘疮后，其痫复作，仍用补中益气汤为主，佐以八珍汤，及蝉脱钩藤饮而愈。

《先醒斋医学广笔记·卷之三·幼科》

治小儿痫症或惊风不止。黄孟芳幼患此症，久服效。天竺黄五钱，酸枣仁二两，麦门冬（去心）二两，人参一两，明天麻五钱，天门冬（去心）一两，白茯神一两五钱，橘红七钱，远志肉（甘草汁煮去骨）二两，白芍药（酒浸）一两，钩藤五钱。细末，炼蜜和丸如弹子大，水飞极细朱砂为衣。每服一丸，灯芯汤或龙眼汤化下。又一方加紫河车一具，酒洗净煮烂或焙干为末，入前药中。

《幼科医验·卷下·痫症》

一儿，患痫久久，诸医莫疗，乃心火内郁，痰迷胞络所致，久而不愈，内外烧烁，金受火制，阴分日亏，又投以香燥金石之药，无怪其愈治愈剧也。余治以养血安神为主，清火和气佐之。

一儿，五岁。发搐，痰涎壅塞，时作时止。此风火相抟所致，名曰阳痫。宜消痰理气，清热平肝。明天麻、胆星、僵蚕、黄芩、川黄连、江枳壳、钩藤、当归、竹沥、嫩桂枝、半夏曲。

《临证指南医案·卷十·痫痉厥》

周。稚年痫厥，病发迅速，醒来二便自通。此系阳气拂逆，阻其灵窍，姑与清络宣通方法。（热邪阻窍）犀角、远志、胆星、黑山栀、元菖蒲、连翘、竹叶心。

唐（十四）。面青脉濡，神呆，舌缩不伸，语寂寂然，痫症，四肢皆震，口吐涎沫，此阴风已入脾络矣。（阴风入脾络）人参、生术、蜈蚣、全蝎、姜汁炒南星、姜汁炒白附。

某。伏邪经旬，发热不解，唇焦舌渴，暮夜神识不清，虑其邪陷心胞，有痉厥之变。（邪逼心胞）犀角、卷心竹叶、鲜石菖蒲、连翘、元参心、浙生地。又，化热液枯。生地、竹叶心、丹皮、元参、麦冬、生白芍。

《退庵医案·正文》

王，十六岁。痫证病经半载，月必一发，发则卒仆，角弓反张，手足扬掷，口吐涎沫。此必有痰凝聚于肝胆胞络，久则化热，热则生风。脉细紧弦数。治以熄风除痰清热。羚羊角一钱半，法半夏一钱半，石决明（盐水煅）五钱，明天麻（煨）二钱，抱木茯神（辰砂拌）三钱，远志肉（甘草，四分），钩藤（后下）四钱，石菖蒲四分，白茯苓二钱，姜汁炒竹茹一钱半，苍龙齿（煅）三钱，水炙陈皮一钱，陈胆星四分，制天虫二钱。

《程杏轩医案·续录·余振如兄幼子胎痫》

振兄乃郎，出胎两月，突然肢搐目斜，逾时乃定，乳食如常，以为偶然，次日又发。幼科作胎惊治，药用疏风镇惊不应，发经数日，俱在巳午时候。予视之，曰此非胎惊，乃胎痫也。振兄云：胎惊则尝闻之矣，胎痫之名，请问出于何典？予曰：名出《内经》。帝曰：人生而有癫疾者，病名曰何？安所得之？岐伯曰：名为胎病。此得之在母腹中时，其母有所大惊，故令子发为癫疾也。注云：癫痫也。夫惊之搐搦无定，痫之发作有时，大人之痫疾亦然。惟其发作有时，故较惊稍轻耳。爰用茯神、远志、麦冬、丹参、甘草、白芍、菊花、钩藤、桑寄生以安神定志，养肝熄风，少入橘红、半夏曲以涤扰心之痰涎。盖疾由母腹受惊而得，病在心肝二脏，神安风熄，其疾自平。妄行疏散，则风益动，襁褓胃气薄弱，金石镇坠，尤非所宜。服药其发渐轻，未几而定。所见数儿证同，皆照此法治愈。

第三节

手足拳挛

手足拳挛，古人又分为手拳与脚拳。手拳指小儿手指挛缩不能伸展，脚拳指小儿脚趾挛缩不能伸展为主要表现的病证。此病首先记载于《太平圣惠方》，之后《普济方》《证治准绳·幼科》等书中多有转载，《小儿卫生总微论方》《寿世保元》等书中对此病证有一定的发挥。诸家对本病多尊《太平圣惠方》之旨而分开论述，亦有如《小儿卫生总微论方》将二者合而论之，称其为“手足拳挛”。本病多因婴幼儿禀赋不足，虚风内扰，或夹外风，引动筋脉，荣血失和，手脚为之拘挛，古人认为手拳多则之肝虚，脚拳多则之肾虚。其治多以补养肝肾，舒筋活络，和血祛风为主。

【辨病名】

手拳、脚拳首先见于《太平圣惠方》，陈其为“手拳不展”“脚拳不展”，后《小儿卫生总微论方》将两者合二为一，称之为“手足拳挛”。《寿世保元》中首先以“手拳”“脚拳”作为病证名进行论述。

《太平圣惠方·卷第八十九·治小儿手拳不展诸方》：“夫小儿手拳者，由在胎之时……致筋脉挛缩，不得伸展，故令手拳不展也。”

《太平圣惠方·卷第八十九·治小儿脚拳不展诸方》：“夫小儿脚拳者，由在胎之时……脚指拳缩不展也。”

《小儿卫生总微论方·卷十九·手足拳挛论》:“小儿有手脚拳挛者。”

《寿世保元·卷八·初生杂症论·手拳》:“一论手拳不展,禀受肝气怯弱,致筋挛搐,两手伸展无力。”

《寿世保元·卷八·初生杂症论·脚拳》:“一论脚拳不展,所禀肾气不足,荣气未充,脚指拳缩无力,不能伸放。”

【辨病因病机】

手拳、脚拳二者病因有外因和内因之分,外因为感受风邪,内因为母体脏腑本虚,致小儿先天不足。二者的基本病机为本虚标实,肝肾亏虚为本,邪风内扰为标。手拳多则之肝虚,脚拳多则之肾虚,肝肾脏腑亏虚,精血失和,筋骨失养,故而手足为之拘挛。

一、手拳病因病机

《太平圣惠方·卷第八十九·治小儿手拳不展诸方》:“夫小儿手拳者,由在胎之时,其母脏腑气虚,为风冷所乘。儿生之后,肝气不足,致筋脉挛缩,不得伸展,故令手拳不展也,脚挛而不能伸举也。”

《小儿卫生总微论方·卷十九·手足拳挛论》:“小儿有手脚拳挛者,由本气不强,筋骨力弱,血气不荣,而为风邪所乘,搏于经络,则筋脉缩急,骨本无力,则手拳而不能展开。”

《寿世保元·卷八·初生杂症论·手拳》:“一论手拳不展,禀受肝气怯弱,致筋挛搐,两手伸展无力。”

《疡医大全·卷十·正面头面部·小儿囟陷门主论》:“有因蓄热不除,渐至身羸发落,脚缩手拳,皮焦鹤膝,血绝筋衰而囟陷者。”

《幼科释谜·卷二·痫痓·痓必拘挛》:“张涣曰:小儿痓病,所受肝风,怯弱,致筋脉挛缩,两手拳,伸展无力,是名拘挛。”

二、脚拳病因病机

病因分为外因和内因,外因为感受风邪,内因为母体脏腑积冷,致小儿肾气不足,气血不荣,发为本病。

《太平圣惠方·卷第八十九·治小儿脚拳不展诸方》:“夫小儿脚拳者,由在胎之时,其母脏腑内有积冷,为风邪所乘。儿生之后,肾气不足,气血未荣,故令脚指拳缩不展也。”

《小儿卫生总微论方·卷十九·手足拳挛论》:“小儿有手脚拳挛者,由本气不强,筋骨力弱,血气不荣,而为风邪所乘,搏于经络,则筋脉缩急。骨本无力,则手拳而不能展开,脚挛而不能伸举也。”

《证治准绳·幼科集之二·肝脏部·拘挛》:“张涣云:缘禀受肾气不足者,气血未荣,脚指拳缩无力,不能伸展。”

《寿世保元·卷八·初生杂症论·脚拳》:“一论脚拳不展,所禀肾气不足,荣气未充,脚指拳缩无力,不能伸放。”

【辨病证】

本病以手指或脚趾拘挛不伸,如握拳状为主要临床特征。古人认为若婴儿初生便有本病,多难治,而云其“不可治”,出生后所患而症状较轻者多可治。

一、辨症候

《太平圣惠方·卷第八十九·治小儿手拳不展诸方》:“儿生之后,肝气不足,致筋脉挛缩,不得伸展,故令手拳不展也。”

《太平圣惠方·卷第八十九·治小儿脚拳不展诸方》:“脚指拳缩不展也。”

二、辨吉凶

《太平圣惠方·卷第八十九·治小儿手拳不展诸方》:“若生下便拳挛者,此胎孕中病,不可治也。”

《世医得效方·卷第十一·小方科·活幼论》:“元气虚则体质怯弱,诸证易生,所患轻则药能调治,所患重则可治者鲜。故试晬之后,或不能言,或不能行,或手拳不展,发不生,斯犹可治。”

《罗氏会约医镜·卷十九·儿科疮科·儿科》:“若脐旁青肿,手拳口噤,啼不吮乳者凶。”

【论治法】

本病文献论述较少,对其治法未直接论述,根据对其病因病机的认识，及其处方进行分析，可认为本病的治法以补养肝肾、舒筋活络、和血祛风为主。外治之法，如针刺少冲、少府等穴位，以灯火"淬其顶心，两手心"；"柳蚛粪熨"等方法以供参考。

《太平圣惠方·卷第九十九·具列一十二人形共计二百九十穴》："少冲二穴者，木也……主热病，烦心上气……手拳不伸，掌痛引腋，针入一分，留一呼，灸一壮。"

《圣济总录·卷第七·柔风》："治柔风筋骨疼痛，手脚拳挛，柳蚛粪熨方。柳蚛粪二升。上一味，甑上炊一饭顷，如无柳蚛粪，用大豆五斗蒸熟，摊于床上，著旧夹衣盖衬，令患人卧，蒸熨所患处。"

《普济方·针灸·卷八·针灸门·腧穴·手少阴心经左右十八穴》："少府二穴，火也……治烦满少气，悲恐畏人……胸中痛，手拳不得伸。"

《本草品汇精要·续集卷之一·玉石部·灯火》："手拳不开，目往上者，淬其顶心，两手心。"

《针灸聚英·卷一下·足少阳胆经》："颔厌……主偏头痛，头风目眩，惊痫，手拳，手腕痛。"

【论用方】

一、治小儿手拳方

1. 薏苡仁散《太平圣惠方·卷第八十九·治小儿手拳不展诸方》

治小儿手拳不展，是肝气不足，内伤风邪。

薏苡仁（三分） 当归（一分，锉，微炒） 秦艽（半两，去苗） 防风（半两，去芦头） 酸枣仁（半两，微炒） 桂心（一分） 甘草（半两，炙微赤，锉）

上件药，捣粗罗为散。每服一钱，以水一小盏煎至五分，去滓，量儿大小，分减，不计时候服之。

2. 羚羊角散《太平圣惠方·卷第八十九·治小儿手拳不展诸方》

治小儿手不展，是风邪滞气所客，令荣卫不通。

羚羊角屑 羌活 五加皮 白藓皮 桂心（以上各一分） 麻黄（半两，去根节） 甘草（半分，炙微赤，锉）

上件药，捣粗罗为散。每服一钱，以水一小盏煎至五分，去滓，量儿大小，分减，不计时候，温服。

3. 薏苡丹（《普济方·卷四百一·婴孩杂病门·手拳不展》引《古方妙选》）

治手拳不展，所受肝气怯弱，致两脉挛缩，或伸展无力。

薏苡仁（一两，汤浸，去皮，细研） 当归（一两，洗，焙干） 秦艽（一两，去苗） 防风（一两） 酸枣仁（一两） 羌活（一两）

上件捣罗为细末。炼蜜和如鸡实大。每服一粒至二粒，麝香荆芥汤化下，不拘时候。

4. 薏苡仁丸《奇效良方·卷之六十四·小儿门·拘挛》

治小儿手拳，不能展用。

薏苡仁（汤泡去皮） 当归 防风 牡丹皮 羌活 酸枣仁（去皮，各一两）

上为细末，炼蜜为丸，如芡实大。每服一丸，用荆芥汤不拘时化下。

5. 治小儿手拳验方

1）《太平圣惠方·卷第八十九·治小儿手拳不展诸方》

治小儿手不展，是风邪滞气所客，令荣卫不通。

麻黄（半两，去根节） 桂心 赤芍药 羌活 细辛 甘草（炙微赤，锉，以上各一分）

上件药，捣粗罗为散。每服一钱，以水一小盏，煎至五分，去滓，不计时候，量儿大小，分减温服。

2）《罗氏会约医镜·卷十九·儿科疮科·儿科》

若脐旁青肿，手拳口噤，啼不吮乳者凶。

用全蝎一二枚，酒炙为末，加麝少许，以金银煎汤调服之。

二、治小儿脚拳方

1. 当归散《太平圣惠方·卷第八十九·治小儿脚拳不展诸方》

治小儿脚不展，指拳缩。

当归（锉，微炒） 麻黄（去根节，各半钱） 羌活 酸枣仁（微炒） 人参（去芦头） 杜仲（去粗皮，微炙，锉） 桂心（以上各一分）

上件药，捣粗罗为散。每服一钱，以水一小盏，入生姜少许，煎至五分，去滓，量儿大小，乳食前分减服之。

2. 山茱萸散《太平圣惠方·卷第八十九·治小儿脚拳不展诸方》

治小儿脚拳不展，筋急干细。

山茱萸　羌活　薏苡仁　桂心　羚羊角屑　当归（锉，微炒）　甘草（炙微赤，锉）　黑豆（炒熟）　白茯苓　防风（去芦头，以上各一分）　生干地黄（半两）　麻黄（半两，去根节）

上件药，捣粗罗为散。每服一钱，以水一小盏煎至五分，去滓，每于乳食前，量儿大小，分减温服。

3. 生干地黄丸《太平圣惠方·卷第八十九·治小儿脚拳不展诸方》

治小儿脚指拳缩。

生干地黄（半两）　郁李仁（半两，汤浸，去皮尖，微炒）　牛膝（去苗）　防风（去芦头）　桂心　海桐皮　羌活　白茯苓　薏苡仁（以上各一分）

上件药，捣罗为末，炼蜜和丸如绿豆大。每于乳食前，以温酒下七丸，量儿大小，加减服之。

4. 海桐皮散（《幼幼新书·卷第六·脚拳不展第十二》引《张涣方》）

治脚拳不展。小儿禀受肾气不足者，气血未荣，脚指拳缩无力，不能伸展。

海桐皮　牡丹皮　当归（汤洗，焙干）　熟干地黄　牛膝（酒浸，焙干，以上各一两）　补骨脂　山茱萸

上件捣，罗为细末。每服一钱，水八分一盏，入葱白二寸，煎至五分，去滓，温服食前。

5. 伊祁丸（《黄帝素问宣明论方·卷三·风门·诸风总论》）

治腰脚拳挛，鹤膝风，筋缩。

伊祁（头尾全者）　桃仁（生）　白附子　阿魏　桂心　白芷　当归　北漏芦　安息香（用胡桃穰研）　芍药　牛膝　地骨皮　威灵仙　羌活（各等分）

上为末，面糊为丸如弹子大。每服一丸，空心，温酒化下。

6. 治小儿脚拳验方《寿世保元·卷八·初生杂症论·脚拳》

一论脚拳不展，所禀肾气不足，荣气未充，脚指拳缩无力，不能伸放，宜服。

当归身（酒洗）　川牛膝（去芦，酒洗）　山茱萸肉　人参　牡丹皮　怀生地黄　补骨脂

上为末，炼蜜为丸如芡实大。空心，盐汤送下。

【医案】

《寿世保元·卷八·初生杂症论·脚拳》

一治富翁子，八岁不能步履。皆因看得太娇，放不落手，儿身未得土气，以致肌肉软脆，筋骨薄弱。用黄土放入夹袄内与穿，内服地黄丸，加人参、鹿茸、牛膝、虎胫骨。服未半料，儿能行矣。

第四节

雀　目

小儿雀目，指小儿在光线昏暗环境下或夜晚视物不清或完全看不见东西、行动困难的病证。即西医学之夜盲症，由于维生素 A 缺乏所致。

【辨病名】

小儿雀目在古医籍中又称鸡盲眼、阴风障、高风内障、雀盲（眼）。

《诸病源候论·小儿杂病诸候四·雀目候》："人有昼而睛明，至瞑黄昏便不见物，谓之雀目。言如鸟雀，瞑便无所见也。"

《太平圣惠方·卷第八十九·治小儿雀目诸方》："夫小儿有昼而精明，至瞑便不见物，谓之雀目，言如鸟雀，瞑便无所见也。"

《小儿卫生总微论方·卷十八·眼目病论》："若昼日明，至瞑不见物者，此邪干经之阴也，调之雀目，言如鸟雀之目，瞑时无所见也；又有障眼者，乃气毒障缦其睛也；又有疳肝之气冲于目者，亦能生其膜瞖，以为遮障也。"

《普济方·卷八十三·眼目门·雀目》："昼而明视，暮不覷物，名曰雀目，言如鸟雀，不能有见于夜也。"

《万氏家抄济世良方·卷五·伤风咳嗽》："小儿两目忽然视物不见，俗名雀盲。"

《一草亭目科全书·治小儿雀目法》："世传雀目者，何也？曰：每至日晚，二目不见，又号鸡盲眼。"

《医灯续焰·卷十八·目》:“外感者,不从脏变,外邪先袭于络,由络及廓,由廓及轮。故内伤见证,不肿不痛,痛亦不甚。或视物渐觉不明,或遇晚即为矇瞀(俗名鸡盲,亦名雀目),或羞明畏日,或不能久视远视,或涩不欲开,或眼胞收小,或倒睫拳毛,或青翳白膜,或白珠黄色、黑睛蓝色,或瞳仁散大,或紧小,或欹侧,或两眦脂糊,或弦烂,或泪流,或视物以一为二、以红为白、以正为斜、以曲为直,种种由渐而成者,属内伤。”

《本草备要·禽兽部·夜明砂》:“一名天鼠矢,泻,散血,明目。辛寒。肝经血分药。活血消积,治目盲障翳(加石决明猪肝煎,名决明夜灵散,治鸡盲眼)。”

《张氏医通·卷八·七窍门上·雀盲》:“雀盲,俗称也,亦曰鸡盲,本科曰高风内障,至晚不见,至晓复明也。”

《四诊抉微·卷之一·望诊·察目部》:“王海藏曰:目能远视,责其有火;不能近视,责其无水,法当补肾,地黄、天冬、山萸。能近视,责其有水;不能远视,责其无火,法当补心,人参,茯神,远志。又能晓视,不能晚视,日出则明,日入则暗(俗名鸡盲),此元阳不足,而胃气不升也,宜大补而升举其阳。”

《目经大成·卷之二·八十一证·阴风障五十六》:“此症世呼鸡盲,一名雀目,《本经》曰阴风障。至晚不见,晓则复明,盖元阳不足之病。”

《眼科心法要诀·卷一·高风内障歌》:“高风内障号鸡盲,天晚不明天晓光,夜能上视难见下,损亏肝血肾精伤。”

《奇方类编·卷上·耳目门·雀盲眼》:“黑羊肝一具,切碎,入砂锅内干炒,随将目于气上蒸,看肝熟随吃随蒸,必欲将肝吃完,隔日复明。(羊要黑毛乌肉者佳)”

【辨病因】

小儿雀目的病因主要分为先天不足、胎热与后天肝虚失养三类。

一、先天不足

《审视瑶函·卷五·运气原证·内障》:“高风俗号是鸡盲,为类朱鸡夜不明,因损元阳真气弱,亦能致祸勿言轻。”

二、胎热挟风

《保幼新编·小儿病源总论》:“盖胎热挟风上升则为头疮、聤耳、齿疳、雀目之证;外散则为丹毒、瘾疹、遍身胎肿之证。”

三、肝虚失养

《银海精微·卷上·小儿雀目》:“问曰:大人小儿雀目,至申酉时不见物者何也?答曰:肝虚受邪热所伤,经络凝滞不和,阴阳不和,荣卫不通,夜至昏也。”

《圣济总录·卷第一百一十·雀目》:“论曰:昼而明视,暮不睹物,名曰雀目。言如鸟雀不能有见于夜也。夫卫气昼行于阳,夜行于阴,阴血受邪,肝气不能上荣于目,肝受血而能视,今邪在于肝,阴血涩滞,至暮则甚,故遇夜目睛昏,不能睹物,世谓之雀目。”

《明目至宝·卷二·眼科七十二证受疾之因·肝虚雀目》:“雀目生来甚恼情,小儿患此曰疳名。肝脏虚劳为此病,点灯时分没光明。花乱起,或头痛,年深不料害双盲。初患之时须服药,倦医不疗暗双盲。此是肝虚劳也,久则难治也。”

《一草亭目科全书·治小儿雀目法》:“世传雀目者,何也?曰:每至日晚,二目不见,又号鸡盲眼,《经》谓眼得血而能视。肝血有亏,热入血室故也。血主阴,晚夜属阴,以类相从,治不得法,亦能为害。须用照月饮主之,或决明夜灵散更妙。”

《冯氏锦囊秘录·杂症大小合参卷六·儿科目病》:“雀目者,上午能视,临晚失明,此因肝气衰弱也。”

【辨病机】

目得血而能视,若肝血亏虚,肝虚受热,肝血凝滞不通,不能上荣于目,血主阴,晚夜属阴,以类相从,故而至夜则目不能视。

《银海精微·卷上·小儿雀目》:“问曰:大人小儿雀目,至申酉时不见物者何也?答曰:肝虚受邪热所伤,经络凝滞不和,阴阳不和,荣卫不通,夜至昏也。”

《普济方·卷八十三·眼目门·雀目》:“夫卫气昼行于阳,夜行于阴。阴血受邪,肝气不能上荣于目,肝受血而能视,今邪在于肝,阴血涩滞,至暮则甚，故遇夜目睛昏不能觑物，世谓之雀目。"

《秘传眼科龙木论·第五十八问》："小儿雀目者何也？答曰：小儿蕴积于热，风邪客于肝经，肝血凝滞不散，阴阳不和，荣卫不通，使目夜昏，有如雀目也。"

《一草亭目科全书·治小儿雀目法》："《经》谓：眼得血而能视，肝血有亏，热入血室故也。血主阴，晚夜属阴，以类相比。"

《疡医大全·卷十一·眼目部·雀目眼门主论》："此证皆因肾水亏弱，肝血不足，乃忧思恐怒，劳役饥饱，过而不节，皆伤脾胃。脾胃受伤则阳气下陷，五脏不能相生，阳衰不能抗阴，故夜有灯月，亦不能见也。夫昼为阳，夜为阴，阳主气而阴主血，《经》曰目得血而能视，今夜间血分当旺之时而反不能视，何也？《难经》曰：血为荣，气为卫，荣行脉中，卫行脉外，盖言气血相调，无偏胜之理，以偏为病，今遇夜之阴气盛，阳气衰，则血虽旺而气不足，故阳气不能上升，而阴气亦不能独荣于目矣。"

【辨病证】

一、辨症候

小儿在光线昏暗环境下或夜晚视物不清或完全看不见东西、行动困难。

《诸病源候论·小儿杂病诸候四·雀目候》："人有昼而睛明，至暝黄昏便不见物，谓之雀目。言如鸟雀，暝便无所见也。"

《圣济总录·卷第一百一十·雀目》："论曰：昼而明视，暮不睹物，名曰雀目。言如鸟雀不能有见于夜也。"

《普济方·卷八十三·眼目门·雀目》："肝虚雀目内障，此眼初患之时，爱多痒或涩，发歇时时暗，以后极重之时，惟昏黄都不见，惟视直下之物。高风雀目内障，此眼初患之时，肝有积热冲上，胃脏虚劳，亦兼患风冲。肝气不足，致患此疾，与前疾不同，见物有别，惟见直上之物，然后为青盲。"

《明目至宝·卷二·眼科七十二证受疾之因·高风雀目》："点灯时分没光明，花乱起，或头痛，年深不料害双盲。"

《明目至宝·卷二·眼科七十二证受疾之因·肝虚雀目暗》："远视近视不光明，眼前不见如烟雾，一物看来二物形。"

二、辨吉凶

小儿雀盲若治疗、调养得当，则病愈较速，若失治误治，则引发青盲、内障、痞塞关格等病证。

《证治准绳·杂病第七册·七窍门上·目·雀盲》："若人调养得宜，神气融和，精血充足，阳光复盛，不治自愈。若不能爱养，反致丧真，则变为青盲、内障，甚则有阴阳乖乱，痞塞关格，为中满而死者。"

《疡医大全·卷十一·眼目部·雀目眼门主论》："先因肝虚，雀目久则不睹三光，谓之青盲，不治之证也。"

【论治法】

一、内治法

小儿雀盲内治以补益肝肾气血、祛邪清热为主。

《医学正传·卷之一·医学或问》："或问：雀目之证，遇晚则目不见物，至晓复明，此何病使然？曰：是则肝虚之候也。或曰：肝常虑其有余，然亦有不足者乎？曰：邪气盛则实，正气夺则虚。其人素禀血虚，适遇寅申二年，少阳相火司天，厥阴风木在泉，火炎于上，木郁于下。夫胞络相火既盛，则心血沸淖而干涸。《经》曰：天明则日月不明，邪害空窍。盖心出血，肝纳血，心血既涸，则肝无攸受。《经》又曰：目得血而能视。缘肝开窍于目，肝既无血，则目瞀而不明矣。或曰：目瞀不明，既得闻命矣，其晚暗而晓复明者，何也？曰：木生于亥、旺于卯而绝于申，至于酉戌之时，木气衰甚，遇亥始生，至日出于卯之地，木气稍盛而目复明矣。虽然，终不能了然如故。或曰：雀目之患，终变为黄胀而死，何也？曰：木绝于申，乃水土长生之地，木气萎和，土气敦阜，《经》谓气有余则制已所胜而侮所不胜，此土气有余而侮所不胜之木也。或曰：治法何如？曰：先宜地黄、芎、归等药，以补益其肾肝之不足；次用厚朴、苍术、陈皮之类，平其土气之有余。此乃略示端倪耳，医者自宜临证斟酌而处治之，慎不可按图而索骥也。"

《针灸聚英·卷二·玉机微义针灸证治·眼目》："雀目不能夜视，及内暴怒大忧所致。皆肝血少，禁出血，止宜补肝养胃。"

《证治准绳·杂病第七册·七窍门上·目·雀盲》:"治以补气之药即愈。"

《眼科心法要诀·卷一·雀目内障歌》:"雀目内障,患时暮暗朝明,多痒多涩,发作不常,或明或暗,夜中惟能视直下之物,而不能视上。乃肝风邪火上冲于目,致成内障。宜服洗肝散先清虚热,后服泻肝汤,以泻其实邪也。"

二、外治法

《卫生宝鉴·卷十·眼目诸病并方·灸雀目疳眼法》:"小儿雀目,夜不见物:灸手大拇指甲后一寸内臁横纹头白肉际,灸一壮,炷如小麦大。"

《普济方·针灸·卷十六针灸门·目病》:"治小儿雀目、疳眼,及眼暗冷泪,穴睛明……治雀目夜不见物(出《全婴方》),灸手大指甲后一寸,内廉横纹头白肉际各一壮;亦治翳障。"

《针灸聚英·卷一上·足太阳膀胱经》:"睛明(一名泪空),目内眦,《明堂》云:内眦头外一分宛宛中,手足太阳、足阳明、阴蹻、阳蹻五脉之会;《铜人》:针一寸半,留三呼。雀目者,可久留针,然后速出针,禁灸;《明堂》:针一分半;《资生》云:面部所针,浅者一分,深者四分;《素注》亦云一分,是《铜人》误以一分为一寸也;《素注》:针一分,留六呼,灸三壮。主目远视不明,恶风泪出,憎寒头痛……雀目,瞳子生障,小儿疳眼。"

《审视瑶函·卷六·运气原证·眼科针灸要穴图像》:"行间在足大指间动脉应手陷中,一云在足大指次指歧骨间,上下有筋,前后有小骨尖,其穴正居陷中,有动脉应手。足厥阴所溜为荥。刺三分,留十呼,灸三壮。主治中风口㖞,四逆,嗌干烦渴,瞑不欲视,目中泪出。《百证赋》曰:兼睛明,可治雀目汗气。"

《保幼新编·雀目》:"雀目,手大指爪甲后第一节横纹中向上针一分许(小儿及壮者,皆神效),又横纹头内侧白肉际灸三四壮亦效。"

《外治寿世方·卷二·目·雀目》:"雀头取血,滴眼中即效。"

《外治寿世方·卷二·目·目热雀盲》:"地肤苗叶,煎水洗。"

【论用方】

1. 五胆丸(《银海精微·卷上·小儿雀目》)

治大人小儿雀目,至申酉时不见物。

熊胆(一个) 黄牛胆(二个) 青鱼胆(一个) 鲤鱼胆(二个) 青羊胆(一个) 石决明(二两) 夜明沙(一两) 麝香(少许)

上为末,将前胆和为丸如绿豆大。每服三十丸,空心茶下。

2. 蝙蝠肝散(《银海精微·卷上·小儿雀目》)

治大人小儿雀目,至申酉时不见物。

蝙蝠肝(一个) 石膏(一两) 黄丹 石决明(煅) 白蒺藜(炒,各二两)

若无蝙蝠肝,用羊肝加夜明沙。上将前药研细末。每服二钱,米汤调下。无蝙蝠肝用羊肝一块切作四块,以药一二钱掺肝内,以麻缚定,用米汁水入罐内煮熟,次早取出羊肝药细嚼,以煮肝汁同食效,如体虚弱之人亦可服补药,为丸尤妙。

3. 苍蝇散(《银海精微·卷上·小儿雀目》)

治大人小儿雀目,至申酉时不见物。

用苍蝇翅草及花,为细末,用白水煮猪肝露一宿,空心煎丸。

4. 猪肝散(一名**退翳散**)(《银海精微·卷上·小儿雀目》)

治大人小儿雀目,至申酉时不见物。

真蛤粉 谷精草 夜明砂

上为细末。用猪肝二两切开,掺药于内,以麻扎定煮,水冷,将肝同药细嚼,煮肝本汁咽,诸般毒物莫吃。

5. 夜明沙散(《太平圣惠方·卷第八十九·治小儿雀目诸方》)

治小儿雀目。

夜明沙(半两,微炒) 细辛(一分) 羌活(一分) 姜石(半两,捣碎,细研水飞过)

上件药,捣细罗为散,都研令匀。每服一钱,用白羊子肝半枚,粟米二百粒,水一中盏,煮米熟去肝,放冷,渐渐服之。儿稍大,并肝食之。

6. 煮肝石决明散(《太平圣惠方·卷第八十九·治小儿雀目诸方》)

治小儿雀目。

石决明(细研) 井泉石 蛤粉 谷精草(以上各半两)

上件药,捣细罗为散。每服一钱,取白羊子肝一枚,劈开,入药末,以米泔一中盏,煮熟,空心为食，量儿大小，以意加减。

7. 合明散（《原机启微·附录·小儿雀盲眼》）

治小儿雀目，至夜不见物。

楮实子　覆盆子（酒浸）　车前子（酒蒸）　石斛（各一两）　沉香（另研）　青盐（别研，各半两）

为末，炼蜜为丸如桐子大。每服七十丸，空心盐汤下。

8. 复明散（《秘传眼科龙木论·附葆光道人眼科龙木集·七十二问》）

小儿蕴积于热，风邪客于肝经。肝血凝滞不散，阴阳不和，荣卫不通，使目夜昏，有如雀目也。

苍术（一两，去皮）　谷精草（一两）　地肤子　决明子　黄芩（各半两）

上㕮咀。每服五钱，入荆芥少许，水一盏煎至七分，去渣，食后服。

9. 照月饮（《一草亭目科全书·治小儿雀目法》）

治雀目立效。

真雄黄（为末，水飞候干）

用生鸡剖取热肝，擂极烂，和雄黄五厘，温酒调服。

10. 决明夜灵散《一草亭目科全书·治小儿雀目法》

石决明（洗，煅炒末）　夜明砂（洗净，为末）　公猪肝（每用一两，羊肝更妙）

以竹刀切开肝，作二片，将药各二钱，铺在肝上合定，用线缚之，入沙罐内，米泔水煮熟。临眠时，连肝药汁俱服。

11. 茵陈五苓散（《眼科锦囊·卷三·内障篇·病系网膜之证》）

治小儿雀目。

白术　茯苓（各中）　泽泻（大）　猪苓（中）　桂枝（小）　茵陈（大）

上六味，水煎。

12. 仙灵脾散（《华佗神方·卷八·华佗治小儿雀目神方》）

治小儿雀目。

仙灵脾根　晚蚕蛾（各五钱）　甘草（炙）　射干（各二钱五分）

以羊肝一枚，切开掺药，二钱扎定，以黑豆一合，米泔一盏，煮熟，分二次送下。

【论用药】

1. 羊肝

《本草纲目·主治第四卷·百病主治药》："青羊肝：补肝风虚热，目暗赤痛，及热病后失明，作生食，并水浸贴之……小儿雀目，同白牵牛末，煮食；又同谷精草，煮食。"

2. 苍术

《肘后备急方·卷六·治目赤痛暗昧刺诸病方第四十三》："治雀目不计时月，用苍术二两，捣罗为散。每服一钱，不计时候，以好羊子肝一个，用竹刀子批破，糁药在内，麻绳缠定，以粟米泔一大盏，煮熟为度，患人先熏眼，药气绝即吃之。"

3. 谷精草

《本草纲目·草部第十六卷·草之五·谷精草》："小儿雀盲，至晚忽不见物：用羯羊肝一具（不用水洗，竹刀剖开），入谷精草一撮，瓦罐煮熟，日食之，屡效。忌铁器。如不肯食，炙熟，捣作丸绿豆大。每服三十丸，茶下。（《卫生家宝方》）"

4. 牵牛子

《本草纲目·草部第十八卷·草之七·牵牛子》："小儿雀目：牵牛子末，每以一钱用羊肝一片，同面作角子二个，炙熟食，米饮下。"

5. 菟丝子

《医方集宜·卷之六·眼目门·治方》："治雀目，用菟丝子不拘多少，淘去土，为末，将猪肝白肠洗净，如食法炒，将菟丝子末洒在上熏食之。"

6. 猪肝

《明目至宝·明堂问答七十二证之因》："六十问曰：小儿雀目者，何也？答曰：乃肝不和也。此是五脏蕴热，经络凝滞，阴阳不和，营卫不通，使目昼明而夜昏，如雀目之眊然也。宜用猪肝膏。"

7. 淫羊藿

《本草纲目·主治第四卷·百病主治药·眼目》："淫羊藿：病后青盲，同淡豉煎服；小儿雀目，同蚕蛾、甘草、射干末，入羊肝内，煮食。"

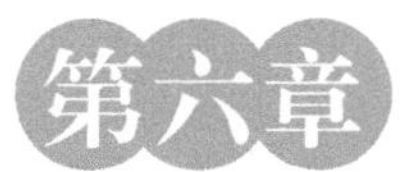

第六章 肾系病证

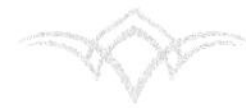

肾为先天之本，藏精，主水，主骨生髓。凡小儿水液代谢、生长发育、生殖功能等异常，均可从肾论治。肾系疾病为儿科常见疾病，常见急性肾炎、肾病综合征、泌尿系感染、结石、肿瘤、白天尿频综合征、发育滞后等多种病证，临床多以水肿、遗尿、尿频、尿血、五迟五软等为主要临床表现。小儿肾系病证复杂，可见单纯虚证、实证，或虚实夹杂证。治疗上以固本培元为主，兼顾宣肺利水、健脾化湿、通调水道等。

第一节

水　肿

水肿为儿科常见病证，以眼睑、头面、四肢甚则全身浮肿及小便短少为主要特征。有阴水、阳水之分。一般而言，阳水病程较短，预后较好；阴水病程较长，预后较差。儿科临床常见的急性肾炎、肾病综合征等疾病均可出现水肿。

【辨病名】

古代文献载有"小儿肿满""小儿水气""小儿肿胀"等，均属于小儿水肿范畴。其按照症状又可分为"风肿""气肿""血肿""阳水""阴水"等；按照病机可分为"痞水""积水""惊水"等；按照病位可分为"心水""肝水""肺水""脾水""肾水""胆水""大肠水""膀胱水""胃水""小肠水"等。列述如下。

《婴童类萃·下卷·水肿论》："水肿之症，皆由脾胃虚弱，不能制水所致。岐伯所谓水胀、肤胀、鼓胀、肠覃、石瘕，名虽不同，即斯症也。肿之初起，目窠微肿如卧蚕之状，渐及浑身胖大，面目虚浮，咳嗽喘急，胸膈膜胀，足胫跗肿，小便不利，即水肿之候矣。《千金》云：水肿有十，其名不同，所感亦异，合而为五。一曰风肿，先从四肢肿起，时常走注，皮肤麻木；二曰气肿，其候乍消乍起，乍盛乍虚；三曰血肿，其候血丝缕缕；四曰阳水，色多青黄，身热口渴，大小便秘涩；五曰阴水，色多青白，大便溏泻，小便清利，四肢厥冷。各随其症而治之。脉浮大易治；脉沉细者难治。凡水肿，肌肉崩溃、足胫流水、缺盆平满、脐凸唇黑、手足心平，有此症者，五脏内伤不可治矣。"

《冯氏锦囊秘录·杂症大小合参卷十四·儿科肿胀》："百病之始生，莫不由六淫七情所致，若夫肿胀，尤特甚焉。然有脾虚水肿、鼓胀、胀满、肤胀、虚肿，在脏、在腑之分。小儿脏腑娇嫩，乳食不节，脾一受伤，不能制水，流溢皮肤，然症有三，痞水、积水、惊水是也。痞水者，心脾虚损，面黄脚肿也。积水者，五积在腹，结化为水也。惊水者，重叠受惊，心火燥湿，过饮停蓄也。然水气而脉浮大滑实者生，以其在表，而未大虚也。沉细虚微者死，以其在里而虚极，兼之阳虚，则不能化阴也。有脾胃受湿，不能运化，气浮四肢，头面皆肿者，此名湿肿。有湿毒并诸毒气停留胃脘，是以入腹作痛，此名毒气肿也。有伤寒下之太早，是以乘虚入腹而作肿者，此名伤寒肿也。更有虚肿者，凡诸大病之后，气血两虚，中气不固，皆能外浮而为肿，晨起面浮，午后足肿。若元气未耗，宜急养胃调脾，则肿不治而自退。其水肿者，脾虚受湿，是以荣卫留止，脾失健运，肺失输降，水气上侵，目窠浮肿，腹大而白，足经皆肿而如冰，手按成窟而即起，光肿如泡者也，失治则皮烂水流。若遍体成疮者，皆可治，虚陷者危矣。更有十种水之分，如气短不得卧者，为心水；两胁紧痛者，为肝水；大便鹜溏者，为肺水；四肢苦重者，为脾水；腰痛足冷者为肾水；口苦咽干者为胆水；乍虚乍实者大肠水；腹急肢瘦者膀胱水；小便闭涩者为胃水；小腹急满者小肠水；更有气聚膀胱，而致阴囊亦肿者。"

【辨病因】

小儿水肿的发生与多种因素有关，外因有感受风、湿、寒等六淫邪气，内因有将养不调、禀受不足、饮食不节等。

一、外感六淫

感受风、湿、寒等六淫邪气，邪气相搏，内伤脏腑，外攻肌表，水道不利，发为水肿。

1. 风湿

《片玉心书·卷之二·浮肿》："小儿浮肿因风湿，久疟脾虚亦有之。上身主风下主湿，养脾一法少人知。"

《幼科概论·五脏所属之部位及病能的现象》："伤于湿则发皮水肿，或作腹痛胀，或成黄疸，脾痛则腹必痛，脾已结痞，必现肚大筋青，饮食过量而肌肉削，发毛枯焦。"

《幼科折衷·上卷·肿胀》："《内经》曰：诸湿肿满，皆属于脾。又曰：诸腹胀大皆属于热。夫脾喜燥而恶湿，常感湿气，湿蕴为热，热久又生湿，湿热相生而肿胀矣！其所受病者，何也？盖人所赖以生者水谷也，水则肾主之，谷则脾主之，惟肾虚不能行水，脾虚不能制水，胃与脾合，胃为水谷之海，因虚不能传化，故肾水泛溢浸渍脾土，于是三焦停滞，经络壅塞，水渗于皮肤；注于肌肉而成肿胀也。肿乃水肿，胀乃腹胀，须分别治之。"

《幼科释谜·卷三·水肿·水肿原由症治》："曾氏曰：原肿病之由，标本之疾，肾主元气，天一之水生焉。肺主冲化，地四之金属焉。肾为本而肺为标，皆至阴以积水，其为病也。肾者，胃之关键，关键不利，则枢机不转，水乃不行，渗于脉络皮肤，而为浮肿，当推究内外所因为治。儿大者，凭脉以明虚实。古方有十种论症，短气不得卧，为心水。两胁紧痛，为肝水。大便鸭溏，为肺水。四肢苦重，为脾水。腰痛足冷，为肾水。口苦咽干，为胆水。乍虚乍实，为大肠水。腹急肢瘦，为膀胱水。小便闭涩，为胃水。少腹急满，为小肠水。然脉浮为风为虚，沉伏为水病。沉则脉络虚，伏则小便难。即为正水，脾脉虚大。多作脾肿，因循不治，乃成水肿。盖脾属土，喜燥而恶湿，常感湿气，湿又喜伤脾，血化为水，土败不能制水，则停蓄不行，留滞皮肤，故作浮肿。"

《儿科萃精·卷八·水肿门·风湿肿》："小儿通身肿者，头面手足皆肿也，病由内停湿饮，外感风邪，风湿相搏，水道不利，外攻肌表，因而作肿。［真按］小儿身尽肿者，或因胎禀不足，卒冒风寒，或因疟痢脾虚，皆能作肿。"

《儿科萃精·卷八·水肿门·风水肿》："小儿上身肿者，头面肩臂至腰间皆肿也，病由外感风邪，古法仿《经》所谓开鬼门。"

2. 风寒

《陈氏幼科秘诀·肿胀》："肿胀虽均由脾胃之伤，而实有不同。气溢皮肤则为肿，气入于脏则为胀。人身心肺为阳而在上，肝肾为阴而居下，脾胃为阴而居中为土。《经》曰：饮食入胃，游溢精气，上输于脾，脾气散精，上归于肺，通调水道，下输膀胱，水精四布，五经并行。是脾具坤静之德而有乾健之运也，故能使心肺阳降，肝肾阴升，天地交泰，永无肿胀之病。此症因内伤饮食，外感风寒，致伤脾胃，下早则清浊相混，隧道壅塞，瘀郁成热。热留已久，气化成湿，湿热相生，遂成浮肿、胀满。其为肿也，有食积、有水积；有泻痢日久脾虚，有伤寒下早。"

《儿科萃精·卷八·水肿门·水肿解》："《经》曰：肤胀者，寒气客于皮肤之间。腹大身尽肿，皮厚按之窔而不起，腹色变，此其候也。又曰：诸湿肿满，皆属于脾。又曰：水病下为胕肿，上为喘呼。不得卧者，标本俱病。若小儿水肿，皆因水停于脾肺二经。"

二、将养不调

小儿将养不调，则脾肾俱虚。肾虚不能传其水液，脾虚不能克制于水，故水气流溢于皮肤，而成水肿。

《诸病源候论·小儿杂病诸候四·肿满候》："小儿肿满，由将养不调，肾脾二脏俱虚也。肾主水，其气下通于阴；脾主土，候肌肉而克水。肾虚不能传其水液，脾虚不能克制于水，故水气流溢于皮肤，故令肿满。其挟水肿者，即皮薄如熟李之状也；若皮肤受风，风搏于气致肿者，但虚肿如吹，此风气肿也。"

三、禀受不足

若小儿脾肾禀受不足，则水液妄行，乘于肌

肉,流溢皮肤,而为水肿。

《圣济总录·卷第一百七十四·小儿水气肿满》:"论曰:肾者,胃之关,开窍于二阴。水谷入胃,输于下焦,机关在肾,小儿脾肾禀受不足者,关闭不利,水液不能下输,致水聚于胃而生诸病。土不胜水,水液妄行,乘于肌肉,流溢皮肤,故为肿满。然有水肿,有风肿,皮薄如熟李者,水肿也;虚肿如吹者,风肿也。治各有法,宜依证调之。"

四、饮食不节

若小儿饮食不节,或恣食恣饮,或误食,伤及脾胃。脾虚不能制水,水反侮土,上冲乎肺,流走皮肤、四肢乃至全身,而成水肿。

《幼幼新书·卷第十五·伤寒发渴第七》:"《金匮要略》云:得时气至五六日,而渴欲饮水不能多,不当与也。何者?以腹中热尚少,不能消之,便更为人作病矣。至七八日,大渴欲饮水,犹当依证与之。常令不足,勿极意也。凡人但见仲景云:得病反能饮水,此为欲愈。遂小渴者,乃强饮之,因或其祸,不可胜数。大抵伤寒水气,皆因饮水过多所致。水停心下,气上乘心,则为悸为喘。结于胸胁,则为水结胸。胃中虚胃冷,则为呕为哕。冷气相搏,则为噎。上逼于肺,则为咳。渍入肠中,则为痢。邪热所搏,蓄于下焦,则为小便不利,小腹满或里急。溢于皮肤,则为肿。"

《幼幼新书·卷第三十二·肿满第二》:"小儿生下有中气肿候。遍身黄肿,肿满,腹肚不和,气喘急,此候因吃物不度,或因泻久而虚至此。"

"小儿四肢浮肿,喘嗽者为何?答曰:小儿寒热亏盈本是常度。一食失节,百病来辏,何况过有热壅诸毒,是积小成多,壅塞遍于胃管,日月深远,积结转深。杂食未离于口,三焦之气不通,四肢渐渐浮肿,小便或即赤黄,大便或通或秘,致喘促,盈盈虚胀,每每从兹食减转至尪羸,先要安和脾胃,次须利小肠,免伤枉矣。"

《小儿卫生总微论方·卷十四·肿病论》:"小儿肿病有二,一者气肿,因脾胃虚而气攻腹,腹胀误行转药下之,致虚气上附于肺,行入四肢面目而作肿也,疳气亦然。二者水肿,因上焦烦渴,饮水无度,脾胃虚而不能约制其水,肾反乘脾,土随水行,上附于肺,肺主皮肤,脾主四肢,故水流走于四肢皮肤而作肿也。甚则肾水浸浮于肺,则生大喘,为难治也。"

《活幼心书·卷中·明本论·不内外因》:"有因饮食中误吞骨鲠,吐不出,咽不下,气郁生痰,痰裹其骨,内则作痛,外则浮肿,啼声似哑,亦为可虑,投备急散取效。"

《活幼心书·卷中·明本论·小儿常安》:"有数岁者,娇惜太过,不问生冷,甘肥时果,听其贪食,岂能知足!爱之实以害之,遂伤脾胃,不吐则泻,或成疳积浮肿,传作异证,此则得于太饱之故。"

《原幼心法·上卷·原小儿论·原腹胀》:"疳皆因饮食不调,甘肥无节而作也。或婴幼缺乳,粥饭太早,耗伤形气,则疳之根生,延及岁,五疳病病成。甚者,胸陷喘哕,下食直泻,肿满下利,腹胁胀疼,皮发紫疮、口疮,肌肉光紫。与夫疳劳渴泻而槁色,突骨露齿,腹胀,吐硬不多者,皆危笃矣。凡此等类,卢扁复生,难施其巧,为父母先能遵守禁戒,何疳之有!"

《幼科铁镜·卷五·肿胀》:"水肿,先喘而后肿,因上焦烦渴,喜饮茶水,脾虚不能制水,水反侮土,上冲乎肺,流走皮肤而光肿也。"

【辨病机】

因外感风、湿、寒等邪气,或将养不调、禀受不足、饮食不节等,导致肺、脾、肾功能失调。邪气相搏,内伤脏腑,外攻肌表,气化失常,水道不利,泛溢肌肤,发为水肿。其标在肺,其制在脾,其本在肾。

一、脏腑失调

水肿之脏腑失调,主要涉及肺、脾、肾三脏。其或单脏虚损,或多脏并损,从而导致水肿的发生。

1. 脾肾两虚

《诸病源候论·小儿杂病诸候四·肿满候》:"小儿肿满,由将养不调,肾脾二脏俱虚也。肾主水,其气下通于阴;脾主土,候肌肉而克水。肾虚不能传其水液,脾虚不能克制于水,故水气流溢于皮肤,故令肿满。其挟水肿者,即皮薄如熟李之状也;若皮肤受风,风搏于气致肿者,但虚肿如吹,此风气肿也。"

《太平圣惠方·卷第八十八·治小儿水气肿

满诸方》："夫小儿水气肿满者，由将养不调，肾脾二脏俱虚故也。肾主水，其气下通于阴，脾主土，候于肌肉而克水，肾虚不能传其水液，脾虚不能克制于水，故水气流溢于皮肤，故令肿也。其水肿者，则皮薄如熟李之状也。若皮肤虚受风，风搏于气致肿者，俱虚肿如吹，此风气肿也。"

《圣济总录·卷第一百七十四·小儿水气肿满》："论曰：肾者，胃之关，开窍于二阴。水谷入胃，输于下焦，机关在肾，小儿脾肾禀受不足者，关闭不利，水液不能下输，致水聚于胃而生诸病，土不胜水，水液妄行，乘于肌肉，流溢皮肤，故为肿满。然有水肿，有风肿，皮薄如熟李者水肿也，虚肿如吹者风肿也，治各有法，宜依证调之。"

《小儿药证直诀·卷上·脉证治法·肿病》："肾热传于膀胱，膀胱热盛，逆于脾胃，脾胃虚而不能制肾，水反克土，脾随水行，脾主四肢，故流走而身面皆肿也。"

《小儿卫生总微论方·卷十四·肿病论》："水肿，因上焦烦渴，饮水无度，脾胃虚而不能约制其水，肾反乘脾，土随水行，上附于肺，肺主皮肤，脾主四肢，故水流走于四肢皮肤而作肿也。甚则肾水浸浮于肺，则生大喘，为难治也。"

《活幼心书·卷中·明本论·肿证》："原肿病之由，标本之疾，肾主元气，天一之水生焉。肺主冲化，地四之金属焉。肾为本而肺为标，皆至阴以积水，其为病也，肾者胃之关键，关键不利，枢机不转，水乃不行，渗于脉络皮肤，而为浮肿。当推究内外所因，而为施治。儿大者凭脉以明虚实，古方有十种论证，短气不得卧为心水，两胁紧痛为肝水，大便鸭溏为肺水，四肢苦重为脾水，腰痛足冷为肾水，口苦咽干为胆水，乍虚乍实为大肠水，腹急肢瘦为膀胱水，小便闭涩为胃水，小腹急满为小肠水。然脉浮为风为虚，沉伏为水病。沉则脉络虚，伏则小便难，即为正水。脾脉虚大，多作脾肿，因循不治，乃成水肿。盖脾属土，喜燥而恶湿，常感湿气，湿喜伤脾，血化为水，土败不能制水，则停蓄不行，留滞皮肤，故作浮肿。"

《保婴撮要·卷九·肿胀》："《经》曰：至阴者肾水也，少阴者冬脉也，其本在肾，其末在肺，皆积水也。又曰：肾者胃之关也，关门不利，故聚水而从其类也。上下溢于皮肤，故跗肿腹大，上为喘呼，不得卧者，标本俱病也。丹溪云：惟肾虚不能行水，脾虚不能制水，胃与脾合，又胃为水谷之海，因虚而不能传化，肾水泛滥，反得以浸渍脾土，于是三焦停滞，经络壅塞，水渗于皮肤，注于肌肉而发肿也。其状目胞上下微起，肢体重着，喘咳怔忡，股间清冷，小便涩黄，皮薄而光，手按成窟，举手即满是也。古方有十种论症，以短气不得卧为心水；两胁紧痛为肝水；大便鹜溏为肺水；四肢苦重为脾水；腰痛足冷为肾水；口苦咽干为胆水；下虚上实为大肠水；腹急肢瘦为膀胱水；小便关泄为胃水；小腹急满为小肠水。又有湿气、毒气、伤寒后、泻痢后、气血虚者之五肿，及疳气、癥积、锁肚、胸膈作膨、蛔、气虚、冷积者之七胀，亦当详之。其受湿气者，由脾胃之气敦阜四肢，头面皆肿也。食毒者脾伤，积毒停留于胃也。伤寒下早者，邪气乘虚而入也。泻痢后者，脾气虚也。皆宜先调胃气，次可治肿。其患七胀，皆由血气不足，脏腑怯弱，表里俱虚，邪正相乱，以致四肢浮肿，腹肚膨满。亦当先调荣卫，分别阴阳。"

《育婴家秘·卷之四·肿病证治》："幼科论小儿肿病与大人同法，率用行水之药，误人甚多，惟钱氏之论可宗。钱氏云：肾热传于膀胱，膀胱热甚，逆于脾胃，脾胃虚而不制水，肾水反克脾，随水而行。脾主四肢，而身面皆肿也。若大喘者，重也，何以然？肾水胜而克退脾土，土胜心火，火胜肺金，肺为心克，故喘。"

《小儿推拿方脉活婴秘旨全书·卷二·病机纂要》："水肿之原，土亏水泛。"

《幼科折衷·上卷·肿胀》："《内经》曰：诸湿肿满，皆属于脾。又曰：诸腹胀大皆属于热。夫脾喜燥而恶湿，常感湿气，湿蕴为热，热久又生湿，湿热相生而肿胀矣！其所受病者，何也？盖人所赖以生者水谷也，水则肾主之，谷则脾主之，惟肾虚不能行水，脾虚不能制水，胃与脾合，胃为水谷之海，因虚不能传化，故肾水泛溢浸渍脾土，于是三焦停滞，经络壅塞，水渗于皮肤；注于肌肉而成肿胀也。肿乃水肿，胀乃腹胀，须分别治之。

卢氏云：《医镜》以水肿隶属于肾肝胃而及脾，又肺金盛而生水，水溢妄行，岂理也哉。

夫脾土受病，肺为之子，固不能自盛而生水，然肺金气清而能生水，则滋长肾阴，奉行降令，为生化之源，何病肿之有？今为肿亡水，乃腐浊之气渗透经络，流注溪谷，灌入隧道，血亦因之而化水，欲藉土以制之，导肾气以利之，殊不知脾病则金气衰，木寡于畏而来侮土，脾欲不病不可得矣。”

《冯氏锦囊秘录·杂症大小合参卷十四·儿科肿胀》：“更有十种水之分，如气短不得卧者，为心水；两胁紧痛者，为肝水；大便骛溏者，为肺水；四肢苦重者，为脾水；腰痛足冷者为肾水；口苦咽干者为胆水；乍虚乍实者大肠水；腹急肢瘦者膀胱水；小便闭涩者为胃水；小腹急满者小肠水；更有气聚膀胱，而致阴囊亦肿者。总而论之，肾虚不能行水，脾虚不能制水，胃为水谷之海，虚则不能传化，是以泛滥，反得浸渍脾土，于是三焦停滞，经络壅塞，气留于脏而为胀，水溢于皮肤而为肿。”

《儿科萃精·卷八·水肿门·阴水》：“小儿阴水，因脾肾虚弱而成，脾虚不能制水，肾虚不能主水，以致外泛作肿，内停作胀。”

2. 脾肺肾失调

《证治准绳·幼科集之七·脾脏部·水肿》：“原肿病之由，标本之疾，肾主元气，天一之水生焉。肺主冲化，地四之金属焉。肾为本而肺为标，皆至阴以积水，其为病也，肾者胃之关键，关键不利，枢机不转，水乃不行，渗于脉络皮肤而为浮肿，当推究内外所因，而为施治。儿大者，凭脉以明虚实，古方有十种论证，短气不得卧，为心水。两胁紧痛，为肝水。大便鸭溏，为肺水。四肢苦重，为脾水。腰痛足冷，为肾水。口苦咽干，为胆水。乍虚乍实，为大肠水。腹急肢瘦，为膀胱水。小便闭涩，为胃水。小腹急满，为小肠水。然脉浮为风为虚，沉伏为水病，沉则脉络虚，伏则小便难，即为正水，脾脉虚大，多作脾肿，因循不治，乃成水肿。盖脾属土，喜燥而恶湿，常感湿气，湿喜伤脾，血化为水，土败不能制水，则停蓄不行，留滞皮肤，故作浮肿。”

《儿科要略·杂证论治·身体肿胀》：“小儿肿胀，其原因与成人相同，而得之则较成人为易。以肿胀之病源在于脾，而小儿则脾弱易于受病也。考肿胀一症，肿与胀有别，肿浮满于外，胀则急胀于里。肿有虚实，胀亦有虚实，肿之急而按之满，大便结而小便赤者实也；肿之宽而按之陷，大便溏而小便清者虚也。胀之坚而按之实，大便秘而身体热者实也；胀之宽而按之缓，大便溏而身不热者虚也。然肿胀无论虚实，要莫不起源于脾而关涉于肺肾。盖脾主运化精微，肺主气行治节，肾主分利行水，三者失职，则水壅而不流，气滞而不调，于是肿胀成矣。肠胃有滞，脾气壅塞而不能运，脾不能上输于肺，则肺亦不能下注于肾，水行横决而四泛，是肿之实者；肠胃薄弱，脾气衰败而不能运，或肺之治节有亏，或肾之行水无权，水道淤阻而四泛，是肿之虚者。脾积气滞而不运，是胀之实者；脾衰气虚而不运，是胀之虚者。亦有虚实参半者，更宜详辨。”

3. 脾胃虚弱

《活幼心书·卷中·明本论·疟疾》：“每见治疟不明理者，多取草药挪水冷服，或露而投之，水伤脾胃，耗损真元，变证百出，或传成浮肿，或转作痟泻，或变为冷痢，致脾胃虚弱，饮食减少，因而不救者有之。”

《活幼心书·卷中·明本论·小儿常安》：“有数岁者，娇惜太过，不问生冷，甘肥时果，听其贪食，岂能知足！爱之实以害之，遂伤脾胃，不吐则泻，或成疳积浮肿，传作异证，此则得于太饱之故。”

《万氏家抄济世良方·卷五·肿胀》：“小儿肿胀脾家湿，脏腑气虚即成疾；或因停积于胃中，或因疟疾虚而得；肝虚痞块成血虚，饮食饥饱皆为积；医人审察盛与衰，分气补脾不可失；有积当与渐省之，固本正标方是的；阴囊无缝掌无纹，脐突如李面如墨；唇焦口燥脉不来，有药莫救徒用力。”

《婴童类萃·下卷·水肿论》：“水肿之症，皆由脾胃虚弱，不能制水所致。岐伯所谓水胀、肤胀、鼓胀、肠覃、石瘕，名虽不同，即斯症也。肿之初起，目窠微肿如卧蚕之状，渐及浑身胖大，面目虚浮，咳嗽喘急，胸膈膜胀，足胫跗肿，小便不利，即水肿之候矣。《千金》云：水肿有十，其名不同，所感亦异，合而为五。一曰风肿，先从四肢肿起，时常走注，皮肤麻木；二曰气肿，其候乍消乍起，乍盛乍虚；三曰血肿，其候血丝缕缕；四曰阳水，色多青黄，身热口渴，大小便秘涩；五曰阴水，色多青白，大便溏泻，小便清利，四肢厥冷。各随其症而治之。”

《冯氏锦囊秘录·杂症大小合参卷十四·儿科肿胀》：“然水气而脉浮大滑实者生，以其在表，而未大虚也。沉细虚微者死，以其在里而虚极，兼之阳虚，则不能化阴也。有脾胃受湿，不能运化，气浮四肢，头面皆肿者，此名湿肿。”

“若元气未耗，宜急养胃调脾，则肿不治而自退。其水肿者，脾虚受湿，是以荣卫留止，脾失健运，肺失输降，水气上侵，目窠浮肿，腹大而白，足经皆肿而如冰，手按成窟而即起，光肿如泡者也，失治则皮烂水流。若遍体成疮者，皆可治，虚陷者危矣。”

《幼科铁镜·卷五·肿胀》：“水肿，先喘而后肿，因上焦烦渴，喜饮茶水，脾虚不能制水，水反侮土，上冲乎肺，流走皮肤而光肿也。治宜实脾利水为主，用胃苓汤。又泻后痢后疟后诸病，脾虚发肿者，宜调脾胃为主，用六君子汤，或补中益气汤。切不可用通药，如通，万不能活。如不因疟痢诸病后，突然而肿胀者，方从水气二种治之。此方即大方脉家用之，亦无一不效。如通身不肿，只有腹肿，弹之如鼓声，按之却绵软，此脾虚也，宜用六君子汤加厚朴，若腹肿弹之不响，按之如石，此单腹胀也，不治之症。”

4. 肝木乘脾

《保婴撮要·卷二·偏风口噤》：“或唇口歪斜，腹痛少食，目胞浮肿，面色青黄，肢体倦怠之类，皆肝木乘脾之症也，当审五脏相胜而主之。”

5. 心脾两虚

《冯氏锦囊秘录·杂症大小合参卷十四·儿科肿胀》：“疳水者，心脾虚损，面黄脚肿也。”

《幼科发挥·卷之一·原病论》：“水肿者，土虚火旺也。”

6. 心火燥湿

《冯氏锦囊秘录·杂症大小合参卷十四·儿科肿胀》：“惊水者，重叠受惊，心火燥湿，过饮停蓄也。”

7. 毒留胃脘

《冯氏锦囊秘录·杂症大小合参卷十四·儿科肿胀》：“有湿毒并诸毒气停留胃脘，是以入腹作痛，此名毒气肿也。”

8. 脾经湿热

《儿科萃精·卷八·水肿门·湿水肿》：“小儿下身肿者，腰脐至两足皆肿也。病由脾经湿热所致，古法仿经所谓洁净腑。”

二、气血津液失调

若因饮食误吞骨鲠，气郁痰凝；或气血两虚，中气不固；或水饮内停，与外邪相搏，均可导致水肿。

1. 气郁痰阻

《活幼心书·卷中·明本论·不内外因》：“有因饮食中误吞骨鲠，吐不出，咽不下，气郁生痰，痰裹其骨，内则作痛，外则浮肿，啼声似哑，亦为可虑，投备急散取效。”

2. 气血两虚

《冯氏锦囊秘录·杂症大小合参卷十四·儿科肿胀》：“更有虚肿者，凡诸大病之后，气血两虚，中气不固，皆能外浮而为肿，晨起面浮，午后足肿。”

3. 水饮内停

《幼科指南·水肿门》：“小儿水肿，俱属水停于脾肺二经。如水停肺中则喘，水停脾中则胀，其间所肿部位，要分明也。”

《儿科萃精·卷八·水肿门·风湿肿》：“小儿通身肿者，头面手足皆肿也。病由内停湿饮，外感风邪，风湿相搏，水道不利，外攻肌表，因而作肿。”

《儿科萃精·卷八·水肿门·水肿解》：“《经》曰：肤胀者，寒气客于皮肤之间。腹大身尽肿，皮厚按之窅而不起，腹色变，此其候也。又曰：诸湿肿满，皆属于脾。又曰：水病下为胕肿，上为喘呼。不得卧者，标本俱病。若小儿水肿，皆因水停于脾肺二经。”

《儿科萃精·卷八·水肿门·阳水》：“小儿阳水，因湿热内郁，水道阻塞，外攻肌表，以致外肿内胀，发热，口渴心烦，小便短赤，大便秘结。”

三、失治误治

若久泄不止，或疳积日久，或伤寒下之太早等，未能及时治疗，均可导致水肿。

《幼幼新书·卷第三十二·肿满第二》：“小儿生下有中气肿候。遍身黄肿，肿满，腹肚不和，气喘急，此候因吃物不度，或因泻久而虚至此。

小儿头面、手脚浮肿，因疳积日久结风，此病或因久患用药不退，发渴喜饮水，变成虚浮二证。

小儿诸病后下痢不瘥，或有体肿满。盖脾肾虚弱，肾主水，其气不通于阴；脾主土，候于肌肉而克水。脾肾俱虚，不能克制于水，故流溢皮肤，则令肿满。

小儿四肢浮肿，喘嗽者为何？答曰：小儿寒热亏盈本是常度。一食失节，百病来辏，何况过有热壅诸毒，是积小成多，壅塞遍于胃管，日月深远，积结转深。杂食未离于口，三焦之气不通，四肢渐渐浮肿，小便或即赤黄，大便或通或秘，致喘促，盈盈虚胀，每每从兹食减转至尪羸，先要安和脾胃，次须利小肠，免伤枉矣。”

《幼幼新书·卷第十五·伤寒发渴第七》：“大抵伤寒水气，皆因饮水过多所致。水停心下，气上乘心，则为悸为喘。结于胸胁，则为水结胸。胃中虚胃冷，则为呕为哕。冷气相搏，则为噎。上逼于肺，则为咳。渍入肠中；则为痢。邪热所搏，蓄于下焦，则为小便不利，小腹满或里急。溢于皮肤，则为肿。”

《原幼心法·上卷·原小儿论·原腹胀》：“疳皆因饮食不调，甘肥无节而作也。或婴幼缺乳，粥饭太早，耗伤形气，则疳之根生，延及岁，五疳病病成。甚者，胸陷喘哕，下食直泻，肿满下利，腹胁胀疼，皮发紫疮、口疮，肌肉光紫。与夫疳劳渴泻而槁色，突骨露齿，腹胀，吐硬不多者，皆危笃矣。”

《片玉心书·卷之二·浮肿》：“小儿浮肿因风湿，久疟脾虚亦有之。上身主风下主湿，养脾一法少人知。”

《冯氏锦囊秘录·杂症大小合参卷十四·儿科肿胀》：“有伤寒下之太早，是以乘虚入腹而作肿者，此名伤寒肿也。”

【辨病证】

一、辨症候

水肿的辨证要点，主要是辨别阴阳、虚实、脏腑、寒热等。若全身肿，烦渴，小便赤涩，大便秘结，此为阳水；若遍身肿，不烦渴，大便溏，小便少，不涩赤，此为阴水。阳水多热证，阴水多寒证。涉及脏腑以肺、脾、肾为主。

1. 辨阴阳

《原幼心法·中卷·水肿门·水肿治法》：“若遍身肿，烦渴，小便赤涩，大便闭结，此属阳水，先五皮散，次四磨饮加生枳壳，重则疏凿饮。若遍身肿，不烦渴，大便溏，小便少，不涩赤，此属阴水，宜实脾饮，或木香流气饮主之。阳水病兼阳证者，脉必沉数；阴水病兼阴证者，脉必沉迟。”

《保婴撮要·卷九·肿胀》：“若遍身肿烦渴，小便赤涩，大便秘结，此属阳水。遍身肿不渴，大便溏泄，小便清利，此属阴水。阳水兼阳症者，脉必浮数；阴水兼阴症者，脉必沉迟。”

《幼科指南·水肿门》：“阳水者，乃湿热内郁，水道阻塞，外攻肌表，以致外肿内胀，身热口渴，六脉沉数，小便赤涩，大便多难也。法当泄水，如热盛心烦口渴者，用大圣濬川散攻之；湿盛胀满者，用舟车神祐丸攻之。阴水者，乃脾肾虚弱，脾虚不能制水，肾虚不能生水，以致外泛作肿，内停作胀。若二便利，心不烦，身不热者，须服实脾散、《金匮》肾气丸。”

《婴童类萃·下卷·水肿论》：“四曰阳水，色多青黄，身热口渴，大小便秘涩；五曰阴水，色多青白，大便溏泻，小便清利，四肢厥冷。”

2. 辨虚实

《幼幼新书·卷第三十二·肿满第二》：“小儿四肢浮肿，喘嗽者为何？答曰：小儿寒热亏盈本是常度。一食失节，百病来辏，何况过有热壅诸毒，是积小成多，壅塞遍于胃管，日月深远，积结转深。杂食未离于口，三焦之气不通，四肢渐渐浮肿，小便或即赤黄，大便或通或秘，致喘促，盈盈虚胀，每每从兹食减转至尪羸，先要安和脾胃，次须利小肠，免伤枉矣。”

《幼幼新书·卷第三十二·肿满第二》：“小儿诸病后下痢不瘥，或有体肿满。盖脾肾虚弱，肾主水，其气不通于阴；脾主土，候于肌肉而克水。脾肾俱虚，不能克制于水，故流溢皮肤，则令肿满。”

《万氏家抄济世良方·卷五·肿胀》：“小儿肿胀脾家湿，脏腑气虚即成疾；或因停积于胃中，或因疟疾虚而得；肝虚痞块成血虚，饮食饥饱皆为积；医人审察盛与衰，分气补脾不可失；有积当与渐省之，固本正标方是的；阴囊无缝掌无纹，脐突如李面如墨；唇焦口燥脉不来，有药莫救徒用力。”

3. 辨脏腑

《诸病源候论·小儿杂病诸候四·肿满候》：“小儿肿满，由将养不调，肾脾二脏俱虚也。肾主水，其气下通于阴；脾主土，候肌肉而克水。肾虚不能传其水液，脾虚不能克制于水，故水气流溢于皮肤，故令肿满。其挟水肿者，即皮薄如熟李之状也；若皮肤受风，风搏于气致肿者，但虚肿如吹，此风气肿也。”

《幼幼新书·卷第三十二·肿满第二》：“肿病，肾热传于膀胱，膀胱热盛逆于脾胃，脾胃虚而不能制肾，水反克土，脾随水行。脾主四肢，故流走而身面皆肿也。若大喘者重也。何以然？肾大胜而克退脾土，上胜心火，心又胜肺，肺为心克，故喘。或问曰：心刑肺，肺本见虚，今何喘实？曰：此有二，一者肺大喘，此五脏逆；二者肾水气上行，滂浸于肺，故令大喘，此皆难治。”

《小儿卫生总微论方·卷十四·肿病论》：“水肿，因上焦烦渴，饮水无度，脾胃虚而不能约制其水，肾反乘脾，土随水行，上附于肺，肺主皮肤，脾主四肢，故水流走于四肢皮肤而作肿也。甚则肾水浸浮于肺，则生大喘，为难治也。”

《万氏家抄济世良方·卷五·肿胀》：“小儿肿胀脾家湿，脏腑气虚即成疾；或因停积于胃中，或因疟疾虚而得；肝虚痞块成血虚，饮食饥饱皆为积；医人审察盛与衰，分气补脾不可失；有积当与渐省之，固本正标方是的；阴囊无缝掌无纹，脐突如李面如墨；唇焦口燥脉不来，有药莫救徒用力。”

《育婴家秘·卷之四·肿病证治》：“幼科论小儿肿病与大人同法，率用行水之药，误人甚多，惟钱氏之论可宗。钱氏云：肾热传于膀胱，膀胱热甚，逆于脾胃，脾胃虚而不制水，肾水反克脾，随水而行。脾主四肢，而身面皆肿也。若大喘者，重也，何以然？肾水胜而克退脾土，土胜心火，火胜肺金，肺为心克，故喘。或问：心刑肺，本见虚金，何喘实？曰：此有二，一者，肺大喘，此五脏逆；一者，肾水气上行，傍侵于肺，故令大喘，此皆为难治也。肿病之后，目胞上下微起，肢体重着，阳咳怔忡，股间清冷，小便涩黄，皮薄而光，按即成窟，举手即满是也。”

《冯氏锦囊秘录·杂症大小合参卷十四·儿科肿胀》：“百病之始生，莫不由六淫七情所致，若夫肿胀，尤特甚焉。然有脾虚水肿、鼓胀、胀满、肤胀、虚肿，在脏、在腑之分。小儿脏腑娇嫩，乳食不节，脾一受伤，不能制水，流溢皮肤，然症有三，疳水、积水、惊水是也。疳水者，心脾虚损，面黄脚肿也。积水者，五积在腹，结化为水也。惊水者，重叠受惊，心火燥湿，过饮停蓄也。然水气而脉浮大滑实者生，以其在表，而未大虚也。沉细虚微者死，以其在里而虚极，兼之阳虚，则不能化阴也。有脾胃受湿，不能运化，气浮四肢，头面皆肿者，此名湿肿。有湿毒并诸毒气停留胃脘，是以入腹作痛，此名毒气肿也。有伤寒下之太早，是以乘虚入腹而作肿者，此名伤寒肿也。更有虚肿者，凡诸大病之后，气血两虚，中气不固，皆能外浮而为肿，晨起面浮，午后足肿。若元气未耗，宜急养胃调脾，则肿不治而自退。其水肿者，脾虚受湿，是以荣卫留止，脾失健运，肺失输降，水气上侵，目窠浮肿，腹大而白，足经皆肿而如冰，手按成窟而即起，光肿如泡者也，失治则皮烂水流。若遍体成疮者，皆可治，虚陷者危矣。更有十种水之分，如气短不得卧者，为心水；两胁紧痛者，为肝水；大便鹜溏者，为肺水；四肢苦重者，为脾水；腰痛足冷者为肾水；口苦咽干者为胆水；乍虚乍实者大肠水；腹急肢瘦者膀胱水；小便闭涩者为胃水；小腹急满者小肠水；更有气聚膀胱，而致阴囊亦肿者。总而论之，肾虚不能行水，脾虚不能制水，胃为水谷之海，虚则不能传化，是以泛滥，反得浸渍脾土，于是三焦停滞，经络壅塞，气留于脏而为胀，水溢于皮肤而为肿。宜先益气补中，切勿徒投渗泄。鼓胀者，心腹胀满，旦食不能暮食，形如鼓胀，色苍黄，腹筋起，又名单鼓。外虽坚满，中空无物，胀满者，心腹痞胀，噫气妨食，气短烦渴，面黄皮薄而光，肢瘦肌栗而咳，溲短便闭，此乃脾虚之甚，治宜大补中气，佐以行湿，或补中益气，金匮肾气，兼而服之。肤胀者，脾胃卒伤，风寒陡感，湿气泊流，周身尽肿，按其腹窅而不起，倦言懒食，吞酸恶心，治宜燥湿和中。然气虚而肿者，名曰气蛊。血虚而肿者，名曰血蛊。荣卫俱虚者，名曰气血蛊。凡肿先起于腹，而散于四肢者可治。自四肢而归于腹者难疗，并鼓胀而腹有青筋，胀满而大便滑泻，面青作喘者，单腹胀而面目手足硬者，唇黑肿伤肝，缺盆平伤心，脐突平伤脾，足心平伤肾，背平伤肺。男从足肿而上，女从身肿而下或肉硬，或手掌平外肾胀极，囊茎肿腐，脐间青黑，喘促烦渴，身浮青紫，或身似枝色，偏肤生斑，自利畏食，唇缩枯涩，小便不禁，及起紫黑斑点，渐若云片者，并皆不治。”

《儿科要略·杂证论治·身体肿胀》：“小儿肿胀，其原因与成人相同，而得之则较成人为易。以肿胀之病源在于脾，而小儿则脾弱易于受病也。考肿胀一症，肿与胀有别，肿浮满于外，胀则急胀于里。肿有虚实，胀亦有虚实，肿之急而按之满，大便结而小便赤者实也；肿之宽而按之陷，大便溏而小便清者虚也。胀之坚而按之实，大便秘而身体热者实也；胀之宽而按之缓，大便溏而身不热者虚也。然肿胀无论虚实，要莫不起源于脾而关涉于肺肾。盖脾主运化精微，肺主气行治节，肾主分利行水，三者失职，则水壅而不流，气滞而不调，于是肿胀成矣。肠胃有滞，脾气壅塞而不能运，脾不能上输于肺，则肺亦不能下注于肾，水行横决而四泛，是肿之实者；肠胃薄弱，脾气衰败而不能运，或肺之治节有亏，或肾之行水无权，水道淤阻而四泛，是肿之虚者。脾积气滞而不运，是胀之实者；脾衰气虚而不运，是胀之虚者。亦有虚实参半者，更宜详辨。总之，肿胀之来，或六淫外客，或饮食内伤，其来速者去亦速，多属于实；或情志之病，或劳伤日积，其来渐者去不易，多属于虚。凡肿，或肿于全身，或肿在头面，或肿在两脚；凡胀，多胀于胸腹。大率实证皆为易治，虚证皆为难疗也。”

4. 辨寒热

《幼幼新书・卷第三・察形色治病第九・辨五脏受惊积冷热形证图》：“脾脏受积候：口唇黄色，两眼沉肿，早晚面浮，太阳穴调。外候头疼，腹胀，大便饮食不消化，频频夜起，伤冷则泻白粪。若脏热则赤；若冷热不调则赤白痢。”

5. 辨外感内伤

《片玉心书・卷之二・浮肿》：“小儿浮肿因风湿，久疟脾虚亦有之。上身主风下主湿，养脾一法少人知。”

《幼科概论・五脏所属之部位及病能的现象》：“伤于湿则发皮水肿，或作腹痛胀，或成黄疸，脾痛则腹必痛，脾已结痞，必现肚大筋青，饮食过量而肌肉削，发毛枯焦。”

《幼科折衷・上卷・肿胀》：“《内经》曰：诸湿肿满，皆属于脾。又曰：诸腹胀大皆属于热。夫脾喜燥而恶湿，常感湿气，湿蕴为热，热久又生湿，湿热相生而肿胀矣！其所受病者，何也？盖人所赖以生者水谷也，水则肾主之，谷则脾主之，惟肾虚不能行水，脾虚不能制水，胃与脾合，胃为水谷之海，因虚不能传化，故肾水泛溢浸渍脾土，于是三焦停滞，经络壅塞，水渗于皮肤；注于肌肉而成肿胀也。肿乃水肿，胀乃腹胀，须分别治之。”

《儿科萃精・卷八・水肿门・风湿肿》：“小儿通身肿者，头面手足皆肿也，病由内停湿饮，外感风邪，风湿相搏，水道不利，外攻肌表，因而作肿。[真按] 小儿身尽肿者，或因胎禀不足，卒冒风寒，或因疟痢脾虚，皆能作肿。”

《儿科萃精・卷八・水肿门・风水肿》：“小儿上身肿者，头面肩臂至腰间皆肿也，病由外感风邪，古法仿《经》所谓开鬼门。”

《陈氏幼科秘诀・肿胀》：“此症因内伤饮食，外感风寒，致伤脾胃，下早则清浊相混，隧道壅塞，瘀郁成热。热留已久，气化成湿，湿热相生，遂成浮肿、胀满。其为肿也，有食积、有水积；有泻痢日久脾虚，有伤寒下早。”

《儿科萃精・卷八・水肿门・水肿解》：“《经》曰：肤胀者，寒气客于皮肤之间。腹大身尽肿，皮厚按之窔而不起，腹色变，此其候也。又曰：诸湿肿满，皆属于脾。又曰：水病下为胕肿，上为喘呼。不得卧者，标本俱病。若小儿水肿，皆因水停于脾肺二经。”

6. 辨六经

《婴童类萃・上卷・杂病证候歌》：“望闻审察婴儿病，诸症原由当细评。先观面部推五色，某色某脏各呈形。心赤肝青肺主白，脾黄肾黑自分明。岁气合来参四季，寒热温凉药变更。次观虎口何色现，红轻青重黑非轻。风关初见为易治，气关纹见病邅迍；若在命关危恶候，透指膏肓药不灵。眼赤羞明肝家热，惊搐啼叫属心经，呕吐泻痢脾土厄，水肿痞积亦脾经。”

7. 辨气血

《活幼心书・卷中・明本论・不内外因》：“有因饮食中误吞骨鲠，吐不出，咽不下，气郁生痰，痰裹其骨，内则作痛，外则浮肿，啼声似哑，亦为可虑，投备急散取效。”

《冯氏锦囊秘录・杂症大小合参卷十四・儿科肿胀》：“更有虚肿者，凡诸大病之后，气血两虚，中气不固，皆能外浮而为肿，晨起面浮，午后足肿。”

二、辨色脉

若望诊见小儿鼻上黑色，或目轮黑色，或关纹青淡；脉见浮大或细微，均可提示为水肿。

1. 辨色

《幼幼新书・卷第三・察形色治病第九・辨五脏受惊积冷热形证图》：“鼻上黑色患水肿，人中黑色者死。”

《小儿推拿方脉活婴秘旨全书・卷一・五色不治歌》：“水肿之病目输黑，报道肾经绝。”

《幼科切要·看危症法》:“水肿之病准头黑，此儿应知肾气绝。”

《幼科切要·足肿门》:“小儿足肿，用手按之成坑迟起者，水肿也。随按随起者，气肿也。形色虚弱，关纹青淡，眼光散大者，主肾虚。”

2. 辨脉

《幼科折衷·上卷·肿胀》:“脉法：水病浮大者可治，细微者难治；腹胀脉浮者易治，病虚则难疗也。”

三、辨吉凶

辨水肿预后之吉凶，脉浮大为吉，细微为凶；水肿先起于腹而后散于四肢为吉，先起于四肢而后归于腹为凶，或男从脚下肿而上，女从身上肿而下，或肉硬，或手掌平外肾胀极，囊茎肿腐，脐间青黑，喘促烦渴，身浮青紫，或身似枝色，偏肤生斑，自利畏食，唇缩枯涩，小便不禁，及起紫黑斑点，皆为凶相。

《幼幼新书·卷第三十二·肿满第二》:“肿病，肾热传于膀胱，膀胱热盛逆于脾胃，脾胃虚而不能制肾，水反克土，脾随水行。脾主四肢，故流走而身面皆肿也。若大喘者重也。何以然？肾大胜而克退脾土，上胜心火，心又胜肺，肺为心克，故喘。或问曰：心刑肺，肺本见虚，今何喘实？曰：此有二，一者肺大喘，此五脏逆；二者肾水气上行，滂浸于肺，故令大喘，此皆难治。”

《幼科类萃·卷之十二·水肿门·水肿不治证》:“凡水肿先起于四肢而后归于腹者，不治。大便滑泄与夫唇黑缺盆平脐突，足平，背平，或肉硬，或手掌平，或男从脚下肿而上，女从身上肿而下，并皆不治。”

《原幼心法·上卷·原小儿论·原腹胀》:“疳皆因饮食不调，甘肥无节而作也。或婴幼缺乳，粥饭太早，耗伤形气，则疳之根生，延及岁，五疳病病成。甚者，胸陷喘哕，下食直泻，肿满下利，腹胁胀疼，皮发紫疮、口疮，肌肉光紫。与夫疳劳渴泻而槁色，突骨露齿，腹胀，吐硬不多者，皆危笃矣。凡此等类，卢扁复生，难施其巧，为父母先能遵守禁戒，何疳之有！”

《育婴家秘·卷之四·肿病证治》:“幼科论小儿肿病与大人同法，率用行水之药，误人甚多，惟钱氏之论可宗。钱氏云：肾热传于膀胱，膀胱热甚，逆于脾胃，脾胃虚而不制水，肾水反克脾，随水而行。脾主四肢，而身面皆肿也。若大喘者，重也，何以然？肾水胜而克退脾土，土胜心火，火胜肺金，肺为心克，故喘。或问：心刑肺，本见虚金，何喘实？曰：此有二，一者，肺大喘，此五脏逆；一者，肾水气上行，傍侵于肺，故令大喘，此皆为难治也。肿病之后，目胞上下微起，肢体重着，阳咳怔忡，股间清冷，小便涩黄，皮薄而光，按即成窟，举手即满是也。”

《冯氏锦囊秘录·杂症大小合参卷十四·儿科肿胀》:“百病之始生，莫不由六淫七情所致，若夫肿胀，尤特甚焉。然有脾虚水肿、鼓胀、胀满、肤胀、虚肿，在脏、在腑之分。小儿脏腑娇嫩，乳食不节，脾一受伤，不能制水，流溢皮肤，然症有三，疳水、积水、惊水是也。疳水者，心脾虚损，面黄脚肿也。积水者，五积在腹，结化为水也。惊水者，重叠受惊，心火燥湿，过饮停蓄也。然水气而脉浮大滑实者生，以其在表，而未大虚也。沉细虚微者死，以其在里而虚极，兼之阳虚，则不能化阴也。有脾胃受湿，不能运化，气浮四肢，头面皆肿者，此名湿肿。有湿毒并诸毒气停留胃脘，是以入腹作痛，此名毒气肿也。有伤寒下之太早，是以乘虚入腹而作肿者，此名伤寒肿也。更有虚肿者，凡诸大病之后，气血两虚，中气不固，皆能外浮而为肿，晨起面浮，午后足肿。若元气未耗，宜急养胃调脾，则肿不治而自退。其水肿者，脾虚受湿，是以荣卫留止，脾失健运，肺失输降，水气上侵，目窠浮肿，腹大而白，足经皆肿而如冰，手按成窟而即起，光肿如泡者也，失治则皮烂水流。若遍体成疮者，皆可治，虚陷者危矣……凡肿先起于腹而散于四肢者可治，自四肢而归于腹者难疗。并鼓胀而腹有青筋，胀满而大便滑泻，面青作喘者，单腹胀而面目手足硬者，唇黑肿伤肝，缺盆平伤心，脐突平伤脾，足心平伤肾，背平伤肺。男从足肿而上，女从身肿而下、或肉硬，或手掌平外肾胀极，囊茎肿腐，脐间青黑，喘促烦渴，身浮青紫，或身似枝色，偏肤生斑，自利畏食，唇缩枯涩，小便不禁，及起紫黑斑点，渐若云片者，并皆不治。”

《幼幼集成·卷四·肿满证治》:“凡肿证先起于腹，而散于四肢者可治；先起于四肢，后归于腹者不可治。”

四、辨相似病

水肿当与胀相鉴别。水肿由脾胃虚弱，不能制水所致，初起目窠微肿如卧蚕之状，渐及浑身胖大，面目虚浮，咳嗽喘急，胸膈膜胀，足胫跗肿，小便不利；胀满即鼓胀，由脾胃虚弱，过食生冷，并腥荤毒物，凝滞中膈，积久不消，清浊不分，升降失职，而成胀满。

辨肿与胀

《婴童类萃·下卷·水肿论》："水肿之症，皆由脾胃虚弱，不能制水所致。岐伯所谓水胀、肤胀、鼓胀、肠覃、石瘕，名虽不同，即斯症也。肿之初起，目窠微肿如卧蚕之状，渐及浑身胖大，面目虚浮，咳嗽喘急，胸膈膜胀，足胫跗肿，小便不利，即水肿之候矣。《千金》云：水肿有十，其名不同，所感亦异，合而为五。一曰风肿，先从四肢肿起，时常走注，皮肤麻木；二曰气肿，其侯乍消乍起，乍盛乍虚；三曰血肿，其候血丝缕缕；四曰阳水，色多青黄，身热口渴，大小便秘涩；五曰阴水，色多青白，大便溏泻，小便清利，四肢厥冷。各随其症而治之。脉浮大易治；脉沉细者难治。凡水肿，肌肉崩溃、足胫流水、缺盆平满、脐凸唇黑、手足心平，有此症者，五脏内伤不可治矣。《素问》曰：面肿者为风，足肿者为水。若腰以上肿者，宜发散；腰以下肿者，必当利水。此治肿之要法也。肾水横流，当益脾元防泛溢；药凭淡渗，谨调胃气始全功。

胀满之症，即鼓胀是也。亦由脾胃虚弱，过食生冷，并腥荤毒物，凝滞中膈，积久不消，清浊不分，升降失职，则生膜胀矣。肿胀忌盐、酱、面食、腥荤，服药方效。"

《陈氏幼科秘诀·肿胀》："肿胀虽均由脾胃之伤，而实有不同。气溢皮肤则为肿，气入于脏则为胀。人身心肺为阳而在上，肝肾为阴而居下，脾胃为阴而居中为土。经曰：饮食入胃，游溢精气，上输于脾，脾气散精，上归于肺，通调水道，下输膀胱，水精四布，五经并行。是脾具坤静之德而有乾健之运也，故能使心肺阳降，肝肾阴升，天地交泰，永无肿胀之病。此症因内伤饮食，外感风寒，致伤脾胃，下早则清浊相混，隧道壅塞，瘀郁成热。热留已久，气化成湿，湿热相生，遂成浮肿、胀满。其为肿也，有食积、有水积；有泻痢日久脾虚，有伤寒下早。其为胀也，有痰热，有疳气，有食积。痞癖积肿在腰以上宜汗，腰以下宜利小肠。胀宜消导，有分道，有利小便，酌其虚实寒热而调治。"

《儿科要略·杂证论治·身体肿胀》："小儿肿胀，其原因与成人相同，而得之则较成人为易。以肿胀之病源在于脾，而小儿则脾弱易于受病也。考肿胀一症，肿与胀有别，肿浮满于外，胀则急胀于里。肿有虚实，胀亦有虚实，肿之急而按之满，大便结而小便赤者实也；肿之宽而按之陷，大便溏而小便清者虚也。胀之坚而按之实，大便秘而身体热者实也；胀之宽而按之缓，大便溏而身不热者虚也。然肿胀无论虚实，要莫不起源于脾而关涉于肺肾。盖脾主运化精微，肺主气行治节，肾主分利行水，三者失职，则水壅而不流，气滞而不调，于是肿胀成矣。肠胃有滞，脾气壅塞而不能运，脾不能上输于肺，则肺亦不能下注于肾，水行横决而四泛，是肿之实者；肠胃薄弱，脾气衰败而不能运，或肺之治节有亏，或肾之行水无权，水道淤阻而四泛，是肿之虚者。脾积气滞而不运，是胀之实者；脾衰气虚而不运，是胀之虚者。亦有虚实参半者，更宜详辨。总之，肿胀之来，或六淫外客，或饮食内伤，其来速者去亦速，多属于实；或情志之病，或劳伤日积，其来渐者去不易，多属于虚。凡肿，或肿于全身，或肿在头面，或肿在两脚；凡胀，多胀于胸腹。大率实证皆为易治，虚证皆为难疗也。"

【论治法】

小儿水肿之治疗，须分清阴阳虚实寒热，据辨证而行，方能证治相应。其以运脾化湿，扶正祛邪为主。阳水以发汗、利水、祛湿、清热等法，阴水以益气、温阳、健脾、补肾为法。

一、概论

《活幼心书·卷中·明本论·肿证》："初得病时，见眼胞早晨浮突、至午后稍消，以羌活散疏解，次醒脾散主之，及间投南星腹皮散。其脾冷困，则燥以草果、缩砂之类。然此证夏与秋冬治之颇易，惟春不然。盖四时之水，无如春水泛溢，兼肝木旺而脾土受克，不能受水，所以难疗，进退不常，须徐徐调理取效。若脾热而困，又以药燥之，虽火能生土，亦可胜水。奈何燥之太过，土不敌火，则热愈甚，而不食发热烦渴医者又进之以燥剂，由此而面目转浮，致脾败而手足背皆肿。盖手足背与脐凸

（音迭）即脾之外候，有未经发表，遽用下药以泻之，则一泻而肿消，乃云得泻之力，殊不知脾愈泻而愈虚，不逾旬月，其肿如初，此世人只知泻肿为最，而不求其十补勿一泻之论。法当随四时用药，解表通利小便，春以七宝散加麻黄、桂枝，赤茯苓，水、姜、葱煎服，夏以五苓散加麻黄、车前子、薏苡仁，秋以清肺饮加羌活、细辛、商陆，冬以冲和饮加白术、生川乌、赤小豆。以上三药，并用水、姜、葱煎投，滋润救脾导水汤剂渗泄之，乃为良法。更以香陆胃苓丸、赤苍饮频服，自然获安。盖《内经》云：开鬼门（发汗也），洁净府（利小便），平治权衡，以平为期。此之谓也。有初肿便觉痰嗽气喘，小水不通，正属肺肾所主，先服解表散，次以三白散为治。余证轻者投商陆丸，故《经》曰：其高者因而越之，即涌吐之义也。下者引而竭之，即渗泄之义也。凡得此病非一朝一夕之故，不可以孟浪之药求其速效，以致虚脱。如愈后再感外风，满面虚浮，用排风汤和解，仍服前救脾汤剂，免致反复。饮食之忌，惟盐酱鲞鲊湿面，皆味咸能溢水者，并其他生冷毒物，亦宜戒之。重则半载，轻者三月。须脾胃平复，肿消气实，然后于饮食中，旋以烧盐少投，则其疾自不再作。故刘氏曰：治肿非易，补养尤难，所忌者切须详审，有经久不消者，下浚川丸即效。”

《婴童百问・卷之九・虚实肿胀第八十四问》：“议曰：肿、胀二症，此由虚中有积，久患失治，日渐传变，症候多端。随轻重，察盛衰，审表里以主治，先固其本，后正其标，斯无恙矣。有湿肿，有毒气肿，伤寒虚肿，泻痢虚肿，气血虚肿；有疳胀气胀，癥积胀，锁肚胀，脘膈胀，食膨胀，蛔气胀，虚冷积胀。以上肿胀虚积，并当下之，各有其法。其受湿于脾胃，久不克化，气浮四肢，头面皆肿。食毒气，由脾胃伤之，冷积毒气，停留于脘膈，致虚入腹作肿。伤寒下之太蚤，乘虚入腹作肿。泻痢之人，脾气亦虚，是以致肿。以上宜平调胃气，补脏充实，方可去肿。其气血虚肿，皆由荣卫不顺，脏腑怯弱，壅滞三焦，流注百脉，表里俱虚，邪正相乱，以致四肢浮肿，腹肚膨满。以上先调荣卫之顺，次服分气以散之。其疳气积胀，宜先与保童，当兼塌气以去之。其痞癖气胀癥积胀，宜三棱以消痞。其锁肚胀，宜与珍珠天麻丸以通之。其上膈中脘，食伤膨胀，宜三棱、塌气、大茱连丸以消磨之。其蛔胀，宜下虫丸以化之。其虚冷积胀，宜沉香煎以温之。以上诸症，宜调和胃气，消磨通利，肿胀必然平复矣。如有热者，必以葶苈、牵牛等辈以治之，推气丸剂亦可服。”

《原幼心法・中卷・水肿门・水肿治法》：“丹溪曰：水之为病不一。贾洛阳以病肿不治，必为痼疾，虽有扁鹊亦莫能为，则知肿之危恶，非他病比也。治水大法：宜补中行湿，利小便。而凡有热者，水气在表，可汗；身无热者，水气在里，宜下。腰以下肿，宜利小便；腰已上肿，宜发汗，此仲景之要法也。若遍身肿，烦渴，小便赤涩，大便闭结，此属阳水，先五皮散，次四磨饮加生枳壳，重则疏凿饮。若遍身肿，不烦渴，大便溏，小便少，不涩赤，此属阴水，宜实脾饮，或木香流气饮主之。阳水病兼阳证者，脉必沉数；阴水病兼阴证者，脉必沉迟。气若陷下，用二陈加升提之药，能使大便润而小便长。如腹胀，少加厚朴佐之；气不运，加木香、木通以调之。又有小儿初中，便觉痰嗽喘急，正属脾胃所主，宜先解表散，次投商陆丸。《内经》曰：开鬼门，洁净府，正此谓也。”

《保婴撮要・卷九・肿胀》：“宜补中行湿利小便。凡有热者，水气在表也，可汗之。身无热者，水气在里也，宜下之。腰以上肿，宜利小便；腰已下肿，宜发汗，此仲景之法也。若遍身肿烦渴，小便赤涩，大便秘结，此属阳水。遍身肿不渴，大便溏泄，小便清利，此属阴水。阳水兼阳症者，脉必浮数；阴水兼阴症者，脉必沉迟。气若陷下，宜用二陈加升提之药；如腹胀，少加木香调之。若朝宽暮急，属阴虚，朝用四物汤加参、术，夕用加减肾气丸。朝急暮宽，属阳虚，朝用六君子汤，夕用加减肾气丸。朝暮皆急，阴阳俱虚也，用八珍汤主之。真阳虚者，朝用八味地黄丸，夕用补中益气汤。若肚腹痞满，肢体肿胀，手足并冷，饮食难化，或大便泄泻，呼吸气冷者，此真阳衰败，脾肺肾虚寒不能司摄，而水泛行也，急用加减肾气丸，否则不治。惟调补脾土，多有生者。”

《片玉心书・卷之五・浮肿门》：“凡小儿浮肿，又加喘急者，此脾传肺也，当传治脾而兼治肺，日服加减胃苓汤，夜服葶苈丸。如先喘急而后面目浮肿者，此肺传脾也，当专治肺而兼治脾，日服葶苈丸，夜服胃苓汤加麻黄、杏仁。如先浮肿而后腹胀者，此表邪传里也。只以加减胃苓汤主之。”

《幼科指南·水肿门》:“若腰以上肿者,属风,宜汗散之;腰以下肿者,属湿,利水之法最灵;有通身上下俱肿者,治宜利汗并施。肿而喘不得卧,则逐肺饮;肿而胀满便闭,则宜攻脾。水肿从腹起至四肢者可治,从四肢起至腹者不可治。当再辨有阳水与阴水之分。阳水属实,法宜攻泻,阴水属虚,法宜温补,临证之时,贵变通焉。

风水肿:凡肿在腰以上,如头面肩臂至腰肿者,病因外感风邪而起,急宜发汗,莫从容也。《经》云开鬼门之法,以越婢汤中加苍术汗之。汗后全消,病即宁矣。

湿水肿:肿在腰脐之下两足者,病因脾经湿热而起,急宜利水可安然也。《经》云洁净府是也。先用外法,以药贴脐,如神之妙,内服沉香琥珀丸。

风湿肿:通身头面手足皆肿者,得病之由,乃属外感风邪,内停湿饮,风湿相搏,水道不利,外攻肌表,因而作肿也。治法用外散内利,则最相宜。重者用峻攻之,则用疏凿饮;轻者和解之剂,用茯苓导水汤医之。若水停上攻于肺,喘急不得卧,用苏葶丸以定其喘,亦最相宜。水停中州,胀满喘急者,用舟车神祐丸最攻之也。

阳水:阳水者,乃湿热内郁,水道阻塞,外攻肌表,以致外肿内胀,身热口渴,六脉沉数,小便赤涩,大便多难也。法当泄水,如热盛心烦口渴者,用大圣濬川散攻之;湿盛胀满者,用舟车神祐丸攻之。

阴水:阴水者,乃脾肾虚弱,脾虚不能制水,肾虚不能生水,以致外泛作肿,内停作胀。若二便利,心不烦,身不热者,须服实脾散、《金匮》肾气丸。若服温补药而无效验,则是虚中有实,欲投攻下,恐小儿难堪;若不攻之;则坐以待毙。虽攻补兼施,或一补一攻,或三补一攻,或九补一攻,审其进退,俟有可攻之机,以意消息,始能逐邪而不伤正病可痊也。必忌盐酱百日。”

《证治准绳·幼科集之七·脾脏部(上)·水肿》:“盖脾属土,喜燥而恶湿,常感湿气,湿喜伤脾,血化为水,土败不能制水,则停蓄不行,留滞皮肤,故作浮肿。初得病时,见眼胞早晨浮突,至午后稍消,以羌活散(赤白痢)疏解,次醒脾散(慢惊)主之,及间投南星腹皮散。其脾冷困,则燥以草果、缩砂之类。然此证,夏与秋冬治之颇易,惟春不然,盖四时之水,无如春水泛溢,兼肝木旺而脾土受克,不能受水,所以难疗,进退不常,须徐徐调理取效。若脾热而困,又以热药燥之,虽火能生土,亦可胜水,奈何燥之太过,土不敌火,则热愈甚而不食,发热烦渴,医者又进之以燥剂,由此而面目转浮,致脾败而手足背皆肿,盖手足背与脐凸,即脾之外候。有未经发表,遽用下药以泻之,则一泻而肿消,乃曰得泻之力,殊不知脾愈泻而愈虚,不逾旬月,其肿如初,此世人只知泻肿为最,而不求其十补勿一泻之论,法当随四时用药解表,通利小便,春以七宝散(伤寒)加麻黄、桂枝、赤茯苓,水姜葱煎服。夏以五苓散(惊)加麻黄、车前子、薏苡仁。秋以清肺饮(嗽)加羌活、细辛、商陆。冬以冲和饮(伤寒)白术、生川乌、赤小豆。以上三药,并用水姜葱煎,次投滋润救脾导水汤剂渗泄之,乃为良法;更以香陆胃苓丸、赤苍饮顿服,自然获安。盖《内经》云:开鬼门(发汗),洁净府(利小便),平治权衡,以平为期,此之谓也。有初中便觉痰嗽气喘,小水不通,正属肺肾所主,先服解表散(咳嗽),次以三白散为治;余证,轻者投商陆丸。故《经》曰:其高者,因而越之。即涌吐之义也。下者,引而竭之。即渗泄之义也。凡得此病,非一朝一夕之故,不可以孟浪之药,求其速效,以致虚脱,如愈后再感外风,满面虚浮,用排风汤(惊痫鹤膝)和解,仍服前救脾汤剂,免致反复。饮食之忌,惟盐酱齑鲊湿面,皆味咸能溢水者,并其他生冷毒物,亦宜戒之。重则半载,轻者三月,须脾胃平复,肿消气实,然后于饮食中旋以烧盐少投,则其疾自不再作。故刘氏曰:治肿非易,补养尤难。所忌者,切须详审。有经久不消者,下浚川丸即效。”

《冯氏锦囊秘录·杂症大小合参卷十四·儿科肿胀》:“总而论之,肾虚不能行水,脾虚不能制水,胃为水谷之海,虚则不能传化,是以泛滥,反得浸渍脾土,于是三焦停滞,经络壅塞,气留于脏而为胀,水溢于皮肤而为肿。宜先益气补中,切勿徒投渗泄。鼓胀者,心腹胀满,旦食不能暮食,形如鼓胀,色苍黄,腹筋起,又名单鼓。外虽坚满,中空无物,胀满者,心腹痞胀,噫气妨食,气短烦渴,面黄皮薄而光,肢瘦肌栗而咳,溲短便闭,此乃脾虚之甚,治宜大补中气,佐以行湿,或补中益气、《金匮》肾气,兼而服之……大抵因水因湿者,下先肿,因风因火者,上先肿,阳水脉沉数,阴水脉沉迟,故腰以上肿,宜发汗,腰以下肿宜利水,身热者在表宜汗，身不热者在里宜下，此常论也，然不可用大戟甘遂之剂。倘水气乘虚腹至，更将何以治之？即肿胀有因积而得者，倘去积而肿再作，小便不利者，若再用利药，小便愈闭，医多束手，盖此多因中焦气不升降，为寒所隔，水闭不行，惟服沉附汤类，小便自通，喘满自退矣。

肿胀症候，若脾虚气未出，腹胀不肿不喘者，或以补为消，或借消为补，务使脾能健运，肾能闭藏，则祖气有根而不拔，元气深藏而有源，何有为胀为满之患哉！若早不速治，则虚气已出，附肺而行，入于四肢面目，是以通浮然，此譬如行兵，战寇未出林也，攻之必获，既出林矣。攻之必失，至此又当以意渐收之，盖标症虽似有余，本症实由不足也。"

《幼科铁镜·卷五·肿胀》："水肿，先喘而后肿，因上焦烦渴，喜饮茶水，脾虚不能制水，水反侮土，上冲乎肺，流走皮肤而光肿也。治宜实脾利水为主，用胃苓汤。又泻后痢后疟后诸病，脾虚发肿者，宜调脾胃为主，用六君子汤，或补中益气汤，切不可用通药，如通，万不能活。如不因疟痢诸病后，突然而肿胀者，方从水气二种治之，此方即大方脉家用之，亦无一不效，如通身不肿，只有腹肿，弹之如鼓声，按之却绵软，此脾虚也，宜用六君子汤加厚朴。若腹肿弹之不响，按之如石，此单腹胀也，不治之症。"

《幼科汇诀直解·卷之三·腹胀》："水肿，先喘而后肿，因上焦烦渴，喜饮茶水，脾虚不能制木，水反侮土，上冲于肺，流走皮肤而光肿也。治宜实脾利水为主，胃苓汤主之。或泻痢、疟后、诸病后脾虚发肿者，宜调理脾胃为主，宜以六君子、补中益气汤治之。如未曾疟、痢、病后而肿胀者，则从水，气二肿治之。"

《幼科心法要诀·水肿门·水肿总括》："水肿俱属脾肺经，肺喘脾胀要分明。上肿属风宜汗散，下肿属湿利水灵，通身肿者兼汗利，喘则逐饮胀则攻。再辨阳水与阴水，攻泻温补贵变通。"

《幼幼集成·卷三·伤食证治》："楚瞻曰：人之脾胃虽能化食，实由于水火二气运用其间，非脾胃之所专能也。内火盛则脾胃燥，水盛则脾胃湿，皆不能健运，乃生诸病。如消渴证，火偏盛而水不能制；水肿证，水偏盛而火不能化。惟制其偏而使之平，则善矣。制者，非谓去水去火之意。人身水火，本自均平，偏者病也。火偏多者，补水配火，不必去火；水偏多者，补火配水，不必去水。譬之天平，此重则彼轻，一边重者，只补足轻之一边，决不凿去马子，盖马子一定之数。今人见水利水，见火泻火，是凿马子者也。"

《幼幼集成·卷四·肿满证治》："治肿当分上下，《经》曰：面肿者风，足肿者湿。凡肿自下而起者，皆因于风，其治在肺，宜发散之，参苏饮合五皮汤。肿自下而起者，因于肾虚水泛，或因于脾气受湿，宜渗利之。故仲景云：治湿不利小便，非其治也。宜五苓散加防己、槟榔。

一身尽肿者，或胎禀不足，卒冒风寒，或因疟痢脾虚，皆能作肿。轻者胃苓丸，重者加味胃苓丸，当与末条参考。

凡小儿之肿在表者，头痛身热，此风寒在表。宜微汗之，五苓散少加麻黄、葛根、苏叶、杏仁以发之。若身无热，五苓散加肉桂，膀胱气化，小便利而肿消矣。

阳水肿，身热，大便秘，小便赤涩，烦躁口渴，以五皮汤作煎，送沆瀣丹微下之；阴水肿，身不热，口不渴，身冷怯寒，二便自调，平胃散加白茯苓、草果、木香、藿香。

凡肿证先起于腹，而散于四肢者可治；先起于四肢，后归于腹者不可治。

若小儿元气本虚，复遇大病之后，而浑身浮肿，四肢冷，不渴，小便清长，大便滑泄，不思饮食。此阴寒之极，脾胃将绝，治肿之方俱不可用，惟以四君子汤加青化桂、炮姜、砂仁、白蔻，以救其脾胃，斯可矣。昧者但见其肿，不知元气之竭绝，而犹消导利水，复以舟车、禹功暨大戟、芫花、甘遂劫夺之者。此杀人之事，慎之戒之！"

《幼幼集成·卷四·肿满证治·水肿简便方》："凡小儿患肿，切须忌盐，盐助水邪，服之愈甚，必待肿消之后，以盐煅过，少少用之。治水肿从脚起入腹则难治，用红饭豆五升，水煮极熟，取汤四五升，温浸两膝之下，冷则重暖；若已入腹，以红豆煮汤，日日服之亦消，盖红豆之功，专于行湿利小便故也。

治脚肿：掘杉木根切断，而内色红者为油杉，方可用，若切开白色者，不堪。以红根切碎，煎浓汤，将肿脚先熏后洗，一二次自消。又方，以红糟一大碗，加入生姜、生葱，三味同煎汤，先熏后洗。

又治头面手足俱肿：用苦葶苈一两，隔纸炒熟，研细末，以大红枣蒸过，去核取肉，和前末，杵匀为丸如小豆大，每服七粒，白汤下，日三服，五七日则小便多，肿自消也。忌咸酸生冷。

伤寒伤湿肿：以羌活切片，莱菔子二味等分，同炒香取起，拣去莱菔不用，只以羌活为末。每服一钱，初日一服，二日二服，三日三服，效。

肿证气喘，男妇大小，肿因积得，既取积而肿再作，小便不利。若再用利药，性寒而小便愈不通矣，医者至此束手。盖中下二焦气不升降，为阴寒痞隔，水遂凝而不通。用熟附子三钱、生姜二钱、沉香三分，同煎浓汤，冷服；大人附子一两、生姜六钱，沉香磨浓汁，以附姜汤对服。不拘服数，以愈为度。

身面浮肿，坐卧不得，取向东桑枝烧灰淋汁，煮红豆数升，每饥即食之，不得别饮汤水。

水肿本于脾虚不能制水，水积妄行而为肿，当以参、术补脾为主，使脾气实，则能健运而水自行，切不可下。"

《彤园医书(小儿科)·卷之二·疝证门·总括》："小儿水肿，皆因水停脾肺二经，停于胸中则满，停于膈下则胀。所肿部位又当详察，如肿在腰以上者，属风，法当发汗；肿在腰以下者，属湿，法当利水；有通身上下俱肿者，系风湿两伤，法当汗利兼施。若肿而喘不得卧，宜逐肺饮；肿而便秘胀满，宜攻脾水。肿从腹起渐至四肢者，易调治；肿从四肢起延至腹者，每难治。又有阳水、阴水之分，阳水属实，法宜攻泄；阴水属虚，法宜温补。水肿脉宜浮大洪实，忌沉细虚微。"

《幼科释谜·卷三·水肿·水肿原由症治》："初得病时，见眼胞早晨浮突，午后稍消，急以羌活散疏解，次醒脾散，及间投南星腹皮散。其脾冷困，则燥以草果、缩砂之类。然此症夏秋冬治之颇易，惟春不然，盖四时之水，无如春水泛溢，兼肝木旺而脾土受克，不能受水，所以难疗，须徐徐调理取效。若脾热而困，入投燥热药，虽不能生土，亦可胜水。奈杀之太过，土不胜火，则热愈盛而不食，发热烦渴，又进燥剂，由此面目转浮，致脾败，手足背肿，脐凸，皆脾之外候。有未经发表，递用下药，一泻肿消，乃曰泻之力，不知脾愈泻而愈虚，不旬月，其肿如初，此世人但知泻肿为最。不求十补而一泻之论，法当随四时用药解表，通利小便，春以七宝丹加麻黄、桂枝、赤苓、姜、葱。夏以五苓散加麻黄、苡仁、车前子、姜、葱。秋以清肺饮加羌活、细辛、商陆。姜、葱。冬以冲和饮加白术、生川乌、赤小豆、姜、葱。次投滋润救脾导水汤剂渗泄之，乃为良法，更以香陆胃苓丸顿服，自安。

有初中便觉痰嗽气喘，小水不通，正属肺肾所主，先服解表散，次投三白散。凡得此病，非一朝夕之故，不可求速效，以致虚脱，如愈后，再感外风，满面虚浮，用排风散和解，仍服救脾汤剂，免致反复。刘氏曰：治肿非易，补养尤难。忌食物切须详审，有久不消者，下浚川丸即效。

史演山曰：肿胀二症，此由虚中有积，久患失治，日渐传变，症候多端，随轻重，察盛衰，审表里以主治，先固其本，后治其标，斯无患矣。受湿肿，食毒气肿，伤寒虚气入腹肿，泻痢虚气入腹肿，此四种所患病不相同，皆由虚得之。受湿，谓脾胃受湿冷，久不克化，气浮，四肢头面皆肿，食毒气肿，由脾胃伤冷积，毒气停留胃脘，致气入腹，蛊胀肿急。伤寒由下之太早，乘虚入腹作肿，泻痢久，脾气亦虚，是以致肿。以上宜平调胃气，补脏充实，方可去肿，先服四味理中汤减半干姜加白术、桑皮；伤寒虚肿，加枳实；作喘加淡豉；泻痢虚胀，宜正气调胃；胃气既壮，救生丹利之；肿即退，再用观音散调补脏腑，即平复矣。"

"叶桂曰：夏季湿热郁蒸，脾胃气弱，水谷之气不运，湿着内蕴为热，渐至浮肿腹胀，小水不利。治之非法，水湿久积，逆行犯肺，必生咳嗽喘促，甚则坐不得卧，俯不能仰，危期速矣。大凡喘必生胀，胀必生喘，方书以先喘后胀者治在肺，先胀后喘者治在脾，亦定论也。《金匮》有风水、皮水、石水、正水、黄汗，以分表里之治；河间有三焦分消；子和有磨积逐水，皆有奥义，学者不可不潜心体认，难以概述。阅近代世俗论水湿喘胀之症，以《内经》开鬼门取汗为表治，分利小便洁净府为里治，经旨'病能篇'谓诸湿肿满，皆属于脾，以健脾燥湿为稳治。治之不效，技穷束手矣。不知凡病皆本乎阴阳，通表利小便，乃宣经气利腑气，是阳病治法。暖水脏，温脾肾，补后方以驱水，是阴病治法。治肺以轻开上，治脾必佐温通。若阴阳表里乖违，脏真日漓，阴阳不运，亦必作胀，治以通阳，乃可奏绩，如《局方》禹余粮丸。甚至三焦交阻，必用分消。肠胃窒塞，必用下夺。然不得与伤寒实热同例，擅投硝、黄、枳、朴，扰动阴血。若太阴脾脏饮湿阻气，温之补之不应，欲用下法，少少甘遂为丸可也。其治实症，选用方法，备采葶苈大枣汤、牡蛎泽泻散、甘遂半夏汤、子和桂苓汤、中满分消饮、五子五皮汤、茯苓防己汤、小青龙汤、木防己汤、泻白散、五苓散、控涎丹、禹功丸、大顺散、越婢汤。"

《幼科切要·肿症门》："儿肿症多属风肿，食肿者体实，得汗自解。食肿者，消之即愈；致于虚肿者，补之。水肿者，消之。诸方开于下，用者谅小儿虚实加减用之可也。

看肿症法：上肿下消，皮肤麻闭，当发汗，宜越婢汤；肿症以手指掐起，迟者水肿也，当服五皮饮；体虚二便皆清者，宜服《金匮》肾气汤。肿症以手指掐，随手起者，宜服木香流气饮；肿症下肿上消，乃元气下陷，当升提，宜服补中益气汤；因食积肿痛，宜消导，当服香平散。"

《诚求集·十四、浮肿》："《经》云：诸湿肿皆属于脾。脾失健运之常，则水湿停留，凝闭渗道，流注于经络皮肤而为肿者。治法先补燥湿，使脾得升降运行，次开渗道，以决水邪，加减胃苓丸主之。其水有阴阳之别，阳水遍身肿，皮色黄赤，烦渴尿涩，大便闭，脉数，宜前方加黄芩、山栀、防己；阴水遍身肿，皮色青白，身冷不渴，大便溏，小便虽少而不涩，前方加椒目、干姜、肉桂。有气肿，皮厚色苍，四肢消瘦，胸腹痞满，肿处随按随起，宜香附、木香、陈皮、厚朴、枳壳、槟榔之类。若水肿，皮薄色嫩，肿有分界，按之成凹即不起，胃苓丸、五皮饮送下。风肿者，肿在于上，或从上起，肢体面浮，走注疼痛（风多在上，湿多在下），脉浮身重，恶风，五皮饮加苏叶、秦艽、防风。如风邪入肺，肺胀发热，喘咳，面目浮肿者，泻白散加葶苈、杏仁。湿肿，有湿热湿寒之辨。盖湿郁则热生，烦渴尿涩，身热目黄，四肢浮肿者，胃苓丸加茵陈、山栀。若湿寒者，身肿腹满，不热不渴，大便泄泻，四肢不温，除湿防风汤去白芍，加附子、防己。饮食停塞胃中，清不能升，浊不能降，气壅而为肿者，先与化导，继以健中。有中气不固，晨起面浮，午后足肿，为虚肿也，白术散加减，或人参茯苓平胃散加砂仁、木香、藿香为丸服之。有泻后、痢后、疟后、痘后、诸病后，脾虚发肿者，饮食减少，四肢无力，补中汤、六君子汤。病后脾肺气虚，不能通除水道者，《金匮》加减肾气丸。又有遍身脓疮发肿，治先去湿热，次用败毒散散之，切忌寒凉搽敷，使毒归内，不治。凡肿，惟春令难疗，时当木旺，土受木克，故也。"

《儿科萃精·卷八·水肿门·水肿解》："《经》曰：肤胀者，寒气客于皮肤之间。腹大身尽肿，皮厚按之窦而不起，腹色变，此其候也，又曰：诸湿肿满，皆属于脾。又曰：水病下为胕肿，上为喘呼。不得卧者，标本俱病。若小儿水肿，皆因水停于脾肺二经。

藏于内者：水停胸中则喘。水停膈下则胀。发于外者，当察其所肿之部位。肿在腰以上者，属风，治宜发汗。肿在腰以下者，属湿，治宜利水。通身上下皆肿者，系风湿两伤，治宜汗利兼施。肿而喘不得卧，宜逐肺饮。肿而胀满便秘，宜攻脾水。肿从腹起至四肢者，可治。肿从四肢起至腹者，难治。阳水属实，治宜攻泄。阴水属虚，治宜温外。"

《儿科要略·杂证论治·身体肿胀》："凡目胞上下微突如新卧起之状者，为肿病之先兆。肿之来势捷而成于数日之间者，多属实属水，轻者四肢面目作肿，重者全身肿大，甚至阴囊阴茎亦肿大而呈晶亮之状。通治宜新五皮饮以消其水，甚则甘遂、商陆之类，亦可量证酌加。若小便不利，肿势不减者，宜新五皮饮加赤小豆、猪苓、泽泻、木通之属；其由咳嗽不爽，肺气不宣，以致小便不利者宜酌加麻黄以开之。大凡肿在腰上者宜发汗，所谓开鬼门，肿在腰下者宜利小便，所谓洁净府。然二者之中，究以利小便为要，盖水湿之邪，不利小便，终非其治也。若利小便而犹不愈，必脾虚而水易留聚，其流虽通，其源未浚，必用健脾之剂如白术、苍术、于术、山药之类，如能有效。水肿之半虚半实者，宜五苓散或理中汤减干姜加白术、桑皮以治之。肿之来势缓而成于日积月累者，多属虚属气，然偶有夹水，非由肾之不利，实由脾肺皆虚，治宜实脾饮或复元丹。胀之实者胸腹满，通治宜藿香正气丸；胀之虚者外观虽急而中空，通治宜调中健脾丸。若病进则渐成臌胀，为难治之证矣。"

二、运脾化湿

中气素弱，脾虚无火，水湿得以乘之，而脾愈不运，则乳食凝而不化，停积于中，而生水肿，治以脾胃为本，运脾化湿利水。

《幼幼集成·卷四·肿满证治》："《经》曰：肤胀者，寒气客于皮肤之间，腹大，身尽肿，皮厚，按之窅而不起，腹色不变，此其候也。又曰：诸湿肿满，皆属于脾。又曰：水病下为胕肿腹大，上为喘呼，不得卧者，标本俱病。夫肿满之证，悉由脾胃之虚也。脾土喜燥而恶湿。因中气素弱，脾虚无火，故水湿得以乘之，而脾愈不运，则乳食凝而不化，停积于中，而肿满作焉。治肿者，当以脾胃为本，而以浮肿为标，斯庶几矣。若以消伐克削为能事，未有不致危殆者。"

三、外治法

1. 灸法

《黄帝明堂灸经·卷下·正人形第四》："小儿水气，四肢尽肿及腹大，灸脐上一寸，三壮。炷如小麦大。分水穴也。"

2. 推拿

《小儿推拿方脉活婴秘旨全书·卷一·杂症推拿歌》："气肿天门是本宗，横文水肿次详阅，虚肿肚膨用补脾，此是神仙真妙诀。黄肿三关并走磨，补肾皆将二十加，补土横文皆五十，精灵一掐服山楂，推时须用葱姜水，殷勤脐上麝香搽。"

《小儿推拿广意·卷中·肿胀门》："古今议肿是脾虚，大抵多从湿热为，十种根因各调治，详分补泻在临机。古方有十种论症，然脉浮为风虚，沉伏为水病。沉则脉络虚，伏则小便难，即为正水，脾脉虚大，多作脾肿，因循不治，乃致水肿。盖脾属土，喜燥而恶湿，土败不能制水，则停蓄不行，留滞皮肤，故作浮肿。初得病时，是眼胞早晨浮突，至午后稍消，然此症夏与秋冬治之颇易，惟春不然，盖四时之水，无如春水泛溢，兼肝木旺而脾土受克，不能制水，所以难疗，进退不常，须徐徐调理取效，大凡小儿浮肿，先用发散，然后行泄法。

治宜推三关(一百)，推脾土(一百)，黄蜂入洞(十下)，运五经(五十)，二扇门(二十)，掏威灵(二十)，天门入虎口(二十)，斗肘(二十)，以上泻法。泻后补法：推脾土(一百)，分阴阳(一百)，补肾(一百)，运土入水(四十)，天门入虎口，斗肘(各二十)。

春夏用水，秋冬用姜葱真麻油推之，再用酒一盏，飞盐少许，皂角一片为末，黄土一钟，同炒，布包倒合掌心，掏大指节，即消。"

《幼科推拿秘书·卷四·推拿病症分类·肿胀门》："肿有十症，大抵湿热脾虚而起，脉浮为风虚，沉伏为水病，沉则脉络虚，伏则小便难，即为正水。脾脉虚大，多作脾肿，因循不治，乃成水肿，盖脾土喜燥而恶湿，土败不能治水，则停蓄不行，留滞皮肤，故作浮肿，初起时，见眼胞早辰浮突，至午后稍消，然此症夏与秋冬治之颇易，惟春水泛溢，兼之肝木旺，而脾土受克，不能治水，所以难疗，进退不常，须徐徐调理取效。大凡小儿浮肿，先用发散，然后行泄法，推用葱姜，加真麻油，再用酒一盏，飞盐少许，皂角一片为末，黄土一盅同炒，布包，倒合手心，掐大指节，即消。法宜分阴阳，运八卦，推三关，推脾土，黄蜂入洞，运五经，揉二扇门，以止泄，补肾水，虎口斗肘，补脾土，运土入水。气肿专是脾虚，不能生金，以致肺家虚气作胀，宜分阴阳，运八卦，推三关，补脾土，运水入土，天门虎口斗肘，按弦走搓摩，此推用淡醋亦可。又有浮肿，因小儿多食伤湿，气不行故肿，非水非气，食散而肿自消。法宜分阴阳，运八卦，揉中脘，按弦走搓摩，揉翳门，天门，虎口斗肘。补脾土，灸龟尾，男左女右。"

《推拿抉微·第二集·推拿法·杂症门推法》："小儿浮肿者，脾土宜补，阴阳宜分，肾水宜先补而后泻，用灯火太阳五心脊背上各一燋，自愈。"

【论用方】

一、常用治小儿水肿方论

1. 论四君子汤

《保婴撮要·卷十三·腹痈》："治脾胃虚弱，或因寒凉伤胃，致肿不能消，或溃而不能敛者，但以此药温补脾胃，诸症自退。如误用攻伐，则七恶随至矣。若脾胃气虚，疮口出血，或吐血便血，则加当归，脾胃充健，则血自归经。若脾虚血弱不生肌，或晡热内热者，更加熟地黄，不可投四物沉阴之剂，能伤脾胃也。若胃气虚弱，克伐伤脾，饮食少思，或食而难化，若作呕作泄者，尤宜用之。如兼痰嗽气逆，肢体倦怠，面目浮肿者，亦因脾虚不能生肺而然也，最宜用之。"

《儿科萃精·卷八·水肿门·附例》："小儿元气本虚，复遇大病之后，浑身浮肿，四肢厥冷，口不渴，小便清长，大便滑泄，不思饮食，此阴寒之极，脾胃将绝。治肿之方，切勿沾唇，但以四君子略加肉桂、炮姜、砂仁、豆蔻，以救其脾胃。便可挽回。”

2. 论严氏实脾散

《医方考·卷四·水肿门第三十六·严氏实脾散》：“脾胃虚寒，不能制水，则水妄行，故肢体浮肿。以无郁热，故口不渴而大小皆利。是方也，用白术、茯苓、甘草之甘温者补其虚，用干姜、附子之辛热者温其寒，用木香、草果之辛温者行其滞，用厚朴、腹子之下气者攻其邪，用木瓜之酸温者抑其所不胜。名曰实脾散者，实土以防水也。虽其药味不皆实土，然能去其邪，乃所以使脾气之自实也。”

3. 论大橘皮汤

《医学原理·卷之九·肿胀门·治肿胀方》：“治湿热内郁，以致腹胀水肿，小便不利，大便清泄。法当疏壅滞利小便以驱湿热，是以用木香、陈皮、槟榔等以破壅滞，滑石、泽泻、猪苓、白术、茯苓等利小便以渗湿热，甘草、肉桂补中健脾。”

4. 论十枣汤

《医方集解·攻里之剂第四·十枣汤》：“此足太阳药也。芫花、大戟之辛苦以逐水饮；甘遂苦寒，能直达水气所结之处，以攻决为用；三药过峻，故用大枣之甘以缓之，益土所以胜水，使邪从二便而出也。

十枣汤、小青龙汤主水气干呕；桂枝汤主太阳汗出干呕；姜附汤主少阴下利干呕；吴茱萸汤主厥阴吐涎沫干呕。

王海藏曰：表有水用小青龙，里有水用十枣。或问十枣汤、桂枝去桂加茯苓白术汤，皆属饮家，俱有头痛项强之证，何也。张兼善曰：太阳经多血少气，病人表热微渴，恣饮水浆，为水多气弱，不能施化，本经血气，因而凝滞，致有头痛项强之患，不须攻表，但宜逐饮，饮尽则自安。

杜壬曰：里未和者，盖痰与燥气壅于中焦，故头痛干呕，汗出短气，是痰膈也，非十枣不能除，但此汤不宜轻用，恐损人于倏忽。

本方除大枣，加大黄、黑丑、轻粉，水丸，名三花神佑丸（河间）：治壮实人风痰郁热，支体麻痹，走注疼痛，湿热肿满，气血壅滞，不得宣通；及积痰翻胃。服二丸后，转加痛闷，此痰涎壅塞，顿攻不开，再加二丸，快利则止。加牵牛、大黄、大泻气血之湿；加轻粉，无窍不入，以去痰积。虚人不可轻用。本方各五钱，加黄柏三两（酒炒），大黄（煨两半），粥丸，名小胃丹，丹溪治胸膈肠胃热痰湿痰。”

5. 论五苓散

《医方集解·利湿之剂第十二·五苓散》：“通治诸湿腹满，水饮水肿，呕逆泄泻，水寒射肺，或喘或咳，中暑烦渴，身热头痛，膀胱积热，便秘而渴，霍乱吐泻，痰饮湿疟，身痛身重。此皆伤湿之见证也。湿胜则脾不运，土不能制水，溢于皮肤则肿胀，并于大肠则泄泻，水停心下则呕逆，水寒射肺则喘咳。暑先入心故烦渴，五苓利小水、降心火，故兼治中暑烦渴。肺病则金不能生水，膀胱热则阳不能化阴，故便秘而渴；阴阳不和，则霍乱吐泻；湿胜则身痛身重。大抵下不通利，则阴阳不能升降，而变证多矣。”

6. 论茯苓甘草汤

《医方考·卷一·伤寒门第二·茯苓甘草汤》：“水气乘心而悸者，以水者心火之所畏也，故乘之则为动悸，此饮水过多之所致也。淡可以渗水，故用茯苓；辛可以散饮，故用姜、桂；益土可以制水，故用甘草。又曰：饮之为悸，甚于他邪，虽有余邪，必先治悸。盖以水停心下，不早治之，浸于肺则为喘为咳，传于胃则为哕为噎，溢于皮肤则为肿，渍于肠间则为利下故也。《经》曰：厥而心下悸，宜先治水，后治其厥。厥为邪之深者，犹先治水，则夫病浅于厥者可知矣。”

7. 论加味肾气丸

《医方集解·利湿之剂第十二·加味肾气丸》：“此足太阴、少阴药也。土为万物之母，脾虚则土不能制水而洋溢；水为万物之源（天一生水），肾虚则水不安其位而妄行，以致泛滥皮肤肢体之间，因而攻之，虚虚之祸，不待言矣。《经》曰：毋盛盛，毋虚虚，贻人祸殃。桂附八味丸滋真阴而能行水，地黄、茯苓、泽泻、桂附皆能行水，补命火因以强脾，桂附补命门火，火能生土，土强则能防水；阳能化阴，阴化则便溺通；加车前利小便，则不走气；加牛膝益肝肾，藉以下行，故使水道通而肿胀已，又无损于真元也。”

8. 论防己黄芪汤

《医方集解·利湿之剂第十二·防己黄芪汤》：“此足太阳、太阴药也。防己大辛苦寒，通行十二经，开窍泻湿，为治风肿水肿之主药；黄芪生用达表，治风注肤痛，温分肉，实腠理；白术健脾燥湿，与黄芪并能止汗，为臣；防己性险而捷，故用甘草甘平以缓之，又能补土制水，为佐；姜、枣辛甘发散，调和荣卫为使也。"

9. 论舟车丸

《医方集解·利湿之剂第十二·舟车丸》："治水肿水胀，形气俱实。肿胀者，水道壅遏也，形气俱实，口渴面赤，气粗腹坚，大小便秘也。阳水先肿上体肩背手膊，手三阳经；阴水先肿下体腰腹胫胕，足三阴经。"

10. 论疏凿饮子

《医方考·卷四·水肿门第三十六·疏凿饮子》："遍身水肿，则外而肌肤，无一而不病矣；喘呼气急，烦渴，大小不利，则内而三焦，无一而不病矣。是方也，羌活、秦艽，疏表之药也，水邪之在表者，得之由汗而泄。泽泻、木通、腹皮、苓皮，渗利之药也，水邪之在里者，得之由溺而泄。商陆、槟榔，攻水之药也，水邪之壅塞者，得之由后而泄。赤小豆。椒目，燥湿之品也，水气之蒸溽者，得之以熯而竭。随在而分其势，病其不衰去乎？"

《医学原理·卷之九·肿胀门·治肿胀方》："治水气遍身，浮肿喘呼，气急烦渴，大小便不利。此乃气滞，蓄遏水湿不得当经所致。法当行气以散水湿。是以用槟榔、大腹皮等以破壅滞之气，椒目、赤小豆、商陆等以行水，泽泻、木通等利小便以渗湿，佐以秦艽、羌活等诸风药以胜湿。"

《医方集解·利湿之剂第十二·疏凿饮子》："此足太阳、手足太阴药也。外而一身尽肿，内而口渴便秘，是上下表里俱病也。羌活、秦艽解表疏风，使湿以风胜，邪由汗出，而升之于上；腹皮、苓皮、姜皮辛散淡渗，所以行水于皮肤，以皮行皮；商陆、槟榔、椒目、赤豆去胀攻坚，所以行水于腹里；木通泻心肺之水，达于小肠；泽泻泻脾肾之水，通于膀胱，二物泻水，实泻火也。上下内外分消其热，亦犹神禹疏江凿河之意也。"

11. 论八正散

《医方集解·利湿之剂第十二·八正散》："此手足太阳、手少阳药也。木通、灯草清肺热而降心火，肺为气化之源，心为小肠之合也；车前清肝热而通膀胱，肝脉络于阴器，膀胱，津液之府也；瞿麦、扁蓄降火通淋，此皆利湿而兼泻热者也；滑石利窍散结，栀子、大黄苦寒下行，此皆泻热而兼利湿者也；甘草合滑石为六一散，用梢者，取其径达茎中，甘能缓痛也；虽治下焦而不专于治下，必三焦通利，水乃下行也。"

12. 论分水消疹散

《辨证录·卷之十四·疹症门》："小儿出疹，口中大渴，父母畅与之水，快甚，遂恣其酣饮，乃呕吐不止，因变泻痢，喘嗽不宁，小便不利，阴囊浮肿，胁痛筋软，膨胀之症生。人以为火热之不解也，谁知饮水过多，水蓄不消之病乎。夫心火亢炎，因而作渴，饮水必入于心，心不受水，而传于脾，为呕吐泻痢矣；传于肺，为咳嗽矣；传于肾，为小便闭而囊湿浮肿矣；传于肝，为胁痛筋软膨胀矣。夫水本克火，然水多则滞，火反得水以滋其沸腾，疹消而他病生焉。治法不必治疹，而惟在于分消其水势，水涸而疹亦痊矣。方用分水消疹散。

此方专治水也。止用桔梗、荆芥以少提其气，不特水气因升提而下行倍速，且使余疹亦从膀胱而下泄也。但二味既是提气，何不用升麻提之？不知升麻提气，必使疹毒由皮毛而出，反足以掣制利水之药之肘，不若荆芥、桔梗虽提气而不走皮肤，反能佐二苓群品共走膀胱，水与疹而同治也。"

13. 论右归丸

《成方切用·卷二上·补养门·右归丸》："治元阳不足，或先天禀衰，或劳伤过度，以致命门火衰不能生土。而为脾胃虚寒，饮食少进，或呕恶膨胀，或反胃噎膈，或欲寒畏冷，或脐腹疼痛，或大便不实，泻痢频作，或小水自遗。虚淋寒疝，或寒侵溪谷，而肢节痛痹。或寒在下焦，而水邪浮肿。总之真阳不足者，必神疲气怯。或心跳不宁，或四肢不收，或眼见邪祟，或阳衰无子等证。速宜益火之原，以培右肾之元阳，而神气自强矣。八味丸治之不愈者，宜服此，或用右归饮。凡八味右归用桂附等方，唯肺阴有余者宜之，否则助火烁金，反生肺病。"

二、治小儿水肿通用方

1. 狸豆根汤(《太平圣惠方·卷第八十八·治小儿水气肿满诸方》)

治小儿水气肿满，小便涩。

狸豆根(半两)　车前草(半两)　葵子(半两)　桑根白皮〔锉，半合(两)〕　赤小豆(半合)

上件药，细锉和匀。每取一分，以水一小盏煎至五分，去滓，分为二服，日三四服，随儿大小，以意增减。

2. 猪苓散(《太平圣惠方·卷第八十八·治小儿水气肿满诸方》)

治小儿水气肿满,小便不利,脐腹妨闷,喘促。

猪苓(一分,去黑皮)　桑根白皮(一分,锉)　赤茯苓(一分)　海蛤(一分,细研)　甜葶苈(一分,隔纸炒令黄紫色)

上件药,捣粗罗为散。每服一钱,以水一小盏煎至五分,去滓,温服,日三四服,更随儿大小,以意加减。

3. 楮皮汤(《太平圣惠方·卷第八十八·治小儿水气肿满诸方》)

治小儿水气肿满不消。

楮树白皮(锉,一合)　赤小豆(一合)　赤茯苓(一两,锉)

上件药,都和令匀。每取一分,以水一小盏煎至五分,去滓,分为二服,日三四服,随儿大小,以意加减服之。

4. 桑根白皮散(《太平圣惠方·卷第八十八·治小儿水气肿满诸方》)

1) 治小儿水气,遍身肿满,喘促,小便不利。

桑根白皮(半两,锉)　射干(半两)　赤茯苓(半两)　黄芩(半两)　木通(半两,锉)　泽漆(半两)　泽泻(半两)　汉防己(半两)

上件药,捣细罗为散。每服,以煮赤小豆汤,调下半钱,日三四服,看儿大小,增减服之。

2) 治小儿水气肿满,上气喘促,小便赤涩,大便稍难。

桑根白皮(半两,锉)　海蛤(一分)　汉防己(一分)　赤茯苓(一分)　白术(一分)　甜葶苈(一分,隔纸炒令黄色)　川朴硝(一两)　猪苓(一分,去黑色)

上件药,捣粗罗为散。每服一钱,以水一小盏煎至五分,去滓,温服,日三四服,更量儿大小,加减服之。

5. 赤茯苓散(《太平圣惠方·卷第八十八·治小儿水气肿满诸方》)

治小儿水气肿满,喘嗽不止。

赤茯苓(半两)　桑根白皮(半两,锉)　川升麻(一分)　甜葶苈(一分,隔纸炒令紫色)　杏仁(一分,汤浸去皮尖、双仁,麸炒微黄)　桔梗(一分,去芦头)　贝母(半两,煨令微黄)

上件药,捣粗罗为散。每服一钱,以水一小盏煎至五分,去滓,温服,日三四服,更量儿大小,加减服之。

6. 槟榔散(《太平圣惠方·卷第八十八·治小儿水气肿满诸方》)

治小儿水气,肿满喘促,坐卧不安。

槟榔(半两)　川大黄(半两,锉碎,微炒)　牵牛子(半两,微炒)　甜葶苈(半两,隔纸炒令紫色)

上件药,捣细罗为散。每服,以温水调下半钱,日二三服,量稍大增之,以利为效。

7. 甜葶苈丸(《太平圣惠方·卷第八十八·治小儿水气肿满诸方》)

治小儿水气,通身肿满,心腹妨闷,坐卧不安。

甜葶苈(半两,隔纸炒令紫色)　牵牛子(半两,微炒)　大戟(一分)　腻粉(一钱,研入)　雄雀粪(半两)　巴豆(十粒,去皮心研,纸裹压去油)

上件药,捣罗为末,都研令匀,用枣瓤和丸如绿豆大。每服,以温茶下一丸,日二服,五岁以上,加丸服之。

8. 甘遂散

1)《太平圣惠方·卷第八十八·治小儿水气肿满诸方》

治小儿水气,遍身肿满,大小便难,喘促不得睡卧。

甘遂(一分,煨令微黄)　槟榔(一分)　川大黄(一分,锉碎,微炒)　牵牛子(半两,微炒)　甜葶苈(一分,隔纸炒令紫色)

上件药,捣细罗为散。每服,以温水调下一字,以利为效,随儿大小,以意加减。

2)《幼幼新书·卷第三十二·肿满第二》

小儿气肿、水肿。

甘遂　大戟　黑牵牛　槟榔　陈橘皮(去白)　木香(以上各半两)

上为末。每岁一钱,五更初用葱酒调下;不食吃酒,用葱汤调下。天明通下黄水来,可依形证调理。

9. 木香散(《太平圣惠方·卷第八十八·治小儿水气肿满诸方》)

治小儿水气,四肢浮肿,腹胁妨闷。

木香(一分)　鳖甲(半两,涂醋炙令黄,去裙

裲) 赤茯苓(一分) 牵牛子(二分,微炒) 川大黄(半两,锉碎,微炒)

上件药,捣细罗为散。每服,以温水调下半钱,以利为度,随儿大小,加减服之。

10. 郁李仁粥(《太平圣惠方·卷第九十七·食治小儿诸方》)

治小儿水气,腹肚虚胀,头面浮肿,小便不利。

郁李仁(一两,汤浸去皮尖,微炒) 桑根白皮(一两,锉) 粟米(一合)

上件药,捣碎。每服半两,以水一大盏煎至七分,去滓,下米作粥,入少生姜汁,任意食之。

11. 郁李仁汤(《圣济总录·卷第一百七十四·小儿水气肿满》)

治小儿通体肿满,腹胀气喘。

郁李仁(汤浸去皮尖,炒,捣研) 大黄(煨,锉) 柴胡(去苗,各一两半) 芍药 猪苓(去黑心) 泽泻(各一两) 赤茯苓(去黑皮) 黄芩(去黑皮,各一两一分) 麻黄(去根,节一分) 升麻 杏仁(汤浸去皮尖、双仁,炒研) 鳖甲(去裙裲,醋炙,各三分)

上一十二味,粗捣筛。五六岁儿每用二钱匕,水一盏煎至五分,去滓分温二服,日再,以利为度,更量儿大小增减。

12. 甘遂丸(《圣济总录·卷第一百七十四·小儿水气肿满》)

治小儿肿满结实,诸治不瘥。

甘遂(炒) 葶苈(纸上炒) 车前子 猪苓(去黑皮) 杏仁(汤浸去皮尖、双仁,炒,研) 芍药(各三分) 泽漆叶 黄芩(去黑心) 鳖甲(去裙裲,醋炙,各半两)

上九味,捣研为末,炼蜜和丸如绿豆大。五六岁儿每服五丸,竹叶汤下,以利为度,更量儿大小增减。

13. 构皮汤(《圣济总录·卷第一百七十四·小儿水气肿满》)

治小儿肿满。

构木白皮(切五合,即楮也) 赤小豆(四合) 赤茯苓(去黑皮,一两半)

上三味,㕮咀如麻豆大。五六岁儿每服一钱匕,水七分煎至四分,去滓温服,日再,更量儿大小增减。

14. 猪苓汤(《圣济总录·卷第一百七十四·小儿水气肿满》)

治小儿水气肿满。

猪苓(去黑皮) 海蛤 防己 白术 葶苈子(纸上炒) 朴硝(各一分) 桑根白皮(锉) 赤茯苓(去黑皮,各半两)

上八味,粗捣筛。五六岁儿每服一钱匕,水七分煎至四分,去滓温服,日再,以瘥为度,更量儿大小增减。

15. 葶苈煎(《圣济总录·卷第一百七十四·小儿水气肿满》)

治小儿肿满,服药不退。

葶苈(纸上炒,三分) 防己(一两半) 泽漆叶 郁李仁(去皮尖,炒,各一两一分) 赤茯苓(去黑皮) 泽泻 杏仁(汤浸去皮尖、双仁,炒,研如膏,各三两) 柴胡(去苗,二两)

上八味,将七味粗捣筛。以水一斗煎至二升半,去滓入杏仁膏及白蜜一斤,慢火煎如稀饧。二岁儿每服半钱匕,温水调下,渐加之,更随儿大小加减。

16. 泽漆丸(《圣济总录·卷第一百七十四·小儿水气肿满》)

治小儿水肿腹大,诸疗不瘥。

泽漆叶 葶苈(纸上炒,各半两) 甘遂(炒) 黄芩(去黑心) 郁李仁(汤浸去皮尖,炒,研) 芍药 猪苓(去黑皮) 杏仁(汤浸去皮尖、双仁,炒研) 车前子(各三分) 鳖甲(去裙裲,醋炙) 柴胡(去苗,各半两)

上一十一味,捣研为末,炼蜜和捣三五百杵,丸如绿豆大。五六岁儿,每服五丸,温水下,更看儿大小增减。

17. 白狗肺汤(《幼幼新书·卷第十六·咳逆第二》引《婴孺》)

治少小咳逆善呕,面肿涕出,胸中满,肺胀,短气肩息。

白狗肺(一具,切) 紫菀(五分) 清酒(一斗) 人参 乌韭 款冬花 细辛 桂心 白术(各一两) 生姜(三两) 饴糖(半斤) 豉(一升) 甘草(炙,一尺) 麻黄(去节,二分) 吴茱萸(半斤)

上用前清酒一斗,同药微火煮至七升。一服一合,日三夜一。又一方无桂、豉,有杏仁七个。

18. 防葵散(《幼幼新书·卷第十七·疟后头

面浮肿第二十二》引《圣惠》)

治小儿疟发后,肚胀兼头面浮肿。

防葵　柴胡(去苗)　川大黄(锉碎,微炒)　桑根白皮(锉,各用半两,《婴孺》各用一分)　甘草(一分,炙微赤,锉)

上件药捣,粗罗为散。每服一钱。以水一小盏煎至五分,去滓温服,日三服。量儿大小加减服之。《婴孺方》云:忌菘菜、油腻、生冷、黏滑物,乳母同忌。

19. 丁香散(《幼幼新书·卷第二十·黄疸第八》引《惠眼观证》)

治黄疸水肿。

丁香(七粒)　瓜蒂(四十九个)　硇砂(一分)

上为末令细。黄昏时蘘荷根丁子点药,入鼻搐之。一更时腥臭水出渐脓,至五更水尽,一夜三五遍换丁子。次日调气至,日夜依前用之。五夜烂肉落,方住药,以乌犀膏吃一月日。

20. 调气白术丸(《幼幼新书·卷第二十一·胃气不和第九》引《王氏手集》)

调脾胃,散风湿,去寒邪,治泄泻,乳食不化,止呕逆;腹胁胀痛,四肢肿满,小便不利及减食羸瘦,久渐成疳疾。

白术　芍药　木香　当归(各等分)

上为细末,炼蜜为丸,一两作八十丸。每服一丸,食前,生姜米饮汤化下。

21. 水仙丹(《幼幼新书·卷第二十一·虚寒第二》引《刘氏家传》)

童男室女一切损病皆可服。

好辰砂(四两,细研,水飞过)

上用白芨一两,木通半两,白蔹半两,清麻油四两。将上件药三味同熬,用文武火,时以箸点药在水中,候油晕不致散漫,即去药存油,摊冷,旋旋取,和前项朱砂末一如面剂,候和成,即用新水一盆,揉皂角在内,将和成朱砂洗去油为度,别用净器,以新水浸之。每服五七丸至十丸,旋丸如梧桐子大。水一日一易,上用湿纸蒙盖,以防尘土。治男子丈夫、妇人及童男室女五劳七伤,一切损病,骨蒸瘴疠,三消水肿,脚气瘫痪。凡药不能效者,悉能治之。

22. 梅肉散(《幼幼新书·卷第二十四·无辜疳第一》)

治无辜疳疾,渴不止,眼出障翳,身体浮肿方。

乌梅肉(炒干)　绵黄芪　干葛(各一两)　川黄连　栝蒌根　干姜(炮)　甘草(炙,各半两)

上件捣,罗为细末。每服一钱,水一盏煎至六分,放温,时时与服。

23. 塌气散

1)《幼幼新书·卷第三十二·肿满第二》

小儿肿后。

赤小豆　橘皮红　萝卜子　槟榔　甘草(以上各半两)　木香(一分)

上为末。每服二钱,水一小盏,姜枣同煎至六分,通口服,进四服,看大小用。

治小儿遍身肿。

汉防己　当归　芍药　紫菀　黑牵牛　杏仁(去皮略炒,先研,以上各一钱)　槟榔(面煨,二钱)　绵黄芪(二钱,蜜炙)

上件为末。每服一钱,水一盏,姜三片,枣子一个,煎至五分服。

2)《婴童百问·卷之九·虚实肿胀第八十四问》

治小儿腹胀气喘,体肿面浮。

陈皮(一合,炒)　青皮(去瓤,巴豆二十一粒炒黄色,去巴豆用)　甘草(炙,各半两)　黑牵牛(二钱半,半生半炒)　肉豆蔻(二个,煨香)

上末,半钱,米饮调下。加槟榔一个。

治小儿腹胀气粗,并疳疾相攻,面目浮肿。

木香(一钱)　青皮(五钱)　巴豆(三十粒,同炒豆黄色,去巴豆用)

上为末。三岁半钱,米汤下,食前连进即效。

24. 黄芩汤(《幼幼新书·卷第三十二·肿满第二》引《婴孺》)

治小儿肿满。

黄芩　泽泻　通草(各八分)　柴胡　桑白皮(各七分)　杏仁(汤去皮尖)　猪苓(去皮柴,各六分)　泽漆叶(四分)

上以水五升煮一升半,四五岁儿为三服,一二岁服二合。

25. 小豆饮子(《幼幼新书·卷第三十二·肿满第二》引《婴孺》)

治小儿肿满。

槲皮白(切,七合)　茯苓(二分)　小豆(八分)

上以七升水煮一升四合，去滓饮之，未效再合。

26. 卫矛丸（《幼幼新书·卷第三十二·肿满第二》引《婴孺》）

治小儿头面及身体浮肿。

卫矛羽（鬼箭用羽也，鬼箭一名卫矛） 松罗（四分） 防己 黄芪（各三分） 郁李仁（一钱，别研入）

上为末，蜜丸大豆大。百日儿食后一丸，日再，以腰中身体汗出尽为度。

27. 海蛤汤（《幼幼新书·卷第三十二·肿满第二》）

治肿满，大小便不利。

海蛤 桑根白皮（各一两） 汉防己 白术（炮） 赤茯苓（各半两） 甜葶苈（隔纸炒紫色） 川朴硝 木猪苓（去黑皮，各一分）

上件捣，罗为细末。每服一钱，水一盏煎至五分，去滓温服，乳食后。

28. 郁李仁丹（《幼幼新书·卷第三十二·肿满第二》）

治肿满，皆可服。

郁李仁（汤浸去皮，微炒） 槟榔（各半两） 牵牛子（一分，炒）

上件捣，罗为细末，滴水和丸黍米大。每十粒煎葱白汤下，不拘时候。量儿大小加减。

29. 款肺散（《小儿卫生总微论方·卷十四·肿病论》）

治小儿风痰，咳嗽喘气逆呕吐，面目浮肿。

白僵蚕（五两，汤洗去灰丝并头足，焙干） 玄胡索（去皮，三两，生）

上为细末。每服一字或半钱，煎淡齑汁放温调下；如婴孩，乳汁调半字，不拘时候。

30. 熊胆丸（《小儿卫生总微论方·卷十四·肿病论》）

治小儿疳气，体瘦肚肿吃水。

熊胆 雄黄（研，水飞） 佛头青（各半两，入麝香少许，同研细） 桂心 人参（去芦，各一钱，为末）

上拌研匀，糯米粥和丸绿豆大。每服五七丸，米饮下，食后。

31. 槟榔丸

1)《小儿卫生总微论方·卷十四·肿病论》

治小儿疳气腹胀，四肢肿满，气急喘闷，小便不利。

槟榔 木香（各二钱） 青皮 姜黄（各一两） 萝卜子（炒） 牵牛子（各取末，七钱半）

上为末，糊丸黍米大。生姜汤下二三十丸，食后。

2)《婴童类萃·下卷·水肿论》

水肿腹胀，心膈痞闷，喘急不安。

槟榔 黑丑（炒） 萝卜子（炒） 青皮（巴豆炒，去豆） 香附（各一两） 木香（五钱）

为末，姜糊为丸。每服二三十丸，白滚汤下。

32. 绯绶丸（《小儿卫生总微论方·卷十四·肿病论》）

治小儿疳气，黄瘦肚大，手脚浮肿，饮水不休。

川楝子（去核） 川芎（各二钱） 橘皮（四两，去穰） 龙胆（去芦，二两） 巴豆（十四个，去皮膜，将陈皮、龙胆同巴豆炒焦黑时，去巴豆不用）

上四味为末，糊丸麻子大，朱砂为衣。每服十五丸或三十丸，米饮下，腹胀陈皮汤下，食后。治小儿手足身体浮肿，以小便温暖渍之，大良。

33. 通草散（《小儿卫生总微论方·卷十四·肿病论》）

治一身黄肿透明。

通草（蜜涂炙干，为末） 木猪苓（去黑皮，为末，各等分）

上为细末，再入研细，去土地龙、麝香少许。每服半钱或一钱，米饮调下，神效，亦治肾肿。

34. 金华散（《小儿卫生总微论方·卷十四·肿病论》）

治水气肿满，通身明亮。

大黄末（四钱） 牵牛末（三钱） 朴硝（研末，八钱） 巴豆肉（五个，研）

上同拌匀。每服一字，生姜蜜水调下。此方猛烈，斟酌所宜。

35. 葶苈丸（《小儿卫生总微论方·卷十四·肿病论》）

治水气腹肿，小便涩滞。

以葶苈子半两微炒，杵如泥，入枣肉再杵，和丸绿豆大。每服五丸，枣汤下，空心晚后。

36. 海蛤散（《小儿卫生总微论方·卷十四·肿病论》）

治身体肿满，大小便不利。

海蛤　桑白皮(各一两)　汉防己(半两)　赤茯苓(去黑皮,半两)　白术(半两)　甜葶苈(纸衬炒紫)　川朴硝　木猪苓(去黑皮,各一分)

上为细末。每服一钱,水一盏煎至五分,去滓温服,乳食后。

37. 杏仁膏(《小儿卫生总微论方·卷十四·肿病论》)

治小儿卒然面目浮肿,杵杏仁膏敷之。

38. 五皮饮

1)《活幼心书·卷下·信效方·丹饮门》

主头面四肢浮肿,时有微喘,饮食不进。

大腹皮(净洗,焙干)　桑白皮(去粗皮,剉,炒)　茯苓皮(净,去埃土)　生姜皮(略洗,焙干)　陈皮(去白,五味各一两)

上件㕮咀。每服三钱,水一盏煎七分,无时温服。此剂但多投自然作效,勿以见方不重药为误。

2)《彤园医书(小儿科)·卷之二·疝证门·湿水肿》

治湿水肿。

五加皮　地骨皮　茯苓皮　大腹皮　生姜皮(等分)

煎服。

39. 浚川丸(《活幼心书·卷下·信效方·丸膏门》)

治水肿及单腹满胀,气促食减,遍身面浮。

大戟　芫花(醋炒)　沉香　檀香　南木香　槟榔　莪术　大腹皮(焙干,净洗)　桑白皮(剉,炒,九味各半两)　黑白牵牛(晒研,取生末,一两)　巴豆(去壳膜心,存油,三十五粒)

上除牵牛末巴豆外,前九味,内有沉香、檀香、木香、槟榔不过火,余五味焙干,同沉香等为末,就加牵牛末和匀,巴豆碎切,在乳钵内极细杵,入前药末同再杵匀,水煮面糊丸麻仁大。每服十七丸,浓煎葱汤,候温五更初空心下。去水未尽,停一日减用十三丸,次减作九丸,再减至七丸,汤使下法如前。证退即止。

40. 商陆丸(《活幼心书·卷下·信效方·丸膏门》)

治水肿小便不通,勿拘远近。

商陆(一两)　净黄连(半两)

上二味焙为末,姜汁煮面糊丸绿豆大。每服三十丸至五十丸,用温紫苏熟水空心下,或温葱汤。

41. 香陆胃苓丸(《活幼心书·卷下·信效方·丸膏门》)

治肿疾日久不愈,此药大能实脾导水,多服取效。

丁香(去梗)　商陆　赤小豆　陈皮(去白)　甘草(炙,五味各二两)　苍术(如前制,三两)　泽泻(去粗皮,二两半)　赤茯苓(去皮)　猪苓(去皮)　白术(三味各一两半)　肉桂(去粗皮,一两)　厚朴(同上制,二两)

上除丁香、肉桂不过火,余药剉焙,同前二味为末,用面微炒,水浸透,煮糊丸绿豆大。每服二十丸至五十丸,或七十丸,空心温汤下。儿小者丸作粟谷大吞服,粒数引子,并如前法。

42. 分气饮

1)《婴童百问·卷之九·虚实肿胀第八十四问》

治小儿肿胀作喘,气短而急。

桔梗　赤茯苓　陈皮　桑白皮(剉)　大腹皮　枳壳(炒)　半夏曲　真苏子(微炒)　紫苏　甘草(炙,各二钱)　草果仁(一钱)

上剉散。每服一钱半,姜枣煎服。

2)《万氏家抄济世良方·卷五·肿胀》

治四肢浮肿,气喘短急。

桔梗　茯苓　陈皮　桑皮　大腹皮　枳壳　草果　半夏　苏子　木瓜　木通　木香

姜、枣、灯心水煎服。小便不利加猪苓、泽泻;泻加肉果;腹痛加肉桂;胸膈不宽加砂仁、厚朴。

3)《婴童类萃·下卷·水肿论》

治肿胀,气短而喘。

陈皮　桑皮　桔梗　枳壳　半夏(六分,制)　大腹皮　苏子　紫苏　木通(各一钱)　草果(五分)

生姜三片,水煎。

43. 塌气丸(《婴童百问·卷之九·虚实肿胀第八十四问》)

治小儿疳气,腹胀喘急,并面浮肿。

丁香　胡椒(炒,各五钱)　莱菔子(炒)　白牵牛(各七钱半)

上为末,面糊丸小豆大。三岁三十丸,米汤下。

44. 加味五皮饮(《幼科类萃·卷之十二·水

肿门·水肿诸方》)

治小儿四肢肿满,阳水、阴水皆可服之。

五加皮　地骨皮　生姜皮　大腹皮　茯苓皮(各一钱,内加姜黄一钱木瓜)

上作一服,水煎服。一方去五加皮,用陈皮、桑皮。

45. 疏凿饮子(《幼科类萃·卷之十二·水肿门·水肿诸方》)

治水气,通身浮肿,喘呼气急,烦渴,大小便不利,服热药不得者。

泽泻　赤小豆(炒)　商陆　羌活　大腹皮　椒目　木通　秦艽　槟榔　茯苓皮(各等分)

上㕮咀。水煎,姜五片。

46. 葶苈散

1)《幼科类萃·卷之十二·水肿门·水肿诸方》

治小儿水气肿满。

甜葶苈(隔纸炒)　黑牵牛　槟榔　大黄(各等分,煨)

2)《婴童类萃·下卷·水肿论》

治十种水气,咳嗽喘急,坐卧不安,小便短少。

葶苈(一钱五分,微炒,研)　泽泻　黑丑(各一钱)　椒目(炒,研)　猪苓(各一钱二分)

葱白三茎,水煎,空心服。日午下小便升许,间日再用葱白煮稀粥催之。

47. 十枣丸(《幼科类萃·卷之十二·水肿门·水肿诸方》)

治水气,四肢浮肿,上气喘急,大小便不利。

甘遂　大戟　芫花(各等分)

上为末,煮枣肉为丸桐子大。清晨热汤下三十丸,以利为度,次早再服。虚人不可多服。

48. 甘草麻黄汤(《幼科类萃·卷之十二·水肿门·水肿诸方》)

治水肿,从腰以上俱肿,宜此汗之。

甘草(半两)　麻黄(一两)

上㕮咀。水煎,作一服。

49. 消肿丸(《幼科类萃·卷之十二·水肿门·水肿诸方》)

治小儿水肿,喘满,小便不利。

滑石　木通　白术　黑牵牛(炒)　通脱木　茯苓　茯神　半夏　陈皮(各一钱)　木香　瞿麦穗　丁香(各半两)

上为末,酒糊丸梧桐子大。每二十丸,灯心麦门冬汤下。

50. 泻白饮(《原幼心法·中卷·咳嗽门·咳嗽诸方》)

治咳嗽而后喘,面肿身热。

桑白皮(炒黄,一两)　甘草(炒,半两)　地骨皮(去土,一两)

上件,每服一二钱,水一盏,入糯米百粒,水煎,温服。

51. 清脾汤(《原幼心法·中卷·疟疾门·疟疾诸方》)

治小儿疟疾,作浮肿,兼有寒热不退,饮食不进。

白术　茯苓　厚朴　青皮　陈皮　半夏　大腹皮　槟榔　三棱　蓬术　木通　甘草

上锉散。每服三钱,水一盏,姜煎。

52. 大腹皮汤(《证治准绳·幼科卷之九·肺脏部·疟后浮肿》)

治小儿疟疾,用药太早退热,变作浮肿,外肾肿大,饮食不进。

大腹皮　槟榔　三棱　蓬莪术(各五钱)　苍术　枳壳(各二两)　甘草(三钱)

上锉散。每服三钱,生姜皮、萝卜子、椒目同煎。

53. 青皮汤(《证治准绳·幼科卷之九·肺脏部·疟后浮肿》)

治小儿疟后浮肿,兼寒热不退,饮食不进。

白术　茯苓　厚朴　青皮　陈皮　半夏　大腹皮　槟榔　三棱　蓬莪术　木通　甘草(各等分)

上㕮咀。每服三钱,姜水煎。

54. 加味五皮散(《寿世保元·卷八·初生杂症论·水肿》)

论小儿肿满,土亏水旺也。并四肢肿满,阴水、阳水皆可服。

五加皮　地骨皮　生姜皮　大腹皮　茯苓皮(各一钱)

加姜黄、木瓜各一钱。锉散,水煎服。一方。去五加皮,加陈皮、桑白皮。

55. 加味胃苓汤

1)《婴童类萃·下卷·水肿论》

治一切水肿胀满。随症加减,功效如神。

苍术（一钱二分） 厚朴（七分） 陈皮 茯苓 白术 猪苓 泽泻（各一钱） 紫苏 香附（各七分） 木香（五分）

阶沿草十叶，淡竹叶二十片，生姜三片，水煎。春月：升麻、羌活、防风；夏月：香需、干葛、黄连；秋月：桂枝、白芍，倍紫苏；冬月：干姜、官桂；喘急：杏仁、桑皮、苏子；心膈饱胀：槟榔、枳壳；气胀：苏子、葶苈（炒研）、大腹皮；口渴：花粉、麦冬、五味；发热：柴胡、黄芩、干葛；痢疾：枳壳、槟榔、黄连；泄泻：黄连、诃子；小便短涩：木通、滑石；便秘：大黄、芒硝。

2）《幼科证治大全·肿胀》

治小儿水肿。

陈皮 猪苓 泽泻 茯苓 木瓜 白术（各一钱） 厚朴 神曲 槟榔（各八分） 香附子 大腹 山楂 砂仁（各七分） 苍术（二钱半） 甘草（炙，二分）

上入生姜、灯心，水煎服。

56. 神助丸（《婴童类萃·下卷·水肿论》）

治十种水气，随症加减。

一青水：先从左边胁肿起，根在肝，大戟、芫花；

二赤水：先从舌根肿起，一云脚根，根在心，葶苈；

三黄水：先从腰腹肿起，根在脾，甘遂、椒目；

四白水：先从脚肿起，根在于肺，桑白皮；

五黑水：先从肾肿起，根在肾，泽泻、连翘；

六玄水：先从面肿起，根在外肾，芫花；

七风水：先从肾肿起，根在膀胱，甘遂、茯苓；

八石水：先从四肢肿起，根在骨，藁本；

九高水：先从小腹肿起，根在小肠，巴豆、巴戟；

十气水：或盛或衰，根在腹，赤小豆。

主君者一两，臣使五钱。三钱蜜丸，茯苓汤下。为散亦可。

57. 香平散（《婴童类萃·下卷·水肿论》）

治大小水肿，隔气噎塞，并效。

蓬术（醋炒） 三棱（醋炒） 香附（醋炒） 黑丑（各一两） 干姜（五钱） 苍术（一两，炒） 厚朴（六钱，制） 陈皮（七钱） 甘草（一钱）

为末。每服一钱，姜汤调下。醋糊为丸亦可。

58. 土狗半边散（《婴童类萃·下卷·水肿论》）

治诸般水肿。

芫花（醋炒） 甘遂 大戟 土狗（七个，五月内取能飞者） 大黄（半生半熟，各三钱）

先将葱捣烂为饼，推新瓦上，将土狗安葱上焙干，去翅、足、嘴，每个剪作两片，分左右成对，记之再焙干，为末。欲退左边肿，即以左边七片末，加药二钱，淡竹叶、天冬煎汤，五更调服。候左边肿消至第四日，再服右边七片末，加药如前。服未效，用大黄三钱，煎汤助之；如未动，茶清助之。

59. 圣腰子（《婴童类萃·下卷·水肿论》）

治十般水肿，忌甘草数日。

大戟 牵牛 木香（各一钱） 甘遂（五分，共研细）

将腰子左右一对，每用一个，剖开入末药一钱，纸裹煨熟，细细呷之。

60. 甘遂饼（《婴童类萃·下卷·水肿论》）

治膜外水气。

甘遂 大麦麸（各五钱）

为末，和作饼，烧熟食之。如不利，热汤催之；利不止，冷水洗手足头面即止。小儿减之。

61. 木香醒脾丸（《婴童类萃·下卷·心腹痛论》）

治疳疾虚羸，虫积食积，肚腹作痛，兼治痞块水肿。

槟榔 枳壳（麸炒） 青皮（醋炒） 砂仁（各五钱） 丁香（二钱） 木香 使君肉（各三钱） 神曲 香附（醋炒，各五钱） 芦荟（二钱） 胡连（六钱）

为末，健猪胆汁为丸，清米汤下。

62. 大橘皮汤（《慈幼新书·卷十·食积》）

治湿气内攻，腹胀水肿，小便不利，大便滑泄。

陈皮 木香 滑石 茯苓 猪苓 槟榔 白术 泽泻 甘草 肉桂

63. 三棱丸（《幼科证治大全·肿胀》）

治小儿停积，腹胁胀满，干呕恶心，全不入食。

三棱 木香 神曲 陈皮 半夏（各一两） 丁香 桂心（各半两）

上为末，面糊丸粟米大。乳食后，姜汤下，十余丸。

64. 五苓散（《幼科证治大全·肿胀》）

治小儿通身浮肿，小便不利。

猪苓　泽泻　白术　茯苓　桂

上入灯心，长流水煎，时时灌服，小便利则愈。

65. 匀气散(《幼科证治大全·肿胀》)

治脾肺气逆，喘嗽面浮，小便不利。

陈皮(七钱)　桑白皮　桔梗　赤茯苓　甘草(各半两)　藿香(三钱)　木通(二两)

上入姜灯心，水煎服。

66. 分气饮子(《幼科证治大全·肿胀》)

治婴孩小儿，调理肿胀作喘，气短促急，坐卧不任，四肢浮肿，饮食吐逆，神困喜睡。

五味子　桔梗　茯苓　甘草　陈皮　桑白皮　草果　枳壳　大腹　白术　当归　紫苏　苏子　半夏

67. 加味五苓散〔《彤园医书(小儿科)·卷之二·疝证门·湿水肿》〕

治小儿湿肿，不堪峻利，改用此方。

土炒白术　赤苓　猪苓　防已(各一钱)　炒苡仁　泽泻(各二钱)　槟榔　桂心(各五分)

灯心煎服。

68. 芪芍桂枝汤(《幼科切要·肿症门》)

治发热汗出，四肢浮肿。

桂枝　白芍(各三钱)　黄芪(蜜炙，五分)

水煎服。

69. 防已茯苓汤(《幼科切要·肿症门》)

治身肿水气在皮肤。

防已　蜜芪　肉桂(各一钱)　赤苓(三钱)　甘草(一钱)

共为末，每服三钱。

70. 舟车神佑丸(《儿科萃精·卷八·水肿门·风湿肿》)

水停中州胀满者，古法主舟车神佑丸攻之。

甘遂　芫花　大戟(各一个，醋炒)　大黄(二两)　黑牵牛(头末，四两)　炒青皮　正陈皮　木香　槟榔(各五钱)　轻粉(一钱)

共为细末，水丸如椒目大。小儿二三丸，大儿五七丸，量服之，滚白水送下。

重者头面肿起，加蜜炙麻黄二分；作喘，加炒桑白皮一钱，苦杏仁二钱；小便黄赤，加木通八分；身肿，加五加皮一钱；腹胀，加砂仁五分，白蔻仁五分，丁香五分，枳壳八分；脚冷不温，加熟附子五分，上肉桂三分，防已五分。

71. 新五皮饮(《儿科要略·杂证论治·身体肿胀》)

治一切身肿。

黄芪皮　大腹皮　冬瓜皮　茯苓皮　桑白皮(各等分)

清水煎服。头面肿，加麻黄；脚肿，去大腹皮加槟榔、赤小豆、牛膝；小便不利，加木通、车前子；一身俱肿，腹膨晶亮，加白术、猪苓、泽泻、甘遂；呕水泛恶，加生姜皮。

三、治小儿实肿方

1. 太山甘遂丸

1)《幼幼新书·卷第二十二·积聚第一》引《婴孺》

治小儿肿满结实，诸治无益者。

太山甘遂(炒)　葶苈(炒)　芍药　郁李子　杏仁(去皮尖，炒)　车前子　黄芩　猪苓(各三分)　泽漆叶(炒)　鳖甲(炙，各二分)　柴胡(四分)

上为末，蜜丸。竹叶饮下，以利为度。一二岁儿服小豆大十丸；四五岁服十五丸，以意量之。

2)《幼幼新书·卷第三十二·肿满第二》引《婴孺》

治小儿肿满结实，诸治不效。

甘遂(炒)　芍药　杏仁　车前子　黄芩　猪苓　葶苈子(炒，各三分)　鳖甲(七分，醋炙)

上为末，蜜为丸大豆大。竹叶饮下，二岁五六丸。日再量之。

2. 郁李仁汤(《幼幼新书·卷第三十二·肿满第二》引《婴孺》)

治小儿通体洪肿，腹满坚胀，气喘急。

郁李仁(三合)　大黄(十二分)　柴胡　泽泻(各八分)　赤茯苓(十分)　黄芩　麻黄(各十二分)　杏仁(汤去皮尖)　升麻(各七分)　芍药　猪苓(各八分)　鳖甲(五分，炙)

上以水二升半煮一升六合，七岁为三服，四五岁为四服，随小大加减。

四、治小儿虚肿方

1. 大黄散(《幼幼新书·卷第二十六·痞肿第十三》)

治小儿上气喘促，头腹虚肿，时时作声，四肢无力，常有冷热痞气，虚肿。

大黄(半两,煨)　川芎　甘草　黑牵牛　犀角(末)　朴硝(各一分)

上件为末。每服二钱,水二盏煎至三分,入生姜三片同煎,如虚肿入少许蜜,如不肿不用蜜。

2. 内消丸(《幼幼新书·卷第三十二·肿满第二》)

治小儿头面、手脚虚浮。

青橘(五个,汤浸,去瓤)　巴豆(七个,去壳)　木香(二钱,炮)　防己(一钱半)　丁香(十四粒)

上青橘同巴豆炒苍色,去巴豆不用,以其余药为末,蒸饼丸如大麻子大。每服二三岁三丸,四五岁七丸或十丸,男孩儿陈橘皮汤下,女孩儿煎艾叶汤下,一日三服。

3. 红粉散(《幼幼新书·卷第三十二·肿满第二》)

治小儿浑身虚肿,气喘,不思饮食。

朱砂(一分)　槟榔(一钱)　轻粉(半钱)

上为末。每服一字及半钱,薄荷汤调下。吃一服则取下,仍用观音散、人参散调其胃气。忌生冷、粗硬等物。

4. 塌气散(《幼幼新书·卷第三十二·肿满第二》引《惠眼观证》)

治虚肿胀满,虚烦,手足肿。

白术　木香　青橘皮(去瓤)　甘草(炙)　茴香(各半两)　巴豆(三十粒)

上将巴豆炒橘皮,候巴豆黑色,去巴豆,取橘皮,用诸药为末。每服一大钱,饭饮调下。

5. 枣肉丸(《幼幼新书·卷第三十二·肿满第二》引《吉氏家传》)

治小儿遍身虚肿。

石燕子(一个,捶为末)　大枣(七个,去核)　巴豆(七粒,去油)

上二味入枣肉内,烧存性,细研,以蟾酥丸麻子大。看原因甚物所伤,以原伤物汁下,甚妙。

6. 赤苍饮(《活幼心书·卷下·信效方·丹饮门》)

主脾胃因虚受湿,面浮而黄,或遍身作肿,饮食减少,气不升降,小便赤色,腹肚膨胀,咳嗽有痰,及肿后当服,神妙,加草果仁炮过,水、姜、枣煎投。

赤茯苓(去皮)　苍术(同上制,二味各一两半)　枳壳(同上制,一两)　藿香(和根)　半夏(同上制)　净香附　紫苏(和梗)　厚朴(同上制)　陈皮(去白,六味各七钱半)　甘草(炙,一两二钱)

上件㕮咀。每服二钱,水一盏,姜二片,煎七分,无时温服。

7. 南星腹皮散(《活幼心书·卷下·信效方·汤散门》)

主肿疾欲愈未愈之间,脾胃虚慢,气促痰喘,腹胀胸满,饮食减,精神困,小便不利,面色痿黄。

南星(同煎制,一两)　大腹皮(净洗,焙干)　生姜皮　陈皮(去白)　青皮(去白)　桑白皮(剉,炒)　甘草(炙)　扁豆(同前制,七味各半两)

上为㕮咀。每服二钱,水一盏,姜二片,煎七分,无时温服。

8. 补脾饮(《万氏家抄济世良方·卷五·肿胀》)

治脾虚受湿浮肿。

白术(炒)　茯苓　人参　厚朴(姜汁炒)　陈皮　木通　木瓜　青皮　木香　干姜　大腹皮　砂仁

姜、枣、灯心,水煎服。

9. 益气养荣汤(《保婴撮要·卷五·鹤膝行迟》)

治气血损伤,四肢颈项等处患肿,不问软硬、赤白痛否,日晡发热,或溃而不敛者,并宜服之。

人参　茯苓　陈皮　贝母　香附　当归(酒拌)　川芎　黄芪(盐水拌炒)　熟地黄(酒拌)　芍药(炒,各五分)　甘草(炙)　桔梗(炒)　柴胡(各三分)　白术(炒,一钱)

上姜水煎服,大人倍用。

10. 香陆胃苓丸〔《证治准绳·幼科集之七·脾脏部(上)·水肿》〕

治肿疾日久不愈,此药大能实脾导水,多服取效。

丁香(去梗)　商陆　赤小豆　陈皮(去白)　甘草(炙,各二两)　苍术(米泔水浸一宿,去粗皮,滤干,剉片,炒微黄色)　泽泻(去粗皮,各二两半)　赤茯苓(去皮)　猪苓(去皮)　白术(各一两半)　肉桂(去粗皮,一两)　厚朴(去粗皮,用生姜汁炙令香熟,二两)

上，除丁香、肉桂不过火，余药锉焙，同二味为末，用面微炒，水浸透煮糊丸绿豆大。每服三十丸至五十丸或七十七丸，空心温汤下。儿小者，丸作粟谷大吞服之，粒数、引子，并如前法。

11. 海藻散（《济阳纲目·卷三十八·水肿》）

治男子妇人通身虚肿，喘满不快。

海藻　大戟　大黄　续随子（去壳，各一两，上四味，用好酒浸一宿，取出晒干，候用）　滑石（半两）　白牵牛（生取头末，一两）　甘遂（麸炒，一两）　白豆蔻（一个）　青皮（去白）　陈皮（去白，各半两）

上为细末。每服二钱，如气实者三钱，平明冷茶清调下，至夜时，取下水三二行，肿减七分，隔二三日平明又一服，肿消。忌鱼、肉百余日。小儿肿病服一钱，五岁以下者半钱，女人有孕者不可服。

12. 五皮饮（《婴童类萃·下卷·水肿论》）

治风湿客于脾经，气血凝滞，以致面目浮虚，肢体肿满，心腹膨胀，上气喘急。

五加皮　地骨皮　大腹皮　茯苓皮　生姜皮

各等分，水煎。气急加紫苏、桑皮、陈皮、杏仁。

13. 蛤粉丸（《婴童类萃·下卷·水肿论》）

治气虚，面目虚浮、肿胀。

蛤粉　大蒜（一个，煨熟）

捣丸，麻子大。每服三十丸，白滚汤下。若气不升降，大蒜一个，每瓣入小茴七粒，纸裹煨熟，细嚼，白汤下。泻不止，每瓣加丁香一粒，如茴香煨服。

14. 广术溃坚汤（《婴童类萃·下卷·水肿论》）

治肿胀，内有痞块积聚，坚硬如石，坐卧不安，二便短涩，上气喘急，遍体虚浮并效。

厚朴（姜制）　黄芩　草豆蔻　益智仁　当归　黄连　半夏（制）　蓬术（醋炒）　红花　升麻　吴茱萸　柴胡　神曲（炒）　泽泻　甘草（一分）　青皮　陈皮（各五分）

生姜三片，水煎。

15. 温肝散（《幼科证治大全·肿胀》）

治小儿脾不和，虚胀不乳食，憎寒壮热，困倦无力。

诃子　人参（各七钱半）　甘草（二钱半，炙）　白术　木香　茯苓　黄芪　藿香　陈皮　桔梗（各半两）

上入姜枣，水煎服。

16. 补中行湿汤（《幼科证治大全·肿胀》）

治小儿诸般虚肿，小水不利者。

陈皮　人参　茯苓　白术　猪苓　肉桂　泽泻　苍术　厚朴　甘草

上姜灯心，水煎服。

17. 营卫饮子（《幼科证治大全·肿胀》）

治婴孩小儿，调补气血俱虚，四肢头面手足浮肿，以致喘急。

当归　熟地　人参　茯苓　川芎　白术　甘草　芍药　枳壳　陈皮　黄芪（蜜炙，各二钱）

上水煎服。

18. 加味四君子汤〔《彤园医书（小儿科）·卷之二·疝证门·水肿附法》〕

小儿胎元本虚，或因疟痢、伤寒、吐泻之后致脾虚，变生浮肿，肢冷不渴，尿利粪溏，不思乳食，气乏虚喘，脉沉微细者，忌服消克利水之剂。

人参　炙草　炮姜　桂心　煨研砂仁　煨研白蔻　公丁香（各五分）　土炒白术　茯苓　大腹皮　炒苡仁（各一钱）

姜皮引，多服自消。如通身不肿，只肚腹肿大胀满，按之却软，弹之如鼓鸣者，宜服加味六君子汤，前汤去桂心、丁香，加陈皮、法半夏、炒厚朴、炒神曲。

19. 大效神功救生丹（《幼科释谜·卷六·诸病应用方》）

治气虚喘急，四肢肿，腹胀急，冲满胁肋，乍热乍寒，或泻或秘，由久停虚积，营卫不顺也，宜推去其恶毒之气。

雄黄　朱砂（各一分）　巴霜（二十一粒）　干姜（二钱）

醋一盏，煮巴姜干，去姜，将巴出油，和雄朱研匀，雪糕丸麻子大。一岁二丸，酒浸赤芍少许送下。

20. 南星腹皮汤（《幼科释谜·卷六·诸病应用方》）

主肿疾欲愈未愈之间，脾胃虚慢，气促痰喘，腹胀胸满，神困，面色痿黄，小水不利。

南星（一两）　大腹皮　姜皮　陈皮　扁豆子　青皮　桑皮　甘草（各五钱）

21. 补中益气汤（《幼科切要·肿症门》）

治体虚冒风，发肿，升清降浊。

黄芪　当归（各二钱）　陈皮　升麻（各八分）　人参（二钱）　柴胡（蜜炙，一钱）　甘草　桂枝（各八分）　防风　木通　木瓜（各一钱）

姜皮引。

22. 实脾饮（《儿科要略·杂证论治·身体肿胀》）

治身重懒食，肢体浮肿，口中不渴，二便不实者。

厚朴　白术　木瓜　附子　木香　草果　干姜　茯苓　大腹皮　加生姜

23. 复元丹（《儿科要略·杂证论治·身体肿胀》）

治脾胃俱虚，发为水肿，四肢虚浮，心腹坚胀，小便不痛，两目下肿。

附子　木香　茴香　川椒　厚朴　独活　白术　橘红　吴萸　肉桂　泽泻

五、治小儿热毒水肿方

拔毒饮（《活幼心书·卷下·信效方·丹饮门》）

解风热毒气上攻头项，浮肿作痛发惊，及治发斑。

天花粉（去粗皮，一两）　生干地黄（净洗）　白芷　当归（尾，酒洗）　桔梗（锉片，蜜水炒过）　甘草（五味各半两）

上件㕮咀。每服二钱，水一盏煎七分，无时温服。

六、治小儿外感水肿方

1. 疏风散（《活幼心书·卷下·信效方·汤散门》）

主小儿薄劣，跌触头脑，或弄刀锥，因而破血感风，致面目伤痕浮肿。

荆芥穗（一两）　防风（去芦，二钱半）　甘草（半生半炙，二钱）

上锉，焙为末。每服一钱，用无灰温酒调服，或葱汤亦好。

2. 防己汤（《活幼心书·卷下·信效方·汤散门》）

治感冒风湿之气，失于解表，流注两足疼痛，至两膝浮肿，不能屈伸，传成瘫痪。

防己（去黑皮）　麻黄（去节存根，功全表里，锉碎，汤泡滤过，焙干）　薄桂（去粗皮，三味各半两）　赤芍药（一两）　赤茯苓（去皮，一两）　苍术（米泔水浸一宿，去粗皮滤干，锉片，用火炒至微黄色，一两）　甘草（炙，七钱半）

上件㕮咀。每服二钱，水一盏，姜二片，葱一根，煎七分，空心热服，或入薤白同煎。

3. 排风汤（《活幼心书·卷下·信效方·汤散门》）

治中风狂言，失音不语，精神昏困，惊瘫鹤膝等证，及肿疾才愈后，偶感外风，满面遍体虚浮，并宜可服。

白藓皮　白术　白芍药　薄桂（去粗皮）　防风（去芦）　川芎　当归（酒洗）　杏仁（汤泡去皮尖）　甘草（炙，九味各半两）　川独活　麻黄（去根节）　白茯苓（去皮，三味各七钱半）

上件㕮咀。每服二钱，水一盏，姜二片，煎七分，无时温服。

4. 守中汤（《活幼心书·卷下·信效方·汤散门》）

理春夏相交，阴湿气重，中伤脾胃，致腹痛泄痢，经久不止，渐传手足浮肿，饮食少思。

桔梗（去芦，锉，炒）　苍术（如前制，二味各一两）　白姜（四钱，炮）　甘草（六钱，炙）

上件锉，焙为末。每服一钱，空心沸汤调服，㕮咀水煎变可，或用姜、枣。

5. 越婢汤

1）《幼科心法要诀·水肿门·卷风水肿》

治风水肿。

麻黄　石膏（煅）　甘草（生）　苍术（米泔水浸）

水煎服。

2）《彤园医书（小儿科）·卷之二·疝证门·风水肿》

乃因外感风邪，致上身头面肩背至腰间皆肿，治宜发汗，经所谓开鬼门是也，主以越婢汤。

麻黄（三钱）　石膏末（四钱）　生姜（钱半）　甘草（一钱）　枣（二枚）

加法制苍术二钱，不用枣引，温服被盖卧取汗。恶风甚，加炮附子。

6. 加减参苏饮〔《彤园医书（小儿科）·卷之二·疝证门·风水肿》〕

春夏秋月风水肿，用此发汗祛风。

沙参　苏叶　前胡　桔梗　陈皮　枳壳　法半夏　葛根　木香　甘草　去皮尖杏仁　蜜炒桑皮　大腹皮　茯苓皮　生姜皮

葱白引，水煎，热服取汗。风甚，加羌活、防风、苍术、桂枝。

7. 疏凿饮(《儿科萃精·卷八·水肿门·风湿肿》)

小儿通身肿者，头面手足皆肿也，病由内停湿饮，外感风邪，风湿相搏，水道不利，外攻肌表，因而作肿，重者，古法主疏凿饮。

商陆　秦艽　羌活　椒目　木通　赤小豆　茯苓皮　大腹皮　泽泻　槟榔

引用姜皮。

8. 茯苓导水汤(《儿科萃精·卷八·水肿门·风湿肿》)

小儿通身肿者，头面手足皆肿也，病由内停湿饮，外感风邪，风湿相搏，水道不利，外攻肌表，因而作肿，轻者，古法主茯苓导水汤。

紫苏　陈皮　炒白术　木香　炒桑白皮　去心麦冬　赤茯苓　泽泻　木瓜　大腹皮　缩砂仁　槟榔

引用灯芯。

9. 越婢加苍术汤(《儿科萃精·卷八·水肿门·风水肿》)

小儿上身肿者，头面肩臂至腰间皆肿也，病由外感风邪。古法仿《经》所谓开鬼门，主越婢加苍术汤以发汗。

麻黄　煅石膏　生甘草　苍术(米泔浸炒)

引用灯芯十茎。

七、治小儿湿热水肿方

1. 三白散(《活幼心书·卷下·信效方·汤散门》)

解初中肿疾，四肢肤囊浮胀，大小便不利，皆因膀胱蕴热，风湿相乘。

白牵牛(半生半炒，杵碎)　桑白皮(锉，炒)　白术　木通(去皮节)　陈皮(去白)　甘草(六味各半两)

上件㕮咀。每服二钱，水一盏煎七分，无时温服。

2. 大橘皮汤(《奇效良方·卷之六十四·小儿门·浮肿》)

治小儿湿热内攻，心腹胀满并水肿，小便不利，大便滑泄。

橘皮(去白，一钱半)　茯苓(去皮，一两)　木香　甘草(各二钱半)　槟榔(三钱)　滑石(六两，研细)　白术　猪苓　泽泻　肉桂(各半两)

上锉碎。每服三钱，生姜三片，煎至六分，不拘时服。

3. 沉香琥珀丸(《儿科萃精·卷八·水肿门·湿水肿》)

治小儿下身肿者，腰脐至两足皆肿，病由脾经湿热所致。

苦葶苈子(一两五钱)　郁李仁(一两五钱)　防己(七钱五分)　沉香(一两五钱)　陈皮(去白，七钱五分)　琥珀(五钱)　杏仁(去皮尖，炒，五钱)　苏子(五钱)　赤苓(五钱)　泽泻(五钱)

共为细末，炼蜜为丸如梧桐子大，以麝香为衣。每服一钱，量儿大小与之，用白滚水下。

八、治小儿实热水肿方

1. 甘露饮(《婴童百问·卷之八·便血脏毒第七十二问》)

治小儿胃中客热，牙宣口气，齿龈肿烂，时出浓血，常欲合闭，或饥烦不欲饮食，及赤目肿痛不任凉药，口舌生疮，咽喉肿疼，疮疹已发未发，皆可服之。疗身面皆黄肿，体微肿，胸膈气满，大便不调，小便黄涩，或时身热，并皆治之。

熟地黄　麦门冬(去心，焙)　枳壳(炒)　甘草(炙)　山茵陈　枇杷叶(刷去毛、净)　石斛(去芦)　黄芩　生干地黄　天门冬(去心，焙，各等分)

上锉散。每服二钱，水一盏煎七分，去滓，食后临卧温服。小儿一服分作二服，仍量岁数加减服。

2. 宣风散(《仁术便览·卷四·瘫疹》)

治小儿痘疮盛出，壮热烦渴，腹胀气喘，大小便秘涩而赤，闷乱水肿，并逐脾风。

槟榔　陈皮　甘草(炙，各等分)　牵牛(半生半炒)

上为末。小者半钱，壮者一钱，蜜汤调服，可代百祥丸。

九、治小儿阳水方

1. 八正散(《婴童类萃·下卷·水肿论》)

治阳水发热,头目浮肿,大小便不通,及热淋。

瞿麦　萹蓄　大黄　滑石　栀子　木通　车前子(各一钱)　甘草(少)

灯心二十寸,水煎。

2. 大圣濬川散(《儿科萃精·卷八·水肿门·阳水》)

小儿阳水,因湿热内郁,水道阻塞,外攻肌表,以致外肿内胀,发热,口渴心烦,小便短赤,大便秘结。治宜泄水,热盛烦渴者,古法主大圣濬川散。

煨大黄　牵牛(取头末)　郁李仁(各一两)　木香(三钱)　芒硝(三钱)　甘遂(五分)

共为细末,姜汤调下,量儿大小用之。

十、治小儿阴水方

实脾散(《幼科类萃·卷之十二·水肿门·水肿诸方》)

治小儿阴水发肿,用此先实脾土。

厚朴(姜制)　白术　木瓜　木香　干姜(炮,各一两)　草果仁　大腹子　附子　白茯苓　甘草(炙,各半两)

上㕮咀。每服三钱,入姜、枣,水煎服。

十一、治小儿水肿验方

1)《太平圣惠方·卷第八十八·治小儿水气肿满诸方》

治小儿水气,面目肿,小便涩,心腹胀满方。

赤茯苓(半两)　杏仁(半两,汤浸去皮尖、双仁,麸炒微黄)　陈橘皮(半两,汤浸去白瓤,焙)　汉防己(半两)　紫苏子(半两,微炒)　甜葶苈(半两,隔纸炒令紫色)

上件药,捣罗为末,炼蜜和丸如绿豆大。每服,煎桑根白皮汤,下十丸,日三服,五岁以下,即减丸服之。

2)《幼幼新书·卷第二十六·疳肿第十三》

治疳气肿满。

陈米(半两,巴豆二十一粒,炒焦)　木香(二钱)　陈橘皮　樟柳根(焙,各一分)　萝卜子(轻炒,钱半)

末,半钱,赤小豆汤温调下。

3)《幼幼新书·卷第三十二·肿满第二》引《婴孺》

治小儿肿满,头面、身体壮热似伤寒者方。痫瘥肿者,除大青用。

龙胆　葵子　葳蕤　大青　茯苓　前胡(各一分)

上以水二升煮八合,服半合,日再。

治小儿面目肿,胸膈中有热方。

黄芩　芍药　知母(各四分)　虻虫(三十个,炒)　当归　大黄　甘草(炙,各三分)

上为末,蜜丸大豆大。饮下,二丸,日四夜一。若睡中涎膈上有水者,加细辛、白术各三分,令儿强健。

治少小手足、身体肿方:咸菹汁,温浸之,汁味尽,易为度。

又方:温人溺,令暖渍之。

4)《小儿卫生总微论方·卷十四·肿病论》

治小儿浑身虚肿,及头面阴囊并肿。

木香(一钱)　槟榔(一枚,锉,以茱萸炒,去茱萸)　青皮(一钱,以巴豆七个,去皮炒,去巴豆)

上同为末。每服半钱或一钱,陈米饮调下,食前。

治小儿因泻痢后,身体虚肿。

硫黄(一两)　焰硝(三钱)

同研细,蒸饼和丸萝卜子大,蚌粉为衣。每服十丸,米饮下,量儿加减,食前。

5)《婴童类萃·下卷·水肿论》

治胀神方,治大小一切肿胀。久病十剂,无有不效。

砂仁(七分,五分,五分)　陈皮(一钱)　枳实(七分,五分,七分)　厚朴(七分,五分)　草豆蔻(一钱,七分)　半夏(七分,五分,七分)　青皮(五分)　红花(一钱,五分)　槟榔(七分)　山楂(七分,五分,五分)　苍术(一钱,七分,五分)　神曲(五分)　山栀(五分)　香附(一钱,五分,七分)　川芎(七分)　茯苓(七分)

胡桃肉五钱,生姜三片,枣一枚,水煎。初三剂,照上分两;次三剂,照中;后三剂,照下分数。

肿胀丹方取水法,大人作一饼,小儿作二饼。

真轻粉(二钱)　巴豆肉(五钱)　生硫黄(二钱)

共碾为饼。如烂,加飞罗面少许,用绢一片,铺脐上，将药饼当脐罨之，再用绢缚紧。约人行五六里，其恶水泻下，二三便，方去饼。以稀粥补之。久患隔日再用。一饼，可救十人。

敷脐膏，消胀利水。

大田螺（四个） 大蒜（五个） 车前子（三钱）

共捣为饼，罨脐上，以帛缚紧即效。

又方，用此方忌甘草。

地龙（二条） 甘遂（一钱五分） 猪苓（三钱） 针砂（醋煅，三钱）

为末，葱涎调敷脐上，日换一次，以绢缚之。

蛊胀良方。

沉香（三钱） 木香（二钱） 大黄（五钱） 泽泻 青皮 陈皮（各五钱） 砂仁（三钱） 木通（五钱） 连翘（二钱） 桑皮 黑丑 葶苈（各五钱） 槟榔（一钱） 益智仁（三钱） 枳壳（五钱） 川椒（一钱） 大椒（二钱） 甘遂（四钱）

为末。大人二钱，小儿一钱，五更时服。病在上陈皮汤；在中桑皮汤；在下沉香汤下。忌盐、酱、荤、酒。此方水叠为丸亦妙，浸火酒亦妙。

【论用药】

一、治小儿水肿专药

1. 白棘

《幼幼新书·卷第四十·木部第三》："白棘，一名棘针。《图经》云：有钩、直二种。直者入补药，钩者入痈肿药。"

2. 汉防己

《麻科活人全书·卷之一·应用药性》："汉防己，去身半以下湿热。善走下行，长于除湿。主下焦血分之病，除邪，利大小便，去风寒温疟热气诸病。疗水肿、膀胱热。通腠理，利九窍。大抵二便不利、下焦湿热者，可用。凡上焦湿热忌用。其苗名木防己。"

3. 牵牛子

《本草纲目·草部第十八卷·草之七·牵牛子》："小儿肿病，大小便不利：黑牵牛、白牵牛各二两，炒取头末，井华水和丸绿豆大。每服二十丸，萝卜子煎汤下。"

《本草汇言·卷之六·草部·牵牛子》："治小儿肿满腹胀，大小便不利：用牵牛子（研末）三钱，每服五分，萝卜汤下，或青皮煎汤下亦可。"

4. 桑白皮

《麻科活人全书·卷之一·应用药性》："桑根白皮，泻肺气之有余，止嗽而能利水，肺中有水气及肺火有余者宜之。又治唾血热渴，水肿、腹满、颅胀。利水道，去寸白虫。"

5. 葶苈

《证类本草·卷第十·葶苈》："《简要济众》治小儿水气腹肿，兼下痢脓血，小便涩。葶苈子半两，微炒捣如泥，以枣肉和捣为丸如绿豆大。每服五丸，枣汤下，空心、晚后量儿大小，加减服之。"

6. 紫芫花

《麻科活人全书·卷之一·应用药性》："紫芫花，陈者良。水浸一宿，晒干，醋炒以去其毒。反甘草。消痰饮水肿，治咳逆、咽痛、疝瘕、痈毒。逐水泻湿，能直达水饮窠囊隐僻处，取效甚捷。不可过剂，泄人元气。又能泻肝经水蓄之证，勿因其为放水之品，于麻疹水蓄之候，置而不用。"

二、治小儿水肿药对

1. 大腹皮+厚朴

《痘疹精详·卷一·权宜赋》："腹皮、厚朴，疗水肿而消腹胀。"

2. 丝瓜+灯心+葱白

《得配本草·卷五·菜部·丝瓜》："甘，平、冷。入手太阴经。凉血解毒，化痰消肿。治肠风，疗崩漏，通脏腑脉络，利大小肠秘。得灯心、葱白，治小儿浮肿。"

【医论医案】

一、医论

《冯氏锦囊秘录·杂症大小合参卷十四·儿科肿胀》

总而论之，肾虚不能行水，脾虚不能制水，胃为水谷之海，虚则不能传化，是以泛滥，反得浸渍脾土，于是三焦停滞，经络壅塞，气留于脏而为胀，水溢于皮肤而为肿。宜先益气补中，切勿徒投渗泄。鼓胀者，心腹胀满，旦食不能暮食，形如鼓胀，色苍黄，腹筋起，又名单鼓。外虽坚满，中空无物，胀满者，心腹痞胀，噫气妨食，气短烦渴，面黄皮薄而光，肢瘦肌栗而咳，溲短便闭，此乃脾虚之甚，治宜大补中气，佐以行湿，或补中益气、《金匮》肾气，兼而服之。肤胀者，脾胃卒伤，风寒陡感，湿气泊流，周身尽肿，按其腹窅而不起，倦言懒食，吞酸恶心，治宜燥湿和中。然气虚而肿者，名曰气蛊；血虚而肿者，名曰血蛊；荣卫俱虚者，名曰气血蛊。凡肿先起于腹，而散于四肢者可治。自四肢而归于腹者难疗，并鼓胀而腹有青筋，胀满而大便滑泻，面青作喘者，单腹胀而面目手足硬者，唇黑肿伤肝，缺盆平伤心，脐突平伤脾，足心平伤肾，背平伤肺。男从足肿而上，女从身肿而下，或肉硬，或手掌平外肾胀极，囊茎肿腐，脐间青黑，喘促烦渴，身浮青紫，或身似枝色，偏肤生斑，自利畏食，唇缩枯涩，小便不禁，及起紫黑斑点，渐若云片者，并皆不治。

大抵因水因湿者，下先肿；因风因火者，上先肿。阳水脉沉数，阴水脉沉迟。故腰以上肿宜发汗，腰以下肿宜利水，身热者在表宜汗，身不热者在里宜下，此常论也，然不可用大戟、甘遂之剂。倘水气乘虚腹至，更将何以治之？即肿胀有因积而得者，倘去积而肿再作，小便不利者，若再用利药，小便愈闭，医多束手。盖此多因中焦气不升降，为寒所隔，水闭不行，惟服沉附汤类，小便自通，喘满自退矣。

二、医案

《保婴撮要·卷五·腹胀》

一小儿伤食腹胀，服克伐之剂，小便涩滞。又服五苓散之类，饮食渐减，小便不通，四肢顿肿。余朝用《金匮》肾气丸去附子，夕用补中益气汤而安。

《保婴撮要·卷七·冷泻》

一小儿久泻，兼脘肛小腹重坠，四肢浮肿，面色痿黄，时或兼青，诸药到口即呕吐。审乳母忧郁伤脾，大便不实，先用补中益气汤、五味异功散及四神丸，调治其母，不两月，子母并愈。

《保婴撮要·卷七·食泻》

一小儿伤食，作泻腹胀，四肢浮肿，小便不利，先用五苓散加木香，旬余诸症渐退。又用五味异功散为主，佐以加减肾气丸。又旬日，二便调和，饮食渐进，浮肿旋消。乃以异功散调理而愈。

《保婴撮要·卷七·诸疟》

一小儿疟发热，服消导之剂，腹胀作呕，四肢浮肿，先用五味异功散加木香，诸症顿退，饮食顿进。后因饮食过多，作泻，用补中益气汤加木香，又用五味异功散而痊。

《保婴撮要·卷九·肿胀》

一小儿伤食膨胀，服克伐之剂，小便涩滞，改服五苓散，小便益闭，四肢顿肿。余谓：脾胃虚寒，不能通调水道，下输膀胱故也。朝用加减金匮肾气丸，夕用补中益气汤而愈。

《幼科医验·卷下·肿胀》

一儿，遍体浮肿，此风水也。拟上下分消法。干葛、羌活、防风、熟苏子、大腹皮、木通、泽泻、车前、新会皮、江枳壳、桑皮、茄皮、灯心。服二剂，肿势减半，去羌活、枳壳，加白术、茯苓、山药。

一儿，腹胀五十余日，渐至妨食呕吐。此脾胃两虚。拟温补为主。人参、白术、干姜、淮山药、广藿香、乌梅、甘草。

一儿，数岁。因丧母悲思太过，致心脾郁损，身热脘闷，面无华色，神倦形瘦，下部浮肿，阴囊胀大。一医以食积治，投消食清热之剂，遂畏寒呕吐，转增泄泻，皆久服寒凉克伐，脾胃衰败之象，恐医药难挽。人参、白术、淮山药、米仁、杜车前、泽泻、木瓜、山萸肉、肉桂。服二剂后，六脉代止不匀，胃脉绝矣。奈主强药，勉议一方，即前方去萸肉、木瓜、肉桂，加附子。服之究竟不起，可悲也。

一儿，阴囊肿亮，少腹胀急。由坐卧于阴湿处，以致搏于皮肤而成此症。宜解表、行气、利水。粉葛根、薄荷叶、防风、陈皮、木通、杜车前、莱菔子、枳壳、苏子、山楂。

一儿，患疮，忽腹胀气急，上、下俱微肿。此先有疮毒，复感风邪，内外相抟，荣气不从，乃成肿胀。宜先以散风为主。防风、荆芥、干葛、江枳壳、新会皮、桑皮、苏子、杏仁。

一儿，肿胀日久，脾气已损，复感风邪，咳嗽。羌活、防风、前胡、桑白皮、熟苏子、杏仁、木通、猪苓、甜葶苈、天花粉、腹皮、生姜。

一童，泻久，肢肿腹胀，乃土虚不能制水，当补中利水行湿为主。陈皮、茯苓、白术、生米仁、淮山药、人参、半夏、厚朴、大腹皮、建泽泻、木通、山楂。

一女，十岁。秋间曾患疮疡，虽已痊愈，饮食尚少，至望前夜发潮热，腹胀脐突，晚卧不安，咳嗽气急。咸以疮毒入腹治之，以其便难，又行下法，诸症更剧。延予诊视，脉俱洪数，系积热既久，脾土衰弱，不能生肺金，木寡于畏而来侮土，故腹胀如鼓。兼之睡卧气促，痰火上升也。《经》曰："诸胀腹大，皆属于热。"又曰："诸湿肿满，皆属于脾。"乃知脾虚为本，湿热为标。法当降火清金，补脾行湿。麦冬、黄芩、川黄连、云茯苓、厚朴、泽泻、腹皮、甜葶苈、杜苏子、山药、半夏、桑皮。

一儿，遍身浮肿，少腹胀痛，小溲不利，欲吐。因痰涎胶固于膈，且久乏谷气，不敢妄行攻击。陈皮、木通、甜葶苈、杜车前、泽泻、枳壳、腹皮、青防风、上云珀。

一儿，向有积热哮喘，触之即发。前患疟疾，月余方愈，然脾气已损，以致遍身浮肿，哮喘频发不得卧，食则稍可。此虚火炎上之征。但久病之后，脾肺两虚，能进参、术，犹可挽回，若仍用利水之剂，则非余之所知。人参、白术、茯苓、麦门冬、桑白皮、桔梗、陈皮、苏子、马兜铃。

一儿，水肿，上部已退，饮食未进。宜补中、行湿、利水。陈皮、木通、建泽泻、杜车前、白术、茯苓、山药、山楂肉、建神曲、藿香、半夏、腹皮。

一儿，先肿后喘，手足逆冷，不思饮食，脉小而沉。此脾传肺也，《经》谓之"阴水"。理宜补脾扶元。以其喘急，先治其标。炙桑皮、茯苓皮、苏子、车前、腹皮、细木通、建泽泻、陈皮。

一儿，身多疮疥，浴后疮势稍减，忽遍身发肿，心胸头面更甚，气促不能眠，日晡更剧。乃疮疡久耗其真元，腠理不密，风邪入客于肺而肿且喘也。宜疏肺解表治之。甜葶苈、杜苏子、桑皮、杏仁、枳壳、炙麻黄、青防风、荆芥、前胡。

《程杏轩医案·初集·曹德酬兄乃郎水肿》

德兄乃郎年十四岁，证患水肿，医投利水诸药无效，转致腹大如鼓，足冷如冰，头身俱肿，阴囊光亮欲裂，行动喘促，势甚危急，诊脉沉细无力。谓曰：此脾肺肾三脏内亏之病也。肺虚则气不化精而化水，脾虚则水无所制而反克，肾虚则水无所主而妄行，仲师《金匮》肾气丸，如禹之治水，行所无事，实为至当不易之方。无如病久形羸，消耗药多，真元败坏，恐难挽矣。德兄固请救治，仍用本方，旬日而验，不月而痊。

《吴鞠通医案·卷四·水气》

兰女，十四岁，脉数，水气由面肿至足心。《经》谓病始于上而盛于下者，先治其上，后治其下。议腰以上肿当发汗例，越婢加术汤法。麻黄五钱（去节），杏泥五钱，炙甘草一钱，白术三钱，石膏六钱，桂枝三钱。水五杯，煮取两杯，先服一杯，得汗即止，不汗再服。

二十三日：麻黄三钱（去节），生石膏八钱，杏泥五钱，炙甘草二钱，桂枝二钱，生姜三片，大枣二枚（去核），桂枝八钱，良姜三钱，老川朴三钱，广皮二钱。水八碗，煮取三碗，再煮一碗，四次服，以小便利为度。

初九日：肿胀胸痞，用半夏泻心汤法，俟痞愈再服前方。半夏、干姜、山连、生姜、黄芩。

二十六日：前因中焦停饮咳嗽，转用温药，今虽饮咳见效，小便究未畅行，脉之沉部洪较有力，症本湿中生热，又有酒毒，仍凉利小便之苦辛淡法。杏仁四钱，飞滑石六钱，云苓皮五钱，白通草一钱，晚蚕砂三钱，黄柏炭二钱，桑皮三钱，生苡仁四钱，海金砂五钱，白蔻仁钱半，半夏二钱。

二十八日：风水已愈其半，复感风寒，身热头痛虽减，身半以上复肿，口渴，浮脉数，仍与越婢加术法。麻黄五钱（去节），杏仁五钱，生石膏末二两，桂枝三钱，炙甘草二钱，苍术三钱，炒。煮三杯，先服一杯，得微汗即止。

二十九日：风水汗后，脉洪数，渴而停水，肿水全消，尤宜凉开膀胱。生石膏末二两，飞滑石六钱，杏仁五钱，半夏三钱，云苓皮五钱，枳实四钱，生苡仁三钱，晚蚕砂三钱，广皮三钱，白通草一钱，白蔻仁二钱，益智仁三钱，猪苓三钱，海金砂五钱。

初一日：改前方去石膏。

初三日：水肿未全消，脾阳不醒，食不能磨，粪后见红。灶心土二两，小枳实二钱，南苍术三钱，生苡仁五钱，熟附子二钱，杏仁五钱，海金砂四钱，白通草一钱，茯苓炭一钱，飞滑石五钱。

初五日：小便犹不甚长，胃中得热物微噎，右脉滑数。杏仁五钱，小枳实二钱，云苓皮五钱，海金砂五钱，飞滑石五钱，苡仁三钱，萆薢三钱，广皮炭二钱，川朴二钱，木通一钱，益智仁一钱。

初七日：小便仍未通畅，右脉数大未退，仍宜凉肺以开膀胱。杏仁五钱，桑皮三钱，云苓皮五钱，晚蚕砂三钱，苡仁四钱，川朴二钱，飞滑石六钱，大腹皮二钱，通草一钱，海金砂六钱，白蔻仁钱半（连皮）。

初九日：肿未全消，又发痰饮，咳嗽，表通则小便长，右脉洪数，议照溢饮例，与大青龙汤。麻黄三钱(蜜炙),桂枝四钱,云苓五钱半(皮半块),细辛一钱,杏仁五钱,生石膏一两,半夏五钱,炙甘草三钱,生姜三钱,大枣二枚(去核)。

十一日:咳减,小便数而欠,渴思凉饮,鼻衄,肺热之故。麻黄三钱(炙),小枳实三钱,生石膏四两,炙甘草三钱,半夏五钱,桂枝五钱,杏仁六钱,生姜三片,云苓皮三钱,大枣二枚(去核)。

十三日:腰以下肿已消,腰以上肿尚重,兼衄,与治上焦法。麻黄三钱(去节),白茅根三钱,生石膏四两,杏仁五钱,半夏五钱,苡仁五钱,芦根五钱,茯苓皮五钱,通草钱半。

十五日:肿减咳增,脉洪数,衄未止。麻黄三钱(炙),芦根五钱,杏泥八钱,白通草一钱,飞滑石六钱,生石膏四两,苡仁三钱,白茅根三钱,旋覆花三钱,半夏三钱。

十七日:咳虽减,脉仍滑数,肿未全消。苏叶三钱(连梗),葶苈三钱(炒),杏仁六钱,茯苓皮三钱,生石膏四两,半夏五钱,飞滑石六钱,海金砂五钱。

《临诊医案·正文》

哺年五岁婴孩,肺风痰喘,气逆上壅,脉形迟涩,舌苔带滑腻,兼之面浮,四肢肿满,腹胀如箕,阴囊水肿光亮,脾胃之土受邪,运行之官失职,木不能荣,金无取主,以致上逆痰壅,症非轻恙,如小舟重载。暂拟葶苈汤加减主治,候高明先生裁酌。旋覆花(绢包)二钱,牛蒡子(研)一钱五分,生桑皮(炙)三钱,甜葶苈一钱,莱菔子三钱,赤茯苓四钱,泽泻二钱,飞滑石三钱,杜苏子三钱,加大腹绒二钱,冬瓜子三钱。

第二方:因前进二剂,喘息稍定,四肢面浮,略为收退,阴囊微有皱纹。仍拟前方去葶苈一味,加川牛膝二钱、瓜蒌皮三钱、猪苓四钱。

第三方:又前进二剂,喘气略平,面浮已退,四肢减去其五,阴囊全瘳。旋覆花(绢包)二钱,赤苓四钱,冬瓜皮三钱,粉猪苓四钱,瓜蒌皮四钱,川牛膝二钱,新会皮一钱,片通二钱,生桑白二钱,加姜皮三分。

第四方:川萆薢二钱,葫芦巴(煨)二钱,福泽泻二钱,片通一钱,川牛膝二钱,新会皮一钱五分,薏苡仁四钱,粉猪苓四钱,生桑皮三钱,冬瓜皮(炒)三钱。

第五方:焦冬术一钱五分,新会皮一钱五分,霍山斛三钱,川椒目二分,川牛膝一钱,土茯苓三钱,瓜蒌皮(炒)三钱,福泽泻二钱,薏苡仁四钱,加煨姜皮三分。

第六方:胀满喘息已愈,拟健脾化湿之剂。西党参二钱,制於术一钱,云茯苓三钱,霍石斛三钱,川椒目二分,淮山药三钱,新会皮一钱五分,薏苡仁四钱,加红枣三枚,煨姜皮三分。

第二节

小便不利

小便不利指小便排出不畅,伴有脐腹部胀满、疼痛为主要症候的病证。依据历代文献所载症状所示,小便不通利相当于气淋及热淋的一部分,气淋亦曰气癃。小便不利在幼儿及成人中均可见,为避免重复,本卷只收录幼科著作中小便不利条文。

【辨病因】

一、外因

《保婴撮要·卷九·疝气》:“久坐冷地,小便不利,用四苓散加柴胡、山栀、车前子。”

二、内因

《小儿卫生总微论方·卷九·吐泻论·冷热吐泻》:“吐泻于夏秋大热之时,伏暑伤冷,则心藏烦躁,小便不利,清浊不分,阴阳二气相干。”

《幼科发挥·卷之三·脾所生病·肿病》:“小便不利者,此湿也。”

《保婴撮要·卷八·便血尿血》:“一小儿十一岁,因劳发热尿血,小便不利,先用清心莲子饮二剂,后用补中益气汤加山栀而痊。”

《幼科折衷·上卷·喘症》:“凡喘与胀二症相因,必皆小便不利,喘则必生胀,胀必生喘。”

《幼科释谜·卷二·伤寒·伤寒原由症治》:“小便不利,是有湿热结膀胱,仍用胜湿药,白术、白茯苓之类,以利小便。”

三、不内外因

《婴童百问·卷之四·胎疾第三十一问》:“或

因食热毒之物，诞生之后，儿多虚痰，气急喘满，眼目眵泪，神困呵欠，不得伸舒，呃呃作声，大小便不利，或通利即有血水，甚则手常拳紧，脚常搐缩，眼常斜视，身常掣跳，皆由胎中受热，宜速与大连翘饮子，解散诸热，次与消风散数服无恙。”

《保婴撮要·卷七·食泻》：“一小儿伤食，作泻腹胀，四肢浮肿，小便不利，先用五苓散加木香，旬余诸症渐退。”

【辨病机】

一、脏腑不调

《黄帝内经太素·卷第八·经脉之一》：“脾所生病，不营膀胱，故小便不利也。”

《幼幼新书·卷第三十·大小便不通利第八》：“小儿大小便皆不利者，脏腑冷热不调，大小肠有游气，气壅在大小肠，不得宣散，故大小便壅涩不流利也。”

《保婴撮要·卷六·作喘》：“肾水亏，虚火铄金，小便不利者，用六味丸及补中益气汤。”

《幼科汇诀直解·卷之五·小便不通》：“凡小儿小便不通，皆因心经不顺，或伏热，或惊起，心火上攻，不能降济，肾水不能上升，故使心经愈热，而小肠与心合，所以小便不通。”

《婴儿论·辨下焦病脉证并治第八》：“膀胱以气化理，寒热虚实，其气不行，仍失转化，小便不利，即是也。”

《婴儿论·辨下焦病脉证并治第八》：“小便不利，多脾虚。”

《儿科醒·热论第六》：“小便不利，乃脾肺燥热，不能化生肾水，宜黄芩清肺饮主之。”

二、阴阳失调

《活幼心书·卷中·明本论·疟疾》：“阳气独胜则阴虚，故先热，发时不嗜食，善呕头疼腰痛，小便不利，阴盛阳虚，则内外皆寒。”

《幼科释谜·卷三·痢疾·赤白痢原由症治》：“小便不利，阴阳不分也。”

《幼科释谜·卷四·大小二便·小便不通有阴闭阳闭癃闭》：“小便不利，有在气在血之分。在气分者，病居上焦，必渴，肺中有伏热，水不能生，绝小便之源也，法当淡渗，能泄肺中之热，而滋水之化源。在血分者，病居下焦而不渴，热蓄膀胱，是热涩其流，而溺不泄也，须用气味厚，阴中之阴药治之。”

【论治法】

《保婴撮要·卷八·小便不通》：“小便不利，有在气在血之异。夫小便者，足太阳膀胱之所生，长生于申，申者金也，金能生水，肺中伏热，水不能生，是绝小便之源也。治法：用清燥金之正化，气薄之药茯苓、猪苓、泽泻、琥珀、灯心、通草、车前、瞿麦、扁豆之类，皆为淡渗，能泄肺中之热，而滋水之化源也。若不渴，热在下焦，是热涩其流，而溺不泄也，须用气味俱厚，阴中之阴药治之。二者之病，一居上焦，在气分而必渴；一居下焦，在血分而不渴，血中有湿，故不渴也，二者之殊，至易分别耳。窃谓前症，若津液偏渗于肠胃，大便泻利，而小便涩少者，宜分利。若热蕴于下焦，津液燥而小便不行者宜渗泄。若脾胃气涩不能通调水道者，宜顺气。若乳母肝心二经有热者，用栀子清肝散。肝经怒火者，用柴胡栀子散。若因父母曾服燥剂而致者，用四物、麦门、甘草。数而黄者，用四物加山茱萸、黄柏、知母、五味、麦门。肺虚而短少者，用补中益气加山药、麦门。阴挺痿痹而频数者，用地黄丸。热结膀胱而不利者，用五淋散。脾肺燥不能化生者，用黄芩清肺饮。膀胱阴虚，阳无以生而淋沥者，用滋肾丸。若膀胱阳虚，阴无以化而淋沥者，用六味丸。若因乳母厚味酒面积热者，用清胃散、五淋散。仍参诸淋览之。”

《证治准绳·幼科集之二·肝脏部·小便不通》：“婴儿小便不通者，有阴阳二证。阴闭者，为冷湿乘虚入里，因而不通，名曰阴闭，以白芍药汤加南木香，及用炒盐以绢帕兜，令带热熨脐四围，并投五苓散入灵砂末，盐汤空心调服，其效尤速。阳闭者，因暴热所逼，涩而不通，名曰阳闭。又有癃闭，与淋不同，《内经·宣明五气》篇曰：膀胱不利为癃。盖癃者，乃内脏气虚，受热壅滞，宣化不行，非涩非痛，但闭不通，腹胀紧满，但以㕮咀五苓散加车前子、灯心、之类，及投木通散、玉露饮、益元散皆可用之，或贴姜豉饼于脐上取效，不拘阴阳二证，悉能疗之，并与万安饮尤妙。”

《诚求集·小便不通》：“小儿尿闭，多由肺气燥热，不能生水（肺清则气行，肺浊则气壅，故尿闭也），治当清金润燥。”

【论用方】

一、治小便不利专方

1. 郁李仁丸（《幼幼新书·卷第三十·大小便不通利第八》）

治襁褓小儿大小便不通，惊热痰实，欲得溏动者方。

郁李仁（去皮） 川大黄（去粗皮，取实者，锉，酒浸半日控干，炒为细末，各一两） 滑石（半两，研细）

上先将郁李仁研成膏，和大黄、滑石丸如黍米大。量大小与之，以乳汁或薄荷汤下，食前服。

2. 犀角丸（《幼幼新书·卷第三十·大小便不通利第八》）

治小儿风热痰实、面赤，大小便秘涩，三焦邪热，腑藏蕴毒，疏导极稳方。

生犀（末，一分） 人参（去须，切） 枳实（去瓤，炙） 槟榔（半两） 黄连（一两） 大黄（二两，酒浸切片，以巴豆去皮一百个，贴在大黄上，纸裹，饭上蒸三次，切，炒令黄焦，去巴豆不用）

上为细末，炼蜜和丸如麻子大。每服一二十丸，临卧熟水下，未动加丸数。亦治大人，孕妇无损。

3. 神效散（《活幼心书·卷下·信效方·汤散门》）

治赤白痢昼夜频数，食减腹痛，小便不利。

罂粟壳（去梗蒂，锉碎，蜜水炒） 白芷 乌梅（和核，三味各一两） 乳香 抚芎（二味各半两）

上件㕮咀。每服二钱，水一盏煎七分，空心温服。

4. 姜豉饼（《活幼心书·卷下·信效方·金饼门》）

治久因湿气中于膀胱，复为风邪客热攻激，小便不利，脐凸腹胀，食减作痛，先投解表散，后用此药贴之。

生姜（一两，碎切） 生葱（五根） 豆豉（七钱，润者） 生盐（一钱） 生蒜（七个，碎切） 酥糟（一灯盏，无有糟酒代） 穿山甲（同上制，五钱）

上件入石钵内同杵烂，捻作饼子，二寸阔，用微火炒热，带温贴脐上，外以绢帕兜住。如冷，依前法换带温者贴之，或再以火烘暖亦好。

5. 木通散（《保婴撮要·卷八·小便不通》）

治小便不通，少腹作痛。

木通 滑石（各一两） 牵牛（半两，炒）

上为末。灯心、葱白水煎，空心服。

6. 八正散（《保婴撮要·卷八·小便不通》）

治蕴热，咽干口燥，大渴引饮，心忪面热，烦躁不宁，目赤睛疼，或咽舌生疮，小便赤闭，及热淋血淋。

车前子 瞿麦（炒） 大黄（面裹煨） 山栀 滑石 萹蓄 木通 甘草（炙，各一两）

上为末。每服二三钱，入灯心水煎，食前服。

7. 栀子仁散（《保婴撮要·卷八·小便不通》）

治小便不通，脐腹胀闷，心神烦热。

栀子仁（五枚） 茅根 冬葵子（各半两） 甘草（炙，二钱）

上为末。每服一钱，水煎，空心服。

8. 海金沙散（《保婴撮要·卷十五·小便不通》）

治下焦湿热，不施化而小便不利。

海金沙 郁金 滑石 甘草（各等分）

上各为末。每服四五分，白汤调下。

9. 清心莲子饮（《保婴撮要·卷十五·小便不通》）

治发热口干，小便不利或兼白浊，夜则安静，昼则发热。

黄芩（炒） 麦门冬 地骨皮 车前子（炒） 甘草（各三钱半） 石莲肉（捣碎） 茯苓 黄芪（炒） 柴胡 人参（各二钱五分）

上每服二钱，水煎。

10. 冬葵子散（《证治准绳·幼科集之二·肝脏部·小便不通》）

治小儿腹急闷。

冬葵子（一两） 木通（半两）

上为末。每服一钱，水煎。

11. 葵石散（《证治准绳·幼科集之二·肝脏部·小便不通》）

治小便不通，闷乱者。

葵根（一握，锉） 滑石 木通（各一两） 牵牛子（半两，炒）

上件，捣为粗末。每服一钱，以水一大盏，入灯心、葱白各少许，煎六分，去滓，放温服，乳食前。

12. 车前散（《证治准绳·幼科集之二·肝脏部·小便不通》）

治热盛，积于小肠，甚则尿血。

牡蛎（烧为粉，半两） 车前子 甘草（炙微黄，锉） 川朴硝（各一分）

上件药，捣罗为散。每服一钱，以水一小盏煎至五分，去滓，温服，不拘时，量儿大小加减。

13. 芎黄散（《证治准绳·幼科集之二·肝脏部·小便不通》）

治脏腑有热，小便涩，兼大便不通。

芎䓖（一两） 川大黄（锉，微炒） 郁李仁（汤浸去皮，微炒，各七钱半）

上件，捣罗为散。每服一钱，以温水调下，量儿大小加减。

14. 朱砂散（《证治准绳·幼科集之二·肝脏部·小便不通》）

治心神烦躁，小便赤涩不通。

朱砂（一两，另研细） 滑石 犀角屑（各半两） 黄芩 甘草（炙微赤，锉） 车前子（各七钱半）

上件药，捣罗为散，入朱砂同拌匀。每服半钱，煎竹叶汤调下，食前。

15. 清肺散（《证治准绳·幼科集之二·肝脏部·小便不通》）

治渴而小便闭，或黄或涩。

五苓散加琥珀（半钱） 灯心 通草 车前子（炒，各二钱半） 瞿麦（半钱） 木通 萹蓄（各一两七钱半）

上为粗末。每服三钱，水煎，食前服。

二、治泄泻伴小便不利方

1. 白术丸（《幼幼新书·卷第二十一·胃气不和第九》）

调脾胃，散风湿，去寒邪，治泄泻，乳食不化，止呕逆；腹胁胀痛，四肢肿满，小便不利及减食羸瘦，久渐成疳疾。

白术 芍药 木香 当归（各等分）

上为细末，炼蜜为丸，一两作八十丸。每服一丸，食前，生姜米饮汤化下。

2. 白术膏（《小儿卫生总微论方·卷十·吐泻方治·治泻方》）

治暑月中热泻泄，小便不利，腹满气痞。

白术（半两） 白茯苓 人参（去芦） 滑石（各一分） 泽泻（半两）

上为末，炼蜜和膏。每用一皂子大，米饮化下，无时。

3. 香石散（《小儿卫生总微论方·卷十·吐泻方治·治泻方》）

治伏热中暑，烦躁发渴泄泻，小便不利。

丁香 滑石 舶上硫黄 白芍药 甘草（各等分）

上为末。每服一钱，米饮调下，亦治吐泻无时。

4. 张涣七香丸（《小儿卫生总微论方·卷十·吐泻方治·治泻方》）

治吐泻不进乳，心腹胀满，小便不利。

青皮（浸去穰秤，一半生，一半炒用，一两） 肉豆蔻（半两，面裹煨令香熟） 牵牛（一两，炒）

上为末，糊丸麻子大。每服二三十丸，生姜米饮下，无时。

5. 胃苓汤（《幼科汇诀直解·卷之四·泄泻》）

治中暑湿脾胃不和，腹痛泄泻作渴，小便不利，水谷不分。

苍术 川厚朴（姜汁炒） 陈皮 猪苓 泽泻 白术 赤茯苓（各一钱） 肉桂（三分） 甘草（三分）

上锉。姜、枣、水煎服。

三、治肿胀伴小便不利方

1. 紫双丸（《幼幼新书·卷第二十二·积聚第一》）

治小儿身热头痛，食饮不消，腹中胀满，或小腹绞痛，大小便不利，或重下数起。小儿无异疾，惟饮食过度，不知自止，哺乳失节，或惊悸寒热，惟此丸治之。不瘥更可重服。

巴豆（去皮，十八铢） 麦门冬（去心，十铢） 甘草（炙，五铢） 甘遂 朱砂（各二铢） 蜡（八铢） 蕤核仁（汤浸，去皮，十八铢） 牡蛎（火煅令赤，八铢）

上八味，以汤熟，洗巴豆研，新布绞去油；别捣甘草、甘遂、牡蛎、麦门冬，下筛讫；研蕤核仁令极熟，乃内散，更捣二千杵；药燥不能相丸，更入少蜜足之。半岁儿服如荏子一双；一岁、二岁儿服如半麻子一双；三岁、四岁者，服如麻子二丸；五岁、六岁者，服如大麻子二丸；七岁、八岁服如小豆二丸；九岁、十岁微大于小豆二丸。常以鸡鸣时服，至日出时不下者，投粥、热饮数合即下。丸皆双下也，下甚者饮以冷粥即止。

2. 大腹子汤（《幼幼新书·卷第二十二·癥瘕第二》）

治癥癖腹满，小便不利方。

大腹皮（一两，锉） 槟榔 枳壳（麸炒去瓤） 赤芍药 人参（去芦头） 知母 陈橘皮（汤浸去白，各半两） 甘遂（一分，慢火煨令黄）

上件捣，罗为细末。每服一钱，水一小盏煎至五分，去滓温服，量儿大小加减。

3. 大腹皮散（《幼幼新书·卷第二十二·痞结第六》）

治小儿腹内痞结，壮热憎寒，大小便不利。

大腹皮（锉） 陈橘皮（汤浸去白瓤，焙） 桔梗（去芦头） 鳖甲（涂醋炙令黄，去裙襕，各三分） 人参（去芦头） 赤芍药 川大黄（锉碎，微炒） 木通（锉，各半两） 甘草（一分，炙微赤，锉）

上件药捣，粗罗为散。每服一钱，以水一小盏煎至五分，去滓，看儿大小分减，温服之。

4. 海蛤汤（《幼幼新书·卷第三十二·肿满第二》）

治肿满，大小便不利。

海蛤 桑根白皮（各一两） 汉防己 白术（炮） 赤茯苓（各半两） 甜葶苈（隔纸炒紫色） 川朴硝 木猪苓（去黑皮，各一分）

上件捣，罗为细末。每服一钱，水一盏煎至五分，去滓温服，乳食后。

5. 猪苓散（《幼幼新书·卷第三十二·水气第三》）

治小儿水气肿满，小便不利，脐腹妨闷，喘促。

猪苓（去黑皮） 桑根白皮（锉） 赤茯苓 海蛤（细研） 甜葶苈（隔纸炒令紫色，各一分）

上件药捣，粗罗为散。每服一钱，以水一小盏煎至五分，去滓温服，日三四服，更随儿大小以意加减。

6. 桑根白皮散（《幼幼新书·卷第三十二·水气第三》）

治小儿水气，遍身肿满，喘促，小便不利。

桑根白皮（锉） 射干 赤茯苓 黄芩 木通（锉） 泽漆 汉防己 泽泻（各十两）

上件药捣，细罗为散。每服以煮赤小豆汤调下半钱，日三四服，看儿大小加减服之。

7. 郁李仁粥（《幼幼新书·卷第三十二·水气第三》）

治小儿水气，腹肚虚胀，头面浮肿，小便不利。

粟米（一分） 郁李仁（汤浸去皮尖，微炒） 桑根白皮（锉，各一两）

上件药捣碎。每服半两，以水一大盏煎至七分，去滓，下米作粥，入少许生姜汁，任意食之。

8. 南星腹皮散（《活幼心书·卷下·信效方·汤散门》）

主肿疾欲愈未愈之间，脾胃虚慢，气促痰喘，腹胀胸满，饮食减，精神困，小便不利，面色痿黄。

南星（同煎制，一两） 大腹皮（净洗，焙干） 生姜皮 陈皮（去白） 青皮（去白） 桑白皮（锉，炒） 甘草（炙） 扁豆（同前制，七味各半两）

上为㕮咀。每服二钱，水一盏，姜二片，煎七分，无时温服。

9. 三白散（《活幼心书·卷下·信效方·汤散门》）

解初中肿疾，四肢肤囊浮胀，大小便不利，皆因膀胱蕴热，风湿相乘。

白牵牛（半生半炒，杵碎） 桑白皮（锉，炒） 白术 木通（去皮节） 陈皮（去白） 甘草（六味各半两）

上件㕮咀。每服二钱，水一盏煎七分，无时温服。

10. 槟榔丸（《小儿卫生总微论方·卷十四·肿病论》）

治小儿疳气腹胀，四肢肿满，气急喘闷，小便不利。

槟榔 木香（各二钱） 青皮 姜黄（各一两） 萝卜子（炒） 牵牛子（各取末七钱半）

上为末，糊丸黍米大。生姜汤下，二三十丸，食后。

11. 海蛤散（《小儿卫生总微论方·卷十四·肿病论》）

治身体肿满，大小便不利。

海蛤　桑白皮（各一两）　汉防己（半两）　赤茯苓（去黑皮，半两）　白术（半两）　甜葶苈（纸衬炒紫）　川朴硝　木猪苓（去黑皮，各一分）

上为细末。每服一钱，水一盏煎至五分，去滓温服，乳食后。

12. 疏凿饮子（《幼科类萃·卷之十二·水肿门·水肿诸方》）

治水气，通身浮肿，喘呼气急，烦渴，大小便不利，服热药不得者。

泽泻　赤小豆（炒）　商陆　羌活　大腹皮　椒目　木通　秦艽　槟榔　茯苓皮（各等分）

上㕮咀，水煎，姜五片。

13. 大橘皮汤（《幼科类萃·卷之十二·水肿门·水肿诸方》）

治湿热内攻，腹胀水肿，小便不利，大便滑泄。

陈皮（一两半）　木香（二钱半）　滑石（六两）　槟榔（二钱）　茯苓（一两）　猪苓　白术　泽泻　肉桂（各半两）　甘草（一钱）

上锉散。每服三钱，水一盏，煎服。

14. 十枣丸（《幼科类萃·卷之十二·水肿门·水肿诸方》）

治水气，四肢浮肿，上气喘急，大小便不利。

甘遂　大戟　芫花（各等分）

上为末，煮枣肉为丸桐子大。清晨热汤下三十丸，以利为度，次早再服，虚人不可多服。

15. 消肿丸（《幼科类萃·卷之十二·水肿门·水肿诸方》）

治小儿水肿喘满，小便不利。

滑石　木通　白术　黑牵牛（炒）　通脱木　茯苓　茯神　半夏　陈皮（各一钱）　木香　瞿麦穗　丁香（各半两）

上为末，酒糊丸梧桐子大。每二十丸，灯心、麦门冬汤下。

16. 葶麻汤（《婴儿论·辨下焦病脉证并治第八》）

肚腹硬满，腰脚挛急，而小便不利，此脬痹也，病人渗道癃闭所致，腹满短气者，葶麻汤主之。

葶麻（一钱）　茯苓（二钱）　豆黄卷（三钱）　马舄（二钱）　甘草（三分）

上五味，以水二升煮取一升，去滓，分温服。

17. 折水汤（《婴儿论·辨下焦病脉证并治第八》）

病人元阳减耗，胞胱乏转化，遂腹胀，小便不利，医欲以淡渗利之，是误也，得之反益剧，短气息迫，宜折水汤主之。

桑白皮（一钱）　吴茱萸（五分）　枳实（七分）　槟榔（一钱）　茯苓（一钱）　缩砂（五分）　香附（五分）　附子（三分）　生姜（三分）　麦芽（二钱）

上十味，以水二升，先煮麦芽，减五合，内诸药，煮取一升，去滓，分温服。

四、治伤寒伴小便不利方

1. 升麻汤（《幼幼新书·卷第十四·热病第五》）

治小儿伤寒变热毒病，身热、面赤、口燥、心腹坚急，大小便不利，或口疮者；或因壮热，便四肢挛掣惊，仍成痫疾，时发时醒，醒后身热如火者，悉主之方。

升麻　白薇　麻黄（去根节）　葳蕤　柴胡　甘草（炙，各半两）　黄芩（一两）　朴硝　大黄　钩藤（各六铢）

上十味㕮咀，以水三升，先煮麻黄，去上沫，纳诸药，煮取一升。儿生三十日至六十日，一服二合；六十日至百日，一服二合半；百日至二百日，一服三合。

2. 洗心散（《幼幼新书·卷第十五·伤寒大小便不通第八》）

治遍身壮热，头目碎痛，背膊拘急，大热冲上，口苦唇焦，夜卧舌干，咽喉肿痛，涕唾稠黏，痰壅，吃食不进，心神躁热，眼涩睛疼；伤寒鼻塞，四肢沉重，语声不出，百节痛，大小便不利；麸豆疮，时行温疫，狂语多渴及小儿天瘹风，夜惊，并宜服也。

大黄（以米泔水浸一炊间，漉出令干，慢炒取熟）　当归（炒）　芍药（生用）　甘草（炙）　荆芥（各四两）　白术（一两，炒）

上捣罗为细末。每服抄二钱，以水一盏，入生姜一片，薄荷二叶，同煎至八分，放温，和滓服了，略卧仍去枕少时。如五脏壅实，煎四五钱匕，若要溏转，则热服。

3. 小柴胡汤（《活幼心书·卷下·信效方·汤散门》）

治伤寒温病，身热恶风，胸满肋痛，烦渴呕哕，小便不利，大便秘硬，能解表里邪毒，痰嗽气喘。

柴胡（去芦，二两） 半夏（如前制） 黄芩 人参（去芦） 甘草（四味各七钱半）

上件㕮咀。每服二钱，水一盏，姜二片，枣一枚，煎七分，无时温服；或去枣，加薄荷同煎。

4. 绛雪丹（《小儿卫生总微论方·卷七·伤寒论》）

治伤寒五六日，发黄，小便不利，烦躁热闷，饮水烦躁不解。

朱砂（半两，水飞） 硝石（二两，研） 龙脑（少许）

上同研匀细，白米饭和丸鸡头子大。沙糖水化下，量大小服。

5. 四逆散（《婴童百问·卷之七·泻利第六十五问》）

治少阴病，其人或咳或悸，或小便不利，或腹中痛，或泄利下重者。

甘草（炙） 枳实（炒） 柴胡 白芍药（炒，各一两）

上捣筛为细末，水饮调下二钱，日进三服。如咳者，加五味子、干姜各半两；下利悸者，加桂半两；小便不利者，加茯苓半两；泄利下重，先浓煎薤白汤，内药末三钱匕，再煮一二沸，温服。

6. 小青龙汤（《幼科释谜·卷五·诸病应用方》）

治伤寒不解，心下有水气，发热，干呕而咳、噎、喘、渴、利，小便不利少腹满，短气不得卧。

麻黄 桂枝 白芍 细辛 甘草 五味子 干姜 半夏

7. 柴胡桂枝干姜汤（《婴儿论·辨寒热脉证并治第二》）

伤寒，若瘟疫，发汗而复下之，胸胁满微结，小便不利，渴而不呕，但头汗出，往来寒热，心烦者，此为未解也，柴胡桂枝干姜汤主之。

柴胡（五分） 桂枝（三分） 干姜（三分） 栝蒌根（三分） 黄芩（三分） 牡蛎（三分） 甘草（二分）

上七味，以水一升，煮取七合，去滓再煎，二三沸，分温服。

8. 真武汤（《婴儿论·辨寒热脉证并治第二》）

少阴病，二三日不已，至四五日，腹痛小便不利，四肢沉重疼痛，自下利者，此为有水气，其人或咳，或小便利，或下利，或呕者，真武汤主之。

茯苓（五分） 芍药（五分） 生姜（三分） 白术（三分） 附子（三分）

上五味，以水二升煮取一升，去滓，分温服。

9. 葛根黄芩黄连汤（《婴儿论·辨下焦病脉证并治第八》）

大便难，若泻，小便不利，若遗溺，及痿躄，脚痛，此为下焦所患也。太阳病，桂枝证，医反下之，利遂不止，脉促者，表未解也，宜葛根黄芩黄连汤主之。

葛根（五分） 甘草（五分） 黄芩（五分） 黄连（三分）

上四味，以水二升，先煮葛根，减半升，内诸药，煮取一升，去滓，分温三服。

五、治黄疸伴小便不利方

1. 茯苓渗湿汤（《幼科类萃·卷之二十二·黄疸门·论小儿诸疸之由》）

治小儿黄疸寒热，呕吐而渴欲饮冷水，身体面目俱黄，小便不利，不得安卧，不思食。

白茯苓（五分） 泽泻（三分） 茵陈（六分） 猪苓（二钱） 黄芩 黄连 栀子 防己 白术 苍术 陈皮 青皮 枳壳（各二钱）

上锉散，水一小盏煎六分，徐徐温服。

2. 茵陈汤（《婴童百问·卷之六·黄疸第五十九问》）

治阳明病发热汗出者，此为热越不能发黄也。但头汗出，身无汗，齐颈而还，小便不利，渴引水浆者，此为瘀热在里，身必发黄。伤寒七八日身黄如橘色，小便不利，腹微满者。

茵陈蒿（嫩者，一两） 大黄（三钱半） 栀子（大者，三枚）

上锉散，以水一大碗，先煎茵陈减半，次用二味煎八分，去滓温服，日三服。小便当利，如皂角汁状、色正赤，一宿腹减，黄从小便中去也，量大小加减。

3. 茵陈五苓散（《保婴撮要·卷十·自汗》）

治伏暑发黄烦渴，小便不利。

赤茯苓 猪苓 泽泻 白术 茵陈（各三分）

上水煎服。

六、治痘疹伴小便不利方

1. 木通芍药汤(《保婴撮要·卷十七·不治五症》)

治痘疮作渴腹胀,小便不利。

木通　芍药　白术(各五分)　川芎　陈皮　干葛(各三分)　甘草(二分)

上水煎服。

2. 柴芩汤(《保婴撮要·卷十八·瘫症》)

治痘疹小便不利。

柴胡　黄芩　猪苓　泽泻　茯苓　白术(各一钱五分)

上姜水煎,量大小服。

3. 人参蝉蜕散(《保婴撮要·卷十九·痘吐逆》)

治小便不利,痘疮不发,烦躁作渴,咬牙喘满。

人参　蝉蜕　白芍药　木通　赤芍药　甘草　紫草茸

上每服三四钱,水煎。

4. 紫草木通汤(《保婴撮要·卷二十·痘小便不利》)

治痘疹不快,小便不利。

紫草　人参　木通　茯苓　糯米(各等分)　甘草(减半)

5. 四圣散(《儿科要略·痧痘论治·痘证概要》)

治小儿痘出不快,黑陷倒靥不起,发不红活,小便不利。

紫草茸　黄芪(各一钱)　甘草(五分)　木通(六分)

热甚色紫者,倍紫草茸,加黄芩、黄连、红花;大便闭者加枳壳;气虚少食者加人参。

6. 大连翘饮(《小儿痘疹方论·附方》)

治积热,大小便不利,及痘后余毒不解,肢体患疮或丹瘤,游走不止。

连翘　瞿麦　荆芥　木通　赤芍药　当归　防风　柴胡　滑石　蝉蜕　甘草(各一钱)　山栀(炒)　黄芩(炒,各五分)

上每服三钱,水煎,一岁每服一二匙,三五岁者每服数匙。

七、治杂病伴小便不利方

1. 五苓散(《婴童百问·卷之二·慢惊第十六问》)

治霍乱吐泻,燥渴饮水,小便不利。

泽泻(二两半)　官桂(一两)　猪苓　白茯苓　白术(各一两半)

上为细末。每服一钱,白汤调下,燥渴新水调服,大小以意加减,不拘时候。加辰砂一两,治惊热。

2. 神芎丸(《婴童百问·卷之二·惊风第二十问》)

治风热壅滞,头目昏眩,口舌生疮,牙齿疳蚀,或遍身疮疥,咬牙惊惕,怔忡烦躁多渴,或大小便涩滞,或积热腹满,惊风潮搐,并皆治之。

大黄(生)　黄芩(各二两)　生牵牛末(一两)　滑石(四两)　黄连　薄荷叶　川芎(各半两)

上为细末,滴水丸桐子大。每服四五十丸,食后温水下。一方加蒲黄,止血证用。

3. 腻粉丸(《幼幼新书·卷第十·天瘹第六》)

治小儿天瘹,脏腑风热壅滞,四肢抽掣,大小便不利。

腻粉　巴豆霜　麝香(各半分,细研)　郁金　地龙　马牙硝(各一分,末)

上件药都研令细,以糯米饭和丸如绿豆大。一岁一丸,以薄荷汤下,三岁以上即服二丸。

4. 四时饮子(《幼幼新书·卷第十九·膈热第二》)

治小儿心肺壅热,唇口涩,面赤口干,惊热,大小便不利。

山栀子仁　甘草(炙)　芍药　大黄(煨,各等分)

上件为粗散。每服三钱,水一盏半煎至一盏,澄清,温服,作二服。

5. 比金丸(《幼幼新书·卷第十九·痰涎第十》)

治小儿惊风体热,喘粗涎嗽,心忪颊赤,大小便不利,夜卧不稳方。

腻粉(研)　滑石(各十五两)　青黛(研,二两半)　天南星(炮,十二两半)　巴豆(去皮取

霜，七百个）

上为细末，以面糊为丸如麻子大。每服一岁一丸，薄荷温水下。如急惊风，头热足冷，口噤面青，筋脉抽掣，上膈顽涎，疾状甚者，加一两丸，煎桃符汤下。疏利下蕴毒热涎，立便安愈。小儿疮疹后余毒不解，尤宜与服，食后。

6. 倍术丸（《幼幼新书·卷第三十二·痰饮第一》）

治脾胃受湿，心下停饮，烦渴呕吐，肠间沥沥有声，胸膈痞满，短气，腹胁胀痛，小便不利，身面虚浮，全不思食方。

官桂　干姜（各一两）　白术（二两）

上为末，炼蜜为丸绿豆大。每服十五、二十丸，米饮下。儿小减丸。

7. 漏芦散（《幼幼新书·卷第三十六·毒肿第四》）

治小儿蕴热在脏，皮肤毒肿或生疮疖，心神烦躁，大小便不利。

漏芦　白蔹　黄芩　麻黄（去根节）　知母　枳实（麸炒微黄）　川大黄（锉碎，微炒）　川升麻　犀角（屑）　赤芍药　川芒硝　甘草（炙微赤，锉，各半两）

上件药捣，粗罗为细散。每服一钱，以水一小盏煎至五分，去滓放温，量儿大小，不计时候，分减服之。

8. 金匮加减肾气丸（《钱氏小儿直诀·卷四》）

治脾肾虚，腰重脚肿，小便不利；或肚腹肿胀，四肢浮肿；或喘急痰盛，已成蛊者。此症多因脾胃虚弱，治失其宜，元气复伤而变者，非此药不救。

白茯苓（三两）　附子（炮，五钱）　川牛膝　肉桂　泽泻　车前子　山茱萸　山药　牡丹皮（各一两）　熟地黄（四两，捣碎，酒拌杵膏）

上为末，和地黄膏，加炼蜜，杵丸桐子大。每服一二十丸，空心米汤下。

9. 人参补肺汤（《保婴金镜录·十三指形生症·透关射甲形症》）

治肺症，因肾水不足，虚火上炎，咳吐脓血，发热作渴，小便不利。

人参　黄芪　白术　茯苓　陈皮　当归　山茱萸肉　山药　五味子（杵，炒）　麦门冬　甘草（炒，各五分）　熟地黄　牡丹皮（各一钱）

上作二三服，水煎。

10. 车前子散（《保婴撮要·卷七·霍乱吐下》）

治暑月霍乱，吐泻烦闷，引饮不止，小便不利。

白茯苓　猪苓　香薷　车前子（炒）　人参（各等分）

上为末，灯心汤调下。

11. 匀气散（《幼幼集·中卷·孟氏杂症良方》）

治脾肺气逆，喘嗽面浮，小便不利。

桑白皮　桔梗　赤茯苓　熟半夏　陈皮　甘草　木通　泽泻　藿香

水一钟，姜一片，灯心二十根，煎五分，不拘时服。

12. 东垣滋肾丸（《育婴家秘·卷之一·肾脏证治》）

治肾热，小便不利。

黄柏（三两）　知母（二两）　肉桂（一两半）

热水为丸，每服食前沸汤下。

13. 散气丸（《证治准绳·幼科集之二·肝脏部·疝》）

理诸疝气小便利或不通，脐下作痛不可忍者。

海藻（汤浸洗七次，焙干）　泽泻（去粗皮）　眼香（炒）　车前子（焙）　萝卜子（瓦上慢火干焙）　川楝肉（用斑蝥九枚去翅足，同炒少时，去斑蝥）　大腹皮（净洗，焙干，各一两）

上，锉焙为末，酒煮面糊丸绿豆大。每服三十丸至五十丸，南木香煎酒，空心下；或防风、牡丹皮煎酒下；不能饮者，于木香汤、防风、丹皮汤中，各少入酒，并空心投，亦可；再用盐炒眼香煎汤尤妙。

14. 龙胆泻肝汤（《证治准绳·幼科集之二·肝脏部·疝》）

治肝经湿热不利，下部生疮，两拗肿痛，或腹中作痛，小便涩滞等证。

龙胆草（酒拌炒黄）　泽泻　车前子（炒）　木通　生地黄（酒拌）　当归（酒拌）　山栀　黄芩（炒）　甘草（各三分）

上，水煎，食前服。

15. 玉露散（《幼科折衷·上卷·霍乱吐泻》）

治口渴身热，大小便不利。

寒水石（二两）　石膏（二两）　甘草（三钱）

为细末，飞过，麦冬汤下。

16. 香砂平胃散(《小儿推拿广意·卷下·附方呕吐门》)

治感冒时气,瘴疠不和,伤食停滞,泄泻如水,心腹胀满,或时作痛,小便不利,身热口渴。

苍术　厚朴(姜汁炒,各二两)　陈皮(二两)　甘草(一两五钱)　木香　砂仁(各一两)

上为末,姜枣汤下。

17. 惺惺散(《麻科活人全书·卷之二·诸潮亦能发麻第四》)

治风热咽喉不利,脾不和,三焦胆经渴,小便不利。

人参　桔梗　白苓　白术　栝蒌根　甘草(各一钱)　细辛(三分)　薄荷叶(五分)　防风　川芎(各一钱)

水煎温服。

18. 甘草附子汤(《婴儿论·辨寒热脉证并治第二》)

治风湿相搏,骨节烦疼掣痛,不得屈伸,近之则痛剧,汗出短气,小便不利,恶风不欲去衣,或身微肿者。

甘草(五分)　附子(三分)　白术(五分)　桂枝(三分)

上四味,以水一升煮取七合,去滓,分温三服。

19. 黑散方(《婴儿论·辨下焦病脉证并治第八》)

病人脬转而小便不利者,阴阳熨法主之,痛瘕鼓满,小便不利者,与黑散。

虾蟆(一两)　缩砂(一两)

上二味,为黑炒存性,研筛,以生姜汤服之。

20. 黄芩清肺饮(《儿科醒·热论第六》)

治肺热,小便不利,宜用此清之。

栀子　黄芩(减半)

上为末。每服一二钱,水煎。如不利,加盐豉二十粒。

21. 小半夏加茯苓汤(《儿科要略·咳嗽论治·内伤咳嗽》)

治痰饮多汗,小便不利,卒呕吐,心下痞,水停胸膈,眩悸。

半夏　生姜　茯苓

22. 柴胡桂枝干姜汤(《儿科要略·疟痢论治·疟疾述要》)

治疟寒多微有热,或但寒不热,及伤寒发汗而复下之,胸胁满,微结,小便不利,渴而不呕,头汗出,往来寒热,心下烦。

柴胡　桂枝　黄芩　干姜　牡蛎　甘草　栝蒌根

便溏去栝蒌根、淡芩,加白扁豆。

【论用药】

一、概论

《汤液本草·卷之二·东垣先生用药心法·用药凡例》:“凡小便不利,黄柏、知母为君,茯苓、泽泻为佐。”

二、小儿小便不利专药

榆皮

《本草经集注·草木上品·榆皮》:“主小儿痫,小便不利,伤热。”

三、用药禁忌

《本草征要·第一卷通治部分·补益药·山茱萸肉》:“强阳不痿,小便不利者,不宜用。”

《本草征要·第三卷肾与膀胱经·固摄肾气·覆盆子》:“覆盆子,固涩,小便不利者禁之。”

《本经逢原·卷二·芳草部·白芍药》:“小便不利者禁用,以膀胱得酸收敛愈秘也。”

《本草从新·卷十果部·莲蕊须》:“小便不利者勿服。”

《本草从新·卷十果部·芡实》:“小便不利者勿服。”

【医案】

《保婴金镜录·治验》

一小儿,小便不利,鼻干衄血,鼻间色赤,属脾肺有热。用济生犀角地黄汤,前症已愈,后颏间常赤,作渴有痰。此禀赋肾气不足,用地黄丸,而诸症皆瘥。

一小儿,小便不利,服五苓散之剂,不应,颏间及左腮色赤。乃肝肾虚热,用四物汤加山栀而愈。后因感冒,误用发汗,小便仍前不利。余用补中益气汤加麦门、五味,调补脾肺而愈。

一小儿,小便不利,及茎中涩痛,或尿血石,此禀赋肾热为患。此则五淋散以疏导,又用滋肾丸、地黄丸，补其肝肾渐愈。出痘后，小便短赤，颏间右腮或赤或白。属肺肾气虚而热也，用补中益气汤、六味地黄丸而痊。

第三节

尿　血

小儿尿血，指血随小便排出，尿色因而淡红、鲜红、红赤，甚或夹杂血块，为儿科泌尿系统常见疾病，是外感六淫之邪、肺脾肾三脏功能失调，而致热移下焦扰动血室，或脾肾不固、气血受损。尿血多无疼痛，或仅有轻微胀痛及灼热感；血淋则小溲滴沥，涩痛难忍。《三因极一病证方论》对尿血和血淋作出区别定义："与淋不同，以其不痛，故属尿血。"

【辨病名】

小儿尿血属于血证范畴。《黄帝内经》称之溺血、溲血，尿血之名始于张仲景。后世亦称之为茎衄、小便出血、小便赤等。

《黄帝内经素问·气厥论》："胞移热于膀胱，则癃溺血。"

《黄帝内经素问·痿论》："悲哀太甚，则胞络绝，胞络绝则阳气内动，发则心下崩数溲血也。"

《黄帝内经素问·四时刺逆从论》："少阴有余病皮痹隐轸，不足病肺痹，滑则病肺风疝，涩则病积溲血。"

《金匮要略·五脏风寒积聚病》："热在下焦者，则尿血。"

《三因极一病证方论·卷之九·尿血证治》："与淋不同，以其不痛，故属尿血。"

《世医得效方·卷第八·大方脉杂医科·诸淋》："若单小便出血如尿，此为茎衄。"

《丹溪心法·卷二·溺血二十三》："痛者为淋，不痛者为溺血。"

《小儿诸证补遗·小儿冬令肾膀胱证》："热毒结内，溲血不止，俗曰茎衄。"

《育婴家秘·卷之四·治小便》："小便出血者，谓之尿血。"

《儿科萃精·卷七·血证门·溺血》："小儿溺血，为精窍之病，乃尿与血先后分出者也。"

【辨病因】

小儿尿血的主要病因为热扰血分，热蓄肾与膀胱，同时又与心火、小肠火、肝火下迫，以及阴虚内热，损伤络脉有关，终致营血受热妄行，血从尿出。

《黄帝内经素问·痿论》："悲哀太甚，则胞络绝，胞络绝则阳气内动，发则心下崩数溲血也。"

《医方选要·卷之八·诸血门》："又有便血、尿血者。盖便血乃脏腑积滞，湿热之毒而成也。或因气郁，酒色过度，及多食炙煿热毒之物；或风邪入胃；或七情六淫所伤，使血气逆乱，荣卫失度，皆能令人下血。其尿血乃膀胱蕴热所致也。"

《证治汇补·卷之八·下窍门·溺血》："或肺气有伤，妄行之血，随气化而下降胞中；或脾经湿热内陷之邪，乘所胜而下传水府；或肝伤血枯，或肾虚火动，或思虑劳心，或劳力伤脾，或小肠结热，或心胞伏暑，俱使热乘下焦，血随火溢。"

一、先天胎热

《保婴撮要·卷八·便血尿血》："若脾胃有伤，荣卫虚弱，行失常道，故上为衄血、吐血，下为尿血、便血……热入小肠，则小便出血。然小儿多因胎中受热，或乳母六淫七情厚味积热，或儿自食甘肥积热、六淫外侵而成。"

《医镜·卷之四·胎热胎寒》："胎热之症，面赤眼闭，五心烦热，大小便不通，乳食不进，啼叫不止，呕血尿血……凡若此者，皆谓之胎热。"

《冯氏锦囊秘录·杂症大小合参卷十三·便血（儿科）》："儿生七日之内，有便血者，由母食酒面炙爆过多，在胎受之；女子则热毒入心，小便尿血；男子则热毒入肺，大便便血。"

二、后天脏热

《诸病源候论·小儿杂病诸候五·尿血候》："血性得寒则凝涩，得热则流散，而心主于血。小儿心脏有热，乘于血，血渗于小肠，故尿血也。"

《诸病源候论·小儿杂病诸候五·血淋候》："血淋者，是热之甚盛者，则尿血，谓之血淋。心主血，血之行身，通遍经络，循环腑脏。其热甚者，血即散失其常经，溢渗入胞，而成血淋矣。"

《太平圣惠方·卷第九十二·治小儿小便赤

涩不通诸方》:“夫小儿小便赤涩不通者,由膀胱与肾俱有热故也。”

《幼幼新书·卷第三·得病之源第七》:“是知膀胱受热尿血而必患五淋。”

《寿世保元·卷八·初生杂症论·下淋》:“一论小儿下淋,乃膀胱有热,水道不通,淋沥不出,或尿如豆汁,或如沙石,或冷淋如膏,或热淋如尿血。”

《冯氏锦囊秘录·杂症大小合参卷十一·吐血》:“更有尚在襁褓而吐血者,多由重帏暖阁,火气熏迫或过啖辛辣,流于乳络,儿饮之后,停滞不散,积温成热,热极上崩,是以或吐,或衄,或下为尿血者有矣。”

《血证论·卷四·尿血》:“乃心经遗热于小肠,肝经遗热于血室。”

《幼科折衷秘传真本·诸血》:“尿血者,心主之。心与小肠相应,血之流行周遍经络,循环脏腑。若热聚膀胱,血渗入胞,故小便出血。如其实热,服清心莲子饮;虚热,服六味地黄丸。”

《重订广温热论·第一卷温热总论·论小儿温热·天花》:“如火邪烁肺,则鼻煤衄血,咽痛声哑……移于小肠,则溺膏溲血。”

《儿科要略·杂证论治·二便下血》:“凡小便溲血,初起多为心经有热,由小肠传导而下,当从实治。”

【辨病机】

小儿尿血多因热、虚、瘀相互搏结,邪热入里,湿热蕴结下焦,肾阴亏虚,虚火扰动,灼伤肾与膀胱血络,血随尿出;早期多见实热,后期多见虚热,兼杂湿热、瘀血、热毒;其中肾阴不足是病机演变的关键所在,瘀血既是发病过程中的病理产物,也是致病因素。

一、热移下焦

《诸病源候论·小儿杂病诸候五·尿血候》:“血性得寒则凝涩,得热则流散;而心主于血。小儿心脏有热,乘于血,血渗于小肠,故尿血也。”

《诸病源候论·小儿杂病诸候五·血淋候》:“血淋者,是热之甚盛者,则尿血,谓之血淋。心主血,血之行身,通遍经络,循环腑脏。其热甚者,血即散失其常经,溢渗入胞,而成血淋矣。”

《太平圣惠方·卷第九十二·治小儿小便赤涩不通诸方》:“夫小儿小便赤涩不通者,由膀胱与肾俱有热故也。肾主于水,膀胱为津液之腑,此二经为表里,而水行于小肠,入于脬为小便,其脏腑有实热,热入于脬,故令小便赤涩不通也。”

《普济方·卷三百八十八·婴孩大小便淋秘门·血淋》:“夫小儿血淋者,是热淋之甚,则变成血淋也。心主于血,血之行身,通于膀胱,而热气流入脬,即成为血淋矣。”

《幼科折衷秘传真本·诸血》:“尿血者,心主之。心与小肠相应,血之流行周遍经络,循环脏腑。若热聚膀胱,血渗入胞,故小便出血。”

二、气虚不摄

《丹台玉案·卷之四·诸血门》:“后生少年辈恃其壮盛,恣情酒色,而贫穷劳苦之人,又不暇自惜,涉远负重奔走于衣食,而无日夜之安宁,其能不伤于血乎?伤于上部则胸臆痛,伤于中部,则两胁中脘痛,伤于下部,则小腹痛,由是吐血、衄血、便血、尿血之病作矣。”

《医学衷中参西录·一、医方·治淋浊方》:“中气虚弱,不能摄血,又兼命门相火衰弱,乏吸摄之力,以致肾脏不能封固,血随小便而流出也。”

三、肾阴亏损

《周慎斋遗书·卷七·尿血》:“尿血者,精不通行而成血,血不归经而入便,然其原在肾气衰而火旺,治当清肾。”

四、火热炽盛

《诸病源候论·血病诸候·小便血候》:“心主于血,与小肠合。若心家有热,结于小肠,故小便血也。下部脉急而弦者,风邪入于少阴,则尿血。尺脉微而芤,亦尿血。”

《注解伤寒论·卷九·辨不可下病脉证并治法第二十》:“若热气深陷,则客于下焦,使小便淋沥,小腹甚硬,小便尿血也。”

《幼幼新书·卷第三·病证形候第八》:“尿深黄色,久则尿血,小便不通,久则胀满,当利小便。”

《严氏济生方·小便门·淋利论治》:“血淋为病,热即发,甚则尿血,候其鼻头色黄者,小便难也。”

《普济方·卷二百十四·小便淋秘门·热淋》："其状溲便赤涩，或如血汁，亦有如豆羹汁者，甚则尿血。"

《伤寒论注·卷二·抵当汤证》："阳气太重，标本俱病，故其人如狂。血得热则行，故尿血也。"

《医学心悟·卷三·尿血》："心主血，心气热，则遗热于膀胱，阴血妄行而溺出焉。又肝主疏泄，肝火盛，亦令尿血。"

《杂病源流犀烛·卷十七·火病源流》："如热在下焦，尿血淋闭，或小便赤涩，大便秘结（宜立效散、防风当归饮子），是三焦之热所宜审也。"

《血证论·卷四·尿血》："膀胱与血室，并域而居，热入血室，则蓄血，热结膀胱，则尿血。尿乃水分之病，而亦干动血分者，以与血室并居，故相连累也。"

五、阴虚内热

《保婴撮要·卷十四·下疳阴痿》："或肝肾虚弱，发热盗汗，肢体消瘦，小便赤涩，尿血下血。"

《灵枢识·卷三·热病篇第二十三》："脉微小者，正气虚也。溲血口中干者，伤其阴也。"

《灵枢识·卷五·玉版篇第六十》："咳而溲血脱形者，正气已衰，脉小而急者，邪气仍在，邪正不能相当，是为四逆。"

【辨病证】

辨症候

小儿尿血病证分类不外热与虚，或湿热蕴结下焦，灼伤肾与膀胱脉络，迫血妄行，则起病暴急，小腹坚硬，尿色鲜红甚或夹杂血块及砂石，气促脉洪，舌红苔黄；或肾阴亏虚，虚火内扰，血不循经，血溢脉外，则尿色黄赤，口燥津干；或气虚无力固摄血液，血随小便而出，则尿色淡红，尿时无痛，少气乏力。

《苍生司命·卷七·小便血证》："小便下血，由心与小肠热甚，故阴血错经妄行。其血出涩痛者，为血淋；不痛者，为溺血，即尿血也。皆原过伤精血所致，亦有因血虚者。血淋甚则茎中所出小块，坚如砂石，溺时大痛，砂出痛止，谓之砂淋。尿血不痛，血从精窍出来也。"

【论治法】

治疗小儿尿血须分清阴阳寒热，辨明表里虚实、发病脏腑，以清热泻火、凉血止血，或温补脾肾、补气摄血，祛瘀生新、活血止血等法。

一、概论

《周慎斋遗书·卷七·尿血》："尿血者，精不通行而成血，血不归经而入便，然其原在肾气衰而火旺，治当清肾。清肾之法，补脾益肺以生水则火自平，而精血各归其所矣。用四君加木通、香附，则气理而精旺矣。"

《保婴撮要·卷八·便血尿血》："若因母食浓味者，加味清胃散。怒动肝火者，加味小柴胡汤。忧思郁怒者，加味归脾汤。禀赋肾燥者，六味地黄丸。儿有积热，小便出血者，实热用清心莲子饮，虚热用六味地黄丸。"

《伤寒大白·卷二·下血》："少阴火气内发，血溢血泄，夫血得热则妄行，故无论外感诸血，以热主治，即内伤。亦有心移热于小肠而尿血，用导赤各半汤者。小肠本经自热而病，用火府丹加木通、滑石者。肺移热于大肠为便血，用凉膈散者。大肠本经自热而病，用当归大黄汤加栀、连、芍药者。膀胱下焦热结而尿血，用木通车前汤加知、柏、栀、连者。肝经血室伏火，而施泄下血，用知柏四物汤合龙胆泻肝汤者。未可以阴寒言之也。"

《临证指南·卷三·淋浊》："尿血，虚者居多，有火亦能作痛，当与血淋同治。清之不愈，专究乎虚，上则主于心脾，下则从乎肝肾，久则主于八脉。"

《类证治裁·卷之七·溺血论治》："如肺肾阴虚，口干腰酸，六味丸合生脉散。小肠火盛，血渗膀胱，导赤散。肝火脉洪，不能藏血，龙胆草汤加法。胆火溺血，头痛眩晕，当归散。溺血日久，肾液虚涸，六味阿胶饮。"

《幼科折衷秘传真本·诸血》："尿血者，心主之。心与小肠相应，血之流行周遍经络，循环脏腑。若热聚膀胱，血渗入胞，故小便出血。如其实热，服清心莲子饮；虚热，服六味地黄丸。"

《儿科萃精·卷七·血证门·溺血》："小儿溺血，为精窍之病，乃尿与血先后分出者也。古法主牛膝四物汤（如牛膝、木通、郁金、甘草梢、瞿麦、当归、川芎、生地、赤芍等味）。［真按］小儿溺血，固属罕见，若有此证，方用鲜生地钱半，生牛膝一钱，细木通八分，赤芍药一钱，瞿麦穗五分，白云苓二钱，引用灯花一颗。”

二、健脾摄血

《保婴撮要·卷二·面上症》：“其小便赤色，久而尿血，亦属肝肾气虚有热，用六味地黄丸，如不应，则用补中益气汤益脾肺生肝肾。”

三、补肾止血

《儿科要略·杂证论治·二便下血》：“凡小便溲血，初起多为心经有热，由小肠传导而下，当从实治。肾亏而下者，血液全混于小便之中，当从虚治。然小儿二便下血，非习见之病，或由跌仆伤其腰腑，或由玩弄伤其尿道，亦间有之。凡此外来之因，一时未能诊得，故治病之始，当先问其源，庶几着手较易也。”

“小便溲血，初起宜清心经之热，用导赤散或清心莲子饮。肾亏而下，病后所致者，宜用黄芪、旱莲草、枸杞子、补骨脂之类以固之。若虚而有热者，用六味地黄丸。因损伤溲血者，腰腑受伤，宜用杜仲、川断之类，佐以和血养血之剂。尿道受伤，宜用大豆、甘草、萹蓄草、赤芍、生地、车前子以和养清利；伤于外部者，则以大豆甘草汤洗之。”

四、益气养阴

《血证论·卷四·尿血》：“又有肺虚，不能节制其下，以致尿后渗血者，审系肺阴虚，则兼气逆，痰咳，口渴等证，人参清肺汤主之。”

五、清营凉血

《圣济总录·卷第九十六·小便出血》：“治肾客热连心，小便出血疼痛，阿胶汤方。”

《丹溪心法·卷二·溺血二十三》：“溺血属热……实者，用当归承气汤下之，后以四物加山栀。”

《医学入门·外集·卷四·杂病分类·溺血》：“实热者，承气汤加当归下之，或小蓟饮子，后以四物汤加山栀调之。”

《小儿诸证补遗·十五、小儿冬令肾膀胱证》：“热毒沉郁膀胱而溲血，宜解热止血，猪苓、黄连、黄柏、栀子炒黑、茯苓、木通、车前、滑石、蒲黄、大小蓟、藕节，水煎，和青盐汁服。”

《证治汇补·卷之八·下窍门·溺血》：“暴热实火，宜甘寒清火……实热，用导赤散，加山栀、黄芩、淡竹叶、赤芍，煎成调滑石末饮之。”

《血证论·卷四·尿血》：“治肝经遗热，其证少腹满，胁肋刺痛，口苦耳聋，或则寒热往来，宜龙胆泻肝汤加桃仁、丹皮、牛膝、郁金。”

《儿科萃精·卷六·淋证门·血淋》：“小儿血淋，因心热伤于血分，热气传入于胞，日久则尿血同出，遂成血淋，茎中不时作痛，古法主小蓟子饮（如通草、滑石、淡竹叶、当归、小蓟、炒栀子、生甘草、蒲黄、藕节等味，水煎空心服）。”

【论用方】

一、治小儿尿血通用方

发灰散（《济阳纲目·卷六十二·溺血·治虚损尿血方》）

治小便尿血。

头发灰（或用自己者佳，烧灰存性）

上研。每服二钱，以米醋二合，汤少许调服，井花水调亦得。一法，茅草根、车前子煎汤调下尤妙。

二、治小儿尿血清热凉血方

1. 车前子散（《太平圣惠方·卷第九十二·治小儿小便赤涩不通诸方》）

治小儿小便赤涩，服药即通，无药即涩。

车前子（一两）　子芩（一两）　滑石（一两）　木通〔一（三）分，锉〕　赤茯苓（一两）　琥珀（一两）　甘草（半两，炙微赤，锉）

上件药，捣粗罗为散。每服一钱，以水一小盏煎至六分，去滓，不计时候，量儿大小，分减温服。

2. 露蜂房灰散（《太平圣惠方·卷第九十二·治小儿血淋诸方》）

治小儿血淋，日夜淋沥，小腹及阴中疼痛。

露蜂房灰（一分）　乱发灰（一分）　滑石（一两）　海蛤（半两）

上细为散。不计时候，以温水调下半钱，量儿大小加减。

3. 蒲黄散（一名**冬葵子散**）（《太平圣惠方·卷第九十二·治小儿血淋诸方》）

治膀胱热甚，血淋，水道涩痛。

蒲黄　冬葵子　生地黄(各半两)

上为细末。每服一钱，水一大盏煎至六分，去滓，温服，大小加减。

4. 阿胶散(《太平圣惠方·卷第九十二·治小儿尿血诸方》)

治小儿尿血，水道中涩痛。

阿胶(一两，捣碎，炒令黄燥)　黄芩(一分)　栀子仁(一分)　车前子(一分)　甘草(一分，炙微赤，锉)

上件药，捣细罗为散。每服，用新汲水调下半钱，日三四服，量儿大小，以意加减。

5. 犀角屑散(《太平圣惠方·卷第九十二·治小儿血淋诸方》)

治小儿血淋、涩痛，心燥体热。

犀角屑　黄芩　石苇(去毛)　当归(锉)　赤芍药(以上各半两)　蒲黄(一两)

上罗为散。每服一钱，以水一小盏，入生地黄半分，青竹茹半分，煎至六分，去滓，不计时候，量儿大小，加减服之。

6. 滑石散(《圣济总录·卷第一百七十九·小儿诸淋》)

治小儿小便淋沥，或尿血。

滑石(研)　车前子(各半两)

上二味，捣罗为散。二三岁儿，每服半钱匕，空心粥饮调下，近晚再服，量儿大小，以意加减。

7. 导赤散(《仁斋直指方论·卷之二十六·附诸血·溺血》)

治小儿血淋。

生干地黄　木通(各二钱)　甘草(生，一钱)

上为末。每服一钱，井水入灯心煎服，仍以米饮调油发灰，空心灌下。

8. 姜黄散(《活幼口议·卷之二十·治诸病杂方·姜黄散》)

治小儿血淋。

用姜黄为末，每服半钱，用红酒调下，连二三服，以通为度。

9. 二圣散(《普济方·卷二百十五·小便淋秘门·小便出血》)

治男女人小儿小便出血，虚损膀胱有热，尿血不止。

芍药　黄柏(各等分)

上为末。每服三钱，温浆水调下，食前服。

10. 车前散(《普济方·卷三百八十八·婴孩大小便淋秘门·血淋》)

治热盛积于小肠，甚则尿血。

牡蛎(半两)　车前子　甘草(炙黄)　朴硝(各一分)

上件为细末。每服一钱，水一盏煎至五分，去滓温服，量儿大小加减。

11. 加味导赤散(《普济方·卷三百八十八·婴孩大小便淋秘门·血淋》)

治血淋尿血。

生地黄(洗)　木通　黄芩　生甘草　车前草　山栀仁　川芎　赤芍药(各等分)

上末。竹叶、生姜煎服。

12. 箸灰散(《普济方·卷三百八十八·婴孩大小便淋秘门·尿血》)

治小儿尿血，阴茎中痛。

用多时茶籂中箸(烧灰存性，一两)　滑石末(半两)

并为末。每服一钱，灯心煎汤调下。

13. 当归承气汤(《仁术便览·卷三·溺血》)

溺血实者，以此下之后，以四物汤加炒山栀调理。

当归　厚朴　枳实　大黄　芒硝

水煎，空心热服。

14. 五淋散(《寿世保元·卷八·初生杂症论·下淋》)

一论小儿下淋，乃膀胱有热，水道不通，淋沥不出，或尿如豆汁，或如沙石，或冷淋如膏，或热淋如尿血。

赤茯苓(去皮，六分)　赤芍药(去皮，二分)　山栀子(二分)　条芩(三分)　当归　甘草(各五分)

一方，加生地黄、泽泻、木通、滑石、车前子各三分。上锉一剂，灯心一团，水煎，温服。

15. 尿血良方(《婴童类萃·下卷·五淋论》)

治小儿尿血。

当归　川芎　白芍　生地　麦冬　木通(各一钱)　甘草(三分)　豆豉(一钱五分)

淡竹叶二十片，灯心二十寸，水煎，临服入藕汁。

16. 紫雷丸(《婴童类萃·下卷·五淋论》)

治儿胎中受热药毒,小便赤涩,淋沥疼痛,啼哭不安,及尿血并效。

黄柏(一两,盐水炒) 知母(五钱,盐酒炒) 玄明粉(八钱) 滑石(八钱) 琥珀(三钱) 黄连(五钱) 甘草(三钱) 青黛(三钱)

为末,蜜丸菜子大。每服百丸,木通、生地汤下。

17. 大金花丸(《冯氏锦囊秘录·杂症大小合参卷九·方脉火门合参》)

治诸热寝汗咬牙,尿血淋闭,衄血喘嗽。

黄连 黄柏 黄芩 大黄(各等分)

如自利去大黄加栀子,名栀子金花丸,又名既济解毒丸。为末,水丸如小豆大。每服二三十丸,新汲水下。

18. 五苓散(《幼科切要·淋症门》)

膀胱有热,小便不通,淋沥不出,作痛尿血皆治。

赤苓 生地 泽泻 条芩 甘草 当归 木通 赤芍 前仁 滑石 山栀(各一钱)

水煎服。如痛甚者,加大黄、海金砂。

19. 火府散(《幼科类萃·卷之二十三·诸血门·血证诸方》)

治小儿小便出血。

木通 生地黄 甘草 黄芩

上为末,水一盏煎六分,不时温服。

三、治小儿尿血清虚热养阴方

1. 地黄散(《太平圣惠方·卷第二十九·治虚劳小便出血诸方》)

治虚劳内伤,小便出血,阴道中痛,时加寒热。

熟干地黄(一两) 柏叶(三分) 黄芩(三分) 当归(一两) 甘草(半两,炙微赤,锉) 阿胶(一两,捣碎,炒令黄燥) 黄芪(一两,锉) 车前叶(一两)

上件药,捣粗罗为散。每服三钱,以水一中盏煎至六分,去滓,食前温服。

2. 麦门冬散(《太平圣惠方·卷第二十九·治虚劳小便出血诸方》)

治虚劳小便出血,心神烦热。

麦门冬(一两半,去心,焙) 当归(三分) 黄芩(三分) 黄芪(一两,锉) 熟干地黄(一两) 蒲黄(半两) 人参(三分,去芦头) 白芍药(三分) 阿胶(一两,锉碎,炒令黄燥)

上件药,捣粗罗为散。每服三钱,以水一中盏,入淡竹茹一分,煎至六分,去滓,食前温服。

3. 车前叶散(《太平圣惠方·卷第二十九·治虚劳小便出血诸方》)

治虚劳内伤,小便出血,下焦客热。

车前叶(一两) 石苇(三分,去苗) 当归(三分) 白芍药(三分) 蒲黄(三分)

上件药,捣筛为散。每服三钱,以水一中盏煎至六(五)分,去滓,入竹沥半合,藕节汁半合,更煎一两沸,食前温服。

4. 茅根散(《太平圣惠方·卷第二十九·治虚劳小便出血诸方》)

治虚劳小肠热,小便出血,水道中不利。

茅根(一两半,锉) 赤茯苓(一两) 蘧麦(一两) 生干地黄(一两) 滑石(一两) 黄芩(一两)

上件药,捣粗罗为散。每服三钱,以水一中盏煎至六分,去滓,食前温服。

5. 葵子散(《太平圣惠方·卷第二十九·治虚劳小便出血诸方》)

治虚劳小肠不利,出血。

木通(一两,锉) 冬葵子(一合) 滑石(二两) 石苇(一两,去毛) 当归(一两) 生干地黄(二两)

上件药,捣粗罗为散。每服四钱,以水一中盏煎至六分,去滓,食前温服。

6. 鹿茸散(《太平圣惠方·卷第二十九·治虚劳小便出血诸方》)

治虚劳内伤,小便出血,水道中痛。

鹿茸(二两,去毛,涂酥炙微黄) 当归(一两) 熟干地黄(二两) 冬葵子(一两) 蒲黄(一两) 阿胶(一两,捣碎,炒令黄燥)

上件药,捣细罗为散。每服,食前以暖酒调下二钱。

7. 归血散(《杨氏家藏方·卷第二十·杂方五十八道》)

治男子、妇人、老幼小便溺血。

荆芥(锉碎,一合) 大麦(一合,生) 黑豆(一合,生) 甘草(二钱,生)

上件拌匀,用水一盏半煎至一盏,去滓,作两次温服,食后、临卧。

8. 清心莲子饮(《丹溪心法·卷三·淋四十三》)

治上盛下虚,心火炎上,口苦咽干,烦渴微热,小便赤涩,或欲成淋。

黄芪　石莲肉　白茯苓　人参(各七钱半)　黄芩　甘草(炙)　地骨皮　麦门冬　车前子(各五钱)

上每服五钱,水煎。发热,加柴胡、薄荷。

9. 固肾保平煎(《幼科切要·淋症门》)

治虚淋。

芡实(三钱)　牡蛎(煅)　龙骨(煅)　蒲草根(各一钱)

上水煎,去渣,用猪腰子一个切片,将药水煮熟服之。

小便血用鸡屎尖白如粉者炒焦,为末,酒调,空心服下五分。

尿血乌梅烧灰存性,为末,米泔调下一钱。

四、治小儿尿血验方

1)《备急千金要方·卷五下·少小婴孺方下·小儿杂病第九》

小儿尿血,烧鹊巢灰,井花水服之。亦治夜尿床。

又方,灸第七椎两旁各五寸,随年壮。

2)《太平圣惠方小儿尿血·卷第九十二·治小儿尿血诸方》

治小儿尿血,水道中涩痛。

榆白皮(半两)　生干地黄(半两)　甘草(一分,炙微赤,锉)

上细锉,以水一小盏煎至六分,去滓,温服,量儿大小加减。

又方:

紫菀(洗去苗、土)　黄连　甘草(炙微赤,锉,各一分)

上罗为末。每服一钱,以水一小盏,入豉三十粒,煎至五分,去滓,量儿大小,加减服之。

又方:

苦楝子(一两)　郁金(二枚,一枚炮,一枚生用)

上细罗为散。每服煎葱汤调下半钱,量儿大小增减。

又方:

生干地黄　黄芩(以上各半两)

上罗为散。每服一钱,以水一小盏煎至六分,去滓,温服半合,量儿大小,加减服之。

又方:

车前叶(半斤,捣绞取汁)　沙糖(一两)

上药相合令匀。每服半合,量儿大小,加减服之。

又方:用牛蒡根,洗去土,捣绞取汁一中盏,入生蜜一合,相和令匀。每服半合,日三四服,量儿大小,加减服之。

又方:取蒲黄末,以温酒调下半钱。量儿大小,加减服之。

又方:用生地黄汁,每服暖一合服之,量儿大小加减。

3)《卫生易简方·卷之十二·胎热胎寒》

治小儿尿血:用甘草五分,水六合,煎二合,一岁儿一日服令尽。

4)《古今医统大全·卷之九十·幼幼汇集·诸淋候》

生蒲黄　生地黄　赤茯苓　甘草(炙,各等分)

上锉散。每服一钱,水一小盏,煎调油发灰少许,食前服。

5)《傅青主男科重编考释·小儿科·尿血》

治周岁小儿尿血。

大甘草(一两二钱)

水六碗煎二碗,服完即愈。

6)《幼科切要·淋症门》

小便血:用鸡屎尖白如粉者炒焦,为末,酒调,空心服下五分。

尿血:乌梅烧灰存性,为末,米泔调下一钱。

【论用药】

1. 大蓟

《滇南本草·第一卷·大蓟》:"消瘀生新,止吐血、鼻血、小便尿血、妇人红崩下血。补诸经之血,消疮毒,散瘰疬结核,久不能收口,生肌排脓。"

2. 小一支箭

《滇南本草·第一卷·小一支箭》:"散瘰疬结核,利小便,止尿血,止大、小肠下血,利热毒,止膀胱偏坠气痛，疗乳蛾、痄腮红肿。”

3. 女贞子

《本草正·竹木部·女贞子》：“味苦，性凉。阴也，降也。能养阴气，平阴火，解烦热骨蒸，止虚汗、消渴及淋浊、崩漏、便血、尿血、阴疮、痔漏疼痛，亦清肝火，可以明目、止泪。”

4. 王不留行子

《滇南本草·第二卷·王不留行》：“消诸疮肿毒。治小儿尿血，血淋，祛皮肤瘙痒，消风解热。”

5. 乌梅

《本草正·果部·乌梅》：“味酸、涩，性温、平。下气，除烦热，止消渴、吐逆反胃、霍乱，治虚劳骨蒸，解酒毒，敛肺痈、肺痿、咳嗽喘急，消痈疽疮毒、喉痹、乳蛾，涩肠，止冷热泻痢、便血、尿血、崩淋、带浊、遗精、梦泄，杀虫伏蛔，解虫、鱼、马汗、硫磺毒。”

6. 生地黄

《本草通玄·卷上·草部·生地》：“甘寒，入心、肾两经。滋肾水，养真阴，填骨髓，长肌肉，利耳目，破恶血，理折伤。解烦热，除脾伤痿倦，去胃中宿食。清掌中热痈，润皮肤索泽，疗吐血，衄血，尿血，便血，胎前产后崩中带下。”

7. 代赭石

《本草蒙筌·卷之八·石部·代赭石》：“疗小儿疳疾、泻痢、惊痫，并尿血、遗溺不禁。”

8. 必提珠

《滇南本草·第一卷·必提珠》：“必提珠根：治热淋疼痛，治尿血、溺血、淋血、玉茎疼。胎坠，消水肿。”

9. 地榆

《本草通玄·卷上·草部·地榆》：“苦寒微酸，肝家药也。善入下焦理血，凡肠风下血、尿血、痢血、月经不止，带下崩淋、久泻者，皆宜用之。寇宗奭云：其性寒，专主热痢。若虚寒水泻者勿用。地榆虽能止血，多用有伤中气。稍能行血，即当去之。多以生用，勿见火。”

10. 地地藕

《滇南本草·第二卷·地地藕》：“止尿血、鼻衄血、血淋，服之最良。”

11. 竹茹

《本草正·竹木部·淡竹茹》：“味甘，微凉。治肺痿唾痰唾血、吐血、衄血、尿血、胃热呕哕、噎膈、妇人血热崩淋、胎动及小儿风热癫痫、痰气喘咳、小水热涩。”

12. 刘寄奴

《本草择要纲目·温性药品·刘寄奴》：“主治：破血下胀，多服令人下痢，下血止痛，治产后余疾，止金疮血极效，心腹痛，下气，水胀血气，通妇人经脉癥结，止霍乱水泻，小儿尿血，新者研末服。”

13. 阿胶

《本草通玄·卷下·兽部·阿胶》：“甘平，肺肝药也。主吐血、衄血、淋血尿血，肠风下血，女人血枯崩带，胎产诸病，男女一切风病，水气浮肿，劳症咳嗽喘急，肺痿肺痈。润燥化痰，利小便，调大肠之圣药也。蛤粉或糯米粉同炒，成珠。”

14. 郁金

《新修本草·卷第九·郁金》：“味辛、苦，寒，无毒。主血积，下气，生肌，止血，破恶血，血淋，尿血，金疮。”

《本草蒙筌·卷之三·草部下·郁金》：“禁尿血，除血淋，兼驱血气作痛；破恶血，止吐血，仍散积血归经。”

《本草正·芳草部·郁金》：“味苦、辛，气温。善下气、破恶血、去血积，止吐血、衄血、血淋、尿血及失心癫狂、蛊毒。”

15. 侧柏叶

《滇南本草·第一卷·侧柏叶》：“小便尿血、妇人暴崩下血，并皆治之。”

《本草正·竹木部·侧柏》：“味苦，气辛，性寒。善清血凉血，止吐血、衄血、痢血、尿血、崩中赤白，去湿热、湿痹、骨节疼痛。”

16. 孩儿茶

《本草正·竹木部·孩儿茶》：“味苦、微涩，性凉。能降火生津，清痰涎咳嗽，治口疮、喉痹、烦热，止消渴、吐血、衄血、便血、尿血、湿热痢血及妇人崩淋、经血不止、小儿疳热、口疳热疮、湿烂诸疮，敛肌长肉，亦杀诸虫。”

17. 绿豆

《本草正·谷部·绿豆》：“味甘，性凉。能清火，清痰，下气，解烦热，止消渴，安精神，补五脏阴气，去胃火吐逆及吐血、衄血、尿血、便血、湿热泻痢、肿胀，利小水，疗丹毒、风疹、皮肤燥涩、大便秘结，消痈肿、痘毒、汤火伤痛，解酒毒、鸩毒、诸药、食、牛马、金石毒，尤解砒霜大毒。”

18. 蒲黄

《雷公炮制药性解·卷三·草部中·蒲黄》：“味苦，性平，无毒，入肝经。生用则性滑，主行血，通经坠胎，消瘀排脓，利小便，祛心腹膀胱热。炒用则性涩，主止血，除崩漏滞下，一切吐衄血，痢血，尿血，肠风下血，止精泄，定儿枕痛。忌见铁器，宜隔纸焙黄蒸之，再焙用。”

《本草正·水石草部·蒲黄》：“味微甘，性微寒。解心腹、膀胱烦热疼痛，利小便，善止血，凉血，活血，消瘀血。治吐血、衄血、痢血、尿血，通妇人经脉，止崩中带下、月经不调、妊妇胎漏、坠胎、血运、血症、儿枕气痛及跌仆血闷，疗疮疡，消舌肿，排脓消毒，亦下乳汁，亦止泄精。凡欲利者，宜生用；欲固者，宜炒熟用。”

【医案】

《保婴撮要·卷八·便血尿血》

一小儿七岁，食菱、芡过多，腹胀发热，大便不通，小便下血。先用消积丸，大便即通，小便血止，又用保和丸及异功散而愈。

一小儿因乳母饮酒，小便出血。用八正散去大黄加干葛、山栀、漏芦，母子服之并愈。

一小儿小便见血，或咳血、衄血，此脾肺虚热。食后用《圣济》犀角地黄汤，食前用六味地黄丸顿愈。后因食浓味，用清胃散及六味地黄丸而愈。

一小儿食生冷果品，腹胀作痛，大便不利，小便尿血。用茯苓散加黄连，二剂大便通而尿血愈。

一小儿尿血，两足发热，用六味地黄丸而愈。后患痢久不愈，复尿血，作渴饮冷，以前丸料煎服，兼用补中益气汤而痊。

一小儿尿血，面青胁痛，小便频数。用五味异功散加柴胡、炒黑龙胆草，次用地黄丸而愈。

一小儿八岁，腹胀脐凸，大便下血如痢，小便色赤似血，面目皆黄，两腮色赤，此食积所伤，而肝侮之也。盖脾病则肺虚不能生肾，故有是症。当先消导积滞，遂用越鞠丸加三棱、蓬术、姜汤下四服，二便通利；又用大安丸二服，下血亦止。后复伤食，发热腹胀，小便下血，服保和丸四服而愈。

一小儿十一岁，因劳发热尿血，小便不利。先用清心莲子饮二剂，后用补中益气汤加山栀而痊。

《保婴撮要·卷八·诸淋》

一小儿小便不利，茎中涩痛，时或尿血，此禀父胃热为患也。先用五淋散以疏导，又用滋肾丸、地黄丸补肝肾，渐愈。后出痘色紫，小便短赤，颏间右腮或赤或白，用补中益气汤、六味地黄丸，前症并愈。

《保婴金镜录·治验》

一小儿，小便不利，及茎中涩痛，或尿血石，此禀赋肾热为患。此则五淋散以疏导，又用滋肾丸、地黄丸，补其肝肾渐愈。出痘后，小便短赤，颏间右腮或赤或白。属肺肾气虚而热也，用补中益气汤、六味地黄丸而痊。

《医验大成·溺血章》

一儿向有痟火，小便尿血。此系积热内蕴，燔灼膀胱也。宜清下焦之火，则血自止矣。方：黄柏、山栀、赤苓、木通、生地、麦冬、滑石、甘草。水煎。

《泻疫新论·卷下·治验》

一儿二岁，忽然尿血二行，面色青惨，乳哺不进，啼声不出，举身振颤，恐惶请治诊之。六脉沉伏，唇舌清洁，更无热候，以为此亦泻疫之变局，盖邪气伏于里，阳气郁壅不伸，热逼下焦血分之所致，与《外台》崔氏疗卒伤热往来尿血方。服后振颤顿止，啼声渐出，半时许，小溲清利，气宇稍加，乳哺嬉戏全复。常因忆去夏五月一儿七岁，雨后入渠中弄水，忽发腹痛，因请一医曰：胃中虚寒之候。与药数贴，服后痛益剧，且数登圊，家人视之，所下尽鲜血仓黄。请治，予诊之，通身冰冷，脉沉如丝，口渴好冷，唇舌洁净无胎，按其腹则痛滋益甚，展转不安床，予亦不解为何等症，意是邪犯血分之症也，因与桃仁承气汤数贴，痛稍减。翌日遂死，如此儿疑亦与彼儿同，因若不经前医之误治，则或可以得救疗焉，不堪遗憾，因并以记。

第四节

尿　频

尿频为儿科常见病证。以起病急，小便频数，点滴淋漓，反复发作等作为主要特征。本病多发于学龄前儿童，以婴幼儿时期发病率最高。西医学中的泌尿系感染、结石、肿瘤、白天尿频综合征等疾病均可出现尿频。

【辨病名】

小儿尿频的相关病名较早见于《诸病源候论》，书中载有“小儿诸淋”“小便数”等，按照兼夹症状将其分为“热淋”“寒淋”“血淋”“石淋”“气淋”，后世医家多遵从此说。

一、概论

《诸病源候论·小儿杂病诸候五·诸淋候》：“小儿诸淋者，肾与膀胱热也。膀胱与肾为表里，俱主水。水入小肠，下于胞，行于阴，为小便也。肾气下通于阴，阴，水液之道路；膀胱，津液之府。膀胱热，津液内溢，而流于泽，水道不通，水不上不下，停积于胞，肾气不通于阴，肾热，其气则涩，故令水道不利，小便淋沥，故谓为淋。其状：小便出少起数，小腹弦急，痛引脐是也。又有石淋、气淋、热淋、血淋、寒淋。诸淋形证，随名具说于后章，而以一方治之者，故谓诸淋也。”

《诸病源候论·小儿杂病诸候五·小便数候》：“小便数者，膀胱与肾俱有客热乘之故也。肾与膀胱为表里，俱主水，肾气下通于阴。此二经既受客热，则水行涩，故小便不快而起数也。”

《圣济总录·卷第一百七十九·小儿诸淋》：“论曰：小儿诸淋者，由肾虚而膀胱热故也。膀胱与肾为表里，俱主水入小肠，下于胞，行于阴，为小便也。肾气通于阴，津液下流之道也，若乳食无节，悲啼不恒，虚实不调，则腑脏不和，致肾虚而膀胱热也。膀胱津液之府，热则津液内溢，而水道不通，水不止不下，停积于胞，肾虚则小便数，膀胱热则水下少，数而且涩，致淋沥不宣，故谓之淋。又有热淋、血淋、气淋、石淋、寒淋。三焦壅盛，移热于膀胱，则溲便赤者，为热淋；热甚而搏于血脉，流入胞中溺血者，为血淋；小腹满，溺涩有余沥者，为气淋；溺出沙石者，为石淋；寒淋之病，本于寒客下焦，余皆本于膀胱有热，令少腹急痛，水道不利，故数起而不能出也。”

《小儿卫生总微论方·卷十六·五淋论》：“淋病有五，一曰热淋（血淋），二曰寒淋（膏淋），三曰气淋，四曰劳淋，五曰石淋。五淋之中，小儿有所患者，惟寒热气之三证外，劳石二证，虚极所致。小儿未亲色欲，故无患者，内石淋恐儿本怯肾弱者有之，亦千人中无一矣。今并具五淋之证于下。”

《幼科指南·淋证门》：“小儿诸淋，皆缘风寒袭人，或因湿热下移，乘入膀胱，以致溲溺无时，水道涩滞，欲出不出，淋漓不断，甚至窒塞，令儿常常作痛。然必辨其为寒为热，为石为血，随证分别医治，则水道宣通，而淋自愈矣。”

二、按兼夹症状命名

1. 热淋

《诸病源候论·小儿杂病诸候五·热淋候》：“热淋者，三焦有热气，传于肾与膀胱，而热气流入于胞，而成淋也。”

《小儿卫生总微论方·卷十六·五淋论》：“热淋者，因热乘小肠膀胱二经，皆主水，水入小肠，传于膀胱，行于水道，出于阴中，而为小便也。故阴为水液之路，膀胱为津液之府。热则水道燥爆，水液行涩，致水道不利，小便淋沥，因名曰淋。其候出少而起数，小腹急痛，引脐连茎中痛也。热甚者溺血，故亦曰血淋。血得热则流散，渗入于胞，随淋溺而下也。”

《幼科指南·淋证门》：“热淋：膀胱蓄热，热淋成矣。小便不通，淋漓涩痛，以十味导赤散治之，有奇功也。如小腹胀满，引脐作痛，大便闭结者，急服八正散，莫少停也。”

2. 寒淋

《诸病源候论·小儿杂病诸候五·寒淋候》：“寒淋者，其病状先寒战，然后尿是也。小儿取冷过度，下焦受之，冷气入胞，与正气交争，寒气胜则战寒而成淋，正气胜则战寒解，故得小便也。”

《小儿卫生总微论方·卷十六·五淋论》：“寒淋者，因寒冷干于二经而作。其候先寒战而后溺之，是邪气与正气交争也。寒气胜则发寒战，正气胜则寒战解而得溺，溺则出少涩滞，小腹连茎中而痛，寒甚者溺白如稀膏，故亦曰膏淋。亦如痢下热则便血，寒则便脓也，痢下者寒热搏于大肠也，今淋者寒热搏于小肠也。”

《幼科指南·淋证门》：“寒淋：小儿冷气，乘入胞中，致下焦受冷，遂成寒淋。其候小便闭塞，胀痛难禁，淋漓不断，小腹隐痛，须以五苓散倍加肉桂、小茴香，治之如神也。”

3. 血淋

《诸病源候论·小儿杂病诸候五·血淋候》：“血淋者，是热之甚盛者，则尿血，谓之血淋。心主血，血之行身，通遍经络，循环腑脏。其热甚者，血即散失其常经，溢渗入胞，而成血淋矣。"

《小儿卫生总微论方·卷十六·五淋论》："热淋者，因热乘小肠膀胱二经，皆主水，水入小肠，传于膀胱，行于水道，出于阴中，而为小便也。故阴为水液之路，膀胱为津液之府。热则水道燥爆，水液行涩，致水道不利，小便淋沥，因名曰淋。其候出少而起数，小腹急痛，引脐连茎中痛也。热甚者溺血，故亦曰血淋。血得热则流散，渗入于胞，随淋溺而下也。"

《幼科指南·淋证门》："血淋：血淋者，盖因心热伤于血分，热气传入于胞，日久则尿血同出，茎中不时疼痛。痛利者，须用小蓟饮主之，若茎中痛甚者，五淋散从而用之。"

4. 石淋

《诸病源候论·小儿杂病诸候五·石淋候》："石淋者，淋而出石也。肾主水，水结则化为石，故肾客砂石。肾为热所乘，热则成淋。其状：小便茎中痛，尿不能卒出，时自痛引小腹。膀胱里急，砂石从小便道出。甚者水道塞痛，令闷绝。"

《小儿卫生总微论方·卷十六·五淋论》："石淋者，小者为沙，大者为石。皆云肾主水，水为热结，化而为石。其言虽近，而不知其本也。且肾有二脏，左者为肾，右为命门，主水而为壬。《圣济经》云：壬者一水一石之谓欤，不知一水一石之道语，未达生化之妙。本太一精真在上，兆于水，立于石，是肾中本有真之物也，患者乃真精化而真物出焉。其候沙石从水道中出，塞痛闷绝，故痊者鲜矣。"

《幼科指南·淋证门》："石淋：膀胱湿热，蓄积日久，而成石淋之证。致溲出如沙石之状，茎中疼痛。此病譬如汤瓶久经火炼，底结白碱也。如轻者，须用葵子散主之，重则用八正散，可相从也。"

5. 气淋

《诸病源候论·小儿杂病诸候五·气淋候》："气淋者，肾虚，膀胱受肺之热气，气在膀胱，膀胱则胀。肺主气，气为热所乘，故流入膀胱。膀胱与肾为表里，膀胱热则气壅不散，小腹气满，水不宣利，故小便涩成淋也。其状：膀胱小腹满，尿涩，常有余沥是也。亦曰气癃。"

《小儿卫生总微论方·卷十六·五淋论》："气淋者，小儿因怒而啼，气入二经，留滞不散，邪正相搏，胞内气胀。其候每溺则脐下憋膨，水道涩不能下，茎中相引而痛，常有余沥也。"

【辨病因】

小儿尿频的发生与多种因素有关，主要涉及风、寒、湿、热等外感六淫邪气，以及情志内伤、饮食所伤、先天不足等。

一、外感六淫

外感风寒、湿热等邪气，内客肾、膀胱等脏腑，皆可导致溲溺无时，水道涩滞，欲出不出，淋漓不断，甚至窒塞，令儿常常作痛。

1. 风寒

《诸病源候论·小儿杂病诸候五·寒淋候》："寒淋者，其病状先寒战、然后尿是也。小儿取冷过度，下焦受之，冷气入胞，与正气交争，寒气胜则战寒而成淋，正气胜则战寒解，故得小便也。"

《小儿卫生总微论方·卷十六·五淋论》："寒淋者，因寒冷干于二经而作。其候先寒战而后溺之，是邪气与正气交争也。寒气胜则发寒战，正气胜则寒战解而得溺，溺则出少涩滞，小腹连茎中而痛，寒甚者溺白如稀膏，故亦曰膏淋。亦如痢下热则便血，寒则便脓也，痢下者寒热搏于大肠也，今淋者寒热搏于小肠也。"

《活幼心书·卷中·明本论·五淋》："冷淋，先战栗而后小便，此亦肾虚而下焦受冷，冷气入胞，与正气交争，故小便涩而战栗。"

《婴童百问·卷之八·五淋第七十六问》："小儿取冷过度，下焦受之，冷气入胞与正气交争，寒气正气相胜则战，寒气解，故得小便也。"

《幼科指南·淋证门》："小儿诸淋，皆缘风寒袭人，或因湿热下移，乘入膀胱，以致溲溺无时，水道涩滞，欲出不出，淋漓不断，甚至窒塞，令儿常常作痛。然必辨其为寒为热，为石为血，随证分别医治，则水道宣通，而淋自愈矣。""寒淋：小儿冷气，乘入胞中，致下焦受冷，遂成寒淋。"

《幼科心法要诀·淋证门·淋证总括》："诸淋皆缘寒热湿，下移膀胱溲无时，水道涩滞常作痛，寒热石血随证医。"

《彤园医书(小儿科)·卷之四·淋症门·寒淋》："乃因风寒乘入膀胱，下焦受冷，小便闭塞，胀痛不堪，时或淋漓，少腹闷痛。”

《彤园医书（小儿科）·卷之四·淋症门·总括》：“小儿淋症，或因寒冷侵袭，或因湿热下移，乘入膀胱，致水道涩滞，欲出不出，淋沥不断，甚至窒塞茎中，便时痛甚，宜辨其为寒、为热、为石、为血治之。”

《儿科萃精·卷六·淋证门·寒淋》：“小儿寒淋，皆因风寒乘入膀胱，致下焦受冷，遂成寒淋。其候小便闭塞，胀痛难禁，不时淋漓，少腹隐痛。”

《儿科萃精·卷六·淋证门·淋解》：“小儿淋证，与成人迥不相侔，治之较易，揆厥原因，或因风寒袭入，或因湿热下移，乘入膀胱，以致水道涩滞，欲出不出，淋漓不断，甚至窒塞其间，令其作痛，然必辨其为寒、为热、为石、为血，分别施治，总不外宣通水道，则治小儿诸淋证无余事矣。”

2. 湿热

《诸病源候论·小儿杂病诸候五·小便数候》：“小便数者，膀胱与肾俱有客热乘之故也。肾与膀胱为表里，俱主水，肾气下通于阴。此二经既受客热，则水行涩，故小便不快而起数也。”

《太平圣惠方·卷第九十二·治小儿石淋诸方》：“夫小儿石淋者，为小便中出石也。肾主于水，水结则化为石，故肾为热所乘，热则成淋。其状小便茎中痛，尿不能卒出，时时小便，痛引膀胱，里急，甚者水道塞痛，令闷绝也。”

《小儿卫生总微论方·卷十六·五淋论》：“热淋者，因热乘小肠膀胱二经，皆主水，水入小肠，传于膀胱，行于水道，出于阴中，而为小便也。故阴为水液之路，膀胱为津液之府。热则水道燥爆，水液行涩，致水道不利，小便淋沥，因名曰淋。其候出少而起数，小腹急痛，引脐连茎中痛也。热甚者溺血，故亦曰血淋。血得热则流散，渗入于胞，随淋溺而下也。”

《活幼心书·卷中·明本论·五淋》：“热淋，下焦有热，热气传于肾，流入于胞，其溺黄，多而涩，间有鲜血同来者。”

《活幼心书·卷中·明本论·五淋》：“血淋，热之极也。心者血之主，外行经络，内行脏腑，热盛则失其常道，心与小肠为表里，故下流而入于胞，则为血淋。”

《活幼心书·卷中·明本论·五淋》：“石淋，肾主水，水结则化为石，肾为热所乘，遇小便则茎中痛，不得流利，痛引小腹，则沙石从小便出，甚至塞痛，令人昏闷，遍身有汗而后醒，此痛之使然。”

《婴童百问·卷之八·五淋第七十六问》：“其石淋者，淋而出砂石也，肾为热所乘，则化为石，小便茎中痛，尿不能卒出，时自痛引膀胱里急，砂石从小便道出也。”

《幼科指南·淋证门》：“小儿诸淋，皆缘风寒袭人，或因湿热下移，乘入膀胱，以致溲溺无时，水道涩滞，欲出不出，淋漓不断，甚至窒塞，令儿常常作痛。然必辨其为寒为热，为石为血，随证分别医治，则水道宣通，而淋自愈矣。”“热淋：膀胱蓄热，热淋成矣。小便不通，淋漓涩痛。”“石淋：膀胱湿热，蓄积日久，而成石淋之证。致溲出如沙石之状，茎中疼痛。此病譬如汤瓶久经火炼，底结白礁也。”“血淋：血淋者，盖因心热伤于血分，热气传入于胞。”

《小儿诸证补遗·小儿冬令肾膀胱证》：“或曰：小儿诸淋，可同大人否也？对曰：湿热伤血，陷下而血淋；湿热伤气，陷下而白淋；湿热郁结于下，迫逼煎炼而成石淋。”

《小儿推拿方脉活婴秘旨全书·卷二·热门总括歌》：“小儿生下胎受热，目秘胞浮大便结，湿热熏蒸遍体黄，小便淋漓或见血。”

《幼科心法要诀·淋证门·淋证总括》：“诸淋皆缘寒热湿，下移膀胱溲无时，水道涩滞常作痛，寒热石血随证医。”

《彤园医书（小儿科）·卷之四·淋症门·总括》：“小儿淋症，或因寒冷侵袭，或因湿热下移，乘入膀胱，致水道涩滞，欲出不出，淋沥不断，甚至窒塞茎中，便时痛甚，宜辨其为寒、为热、为石、为血治之。”

《儿科萃精·卷六·淋证门·淋解》：“小儿淋证，与成人迥不相侔，治之较易，揆厥原因，或因风寒袭入，或因湿热下移，乘入膀胱，以致水道涩滞，欲出不出，淋漓不断，甚至窒塞其间，令其作痛。然必辨其为寒、为热、为石、为血，分别施治，总不外宣通水道，则治小儿诸淋证无余事矣。”

二、饮食所伤

若小儿乳食无节，虚实不调，可导致脏腑不和，以至于肾虚而膀胱热。膀胱为津液之府，热则津液内溢，水道不通，水不止不下，停积于膀胱。

肾虚则小便频数，膀胱热则水下少，数且涩，以致淋沥不尽，而成淋证。

《圣济总录·卷第一百七十九·小儿诸淋》："论曰：小儿诸淋者，由肾虚而膀胱热故也。膀胱与肾为表里，俱主水入小肠，下于胞，行于阴，为小便也。肾气通于阴，津液下流之道也，若乳食无节，悲啼不恒，虚实不调，则腑脏不和，致肾虚而膀胱热也。膀胱津液之府，热则津液内溢，而水道不通，水不止不下，停积于胞，肾虚则小便数，膀胱热则水下少，数而且涩，致淋沥不宣，故谓之淋。"

三、七情内伤

小儿情志内伤，怒则气滞膀胱，甚则气胀。故而脐下憋闷膨胀，水道涩不能下，茎中相引而痛，余沥不尽，而成气淋。

《小儿卫生总微论方·卷十六·五淋论》："气淋者，小儿因怒而啼，气入二经，留滞不散，邪正相搏，胞内气胀。其候每溺则脐下憋膨，水道涩不能下，茎中相引而痛，常有余沥也。"

四、先天不足

肾为先天之本，小肠为受盛之府，其气通于膀胱，膀胱为津液之府，其气通于肾。若小儿肾之先天之本不足，则水液代谢失司，而成淋证。

《小儿卫生总微论方·卷十六·五淋论》："淋病有五，一曰热淋（血淋），二曰寒淋（膏淋），三曰气淋，四曰劳淋，五曰石淋。五淋之中，小儿有所患者，惟寒热气之三证外，劳石二证，虚极所致。小儿未亲色欲，故无患者，内石淋恐儿本怯肾弱者有之，亦千人中无一矣。今并具五淋之证于下。"

《活幼心书·卷中·明本论·五淋》："盖五淋者，虽曰肾虚所致，然小肠为受盛之府，气通于膀胱，膀胱为津液之府，气通于肾，余化下流而不通，皆曰肾气不足。"

【辨病机】

小儿尿频，是在外感风、寒、湿、热等六淫邪气，以及情志内伤、饮食所伤、先天不足等影响下，出现肾与膀胱蕴热、寒客膀胱、心热血伤、气滞饮停、津液郁滞。其基本病机为膀胱气化功能失常。

一、概论

《活幼心书·卷中·明本论·五淋》："《巢氏病源》曰：诸淋皆肾虚所致，肾与膀胱为表里，至水下入小肠，通于胞，行于阴而为溲，肾气通于阴，下流之道也。淋有五名：曰膏、曰冷、曰热、曰血、曰石，各具于后。膏淋，见小便有肥脂似膏，而浮于小便之上，此肾虚不能制其肥液而下行也。冷淋，先战栗而后小便，此亦肾虚而下焦受冷，冷气入胞，与正气交争，故小便涩而战栗。热淋，下焦有热，热气传于肾，流入于胞，其溺黄，多而涩，间有鲜血同来者。血淋，热之极也，心者血之主，外行经络，内行脏腑，热盛则失其常道，心与小肠为表里，故下流而入于胞，则为血淋。石淋，肾主水，水结则化为石，肾为热所乘，遇小便则茎中痛，不得流利，痛引小腹，则沙石从小便出，甚至塞痛，令人昏闷，遍身有汗而后醒，此痛之使然。盖五淋者，虽曰肾虚所致，然小肠为受盛之府，气通于膀胱，膀胱为津液之府，气通于肾，余化下流而不通，皆曰肾气不足。"

《婴童百问·卷之八·五淋　第七十六问》："巢氏云：小儿诸淋者，肾与膀胱热也，膀胱与肾为表里，俱主水，水入小肠，下于胞，行于阴，为小便也。膀胱热，则津液内溢，水道不通，停积于胞，肾气热则涩，故令水道不利，小便淋沥，故谓之淋。其状小便出少而数，其小腹急痛引脐是也。又有石淋、气淋、热淋、血淋、寒淋，五淋形症，各有说焉。其石淋者、淋而出砂石也，肾为热所乘，则化为石，小便茎中痛，尿不能卒出，时自痛引膀胱里急，砂石从小便道出也。其气淋者，肾与膀胱受肺之热气则胀，气为热所乘，故流入膀胱，则气壅不散，小腹气满，水不宣利，故小便涩而成淋也。其热淋者，三焦有热气传于肾与膀胱，故热气流入于胞而成淋也。其血淋者，是热之盛，甚则尿血，谓之血淋。心主血，其热甚者，血则散漫失其常经，渗溢入胞而成血淋矣。若热淋者、其病状先寒战然后尿是也。小儿取冷过度，下焦受之，冷气入胞与正气交争，寒气正气相胜则战，寒气解，故得小便也。"

《原幼心法·下卷·小便诸证门·小儿诸淋证治》："［用光按］《病式》云：淋，小便涩痛也。热客膀胱，郁结不能渗泄故也。巢氏《病源》曰：诸淋皆肾虚所致。肾与膀胱为表里，主水，下入小肠，通行胞，行于阴而为溲，肾气通于阴，下流之道也。淋有五，名曰膏，曰冷，曰热，曰血，曰石。膏淋者，见小便有肥脂，似膏而浮于小便之上，此肾虚不能制水，其肥液而下行也。冷淋者，必先战栗而后小便，此亦肾虚而下焦受冷，冷气入胞，与正气交争，故小便涩而战栗也。热淋者，是下焦有热，热气传于肾，流入于胞，其溺黄多而涩，间有鲜血同来者也。血淋者，乃热之极也，心者血之主，外行经络，内行脏腑，热胜则失其常道，心与小肠为表里，故下流而渗入于胞，则为血也。石淋者，肾主水，水结则化为石，盖肾为热所乘。遇小便则茎中痛，不得流利，痛引小腹，则砂石从小便出，甚至塞痛，令人昏闷，遍身有汗而后醒，此痛之使然。”

《幼科折衷·下卷·五淋》：“《内经》曰：清阳出上窍，浊阴出下窍。故清阳不升则浊阴不降，而成淋闭之患矣。先哲以滴水之器譬之，上窍闭则下窍不出，此理甚明，故东垣使灸百会，丹溪使吐以提其气之横格，是皆开上窍之法也。”

《大医马氏小儿脉珍科·卷下·淋秘论治》：“［按］小便滴沥涩痛难出者为淋，急满不痛者为秘。淋有五种，曰膏，曰冷，曰热，曰血，曰石。膏淋者，小便有肥脂似膏而浮于上者，此肾虚而肥液下行。冷淋者，先战栗而后小便，此亦肾虚火动，热极似冷所致。热淋者，下焦有热，热流于膀胱，其溺赤涩。血淋者，热甚所致，血主于心，心与小肠为表里，热甚则血从小肠出矣。石淋者，何也？肾主水，水结则化为石，肾为热所乘，则煎水化为石淋矣。茎中不得流利，茎中痛引小腹而砂石小便出，甚至痛塞，令人昏闷，遍身有汗而后醒是也。盖五淋虽为肾虚所致，然亦皆湿热下流膀胱，水道涩而不利，以致脐腹急痛而难出也。《经》曰：阴虚发热。此之谓也。”

二、脏腑失调

1. 肾与膀胱蕴热

《诸病源候论·小儿杂病诸候五·诸淋候》：“小儿诸淋者，肾与膀胱热也。膀胱与肾为表里，俱主水。水入小肠，下于胞，行于阴，为小便也。肾气下通于阴，阴，水液之道路；膀胱，津液之府。膀胱热，津液内溢，而流于泽，水道不通，水不上不下，停积于胞，肾气不通于阴，肾热，其气则涩，故令水道不利，小便淋沥，故谓为淋。其状：小便出少起数，小腹弦急，痛引脐是也。又有石淋、气淋、热淋、血淋、寒淋。诸淋形证，随名具说于后章，而以一方治之者，故谓诸淋也。”

《诸病源候论·小儿杂病诸候五·石淋候》：“石淋者，淋而出石也。肾主水，水结则化为石，故肾客砂石。肾为热所乘，热则成淋。其状：小便茎中痛，尿不能卒出，时自痛引小腹。膀胱里急，砂石从小便道出。甚者水道塞痛，令闷绝。”

《诸病源候论·小儿杂病诸候五·气淋候》：“气淋者，肾虚，膀胱受肺之热气，气在膀胱，膀胱则胀。肺主气，气为热所乘，故流入膀胱。膀胱与肾为表里，膀胱热则气壅不散，小腹气满，水不宣利，故小便涩成淋也。其状：膀胱小腹满，尿涩，常有余沥是也。亦曰气癃。”

《诸病源候论·小儿杂病诸候五·热淋候》：“热淋者，三焦有热气，传于肾与膀胱，而热气流入于胞，而成淋也。”

《诸病源候论·小儿杂病诸候五·小便数候》：“小便数者，膀胱与肾俱有客热乘之故也。肾与膀胱为表里，俱主水，肾气下通于阴。此二经既受客热，则水行涩，故小便不快而起数也。”

《太平圣惠方·卷第九十二·治小儿诸淋诸方》：“夫小儿诸淋者，由肾与膀胱热也。膀胱与肾为表里，俱主于水，水入小肠，下于脬，行于阴，为小便也。肾气下通于阴，水液之道路也。膀胱为津液之腑，膀胱热，津液内溢，而流于肾，水道不通，水不上不下，停积于脬，肾气不通于阴，肾热，其气则涩，致令水道不利，小便淋沥，故谓为淋。其状：小便出少，起数，小腹急，痛引脐是也。”

“夫小儿石淋者，为小便中出石也。肾主于水，水结则化为石，故肾为热所乘，热则成淋。其状小便茎中痛，尿不能卒出，时时小便，痛引膀胱，里急，甚者水道塞痛，令闷绝也。”

《圣济总录·卷第一百七十九·小儿诸淋》：“论曰：小儿诸淋者，由肾虚而膀胱热故也。膀胱与肾为表里，俱主水入小肠，下于胞，行于阴，为小便也。肾气通于阴，津液下流之道也，若乳食无节，悲啼不恒，虚实不调，则腑脏不和，致肾虚而膀胱热也。膀胱津液之府，热则津液内溢，而水道不通，水不止不下，停积于胞，肾虚则小便数，膀胱热则水下少，数而且涩，致淋沥不宣，故谓之淋。又有热淋、血淋、气淋、石淋、寒淋。三焦壅盛，移热于膀胱，则溲便赤者，为热淋；热甚而搏于血脉，流入胞中溺血者，为血淋；小腹满，溺涩有余沥者，为气淋；溺出沙石者，为石淋；寒淋之病，本于寒客下焦，余皆本于膀胱有热，令少腹急痛，水道不利，故数起而不能出也。”

《小儿卫生总微论方·卷十六·五淋论》：“热淋者，因热乘小肠膀胱二经，皆主水，水入小肠，传于膀胱，行于水道，出于阴中，而为小便也。故阴为水液之路，膀胱为津液之府。热则水道燥爆，水液行涩，致水道不利，小便淋沥，因名曰淋。其候出少而起数，小腹急痛，引脐连茎中痛也。热甚者溺血，故亦曰血淋。血得热则流散，渗入于胞，随淋溺而下也。”

《古今医统大全·卷之九十·幼幼汇集·诸淋候》：“小儿诸淋者，肾与膀胱也。膀胱与肾为表里，俱主水。水入小肠，下于胞，行于阴为小便也。膀胱津液内郁，水道不通，停积于胞，热则涩，故令水道不利，小便淋沥，故谓之淋。其状小便出少，小腹急痛引脐是也。有石淋、气淋、血淋，名虽有五，总属于热。”

《幼科指南·淋证门》：“热淋：膀胱蓄热，热淋成矣。小便不通，淋漓涩痛。”

“石淋：膀胱湿热，蓄积日久，而成石淋之证。致溲出如沙石之状，茎中疼痛。此病譬如汤瓶久经火炼，底结白礞也。”

《幼科推拿秘书·卷一·赋歌论诀秘旨·察儿病症秘旨》：“淋疴者，热郁膀胱也。”

《彤园医书（小儿科）·卷之四·淋症门·热淋》：“乃因膀胱蓄热，致小便不通，淋漓涩痛。”

《彤园医书（小儿科）·卷之四·淋症门·石淋》：“乃因膀胱蕴热，日久而成砂石，正如汤瓶久经火炼，底结白垢也。其症每逢便溺则茎中作痛，常带砂石之状。”

《儿科萃精·卷六·淋证门·热淋》：“小儿热淋，因膀胱蓄热而成，其候小便不通，淋漓涩痛。”

2. 寒客膀胱

《诸病源候论·小儿杂病诸候五·寒淋候》：“寒淋者，其病状先寒战、然后尿是也。小儿取冷过度，下焦受之，冷气入胞，与正气交争，寒气胜则战寒而成淋，正气胜则战寒解，故得小便也。”

《小儿卫生总微论方·卷十六·五淋论》：“寒淋者，因寒冷干于二经而作。其候先寒战而后溺之，是邪气与正气交争也。寒气胜则发寒战，正气胜则寒战解而得溺，溺则出少涩滞，小腹连茎中而痛，寒甚者溺白如稀膏，故亦曰膏淋。亦如痢下热则便血，寒则便脓也，痢下者寒热搏于大肠也，今淋者寒热搏于小肠也。”

《幼科指南·淋证门》：“寒淋：小儿冷气，乘入胞中，致下焦受冷，遂成寒淋。其候小便闭塞，胀痛难禁，淋漓不断，小腹隐痛。”

《彤园医书（小儿科）·卷之四·淋症门·寒淋》：“乃因风寒乘入膀胱，下焦受冷，小便闭塞，胀痛不堪，时或淋漓，少腹闷痛。”

《儿科萃精·卷六·淋证门·寒淋》：“小儿寒淋，皆因风寒乘入膀胱，致下焦受冷，遂成寒淋，其候小便闭塞，胀痛难禁，不时淋漓，少腹隐痛。”

三、气血津液失调

1. 心热血伤

《诸病源候论·小儿杂病诸候五·血淋候》：“血淋者，是热之甚盛者，则尿血，谓之血淋。心主血，血之行身，通遍经络，循环腑脏。其热甚者，血即散失其常经，溢渗入胞，而成血淋矣。”

《太平圣惠方·卷第九十二·治小儿血淋诸方》：“夫小儿血淋者，是热淋之甚，则变成血淋也。心主于血，血之行身，通于膀胱，而热气流入于脬，即成血淋矣。”

《彤园医书（小儿科）·卷之四·淋症门·血淋》：“乃因心热伤于血分，热气传入胞脬，日久则尿血同出，遂成血淋，茎中时常作痛。”

《儿科萃精·卷六·淋证门·血淋》：“小儿血淋，因心热伤于血分，热气传入于胞，日久则尿血同出，遂成血淋，茎中不时作痛。”

2. 气滞饮停

《诸病源候论·卷之四十九·小儿杂病诸候五·一百九十七、诸淋候》：“小儿诸淋者，肾与膀胱热也。膀胱与肾为表里，俱主水。水入小肠，下于胞，行于阴，为小便也。肾气下通于阴，阴，水液之道路；膀胱，津液之府。膀胱热，津液内溢，而流于泽，水道不通，水不上不下，停积于胞，肾气不通于阴，肾热，其气则涩，故令水道不利，小便淋沥，故谓为淋。其状：小便出少起数，小腹弦急，痛引脐是也。”

《小儿卫生总微论方·卷十六·五淋论》：“气淋者，小儿因怒而啼，气入二经，留滞不散，邪正相搏，胞内气胀。其候每溺则脐下憋膨，水道涩不能下，茎中相引而痛，常有余沥也。”

3. 津液郁滞

《小儿卫生总微论方·卷十六·五淋论》：“肾与膀胱为表里，今肾虚精竭，则膀胱亦虚，不能约制其水，故水液频数而下，水道干燥，则不能通利。其候尿留茎内，数起不出，引小肠连茎而痛也。”

《古今医统大全·卷之九十·幼幼汇集·诸淋候》：“小儿诸淋者，肾与膀胱也。膀胱与肾为表里，俱主水。水入小肠，下于胞，行于阴为小便也。膀胱津液内郁，水道不通，停积于胞，热则涩，故令水道不利，小便淋沥，故谓之淋。其状小便出少，小腹急痛引脐是也。”

《片玉心书·卷之五·大小便门》：“小便淋涩者，盖小肠为受盛之腑，气通于膀胱，膀胱者，为津液之府，气通于肾，小肠受气，客于膀胱，销灼肾水，水道涩而不利，故小便涩痛也。”

《幼科证治大全·淋疾》：“小儿诸淋者，膀胱津液内郁，水道不通，停积于胞，热则涩，故令水道不利，小便淋沥，故谓之淋。其状小便出少，小腹急痛引脐是也。名虽有五，总属于热。”

【辨病证】

一、辨脏腑

小儿尿频的脏腑涉及肾、膀胱、心、肝等。

1. 肾与膀胱热

《诸病源候论·卷之四十九·小儿杂病诸候五·一百九十七、诸淋候》：“小儿诸淋者，肾与膀胱热也。膀胱与肾为表里，俱主水。水入小肠，下于胞，行于阴，为小便也。肾气下通于阴，阴，水液之道路；膀胱，津液之府。膀胱热，津液内溢，而流于泽，水道不通，水不上不下，停积于胞，肾气不通于阴，肾热，其气则涩，故令水道不利，小便淋沥，故谓为淋。其状：小便出少起数，小腹弦急，痛引脐是也。”

《太平圣惠方·卷第九十二·治小儿诸淋诸方》：“夫小儿诸淋者，由肾与膀胱热也。膀胱与肾为表里，俱主于水，水入小肠，下于脬，行于阴，为小便也。肾气下通于阴，水液之道路也。膀胱为津液之腑，膀胱热，津液内溢，而流于肾，水道不通，水不上不下，停积于脬，肾气不通于阴，肾热，其气则涩，致令水道不利，小便淋沥，故谓为淋。其状，小便出少，起数，小腹急，痛引脐是也。”

《圣济总录·卷第一百七十九·小儿诸淋》：“论曰：小儿诸淋者，由肾虚而膀胱热故也，膀胱与肾为表里，俱主水入小肠，下于胞，行于阴，为小便也。肾气通于阴，津液下流之道也，若乳食无节，悲啼不恒，虚实不调，则腑脏不和，致肾虚而膀胱热也。膀胱津液之府，热则津液内溢，而水道不通，水不止不下，停积于胞，肾虚则小便数，膀胱热则水下少，数而且涩，致淋沥不宣，故谓之淋。”

《幼幼新书·卷第三·得病之源第七》：“是知膀胱受热尿血而必患五淋，膀胱与小肠积冷偏坠而气厥渐深。”

2. 心热伤血

《诸病源候论·小儿杂病诸候五·血淋候》：“血淋者，是热之甚盛者，则尿血，谓之血淋。心主血，血之行身，通遍经络，循环腑脏。其热甚者，血即散失其常经，溢渗入胞，而成血淋矣。”

《太平圣惠方·卷第九十二·治小儿血淋诸方》：“夫小儿血淋者，是热淋之甚，则变成血淋也。心主于血，血之行身，通于膀胱，而热气流入于脬，即成血淋矣。”

《幼科指南·淋证门》：“血淋：血淋者，盖因心热伤于血分，热气传入于胞，日久则尿血同出，茎中不时疼痛。”

《彤园医书(小儿科)·卷之四·淋症门·血淋》：“乃因心热伤于血分，热气传入胞脬，日久则尿血同出，遂成血淋，茎中时常作痛。”

3. 肝经本病

《证治准绳·幼科集之二·肝脏部·偏风口噤》：“若兼目紧上视，寒热往来，小便淋漓，面色青洁，两胁胀痛之类，皆肝经之本病也。”

二、辨症候

小儿尿频之症候，历代医家记载详尽。辨证关键在于辨虚实寒热。病程短，起病急，小便频数而赤尿道灼热等，多属实证；病程长，起病缓，小便频数，淋漓不尽等，多属虚证。此后当辨其具体症状。寒淋必先战栗而后小便，此亦肾虚而下焦受冷，冷气入胞，与正气交争。热淋是下焦有热，热气搏于肾，流入于胞，小便黄多而涩，间有鲜血。血淋是热之极，心主血，外行经络内行脏腑，热盛失其常道，心与小肠为表里，故下流而入于胞，则为血淋。石淋因肾为热所乘，肾主水，水结则化为石，遇小便则茎中痛，不得流利，痛引小腹，则砂石从小便出，甚则塞痛，令人昏闷，遍身有汗而后醒。气淋者，小儿因怒而啼，气滞于内，其候小便涩不能下，淋漓不尽，脐下胀闷，茎中相引而痛。

《诸病源候论·小儿杂病诸候五·诸淋候》："小儿诸淋者，肾与膀胱热也。膀胱与肾为表里，俱主水。水入小肠，下于胞，行于阴，为小便也。肾气下通于阴，阴，水液之道路；膀胱，津液之府。膀胱热，津液内溢，而流于泽，水道不通，水不上不下，停积于胞，肾气不通于阴，肾热，其气则涩，故令水道不利，小便淋沥，故谓为淋。其状：小便出少起数，小腹弦急，痛引脐是也。"

《幼科折衷·下卷·五淋》："《内经》曰：清阳出上窍，浊阴出下窍。故清阳不升则浊阴不降，而成淋闭之患矣。先哲以滴水之器譬之，上窍闭则下窍不出，此理甚明，故东垣使灸百会，丹溪使吐以提其气之横格，是皆开上窍之法也。

《原病式》曰：淋者小便涩痛也，热客膀胱，郁结不能渗泄也。

巢氏曰：诸淋皆肾虚所致，肾与膀胱为表里，俱主水，水入小肠，下于胞，行于阴，为小便也。膀胱热则津液内溢，水道不通，停积于胞。肾气热则涩，故令水道不利，小便淋沥，故谓之淋。其状小便出少而数，其小腹急痛引脐是也。

膏淋者，小便时有肥脂似膏，而浮于小便之上，此肾虚不能制其肥液而下行也。

冷淋者，必先战栗而后小便，此亦肾虚而下焦受冷，冷气入胞，与正气交争，故小便涩而战栗也。

热淋者，是下焦有热，热气搏于肾，流入于胞，其溺黄多而涩，间有鲜血也。

血淋者，热之极也。心者血之主，外行经络内行脏腑，热盛失其常道，心与小肠为表里，故下流而入于胞，则为血淋。

石淋者，肾主水，水结则化为石，肾为热所乘，遇小便则茎中痛，不得流利，痛引小腹，则砂石从小便出。甚则塞痛，令人昏闷，遍身有汗而后醒，此痛之使然也。"

《彤园医书（小儿科）·卷之四·淋症门·石淋》："其症每逢便溺则茎中作痛，常带砂石之状。"

《儿科萃精·卷六·淋证门·寒淋》："小儿寒淋，皆因风寒乘入膀胱，致下焦受冷，遂成寒淋，其候小便闭塞，胀痛难禁，不时淋漓，少腹隐痛。"

《儿科萃精·卷六·淋证门·热淋》："小儿热淋，因膀胱蓄热而成，其候小便不通，淋漓涩痛。"

《儿科萃精·卷六·淋证门·石淋》："小儿石淋，逢溺则茎中作痛，常带砂石之状，因膀胱蓄热日久所致，正如汤瓶久经火炼，底结白礞也。"

《儿科萃精·卷六·淋证门·血淋》："小儿血淋，因心热伤于血分，热气传入于胞，日久则尿血同出，遂成血淋，茎中不时作痛。"

三、辨色脉

观其面上证色，若两颊红，主血淋，此为血淋的辨证要点。脉见洪脉，或心脉数小，或心脉细紧，均可提示为淋证。

1. 辨色

《婴童百问·卷之二·面上证气色总见第十三问》："青自太阳入耳者死，红主血淋。""两颊赤主伤寒，左赤心热口疮，右赤肺热，黄主有积，红主血淋。"

《片玉心书·卷之三·两脸论歌》："两脸黄为痰实咽，青色客忤红风热。伤寒赤色红主淋，二色请详分两颊。"

《片玉心书·卷之三·两太阳论歌》："太阳青色惊方始，红色赤淋萌孽起。要知死症是如何，青色从兹生入耳。"

《寿世保元·卷八·儿科总论·观面部》："右腮属肺，其色白者为顺，赤者为逆。若赤色甚者，主咳嗽喘急闷乱，饮水传于肾，则小便赤涩，或淋闭不通。"

2. 辨脉

《幼幼新书·卷第二·脉法第十三》："洪为热，夏得洪曰平和。洪者，轻手脉来大，重手脉来亦大，故曰洪。主小儿痫，发热，身生痈疖及瘰疬，喉闭囟肿，风热面赤，气喘，心脏有热，小便淋沥，频患赤痢。"

《小儿卫生总微论方·卷三·脉理论》："心脉数小者，痟淋。"

《证治准绳·幼科集之一·初生门·证治通论》："心脉急数，惊痫；不惊者，痟淋。"

《幼科折衷·下卷·五淋》："少阴脉数，女子则阴中生疮，男子则为气淋。脉细而紧，小便涩滞，常有余沥不尽，此为气淋；其鼻准色黄者，知其为小便难而成淋也。"

四、辨吉凶

小儿面部望诊，观其右腮，色白者为顺，赤者为逆。

《寿世保元·卷八·儿科总论·观面部》："右腮属肺，其色白者为顺，赤者为逆。若赤色甚者，主咳嗽喘急闷乱，饮水传于肾，则小便赤涩，或淋闭不通。"

五、辨相似病

小儿尿频当与秘、癃闭、遗溺相鉴别。从症状来看，小便滴沥涩痛难出为淋；小便急满不痛者为秘；膀胱非涩非痛，但闭而不通为癃闭；小便频数且不能禁，睡中自遗，醒后方觉为遗溺。

《大医马氏小儿脉珍科·卷下·淋秘论治》："［按］小便滴沥涩痛难出者为淋，急满不痛者为秘……又有癃闭、遗溺两症，与淋不同。《经》云：膀胱不利为癃，不约为遗溺。"

【论治法】

小儿尿频之治疗，须分清寒热虚实，据辨证而行，方能证治相应。常见治法有清凉缓流澄源、祛寒通淋、清热通淋、活血通淋法，另有灸法、小儿推拿、中药贴脐等外治法。

一、概论

《活幼心书·卷中·明本论·五淋》："热入膀胱，水道涩而不利，出入起数，脐腹急痛，蕴作有时，或如豆汁膏血，并以《局方》五淋散，下龙脑鸡苏丸，自然平愈。及香芎丸、补肾地黄丸，与之疏导补益为上。"

《保婴撮要·卷八·诸淋》："若心脏有热者，导赤散加黄连。肝脏有热者，柴胡栀子散；大便不通，泻青丸。脾脏有热者，泻黄散；脾气不足，异功散；脾气下陷，补中益气汤。肺脏有热者，泻白散；肺气虚热，异功散加炒黑山栀。肾脏有热者，地黄丸。或因乳母肝经热者，用栀子清肝散；恚怒者，用柴胡清肝散。乳母厚味者，用加味清胃散；心小肠热者，用清心莲子饮。或儿早近色欲，小便涩滞或作痛，及更去后大小便牵痛者，皆属肝肾不足也，用六味地黄丸、补中益气汤加牛膝、车前、肉桂。未应，当参五脏所胜，不可轻用渗泄寒凉之药，大损胃气，仍参前小便不通症览之。"

《幼科指南·淋证门》："小儿诸淋，皆缘风寒袭人，或因湿热下移，乘入膀胱，以致溲溺无时，水道涩滞，欲出不出，淋漓不断，甚至窒塞，令儿常常作痛。然必辨其为寒为热，为石为血，随证分别医治，则水道宣通，而淋自愈矣。

寒淋：小儿冷气，乘入胞中，致下焦受冷，遂成寒淋。其候小便闭塞，胀痛难禁，淋漓不断，小腹隐痛，须以五苓散倍加肉桂、小茴香，治之如神也。

热淋：膀胱蓄热，热淋成矣。小便不通，淋漓涩痛，以十味导赤散治之，有奇功也。如小腹胀满，引脐作痛，大便闭结者，急服八正散，莫少停也。

石淋：膀胱湿热，蓄积日久，而成石淋之证。致溲出如沙石之状，茎中疼痛。此病譬如汤瓶久经火炼，底结白礁也。如轻者须用葵子散主之，重则用八正散，可相从也。

血淋：血淋者，盖因心热伤于血分，热气传入于胞，日久则尿血同出，茎中不时疼痛。痛利者，须用小蓟饮主之；若茎中痛甚者，五淋散从而用之。"

《小儿诸证补遗·小儿冬令肾膀胱证》："血淋：猪苓、泽泻、升麻、木通、滑石、栀子、车前、瞿麦、茯苓、蒲黄、苏叶、藕节，水煎，和青盐汁服。白淋：猪苓、泽泻、升麻、木通、黄连、黄柏、滑石、栀子、车前、薄荷、茯苓，煎，和青盐汁服。石淋：猪苓、泽泻、升麻、木通、瞿麦、黄连、黄柏、栀子、滑石、石韦，或水煎，或米糊丸，灯心汤三十丸。一方白果七枚捣烂，井花水一盏，入蜂蜜一两和，服之妙。"

《幼科铁镜·卷五·淋症》："有沙淋者，肾水为热所结，化为沙石，内塞水道，沙出痛止，治用五淋散。气淋者，小腹胀满，小便涩滞而痛，用泻白散。血淋者，心热血散，治用五淋散，加小蓟、滑石、车前子。寒淋者，膀胱冷气，与正气交争，寒战而后溺，治用六味地黄丸加附子、肉桂。有心热者，用清心莲子饮。肾热者，用六味地黄丸。肝热者，用柴胡栀子饮。脾热者，用泻黄散。脾虚者，用小异功散。肺热者，用泻白散。肺虚热者，治用小异功散加炒山栀。以上心热等七种淋症辨法，在辨脾、心、肺、肝、肾之欸内求之。"

《临证指南医案·卷三·淋浊》："淋有五淋之

名，浊有精浊便浊之别。数者当察气分与血分，精道及水道，确从何来。大凡秘结宜通，滑脱当补。若因心阳亢而下注者，利其火腑。湿热甚而不宣者，彻其泉源。气陷用升阳之法，血瘀进化结之方。此数端，人所易晓也。独不知厥阴内患，其症最急，少腹绕前阴如刺，小水点滴难通，环阴之脉络皆痹，气化机关已息，先生引朱南阳方法，兼参李濒湖意，用滑利通阳，辛咸泄急，佐以循经入络之品，岂非发前人之未发耶。若夫便浊之恙，只在气虚与湿热推求，实者宣通水道，虚者调养中州，若虚实两兼，又有益脏通腑之法……（邵新甫）

徐评：治淋之法，有通有塞，要当分别。有瘀血积塞住溺管者，宜先通；无瘀积而虚滑者，宜峻补。不但煎丸各别，并外治之法亦复多端，宜博识而详考之，案中并未见及也。"

《儿科萃精·卷六·淋证门·淋解》："小儿淋证，与成人迥不相侔，治之较易，揆厥原因，或因风寒袭入，或因湿热下移，乘入膀胱，以致水道涩滞，欲出不出，淋漓不断，甚至窒塞其间，令其作痛，然必辨其为寒、为热、为石、为血，分别施治，总不外宣通水道，则治小儿诸淋证无余事矣。"

二、清凉缓流澄源

血淋多为烈毒内攻所致，故治疗当以清凉之药以缓流澄源。

《经验麻科·小便赤涩》："盖溺血总系烈毒内攻也，况出自小肠乎，故五淋病惟浊血尤重，非下极清凉之药，难以缓其流，澄其源也。"

三、祛寒通淋

小儿寒淋因寒邪入侵膀胱所致，故治疗当先祛寒以通淋。

《儿科萃精·卷六·淋证门·寒淋》："小儿寒淋，皆因风寒乘入膀胱，致下焦受冷，遂成寒淋，其候小便闭塞，胀痛难禁，不时淋漓，少腹隐痛，古法主五苓散倍加肉桂、小茴香治之，如土炒白术、泽泻、猪苓、肉桂、小茴香、赤茯苓等味。

［真按］小儿寒邪袭入膀胱，欲治其淋，即当先祛其寒，既不能以麻黄祛膀胱之寒，亦不能以苓泽泻膀胱之热，盖膀胱本无热而仅有寒，方用上肉桂三分，小茴香一钱，细木通八分，荔枝核钱半，赤小豆钱半，赤茯苓一钱，引用生姜皮三分。"

四、清热通淋

小儿热淋因膀胱蓄热而成，故治当清热通淋。

《儿科萃精·卷六·淋证门·热淋》："小儿热淋，因膀胱蓄热而成，其候小便不通，淋漓涩痛，古法主十味导赤汤（如生地、山栀子、木通、瞿麦、滑石、淡竹叶、茵陈蒿、黄芩、生甘草、猪苓等共十味）。

［真按］小儿热淋，遽用十味，未免过剂，但用细生地二钱，小木通一钱，寸麦冬一钱，车前子一钱，淡竹叶一钱，生甘草梢三分，引用灯芯三十寸，虚者加西洋参五分。"

《儿科萃精·卷六·淋证门·石淋》："小儿石淋，逢溺则茎中作痛，常带砂石之状，因膀胱蓄热日久所致，正如汤瓶久经火炼，底结白礞也。轻者古法主葵子散，如炒桑皮、瞿麦、栀子、赤茯苓、木通、车前子、炙甘草、葵子等味；重者古法主八正散，如萹蓄、瞿麦、滑石、木通、赤苓、车前子、生大黄、生栀子，引用灯芯。

［真按］小儿热结膀胱，日久始至成淋，下如砂石，亦由平日失治，今治之亦不为晚，方用生地黄二钱，大木通一钱，川黄连五分，飞滑石三钱，赤茯苓钱半，生甘草梢五分，引用鲜竹叶十五片，灯芯十茎。"

五、活血通淋

小儿血淋因心热伤于血分，心热并传膀胱，日久瘀血内生，则为血淋。治当活血祛瘀通淋。

《儿科萃精·卷六·淋证门·血淋》："小儿血淋，因心热伤于血分，热气传入于胞，日久则尿血同出，遂成血淋，茎中不时作痛，古法主小蓟子饮，如通草、滑石、淡竹叶、当归、小蓟、炒栀子、生甘草、蒲黄、藕节等味，水煎空心服。若茎中痛甚者，古法主五淋散，如当归、赤芍、苦葶苈、炒黄芩、木通、栀子、车前子、淡竹叶、滑石、葵子、生甘草、赤茯苓，引用葱白。

［真按］小儿血淋，必有瘀血蓄于茎中，割痛难忍，急用通则不痛之法，方以鲜生地三钱，白归身五分，赤芍药钱半，鲜竹叶二十片，滑石块三钱，车前子八分，引用真西琥珀五分。"

六、外治法

小儿尿频有诸多外治之法可供选择，如艾灸

长强穴、神阙穴、三阴交穴，推拿、中药贴脐等，均有一定的临床借鉴价值。

1. 灸法

《幼幼新书·卷第十一·灸痫法第九》："《圣惠》灸长强一穴，在腰俞下，脊体骸端陷者中。灸五壮。主腰脊急强，不可俯仰，癫狂病，大小便难，洞泄不禁，五淋久痔，小儿惊痫病。"

《原幼心法·下卷·小便诸证门·灸法》："灸小便淋沥法，炒盐不以多少，热填满病人脐内，是神阙穴也，却用小麦大艾炷灸七壮，良验。或灸三阴交穴。"

2. 推拿疗法

《幼科推拿秘书·卷二·穴象手法·各穴用法总歌》："膀胱有病作淋疴，补水八卦运天河。"

《幼科推拿秘书·卷二·穴象手法·推五脏虚实病源治法歌》："重耳中诸揉百次，尿黄清肾却通淋。"

《幼科推拿秘书·卷三·推拿手法·清天河》："天河穴，在膀膊中，从坎宫小天心处，一直到手弯曲池。清者，以我手三指或二指，自大横纹推到曲池，以取凉退热，并治淋疴昏睡，一切火症俱妙。"

《幼科推拿秘书·卷四·推拿病症分类·淋涩门》："小儿淋涩，火也，宜清之，法宜分阴阳，运八卦，运五经，清肾水，清天河，捞明月，向丹田擦，下多上少。如小水不止，十数遍以至百遍，乃真火少，不能克水，补元气为妙，法宜分阴阳，运八卦，补脾土，补肾水，运水入土，重推三关。大小便结法，宜分阴阳，运八卦，补脾土，清肾水，运水入土。小便结，用运土入水。大便结，用退六腑，双龙摆尾。"

3. 中药贴脐

《幼科推拿秘书·卷四·推拿病症分类·淋涩门》："方用葱白加蜂蜜捣成膏，摊布上，小便结，贴肾囊，大便结，贴肚脐，立愈。"

【论用方】

一、常用治小儿尿频方论

1. 论六味地黄丸

《保婴撮要·卷一·肾脏》："治肾肝血虚，燥热作渴，小便淋秘，痰气上壅；或风客淫气，患瘰结核；或四肢发搐，眼目瞤动；或咳嗽吐血，头目眩晕；或咽喉燥痛，口舌疮裂；或自汗盗汗，便血诸血；或禀赋不足，肢体瘦弱，解颅失音；或畏明下窜，五迟五软，肾疳肝疳；或早近女色，精血亏耗，五脏齐损；或属肾肝诸症不足之症，宜用此以滋化源。其功不可尽述。"

《医方集解·补养之剂第一·六味地黄丸》："血虚阴衰，熟地为君；精滑头昏，山茱为君；小便或多或少或赤或白，茯苓为君；小便淋沥，泽泻为君；心虚火盛及有瘀血，丹皮为君；脾胃虚弱，皮肤干涩，山药为君。言为君者，其分用八两，地黄只用臣分两。

此足少阴、厥阴药也。熟地滋阴补肾，生血生精；山茱温肝逐风，涩精秘气；牡丹泻君相之伏火，凉血退蒸。李时珍曰：伏火，即阴火也；阴火，即相火也，世人专以黄柏治相火，不知丹皮之功更胜也。丹者，南方火色，牡而非牝，属阳，故能入肾，泻阴火，退无汗之骨蒸；山药清虚热于肺脾，补脾固肾能涩精；茯苓渗脾中湿热，而通肾交心；泽泻泻膀胱水邪，而聪耳明目。六经备治，而功专肾肝；寒燥不偏，而补兼气血。苟能常服，其功未易殚述也。"

2. 论三生益元散

《医方考·卷四·淋涩门第四十·三生益元散》："丹溪云：淋虽有五，皆主于热。此知要之言也。是方也，三物之生，皆能疗热。析而论之，则柏叶凉心、藕节消血、车前导利。益元散者，滑石、甘草也。滑石能清六腑之热。而甘草者，和中泻火，能协木石之性者也。"

3. 论茯苓琥珀汤

《医学原理·卷之八·淋闭门·治淋闭方》："治小便淋涩，相引胁痛。夫胁乃肝之络，盖膀胱与肾相为表里，而肾肝同居于膀胱，热炽燔及肾肝，是以小便淋涩，引胁而痛。法当清膀胱热为本，泻肝经火为标。是以用茯苓、川楝、琥珀、灯心、泽泻等利小便以清膀胱热，生草梢、柴胡以泄肝经火。夫肝藏血，肝病则血滞，热炽则气伤，是以佐当归梢、玄胡索等以活滞血，兼助人参以补肺气。"

4. 论木香汤

《医方考·卷四·淋涩门第四十·木香汤》："气行则利，气滞则涩，故里气凝滞，则小便淋沥；

身冷者，阳气不舒也，乃天地闭塞而成冬，阳气潜藏之象也。药味辛香而轻枯者阳胜，故能理气于阳，木香、茴香、橘皮、木通是也。辛苦而润实者阴胜，故能理气于阴，青皮、槟榔、当归、赤芍是也。泽泻之咸，能引诸药直走膀胱。甘草之甘，能调诸药以和六腑。脬气不滞，则淋沥愈矣。"

5. 论石苇散

《医方考·卷四·淋涩门第四十·石苇散》："砂淋者，溺出砂石也。此以火灼膀胱，浊阴凝结，乃煮海为盐之象也。通可以去滞，故用石苇、瞿麦；滑可以去着，故用滑石、车前、冬葵。虽然，治此证者，必使断盐，方能取效；断盐有二妙，一则淡能渗利，一则无咸不作石也。"

6. 论小蓟饮子

《医方集解·理血之剂第八·小蓟饮子》："治下焦结热而成血淋。心主血，小肠其腑也，热甚搏血流入胞中，与便俱出为血淋。盖小便必自小肠渗入膀胱，心热者小肠必热，《经》所谓胞移热于膀胱，则癃溺血是也，然热必兼湿。戴氏曰：血鲜者，心、小肠实热；血瘀者，肾、膀胱虚冷。《准绳》曰：多有热极而血凝黑者，未可便以为冷也。痛者为血淋，不痛者为溺血。

此手足太阳药也。小蓟、藕节退热散瘀，生地凉血；蒲黄止血，生行血，炒涩血；木通降心肺之火，下达小肠；栀子散三焦郁火，由小便出；竹叶凉心而清肺，肺为生水之源，凡通淋者必先清肺；滑石泻热而滑窍；当归养阴，能引血归经；甘草益阳，能调中和气也。"

7. 论化石汤

《辨证录·卷之八·淋证门》："人有小便之中溺沙石者，其色不同，而坚实如石投之热汤之中，顷刻不能即化，其欲溺之时，必疼痛欲死，用尽气力始得溺出而后快，其症大约得之入房，而又行路涉水，或加沐浴而成之者，人以为砂石淋也，谁知是肾火煎熬之故哉。夫肾火之盛，由于肾水之衰也。入房泄精，水亏之后，其火未能遽息，复加行役以劳其筋骨，则火且大动而不可止。沐浴涉水，似乎外水可以制火，讵识肾火乃虚火也，外水乘肾气之虚直入以遏其火，火乃不敢外散，反闭守于肾宫。肾水乃至阴之水，犹天地之海水也。海水得火而成盐之块，肾水得火而成石之淋，又何足怪乎。惟是外水淡水也，肾水咸水也，肾火喜咸而畏淡，一遇淡水之侵，肾火闭结而不得伸，乃行其气于膀胱，煎干咸水而成石也。治法通其肾中之气，利其膀胱，则肾火解而砂石自化矣。

此方不去治淋，反去补肾，以茯苓、薏仁淡渗之药解其咸味，以麦冬、玄参微寒之品散其火气；以地黄、山萸甘酸之珍滋其阴水，又取其甘能化石，而酸能消石也。又虑其性滞而不行，留而不走，益之泽泻之咸，咸以入咸，且善走攻坚，领群药趋于肾中，又能出于肾外，迅逐于膀胱之里，而破其块也。倘不补肾而惟治膀胱，且气不能出，乌能化水哉。"

8. 论禹治汤

《辨证录·卷之八·淋证门》："人有感湿气而成淋者，其症下身重，溺管不痛，所流者清水而非白浊，人以为气虚成淋，谁知是湿重成淋乎。五淋之中，惟此淋最轻，然而最难愈，以湿不止在膀胱之经也。夫湿从下受宜感于足。今足不肿而变为淋，是湿不入于皮肤，而入于经络，且由经络而入于脏腑矣。然治脏腑之湿，而经络之湿宜乎尽散，何淋症最难愈耶。盖湿之能入于脏腑者，乘虚而入也。泻湿必损脏腑之气，气损则不能行水，湿何能泻耶。湿既难泻，淋何能即愈哉。故治湿必须利气，而利气始能去淋也。"

9. 论栝蒌瞿麦丸

《成方切用·卷六下·祛寒门·栝蒌瞿麦丸》："《金匮》治小便不利而淋且渴者用之。以其胃中有热，腹中有寒，故变八味丸之制为此丸。见其人趺阳脉数，即胃中有热，胃热必消谷引食，大便必坚，小便必数。是其淋而且渴，为胃热中消明矣，故用栝蒌以清胃热，茯苓、瞿麦以利小水。然肾中寒水之气，上入于腹，则腹中必冷，故用附子以胜其寒。方下云：以小便利腹中温为知，制方之义，可绎思也。"

10. 论琥珀散

《成方切用·卷七下·燥湿门·琥珀散》："滑石滑可去着，利窍行水。萹蓄苦能下降，利便通淋。琥珀能降肺气，通于膀胱。木通能泻心火，入于小肠。小肠为心之腑，主热者也。诸热应于心者，其水必自小肠渗入膀胱，《经》所谓胞移热于膀胱则癃溺血是也。血淋由于血乱，当归能引血归经。气淋由于气滞，木香能升降诸气。诸淋由心肝火盛，郁金能凉心散肝，下气而破血也。大法郁金、琥珀开郁，青皮、木香行气，蒲黄、牛膝破血，黄柏、生地滋阴。东垣用药凡例，小腹痛，用青皮疏肝，黄柏滋肾，盖小腹小便，乃肝肾部位。”

11. 论八正散

《医方集解·利湿之剂第十二·八正散》：“此手足太阳、手少阳药也。木通、灯草清肺热而降心火，肺为气化之源，心为小肠之合也；车前清肝热而通膀胱，肝脉络于阴器，膀胱，津液之府也；瞿麦、扁蓄降火通淋，此皆利湿而兼泻热者也；滑石利窍散结，栀子、大黄苦寒下行，此皆泻热而兼利湿者也；甘草合滑石为六一散，用梢者，取其径达茎中，甘能缓痛也；虽治下焦而不专于治下，必三焦通利，水乃下行也。”

12. 论导赤散

《成方切用·卷八下·泻火门·导赤散》：“生地凉心血，竹叶清心气，叶生竹上，故清上焦。木通降心火入小肠。君火宜木通，相火宜泽泻。行水虽同，所用各别。君，心火也。相，肾火也。草梢达茎中而止痛。便赤淋痛，以共导丙丁之火，由小水而出也。小肠为丙火，心为丁火。心热泄小肠，釜底抽薪之义也。易老用导赤散合五苓散，治口糜神效。”

二、治小儿尿频通用方

1. 大黄丸（《外台秘要·卷第四·温病劳复方四首》）

治小儿淋沥寒热，胪胀大腹，不欲食，食不生肌。

大黄（一两，蒸之，二斗米下） 巴豆（五十枚，去心、皮，熬） 硝石（三分，熬，无者以芒硝代之） 桂心（二分） 干姜（二分，炮）

上五味，捣筛四味，别捣巴豆令如泥，合和以蜜更捣二千杵，丸如梧子。一丸，汤服之；三四岁者如麻子服一丸，日一；六七岁儿服二丸。比三十日心腹诸病瘥，儿小半之愈，大良。忌野猪肉、芦笋、生葱。

2. 二十二味虎睛丸（《颅囟经·卷上·惊痫癫证治》）

治孩子从一岁至大，癫发无时，口出白沫，小便淋沥不利。

虎睛（一支，生眼佳，曝干，酒浸令黄色） 蚱蝉（四枚，去翅足，炙） 珍珠 蜂房（各三钱） 麻黄 钩藤（各三分） 铁精 防葵 大黄 子芩 龙齿 银屑 栀子仁 羌活（各四分） 柴胡 升麻 白鲜皮 雷丸（烧令赤） 人参（各三分） 细辛（一分半） 蛇皮（五寸，炙） 石膏（五分）

上为末，蜜丸如赤豆大。四五岁五丸，日再服，大儿十丸，浓煎米饮下。忌生冷油腻。

3. 石燕丸（《太平圣惠方·卷第九十二·治小儿诸淋诸方》）

治小儿诸淋，脐下妨闷，心神烦热。

石燕（细研） 蘧麦 栀子仁 滑石（细研） 木通（锉） 葵子 海蛤（细研，以上各半两）

上件药，捣罗为末，炼蜜和丸如绿豆大。每服，以葱白汤下七丸，日三四服，量儿大小，以意加减。

4. 石苇散

1）《太平圣惠方·卷第九十二·治小儿诸淋诸方》

治小儿诸淋涩，水道中痛，脐下痞满。

石苇（去毛） 葵子 木通（锉） 赤茯苓 车前子 蘧麦 榆白皮（锉，以上各半两） 滑石（一两）

上件药，捣粗罗为散。每服一钱，以水一小盏，入葱白五寸，煎至六分，去滓，分为三（二）服。如人行十里再服，量儿大小，以意加减。

治小儿诸淋，涩痛不利。

石苇（去毛） 赤芍药 川大黄（锉，微炒） 麦门冬（去心，焙） 甘草（炙微赤，锉） 川升麻 川朴硝（以上各一分）

上件药，捣粗罗为散。每服一钱，以水一小盏煎至六分，去滓，不计时候，量儿大小，分减服之。

2）《幼幼新书·卷第三十·小便淋沥第十三》引《玉诀》

通小便淋热涩痛方。

石苇（去毛） 瞿麦 海金砂 滑石 木通 甘草（炙，以上各等分）

上为末。每一钱，炒灯心煎汤调下。

5. 车前子散（《太平圣惠方·卷第九十二·治小儿诸淋诸方》）

1）治小儿诸淋涩不通。

车前子 滑石（以上各半两）

上件药，捣细罗为散。每服，以清粥饮调下半钱，日三四服，量儿大小，加减服之。

2）治小儿诸淋涩，心烦闷乱。

车前子　石燕　麦门冬（去心，以上各半两）

上件药，捣粗罗为散。每服一钱，以水一小盏煎至五分，去滓，不计时候，量儿大小，分减温服。

6. 滑石散

1）《太平圣惠方·卷第九十二·治小儿诸淋诸方》

治小儿诸淋涩，每尿之时，叫啼不出。

滑石（半两）　甘草（一分，炙微赤，锉）　川朴硝（三分）

上件药，捣细罗为散。每服，以葱白汤调下半钱，日三四服，量儿大小，以意加减。

2）《圣济总录·卷第一百七十九·小儿诸淋》

治小儿小便淋沥，或尿血。

滑石（研）　车前子（各半两）

上二味，捣罗为散。二三岁儿，每服半钱匕，空心粥饮调下，近晚再服，量儿大小，以意加减。

3）《幼幼新书·卷第三十·小便淋沥第十三》引《婴童宝鉴》

治小儿淋涩。

滑石　瞿麦　葵子（炒）　芸苔子　甘草（炙）　山栀仁　郁金　海金砂（各一分，末）

上件研匀，用灯心、葱汤调下半钱。

4）《普济方·卷二百十四·小便淋秘门》

治小儿淋涩，疼痛不通。

滑石（研）　海金沙　木通（锉，各等分）

上为散。每服二钱，浓煎灯心汤调下，空心服。

5）《证治准绳·幼科集之二·肝脏部·淋》

滑石　栝蒌根　石韦（去毛，各等分）

上件药，捣罗为散。每服半钱，煎大麦饮清调下，日二服。量儿大小加减。

7. 木通散

1）《太平圣惠方·卷第九十二·治小儿诸淋诸方》

治小儿诸淋及热结，赤涩不通。

木通（一分，锉）　桑根白皮（一分，锉）　滑石（半两）　冬葵子（一分）　川芒硝（一分）

上件药，捣细罗为散。每服，以葱白汤调下半钱，日三四服，量儿大小，以意加减。

2）《原幼心法·下卷小便诸证门·诸证方·治淋之剂》

治小儿上焦热，小腑闭，烦躁生嗔及淋涩，诸疮丹毒。

木香　地萹蓄（各半两）　大黄　甘草　赤茯苓（各三钱）　瞿麦　滑石　山栀子　车前子　黄芩（各二钱半）

上，水一钟，灯心三茎，或入薄荷煎服。

8. 牵牛子丸（《太平圣惠方·卷第九十二·治小儿诸淋诸方》）

治小儿诸淋涩，脐下连两膀胱妨闷，及大肠气壅。

牵牛子（微炒）　川大黄（锉，微炒）　川升麻　郁李仁（汤浸去皮，微炒，研入）　川朴硝（以上各半两）　滑石（一两，细研）　海蛤（一两，细研）

上件药，捣罗为末，炼蜜和丸如绿豆大。每服，以温水研下七丸，日三四服，量儿大小，以意加减。

9. 榆白皮散（《太平圣惠方·卷第九十二·治小儿诸淋诸方》）

治小儿诸淋，水道中涩痛。

榆白皮（锉）　蘧麦（以上各一两）

上件药，捣粗罗为散。每服一钱，以水一小盏煎至五分，去滓，不计时候，量儿大小，分减温服。

10. 车前子汤（《圣济总录·卷第一百七十九·小儿诸淋》）

治诸淋涩，心烦闷乱。

车前子　石燕（研）　麦门冬（去心，焙，各半两）

上三味，粗捣筛。每服一钱匕，水一小盏煎至五分，去滓，不计时候温服。

11. 石苇汤（《圣济总录·卷第一百七十九·小儿诸淋》）

治小儿淋或涩痛，小便如血。

石苇（去毛）　赤芍药　大黄（锉，炒）　滑石（研）　麦门冬（去心，焙）　甘草（炙）　升麻（各一分）

上七味，粗捣筛。每服一钱匕，水一小盏煎至五分，去滓食前服，日三，量儿大小加减。

12. 榆白皮汤（《圣济总录·卷第一百七十

九·小儿诸淋》)

治小儿淋，兼石淋。

榆白皮(锉，焙) 瞿麦穗(各一两半)

上二味，粗捣筛。每一二岁儿，每服一钱匕，水一小盏煎至五分，去滓，分温二服，空心日晚各一服，随儿大小加减。

13. 麦葱汤(《圣济总录·卷第一百七十九·小儿诸淋》)

治小儿诸淋，闭涩不通。

小麦(一合) 葱白(两茎，切)

上二味，以水一盏煎至五分，去滓，不计时候温服，量儿大小加减。

14. 葵子汤

1)《圣济总录·卷第一百七十九·小儿诸淋》

治小儿诸淋。

葵子(三分，陈者) 石苇(去毛，三分) 滑石(别研，一两半)

上三味，粗捣筛。五六岁儿每服一钱匕，水一小盏，枣二枚，同煎取五分，去滓，分温二服，早晚食前各一，量儿大小加减。

2)《幼幼新书·卷第三十·小便淋沥第十三》引《婴孺》

治小儿、大人淋。

陈葵子 石韦(去毛，各三分) 枣(三十个，去核) 滑石(八两)

上以水五升，煮三升。一服一升，小儿减服。

15. 木通汤(《圣济总录·卷第一百七十九·小儿诸淋》)

治小儿诸淋。

木通(锉，碎) 桑根白皮(锉，焙) 滑石(研) 芒硝 葵子(陈者，各三分)

上五味，粗捣筛。每服一钱匕，水一小盏煎至五分，去滓温服，食前日三，随儿大小加减。

16. 蜂房散(《圣济总录·卷第一百七十九·小儿诸淋》)

治小儿淋。

蜂房(炙) 乱发(各三分)

上二味，同烧灰研令细。每服半钱匕，米饮调下，日三，量儿大小，以意加减。

17. 瞿麦丸(《圣济总录·卷第一百七十九·小儿诸淋》)

治小儿淋。

瞿麦穗 龙胆 石苇(去毛) 桂(去粗皮) 皂荚(炙，去皮子，各半两) 鸡肠草 人参(各一两) 车前子(一两一分)

上八味，捣罗为末，炼蜜丸如梧桐子大。每服六丸至十丸，空腹热汤研下，更量儿加减。

18. 顺气丸(《幼幼新书·卷第八·惊积第四》引《张氏家传》)

治小儿惊积及男子、妇人血气脐腹疼痛，大人、小儿或有所伤并宜服之。

甘草(爁) 芍药(洗) 官桂(去粗皮，秤) 川当归(焙) 蓬莪术 干姜(各炮) 陈橘皮(去瓤，秤) 川大黄(湿纸裹，煨，切片子，焙) 巴豆(去皮，用醋五升，入巴豆在银石器中热，醋尽取出，研令细) 宣连

上件等分为末，以糯米粥为丸如麻子大。常服三五丸至十丸，茶汤温水下。如要宣转，量虚实加至十丸或十五丸。食积、气积，生姜橘皮汤下；丈夫元气，炒茴香盐汤下；妇人血气，当归醋汤下；胸膈不快或泻痢，生姜汤下；小便淋沥，灯心汤下；小儿惊积，薄荷汤下。

19. 枳实散(《幼幼新书·卷第二十八·利久不止第十一》引《千金方》)

治少小久痢淋沥，水谷不调，形羸不堪大药汤者。

枳实(二两，炙)

治下筛。三岁以上饮服方寸匕，若儿小以意服，日三。

20. 如圣散(《幼幼新书·卷第三十·小便淋沥第十三》)

治小儿小便淋涩不通。

海金砂 滑石(各一钱)

上为末。每服一字或半钱，煎灯心汤调下。

21. 石燕丹(《幼幼新书·卷第三十·小便淋沥第十三》)

治小便淋涩痛闷。

石燕(烧赤，醋淬，放冷细研) 瞿麦 滑石(各一两) 木通(锉) 海蛤(细研，各半两)

上件捣，罗为细末，炼蜜和丸黍米大。每服十粒，以葱白汤下，食前，量儿大小加减。

22. 葵子散

1)《幼幼新书·卷第三十·小便淋沥第

十三》

治肾热水结，化泻有淋。甚者，水道中涩痛不可忍。

冬葵子（一两） 石楠 榆白皮（锉） 石韦（去毛） 木通（锉，以上各半两）

上件药捣，罗为散。每服半钱，以葱白汤下，日二服。量儿大小加减。

2)《普济方·卷三百八十八·婴孩大小便淋秘门·淋秘》

治诸淋，兼小便不通。

葵子 车前子 木通 瞿麦 桑白皮（炒） 赤茯苓 山栀子仁 甘草（炙，各等分）

上锉散。每服一钱，井水一小盏，葱白二寸，煎，食前服。

23. 朱砂散（《幼幼新书·卷第三十·小便淋沥第十三》）

治心神烦躁，小便赤涩不通。

朱砂（别研细，一两） 滑石 犀角（屑，各半两） 黄芩 甘草（炙微赤，锉） 车前子（各一分）

上件药捣，罗为散，入朱砂同拌匀。每服半钱，煎竹叶汤调下，食前。

24. 通神散

1)《幼幼新书·卷第三十·小便淋沥第十三》引《聚宝方》

治小儿五痟淋方。

石燕子（一枚，先为细末，再研） 石韦（半两）

上二味为细末。每服一字，煎三叶酸浆草汤调下。甚者再三服，瘥。忌生冷油腻。

2)《幼幼新书·卷第三十·小便淋沥第十三》

治淋沥。

石燕子（一个，去煅） 石韦（一分） 海金砂 木通（各二钱）

上为末。每服一钱，酸浆草汤下甚妙，不过三服。

25. 朴硝散（《幼幼新书·卷第三十·小便淋沥第十三》引《三十六种》）

治五淋。

朴硝（三分，别研） 滑石（半两） 甘草（炙，二钱）

上为末。每服半钱，葱汤调下。

26. 海金散（《幼幼新书·卷第三十·小便淋沥第十三》引《四十八候》）

治五淋。

海金砂（二钱） 滑石 甘草（炙） 扁竹 郁金（皂角煮三五次，以上各一钱） 木通 瞿麦 大黄（蒸，各一分）

上细末。每服一钱，煎木通汤下。风淋，蔓荆子汤；冷淋，白姜汤，日进三服。

27. 甘露散（《幼幼新书·卷第三十·小便淋沥第十三》引《吉氏家传》）

治淋沥兼医疮毒。

石膏 寒水石（各二两） 甘草（一两，炙）

上件为末。每服半钱，井华水调下，米泔亦得。

28. 白附子散（《幼幼新书·卷第三十·小便淋沥第十三》引《米氏家传》）

治小儿小便不利涩痛。

白附子 滑石（各末，等分）

上件以酸浆子汁调下。

29. 羖羊角散（《幼幼新书·卷第三十二·蛊疰第九》引《圣惠》）

治小儿中蛊毒，腹中坚如石，面目青黄，小便淋沥，变易无常。

羖羊角（屑） 蘘荷（各一两） 栀子仁（七枚） 赤芍药 牡丹 黄连（去须，各一两） 犀角（屑，半两）

上件药捣，粗罗为散。每服一钱，以水一小盏煎至五分，去滓温服，日三四服，更量儿大小加减服之。

30. 香芎丸（《活幼心书·卷下·信效方·丸膏门》）

治诸淋证，若患风闭尤效。

净香附（盐水炒） 川芎 赤茯苓（去皮，三味各半两） 海金沙 滑石（二味各一两） 枳壳（如前制） 泽泻（去粗皮） 石苇（去毛梗，取薄叶） 槟榔（不过火，四味各二钱半）

上件锉晒为末，糯米粉煮为清糊丸麻仁大。每服三十三丸，至五十五丸或七十七丸，并用麦门冬熟水空心送下。若小便涩痛，滴三五点者，取长江顺流水，用火微温，入盐少许调匀，空心咽服。

31. 五淋散

1)《普济方·卷三百八十八·婴孩大小便淋秘门·淋秘》

治五淋。

赤茯苓 赤芍药 山栀子 生甘草 当归 黄芩 车前子 淡竹叶 灯心 木通 滑石 葵子 葶苈(炒,各等分)

上末。灯心、葱白煎,或入生车前草擂水调五苓散服,或调消石末服。血淋白茅根灯心煎;气淋小肠胀满,尿后有余沥,木通煎服;热淋便赤而淋沥,脐下痛,新水调下,或黄芩汤下;石淋茎内痛,尿涩有沙石,令人闷绝,消石隔纸炒焦,研末,用葵子煎汤下。

2)《原幼心法·下卷·小便诸证门·诸证方》

治膀胱有热,水道不通,淋涩不出,或尿如豆汁,或成沙石,或如膏,或热怫便血。

赤茯苓(六钱) 赤芍药 山栀子(各三钱) 当归 甘草(各五钱)

上㕮咀。每服三钱,水一小盏,入灯心煎服。

32. 立效饮(《普济方·卷三百八十八·婴孩大小便淋秘门·淋秘》)

治小儿诸淋不通,茎中疼痛。

木通 甘草 王不留行 竹胡荽 滑石 海金沙 山栀子 槟榔(各等分)

上㕮咀。每服一钱,水半盏煎三分,去滓。

33. 桑白皮汤(《普济方·卷三百八十八·婴孩大小便淋秘门·淋秘》)

治小儿淋或涩痛,小便如血色。

桑根白皮(锉,焙干) 山栀子仁 芦根(锉) 茅根 赤茯苓(去黑皮) 冬葵子 甘草(炙,各一分) 滑石(研入,半两)

上粗捣筛。五六岁儿每服一钱,水一小盏煎至五分,去滓,食前日二,量儿大小加减。

34. 顺经散(《普济方·卷三百八十八·婴孩大小便淋秘门·淋秘》)

治十余岁,因惊之后,心气下行,小便淋沥,日夕三四十次,渐觉黄瘦,宜服。

韭子(炒) 琥珀(别研) 益智(去壳) 金毛狗脊(去毛) 白茯苓(去皮) 石燕子(火煅醋淬,研细,各半两) 石苇(去毛,一钱)

上为末。每服一钱,韭汤调,日二服。

35. 金沙散(《普济方·卷三百八十八·婴孩大小便淋秘门·淋秘》)

治小儿小便淋沥不通。

郁金 海金沙 滑石 甘草(各等分)

上为末。三岁一钱,煎落帚母汤调下,灯心木通汤亦得。

36. 玉浆散(《普济方·卷三百八十八·婴孩大小便淋秘门·淋秘》)

治小儿小便不通,茎中淋痛,心燥烦渴。

滑石(一两) 甘草(二钱,炙)

上为末。三岁一钱,灯心汤调下,乱发烧灰酒调,最治小便不通。

37. 二神散(《普济方·卷三百八十八·婴孩大小便淋秘门·淋秘》)

治诸淋急痛。

海金沙(七钱半) 滑石(五钱)

上末。煎灯心、木通、麦门冬、车前草,入蜜调服。

38. 桃胶丸(《普济方·卷三百八十八·婴孩大小便淋秘门·淋秘》)

治小儿诸淋,并小便出血,阴茎中痛。

用胶一块如枣大,水半盏,煎三分,日进三服,下石子如豆石尽止。

39. 立效散(《婴童百问·卷之八·五淋第七十六问》)

治小儿诸淋不通,茎中疼痛。

木通 甘草 白孩儿花(一名王不留行) 胡荽 滑石 海金沙 山栀 槟榔(各等分)

上锉散。每服二钱,水半盏煎三分,去滓服。

40. 金砂散(《保婴撮要·卷八·诸淋》)

治小便淋沥不通。

郁金 海金砂 滑石 甘草(各等分)

上为末。每服一钱,煎地肤子汤调下,灯心、木通亦可。

41. 地黄丸(《保婴撮要·卷一·肾脏》)

治肾肝血虚,燥热作渴,小便淋秘,痰气上壅。

熟地黄(八钱,杵膏) 山茱萸(肉) 干山药(各四钱) 泽泻 牡丹皮 白茯苓(各三钱)

上为末,入地黄膏量加米糊丸桐子大。每服数丸,温水空心化下。行迟鹤膝加鹿茸、牛膝、五加皮。

42. 清心莲子饮(《证治准绳·幼科集之二·肝脏部·淋》)

治小儿上盛下虚,心火炎上,口苦咽干,烦渴微热，小便赤涩，或欲成淋，并宜服之。

黄芩　车前子　甘草（炙）　麦门冬（去心）　地骨皮（各半两）　黄芪（蜜炙）　白茯苓　石莲肉（去心）　人参（各七钱半）

上锉碎。每服五钱，水一盏煎至六分，去滓，食前服。如发热加柴胡、薄荷。

43. 海金沙散（《幼幼集成·卷四·小便不利证治·入方》）

治小儿诸淋，皆属于热。

香附米（酒炒）　正川芎（酒炒）　赤茯苓（酒炒，以上各五钱）　海金沙　白滑石（水飞，以上各一两）　陈枳壳（炒）　宣泽泻（焙）　陈石苇（焙）　尖槟榔（炒，以上各一钱五分）

共为细末。每服一钱，淡盐汤调下。

44. 五淋饮〔《彤园医书（小儿科）·卷之四·淋症门·血淋》〕

乃因心热伤于血分，热气传入胞脬，日久则尿血同出，遂成血淋。茎中痛甚，须服五淋饮。

炒葵子　葶苈子　车前子　炒栀子　滑石末　甘草梢　淡竹叶　赤茯苓　当归　赤芍　条芩　木通（等分）　葱白（引）

45. 胃苓丸（《幼科切要·淋症门》）

治小儿小便初出黄色，少顷变为米泔汁者，谓之尿白，伤脾所致，久则成疳。

苍术　厚朴　广皮　白术　云苓　猪苓　泽泻　甘草（各一钱，炙）　上青桂（五分）

水煎服。

46. 二术通淋饮（《幼科切要·淋症门》）

治小儿湿淋，脾虚受湿，小便如米汁者。

焦术　苍术　云苓　泽泻　黄芩　连翘　木通　甘草（各一钱）

车前草为引煎服。

47. 固肾保平煎（《幼科切要·淋症门》）

治虚淋。

芡实（三钱）　牡蛎（煅）　龙骨（煅）　蒲草根（各一钱）

上水煎，去渣，用猪腰子一个切片，将药水煮熟服之。

三、治小儿尿频石淋方

1. 葵子散

1）《太平圣惠方·卷第九十二·治小儿石淋诸方》

治小儿石淋，水道中涩痛不可忍。

冬葵子　石楠　榆白皮（锉）　石苇（去毛）　木通（锉，以上各半两）　滑石（一两，细研）

上件药，捣细罗为散。每服，以葱白汤调下半钱，日三四服，量儿大小，以意加减。

2）《小儿卫生总微论方·卷十六·五淋论》

治沙石淋，痛不可忍。

冬葵子（一两）　石南叶　榆白皮（去末，锉）　石苇（去毛）　木通（锉，各一两）

上为细末。每服半钱，葱白汤调下。一方只煮冬葵子汁服。

2. 鸡粪白散（《太平圣惠方·卷第九十二·治小儿石淋诸方》）

治小儿五六岁石淋，茎中有沙石子不可出者。

鸡粪白（一两，炒令黄）

上件药，捣细罗为散。以水一大盏，露一宿，每服，用此水一合，调散半钱服之，日三四服，当下沙石，量儿大小，以意加减。

3. 桂心蜂房散（一名**桂心散**）（《圣济总录·卷第一百七十九·小儿诸淋》）

治小儿石淋、气淋。

桂（去粗皮，一分）　蜂房（炙，半两）

上二味，捣罗为散。三四岁儿，每服半钱匕，煎小麦汤或酒调服，空心午时各一，量儿大小加减，铜器盛溺，与石俱出。

4. 石韦散（《幼幼新书·卷第三十·石淋第十四》引《吉氏家传》）

治小儿风热，砂石淋方。

石韦（去毛）　海金砂　木通　滑石（以上各等分）

上为末。每半钱或一钱，瞿麦汤下。

5. 滑石散（《幼幼新书·卷第三十·小便淋沥第十三》）

专治石淋。

滑石　栝蒌根　石韦（去毛，各一两）

上件药捣，罗为散。每服半钱，煎大麦饮清调下，日二服，量儿大小加减。

6. 二石散（《小儿卫生总微论方·卷十六·五淋论》）

治沙石淋，痛不可忍。

滑石　石苇（去毛，各一两，一方更有栝蒌根

一两）

上为末。每服半钱，煎大麦汤清调下，无大麦，米饮亦得。

7. 八正散〔《彤园医书（小儿科）·卷之四·淋症门·石淋》〕

治石淋重者。

冬葵子　炒桑皮　车前子　滑石末　赤茯苓　甘草梢　瞿麦　木通　栀子　灯草

四、治小儿尿频血淋方

1. 犀角屑散（《太平圣惠方·卷第九十二·治小儿血淋诸方》）

治小儿血淋涩痛，心躁体热。

犀角屑　黄芩　石苇（去毛）　当归（锉）　赤芍药（以上各半两）　蒲黄（一两）

上件药，捣粗罗为散。每服一钱，以水一小盏，入生地黄半分、青竹茹半分，煎至六分，去滓，不计时候，量儿大小，分减服之。

2. 冬葵子散（《太平圣惠方·卷第九十二·治小儿血淋诸方》）

治小儿血淋不止，水道涩痛。

冬葵子（锉）　蒲黄（各半两）

上件药，以水一大盏，入生地黄半两，煎至六分，去滓，不计时候，量儿大小，分减服之。

3. 露蜂房灰散（《太平圣惠方·卷第九十二·治小儿血淋诸方》）

治小儿血淋，日夜淋沥，小腹及阴中疼痛。

露蜂房灰（一分）　乱发灰（一分）　滑石（一两）　海蛤（半两）

上件药，都细研为散。不计时候，以温水调下半钱，量儿大小，以意加减。

4. 桑白皮汤（《圣济总录·卷第一百七十九·小儿诸淋》）

治小儿淋或涩痛，小便如血色。

桑根白皮（锉，焙干）　山栀子仁　芦根（锉）　赤茯苓（去黑皮）　冬葵子　茅根（锉）　甘草（炙，各一分）　滑石（研入，半两）

上八味，粗捣筛。五六岁儿，每服一钱匕，水一小盏煎至五分，去滓，食前日三，量儿大小，以意加减。

5. 八正散（《幼幼新书·卷第十九·实热第八》）

治大人、小儿心经邪热，一切蕴毒，咽干口燥，大渴引饮，心忪面热，烦躁不宁，目赤睛疼，唇焦鼻衄，口舌生疮，咽喉肿痛；又治小便赤涩，或癃闭不通及热淋、血淋，并宜服之。

瞿麦　木通（各锉）　滑石　萹蓄　车前子　山栀子仁　甘草（炙）　大黄（锉，面裹煨，去面切，焙，各一斤）

上为散。每服二钱，水一盏，入灯心煎至七分，去滓温服，食后临卧。小儿量力少少与之。

6. 蒲黄散（《证治准绳·幼科集之二·肝脏部·淋》）

治膀胱热甚血淋，水道涩痛。

蒲黄　冬葵子　生地黄（各半两）

上件药，捣罗为细末。每服一钱，以水一大盏煎至六分，去滓，温服，量儿大小加减。

7. 僵蚕散（《小儿卫生总微论方·卷十六·大小便论》）

治小便不通。

白僵蚕（炒，去丝嘴）　当归（去芦，洗净）

等分，为细末。每服半钱或一钱，煎车前子汤调下。若沙淋者，煎羊蹄草汤调下，无时。

8. 导赤散（《幼科类萃·卷之二十·小便诸证门·治淋之剂》）

治小儿血淋。

生干地黄　木通（各二钱）　黄芩　甘草（生，各二钱）

上为末。每服一钱，井水入灯心煎服，仍以米饮调油发灰，空心灌下。

9. 加味八正散〔《彤园医书（小儿科）·卷之二·失血门·淋血》〕

淋血乃尿窍之病，尿与血同出而作痛也。

车前子　木通　瞿麦　扁蓄　生地　郁金　黑栀仁　滑石末　甘草梢　酒洗大黄（各一钱）　淡竹叶　灯心（引）

10. 琥珀散〔《彤园医书（小儿科）·卷之四·淋症门·石淋》〕

通治气淋、血淋、膏淋。

琥珀　木香　海金砂（各一钱）　炒葵子　扁蓄　木通　归尾　郁金（各二钱）　滑石（四钱）

共研极细。酒调每下一二钱。

11. 小蓟饮子〔《彤园医书（小儿科）·卷之四·淋症门·血淋》〕

治因心热伤于血分，热气传入胞脬，日久则尿血同出，遂成血淋，茎中时常作痛。

小蓟　木通　生地　栀子　当归　藕节　滑石　甘草　淡竹叶　炒黑蒲黄

等分，煎，空心服。

五、治小儿尿频气淋方

1. 桂心蜂房散（一名**桂心散**）（《圣济总录·卷第一百七十九·小儿诸淋》）

治小儿石淋气淋。

桂（去粗皮，一分）　蜂房（炙，半两）

上二味，捣罗为散。三四岁儿，每服半钱匕，煎小麦汤或酒调服，空心午时各一，量儿大小加减，铜器盛溺，与石俱出。

2. 抵圣散（《幼幼新书·卷第三十·气淋第十五》引《集验方》）

治气淋。

赤芍药（一两，生）　槟榔（一个，面裹煨黄）

上为末。每服一钱，水一盏煎七分，空心日三服，立瘥，儿小分减服。

3. 二胶散（《小儿卫生总微论方·卷十六·五淋论》）

治气淋，小肠憋膨不通。

桃胶　李胶

等分，为末。每服半钱，葱白汤调下，无时。

4. 桃仁汤（《普济方·卷三百八十八·婴孩大小便淋秘门·淋秘》）

治小儿气淋，水道不通，余沥疼痛。

茴香　紫苏　槟榔（各一两）　木通　当归　人参　巴戟（去心）　赤茯苓（各三钱）　桃仁（炒，去皮，半两）

上㕮咀。每服一钱，水半盏煎三分，去滓，食前服。

5. 槟榔散（《普济方·卷三百八十八·婴孩大小便淋秘门·淋秘》）

治气淋。

赤芍药（一两）　槟榔（一斤，面裹）

上末。同灯心同枣子煎汤，调下。

6. 琥珀散〔《彤园医书（小儿科）·卷之四·淋症门·石淋》〕

通治气淋、血淋、膏淋。

琥珀　木香　海金砂（各一钱）　炒葵子　扁蓄　木通　归尾　郁金（各二钱）　滑石（四钱）

共研极细。酒调每下一二钱。

六、治小儿尿频寒淋方

1. 加参八味丸（《幼幼新书·卷第三十·寒淋第十八》）

治阴虚小便难并寒淋方。

熟干地黄（八两）　山药　山茱萸（各四两）　泽泻　赤茯苓　牡丹皮（各三两）　桂（去皮）　附子　元参　赤芍药（各二两）

上末之，炼蜜丸桐子大。每服三十丸，煎赤茯苓汤下，日二。儿小者，丸如绿豆大。每服量大小十丸、二十丸。

2. 玉粉丹（一名**玉粉散**）（《小儿卫生总微论方·卷十六·五淋论》）

治寒淋膏淋如神，又治下痢。

牡蛎粉（四两，研）　干姜末（二两，炮）

拌匀，面糊为丸麻子大。每服一二十丸，米饮送下，无时。

3. 龙香丸（《普济方·卷三百八十八·婴孩大小便淋秘门·淋秘》）

治小儿寒淋，因热淋服冷药太过，小便不禁，或取冷过度，下焦受冷，气入脬，不能禁止，故遗尿。

龙骨（煅）　牡蛎（煅，各一两）　茴香（炒）　白茯苓（各半两）

上为末，糯米糊丸如小豆大。三岁三十丸，茴香汤。一方加赤石脂半两。

4. 龙骨散（《普济方·卷三百八十八·婴孩大小便淋秘门·淋秘》）

治寒淋，小便不禁，或睡中遗出不觉。

鸡肠草（一两）　牡蛎粉（三钱）　龙骨（半两）　茯苓　麦门冬（半两，去心）　桑螵蛸（半两）

上㕮咀。每服一钱，水一小盏，枣子同煎服。

5. 加味五苓散〔《彤园医书（小儿科）·卷之四·淋症门·寒淋》〕

乃因风寒乘入膀胱，下焦受冷，小便闭塞，胀痛不堪，时或淋漓，少腹闷痛。

炙白术　炒茴　茯苓　猪苓　桂心　炮姜（各一钱）　泽泻（钱半）

6. 加味理中汤〔《彤园医书（小儿科）·卷之

四·淋症门·寒淋》〕

治寒淋误服凉药，致胀满厥逆，转成癃闭，脉沉微者。

人参　炙术　茯苓　炙草　干姜　附片

煎熟，调琥珀末三分服。

7. 家韭子丸(《幼科释谜·卷六·诸病应用方》)

治膀胱虚寒，不能收摄，以致遗溺淋沥。

韭子　鹿茸　苁蓉　牛膝　熟地　菟丝子　归身　巴戟　杜仲　石斛　桂心

干姜酒糊丸。

七、治小儿尿频热淋方

1. 子芩散(《幼幼新书·卷第三十·热淋第十六》引《圣惠方》)

治小儿壅热，小便赤涩不通，水道中涩痛不可忍。

子芩　冬葵子　车前子　茅根(锉，各一两)　滑石(二两)

上件药捣，粗罗为散。每服一钱，以水一小盏煎至六分，去滓，不计时候，量儿大小，以意分减服之。

2. 大青散(《幼幼新书·卷第三十·热淋第十六》引《圣惠方》)

治小儿脏腑壅热，心神烦躁，小便赤涩不通。

大青　川升麻　瞿麦　甘草(炙微赤，锉)　黄芩(各半两)　川大黄(锉，微炒)　川朴硝　滑石(各三分)

上件药捣，细罗为散。每服不计时候，以温水调下半钱。看儿大小以意加减。

3. 朱砂散(《幼幼新书·卷第三十·热淋第十六》引《圣惠方》)

治小儿心脏热盛，烦躁不安，小便赤涩不通。

朱砂　铅霜(各细研)　犀角(屑)　黄芩　甘草(炙微赤，锉)　车前子(各一分)　滑石(细研)　川朴硝(各半两)

上件药捣，细罗为散，入研了药，令匀。不计时候，煎苦竹叶汤下半钱，看儿大小以意加减。

4. 滑石散(《幼幼新书·卷第三十·热淋第十六》引《圣惠方》)

治小儿热极，小便赤涩不通，尿辄大啼，水道中痛。

滑石(一两)　子芩　车前子　赤茯苓(各半两)　冬葵子　木通(锉，各三分)

上件药捣，粗罗为散。每服一钱，以水一小盏煎至五分，去滓，不计时候，量儿大小分减温服。

5. 车前子散(《幼幼新书·卷第三十·热淋第十六》引《圣惠方》)

治小儿小便赤涩，服药即通，无药即涩。

车前子　子芩　赤茯苓　琥珀(以上各一两)　滑石(二两)　木通(三分，锉)　甘草(半两，炙微赤，锉)

上件药捣，粗罗为散。每服一钱，以水一小盏煎至五分，去滓，不计时候，量儿大小分减温服。

6. 栀子散(《幼幼新书·卷第三十·小便淋沥第十三》)

治小儿小便结热涩淋等，退热。

栀子仁(七个)　芍药(二钱)　木通(三钱)

上为粗末。每服二钱，入灯心三两条，水一盏煎至七分，去滓，温服。

7. 八正散(《幼幼新书·卷第十九·实热第八》)

治大人、小儿心经邪热，一切蕴毒，咽干口燥，大渴引饮，心忪面热，烦躁不宁，目赤睛疼，唇焦鼻衄，口舌生疮，咽喉肿痛；又治小便赤涩，或癃闭不通及热淋、血淋，并宜服之。

瞿麦　木通(各锉)　滑石　萹蓄　车前子　山栀子仁　甘草(炙)　大黄(锉，面裹煨，去面切，焙，各一斤)

上为散。每服二钱，水一盏，入灯心煎至七分，去滓温服，食后临卧，小儿量力少少与之。

8. 琥珀丸(《小儿卫生总微论方·卷十六·五淋论》)

治热淋疼痛。

琥珀(半两，研)　乳香(半两，研)　桃胶(半两，研)

上拌研匀。糊为丸绿豆大。每服一二十丸，煎萱草汤下。

9. 木通散(《活幼心书·卷下·信效方·汤散门》)

主上膈热，小府闭，烦躁生嗔，及淋证诸疮丹毒。

木通(去皮节)　地萹蓄(去老梗，二味各半两)　大黄　甘草　赤茯苓(去皮，三味各三钱)

瞿麦(去千梗)　滑石末　山栀仁　车前子　黄芩(五味各二钱半)

上件㕮咀。每服二钱，水一盏，灯心三茎，煎七分，无时温服。或入薄荷同煎。

10. 葵石散(《普济方·卷三百八十八·婴孩大小便淋秘门·淋秘》)

治热淋小便不通，啼叫，小腹痛闷乱者。

木通(二钱)　滑石(一钱)　牵牛子(一钱，炒)　葵子(一钱)

上用灯心、葱白、车前草同煎服。

11. 犀灰散(《普济方·卷三百八十八·婴孩大小便淋秘门·淋秘》)

治小儿心经虚热，小便涩痛，筒管内疼不可忍者。

用蚕蜕纸，不拘多少，烧留性，为末；入麝香少许。每服半钱，灯心汤调下。

12. 石苇散(《普济方·卷三百八十八·婴孩大小便淋秘门·淋秘》)

治热淋。

石苇(半两，洗)　海金沙(三钱)　车前子(三钱)　海蛤(一钱)　瞿麦(半钱)

上加木通、石燕子同煎。一方为末，用灯心金银汤下。

13. 十味导赤散〔《彤园医书(小儿科)·卷之四·淋症门·热淋》〕

治因膀胱蓄热，致小便不通，淋漓涩痛，初起服十味导赤散。

生地　栀子　木通　条芩　茵陈　瞿麦　甘草　猪苓　去心麦冬　滑石末　淡竹叶(引)

14. 龙脑鸡苏丸(《幼科释谜·卷六·诸病应用方》)

治肺有郁热，咳衄下血，热淋消渴，口臭口苦。

薄荷叶(一两六钱)　生地(六钱)　麦冬(四钱)　蒲黄　阿胶　木通　银柴胡(各二钱)　甘草(钱半)　黄芪　人参(各一钱)

地黄汁熬膏加蜜丸。每二十丸，细嚼汤下。一方有黄连。

八、治小儿尿频膏淋方

1. 玉粉丹(一名**玉粉散**)(《小儿卫生总微论方·卷十六·五淋论》)

治寒淋膏淋如神，又治下痢。

牡蛎粉(四两，研)　干姜末(二两，炮)

拌匀，面糊为丸麻子大。每服一二十丸，米饮送下，无时。

2. 萆薢分清饮〔《彤园医书(小儿科)·卷之四·淋症门·淋症附法》〕

治阳虚白浊，小便频数，漩白如油，名曰膏淋。

川萆薢　石菖蒲(盐水炒，研)　益智仁　乌药　茯苓(各二钱)　甘草梢(一钱)

后服琥珀散。

3. 琥珀散〔《彤园医书(小儿科)·卷之四·淋症门·石淋》〕

通治气淋、血淋、膏淋。

琥珀　木香　海金砂(各一钱)　炒葵子　扁蓄　木通　归尾　郁金(各二钱)　滑石(四钱)

共研极细。酒调每下一二钱。

九、治小儿尿频验方

1)《备急千金要方·卷五下少小婴孺方下·小儿杂病第九》

小儿淋方：车前子一升，水二升煮取一升，分服。

又方：煮冬葵子汁服之。

又方：取蜂房、乱发烧灰，以水服一钱匕，日再。

2)《医心方·卷第二十五·治小儿淋病方第百十三》

治小儿淋病。

滑石水煮服之。

《效验方》：陈葵子一升，水二升，煮取一升，分三服之。

《小品方》治少小淋沥，形羸不堪，大汤药者：枳实三两，炙，筛，儿三岁以上服方寸匕，儿小以意稍服之。有验。

《僧深方》云：车前子，滑石分等，冶筛，麦粥清和，服半钱匕。

《产经》治少小石淋方：蜂房一分，炙桂心一分。凡二物，冶筛，服一刀圭，以铜器承尿，尿与石俱出。

3)《太平圣惠方·卷第九十二·治小儿诸淋诸方》

治小儿诸淋。

冬葵子(一两)　蘧麦(半两)

上件药，捣罗为散。每服一钱，以水一小盏煎至六分，去滓，不计时候，量儿大小，分减温服。

露蜂房　乱发（以上各一两）

上件药，都烧为灰，细研为散。每服，以温水调下半钱，日三四服，量儿大小，以意加减。

小麦（一合）　葱白（两茎，切）

上件药，都以水一大盏煮取五分，去滓，不计时候，量儿大小，分减温服。

4）《太平圣惠方·卷第九十二·治小儿石淋诸方》

治小儿石淋。

石苇（三分，去毛）　滑石（二两）　子芩（三分）

上件药，捣细罗为散。每服，以粥饮调下半钱，日三四服，量儿大小，以意加减。

甘草（一分，炙微赤，锉）　鸡粪白（半两，微炒）　干姜（一分，炮裂，锉）

上件药，捣细罗为散。每服，煎小麦饮调下半钱，日三四服，量儿大小，加减服之。

冬葵子（三两）　滑石（一分）

上件药，捣粗罗为散。每服一钱，以水一小盏煎至五分，去滓温服，日三四服，量儿大小，以意分减。

蘧麦（一两）

上捣细罗为散。每服，以温酒调下半钱，日三四服，量儿大小，以意增减。

桃胶（半两）

上以热汤一中盏，化胶令消，去滓，量儿大小，分减频服。

车前子（半两，捣碎）

上以水一中盏煎至六分，去滓，量儿大小，分减频服。

5）《太平圣惠方·卷第九十二·治小儿血淋诸方》

治小儿血淋。

车前子　茅根（锉，各一两）

上件药，捣粗罗为散。每服一钱，以水一小盏，入生地黄一分，煎至六分，去滓，不计时候，量儿大小，分减服之。

榆白皮（锉）　蘧麦　蒲黄（以上各半两）

上件药，捣粗罗为散。每服一钱，以水一小盏煎至六分，去滓，不计时候，分温二服。

车前草汁（一合）　冬瓜汁（一合）　蜜（一合）

上件药，相和令匀，看儿大小，分减服之。

石苇（去毛）　白胶（半两，炙令黄）　戎盐（半两）

上件药，捣粗罗为散。每服一钱，以水一小盏煎至五分，去滓，不计时候，量儿大小，分减温服。

牯羊阴聚毛（烧灰）

上件药，细研。不计时候，以粥饮调下半钱，量儿大小，加减服之。

蜥蜴（一枚，烧灰）

上件药，细研为散。不计时候，以温酒调下半钱，量儿大小，加减。

6）《幼幼新书·卷第三十·石淋第十四》引《外台秘要》

文仲疗小儿淋兼石淋方。

榆皮　瞿麦（各六分）

上二味切，以水一升，煮取半升，去滓，分温服之。

小麦（一合）　葱白（一握）

上二味，以水一升煮，去滓，取一半分服之。

7）《幼幼新书·卷第三十·石淋第十四》引《圣惠方》

治小儿石淋。

滑石（二两）　石韦（去毛）　子芩（各三分）

上件药捣，细罗为散。每服以粥饮调下半钱，日三四服，量儿大小以意加减。

治小儿石淋涩痛、心烦方。

甘草（炙微赤，锉）　干姜（炮制，锉，各一两）　鸡粪白（半两，微炒）

上件药捣，细罗为散。每服煎小麦饮调下半钱，日三四服，量儿大小加减服之。

8）《幼幼新书·卷第三十·热淋第十六》引《圣惠方》

治小儿热淋。

冬葵子（三分）　滑石（细研，三分）　梁上尘　黄芩　甘草（炙微赤，锉，各半两）

上件药捣，细罗为散。不计时候，煎葱白灯心汤调下半钱，量儿大小以意加减。

生地黄汁（二合）　牛蒡叶汁蜜（各一合）

上件药相和令匀。每服一合，调下滑石细末半钱，临时看儿大小加减服之。

治小儿小便赤涩不通，宜服此方。

滑石（二两） 木通（一两） 葵子（一合）

上件药捣，粗罗为散。每服一钱，以水一小盏煎至五分，去滓，不计时候。量儿大小分减温服。

9）《小儿卫生总微论方·卷十六·五淋论》

治热淋疼痛：以黄芩二两，绢袋贮之，用水二升，煮取一升，时时服。

治热淋疼痛：以雄鸡屎尖白如粉者，炒微黄，研细末，酒糊丸绿豆大。酒下三五丸，日连连四五服，取效。

治气淋：以蚕蜕纸烧灰研细，每服半钱或一钱，煎去心麦门冬汤调下，无时。

治气淋：以马兜铃炒焦黄，为细末。每服半钱或一钱，麝香酒调下，温酒亦得，无时。

10）《普济方·卷三百八十八·婴孩大小便淋秘门·淋秘》

治小儿诸淋，水道中涩痛：取腊月猪脂，炼过去滓，每服一栗壳大，用暖酒一合，研搅令匀，空心午间各一服，量儿大小，加减服之。

治小儿淋，及水道中涩痛：用车前子一升，水二升，煮取一升，分服，一方为散，每服一钱，水一盏煎服，大小加减，温服，不计时候。

又方：用煮冬葵子汁服之。一方为散，每服一钱煎服，量大小加减服之，不计时候。

治小儿淋疾：用槲叶三片，煎汤服一鸡子，小便即时下。

文仲疗小儿淋，兼石淋，及血淋，日夜淋沥，阴中疼痛：取牡牛阴毛烧灰末，以浆水服一刀圭，日再服。一方粥饮调下半钱，大小加减服。一作牯牛。

阮氏方，治热淋：取大田螺十五个，以新水养，候螺吐出泥，澄去清水，以底下泥腻粉调涂脐上，尿即通。便将螺放江中，若杀之，病不愈。

又方：船下清苔煮汁治淋。

治诸淋及大便五六日不通，心腹烦满：用海盐不拘多少，烧盐熨小腹即通，于脐中以手摩良久即通，大人用之亦得。一方青颗盐。

11）《育婴家秘·卷之四·治小便》

治小儿诸淋，不问五者，皆属于热。

香附子 川芎 赤茯苓（各半两） 海金沙 滑石（各一两） 枳壳 泽泻 石苇 槟榔（各二钱半）

糯米粉煮糊丸麻子大。服二三十丸，顺取长流水，入盐少许，煎汤下。

12）《证治准绳·幼科集之二·肝脏部·淋》

治血淋神效方。

紫草 连翘 车前子（各等分）

水煎服。

海螵蛸 生地黄 白茯苓

上等分，为末。柏叶、车前草煎汤调下。

治气淋。

赤芍药（一两） 槟榔（一枚，面裹煨）

上为末。灯心同枣子煎汤调下。

【论用药】

一、治小儿尿频专药

1. 马齿苋

《调疾饮食辩·卷三·马齿苋》："《圣惠方》治小儿热淋，生捣汁饮。"

2. 木通

《痘疹心法·卷之十一·解毒类》："木通 味辛甘，气平，气味俱薄，阳也。除脾胃寒热，通利九窍、血脉、关节，治五淋，利小便，导小肠热，出音声，疗耳聋，治鼻塞，散痈肿、诸结不消。择小者去皮用。"

3. 车前子

《痘疹心法·卷之十一·解毒类》："车前子 味甘咸，气寒。主利水道、小便淋漓。虽利小便而不走气。疗肝中风热冲目赤痛。择去沙土，研细入药。"

4. 牛毛

《本草纲目·兽部第五十卷·兽之一·牛》："小儿石淋：特牛阴毛烧灰，浆水服一刀圭，日再。"

5. 白茅根

《经验麻科·降药良方》："白茅根治血妄行，止呃逆；兼治肺热喘急，止淋沥。"

6. 鸡矢白

《本草纲目·禽部第四十八卷·禽之二·鸡》："小儿血淋：鸡矢尖白如粉者，炒研，糊丸绿豆大。每服三五丸，酒下，四五服效。"

7. 郁金

《麻科活人全书·卷之一·麻后宜用药性》：

"川郁金,入心及心胞络。治吐血、衄血、唾血、血腥,破恶血、血淋、尿血,妇人经水逆行,产后败血冲心及宿血心痛。"

8. 京花通

《麻科活人全书·卷之一·应用药性》:"京花通,入肺、胃。入肺引热下降而利小便。入胃通气上达而下乳汁,治五淋癃闭。"

9. 泽泻

《痘疹心法·卷之十一·解毒类》:"泽泻 味甘咸,气寒,气味俱厚,沉而降,阴也。入足太阳、少阴经。治淋闭,逐膀胱、三焦停水,泻肾邪,除湿行水,为最要之药。择白净者,刮去皮毛,治与猪苓同。"

《幼科铁镜·卷六·药性赋幼科摘要》:"泽泻,利水通淋而补阴不足。"

10. 猪乳

《本草纲目·主治第三卷·百病主治药·癃淋》:"猪乳,小儿五淋。"

11. 黑豆叶

《本草易读·卷五·黑豆》:"小儿血淋,黑豆叶煮汁服。"

12. 酸浆草

《本草汇言·卷之七·草部·酸浆草》:"酸浆草,解毒凉血之药也(李时珍)。《唐本草》治男妇大小诸热淋证,涩沥不通,及大便秘塞,或痔疮胀痛,或肛脱不收,或天行烦热,燥渴诸疾,凡属血热,咸宜用之。但酸寒清利,只宜热闭不通,如属胃虚自当逊避。"

13. 僵蚕

《玉楸药解·卷六·鳞介鱼虫部》:"僵蚕烧研酒服,能溃痈破顶,又治血淋崩中。蚕脱纸烧研,治吐衄便溺诸血,小儿淋漓,诸疮肿痛。"

二、治小儿尿频药对

大蒜+淡豆豉+蒸饼

《本草纲目·菜部第二十六卷·菜之一·葫》:"小儿气淋:宋宁宗为郡王时病淋,日夜凡三百起,国医罔措,或举孙琳治之。琳用大蒜、淡豆豉、蒸饼三物捣丸,令以温水下三十丸。曰:今日进三服,病当减三之一,明日亦然,三日病除。已而果然,赐以千缗。或问其说。琳曰:小儿何缘有淋?只是水道不利,三物皆能通利故也。"

《本草纲目·主治第三卷·百病主治药·癃淋》:"大蒜煨熟,露一夜,嚼以新水下,治淋沥。小儿气淋,同豆豉蒸饼丸服。"

【医案】

《保婴金镜录·治验》

一小儿,小便不利,及茎中涩痛,或尿血石,此禀赋肾热为患。此则五淋散以疏导,又用滋肾丸、地黄丸,补其肝肾渐愈。出痘后,小便短赤,颏间右腮或赤或白。属肺肾气虚而热也,用补中益气汤、六味地黄丸而痊。

《保婴撮要·卷六·发热》

一小儿十四岁,肢体倦怠,发热晡热,口干作渴,吐痰如涌,小便淋漓,或面目赤色,身不欲衣,此禀肾不足而虚热也。用补中益气汤、六味地黄丸寻愈。

一小儿发热体瘦,夜间遗尿,日间频数,此禀脾肾不足。用补中益气汤加补骨脂,及地黄丸加鹿茸治之而痊。毕姻后,小便频数,作渴发热,服补阴丸等药,发热尤甚,小便如淋,用补中益气汤、六味地黄丸而愈。

《幼科医验·卷下·淋症》

一儿,五岁。身面俱黄,烦渴,小水频数。乃食积伤脾,兼之湿热相乘所致。治当消积、退黄、利小便。陈皮、山楂、麦芽、厚朴、细木通、山栀、泽泻、黄连、瞿麦、绵茵陈。

一儿,三岁。便浊如泔,此食积蓄热所致。久而不治,则成肾消。陈皮、山楂、麦芽、紫厚朴、生山栀、木通、赤芍、黄连、龙胆草。

一儿,胸膈胀痛,饮食少进,六脉沉细而数,便浊茎痛,甚则带血。当清利膀胱蓄热。当归身、生地、黄柏、龙胆草、木通、杜车前、泽泻、赤苓、上云珀、石韦、石莲肉。

一童,知识太早,阴未生成,早泄,溲短涩,茎痛。法宜壮水和阳。黄柏、知母、熟地、金樱子、猪脊髓、龟板、牡蛎、芡实。

《临证指南医案·卷五·暑》

顾(十三)。阴虚遗热,小便淋沥,近日冒暑,初起寒热头痛,汗出不解,肌肉麻木,手足牵强,神昏如寐,成疟则轻,痉厥则重。犀角、元参、小生地、连翘心、竹叶心、石菖蒲、滑石,化牛黄丸,二服。

《许氏医案·正文》

徐颂阁侍郎三公子，于甲午岁淋症，他医误以血淋，苦寒之药，数月病剧，卧床不起，身不能动，将一年矣。延余诊视，仅存一息，脉沉细知为阴亏变色，非血淋也。诘其故，言无外务，以妻归宁浙省病年不归，思想而得。余曰：欲心一动，精却离舍成淋，久则阴亏变色，误为热淋，治以寒药，至于此极。拟以人参菟丝丸加减，大补之剂，以固心肾。一服见效，复诊加减数服，能食月余，全愈。

第五节

遗　尿

小儿遗尿是指小儿睡中小便自遗，醒后方觉的一种疾病。若婴儿时期，经脉未盛，气血未充，脏腑未坚，对排尿的自控能力差，以及学龄前儿童白日贪玩过度、精神疲劳、睡前多饮等所致的偶然遗尿，这些都不属于病态。超过三次，特别是五岁以上的幼童，不能自主控制排尿，熟睡时经常遗尿，轻者数夜一次，重者可一夜数次，则为病态。

【辨病名】

遗尿病名首见于《黄帝内经灵枢》。尿由睡梦中溺出，醒而方知，故称遗尿，又称遗溺、尿床。

《黄帝内经灵枢·九针论》："膀胱不约为遗溺"。

《诸病源候论·小儿杂病诸候五·遗尿候》："遗尿者，此由膀胱虚冷，不能约于水故也。"

《片玉心书·卷之五·大小便门》："小便不禁，此肾与膀胱俱虚，而冷气乘之，故不能制其尿出而不禁，谓之遗尿。睡里自出者，谓之尿床。"

《古今医统大全·卷之七十三·遗溺证·病机》："遗者，如睡中遗出而不自知，日间遗出而方知也。不禁者，时常欲解而不能自禁止也。由是皆为虚候。而病机莫不皆同，但不禁者为少差，而遗溺者犹甚也。"

《赤水玄珠·第二十六卷·遗尿门》："遗尿者，谓小便日夜时出，多而不禁。尿床者，谓夜入床睡去，乃小便出而不知也。"

《赤水玄珠·第十五卷·遗溺门·闭癃遗溺不禁辨》："遗溺睡梦中溺出，醒而方知是也。不禁者，日夜无遍数，频频而溺也。"

《医灯续焰·卷十六·小儿脉证第七十八·遗尿》："《原病式》谓遗尿不禁为冷。《内经》云：不约为遗溺。仁斋曰：小便者，乃津液之余也。肾主水，膀胱为津液之府。肾与膀胱俱虚，而冷气乘之，不能拘制，其水出不禁，谓之遗尿。睡里出者，谓之尿床。"

《杂病心法要诀·卷五·小便闭癃遗尿不禁总括》："膀胱寒虚，轻者为遗尿，重者为不禁……不知而尿出，谓之遗尿。知而不能固，谓之小便不禁。"

《幼幼集成·卷四·小便不利证治》："小便自出而不禁者，谓之遗尿；睡中自出者，谓之尿床。"

《幼科释谜·卷四·大小二便·遗尿有寒热异因》："刘完素曰：遗尿不禁者，为冷，肾主水，膀胱为津液之腑，肾与膀胱俱虚，而冷气乘之，故不能拘制其水，出而不禁，谓之遗尿。睡中自出者，名尿床。"

《医阶辨证·小便不禁遗溺辨》："小便不禁，日夜溺自出，不能固禁；遗溺，夜卧遗溺，日能自禁。"

《厘正按摩要术·卷一·辨证·询溲便》："凡小儿小便由睡中自遗者，谓之尿床，皆肾与膀胱有虚寒也。(《兰台规范》)"

【辨病因】

小儿遗尿多由先天禀赋不足，又或后天失养。总由肾与膀胱俱虚，下元虚则冷气易乘之入内，发为遗尿。

一、禀赋不足

《活幼心书·卷中·明本论·五淋》："遗溺者，乃心肾传送失度，小肠膀胱关键不能约束。有睡梦而遗者，有不知而遗者，皆是下元虚冷所致，亦因禀受阳气不足，用《三因方》家韭子丸治之，及参苓白术散、补肾地黄丸。然此证法当实土以存水，乃免渗泄之患，所谓补肾不如补脾是也。"

《世医得效方·卷第七·大方脉杂医科·遗溺》："小儿遗尿者，多因胞寒，亦禀受阳气不足故也。"

《慈幼新书·卷十·小便》："尿床及遗溺不禁，皆先天脏冷所致，鸡肠散主之，指迷汤消息调之。”

二、冷气乘内

《太平圣惠方·卷第九十二·治小儿遗尿诸方》:“夫小儿遗尿者,此由脏腑有热,因服冷药过度,伤于下焦,致膀胱有冷,不能制于水故也。膀胱为津液之腑,与足少阴之经为表里,肾主于水,肾气下通于阴,小便者水液之余也,今膀胱即冷,不能约制于水,故遗尿也。”

《片玉心书·卷之五·大小便门》:“小便不禁,此肾与膀胱俱虚,而冷气乘之,故不能制其尿出而不禁,谓之遗尿。睡里自出者,谓之尿床。”

《冯氏锦囊秘录·杂症大小合参卷十四·儿科遗尿白浊》:“小儿遗尿者,乃肾与膀胱俱虚,而冷气乘之。是以传送无度,亦有禀受阳气不足,而胞冷不能约制,其水出而不禁。亦有内虚湿热,是以不禁遗沥者有焉。”

【辨病机】

小儿遗尿基本病机为膀胱失约,分由下元虚冷、热客下元等使水道制约无权,故遗尿。下元虚冷居多,具体需辨其是否挟热。另亦有肺脾气虚所致遗尿者,不可忽视。

一、膀胱虚冷

《诸病源候论·小儿杂病诸候五·遗尿候》:“遗尿者,此由膀胱有冷,不能约于水故也。足太阳为膀胱之经,足少阴为肾之经,此二经为表里。肾主水,肾气下通于阴。小便者,水液之余也。膀胱为津液之腑,既冷,气衰弱,不能约水,故遗尿也。”

《活幼心书·卷中·明本论·五淋》:“遗溺者,乃心肾传送失度,小肠膀胱关键不能约束。有睡梦而遗者,有不知而遗者,皆是下元虚冷所致,亦因禀受阳气不足,用《三因方》家韭子丸治之,及参苓白术散、补肾地黄丸。然此证法当实土以存水,乃免渗泄之患,所谓补肾不如补脾是也。”

《赤水玄珠·第二十六卷·遗尿门》:“遗尿者……良由下元不足,肾与膀胱虚冷所致。故古方多用温补下元之剂,肾气实则气固而溺有统摄,则不致遗失也。”

《小儿推命方脉活婴秘旨全书·卷二·病机纂要》:“膀胱虚冷无约制,故令睡里遗尿。”

《小儿推命方脉活婴秘旨全书·卷二·遗尿症歌》:“小儿遗尿细推详,肾膀虚弱致其殃,清冷气虚无约制,故令不禁溺于床。”

《济世全书·艮集卷三·遗尿》:“夫尿者,赖心肾二气之所传送,膀胱为传送之腑。心肾气虚,阳气衰冷,致令膀胱传送失度,则必有遗尿、失禁之患矣。《经》云:膀胱不利为癃闭,不约为遗尿也。大宜温补,清心寡欲。又有产后不顺,致伤膀胱,及小儿脬冷,俱能令人遗尿,各须随症照后方治之。”

《医灯续焰·卷十六·小儿脉证第七十八·遗尿》:“《原病式》谓遗尿不禁为冷。《内经》云:不约为遗溺。仁斋曰:小便者,乃津液之余也。肾主水,膀胱为津液之府。肾与膀胱俱虚,而冷气乘之,不能拘制,其水出不禁,谓之遗尿。睡里出者,谓之尿床。此皆肾与膀胱俱虚,而挟冷所致。”

《张氏医通·卷十一·婴儿门上·遗尿》:“膀胱者州都之官,津液藏焉。卧则阳气内收,肾与膀胱之气,虚寒不能约制,故睡中遗尿。”

《冯氏锦囊秘录·杂症大小合参卷十四·儿科遗尿白浊》:“更有睡中自出者,谓之尿床。此亦肾虚与膀胱虚冷,至夜属阴,故小便不禁,睡中自出也。”

《幼科汇诀直解·卷之一·小儿病原论》:“遗尿者,膀胱冷弱也。”

《彤园医书·卷之四·便闭门·总括》:“《经》曰:膀胱者,州都之官,津液藏焉,气化则能出矣。又曰:膀胱不约为遗尿,膀胱不利为癃闭。大抵遗尿属虚寒,是火不足、水有余,故用上诸方。尿闭多属热,是火有余、水不足,治宜泻心火滋肾水,分别症治于下。”

二、热客下元

《证治准绳·幼科集之二·肝脏部·遗尿》:“亦有热客于肾部,干于足厥阴之经,挺孔郁结极甚,而气血不能宣通,则痿痹而神无所用,故液渗入膀胱,而旋溺遗失,不能收禁也。”

《幼科证治大全·遗尿》:“按《医宗必读》云:婴儿遗尿,挟热十居七八。此又不可不辨也。”

《医述·卷九·杂证汇参·小便》:“睡则遗尿,责之肾虚。所以婴儿脬气未固,老人下元不足，多有此证。在婴儿挟热者居多，在老人挟寒者居多。治宜大菟丝子丸，猪脬煎汤送下。（《医学六要》）”

《大医马氏小儿脉珍科·卷下·淋秘论治》：“遗溺，古方皆云下元虚冷，而用温热之药。惟丹溪云：膀胱火邪妄动，水不得宁，故不能禁而频数也……然小儿皆郁热在膀胱者多，而非肾虚也。”

三、脾肺气虚

《证治准绳·幼科集之二·肝脏部·遗尿》：“脾肺气虚者，用补中益气汤加补骨脂、山茱萸……然又当实土以存水，乃免渗泄之患，所谓补肾不如补脾，是也。”

【辨病证】

关于小儿遗尿的古籍记载，多以寒热著称并直接给出治法，辨证记载颇少，或可从下文医案中获取一二。

一、辨症候

辨寒热

《活幼心书·卷中·明本论·五淋》：“遗溺者，乃心肾传送失度，小肠膀胱关键不能约束。有睡梦而遗者，有不知而遗者，皆是下元虚冷所致，亦因禀受阳气不足，用《三因方》家韭子丸治之，及参苓白术散、补肾地黄丸。然此证法当实土以存水，乃免渗泄之患，所谓补肾不如补脾是也。”

《证治准绳·幼科集之二·肝脏部·遗尿》：“《原病式》云：遗尿不禁者为冷。《内经》云：不约为遗溺。仁斋曰：小便者，津液之余也，肾主水，膀胱为津液之府，肾与膀胱俱虚，而冷气乘之，故不能拘制其水，出而不禁，谓之遗尿，睡里自出者，谓之尿床。此皆肾与膀胱俱虚，而挟冷所致也，以鸡肠散主之。亦有热客于肾部，干于足厥阴之经，挺孔郁结极甚，而气血不能宣通，则痿痹而神无所用，故液渗入膀胱，而旋溺遗失，不能收禁也。薛氏用六味地黄丸。脾肺气虚者用补中益气汤加补骨脂、山茱萸。”

《小儿推拿方脉活婴秘旨全书·卷二·遗尿症歌》：“小儿遗尿细推详，肾膀虚弱致其殃，清冷气虚无约制，故令不禁溺于床。”

二、辨色脉

寸口脉诊

《脉义简摩·卷八儿科诊略·诸脉应病》：“脉过寸口入鱼际，主遗尿。”

【论治法】

古籍记载中小儿遗尿治疗以温肾散寒居多，另有外治法或可取效迅捷。

一、内治法

《活幼心书·卷中·明本论·五淋》：“遗溺者，乃心肾传送失度，小肠膀胱关键不能约束。有睡梦而遗者，有不知而遗者，皆是下元虚冷所致，亦因禀受阳气不足，用三因方家韭子丸治之，及参苓白术散、补肾地黄丸。然此证法当实土以存水，乃免渗泄之患，所谓补肾不如补脾是也。”

《幼幼汇集·遗尿门·病机》：“小儿遗尿者，此由膀胱有冷，不能约于水故也……夜属阴，小便不禁，胞里自出，谓之尿床也，宜破故纸散、益智仁散、鸡肠散服。”

《幼科证治准绳·集之二·肝脏部·遗尿》：“薛氏用六味地黄丸，脾肺气虚者用补中益气汤加补骨脂、山茱萸。曾氏谓：乃心肾传送失度，小肠膀胱关键不能约束，有睡梦而遗者，皆是下元虚冷所致，亦因禀受阳气不足，用《三因方》家韭子丸治之，及参苓白术散、补肾地黄丸，然又当实土以存水，乃免渗泄之患，所谓补肾不如补脾，是也。平胃散倍加益智仁锉碎，姜枣烧盐煎，空心温服。”

《张氏医通·卷十一·婴儿门上·遗尿》：“膀胱者州都之官，津液藏焉。卧则阳气内收，肾与膀胱之气，虚寒不能约制，故睡中遗尿。一味补骨脂酒炒为散，醇酒或益智仁煎汤送下。脾肺气虚者，补中益气加补骨脂、山茱萸。”

《大医马氏小儿脉珍科·卷下·六、淋秘论治》：“遗溺……治宜补膀胱阴血，泻火邪为主，而佐以收涩之品，如四物汤加黄柏、知母、牡蛎、山茱萸、五味之类。然火动亦由肾虚所致，以愚论之，如三因韭子丸亦可常服也。补肾地黄固本丸以壮元气。”

二、外治法

《千金翼方·卷第二十八·针灸下·淋病第

二》:“尿床灸法:垂两手髀上,尽指头上陷处,灸七壮。又,脐下横纹七壮。遗尿,针遗道入二寸补之,在侠玉泉五寸,灸随年壮。又,灸阴陵泉随年壮。又,灸阳明随年壮,针入三分。”

《普济方·针灸·卷十六·针灸门·大小便病》:“治小儿遗尿。亦治尿血。灸脐下一寸半。随年壮。又灸大敦。三壮。”

《经验良方全集·卷二·小儿杂症》:“治小儿遗尿,取龟尿滴脐中即愈。取尿法:将荷叶放盆内,龟放叶上,用镜照,龟见有影即撒尿。”

《灸法秘传·应灸七十症·遗溺》:“遗溺者,由于中气虚衰,不能摄固所致。老年下元不足,孩提脬气未固多有之。总当灸其三阴。若小便频数者灸大敦,小儿遗尿者灸气海。”

【论用方】

一、小儿遗尿通治方

1. 鸡肶胵散(《太平圣惠方·卷第九十二·治小儿遗尿诸方》)

治小儿遗尿,不可禁止。

鸡肶胵(一具,炙令黄) 黄芪(半两,锉) 桑螵蛸(三分,微炒) 牡蛎(半两,烧为粉) 甘草(一分,炙微赤,锉)

上件药,捣粗罗为散。每服一钱,以水一小盏煎至六分,去滓,量儿大小,分减温服。

2. 牡蛎散(《太平圣惠方·卷第九十二·治小儿遗尿诸方》)

治小儿遗尿,体瘦心烦,不欲食。

牡蛎粉(三分) 龙骨(三分) 麦门冬(半两,去心,焙) 黄芪(半两,锉) 鸡肠草(半两) 白茯苓(半两) 桑螵蛸(三分,微炒) 甘草(一分,炙微赤,锉)

上件药,捣粗罗为散。每服一钱,以水一小盏,入生姜少许,枣二枚,煎至六分,去滓,量儿大小,分减温服。

3. 地黄丸(《片玉心书·卷之五·大小便门》)

治遗尿。

熟地(酒浸焙,八钱) 山茱萸肉 山药(各四钱) 泽泻 丹皮 白茯苓(各五钱)

共为末,炼蜜为丸。温水空心服。

4. 益智仁散(《育婴家秘·卷之四·治小便》)

治遗尿。

益智仁 破故纸(炒) 白茯苓(等分)

细末,炒,盐汤调服。

5. 缩泉丸(《赤水玄珠·第十五卷·遗溺门》)

1) 治小儿遗尿,脬气不足,小便频多。

乌药 益智仁

去壳,盐水泡,等分,为末,酒煮山药糊为丸。空心,盐汤下二钱。

2) 治同上。

乌药 益智仁(各五钱) 桑螵蛸(一两)

为末。空心,盐汤调下二钱,效。

6. 益智丸(《证治准绳·幼科集之二·肝脏部·遗尿》)

治脾肾虚热,心气不足,遗尿白浊。

益智仁 茯苓 茯神(各等分)

上为末,炼蜜丸桐子大。每服五六十丸,空心、白滚汤下。

7. 滋荣养卫汤(《济世全书·艮集卷三·遗尿》)

治身体虚瘦,夜常遗尿、失禁及小儿频数。

人参(八分) 白术(去芦,麸炒,一钱) 山药(一钱) 益智仁(七分) 山茱萸(酒浸去核,七分) 当归(酒洗,一钱) 白芍(酒炒,一钱) 黄芪(蜜炙,一钱) 酸枣仁(炒,七分) 甘草(炙,四分)

水煎温服。

8. 故纸散(《寿世保元·卷八·初生杂症论·遗尿》)

用破故纸炒为末,每服一钱,热汤调下。

9. 沈氏闭泉丸(《杂病源流犀烛·卷七·小便闭癃源流·治遗溺方十七》)

治小儿遗溺。

益智仁 茯苓 白术 白敛 黑山栀 白芍

此余自制方也,用之颇效。

10. 香龙散(《名家方选·治遗溺下部病·治遗溺遗溺》)

疗遗溺要方。

蝮蛇(一钱) 鸡舌香(二分)

上二味细末。临卧白汤送下,后温酒任性。

凡自七岁至十岁每服五分；自十岁至十五岁，随年壮每增至一钱；十五岁以上，每服一钱，温酒送下，恶酒者，白汤亦佳，不过二十日而瘥。

11. 鸡肠散(《名家方选·下部病·遗溺》)

治遗尿奇方。

鸡肠(一具，黑霜)　牡蛎　茯苓　肉桂　桑螵蛸　龙骨(各等分)

上六味细末，白汤服之。

12. 治小儿遗尿验方

1)《外台秘要·卷第三十六·小儿遗尿失禁方五首》

千金疗小儿遗尿方。

瞿麦　龙胆　石苇(去毛)　桂心　皂荚(炙，去皮子，各二分)　鸡肠草(四分)　车前子(五分)　人参(二两)

上八味捣筛，蜜丸如小豆。每服五丸，加至六七丸。

2)《医心方·卷第二十五·治小儿遗尿方第百十四》

治小儿遗尿，葛氏方：取燕巢中蓐烧，服一钱匕即瘥。

3)《太平圣惠方·卷第九十二·治小儿遗尿诸方》

治小儿遗尿。

羊肚系(一条，净洗)

上以水盛令满，紧系两头，煮令熟，漉出割开，取其水，渐渐饮之。

鸡胜胵(一具，并肠曝干，炙令黄焦，是男用雌鸡，是女用雄鸡)

上件药，捣细罗为散。每服，以温酒调下半钱。量儿大小，以意加减。

羊脬(一枚)

上以水煮令烂熟，空腹，量儿大小，分减食之，不过三顿瘥。

治遗尿，尿血。

牡蛎(二两，烧为粉)　鹿茸(二两，去毛，涂酥炙微黄色)　阿胶(二两，捣碎，炒令黄燥)　桑木耳(一两，微炙)

上件药，捣细罗为散。每于食前，以粥饮调下二钱。

治小儿遗尿。

桑耳(一两，微炙)　牡蛎(一两，烧为粉)　白矾(一两，烧令汁尽)

上件药，捣细罗为散。每于食前，以温酒调下二钱。

汉防己(一两)　葵子(一两)　防风(一两)

上件药，捣筛为散。每服二三钱，以水一中盏煎至六分，去滓，每于食前温服。

雄鸡肠(一具，炙黄)

上捣细罗为散。每于食前，以温浆水调下一钱，云向北斗服之更良。

小豆叶

捣取汁，空腹温服一小盏。

当归(一两，锉)

上以酒二大盏，煎取汁一盏，顿服。

4)《幼幼新书·卷第三十九·遗尿第五》引《婴孺》

治小儿遗尿。

瞿麦　龙胆　石韦　皂荚(炙)　桂心(各二分)　鸡肠草　人参(各三分)　车前子(五分)　桑螵蛸(炙，十分)　肉鸡肠(自死者，十二分)

上为末，蜜丸如小豆大。服五丸至六七丸，日三，食前。

5)《小儿卫生总微论方·卷十六·五淋论》

治小儿遗尿。

瞿麦穗　龙胆草(去芦)　皂荚(去皮弦)　桂心(各半两)　人参(去芦，一两)　鸡肠草(一两)　车前子(一两，炒一分)　石苇(去毛，半两)

上同为末，炼蜜和丸小豆大。每服五丸，食分，日三。

6)《普济方·卷三百八十八·婴孩大小便淋秘门·遗尿》引《经验良方》

治小儿尿床，又治产妇产后损脬，遗尿不知出。

猪脬　猪肚(各一个)　糯米(半升)

上将糯米入脬内，又将脬入猪肚内，煮烂，盐椒调匀，如饮食日常服，不过数次其效如神，脬暖下元。

治小儿夜间尿床，由膀胱冷。夜属阴，小便不禁，睡里自出。

用破故纸一味，炒为细末，煮芡实煎汤调下。

7)《普济方·卷三百八十八·婴孩大小便淋秘门·遗尿》引《危氏方》

治小儿遗尿。

鸡肶胵(一具) 鸡肠(烧) 猪胞(炙焦)

上为末。每服一钱,酒调下,男用雌鸡,女用雄鸡者。一方无猪胞。

8)《普济方·卷三百八十八·婴孩大小便淋秘门·遗尿》引《全婴方》

治小儿睡中遗尿不自觉。

桂末 雄鸡肝(等分)

上捣丸。服如小豆大,温水下,日三。一方雄鸡肝煮熟为丸。

9)《普济方·卷三百八十八·婴孩大小便淋秘门·遗尿》引《本草》

治小儿睡中遗尿不自觉。

以蔷薇根,随多铿,以酒服之。

治尿床:取麻鞋绷带,及鼻根等,唯不用底。以酒七合,水七升,煮取二升,分再服。

10)《婴童百问·卷之八·遗尿》

治小儿遗尿。

益智仁(生) 白茯苓(去皮) 茯神(去皮,各等分)

上为细末。空心清茶调下,亦治白浊。

五倍子(一半生,一半烧存性)

上为末,雪糕为丸。每服三十丸,米饮下。

11)《医学纲目·卷之三十六小儿部·肝主风·遗尿》

治小便不禁,或睡中遗出不觉。

鸡肠草(一两) 牡蛎粉(三钱) 龙骨 麦门冬(去心) 白茯苓 桑螵蛸(各半两)

上件㕮咀。每服一钱,枣子一枚擘破煎,食前服。

破故纸一味,炒为末,黄柏汤调下。

治小儿梦中遗尿。

薏苡仁(一合许)

去心不去壳,敲碎,入盐一小撮,同炒黄色。用水二钟煎至半钟,空心服之,累效。

12)《赤水玄珠·第二十六卷·遗尿门》

治小儿遗尿。

破故纸 益智仁 乌药(各三钱) 白茯苓 茯神(各一钱)

上为末。空心米饮下一钱。

13)《寿世保元·卷八·初生杂症论·遗尿》

治小儿遗尿失禁者,膀胱冷弱也。

益智仁(七个) 桑螵蛸(七个)

为末。酒调服,用熟白果七个送下。

治小儿遗尿:六味丸加破故纸、益智仁、人参、肉桂。

14)《名家方选·下部病·遗溺》

尿床奇方:乌骨鸡屎,水飞细末一钱,温酒临卧用,五七日验。

二、治小儿虚寒遗尿方

1. 白术散(《太平圣惠方·卷第九十二·治小儿遗尿诸方》)

治小儿遗尿,足寒。

白术(半两) 土瓜根(半两) 牡蛎粉(三分)

上件药,捣粗罗为散。每服一钱,以水一小盏,入生姜少许,枣二枚,煎至六分,去滓,量儿大小,分减温服。

2. 张涣鸡肠散(《幼幼新书·卷第三十·小便数第十》)

治因膀胱有热,服冷药过多,小便不能禁止,或遗尿病。

鸡肠草(一两) 牡蛎粉(三分) 龙骨 麦门冬(去心,焙) 白茯苓 桑螵蛸(各半两)

上件药捣为粗散。每服一钱,水一小盏,入生姜少许,枣二枚,煎至六分,去滓,温服,量儿大小加减。

3. 家韭子丸(《普济方·卷三百八十八·婴孩大小便淋秘门·遗尿》)

治下元虚冷遗尿。

韭菜子(六两,炒) 鹿茸(四两,炙) 肉苁蓉(酒浸) 熟地黄(酒洗) 当归(酒浸,各二两) 杜仲(姜汁炒) 石斛(去苗) 桂心(不见火) 附子(炮,去皮,各三钱) 川牛膝(二两)

上末,山药酒和丸。用生盐酒服。

4. 杨氏鸡肠散(《普济方·卷三百八十八·婴孩大小便淋秘门·遗尿》引《直指方》)

治小儿夜间遗尿,睡里自出不觉,由膀胱有热,服冷药过多,小便不禁。

鸡肠(一具,男用雌、女用雄,炙干) 牡蛎粉 白茯苓(各五分) 辣桂(不见火) 龙骨(各二分半) 桑螵蛸(微炒,五钱)

上为末。仍以鸡肶胵一具、鸡肠一具,烧存性为末，每用前药一钱，空心酒调服。《本草》云：如无桑螵蛸，加桑白皮。一方无桂，有麦门冬，用姜枣煎服，量儿大小加减。一方用鸡肠草。

5. 破故纸散（《婴童百问·卷之八·遗尿》）

治小儿夜间尿床，由膀胱冷，夜属阴，小便不禁，睡里自出。

破故纸

上一味，炒为末，热汤调下。

6. 补原丸（《赤水玄珠·第二十六卷·遗尿门》）

治下元虚惫，小水不禁，或如脂膏。

桑螵蛸　益智仁　人参　仙茅　山茱萸肉　菟丝子　干山药　巴戟

上为末，各照常制，芡实粉为丸。莲肉汤送下七八十丸。

7. 加味地黄丸（《婴童类萃·下卷·遗溺论》）

治肾虚冷，膀胱遗溺。

白茯苓　山药　山茱萸　熟地黄（各一两）　丹皮（五钱）　大附子（五钱，炮）　官桂（三钱）　益智仁（六钱）

为末，蜜丸。空心、午前日服二次，盐汤下。

三、治小儿客热遗尿方

1. 戎盐散（《太平圣惠方·卷第五十八·治遗尿诸方》）

治遗尿恒涩。

戎盐（三分）　甘草（半两，炙微赤，锉）　蒲黄（一两）　白矾（三分，烧令汁尽）　龙骨（一两）　鹿角胶（二两，捣碎，炒令黄燥）

上件药，捣细罗为散。每于食前，煎枣汤调下二钱。

2. 泽泻散（《太平圣惠方·卷第九十二·治小儿遗尿诸方》）

治遗尿，小便涩。

泽泻（一两）　牡丹（一两）　牡蛎（一两，烧为粉）　鹿茸（一两，去毛，涂酥炙微黄）　桑螵蛸（一两，微炒）　阿胶（一两，捣碎，炒令黄燥）　赤茯苓（一两）

上件药，捣细罗为散。每于食前，以酒调下二钱。

【论用药】

1. 代赭石

《本草汇言·卷之十二·土石类·代赭石》："《方脉正宗》：治遗精白浊及老人小儿遗溺，或女人赤白带漏。用代赭石二两，牡蛎一两（俱火烧，研极细末），山茱萸肉、茯苓、山药各三两，泽泻一两（俱盐水炒），怀生地四两（切片炒），俱研为末，炼蜜丸梧子大，每早服三钱，白汤下。"

2. 肉桂

《本草纲目·主治第三卷·百病主治药·溲数遗尿》："桂：小儿遗尿，同龙骨、雄鸡肝丸服。"

3. 羊肚

《证类本草·卷第十七·羖羊角》："疗尿床方：羊肚盛水令满，系两头熟煮开，取水顿服之。即瘥。"

4. 补骨脂

《医学摘粹·本草类要·补药门·补骨脂》："补骨脂，味辛苦，气温，入足太阴脾、足少阴肾、手阳明大肠经。温脾暖肾，消水化食。治膝冷腰疼，疗肠滑肾泄。能安胎坠，善止遗精。收小儿遗溺，兴丈夫痿阳，除阴囊之湿，愈关节之凉。盐酒拌润，炒研，晒干用。"

《本草纲目·主治第三卷·百病主治药·溲数遗尿》："补骨脂：肾气虚寒，小便无度，同茴香丸服；小儿遗尿，为末，夜服。"

5. 茯苓

《本草纲目·主治第三卷·百病主治药·溲数遗尿》："茯苓：小便数，同矾煮山药为散服；不禁，同地黄汁熬膏，丸服；小儿尿床，同茯神、益智，末服。"

6. 胡麻鞋底

《证类本草·卷第十一·胡麻鞋底》："陈藏器云：取麻鞋尖头二七为灰，岁朝井华水服之，又主遗溺。"

7. 蔷薇根

《本草纲目·主治第三卷·百病主治药·溲数遗尿》："蔷薇根：止小便失禁及尿床，捣汁为散，煎服，并良。"

《本草纲目·草部第十八卷·草之七·营实墙蘼》："少小尿床：蔷薇根五钱，煎酒夜饮。（《外台秘要》）"

【医论医案】

一、医论

《太平圣惠方·卷第五十八·治遗尿诸方》

夫遗尿者，此由膀胱虚冷，不能制约于水故也。膀胱为足太阳，肾为足少阴，二经为表里，肾主水，肾气下通于阴，小便者水液之余也。膀胱为津液之府，府既虚冷，阳气衰弱，不能制约于水，故令遗尿也。诊其脉，来过寸口入鱼际者，遗尿；肝脉微滑者，遗尿。左手关上脉沉为阴，阴绝者，无肝脉也。若遗尿，尺脉实，腹牢痛，小便不禁；尺中虚，小便不禁。肾病，小便不禁，脉当沉滑而反浮大，其色当黑，而反黄者，此土之克水，为逆不可治也。

《证治准绳·幼科集之二·肝脏部·遗尿》

《原病式》云：遗尿不禁者为冷。《内经》云：不约为遗溺。仁斋曰：小便者，津液之余也，肾主水，膀胱为津液之府，肾与膀胱俱虚，而冷气乘之，故不能拘制其水，出而不禁，谓之遗尿，睡里自出者，谓之尿床。此皆肾与膀胱俱虚，而挟冷所致也，以鸡肠散主之。亦有热客于肾部，干于足厥阴之经，挺孔郁结极甚，而气血不能宣通，则痿痹而神无所用，故液渗入膀胱，而旋溺遗失，不能收禁也。薛氏用六味地黄丸。脾肺气虚者用补中益气汤加补骨脂、山茱萸。曾氏谓：乃心肾传送失度，小肠膀胱关键不能约束，有睡梦而遗者，皆是下元虚冷所致，亦因禀受阳气不足，用《三因方》家韭子丸治之，及参苓白术散、补肾地黄丸。然又当实土以存水，乃免渗泄之患，所谓补肾不如补脾，是也。平胃散倍加益智仁锉碎，姜枣烧盐煎，空心温服。

二、医案

《保婴撮要·卷八·遗尿》

一小儿三岁，素遗尿，余视其两颏微赤，此禀父肾与膀胱二经阴虚也，与六味丸服之，赤色渐退，而遗尿亦愈。

一小儿四岁，饮食少思，便泄腹痛，素遗尿，额颏青黑，虽盛暑而恶风寒，余谓：《经》云：热之不热，是无火也。用八味丸治之，诸症悉愈。

《保婴撮要·卷九·虚羸》

一小儿五岁，形气虚羸，睡中咬牙，夜间遗尿，日间频数，余以为禀肾气不足，用补中益气汤加补骨脂、地黄丸加鹿茸，以补脾肾而痊。毕姻后，小便频数，作渴发热，日晡益甚，恪服黄柏、知母等药，以滋阴降火。后患肾痿，卧床年许，余因考绩北上，仍用前药，喜其慎疾，半载而痊。

《保婴撮要·卷十四·肺痈肺痿》

一小儿肺痈，愈后咳嗽，面色白或痿黄，手足冷，小便频，此因脾虚不能生金也，服参苏饮之类，自汗盗汗，昏愦发搐，遗尿下气，手足如冰，面色青白，此阳气脱而虚寒也。用人参一两，干姜二钱，大枣五枚，米泔煎沸，先灌一杯，将熟又灌二杯，连用二剂而苏。更朝用补中益气汤，夕用异功散而愈。

《轩岐救正论·卷之五·治验医案下·肾虚遗溺症》

余犹子知白，一儿年十三四，每夜尚遗溺一二次。余曰此肾气虚弱，不能约液也，令服六味丸，去泽泻丹皮，加五味、远志、鹿胶。服数月前症顿瘥，且复英爽。

《笔记杂录·蠢子集·卷二·沉阴伤寒甚是难治》

吾甥痼寒因尿床，隆冬褥被未尝干。始泻胶糖终绿块，沉阴痼寒露一斑。吾治此病甚担心，有言温补庶可痊。吾诊此脉尽长洪，其中积渣谓脉微带刺硬，附注。时一参，说是沉寒实实有，如此干烧补甚难。生梨生瓜时时压，且顾急火把眉燃。俟得葱水痛出汗，干烧少退渐加餐。或进滑石以压热，或进金丹以破寒。（每吃四五丸）二味只须循循进，恐怕伤胃饮食难。迟至半月少壮实，大加金丹始得痊。一切沉寒尽下来，再无一寒一热到眼前。

《陈莲舫医案·卷中·遗溺》

顾左，十八。膀胱不纳，每每遗溺，脉见细弦，再从丸剂调理。炒党参三两，桑螵一两五钱，木神三两，升麻四钱，生芪三两，菟丝三两，龙骨一两五钱，益智八钱，覆盆一两五钱，白芍一两五钱，山药一两五钱，鸡肫胵（不落水，净）十具。

左。遗溺频仍，禀体不足，膀胱不约，拟以和固。生於术、桑螵、莲须、益智、牡蛎、菟丝、乌药（八分）、夏曲、龙骨、料豆、丹参、新会，加红枣。

第六节

五迟五软

五迟五软是小儿生长发育障碍的常见病证。五迟是指立迟、行迟、语迟、发迟、齿迟；五软是指头项软、口软、手软、足软、肌肉软。其中头项软又有“天柱骨倒”之称。五迟以发育迟缓为特征，而五软则以痿软无力为主症，五迟五软因病因病机相似，在临床中，症状既可单独出现，也可互为并见。

关于五迟五软的症状散见于古代文献中。早在唐代的《颅囟经》中曾有“行步迟”的记载，在隋代著名医家巢元方的《诸病源候论·小儿杂病诸候》中也有关于“齿不生”“数岁不能行”“头发不生”“四五岁不能语”诸候的论述。宋代著名的儿科医家钱乙在《小儿药证直诀》中云：“长大不行，行则脚软，齿久不生，生则不固，发久不生，生则不黑。”而至清代医家张璐在《张氏医通》才明确提出：“五迟者，立迟、行迟、齿迟、发迟、语迟是也。”

【辨病名】

《圣济总录·卷第一百五十四·妊娠门·妊娠统论》：“毛发焦黄，形体黑小，五硬五软，数岁不能行，此肾形之不备也。”

《小儿药证直诀·卷上·脉证治法·杂病证》：“长大不行，行则脚软，齿久不生，生则不固，发久不生，生则不黑。”

《幼幼新书·卷第三·治病要法第十》：“小儿五软不治：手软、项软、脚软、腰软、背软。”

《婴童百问·卷之三·五软　第二十六问》：“五软者，头软、项软、手软、脚软、肌肉软是也。”

《保婴撮要·卷三·五软》：“五软者，头项、手、足、肉、口是也。”

《古今医统大全·卷之九十·幼幼汇集·五软五硬候》：“五软证，名曰胎怯。”

《幼科折衷·下卷·痞症》：“天柱骨倒，项软者胎气不足。”

《医灯续焰·卷十六·小儿脉证第七十八·五软》：“五软者，头项软、手软、脚软、肌肉软、口软是也。头软，头不举，项脉软而难收。治虽暂瘥，他年必再发。手软，则手垂，四肢无力，亦懒抬肩。若得声圆，还进饮食，乃慢脾风候也，尚堪医治。脚软者，五岁不能行，虚羸脚细小，不妨荣卫。但服参芪等药，并钱氏地黄丸，长大自然肌肉充满。肌肉软，则肉少皮宽，自离饮食，不长肌肉。”

《张氏医通·卷十一·婴儿门上·五迟五硬五软》：“五迟者，立迟、行迟、齿迟、发迟、语迟是也。盖肾主骨，齿者骨之余，发者肾之荣。若齿久不生，生而不固。发久不生，生则不黑，皆胎弱也。”

【辨病因】

一、五脏气弱(五迟)

《幼幼新书·卷第六·解颅第一》：“语涩行迟胎气促，筋挛瞪目是肝风。”

《育婴家秘·卷之二·胎疾》：“如语迟，心气不足也，心主言；行迟者，肝气不足也，肝主筋；齿发不生者，肾气不足也，发者血之余，肾主血，齿者骨之余，肾主骨；吐泻频并者，脾胃之气不足也，脾胃为水谷之府；啼声短小者，肺气不足也，肺主声。”

1. 肝肾气虚(行迟)

《小儿卫生总微论方·卷二·五气论》：“肝气微而行迟。”

《婴童百问·卷之五·龟背龟胸鹤膝行迟第四十三问》：“又有行迟之症，乃血气不充则髓不满骨，故软弱而不能行，抑亦肝肾俱虚而得之，肝主筋，筋弱而不能束也。”

《幼科发挥·卷之一·原病论》：“行迟发逆者，气血不充也。”

2. 邪乘心怯(语迟)

《幼幼新书·卷第三·得病之源第七》：“行迟语涩，胎积气伤。”

《幼幼新书·卷第六·语迟第十七》：“若儿稍长，合语而迟语，由妊娠时其母因有惊怖，内动于儿脏，邪气乘于心，使心气不足，舌本无力，故语迟也。”

《小儿卫生总微论方·卷二·五气论》：“心气虚而语晚。”“心气怯者，则性痴而迟语。”

《幼科发挥·卷之一·原病论》："语迟者，邪乘心也。"

3. 肾气虚(齿迟)

《幼科发挥·卷之一·原病论》："齿迟者，肾不足也。"

二、气虚邪袭(五软)

《幼科折衷·下卷·小儿初生诸症·附小儿五软》："软者，胎气不固，精髓不充，为六淫所袭也。"

1. 脾肾虚弱(头项软)

《幼科折衷·下卷·小儿初生诸症·附小儿五软》："头顶软者，肾虚所致也；或因吐泻，脾弱而得。"

2. 骨髓不满(手足软)

《幼科折衷·下卷·小儿初生诸症·附小儿五软》："手软者，两手筋缩不能屈伸……脚软者，骨髓不满，气血不足，筋弱不能束骨而行也。"

3. 饮食失养(肌肉软)

《幼科折衷·下卷·小儿初生诸症·附小儿五软》："身软者，肉少皮宽，饮食不为肌肤，补脾主之。"

4. 心神不足(口软)

《幼科折衷·下卷·小儿初生诸症·附小儿五软》："口软者，心神不足，故不能言语也。"

【辨病机】

《明医杂著·卷之五·小儿无补肾法》："［愚按］小儿行迟、齿迟、解颅、囟填、五软、鹤膝、肾疳、齿豁、睛白、多愁，凡此皆因禀受肾气不足，当以六味地黄丸加鹿茸补之。"

一、五脏气虚失用(五迟)

1. 骨虚筋弱失用(行迟)

《太平圣惠方·卷第八十九·治小儿行迟诸方》："夫小儿行迟者，是肝肾气不足，致骨气虚弱，筋脉无力，故行迟也。"

《幼幼新书·卷第六·行迟第十六》："《巢氏病源》小儿数岁不能行候：小儿生自变蒸至于能语，随日数血脉骨节备成，其膑骨成即能行。骨是髓之所养，若禀生血气不足者，即髓不充强，故其骨不即成而数岁不能行。《圣惠》论：夫小儿行迟者，是肝、肾气不足，致骨气虚弱，筋脉无力，故行迟也。张涣论：凡儿生至周岁，三百六十日膝骨成乃能行。近世小儿多因父母气血虚弱，故令胎气不强，骨气软弱，筋脉无力，不能行步。《婴童宝鉴》论：小儿骨蒸，肺脉寒，长不能行。"

2. 心肝气弱，机关不利(语迟)

《太平圣惠方·卷第八十九·治小儿语迟诸方》："夫小儿四五岁不能语者，凡人之五脏，有五声，心之声为言，由在胎之时，其母卒有惊怖，内动于儿脏，邪气乘其心，使心气不和故也。"

《圣济总录·卷第一百八十一·小儿语迟》："论曰：心为言，肝为语，其经属手少阴足厥阴。其气上通于舌，舌者声之机，若禀受之初。母怀惊怖，则子之心火不足，而肝木弱，故令机关不利，气不宣扬而语迟。甚者有经数岁不能言者。"

3. 肾虚失营(齿迟)

《保婴撮要·卷五·齿迟》："齿者肾之标，骨之余也。小儿禀受肾气不足，肾主骨髓，虚则髓脉不充，肾气不能上营，故齿迟也。"

二、脉虚筋骨不收(五软)

《赤水玄珠·第二十五卷·脐突光肿脐汁不干·项软》："项软者，乃督脉虚而筋骨不收敛也。督脉系足太阳膀胱经所主。"

【辨病证】

《医灯续焰·卷十六·小儿脉证第七十八·小儿杂述·五软》："五软者，头项软、手软、脚软、肌肉软、口软是也。头软，头不举，项脉软而难收。治虽暂瘥，他年必再发。手软，则手垂，四肢无力，亦懒抬肩。若得声圆，还进饮食，乃慢脾风候也，尚堪医治。脚软者，五岁不能行，虚羸脚细小，不妨荣卫。但服参芪等药，并钱氏地黄丸，长大自然肌肉充满。肌肉软，则肉少皮宽，自离饮食，不长肌肉。(宜钱氏橘连丸)若泻利频者，难治。口软则虚。舌出口，唇青、气喘则难治。薛氏曰：头项软者，天柱骨弱，脏腑骨脉皆虚，诸阳气不足也。手足软者，脾主四肢，中州不足，不能荣养四肢，故肉少皮宽而饮食不为肌肤也。口软者，口为脾窍，上、下龈属手、足阳明。阳明主胃，脾胃气虚，舌不能藏而常舒出也。”

【论治法】

一、内治法

《幼幼新书·卷第六·行迟第十六》：“《千金翼》：葬家未开户时，盗取其饭以哺之，不过三日即行，勿令人知之。”

《幼幼新书·卷第六·行迟第十六》：“白鸭卵小儿食之，能使儿脚软不行，行多爱倒。若盐淹食之，即宜人。”

《医灯续焰·卷十六·小儿脉证第七十八·小儿杂述·五软》：“此五者，皆因五脏气弱，不能滋养充达。原其要，则总归于胃，以胃为水谷之海，五脏六腑之大源。故治必先以脾胃为主，皆宜用补中益气汤以滋化源。头项、手、足三软，兼服地黄丸。”

二、外治法

1. 五迟

《幼幼新书·卷第六·行迟第十六》：“小儿五岁不能行，灸足两踝，各三壮。”

《幼幼新书·卷第六·语迟第十七》：“《庄氏集》腧穴灸法：四、五岁不语，灸两足踝上各三壮。《庄氏集》腧穴灸法：小儿至五、六岁不语，是心气不足，舌无力，发转难故也。灸心腧三壮，在第五椎下两旁各一寸五分。”

2. 五软

《丹溪治法心要·卷八·身体痿痹》：“小儿头项软，五加皮末酒调，敷项骨上。”

《推拿抉微·第二集·推拿法·杂症门推法》：“小儿头软，心脐上下，灯火一燋。”“小儿脚软，可于鬼眼穴上，灯火一燋。”“小儿手软倒蹭后拐，节湾上一燋。”

三、防治法

《幼幼新书·卷第三十九·中食毒第十四》：“《婴童宝鉴》：凡小儿慎忌：不可多食栗，令肾气弱而行迟。不可食黍米饭，立无力。不可食蕨，亦立无力……不可食芡，令不能行。”

【论用方】

一、常用治小儿五迟五软方论

1. 论地黄丸

《钱氏小儿直诀·卷四》：“薛按：前丸治肾经虚热作渴，小便淋秘，痰气上壅；或肝经血虚，燥热风客，淫气面熊，瘰疬结核，或四肢发搐，眼目瞤动；或肺经虚火，咳嗽吐血，头目眩晕，或咽喉燥痛，口舌疮裂；或心经血虚有火，自汗盗汗，便血诸血；或脾虚湿热，下刑于肾，腰膝不利，或疥癣疮毒等症，并用前药为主，而佐以各脏之药。大抵此药为天一生水之剂，若禀赋不足，肢体瘦弱，解颅失音；或畏明下窜，五迟五软，肾疳肝疳；或早近女色，精气亏损，五脏齐损，凡诸虚不足之症，皆用此以滋化源，其功不能尽述。”

2. 论麻黄桂枝汤

《冯氏锦囊秘录·杂症大小合参卷十一·方脉吐血咳血咯血唾血合参·麻黄桂枝汤》：“童子之症，须看先天父母之气，而母气尤为重。凡惊风痘疹，肾虚发热，俱以母气为主，如母有火者，其子必有火；母脾虚者，子必多脾病；母火衰者，子必从幼。有肾虚症，如齿迟、语迟、行迟，囟门大开，肾疳等症，皆先天不足，从幼调补，亦有可复之天。”

二、治五迟方

1. 地黄丸（《小儿药证直诀·卷下·诸方·地黄丸》）

治肾怯失音，囟开不合，神不足，目中白睛多，面色㿠白等方。

熟地黄（八钱）　山萸肉　干山药（各四钱）　泽泻　牡丹皮　白茯苓（去皮各三钱）

上为末，炼蜜丸，如梧子大，空心，温水化下三丸。

2. 调元散（《活幼心书·卷下·信效方·汤散门》）

主禀受元气不足，颅囟间解，肌肉消瘦，腹大如肿，致语迟行迟，手足如痫，神色昏慢，齿生迟者，服之有效。

干山药（去黑皮，五钱）　人参（去芦）　白茯苓（去皮）　茯神（去皮木根）　白术　白芍药　熟干地黄（酒洗）　当归（酒洗）　黄芪（蜜水涂

炙，八味各二钱半） 川芎 甘草（炙，二味各二钱） 石菖蒲（二钱）

上为㕮咀。每服二钱，水一盏，姜二片，枣一枚，煎七分，无时温服。如婴孩幼嫩，与乳母同服。

3. 补肾地黄丸（《活幼心书·卷下·信效方·丸膏门》）

治禀赋不足，肾气虚弱，骨髓枯竭，囟大头缝不合，体瘦语迟，行步多艰，齿生缓者。

干山药（去黑皮） 山茱萸（酒浸润蒸透，去核取皮为用） 熟干地黄（酒洗焙干，三味各五钱） 鹿茸（蜜涂炒，酒亦好） 川牛膝（酒洗焙，二味各四钱） 牡丹根皮（净洗） 白茯苓（去皮，二味各三钱） 泽泻（去粗皮，二钱）

上件锉焙为末，炼蜜丸作麻仁大。每服十五丸或二十五丸至三十五丸，空心温盐汤下，温酒亦佳。

4. 八味地黄丸（《广嗣纪要·卷之十五·育婴方论》）

治禀赋不足，肾气虚弱，骨髓枯竭，囟大头缝不合，体瘦语迟，行步多艰，齿生缓者。

干山药（去黑皮） 山茱萸（酒拌润蒸软，去核取肉，焙干） 熟地黄（酒洗，焙干，各五钱） 鹿茸（蜜涂炙，酒浸炙亦可） 川牛膝（酒洗，焙，各四钱） 牡丹皮（去心，净洗） 白茯苓（去皮，各三钱） 泽泻（二钱）

上锉，焙，研为细末，炼蜜丸如麻仁大。每服十五丸，或二十五丸，至三十五丸，空心温盐汤下，温酒亦佳。

三、治行迟方

1. 柴胡饮子（《颅囟经·卷下·杂证》）

治小儿行迟，小儿自小伤抱，脚纤细无力，行止不得；或骨热疳痨，肌肉消瘦。

柴胡 鳖甲（米醋涂炙） 知母 桔梗 枳壳（麸炒，去瓤） 玄参 升麻

上药等分并细锉。每日煎时，三岁以下，取药半两，水五合煎二合，去滓，分两服，空心食前、后各一服。忌毒物。饮后用澡浴方。

2. 生干地黄丸（《太平圣惠方·卷第八十九·治小儿行迟诸方》）

治小儿十岁以来，血脉不流，筋脉缓弱，脚膝无力，不能行步。

生干地黄 当归（锉，微炒） 防风（去芦头） 酸枣仁（微炒） 赤茯苓 黄芪（锉） 芎䓖 羚羊角屑 羌活 甘草（炙微赤，锉） 桂心（以上各半两）

上件药，捣罗为末，炼蜜和丸如绿豆大。食前，以温酒下五丸，更量儿大小，加减服之。

3. 羚羊角丸（《太平圣惠方·卷第八十九·治小儿行迟诸方》）

治小儿五六岁不能行者，骨气虚，筋脉弱，宜服益肝肾二脏，羚羊角丸方。

羚羊角屑 虎胫骨（涂醋炙令黄） 生干地黄 酸枣仁（微炒） 白茯苓（以上各半两） 桂心 防风（去芦头） 当归（锉，微炒） 黄芪（以上各一分）

上件药，捣罗为末，炼蜜和丸如绿豆大。每于食前，以温酒研破五丸，服之。

4. 澡浴方（《幼幼新书·卷第六·行迟第十六》）

治小儿行迟。

苦参 茯苓皮 苍术 桑白皮 白矾（各半两） 葱白（少许）

上锉细。每浴时取一两，沸水二升，浸药后通温与儿浴之。避风于温处，妙。

5. 五参浴汤方（《幼幼新书·卷第六·行迟第十六》引《婴孺方》）

治小儿不生肌肉，又三岁不能行，往来寒热如大痫，数发不能灸刺。

大黄 黄芩 黄连 沙参 元参 紫参 苦参 厚朴（炙） 附子（炮） 芍药（以上各二两） 消石（三两） 丹参（一两） 雷丸（五十个）

上以黍米淘汁三升，同煎令三沸，适寒温浴了。当卧汗出，余汁更浴，煎同上法。甚者加猪蹄一具良，更添水。

6. 麝茸丹（《幼幼新书·卷第六·行迟第十六》）

治数岁不能行，曾经大效。

麝香（制研） 茄茸（酥炙黄） 生干地黄 当归（洗，焙干） 黄芪（锉） 虎胫骨（锉，涂酥炙黄）

上件各一两，捣罗为细末；用羊髓四两，煮烂成膏如黍米大。每服十粒，摩沉香汤下，乳食前，日三服。

7. 左经丸(《幼幼新书·卷第六·行迟第十六》)

治小儿筋骨诸疾,手足不随,不能行步运动。

草乌头(肉白者,生,去皮脐) 木鳖(去壳,别研) 白胶香 五灵脂(各三两半) 当归(一两) 斑蝥(二百个,去翅足,少醋煮熟)

上为末,用黑豆去皮,生杵粉一斤,醋煮糊为丸鸡头大。每服一丸,酒磨下。筋骨疾但不曾针灸伤筋络者,四五丸必效。

8. 透经丸(《杨氏家藏方·卷第十七·小儿上·慢惊方一十二道》)

治小儿筋脉拘挛,不得舒畅,手足软弱,虚羸无力,惊搐之后,偏废不举。常服透经络,活血脉,及治行步迟晚者。

天麻(酒浸一宿,焙干) 白附子(炮) 牛膝(酒浸一宿) 木鳖子(去壳,别研) 当归(酒浸一宿,焙干) 羌活(去芦头,六味各半两) 地龙(去土,一分,微炒) 乳香(二钱,别研) 朱砂(一钱,别研) 没药(二钱,别研)

上件为细末,次入木鳖子、乳香、朱砂、没药研匀,炼蜜为丸,每一两作四十丸。每服一丸,煎薄荷汤化开,入温酒少许同调下,乳食空。

9. 虎骨丸(《古今医统大全·卷之九十·幼幼汇集·五软五硬候》)

治脚软行迟。

虎胫骨(酥炙) 生地黄 酸枣仁 茯苓 防风 川芎 牛膝 肉桂(各等分)

上为末,炼蜜丸如麻子大。每服十丸,酒送下或木瓜汤下。

10. 牛膝散(《古今医统大全·卷之九十·幼幼汇集·五软五硬候》)

治小儿三岁不能行。

五加皮(六钱) 牛膝 木瓜(半两)

上为末。每服一钱,米饮调,次入酒二、三滴服。

11. 五加皮散(《保婴撮要·卷五·鹤膝行迟》)

治四五岁不能行。

真五加皮 川牛膝(酒浸二日) 木瓜干(各等分)

上为末。每服二钱,空心米汤调下,一日二服,服后再用好酒半盏,与儿饮之,仍量儿大小。

12. 治行迟验方(《幼幼新书·卷第六·行迟第十六》)

治五六岁不行方。

石斛 牛膝 鹿茸(酥炙) 茯苓 菟丝子(各一分) 黄芪(二分)

上件为末,蜜丸桐子大。每服四丸,加减,温水下。

四、治语迟方

1. 芍药散(《太平圣惠方·卷第八十九·治小儿语迟诸方》)

治小儿心气不足,舌本无力,令儿语迟。

赤芍药(一两) 黄芪(三分,锉) 犀角屑(半两) 槟榔(半两) 甘草(半两,炙微赤,锉)

上件药,捣粗罗为散。每服一钱,以水一小盏煎至五分,去滓,量儿大小,不计时候,分减温服。

2. 鸡头丸(《太平圣惠方·卷第八十九·治小儿语迟诸方》)

治小儿诸病后,六七岁不能语。

雄鸡头(一枚,烧灰) 鸣蝉(三枚,微炒) 甘草(半两,炙微赤,锉) 川大黄(一两,锉,微炒) 麦门冬(一两,去心,焙) 当归(三分,锉,微炒) 黄芪(三分,锉) 芎䓖(三分) 远志(半两,去心) 木通(半两,锉) 人参(一两,去芦头)

上件药,捣粗罗为末,炼蜜和丸如绿豆大。每服,以粥饮下五丸,量儿大小加减,不计时候服之。

3. 菖蒲丸(《太平圣惠方·卷第八十九·治小儿语迟诸方》)

治小儿五六岁不语者,为心气不足,舌本无力,发转不得,亦云风冷伤于少阴之经,是以舌难发于五音,故至时不语。

菖蒲(半两) 人参(半两,去芦头) 黄连(半两,去须) 丹参(三分) 麦门冬(一两,去心,焙) 天门冬(一两,去心,焙) 赤石脂(三分)

上件药,捣罗为末,炼蜜和丸如绿豆大。每服,以温水研下五丸,量儿大小,不计时候。加减服之。

4. 人参平补汤(《普济方·卷三百六十六·婴孩唇舌口齿咽喉门·语音不出等疾》)

治肾虚声不出。

人参　川芎　当归　熟地黄(洗晒)　白芍药　白茯苓　菟丝子(酒浸烂,研细)　北五味子　杜仲(去粗皮,锉,姜汁制炒去丝)　巴戟(酒浸去)　橘红　半夏曲(各半两)　牛膝(酒浸焙)　白术　补骨脂(炒)　葫芦巴　益智仁　甘草(炙,各二钱半)　石菖蒲(一钱半)

上锉细。每服三钱,姜五片、枣二枚,食前煎吞山药丸七十粒,五更头肾气开,不得咳嗽,言语默然,再进之。

5. 杏仁煎(《普济方·卷三百六十六·婴孩唇舌口齿咽喉门·语音不出等疾》)

治咳嗽暴重,声音不出。

杏仁(水浸去皮,研膏)　冬蜜　沙糖　姜汁(各一钱)　桑白皮(去赤,炒)　木通　贝母(去心,各一两半)　北五味子　紫菀茸(各一两)　石菖蒲(半两)

上㕮咀。以水五升煎半,去滓,入杏、姜、糖、蜜夹和,微火煎取一升半,每服三两,日夜服之。

6. 木通汤(《普济方·卷三百六十六·婴孩唇舌口齿咽喉门·语音不出等疾》)

治诸风失音。

木通　石菖蒲　防风　羌活　桑螵蛸　全蝎　白僵蚕(炒,各三分)　甘草(炙,三分)　圆白南星(略炮,半两)

上锉。每服二钱半,紫苏五叶,姜五片,水煎,热服之。

7. 荆苏汤(《普济方·卷三百六十六·婴孩唇舌口齿咽喉门·语音不出等疾》)

失音通用。

荆芥　苏叶　木通　橘红　当归　石菖蒲　桂

上等分,锉,水煎,四钱服之。

8. 僵蚕散(《普济方·卷三百六十六·婴孩唇舌口齿咽喉门·语音不出等疾》)

治小儿失音不语,关膈不通,精神昏愦。

僵蚕(半两)　羌活(一钱)　麝香(半钱)

上为末。每服半钱,姜汁少许调和,沸汤浸服,又以菖蒲末,着舌根上,频用之。

9. 肾气丸(《婴童类萃·下卷·语迟论》)

语迟,此方主之。

山药　山茱萸(肉)　茯苓　熟地　泽泻　丹参　石菖蒲　天门冬　麦冬　牡丹皮

等分为末,天、麦二冬捣蜜丸,朱砂三钱为衣。每服灯心汤下,日服二三次。

10. 治语迟验方(《幼幼新书·卷第六·语迟第十七》引《张氏家传》)

治小儿不语方。

酸枣仁　柏子仁(各半两)　郁李仁　人参(各一两)

上为细末,蜜煮糊为丸如梧桐子大。小儿每服十丸。若是气虚之人,只使郁李仁、人参二件。

五、治齿迟方

1. 芎藭散(《幼科类萃·卷之二十五·咽喉齿舌门·治齿牙之剂》)

治小儿齿迟不生,以此药末擦牙根即生。

芎藭　生地黄　山芋　当归　芍药　甘草(各等分)

上为末。每服二钱,白汤下或用擦牙龈上。

2. 三香槟榔圆(《幼科证治大全·齿迟》)

治婴孩小儿禀受肾气不足,肾主骨髓,髓不充于齿,故齿不生。

香附(炒)　沉香(各二钱)　槟榔　人参　虾蟆(烧灰,各二钱半)　麝香(少)

上为细末,羊髓煮烂,丸如黍米大。用米饮,食后服。

六、治发迟方

1. 苁蓉丸(《幼科证治大全·发迟》)

治小儿发迟,乃血气不能二束。

苁蓉　川芎　当归　熟地　芍药(各等分)　胡粉(减半)

上为极细末,蜜丸如黍米大。每服五六丸,黑豆煎汤下,仍磨化抹头上。

2. 香粉膏(《幼科证治大全·发迟》)

治小儿白秃,不生发,燥痛。

香薷(一两)　胡粉(五分)　猪脂(二钱半)

上用水一小钟,煎香薷取汁三分,入胡粉猪脂调匀,头上涂,一日三次。

七、治五软方

贴项散(《古今医统大全·卷之九十·幼幼汇

集·五软五硬候》)

贴五软。

附子(制) 南星(制,各二钱)

为末,姜汁调,摊贴患处。

八、治头项软方

1. 贴头起项膏(《幼幼新书·卷第二十六·疳后天柱倒第十四》)

治小儿疳热胆冷,头项软倒方。

川乌(末) 肉桂(末) 芸苔子 天南星 蓖麻子(各一钱) 黄丹(炒,一钱匕)

上大蒜一颗,煨熟去皮,乳钵内研和药细。每用一钱,入米醋和匀,贴项上一日许。

2. 附子散(《普济方·卷三百六十一·婴儿初生门·胎风》)

治胎寒,风证,头项软弱。

附子 白芨 百合 川乌 南星 柏子仁 五加皮(皆生用,各等分)

上为末。用好酒涂角项上,干即便再用。

3. 天柱丸(《赤水玄珠·第二十五卷·脐突光肿脐汁不干·项软》)

治项风气起,颈软头不得正,或去前,或去后。

蛇含石(醋煅七次,一两) 川郁金(三钱) 麝香(少许)

捣饭为丸,芡实大。每一丸,荆芥汤化下。

九、治手足软方

1. 除湿汤(《古今医统大全·卷之八十八·幼幼汇集·湿证候第二十五》)

治小儿寒湿所伤,手足软弱,吐泻,不能抬举疼痛。

人参 白术 苍术 茯苓 半夏 厚朴(姜炒) 陈皮 藿香 大腹皮(洗) 甘草(炙,各等分)

上㕮咀,水煎,不拘时服。

2. 薏苡仁丸(《保婴撮要·卷五·鹤膝行迟》)

治禀受肝气怯弱,致两膝挛缩,两手伸展无力。

当归(焙) 秦艽 薏苡仁 酸枣仁 防己 羌活(各一两)

上为末,炼蜜丸鸡豆大。每服一丸,麝香荆芥汤下。

3. 海桐皮散(《保婴撮要·卷五·鹤膝行迟》)

治禀受肾气不足,血气未荣,脚趾拳缩,不能伸展。

海桐皮 牡丹皮 当归(酒浸) 熟地黄 牛膝(酒浸,各一两) 山茱萸 补骨脂(各五钱)

上为末。每服一钱,葱白煎汤,食前服。

【论用药】

1. 五加皮

《古今医统大全·卷之九十·幼幼汇集·五软五硬候》:"(五加皮)为末,酒调敷头骨上,以酒服治行迟。"

《本草纲目·主治第四卷·百病主治药·小儿初生诸病》:"五加皮:同木瓜末服。"

《本草纲目·木部第三十六卷·木之三·五加》:"小儿行迟:三岁不能行者,用此便走。五加皮五钱,牛膝、木瓜二钱半,为末。每服五分,米饮入酒二三点调服。"

2. 百舌鸟

《本草纲目·主治第四卷·百病主治药·小儿初生诸病》:"语迟:百舌鸟(炙食。)"

3. 酒

《证类本草·卷第二十五·酒》:"又云社坛余胙酒,治孩儿语迟。"

4. 厕筹

《本草纲目·服器部第三十八卷·服器之一·厕筹》:"小儿齿迟:正旦,取尿坑中,竹木刮涂之,即生。"

5. 香薷

《本草纲目·主治第四卷·百病主治药·须发》:"香薷:小儿发迟,同猪脂涂。"

《本草纲目·草部第十四卷·草之三·香薷》:"小儿发迟:陈香薷二两,水一盏,煎汁三分,入猪脂半两,和匀,日日涂之。"

6. 薏苡仁

《本草纲目·谷部第二十三卷·谷之二·薏苡》:"[按] 古方小续命汤注云:中风筋急拘挛,语迟,脉弦者,加薏苡仁。"

【医案】

一、行迟案

《幼幼新书·卷第六·行迟第十六》

予邻里胡生者，一女子膝腕软不能行立已数年。生因游净因佛寺，与僧言。有一僧云：能治。出囊中丸十枚，以四枚与生，曰：服此可瘥。生如其言与服，女子遂能立。生再求药于院。僧曰：非有爱也，欲留以自备。必欲之，须合一料。生与钱一千，辞不受，止留百钱。后数日得药，并余余十余悉归之。同院僧佐其理药，乃引得此方。予至嘉兴，有一里巷儿年十岁，双足不能行，以一丸分三服，服之尽，四五丸，遂得行。自此大为人之所知，其效甚著。此药通荣卫，导经络，专治心肾肝三经，服后小便少淋涩，乃其验也。（左经丸）

《保婴撮要·卷五·鹤膝行迟》

一小儿体瘦腿细，不能行，齿不坚，发不茂，属足三阴经虚也。用六味丸、补中益气汤，年余诸症悉愈。

一小儿六岁，面色白，眼白睛多，久患下痢，忽声音不亮，腿足无力，先用四神丸止其痢；后用地黄丸加牛膝、五加皮、鹿茸补其肾，两月余渐能行，半载后，其声音亮。后停食，另用消食丸，连泻五六次，去后益频，五更侵晨为甚，声音复暗，步履复难，而腿足作痛。仍服前丸，兼补中益气汤而愈。

一小儿七岁，左腿自膝下至胫细小，行步无力，用地黄丸加鹿茸、五味子、牛膝为主，佐以补中益气汤，半载腿膝渐强而能步。毕姻后，其腿内热，足心如炙，唾痰口渴。余谓：当补脾肾。不信，另用滋阴丸，痰热益甚；服四物、黄柏、知母之类，饮食日少；服二陈、青皮、枳壳之类，胸满吐血；服犀角地黄汤，唾血不时，大便频数。复请视，仍泥实火，余辞不能治。恪服犀角地黄丸，而唾血益甚，不时发热。后复恳治，余曰：两足心热，唾痰口干，肾虚水泛也。饮食少思，胸膈痞满，唾血不止，脾虚失摄也。昼发夜伏，夜作昼止，不时而热，无根虚火也。遂用四君子及八珍汤、地黄丸，间服而愈。

二、语迟案

《保婴撮要·卷五·语迟》

一小儿言迟泄泻，声音不亮，杂用分利清热等剂，喉音如哑，饮食少思，朝用地黄丸加五味子，夕用补中益气汤，其泻渐止。遂专服前丸，两月喉音渐响。

一小儿白睛多，泻后喉暗，口渴兼吐，大便不实，朝夕服地黄丸而痊。后患泻，喉复暗，仍服前丸而愈。此皆禀赋肾气不足，故用是药。

一小儿五岁不能言，咸以为废人矣，但其形色悉属肺肾不足，遂用六味地黄丸加五味子、鹿茸，及补中益气汤加五味子。两月余，形气渐健，将半载，能发一二言，至年许，始音声如常。

三、齿迟案

《保婴撮要·卷五·齿迟》

一小儿三岁，言步未能，齿发尤少，骨瘦艰立，发热作渴，服肥儿丸，不应。余曰：此肾虚疳症也，盖肥儿丸脾胃经之药，久服则肾益虚，其疳益甚。不信，牙发渐落，余用地黄丸加鹿茸、五味子，半载而元气壮健。

一小儿体瘦腿细，行步艰辛，齿不坚固，发稀短少。用六味地黄丸、补中益气汤，年余诸症悉愈，形体壮实。

四、五软案

《保婴撮要·卷三·五软》

吴江史万湖子七岁，患吐泻，囟目顿陷，天柱骨倒，兼面赤色。余适在彼，先用补中益气汤加附子一剂，其泻止，而诸症愈。又用钱氏地黄丸料煎服顿安。

一小儿七岁，夏间过食生冷之物，早间患吐泻，面赤作渴，手足并热，项软囟陷，午后面色顿白，手足并冷，脉微欲绝。急以六君子汤加附子一剂，诸症顿除，囟顶顿起而安。小儿易虚易实，故虽危症，若能速用对病之药，亦可回生者。

一小儿九岁，因吐泻后，项软面白，手足并冷，脉微细，饮食喜热。余先用六君子汤加肉桂五剂，未应，更加炮姜四剂，诸症稍愈，面色未复，尺脉未起，佐以八味丸，月余面色微黄，稍有胃气矣。再用前药，又月余，饮食略增，热亦大减。乃朝用补中益气汤，食前用八味丸。又月余元气渐复，饮食举首如常。又月余而肌肉充盛，诸病悉愈。

一小儿十二岁，疟疾后项软，手足冷，饮食少思，粥汤稍离火，食之即腹中觉冷。用六君子汤加肉桂、干姜，饮食渐加，每饮食中加茴香、胡椒之类，月余粥食稍可离火；又用前药百剂，饮食如常，而手足不冷；又月余其首能举。后饮食停滞，患吐泻，项乃痿软，朝用补中益气汤，夕用六君子汤，及加减八味丸，两月余而项复举。毕姻后眼目昏花，项骨无力，头自觉大。用八味丸、补中益气汤，三月余元气复而诸症退，后每入房劳役，形气殊倦，盗汗发热，服后二药即愈。

一小儿十五岁，手足痿软，齿不能嚼坚物，内热晡热，小便涩滞如淋。服分利之剂，小便如淋；服滋阴之剂，内热益甚；服燥湿之剂，大便重坠。余谓：此禀肾气不足，早犯色欲所致。故"精血篇"云：男子精未满而御女以通其精，五脏有不满之处，异日有难状之疾；老人阴已痿，而思色以降其精，则精不出而内败，小便涩痛如淋。若阴已耗而复竭之，则大小便牵痛，愈痛则愈便，愈便则愈痛，正谓此也。遂朝用补中益气汤，夕用六味丸加五味子煎服，各三十余剂，诸症渐愈。后梦遗诸症复作，手足时冷，痰气上急，用十全大补汤、加味八味丸料各八剂，二便稍利，手足稍温，仍用前二药，三月余元气渐复，饮食如常。又饮食停滞，吐泻腹痛，按之不疼，此脾胃受伤也，用六君子汤加木香、肉豆蔻治之，其吐未已，左尺右关二脉轻诊浮大，按之如无。《经》云：肾开窍于二阴。用五味子散四服，大便顿止。后又伤食咽酸作泻，大便重坠，朝用补中益气汤，夕用六君子汤加木香、干姜而痊。

一老年得子，四肢痿软，而恶风寒，见日则喜。余令乳母日服加减八味丸三次，十全大补汤一剂，兼与其子，年余肢体渐强，至二周而能行。

一小儿五岁，禀父腿软，不便于行，早丧天真，年至十七，毕姻后，腿软头囟自觉开大，喜其自谨，寓居道舍，遂朝服补中益气汤，夕用地黄丸料加五味子、鹿茸煎服，年余而健。

一小儿项软，服前二药而愈。毕姻后患解颅，作渴发热，以二药作大剂，煎熟代茶恣饮，两月余而渴热减，年余而颅囟合，又年余而肢体强，若非慎疾，虽药不起。

第七节

解 颅

解颅，指小儿囟门应合而不合，颅缝开解，头颅增大，严重的叩之呈破鼓音，目珠下垂如落日状为特征的一种病证。古人又称解颅为囟开不合、囟解等。临床表现为小儿囟门较正常儿童为大，到一定年龄，囟门应合而未合，颅缝开解，头皮光洁，面色㿠白，白睛多而目无光彩，肢体消瘦、烦躁、嗜睡、纳呆、呕吐，甚至惊厥，重者智力障碍、营养不良、神情呆滞。临床治疗多预后不良。

【辨病名】

解颅病名首见于隋朝《诸病源候论》，唐朝《外台秘要》中亦称为"囟开不合"，宋代《圣济总录》一书又提出了解颅的别名为"囟解"。此外，亦有称解颅为"解囟"者。在《小儿药证直诀》《幼幼新书》《小儿卫生总微方论》等中医儿科古籍中对"解颅""囟开不合""解囟""囟解"等病名均有记载。

《诸病源候论·小儿杂病诸候四·解颅候》："解颅者，其状小儿年大，囟应合而不合，头缝开解是也。由肾气不成故也。肾主骨髓，而脑为髓海，肾气不成，则髓脑不足，不能结成，故头颅开解也。"

《太平圣惠方·卷第八十二·治小儿解颅诸方》："夫解颅者，其小儿年大，骨应合而不合，头缝开解也。是由肾气不成故也。肾主骨，为髓海。肾气不成，则髓脑不足，不能结成，故头颅开解也。"

《圣济总录·卷第一百六十七·小儿解颅》："论曰：肾主身之骨髓，脑为髓海，肾气和平，则骨髓充足，骨髓充足，则颅囟圆成。若肾气不足，则骨髓不充，年虽长大，头缝尚开，故名解颅，亦名囟解。"

《钱氏小儿直诀·卷三·五脏杂症主治》："解颅者，生下囟门不合也，长必多愁少笑，目白睛多，面色㿠白，肢体消瘦。"

《幼幼新书·卷第六·解颅第一》："小儿客风伤腑，即颅骨解囟。"

"小儿有解颅候，有囟不合候，有囟陷候，此三者大同而小异也。解颅者，谓小儿年长而头颅开解也。夫肾主骨，今骨不合，头缝开解，此肾气不成故也。其囟不合与囟陷，虽因脏腑有热，热气上冲，致囟或不合或陷，然亦本于肾气不足也。"

《小儿卫生总微论方·卷二·五气论》："肾气

盛者，囟小而合早，牙齿早生。肾气怯者，解颅而囟不合，牙久不生，生则不固，面惨，目睛多白。肾主骨髓，脑为髓海，怯则脑髓不成，故囟解而不能结也。解颅不瘥，而百病交攻，极难将护，此最为大病矣。又肾主骨，牙乃骨之余，怯则牙久不生也。"

《活幼心书·卷上·决证诗赋·解颅》："有解颅一症，其囟缝不合，此肾气不足，肾主骨而脑为髓海，肾气不足则脑髓不满，故不合也，名曰解颅。凡得此候，不及千日之内，间有数岁者，偶因他疾攻激，遂成废人。若气色精明能饮食者，多服调元散、补肾地黄丸，旬月内颇见效者，次第调理，或有可治。若投药后如故，亦难疗矣。"

《普济方·卷三百六十三·婴孩头眼耳鼻门·解颅》："小儿解颅者，囟大，头缝不合如开解，故曰解颅也。"

《奇效良方·卷之六十四小儿门·违和说·视婴孩大要》："囟门乃母气血充实，令儿囟门坚实而耐养。如母多病，气血怯弱，令儿囟门虚软而不实。又后顶囟乃父之精，元气充实，令儿后顶上坚硬而耐养；如父之原气不足，耽酒多愁，令儿后顶虚孔不坚，亦不寿。如父母俱怯，生下儿女，俱不寿。若如此，其父母自亦不能保于天年。前囟又曰信门，道家为泥丸；后信名脑后顶门，头中心顶上，又名百会穴。华陀看面部诀载甚详，囟与信同音，凡前后信及百会间之虚名解颅。"

《证治准绳·幼科卷之九·肺脏部肾脏部·解颅囟陷囟填总论》："解颅者，谓小儿年长，囟应合而不合，头颅开解也。"

《医灯续焰·卷十六·小儿脉证第七十八·小儿杂述》："解颅者，小儿数岁，囟不合而头颅开也。囟陷者，囟门深陷也。囟填者，囟门肿起也。"

《小儿推拿广意·卷上·五视法》："三视囟门，盖儿前囟门乃禀母血而充，后囟门乃受父精而实。若前后囟门充实，其儿必寿。如父之精气不足，耽嗜酒色，令儿后囟空虚不实。如母之原禀不足，血弱病多，令儿前囟虚软不坚，多生疾病。如父母气血俱不足，其儿必夭。若此，则其父母亦不能保其天年耳。前囟即道家所谓泥丸宫，后囟即脑后顶门中，名曰百会。前后囟门俱不合，名曰解颅。"

《幼幼集成·卷四·头项囟证治》："解颅者，谓头缝开解而颅不合也。是由禀气不足，先天肾元大亏。"

《金匮启钥(幼科)·卷二·解囟论》："解囟者，头缝开解，如块然而合，而不相粘也。此症由先天亏弱，禀受不足而成。盖人在胎中，诸窍尚闭，惟此窍独开，通气过脉，均系于此。此乃人身关键要处，全赖父母精血化成。禀受不足，故有解之之患焉。此症总归之一虚，治法内须久服六味地黄丸，外用封囟法封之。若目多白见，久药不愈，其症难治。"

《验方新编·卷十九·小儿杂症·头骨缝开不合》："即囟门不合。小儿头缝不合，名曰解颅。用蛇蜕炒焦为末，和猪颊骨中髓调敷头顶上，日搽三次，久之自愈。"

《理瀹骈文·续增略言》："小儿囟缝不合，名解颅，属肾虚不生髓。"

《笔花医镜·卷三·儿科证治·解颅龟胸龟背》："解颅者，脑盖未满，头颅不合，中陷而四角起，如古钱之形。此先天不足所致。暑月服六味地黄丸，冬春之月补天大造丸。俟气虚渐充，则自合矣。"

【辨病因】

解颅之病因分为先天和后天。先天因素又分内因和外因。内因：父亲精血不足，母亲气血亏虚；外因：孕母劳累过度，受惊吓，或嗜欲偏数，伤及胎儿。终致小儿先天禀赋不足，肾气亏虚，脑髓不足，头颅开解。后天因素则有调养失宜，饮食失调；或外邪入里，合而为病；或疾病所伤，致使脏腑功能受损，气血耗伤。

一、先天不足

1. 内因

《诸病源候论·小儿杂病诸候四·解颅候》："解颅者，其状小儿年大，囟应合而不合，头缝开解是也。由肾气不成故也。肾主骨髓，而脑为髓海；肾气不成，则髓脑不足，不能结成，故头颅开解也。"

《太平圣惠方·卷第八十二·治小儿解颅诸方》："夫解颅者，其小儿年大，骨应合而不合，头缝开解也。是由肾气不成故也。肾主骨，为髓海。肾气不成。则髓脑不足，不能结成，故头颅开解也。"

《太平圣惠方·卷第八十二·治小儿囟不合诸方》:"夫小儿囟不合者,此乃气血少弱,骨本不荣故也。皆由肾气未成,肝肺有热,壅热之气,上冲于脑,遂令头发干枯,骨髓不足,故令囟不合也。"

《圣济总录·卷第一百六十七·小儿解颅》:"论曰:肾主身之骨髓,脑为髓海,肾气和平,则骨髓充足,骨髓充足,则颅囟圆成。若肾气不足,则骨髓不充,年虽长大,头缝尚开,故名解颅,亦名囟解。"

《小儿药证直诀·卷上·脉证治法》:"年大而囟不合,肾气不成也,长必少笑。更有目睛多白色,瘦者,多愁少喜也。余见肾虚。"

《幼幼新书·卷第六·囟不合第二》:"钱乙论解颅,六年大而囟不合,肾气不成也,长必少笑。更有目白睛多,白色瘦者,多愁少喜也。余见肾虚。"

《幼幼新书·卷第六·解颅第一》:"解颅者,谓小儿年长而头颅开解也。夫肾主骨,今骨不合,头缝开解,此肾气不成故也。其囟不合与囟陷,虽因脏腑有热,热气上冲,致囟或不合或陷,然亦本于肾气不足也。"

《活幼心书·卷上·决证诗赋·解颅》:"有解颅一症,其囟缝不合,此肾气不足,肾主骨而脑为髓海,肾气不足则脑髓不满,故不合也。名曰解颅。凡得此候,不及千日之内,间有数岁者,偶因他疾攻激,遂成废人。"

《丹溪治法心要·卷八·小儿科·解颅第二十一》:"因母气虚与热多也,以四物合四君,有热加酒连、生甘草煎服。外以白蔹末敷,软帛紧束。"

《丹溪心法·卷五·小儿九十四》:"小儿解颅,乃是母气虚与热多耳。"

《普济方·卷三百六十三·婴孩头眼耳鼻门·解颅》:"盖受父母之精气不足,则髓海不强,不能充于骨也。今儿肾气不成,肾气主骨髓,脑为髓海,故脑骨开解也。"

《普济方·卷三百三十六·妊娠诸疾门·便产须知》:"体虚肾气不足,子必解颅脑破不合。"

《奇效良方·卷之六十四·小儿门·违和说》:"三囟门乃母气血充实,令儿囟门坚实而耐养。如母多病,气血怯弱,令儿囟门虚软而不实……父之元气不足,耽酒多愁,令儿后顶虚。"

《医学原理·卷之十三·吐泻门·小儿拾遗》:"小儿头缝,方书谓之解颅,此由母之气血不足,与夫热多之故。"

《保婴撮要·卷四·解颅囟填囟陷》:"钱仲阳云:小儿解颅,或久不合者,因肾气有亏,脑髓不足。故儿多愁少喜,目睛多白,而身瘦。盖人之脑髓,如木无根,有数岁而成废人者,服钱氏地黄丸。""肾气怯则脑髓虚,而囟不合。"

《保婴撮要·卷五·咬牙》:"眼目畏明,及无睛光,或解颅下窜,胎禀肾虚也。"

《幼科发挥·卷之一·原病论》:"解颅、鹤膝者,胎元不全也。"

《寿世保元·卷八·初生杂症论》:"诸迟、解颅、鹤节者,胎元不全也。"

《婴童类萃·下卷·解颅论(附)囟填、囟陷》:"肾主骨髓以藏精,故脑为髓海,乃人之根本也。解颅者,原儿禀受胎气不足,肾气衰弱,其囟常开而不合,名曰解颅。《宝鉴》云:父精不足,则头巨而囟开;母气衰微,则体虚肉瘠。"

《医灯续焰·卷十六·小儿脉证第七十八·小儿杂述》:"解颅者……皆属肾虚髓少,骨气不实,多主夭折。间有脏腑有热,热上冲而成者,然肾虚固本病也。"

《张氏医通·卷十一·婴儿门上·解颅》:"解颅者,生下囟门不合也。长必多愁少笑、目白睛多、面色㿠白、肢体消瘦,皆属肾虚。按肾主髓,脑为髓海。因父母精血不足,不能敛固也。"

《幼幼集成·卷四·头项囟证治》:"解颅者,谓头缝开解而颅不合也。是由禀气不足,先天肾元大亏。"

《金匮启钥(幼科)·卷二·解囟论》:"小儿解囟果何为,总属失天禀受亏。"

《理瀹骈文·续增略言》:"小儿囟缝不合,名解颅,属肾虚不生髓。"

《笔花医镜·卷三·儿科证治·解颅龟胸龟背》:"解颅者,脑盖未满、头颅不合,中陷而四角起,如古钱之形。此先天不足所致。"

2. 外因

《医灯续焰·卷十五·胎产脉证第七十七·胎产杂述》:"《集略》云:母之肾脏系于胎,是母之真气，子之所赖也。受妊之后，宜令镇静，则血气安和。须内远七情，外薄五味。大冷大热之物，皆在所禁。使雾露风邪，不得投间而入。亦不得交合阴阳，触动欲火。谨节饮食，若食兔缺唇，食犬无声，食杂鱼而致疮癣。心气大惊而癫疾，肾气不足而解颅，脾气不和而羸瘦，心气虚乏而神不足。”

《女科经纶·卷二·嗣育门·孕妇起居所忌》：“勿劳力过度，使肾气不足，生子解颅。”

《疡医大全·卷十·正面头面部·小儿解颅门主论》：“因怀胎五月，忽被大风大雨，雷电惊胎，以致颅骨开解者。”

二、后天失调

《幼幼新书·卷第六·颅第一》：“《婴童宝鉴》：小儿客风伤腑，即颅骨解囟。”

《幼科发挥·卷之四·肾所生病》：“肾主骨髓，脊者髓之路、脑者髓之海也。肝之脉与肾脉内行于脊骨之中，上会于脑，故头破、解颅、脊疳之病，乃肝肾之风热，子传于母之病也。解颅者有二：或生下之后，头缝四破，头皮光急，日渐长大，眼楞紧小，此髓热也。又有生下五六个月后，囟门已合而复开者。此等小儿，大数难养。”

《育婴家秘·卷之四·头病》：“解颅有二：初生后，头骨渐开，此胎气怯弱，肾气不足也。有闭而后开者，自囟至印堂，有破痕可开一分，又有头四破成缝者，此皆解颅，由病后肾虚，水不胜火，火气上熏，其髓则热，髓热则解，而头骨复分开矣。”

《幼科发挥·卷之四·肾所生病》：“肾主骨髓，脊者髓之路，脑者髓之海也。肝之脉与肾脉内行于脊骨之中，上会于脑，故头破解颅脊疳之病，乃肝肾之风热，子传于母之病也。解颅者有二：或生下之后，头缝四破，头皮光急，日渐长大，眼楞紧小，此髓热也。”

【辨病机】

解颅一病，本虚为主，责之于肾，若小儿所禀父母精血亏损，先天肾气不足，不能生髓养骨，则髓海不充，头颅失养，以致颅囟逾期不合，颅缝开解，头颅增大。在肾虚基础之上，解颅发病亦与肝脾病变密切相关。小儿病后肾虚，肾水不能制火，火热蒸腾，其髓生热，髓热则颅解；或肾水不足以涵木，木亢生风，风水上泛，致头颅开解。小儿真阳不足，火不暖土，脾肾阳虚，水湿泛滥，乘虚上泛于脑，停聚脑络，乃至颅开；或有外感时邪，热毒壅滞，炼液成痰，痰热之邪上攻脑窍，发为解颅。

一、肾气亏损

《小儿药证直诀·卷上·脉证治法·肾虚》：“儿本虚怯，由胎气不成，则神不足。目中白睛多，其颅即解（囟开也），面色白。此皆难养，纵长不过八八之数。若恣色欲多，不及四旬而亡。或有因病而致肾虚者，非也。又肾气不足，则下窜，盖骨重惟欲坠于下而缩身也。肾水，阴也，肾虚则畏明，皆宜补肾，地黄丸主之。”

《小儿药证直诀·卷上·脉证治法·解颅》：“年大而囟不合，肾气不成也，长必少笑。更有目白睛多，白色，瘦者，多愁少喜也。余见肾虚。”

《幼幼新书·卷第六·囟不合第二》：“钱乙论解颅，六年大而囟不合，肾气不成也，长必少笑。更有目白睛多，白色瘦者，多愁少喜也。余见肾虚。”

《活幼心书·卷上·决证诗赋·解颅》：“有解颅一症，其囟缝不合，此肾气不足，肾主骨而脑为髓海，肾气不足则脑髓不满，故不合也。名曰解颅。凡得此候，不及千日之内，间有数岁者，偶因他疾攻激，遂成废人。若气色精明能饮食者，多服调元散、补肾地黄丸，旬月内颇见效者，次第调理，或有可治。若投药后如故，亦难疗矣。”

《活幼心书·卷下·信效方·汤散门》：“主禀受元气不足，颅囟间解，肌肉消瘦，腹大如肿，致语迟行迟，手足如痫，神色昏慢，齿生迟者，服之有效。”

《普济方·卷三百六十三·婴孩头眼耳鼻门·解颅》：“解颅生下而囟不合，肾气不成也。长必少笑，更有目白睛多，白色瘦者，多愁少说也。《全婴方》云：夫解颅者，小儿头骨不合、脑缝开解、囟大青筋，面色黄白，多愁少悦，易为伤犯。盖受父母之精气不足，则髓海不强，不能充于骨也。今儿肾气不成，肾气主骨髓，脑为髓海，故脑骨开解也。《宝鉴》云：父精不足头骨不合颅开，母气衰微，极其体虚，而骨极其开。有如因惊风或伤风身热不退，被风邪所攻，脑骨开大，头重举，夭伤多矣。”

《保婴撮要·卷四·解颅囟填囟陷》：“钱仲阳

云：小儿解颅，或久不合者，因肾气有亏，脑髓不足。故儿多愁少喜，目睛多白，而身瘦。”

《保婴撮要·卷五·咬牙》：“眼目畏明，及无睛光，或解颅下窜，胎禀肾虚也。”

《张氏医通·卷十一·婴儿门上·解颅》：“解颅者，生下囟门不合也。长必多愁少笑、目白睛多、面色㿠白、肢体消瘦，皆属肾虚。”

《育婴家秘·卷之四·头病》：“解颅有二：初生后，头骨渐开，此胎气怯弱，肾气不足也。”

《婴童类萃·下卷·解颅论（附）囟填、囟陷》：“肾主骨髓以藏精，故脑为髓海，乃人之根本也。解颅者，原儿禀受胎气不足，肾气衰弱，其囟常开而不合，名曰解颅。《宝鉴》云：父精不足，则头巨而囟开；母气衰微，则体虚肉瘠。其儿目睛多白，多愁少喜，精神困惫。有此证者，儿多不寿。宜早用温补之药治之。”

《幼科折衷·下卷》：“三十二问，解颅。仲阳谓生下囟不合，肾气衰也，长必少笑。更有目白睛多，面㿠白身瘦者，多愁少喜也，余见肾虚症。杨氏曰：小儿年大，头缝开解而不合者，肾主髓，脑为髓海，肾气有亏，脑髓不足，所以头颅开而不能合也。”

《医宗金鉴·幼科杂病心法要诀·杂证门》：“解颅者，乃囟大骨缝不合也。盖肾生髓，脑为髓海，肾气有亏，脑髓不足，亦如花木无根。现症面色㿠白，形体瘦弱，目多白睛，悲愁少笑，治宜补养肾气为主。先以补肾地黄丸滋补其阴，再拟扶元散补养其气，外用封囟散摊贴之，则精血稍充，或可转危为安也。”

《医宗金鉴·幼科心法要诀·杂证门·解颅》：“小儿解颅最堪怜，先天有损脑髓干，面色苍白形瘦弱，二目多白若愁烦。”

二、肾虚肝亢

《太平圣惠方·卷第八十二·治小儿囟不合诸方》：“夫小儿囟不合者，此乃气血少弱，骨本不荣故也。皆由肾气未成，肝肺有热，壅热之气，上冲于脑，遂令头发干枯，骨髓不足，故令囟不合也。”

《幼幼新书·卷六·囟不合第二》：“封囟散解颅囟不合，囟填、囟陷，由肾经虚热。”

《万氏家传幼科发挥·肾所生病》：“肾主骨髓，脊者髓之路、脑者髓之海也。肝之脉与肾脉内行于脊骨之中，上会于脑，故头破解颅脊疳之病，乃肝肾之风热，子传于母之病也。”

《育婴家秘·卷之四·头病》：“又有头四破成缝者，此皆解颅，由病后肾虚，水不胜火，火气上熏，其髓则热，髓热则解，而头骨复分开矣。肾虚者，宜服地黄丸，以补肾之不足。调元汤、十全大补汤，母子共服之，以补脾胃，使气血渐实，其颅自合矣。其髓热者，宜通圣散为丸服，去硝不用。外用封囟法，或用新绵紧束之，有作巾遮护之，久而自合，亦良法也。”

三、脾虚水泛

《四诊抉微·卷之三·附儿科望诊·审小儿六症》：“《活幼指南》：凡见小儿面㿠白无神，懒言气短，不思食，腹膨不痛，二便不常，喜卧，眼喜闭，手足无力，慢惊；久吐胃虚；久泻脱肛脾虚；自汗，表虚；自利里虚；脉来微细无力，及行迟、发迟、齿迟、解颅、鹤节，俱属肾气未成，元精不足。（以上俱属虚症）”

【辨病证】

正常小儿的颅骨缝大都在出生六个月时开始骨化，后囟在二至四个月时闭合，前囟在一岁至一岁半时闭合，延迟不合，则称解颅。解颅一症，早在《诸病源候论》就指出：“解颅者，其状小儿年大，囟应合而不合，头缝开解是也。”北宋时有了进一步认识，钱乙在《小儿药证直诀》中指出，解颅是由“肾气不成”“肾虚”所致，有“目白睛多”的临床特征。若外感时邪，或病久不愈，则发为本虚标实之症，头颅逐渐增大，颅缝开解，头皮光急，高热、气促、面赤，既属实证，又为热证。

一、辨寒热

《幼幼新书·卷第七·夜啼第九》：“婴儿脏寒，禀气怯弱，或多囟解，面色青白，遇夜多啼，甚者烦闷，状若神祟，亦由触犯禁忌所致，此名曰夜啼。”

《幼科发挥·卷之一·胎疾》：“脑者髓之海也，肾主骨髓，中有伏火，故髓热而头破，额颅大而眼楞小。”

《证治针经·卷四·幼科要略》：“面若涂朱

兮，心火已炽。弄舌脾热，解颅肾惫。”

二、辨虚实

《太平圣惠方·卷第八十二·治小儿解颅诸方》：“小儿解颅囟大，身有痼热，头汗出，腹胀，咳嗽上气，肩息胫蹇，足交三岁不行。”

《小儿卫生总微论方·卷二·五气论》：“肾气怯者，解颅而囟不合，牙久不生，生则不固，面惨，目睛多白。”

《普济方·卷三百六十三·婴孩头眼耳鼻门·解颅》：“夫解颅者，小儿头骨不合，脑缝开解，囟大青筋，面色黄白，多愁少悦，易为伤犯。盖受父母之精气不足，则髓海不强，不能充于骨也。”

《保婴撮要·卷二十·痘喑》：“凡小儿面素白善哭，足热腰痛，或解颅面白，黑睛淡者，出肾虚，痘面青善怒，或两头赤者，出肝脾虚也。”

《保幼新编·小儿病源总论》：“肾主无虚，实则目无精光，畏明，体骨重，虚劫神气不足，目中白睛多，颅解颅开，面色白。”

《张氏医通·卷十一·婴儿门上·解颅》：“解颅者，生下囟门不合也。长必多愁少笑，目白睛多，面色白，肢体消瘦，皆属肾虚。”

《经验良方全集·卷二·小儿杂症》：“小儿禀赋肾经虚热，耳内生疮，肌肉消瘦，骨节皆露，解颅不合，牙齿不生，腿软难行。”

【论治法】

古人认为小儿解颅以先天亏损为主，故治疗以补肾填精为先，辅以健脾利水，平肝熄风。若因外感时邪而致头颅开解，则须清热解毒；病久成瘀，则须活血化瘀，行气导滞。除内治外，亦有外治之法。

一、补肾填精

《小儿药证直诀·卷上·脉证治法·肾虚》：“儿本虚怯，由胎气不成，则神不足。目中白睛多，其颅即解（囟开也），面色白。此皆难养，纵长不过八八之数。若恣色欲多，不及四旬而亡。或有因病而致肾虚者，非也。又肾气不足，则下窜，盖骨重惟欲坠于下而缩身也。肾水，阴也，肾虚则畏明，皆宜补肾，地黄丸主之。”

《仁斋小儿方论·卷之四·杂证·解颅证治》：“小儿年大，头缝开解而不合也。肾主髓，脑为髓海，肾气有亏，脑髓不足，所以头颅开而不能合。凡脑髓欠少，如木无根，不过千日，终成废人。姑与钱氏地黄丸。”

《活幼心书·卷上·决证诗赋·解颅》：“头颅初见如开解，肾弱元虚大可忧，补肾调元是良药，投之不应定难瘳。”

《婴童百问·卷之四·解颅第三十二问》：“仲阳谓解颅，生下而囟不合，肾气不成也。长必少笑，更有目白睛多，白身瘦者，多愁少喜也，余见肾虚症。杨氏曰：小儿年大，头缝开解而不合者，肾主髓，脑为髓海，肾气有亏，脑髓不足，所以头颅开而不能合也。人乏脑髓，如木无根，凡得此者，不远千日，其间亦有数岁，乃成废人。设有此症，不可束手待毙，宜与钱氏地黄丸，仍用南星微炮为末，米醋调敷于绯帛，烘热贴之，亦良法也。柏子仁散、三辛散等剂敷之尤效。”

《证治准绳·幼科卷之九·肺脏部肾脏部·解颅囟陷囟填总论》：“肾主骨髓，而脑为髓海，肾气不成，则髓海不足，故骨缝开解也。其囟不合与囟陷，虽因脏腑有热，热气上冲，致囟或不合或陷，然亦本于肾气不足也。（薛）肾主骨，骨气实则脑髓充而囟早合，骨脉盛而齿早生，肾气怯则脑髓虚而囟不合，此由父母精血不足，宜用地黄丸补之，若在乳下，当兼补其母，更以软帛紧束其首，使其易合，皆虚火上冲，当调补脾肾为善。”

《婴童类萃·下卷·解颅论（附）囟填、囟陷》：“肾主骨髓以藏精，故脑为髓海，乃人之根本也。解颅者，原儿禀受胎气不足，肾气衰弱，其囟常开而不合，名曰解颅。《宝鉴》云：父精不足，则头巨而囟开；母气衰微，则体虚肉瘠。其儿目睛多白，多愁少喜，精神困惫。有此证者，儿多不寿。宜早用温补之药治之。”

《医宗金鉴·幼科杂病心法要诀·杂证门》：“解颅者，乃囟大骨缝不合也。盖肾生髓，脑为髓海，肾气有亏，脑髓不足，亦如花木无根。现症面色多白，形体瘦弱，目多白睛，悲愁少笑，治宜补养肾气为主。先以补肾地黄丸滋补其阴，再拟扶元散补养其气，外用封囟散摊贴之，则精血稍充，或可转危为安也。”

《幼幼集成·卷四·头项囟证治》：“解颅者，谓头缝开解而颅不合也。是由禀气不足，先天肾元大亏。肾主脑髓，肾亏则脑髓不足，故颅为之开解。然人无脑髓，犹树无根，不过千日，则成废人。其候多愁少喜，目白睛多，而面多白色。若成于病后者，尤凶。宜久服地黄丸，外用封囟法。"

二、健脾利水

《活幼心书·卷下·信效方·汤散门》："主禀受元气不足，颅囟间解，肌肉消瘦，腹大如肿，致语迟行迟，手足如痫，神色昏慢，齿生迟者，服之有效。"

三、平肝熄风

《幼科发挥·卷之四·肾所生病》："又有生下五六个月后。囟门已合而复开者。此等小儿。大数难养。肾肝风热之病。宜加味泻青丸主之。所谓实则泻其子也。"

四、补气清虚热

《丹溪治法心要·卷八（小儿科）·解颅（第二十）》："因母气虚与热多也，以四物合四君，有热加酒连、生甘草煎服。"

五、外治法

《医说·卷十·小儿·小儿解颅》："小儿解颅，曾有人作头巾与裹遮护之，久而自合，亦良法也。"

《丹溪治法心要·卷八（小儿科）·解颅（第二十）》："外以白蔹末敷，软帛紧束。"

【论用方】

一、治小儿解颅内服方

1. 钟乳丸

1）《太平圣惠方·卷第八十二·治小儿解颅诸方》

治小儿解颅囟大，身有痼热，头汗出，腹胀，咳嗽上气，肩息胫蹇，足交，三岁不行，皆治之。

钟乳粉（一分） 防风（一分，去芦头） 熟干地黄（一分） 牛黄（一分，细研） 甘草（一分，炙微赤，锉） 漆花（一分）

上件药，捣罗为末，入研了药，更研令匀，以犬脑髓和丸如麻子大。每服，以粥饮下三丸，早晨、午间、日晚各一服，量儿大小，以意加减。

2）《圣济总录·卷第一百六十七·小儿解颅》

治小儿解颅囟大，身有痼热，头面汗出，腹胀咳嗽，上气肩息，足蹇胫交，三岁不行。

钟乳（研粉） 防风（去叉） 生干地黄（焙） 牛黄（研） 甘草（炙，锉） 漆花（各一分）

上六味，捣罗为末，以犬脑髓为丸如麻子大。每服二丸至三丸，米饮下，早晨、午时、日晚各一服，更量大小，以意加减。一方以豚脑丸。

2. 牛黄丸（《圣济总录·卷第一百六十七·小儿解颅》）

治小儿脑长喜摇头，解颅。

牛黄 漆花 甘草（炙，锉） 白术 防风（去叉） 钟乳粉 生干地黄（焙，各一分）

上七味，捣罗为末，用犬脑髓为丸如麻子大。每服二丸至三丸，温水下，早晨、日午、晚后各一服，更量儿大小，以意加减。

3. 防风丸（《圣济总录·卷第一百六十七·小儿解颅》）

治小儿解颅，脑缝开不合。

防风（去叉） 钟乳粉 牛黄（研） 白术（各半两） 熟干地黄（焙） 甘草（炙，各三分）

上六味，捣罗为末，炼蜜丸如梧桐子大。每服二丸，温水化下，随岁数加减服。

4. 地黄丸（《小儿药证直诀·卷下·诸方》）

治肾怯失音，囟开不合，神不足，目中白睛多，面色㿠白。

熟地黄（八钱） 山萸肉 干山药（各四钱） 泽泻 牡丹皮 白茯苓（去皮，各三钱）

上为末，炼蜜丸如梧子大。空心，温水化下三丸。

5. 调元散（《活幼心书·卷下·信效方·汤散门》）

主禀受元气不足，颅囟间解，肌肉消瘦，腹大如肿，致语迟行迟，手足如痫，神色昏慢，齿生迟者，服之有效。

干山药（去黑皮，五钱） 人参（去芦） 白茯苓（去皮） 茯神（去皮木根） 白术 白芍药 熟干地黄（酒洗） 当归（酒洗） 黄芪（蜜水涂炙，八味各二钱半） 川芎 甘草（炙，二味各二钱） 石菖蒲（二钱）

上为㕮咀。每服二钱，水一盏，姜二片，枣一枚，煎七分，无时温服。如婴孩幼嫩，与乳母同服。

6. 补骨丸（《普济方·卷三百六十三·婴孩头眼耳鼻门·解颅》出《全婴方》）

治小儿骨气衰弱，囟门不合；受胎精气不足；受气于脑；久病气虚；风邪作亦然。

川萆薢　骨碎补　补骨脂（各半两）　牛膝　威灵仙　草乌头（各一钱）

上为醋糊丸小豆大。每服三十丸，盐汤送下。

7. 玉乳丹（《普济方·卷三百六十三·婴孩头眼耳鼻门·解颅》）

治婴儿头骨应合而不合。

钟乳粉（依古法治，半两）　熟干地黄（半两，依法蒸炒）　柏子仁（半两，另研）　当归（半两，洗）　防风（一分）　补骨脂（一分，炒）

上除柏子仁另为细末，次以钟乳等拌匀，炼蜜和为丸如黍米大。每服十粒，煎茴香汤下，食前。或加黄芪、茯苓。

8. 补中益气汤（《幼科证治大全·解颅》）

治小儿囟门不合。

依本方加山茱萸、山药，兼六味丸，加鹿茸服。

9. 人参地黄丸（《幼科证治大全·解颅》）

治小儿颅囟开解，头缝不合，此乃肾气不成。肾主骨髓，而脑为髓海。肾气不盛，所以脑髓不足，故不能合。

人参（二钱）　熟地（四钱）　鹿茸　山药　茯苓　牡丹　山茱萸（各二钱）

上为细末，炼蜜丸芡实大。用人参煎汤研化，食远服。

二、治小儿解颅外用方

1. 三物细辛敷（《备急千金要方·卷五下·少小婴孺方下·小儿杂病第九》）

细辛　桂心（各半两）　干姜（十八铢）

上三味为末。以浮汁和敷颅上，干复敷之，儿面赤即愈。

2. 半夏熨（《备急千金要方·少小婴孺方下·小儿杂病第九》）

治小儿脑长，解颅不合，羸瘦色黄，至四五岁不能行。

半夏　生姜　川芎（各一升）　细辛（三两）　桂心（一尺）　乌头（十枚）

上六味㕮咀。以醇苦酒五升，渍之晬时，煮三沸，绞去滓。以绵一片浸药中，适寒温以熨囟上，冷更温之，复熨如前，朝暮各三四熨乃止，二十日可愈。

3. 白芨散（《太平圣惠方·卷第八十二·治小儿解颅诸方》）

治小儿颅骨开。

白芨（一分）　细辛（一分）　防风（一分，去芦头）　柏子仁（一分）

上件药捣细罗为散。以乳汁调涂儿颅骨上，日二用之。

4. 熨药方（《太平圣惠方·卷第八十二·治小儿囟不合诸方》）

治小儿脑长头大，囟开不合，臂胫小，不能胜头，三岁不合。

半夏（一两，汤洗七遍去滑）　芎䓖（一两）　细辛（二两）　桂心（一两）　川乌头（五枚，炮裂，去皮脐）

上件药细锉。以酒四升，渍一宿，绵裹，入器中煮令微热，温熨儿囟门上，朝暮熨二三十遍，极效。

5. 封囟散

1）《圣济总录·卷第一百六十七·小儿解颅》

治小儿解颅，囟门开解。

柏子仁（炒）　细辛（去苗叶）　防风（去叉）　白芨（各一两）　草乌头（炮，半两）

上五味，捣罗为细散。乳汁调，涂囟开处。

2）《幼幼新书·卷六·囟不合第二》

治婴儿解颅，囟不合，囟填囟陷不平。皆由肾经虚热。

蛇蜕皮（一两，烧灰）　防风（半两）　白芨（半两）　川大黄（半两，湿纸裹炮存性）

上为细末，青黛半两同研匀。每用半钱，以猿猪胆汁调匀，用一纸囟子摊之，四边面各留少白纸，用淡生醋面糊贴囟上，不住以温水润动，一伏时换。一方生姜汁调敷。

6. 蟹足散（《圣济总录·卷第一百六十七·小儿解颅》）

治小儿解颅不合。

生蟹足骨（焙干）　白蔹（各半两）

上二味，捣罗为散。乳汁和，涂囟上，以瘥

为度。

7. 合囟散《(圣济总录·卷第一百六十七·小儿解颅》)

治小儿囟开不合。

防风(去叉)　白芨　柏子仁(各一两)

上三味,捣罗为散。用乳汁调少许,涂囟上,以合为度。

8. 半夏散(《圣济总录·卷第一百六十七·小儿解颅》)

治小儿脑长发大,囟开不合,臂胫小,不能胜头。

半夏(汤洗去滑七遍,焙)　川芎　桂(去粗皮,各一两)　草乌头(十枚,炮制,去皮脐)　细辛(去苗叶,二两)

上㕮咀。以醇苦酒五升渍,晬时,煮三沸,绞去滓,以绵一片,浸药中,适寒温,以熨囟上,冷更温之,复熨如前,朝暮各三四熨乃止,二十日可愈。一方有生姜。

9. 防风散(一名**柏子仁散**)(《普济方·卷三百六十三·婴孩头眼耳鼻门·解颅》)

治小儿囟开不合。

防风(去芦头)　白芨　柏子仁(各一两)

10. 熨顶散(《普济方·卷三百六十三·婴孩头眼耳鼻子门·解颅》)

治长头方面,囟大不合,手足痿小,不能行步,头顶软弱,体瘦面光,并皆治之。

半夏　川乌　川芎　桂心　细辛　百合　白芨　柏子仁　朗黎树根(焙,各等分)

上为末。用煨大蒜和酒,捣成饼子贴之;又用绯绢贴之,用炙手频频熨之。

11. 柏仁散(《奇效良方·卷之六十四·小儿门·解颅》)

治小儿解颅不合。

防风(一两半)　柏子仁(一两)　白芨(一两二钱)

上为细末。每用一字,用乳汁调涂囟上。

12. 治小儿解颅验方

1)《备急千金要方·卷五下·少小婴孺方下·小儿杂病第九》

治小儿囟开不合方。

防风(一两半)　柏子仁　白芨(各一两)

上三味为末,以乳和敷囟上,日一,十日知,二十日即愈。

又方:取猪牙车骨煎取髓,敷囟上愈。

熬蛇蜕皮末之,和猪颊车中髓,敷顶,日三四度。

2)《太平圣惠方·卷第八十二·治小儿解颅诸方》

蛇蜕皮(一两,烧灰,细研)　猪颅(颊)骨中髓(一分)

上件药,调为膏,涂于颅上,日二涂之。

3)《圣济总录·卷第一百六十七·小儿解颅》

治小儿脑长囟不合。

上取丹雄鸡一只,将就小儿囟上,割其冠,使血滴囟讫,以赤芍药末,粉血上。

4)《本草纲目·主治第四卷·百病主治药·小儿初生诸病》

治小儿解颅。

防风:同白芨、柏子仁末,乳和;天南星:醋和;漆花、榔榆皮、蟹螯灰:同白芨末;鼠脑、猪颊车髓、黄狗头:炙研,鸡子白和;驴头骨及悬蹄灰:油和,并日涂。丹雄鸡冠血:滴上,以赤芍末粉之。

5)《证治准绳·幼科卷之九·解颅》

治小儿解颅。

虎骨　败龟板　不灰木　乳香

上为末。用生猪血于手心内调,涂在头缝开解处,以旧绵子包裹七日,第八日以葱汤水洗去前药,再用此药涂之。经年者,已减一分,又歇三日,方再用药涂。

6)《本草易读·卷三·防风三十二》

治小儿解颅:白芷、柏仁为末,乳合敷之。

7)《本草易读·卷五·南星百四十》

治小儿解颅:南星为末,淡醋敷帛上,贴囟门,炙手熨之立效。

8)《幼幼集成·头项囟证治·简便方》

治小儿解颅,或因病后忽然囟门宽大,头缝四破。

鹿茸　防风　白芨　柏子仁(四味各五钱)

共为末。乳汁调作饼,贴囟门上,一日一换,以合为度。

9)《疡医大全·卷十·正面头面部·小儿解颅门主方》

治小儿解颅:驴头骨不拘多少,烧灰研细,以清油调敷头缝中。

狗头骨炙黄为末，鸡子清调涂。

10)《树惠不瘢儿科·解颅》

山茵陈一两，车前子、百合各五钱。三味为末，用乌牛乳汁调涂脚心及脑缝上，用帛裹头，三日一换，五日必效。

11)《理瀹骈文·续增略言》

治小儿囟缝不合，名解颅，属肾虚不生髓。

柏子仁　防风　南星(各四两)

研末。每用一钱，猪胆汁调，绢摊，大小看囟剪贴。此方凉。

又方：干姜四两，细辛两分，肉桂五分，研末，姜汁调敷囟门，小儿面赤即愈。此方温。

又方：南星、白蔹，醋敷；或蟹灰、白芨敷。

12)《外治寿世方·卷四·儿科》

治头缝不合。

防风　白芨　柏子仁(各等分)

为末。以乳汁调涂，一日一换。

茵陈　车前子　百合(各五钱)

为末。乌牛乳汁调涂足心及头缝开处，用绸包裹，二日一换。

三、治小儿解颅内服外治方

1. 虎骨方(《证治准绳·幼科卷之九·肺脏部肾脏部·解颅囟陷囟填总论》)

虎骨　败龟板　不灰木　乳香(各半两)

上为末，用生猪血于手心内调，涂在头缝开处，以旧绵子包裹七日，第八日以葱汤水洗去前药，再用此药涂之，经年者已减一分，又歇三日，方再用药涂之。

又服**参苓散**。

人参　茯苓　白附子(炮)　羌活　甘草(炙)　芍药　白术(水煮，各一分)　犀角屑　京芎　藿香(后三味减半)

上为末。每服半钱，水一盏，用少金银同薄荷三叶，煎至三分，温服，通惊气。

2. 八珍汤(《幼科证治大全·解颅》)

治小儿解颅有热。

内服八珍汤加酒炒芩连；外用布帛紧束，以白蔹末敷之。

3. 河车地黄丸(《疡医大全·卷十·正面头面部·小儿解颅门主方》)

治囟门不合，头疮不干。

紫河车(一具)　熟地(捣膏，八两)　怀山药(炒，四两)　丹皮　白茯苓　泽泻(盐水炒，各三两)　山萸肉(去核，酒炒，四两)

上为末，炼蜜为丸芡实大。每早晚白汤调服一丸。败龟板煅灰搽之。

【论用药】

1. 天南星

《本草纲目·草部第十七卷·草之六·虎掌》："天南星(宋《开宝》)苦，温，有大毒。主治：治惊痫，口眼歪斜，喉痹，口舌疮糜，结核，解颅。"

2. 豕

《本草纲目·兽部第五十卷·豕》："髓，甘，寒，无毒。主治：扑损恶疮(颂)。涂小儿解颅、头疮，及脐肿、眉疮、疥。服之，补骨髓，益虚劳。"

3. 驴蹄

《明代本草·本草纲目·兽部第五十卷·驴》："悬蹄，主治：烧灰，敷痈疽，散脓水。和油，敷小儿解颅，以瘥为度。"

4. 狗骨

《本草纲目·兽部第五十卷·狗》："头骨，黄狗者良。甘、酸，平，无毒。主治：金疮止血(《别录》)，治痈疽恶疮，解颅，女人崩中带下。"

5. 朗榆

《本草纲目·木部第三十五卷·木之二·朗榆》："甘，寒，无毒。主治：下热淋，利水道，令人睡(藏器)。治小儿解颅。"

6. 蛇蜕

《本草纲目·鳞部第四十三卷·鳞之二·蛇蜕》："咸、甘，平，无毒。火熬之良。主治：敷小儿重舌重腭，唇紧，解颅，面疮月蚀，天泡疮。大人疔肿，漏疮肿毒。煮汤，洗诸恶虫伤。"

7. 鼠脑

《本草纲目·兽部第五十一卷·兽之三·鼠》："脑，主治：针棘竹木诸刺，在肉中不出，捣烂厚涂之即出。箭镝针刃在咽喉胸膈诸隐处者，同肝捣涂之。又涂小儿解颅。以绵裹塞耳，治聋。"

8. 漆

《本草纲目·木部第三十五卷·木之二·漆》："辛，温，无毒。漆花，主治：小儿解颅、腹胀、交胫不行方中用之。”

9. 蟹

《证类本草·卷第二十一·中品·蟹》:“爪,主治:破胞,堕胎。生伊、洛池泽诸水中。取无时。(杀莨菪毒、漆毒)《简要济众》:小儿解颅不合。”

【医论医案】

一、医论

《育婴家秘·卷之四·头病》

解颅有二:初生后,头骨渐开,此胎气怯弱,肾气不足也。有闭而后开者,自囟至印堂,有破痕可开一分,又有头四破成缝者,此皆解颅,由病后肾虚,水不胜火,火气上熏,其髓则热,髓热则解,而头骨复分开矣。肾虚者,宜服地黄丸,以补肾之不足。调元汤、十全大补汤,母子共服之,以补脾胃,使气血渐实,其颅自合矣。其髓热者,宜通圣散为丸服,去硝不用。外用封囟法,或用新绵紧束之,有作巾遮护之,久而自合,亦良法也。

《先哲医话·卷上》

小儿解颅初起者,急与葛根加术附汤,兼以紫圆攻之则效。其证已成者,攻之则促命也。(紫圆能治上部毒,七宝丸能治下部毒,或以乾坤为二丸名,有理)

二、医案

《钱氏小儿直诀·卷三·五脏杂症主治》

一小儿,十四岁,解颅,自觉头大,视物皆大,畏日羞明。先兄以为肾禀怯弱,用六味丸加五味、鹿茸,及补中益气加山药、山茱萸,半载渐愈,二载而囟合。后婚姻,觉囟门开解,足心如炙。喜其断色欲,戒厚味,日服前药二剂,三载而愈。

《续名医类案·卷三十·虚损》

薛立斋治一小儿,九岁,解颅,足软,两膝渐大,不能行履。此肾禀不足,用六味丸加鹿茸,三月而能步履。

《续名医类案·卷三十·胎疾》

一儿解颅,未一岁,认字念书,父母甚爱之。予曰:此儿胎禀不足,肾虚颅解,真阳弱矣,聪慧早发,真阳泄矣,恐遗父母忧。未一岁而发搐死。[雄按]余儿寿源,生而壮伟,无一夭相。惟善解人意,未半岁即能认字,见者无不叹赏,余忧其发泄太早,果不满八月而殇,可悼也已。

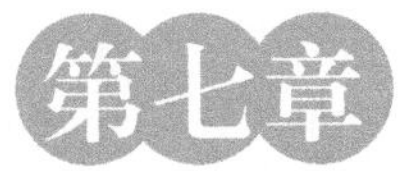

第七章 时行病证

儿科时行病证属于西医学“传染病”的范畴，又称“瘟病”或“瘟疫”。其多由感受时行疫戾毒邪而引起，具有发病急骤、病情严重、症状相似、传染性强、传播性大的特点。此类病证多从口鼻侵入，每每伴有程度不同的发热、皮疹，多由卫气营血传变，常伴伤津耗气、生风动血的病变。古代有关儿科时行病证的认识可见于麻疹、风痧、水痘、丹痧、痄腮、顿咳、白喉、暑温等病的论述。

第一节 麻　疹

麻疹是一种急性发疹性传染病，临床常以发热、咳嗽、鼻塞、流涕、畏光羞明、泪水汪汪，口腔两颊出现麻疹黏膜斑，周身皮肤规律地布发麻粒样大小的红色丘疹，皮疹消退可见脱屑和色素沉着为主要特征，因其疹点如麻粒大，故名麻疹。麻疹是由于外感麻毒时邪引起的一种急性出疹性时行疾病，多发于6个月至5岁儿童，成人亦可感染，四季皆可发生，以冬春两季好发，是呼吸道传染病。

【辨病名】

中医对本病认识较早，纵观历代医家所述，明代以前，诸医家虽未正式提出“麻疹”之名，但春秋战国时期已有麻疹初期证候之记载。延至宋元，随着对麻疹诊治经验的不断积累，医家对本病的认识亦不断深入。如汉代张仲景《伤寒杂病论》、隋代巢元方《诸病源候论》、唐代孙思邈《备急千金要方》及王焘《外台秘要》等书中，所载“发斑”“瘾疹”“赤疹”“丹疹”“痧子”的部分病证表现与麻疹皆有相似之处。钱乙《小儿药证直诀》将多种发疹性疾病皆统称为“疮疹”。明代龚信《古今医鉴》将“麻疹”作为独立疾病列出，并记述麻疹的诊断治疗，为后世麻疹病的诊疗做出较大贡献。

一、以皮疹特点命名

《伤寒总病论·卷第四·斑豆疮论》：“庞曰：天行豌豆疮……此病有两种，一则发斑，俗谓之麻子，其毒稍轻；二则豌豆，其毒最重。”

《活幼新书·卷中·明本论·疮疹》：“轻者如麻，俗言麻子；重者如豆，谓之豆疮。”

《痘疹心法·卷之三·夹疹》：“疹，一名麻子，君火所为也。或曰：脾为疹。”

《活幼心法》：“麻形如麻，痘形如豆。”

《景岳全书·卷之四十二谟集·痘疹诠·麻疹》：“遍身细碎，无有空处。”

《生民切要·下卷·小儿麻疹》：“凡小儿麻疹，原于六腑蕴积热毒所成。有甫生半月而种，号曰胎麻。人生无不种者，症与痘症、伤寒相似。或为时气传染，发于皮肤之间。有再种而至三种，与痘症终身一种为少异。”

《慈幼新书·卷七·麻疹》：“麻疹发自六腑，亦曰糠疮，较痘疮似浅，有形无浆，易出易收，多实热者，然倏忽变化，其症急速。”

《幼科证治大全·麻疹》：“古谓麻即疹也，疹出如麻成朵，痘出如豆成粒，皆象其形而名也。”

《幼幼集成·卷六·万氏痘麻·麻痘西江月》：“麻痘俗呼麻子，盖因火毒熏蒸，朱砂红点遍身形，发自胃经一定。”

《痘科辨要·卷七·辨麻疹诸证》：“一名肤疹，一名骚疹，一名糠疹，一名麸疹，一名痦子，一名痧子，一名赤疮。古谓麻即疹也，疹出如麻成朵，痘出如豆成粒，皆因其形而名焉。夫胎毒一也，《玉案》曰：初见时，大小不一，有色点如痱者，曰之疹。又琐屑红点，隐隐肉间，曰之痧，同其证异其形，是皆肤疹也……《圣济总录》曰：疹者，其邪在腑，发为细疹状，如蚊喙所螫，点点赤色，俗号麸疮。《三因方》曰：细粟如麻者，俗呼为麻，即肤疹也。《幼幼集》曰：麻即疹也，谓形乱如麻为朵也。”

《麻痘蠡言》：“如麻絮之纷披，谓之麻。”

二、不同地域命名

《麻疹全书》：“麻证之名，各方不同，在京师呼为温疹，河南呼为粰疮，山西、陕西呼为糠疮，山东、福建、两广、云贵、四川俱呼为疹子，江南呼为痧疹，浙江呼为瘄子，湖广、江西俱呼为麻证，又呼为艄子，闻人氏呼肤证。”

《证治准绳·幼科集之六·心脏部四·麻疹》：“麻疹浮小而有头粒，随出即收，不结脓疱，北人谓之糠疮，南人谓之麸疮，吴人谓之痧，越人谓之瘄，古所谓麻，闻人氏所谓肤疹是也。”

《麻科活人全书·卷之二·四方麻名第一》：“粰、糠、痧、瘄、艄、温疹，其实属麻一证名，方语原来各有别，治同一例应如神。麻证之名，各方不同。在京师呼为温疹，在河南呼为粰疮，山西、陕西呼为糠疮，山东、福建、广东、广西、云南、贵州、四川俱呼为疹子，江南呼为痧疹，浙江呼为瘄子，湖广、江西俱呼为麻疹，又呼为艄子，闻人氏呼为肤疹，虽四方之命名有别，其实皆一麻也，调治之法，原无异耳。”

《幼科释谜·卷二·麻疹·麻疹原由症治》：“方书名麻疹者，北人单谓之疹，吴人谓之痧子，浙人谓之疳子，名各不同，其实则一也。”

【辨病因】

麻为阳毒，属温热时邪（麻疹时邪），邪经口鼻侵入。小儿肺常不足，卫外功能未健，故常易被侵袭。且小儿脾常不足，故易食滞痰积。麻疹病变部位主要在肺脾。脾为生痰之源，肺为储痰之器，若小儿内有食积痰滞，外又受风寒风热之邪，再感天行时气，则易发为麻疹。

一、胎元伏毒

《小儿药证直诀·卷上·脉证治法》：“小儿在胎十月，食五脏血秽，生下则其毒当出。故疮疹之状，皆五脏之液。”

《小儿痘疹方论·论痘疹受病之由》：“夫小儿在胎之时，乃母五脏之液所养成形也。其母不知禁戒，纵情厚味，好啖辛酸，或食毒物，其气传于胞胎之中，此毒发为疮疹。”

《外科启玄·卷十·明痧症吉凶论》：“痧子一症，亦是胎毒流行，所感不时之气而发也。”

《幼科证治大全·麻疹》：“夫胎毒一也，痘出于五脏，脏属阴，阴主血，故痘有形而有麻粒大汁，其症寒热备有也。疹出于六腑，腑属阳，主气，故疹有形而无浆，其形多实热而无寒也。”

《麻科活人全书·卷之二·初潮认证第五》：“麻为胎毒发于心，肺与相连热毒侵，咳嗽鼻中清涕出，更兼两目泪盈盈。麻疹之证面必红，呵欠咳嗽鼻流浓，汪汪眼泪频频嚏，休作伤寒别证攻。麻疹初潮，未现标时，必身热憎寒，头疼咳嗽，或吐，或干呕，或泻，或腹痛，或鼻塞，或鼻流清涕，喷嚏呵欠，眼胞浮肿，目泪汪汪，腮赤体疼，烦躁不宁。”

《儿科萃精·卷五·麻疹门·麻疹解》：“亦系胎元之毒，伏于六腑，感天地邪阳火旺之气，自肺脾而出。”

二、六腑蕴积热毒

《生民切要·下卷·小儿麻疹》：“凡小儿麻疹，原于六腑蕴积热毒所成。有甫生半月而种，号曰胎麻。人生无不种者，症与痘症、伤寒相似。或为时气传染，发于皮肤之间。有再种而至三种，与痘症终身一种为少异。”

《张氏医通·卷十二·婴儿门下·麻疹总论》：“麻疹者，手足太阴、阳明二经蕴热所发，小儿居多，大人亦时有之，是亦时气传染之类。”

三、外感天行时邪

《婴童百问·卷之十·麻证水痘　第九十九问》：“凡小儿斑疮之候，乃天行时气。”

《痘疹心法·卷之二十·疹毒症治歌括》：“春温夏暑秋清冬寒，此四时之主气也。冬应寒而反温，阳气暴泄，火令早行，人感之者，至于来春必生疮疥。未出痘疹者必感而出，虽曰胎毒，未有不由天行者，故一时传染，大小相似，但见痘疹之出，宜先服消毒保婴丹、代天宣化丸以预解之，可使毒散，不为已甚也。”

《外科启玄·卷十·明痧症吉凶论》：“痧子一症，亦是胎毒流行，所感不时之气而发也。”

《证治准绳·幼科集之六·心脏部四·麻疹》:“虽曰胎毒,未有不由天行者。”

《医宗金鉴·痘疹心法要诀·疹门·疹原》:“惟麻疹则为正疹,亦胎元之毒,伏于六腑,感天地邪阳火旺之气,自肺脾而出。”

《麻科活人全书·卷之一·麻疹骨髓赋》:“麻虽胎毒,多带时行。”

《儿科萃精·卷五·麻疹门·麻疹解》:“系胎元之毒,伏于六腑,感天地邪阳火旺之气,自肺脾而出。”

四、外感风寒热邪

《疹科类编·论·总论辨疹》:“麻疹……其间或兼风,或兼痰,或伤食……即随病用对症之药,要之不乱投汤剂,则儿无事也。”

《慈幼新书》:“麻疹之发也,有风热风痰,颗粒浮于皮肤,随出随没,没则又出。”

【辨病机】

麻疹时邪,经口鼻侵入,致肺气失宣,继而麻毒由表入里,郁阻于脾,正邪交争,驱邪外出,邪毒出于肌表,皮疹按序发布全身。疹透之后,毒随疹泄,麻疹渐次吸收,热去津伤,顺利康复;若感邪较重;或正气不足,正不胜邪;或治疗失当;或调护失宜,则可导致邪毒不能外泄而内陷,则可导致痰热壅盛,肺气郁闭;或邪毒内陷厥阴,蒙蔽心包,引动肝风之逆证,危及患儿生命。

一、侵袭肺卫,肺气失宣

《小儿药证直诀·卷上·脉证治法·疮疹候》:“始发潮热三日以上,热运入皮肤,即发疮疹,而不甚多者,热留肤腠之间故也。潮热随脏出,如早食潮热不已,为水疱之类也。”

《痘疹心法·卷之二十·疹毒症治歌括》:“疹为胎毒发于心,肺与相连热毒侵,咳嗽鼻中清涕出,且观双目泪盈盈。”

《证治准绳·幼科集之六·心脏部四·麻疹》:“麻疹初出,全类伤风,发热咳嗽,鼻塞面肿涕唾稠黏,全是肺经之证。”

《疹科类编·论·总论辨疹》:“麻疹,大抵主发肺经之热毒者。”

《麻科活人全书·卷之二·初潮认证第五》:“麻为胎毒发于心,肺与相连热毒侵,咳嗽鼻中清涕出,更兼两目泪盈盈。麻疹之证面必红,呵欠咳嗽鼻流浓,汪汪眼泪频频嚏。”

《幼幼集成·卷六·万氏痘麻·麻疹骨髓赋》:“麻虽胎毒,多带时行。气候寒温非令,男女传染而成。其发也,与痘相似。不知毒起于胃……脏腑之伤,肺则尤甚。”

二、由表入里,郁于肺胃

《麻疹全书》:“麻为火毒,出于肺胃。”

《张氏医通·卷十二·婴儿门下·麻疹总论》:“麻疹者,手足太阴、阳明二经蕴热所发,小儿居多,大人亦时有之,是亦时气传染之类。”

《幼幼集成·卷六·万氏痘麻·麻疹骨髓赋》:“麻虽胎毒,多带时行。气候寒温非令,男女传染而成。其发也,与痘相似。不知毒起于胃……脏腑之伤,肺则尤甚。”

三、麻毒阳邪,伤津耗液

《杂病源流犀烛·卷二·疹子源流》:“麻疹出六腑,先动阳分,而后归于阴经,故当发热,必火在荣分煎熬,以至血多虚耗。”

《济世全书·坤集卷七·麻疹》:“盖麻疹属阳,血多虚耗,今滋补阴血,其热自除,所谓养阴退阳之义。”

四、正邪交争,热毒壅盛

《痘疹心法·卷之二十·疹毒症治歌括》:“如疹子既出,热甚不减,此毒壅遏,宜大青汤解其表。便涩者,以黄连解毒汤合化斑汤,或大连翘汤解其里。大便不通者,河间凉膈散加牛蒡子。”

《医宗金鉴·痘疹心法要诀·疹门·麻疹轻重》:“若素有风寒食滞,表里交杂,一触邪阳火旺之气,内外合发,而正不能制邪,必大热无汗……则为重而难治者也。”

【辨病证】

麻疹的辨证,首先辨顺逆,顺证为轻证,逆证为重症或危重症。再辨表里、辨脏腑,最后判断预后。小儿麻疹重症属于表里夹杂之证,在里,素有痰积、食滞;在表,外感天行时邪,内外合发而正不能制邪,则难治也。

一、辨顺证

麻疹顺证，经历初热期：麻疹时邪在表，表现为发热，咳嗽流涕，眼红，泪汪汪等；出疹期：潮热，高热，烦躁咳嗽，皮疹顺序而出，皮疹色泽红活，分布均匀，麻毒随汗而透，三天内皮疹透发结束；收没期：正胜邪却，皮疹先出先没，诸证减轻至愈，皮肤糠麸样脱屑和色素沉着。

《小儿药证直诀·卷上·脉证治法·疮疹候》："面燥腮赤，目胞亦赤，呵欠顿闷，乍凉乍热，咳嗽嚏喷，手足梢冷，夜卧惊悸多睡，并疮疹证，此天行之病也。惟用温凉药治之，不可妄下及妄攻发、受风冷。"

《景岳全书·卷之四十二谟集·痘疹诠·麻疹》："凡看麻疹初出之法，多于耳后、项上、腰腿，先见其顶尖而不长，其形小而匀净者吉也。若色见通红，则疹发于心，红者，火之正色也。若疹色淡白者，心血不足也，养血化斑汤主之，或四物汤加防风。色大红焰或微紫者，血热也，或出太甚者，并宜大青汤主之，或四物汤去川芎加柴胡、黄芩，干葛、红花、牛蒡子、连翘，凉血滋阴而热自除，所谓养阴退阳之义，亦五死一生之证也。若黑色者，则热毒尤甚，而十死一生之证，此尤不可不明察之而混为施治也。"

"麻疹发热之初，与伤寒相似，惟疹子则面颊赤，咳嗽喷嚏，鼻流清涕，目中有泪，呵欠喜睡，或吐泻，或手掐眉目，面赤为异耳。但见此候，即是疹子。"

"痘之外有疹，疹子外又有麻疹。麻疹者，亦疹之类，即斑疹也。但正疹则热至五六日而后一齐涌出，出皆粒粒成疮，非若麻疹之皮红成片也。且麻疹之出，则不拘三四日，以火照之，遍身涂朱之状，此将出之兆。出则细碎，皮红成片，如蚊蚤之迹者，即麻疹也。亦或有六日始出，出而又没，没而又出，不过一周时许。世俗谓一日三出，三日九出，后方齐出透彻。然亦有不拘者，只三日间，从面至胸背手足，虽随出随没，然只要出透，以遍身红润者为美。"

《生民切要·下卷·小儿麻疹》："一发则遍身为之红活，其色紫赤者吉，紫黑者凶。初起憎寒壮热，吐泻咳嗽交作，不思饮食，面赤眼光，喷嚏痰涎，或五六日而出，或七八日而出，本无定期，治法亦与痘症不同。"

《麻科活人全书·卷之一·验麻色吉凶》："麻疹色红者吉，麻疹色赤者重，麻疹色黄者危，麻疹色黑者死。"

《麻科活人全书·卷之一·麻疹轻证》："或热，或退，五六日而后出者轻。身有微汗，滋滋润润，气不甚粗，身不焦热，麻出必轻。淡红滋润，头面匀静而多者轻。透发三日，而渐收者轻。麻已出明白后，而身上皮肤，或青色或红紫色者，俱无妨。上身热，下身凉，此乃隔热下凉。不妨。"

《幼科释迷·卷二·麻疹》："麻疹浮小，而有头粒，非如发斑，成片一色，方其初起，必先发热，都似伤寒，而有分别。鼻流清涕咳嗽嚏泄，眼胞微肿，泪汪盈睫，或呕或利，红及腮颊，此麻疹候，汗下不必。按此诸症，乃为肺疾，亦属天行，传染而得，身热之后，其出最捷，一拥而来，六时渐没，其没贵迟，期两三日，热清毒退，乃为上吉。亦有出迟，三日始灭，亦有没早，顷刻无迹，皆由热毒，肤厚而合，恐生他变，至不可测。"

《幼科释迷·卷二·麻疹·麻疹原由症治》："凡看麻疹之法，多于耳后顶上腰眼先见，其颗大而不长，其形小而匀净。既出，色紫红干燥暗晦，乃火盛毒炽，宜六一散解之，四物汤换生地加柴、芩、翘、葛、牛蒡、红花等，滋阴凉血，而热似除。所谓养阴退阳之义也。如疹出，见风早没，不清爽者，宜消毒饮。加发散之药。虽不复出，亦寻愈矣。"

《痘疹精详·卷九·麻疹顺症》："或热或退，无他症者轻。发热三日见点者轻。头面先见，次两颐透出，乃至于足，形若芥子，色若桃花，作二三番齐透者轻。红活润泽，头面匀净而多者轻。出透三日而后渐收者轻。"

《儿科萃精·卷五·麻疹门·麻疹解》："故多咳嗽喷嚏，鼻流清涕，眼泪汪汪，两胞浮肿，身热二三日或四五日，始见点于皮肤之上，形如麻粒，色若桃花，间有类于痘大者，此麻疹初发之象也，形尖疏稀，渐次稠密，有颗粒而无根晕，微起泛而不生浆，此麻疹见形之后，大异于痘也。但调治麻疹者，慎毋失之大意，以麻疹变化之迅速，较出痘更有甚焉者，此亦小儿万不能免之一大证也。"

二、辨逆证

麻疹发热期、出疹期，邪盛正虚，热毒壅盛，壮热持续不退，皮疹暴出，色泽紫暗；或体温不升；或体温骤降，麻疹透发不畅，为麻疹逆证。

《万病回春·卷之七·麻疹》："重者，遍身绷胀，眼亦封闭。有赤白微黄不同，仍要红活，最嫌黑陷及面目、胸腹稠密，咽喉攒缠者逆。发不出而喘者，即死。与大科瘾疹相似，又与发斑相似，如锦纹，有空缺处，如云头状。麻即如麻，遍身无空，但疏密不同耳，仍有夹斑、夹丹、夹疮同出者。"

《景岳全书·卷之四十二谟集·痘疹诠·麻疹》："凡疹初出色赤者，毒盛之势也。但大便调，咳嗽多，右手一指脉轻重取皆有力，虽势重不碍，但当随证调理。若嗽少，右手一指脉无力，虽三日后收，其浑身疹疮变为紫色，壅结于皮肤之间，若用解利之药，其色渐转红色，嗽多流涕，颇思饮食者生，若投二三剂难变者难疗也。"

"凡疹后余毒未尽，随当解之。若停留日久不解，则必致喘嗽，或喉中痰响，或为四肢冷痹，或目无光彩，面色青白，或鼻孔如烟筒，或嗽声不出。若右手一指脉轻取散乱，重按全无，则成难治之证矣。"

"疹退后多有咳嗽之证。若微嗽不已者，此余毒未尽也，用清肺饮加生甘草、牛蒡子主之。若嗽甚气逆，发而不已者，此肺中伏火，金虚叶焦也，宜清肺饮，或清肺汤合人参白虎汤、六一散之类主之。若身热顿嗽，甚至饮食俱呛出，或咳出血，皆热毒乘肺而然，宜多用门冬清肺汤，或加连翘，或清金降火汤主之。若咳甚而面浮目肿，胸高喘急，血出口鼻，面色青赤，昏躁摇头者，死证也。又有肺气本虚，为毒所逼而发喘不已，但无嗽血呛会等证者，宜用清肺饮倍加人参治之。不可拘于肺热之说，而纯用清肺解毒之药也。"

"凡疹证多嗽，此顿出顿入之势也。但有疹毒，须假嗽多而散，故疹后旬日之内，尚宜有嗽，切不可见嗽多而治嗽也，宜慎之。疹证属肺与脾胃，肺受火邪则嗽多，嗽多则顿出头面并及四肢；大肠受火邪，则上连脾胃而为泄泻。若早泻则嗽必减而变为喘，盖喘嗽二者皆属于肺。然嗽实喘虚，得嗽者出，得喘者入，入则合眼多痰，胸满腹胀，色白而毒不尽出，证则危矣。此疹之宜嗽不宜喘，而最不宜于泄泻也。"

"凡疹出一二日，或三四日，忽然大泻，嗽多者，用升表之药，加以分利治之。若泻而兼喘，复见闷乱摇头者凶。"

"麻疹现后，大便下脓血，或因泄泻而变成脓血者，或径自利者，但看疮疹出多而色红又多嗽者，只宜表疹。俟其收后，方宜解毒，兼治其痢。疹子初起，最忌泄泻，然亦有始终泄泻而不妨者，禀之强弱异也。苦因泻嗽减而变为喘者则危矣，详前喘嗽条。身热烦渴泄泻者，柴苓汤、四苓散。如热甚或夏月，益元散。"

《幼科释迷·卷二·麻疹·麻疹原由症治》："叶桂曰：疹属阳腑经邪，初起必从表治。症见头痛喘咳，气粗呕逆，一二日即发者轻；三五日者重；阳病七日外，隐伏不透，邪反内攻，喘不止，必腹痛胀秘闷危矣。治宜苦辛清热，凉膈去硝黄。"

"闻人槻曰：麻疹初出，全类伤寒，发热咳嗽，鼻塞面肿，涕唾稠黏，全是肺经之症。有未传泄利者，有一起即兼泄利者，肺与大肠相表里，表里俱病也。惟不可触冒风寒，及于正蒸热时啖食，能变轻为重，不可不慎。"

"疹子发热吐利，乃火邪内逼，纯是热症，不可作寒论。上焦多吐，黄芩汤加茅根、芦根、枇杷叶。下焦多利，黄芩汤送香连丸。中焦吐利俱多，黄芩汤多加茅根、芦根、调六一散。滞下，加味黄芩汤调六一散。疹出之时，咽喉肿痛，乃毒火上熏，勿作喉痹治，甘桔汤加元参、牛蒡、连翘，或射干鼠粘子汤。疹色喜通红，若淡白者，心血不足，养血化斑汤。色太红，或紫殷者，血热也；或出太暴者，并宜大青汤。黑者死。疹既出，热盛不减，此毒壅遏，大青汤解其表。便涩者，黄连解毒汤合白虎汤解其里。大便不通，四顺清凉饮。疹后热不除，忽发搐，不可与急惊同论，用导赤散加人参、麦冬、送安神丸。大热未退，不可与食，与伤寒同。"

《彤园医书(小儿科)·卷前篇·麻疹证治·麻疹主治大法》："《活幼心法》曰：麻形如麻……麻出六腑，属阳，腑阳多实热，故治麻宜解散也。然麻虽属腑，而其热毒之气上蒸肺脏……若气喘鼻干，壮热惊烦者最重。疹出初形如疥或如米尖，渐次稠密，色润正红者顺，紫色者险，黑色者逆。"

《儿科萃精·卷五·麻疹门·附例》："小儿麻疹闭证，其初出时眼胞肿，白夹赤色，声哑，唇肿掀翻，鼻干鼻煽，气喘烦躁，口渴，腰痛腹胀，人事昏沉，口鼻出血，烦乱狂叫，二便出血，此乃毒火郁内而闭也。方用宣毒发表汤，除升麻、桔梗、甘草三味，加酒炒黄芩七分，酒蜜炒麻黄三分，或更加玄参钱半，山豆根一钱。”

【论治法】

纵观历代医家对麻疹的治疗，多以“透、清、养”为基本治疗原则。需按其不同阶段辨证论治。一般初热期以透表为主，疹出前及疹出时以透为顺，以透疹为要，故“麻不厌透”“麻喜清凉”。见形期以凉解为主；收没期以养阴为宜。同时注意透发防耗伤津液，清解勿过于寒凉，养阴忌滋腻留邪。若是已成逆证，首先宜清热解毒，麻毒闭肺者，宜宣肺化痰解毒；热毒攻喉者，宜利咽解毒。然虚则补，实则泻，寒则温，热则凉，方是医家玄妙。故治麻亦有血虚而用四物汤，气虚而用四君子汤，伤冷则温中、理中之药，皆当因证而用也。

一、顺证论治

《幼科折衷·上卷·痧症》：“痧出过三日后不没者，此内有实热也，加清利之药则自消矣，四物汤加芩、连、牛蒡之类。”

《外科启玄·卷十·明痧症吉凶论》：“痧子一症……食少者救胃和脾；秘结者疏利；郁热者解肌；则令中和。一出连绵三四日者不收，乃毒火太甚，急用化斑汤解毒汤。”

《景岳全书·卷之四十二谟集·痘疹诠·麻疹》：“麻疹初起，呵欠发热，恶寒咳嗽，嚏喷流涕，宜升麻葛根汤加苏叶、葱白以解肌，切忌大汗。”

“麻疹初起……若潮热甚者，加芩、连、地骨皮。谵语者，调辰砂益元散。咳嗽加麻黄、杏仁、麦门冬、石膏。咳甚热甚者，用凉膈散加桔梗、地骨皮。泄泻者，宜四苓散。便红合犀角地黄汤。吐血衄血，用犀角地黄汤加山栀。小便赤加木通。寒热似疟，小柴胡汤。”

“疹子欲出未出之时，宜早为发散以解其毒，则无余患。若不预解，使之尽出，多致毒蓄于中，或为壮热，日久枯瘁，或成惊痫，成为泻痢，或为咳血喘促，或作疳蚀而死。此虽一时戾气之染，然未有不由于人事之未尽也。”

“如疹出之时，咳嗽口干，心烦者，此毒在心肺，发未尽也，泻白散加天花、连翘、玄参、黄连主之。”

“如疹子既出而热甚不减，此毒盛者也，宜大青汤解其毒。便涩者，宜黄连解毒汤合白虎汤，或大连翘饮解其里。大便不通者，《局方》凉膈散加牛蒡子主之。”

“凡出疹之先，或有胃火，及出疹之后，余毒不散，此热毒收于牙龈上下，故并唇口生疮。遇有此证，每日用温米泔水洗十余吹，急用解毒之药治之。若或失治，多变走马疳也。”

“疹后余毒入胃，久而不散，以致牙龈黑烂，肉腐血出，臭气冲人者，名为走马疳，用马鸣散主之；甚者急用人中白、芦荟、使君子、龙胆草、黄连、五灵脂，浸蒸饼为丸，滚水服之，以清胃火。若面颊浮肿，环口青黑，齿脱唇崩鼻坏者，死证也。”

“凡疹子初起，发热吐利，纯是热证，不可作寒论。此乃火邪内逼上焦则多吐，下焦则多利，中焦则吐利并作。自利者，宜黄芩汤。吐利者，宜黄芩汤加半夏二钱、生姜三片。自利里急后重，宜黄连解毒汤合益元散。”

“疹后热不退，而发枯毛竖，肉消骨立，渐渐羸瘦，为骨蒸劳瘵之证者，宜万氏柴胡四物汤主之，或芦荟肥儿丸加当归、连翘治之。迟则变证，为睡则露睛，口鼻气冷，手足厥逆，遂成慢脾风瘛疭，不治之证矣。”

“麻证收后，余毒内改，凡寻衣摸床，谵言妄语，神昏志乱者死。如热轻而余毒未除，必先见诸气色，若有所见，须预防之，始终以升麻葛根汤为主，或四味消毒饮，或六味消毒饮、解毒汤，随证选用。仍忌鱼腥葱蒜等物。”

“疹子收后身有微热者，此虚热也，不须治之，待血气和畅，其热自退。若热势太甚，或日久不减，宜用柴胡麦门冬散；甚则黄连解毒汤，或合人参白虎汤。”

“疹后余热未尽，或热甚而失血者，四物汤加茵陈、木通、犀角以利小便，使热气下行则愈。若血在上者去川芎。”

“凡出疹之先，平昔过用面食者，或正出时吃面食者，成胃气渐开即思面食而用早者，因动胃火，以致清涕不来，身体作热，两眼看手，咬指抠鼻，撕口唇皮，及撕眼札毛者，此皆疹后食复之病也，当清肺解毒，加消导之剂治之。”

《景岳全书·卷四十二·麻疹初热七》：“麻疹发热之初与伤寒相似，惟疹子则面颊赤、咳嗽喷嚏、鼻流清涕、目中有泪、呵欠喜睡，或泻，或手指掐眉目面鼻为异耳，但见此候即是疹子。便宜谨避风过时，戒荤腥厚味，古法用升麻葛根汤以清散毒邪，余制透邪煎代之更佳，或柴归饮亦妙。"

《小儿诸证补遗·小儿麻疹证》："小儿麻疹……病在于表，宜当汗之……麻证初然发表，升麻葛根汤，升麻、葛根、芍药、甘草。若见红了，再不可用葛根，恐致表虚，使其难靥不收。"

《幼科折衷·上卷·痧症》："痧后壮热气促不止者，此余毒留连未尽也，须用解火清金之剂，以竹叶、石膏、门冬、知母、芩、连、玄参、桔梗、陈皮、枳壳、天花粉、牛蒡之类。"

《张氏医通·卷十二·婴儿门下·麻疹总论》："以其阳气从上，故头面愈多者为顺，法当清凉发散为主，药用辛散以升发之。凉润以清解之，切忌酸收，凡动气燥悍及一切温补之药，慎不可犯，误用祸不旋踵。辛散如荆芥、薄荷、前胡、葛根、麻黄、石膏、鼠粘子。凉润如黑参、栝蒌根、葳蕤、麦冬、生甘草、芩、连、贝母、连翘、竹叶。皆应用之药，又当随所发月时，量儿大小，及见证轻重而为制剂。"

"若渐出渐收者，其势虽轻，而热尚未平，须防喘急。若连绵三四日者，其势虽盛，而热已发泄，必无他变，宜大青汤，或消毒饮加黑参、石膏、麦冬、竹叶。若发热时遍身汗出，或衄血者，此毒解也，勿遽止之。"

"如冬天寒甚，麻毒为寒郁于内，不得透出而喘，加蜜酒炒麻黄，一剂立止。夏月热势甚者，即用白虎汤加竹叶，忌用升麻，误服必喘，然喘为肺气壅遏。"

"又其证多泄泻，慎勿止涩，惟宜芩、连、葛根，则泻自止。疹家不忌泻，泻则阳明之邪热得解，是亦表里分消之义。"

"麻疹多有热痰在肺，初发时必咳嗽，宜清热透表，不得止嗽。"

"若汗出太多，血流不止，当以清肺汤去款冬、杏仁加麻黄根以敛汗，犀角地黄汤以止血，迟则气虚神耗。为难治也。"

"麻后咳嗽，切忌辛温酸涩，但用清咽滋肺汤以清余热，痰壅自愈。"

《幼科铁镜·卷四·麻症》："有麻见点，随即收入，或泻青水，审非风寒为害。唇色惨白，口气微微，此乃内虚不能送毒，不可分利止泻。惟用八珍汤以托之。外用葱半斤许，白酒煎，遍身擦之。"

《慈幼新书·卷七·麻疹》："麻疹之发也，有风热风痰……虽值严冬，亦不宜盖覆过暖，闭塞玄府，恐毒入咽喉，令人声哑。治宜清肺降痰，发表令透"。

《幼科释迷·卷二·麻疹·麻疹原由症治》："李梴曰：疹者如粟米，微红，隐隐皮肤不出，作痒，全无痛处。麻子最小，隐隐如麻子，顶平软不碍指，即有清水，痘多挟疹同出，麻亦多挟疹同出，故曰痘疹、麻疹。麻疹以升麻葛根汤加葱白、紫苏，乃麻疹初起之神方；或苏葛汤亦佳；或以加味败毒散表之。"

"龚信曰：当以葱白汤饮之，其麻自出。如渴，只宜葱白汤以滋其渴，使毛窍中常微润可也。过三日不没者，内有实热，犀角地黄汤解之。"

"王肯堂曰：发热六七日，知是疹子，却不见出，此皮肤坚厚，腠理闭密；又或为风寒袭之，曾有吐利，乃伏也。急用托里发表之剂，麻黄汤调柏墨散发之，外用胡荽酒麻蘸遍身刮之。疹子发热，或自汗，或鼻衄者，不须止之。亦发散之义。"

"钱乙曰：麻疹形症亦同，有如发风疹疙瘩、拥起如云头、色赤成斑、随见随没者，有如粟米头粇、三番俱见而不没、至三日后方收渐没者，然皆谓麻疹。其于欲出未出之际，当用发表药发之，则易出易愈也。有发热至十余日始见者，大抵主在发散肺经之热毒，始事也。调理补养病后之元气，终事也。其或兼风兼痰兼食，随宜加对症药。"

"凡看麻疹之法……既出，色紫红干燥暗晦，乃火盛毒炽，宜六一散解之，四物汤换生地加柴、芩、翘、葛、牛蒡、红花等，滋阴凉血，而热似除。所谓养阴退阳之义也。如疹出，见风早没，不清爽者，宜消毒饮，加发散之药。虽不复出，亦寻愈矣。"

"麻疹与痘疮，始似终殊，原同症异……然麻疹一症，先动阳分，而后归于阴经，故标属阴，而本属阳。其热也，气与血分相搏，故血多虚耗。其治也，先发散行气，而后滋养补血。小儿脏腑娇嫩，形气未充，脾常不足。又小儿生机蓬勃，发育迅速，脾胃负担重，故治疗小儿麻疹需时时注意顾护脾胃。"

《脉义简摩·卷八儿科诊略·麻疹辨略·辨脉》："疹本出于肺，又发于皮肤肺之部也，热伤津液矣。故麻疹始终以清热养液为第一义。"

二、逆证论治

《小儿药证直诀·卷上·脉证治法·疮疹候》："疮疹由内相胜也，惟斑疹能作搐。疹为脾所生，脾虚而肝旺乘之。木来胜土，热气相击，动于心神，心喜为热，神气不安，因搐成痫。斑子为心所生，心生热，热则生风，风属于肝，二脏相搏，风火相争，故发搐也。治之当泻心肝补其母，栝蒌汤主之。"

《外科启玄·卷十·明痧症吉凶论》："痧子一症……其色若丹，随出随没，乍有乍无，肿而兼隐，肤赤明朗者为吉。最嫌煤黑，百无一生。喜衄血，毒从衄解。身凉者吉，咽痛者凶。治宜生津养血。"

《景岳全书·卷之四十二谟集·痘疹诠·麻疹》："麻疹已出，烦躁作渴者，解毒汤合白虎汤；谵语溺闭者，导赤散。"

"麻疹已出……谵语如狂者，解毒汤调辰砂益元散；大小便血者，犀角地黄汤合解毒汤。"

"疹后热不除忽作搐者，不可以急惊风同论，宜导赤散加人参、麦门冬，送七味安神丸。小便清者可治，短少者难治。如见多痰，或用抱龙丸，或以四物汤加麦门冬、枣仁、淡竹叶、甘草、龙胆草、黄连、茯苓、辰砂、石菖蒲之类治之，或以此药为末，用蒸饼、猪心血为丸服亦可。"

《幼科折衷·上卷·痧症》："痧后咳嗽不止者，二陈加栝蒌、桔梗、玄参、黄芩治之。渴则门冬、花粉，喘则苏子、桑皮可也。"

《张氏医通·卷十二·婴儿门下·麻疹总论》："多喘者，热邪壅肺也，切勿定喘，惟应大剂竹叶石膏汤去半夏加贝母、黑参、薄荷。"

"然喘为肺气壅遏，故喘必兼嗽，而张口抬肩者，肺窍不通，不治也。故谚有喘而咳嗽者可疗，喘而不嗽者难医之语。"

"又有疹收之后，饮食如常，卒然心腹绞痛，遍身冷汗如冰者，此元气虚弱而中恶气也，朝发夕死，勿妄治之。"

《幼幼集成·卷六·万氏痘麻·麻痘西江月》："麻疹因何咳嗽？盖由肺胃相连。肺金被火苦熬煎，以致咳嗽气喘。治法清金降火，不宜误用辛甜。"

【论用方】

一、小儿麻疹通治方

1. 升麻汤（《景岳全书·卷之六十三长集·痘疹诠古方·痘疹》）

解散疹毒。

升麻（去须）　葛根（去皮，各一钱）　芍药（酒浸，二钱）　炙甘草（一钱）

水一盏煎五分。食远稍熟服，量人大小加减。

2. 麦门冬汤（《景岳全书·卷之六十三长集·痘疹诠古方·痘疹》）

治表邪内热，咳嗽甚者。

麦门冬　葛根（去皮，各一钱）　升麻（去须，四分）　赤芍药（酒炒）　茯苓（各六分）　炙甘草（四分）　石膏（煅，一钱半）

上水煎服。

3. 生地黄散（《景岳全书·卷之六十三长集·痘疹诠古方·痘疹》）

治小儿斑疹，身热口干，咳嗽心烦者。

生地黄（半两）　麦门冬（七钱）　款冬花　陈皮　杏仁（各三钱）　炙甘草（二钱半）

上每服三五钱，水一大盏煎六分，不拘时徐徐温服，量大小加减。

4. 大青汤（《景岳全书·卷之六十三长集·痘疹诠古方·痘疹》）

解斑疹大毒良方。

生地黄　石膏　玄参　地骨皮　知母　木通　甘草　青黛　荆芥穗（各等分）

上水一盏，加淡竹叶十二片，煎七分，温服，无时。

5. 葛根麦门冬散（《景岳全书·卷之六十三长集·痘疹诠古方·痘疹》）

治小儿热毒斑疹，头痛壮热，心神烦闷。

葛根（三钱）　麦门冬（四钱）　人参　川升麻　茯苓　甘草（各二钱）　石膏（半两）　赤芍药（一钱）

上㕮咀。每服三钱，水一大盏煎至六分，不拘时徐徐温服，仍量儿大小增减。

6. 加味升麻汤（《幼科证治大全·麻疹》引《医鉴》）

治小儿麻疹，表药也，或邻家已有疹证预服。

升麻　玄参　柴胡　黄芩(各五分)　干葛　赤芍(各四钱)　独活(一钱)　甘草(二钱)

上水煎服。

7. 桂枝葛根汤(《幼幼集成·卷六·万氏痘麻·麻疹证治歌》)

严寒时令,麻毒难出,以此发之。

柳杨　桂粉　干葛　赤芍药　绿升麻　北防风　炙甘草

生姜三片,淡豆豉一钱为引,水煎服。

8. 升麻葛根合人参白虎汤(《幼幼集成·卷六·万氏痘麻·麻疹证治歌》)

炎天暑月,毒为热隔,以此凉解之。

绿升麻　粉干葛　白芍药　炙甘草　净知母　熟石膏

上拣参,糯米一撮,水煎服。

9. 缪氏清扬饮子(《痘科辨要·卷十方选·辨麻疹首尾用法》)

治麻疹之主方。

麦冬(去心,三钱)　西河柳(五分)　玄参(二钱)　鼠粘子(炒,研)　葛根(各一钱五分)　知母(蜜炒)　蝉蜕　荆芥穗　薄荷(各一钱)　甘草(一钱)　竹叶(三十叶)

甚者,加石膏五钱、冬米一撮;愈甚者,加黄芩、黄柏、黄连。

10. 翁氏麻黄汤(《痘科辨要·卷十方选·辨麻疹首尾用法》)

治袭于风寒,麻疹不发见者。

麻黄(去根节,制过)　升麻　牛蒡子(炒,研)　蝉蜕(洗净,去头足)　甘草(各一钱)

上五味,烦渴加石膏四钱,或加西河柳亦可。

二、麻疹初起方

1. 透邪煎(《景岳全书·卷之五十一德集·新方八阵·因阵》)

凡麻疹初热未出之时,惟恐误药,故云未出之先,不宜用药,然解利得宜,则毒必易散而势自轻减,欲求妥当,当先用此方为主。

当归(二三钱)　芍药(酒炒,一二钱)　防风(七八分)　荆芥(一钱)　炙甘草(七分)　升麻(三分)

水一钟半,煎服。如热甚脉洪滑者,加柴胡一钱。此外,凡有杂证,俱可随宜加减。

2. 升麻透斑汤(《景岳全书·卷之六十三长集·痘疹诠古方·痘疹》)

治疹疮初见红点一日至三日。

升麻　枳壳(麸炒,各五分)　柴胡(钱半)　桔梗　前胡(各一钱)　干葛　川芎　茯苓(各七分)　陈皮　半夏　甘草(各四分)

上加生姜一片,水一钟煎五分,作十余次徐服之。

3. 败毒散(《幼科证治大全·麻疹》引《医统》)

斑疹出未快,寒热头痛身疼者。

羌活　独活　柴胡　前胡　人参　桔梗　甘草　川芎　茯苓　枳壳

上水煎。

4. 消毒饮(《幼科证治大全·麻疹》引《济世》)

麻疹既出,见一日而又没者,乃为风寒所冲,麻毒内攻,若不治,胃烂而死。可服此药,热退遂安。如麻见一二日退后,若有被风寒之症,又宜神妙也。

牛蒡子(微炒,四钱)　荆芥　甘草(各一钱)　防风(半钱)

上水煎服。一方加黄芩一钱、犀角五分。

5. 苏葛汤(《幼科证治大全·麻疹》引《医鉴》)

初热未见点,发表之药,暂用分两,量儿大小,服之。

紫苏(二钱)　葛根(二钱)　甘草(二钱)　白芍(一钱半)　陈皮(五分)　砂仁(五分)

上姜水煎服。

6. 防风解毒汤(《幼科证治大全·麻疹》引《保赤》)

治麻疹初发热,如时令和缓,以此辛凉之药发之。

防风　薄荷　荆芥　石膏　知母　桔梗　牛子　甘草　连翘　木通　枳壳　淡竹叶

上各等分,加灯心水煎服。

7. 黄连解毒汤(《幼科证治大全·麻疹》引《保赤》)

治麻疹初发热,如时令暄热,以此辛寒药发之。

黄连　黄芩　黄柏　山栀　牛子　甘草　防

风　荆芥　知母　石膏　桔梗　玄参　木通

上姜水煎服。

8. 甘桔汤(《幼科证治大全·麻疹》引《保赤》)

疹出之时,咽喉肿痛,不能饮食者,此毒火怫郁,而上薰咽喉也,以此汤。

甘草　桔梗

上水煎服。加玄参、牛蒡子、连翘。

三、麻疹兼症方

1. 凉惊丸(《小儿药证直诀·卷上·脉证治法·疮疹候》)

治麻后惊痞。

草龙胆　防风　青黛(各三钱)　钩藤(二钱)　黄连(五钱)　牛黄　麝香　龙脑(各一字)

面糊丸粟米大。每服三五丸,金银花汤下。

2. 粉红丸(一名**温惊丸**)(《小儿药证直诀·卷上·脉证治法·疮疹候》)

治麻后惊风。

天南星(腊月酿牛胆中百日,阴干,取末四两别研,无酿者,只锉炒熟用)　朱砂(一钱五分研)　天竺黄(一两,研)　龙脑(半字,别研)　坯子胭脂(一钱研,乃染胭脂)

上用牛胆汁和丸鸡头大。每服一丸,小者半丸,沙糖温水化下。

3. 宣风散(《小儿药证直诀·卷上·脉证治法·疮疹候》)

治小儿麻后慢惊。

槟榔(二个)　陈皮　甘草(各半两)　牵牛(四两,半生半熟)

上为细末。三二岁儿,蜜汤调下五分,以上一钱,食前服。

4. 百祥丸(一名**南阳丸**)(《小儿药证直诀·卷上·脉证治法·疮疹候》)

治疮疹倒压黑陷。

用红芽大戟,不以多少,阴干,浆水软去骨,日中曝干,复内汁中煮,汁尽焙干为末,水丸如粟米大。每服一二十丸,研赤脂麻汤下,吐利止,无时。

5. 栝蒌汤(《小儿药证直诀·卷上·脉证治法·疮疹候》)

治麻后慢惊。

栝蒌根(二钱)　白甘遂(一钱)

上用慢火炒焦黄色,研匀。每服一字,煎麝香薄荷汤调下,无时。凡药性虽冷,炒焦用之,乃温也。

6. 清肺汤(《景岳全书·卷之六十三长集·痘疹诠古方·痘疹》)

治斑疹咳嗽甚者。

桔梗(去芦)　片芩　贝母(各七分)　防风(去芦)　炙甘草(各四分)　知母(七分)

上水一钟煎五分,入捣碎苏子五分,再煎温服。

7. 柴归饮(《景岳全书·卷之六十三长集·痘疹诠古方·痘疹》)

治痘疮初起,发热未退,无论是痘是邪,疑似之间,均宜用此平和养营之剂以为先着。有毒者可托,有邪者可散,实者不致助邪,虚者不致损气。凡阳明实热邪盛者,宜升麻葛根汤;如无实邪,则悉宜用此增减主之。

当归(二三钱)　芍药(或生或炒,一钱半)　柴胡(一钱或钱半)　荆芥穗(一钱)　炙甘草(七分或一钱)

水一钟半,煎服。或加生姜三片。血热者,加生地;阴虚者,加熟地;气虚脉弱者,加人参;虚寒者,加炮姜、肉桂;火盛者,加黄芩;热渴者,加干葛;腹痛者,加木香、砂仁;呕恶者,加炮姜、陈皮;若治麻疹,或以荆芥易干葛;阴寒盛而邪不能解者,加麻黄、桂枝。

8. 柴胡四物汤(《景岳全书·卷之六十三长集·痘疹诠古方·痘疹》)

治疹后余热。

柴胡　当归身　川芎　生地黄　白芍药　人参　麦门冬　知母　淡竹叶　黄芩　地骨皮

上锉细。水一盏煎七分,不拘时温服。

9. 门冬清肺汤(《景岳全书·卷之六十三长集·痘疹诠古方·痘疹》)

治疹后咳嗽不止。

天门冬(去心)　麦门冬(去心)　款冬花　知母　贝母　桔梗　牛蒡子　地骨皮　杏仁(去皮尖)　马兜铃　甘草(等分)

水一钟半前七分。食后温服。

10. 清肺消毒化痰汤(《景岳全书·卷之六十三长集·痘疹诠古方·痘疹》)

治疹后喘嗽,声音不清,不思饮食,眼目不清,唇口干燥。

牛蒡子　防风　荆芥穗　贝母(各五分)　连翘　黄芩　前胡　茯苓(各七分)　桔梗　枳壳(各一钱)　甘草(三分)

上水一钟煎五分,作十余次,徐服之。

11. 羚羊角散(《景岳全书·卷之六十三长集·痘疹诠古方·痘疹》)

治小儿斑疹后,余毒不解,上攻眼目,羞明云翳,眵泪俱多,红赤肿闭。

羚羊角(镑)　黄芪　黄芩　草决明　车前子　升麻　防风　大黄　芒硝(等分)

水一盏煎半盏,稍热服。

12. 透斑和中汤(《景岳全书·卷之六十三长集·痘疹诠古方·痘疹》)

治疹疮二三日泄泻。

升麻　干葛　猪苓　泽泻　陈皮　半夏　川芎　茯苓(各七分)　前胡　桔梗(各一钱)　柴胡(钱半)　甘草(三分)

上加生姜三片,水一钟煎至五分,作数次徐服之。

13. 二母散(《景岳全书·卷之六十三长集·痘疹诠古方·痘疹》)

治肺热咳嗽,及疹后嗽甚者。

贝母(去心,童便洗)　知母(等分)　干生姜(一片)

上水煎服;或为末,每服五分或一钱,沸汤下。

14. 清金降火汤(《景岳全书·卷之六十三长集·痘疹诠古方·痘疹》)

治疹后肺热声哑咳喘。

当归　白芍药(酒炒)　生地黄(酒洗)　栝蒌仁　白茯苓　陈皮　贝母(去心)　甘草　麦门冬　桑白皮　枯芩(酒炒)　山栀(炒)　玄参　杏仁(去皮尖)　苏梗　天门冬　黄连(炒)　石膏

上等分。加姜一片,水煎服。

15. 羌菊散(《景岳全书·卷之六十三长集·痘疹诠古方·痘疹》)

治痘疹热毒上攻,眼目生翳,并暴赤羞明。

羌活　甘菊花　蝉蜕　蛇蜕　防风　谷精草　木贼　甘草　白蒺藜　山栀子　大黄　黄连　沙苑蒺藜(等分)

上为末。每服一钱,清米汤调下。

16. 清肺消毒汤(《景岳全书·卷之六十三长集·痘疹诠古方·痘疹》)

治疹疮收完,不思饮食,鼻干无涕。

防风　枳壳(各五分)　连翘　前胡　黄芩　桔梗(一钱)　荆芥　炙甘草

上水一钟,煎至五六分,作十余次徐服之。

17. 解毒化滞汤(《景岳全书·卷之六十三长集·痘疹诠古方·痘疹》)

治疹后吃食太早,咬指甲,撕口唇,眼毛,看手,咬人等证。

防风　荆芥　枳壳　神曲(炒)　麦芽(炒,各五分)　连翘　黄芩　茯苓　前胡(各七分)　桔梗(一钱)　山楂　甘草(各三分)

上水一钟煎五分,作十余次徐徐服之。

18. 香连丸

1)《幼科证治大全·麻疹》引《保赤》

治麻后患痢,身虚者,以此和之。

黄连(一两)　吴茱萸(五两)

上用少水拌匀,顿滚水内,半日取出,炒干拣去茱萸不用,加木香三两,不见火,共为细末,醋糊丸。米汤下,量大小加减。

2)《幼幼集成·卷六·万氏痘麻·麻疹证治歌》

治麻后患痢,日久不已,仍宜清解。

真雅连(一两,以吴茱萸五钱同炒,去吴茱萸不用)　南木香(五钱,锉细末)　广陈皮(五钱)　建莲子(去心皮,二钱五分)

共为细末,醋打神曲糊为丸如绿豆大。每服一钱。

19. 竹茹石膏汤(《幼科证治大全·麻疹》引《保赤》)

治麻症作吐。

陈皮　半夏　石膏　茯苓　竹茹　甘草

上水煎服。

20. 四苓散(《幼科证治大全·麻疹》引《济世》)

治麻疹泄泻,须分新久,新泻热泻宜之。

猪苓　泽泻　白术　茯苓

上加木通,水煎服。

21. 升麻泽泻汤(《幼科证治大全·麻疹》引《保赤》)

治麻疹自利。

猪苓　泽泻　滑石　赤茯苓　甘草　黄连

升麻

上各等分，水煎服。

22. 平胃散（《幼科证治大全·麻疹》引《保赤》）

治麻疹出之时，泄泻者。

苍术　厚朴　甘草　陈皮

上各等分，水煎服；或为末，调服亦可。

23. 黄芩芍药汤（《幼科证治大全·麻疹》引《保赤》）

治麻症滞下者。

条芩（三钱）　白芍　升麻（各二钱）　甘草（一钱）

上水煎服。

24. 玄桔汤（《幼科证治大全·麻疹》引《玉案》）

治痧症，咽喉肿痛。

玄参　桔梗　牛蒡子　连翘　天花粉　甘草　淡竹叶（七片）

上生姜，水煎服。

25. 清金降火汤（《幼科证治大全·麻疹》引《保元》）

治麻疹后，热乘肺金，声哑不出，或咳或喘。

苏梗　陈皮　黄连　黄芩（酒炒）　山栀子（炒）　石膏　玄参　贝母　瓜蒌　天门冬　麦门冬　当归　生地　茯苓　桑白皮　杏仁　白芍　甘草

上生姜，水煎服。

26. 必胜饮（《幼科证治大全·麻疹》引《玉案》）

治痧已出，而泻不止。

陈皮　厚朴　苍术　茯苓　牛子　泽泻　木通

上姜水煎。

27. 三黄丸（《幼科证治大全·麻疹》引《保赤》）

治麻后，赤白痢，里急后重，身实者。

黄芩（蒸）　黄连（炒）　大黄（蒸过）

上各等分，为末糊丸如梧桐子大。二三丸，白汤下，量大小虚实加减。

28. 防风通圣散（《幼科证治大全·麻疹》引《回春》）

治麻疹已出，大小便闭。

防风　川芎　当归　白芍　连翘　薄荷　麻黄（各四分）　石膏　桔梗　黄芩（各八分）白术　山栀　荆芥（各三分）　滑石（二钱）　芒硝（四分）　甘草（一钱）　大黄（四分）

上水煎服。

29. 黄芩汤（《幼科证治大全·麻疹》引《保赤》）

治麻后赤白痢。

黄芩（炒）　黄连（炒）　当归（酒洗）　川芎　人参　木香　青皮（炒）　枳壳（炒）　槟榔　甘草

上各等分，水煎好，再加益元散调服。

30. 利咽解毒汤（《幼科证治大全·麻疹》引《保赤》）

山豆根（一钱）　麦门（一钱）　牛蒡子（炒七分）　玄参（七分）　桔梗（七分）　防风（五分）　甘草（二分）

上水煎服。

31. 犀角解毒汤（《幼科证治大全·麻疹》引《寿世》）

麻疹已出，大便下血，或小便下血，吐血衄血，或二便闭涩，疮疹稠密，热渴赤痛等症。

犀角（一钱，升麻代之）　生地（五分）　牡丹（一钱）　赤芍（一钱）　黄连　黄芩　黄柏　栀子

上水煎服，吐血衄血，加炒山栀，童便和服。

32. 导赤散（《幼科证治大全·麻疹》引《济世》）

治麻疹已出，谵语小便闭者。

生地　木通　甘草　淡竹叶

上水煎。

33. 白虎解毒汤（《幼科证治大全·麻疹》引《寿世》）

麻疹已出，谵语烦躁作渴者。

石膏　知母　黄连　黄芩　黄柏　栀子　甘草

上水煎服。

34. 犀角消毒饮（《麻科活人全书·卷之一·增订治麻问答捷要》）

治麻后牙疳。

牛蒡子（炒，研，一钱五分）　荆芥　黄芩　防风　犀角　甘草（各一钱）

水煎，日二服。

35. 清宁散(《麻科活人全书·卷之一·增订治麻问答捷要》)

主泻心肝，治麻不出而发斑。

大黄(酒蒸，一两) 羌活 栀仁(炒黑) 川芎 龙胆草 防风 当归(酒洗，各五钱)

36. 加味清胃散(《麻科活人全书·卷之一·增订治麻问答捷要》)

治麻后牙疳，口舌生疮，牙龈腐烂。

生地黄 升麻 连翘 丹皮 当归 黄连 犀角 生甘草

水煎服。

37. 搽牙药方(《麻科活人全书·卷之一·增订治麻问答捷要》)

治麻后走马牙疳。

1）人中白(煅) 鸡肫皮(各一钱) 乳香(熨) 没药(熨) 儿茶 朱砂(各五分) 血竭 五倍子(各三分) 赤石脂(煅) 海螵蛸 明矾(煅，各七分) 麝香 冰片(各二分)

为末。用粟壳煎汤洗净，搽之。要速效，须加牛黄二分、珍珠末二分，和匀搽之。

2）红褐子(烧灰) 人中白(煅，各二分) 白梅(烧灰，五分) 麝香(二分) 冰片(一分) 五谷虫(炒，一钱)

为末。先以韭菜煎汤洗患处，搽之。

38. 消毒清肺饮(《麻科活人全书·卷之一·增订治麻问答捷要》)

治麻后喘嗽，鼻如烟煤。

防风 荆芥 牛蒡子 连翘 桑皮 知母 贝母 陈皮 赤茯苓 百合 桔梗 甘草

水煎服。

39. 复元散(《麻科活人全书·卷之一·增订治麻问答捷要》)

治麻后喘急，鼻孔干黑如煤。

贝母 百合 阿胶(炒) 枇杷叶(蜜炙，去毛) 桔梗 罂粟壳(炒，各一钱)

为末。用桑白皮煎汤下一钱。

40. 六仙散(《麻科活人全书·卷之一·增订治麻问答捷要》)

治麻后吐泻不食，发热。

蚂蚁花(煅灰，二钱) 薏苡仁(二钱) 藕节(一两) 莲肉(二钱) 石斛 陈早米(炒，各五钱)

为末。米汤送下三钱。

41. 黄芩汤合天水散(《幼幼集成·卷六·万氏痘麻·麻疹证治歌》)

治麻后患痢，日久不已，仍宜清解。

枯黄芩 杭白芍 白滑石 粉甘草

大枣二枚为引，水煎熟，去滓，送香连丸。

42. 黄连解毒合天水散(《幼幼集成·卷六·万氏痘麻·麻疹证治歌》)

治麻疹自利，里急后重，欲作痢也。

正雅连 川黄柏 枯黄芩 黑栀仁 飞滑石 炙甘草

净水浓煎，空心滚热服。

43. 柴胡橘皮汤(《幼幼集成·卷六·万氏痘麻·麻疹证治歌》)

治麻疹热邪未尽，麻未出完而兼吐泻。

官拣参 软柴胡 广陈皮 枯黄芩 法半夏 白云苓

竹茹一团，生姜一片为引，水煎服。

44. 柴胡麦冬散(《幼幼集成·卷六·万氏痘麻·麻疹证治歌》)

治麻疹收后，大热不退，毒未出尽也。

官拣参 软柴胡 北沙参 大拣冬 润玄参 草龙胆 炙甘草

灯芯一团为引，水煎，热服。

45. 柴胡四物汤(《幼幼集成·卷六·万氏痘麻·麻疹证治歌》)

治麻疹收后，发热不退，毛焦肉削。

官拣参 北柴胡 枯黄芩 当归身 正川芎 怀生地 杭白芍 地骨皮 杭拣冬 净知母 淡竹叶

桑叶三片为引，水煎服。

46. 马鸣散(《幼幼集成·卷六·万氏痘麻·麻疹证治歌》)

治麻后牙龈溃烂，臭气冲人。

马鸣蜕(即蚕蜕也，火烧过，存性，二钱五分) 人中白(即尿桶垢，刮取，火煅如盐，五钱) 五倍子(二钱) 白明矾(二钱，将矾打成块，装入五倍子内，火煅以矾枯为度)

共为极细末。以米泔水洗口，然后敷此。

47. 门冬清肺汤(《幼幼集成·卷六·万氏痘麻·麻疹证治歌》)

治麻后咳喘不已，身热而烦。

天门冬　麦门冬　净知母　鲜桑叶　怀生地　枯黄芩　地骨皮　信前胡　北沙参　炙甘草

灯芯为引，水煎服。

48. 人参清膈散（《幼幼集成·卷六·万氏痘麻·麻疹证治歌》）

治麻后咳嗽日久，连绵不已。

官拣参　北柴胡　当归身　杭白芍　净知母　鲜桑叶　漂白术　白云苓　炙黄芪　地骨皮　枯黄芩　白滑石　熟石膏　生甘草

生姜一片为引，水煎服。

49. 养血化斑汤（《幼幼集成·卷六·万氏痘麻·麻疹证治歌》）

治麻疹色淡白，心血不足。

官拣参　当归身　怀生地　鲜红花　净蝉蜕

生姜、大枣引，水煎服。

50. 溯源解毒汤（《幼幼集成·卷六·万氏痘麻·麻疹证治歌》）

治乳子出胎后，遍身奶麻。

大当归　怀生地　正川芎　杭白芍　北沙参　正川连　广陈皮　上拣参　淮木通　净连翘　生甘草

水煎，乳母服之，不可令儿服。

51. 玄参地黄汤（《幼幼集成·卷六·万氏痘麻·麻疹证治歌》）

治麻疹衄血太过，恐防伤阴。

润玄参　怀生地　粉丹皮　黑栀仁　绿升麻　杭白芍　生蒲黄　生甘草

茅根即丝茅根也，七茎为引，水煎，热服。

52. 人参白虎合黄连解毒汤（《幼幼集成·卷六·万氏痘麻·麻疹证治歌》）

主治麻疹自汗太过，恐防卫弱，以此止之。

官拣参　净知母　熟石膏　生甘草　正雅连　川黄柏　片黄芩　黑栀仁

糯米一撮为引，水煎，热服。

53. 大连翘汤（《幼幼集成·卷六·万氏痘麻·麻疹证治歌》）

治麻疹既出，热盛不减，小便短涩。

净连翘　北防风　瞿麦穗　荆芥尾　淮木通　车前子　当归尾　北柴胡　净蝉蜕　赤芍药　枯黄芩　白滑石　黑栀仁　紫草茸

灯心十茎为引，水煎，热服。

54. 清热除疳丸（《痘科辨要·卷十方选·辨麻疹首尾用法》）

治小儿麻疹，睡则扬睛，口鼻气冷，手足厥逆，微微瘛疭，变成慢脾风者。

黄连　当归（各二钱）　龙胆（一钱五分）　川芎（一钱）　青皮　陈皮（各一钱五分）　使君子（一钱二分）　干蟾头（一钱，烧）　芦荟（一钱二分）

上九味为末，神曲丸，米汤下。

55. 翁氏大青汤（《痘科辨要·卷十方选·辨麻疹首尾用法》）

治疹色大红，或微紫而血热，或疹出毒火甚者。

大青　玄参　生地　地骨皮　荆芥穗　石膏　知母　木通　甘草（各等分）　淡竹叶（十二枚）

上十味。水煎服。

56. 门冬清肺汤（《痘科辨要·卷十方选·辨麻疹首尾用法》）

治疹后咳嗽不止者。

天门冬（去心）　麦门冬（去心）　知母　贝母　桔梗　甘草　款冬花　杏仁（去尖）　牛蒡子　马兜铃　桑白皮　地骨皮

上十二味，水煎服。如咳嗽不止，咽喉痛者，加石膏、柽河柳。

57. 聂氏清热导滞汤（《痘科辨要·卷十方选·辨麻疹首尾用法》）

治麻疹出，有毒气流注而成痢者。

黄连　条芩　白芍　枳壳（炒）　山楂肉（各一钱）　厚朴（去皮，姜汁炒）　青皮　槟榔（各六分）　当归　甘草　牛蒡子　连翘（各五分）

上十二味，水煎。红多者，加红花三分、地榆五分；秘涩甚者，酒炒大黄一钱二分；疹毒甚者，加柽河柳五分。

58. 人参养荣汤（《痘科辨要·卷十方选·辨麻疹首尾用法》）

治疹已收后，气血虚耗余热不退者。

人参　麦门冬　五味子　生地黄　归身　知母　白芍　陈皮　甘草

上九味，煎服。

59. 柴胡麦门冬汤（《痘科辨要·卷十方选·辨麻疹首尾用法》）

治疹已收后，大热日久不退者。

柴胡（五分） 龙胆（五分） 麦门冬（八分） 甘草 人参 玄参（各半钱）

上六味，水煎服。

60. 化斑汤（《痘科辨要·卷十方选·辨麻疹首尾用法》）

治疹子已出，火热不退色大红者。

人参（舌赤色白、胎干燥者，去之） 知母 石膏 甘草 连翘 升麻 牛蒡子 地骨 淡竹叶 糯米

上十味，水煎服。

61. 泻白消毒饮（《痘科辨要·卷十方选·辨麻疹首尾用法》）

治小儿麻疹，先以升葛之味发透之，若发热咳嗽甚者，宜此汤。

桑白皮 地骨皮（各三钱） 牛蒡子（炒，研） 荆芥穗 桔梗 甘草（各一钱） 浮萍（晒干，二钱）

上七味为粗末。水煎服。如毒热甚者，加柽河柳一钱。

62. 小无比散（《痘科辨要·卷十方选·辨麻疹首尾用法》）

治小儿麻疹，壮热口渴，小水涩，大便秘，口气热，烦躁不宁，或焦紫或红斑者。

桂府滑石（飞过，六两） 石膏（飞过，一两） 粉草 寒水石（各五钱） 郁金（蝉壮小者甘草汤煮干为末，七钱）

上五味，俱制净末和匀。每五岁者服二钱，大人再加，冬月灯心汤下，夏月井水调下，如热甚不解者，井水磨犀角汁调下。

63. 七物升麻丸（《痘科辨要·卷十方选·辨麻疹首尾用法》）

治毒火甚于内，疹伏而不出，大便秘。

升麻 犀角 朴硝 栀子仁 大黄（各二两） 淡豆豉（微炒） 黄芩（二两）

上七味，共为末，炼蜜丸如黍米大。凡觉四肢火热，大便难，则服取微利乃止。

64. 当归养血汤（《痘科辨要·卷十方选·辨麻疹首尾用法》）

治小儿麻疹，浑身壮热，未至羸瘦，但多搐掣烦躁者。

当归 川芎 麦门 木通 淡竹叶 甘草 山栀子 灯心

上八味，大便秘者，加大黄。

65. 缪氏柽叶葛根汤（《痘科辨要·卷十方选·辨麻疹首尾用法》）

治疹子已出未出，阳毒太盛者。

葛根 前胡 荆芥 贝母 西河柳 知母 麦门 玄参 甘草

上九味，水煎服。如天寒甚，则痧毒郁于内，不得透发不宁者，加制麻黄一钱，急发其汗。

66. 缪氏三黄石膏汤（《痘科辨要·卷十方选·辨麻疹首尾用法》）

治疹出后烦渴者。

石膏（三两） 知母（一两） 麦门（三两） 竹叶（三百枚） 黄柏 黄芩 黄连（各五钱） 柽河柳（一两）

上八味，浓煎饮之，烦躁定而愈。

67. 大无比散（《痘科辨要·卷十方选·辨麻疹首尾用法》）

治疹已出，热毒大甚，惊狂谵语引饮者。

桂府滑石（飞过六两） 粉草（一两） 辰砂（飞过，三钱） 雄黄（飞过，一钱）

上四味，为末。三五岁者服一钱，十岁者服二钱。

68. 消毒饮（《痘科辨要·卷十方选·辨麻疹首尾用法》）

治疹已出未出，胸膈黏痰，咽喉痛者。

大力子（二两，炒研） 甘草（炒，半两） 荆芥（二钱五分）

上三味，水煎服。

69. 人参养荣汤（《痘科辨要·卷十方选·辨麻疹首尾用法》）

治面色青白，疹子已出，色白荣血不足者。

人参（去芦头） 当归 红花 赤芍（桂水草） 甘草

上五味，水煎服。

70. 麻疹兼症验方

1）《幼科证治大全·麻疹》引《保元》

小儿疹后，咳嗽腹胀，喘急，烦躁，泄泻，声哑，唇口青黑。

黄连 黄芩 连翘 玄参 知母 桔梗 杏仁 白芍 麻黄 牛子 葛根 陈皮 厚朴 甘草

上水煎服。

2）一方《幼科证治大全·麻疹》引《医鉴》

小儿疹后，赤白痢疾。

黄连　甘草　杏仁　桔梗　木通　厚朴　泽泻

上各等分，灯草水煎服。如下坠，加枳壳。

【论用药】

一、治麻疹专药

1. 马兜铃

《本经逢原·卷二·蔓草部·马兜铃》："婴儿麻疹内陷喘满声喑者，宜加用之；若肺冷金寒，喘嗽失音者禁用。"

2. 牛蒡子

《本草正义·卷之三·草部·牛蒡子》："然凡肺邪之宜于透达而不宜于抑降者，如麻疹初起犹未发透，早投清降则恒有遏抑气机，反致内陷之虞，惟牛蒡则清泄之中，自能透发，且温热之病，大便自通，亦可少杀其势，故牛蒡最为麻疹之专药。"

3. 河沙

《本经逢原·卷一·石部·河沙》："河沙得水土之气，故夏月发瘷子，通石淋，主绞肠沙痛，用沙炒热，冷水淬之，澄清服效。又风湿顽痹不仁，筋骨挛缩，六月取河沙曝热，伏坐其中，冷即易之，取微汗，忌风冷劳役，不过数次愈。其玉田沙，夏月发麻疹良。"

4. 荆芥

《本草征要·第一卷通治部分·发散药退热药·荆芥》："散风邪，清巅顶；利咽喉，透麻疹；化瘀血，消瘰疬；理疮疡，破聚结。"

5. 柽柳

《本经逢原·卷三·乔木部·柽柳》："柽柳独入阳明，故其功专发麻疹，兼解酒毒去风。"

6. 樱桃核

《本草纲目拾遗·卷八·果部下·樱桃核》："发麻疹瘖痘，灭斑痕冻瘃。"

二、麻疹禁药

1. 升麻

《本经逢原·卷一·山草部·升麻》："又，升麻、葛根能发痘，惟初发热时可用，见点后忌服，为其气升发动热毒于上，为害莫测，而麻疹尤为切禁，误投喘满立至。"

《本草正义·卷之二·草部·升麻》："又谓：麻疹尤为切禁，误投则喘满立至。盖麻疹本属肺经虚热，或者且挟湿痰，初非应用升散之病，若误以为表邪宜散，而更为升发，则肺气已虚，而复扬之，宁非大谬。"

2. 麦门冬

《本经逢原·卷二·隰草部·麦门冬》："麻疹咳嗽不可误用，以其性寒助阴，固敛阳邪不能发越也。"

【医论医案】

一、医论

《外科启玄·卷十·明瘀症吉凶论》

瘀子一症，亦是胎毒流行，所感不时之气而发也。与痘疮不同，其生死一类。毒之始发于脾，流于心，入于肺肾，则无恙。入于肝目泪出不止，入于肺涕流不干，嗽甚烦躁不安。以火照之，隐隐于皮肤之下，以手摸之，磊磊于肌肤之间，其形如疥。其色若丹，随出随没，乍有乍无，肿而兼隐，肤赤明朗者为吉。最嫌煤黑，百无一生。喜衄血，毒从衄解。身凉者吉，咽痛者凶。治宜生津养血；食少者救胃和脾；秘结者疏利；郁热者解肌；则令中和。一出连绵三四日者不收，乃毒火太甚，急用化斑汤解毒汤。迟迟出不快者亦表解之类。切忌酸醋、梅浆、冷水等物。鸡鱼、五辛之物过七七日无忌。

《景岳全书·卷之四十二谟集·痘疹诠·麻疹》

惟泻痢、气喘二证则最多疑似。盖二证之由疹毒，固当如其治矣。然有不因疹毒者，如俗医但见是疹，无不概用寒凉，不知有可凉者，有不可凉者。其有脾气本弱而过用寒药，或以误会生冷致伤脾胃而为泄泻者，亦多有之。此一证也，虽曰由疹而发，而实非疹毒之病矣。但察其别无热证热脉，而兼之色白气馁者，便须速救脾气，急从温补，宜温胃饮、五君子煎、胃关煎之类主之。若执谓疹毒不可温，则无不危矣。此医之当知本也。又如气喘一证，大有虚实。盖十喘九虚，若察其本非火证，又非外邪，而或以大泻，或以大汗而致喘者，必皆气脱之候，此非六气煎或贞元饮必不可也。凡此二者，皆不可不加细察，而或者以气促作气喘，则万万大误矣。又痘疮总论中，有因人因证之辨，与此麻疹实同一理，所当参阅。故不可以麻疹之邪，悉认为实火，而不知虚火之为害也。

景岳曰：自古方书，凡发挥未尽，及用治未当者，间亦有之，而惟于泄泻一证则尤其为最。何也？盖古人以池泻为热者什九，故多用河间黄芩芍药汤为主治，而不知凡属泄泻，最多脾肾虚寒也。即如出疹一证，虽有由疹毒而泻者，然果系实热，多不作泻，但致泻者，卒由脾胃之弱。若但知清火解毒，则脾必日败，而渐成屋漏、青菜色，及气促、绝食不治之证矣。病而至此，岂犹热耶？总属误耳。故凡治泄泻者，即虽是疹，亦必察其有无热邪。如无热证热脉，即当于痘疮泄泻条求法治之，庶最危者犹可望其生也。故余于诸法之外，而独言其要者有如此。

凡出疹者，多有五六日不饮食，此胃为邪气所侵，亦为邪气所养，故不食亦不妨。切不可着意治之，只宜治疹，疹疮出尽，毒气渐解，即思饮食。尤不可与面食，虽用粥饮，每次只可少与，候气清神爽，身全不热，渐渐加添，但宜少而频也。凡出疹之先，平昔过用面食者，或正出时吃面食者，成胃气渐开即思面食而用早者，因动胃火，以致清涕不来，身体作热，两眼看手，咬指抠鼻，撕口唇皮，及撕眼札毛者，此皆疹后食复之病也，当清肺解毒，加消导之剂治之。

麻证初起，及已出已没，一切杂证俱与痘疹大同，但始终药宜清凉。虽曰麻喜清凉，痘喜温暖，不易常道，然虚则补，实则泻，寒则温，热则凉，方是医家玄妙。故治麻亦有血虚而用四物汤，气虚而用四君子汤，伤冷则温中、理中之药，皆当因证而用也。

痘宜内实，可用补剂；疹忌内实，只惟解散，惟初热发表时略相似耳。既出之后，痘宜补气以生血，疹宜补阴以制阳。何也？盖疹热甚则阴分受其熬煎，而血多虚耗，阴津被克，故治以清火滋阴为主，而不可少动其气，若燥悍之剂，首尾皆深忌也。世知痘证所系之重。而不知疹之杀人尤甚，方书多忽而不备，良可太息也矣。

《生民切要·下卷·小儿麻疹》

痘症原于五脏属阴，麻疹原于六腑属阳，阴宜补而阳宜泄，切忌丁香、肉桂、豆蔻、附子辛燥之剂。痘宜汗以行疏利之法，四物十神汤之类；麻宜轻清和解，升麻、干葛、白芷之类，务宜斟酌。初起用升麻葛根汤，麻见亦可用。咳嗽甚者，用参苏饮，或防风通圣散主之，麻略具苗而泄者，五苓散加薄荷叶治之。热甚者，去桂用四苓散，调六一散同服。麻不见出，身热腹膨，用白虎汤加人参最当。烦渴不止，壮热不除，化班汤宜速进数服，热退渴止为度。热壮谵语烦躁，宜黄连解毒汤，加大黄、枳壳、甘草、花粉主之。夫麻疹非寒，为热所协，以致谷食不化，宜用消毒汤。热火熏膈，咽喉肿痛，宜甘桔汤加玄参、大力子以治之；或声哑发喘，宜小陷胸汤。若无他症，但余热不除，宜黄连解毒汤调六一散以调摄之。治麻之要，大率先解表而后清肌，万无一失。其症未愈，不宜补，恐热积于内，以成狐惑。收后虚弱，方滋养气血，温补脾土为当。

麻症发热之时，憎寒壮热，鼻流清涕，身体疼痛，咳嗽泄泻，疑似未定，服葛根汤，去砂仁、陈皮，取微汗。轻清和解，则皮肤通畅，腠理开豁，而麻易出。不可重汗，恐致亡阳，必以葱白汤时时饮之，而无发搐之患。

麻发之后，避风寒，忌生冷。苟一犯之，则皮毛闭塞，毒气壅遏，变紫黑而死矣。渴甚欲水，以葱白汤饮之，以疏孔窍。

麻初出，干燥暗晦，色红紫，乃火盛毒炽，宜六一散解之，或四物汤去地黄，加红花、炒黄芩、黄连治之。

麻症随出随没，乃为顺症。或出二三日不没者，内有虚热，宜四物汤主之。如失血，用犀角汁解之。

麻症壮热不除，饮食不进，并属血虚血热，宜四物汤主之。随症加减，渴加麦冬、犀角汁，嗽加瓜蒌仁，痰加贝母、陈皮去白。切忌人参、焦术、半夏，一或误用，为害不小。盖麻疹为阳，血多虚耗，宜滋补阴血，其热自除，所谓扶阴抑阳之义。

麻收后，牙根腐烂，鼻血横行，并为失血，急用四物汤，加茵陈、木通、生犀角之类，以利小便，使热气有所渗而出。如疳疮色白，为胃烂不可治矣。

麻症泄泻，当分寒热新久。新泻热泻者，宜四苓散加木通；寒泄，百中一二，宜理中汤一服而止；久泄用豆蔻丸，或诃子、粟壳灰，酒调服涩之。

麻收后，不避风寒，终身有咳嗽之患。

麻疹前后，大忌猪肉、鱼、酒、鸡子。恐惹终身之咳，只用老鸡，精火肉煮烂而食，以助其滋味可也。

孕妇种麻，以四物汤服之，倍加白术、条芩、艾叶，安胎清热为主。如胎气上冲，急用苎麻根、艾叶煎汤，磨槟榔服之，宜四物汤大进以救之。

麻已出，不思饮食者，盖缘内蕴积热，胃气不行，宜四物汤加山楂、神曲、砂仁一二服，则脾动而思食。

麻疹初起，呕吐者，胃有停痰；下泄者，内无积滞；咳嗽者，毒传于肺，皮毛受症。三者全为顺症。三者缺一，则色紫皮红，目赤泪流，喘急腹胀，为不治，急以凉膈散速进利，庶可保全。

麻症出见一日，而又没者，是为风寒所冲，麻毒内攻。若不急治，痒烂而死，宜用清毒散一服，热退睡安。如见三日退，后有被风寒之症，消毒饮亦妙。

《麻科活人全书·卷之一·增订治麻问答捷要》

一问曰：麻之初出，何以知其发于肺胃二经？答曰：肺主一身之皮毛，胃乃主纳五谷，若皮肤坚厚，腠理闭密，而麻难现，毛孔开豁，毒从里出，而麻易透，胃火壅滞，故不能食。火邪清消，而口能餐，是以知也。

所以治麻之法，初时专以发散解表清胃火为主，宜用加减参苏饮，去桔梗、甘草，加连翘、牛蒡子、荆芥、防风、石膏治之。又问曰：假如用加减参苏饮，发散不出，何以治之？答曰：以麻黄散发之，或以三仙散发之即出。

用升麻代犀角之法：

二问曰：麻证忌用人参、半夏、升麻，而痘证又用升麻代犀角以补其气，何以辨？答曰：麻乃肺胃蕴积热毒而发，不宜内实，又不宜温补，而最喜清凉。夫麻出于六腑，所以先动阳气，阴血多亏，阳者气也，故不浆。升麻能升动阳气上冲，是以麻证最忌。痘出于五脏，宜内实，最喜温补而助脓，其以升麻代犀角者，乃生犀地黄汤中，用升麻以引生地黄，而入足阳明胃经耳。

初出咳嗽治法：

三问曰：麻疹初出，咳嗽，何以治之？答曰：麻初出咳嗽，宜用加减泻白散。去人参、甘草、糯米，合三味消毒散，去甘草。或用白虎汤，除去甘草、粳米，合三味消毒散，去甘草，或以三拗汤治之。如或不效，用加味五仙散，去桔梗、芽茶，加牛蒡子、麦冬主之。

欲作惊候，吐泻交攻治法：

四问曰：麻证发热，五六日，欲出不出，或作惊候，吐泻交攻，何以治之？答曰：发热而麻欲出不出，乃淫火之毒，内相攻搏，以致胃家受火邪之毒而作吐泻，急宜分利，而兼清胃泻火，以加味导赤散主之。兼惊者，加辰砂、滑石粉调服，万无一失；或以麻黄散去升麻、济生散等剂治之。

麻出又收，腹胀喘急治法：

五问曰：麻出一日而又收，腹中作胀喘急者，何也？答曰：出而又收，乃为风寒所触，腹中作胀，乃是麻毒内攻。喘急者，乃是麻毒攻胃，急宜早治，若迟，则传三经而难治矣，当以葛根疏邪汤，加栝蒌仁、石膏、枳实主之，或以回生清毒散治之，使麻毒内解，则无后患矣。

麻变斑证治法：

六问曰：麻证服发散解毒之剂，麻不出而发斑，何以治之？答曰：麻证服发散解毒药，麻不出而发斑，乃心经君火盛而毒内攻也。当用通利之剂，名为釜底抽薪，使内热一解，则麻易出，纵不出亦不为害。以化斑解毒汤去升麻主之，或以清宁散加减治之亦可。

麻后吐泻不食发热治法：

七问曰：麻后作吐泻，不食发热，多有难救者，何也？答曰：麻收后吐泻不食，乃脾胃二经之证，脾虚则泻，胃虚则吐，治法当以理脾安胃为主，不可遂用人参、白术，只宜用六仙散治之，若热不退，则以四物汤调六仙散治之，倘用人参、白术则助虚气作喘而死。

麻证鼻干黑燥、喘急、咳嗽等证：

八问曰：麻后鼻干黑燥，昏沉不睡，又有喘急咳嗽，多有用白虎汤而死者，何也？答曰：麻后鼻干黑燥，乃火邪刑金，作喘急，乃胃气虚也，初出而见此候，乃肺胃火邪盛。用白虎汤以清肺经之金而泻胃火，实为得宜；麻证日久胃虚，收后而见此证，用白虎汤则更有伤胃气，不死何为？只宜以消毒清肺饮，去桔梗、甘草，加栝蒌仁、葶苈主之，可保无虞。倘服消毒清肺饮而不应，可用复元散除罂粟壳、桔梗，加栝蒌仁、葶苈，一二服则安，或用补肺阿胶散更妙。

麻后牙疳，有不治及可治法：

九问曰：麻后牙疳，多致不治者，何也？答曰：麻后牙疳，乃失血证，是热留足阳明胃经，余毒上攻所致，而有五不治之候，须要看证明白。自外延入内者不治，无脓血者不治，通龈白色者不治，牙齿落者不治，口臭者不治。除此五证，内服犀角消毒饮，或加味清胃散，外用药方搽之，毒消自愈。

麻证发红斑，而麻反不红之由与治法：

十问曰：麻证又有发斑红，而麻反不红者，何也？答曰：麻出于胃，斑亦发于胃，斑是火大盛，而麻纵不红，亦无大害，只宜以清热消毒治之，用犀角消毒饮可也，或以犀角一味磨汁与服亦可。若发紫斑，则为胃烂，不治。

麻初出四肢浮肿治法：

十一问曰：麻初出，四肢浮肿，何以治之？答曰：四肢浮肿，乃是湿热流于四肢也，以五皮饮加葶苈治之，如不应，用木通散与之，一二服即愈。

《麻科活人全书·卷之二·初潮认证第五》

麻为胎毒发于心，肺与相连热毒侵，咳嗽鼻中清涕出，更兼两目泪盈盈。麻疹之证面必红，呵欠咳嗽鼻流浓，汪汪眼泪频频嚏，休作伤寒别证攻。麻疹初潮，未现标时，必身热憎寒，头疼咳嗽，或吐，或干呕，或泻，或腹痛，或鼻塞，或鼻流清涕，喷嚏呵欠，眼胞浮肿，目泪汪汪，腮赤体疼，烦躁不宁。

夫麻乃胎毒所发，毒者火也，麻疹小而色红碎密，其行于皮肤之间者，属手少阴心经，君火也。五脏心肺相连，肺位乎上，心经火旺，则肺受之，故麻之发，惟肺受毒最重。其咳嗽者，肺因心火炎上，而肺叶焦举也；鼻流清涕者，鼻为肺之窍，以火烁金而液自流也；目中泪出者，肺热则移于肝，肝之窍在目也，肝属木，木能生风，故有呵欠也；吐与干呕者，心火流入于胃也；肺与大肠为表里，肺热流于大肠，故眼胞浮肿，腹痛而泄泻也；腮赤烦躁，心火旺也；喷嚏，肺经火邪也；或手掐眉目唇鼻及面者，肺热证也。然麻虽胎毒，未有不因时气冒感而发者，故其证与伤寒相似，而身热憎寒头疼体痛也。

《幼幼集成·卷六·万氏痘麻·麻疹骨髓赋》

麻虽胎毒，多带时行，气候寒温非令，男女传染而成。其发也，与痘相似；其变也，比痘匪轻。愚夫愚妇每视为泛常，若死若生总归于天命。不知毒起于胃，热流于心。始终之变，肾则无证；脏腑之伤，肺则尤甚。闭户问途，何若出门寻径；扬汤止沸，不如去火抽薪。

初时发热，俨似伤寒。目出泪而不止，鼻流涕而不干。咳嗽太急，烦躁难安。以火照之，隐隐皮肤之下；以手抹之，亭亭肌肉之间。其形若疥，其色若丹；随出随没，乍隐乍现。根窠若肿兮，麻而兼瘾；皮肤若赤兮，麻以夹斑。似锦而明兮，十有九吉；如煤而黑兮，百无一痊。

麻毒最重，治法不同。微汗常出，热势越而不留；清便自调，毒气行而无壅。腠理拂郁兮，即当发散；肠胃秘结兮，急与疏通。苟视大而若细，恐变吉而为凶。故衄血不必忧，邪从衄解；利血不必止，毒以痢松。所喜者身中清凉，可畏者咽中肿痛。饮水不休，法在生津养血；饮食若减，方须清胃和中。

又如出之太迟，发表为贵；出之过甚，解毒堪宜。毋伐天和，常视岁气。寒威凛凛，毒势郁而不行；火热炎炎，邪气乘而作疠。或施温补，勿助其邪；若用寒凉，休犯其胃。制其过但取其平，诛其暴必欲其正。远寒远热，阴阳之胜负不齐；责实责虚，人禀之强弱或异。

麻疹既出，将息尤难。坐卧欲暖，饮食宜淡。风寒若袭兮，为肿为热；咸酸不禁兮，为咳为喘。异气纵感，变证宜参。便多脓血兮，仓廪血热；咳多涎沫兮，华盖伤寒。口烂唇裂，心火未退；皮焦发槁，荣卫将枯。苟不详于临证，何以见其折肱？

《幼幼集成·卷六·万氏痘麻·麻痘西江月》

麻痘俗呼麻子，盖因火毒熏蒸。朱砂红点遍身形，发自胃经一定。切忌黑斑死证，最宜赤似朱樱。大都治法喜凉清，不许辛甘犯禁。

麻疹因何咳嗽？盖由肺胃相连。肺金被火苦熬煎，以致咳嗽气喘。治法清金降火，不宜误用辛甜。蒸笼包子譬如然，只要气松火遍。

麻疹如何辨认？分明状似伤寒。此多咳嗽有红斑，喷嚏眼中水现。或见腹疼阵阵，或时吐泻相兼。疹麻吐泻不须嫌，正要毒除热减。

麻与痘疮异治，二家不可同方。痘宜温解疹宜凉，又要现形为上。若受风寒不出，其间凶吉难量。急宜发散保安康，最怕神昏腹胀。

大凡麻痘未出，详看天令如何？假如日暖又风和，败毒荆防堪可。若是时行疫疠，芩连消毒宜多。用心调理救沉疴，坐井观天莫学。

且论荆防败毒，真为发散仙方。荆防生地要相当，酒炒芩连二样。桔梗人参甘草，连翘牛蒡无双，玄参酒柏妙真良，竹叶升麻停当。

又有芩连消毒，散火解毒尤佳。芩连栀子及升麻，桔梗石膏多把。甘草人参知母，连翘牛蒡红花，引寻竹叶要多加，此个方儿无价。

发散仍前不出，令人真个忧疑。麻黄酒蜜炒如煤，栀柏芩连一例。更着大黄酒炒，连翘蒡子相宜。石膏蝉蜕最为奇，不效命难再立。

如见出时紫黑，此般自古多凶。急求人屎路朝东，火煅成灰取用。研碎酒调吞下，须臾黑变为红。若还依旧黑朦胧，纵有神丹何用？

麻已现形发热，化斑汤用为先。石膏甘草及人参，桔梗连翘灵验。若是毒多热甚，芩连消毒真传。大肠秘结大黄添，务用微通数遍。

麻疹类多咽痛，火邪熏烁无他。连翘甘桔要多加，牛蒡射干同下。外用十宣妙散，吹喉休要吁嗟。假如药后有争差，消毒芩连妙也。

麻疹再兼泻痢，预先用药调医。泻时减桂五苓宜，加上甘草滑石。如是痢兼赤白，香连丸子相随。大端痢止便为奇，不效令人疑忌。

麻咳声声气促，只消降火清金。赤苓栀子并黄芩，桔梗石膏灵应。知母人参地骨，栝蒌杏子玄参。麦冬牛蒡妙如神，竹叶将来作引。

麻后切防四证，因循多致误人。遍身久热欠清宁，咳嗽连声牵引。牙齿疳生走马，痢下赤白难禁。各求方法贵精纯，始是医家绝品。

为甚身中壮热，只因余毒连绵。金花丸子用芩连，龙胆栀仁堪羡。郁金雄黄解毒，灯芯地骨汤煎。若还脾弱热长延，集圣胃苓任选。

咳嗽频频不止，或因不忌酸咸，又加火毒肺家延，尤恐胸高气喘。体实兼行葶苈，神虚清肺为先。如斯调理保安痊，莫向风波弄险。

葶苈丸除肺热，杏仁防己为奇。牵牛葶苈枣相随，莱菔共研成剂。清肺神丹降气，盐汤煮焙陈皮。芩连甘草杏仁泥，苏子同丸甚美。

口齿生疮臭烂，此名走马牙疳。金花丸子好求安，外用除疳妙散。先取尿缸白垢，火烧白色如盐。更将五倍铜绿添，砒枣烧灰灵显。

赤痢泻时鲜血，黄连柏叶槐花。枳壳荆芥穗同加，痢止血除方罢。白痢吴萸滑石，樗根枳壳升麻。乌梅取肉作丸佳，赤白香连可下。

四疾更防死证，临门休要殊差。儿多体热瘦如麻，咳嗽面青声哑。走马唇穿齿落，痢多噤口吁嗟。此般即是死冤家，任是神仙也怕。

《幼科释迷·卷二·麻疹·麻疹原由症治》

治宜苦辛清热，凉膈去硝黄。方书谓足阳明胃疹，如云布密，或大颗如痘，但无根盘。又谓手太阴肺疹，但有点粒、无片片者，用辛散解肌。冬月无汗，壮热喘急，用麻杏，如华盖散、三拗汤。夏月无汗，用辛凉解肌，葛根、前胡、薄荷、防风、香薷、牛蒡、枳壳、桔梗、木通之属。古人以表邪口渴，即加葛根，以其升胃津。热甚烦渴，用石膏辛凉解肌，无汗忌用。连翘辛凉，翘出众草，能升能清，最利幼科，治小儿六经诸热。疹宜通泄，泄泻为顺，下痢五色者亦无妨。惟二便不利，最多凶症。治法大忌止泻。痧本六气客邪，风寒暑湿，必从火化。痧既外发，世人皆云邪透，孰谓出没之际，升必有降，胜必有复。常有痧外发，身热不除，致咽哑龈腐、喘急腹胀、下痢不食、烦躁昏沉，竟以告毙者，皆属里症不清致变。须分三焦受邪孰多，或兼别病累瘁，须细体认。上焦药用辛凉，中焦苦辛寒，下焦咸寒。春令发痧从风温，夏季从暑风，暑必兼湿，秋令从热烁燥气，冬月从风寒。痧疳湿盛热蒸，口舌咽喉疳蚀，若不速治，有穿腮破颊、咽闭喘促，告毙矣，治之宜早。外治另用专方。若汤药方法，必轻淡能解上病，或清散亦可。痧痢乃热毒内陷，与伤寒协热邪尽则痢止同法。忌升提、忌补涩。轻则分利宣通，重则宜用苦寒解毒。

［鳌按］方书名麻疹者，北人单谓之疹，吴人谓之痧子，浙人谓之瘖子，名各不同，其实则一也。痧疹虽由肺胃间毒，毕竟是肺经所发之疾，故方书言手太阴肺疹。但有点粒无片片者。今时所患，皆是点粒分明者也。至方书言足阳明胃疹，如云布密，恐是斑毒，故一片如云密布。且斑毒之发，亦由阳明郁热，毒蒸所致。痧不发于胃，而专发于肺也。即使痧毒内陷，或亦入胃、入脾、入肝、入肾，各有变症，然此是痧发不透后，其毒转注之脏腑经络，非初发之经也。方书谓胃疹者，古人每斑疹二字连用，其谓胃疹，当即是斑。其谓肺疹，乃是痧子，即麻疹也。叶氏以痧宜通泄，泄泻为顺云云。夫痧固宜通泄，然太泄痢，又恐毒之下注者未尽，而毒之外发者，复因下泄而多阻滞。以致毒陷

益深，泻痢愈不止，正气遂日益虚。此际正难措手。然叶氏忌升提、忌补涩二语，又为痧痢金科玉律，切不可犯。则于此而斟酌求治。惟以解毒为主，兼散肠间郁积，而肺大肠表里，肠间之郁积清，肺经之毒自解。却不可犯胃气以绝生气。

万全曰：疹小而碎，少阴心火也。心肺位乎上，心火旺则肺受之，治疹专以肺为主。观咳嗽者，火炎则肺叶焦举也；鼻流清涕者，鼻为肺窍，以火烁金而液自流也；目中泪出者，肺热则移于肝，肝之窍在目也；或手掐眉目唇鼻及面者，肺热症也。疹子只怕不能得出，若出尽则毒便解。故治疹者，发热时当察时令寒暄，以药发之；如时大寒，以桂枝葛根汤发之；大热，以升麻葛根汤合人参白虎汤发之；不寒不热，以荆防败毒散发之；如兼疫疠时行之气，则以人参败毒散发之。

史演山曰：疹喜清凉，痘喜温暖，人皆知之。然疹子初出，亦须和暖则易出。所以发苗之初，只要发出得尽，则其毒便解。大抵疹欲出已出之际，虽寒勿用桂枝，虽虚勿用参术，虽呕而有痰勿用半夏、南星。

《彤园医书（小儿科）·卷前篇·麻疹证治·麻疹主治大法》

凡麻疹，出贵透彻，宜先用表发，使毒尽达于肌表。若过用寒，凉冰伏毒热，则必不能出透，多致毒气内攻，喘闷而毙。至若已出透者，又当用清利之品，使内无余热，以免疹后诸症。且麻疹属阳，热甚则阴分受伤，血为所耗，故收没之后，须以养血为主。此首尾治疹之大法也。所有疹中前后杂病，详见后篇杂症治法门……大法：麻初发热即当发表，疹已出透方用清凉，收没之后养血为主。又当辨其寒热虚实，随症施治，不可用药失序也。所有杂症，详见后篇。

忌骤用寒凉。初宜发表使毒透发，若遽服寒凉则毒气壅郁，反而内攻。

忌误用辛热。如麻桂、羌独、苍术、砂仁、木香、丁香之类，皆能生热助毒也。

忌妄用补涩。如麻疹多有下痢之症，轻者毒从痢减，不必治，痢重者亦只宜通利小便，痢可自止，忌用参、术、诃子、肉蔻之类。余症仿此。

麻疹禁忌比痘疹尤甚，忌食鸡鹅羊犬鱼腥，恐日后遇时疫斑疹重发也；忌食肥甘醇酒，恐酿湿热变生恶候也；多食酸咸，令咳不止；妄食辛辣，令生搐热；误食生冷，停滞凝痰。初起固宜禁，收后又当禁一月。

麻疹前后要禁风寒，初起犯之，壅蔽毒邪，疹后犯之，致成伤感而难治。

《痘科辨要·卷七·辨麻疹诸证》

夫天地之疠气一动，则所禀之毒，随感而发，阳感之则疹出焉，阴感之则痘出焉。阳浮而浅，故疹易出易收；阴凝而深，故痘难出难收。所谓疹出心肺，然至言鼻涕、咳嗽、喷嚏、眼胞浮肿、眼泪汪汪、面肿腮赤等证，阴阳混杂，自非具眼，不可辨认，既曰疹出于腑，心肺独非脏乎，如一蒸热，则五脏百骸，共受之伤。发热无汗，毛窍闭塞者，先以辛散发之，如葛根、麻黄、荆芥、羌活、西河柳之类。若热毒郁遏，烦躁谵语狂妄，二便秘，如见鬼状者，先以苦寒清之，如黄芩、黄连、石膏、大黄、犀角之类。初发行辛散，则毒从毛窍而出，是非侵心肺而出于皮肤乎？若郁火伏毒，燥炙于内，心火炼肺金，则血燥液竭，而皮肤干涸，出疹变紫黑色者，必死。急以苦寒清解之，盖此因何部以治之？古今无究其源者，余深考之，痘麻二证，虽出命门之阴阳，而其治之，以风候为主，此余之所以躬试心得之诀也，九原如可起，则余当从轩岐而定是非而止。

二、医案

《临证指南医案·卷十·痧疹》

谭（六岁）。温邪时疠，触自口鼻，秽逆游行三焦，而为麻疹。目赤鼻煤，吐蛔泻蛔，津津汗出，而喘渴欲饮。当与辛苦寒，刘河间法，世俗不知。佥曰：发痧。但以荆防蝉壳升提，火得风飏，焰烈莫遏，津劫至变矣。（疠邪）凉膈去硝黄，加石膏、牛蒡、赤芍。

《续名医类案·卷二十八·小儿科·瘖疹》

冯楚瞻治沈氏儿，发热数日见麻疹，才一日，面上尽没，神气困极，蛔从口出，不一而足，数日不食，下泻上喘，唇口焦裂，五心壮热，手足指尖皆冷，脉细数无伦，两尺更弱。咸谓疹毒归脏，胃热故蛔连出也。不知神气欲脱，五脏俱困，脾虚不能纳谷，虫无所食，又兼虚火熏蒸，脏腑燥热，虫不安而出耳。况诸斑疹，多由内伤失调，脾胃不足以荣，是以阳气逆行，阴覆于外。血盛气壮，则色红而焮发，血虚气弱，则色白而隐伏，有何毒之轻重乎？面上退缩者，阳虚不能升发也。喘促者，气难续也。唇焦者，脾津耗竭也。五心壮热者，阴亏火烁也。泄泻不食者，真火衰而脾不运也。寸关细数，尺弱者，气虚血虚，虚火上浮而不藏也。急则治标，缓则治本，今者之急，本气欲脱也。倘谓麻疹余毒，解利清托，恐神气先尽矣。乃以熟地六钱，丹皮一钱，麦冬三钱，牛膝二钱，制附六分，一剂假热全消，真虚毕露，神气更倦。此阴已少复，当补气以助其发生。前方另煎人参二钱冲服，神气渐复，喘促全安。饮粥微呕，乃胃气久虚之故也，再用前方，加炒黄白术二钱，去丹参，参汤冲服，四剂全愈。

［愚按］此与吕症大同小异，要是百中一二，未可执为程法也。大抵麻疹之发，本诸肺胃，治之但宜松透，一切寒燥寒热之剂，不可入也。余尝遇表散过甚，绵延不已者，一以生地、杞子、地骨、麦冬、蒌仁、沙参等味三四剂，必嗽止热退而安。

《经方实验录·第一集上卷·第二五案葛根黄连黄芩汤证》

李孩。疹发未畅，下利而臭，日行二十余次，舌质绛，而苔白腐，唇干，目赤，脉数，寐不安，宜葛根芩连汤加味。粉葛根六钱，细川连一钱，淮山药五钱，生甘草三钱，淡黄芩二钱，天花粉六钱，升麻钱半。

［佐景按］李孩服后，其利渐稀，痧透有增无减，逐渐调理而安。湘人师兄亦在红十字会医院，屡遇小孩发麻疹时下利，必治以本汤，良佳。又有溏泄发于疹后者，亦可以推治。

麻疹之利属于热者，常十居七八，属于寒者，十不过二三，故宜于葛根芩连汤者十常七八，宜于理中汤或桂枝人参汤者十不过二三。一或不慎，误投汤药，祸乃立至，可不畏哉！

《全国名医验案类编·二集传染病案·第十二卷时行痘疫病案·疫痘夹瘄案》

严继春：住绍兴安昌。

病者：俞丹霞君之令郎，年四岁，住陶里村。

病名：疫痘夹瘄。

原因：暮春痘疫盛行，适感风温而痘瘄并发。

证候：身热二日，痘已见形，隐伏不透，中夹细粒，状似麻疹，如云密布，痰嗽气粗，烦躁不宁。

诊断：脉浮滑数，右甚于左，舌红，苔罩白滑。此因染疫痘时恰遇风温时气，感受其气，一时而痘瘄并发也。

疗法：当先轻清透瘄，瘄透而痘亦随出。河间桔梗汤加减。

处方：苏薄荷七分，净蝉衣七只，栝蒌皮一钱，苦桔梗四分，青箬叶二钱，青连翘钱半，炒牛蒡钱半，广皮红五分，生西草三分，嫩桑芽一枚。

次诊：宿已发透，但有点粒，一无片片，大颗如痘略有根盘。头面多见，胸背尚鲜。头身仍热，咳嗽痰多，气粗神烦。脉舌同前。当以托痘为要，活血疏肌以透发之。

次方：紫草八分，藏红花四分，光杏仁钱半，净蝉衣七只，青连翘钱半，丹皮一钱，生赤芍一钱，广皮红六分，生葛根七分，淡笋尖两枚。

三诊：时瘄已回，痘亦催齐。点至足心，色多紫赤。溺赤便闭，身虽仍热，神已安静，痰嗽轻减。脉尚搏数，苔退，舌红。此血分尚有蕴毒也。治以凉血解毒，使血热痘疹，内外分消。翁氏十神解毒汤加减。

三方：鲜生地三钱，紫草钱半，蜜银花钱半，瓜蒌皮二钱，藏红花五分，丹皮钱半，青连翘二钱，汉木通八分。先用生绿豆二两煎取青汁，去渣，代水煎药。

四诊：痘顶属气，根盘属血。血充则圈红紧附，气盛则顶满滚圆，皆由气领血载，痘疮得煅炼化浆。便通溺利，身凉脉静，是为毒化之佳征。易痂易落，可预料焉。用三合汤加减，滋养脾胃，免生痘后虚证。

四方：潞党参钱半，生於术六分，浙茯苓一钱，生甘草三分，小津枣三颗，白归身一钱，生白芍钱半，细生地二钱，新会皮五分，金橘脯一枚。

效果：连服五剂，痂落胃健而愈。

［廉按］瘄为宁绍麻疹之俗称。痘有夹麻疹者，有夹丹疹者。麻疹多属于肺，故咳而始出，起而成粒，匀净而小，头面愈多者为佳。治以透疹为先，疹散而痘疮自发矣。丹疹多属于脾，隐在肌腠之间。发则多痒而麻木者，兼湿痰也；色红块赤，如云头而突者，兼火化也。多发于手足身背之上。治以托痘为主，痘出而丹疹自淡矣。此案痘瘄并发，先透瘄而后托痘者，盖因瘄属肺胃，易于透发，痘由肾至肝至心脾及肺，自里至外，从深及浅，全藉身中气血领载充长，以化毒为浆，必待脓厚苍老而始结痂，毒乃外泄，元气内返，始无变证。此亦

一定之步骤也。初中末四方，皆轻清灵稳，深得叶氏薪传。

《全国名医验案类编·二集传染病案·第十三卷时行瘄疫病案·春温时瘄案》

周小农：住无锡。

病者：荣成鳌次子，年八岁，住锡山。

病名：春温时瘄。

原因：素因先天不足，九月而产，平日肝旺，或目赤牙痛。现因暮春瘄疫盛行，传染而得。

证候：瘄未齐而已回，热经二旬有余，颧红目于，鼻燥口渴，咳痰韧黄，必须以手探取，暮则气逆不舒，懊烦少寐，鼻不觉暖，按腹脐则甚痛，溲短而赤，便艰不爽，耳聋有脓。

诊断：脉数而重按无力，舌绛，苔有白糜。此由温邪夹痰夹积，留恋熏蒸，热久伤阴，痧痨堪虞。

疗法：宗吴鞠通法，以兜铃、天冬、焦栀、丹皮、杏仁、贝母、枇杷叶、冬瓜子、芦茅根等肃肺清热为君，元参、生地、石斛、沙参、茯神生津安神为臣，兼以珠粉、雄精月石、辰砂、竹沥、梨汁、萝卜汁等化痰润下为佐。

处方：马兜铃一钱，淡天冬一钱，焦山栀一钱，牡丹皮一钱，光、甜杏仁各一钱，浙、川贝各一钱，元参二钱，细生地二钱，鲜石斛钱半，北沙参二钱，辰茯神钱半。先用鲜茅根一两(去衣)，活水芦根一两(去节)，鲜枇杷叶一两(去毛筋净)，鲜冬瓜子一两，四味煎汤代水。

另方：濂珠粉、制雄精西月石、飞辰砂各一分，研和。用竹沥、梨汁、生萝卜汁各一瓢，重汤炖热，候温送下。

次诊：服二剂，得眠颇安，大便初坚黑、后溏，气逆已平，痰仍韧黄，鼻柱已暖，窍仍干，晡热尚久，则增烦懊，余热熏蒸，五液均干，脉数苔糜，尖红而碎，此因稚体阴气素亏，去腊少雪，目赤甚久，即其机倪。再存阴退热，清化热痰而止蒸糜。

处方：鲜沙参二钱，鲜石斛二钱，鲜生地三钱，淡天冬一钱，元参三钱，原麦冬一钱，粉丹皮钱半，冬瓜子三钱，肥知母二钱，花粉钱半，光、甜杏仁各钱半，枯黄芩一钱，玉泉散二钱(包前)。先用活水芦根、鲜茅根、鲜枇杷叶各一两、鲜淡竹叶三钱，煎汤代水。

另方：濂珠粉、制雄精各一分，川贝三分，共研和。仍以竹沥、梨汁、莱菔汁各一瓢，炖温调服。

三诊：连服三剂，舌糜渐化，身热得畅汗而解。惟便复闭，原方去枯芩、花粉、玉泉散，加金沸草(包煎)、紫菀各一钱、火麻仁钱半、鲜首乌钱半、瓜蒌皮三钱。

四诊：进两剂便复解，热清而苔糜净，颧红除，两目润，鼻生涕，咳大减，痰亦少，耳略聪，脓亦止。惟里热掌灼，脉静转细，舌红布新苔，可进养阴以善后。

处方：川石斛二钱，细生地三钱，鲜首乌钱半，淡大冬一钱，原麦冬一钱，元参钱半，粉丹皮一钱，苏百合一钱，天花粉一钱，火麻仁钱半，甜杏仁钱半，冬瓜子二钱，鲜枇杷叶四钱(去毛筋净)。

效果：三剂而里热净，胃气醒，日渐向愈而复元。

[廉按] 疮为麻疹之俗称，浙江名瘄子，江苏名疹子，名虽异而治则同。必先察乎四时之气候，随其时气之胜复，酌以辛胜，或辛凉，及甘凉苦辛，淡渗咸寒等法，对症发药，随机应变。名其病曰时瘄者，以其因时制宜，辨其为风温，为湿温，为暑湿，为燥热，为伏邪，仍以时感法清其源耳。

《全国名医验案类编·二集传染病案·第十三卷时行瘄疫病案·风温时瘄案》

何拯华：绍兴同善局。

病者：俞四姑，年六岁，住绍兴昌安门外瓦窑头。

病名：风温时瘄。

原因：暮春暴热，肺感温风而发。

证候：头痛身热，恶风自汗，继即头面项下均见红疹隐隐，咳嗽气逆，神烦少寐。

诊断：脉右浮滑数，左浮弦，舌边尖红，苔薄白。此叶天士所谓"温邪上受，首先犯肺，热入孙络"而成疹也。

疗法：从上焦治，以薄荷、蝉衣、牛蒡、连翘辛凉散风为君，桑叶、银花、蒌皮、箬叶轻清透疹为臣，佐以前胡，使以桔梗，开降疏达以宣畅肺气也。

处方：苏薄荷八分，净蝉衣七分，炒牛蒡钱半，青连翘钱半，前胡一钱，济银花一钱，栝蒌皮一钱，冬桑叶钱半，青箬叶三钱，桔梗六分。

效果：二日疹虽透足，而咳甚气急，口渴引饮。原方去薄荷、蝉衣、桔梗，加生石膏四钱、知母二钱、甜梨皮三钱、枇杷叶五钱。连进二剂，至第五日，热退身凉，气平咳减。前方再去石膏、牛蒡、前胡，加川贝二钱、鲜石斛二钱、蔗浆两瓢。连服三日，咳止胃动而痊。

［廉按］小儿风温发疹，四时皆有，而以春冬两季为最多。其病从传染而来，吾绍谓之时瘄，又称麻疹；苏州谓之疹子，又名痧子。暇时遍查字典，并无瘄字，《辞源》谓痧为麻疹之俗称。余谓瘄亦麻疹之俗名。名称因地方而异，方药以因证而殊，同一时瘄，当按四时法治，春时用春温法，夏时用暑风法，秋时用秋燥法，冬时用冬温法。初起用辛凉开透法，液燥者佐甘寒，如鲜生地、鲜茅根之类；挟湿者佐淡渗，如生苡仁、浙茯苓之类；火盛者佐咸寒，如犀角、羚角、金汁之类。至于俗传单方，如棉丝线、樱桃核、铜板草纸等，最为大忌。奉劝病家，切勿以最怜爱之婴孩，断送生命于有百害无一利之土方也。此案风温时瘄，理当用春温法治。方亦轻清灵稳，从叶法脱化而出。惟牛蒡子为透发瘄疹之要药，若初起作呕者，用之呕更甚。然《经》谓“在上者，因而越之”。风痰呕出，瘄反出透，亦不必怕。若怕其呕，加白蔻仁三四分，即不呕。大便泻者，儿科方书皆禁用，以牛蒡子多油，善能作泻也。然瘄将出而作泻者，不药可愈，亦不必禁。若瘄后水泻，用甘寒复以淡渗，加银花炭最妙。慎勿用温热提补，如理中汤等，误用反危，往往咯血、便血，不可救药矣。

《全国名医验案类编·二集传染病案·第十三卷时行瘄疫病案·冬温麻疹案》

兰豁中医专校毕业生、何益赞、蔡济川会诊。

病者：沈湘渔孙女，年十三岁，住兰豁城中。

病名：冬温麻疹。

原因：勤于女工，往往深夜篝镫针黹。髫龄稚阴未充，肺胃阳邪易动，又值冬阳不藏，至节将届，一阳初萌，午夜围炉，以火引火，遂发冬温。初起身热无寒，头痛，咽喉微痛，咳嗽不扬，胸膈气滯。先延某医诊视，授疏风清热降火之剂，以病家告知大便三日不行，径投生大黄二钱，服之泄泻如水，喉痛顿瘳，而头痛益剧，身热尤炽，肺气仍闭，呼吸俱艰。

证候：肤色红，麻疹稠密，周身骨节痛痹，不能转侧，支节亦不能屈伸，甚至面目亦浮，手臂肤肿，指掌麻木，不可以握。

诊断：数且大，独右寸不显，舌色尖边皆红，中心后根黄苔颇腻。此仲景所谓“太阳病，发热不恶寒者，为温病”。成聊摄注谓发热不恶寒为阳明者，此也。查阅某医处方，用牛蒡、射干、桑叶、菊花、丹皮、蓝根、二陈等味，以大便未行，遽加生军若干。服后大便水泄，喉痛虽除，但稚龄真阴尚弱，径与直泻，阴气先伤，阳热浮越，遂令头痛加甚，体热益高，夜不成寐，证情渐剧。盖病在肺胃，法宜轻宣，而乃重浊通府，直攻其下，已过病所，原非正治。二十六日上午，乃招余二人同往视之。

疗法：只宜开宣肺郁，即能透疹解肌，佐以泄热涤痰，便是疏通胸膈，又不可寒凉直折，反致闭遏，药贵轻清，庶合分寸。

处方：瓜蒌皮钱半，白蒺藜二钱，生紫菀二钱，广郁金钱半（生打），浙茯苓钱半，酒炒黄芩钱半，浙贝母二钱，苦桔梗钱半，光杏仁二钱（研），焦栀子二钱，广陈皮一钱，路路通二钱（去刺）。

次诊：廿六日午后诊视，是日节交冬至，葭管灰飞，阳气萌动，病体应之，势难退舍。午后三时，又偕同湘渔先生往视，正在阳明旺于申酉之交，体热烙手，头痛大剧，体痛且木，不可屈伸，肌肤不仁，腕臂俱肿，十指浮胀，手不能握，红疹稠密，面部亦浮。询得腹背皆红，疹俱满布，惟膝胫以下未遍。脉数且洪，弦劲搏指，右手寸部亦起，唇色鲜艳，有若涂朱，舌尖边深绛，中心后根黄浊之苔皆化，几于全舌殷红，但不燥渴引饮，齿龈红胖，颊车不利，舌本顽木，而颧亦红。可知肺家郁热，已渐透露于肌肤之表，但咳犹未爽，呼吸仍艰，则肺气犹未宣通，而阳明之胃火大炽，痰热互结，且令肝胆阳邪，乘机恣肆，升多降少，互为纠缠。总之冬令久晴，燥火用事，加以客气司天，正值阳明在泉主令，尤助燥金气火，致令肺藏失其清展之权。仲师麻杏甘膏成法，正为是证针对良剂。当援引经方，参合开痰泄壅，兼用喻氏专清肺火之意，倚重黄芩、桑皮清肃肺家燥热，弗疑支节痹著，误投风药活络，反以助桀为虐，庶几击其中坚，首尾自能互应。

次方：陈麻黄五分，生甘草四分，生石膏六钱（研细），光杏仁三钱，天竺黄三钱，陈胆星钱半，枯黄芩四钱，生桑白皮四钱，瓜蒌皮二钱，鲜苇茎五钱，象贝母三钱，焦栀子二钱。

三诊：二十七日上午诊视，表热大减，仅未全退，肤肿已减，疹亦渐回，而足部亦已透达，臂腕赤色渐化，头痛未蠲，木火犹潜，身痛未尽，已缓十五，昨宵安眠四小时，大便仍溏，小溲已畅，均是佳境。但肺家呼吸，犹未安和，咳嗽声扬，犹未大爽，则燥金未尽清肃，气火未尽潜藏。脉之弦劲已和，惟滑数未静。舌之红艳已减，而滑泽无苔。盖津液受燥热之累，余焰犹虑复然。大府虽通，而矢气频转，则阳明气结未宣，肠中必有燥矢未去，所谓热结旁流，确有明证。仍当宣展呼吸之机，兼以涤除痰浊，和柔肝木之旺，且以顾护胃津，尤须佐之化滞以助消磨，俾两阳明府下行为顺，庶能气不升腾，火焰潜降，诸恙渐以即安。若夫脉络未和，痹著未去，则止当偶涉一笔，以为之使，聊助点缀，当能捷登泰境，就我范围。

三方：石决明八钱(生打)，金石斛三钱(二味先煎)，生紫菀三钱，象贝母三钱，苦桔梗钱半，光杏仁三钱(勿研)，炒薤白头二钱，陈胆星钱半，羌活四分，独活四分，瓜蒌皮二钱，陈麻黄三分，生甘草三分，炒神曲二钱，焦楂肉二钱。

四诊：二十八日午前诊视，昨方一服，日人夜半，两度更衣，骛溏之中，夹以坚粒数块，可知宿滞未去，恰符逆料。今虽身热未净，然已退十之八九，咳嗽清扬，颊车便利，呼吸俱顺，满闷胥蠲，是肺金已复清宣之职，痰热俱得泄化。惟胃犹未醒，矢气仍转，腹鸣漉漉，则肠中余滞，尚有留存。且支节犹痛，转侧犹未自如。红疹已化七八，肌肤之浮，犹存一二。此为热邪痹著，络脉未和，脉虽尚数，然较之昨晨已非其比，内热退舍，一望可知。舌红不赤，滑润无苔，亦不燥渴。虽是余热未尽，却非寒凉所宜。只须清宣络脉，以化余邪，仍应稍参导滞，庶乎陈莝去而胃纳来复。

四方：左秦艽二钱，羌、独活各四分，全当归钱半，川断肉二钱，宣木瓜钱半，威灵仙钱半，生紫菀二钱，象贝母二钱，瓜蒌皮二钱，海桐皮二钱，桑寄生二钱，焦六曲二钱，焦楂肉二钱，炒麦芽钱半。

五诊：二十九日服药后，自思粥饮，身痛渐安，日入时已能转侧，大便又行，仍有坚屎，但支痛未净，尚有矢气。即以昨方去楂炭，又减神曲、麦芽各三之一。连进一剂，身热尽退，头痛胥蠲，肤肿俱消，疹亦全化，起坐便利，肢节皆和，胃纳渐醒，能啜稀粥，但微有燥咳，而不咳痰，脉已静穆，舌滑无苔，自云睡醒口燥，思得茶饮。是胃已安和，惟肺家差有余热，清养肺胃，弗遽呆补，善后良图，已为能事。但尚需暂避肥腻碍化之物，方为尽善尽美。

五方：小生地三钱，象贝母二钱，生紫菀二钱，生桑皮二钱，北沙参二钱，鲜竹茹二钱，柔白前二钱，云茯苓二钱，橘红一钱，生鸡内金钱半，炒谷芽钱半，砂仁壳五分。原支金钗斛三钱，弗炒，擘开先煎。

效果：连服四剂，诸证悉平。胃健神安而愈。

说明：此证在二十六日午后，热势最剧，身痛尤甚。苟以寻常理法言之，未有不大剂清热而兼以通经活络为要务者。然须知此皆麻疹未得透泄之时，所当应有之证，观其咳声不扬，呼吸短促，都缘肺气团窒，皮毛卫气亦不得宣展，所以麻疹尚未外达，则肤腠壅遏，热势益炽，而脉络亦痹，此肢节疼痛之真实原因。如其专与清凉，必使肺卫之气重其闭塞，麻疹即无透达之望，病变且可翘足而待，祸将立至，安得有功。若此时专与通络，而不知开宣肺卫，则疹既不透，络脉之痹亦不能通。此乃审证图治之最宜明辨处，非泛言见病治病，遽可无投不利者也。惟能开展肺家之闭，而兼以大剂清泄阳明，并清肺火，斯麻疹无遏抑之虞，而诸恙皆迎刃自解。故第二方中，竟无一味通经舒络之药，止求腠理疏通，疹得透泄，亦不患其络痛之不松，最是切中肯綮。所谓以无厚入有间，自然游刃有余，披却道沛。直至二十八日，红疹已回，热解胸舒，诸重要证，均已锐减，而仅有肢节疼痛，脉络尚未和谐。乃始投羌、独、归、断、灵仙、木瓜、寄生等，从事疏络，则贾其余勇，一举手而奏肤功矣。要知临证时，最应识得轻重缓急，然后方寸中乃有主宰，自不为证情所眩惑，胸有成竹，目无全牛，看来四五方已收全功，措置亦属易易，然成如容易却艰辛，恐非老斫轮手，未必如是简捷。迨后同人等初三日复往视之，则已步出堂前矣，谈笑自若，而周身肤蜕，有若麸屑，亦可知此病之不为轻渺矣。

［康按］张山雷君附志：某医第一方，药味轻灵，尚属妥适，惟以耳为目，据述一端，遽投攻下，病轻药重，殊非所宜。犹幸病本温邪，早下不为大害，然固之胸膈益闷，呼吸益艰，未始非表证误下，阳邪内陷，变作结胸之一例。虽此证如麻，在乍病时已有端倪，不以误下结胸而变剧。然设使其人中气本虚，则一下之后，阳陷入阴，麻疹不能透发，害将不可胜言。以此知医家必须自有主张，认定入手方法，断不可人云亦云，姑与周旋，以为迎合计也。至二十六日上午，诊病时虽胸闷已甚，表里之热皆显，未始不合麻杏甘膏之例。然身热犹未

大盛，唇舌之红未至装朱，且不渴饮，则石膏犹非针对，麻杏亦嫌峻利，不得不从事于轻灵平淡一途，盖见症治症，分寸只宜如此。不得以午后热盛，而归咎于午前一方之病重药轻，訾为不负责任者也。迨至午后阳明正旺之时，阳热大盛，而肺气犹闭遏不宜，则除麻杏甘膏汤外，必无恰对方法，加以颊车之强，舌本之顽，非仅气火上燔，实有浊痰助虐。所以竺黄、胆星、贝母、蒌皮连镳并进。而肤表肿胀，疹色鲜红，小溲不多，气粗且促，是肺为热痹，最是吃紧关头。惟一物黄芩，专清肺火，最为嘉言氏得意之笔，古人成作，可法可师。复佐之以桑白、芦根，借作麻杏之应，斯清肃之力量既专，痰热断无不降之理，而又能宣展肺气，虽是寒凉，不虞遏抑，方与麻疹之利于开发者，绝无矛盾之弊。貌视之，药量甚重，颇不免胆气粗豪，盖亦郑重经营，儿经斟酌而后出此，非敢以临床为尝试之计也。至于二十七日处方之时，则证情锐减，骇浪俱平，仅有头痛未除，咳嗽未爽。治宜潜息肝火，清展肺金，踵步增损，原是寻常理法，殊不足道。惟大便通而且溏，反转矢气，是可知本有宿食，积滞在中。但前手不助运化，遽与攻逐，大府虽通，陈莝不去，选药终是未允。而今在既服生军之后，又不当再投泄剂重耗津液，惟有楂曲缓为消磨，庶乎导滞而不伤津，此又随机变化，相体裁衣，较量虚实之一定理法。又至二十八日，大便两行，燥矢自去，诸恙俱减，而惟有肢节之疼，尚无捷效。乃始专事于宣通脉络，以收全绩。此证始末，虽病状未至危险，要之前后数方，层次秩序，一丝不乱，故皆随手桴应，复杯有功，可谓一方有一方之应验。历时不过五日，果能以次即安，竟无波折，未始非审证明析，知所先后之效果也。其言如此，可谓发明尽致矣。

《全国名医验案类编·二集传染病案·第十三卷时行瘖疫病案·伏热发疹案》

过允文：住宜兴徐舍。

病者：胡仲芬令孙，年五岁，住宜兴西察院。

病名：伏热发疹。

原因：伏邪内发，风热外感。

证候：身热咳嗽，口渴神烦，便溏溲赤，痧透未足，热郁不退，苔白而花，舌质干燥。

诊断：脉数，右甚于左。乃伏邪与新感同发，热郁肺络，叠用生津宣透之剂。自二月迄于三月，连透红痧三次，继透白瘖，色枯不润，进大剂甘寒养液，犹是半枯半润，时灌频溉，疹色方能晶亮。

疗法：重用生津，佐以宣透，沙参、石斛、生地、蔗汁生津为君，桑叶、豆豉、前胡、茅根宣透为臣，川贝、枇杷叶清金肃肺，蒌皮、盐夏宽运中气。惟便溏一证，既不能涩，又不能补，只入扁豆为和中健脾之用。

处方：鲜生地五钱，青蔗汁半钟，川贝母三钱，鲜石斛三钱，淡豆豉三钱，北沙参三钱，冬桑叶二钱，青盐夏钱半，生扁豆三钱，枇杷叶五片（去毛），栝蒌皮二钱，前胡二钱。先用白茅根二两（去心），煎汤代水。

次诊：服二剂，痧回热退。数日后，骤然厥逆，脉弦而滑。此乃乳食不化，生痰阻气，上壅肺气使然，急宜开痰降气。

次方：枳实、郁金、花槟榔、玉枢丹（磨冲）各五分，鲜菖蒲汁五钱，淡竹沥一两，姜汁五滴（冲）。

三诊：煎服半剂，吐出胶痰二块，厥回气平。明日又大热口渴，舌红，脉数而细。治以清热生津，参以化痰。

三方：鲜铁斛三钱，川贝三钱，花粉三钱，鲜生地五钱，桑叶二钱，老竹黄二钱，银花五钱，知母三钱，杜胆星钱半。

四诊：服二剂，热少平，又透痧一身，甚密。再与生津托邪法，热退痧回。后二日复厥，势较轻，即与前方。又吐出胶痰数口，厥回而身又热，复透出痧一身，而津液之桔尤甚，令频灌蔗汁。数日后，发出白瘖一身，色枯，即与大剂甘寒养液。

四方：铁皮斛五钱，北沙参三钱，栝蒌皮二钱，鲜生地三钱，天麦冬、莲心各三钱，青蔗汁半钟（冲），生甘草一钱，旋覆花钱半（包煎）。

效果：服三剂，白瘖转润，五剂全亮，又五剂而愈。有患此者，他医见其厥，用羚羊角煎送牛黄丸服下，未二时即死。

［廉按］痧为麻疹之俗称，杭宁绍通称曰瘖，江苏总名曰疹。此案伏热发疹，阴气先伤，较之但感风热发疹者，轻重悬殊。故叠用清透甘凉，证多反复，次方重用开痰降气，末方大剂甘寒救液，均极有力，宜乎厥疾乃瘳。此为痧疹之正法眼藏。

《全国名医验案类编·二集传染病案·第十三卷时行瘖疫病案·麻疹痰闭案》

周小农：住无锡。

病者：外科郑鹤琴之侄，年甫龆龄，住日晖巷。

病名：麻疹痰闭。

原因：孩体乳痰上壅，以致麻疹不出表，温邪熏蒸，咽喉肿痛。

证候：麻疹隐而未透，咳嗽气急，痰多，喉关有声，咽喉红碎。

诊断：指纹隐隐。此即张廉《麻疹阐注》所谓痰闭之证，痧火不得外泄，或延烂喉。

疗法：商用宣痹通血，化痰透达法（通血为孙复初《麻疹要诀》，近贤梁达樵亦时用之）。

处方：广郁金三钱（生打），泡射干七分，光杏仁三钱，牛蒡子三钱（杵），丹参二钱，鲜薄荷四钱，象贝母三钱，赤芍二钱，元参三钱，制僵蚕三钱，鲜枇杷叶五片（去毛），鲜茅根一两（去心），紫菀三钱。另用西月石三分、月雄精二分、猴枣一分，研细末，茅根汤送下。

效果：一剂而痰降气平，二剂而麻疹透足，继用清肃而瘳。

［廉按］此开痰闭以透闷瘖之一法。另方月石、猴枣同雄精并用，豁痰解毒，最为着力，故能奏效如神。

第二节

风　痧

风痧是指以发热、咳嗽、全身出现细沙样玫瑰色红疹，伴见耳后、颈部及枕后淋巴结肿大为特征的，急性出疹性疾病。本病一年四季均可发病，以冬春季节为多。西医学称风痧为风疹，认为是由感染风疹病毒而致病。除1岁以内婴幼儿不易感染外，其余年龄越小，发病率越高。本病经接触传染，在儿童集体机构内容易引起流行，一般症状较轻，预后良好，可不经治疗而自愈。感染一次后，不论症状轻重，大多可终身免疫。

【辨病名】

中医古籍的风痧记述较少，多包括在其他出疹性疾病中。《黄帝内经素问·四时刺逆论》中有“隐疹”的记载，《金匮要略》《诸病源候论》中提出“风瘾”的病名。宋代《小儿痘疹方》中提出的“疹子”，已记载伴有发热、咳嗽等症状，较为接近此病。但尚未将风痧、麻疹等出疹性疾病区分开来，笼统称为“疹子”。

《儿科要略·痧痘论治·痧疹概要》：“痧子越人称为瘖，北人谓之疹子，秦晋之间曰糠疮，南人俗语曰麸疮，闽粤之间皆号麻，盖一病而俱数名也。近今吴人于小儿出瘖，皆称痧子，成人出瘖，则号疹子，其实人不论长幼，凡初次发出者皆痧子也，其后复发者，皆疹子也。疹与痧虽属一类之病，然究有小别，痧子点密而较细，疹子点稀而较粗，痧子先天之毒为多，疹子后天之毒为多，故北人称痧曰疹，亦有微误。”

【辨病因】

风痧病因不外乎外感和正虚两类。风热时邪是引起风痧的外因，冬春之际，风热时邪从口鼻而入，与气血相搏，发于肌肤，则周身出现淡红色斑丘疹，肌肤瘙痒，发为风痧。在内因方面，肺为娇脏，外合皮毛。小儿肺常不足，卫外不固，易为风热时邪所侵，肺卫首当其冲。

《彤园医书（小儿科）·卷之三·瘟疫门·瘟斑痧疹》：“凡先患伤寒，后发痧疹者，由汗下失宜，外邪怫郁，内热泛出而成也，惟时气传染，感而即发，亦由疫之为病，性烈而速，故曰：瘟斑、瘟痧、瘟疹，发于卫分者，为痧，卫主气，故痧色白如肤粟；发于营分者，为斑为疹，营主血，故斑疹色红深赤也。又曰：肤浅者为疹，深重者为斑，斑形如豆或成片相连。二症色红者轻，赤者重，黑者死。若其色淡红稀暗者，皆因邪在三阳，已成斑疹，由外入里，或因过服寒凉，致变为阴斑、阴痧、阴疹，法当从阴寒治之，不与阳分斑疹同其治法也。”

《儿科要略·痧痘论治·痧疹概要》：“至于病之起源，可以赅括称之曰毒。盖儿居母腹，以母之气血为气血，夫人孰无饮食之所伤，六淫之所侵，毒之伏于母体者，胎儿莫不感之。且当成胎之时，精华者供荣养，糟粕者弃胞中，则积渐所蕴，皆足成毒，胎儿日处其间，又安能免于为毒所染。故胎儿各组织中，悉含有毒素，可以断言，比其生也，其新陈代谢之作用，倍增于往时，故其毒有宣泄之必要。于是或生而游风丹毒，一时蜂起，或生而腮肿口腐，杂然并作，此皆毒之泄露也。”

【辨病机】

风痧的病机，主要是由于感染风热时邪，其自口鼻而入，首先犯肺，肺气失宣；进而时邪由表入里，而正邪交争，发于皮肤所致。

《儿科要略·痧痘论治·痧疹概要》："痧疹之发，既为人身宣泄邪毒之路，故其发也，由内达外，由血分而达于气分，始于脾终于肺也。何以言之？考脾主一身肌肉，肺主一身皮毛，痧疹之发，既由肌肉以达肤表，而脾为藏血之脏，肺为主气之脏，故知其发于血达于气，始于脾终于肺也。准是更可知痧疹当隐现于皮肤之间，即为邪毒已外传于肺之证，若盛发之时，则邪毒方悉趋于肺以寻出路。其有发而不易透达者，是肺之不宣也，其有旋出即没者，是肺不任邪，或肺气之闭塞也。是故治痧之法，主重在肺，极痧之变，亦以邪毒陷肺为最剧。至于痧出将没，尤当以清肺为急，盖向者余毒未免留恋肺脏，清之正以杜其后患也。由此观之，治痧自始至终，总不离于肺，此法之常也。至若变症蜂起，则邪有不得泄而内陷者，或热甚侵肝者，或热甚灼心者，则须兼脾、肝、心、肺四脏分治，以消息之。正昔人所谓痧疹一症，四脏俱受其伤也。"

【辨病证】

辨症候

风痧，首见轻微发热，微恶风寒，咳嗽咽痒等症状，发疹始于面部，迅速遍布全身，持续二三日，进而皮疹消退后，体温恢复正常，全身症状消失，无色素沉着。

《麻科活人全书·卷之二·正麻奶麻风瘾不同第十五》："若风瘾者，亦有似于麻疹。乃发在幼孩甫生一月、半周、一岁之间。时值天气炎热，感风热而作。此不由于胎毒，乃皮肤小疾，感风热客于脾肺二家所致。不在正麻之列，常见出一次又出一次，亦有连出不已者，无关大利害，不必用药而自散。倘身热不退，只宜微用疏风清热之剂，一服即愈，以荆防发表汤除红花主之。如身不热者，不必用药，免致诛伐无过。然亦当慎风寒，戒荤腥、生冷、辛辣等物。勿以其无关利害而忽诸，恐触动风热而生他病。"

《时病论·卷之四·夏伤于暑大意·痧气》："南方之人，体气不实，偶触粪土沙秽之气，即腹痛闷乱，名之曰痧，即沙字之讹也。盖痧在皮肤气分者，宜刮之，在肌肉血分者，宜刺之，此轻而浅者言也。若深重者胀塞肠胃，壅阻经络，直犯乎心，斯须莫救，刮刺无功，非药剂不能救也。须知痧无定脉，凡脉与证不应者，即为痧脉也。其见证不可不分：如风痧者，头疼自汗，腹痛肢麻。暑痧者，头晕汗多，吐泻腹痛。阴痧者，腹痛肢冷，即凉痧也。阳痧者，腹痛肢暖，即热痧也。又有肤隐红点，一如瘖疹，此痧在肌表，为红痧也。满身胀痛，且有黑斑，此痧毒在乎脏腑，为乌痧也。欲吐不吐，欲泻不泻，心腹大痛，为绞肠痧也。"

《儿科要略·痧痘论治·痧疹概要》："痧疹将发，其初并无显著之现状，即偶有发热，不过似寻常之感冒而已，继则身热益甚，口渴而燥（或间有恶寒者），咳呛时作，涕泪俱有，不时喷嚏，此痧候也。如是者多或七八日，少或二三日，气急烦闷，眼赤腮红，随即见点矣。甚者干呕恶心，或兼泄泻，或兼吐利，其点初见不多，依次递增，每间数时，热较甚则气益粗而痧点益增，当其壮热之时，谓之潮。潮甚者，恒倦卧，重者则竟谵语闷乱焉，每日三五潮（每潮一次则痧点增多一次），潮三日则颗粒全透，无微弗至，毒发已净，自渐退隐矣。其隐也亦以渐，大约三日后颗粒平，而五六日后则隐不复见。当痧疹退隐之后，全身表皮，渐次更换，甚者周身起落屑之状，轻者亦略有如粉屑之剥落，此生理自然之作用，无足异者。至痧点透齐后，有三四日不没者，或没而迟迟者，则以内有湿热，故不易回也。痧子颗粒虽多少不一，巨细稍异，然总以鲜明红润者为佳，粒细颗突者为佳，至粒少而巨，或赤紫干燥晦暗，皆火盛毒炽，宜为早防。若浑身夹红色成片，则为夹斑，若色白则为血不足，若黑色则九死一生矣。且既没之后，尤须慎避风寒，严戒劳碌，忌口静养，方无余恙。否则辛辣早嗜，令生惊搐，盐醋过早，令咳不止，鸡鱼早尝，令天行时即重出，不避风寒，令肤燥痒，此皆终身为患，不可不戒也。"

【论治法】

治疗风痧，以疏风清热为基本原则，依据临床所见，风热者治以辛散为主，热邪偏重者治以清热解毒，或兼以凉血泻热。

《新订痘疹济世真诠·三集·痧疹论》:"小儿值天气炎热,或过于温暖,而出奶疹、痧疹、风瘾等疹,可不必用药,略用疏风清热轻扬之味一剂即安。然此证前后多不大热,不同麻疹,必发热二三日乃出也。余尝见小儿因热见点者,察得脉稍浮缓而滑,以荆、防、蝉蜕、归、芍、淡竹、连翘,泡六一散即愈,以其病只是风热客于脾肺二家也。"

《儿科要略·痧痘论治·痧疹概要》:"痧疹当未发之时,未必能断为痧疹也。此时切其脉浮数(襁褓儿无脉可寻,则用大拇指按其腕之外侧验之),听其气息,有时微粗,可与轻清表剂,自无或误。盖诸病发热初起,使非虚热内伤之属,率从表解也。惟热有轻重,表有分寸,大概热盛而渴而燥者,宜乎辛凉;热不甚而烦而闷者,宜乎辛散;热而挟湿,湿在上者,宜汗;湿在下者,宜佐以利水,此治痧之初起也。及其热甚之后,咳呛迭作,眼泪汪汪,鼻流清涕,不时喷嚏,便知痧候,宜急用透达清肺之剂,庶使邪毒易泄;迨至眼赤腮红,痧点隐现,尤当以前法为准,所以使邪毒泄而易畅也。在此时期中,有兼见之症,不一而足,膈闷懊侬者宜舒气散结,头痛昏晕者宜辛散祛风,呕吐呕痰者宜快气消痰,下利泄泻者宜侧重透达,若大便不爽则宜凉润微利,若气急喘满则宜开肺泄邪,此治痧之初发也。至于痧子发现之后,迭经透达,点已出齐,仍宜辛散之剂以达余蕴,清凉之剂以保肺脏。然清凉有不可骤下者,若点稀色白,宜养血助气;辛散有不可恒用者,若点密色紫,或暗而成片,宜清血解毒;至痧回之后,大抵清凉之剂,荡涤余邪;虚弱者宜补益脾胃,此治痧之大概也。

上述痧疹治法,其简易者也,至于痧症有凶险者,不可执一以例之。

(甲)痧疹有不能透表者:一因风寒郁遏,则皮肤干燥,毛窍竦栗,宜越婢汤、葛根解肌汤之属;甚则气粗喘促,腹中胀痛,烦扰不宁者,宜越婢汤去枣,重用石膏,或麻杏石甘汤之类。二因火毒炽盛,则头上颗粒,隐隐红紫,其他各处或有或无,此火毒炽则津液少,以致不能畅透,宜白虎汤加荆芥、玄参之属。三因中气本虚,则唇色淡白,二便如常,虽有蕴热,无力透达,宜消毒饮加木通、车前、茯苓使内化为主。四因内热深蓄,燔灼血分,虽透而不齐,但见点子扁阔,焮赤成块,块上复有小粒平塌不起,亦有一片如风毒者,颗粒不尖,二者虽透,然热邪之逗留尚多,防有他变,宜竹叶石膏汤去半夏,使内化为主。

(乙)痧疹有已透表而早没者:一,外为风寒所遏,邪反内攻而没早者,宜消毒饮加葱头热服,复透者吉。面本红润而骤变苍白,宜越婢汤去枣,以使复透(按透而早没,邪已在肺,故宣肺为急,若肺邪不得泄,必致喘满)。二,遍身青紫热肿,喘胀气急者,此毒滞血凝,半匿表肌,宜凉膈散去芒硝加麻黄、石膏以发越之。三,内挟痰热,火郁不发,或腹胀喘急,不省人事者,宜白虎汤加玄参、竹叶。四,身热烦满,腹胀喘促,溺涩脐突者,宜凉膈散加葶苈。五,误食酸收之物,致伏匿壮热,喘咳烦闷者,宜猪胆汁、制甘草煎成续续与之,使得吐,或微汗为止。六,误食辛温,以致喘咳声喑者,宜消毒饮加石膏、马兜铃之属。凡痧疹出未三日而回者,皆为早没,出一日或半日而没者为凶。

(丙)痧疹有邪毒内陷者,最为危候:一,痧疹未出之时,仅见发热,未必能断为痧也,然发热一二日,忽然烦满神昏,惊搐狂妄,此邪毒不易透达,即防内陷之变,宜清里解表并进以治之。二,痧疹旋出即没,唇焦舌燥,谵语谬妄,此毒陷于胃也,宜犀角解毒汤。三,痧疹搦手摇头,寻衣摸床者,或郑声复语,侧身静卧者,此毒陷心也,宜至宝、紫雪之类,或天麻、羚羊、犀黄之属。四,痧疹似透非透,气促而喘,喘而身热,随即面红见点者易治,喘而咳者易治,若喘而痰声呼呼,咳不得出,喘而张口抬肩,喘而无涕者,皆为毒邪陷肺也。里热甚者宜竹叶石膏汤(去半夏),冬日量加麻黄以发之,咳不能出,痰不能豁者,宜蝉衣、牛蒡、菖蒲、胆星、前胡、麻黄之类。便艰者,枳实、大黄皆可酌与。至喘而鼻煽,为肺气将绝,鼻鼾沉睡,为肺气壅塞,皆属险候。此痧疹重症之大概也。"

《儿科要略·痧痘论治·痧后证治》:"痧疹一证,出时能透尽毒净,病期能确守禁忌,本无所谓余恙也。然人事疏忽,十常七八,禀赋虚弱,不任疾病,又比比然也。故痧后余恙基于前因而起者,不在少数,内有四大证,为害甚烈:一曰痧后劳,痧既收没,邪毒犹郁于肌肉间,昼夜发热,渐至发焦肤槁,羸瘦如柴,此因痧期误服辛温,毒未清解,或由本元虚弱,余毒留心,或由过用寒凉,毒未透净,均宜清火解毒之法,及扶胃健脾之剂以治之。迟则口鼻气冷，睡卧露睛，手足厥冷搐掣，必至不救。即本羸瘦而遍身壮热，瘛疭烦躁，实由阴亏血耗，余毒入肝而传心故如此，治宜养血清血之剂。一曰痧后疳，病由余毒未尽，陷入胃家，或过啖炙煿，毒乘火势，忽发走马疳，牙根臭烂，血出颊肿，环口青黑，久则腮穿齿落，唇缺鼻坏，宜急救勿缓，内治以速清胃火为主，外治以散毒去腐为主。如疮色白者，或疮色黑者，皆属不治。一曰痧后痢，病由痧前曾作泻痢，调解未清，至是变成休息痢，日夜无度，里急后重，此余毒流入大肠也。不论赤白，总应养血行气，盖血和而痢自止，气行而后重自除也。然须分虚实，实者不妨微利，虚者只可调和。一曰痧后咳，痧后气喘息高，连声不止，甚至咳血或呛饮食，此毒归于肺也，名曰顿咳，宜清肺除热为主。如胸高肩耸，手摆头摇，口鼻出血，面色青赤，或枯白，或晦暗，皆不可治。至于有肺气极虚，毒遏发喘，不至呛食咳血者，不得纯乎责之肺热，宜解毒之外，兼补肺气，此四者皆为痧后重证，病关生死，切忌妄治。而此四证之外，有烧热不退者，血虚血热也，只须滋阴补血，其热自除。有身热不退，呕吐而烦者，毒犹未尽，留恋于肺胃间也；有大便秘者，余火内结也；有泄泻者，积热移于大肠也，久则必伤脾；有痧退热除不能食者，胃气弱也；有耳内肿痛，溃流脓水者，余毒入耳也；有痧透不彻，痧后余毒阻塞灵窍，或舌本謇涩，不能言者，或耳中轰不能听者，皆当按症施治，以本症治法为君，以解痧后余毒为佐。又有痧疹没后三四日又出，至五六次八九次不止者，由发热时风寒侵袭，邪郁肌肉，前虽藉药发出，终属勉强，故留流不散而屡发也，宜照前痧疹治法治之。最后总以清理肺胃为主，此痧后证治之一斑也。”

《儿科要略·痧痘论治·痧疹概要》:“关于外治者：(一) 痧疹不透，气喘欲死者，用脂麻(即胡麻子)五合，以滚水泡之，用木盆置帐中，趁热熏头面即发。(二) 痧痘倒靥出不快者，用胡荽四两切细。好酒二盏，煎一二沸，入胡荽再煎少时，候温，每吸一大口，微喷从项至足，匀遍，勿喷面。(三) 痧疹因触犯雾露风寒，胸膈烦闷，隐现不能出者，用干象粪卷入粗糙纸内，燃熏之，或用干猪矢亦可。(四) 痧疹透缓，小米连壳煎水乘热熏之，甚良。(五) 痧疹不透，用沉香、木香、檀香不拘多少，于大盆内焚之，抱小儿于烟上熏之即起。”

【论用方】

1. 防风解毒汤(《绛雪园古方选注·下卷·附痧疹》)

痧疹初发，以肺经药主之，风温虽分，逐年岁气杂至，要皆轻清之邪；或从口鼻，或袭三焦，四时皆有，惟春为甚。

防风(八分)　荆芥(八分)　薄荷(七分)　牛蒡子(炒，研，一钱)　石膏(一钱)　知母(八分)　连翘(一钱)　淡竹叶(八分)　木通(八分)　枳壳(七分)　桔梗(八分)　甘草(三分)

上水一钟，煎八分，不拘时服。

2. 竹叶石膏汤

1)《绛雪园古方选注·下卷·附痧疹》

治痧疹热邪壅于肺，逆传于心胞络，喘咳烦闷，躁乱狂越者。

竹叶(三十片)　石膏(五钱)　西河柳叶(五钱)　牛蒡子(炒，研，一钱五分)　荆芥穗(一钱)　蝉蜕(一钱)　薄荷叶(一钱)　麦门冬(去心，三钱)　知母(蜜炙，一钱)　干葛(一钱五分)　玄参(二钱)　甘草(一钱)　冬米(一撮)

上水一钟五分，煎八分，不拘时服。

2)《儿科要略·痧痘论治·痧疹概要》

治伤寒胃虚而热，烦渴作呕。去半夏，治痧疹热甚烦闷。

竹叶(二把)　石膏(一斤)　半夏(五合)　人参(三两)　甘草(二两)　麦冬(一升)　粳米(五合)

3. 麻黄散(《绛雪园古方选注·下卷·附痧疹》)

严寒之时，风邪袭肺，玄窍为寒所闭，目微红，泪汪汪，鼻塞喘嗽咽肿，此痧疹不得出也。

麻黄(蜜酒拌炒)　升麻(酒炒)　人中黄　牛蒡(炒，研)　蝉蜕(去头足，各等分)

上为末。每服三钱，水煎服。

4. 痧疹初起方(《儿科要略·痧痘论治·痧疹概要》)

治发热烦闷，口干有泪。

防风　薄荷　象贝　淡芩　淡豆豉　荆芥　牛蒡子　蝉衣　连翘　竹茹

有汗或口渴甚者，去防风加白僵蚕；泄泻者，加葛根；目糊多眵者，加钩钩或桑叶；惊搐啼叫者，去防风加钩钩、茯神、灯心；便艰者，加栝蒌、知母。

5. 痧疹见点方（《儿科要略·痧痘论治·痧疹概要》）

治痧疹见点，发热口渴，咳嗽，面浮腮赤，小便赤涩。

白僵蚕　牛蒡子　连翘　荆芥　赤苓　蝉衣　前胡　薄荷　知母　栀子

心火，舌尖燥，胸烦，加黄连；肺火，口干、咳不爽，加淡芩；肝火，狂热躁怒，加栀子；壮热干燥或见衄血者，加玄参或鲜生地；胃热口气，加石膏；痰多或呕吐，加贝母、杏仁、陈皮；泄泻去知母、栀子，加葛根；挟食挟积者，则改用麦芽、神曲。

6. 痧疹透缓方（《儿科要略·痧痘论治·痧疹概要》）

治痧疹透缓，咳嗽气急，舌白口干，烦闷神昏。

天麻　前胡　郁金　竹茹　连翘　僵蚕　樱桃核　牛蒡子　豆豉　象贝

透迟咳艰，热不甚，汗不出者，去天麻加麻黄；热甚口渴，便艰或傍流者，去天麻加麻黄、石膏；大便结而不下者，加大黄、枳实；咽痛加山豆根、射干，或山慈菇、板蓝根；点色紫而不显者加赤芍。

7. 痧疹内陷方（《儿科要略·痧痘论治·痧疹概要》）

治痧疹内陷，点现复隐，或红紫成块，神昏气促，谵语闷乱。

羚羊角　天麻　知母　茯神　防风　玄参　淡芩　灯芯

毒盛口臭者加黄连；血分热极者去防风，加大青、犀角；大便闭结者加酒炒大黄；痰盛气促者，加胆星、竹茹；谵语闷乱者加至宝丹。

8. 越婢汤（《儿科要略·痧痘论治·痧疹概要》）

治痧疹不透，毛窍竦栗。

麻黄　石膏　生姜　甘草　大枣

9. 清里解表汤（《儿科要略·痧痘论治·痧疹概要》）

治壮热神昏，惊搐，或烦闷似痧疹不得出者。

大黄　芒硝　连翘　淡芩　栀子　防风　荆芥　僵蚕　蝉衣　石膏　麻黄

胃无热积去大黄、芒硝，加石膏、知母；虚者加白芍、白术、当归、甘草。其他羚羊、犀角、银花、黄连、黄柏之类，均可量症酌加。

10. 犀角解毒汤（《儿科要略·痧痘论治·痧疹概要》）

治痧毒倒靥，胃烂。

犀角　连翘　桔梗　生地　当归　薄荷　防风　黄芩　甘草　赤芍　牛蒡　荆芥　川连

11. 消斑青黛饮〔《彤园医书(小儿科)·卷之三·瘟疫门·三症治法》〕

治斑痧疹先已出透，不宜再发表，当清热解毒。

熟石膏末　羚羊角末(各钱半)　川连　栀子　玄参　知母　柴胡　生地　甘草　沙参　大黄　青黛(各一钱)　姜　枣(引)

临服兑醋一匙。

【论用药】

一、概论

《神农本草经疏·续序例下·小儿门》："痧疹，此证多有呕吐者，勿治呕吐，但治痧毒则呕自止，况呕中便有发散之义。

忌：破气，温补，酸敛，燥热，辛温，滞腻。诸药俱见前。

宜：清热透肌，辛寒，甘寒，苦寒。石膏、鼠粘子、赤柽木（即西河柳）、知母、甘草、玄参、麦门冬、连翘、薄荷、竹叶、黄连、黄芩、葛根、黄柏、蝉蜕、栝楼根、青黛、蔗浆、贝母。如冬月，佐以辛散，荆芥、麻黄（去节沫，蜜酒炒，只可用一剂）。

痧疹者，手太阴肺、足阳明胃二经之火热，发而为病者也。小儿居多，大人亦时有之。殆时气瘟疫之类欤！其证类多咳嗽，多嚏，眼中如泪，多泄泻，多痰，多热，多渴，多烦闷，甚则躁乱，咽痛，唇焦神昏，是其候也。治法当以清凉发散为主。药用辛寒、甘寒、苦寒以升发之。惟忌酸敛，最宜辛散。误施温补，祸不旋踵。辛散如荆芥、西河柳、干葛、石膏、鼠粘子、麻黄，清凉加玄参、竹叶、栝楼根、青黛、薄荷；甘寒加麦门冬、生甘草、蔗浆；苦寒加黄芩、黄连、黄柏、贝母、连翘。随证轻重，制剂大小，中病则已，毋太过焉。

痧疹乃肺胃邪热所致。初发时必咳嗽，宜清热透毒，不得止嗽。疹后咳嗽，但用贝母、苦梗、甘草、薄荷、栝楼根、玄参、麦门冬，以清余热、消痰壅则自愈，慎勿用五味子等收敛之剂。多喘，喘者邪热壅于肺故也，慎勿用定喘药，惟应大剂竹叶石膏汤加西河柳两许，玄参、薄荷各二钱。如冬天寒甚，痧毒郁于内，不得透出者，加蜜酒炒麻黄，一剂立止。凡热势甚者，即用白虎汤加西河柳，忌用升麻，服之必喘。多泄泻，慎勿止泻，泻则阳明之邪热得解，是亦表里分消之义也。痧后泄泻及便脓血，皆由邪热内陷故也，大忌止涩，惟宜升散，仍用升麻、甘草、干葛、黄连、白芍药、白扁豆。便脓血则加滑石末，必自愈。

疹后牙疳最危，外用牡黄牛粪尖煅存性，研极细，加片脑一分，研匀吹之；内用连翘、干葛、荆芥穗、升麻、玄参、黄连、甘草、生地黄，水煎，加生犀角汁二三十匙，调服。缓则不可救药。

痧后元气不复，脾胃薄弱者，宜用白芍药、炙甘草为君，莲肉、山药、白扁豆、麦门冬、青黛、龙眼肉为臣。多服必渐强，慎勿轻用参、术。

痧后生疮不已，余热未尽故也。宜用金银花、荆芥穗、连翘、玄参、甘草、怀生地、鳖甲、胡麻、黄连、木通，浓煎饮之良。

疹不宜依证施治，惟当治本。本者，手太阴、足阳明二经之邪热也。解其邪热，则诸证自退矣。”

二、治风痧专药

1. 牛蒡子

《本草撮要·卷一草部·牛蒡子》：“味辛，入手太阴经。功专消肺风，利咽膈。得荆芥治咽喉不利，得生草治悬痈喉痛，得甘桔治咽喉痘疹，得薄荷治风热瘾痧。”

2. 白花蛇

《本草纲目·鳞部第四十三卷·鳞之二·白花蛇》：“颂曰：花蛇治风，速于诸蛇。黔人治疥癞遍体，诸药不效者。生取此蛇中剂，以砖烧红，沃醋令气蒸，置蛇于上，以盆覆一夜。如此三次，去骨取肉，芼以五味令烂，顿食之。瞑眩一昼夜乃醒，疮疕随皮便退，其疾便愈。治肺风鼻塞，浮风瘾疹，身生白癜风，疬疡斑点（甄权）。通治诸风，破伤风，小儿风热，急慢惊风搐搦，瘰疬漏疾，杨梅疮，痘疮倒陷。（时珍）”

3. 全蝎

《证类本草·卷第二十二·下品·蝎》：“味甘、辛，有毒。疗诸风瘾疹及中风，半身不遂，口眼㖞斜，语涩，手足抽掣。形紧小者良。”

4. 乳香

《证类本草·卷第十二·乳香》：“微温。疗风水毒肿，去恶气，疗风瘾疹痒毒。”

5. 胡荽

《神农本草经疏·卷二十七·菜部上品·胡荽》：“味辛，温（一云微寒），微毒。消谷，治五脏，补不足，利大小肠，通小腹气，拔四肢热，止头痛。疗痧疹、豌豆疮不出，作酒喷之，立出，通心窍。”

《本草撮要·卷四·蔬部·胡荽》：“味辛，温，微毒。入足太阴、阳明经。功专消谷，止头痛，通小腹气及心窍，利大小肠。其香窜辟一切不正之气，痧疹痘疮不出。”

《本草述钩元·卷十五·菜部·胡荽》：“气味辛，温，微毒。入足太阴、阳明经。辛香走窜，内通心脾，下及肠胃，外达四肢。能辟一切不正之气，疗痧疹痘疮不出。治消谷。”

6. 柽柳

《本草述钩元·卷二十三·乔木部·柽柳》：“味甘咸，气温。浮而升，阳也。入足阳明手太阴少阴经。主治消痞，散痧疹毒，解酒毒，利小便。痧疹热毒不能出，用为开发升散之神药。”

《本草便读·木部·西河柳》：“性温，味属甘咸。透发痧疹，具宣表松肌之力。化毒功归脾胃，浴除风痒，有解酒利便之功。（西河柳，此柳遇天之将雨，望之必有郁蒸之气以应之。味甘咸，微温，入脾胃，行肌肉，通肢节，故能透发痧疹，蠲除风痒。皆在用之者取意耳）”

《本草撮要·卷二木部·西河柳》：“味甘咸，平。入手太阴经。功专消痞解酒，利小便，疗诸风，解诸毒。痧疹不出，嗽喘闷乱：以叶为末，服四钱。疹后痢：以沙糖调服最效。一名观音柳，一名柽柳。”

7. 露蜂房

《证类本草·卷第二十一·中品·露蜂房》：“临瘾疹方：以水煮蜂房，取二升入芒硝敷上，日五度，即瘥。”

【医论医案】

一、医论

《儿科要略·痧痘论治·痧疹概要》

治痧须知：治病用药，贵乎圆活，临证处方，重乎机变。况痧子一症，病变繁复，轻者着手固易，重者到处荆棘，故关于痧子之宜忌，痧子之顺逆，不可不一一辨明，俾便临证时有所取舍也。谨录如干条于下。

（一）痧疹只怕不能出，若出尽则毒便解，故治痧疹者，当察时令寒暄以药发之。如时大寒，则用桂枝、葛根，无汗而不易透者，麻黄亦在所必用也。

（二）痧疹之发，由于阳邪热毒，故已有透露之机，切忌辛温之剂。考辛能助热，温能助毒，故大抵痧疹欲出之际。虽寒勿用桂枝，虽虚勿用参、术也。

（三）痧疹小而碎，少阴心火也。心肺位于上，心火旺则肺受之，故治痧疹，专以肺为主。咳嗽者，火炎则肺叶焦举也；鼻流清涕，鼻为肺窍，火逼液流也；目中泪出者，肺热则移于肝，肝开窍于目，故热自肝之窍泄也。心热者，宜连翘心、栀子心、竹叶卷心、灯芯之属；肝热者菊花、桑叶、钩藤、龙胆之属。至于肺热，则仍以宣泄为主，非热甚或邪毒陷肺者，禁用寒凉也。

（四）痧疹喜清凉，痘喜温暖，然痧疹初出，亦须温暖托出，是以痧疹禁居阴凉之地，并忌见风。

（五）发热六七日，知是痧疹，却不见出，此皮肤坚厚，腠理闭密，或曾有吐利乃伏也，宜用麻黄汤发之。

（六）痧疹发出，一日即没者，乃为风寒所冲，必至毒邪内陷也。此时如肤白身热不甚者，宜麻黄汤以发之；如身热烦闷，或谵语闷乱，则毒已内归，宜大青汤、羚羊散之类以清里。

（七）痧疹发热吐利，乃火邪内逼，纯是热症，不可作寒论。上焦多吐，黄芩汤加茅根、芦根、枇杷叶；下焦多利，黄芩汤、香连丸；吐利俱作，黄芩汤多加茅根、芦根。

（八）痧疹不忌泻，泄泻为邪有出路也。惟二便不利，颇多凶证，故治法大忌止泻。然不泻者，则不必故意使泻，以免累及无辜也。

（九）痧疹小便赤涩，在初发热盛时，是为正候，热退则小便自利，若痧后见之，为余热留恋膀胱，宜导赤散以清之。

（十）痧疹得嚏，最为吉兆。其初起而嚏者，为毒有泄路也；正出时而有嚏者，其候必轻；没后而有嚏者，则邪毒尽解，可无余患；若嚏而多涕，此浊壅得泄，亦为佳象。至无嚏而鼻塞不通者，此必有邪毒留滞，不易外达，宜辛凉透达为主。

（十一）痧疹吐虫，此因胃中痰热胶固，虫无所养而上窜也，能食即止。痧疹下虫，此证多见于疹后，因胃热少食，虫不能安而下也，但须调其饮食自愈。

（十二）痧疹方出，咽喉肿痛，乃毒火上蒸，肺热熏灼所致，宜甘桔汤加玄参、牛蒡、连翘。若咽喉红肿腐烂，周身斑点如锦纹者，乃血分邪毒沸腾，宜大剂寒凉，以资挽救。

（十三）痧疹色喜通红，若淡白者，心血不足。色太红或殷紫者血热也，黑色者死。投犀角大青汤以冀万一。

（十四）痧疹有汗自出者，正喜其表之自解，痧疹有鼻衄或齿衄自出者，正喜其邪有泄路，皆不可止。惟得汗固佳，过汗则亡阳，故虚弱之人，不宜过表；衄固不必止，然过衄耗血，亦宜止之。

（十五）痧疹咳嗽，连声不断，此邪由肺泄也。故方出之时，咳甚最佳，若透齐之后，方在回没，咳甚不断，上气喘息，宜清咽滋肺汤以清肺热，咳嗽多痰者，去麦冬加橘皮、茯苓。

（十六）痧疹声喑，多由肺胃热邪不能尽达于表，咳甚伤咽所致，治同上法。若喑而咽喉肿痛者，宜去麦冬、玉竹，加山豆根、射干之属。

（十七）痧疹发搐，喉中必有痰鸣，为痰热聚于心包之证，宜清热透肌汤加栝蒌仁、竹叶。若无痰鸣，或作搐自啮者，此正虚邪陷之死症也。

（十八）痧疹唇舌破裂，由心脾之火上冲所致。其色必多深赤，初发或正出时见此者，宜白虎汤加黄芩、黄连、玄参、荆芥、薄荷之属，若没后见此，为心脾俱为毒乘，死症也。

（十九）痧疹咬牙，由胃热所致。故多兼作渴，而手足发热，喜饮凉水，宜按证酌加清胃滋肺之品。若手足不热，甚至厥冷，喜饮热汤而咬牙者，多为阳盛格阴之危症，后必下血，咽喉作痛，痰鸣而死，即与白虎汤，亦多难救。

（二十）痧疹胸高气促，由肺热炽盛而作胀，为肺经坏症，多致不治。

（二十一）痧疹不食，由胃中邪热炽盛，容热则不能更容食也，不可强与，虽数日不食，但能少进米汤，亦无大害。在初发正出时，宜白虎汤加荆芥，痧透热清则能食。若回后不能食者，宜清胃；

元气萎顿者，则需培补。

（二十二）痧疹身冷，至为凶候。盖痧疹属阳邪，阳症见阴象，是为逆证。宜用透达之剂，兼温养脾胃，用后发热痧透者可治。至里热炽盛，外见阴象，则宜用大剂寒凉，不可不细辨之。

（二十三）痧疹世人习知不透为可危，不知透后亦有危证，皆由里热不清，或邪去正伤所致，故痧疹将没，不可疏忽失治。

（二十四）凡看痧疹之法，多于耳后或顶上腰眼先见，其顶尖而不长，其形小而匀净。头面多发、胸背多发者为顺，四肢多而头面不出者为逆，至于襁褓中出痧，点粒较少，不必服药。

二、医案

《曹沧洲医案·痧痘门》

左。昨起寒热咽痛，痧子隐约，脉细数，口干。邪大方欲交透，阴分先已枯乏。殊非寻常表症可比，不可泛视。真风斛四钱，枇杷叶三钱（去毛筋，包），朱灯芯三分，扁豆衣三钱，朱茯苓四钱，赤芍三钱五分，甘中黄三钱五分，生蛤壳六钱（先煎），桑叶三钱五分，土贝（去心）三钱，马勃七分（包），蝉衣一钱。

第三节

水　痘

小儿水痘是儿科常见传染病，以发热、皮肤分批出现斑疹、丘疹、疱疹和结痂为特征，多由外感时行邪毒引起，热蕴肺脾，见发热、咳嗽、流涕等肺卫之症，邪毒与内湿相搏，外发肌表，其形态如豆，色泽明净，故称“水痘”。本病多属风热轻症，少数患儿预后不佳，热毒炽盛，气营两燔，壮热烦躁，痘点稠密，疱浆红紫，严重可致小儿惊风。本病一年四季都有发生，但多见于冬春两季，任何年龄都可发病，而以1~6岁小儿为多见。本病传染性强，容易造成流行。预后一般良好，愈后皮肤不留瘢痕。患病一次后大多可获终身免疫。也称水花、水疮、水疱、疹子、豌豆疮。西医亦称水痘。

【辨病名】

小儿水痘病名首见于南宋《小儿卫生总微论方》，后世多沿用此名。明代《慈幼新书》称为“水疱”；《万氏家抄济世良方》载有“痘子”“豌豆疮”之名；清代《冯氏锦囊秘录》《疡医大全》《杂病源流犀烛》谓之“肤疮”“水花”“凹痘疔”。

《小儿药证直诀·卷上脉证治法·疮疹候》：“受风冷五脏各有一证：肝脏水泡，肺脏脓疱。”

《小儿卫生总微论方·卷八·疮疹论》：“其疮皮薄，如水疮，破即易干者，谓之水痘。”

《婴童百问·卷之十·麻证水痘第九十九问》：“又有发热一二日，而出水泡即消者，名为水痘。”

《古今医统大全·卷之九十一·痘疹泄秘·治法》：“痘出稠密如蚕种，根虽润顶面白平，摸不碍指，中有清水者，此由热毒熏蒸皮肤而为疹子，大者曰水痘，非痘疮也。宜以升麻葛根汤，疹自没矣。”

《幼幼集·上卷·孟氏治痘详说·论大痘水痘斑疹分别》：“发热后，三五日之间，红点出水疱，水疱成脓疱，脓疱结痂，干靥脱落者，总谓之痘。其或初红点有类痘疮，不三日而灌水灌浆，颜色红润，方见浆而即焦者，谓之水痘。”

《证治准绳·幼科集之四·心脏部二·痘疮上》：“又，病水疱、脓疱者涕泪俱少，以液从疮出故也，譬如泡中容水，水去，则泡瘦矣。上水疱者，俗谓之水痘也。”

《证治准绳·幼科集之六·心脏部四·痘疮》：“小儿痘疮有正痘与水痘之不同，新安张季明云：其疮皮不薄，如赤根白头，渐渐赤肿，而有脓瘥迟者，谓之大痘，此里证，发于脏也。其疮皮薄如水泡，破即易干，而出无渐次，白色或淡红，冷冷有水浆者，谓之水痘，此表证，发于腑也。”

《万氏家抄济世良方·卷五·痘疹》：“有小泡如痘而微白色易靥者，谓之水痘，北人谓之疹子。初起细小，渐渐红胖贯脓如豆结痂，谓之痘子，古人谓之豌豆疮。”

《幼科折衷·上卷·痧症》：“有初出尖小而头白光亮有清水，此为水痘，此二者皆属心火流于脾肺，最为易出易靥，极称轻症。”

《冯氏锦囊秘录·痘疹全集卷二十一·五脏胎毒所发》：“肝为水泡，其色青小，是即俗谓水痘也。”

《冯氏锦囊秘录·痘疹全集卷二十一·五种

痘》："水痘，其发热起胀灌脓，形色状貌皆同，所以异者，惟出时顶色白亮，根脚散大，浆色浅白，顶无痘眼是亦。腑症，可无生死之虞，但升表太过后必变疮，而溃烂殊大耗人元气耳。"

《冯氏锦囊秘录·痘疹全集卷三十三·麻疹顺逆险·水痘》："水痘重者，亦类伤寒之状，身热二三日而出，形与正痘不同。凡疮皮不薄，根起成晕，其头渐渐，赤肿变白而黄，有脓而瘥迟者，谓之大痘，此里证发于脏也。若疮皮薄如水，泡顶亮如珠；或破即为干靥，出无渐次，根脚全散，而色白或淡红，冷冷有水浆者，谓之肤疮，又名水痘。"

《张氏医通·卷十二·婴儿门下·见点》："若无盘顶，红色浮在皮肤，即是水痘，非正痘也。"

《张氏医通·卷十二·婴儿门下·水痘》："水痘者，色淡浆稀，故曰水痘。"

《痘科辑要·卷四·水痘赤痘》："水痘，全是水泡，毫无脓浆；赤痘初出，形色微赤，亦水痘之类也。二痘初起，亦发热头疼，呕吐，即出后一二日间即结薄痂，此由脾肺湿热，外感风寒而发也。"

《疡医大全·卷三十二·痘疹部·看水痘法》："水花儿，即是水痘，遍身扛手，其色白而淡且无红，是水花儿，莫作正痘看。"

《痘科辨要·卷三·辨起胀三日顺险逆证·顺证勿服药》："若根脚散大，浆色浅白，顶无痘眼者，此水痘，非正痘也。"

《医方集宜·卷之九·痘疹门·形证》："一发热身出红点，一二日即成水珠明亮者，乃是水痘。"

《麻疹专论·卷一·水痘》："小儿发热，身起红点，渐如水泡，边有红盘，由水泡而脓泡而结疤，皮薄色嫩者，曰水痘。"

《读医随笔·卷四·证治类》："水痘即豌豆疮，伤寒病后多有，见陶节庵书中。"

《幼科折衷秘传真本·痧疹》："又初出尖小而头白，光亮，有清水，此为水痘。"

《外科备要·卷二证治·婴儿部·水痘》："水痘形如水泡，皮薄痂结，心无圆晕，不似丹毒根脚红肿，时隐时现也。"

《湿温时疫治疗法·病状及疗法·湿温之化症》："水痘者，小如蚕豆，大如豌豆，表皮隆起而为水泡，中多凹陷，始初为透明浆液状，继则变为不透明乳液状，且带脓性，常混有多数之圆形细胞，惟色淡浆稀，故曰水痘。皆由湿温兼风，郁于骨表而发。约有黄赤二种，色黄而含有气水者，曰黄痘（东医名含气性水痘）；色赤而含有血液者，曰赤痘（东医名出血性水痘）。"

《麻疹专论·卷一·水痘》："小儿发热，身起红点，渐如水泡，边有红盘，由水泡而脓泡而结疤，皮薄色嫩者，曰水痘；红润形软者，曰赤痘，不似正痘之根窠圆紧也。"

【辨病因】

小儿水痘病因总由外感时邪经口鼻入侵，上犯于肺，致肺气失宣；下郁于脾，或有与胎中热毒内外相合，水湿内停，邪毒搏结，湿热熏蒸，透达肌表，发为水痘。

一、胎毒内蕴

《小儿药证直诀·卷上·脉证治法·疮疹候》："小儿在胎十月，食五脏血秽，生下则其毒当出。故疮疹之状，皆五脏之液。"

《陈氏小儿痘疹方论·论痘疹受病之由》："夫小儿在胎之时，乃母五脏之液所养成形也。其母不知禁戒，纵情厚味，好啖辛酸，或食毒物，其气传于胞胎之中。此毒发为疮疹，名曰三秽液毒。一，五脏六腑秽液之毒，发为水泡疮。二，皮膜筋肉秽液之毒，发为脓血水疱疮。三，毒既出，发为疹痘疮也。子母俱忌食葱玼、薤蒜、醋酒、盐酱、獐兔、鸡犬、鱼腥等物。"

《医方集宜·卷之九·痘疹门·形证候》："一发热身出红点，一二日即成水珠明亮者，乃是水痘。亦因胎毒所发，但与正痘少轻耳，如无余症亦不必治。"

《普济方·卷四百二·婴孩痘疹门·总论》："小儿在胎十月，食五脏血秽，生下则其毒当出，故疮疹之状，皆五脏之液。肝主泪，肺主涕，心主血，脾为裹血。其疮出有五名，肝为水疱，以泪出如水，其色青小。"

《外科启玄·卷之十·明痘夹水痘论》："痘之一出，胎毒已彰，是为吉也。而又兼出水痘，水痘者是外感时气而所生也，亦少者为顺，多者逆也。治之宜清肺保脾解热而安，亦不重剂耳。"

《幼幼集成·卷二·痘疮》："痘禀先天胎元之毒，遇时行而即发，其证初起，两眼含泪，珠如水晶，鼻气出粗，睡中惊惕，两耳纹现，恶热不恶寒，痘证也。”

《痘疹精详·卷三·中风·夹水痘》：“水痘者，儿在胞中，其母饮食之毒，或成胎而再交之火也，其毒不藏脏腑，所以不致伤生，依然潮热起水，形与正痘无异，但易于起水，而不灌脓，易于收结，而少痂疤耳。或先正痘而出，或与正痘并出，正痘若好，此不必虑。”

二、外感时邪

《普济方·卷三百五十八·婴孩门·五脏标本》：“气痘主水疱，燥气胜则病。”

《外科启玄·卷之十·明痘夹水痘论》：“水痘者是外感时气而所生也。亦少者为顺，多者逆也。治之宜清肺保脾解热而安，亦不重剂耳。”

《新订痘疹济世真诠·二集·附水痘论》：“从古至今，未闻有因水痘毙命者，此不过小儿脾胃湿热，因风而发，故其证常多痒。”

《张氏医通·卷十二·婴儿门下·水痘》：“水痘者，色淡浆稀，故曰水痘；色赤者，曰赤痘。将发之时，亦皆发热，由红点而水泡，有红盘，由水泡脓泡而结疕。但水痘则皮薄色娇，赤痘则红润形软，总不似正痘之根窠圆净紧束也。且见点起发灌浆结痂，止于五六日之间，其邪气之轻浅可知。皆由风热郁于肌表而发，小儿肌肉嫩薄，尤多此证。当与大连翘汤解之。亦有夹疹而出者、有夹正痘而出者，若先水痘收后而发正痘，其痘必轻。”

《幼科折衷·上卷·痧症》：“有一种初出淡红润色，酷似痘疹，但粒头尖小为异，此为赤痘。有初出尖小而头白光亮有清水，此为水痘，此二者皆属心火流于脾肺，最为易出易靥，极称轻症。但恐变疮疡，脓水溃坏，此皆不避风绝荤耳，以四物加荆芥、防风、芩、连之类。”

《幼幼集成·卷二·痘疮》：“痘禀先天胎元之毒，遇时行而即发，其证初起，两眼含泪，珠如水晶，鼻气出粗，睡中惊惕，两耳纹现，恶热不恶寒，痘证也。”

《彤园医书(小儿科)·卷后篇·痘中杂症·水痘症治》：“水痘发于脾肺，由湿热酿成，初起与大痘相似，面红唇赤，眼光如水，咳嗽喷嚏，唾涕稠黏，身热二三日而始出，顶尖而圆大，明净如水，泡形同小豆，内含清水，易出易收，皮薄结痂，中心圆润，不作脓浆，与大豆迥别，又不似丹毒根脚红肿时隐时现也。”

《儿科要略·痧痘论治·痘证分类》：“此外又有水痘一种，由风热郁于肌表而发，初时发热，由红点而变水泡，顶色白亮，脚根散大，有红盘，浆色浅白，顶无痘眼，皮薄色娇，不似正痘之根窠圆净紧束，且自见点至起胀灌浆结痂，止于五六日之间。此由邪气轻浅之故。”

《麻疹专论·卷一·水痘》：“小儿发热，身起红点，渐如水泡，边有红盘，由水泡而脓泡而结疤，皮薄色嫩者，曰水痘；红润形软者，曰赤痘，不似正痘之根窠圆紧也。皆由风热郁于肌肤而发，大人间亦有之。”

三、内生湿热

《幼幼集·上卷·孟氏治痘详说·论大痘水痘斑疹分别》：“其或初红点有类痘疮，不三日而灌水灌浆，颜色红润，方见浆而即焦者，谓之水痘。世人有以水痘误认为正痘者，或有医人奉承病家妄言水痘内带过几粒大痘者。殊不知大痘之毒，五脏之毒，毒之重者也，出不易长，长不易浆，浆不易收。水痘之毒，毒之轻者也。出即生清浆，浆满即破，皮破即干结痂。间有人家不忌表药，妄食毒发之物，以致水痘溃脓成疮，作麻点者，又不可不辨也。且大痘毒重，水痘毒轻，重病兼轻病容或有之，岂有患轻病而带过重病者耶？以上诸症，乃脾肺经蓄热，或外感风热，或伤食积热，或惊后、伤寒后乘间而发，不可尽归于胎毒也。”

《新订痘疹济世真诠·二集·附水痘论》：“从古至今，未闻有因水痘毙命者，此不过小儿脾胃湿热，因风而发，故其证常多痒。”

《痘科辑要·卷四·水痘赤痘》：“水痘，全是水泡，毫无脓浆；赤痘初出，形色微赤，亦水痘之类也。二痘初起，亦发热头疼，呕吐，即出后一二日间即结薄痂，此由脾肺湿热，外感风寒而发也。”

《专治麻痧初编·卷四·强氏〈痘疹宝筏〉·麻疹论》：“上海强氏健按：麻疹水痘皆时行传染，多肺家之候，必兼咳嗽喘息，须发得透化得清始无后患。大法以风热暑湿为治，药贵轻清不事辛温香燥，忌用发散风药，盖风药胜反动其火耳。”

《医学指要·卷六·痘位脉证总要》：“若夫水痘似正痘，外候面赤唇红，眼光如水、咳嗽喷嚏，涕唾稠黏，身热，二三日始出，明净如水泡，此发于脾肺二经，由湿热而成也。”

【辨病机】

小儿为纯阳之体，风邪易从阳化，且小儿肺脏娇嫩，肺常虚而卫外不固。水痘时邪、风热之邪侵袭上焦，初起见肺卫表证；邪毒进一步蕴结肺脾，水、湿、热相搏结，发于肌表，痘疹稀疏，疱浆清亮；小儿病情多变，传变迅速，热入于里，内犯气营，则见壮热不退，烦躁不安，面红目赤，痘疹密集，疹色暗红，疱浆浑浊，此时邪炽气营，正虚邪盛，若迁延失治，易内陷转为邪陷心肝、邪毒闭肺等变证。

一、邪伤肺卫

《麻疹专论·卷一·水痘》：“小儿发热，身起红点，渐如水泡，边有红盘，由水泡而脓泡而结疤，皮薄色嫩者，曰水痘；红润形软者，曰赤痘，不似正痘之根窠圆紧也。皆由风热郁于肌肤而发，大人间亦有之。”

《儿科要略·痧痘论治·痘证分类》：“初时发热，由红点而变水泡，顶色白亮，脚根散大，有红盘，浆色浅白，顶无痘眼，皮薄色娇，不似正痘之根窠圆净紧束，且自见点至起胀灌浆结痂，止于五六日之间。此由邪气轻浅之故。”

二、毒炽气营

《医述·卷十五·痘疹精华·证治要略》：“痘疹发水疱者，乃气有余，血不足之证也。凡痘疹毒盛火炽之时，火不能炎上，水不得润下，搏激于皮肤之间而为水疱。若沸釜焉，下之火盛，则釜内之水必然发泡。亦有脾虚不能制水，以致水溢皮肤而为水疱者，治当补脾顺气，而虚疱自实矣。”

《古今医统大全·卷之九十一·痘疹泄秘·治法》：“痘出稠密如蚕种，根虽润顶面白平，摸不碍指，中有清水者，此由热毒熏蒸皮肤而为疹子。”

《慈幼新书·卷五·痘疮·起胀三日诀》：“水疱者，形大皮薄，内含一包清水，是毒气壅遏留伏于内，热气冲突，毛孔开张，驱透津液而先行也。”

《幼科折衷·上卷·痧症》：“有初出尖小而头白光亮有清水，此为水痘，此二者皆属心火流于脾肺，最为易出易靥，极称轻症。但恐变疮疡，脓水溃坏，此皆不避风绝荤耳，以四物加荆芥、防风、芩、连之类。”

三、邪毒闭肺

《慈幼新书·卷一·脏能》：“肝所伏者肺，所敌者脾，所喜者酸，所伤者辛辣。应初变六蒸之脏，和则魂魄壮，意智生。疾主风挛搐搦，眼目赤肿疼痛。痘主水疱。”

【辨病证】

《温病条辨》记载：“脏腑薄，藩篱疏，易于传变；肌肤嫩，神气怯，易于感触。”指出小儿病情多变，入里迅速，本病辨证时需根据症候、痘形色质判断患儿病情轻重，辨病位在表在里，辨预后转归。

一、辨阴阳

《陈氏小儿痘疹方论·论痘疹治法》：“凡饮冰雪不知寒剂，阳盛阴虚也。饮沸汤不知热剂，阴盛阳虚也。阳盛则补阴，木香散加丁香、官桂。阴盛则补阳，异功散加木香、当归。每一两药，共加一钱。”

二、辨表里虚实

《陈氏小儿痘疹方论·论痘疹治法》：“凡疗疮疹，先分表里虚实。如表里俱实者，其疮易出易靥。表里俱虚者，反是。表实里虚者，其疮易出难靥。表虚里实者，亦反是。若始出一日至十日，浑身壮热，大便黄稠，乃表里俱实，其疮必光泽，起发满肥，且易靥也。”

“真气夺则虚，邪气胜则实。实谓邪气实而真气虚也。然倒靥泻渴等症，若喜热饮食，手足并冷，或不食呕吐者，是为阳气虚寒也，用辛热之剂补之；喜冷饮食，手足不冷，或唇舌黑裂者，阳气实热也，用苦寒之剂泻之。凡疮疹已出未愈之间，不光泽，不起发，不红活，谓之表虚，急用十二味异功散治之。［愚按］张翼之云：吐泻少食为里虚，陷伏倒靥灰白为表虚。二者俱见为表里俱虚，用异功散救之。甚至姜、附、灵砂亦可用。若止里虚减官桂，止表虚减肉豆蔻。若能食便闭，而陷伏倒靥者，为里实，轻用射干鼠粘子汤，重用前胡枳壳散。下痢吐泻能食，为里实，若用实里，则结痈毒；红活绽凸为表实，若用补表，则溃烂不结痂。凡痘一见斑点，便忌葛根汤，恐发得表虚也。凡痘疮已出未愈之间，不光泽，不起发，不红活，或腹胀，或泻渴，或气促，谓之表里俱虚，急用十二味异功散送七味肉豆蔻丸治之。”

“凡痘疮出不快，多属于虚。若误谓热毒壅盛，妄用宣利之剂，致脏腑受冷，荣卫涩滞，不能运达肌肤，则疮不能起发充满，后不结实成痂，痒塌烦躁，喘渴而死。”

《证治准绳·幼科集之六·心脏部四·痘疮》：“小儿痘疮有正痘与水痘之不同，新安张季明云：其疮皮不薄，如赤根白头，渐渐赤肿，而有脓瘥迟者，谓之大痘，此里证，发于脏也。其疮皮薄如水泡，破即易干，而出无渐次，白色或淡红，冷冷有水浆者，谓之水痘，此表证，发于腑也。亦与疹子同，又轻于疹，发热一二日而出，出而即消，易出易靥，不宜燥温，但用轻剂解之，麦汤散主之，羌活散、消毒饮、麦煎散俱可服，又当服大连翘汤以解之。如心闷，烦躁，发热，及大小便涩，口舌生疮者，通关散主之。水痘夹黑，出来黑水流，或手足冷者，前胡、甘草、生地、玄参、连翘、茯苓、木通、蝉蜕、麦门冬、川芎、陈皮、当归、生姜水煎服。”

三、辨寒热

《陈氏小儿痘疹方论·论痘疹治法》：“［愚按］前症若兼吐泻，手足指冷者，属内虚寒而外假热也，急用木香散。如不应，用异功散。若大便不通，渴欲饮冷者，则前所禁蜜水之类，又当用矣。但宜审其热之虚实。若属虚热者，虽欲水拒之而不饮，当用人参白术散，热渴自止。属实热者，自甚索水，且喜而饮之，当以犀角磨水服，诸症即解，其后亦无余毒之患矣。”

《陈氏小儿痘疹方论·论痘疹治法》：“凡痘疮出不快，多属于虚。若误谓热毒壅盛，妄用宣利之剂，致脏腑受冷，荣卫涩滞，不能运达肌肤，则疮不能起发充满，后不结实成痂，痒塌烦躁，喘渴而死。”

“凡痘疹始出，一日至五七日之间，虽身热，或腹胀、足稍冷，或身热、泻渴，或身热、惊悸、腹胀，或身热、出汗者，服十一味木香散。［愚按］前症属脾气虚寒假热，非此药不救。如未应，佐以六君子，专补脾气。更不应，加木香、补骨脂、肉豆蔻，兼补肾气。”

“凡泻水谷，或白色，或淡黄，煎十一味木香散，送七味肉豆蔻丸治之。泻止者住服，不止者多服。［愚按］前症若察其外症，若唇青指冷，睡而露睛，口鼻气寒，泻色青白，脾肾虚寒也，用前药六君子汤，加补骨脂、肉豆蔻。若颊赤体热，睡不露睛，口鼻气热，泻色黄赤，脾土实热也，用泻黄散。”

“凡痘疮欲靥已靥之间，而忽不能靥，兼腹胀烦渴者，急用十一味木香散。［愚按］前症若兼恶寒，或四肢冷，疮毒去而脾胃虚寒也，宜用前药。”

“凡四五日不大便，用嫩猪脂二块，以白水煮熟，切豆大，与食之，令脏腑滋润，使疮痂易落。切不可妄投宣泻之药，元气内虚，则疮毒入里，多伤儿也。［愚按］前症若因热内蕴，宜用射干鼠粘子汤解之。或发热作渴，或口舌生疮，或咽喉作痛，并宜用之。”

四、辨症候

《冯氏锦囊秘录·痘疹全集卷三十三·麻疹顺逆险·水痘》：“水痘重者，亦类伤寒之状，身热二三日而出，形与正痘不同。凡疮皮不薄，根起成晕，其头渐渐，赤肿变白而黄，有脓而瘥迟者，谓之大痘，此里证发于脏也；若疮皮薄如水，泡顶亮如珠，或破即为干靥，出无渐次，根脚全散，而色白或淡红，冷冷有水浆者，谓之肤疮，又名水痘，此表症发于腑也。类同疹子，较疹更轻，故发热即出，出后即消，易出易靥。其始不宜过发，过发则变为疮，终不宜燥湿，燥湿反致难靥，惟用轻剂解之，如无他苦，不必服药，无伤性命者也。”

《医学指要·卷六·痘位脉证总要》：“若夫水痘似正痘，外候面赤唇红，眼光如水、咳嗽喷嚏，涕唾稠黏，身热，二三日始出，明净如水泡，此发于脾肺二经，由湿热而成也。”

五、辨痘形

《医述·卷十五·痘疹精华·证治要略》：“凡疱之白者，气之虚；白而有清水者，气之实；疱红紫者，血之热。皆热毒未出，而贼邪先为之害也。气虚者为空疱，宜补气；气实者为水疱，宜利湿；红紫者为血疱，宜清热。”

《张氏医通·卷十二·婴儿门下·水痘》：“水痘者，色淡浆稀，故曰水痘。色赤者，曰赤痘。将发之时，亦皆发热。由红点而水泡，有红盘，由水泡脓泡而结痂。但水痘则皮薄色娇，赤痘则红润形软，总不似正痘之根窠圆净紧束也，且见点起发灌浆结痂，止于五六日之间，其邪气之轻浅可知，皆由风热郁于肌表而发。小儿肌肉嫩薄，尤多此证。”

《痘科辑要・卷四・水痘赤痘》：“水痘，全是水泡，毫无脓浆；赤痘初出，形色微赤，亦水痘之类也。二痘初起，亦发热头疼，呕吐，即出后一二日间即结薄痂，此由脾肺湿热，外感风寒而发也。”

六、辨脏腑

《陈氏小儿痘疹方论・论痘疹治法》：“一小儿，痘疮愈后，泄泻饮食不化。此脾肾气虚。”

“一小儿，痘疮将愈，患泄泻，侵晨为甚，饮食不化，属脾肾虚也。”

《痘疹心法・卷之九・治痘凡例》：“凡痘子出尽，正将起发，其中有发血疱者，此毒伏于心，即死。有发水疱者，此毒伏于肝，旋见痒塌而死。”

《痘疹心法・卷之十二・治痘总歌括》：“凡痘疹五脏见症，要察何脏之症为甚，即主其脏之毒多。如肝症毒多者，必发水疱，生瘙痒，成目疾，宜预解肝之毒，羌活汤加青皮、柴胡。”

《医学指要・卷六・痘位脉证总要》：“若夫水痘似正痘，外候面赤唇红，眼光如水、咳嗽喷嚏，涕唾稠黏，身热，二三日始出，明净如水泡，此发于脾肺二经，由湿热而成也。”

“小儿出痘，自头面以及周身，各有藏府所属部位，治者须详察部位以定吉凶。如额先见点者是毒发于心也，颏先见点者毒发于肾也，左颊先见点者毒发于肝也，右颊先见点者毒发于肺也，鼻先见点者毒发于脾也。项背腰臀足踹，太阳经所属也；头颅眉眶胸乳牙龈，阳明经所属也；左右额角耳前腋胁，少阳经所属也；中脘两肘四肢，太阴经所属也；脐腹手足心内廉足跟，少阴经所属也；头项小腹，男妇阴器，厥阴经所属也。至于包络，乃周身脂膜之络，联属百骸藏府者也，周身发痘俱从此出，故无一定部位也。”

【论治法】

小儿水痘的治疗，总以清热解毒为原则，解表透疹。若邪气未盛，正气未虚，则发散表邪，疏通内热；若表里皆热，热势亢盛，则去其壅滞，透热转气使邪有出路。

一、概论

《陈氏小儿痘疹方论・论痘疹治法》：“凡小儿疮疹，未出已出之间，有类伤寒之状，憎寒壮热，身体疼痛，大便黄稠，此正病也，若无他疾，不必服药。［愚按］痘疹若小儿首尾平和，自有勿药之喜。盖其肠胃软弱，易为虚实。故必不得已，折其太过，益其不足可也。”

《医学入门・外集卷五・小儿门・痘》：“水痘似正痘，仍身热二三日而出，初出即如赤小豆大，皮薄痂结，中空圆晕更少，易出易靥，被湿则难结痂，亦不为害。外证两眼如水，宜小麦汤：滑石、甘草、地骨皮各一分，人参、麻黄、大黄、知母、羌活、葶苈各二分，小麦七粒，水煎服。如斑疮水痘，烦热溺涩，口舌生疮者，八正散。”

《医学指要・卷六・痘位脉证总要》：“凡痘疮，手足常要和暖，不宜大热大寒。寒热太甚，则水火偏胜而残矣。如病人六府闭结、狂妄烦躁、口干作渴，其脉洪数沉紧者是也。手足热，本病也。若手足冷，阳极似阴，谓之阳厥，下之勿疑，宜承气化毒汤。或曾经吐泻，其脉沉细微弱者，虚也。手足冷，本病也。若手足热，乃阴极似阳，谓之阴燥，宜补之，回阳化毒汤温之。此痘之大要也。至其间变态错出，临证察脉用药施治，要在人之神而明之已耳。”

“其颗易胀易靥，不似正痘之浆难满，而痂难收也。若温之则痂亦难落，变成烂疮，切忌姜椒辛辣并沐浴冷水，犯之则成疮疥水肿，自始至终惟小麦汤为准，此又不可不辨者也。”

《儿科萃精・卷八・杂证门》：“小儿水痘有似正痘，外候面红唇赤，眼水如光，咳嗽喷嚏，涕唾稠黏，出时形如小豆，明如水泡，皮薄痂结，中心圆晕，易出易压，温之则痂难落，而成烂疮。切忌姜椒辣物，并沐浴冷水，犯之则姜疥水肿。”

二、清热散邪

《陈氏小儿痘疹方论・论痘疹治法》：“凡涕唾稠黏，身热鼻干，大便如常，小便黄赤，用十六味人参清膈散。如不应，用七味人参白术散。［愚按］前症属脾肺蕴热，痘邪为患，用清膈散，解散邪气。”

“凡痰实壮热，胸中烦闷，大便坚实，卧则喘急，速用前胡五味枳壳汤治之。［愚按］前症若因肠胃蕴热，宜急用前汤。缓则热毒延内，多致有误。”

“凡风热咳，咽膈不利，用三味桔梗甘草防风汤治之。如不应，用七味人参白术散主之。［愚按］前症如痘热内作，宜用桔梗甘草防风汤。如兼痰热咳嗽，佐以抱龙丸。”

《婴童百问·卷之十·麻证水痘　第九十九问》：“又有发热一二日，而出水泡即消者，名为水痘。但用轻剂解之，即便痊可，羌活散、升麻消毒饮主之，麦煎散亦可服，又可服大连翘汤以解利之。”

《古今医统大全·卷之九十一·痘疹泄秘·治法》：“痘出稠密如蚕种，根虽润顶面白平，摸不碍指，中有清水者，此由热毒熏蒸皮肤而为疹子。大者曰水痘，非痘疮也，宜以升麻葛根汤，疹自没矣。”

《外科启玄·卷之十·明痘夹水痘论》：“水痘者是外感时气而所生也，亦少者为顺，多者逆也。治之宜清肺保脾解热而安，亦不重剂耳。”

《证治准绳·幼科集之六·心脏部四·痘疮》：“其疮皮薄如水泡，破即易干，而出无渐次，白色或淡红，冷冷有水浆者，谓之水痘，此表证，发于腑也。亦与疹子同，又轻于疹，发热一二日而出，出而即消，易出易靥，不宜燥温，但用轻剂解之，麦汤散主之，羌活散、消毒饮、麦煎散俱可服，又当服大连翘汤以解之。”

《幼幼集成·卷四·水痘露丹》：“初则满面如水痘，脚微红而不壮，出没无定，次至颈项，赤如丹砂，名为露丹，以三解散疏散之。”

《彤园医书(小儿科)·卷后篇·痘中杂症·水痘症治》：“初起宜发表，服荆防败毒散。水痘出透，次宜清里，服加味导赤散。始终忌食姜椒、生冷、荤腥，外忌沐浴冷水、敷搽凉药，犯之则成疮癞水肿等症；又忌过于温暖，恐痂燥难脱而成烂疮。所有禁忌，同上麻疹。”

《湿温时疫治疗法·病状及疗法·湿温之化症》：“治法：黄色水痘，当用五叶芦根汤透解之，继与加味五皮饮解其皮肤之余湿；赤色水痘，当用加味翘荷汤清解之，继用防风解毒汤清其皮肤之余热，终则统用三豆甘草汤以善后。”

《专治麻痧初编·卷四·强氏〈痘疹宝筏〉·麻疹论》：“麻疹水痘皆时行传染，多肺家之候，必兼咳嗽喘息，须发得透化得清始无后患。大法以风热暑湿为治，药贵轻清不事辛温香燥，忌用发散风药，盖风药胜反动其火耳。”

三、解毒开窍

《痘疹心法·卷之十二·治痘总歌括》：“凡痘疹五脏见症，要察何脏之症为甚，即主其脏之毒多。如肝症毒多者，必发水疱，生瘙痒，成目疾，宜预解肝之毒，羌活汤加青皮、柴胡。”

《证治准绳·幼科集之六·心脏部四·痘疮》：“如心闷，烦蹂，发热，及大小便涩，口舌生疮者，通关散主之。水痘夹黑，出来黑水流，或手足冷者，前胡、甘草、生地、玄参、连翘、茯苓、木通、蝉蜕、麦门冬、川芎、陈皮、当归，生姜水煎服。”

《幼幼集成·卷二·痘疮》：“［按］初起发热三四日间，应与疏通腠理，微解表邪，使毒气易出；若不行疏散，以致腠理固闭，热盛神昏而搐矣，此常候也。先宜人参败毒散升散之，次用导赤散加朱砂，以制其猖獗。痘出则吉，屡搐者凶。收靥后作搐，此痘毒倒陷，雄黄解毒丸紫草汤下。痘复出者吉，搐不止者凶。”

四、扶正补虚

《陈氏小儿痘疹方论·论痘疹治法》：“元气怯而虚热者，用参芪四圣散；虚弱者，用紫草木香汤；虚寒者，用参芪内托散；虚寒内脱者，用木香散。”

“若热毒既去，胃气虚而发热，用七味人参白术散；若因阴血亏损而发热，用四物汤……若脾肺虚热，不能司摄，用人参白术散，调补中气。”

“凡饮冰雪不知寒剂，阳盛阴虚也。饮沸汤不知热剂，阴盛阳虚也。阳盛则补阴，木香散加丁香、官桂。阴盛则补阳，异功散加木香、当归。每一两药，共加一钱。［愚按］阳盛者，当用清凉饮以补阴；阴盛者，当用异功散以补阳。”

《幼幼集成·卷五·万氏痘麻·痘疹总略歌》：“凡痘疮始终以脾胃为本，若饮食如常，六腑充实，不须服药，若补其脾，反增烦躁，为害非轻；倘不能食，常多泄泻，此气虚也。宜四君子汤助之可也。”

【论用方】

一、治小儿水痘通用方

1. 参汤散(《陈氏小儿痘疹方论·类集痘疹已效名方》)

治水痘。

地骨皮(半分,炒) 麻黄(一分,去节) 人参(一分) 滑石(半分) 大黄(一分,湿纸煨熟) 知母 羌活(各一分) 甜葶苈(一分,用湿纸炒) 甘草(炙,半分)

上为末。每服半钱,水一小盏,入小麦七粒同煎,至十数沸,每服三五匙,不可多服。

2. 柴胡麦门冬散(《陈氏小儿痘疹方论·论痘疹治法》)

治痘疮壮热,经日不止,更无他症,此药治之。

柴胡(二钱半) 龙胆草(炒,一钱) 麦门冬(三钱) 甘草(炙) 人参 黑参(各一钱半)

上为粗散。每服三钱,水一大盏煎至六分,去滓,不拘时,徐徐温服,量大小加减。

3. 解毒汤(《陈氏小儿痘疹方论·论痘疹治法》)

治一切热毒肿痛,或风热搔痒脾胃。

黄连(三分) 金银花 连翘(各五分)

上水煎服。

4. 射干鼠粘子汤(《陈氏小儿痘疹方论·论痘疹治法》)

治痘疮壮热,大便坚实,或口舌生疮,咽喉肿痛,皆余毒所致。

鼠粘子(四两,炒,杵) 甘草(炙) 升麻 射干(各一两)

上为粗散。每服三钱,水一大盏煎至六分,去滓,徐徐温服。

5. 人参清膈散(《陈氏小儿痘疹方论·论痘疹治法》)

治水痘涕唾稠黏,身热鼻干,大便如常,小便黄赤,宜用此方治之。

人参 柴胡 当归 芍药(炒) 知母(炒) 桑白皮(炒) 白术(炒) 黄芪(炒) 紫菀 地骨皮 茯苓 甘草 桔梗(炒,各一两) 黄芩(半两) 石膏 滑石(各一两半)

上为粗末。每服三钱,水一大盏,生姜三片,同煎至六分,去滓,不拘时,徐徐温服,量大小加减。

6. 前胡枳壳散(《陈氏小儿痘疹方论·论痘疹治法》)

治痘疹痰实壮热,胸中烦闷,大便坚实,卧则喘急。

前胡(一两) 枳壳 赤茯苓 大黄 甘草(炙,各半两)

上为粗散。每服三钱,水一大盏煎至六分,去滓,不拘时,量大小加减。如身温脉微,并泻剂,不可服。

7. 三豆饮(《陈氏小儿痘疹方论·附方》)

治天行痘疮,始觉即服之,多者必少,少者不出等症。

小赤豆 黑豆 绿豆 甘草节(五钱)

上水煮熟,任儿食之,七日自不发。

8. 紫草木香汤(《陈氏小儿痘疹方论·附方》)

治痘疮,里虚痒塌,黑陷闷乱。

紫草 木香 茯苓 白术 人参 甘草(炒) 糯米

上每服三钱,水煎。

9. 大如圣饮子(《陈氏小儿痘疹方论·附方》)

治疮疹,瘢痘毒攻,咽嗌肿痛,热渴,或成肿毒不消等症。

桔梗 甘草 鼠粘子(炒,各一两) 麦门冬(五钱)

上每服二钱,水煎。

10. 益元散(《陈氏小儿痘疹方论·附方》)

治痘疹初起,烦躁作渴等症。

滑石(六两) 甘草(一两)

上各另为末,每服五六分,白汤调下。

11. 蛇蜕散(《陈氏小儿痘疹方论·附方》)

治痘毒目翳。

蛇蜕(二钱,为末) 瓜蒌仁(五钱,研烂)

上用羊肝一片,批开,入药末二钱,线扎紧,用米泔煮熟,频与儿食,或乳母食。

12. 荆芥甘草防风汤(《陈氏小儿痘疹方论·附方》)

解痘毒。

荆芥 甘草 防风(各等分)

上每服一钱，水煎。

13. 防风芍药甘草汤（《陈氏小儿痘疹方论·附方》）

解痘毒。

防风　芍药　甘草（各等分）

上每服一钱，水煎。

14. 轻粉散（《陈氏小儿痘疹方论·附方》）

治出痘，眼内生瞖。

真轻粉　黄丹（各等分）

上研，左眼有翳，吹入右耳；右眼有翳，吹入左耳。

15. 麦汤散（《瑞竹堂经验方·小儿门》）

治水痘。

地骨皮（半分，炒）　麻黄（一分，去节）　甘草（炙，半分）　人参（一分）　滑石（半分）　大黄（一分，湿纸煨熟）　知母　羌活（各一分）　甜葶苈（一分，用隔纸炒）

上为末。每服半钱，水一小盏，入小麦七粒，同煎至十数沸服。

16. 参滑散（《保婴撮要·卷十八·水痘麻痘》）

治水痘。

地骨皮　麻黄（去节，一分）　人参　滑石　大黄（煨，一分）　知母　羌活　甜葶苈（炒，一分）　甘草（炙，半分）

上为末。每服半钱，水一小盏，小麦七粒，煎数沸，每服三五匙，不可多服。

17. 防风葛根汤（《赤水玄珠·第二十八卷·水痘症》）

治痘发瘾疹及麻疹发热。

防风　葛根　升麻　赤芍　甘草（各等分）

水煎服。

18. 防风解毒汤（《赤水玄珠·第二十八卷·水痘症》）

治麻痘初发，如时令温暖，用此辛凉之药发之。

防风　薄荷　荆芥　石膏　知母　桔梗　牛蒡子　甘草　连翘　木通　枳壳　竹叶　灯芯（各等分）

水煎服。

19. 黄连解毒汤（《赤水玄珠·第二十八卷·水痘症》）

治麻痘初发热，如时令暄热，用此辛寒之剂发之。

黄连　黄芩　黄柏　山栀　牛蒡子　甘草　防风　知母　石膏　桔梗　玄参　木通　姜三片

水煎服。

20. 桂枝解毒汤（《赤水玄珠·第二十八卷·水痘症》）

治麻痘初热，如时令大寒，用此辛温热之剂发之。

桂枝　麻黄（酒炒）　赤芍　防风　荆芥　羌活　甘草　桔梗　人参　川芎　牛蒡子　生姜

水煎服。

21. 升麻解毒汤（《赤水玄珠·第二十八卷·水痘症》）

治麻痘初热，如时暖时寒，用此辛平之剂发之。

升麻　葛根　羌活　人参　柴胡　前胡　甘草　桔梗　防风　荆芥　牛蒡子　赤芍　连翘　竹叶

水煎服。

22. 化斑汤（《赤水玄珠·第二十八卷·水痘症》）

治麻痘色红。

人参　知母　石膏　甘草　牛蒡子　连翘　升麻　地骨皮　竹叶　糯米

水煎服。

23. 养荣汤（《赤水玄珠·第二十八卷·水痘症》）

治麻痘色白。

人参　当归　红花　赤芍（桂水炒）　甘草

水煎服。

24. 大青汤（《赤水玄珠·第二十八卷·水痘症》）

麻痘紫赤，暗晦，干燥。

玄参　大青　桔梗　人中黄　知母　升麻　石膏　木通　栀子仁

水煎入烧人屎服。如大便秘加酒大黄。

25. 茅花汤（《赤水玄珠·第二十八卷·水痘症》）

治麻痘鼻衄。

茅花　归头　丹皮　生地　甘草（各等分）

水煎服。

26. 竹茹石膏汤(《赤水玄珠·第二十八卷·水痘症》)

治麻痘呕吐。

橘红 半夏 石膏 白茯苓 竹茹 甘草

上水煎服。

27. 升麻泽泻汤(《赤水玄珠·第二十八卷·水痘症》)

治麻痘自利。

猪苓 泽泻 滑石 赤茯苓 甘草 黄连(酒炒) 升麻(各等分)

水煎服。

28. 黄芩芍药汤(《赤水玄珠·第二十八卷·水痘症》)

治麻痘滞下。

条芩(三钱) 白芍 升麻(各二钱) 甘草(一钱)

水煎服。

29. 十全散(《赤水玄珠·第二十八卷·水痘症》)

麻症咽喉肿痛。

黄芩 黄连 黄柏 苦参(各酒炒,一钱) 玄胡索(三分) 硼砂 乳香(制,各二分) 孩儿茶 雄黄(各五分)

共为细末,每用少许吹入。

30. 参黄散(《外科启玄·卷之十二·群方加减法》)

治水痘子甚效。

人参(一分) 甘草(炙,半分) 滑石(半分) 知母(一分) 麻黄(一分) 地骨皮(半分,炒) 大黄(一分,煨) 羌活(一分) 甜葶苈(一分)

用水一盏入小麦七粒,煎服。人大亦加之。

31. 加减升麻汤(《生民切要·下卷》)

治水痘、赤痘、麻痘疹。

升麻 葛根 芍药 甘草 防风 桔梗 紫苏 苍术 广皮 枳壳 柴胡

姜枣煎服。水痘、赤痘即此一服,本方不用加减,见疹热不退加玄参;呕吐加藿香;泻甚者,去苍术,加诃子、肉果。

32. 小麦汤(《幼幼集成·卷四·水痘露丹》)

治小儿水痘。

白滑石 地骨皮 生甘草(各五分) 官拣参 川大黄 净知母 川羌活(各四分) 葶苈子(五分)

小麦一十四粒引,水煎,热服。

33. 加味导赤散(《彤园医书(小儿科)·卷后篇·痘中杂症·水痘症治》)

治小儿水痘。

生地 赤茯 滑石末 去心麦冬(各二钱) 木通 连翘 甘草梢 淡竹叶(各一钱) 酒炒川连(五分) 灯心(引)

34. 治水痘验方

1)《生民切要·下卷》

治痘后余毒。

人参 茯苓 银花 犀角(各三钱) 甘草(钱半) 羚羊角(一钱) 珍珠(八分)

共为末,蜜丸。每服一钱,日二服。

2)《神仙济世良方·上卷》

董大仙治水痘方。

柴胡(一钱) 茯苓(二钱) 桔梗(一钱) 生甘草(五分) 黄芩(五分) 竹叶(十片) 灯草(一团)

水煎服。有痰者加天花粉三分;有食加山楂三粒,麦芽三分;火加黄连一分。有此一方,水痘无难治也。

治水痘收后,余热不退,咳嗽微喘,多睡,眼涩多眵。

蒲公英(二两)

水煎服,一帖即愈。

治水痘收后,心胸胀,胁满,食即呕吐,久不治,结为痰痞者。

大黄(一钱) 牙皂 皮硝 火硝(各五分)

共为末,水丸黍米大。三岁服六十丸,十岁一百丸,毒自与积俱化而愈。如儿小不能服丸,蜜调末服亦可。

二、治小儿出痘不畅方

1. 四味升麻葛根汤(《陈氏小儿痘疹方论·论痘疹治法》)

治初发热,痘疹未明,宜用此汤以散之。

白芍药(炒) 川升麻(一两) 甘草 葛根(一两半)

上为粗散。每服三钱,水一大盏煎至六分,去滓,不拘时,徐徐温服。

2. 紫草木通汤(《陈氏小儿痘疹方论·附方》)

治痘疹出不快。

紫草 人参 木通 茯苓 糯米(各等分) 甘草(减半)

上每二钱,水煎服。

3. 升均汤(《陈氏小儿痘疹方论·附方》)

治痘疮已出不匀,或吐泻发热作渴。

升麻 干葛 芍药(炒) 人参 白术(炒) 茯苓 甘草 紫草(如无,红花代之)

上每服三五钱,姜水煎。

4. 参芪内托散(《陈氏小儿痘疹方论·附方》)

治痘疮里虚发痒,或不溃脓,或为倒靥等症。

人参 黄芪(炒) 当归 川芎 厚朴(姜制) 防风 桔梗(炒) 白芷 官桂 紫草 木香 甘草

上八味,糯米一撮,水煎。服仍量儿加减。

5. 紫草快癍汤(《陈氏小儿痘疹方论·附方》)

治痘疹,血气不足,不能发出,色不红活等症。

紫草 人参 白术 茯苓 当归 川芎 木通 芍药 甘草 糯米

上每服二钱,水煎。

6. 四圣散(《陈氏小儿痘疹方论·附方》)

治痘疹出不快,及倒靥。

紫草茸 木通 甘草(炙) 枳壳(麸炒) 黄芪(各等分)

上每服二钱,水煎。

7. 快透散(《陈氏小儿痘疹方论·附方》)

治痘疮出不快等症。

紫草 蝉蜕 木通 芍药 甘草(炙,各等分)

上每服二钱,水煎。

8. 紫草散(《陈氏小儿痘疹方论·附方》)

治痘疹黑陷,气血虚弱,疮疹不起。

紫草 甘草 黄芪(炙) 糯米(各一钱半)

上水煎服。

9. 参芪四圣散(《陈氏小儿痘疹方论·附方》)

治痘疮有热,出至六七日,不能长不生脓,或作痒。

人参 黄芪(炒) 白术(炒) 茯苓 当归 芍药(炒) 川芎(各五分) 紫草(如无,红花代之) 木通 防风(各三分) 糯米(二百粒)

上水一盏,煎半盏,徐徐服。

10. 人参透肌散(《陈氏小儿痘疹方论·附方》)

治痘疮虚而有热,虽能出快,长不齐整,隐于肌肤间者。

人参 紫草(如无,红花代之) 白术 茯苓 当归 芍药 木通 蝉退 甘草 糯米(各等分)

上每服三钱,水一盏煎半,徐徐服。

11. 抱龙丸(《陈氏小儿痘疹方论·附方》)

治痰热喘嗽,发热,惊悸不安,亦能发痘疮。

胆星(四两) 天竺黄(一两) 雄黄 朱砂(各五钱) 麝香(少许)

上为细末,用甘草一斤,煮汁为丸,每一两作二十丸。用薄荷,或灯心汤化下。

12. 加味麻黄散(《赤水玄珠·第二十八卷·水痘症》)

麻痘发不出,以此发之。

升麻(酒洗) 麻黄(酒炒) 人中黄 牛蒡子 蝉蜕(各等分)

水煎服。

三、治小儿水痘解表方

1. 惺惺散(《陈氏小儿痘疹方论·论痘疹治法》)

治小儿风热,疮疹时气,头痛壮热,目涩多睡,咳嗽喘促。

桔梗(炒) 真细辛 人参 甘草 白茯苓 真川芎 白术(各一两)

上为粗散。每服三钱,水一大盏,薄荷五叶,生姜三片,同煎至六分,去滓,徐徐温服,不拘时候。量大小加减。

2. 麻黄甘草汤(《陈氏小儿痘疹方论·附方》)

治表实痘毒炽盛。

麻黄(五分) 生甘草(三分)

上水煎服。

3. 利咽解毒汤(《赤水玄珠·卷二十八·水痘症》)

治水痘，咽喉疼痛者。

山豆根　麦冬（各一钱）　牛子（炒）　玄参　桔梗（各七分）　甘草（二分）　防风（五分）　绿豆（四十九粒）

水煎服。

4. 加减四味升麻汤（《小儿推拿方脉活婴秘旨全书·卷二·斑疹门总括歌》）

此升发之剂。但宜一二服，则当止。多用，则过表。

升麻　葛根　芍药　甘草　防风　桔梗　紫苏　苍术　陈皮　枳壳　柴胡　姜　枣引

水痘、赤痘，即此一服，不用加减。见疹，热不退，加玄参。呕吐，加藿香。泻甚者，去苍术、枳壳，加诃子、肉果。咳嗽有痰，加半夏、桑白皮、杏仁、五味子。泻痢后，内虚，加茯苓、白术。腹痛：加苍术。鼻衄，加茅花、生地；谵语，加黄芩。

四、治小儿水痘清营方

1. 活血散（《陈氏小儿痘疹方论·附方》）

治痘疹血虚，热已出未尽，烦躁不宁，肚腹疼。

白芍药（一两，酒炒）

上为末。每服一匙，糯米汤调下，荔枝汤亦可。

2. 解毒防风汤（《陈氏小儿痘疹方论·附方》）

治痘疮，毒气炽盛。

防风　地骨皮　黄芪　白芍药（炒）　荆芥　牛蒡子

上每服四钱，水煎服，或为末，白汤调下。

3. 神效当归膏（《陈氏小儿痘疹方论·附方》）

治痘毒津淫，或汤火等疮，不问已溃未溃。

当归　黄蜡　生地黄（各一两）　麻油

上先将当归、地黄，入油煎黑去渣，入蜡熔化，候冷搅匀，即成膏矣。

4. 过关散（《普济方·卷四百三·婴孩痘疹门·疮疹壮热烦渴》）

治斑疮水痘，心躁发渴，及小便赤色，口舌生疮，通心经。

山栀子仁　车前子　木通　甘草　瞿麦　赤茯苓　人参　滑石（各一分）　大黄（一钱）　萹蓄（半两，取嫩枝叶）

上为末。入灯心草略煎四五沸服，量儿大小为剂。

5. 通关散（《奇效良方·疮诊论卷之六十五·疮疹论药方》）

治小儿斑疮水痘，心闷烦躁发渴，及小便赤涩，口舌生疮，通心经，利小便。

山栀子　大黄（炒，各一分）　木通　甘草（炙）　车前子（炒）　瞿麦　茯苓　人参　滑石（各三分）　地萹蓄（半两，焙）

上为细末。每服一字，二三岁者半钱，水半盏，入灯心同煎至三分服。

6. 加减排脓汤（《慈幼新书·卷五·痘疮》）

治血热痘症，服药后热症悉退，内外和平，唯不易长者用之。保元气，活血行滞，助痘成功。

当归　川芎　白芍　人参　甘草　陈皮　白芷　山楂　桔梗　木通　黄豆（二三十粒）　笋尖（五钱）

五六日后，易用糯米引。水疱，加白术、茯苓。作痒，加僵蚕、白芷。

五、治小儿痘后余毒未清方

1. 大连翘饮（《陈氏小儿痘疹方论·附方》）

治积热，大小便不利，及痘后余毒不解，肢体患疮，或丹瘤游走不止。

连翘　瞿麦　荆芥　木通　赤芍药　当归　防风　柴胡　滑石　蝉退　甘草（各一钱）　山栀（炒）　黄芩（炒，各五分）

上每服三钱，水煎。一岁每服一二匙，三五岁者每服数匙。

2. 甘露饮子（《陈氏小儿痘疹方论·附方》）

治积热，及痘后咽喉肿痛，口舌生疮，齿断宣肿。

生地黄（炒）　麦门冬（去心，焙）　熟地黄　天门冬（去心）　黄芩（炒）　石斛　枳壳（麸炒）　枇杷叶（去毛）　茵陈　甘草（炙，各等分）

上每三钱，水煎。每服三五匙，不可多服。

3. 犀角消毒丸（《陈氏小儿痘疹方论·附方》）

治诸积热，及痘疹后，余毒生疮。

生地黄　防风　当归　犀角屑（镑）　荆芥（各一两）　牛蒡子（杵，炒）　赤芍药　连翘　桔

梗(各七钱)　薄荷　黄芩(炒)　甘草(各五钱)

上为末，炼蜜丸芡实大。每服一丸，薄荷汤下。

六、治小儿水痘养元方

1. 人参白术散(《陈氏小儿痘疹方论·论痘疹治法》)

治痘疮已靥，身热不退。此药清神生津，除烦止渴。

人参　白术　藿香叶　木香　甘草　白茯苓(六味各一两)　干葛(三两)

上为粗散。每服三钱，水一大盏煎至六分，去滓，不拘时，徐徐服。

2. 人参麦门冬散(《陈氏小儿痘疹方论·论痘疹治法》)

治痘疮微渴。

麦门冬(一两)　人参　甘草(炙)　陈皮　白术　厚朴(姜制，各半两)

上为粗散。每服三钱，水一大盏煎至六分，去滓，徐徐温服，不拘时，量大小增减。

3. 人参胃爱散(《陈氏小儿痘疹方论·附方》)

治痘疮已发未发，吐泻不止，不思饮食等症。

人参　藿香　紫苏　木瓜　丁香　茯苓　甘草　糯米

上每服三钱，姜枣水煎。

4. 托里散(《陈氏小儿痘疹方论·附方》)

治痘毒，元气虚弱，或行克伐，不能溃散。用之未成自消，已成自溃。

人参　黄芪(炒，各二钱)　当归(酒洗)　白术　陈皮　熟地黄　茯苓　芍药(炒，各一钱五分)　甘草(炙，五分)

上三五钱，水煎服。

5. 托里消毒散(《陈氏小儿痘疹方论·附方》)

治痘毒，气血虚弱，不能起发，腐溃收敛，或发寒热，肌肉不生。

人参　黄芪(炒)　当归(酒洗)　川芎　芍药(炒)　白术(炒)　陈皮　茯苓(各一钱)　金银花　连翘　白芷(各七分)　甘草(五分)

上每服三五钱，水煎服。

6. 芦荟肥儿丸(《赤水玄珠·第二十八卷·水痘症》)

麻后发热，日夜不退，肌肉消瘦，骨蒸痨瘵。

芦荟　龙胆草　木香　蚋皮　人参　麦芽(炒)　使君子肉(各二钱)　槟榔　黄连(酒炒)　白芜荑(各三钱)　胡黄连(五钱)

上末，猪胆汁糊为丸黍米大。每服五六十丸，米饮下。

7. 益元汤(《慈幼新书·卷四·痘疮》)

此为元气虚弱者立也，辨症果真，则前后皆不可易，中间杂症，虽或不同，要皆气虚致之，治者只于本方消息加减。

人参　黄芪　甘草　白术　陈皮　当归　川芎　升麻　桔梗　生姜

水疱，倍白术，加防己、白芍。痒亦然。痒甚，用猪鬃小帚轻掤之，或行熏法亦妙。

8. 参归鹿茸汤(《家用良方·卷三·治小儿各症》)

水疱，凡痘有水泡而无脓者，血少不能化脓也，急宜用参归鹿茸汤竣补其血。

鹿茸(酒涂炙去毛，炙恐其膻也，三钱)　嫩绵黄芪(蜜炙，一钱五分)　当归身(酒洗，一钱五分)　炙草(六分)　人参(一钱二分)

加生姜一片、好龙眼肉三枚，同煎去渣，入好酒一杯温服。

七、治小儿水痘外用方

1. 胡荽酒(《陈氏小儿痘疹方论·附方》)

治秽气，使痘疹出快。

上用胡荽一把，以好酒二盏，煎一两沸，令乳母每含一两，口喷儿遍身，匀喷头面。房中须烧胡荽，香能辟除秽气，使痘疹出快。煎过胡荽，悬挂房门上，最妙。

2. 韶粉散(《陈氏小儿痘疹方论·论痘疹治法》)

治小儿痘疮才愈，而毒气尚未全散，疮痂虽落，其瘢虽犹黯，或凹凸肉起，当用此药涂之。

韶粉(一两)　轻粉(一钱)

上研，和入炼猪脂油，拌匀如膏，薄涂疮瘢上。

3. 轻粉散(《陈氏小儿痘疹方论·论痘疹治法》)

治出痘，眼内生臀。

真轻粉　黄丹(各等分)

上研,左眼有翳,吹入右耳;右眼有翳,吹入左耳。

4. 雄黄散(《陈氏小儿痘疹方论·论痘疹治法》)

治小儿因痘疮,牙龈生疳蚀疮。

雄黄(一钱)　铜绿(二钱)

上二味,同研极细,量疮大小干糁。

5. 绵茧散(《陈氏小儿痘疹方论·论痘疹治法》)

治小儿因痘疮余毒,肢体节骱,上有疳蚀疮。脓水不绝。

出蛾绵茧(不拘多少)

上用生白矾捶碎,实茧肉,以炭火烧矾汁干,取出为末,干贴疳疮口内。

6. 败草散(《陈氏小儿痘疹方论·附方》)

治痘疮挞搔,或疮脓血淋漓,谓之斑烂。

用屋烂草,或盖墙烂草,多年者佳,如无,旷野生者尤佳,为末搽之。

7. 丹粉散(《陈氏小儿痘疹方论·附方》)

治痘毒,脓水淋漓。

轻粉　黄丹(各五分)　黄连末(二钱)

上研匀,搽患处。

8. 神功散(《陈氏小儿痘疹方论·附方》)

治痘毒肿焮作痛,未成者敷之即散;已溃者敷之,肿痛即消。

黄柏(炒)　草乌(炒)　血竭(加)

上为末,等分,津调敷患处。

9. 黄柏散(《医学心悟·卷四·面》)

治面上生疮,如水痘,蔓延不止者。

黄柏散(黄柏一块)敷之,即愈。

10. 治小儿水痘外用验方(《陈氏小儿痘疹方论·论痘疹治法》)

治痘痂欲落不落。

羊骨髓(一两)

上炼,入轻粉一钱,研成白膏,瓷合盛之,涂疮上。如痘疮痒,误搔成疮,及疮痂欲落不落,用上等白蜜涂之,其痂自落,亦无紫黑瘢痕,神妙。

【论用药】

1. 牛蒡子

《本草征要·第二卷·形体用药及专科用药·牛蒡子》:"一名鼠粘子,一名恶实。味辛,性平,无毒。入肺经。酒炒,研。滑能泻热,辛可散结。宣肺气,理痘疹,清咽喉,消肿毒。开毛窍,除热毒,为痘疹要药。"

2. 升麻

《本草易读·卷三·升麻》:"甘、苦、辛,平,微寒,手足阳明、太阴药也。表散风邪,升发火郁。利咽喉而止疼痛,消肿毒而排脓血。解斑疹疮痘之毒,升脱泻崩带之陷。"

3. 白芷

《本草乘雅半偈·第五帙·白芷》:"毒家、痘疹家多用此,宁不寒心。"

4. 地骨皮

《药鉴·卷之二·地骨皮》:"佐解毒汤生地黄臣以茜根,治痘家热毒为良。"

5. 赤芍

《本草易读·卷三·赤芍》:"痘疮胀痛,为末酒下。"

6. 连翘

《雷公炮制药性解·卷二·草部上·连翘》:"味苦,性微寒,无毒,入心、肝、胆、胃、三焦、大肠六经。泻六经之血热,散诸肿之疮疡,利小肠,杀白虫,通月经,疗五淋,破瘿瘤,解痘毒。"

7. 牡丹皮

《药鉴·卷之二·牡丹皮》:"痘家用之,行血排脓。"

8. 何首乌

《药鉴·卷之二·何首乌》:"气微温,味苦涩。疗头面风,消诸痈肿,长筋骨而悦颜色,益气力而止心疼。久服添精,令人有子。与血药同用,能黑须发。与利药同用,能收痘疮。佐白芷,又止痘疮作痒。"

9. 青皮

《痘疹心法·卷之十·气类》:"味苦辛,气寒,气味俱厚,沉而降阴也,入手少阳三焦,足厥阴肝经。散滞气,泻肝气,消食破积。择小而皮薄陈久者佳。用温水洗浸,切开去中穰与白,令净,锉碎晒干。此痘疮必用之药,能泻肝,令不成水疱而作痒也。又起发迟者,痒塌者,并不可缺。"

10. 威灵仙

《本经逢原·卷二·蔓草部·威灵仙》:"而痘疹毒壅于上,不能下达,腰下胫膝起灌迟者,用为下引立效。"

11. 前胡

《药鉴·卷之二·前胡》："痘家解毒用之，取其气寒，以平胸中无形之热毒。"

12. 柴胡

《要药分剂·卷一·宣剂上·柴胡》："味苦，性平，一云微寒，无毒。禀仲冬之气。兼得地之辛味以生，升也，阴中阳也。半夏为使。恶皂荚，畏藜芦。主治：主伤寒邪热，痰热结实，虚劳肌热，呕吐心烦，诸疟寒热，头眩目赤，胸痞胁气，口苦耳聋，女人热入血室，胎前产后诸热，小儿痘疹。"

13. 紫草

《本草征要·第一卷·通治部分紫草》："紫草，凉而不凝，为痘家血热之要药。"

《雷公炮制药性解·卷四·草部下·紫草》："味苦，性寒，无毒，入心小肠二经。主心腹邪气，胀满作痛，痈肿诸毒，除五疸，利九窍，通水道，小儿无热痘疮尤为要剂。取嫩茸，去髭用。"

14. 葛根

《本草易读·本草易读卷五·葛根百七十一》："血痢温疟之疾，肠风疹痘之疴。"

15. 犀角

《本经逢原·卷四·兽部·犀角》："痘疮之血热毒盛者，尤为必需。"

16. 蝉蜕

《本草易读·卷七·蝉蜕》："咸、甘，寒，无毒。除风热，发痘疹，退目翳，治哑病。"

【医论医案】

一、医论

《痘治理辨·痘疹兼证治法·痘出腹胀》

由毒气已出而未尽，又正热，或外伤于寒而内伤于冷也。大抵痘疮正作，热毒既盛，必生烦渴，或饮冷过多，或妄投凉药，热为冷所击，欲出不能，冷热相拒，毒不发泄，故令腹胀，甚者气喘发厥。疮瘢白无血色或变黑色，多致不救。急用温中之药，则冷气散而腹胀消矣。如伤冷者，必不能食，大小便利，时时下气，腹中虚鸣，宜理中汤、异功散。

毒气陷伏入里者，则痘疹出迟，毒气倒靥，亦令腹胀，宜用温平解毒快气之剂，如人齿散、活血散之类。盖毒气伏入者，必有热症相杂，或渴，或烦躁，或大小便秘涩，或啼哭不止，则陷伏黑靥症中俱备矣。腹胀目闭，口中如烂肉臭者，不治。

身热烦渴，腹满而喘，大小便涩，面赤闷绝，大吐者，当利小便。不差者，宣风散下之。

《外科启玄·卷之十·明痘理之源论》

夫痘之一症，所感于胎毒。胎毒者乃子在母腹之中，自形成之后，日夜食母血而能摄养其形，十月满足，方能降生。临产出时，有秽血一口在口中，若收生婆取之，此小儿痘疹俱无，亦无他症，取之不及，喊叫一声，秽血以下降，入右肾命门藏伏后，遇风寒时疫及惊恐，内外相播，发为痘疹。予意又云：子在母腹，十月食母血液而方能形具，如母能慎其口，不食五辛、恶毒、厚味、异物，目不视凶恶怪异之物，耳不听淫乱恶杀之声，能习胎教，时玩美玉持弓矢，看美画古书，听好忠孝贤良之语，不再房欲后，生子必多聪俊，少疮毒，无恶疾，亦贤孝而且寿。今人不然，以酒为浆，以欲为常，贪食口味，那忌五荤三厌之物，则气血焉得清净耶？故生子多疮烂痘疹疔毒、诸惊恶疾等症也。又问云：婴孩自月间周岁，或三五七岁至二三十岁而出痘疹，似此迟早不同。何谓也？答曰：胎毒有感之轻重，气血禀之壮弱，母调养之有方，则子少恙，不能调养，令儿多疾，遇外感内伤，亦有轻重，交攻毒气，遇之则发，不遇则不发，故令婴孩痘疹，发之迟早稠稀轻重也。又问云：痘稀少儿又死，痘稠密儿却生。何谓也？痘少儿死者，初一二日，间发热未透，毒气壅塞不出，故令儿痘少而死；痘稠密儿生者，盖发热已透，毒已出于外，内无壅滞，痘症形色俱是顺，故痘虽稠密而生也。又云：如痘出已完，或半月二十日后复病而死者，亦有病而生者何谓也？答曰：是痘毒未净，调养失宜，致令儿复病，病而轻者生，重者死，此乃数定于前，人岂能逃？《经》云：取命化财，枉枉于理，莫能鉴矣。

《寿世保元·卷八·痘疮·痘后余毒》

小儿痘疹余毒，轻则肌表津淫瘙痒，重则肢节壅肿作痛。若发热而大便闭结者，消毒饮。发热而大便调和者，清热消毒散。大便调和而渴者，麦门冬饮。肿痛发热而渴者，仙方活命饮。大凡根赤而作痒者，血虚也，四物汤加牡丹皮。色白而作痒者，气虚也，四君加当归、芍药。色赤而作痛者，血热也，四物汤加连翘、金银花。色白而不焮痛者，血气虚也，托里散。不成脓或不腐，血气俱虚也，八珍汤。脓既溃而不敛，脾气虚也，六君子汤。按之随指复起者，内有脓也，即刺之，勿使内攻，脓出而安，不必服药。如脓稀清，或反作痛，或倦怠热渴，或作痛等症，皆因气血虚甚，急以参、芪、犀、术之类补之。若虚中见恶症者，不可救，实中无恶症者，多自愈。

《痘科辨要·卷一·辨热因》

夫人禀性于天地，而萌气焉，资气于父母，而成质焉。际乎此时，未曾无淫火之毒，故世历今古，人阅千万，无有免此难者也。盖淫火酿于有形之前，必发于有生之后，遇于岁火太过，疫毒流行，则痘毒亦随流布。故痘之发也，必先火热，而后见苗。《经》曰：少阴有余，则病皮痹瘾疹。何则？君相二火太盛，则五脏百骸，莫不振动。以故淫火与时气相感触，火毒遂中于其中，而外注于皮毛，所以痘未见苗而先发热也。古语曰：五谷不热不透实，痘疹不热不透彻。不其然乎？但火热太过者，真元烁热，气血不及者，阳明繁剧，故痘之呈见，特顾热之浅深如何而已。

盖上古简质，未有痘名，唯以风候言之。故《病源候论》有伤寒登豆疮或时气疱疮之目，又名天疮，以其为天行疫疠也。《肘后方》又有天行斑疮之名。今案诸家论，虽归罪于淫火胎毒，但以瘟病之药投之，则其为疫疠之属明矣。且古有登豆等病，而今无其证，则今之疱疮，即古之登豆疮，而异其名者欤。或谓痘疮之火，本起于肾。又曰：肾在腑下，沉匿不受秽浊。何以知起于肾之由，此皆杜撰之见，不足论矣。吾曼公先生诀曰：疫毒客乎前阴后阴之际，直侵大肠膀胱之络，传与命门相火相激，灼烁肾窖，而枭炎猛极，熔冶气血之伏毒，内则振动五脏百骸，外则彻透肌肉皮毛，然后呈见痘形也。且夫心肾二者，统少阴之脉，故相火炽，则君火亦随炽矣，而肺为皮毛之合，肺金为火熔冶，则干激皮肤，干激皮肤，则皮膜自麻痹焉。故痘虽萌芽，而不知痛痒，盖人发诸疮疥，则或痛或痒，不可忍者，生人之常也。特以皮肤干激之故，而不觉知耳。余家不言痘疮之原，但以其见症论之，盖自古一患不再患，则可谓胎毒乎。又阖村合家，传染则为疫疠亦宜。尝谓淫火食秽之二毒，内畜稀少，则为害亦微，而其偶稠密者，气血为此亏损，加以疫气之深毒，所以致有险逆之症也。痘之顺逆无他，在胎毒之稀稠，与疫气之深浅也尔矣。凡称疹者多种，痘疹、麻疹、风疹、斑疹、瘾疹、肤疹是也。盖疹者谓初发赤点，隐趺皮下，而不作粒者，乃痈疮也。诸疮皆异其形，今称痘者，从疹而起，逐日为粒，其形状肖豆，故曰之痘，而痘疹连称者，提其总称也。又少阳子曰：痘也者豆也，因其形之类，而为痘之名也。盖“豆”字，《圣济总录》始作“痘”字，凡为医者，宜就其名，而考其症，庶几了然于心目之际矣。

《痘科辨要·卷一·辨面上位部》

夫痘疹阳毒也，诸阳皆聚于面，吉凶善恶，最易见焉。额属心火，如印堂以上，发际以下，横两日月角位，先见红点，先浆先靥者凶也。左脸属肝，右脸属肺，如两脸见红点，磊落者吉。如相聚作块，其肉硬肿者死。颏属肾承浆横抵，两颐先见红点者吉。鼻属脾土，若准头先出先靥者凶。肾之窍在耳，又云心开窍于耳。心肾皆少阴君火也，又少阳相火之脉，行耳之前后。凡耳轮先见赤点者凶，惟口唇四围，先出先起先靥者大吉。陈序山曰：天有五星，地有五岳，人有五形，俱在头面布列。以此视痘，犹虽射杨叶乎百步之外，而无不中，不必待养由基也。

《痘科辨要·卷二·辨四节八证》

《袁氏痘疹全书》曰：痘之形状，一百六十样，是谓苗形也，非谓痘证也。郑氏痘经，以表实里虚里实表虚为四证。朱氏因而益之，以毒壅血热气虚血虚，通为八证，所谓一百六十样，则在其中矣。凡八证，一百六十品，痘之证候备矣，然痘之为症，休咎无常，机变不测。吾曼公先生，精穷其理，乃撰次八舌八唇之妙诀，以大尽其变，然后治痘之术，无复余蕴也，余既以世传先生之术，颇有晓斯技之妙。常慨其传之不弘，而先业之无嗣矣，故兹擢其秘录，撰次作八证辨略。述其梗概，以告后学。若夫唇舌精微，余门别有舌鉴，而其奥必俟口授，非笔力所得而传之也。

《痘科辨要·卷三·辨见点三日顺险逆证·顺证勿服药》

一痘潮热三四日，热退而后出者，是气血充实，毒少易收功矣。气血充荣，灼火难疗，其痘必稀而易愈，如才热半日一日，而即出者，由气血怯弱，毒多易感动矣。气血衰败，则烈火易焚，其痘必密，而难痊。初出三五相连，而见点细者，必密也，单见磊落，而肥大者稀也。

一热一二日，而见点眼眶不肿，二便如常，胫不软，唇不浮肿，两颊不模糊，肌肉未浮肿者吉。如三四日，面肿增进者凶。

一痘出稀疏，表里共凉，则毒必轻，兼大小磊落分明，不相粘连者，则托里和中之剂，宜略饮之，以助其起发贯脓收靥之势。如出太密，粘连模糊，虽出而毒犹盛，则托里解毒之剂，宜多饮之，以防其陷伏痒塌黑靥之机。如虽遍体模糊，独面上喉颈胸背之处，稀朗分珠者，必可治。

凡痘疹一色者吉，若二色三色相合，而为艳者凶。

先吐而后痘见，吐即止者吉，又有大吐变凶者，胃败不能逐毒，故痘现复陷伏也。

目光精彩，神映了然，且唇舌红润，而口角两腮，无枯滞黯色者吉。

痘作二三次出，至三日后，手足心才出齐，而头面胸背稀少，摸之坚碍，根窠红晕，大小不一，肥满光泽，痘窠与皮肤，红白分明，势如笋出土形，朝暮安静，而熟睡者吉。

凡骨处先见点，而稀者必吉，若软肉无骨处，先见点而密者必凶，但忌头额先出者，以毒盛而妄参阳位也，此症必吉少凶多。

凉而复热，热而复凉，连绵数日，而后从口角颧骨处，三两成对报点，至三四五日。出齐者顺也。

看痘之法有七：一看天庭太阳方广，二看颈项，三看地阁，四看胸背，五看肚脐，六看两肘两膝，七看谷道之处。此数地俱稀少者吉，视脓色亦以此部位候之，是紧要也。

《医林改错·卷下·论痘非胎毒》

夫小儿痘疹，自汉至今，著书立方者，不可胜数。大抵不过分顺险逆，辨别轻重死生，并无一人说明痘之本源。所以后人有遵保元汤，用黄芪、人参者；有遵归宗汤，用大黄、石膏者；有遵解毒汤，用犀角、黄连者。痘本一体，用药竟不相同。遇顺险之痘，查小儿壮弱，分别补泻清凉，用之皆可望生。惟一见逆症，遂无方调治，即云天数当然，此不知痘之本源故也。或曰：古人若不知痘之本源，如何见逆痘便知几天死？余曰：此非古人知痘之本源也，因看痘多，知某日见苗，某日何形，某日何色，某日何症，治之不效，至某日必死。古人知逆痘几天死者，盖由此也。如知痘之本源，岂无方调治？或曰：如君所言，痘之逆症有救乎？余曰：痘之险症，随手而愈，不足论。至于逆症，皆有本源，辨明本源，岂不可救？如余所治，闷痘不出，周身攒簇，细密如蚕壳，平板如蛇皮，不热即出，见点紫黑，周身细密无缝，紫白灰色相间，蒙头、锁口、锁项、托腮，皮肉不肿，通身水泡，不起胀行浆，不化脓结痂，见点后抽风不止，九窍流血鲜红，咳嗽声哑，饮水即呛，六七天作痒，抓破无血，七八日泄肚，胃口不开，至危之时，头不能抬，足歪不正，两目天吊，项背后反等逆症，初见之时，辨明虚实，皆可望生。易此理者，知余补前人之未及，救今人之疑难；不明此理者，妄加评论，以余言为狂妄，而不知非狂也，知痘之本源也。不似诸家议论，出痘总是胎毒。诸书又曰：自汉以前无出痘者。既云胎毒，汉以前人独非父母所生。此论最为可笑。若依古人之论，有谓胎毒藏于脏腑，而何以未出痘以前，脏腑安然无病？有谓胎毒藏于肌肉，而何未出痘以前，皮肤更不生疮？又有谓胎毒藏于骨髓，或因惊恐跌仆，或因伤食感冒，触动其毒，发为天花。信如斯言，因惊恐跌仆，伤食感冒，触动而发，则是自不小心。伏思出花正盛时，非止一人出花，少则一方，多则数省，莫非数省之人，同时皆不小心？此论更为无理。再见世上种痘之医，所种之痘，无论多少，无一不顺。若是胎毒，毒必有轻重，毒重者痘必险，何以能无一不顺？由此思之，如何胎毒二字，牢不可破，殊不知痘非胎毒，乃胞胎内血中之浊气也。儿在母腹，始因一点真精凝结成胎，以后生长脏腑肢体，全赖母血而成，胞胎内血中浊气，降生后仍藏荣血之中，遇天行触浊气之瘟疫，由口鼻而入气管，由气管达血管，将血中浊气，逐之自皮肤而出，色红似花，故名天花，形圆如痘，故名曰痘。总之，受瘟疫轻，瘟毒随花而出，出花必顺；受瘟疫重，疫毒在内逗留，不能随花而出，出花必险；受瘟疫至重，瘟疫在内烧炼其血，血受烧炼，其血必凝，血凝色必紫，血死色必黑，痘之紫黑，是其证也。死血阻塞道路，瘟疫之毒，外不得由皮肤而出，必内攻脏腑，脏腑受毒火煎熬，随变生各脏逆症。正对痘科书中所言某经逆痘，不知非某经逆痘也，乃某经所受之瘟毒也。痘之顺逆，在受瘟疫之轻重。治痘之紧要，全在除瘟毒之方法。瘟毒不除，花虽少而必死。瘟毒若除，花虽多不致伤生。痘科书中，但论治胎毒，而不知治瘟毒，纵知治瘟毒，而不知瘟毒巢穴在血。若辨明瘟毒轻重，血之通滞，气之虚实，立救逆痘于反掌之间，此所谓知其要者，一言而终耳。

二、医案

《专治麻疹初编·卷三·朱氏〈痘疹传心录〉·附治验》

一儿水痘不易生长，壮热烦躁。以百解散得微汗愈。

一儿出水痘，不作浆而疕结干枯，身热烦躁。余谓倒陷也。皆由风寒壅窒腠理，失于解散故也。以葛根汤加荆、防、翘、蝉、木通治之，肿退遍身红点，余谓余毒发疹，用荆防解毒汤愈。

一儿夏月出水痘稠密间多黑陷，烦渴，便秘，壮热。余谓热毒太甚，以三黄丸利之，又香薷饮合黄连解毒汤治之愈。

一儿水痘结疔于上龈，溃齿穿鼻。余谓痘时失于解散，毒乘阳明。以清胃汤合解毒汤愈。

一儿水痘失于解散，痘或脓疮不敛。余以绵茧散敷之，又收欤解毒之剂愈。

《陈氏小儿痘疹方论·论痘疹治法》

一小儿，九岁，出痘六日，痒塌寒战。院使钱密庵用十一味木香散，二剂贯脓。用参芪托里散而靥。后痕白作痒，用十全大补汤而愈。

一小儿，痘疮脓未满，面赤作痒。余谓气血虚而有热，欲用温补之剂。不信，乃服清热之药。至十三日，疮痕色赤，虚烦作渴，腹痛不食，手足逆冷而殁。

一小儿未周岁，痘疮焮痛，出血，哭不能已。诊其母有肝火，先用小柴胡加山栀、生地，与母服，子饮数滴，顿愈。又用加味逍遥散而痊。

一小儿，五岁，出痘密而色白，属虚弱也，始未悉用补托之药而安。旬余，饮食过多，忽作呕吐，面白兼青，目唇牵动。先君以为慢脾风症，用五味异功散加升麻、柴胡。不信，翌日手足时搐，服前药而不应，急加木香、干姜，二剂而愈。一小儿，第五日矣，稠密色黑，烦躁喜冷。先君以为火极似水，令恣饮冷芹汁，烦热顿止。乃以地黄丸料服之，至二十余日而愈。

一小儿，头生一疖，出脓将愈，忽疖间肿胀，发痘二十余颗，遍身赤点。用快癍汤而渐出，用紫草散倍加参芪而出完，用托里消毒而脓贯，用托里散而疮靥。

一小儿，痘已靥，其痕色赤而错纵，日食粥七八碗，作渴面赤。先用白术散，二也，渴减五六，粥减大半。又用四君加芜荑、黄连，二剂，痕平色退。乃用八珍汤加芜荑、山栀而痊。

一小儿，痘疮愈后，泄泻饮食不化。此脾肾气虚，用六君加补骨脂、肉豆蔻治之而愈。

一小儿，痘疮将愈，患泄泻，侵晨为甚，饮食不化，属脾肾虚也。朝用补中益气汤，夕用二神丸而愈。

小儿，六岁患痘，第七日，根颗赤痛，大便秘结，小便赤涩，烦躁饮冷。或用清凉解毒之剂，未应。钱密庵以为热毒内蕴，用四顺清凉饮一剂，并猪胆汁，导下结粪而安。又用犀角地黄汤，其痘自靥。

一小儿，痘疮发热作渴，焮赤胀痛，大便秘结。先用四顺清凉饮一剂，诸症顿退。又用四味鼠粘子汤一也，诸症全退。再用紫草汤而贯脓，用消毒饮而痘靥。

一小儿，痘愈而声喑，面赤，足心发热，小便赤少。先君以为肾经虚热，用六味地黄丸、补中益气汤而愈。其时患是症，用清热解毒者，俱不起。

一小儿，十一岁，患痘；第四日，根盘红活起发，因痛甚不止，至七日形气甚倦，痘色淡而欲陷，此因痛甚而伤元气也。先用仙方活命饮，一剂而痛止，再用八珍汤而贯靥。

一小儿，痘疮，十二日，患咳嗽十余日不愈，所服皆发表化痰。余曰：此脾肺气虚，复伤真气而变肺痈也。不信，仍服前药，果吐脓血，用桔梗汤而愈。

一小儿，痘将愈，咳嗽，面色黄白，嗽甚则赤，用五味异功散调补而愈。

一小儿，痘赤壮热，嗽咳痰甚，烦热作渴。用人参清膈散，一也，诸症顿退。日用芹菜汁，旬余而靥。

一小儿痘疮，狂喘躁热，作渴饮冷，痰涎不利。先君用十六味清膈散、犀角地黄汤，各一剂，顿愈，又用当归补血汤而愈。

一小儿，痘赤狂喘，大便不利，先君治以犀角地黄汤、芹菜汁而痊。

一小儿，痘愈后，涕唾口干，饮汤鼻塞，或腹作胀，先用白术散二剂，后用六君子汤而愈。

一小儿，患痘赤痛，痰喘作渴，大便不利。钱密庵用前胡枳壳散，一剂，诸症顿退。又用济生犀角地黄汤二剂，月余而愈。

一个儿，第八日，根颗赤肿，胀痛作渴，大便下黑血，烦渴痰喘，饮冷呻吟，求治。施银台以为血热毒蓄于内，用圣济犀角地黄汤，一剂，诸症悉退。又用消毒丸及化班汤而愈。

一小儿，痘根色赤，作痛发热，口渴喜冷，大便坚实。用清凉饮一剂，痛热少减。再剂，便利渴止。却用圣济犀角地黄汤而安，用芹菜汁而靥。

一小儿，痘根色赤作痛，热渴，喜饮冷水，大便不利。先用五味前胡枳壳散，大便利而热渴减。又用圣济犀角地黄汤而安，用芹菜汁而靥。

一小儿，大便不利，小便赤涩，作渴饮冷。先君用凉膈散，一剂渐愈。又用济生犀角地黄汤，及芹菜汁而痊。若乳母有肝火，儿患此症，必用加味逍遥加黄芩、犀角，兼治其母。

一小儿，痘已愈，而痕赤作痛，内热作渴，二便不利。先君用济生犀角地黄汤及芹菜汁而痊，后用四物黄芪而安。

一小儿，痘痕白，或时痒，作渴饮汤，大便稀溏，先君用五味异功散加当归、黄芪而瘥。

一小儿，痘痕白，时或痒。先君以为气血俱虚，用八珍汤补之。不信，自用解毒之剂，后卒变慢脾风而殁。惜哉！

《痘疹心法·卷之十五·起发症治歌括》

蕲水李望松在监时，其子一岁，在家中出痘，请吾往视之，起发时都是水痘。予曰：痘乃胎痘，五脏各具一症：肝为水疱，肺为脓疱，心为斑，脾为疹，肾为黑陷。此乃肝脏之症，喜皮厚肉坚而色苍蜡。若皮薄色娇不可治也。乃以四君子汤加黄芪、防风、牛蒡子，母子同服，十三日安。

《张聿青医案·卷二·湿温》

林(幼)。水痘之后，邪虽外达，余热未清。饮食频进，胸中之余热，与谷气交蒸，热绵不退，渐至愈蒸愈重。湿邪遏伏，津不上布，曾见舌苔干白，而并不渴饮。旬日以来，热势转有起伏，手清时暖，耳聋不聪。脉象右部糊数，左部弦大。当午火升，而热势夜重。舌红温甚，苔白湿甚。咳不扬畅。此由湿热熏蒸，湿多热少，湿在胃中，阳明少降，致少阳之木火，挟浊上腾，遂令清窍为之蒙阻，若蒙闭内窍，便成棘手重证。然火升暮热，神烦耳聋，釜中之沸也。如烟如雾蕴酿熏蒸，釜底之薪也。拟流化三焦，以分其清浊，作抽薪之计，暂观动静。诸高明以为然否。香豆豉三钱，晚蚕砂三钱，广郁金一钱五分，前胡一钱，光杏仁三钱，白蒺藜三钱，赤白苓各二钱，通草一钱，白桔梗八分，生薏仁四钱，鲜竹茹一钱五分。

二诊：当午火升稍微，沉迷较昨清爽，鼻干转润，迷蒙之气，似为渐开。然蕴酿熏蒸，一时难已，热势仍然不退。前法略参苦泄，再望转机。香豆豉、光杏仁、广郁金、橘红、前胡、生薏仁、通草、赤猪苓、白蔻仁(三分)、淡芩、桔梗、晚蚕砂。

三诊：流化气机，气通表达，发出白痦，背部为多，背俞属肺，肺气先得宣泄。然阳明之热，太阴之湿，不克遽化，熏蒸之势，犹然难解，热仍起伏，伏则迷蒙多寐，胸中清旷之区，竟为湿热熏蒸之地，神机自难转运。舌淡红，苔白腻，右脉糊数。还是邪湿溷处之象。再从流化之中，参入芳香，以破秽浊。即请商裁。香豆豉、白蔻仁三分，蝉衣、鸡苏散、光杏仁、淡子芩、佩兰叶、通草、广郁金、牛蒡子、生薏仁、野蔷薇花六分，芦根。

四诊：白痦随汗透露，色颇津湛，颗粒均匀，饥肤润泽，喻氏谓上焦之湿宜汗，又谓化里可以达表，气通表达，上焦氤氲之湿，随汗外泄，熏蒸自衰，热因递减，神情爽慧，浊气渐开，则清窍渐通，耳聋稍聪。舌苔前半较化，后半尚觉黏腻，大便旬余不行。从宣肺之中，参以润府，冀其湿从下达，彼此分泄，病势自孤耳。制半夏一钱五分，蔻仁三分，炒蒌皮四钱，光杏仁三钱，牛蒡子三钱，薄橘红一钱，通草八分，生薏仁三钱，滑石块三钱，炒枳实一钱，淡子芩一钱五分，芦根一两。

《临证指南医案·卷七·痉厥》

某先发水痘，已感冬温，小愈不忌荤腥，余邪复炽，热不可遏，入夜昏烦，辄云头痛，邪深走厥阴，所以发厥。诊脉两手俱细，是阳极似阴，鼻煤舌干，目眦黄，多属邪闭坏败，谅难挽回。用凉膈散。

《续名医类案·卷二十六·痘证·报痘》

万密斋治朱大尹公子，九岁，发热呕吐。曰：痘也。谓已出过，痘迹故在。曰：此水痘瘢，非正痘瘢也。又谓为伤食。曰：痘疹发热与伤寒伤食相似。伤寒发热，则面红手足微温；伤食发热，则面黄手足壮热；痘疹发热，男则面黄体凉，女则面赤腮燥，其足俱凉。今公子身热、面黄、足凉，乃痘也。《经》云痘乃胎毒，五脏各具一症。发热、呵欠、惊悸，心也。项急、烦闷，肝也。咳嗽、喷嚏，肺也。吐泻、昏睡，脾也。耳凉，体凉、足凉，肾也。今脾胃素弱，毒乘虚，故发在脾。今但见呕吐一症，热才三日，姑俟明日再议。次日以灯视之，皮下隐隐红点，而唇边已报痘矣，然顺症也。问服何药？曰：痘无病，不宜服药，但适其寒温，调其饮食，期十三日安。后果然。［雄按］金玉之言也。

《续名医类案·卷二十七·水泡》

万密斋治李氏子，一岁出痘，起发时，都似水痘。曰：痘乃胎毒，五脏各具一症，肝为水泡，肺为脓泡，心为斑，脾为疹，肾为黑陷。此乃肝脏之症，喜皮肉厚坚，而色苍蜡。若皮薄色娇，不可治也。乃以四君子汤加黄芪、防风、牛蒡，母子同服，十三日安。

《续名医类案·卷二十七·夹疹》

一痘报点粗肥，有红盘，间有细密隐隐者，此水痘夹疹也。内症安宁，但表邪宜散，葛根汤加荆、防、翘、芷，二剂而愈。

一水痘不脓而干枯，身热烦躁，此失解同于倒陷也。治以葛根汤加荆芥、防风、连翘、牛蒡子、木通、蝉蜕，遍身发红点，此余毒散也。又用荆防解毒汤而愈。

万密斋治一女，二岁出痘，遍身红点，大小相杂无空处，此夹疹夹斑痘也。以升麻葛根汤加荆、防、元参、翘、蒡、淡竹叶、木通，一服减，再服再减，三服痘显而愈。

《竹亭医案·卷之一》

朱氏子，九岁，出痘于嘉庆乙丑二月二十日。痘放两朝，身热神昏，点粒干红，谵语妄言，腹痛咬牙，大便三日不解。毒火内壅，痘之极险者也，速宜松毒，俾痘点透发，庶可图也。

附水痘：凡出水痘，先十数点。一日后，其顶尖有水泡。二日、三日，又出渐多。四日，浑身作痒，疮头皆破，微加壮热即收矣。水痘要忌发物，七八日乃痊。

紫草茸二钱，生大黄三钱，荆芥穗二钱，桔梗一钱，牛蒡子一钱半（炒），赤芍药一钱半（炒），小青皮一钱，地丁一钱半，人中黄八分，山楂肉四钱（炒），蝉衣一钱半（去足）；加元荽三钱、芦根一两五钱、香蕈三钱。进药后，大便结粪两次，烦躁谵语顿平。

《全国名医验案类编·二集传染病案·第十二卷·时行痘疫病案》

何拯华：住绍兴同善局。

病者：蒋四九，年二十一岁，业商，住本城南街。

病名：时疫水痘。

原因：初夏湿热当令，水痘盛行，感染风热而发。

证候：初起见点，状如真痘相似，尖圆而大，内含清水，身热二三日而出。面赤唇红，眼光如水，喷嚏咳嗽，涕唾稠黏。

诊断：脉右软滞，左浮弦数。舌尖边红，苔腻，微黄。此时行水痘也。发于脾肺二经，由湿热酝酿而成，感风逗引而外发也。

疗法：先与疏风化湿，以透发之。荆防败毒散加减。

处方：荆芥钱半，川芎五分，羌活七分，浙苓皮钱半，桔梗八分，防风一钱，枳壳一钱，白芷八分，新会皮八分，生甘草四分。

次诊：一剂即遍身起胀，但不灌浆，亦不作脓，身热已轻，面唇淡红。惟咳嗽痰多，口腻胃钝，四肢倦怠。脉右仍滞，舌红苔黄腻。此风邪去而湿热尚盛也。治以辛淡芳透，吴氏四苓汤加味。

次方：赤苓三钱，泽泻钱半，光杏仁三钱，竹沥半夏三钱，前胡钱半，猪苓二钱，广皮钱半，生苡仁四钱，丝通草一钱，桔梗八分。

三诊：二剂后身热已除，痰嗽亦减，胃动思食，大便通畅。惟心烦少寐，溺短赤涩。舌红苔薄，脉转沉数，左尺尤甚。此痰湿轻而伏热独重也。治以清心利溺，导赤散加减。

三方：鲜生地四钱，汉木通一钱，赤苓三钱，淡竹叶钱半，小青皮六分，小川连六分，生甘草细梢七分，滑石四钱（包煎），焦山栀二钱，灯心二分。

效果：连服二剂，神安溺利，后以饮食调养而痊。

《全国名医验案类编·二集传染病案·第十三卷·时行瘄疫病案》

严继春：绍兴安昌瑞安桥。

病者：徐子青之令嫒，年十四岁，住遗风。

病名：瘄夹水痘。

原因：素禀体肥多湿，适逢春末夏初，瘄疫盛行，感染其气。先发瘄，后发水痘。

证候：身热烦闷，咳嗽鼻塞，面目有水红光，喉痛气急，指尖时冷，二日即现痦点，色鲜红，头面先见，颗粒分明。

诊断：脉右浮洪搏数，左弦小数，舌红，苔白腻。此虽时痦之顺证，而湿热内郁，所防者水痘之夹发耳。

疗法：先用防风解毒汤加减，发表透痦。

处方：防风八分，炒牛蒡钱半，光杏仁钱半，前胡一钱，生甘草三分，荆芥八分，青连翘钱半，广皮红七分，桔梗七分，青箬尖一钱。

次诊：第三日下午赴诊，据述一日三潮，潮则热势盛而烦躁，逾时方退。三日共作九潮，痦已透齐。现已徐徐回退，惟面目手足微肿，小溲短热，渴不喜饮，便溏不爽，脉右软滞，左微弦带数，苔白微黄。此痦毒虽出，而湿热为患也。姑以杏苏五皮饮消息之。

次方：光杏仁钱半，新会皮钱半，冬瓜皮三钱，丝通草一钱，嫩苏梗钱半，浙苓皮三钱，大腹皮钱半，生姜皮一钱。

三诊：连服两剂，身又发热，皮肤觉痒，水痘先现于头面，渐及周身四肢，小如蚕豆，大如豌豆，状如水泡，中多凹陷，脉浮滑沉缓，舌苔黄白相兼。此内蕴之湿热，化为水痘而发泄也。治以七叶芦根汤透解之。

三方：藿香叶钱半，佩兰叶钱半，炒黄枇杷叶五钱（去毛筋净），薄荷叶一钱，青箬叶二钱，淡竹叶钱半。先用活水芦笋一两、鲜荷叶一钱、北细辛五分，煎汤代水。

四诊：一剂而水痘色淡浆稀，二剂而干燥成为灰色，势将结痂，身热大减，胃动思食，便黄而溏，溺亦渐利，脉转缓滑，舌苔黄薄。此湿热从肌皮而出也。治以调中开胃，兼利余湿。

四方：新会皮一钱，浙茯苓二钱，川黄草二钱，生谷芽一钱，炒谷芽一钱，生薏苡三钱，金橘脯一枚（切片），陈南枣一枚。

效果：胃能纳谷，精神复旧而瘥。

第四节

丹　痧

丹痧是因感受痧毒疫疠之邪所引起的急性呼吸道传染病。临床以发热，咽喉肿痛或伴腐烂，全身布有弥漫性猩红色皮疹，疹后脱屑脱皮为特征。本病一年四季都可发生，但以冬春两季为多。任何年龄都可发病，尤以2~8岁儿童发病率较高。本病俗称烂喉痧，即西医猩红热。

【辨病名】

丹痧因喉见作痛而溃烂，故古人多称之为烂喉丹痧，或称之为烂喉痧、喉痧。此病古人认为由感染温毒而成，归属于疫病范畴，故又称之为疫痧、疫疹、疫喉、疫喉痧等。

《急救广生集·卷十·防病预诀·谨口食》：“近时之发为烂喉疹疾，真九死一生也。”

《重楼玉钥续编·论治》：“一苏郡近出《吴医汇讲》一书，内有烂喉丹痧，论盖即吾乡所患之白腐症也。”

《验方新编·卷一·咽喉·喉间作痛烂不收口》：“喉间作痛烂不收口，此名烂喉痧。”

《医方絜度·卷一》：“主风火热毒自卫入营，疫疹痧，神昏。”

《温热逢源·卷下·伏温外窜血络发斑疹喉痧等证治》：“又有一种烂喉丹痧，此于伏温之中，兼有时行疫毒。”

《疑难急症简方·卷三·喉症》：“喉痛破烂久不愈，名烂喉痧。”

《医学衷中参西录·医论·详论咽喉证治法》：“温疹之证，西人名为猩红热，有毒菌传染，原不易治，而兼咽喉证者治之尤难。”

《喉科金钥全书·上卷·咽喉说谛问答》：“世称北方多白喉，南方多烂喉痧，何以异？曰：病白喉无分南北，主治异同，烂喉痧者创称于叶天士，而未见有成书，以其腐败极速，而身见斑疹，故名烂喉痧，其实风火挟湿而成喉证之现相也，病在血分。”

《重订广温热论·第二卷·验方妙用·发表法》：“温热发痧，由于风温者则为时痧，亦名风痧，俗称红斑痧，病虽传染而症轻；由于温毒者则为疫痧，亦名喉痧，俗称烂喉痧，病多传染而症重。”

《中西温热串解·卷四·叶香岩〈温热论〉注解》：“温疫斑疹，东医名为猩红热，西医以为噜哂噢拉，我国则以为热毒郁于血中，当汗不汗，当下不下，火盛不解，酿成是证也。”

《全国名医验案类编・二集传染病案・第八卷・时疫喉痧病案》:"病名:风毒喉痧。原因:传染而得,已有八天。前医之方,皆是养阴清肺汤等类。证候:壮热无汗,微有畏寒,痧麻隐约,布而不显,面色紫暗,咽喉肿腐,滴水难咽,烦躁泛恶,日夜不安。"

《温病正宗・上篇学说辩正・温病瘟疫之辨析・瘟疫专书之概论》:"民国壬申岁,故都烂喉丹痧(倭名猩红热,北平亦呼疫疹)流行,夭横无算……清陈耕道之《疫痧草》,顾玉峰之《痧喉经验阐解》,金德鉴之《烂喉丹痧辑要》,夏春农之《疫喉浅论》,张筱衫之《痧喉正义》,曹心怡之《喉痧正的》,时人丁甘仁之《喉痧症治概要》,曹炳章之《喉痧证治要略》,皆治烂喉丹痧之专书也。"

【辨病因】

丹痧的病因,由外感痧毒疫疠而发,属于温病的范畴,其感邪途径与温病相类,为邪自口鼻而入,一般在寒温失常、体虚正弱时易发。

《疡科心得集・卷上・辨烂喉丹痧顺逆论》:"夫烂喉丹痧者,系天行疫疠之毒,故长幼传染者多,外从口鼻而入,内从肺胃而发。"

《医述・卷五・杂证汇参・斑疹痧》:"丹痧一证,方书未有详言,余究心是证之所由来,不外乎风、寒、温、热、时厉之气而已……(《吴医汇讲》)""或岁当火运,复感时厉之毒,即咽痛而成丹痧及烂喉痧之类,为最剧者也。"

《类证治裁・卷之六・喉症论治》:"盖此症由感风火湿热时邪而发。"

《外科证治秘要・缠喉风马脾风烂喉痧》:"乃天行时疫,多相传染,邪从口鼻而入,肺胃受之。其始恶寒发热,脉弦数急,头胀肤红,咽喉肿烂,遍体痧疹隐隐者是。至七日后腐脱,热退瘀回而愈。"

《医学衷中参西录・医论・详论咽喉证治法》:"至于温病,或温而兼疹,其兼咽喉证者尤多。方书名其证为烂喉痧,其证多系有传染之毒菌……温疹之证。西人名为猩红热,有毒菌传染,原不易治,而兼咽喉证者治之尤难。"

《重订广温热论・第一卷・温热总论・论温热兼症疗法》:"温毒喉痧,俗称烂喉痧。"

《重订广温热论・第二卷・验方妙用・发表法》:"温热发痧……由于温毒者则为疫痧,亦名喉痧,俗称烂喉痧,病多传染而症重。"

【辨病机】

丹痧的病机文献论述较少,认为是由于痧毒疫疠外感后治不得法,以致邪毒内郁血分而动血,乃外发为痧疹。

《中西温热串解・卷四・叶香岩〈温热论〉注解》:"温疫斑疹,东医名为猩红热,西医以为噜哂噢拉,我国则以为热毒郁于血中,当汗不汗,当下不下,火盛不解,酿成是证也。"

《外科证治秘要・缠喉风马脾风烂喉痧》:"乃天行时疫,多相传染,邪从口鼻而入,肺胃受之。其始恶寒发热,脉弦数急,头胀肤红,咽喉肿烂,遍体痧疹隐隐者是。至七日后腐脱,热退瘀回而愈。"

【辨病证】

丹痧初起见恶寒发热,伴有咽喉部肿痛,甚或腐烂,全身弥散性猩红色皮疹为特征,小儿多为高热,后期多见壮热不寒。

《中西温热串解・卷四・叶香岩〈温热论〉注解》:"温疫斑疹,东医名为猩红热,西医以为噜哂噢拉,我国则以为热毒郁于血中,当汗不汗,当下不下,火盛不解,酿成是证也。病之初起,舌之边缘有强度发赤,中央部及基底部被以带青灰白色及灰白黄色之苔,前兆期多有剧烈之恶寒反复,或一回之战栗开其端。在小儿每发全身痉挛,体温升腾,达于三十九度或四十度,恶心呕吐,心悸亢进,全身倦惫,头痛,咽喉亦或痛,甚至咽下困难此等症。疫咳、假痘、小肠坏症,盛行时多有之,蓝斑少见,黑斑半出半隐,必兼喉咙极肿,每多溃烂朽腐,内致流血,自内胃肉皮起流入小肠内,皮下入溺管内,皮多成死候。然而春夏之间,湿病俱发疹为甚,且其色要辨。如淡红色,四肢清,口不甚渴,脉不洪数,非虚斑即阴斑。或胸微见数点,面赤足冷,或下利清谷,此阴盛格阳于上而见,当温之。"

一、辨症候

《疡科心得集・卷上・辨烂喉丹痧顺逆论》:"夫烂喉丹痧……其始起也,脉紧弦数,恶寒头胀,肤红肌热,咽喉结痹肿腐,遍体斑疹隐隐。"

《医述·卷五·杂证汇参·斑疹痧》："丹痧一证……其证初起，凛凛恶寒，身热不甚，并有壮热仍兼憎寒者，斯时虽咽痛烦渴，先须解表透达……若无恶寒等证，则外闭之风寒已解，内蕴之邪火方张。"

《外科证治秘要·缠喉风马脾风烂喉痧》："其始恶寒发热，脉弦数急，头胀肤红，咽喉肿烂，遍体痧疹隐隐者是。至七日后腐脱，热退瘀回而愈。"

二、辨吉凶

《疡科心得集·卷上·辨烂喉丹痧顺逆论》："夫烂喉丹痧者，系天行疫疠之毒……如起时一二日后，脉细弦劲，身虽红赤，痧不外透，神识昏蒙，语言错乱，气逆喘急者，此疫毒内闭，即为险逆证。"

《类证治裁·卷之六·喉症论治》："近世烂喉痧最重……然症有可治不可治。其口气作臭，喉色淡黄，或深黄者，系痰火所致，皆可治；若烂至小舌，及鼻塞目闭，元气日虚，毒气深伏，色白如粉皮者，皆不可治。"

《医学举要·卷二·时邪合论》："近世有烂喉痧之名，最易传染。盖亦瘟疫之类，解表清热两途，一失其宜，祸生反掌，不可不慎也。"

《温热逢源·卷下》："又有一种烂喉丹痧……此证小儿居多，其病之急者，一二日即见坏证。如面色青晦，痰塞音哑，气急腹硬，种种恶候，转瞬即来，见此者多致不救。此等急症，初起即宜大剂清营解毒，庶可挽回万一。若稍涉迟延，鞭长莫及矣。"

《医学衷中参西录·医论·详论咽喉证治法》："温疹之证，西人名为猩红热，有毒菌传染，原不易治，而兼咽喉证者治之尤难。"

【论治法】

丹痧属于温病范畴，治之多以卫气营血辨之。初起，邪在肺卫，当辛凉解表；若兼见气分之症，当故清气，然辛散亦当为主；及至壮热而不恶寒，邪已在气分，则当以寒凉清法治之；若兼湿痰瘀结，当随症施治，以防专主寒凉而冰伏其邪；若邪在气分，而阳明燥结，当清热泻下以釜底抽薪；若至营血，则当凉营养阴。

一、概论

《疡科心得集·卷上·辨烂喉丹痧顺逆论》："夫烂喉丹痧者，系天行疫疠之毒，故长幼传染者多，外从口鼻而入，内从肺胃而发。其始起也，脉紧弦数，恶寒头胀，肤红肌热，咽喉结痹肿腐，遍体斑疹隐隐，斯时即宜疏表，如牛蒡解肌汤、升麻葛根汤，内加消食等药；喉内用珠黄散吹之。至三四日，温邪化火，热盛痧透者，解肌汤内加犀角、羚羊、石斛、花粉；若大便干结燥实者，凉膈散亦可；如协热便泄，舌苔白腻者，葛根芩连汤。至五六日，热甚，神识时迷，咽喉腐烂，鼻塞不通，时流浊涕，此以火盛上逆，循经入络，内逼心胞，用犀角地黄汤，或玉女煎内加胆星、石菖、西黄、药珠，或紫雪丹。至七日后热退，遍体焦紫，痧瘢如麸壳，脱皮而愈。

如起时一二日后，脉细弦劲，身虽红赤，痧不外透，神识昏蒙，语言错乱，气逆喘急者，此疫毒内闭，即为险逆证。可用鲜生地四两捣汁，和金汁、梨汁、蔗浆；再用鲜芦根煎汤，磨犀角汁冲和，送化紫雪丹或珠黄散。惟芳香开逐，庶可冀其侥幸于万一耳。"

《医述·卷五·杂证汇参·斑疹痧》："丹痧一证，方书未有详言，余究心是证之所由来，不外乎风、寒、温、热、时厉之气而已。故解表清热，各有所宜，治之得当，愈不移时，治失其宜，祸生反掌，无非宜散宜清之两途。其证初起，凛凛恶寒，身热不甚，并有壮热仍兼憎寒者，斯时虽咽痛烦渴，先须解表透达，即或宜兼清散，总以散字为重。所谓火郁发之也。苟漫用寒凉，则外邪益闭，内火益焰，咽痛愈剧，溃腐日甚矣。不明是理，反云如此凉药，尚且火势勃然，不察失散之误，犹谓寒之未及，愈凉愈遏，以致内陷而毙者有之。或云：是证专宜表散。所见亦偏，盖初起寒热之时，散为先务，俾汗畅而丹痧透发，若无恶寒等证，则外闭之风寒已解，内蕴之邪火方张，寒凉泄热，是所宜投，热尽而病自愈矣。若仍执辛散之方，则火得风而愈炽，肿势反增，腐亦滋蔓，必至滴水下咽，痛如刀割。间有议用清凉者，乃以郁遏诽之：炎热燎原，杀人最暴，此偏于散之为害也。彼言散之宜，此言散之祸；彼言寒之祸，此言寒之宜。要于先后次第之间，随机权变，斯各中其窍耳。［再按］此证愈后，每有四肢酸痛难以屈伸之状，盖由火烁阴伤而络失所养，法宜滋阴，勿同痹证施治。（《吴医汇讲》）”

《类证治裁・卷之六・喉症论治》：“因风热者，主清透，普济消毒饮去升麻、柴胡。因湿热者，主清渗，甘桔汤加栝蒌、通草、灯心。因痰火凝结者，主消降，消气化痰丸去半夏，加贝母、淡竹茹。邪达则痧透，痧透则烂止，利膈汤、清咽太平丸选用……其愈后四肢酸痛，难于屈伸者，由火灼阴伤，络失所养，宜进滋阴，勿与痹症同治。”

《增订通俗伤寒论・证治各论・伤寒兼证・节发瘢伤寒》：“若温毒热疫及烂喉痧，或发瘢疹，或发丹痧，皆主清瘟败毒饮加减。”

《痧疹辑要・卷一・述原》：“烂喉丹痧……其论治不外疏达、清化、下夺、救液数法。”

《外科证治秘要・缠喉风马脾风烂喉痧》：“治法：一二日宜疏表解肌法，薄荷、牛蒡、荆芥、桔梗、玄参、枳实、淡豉、前胡、川石斛、连翘、茅根。三四日宜清解，鲜石斛、连翘、玄参、黑山栀、薄荷、犀角、羚羊角、牛蒡、大贝母、芦根。如大便燥者用凉膈散，泄者用葛根黄芩黄连汤。五六日清化之，犀角地黄汤合玉女煎，珠黄散亦可用。

烂喉痧险重逆证治法：若初起一二日脉细弦，皮肤红而痧不透，神识昏蒙，语言错乱，气逆喘急，或上呕下泄者，此疫毒内闭，十有九死。急急清解，犹恐不及。犀角地黄汤略加牛蒡、天竺黄、芦根等，冲下紫雪丹五分，或珠黄散。”

《医学衷中参西录・医论・详论咽喉证治法》：“至于温病，或温而兼疹，其兼咽喉证者尤多。方书名其证为烂喉痧，其证多系有传染之毒菌。治之者，宜注意清其温热，解其疹毒，其咽喉之证亦易愈。”

“温疹之证，西人名为猩红热，有毒菌传染，原不易治，而兼咽喉证者治之尤难。仲景所谓‘阳毒为病，面赤斑斑如锦纹，咽喉痛，唾脓血’者，当即此证。近世方书中又名为烂喉痧，谓可治以《伤寒论》麻杏甘石汤。然麻杏甘石汤中石膏之分量原为麻黄之二倍。若借用其方则石膏之分量当十倍于麻黄（石膏一两，麻黄一钱）；其热甚者，石膏之分量又当二十倍于麻黄（石膏二两，麻黄一钱），然后用之无弊。”

《医学衷中参西录・医论・论喉证治法》：“愚弱冠时已为人疏方治病，然因年少，人多不相信。值里中有病喉者，延医治疗，烦愚作陪，病者喉肿甚，呼吸颇难，医者犹重用发表之剂，而所用发表之药又非辛凉解肌，愚甚不以为然，出言驳之。医者谓系缠喉风证，非发透其汗不能消肿。病家信其说，误服其药，竟至不救。后至津门应试，值《白喉忌表抉微》书新出，阅之。见其立论以润燥滋阴清热为主，惟少加薄荷、连翘以散郁热，正与从前医者所用之药相反。因喜而试用其方，屡奏功效。后值邑中患喉证者颇多，用《白喉忌表抉微》治法，有效有不效。观喉中，不必发白，恒红肿异常。有言此系烂喉痧者，又或言系截喉痈者，大抵系一时之疠气流行而互相传染也。其病初得脉多浮而微数，或浮而有力，久则兼有洪象，此喉证兼瘟病也。此时愚年近三旬，临证恒自有见解，遇脉之初得浮数有力者，重用玄参、花粉以清其热，牛蒡、连翘以利其喉，再加薄荷叶二钱以透其表，类能奏效。其为日既深，脉象洪而有力者，又恒用白虎汤加银花、连翘、乳香、没药治愈。为其有截喉痈之名，间有加炙山甲，以消其痈肿者。其肿处甚剧，呼吸有窒碍者，恒先用铍针刺出恶血，俾肿消然后服药，针药并施，其奏功亦愈速。然彼时虽治愈多人，而烂喉痧、截喉痈之名究未见诸书也。后读《灵枢》痈疽篇谓：‘痈发于嗌中，名曰猛疽，猛疽不治，化为脓，脓不泻，塞咽，半日死。’《经》既明言痈发嗌中，此后世截喉痈之名所由来也。至谓不泻其脓则危在目前，是针刺泻脓原为正治之法，即不待其化脓，针刺以出其恶血亦可为正治之法矣。又阅《伤寒论》：‘阳毒之为病面赤斑斑如锦纹，咽喉痛，唾脓血，五日可治，七日不可治。’王孟英解曰：‘阳毒即后世之烂喉痧耳。’是烂喉痧衍之伤寒，而相传已久，截喉痈即烂喉痧之重者也。盖白喉与烂喉痧证均有外感，特白喉证内伤重而外感甚轻，其外来之邪惟袭入三焦，三焦色白，是以喉现白色，故方中宣散之品但少用薄荷、连翘已能逐邪外出。至烂喉痧原即《伤寒论》之阳毒，其中挟有瘟毒之气，初得之时，原宜重用宣散之品，然宜散以辛凉，而断不可散以温热，且又宜重用凉药以佐之。此为喉证之大略也。”

《重订广温热论・第一卷・温热总论・论温热兼症疗法》：“温毒喉痧，俗称烂喉痧。多发于春冬之际，不分老幼，遍相传染，发则始必恶寒，后但壮热烦渴，斑密肌红，宛如锦纹，咽喉痛疼肿烂，或红肿而痛，或但痛不肿不红，甚则白腐喉烂：微者饮食如常，甚则胸痞咽阻不能食。脉形弦数，或濡数，或沉数，或沉弦不数，或右寸独大，或两寸并沉，或左部兼紧。惟痧有一见即化者，有透后始化者。其症虽一团火热内炽，而表分多风邪外束。医家见其火热甚也，率投以犀、羚、芩、连、栀、柏、膏、知之类，寒凉强遏，辄至隐伏昏闭，或喉烂废食，延挨不治；或便泻内陷，转眼凶危。治法：初起时，急进解肌散表，使温毒外达，如刘氏桔梗汤去黄芩，加紫草、丹皮、栝蒌皮、川贝母之类，或加减普济消毒饮去板蓝根，加紫花地丁、野菊叶、大青、苇茎之类。若蝉衣、葛根、皂角刺三味，痧点隐约不透者，可暂用以透达，见痧点后，切不可用。如冬天寒甚，痧毒因外寒束缚，而不得透出者，暂用蜜炙麻黄，少则三分，多至五分，但取轻扬之性，以达毛窍，往往一剂立见，见后切勿再用。且喉痧未有无痰涎者，方中必加生萝卜四两、鲜青果四枚，煎汤代水。其次即当下夺。燎原之势，非杯水所能灭，所以仅施清滋不为功。下药首推风化硝、生锦纹，其次青泻叶、郁李净仁，又次淡海蜇、生萝卜；其方如陈氏四虎饮、拔萃犀角地黄汤，加元明粉、金汁之类，最效。其用下之法，略如吴又可治疫之意，必大便行过数次，脉静身凉，苔转薄白，饮食渐复，然后内无留邪，火不复炽矣。然此为病势最重者言之。若进解肌散表后，表邪已解，火炽已盛，痧透脉弦，喉烂舌绛，口渴神烦，二便尚通者，只须重用清化，如陈氏夺命饮、犀羚二鲜汤之类足矣。清泄余火，喻氏清燥救肺汤、陈氏清肺饮、曹氏桑丹泻白散三方加减；善后调理，或养胃阴，如叶氏养胃汤之类；或和胃气，如《金匮》麦门冬汤之类；或清养肺液，如耐修子养阴清肺汤之类；或滋肾凉肝，如桑麻六味汤之类，对症酌用可也。”

二、辛凉疏表

《伤寒指掌·卷三·伤寒变症·瘫疹》：“风温：若值天时晴燥已久，而患咳嗽、咽哑、喉痛之症，兼痧疹者，此风温客于太阴手经也，治宜辛凉清润之品，大忌升、葛、防风、蝉蜕等药，当以羚羊角、连翘、薄荷、牛蒡、元参、射干、杏仁、桔梗、象贝、净银花、芦根之类选用，继以粉参、川斛、麦冬、花粉、知母、梨浆之品，以养肺胃之阴。

［邵评］风温之邪袭肺，火燥伤金，故见咽哑喉痛而发痧疹。肺之火毒极盛，若内湿火上蒸，咽喉作腐者，是烂喉疫痧，治法亦宜辛凉清透，大忌辛温升散之品，寒凉苦降，亦在禁忌，防其郁遏内邪也。治宜辛凉宣泄，清肺达邪，为风温发疹邪在肺卫者正治之法，即烂喉疫痧，亦不外此方。此条风温热邪在于肺卫，欲发疹子，用宜肺达邪清透为治，是正法也。”

《喉科集腋·卷上·烂喉痧症辨》：“疏达法：痧邪在表，火不内炽，痧热稀轻，神清喉不烂者，为先达后清之法。”

《医学衷中参西录·医论·太阳温病麻杏甘石汤证》：“曾治白喉证及烂喉痧证（烂喉痧证必兼温病、白喉证，亦多微兼外感），麻黄用一钱，石膏恒重至二两，喉证最忌麻黄，而能多用石膏以辅弼之，则不惟不忌，转能借麻黄之力立见奇功也。”

《喉科金钥全书·凡例》：“烂喉痧至通身见疹，可知阳明主肌，少阳主血，则用地、芍、柴、葛之类解肌化毒，列方备用，如仲圣桔梗汤，有开提气血，表散寒邪之义尔。”

《喉科家训·增订喉科家训卷四·喉痧先宜疏表说》：“古来治喉痧者，莫不重于咽喉，而忽于痧疹。早进寒凉，遏伏疫邪之故耳。凡厉疫之气，由口鼻而入于肺胃，发必由肺胃，而出于肌表。热淫上升，咽喉必痛。所以必先透痧为要，痧透之后再议治喉，此一定之理也。是症之源流，痧疹为本，咽喉为标，苟非洞开毛窍，何以泄其毒而杀其势，此开手所以用透表法也，俾汗畅而丹痧外达，至无恶寒壮热之象，则外闭之风寒已解，内蕴之毒火方张。寒凉泻热初起是所忌投，既透之后又不得仍用辛散也。”

三、疏表清热

《喉科集腋·卷上·烂喉痧症辨》：“清散法：疫痧重者，疏散清化宜并进也。表邪未除，疏散固不可少，疫毒内炽，清化更不可迟。表邪末也，火炽本也，症虽乍起，而灼热无汗，痧隐成片，喉烂神烦，是火炽已也甚。若仍泥于无汗痧隐，而必一味疏达，恐愈疏而汗愈无，痧愈隐矣，愈达而神愈昏，喉愈烂矣。不顾治本之火，而徒治表之邪，舍本求末，焉能奏效。故立清散一门，表本兼赅，邪火并治，如常山蛇击首应尾能处洞然。”

四、清热泻火

《喉科集腋·卷上·烂喉痧症辨》:“清化法:疫痧之火迅而烈,清化之剂不可缓,尤不可轻。若表邪未解,内火已炽,须见于疫火未肆之前,而先化其毒。故散必兼清,若毒焰已炽,则是冠发捕奏功难效矣。倘表邪已解,火炽方盛,痧透脉弦,喉烂舌绛,口渴神烦,此时清化不重用,正如杯水救车薪,决其无效。”

五、泄下通里

《喉科集腋·卷上·烂喉痧症辨》:“下夺之剂:不得已而为之也。表邪未解,内火已炽,可以助疏达之品,而为斩关之将者,双解散是也。表邪已解火炽犹甚,可以佐清化之品而有夺门之能者,四虎饮是也。重剂可施于正强邪实之人,正强邪实而表邪未解者,必无汗痧隐,喉烂神烦,便闭脉实,施之双解不亦宜乎。表邪既解者,必得汗,痧密喉烂,神燥脉实,便闭,进以四虎饮不亦宜乎。此重剂之所为不得已而设也。”

六、育阴清热

《喉科集腋·卷上·烂喉痧症辨》:“救液:是佐使之一法。火盛液亏者,必需之。疫痧不离乎火,火甚者,液必亏,病必危。救液之品,化其毒于恬淡之中,养其阴于未涸之候,佐疏达之品不嫌其凝寒,佐清化之方无忧其液涸,救液之剂,曷可缓哉。”

【论用方】

一、治丹痧通用方

1. 乌犀膏(《证治准绳·类方第八册·咽喉·喉痹》)

治咽喉肿痛,及一切结喉烂喉,遁尸缠喉,痹喉急喉,飞丝入喉,重舌木舌等证。

皂荚(两条,子捶碎,用水三升,浸一时久,挼汁去渣,入瓦器内熬成膏) 好酒(一合) 焰硝 百草霜(研,一钱,同皂角膏搅匀令稠) 人参(一钱,为末) 硼砂 白霜梅(各少许,并研入膏中)

上拌和前药,用鹅毛点少许于喉中,以出尽顽涎为度。却嚼甘草二寸,咽汁吞津。

2. 烂喉八仙散(《喉科指掌·卷之二·精选应用诸方》)

凡咽喉溃烂者服此药。

人中白(一两,煅存性用) 生大黄(一两二钱) 生石膏(五钱) 玄参末(六钱,盐水炒) 黄芩(一两四钱,酒炒) 玄明粉(七钱) 僵蚕末(三钱) 瓜硝(八钱) 轻粉(一钱)

共九味研末。每服二钱,放舌上,津化咽下,连连不断,则烂斑自去矣。

3. 十八味神药(《喉科指掌·卷之二·精选应用诸方》)

治一切烂喉毒症。

川黄连(一钱) 白藓皮(二钱) 黄芩(二钱,酒炒) 紫地丁(二钱) 当归(二钱) 赤芍(二钱) 河车(二钱) 山栀(一钱五分,生) 生龟板(三钱) 木通(一钱) 甘草(二钱,生) 川芎(一钱五分) 连翘(二钱) 乳香(五分) 金银花(二钱) 花粉(二钱) 皂角刺(一钱五分) 知母(二钱,盐水炒)

以上诸药滚水煎服。结毒加土茯苓四两、何首乌四两,煎汤代水服。火症烂喉加生大黄四钱、生石膏四钱为妙。

4. 金银散(《凌临灵方·梦遗》)

治烂喉痧,紧喉风。

人指甲(五分,煅) 鹅管石(三分,煅) 真腰黄(二分) 硼砂(三分,漂) 大梅片(一分) 僵蚕(二分,炒断丝,照方修合不可增减)

上六味除指甲、梅片外,各研细末,置研器内再研,然后入指甲、梅片,研至无声为度,装内紧塞其口,以防泄气,用时以自来风打入。

5. 吹喉十宝丹(《喉科集腋·卷上·烂喉痧症辨》)

专治烂喉症,无论已溃、未溃,肿色艳生,并治痘毒,以及痧疹后牙疳,杨梅后毒结咽喉。功能消肿、止痛、化毒,生肌仙方也,其效如神,万勿增减。

牛黄(三分) 大贝(三分) 人中白(煅,五分) 琥珀(五分) 青鱼胆(五分大者) 珍珠(六分) 梅片(五厘) 人指甲(四分) 马勃(三分) 硼砂(四分)

共研极细末。

6. 锡类散(《医方絜度·卷三》)

主烂喉时症,乳蛾牙疳,口舌腐烂。

象牙屑（焙） 珍珠（各三分） 青黛（六分） 冰片（三厘） 壁钱（十二个） 牛黄 指甲（各五厘）

研极细末，吹患处。

7. 红枣散（《验方新编·卷一·咽喉·喉症各方》）

烂喉痧，吹入过夜即安，屡试神验。

红枣四两（去核，烧枯） 明雄（七钱五分，勿经火） 枯矾 真犀牛黄 牙色梅花冰片 铜绿（煅） 真麝（各一分）

共研细末，收入瓷瓶勿令出气。遇喉风等症，以红纸卷管吹入喉中，仰卧少时，吐出浓痰，以多为妙。

8. 黑吹药方（《重订囊秘喉书·卷下·医方论上·烂喉痧方》）

专治烂喉痧。

辰砂（二钱） 元寸 西黄 月石（各三分） 琥珀（五分） 珍珠 元明粉（各二分） 冰片（一钱） 皂荚（五荚，煅灰，去筋子） 灯草灰（少许，方八三十粒，煅黑存性，即番木鳖也） 制猪胆（六钱） 肉灰（五分，此味肉灰可疑，未知何等肉灰，姑存之）

9. 金余散（《外科方外奇方·卷三·喉症部》）

吹之能治烂喉痧，及紧喉风。

人指甲（五分，煅） 鹅管石（三分，煅） 真腰黄（二分） 硼砂（三分，漂） 大梅片（一分） 僵蚕（二分，炒断丝）

共研至无声为度。此方凌府备用，照分不可增减。

10. 治丹痧验方

1）《急救广生集·卷十·防病预诀·谨口食》

治烂喉痧仙方。

紫石英（四钱，解煤盅） 六神曲（三钱，消面积） 蒲公英（四钱，解喉消） 杏仁泥（五钱，消痰火）

水煎，三服即愈。婴孩减半，孕妇勿忌。

2）《验方新编·卷一·咽喉》

喉间作痛烂不收口：用土茯苓煎汤，时时服之，忌茶数日即愈。又以四物汤加茯苓、黄芪，二十余剂而安。

又方：服樱桃数十粒，即愈。如无新鲜者，即蜜饯者亦可。此方系嘉庆年间，江苏人得自仙传，救人无数。平时宜向南货客购买蜜饯樱桃存贮，以备急用。

3）《疑难急症简方·卷三·喉症》

烂喉痧神方。

紫石英（研细） 蒲公英（各四钱） 六神曲（炒，三钱） 杏仁 射干（各五钱）

煎服二三帖，小儿分两减半，孕妇不忌。

4）《重订囊秘喉书·卷下·医方论上·烂喉痧方》

治烂喉痧方。

乌牛粪尖（一个，瓦上煅） 人指甲（一分，男用女，女用男） 西黄（一分） 珍珠（二分） 青黛（一钱） 冰片（二分） 人中黄（一钱）

此方治烂喉痧之神药，吹入即愈。如咽喉碎腐，用薄蜜调之，含咽亦效。

5）《外科传薪集·秘药加料》

治烂喉，及喉痛实火。

上犀黄（一分） 滴水石（五分） 硼砂（三分） 川雅连（二分） 淡芩（二分） 大梅片（一分）

二、治邪侵肺卫丹痧方

1. 青萍汤（《四圣悬枢·卷四·疹病解第四·太阳经证》）

治疫疹初起，太阳证之轻者。

浮萍（三钱） 芍药（二钱） 甘草（一钱，生） 大枣（三枚，劈） 生姜（二钱） 丹皮（二钱）

流水煎半杯，温服，覆衣，取汗。夏月热甚，须以元参佐之。

2. 葛根汤（《喉科集腋·卷上·烂喉痧症辨》）

治身热神清，痧隐稀疏，舌白，脉郁，而喉不甚烂者，宜之。

葛根 牛蒡 荆芥 蝉衣 连翘 郁金 甘草 桔梗

3. 加减桔根汤（《喉科集腋·卷上·烂喉痧症辨》）

治无汗痧隐，舌白，脉郁，喉烂不甚者。

葛根 牛蒡 香豉 枳壳 薄荷 马勃 蝉

衣　荆芥　防风　连翘　焦楂　赤芍　甘草

4. 香豉饮(《喉科集腋·卷上·烂喉痧症辨》)

治痧隐,脉郁,喉腐舌燥,症虽乍起津液不足,神虽清爽邪火内伏者,宜之。

香豉　牛蒡　荆芥　桔梗　连翘　栀子　马勃　大贝　人中黄

5. 桑杏消风汤(《重订温热经解·客气温病治法》)

春令风温,咳嗽咽痛,身痒,舌上起红刺,如杨梅刺,欲作风痧,桑杏消风汤主之。

桑叶(二钱)　薄荷(一钱)　杏泥(三钱)　前胡(钱半)　僵蚕(三钱)　蝉蜕(钱半)　甘草(八分)

三、治邪在气分丹痧方

1. 青萍石膏汤(《四圣悬枢·卷四·疹病解第四·太阳经证》)

治疫疹初起,太阳证之重者。

浮萍(三钱)　石膏(二钱,生,研)　杏仁(二钱,泡去皮尖)　甘草(一钱,炙)　生姜(二钱)　大枣(二枚)

流水煎半杯,温服,覆衣。

2. 白虎加元麦青萍汤(《四圣悬枢·卷四·疹病解第四·太阳经证》)

治疫疹初起,阳气素旺者。

石膏(二钱,生)　甘草(一钱)　知母(一钱)　粳米(半杯)　元参(一钱)　麦冬(二钱,去心)　浮萍(二钱)

流水煎至米熟,取半杯,热服,覆衣。

3. 清肺饮(《喉科集腋·卷上·烂喉痧症辨》)

治痧点已透,喉烂渐轻,神爽热淡,而咳嗽者未平者,宜之。

桑叶　沙参　羚羊　连翘　桔梗　甘草　橘红　贝母

四、治卫气同病丹痧方

1. 葛根汤(《喉科集腋·卷上·烂喉痧症辨》)

治灼热,神昏烦躁,喉腐,脉弦,痧隐成片,不分颗粒,无汗舌垢者。

犀角　葛根　牛蒡　桔梗　连翘　山栀　蝉衣　荆芥　马勃　查炭　人中黄

2. 犀豉汤(《喉科集腋·卷上·烂喉痧症辨》)

治烂喉痧隐,脉弦,神昏烦躁,热甚汗少,舌绛口渴,症虽乍起,而疫火燎原,有内陷之势,神昏甚者,兼用万氏牛黄丸。

犀角　香豉　牛子　荆芥　连翘　山栀　马勃　大贝　蝉衣　赤芍　桔梗　甘草

3. 双解散(《喉科集腋·卷上·烂喉痧症辨》)

治痧点隐约,喉烂气秽,神烦便闭,目赤脉实,病势初起,正强邪实者。

大黄　芒硝　葛根　牛蒡　荆芥　连翘　薄荷　蝉衣　枳壳　人中黄　桔梗

五、治邪在营分丹痧方

1. 四虎饮(《喉科集腋·卷上·烂喉痧症辨》)

治痧虽透而烂喉极甚,脉象弦数,目赤便闭,神烦舌绛,痰火甚者。

大黄　黄连　犀角　石膏　知母　元参　生地　青黛　马勃

2. 银花解毒汤(《医方絜度·卷一》)

主风火热毒自卫入营,疫疹痧,神昏。

银花(三钱)　地丁(四钱)　犀角(五分)　甘草(一钱)

水煎服。

六、治气血两燔丹痧方

1. 犀角二鲜汤(《喉科集腋·卷上·烂喉痧症辨》)

治痧点虽透,而喉烂极甚,脉弦大而口渴,神烦,舌绛,唇干,火炽液涸者。

犀角　连翘　大贝　元参　山栀　羚羊角　鲜生地　鲜沙参　人中黄　人中白　银花　生石膏　川黄连　马勃　陈金汁

2. 夺命饮(《喉科集腋·卷上·烂喉痧症辨》)

治痰极盛,津液干涸,舌绛口渴,神烦喉烂,脉象弦大,痧点云密者。

川连　石膏　犀角　生地　丹皮　赤芍　青

黛　马勃　大贝　连翘　元参　金汁　羚羊　沙参　人中黄

3. 五鲜饮(《喉科集腋·卷上·烂喉痧症辨》)

治舌绛而干,脉弦数大,痧隐而喉腐不甚者,可与葛根汤并服,痧隐而喉烂者,可与犀豉齐进。

鲜沙参　鲜生地　鲜茅根　鲜芦根　甘蔗汁

4. 育阴煎(《喉科集腋·卷上·烂喉痧症辨》)

治痧透肌燥,舌绛液干,喉烂便闭,脉弦无神者。

元武板　鳖甲　生地　丹皮　大贝　金汁　麦冬　知母　沙参　花粉　元参　犀角

七、治邪在血分丹痧方

犀角地黄汤(《喉科集腋·卷上·烂喉痧症辨》)

治痧点已透,火灼液亏,脉弦数大,喉烂舌绛者,宜之。如火灼液亏,舌绛喉烂,即痧未透发,疏达品中亦宜加之。此汤乃化毒救液之妙剂。

犀角　地黄　丹皮　赤芍

【论用药】

桑叶

《本草征要·第一卷通治部分·发散药·桑叶》:"疫喉初起,清高热伍以葛根。"

【医论医案】

一、医论

《吴医汇讲·卷八·烂喉痧论》

烂喉痧一症,古书不载,起于近时,而并易传染。治之者,每谓太阴阳明二经风热之毒。而至烂之由,亦不可不详察也,譬之于物,以盛火逼之,只见干燥,而不知湿热郁蒸,所以致烂耳。此症凡风热者,治宜清透;湿热者,治宜清渗;痰火凝结者,治宜消降。盖邪达则痧透,痧透则烂自止矣;若过用寒凉,势必内陷,其害可胜言哉!夫症有可治,有不可治。口中作臭者,谓之回阳。其色或淡黄,或深黄者,此系痰火所致,皆可治之症。他如烂至小舌者,鼻塞者,合眼矇眬者,并有元气日虚,毒气深伏,色白如粉皮样者,皆不可治之症也。总之,因天地不正之气感而受之,故体有虚实之不同,即症有重轻之各异耳。

《客尘医话·卷一·杂症述略》

烂喉发瘄疹,近时甚多,在稚年不治者,十有八九。何也?其根由于种痘,近时婴孩禀质既薄,痘师防其发点繁多,下苗甚轻,多者数十颗,少者不过数颗,而先天脏腑之毒,未经尽透。一遇时感传染,乘机而发,治之以寒凉之剂,则必至下陷;治之以透表之剂,则又邪未达而本先拨,蕴伏咽喉,随即溃烂而亡,其危可胜言哉!读《金匮》书,有"阳毒之为病,面赤斑斑如锦纹,咽喉痛,吐脓血,五日可治,七日不可治,升麻鳖甲汤主之"之文,盖以升麻透厉毒,鳖甲泄热守神,当归和血调营,甘草泻火解毒,即《内经》所云:热淫于内,治以咸寒,佐以苦甘之旨。绎其意,实与此症相类,而方内有蜀椒、雄黄,似当加于阴毒方中,或因传写之讹,医者当息心揣度,用古而不泥于古,转机则在于临症活变也。

李云浦云:烂喉痧一症,风热者宜清透,湿热者宜清渗,痰火凝结者宜消降。盖邪达则痧透,痧透则烂自止,若过用寒凉,势必内陷,其害不浅。但其证有可治有不可治,口中作臭者,谓之回阳,其色或淡黄,或深黄,此系痰火所致,皆可治也。如烂至小舌,鼻塞合眼朦胧,是毒气深伏,元气日虚,色白如粉皮样者,皆不可治也。

烂喉发瘄斑,半由于元虚不正,时邪易于感染,重者用紫背浮萍、生石膏等药,透毒解热;稍轻者,只宜用大力子、桑叶、杏仁、连翘、桔梗、荆芥、萆薢、花粉,轻清之品,清邪化热,不得早用大生地、麦冬等以腻之,亦断不可用黄连、黄芩太苦大寒等品以遏。此等时证,其势危速,须细心详慎审脉察色,庶几不致误治也。

《疡科心得集·卷上·辨烂喉丹痧顺逆论》

夫烂喉丹痧之证,方书未载其名。上稽往古,《金匮》有阳毒之文,叔和著温毒之说,其证形与今之名丹痧烂喉者极合。本论以升麻鳖甲汤、黄连解毒汤主治。是论邪入阴阳二经。治法大例,原未教人穿凿执方,学者以意会之可也。今考斯证,每发于杂气邪阳之令,来势卒暴莫制,如迅雷风烈,令人色沮,见者莫不萎腇咋舌,却走不遑。与费氏所论痘证中,邪火毒伏之例,如脉伏厥冷、汗淋便泄、哕逆躁烦诸恶款相同。甚有一门传染，不数日间相继云亡者。呜呼！其惨酷何至今为烈耶。程郊倩云：古人出痘少，温毒始盛；今人出痘多，温毒亦少。时下种痘之术盛行，或邪毒未泄所致欤，抑亦气运自然之会欤。《吴医汇讲》中，李祖二君，论证论治甚详。所谓骤寒则火郁而内溃，过散则火焰而腐增，洵属至理名言，确乎不拔。然亦不外缪氏笔记中，肺胃为本，先散后清之旨云尔。推此论治，邪气在卫，麻杏甘膏，势所必投；毒火侵营，犀角地黄，亦所当取；即如眉寿叶氏，宗喻老芳香宣窍解毒之议，治用紫雪丹，其法亦不可缺。顾临证权宜，要在生心化裁之妙耳。然欤否欤，自有能辨之者，管见一斑，俟高明教政。倘更示以指南，不致苍生贻误，幸甚幸甚。

《重楼玉钥续编·论治》

苏郡近出《吴医汇讲》一书，内有烂喉丹痧，论盖即吾乡所患之白腐症也。其论三则：一唐子迎川，一祖君鸿范，一李子纯修，皆云近来患者甚多，患而死者亦复不少，并易传染，方书未详言，及治亦无从措手。唐氏云：或言辛散，或言凉解，或言苦寒，俱师心自用，各守专门，未尝探其本源，乃引仲师《金匮》书阳毒之为病，以升麻鳖甲汤主之。指《内经》热淫于内治以咸寒，佐以苦甘之旨，而祖君则论是症之所来，不外乎风寒湿热，时厉之气，解表清热，各有所宜，治之得宜，当愈不移时，治失其宜祸生反掌。若漫用寒凉，则外益闭而内火益焰，咽痛益剧溃烂日甚。不明是理者，反云如此凉药，尚且火势勃然，犹谓寒之未尽，于是愈凉愈遏，以致内陷而毙者有之。或有议用清凉者，乃以郁遏诽之，炎热燎原，杀人最暴，此偏于散而谤诽清者之为害也。彼言散之，宜此方散之祸，彼言寒之祸。此言寒之宜要惟于先后次第之间，随机权变，斯各中其窾耳。李氏之言，则云譬之于物以盛火熻之，只见干燥而不知湿热郁蒸，所以致腐耳。其患之处色白如粉皮样，或腐至小舌，鼻塞合眼朦胧者，皆不治之症。总之，因天地不正之气，感而受之，故体有虚实之不同，即症有轻重之各异。[瀚按] 三子所论，皆指风热湿寒属实症而言，未尝悟及伤燥，与夫肺肾阴虚之烂喉也。是故外因诸实症易晓，而内因不足之咎人每多忽略焉。至唐氏引《金匮》升麻鳖甲汤，法分阳毒阴毒之义，亦尚未妥善也。一白腐固有寒热虚实之分，不尽属于燥之一端，有因风寒蕴蓄而发者，有受风热侵越而致者，有嗜食炙煿辛热之味熏灼而患者，有实中兼虚者，亦有虚中兼实者，有似虚而属实者，亦有似实而属虚者，证各不同，治当分辨，未可拘执呆法，至于宜表散，宜辛温、宜清凉、宜温补、宜养阴，贵在乎临证之际，机巧权变，神而明之，庶几其可耳。

《医学课儿策·正文》

问：烂喉丹痧见于仲景书否，此症宋元名家议论绝少，能言其发病之故乎？或曰由乎司天，然燥令湿令俱能发病，主气客气不一，其说能详说其所以然乎？顺症何如，逆症何如，初起之治法当何如，中后之治法当何如，当清之见证当何若，当下之见症何若，能详言欤？此症近来颇多。家大人已立论在前，尤当扩充其意而详说之。

《金匮》云："阳毒之为病，面赤斑斑如锦纹，咽喉痛吐脓血，五日可治，七日不可治。升麻鳖甲汤主之。"此条经文与今之烂喉丹痧绝似，而治法则不可从，无论蜀椒、雄黄温燥不可服。亦思此症发于春夏，地气本升，不当再用升麻，因于温热，血中伏火不必更用当归，人所共知也。古书绝少今时盛行者，宋元名家多北人，而此病盛于江南也，从来论司天者其说不一，吾以为客气不足凭，当实求之主气。与运行之令气客气如先天之八卦，有定位而无用。主气令气则参互错综，随时而见。如今年春令地气本温而多西北风，阴雨数旬，此太阴湿土令气加临少阳相火。主气病必见湿遏郁伏，烂喉丹痧所由发也。发之何如？因疫疠之气从口鼻而入于肺胃也。何以烂喉？湿热郁蒸也。如何为痧？与疹为类，是血络中病，与瘢之出于胃者不同，当主芳香透络，辛凉解肌，甘寒清血，其后逆传心胞，仍不外乎叶老温热之旨。然一症宜分三种，风邪化热者治宜清透，湿邪化热者治宜清渗，痰火凝结者治宜清降。顺症初起，脉紧弦数，恶寒，头胀，肤红，肌热，喉中碎腐而痛，疹现隐隐。三四日后温邪化火，热盛痧透。五六日后，热甚，神昏，喉烂。此火盛逆传，内逼心胞见症也。七日后，热退，偏体焦紫，痧如麸壳脱皮而愈，此顺症也。若逆症，一二日脉见细劲，身虽红痧不外透，神识已昏，语言错乱，气逆喘急，此由邪毒内闭肺胃，内闭则外厥而脱矣。治之之法：顺症一二日宜疏表，牛蒡解肌汤或银翘散，加消食之品，吹以珠黄散。三四日化火，前方加犀角、羚角、花粉、石斛。五六日，见内逼心胞，症在营分，犀角地黄汤。有汗神清者，邪在气分，玉女煎加胆星、石菖、西黄药珠，甚则紫雪。中后之治法大都如此。其或便结燥实、舌干而黄黑者，凉膈散，即下法也。协热便泄、舌苔白腻者，葛根、芩连。至于逆症，火毒内闭于肺胃，用鲜地四两捣汁，加金汁、梨汁、蔗浆更葛根、芩、连。至于逆症，火毒内闭于肺胃，用鲜地四两捣汁，加金汁、梨汁、蔗浆，更用鲜芦根煎汤，磨犀角汁，冲和紫雪丹，或珠黄散，要不外乎清开泄热为主。若夫不治之症，鼻塞流涕者，肺已伤，不治；合眼朦胧者，肝欲坏，不治；色白如粉皮者，气色败，尤属不治。盖元气虚者，不能托毒外出，毒且深伏，虽有清补化邪一法，究属难图，尚不如阴虚者可重用养阴泄热也。治详于温热症下焦篇中。家大人老年议论甚恶夫清之太早者，以感风感湿未曾化火而先清，必有结毒发颐之变。善乎！祖鸿范之言曰："初起发热憎寒者，以透散为主，火郁发之也。恶寒已止，内蕴之邪火方张，以凉解为宜，若仍执辛散，火得风而益炽，肿热必增，当于先后次第之间随机权变，各中其款要，斯为尽善。"

《类证治裁·卷之六·喉症论治》

近世烂喉痧最重，初起憎寒壮热，咽痛渴烦，先宜解表，务令透达，或兼清散。若骤服寒凉，外邪益闭，内火益焰，咽痛愈剧，溃腐日甚矣。至丹痧透发，已无恶寒等症，则宜寒凉泄热，不宜杂进辛散煽动风火，致增肿腐，必至滴水下咽，痛如刀割。盖此症由感风火湿热时邪而发。治法：因风热者，主清透，普济消毒饮去升麻、柴胡。因湿热者，主清渗，甘桔汤加栝蒌、通草、灯心。因痰火凝结者，主消降，消气化痰丸去半夏，加贝母、淡竹茹。邪达则痧透，痧透则烂止，利膈汤、清咽太平丸选用。然症有可治不可治。其口气作臭，喉色淡黄，或深黄者，系痰火所致，皆可治；若烂至小舌，及鼻塞目闭，元气日虚，毒气深伏，色白如粉皮者，皆不可治。其愈后四肢酸痛，难于屈伸者，由火灼阴伤，络失所养，宜进滋阴，勿与痹症同治。

《世补斋医书·文十六卷·卷七·丹痧斑疹辨》

丹痧斑疹四者，丹与痧类，斑与疹类。痧轻而丹重，疹轻而斑重。丹与斑皆出于肤，平而成片，痧与疹皆高出于肤而成点，痧自痧，丹自丹也。浑言之，则通曰痧。亦疹自疹，斑自斑也。浑言之，则通曰疹。而痧之原出于肺，因先有痧邪，而始发表热。治痧者，当治肺，以升达为主，而稍佐以清凉。疹之原出于胃，因表热不解，已成里热，而蕴为疹邪。治疹者，当治胃，以清凉为主，而少佐以升达。痧于当主表散时，不可早用寒泻。疹于当主苦泄时，不可更从辛散。大旨升达主升、葛、柴之属。清凉主芩、栀、桑、丹之属。惟宗仲景葛根芩连一法，出入增减，则于此际之细微层折，皆能曲中而无差忒，此治痧疹之要道也。自来治此证者，主辛散则禁寒泄，主寒泄则禁辛散。故两失之至，不仅为痧与疹，而为丹为斑，则皆里热之甚，惟大剂寒药乃克胜任，非第痧疹之比矣。有是四者，脘必闷，四者之齐与不齐，以脘闷之解与未解为辨。有是四者，热必壮，四者之解与不解，以汗出之透与未透为辨。故当正治痧疹时，必兼行升清两法，表里交治，务使痧疹与汗并达。惟痧疹当发出之际，病人每闷极不可耐，稍一辗转反侧，其点即隐，病邪反从内陷。此正不必有外来之风也，即袖端被角间略有疏忽，其汗便缩。一缩之后，旋即周身皆干。此时厥有二弊：一则汗方出时，毛孔尽开，新风易入；一则汗已大出，不可再汗。非特痧疹立隐，且津液既泄，热必益炽。后此变端，皆从此起。病家只道未愈，医家亦但说变病，孰知皆汗不如法之故耶。凡病之宜从汗解者，无不皆然。而兼痧疹者尤甚。故特于此发之。

近见有刻《烂喉痧证辑要》者，教人宜从表散，固不误也。而又切戒寒凉，则并表散而亦鲜当矣。开首先载叶天士先生医案一则，云此证一团火热内炽，医见火热之甚，投以犀、羚、芩、连、栀、膏之类，辄至隐伏昏闭，转眼凶危。孰知初起时，解肌散表，温毒外达，多有生者。火热之甚，寒凉强遏，遂至不救，良可慨也云云。此言恐是假托，若叶先生当不如是之谬也。夫此证之在初起，宜从解肌散表。时但有表热无里热，自当从表解散，固无所谓毒也。若既云一团火热内炽，则有表热，复有里热，而其毒成矣。热既成毒，安得不用寒凉？乃又曰：火热之甚，寒凉强遏。只此八字，如何连贯？况以犀角之本不当用者，与他药浑作一例，遂并芩、连、膏、栀之当用者而并斥之。既不识病，又不识药，一例加以"良可慨也"等字，后人遂以此为叶先生语而信之，则此病从此无治法矣。试思仲景于青龙汤已用石膏，于白虎汤不复用麻、桂，盖于宜青龙时已不独是表热，宜白虎时直是独有里热，岂有叶先生而并表热里热之不分者哉？况明明说是一团火热，而尚不用寒凉，则寒凉之药直到何时方可用耶？凡病已到里热地步，而仍一味表散，则汗大出，而液且涸，热更灼，所有温毒何由消散？既不外达，自当内陷，遂至不救，皆此等谰语害之也。此册本为烂喉而发，乃后半插入委中、少商挑痧刮痧等语，并载藿香正气一方，则此痧非彼痧，尚且浑而一之，似此妄谈，直堪捧腹。

近又有重刻《痧喉论》者，前半意亦略同，独后半载祖鸿范一论，则平允之至，因亟登之。祖云：此证解表清热，无非两法而已。初起自须透达，即或宜兼清散，总以“散”字为重。及外闭之风寒已解，内蕴之邪火方张，惟有寒泻方能泄热。热一尽而病自愈。若仍执辛散之方，则火得风而愈炽，炎势燎原，杀人最暴。要惟于先后之间，随机应变，斯各中其窾耳。此则胜于他说万万。若彼之妄戒寒凉者，正未识此奥窔也。

《温热逢源·卷下》

又有一种烂喉丹痧，此于伏温之中，兼有时行疫毒。发热一二日，头面胸前，稍有痧疹见形，而喉中已糜烂矣。此证小儿居多，其病之急者，一二日即见坏证。如面色青晦，痰塞音哑，气急腹硬，种种恶候，转瞬即来，见此者多致不救。此等急症，初起即宜大剂清营解毒，庶可挽回万一。若稍涉迟延，鞭长莫及矣。

《痧疹辑要·卷一·述原》

烂喉丹痧，古人无此证，古书亦无此方。近时患此者，既多且险。总缘风气寖薄，沴疠之邪，人易感受。初起咽喉肿痛，鼻塞喷嚏，咳嗽胸闷，甚则身痛神呆，脉郁心烦等证。遍身痧点，细碎红活，有汗者轻；灼热无汗，肌如红纸，痧隐成片，不分颗粒者重。若痧色紫滞干枯，喉烂神昏者，为毒火内陷之险证矣。其论治不外疏达、清化、下夺、救液数法。然次第失宜，流弊无穷。陈静岩《疫痧草》言之甚详，最宜详阅。此证传染易易，不可不防。王孟英《仁术志》中载有一方：凡见寒温失序，闾阎有此证时，可用陈白莱菔英及鲜橄榄二味，浓煎当茶恣饮。试之良验。

《喉科集腋·卷上·烂喉痧症辨》

疫痧传染而六气八风不传染，何也？缘六气八风可知可避，而疫则不可知不可闻而避也。盖六淫之气，本自太和而为岁气司天浸淫过度，此淫字之所以名也。然天地间苟无此气相推运行则生化收藏之道盈虚消长机乎息矣。故岐伯谓六气八风人当知避，则是寒也，人知其为冷暑也，人知其为热风湿燥火，知其为风湿燥火，是六淫之默运可验，而知殑八风之潜来。莫知警避，故虽严寒酷暑之盛行，疾风暴雨之骤至，气似猛于时行，而必无传染之患，良以此能知能避故也。惟疫也不可知，或岁值不承，或天符不应，或在泉所侮，或司天独胜。其至也，非时其形也，无定杂赋六淫之内，流行八风之中，冒玄府而不知感，呼吸而莫觉人在气交之中，蒙被气化犹白之能采，苟非坚实之质，孰能涅而不淄，以故彼染此。传如磁引铁，感其深浅发为重轻，一夫抱疴，四方风动。《易》曰或系之牛，又曰邑人之灾，故能与时消息，五类行灾，虽知之，而已染且避之，而盛传矣，可不畏哉。

天有非时之气，地有旱涝之偏，上下相摩氤氲鼓荡，以致清阳不升，浊阴不降，蕴结于中，曰瘟障散于外者，曰瘴沉埋欲降而不降者，谓之霾冒。雾欲升而不得升者，谓之雾。是皆天地沴郁之气，漫无所泄，感触万物，役使行灾，谓之天行。故其役于物也，如天之使役，是故谓之疫，其厉于人也，如雷之壮厉，是故谓之厉，其感也潜滋而暗长，故积之也深，其发也一泄而无遗，故发之也暴，而蒙其气者，则无论草木鸟兽百谷昆虫，凡神机气立根外根中者，莫不熏染及之，故鸡犬每毙于灾，禾稼亦伤于蟊茛螣。人染之，则痧喉互发，街巷盈村，其肆疟实烈于八风，而传染尤严乎六气，爰疫之中具有一义存焉。疫痧时，气吸从口鼻并入太阴气分者，则烂喉并入阳明血分者则发痧。太阴者，肺脏也，主喉，而厉气阳明者，胃腑也，主咽而属肌肉。喉通呼吸之气，行乎五脏，咽为饮食之道，六腑源头。故喉主天气，咽主地气。是以口鼻吸入咽喉，传导之肺胃交承之一脏一腑，同受疫邪一气一血，各呈其象。故烂喉者，色多白病；在肺而属气，发痧色，多赤病，在胃而属血，其实同为一症。一发于咽喉之地，一达于肌肉之间，移步以换形，固形而名别耳。故在肺则曰烂喉，在胃则曰发痧，故名曰烂喉痧。

毒邪伤形，形因肿溃，疫痧有之，故曰疫中有毒。疫者郁也，即浊阴之地气，郁结不散，复投于人，以为厉，故又谓之疫也。前贤吴又可、叶天士，悉以瘟疫统论，而吴鞠通则又统为温病，名义未分。而其实瘟者温也，乃司天温热之气，酝酿流行，蕴于万物以成灾，故谓之瘟也。瘟病而不肿者，乃本司天酝酿之温热气，疫痧而兼肿者，实根浊阴郁结之地气。疫毒浊瘟，毒也。一在气，一在血也。《经》曰：喉主天气，咽主地气。天地者，在气则为清阳，浊阴在人则为气与血也。故疫症之中，有烂喉发痧之别者，乃分人手之清阳浊阴，与夫气与血也。人身手太阴主气，然其经实多气多血，故烂喉之中有红烂白腐之二者，乃少太阴之气与血也。人身足阳明主肌肉，以其经气血俱多，故发痧之中有丹痧、白疹之二者，实阳明之气与血也。缘丹痧之中发，系血为毒，干血即败坏而变色，于是肌肤渐肿，露出痧点，外呈即是疫毒之邪，游溢胃之经络，传从血分达出。譬犹他邪之从汗解，缘他邪无毒得汗可解，独疫邪有毒而毒必灾形，故或痒，或痛，或烂，或瘫，血分之毒尽透乃已。又考麻痘二症，麻发先天之阳毒，痘发先天之阴毒，虽发所当发，然必借天行时气以引之，而后人身之毒方出天行者疫也。由是以观，同气相求，疫能引发痘麻之毒，则是疫中有毒不待明矣。然则痧喉一症先天之毒，虽无时行之毒，必有症固不比于痘麻，亦可借痘麻以譬之，而痧实发乎疫毒也又明矣。

烂喉与痧，乃气血同病，内外异形之故。而云间朱铁山，独创痧本喉末之论，是不知气血之形当有别耳。其论谓痧邪之发必先见咽喉肿痛，是厉邪痧子为本，咽喉咳嗽为末。而诸医偏重于咽喉而忽于痧子，舍本求末，执守《内经》诸痛属火，红肿为热之说，急进寒凉，遏伏厉邪，以致体弱者病势转重，而医犹谓病重药轻寒凉倍进，痧毒内陷，喉闭疫升，命归泉路。要知头面肿赤，乃痧毒外达之势，正当表散开达毒自不留，直待肿退痧回，鼻流清涕，方进凉血清解靡不速效。按铁山初宜表散继宜凉血之论，诚可谓知所先后矣。若以发痧为本而宜散，烂喉为末而宜凉，则是疫有二邪，一病两治。缘痧邪之发，气血有分形，痧喉无本末治之之法，皆当一本于痧，均要先解后凉，抑或凉解双用，断不能以痧为本而宜散，以喉为末而宜凉也。至《内经》诸痛属火，红肿为热二语，诸医执论痧喉何尝不是经。又曰火郁发之，诸医若更执此以治疫，则于痧喉一症当无剩义。是《内经》之旨本详明而领经之趣，则自晦非执之咎，实执而不化之咎。若陈耕道疫痧方中所论表邪末也火炽本也二语，确是深明本末之理，而吾姻洪丽川当谓痧喉一症，名虽两殊实则一病，分呈乎内外耳，玩味斯言，真一语道破，推而治疫，得其旨矣。

疫痧一症，不外热毒二气互结，而成熟为火之余。故热胜则肿，毒为秽之积，故毒胜灾肤，然热非清凉不解，而毒非芳香不除，即以“清凉解毒芳香逐秽”八字为治疫要领。再视其气血重轻，随症通变，而治疫之法要不出此八字范围。至推拿针刺，其法最古，大旨多为痹症而设。痹者气机阻闭，不得流通之谓也，针之耶义如以管入水闭其上，则下不出，旁穿一隙则水自泄，故人病痹不通即刺以经穴以通其气，推拿毛窍以疏其气，非谓针刺可泄毒邪也。盖毒既入于经，岂一针之微，遂能使毒泄出，故针法有补、有泻，若阴虚火旺，血不营经，而为阻痹，或寒凝经络，而为痛痹，针之即所以泻其气而使通，又恐经气过泄，故又以针补而闭之。若病非痹症，可毋庸多用针刺徒伤经络。是以《素问》谓升降出入无器不有，出入闭则生机化息，故针之用在乎通，而非所以泄毒也。痧喉症不挟风寒外遏者，只宜疏讬外达，忌用温燥发表。盖疫为阳邪，而发散大都阳药，动则胃津肾液被劫消亡。若无结胸内陷症者，只宜甘凉泄热，忌用苦寒消导，往往痧势将达反为寒凉遏伏，故叶天士以发散消导为疫家大戒，意旨良深。窃谓疫根于热，虽曰口鼻吸受肺胃感邪，然以类相从，君相二火亦当内应，故每直布三焦逆传脆络，则邪在里而不在表，使以燥剂表之，是重虚其表而反实其里，势将逼成内陷。若从玄府染受者，受者未经营卫，病在表而不在里，使以下剂导之，则里气愈虚表邪愈实，亦将引邪内陷，故发散消导均有贻误。尝考诸家论说，每谓初失之表，误用寒凉将邪遏伏，确论名言，实有见地，第恐拘过之辈不察表里之由，不分病势轻重，视寒凉为畏途，奉发散为圭臬，成见实足贻害。故焐山陈耕道谓治疫之要，当于一发之时，见其势之顺逆，宜散宜凉，一决无误，斯为老眼，此论诚有胆识。浊折其衷，故将前贤二说引而伸之，以明用药之方，重者勿拘成格。

脏腑之质有胜有偏，呼吸之司气无二，息若肺气实而胃气虚者。胃腑受邪宜发痧而不烂喉，若肺气虚而胃气实者，肺脏感疫宜烂喉而不发痧。

何以发痧者每不烂喉，烂喉者多兼发痧？缘肺主呼吸，声息饮食，与胃相依，况肺脉起于中焦，下络胃之上口，贲门之地。肺家既见烂喉，喉毒随吸入胃，胃家吸受肺毒，是以必兼发痧。纵轻微不觉，必肤养依稀，此烂喉无不发痧者。以此，又《内经》曰：阳病者上行极而下。是以肺病胃正上行极而下也，顺也。胃病不害于肺者，乃疫为阳邪不应下行极而上也，亦顺也。故发痧每不烂喉，烂喉多兼发痧者，又以此也。

烂喉治肺固当然矣，然宜防范及胃，其故有二。《内经》曰：喉者前，其形坚健，咽在后，其质和柔。前后虽有区分，然在悬雍以下，会厌之间，分气食二管，烂处乃是咽喉交互之所，肺胃未判之区，安可治肺略胃，此胃之不可偏废者一也。又以咽喉呼吸声息饮食，与胃依随，如影之从形，更宜防范胃家，此胃之不可偏废二也。故曰治喉防范胃，即是上二治未病。

痧之顺逆，大都先发胸背，而后四肢者，顺；先自头面，而后腿足者，亦顺。而痧之色要在红匀，不在多寡。如鲜红细碎着手有痕者，吉；周遍均匀，肌肤作痒者，亦吉；徐徐缓达，从里透出者，亦吉。凡此之类虽多如云锦，亦不为凶。若骤如红纸者，为胃热极盛，包紫且黑者，热毒灼动，阴血全黑者，胃烂不治。然黑而暗亮者，必在气血充足之人，亟进凉血泄热，间有一二挽回。惟黑而暗者，必死，若痧虽黑，四边隐隐带赤色者，为火郁内伏，大用凉血解毒，尚冀转红，可治。若骤形灭没，神色昏迷者，为内陷肌肤，作痒者，营卫犹和，肤燥无汗者，毒灼液干难于透达，痧透后点上，白泡累累者，并非痧。豆发乃是热毒极盛，犹不足以尽其毒，故点上再加白泡泡，大而有浆者，多凶痧后遗毒发于腮项者，难治；汗后痧隐者险，四肢浮肿而亮者，多败十日之间。

喉中小粒，其色多白者，乃邪发于太阴气分者，故俗有时喉肺白烂之名。若素有伏寒，或挟湿邪者，烂痕亦多白色，太都白为肺金，本色无系重轻。若白而且腐，状如粉皮者，乃气分大伤，为难治。若白烂喉展，开穿及鼻孔者，俗名天白蚁，难治。若色现鲜红及红点者，乃疫于太阴血分。吹药多涎者，热虽盛而液尚未伤，易治；若吹药而涎不生者，津液大亏，难治。若痧透后而烂喉尤甚者，为外毒虽松，内毒尚猛，属险症。若喉内烂而外肿且坚者，为毒结喉间，无从发泄，虽治若烂至喉底不见好肉者，为败众，多毙于五日之内。

烂喉而喷嚏者，肺机开泄，为吉；呃逆者，毒火上逆，为凶；呛然而咳者，毒火上攻，射其肺系，为险；频声而咳者，邪袭肺经，为吉；烂喉而不咳嗽者，为险。失音者，肺热叶焦；气促者，热盛灼金。

痧症面肿目赤者，以疫为阳邪，而头为诸阳之会，以阳重阳故头目多见赤肿，而吴又可《温疫论》谓肿，是兼有水肿而发，又谓里邪失下，表里气滞而然，按此二症或亦有之，而疫之肿，乃《内经》热胜则肿之肿，虽无兼症亦应见肿。

痧之脉，宜弦数有序，忌软弱无序。若况而伏者，为邪未达出，宜进疏讬。数大而空虚者，为正弱邪胜，宜勿伤正气。阳症见阴脉者，难治。

面色红而亮者，为火盛；青而滞者，为毒盛内伏。白而呆者，为风伏寒邪，青黯而喉不烂或不甚烂者，为素伏湿邪，治之之法，在寒湿附及者治。辛热湿热附及者，治用辛凉。

鼻煤者，乃胃脉起于山根，胃热极而根源应之。故煤鼻红而扇者，乃鼻为肺窍，肺胃之气均为热伤，正气不支而欲绝。初起一团黑色绕于鼻间者，乃胃家伏毒已甚，鼻衄者，乃胃脉下挟鼻孔，胃热涌血上行，溢从鼻窍而出。

舌苔灰而赋者，为湿热上腾，邪未化火；纯白而腻者，为素挟寒邪，均宜疏达。舌赤多刺者，为邪已化火，宜清化。舌绛中黑者，为津液亏耗，宜救液。舌白中绛者，为外束寒邪，宜双解。舌绛且缩者，为热陷心营，宜育阴。舌苔黄厚者，为热将解，宜清胃热。

唇绛者，乃阳明之脉环于唇，为胃液亏；唇紫而裂者，为胃液涸，宜救液。谵语者，为邪陷心胞，不谵语而鼾睡迷闷，喉有痰声者，为毒雾蒙闭清宫，最防内陷。呕恶者，藉泄胃热，为吉；欲吐不吐，干恶神呆者，为胃邪将犯心营。便闭者，胃有燥粪，为火结。腹痛者，最忌为闷痧。恶寒者，为外邪侵卫，恶寒而后热者，乃邪既入卫，则随卫气以出入，遂常热而不复恶寒，治之之法，要乘其未热之先，或寒热交作之际，疏而达之，拦其入营之路。有汗者，心液足为吉，无汗者，心液亏防内陷。足无汗者，乃疫为阳病，阳病之情应由上行极而下，邪未及于足阴，故足应无汗，非关汗出，不遍也。

便溏而色黝者，以大肠为肺之表，乃邪从表泄，正是解机。若黑亮有光，黏稠如漆者，乃热极旁流，反为不美。盖疫毒之邪，内干脏腑，在正气盛旺之人，则邪流肠腑，从便而泄，腑毒即可驱除，若症虚邪实之人，则邪布三焦，滞留肠胃，劫动阴血，化腐脂膏，侵无所泄，溢从地道，旁流而出，形似瘀血，凝结而成，不堪其臭，有象之邪，虽泄无形之毒，方张莫谓，蔻去城空，乃是盈中溢外，亟用重济清化，以净脏腑之邪，未可再事狐疑，误认邪从表泄。是热极旁流一症，生死一大关键，幸勿忽诸。

烂喉而口鼻者，有牙疳穿腮等症，其气皆发于口中，非从喉内达出。若无牙疳各症，而臭秽之气，逼人从喉间达出者，为肺胃化腐之机。盖迹虽未形，而机则已露，烂喉之消息系乎口臭之重轻，不徒喉烂之深浅，若使一闻此气无论烂与不烂，亟进清凉化毒，治其未病，斯谓上工。

口为脾之窍，胃为脾之表，而胃之脉起鼻，上额挟口循颊，故胃热极而上腾，则口唇糜肿，芒刺有浓。色红者，疫热虽盛，未入阴营。色紫或黑者，阴血已动，乃为险。然较之口鼻症，属略轻。若仅口糜，而色紫黑者，尚非绝症。第口鼻尽有不口糜而口糜，断无不口臭，分别之处，一自口中呼出，一仅唇外难闻，法以上用轻宣，下清胃热，因势利导之上下兼赅，方无遗漏。

齿乃肾之余，龈为胃之络，胃阴灼耗，则肾水之源难于既济，而中之火应震为雷。胃液肾津，源根一派，龈牙唇齿，脉络贯通，故胃阳血动，则龈中血色黄如败酱。胃热极盛，则齿燥如石而有光。肾阴血动，则龈中血瓣紫如黑漆。肾液耗干，则齿枯如骨而无彩，甚至齿黑忽然脱落，抑或穿腮牙疳，均为极险之症。亟用下夺之方，以潜龙雷之火，不使肾液煎枯，庶免阴从下竭，更育阴之剂，以冀赤地流膏，勿令胃液消亡，致使阳从上厥。

时行疫气，非风不传，故列子谓风为大块之噫气，虽阴霾不开之气，一遇风鼓荡之，即从其化而为阳矣。故疫属阳邪，而阳淫热疾，初感在表，虽属恶寒，然邪之来本于火热，此双解之凉散兼施者，一也。至恶寒之故，乃风伤于卫，热伤于气，故卫气不敌而退缩，邪即胜之，而寒作矣。阳邪鼓动最速，既侵卫分，旋随卫气以相出入，又从卫化而为热，所病原者于卫本无损，于阴营然。久恋卫而不祛，将风胜则动，热胜则肿。于是阳亢阴消，阴亦灼耗，而营伤矣。所以疏达养阴不能偏废，此双解法之所以当施者，二也。又若初起神呆，痧点隐约，燥热烂喉，来势猛烈者，当此之际，使认症不清，而以小剂尝试，直是优柔养奸，必致酿成巨患，譬之车薪杯水，适以增焰，何能止炎。若仅以苦寒从事，不加双解，则是不通风火之情，激成燎原之势，势必猛烈犹甚，气焰愈增，推疫之气从风从火，风火相生，变端甚速。然风之惟性宜疏，而火之情尚达。所以凉剂中必兼疏达也，以此盖寒凉之性非下即闭，适与疏达相反，实是拂其情性，何怪电掣风驰，激之生变，假如酷暑大热，赤日悬空，虽骤雨而无风，不但气不转凉，而反因之加热，正是热为雨遏，热气何得而宣，但有微风疏动，燥气便觉消除，使再加雨润之，即转太和气象，此双解之，所以富施尤贵重施者，三也。

时行疫气虽易染人，未尽见人而染，何也？自召之也，召之何由，由夫人之气质素弱，藩篱又疏，于是疫从口鼻而传，痧自肌肤而染者，谓之传染。抑人正气虽足，而或外伏他邪，则是素有伏邪，更感时行而发者，谓之感发。更有外强中干，虽身无伏邪，而赋质偏胜，则是气有所偏，疫乘其偏，而胃冒受者，谓之感冒。必也正气内充，更无夙疾，少神志之烦，绝劳顿之役，不传不染，其殆庶几。

岐伯曰：不相染者，正气存内，邪不可干。是疫之入也，必乘其虚。然虚有内外，故感有浅深，气有偏胜，故症有疑似。其在内气实，而外气虚者，虽感冒轻微，亦应见微病。故认症难真，辨之之法，惟咳嗽肤痒，脉象弦而带数，隐约痧形，在所必见，其袭于皮毛者，则内应乎肺。故目赤者，以白珠属肺。肤痒者，以肺主皮毛。喉痛者，以喉为肺管。溏泄者，以大肠为肺之表。邪从表泄，咳嗽者为邪袭肺经，是皆皮毛冒疫。其象如此，抑有皮毛闭密，邪不能侵，而困乏，或其身四肢感冒者，则内应乎脾，而脾与胃又相为表里。故肢痒者，以脾主四肢。液干者，为脾不输津。化作渴者，为胃热思饮。呕恶者，为胃邪上越。不思饮食者，为邪袭胃经。不寐者，为胃为燥屎。发痧者，为邪达肌表。是皆因正气内充，外冒疫邪，而不能循经入内者。其象又如此，均为疑似之症，最为误作他邪，故特为之辨别，以明似是之非。

痧之一症，昔人概以斑疹、麻疹。目之独麻一症系发先天之阳毒，外此则大块者，如斑者，曰癍细织如锦者，曰疹黍粒如沙者，曰痧而其实白疹，发胃阳之邪，丹痧泄胃阴之毒，阴阳赤白，虽有区分，癍疹、痧麻悉归胃腑。故古人一概统论，不分痧目科条。吴又可则混于温，叶天士、吴鞠通悉叙于温病，而时贤更于痧之中别出红痧、喉痧、闷痧、风痧、瘖子、疹子等，用名目不一，其义则同前论，已详言之矣。乃若风痧等类，譬犹强弩之末，气势虽微，中人亦厉，有不咳嗽，不发热，不过喉，间微痛，皮肤作痒而已。邪本轻微，人多轻忽，苟忽之，将酿成闷痧，难于救药。其故以人既干邪，则腠理常开，卫气渐弛，而正弱正气既弱，则口鼻呼吸尤易内传，况复身中伏疫，即从腠理而循经隧，由经隧而干脏腑内外，响应其势甚速。星星之火，可以燎原。故古人常谓祸忽于隐微，病生于不觉，诫人防其渐也。至于闷痧，形状亦不过微恶寒热吗，痧点依稀，状与风痧相似，独神昏鼾睡，面黯身清，则大异于风痧。良由感疫极深，体弱难任，无力发出，或加他邪再束，或为凉药误投，闷闭于中，发泄不出，势成内陷而死。故曰闷痧俗有发痧一症，即由所谓暑月中恶阴凝腹痛之痞气也。既非传染，复非疫厉，俗曰胀痧、乌痧、钓脚痧、绞肠痧等症，与疫相反，而俗亦谓之痧者，尤当附以辨明。盖疫痧者，传染时行，而发阴痧者，卒中恶气而然。恶气者何，即矢气也，矢气者乃浊秽所积杂，挟阴邪感人之身，如矢中的，其气阴凝，故不传染，爰盛夏之时，亦阳尽发于外，六阴尽藏于内，故夏气升而井水寒，人身应乎天地，脏腑应属寒凉，藩篱因而不密，以故阴邪易干，矢气易入，入则直射贯革，痛楚难胜，若无伏邪而感者，立致容颜惨黯，腹痛肠鸣，闭阻气机，四肢厥冷，只须推拿揉刮，使血气频分，频合阳气，疏通矢气，遂从肌肉，传达而出，渐露痧外，呈勿药，亦可自愈。然须一周日不能饮水，饮则邪留经络，一遇寒凉愤郁，最易举发，不可不知。若有伏邪而更干矢气，则宜射肠腑，立致血脉凝泣，营卫失司，霍乱吐泻，钓脚绞肠痛不可耐，厥逆身僵，人事不省，亟以辛热之品，逐其凝寒芳香。灵明之药，导其关窍，俾气血流畅，阳和频开，立可立愈，故无论轻重，而腹痛肠鸣者，在所不免，良以腹内寒凉，复袭矢气，于是腹为寒凝而疼痛。肠即阻结而如绞，此绞肠之所以名也。至于钓脚，乃足为三阴脉络发源之所，阴从下受，故伤阴络凝泣，脚不能伸而为钓，救之不及，命毙须臾，是皆中恶腹痛痞气阴凝之症，俗虽谓之发痧，实与疫痧之痧有异，即传染与不传染所由分也。

一烂喉痧症，咽喉不甚肿痛，初起时身现微红似有似无之状，脉伏肢凉，面青唇紫，口闭流涎，目睛直视，指甲青滞，胸腹饱胀，气促神昏，四肢搐抽等症，此闷痧也。虽百无一生，亦不忍坐视其毙，速用卧龙丹，多吹两鼻，多嚏为吉，随用薄荷钱许煎汤，磨紫金锭二枚频灌之，候形色少转，再进煎剂，如无以上诸搬闭象，不宜轻用吹嚏辛燥之药。

喉痧症，初起色紫而艳，来势甚猛，即用《疡医大全》痧疹论中方，归尾、紫草、桃仁、蒲黄、地丁等药，斟酌出之颇能见效。

闷痧一症，多有卧龙丹，难开其闭者，故特以枣塞鼻，随息出入，开喉起闭，一方于最后以补缺略，试无不效，功异回生，幸勿轻视。

一喉痧症，无论已畅、未畅之时，若咽喉痛肿不堪，形色紫艳，尚未溃烂，或已破未深，而项外漫肿坚硬，痰气壅闭，汤水难下者，急用喉针，在喉之两旁高肿处刺入分许二三下，咯去黑紫毒血，随时便可下药，亦不致于大溃。

刺喉痧，用针刺两手大指内侧爪甲根分许，即少商穴也。刺入分许，挤尽紫血，最能开泄肺经热毒。

喉痧内外不甚肿痛，可进汤水，不甚肿痛，色淡不艳，溃烂过深，皆不必刺。如脉细神昏，毒已内陷，亦不必刺。

喉痧，呕吐肢凉，皆缘阳明疫邪壅闭，以致腠理不开，气结不舒，不可作寒症治之，以投辛温，如苍术、厚朴、半夏、肉桂、附子、生姜之类。

又初见痧形，似有似无，骤然惊搐者，亦不宜用若寒镇惊之药，如牛黄、苏合等丸。此但透达，痧疹得畅，自能渐愈。如喉已溃烂，芫荽、观音柳、棉线纱、樱桃核，一切忌用，即不溃烂，疫痧温热，均不相宜。

疫痧烂喉症，犀角地黄汤。一方须审定而后用，书中虽未载明，临症务宜斟酌用。

《医学衷中参西录·医话·阅刘华封〈烂喉痧证治辨异〉书后》

刘华封则谓白喉证原分两种，耐修子所谓白喉忌表者，内伤之白喉也。其病因确系煤毒、纸烟及过服煎炒辛热之物，或贪色过度，以致阴液亏损虚火上炎所致，用药养阴清肺原为正治。其由外感传染者，为烂喉痧，喉中亦有白腐，乃系天行时气入于阳明，上蒸于肺，致咽喉溃烂，或兼有疹子，正是温热欲出不得所致，正宜疏通发表使毒热外出。二证之辨：白喉则咽中干，喉痧则咽中多痰涎。白喉止五心烦热，喉痧则浑身大热云云。诚能将此二证，一内因，一外因，辨别极精。及至后所载治喉痧诸方，详分病之轻重浅深，而措施咸宜，洵为喉科之金科玉律也。

《喉科金钥全书·上卷·白喉与烂喉痧辨》

《内经》详喉部于诸经，寓治法于针砭，医喉之剂，略见于《伤寒论》中，无白喉名称，况烂喉痧乎，有之，自叶天士始。按白喉有热有寒，烂喉痧虽烂而无白，纯是风火，身见赤斑，病在血分，宜滋阴养血，解肌泻火，与风火门白喉热疫门参看。

二、医案

《临证一得方·卷二咽喉颈项部·烂喉》

1）时毒烂喉，发丹如豆，喘逆之虞。人中黄、茅慈姑、赤茯苓、淡黄芩、海浮石、羚羊片、象贝母、块滑石、炒僵蚕、炒泽泻、大力子、光杏仁。

复：犀角地黄汤、珠黄散。

再复：腐脱红肿不退，清润主之。鲜石斛、光杏仁、黑玄参、焦车前、麦冬、连翘、炒泽泻、海浮石、赤茯苓、川贝母、茅根。

2）时感烂喉，曾延喉科诊治，微散即清，以致深潭腐板内嵌。饮食八日不进，乃延余诊治，因思失表之症仍当疏散方。用淡豆豉一两合六味汤兼珠黄散服之，微汗。腐脱，再用清化而安。

《邵氏方案·卷之数·丹痧》

1）风温发热、发痧。姑与疏散。豆豉、桑叶、蝉衣、防风、枳实、前胡、牛蒡、浮萍钱半，荆芥。

2）温毒发为烂喉丹痧，今发蜕皮。治宜凉血清热。细地、川丹皮、白归身三钱，象贝钱半，紫菀、赤芍、桑麻丸、白杏仁、橘红、桔梗。

3）发丹之后，治宜凉血。鲜地、连翘三钱，川丹皮、决明、蒺藜、羚角、赤芍、霜桑叶、黄菊。

4）风温病出痧，未发透而早回，延今十六日，白瘖发而不透，舌转白腻，脉象浮数，咳痰气粗。防其喘闭。浮萍、牛蒡、紫菀、苏子、蝉衣、橘红、桑叶、前胡、桔梗、杏仁、象贝。

5）壮热四日，痧子初见。姑从透达。浮萍、豆豉、荆芥、牛蒡、杏仁、桔梗、前胡、桑叶、防风、蝉衣、紫菀、枳壳。

6）痧回之后，身热不退尽，咳嗽不畅。肺胃余邪又尽也。前胡、兜铃、象贝、紫菀、款冬花、桑叶、杏仁、橘红、桔梗、冬瓜子。

7）冬温出痧，未透早回，发热不尽，大便不实。葛根钱半，桑叶、蝉衣、桔梗、建曲、柴胡、牛蒡、紫菀、枳壳、原蒌三钱。

8）痧后余火不尽，目中赤，痰嗽，而舌苔尚白。桑叶、甘菊、杏仁、桔梗、象贝、蒺藜、牛蒡、橘红、紫菀。

《陈莘田外科方案·卷二·烂喉痧》

沈，左，北圻。七月初十日。暑风厉邪袭郁上焦，咽腐肿痛，丹痧现而未透，面部不发，胸闷头胀，身热形寒，舌苔白，脉濡数。邪势方张，症机靡定也。拟疏解透痧法。陈香薷、牛蒡子、防风、枳壳、桔梗、蝉衣、紫浮萍、白杏仁、荆芥、赤芍、土贝、西河柳。

二诊：老枇杷叶、西河柳、紫背浮萍、白杏仁、桔梗、赤芍、牛蒡、防风、大豆卷、蝉衣、马勃、土贝、连翘、枳壳。

三诊：寒热未退。冬桑叶、牛蒡、连翘、土贝母、淡豆豉、桔梗、前胡、赤芍、枳壳、马勃、白杏仁、枇杷叶。

四诊：痧子已回，脱皮，身热未退。淡豆豉、细生地（二味合捣）、白杏仁、象贝母、人中黄、冬桑叶、枇杷叶、大连翘、苦桔梗、赤芍、牛蒡子、白茅根。

五诊：咽痛已止，口干便溏，身热退而未净。冬桑叶、淡豆豉、细生地（二味合捣）、牛蒡子、白杏仁、羚羊角、枇杷叶、牡丹皮、白桔梗、白通草、连翘、白茅紫根。

陈，左，芝麻巷。六月廿九日。丹痧之后，痰火未清，阴伤不复，蒂舌下垂，咽关哽痛，痰黏不嗽，脉细滑数，舌苔糙黄，气逆嗌塞，纳谷减少。肺气失降，痰火上乘也。拟清金制火，佐以降痰法。泻白散加甜杏仁、云茯神、生蛤壳、川贝、瓜蒌仁、广橘红、黑山栀、竹二青。

二诊：泻白散加生蛤壳、知母、白杏仁、元参心、云茯神、川贝、白桔梗、白芦根。

三诊：泻白散加细生地、牡丹皮、知母、花粉、云茯神、生蛤壳、元参。

四诊：细北沙参、茯神、桑白皮、嫩钩钩、白粳米、苋桥麦冬、川贝、石决明、生甘草、橘红、三原生地。

贺。胸背臂膊肌肤隐隐有红点，咽喉红紫碎腐，此即烂喉丹痧之症也。奈何认作喉蛾。清之不已，更泻之，以致邪不外达，火反内郁，右腭续加肿痛，痛掣耳中，诊脉不见浮弦洪数之象，而反软数模糊，时时恶寒，皆邪郁不达之明验。今证交五日，漫投清泻之后，丹痧欲透不透，深防内陷之变，急与解肌透达，兼以清化。牛蒡子三钱，薄荷一钱，蝉蜕一钱，桔梗一钱，山豆根三钱，连翘三钱，川石斛三钱，大贝母三钱，桑叶一钱，荆芥一钱，芦根一两。

二诊：左脉较昨稍大，右脉仍然不利，胸背肌肤红点略透，而喉肿益甚，乃肺胃邪热欲达不达，而痰火又上盛故也。总之，早进寒凉，是谓倒行逆施，故证几及候，当退邪之时，而势犹发轫，正属火炽之际，仍拟透解，兼以清化。前方去桔梗、荆芥，加射干、制僵蚕、黑山栀。

三诊：得汗肌松，丹痧已化。痰火上盛，喉肿未消。拟泄卫清营两和方法。前方去制蚕、射干、山豆根、蝉蜕，加犀角、金银花。

四诊：昨议清营泄卫，服后似不相安。一夜少眠，痰多干呕，咽喉仍痛，诊脉缓滑不数，是热且退矣。想因体肥多湿，湿得热而蒸痰，痰阻肺胃，胃气失降，故邪热虽因清泄而除，而稠痰因清泄而盛。是必以降气化痰为主，清解次之。盖必得气降而痰始化，亦必痰化而气渐和也。牛蒡子三钱，薄荷一钱，川贝母一钱，枳壳八分（麸炒），苏子三钱，甜杏仁三钱，橘红一钱（盐水炒），射干五分，葶苈子五分（炒，研），竹茹七分（水炒），桑叶一钱，芦根一两，枇杷叶二片。

五诊：诸恙皆减，惟二便不爽，邪退之余，津液未充故也。川贝母、玄参、川斛、杏仁、苏子、赤苓、芦根、通草。

靳。烂喉痧证，来势甚暴，甫周一日，丹疹密隐，咽喉已腐，壮热无汗，大便泄泻，烦躁渴饮，脘腹按之痛。邪不外达，炽盛于里，燎原之势，不可向迩。恐其遽尔内陷，昏喘生变。现在方法，辛凉透散，通同一律，无烦聚讼。鄙见莫若且用凉膈散。将无形之邪热，有形之痰食，一齐尽祛，分所使散，上者，上达；表者，表达；下者，下达。庶几热从外出而丹痧透，火从下泄而烦躁安。按《内经》病机："暴注下迫，皆属于热"。仲景方论，急下之法，正以存阴。幸勿拘现患泄泻，而遂谓不可再下也。虽然智愚千虑，各有得失，尚祈高正是荷！凉膈散加牛蒡子、桔梗、枳实。［诒按］既患丹痧，则营络中必有热邪。方中丹皮、鲜地、银花、玄参等味，断不可少。

再诊：投凉膈散，烦躁略安，脘痛已止，胸膈之燔，稍衰其势，而咽喉红肿，干咳呛逆，上炎之火，未熄其威。况丹痧一片，点粒模糊。证交三日，正属邪张之际，尚在险途，未归坦境。拟方再望转机为妙。犀角、连翘、玄参、象贝、桔梗、鲜石斛、牛蒡子、鲜薄荷根、芦根。

孙。风火暴临，喉痛碎烂，皮肤隐约有点，身热恶寒，防发丹痧。现今便泄气促，证势非轻。葛根（煨）一钱，白桔梗一钱，豆豉三钱，牛蒡子三钱（杵），鲜石斛三钱，桑叶钱半，荆芥穗钱半，淡芩二钱，连翘三钱，枳壳二钱，鲜芦根五钱（去节）。

二诊：痧回热减，温邪初退之余，咽喉反腐，虚火又从而附之。良由久患喉痹，阴虚火亢，兹系热淫扰动，亢焰复张。此际用方最宜加谨，过清恐伤脾胃，早滋恐恋余邪。姑拟甘凉平调肺胃，冀其上焦清肃。鲜石斛三钱，大贝母三钱，玄参二钱，生甘草五分，丹皮钱半，鲜沙参五钱，羚羊角八分，扁豆三钱，稆豆衣三钱，雪梨两大斤。［诒按］看似平淡无奇，实已斟酌尽善。

《张聿青医案·卷三·丹痧》

金（左）。春温疫疠之邪从内而发。发热咽痛，热势甚炽，遍身丹赤，痧点连片不分，咽痛外连颈肿。右脉滑数左脉弦紧，舌红边尖满布赤点。此由温疫之邪，一发而便化为火，充斥内外蔓延三焦。丹也，痧也，皆火也。刻当五日，邪势正盛，恐火从内窜，而致神昏发痉。拟咸寒泄热，甘凉保津。犀尖五分（磨），鲜生地七钱，粉丹皮二钱，大青叶三钱，金银花二钱，霜桑叶一钱五分，大力子二钱，黑玄参三钱，薄荷五分，金汁五钱，鲜茅芦根肉各一两。

二诊：咸寒泄热，甘凉保津，丹痧较化，热亦稍轻。然咽中仍然肿痛，左耳下结块作胀，亦属火风所结。大势稍定，未为稳当。大连翘、黑山栀、粉丹皮、淡黄芩、白桔梗、人中黄、大玄参、大力子、荆芥、芦根。

金。痧点较昨稍透，兼有起浆白疹，咽赤作痛，偏左起腐。肺胃蕴热，未能宣泄。病起三朝，势在正甚。连翘壳、马勃、荆芥、薄荷叶、桔梗、射干、牛蒡子、蝉衣、广郁金、灯心。

二诊：痧点虽布，面心足胫，尚未透发，烦热胸闷咽痛。舌苔黄糙少津。肺胃之邪，不克宣泄，夹滞不化，恐化火内窜。净蝉衣、牛蒡子、连翘壳、麻黄（蜜炙）三分，苦桔梗、苏薄荷叶、广玉金、炒枳壳、煨石膏、茅根肉。

三诊：咽痛稍轻，肌肤丹赤，投辛温寒宣泄肺胃，热势大减。苔黄大化，而舌边红刺。邪欲化火，再为清泄。连翘壳、广郁金、滑石块、炒枳壳、煨石膏、黑山栀、淡豆豉、杏仁、牛蒡子、竹叶心。

四诊：肌肤丹赤，而痧点未经畅透。肺胃蕴热不能宣泄，邪势化火，劫烁阴津，舌绛干毛。恐邪热内传，而神昏发痉。犀尖三分（磨），丹皮二钱，鸡苏散四钱，玄参三钱，杏仁三钱，荆芥一钱，鲜生地五钱，牛蒡子三钱，连翘三钱，广郁金一钱五分，茅根肉八钱，竹叶二十片，灯心三尺。

五诊：丹痧渐化，而火风未能尽泄，咽痛甚重，大便不行。舌绛无津。拟急下存阴法。犀尖三分（磨），丹皮二钱，玄参肉三钱，防风一钱，元明粉一钱五分，生广军三钱，鲜生地五钱，大贝母二钱，荆芥一钱，黑山栀三钱，生甘草五分，桔梗一钱。

六诊：大便畅行，咽痛大减。然仍热甚于里，舌红尖刺无津。痧化太早，邪势化火，劫烁阴津，未为稳当。玄参肉、细生地、连翘壳、桔梗、银花、郁金、天门冬、山栀、生甘草、竹叶、鲜芦根。

七诊：咽痛渐定，热势大减。舌绛刺亦退，然舌心尚觉干毛，还是阴津未复也。细生地四钱，连翘三钱，银花一钱五分，鲜石斛五钱，天花粉二钱，大玄参三钱，生甘草五分，天门冬三钱，绿豆衣三钱，山栀三钱，芦根一两五钱，竹叶三十片。

八诊：脉静身凉，履夷出险，幸甚幸甚。拟清养肺胃，以澈余炎。大天冬、大玄参、连翘、白银花、茯苓、绿豆衣、川贝母、竹叶心、鲜芦根。

金。热势甚重，咽肿作痛，丹痧透露未畅，胸闷神烦。脉形紧数而弦。时疫之邪，郁于肺胃。恐邪化为火，致生枝节。荆芥、炒牛蒡子、连翘壳、玄参、薄荷、枳实、郁金、生甘草、范志曲、淡子芩、黑山栀。

二诊：痧瘖畅达，兼发起浆白疹，其风火热毒之重可知。再拟利膈清咽，而导热下行。连翘壳、川雅连三分，防风、淡芩、玄参、丹皮、人中黄四分，牛蒡子、防风通圣散三钱。

某。春温疫疠之邪，由募原而入胃腑，邪化为火，熏蒸于肺，充斥上下，蔓延内外。以致热炽丹痧密布，上则咽赤肿痛，下则协热下利。脉象紧数，舌红无苔。今则渐增气喘，危象已著。勉拟黄连解毒汤出入。即请高明商榷行之。川雅连五分，生山栀二钱，大青叶三钱，犀尖五分（磨），丹皮二钱，川黄柏三钱（炒），大麦冬三钱，淡黄芩一钱五分，鲜芦根（去节）二两，竹叶三十片。

张（左）。外风引动温邪，邪从内发，即化为火。喉风发痧，舌心焦黑，粘痰缠扰咽中，咯吐不尽。脉数弦滑。时行急病，变端不测。紫背浮萍一钱五分，大元参四钱，桔梗一钱，马勃一钱，光杏仁三钱，生石膏六钱，生甘草五分，连翘三钱，射干七分，广郁金一钱五分，白茅根肉一两，竹沥一两。

二诊：痧疹畅发，咽中黏痰稍利，痛势略轻。舌苔焦黑已化，而里质绛赤，干燥无津。喉关之内，白腐星布。肺胃之火，灼烁阴津，恐其暴窜。磨犀尖五分，鲜生地一两（洗，打），细生地五钱，大麦冬三钱，桔梗一钱，粉丹皮二钱，炒知母二钱，煨石膏四钱，大玄参二钱，金汁七钱（冲），茅根肉一两，鲜芦根一两，银花露一两（冲）。原注：已后未来看，病亦渐松矣。

顾（童）。风温发痧，痧邪太重，邪热与风，半从外出，半从里陷。痧邪本在肺胃二经，然肺与大肠表里相应，大肠与胃，又系手足阳明相合，所以陷里之邪，直趋大肠。以致泄痢无度，痧点欲回未回，咳嗽不爽，遍身作痛。脉数，重按滑大，舌红无苔。上下交困，极为恶劣。勉用薛氏升泄一法。即请明贤商进。煨葛根一钱五分，苦桔梗一钱，生甘草五分，白茯苓三钱，淡枯芩（酒炒）一钱五分，大豆卷三钱，羌活七分，炒黄荷叶三钱。

二诊：昨用升泄之法，陷里之邪，略得升散，脾之清气，稍得升举，泄泻大减，白冻亦退，神情亦略振作。舌红绛较淡，脉滑大稍平。种属转机之象，守前法扩充，续望应手。即请商裁。羌活一钱，防风根一钱（炒），广木香三分，酒炒淡芩一钱五分，枳壳八分，苦桔梗一钱，大豆卷二钱，煨葛根一钱五分，生甘草五分，白茯苓三钱，干荷叶（炒黄）三钱。

三诊：下痢稍疏，然昼夜当在二十次之外，所下黑黄居多，肛门烙热，肌表之热，并不甚盛。而脉数竟在七至以外，舌红起刺。良以陷里之邪，与湿相合，悉化为火，仿《金匮》协热下痢法。即请商裁。炒黄柏二钱，北秦皮一钱，滑石块三钱，炒雅连四分，生甘草三分，白头翁一钱，金银花三钱，白茯苓二钱，金石斛二钱，龙井茶一钱五分。

金（幼）。时疫七日，丹痧回没太早，火热内灼，口疳咽痛，热胜则肿，面目肢体虚浮。脉象弦数。恐变肿胀。急导火下行。鲜生地五钱，玄参三钱，茯苓皮三钱，细甘草五分，元明粉一钱，车前子一钱五分，木通五分，丝瓜络二钱，金银花二钱，上湘军二钱。

二诊：身热已退，口疳稍轻，四肢仍带肿胀。火风阻闭，脾湿因而不运，随风流布。恐肿胀日甚，再理湿祛风。大腹皮二钱，宣木瓜一钱，冬瓜皮四钱（炒），茯苓皮三钱，泽泻一钱五分，生米仁四钱，汉防已一钱五分，猪苓二钱，青防风一钱，左秦艽一钱五分。原注：服后渐愈。

《凌临灵方·烂喉丹痧》

烂喉丹痧，身热脘闷，痰随气升，咽喉肿痛，糜腐肌腠，已现风疹，未得宣达，适值经转之时，热入血室，热盛神蒙，烦渴引饮，脉弦滑数，右寸关浮洪，姑拟辛凉透解，以犀角地黄汤为法，冀其转机，否恐痰升内闭之忧，附方请专家酌政。元参、连翘、犀角盘、怀牛膝、象贝、射干、炒牛蒡、鲜生地、赤芍、珠黄散（分二次，白滚汤冲服五厘）、山豆根、川郁金、丹皮、炒天蚕、碧玉散、鲜竹沥、鲜细叶石菖蒲（连根捣汁三匙和冲）、活水芦根。

《医学衷中参西录·医论·详论咽喉证治法》

戊辰在津，有宋××长子××患温疹兼喉证。医者皆忌重用凉药，服其药数剂，病转增剧。继延愚为诊视，其脉洪长有力，纯乎阳明胃腑蕴有实热；其疹似靥未靥；视其咽喉两旁红，微有烂处；心中自觉热甚，小便短赤，大便三日未行。为开大剂白虎汤，加连翘四钱、薄荷叶钱半以托疹外出。方中石膏重用生者四两，将药煎汤三盅，分三次温饮下，病大见愈，而脉仍有力，咽喉食物犹疼。继又用原方，先取鲜白茅根二两煮水以煎药，仍分三次服下，尽剂而愈，大便亦通下。后其次子亦患温疹喉证，较其兄尤剧。仍治以前方，初次即用茅根汤煎药，药方中生石膏初用三两，渐加至五两始愈。继其幼女年七岁亦患温疹喉证，较其两兄尤重，其疹周身成一个，肉皮皆红（俗谓此等疹皆不能治愈）。亦治以前方，为其年幼方中生石膏初用二两，后加至六两，其热稍退而喉痛不减，其大便六日未行，遂单用净芒硝俾淬水服下，大便即通，其热大减，喉痛亦愈强半。再诊其脉虽仍有力，实有浮而还表之象，遂用西药阿斯匹林一瓦，因病机之外越而助其出汗。果服后周身得汗，霍然全愈。

《医学衷中参西录·医论·详论猩红热治法》

曾治一六七岁幼女，病温半月不愈。其脉象数而有力，肌肤热而干涩，其心甚烦躁，辗转床上不能安卧。疑其病久阴亏，不堪外感之灼热，或其痧疹之毒伏藏未能透出，是以其病之现状若斯。问其大便，三日未行。投以大剂白虎加人参汤，以生山药代粳米，又为加连翘二钱，蝉蜕一钱，煎汤两盅，分数次温饮下。连服二剂，大便通下，大热已退，心中仍骚扰不安。再诊其脉，已还浮分，疑其余热可作汗解，遂用阿斯匹林一瓦和白糖冲水服之，周身得微汗，透出白痧若干，病遂愈。由斯知阿斯匹林原可为透发痧疹之无上妙药。而石膏质重气轻原亦具透表之性，又伍以最善发表之阿斯匹林，其凉散之力尽透于外，化作汗液而不复留中（石膏煮水毫无汁浆是以不复留中），是以胃腑之热未实而亦可用也。愚临证五十年，治此证者不知凡几，其始终皆经愚一人治者，约皆能为之治愈也。

天津许姓学生，年八岁，于庚申仲春出疹，初见点两日即靥。家人初未介意。迟数日，忽又发热，其父原知医，意其疹毒未透，自用药表之，不效。延他医治疗，亦无效，延愚诊视，其脉象细数有力，肌肤甚热，问其心中，亦甚热，气息微喘，干咳无痰，其咽喉觉疼，其外咽喉两旁各起疙瘩大如桃核之巨者，抚之则疼，此亦疹毒未透之所致也。且视其舌苔，已黄，大便数日未行，知其阳明府热已实，必须清热与表散之药并用，方能有效。遂为疏方：鲜茅根半斤（切碎），生石膏二两（捣细），西药阿斯匹林一瓦半。先将茅根、石膏水煮四五沸，视茅根皆沉水底，其汤即成。取清汤一大碗，分三次温饮下，每饮一次，送服阿斯匹林半瓦。初次饮后，迟两点钟再饮第二次。若初服后即出汗，后二次阿斯匹林宜少用。如法将药服完，翌日视之，上半身微见红点，热退强半，脉亦较前平和，喉疼亦稍轻，其大便仍未通下。遂将原方茅根改用五两，石膏改用两半，阿斯匹林改用一瓦，仍将前二味煎汤分三次送服阿斯匹林。服后疹出见多，大便通下，表里之热已退十之八九，咽喉之疼又轻，惟外边疙瘩则仍旧。愚恐其所出之疹仍如从前之靥急，俾每日用鲜茅根四两以之煮汤当茶外，又用金银花六钱、甘草三钱，煎汤一大杯，分三次温服，每次送梅花点舌丹一丸（若在大人可作两次服每次送服二丸）。如此四日，疙瘩亦消无芥蒂矣。

［按］此证脉仅细数有力，原非洪大有力，似石膏可以少用，而方中犹用生石膏二两及两半者，因与若干之茅根同煮，而茅根之渣可以减去石膏之力也。再此证若于方中多用羚羊角数钱，另煎汤兑药中服之，亦可再将疹表出。而其价此时太昂，无力之家实办不到，是以愚拟得茅根、石膏、阿斯匹林并用以代之。凡证之宜用羚羊角者，可将此三味为方治之也。且此三味并用，又有胜于但用羚羊角之时也（羚羊角解下有治愈之案可参观）。

《医学衷中参西录·医案·温病门·温疹兼喉痧》

天津沈姓学生，年十六岁，于仲春得温疹兼喉痧证。

病因：因在体育场中游戏，努力过度，周身出汗为风所袭，遂得斯病。

证候：初病时微觉恶寒头疼，翌日即表里俱壮热，咽喉闷疼。延医服药病未见轻，喉中疼闷似加剧，周身又复出疹，遂延愚为诊治。其肌肤甚热，出疹甚密，连无疹之处其肌肤亦红，诚西人所谓猩红热也。其心中亦自觉热甚，其喉中扁桃腺处皆红肿，其左边有如榆荚一块发白。自言不惟饮食疼难下咽，即呼吸亦甚觉有碍。诊其脉左右皆洪滑有力，一分钟九十八至。愚为刺其少商出血，复为针其合谷，又为拟一清咽、表疹、泻火之方俾服之。

处方：生石膏二两（捣细），玄参六钱，天花粉六钱，射干三钱，牛蒡子三钱（捣碎），浙贝母三钱，青连翘三钱，鲜芦根三钱，甘草钱半，粳米三钱。共煎汤两大盅，分两次温服下。

复诊：翌日过午复为诊视，其表里之热皆稍退，脉象之洪滑亦稍减，疹出又稍加多。从前三日未大便，至此则通下一次。再视其喉，其红肿似加增，白处稍大，病人自言此时饮水必须努力始能下咽，呼吸之滞碍似又加剧。愚曰：此为极危险之病，非刺患处出血不可。遂用圭式小刀，于喉左右红肿之处，各刺一长口放出紫血若干，遽觉呼吸顺利。拟再投以清热消肿托表疹毒之剂。

处方：生石膏一两（捣细），天花粉六钱，赤芍三钱，板蓝根三钱，牛蒡子三钱（捣细），生蒲黄三钱，浙贝母三钱，青连翘三钱，鲜芦根三钱。共煎一大盅半，分两次温服。

方解：赤芍药，张隐庵、陈修园皆疑是山中野草之根，以其纹理甚粗，与园中所植之芍药根迥异也。然此物出于东三省，愚亲至其地，见山坡多生此种芍药，开单瓣红花，其花小于寻常芍药花约三倍，而其叶则确系芍药无疑。盖南方亦有赤芍药，而其根仍白，兹则花赤其根亦赤，是以善入血分活血化瘀也。又浙贝治嗽，不如川贝，而以之治疮，浙贝似胜于川贝，以其味苦性凉能清热解毒也。

效果：将药连服两剂，其病脱然全愈。

说明：《内经灵枢·痈疽》篇谓："痈发于嗌中，名曰猛疽，猛疽不治，化为脓，脓不泻，塞咽半日死。"此证咽喉两旁红肿日增，即痈发嗌中名为猛疽者也。其脓成不泻则危在目前，若其剧者必俟其化脓而后泻之，又恒有迫不及待之时，是以此证因其红肿已甚有碍呼吸，急刺之以出其紫血而红肿遂愈，此所谓防之于预也。且化脓而后泻之，其疮口恒至溃烂，若未成脓而泻，其紫血所刺之口半日即合矣。

喉证原有内伤外感之殊，其内伤者虽宜注重清热，亦宜少佐以宣散之品。如《白喉忌表抉微》方中之用薄荷、连翘是也。由外感者虽不忌用表散之品，然宜表散以辛凉，不宜表散以温热，若薄荷、连翘、蝉蜕、芦根诸药，皆表散之佳品也。或有谓喉证若由于外感，虽麻黄亦可用者，然用麻黄必须重用生石膏佐之。若《伤寒论》之麻杏甘石汤，诚为治外感喉证之佳方也。特是，其方原非治喉证之方，是以方中石膏仅为麻黄之两倍，若借以治外感喉证，则石膏当十倍于麻黄。若遇外感实火炽盛者，石膏尤宜多加方为稳妥。是以愚用此方以治外感喉证时，麻黄不过用至一钱，而生石膏恒用至两余，或重用至二两也。然此犹论喉证之红肿不甚剧者，若至肿甚有碍呼吸，不惟麻黄不可用，即薄荷亦不可用，是以治此证方中止用连翘、芦根也。以上所论者，无论内伤外感，皆咽喉证之属热者也。而咽喉中之变证，间有真寒假热者，又当另议治法。

《曹沧洲医案·痧瘄门》

左。烂喉丹痧，风火险证也。痧子甫透，邪已化火，满喉全白，表热脉数。喘厥骤变，易如反掌。神犀丹一粒（研末），鲜竹沥一两五钱（二味调服），鲜生地一两（打），生石决明一两（先煎），连翘三钱，白杏仁五钱（去尖），甜葶苈五分（焙去油），鲜芦根一两（去节），甘中黄三钱五分（包），土贝五钱（去心），银花三钱，金锁匙三钱五分，生石膏五钱（先煎），飞滑石。

左。烂喉痧余毒熏蒸，表热口干骨痛，脉不大。非轻症，弗忽。鲜桑叶四钱，白蒺藜四钱，薄荷七分（后下），前胡三钱五分，青蒿子三钱五分，连翘三钱，通草一钱，鲜芦根二两，赤芍三钱五分，银花三钱，白杏仁四钱，枇杷露一两（温服）。

《全国名医验案类编·二集传染病案·第八卷时疫喉痧病案·烂喉疫痧案》

袁桂生：住镇江京口。

病者：金平卿哲嗣，年八岁，住本镇。

病名：烂喉疫痧。

原因：体质素瘦，今年三月出痧，痧后又生泡疮，至六月初旬，又病喉痧，发热咽痛。初由西医蒋某治之，用冷水浸毛巾罨颈项，又用水浴法，及服安知必林，与盐剥水漱喉等法，均无效。病势益剧，其岳家童姓荐予治，时六月十五日也。

证候：身热，咽喉两旁上下，皆溃烂腐秽，口渴溲黄。

诊断：脉息软数，舌红无苔。盖阴液大亏，热邪燔灼于上焦也。热不难解，惟咽喉全部腐烂，而阴液亏耗，断非实证可比。危险已极，幸神不昏，呼吸不促，不烦躁，尚可挽救。

疗法：内服以加味增液汤为主，外以吹喉锡类散频频吹之。先用淡盐汤漱喉，漱后吹药。金君自以体温计，置病人口中验热度，已有一百零五度之高。予谓体温计虽能验热度之高下，然不能分虚实，万不可泥以论病。若只准体温计所验之热度以定治法，则当用三黄白虎。然就脉象舌色而论，则不独三黄白虎不可误投，即西药中之退热剂，亦非所宜。否则危亡立见，噬脐无及矣。金君韪之，遂以予方煎服焉。

处方：鲜生地一两，原麦冬三钱，元参三钱，金银花三钱，肥知母一钱，鲜石斛三钱，天花粉二钱，黄芩一钱，青连翘三钱，生甘草六分。

次诊：十六日复诊，四肢不热，身热亦轻，舌色红艳而光，毫无苔垢，大便通利，溲色黄浊，言语多，口不渴，彻夜不寐，喉烂如故，脉息虚数。原方去黄芩、花粉、知母、鲜生地，加西洋参、枣仁、茯神、百合等品。

次方：西洋参钱半，炒枣仁三钱，朱拌茯神三钱，原麦冬三钱，干地黄五钱，鲜石斛三钱，元参三钱，青连翘三钱，生甘草六分，金银花三钱。先用百合一枚，煎汤代水煎药。

三诊：十七日复诊，舌上红色转淡，夜间能睡一二时，谵语亦减，咽喉上部腐烂较退。惟下部及隔帘等处，仍然腐烂，精神疲惫，脉息虚细无神，是气血大虚之候也。急宜培补，拟方以大补元煎合增液汤法，惟吹药仍用锡类散，日吹数次。

三方：西洋参二钱，炒熟地炭四钱，干地黄四钱，怀山药三钱，元参二钱，鲜石斛二钱，朱染茯神四钱，麦门冬二钱，人中黄四分。

四诊：十八日复诊，夜寐甚安，谵语亦止，稍能进粥汤，喉烂减退大半，脉息仍细弱无神。仍用原方加味。

四方：西洋参二钱，炒熟地四钱，干地黄四钱，朱茯神四钱，怀山药三钱，元参二钱，鲜石斛二钱，原麦冬二钱，人中黄四分，湘莲三钱，女贞子三钱。

五诊：十九日复诊，喉烂全退。用毛笔蘸水拭之，腐物随笔而出，全部皆现好肉，不比前数日之黏韧难拭矣。脉息亦较有神，而现滑象，舌色仍淡无苔，小便清，能进薄粥。仍用原方加减。

五方：西洋参二钱，炒熟地三钱，干地黄四钱，朱茯神四钱，元参二钱，湘莲三钱，原麦冬二钱，怀山药三钱，人中黄四分，女贞子三钱，扁豆三钱。

六诊：二十日复诊，饮食较多，乃以原方减轻其剂。接服两日，眠食俱安。但忽又发热，或轻或重，而热之时间又不一致。金君复以体温计验之，仍在一百零五度及零三四度之间，甚以为忧。予曰：无恐也，此气血未能复原，营卫未能调和，而邪热之内伏者，仍不免有余蕴耳。且现在喉烂痊愈，眠食俱安，种种生机，与七日以前之危险现状，相去不啻天渊。乃以前方去熟地，酌加青蒿、佩兰、苡仁、地骨皮等药。接服两剂，遍身发出白㾦，如水晶、如粟米，而热遂退，饮食亦渐多。但仍不能起床行立，嘱以饮食培养，如鸡鸭汤粥饭之类尽量食之，自是遂不服药。

效果：越数日，为其祖母诊病。此儿犹未能起床，但饮食甚多，每日夜须食六七餐。至半月后，始稍能行动，一月后，始能出卧室。可以想见其病之危，体之虚矣。当其未能出卧室之时，亦间有发热便秘，面目浮肿诸现状，皆未以药治之。此为病后应有之现象，一俟气血精神恢复原状，则自痊矣。此病得瘥，固由病家始终坚信，旁无掣肘之人，而夏君子雨赞助之力亦足多焉。予用熟地时，病家不敢服，虑其补也，赖夏君为之解说，盖夏与金固旧交，而亦精于医者也。

［廉按］疫痧时气，吸从口鼻，并入肺经气分者则烂喉，并入胃经血分者则发痧。故烂喉者色多白，病在肺而属气；发痧者色多赤，病在胃而属血，其疫则一也。一发于咽喉之地，一达于肌表之间，在肺则曰烂喉，在胃则曰发痧，是以名烂喉痧。喉痧气血同病，内外异形，其病根不外热毒，热胜则肿，毒胜则烂，热非清凉不解，毒非芳香不除，清凉解毒，芳香逐秽，治疫要领，再视其气质之虚实何如，随症而变通之。此案为救误而设，纯仿阴虚烂喉例治，故以救阴为主，略参解毒，乃治烂喉疫痧之变法也。

《全国名医验案类编·二集传染病案·第八卷时疫喉痧病案·烂喉痧案》

刘荣年：住济南东流水。

病者：许童，年十余岁，住省城。

病名：烂喉痧。

原因：外感风热时毒而成。

证候：喉中肿烂白腐，顽涎甚多，浑身大热，兼有痧子，烦渴饮冷，昏迷不识人，大便闭结，小溲短赤。

诊断：脉象浮洪，舌红苔黄腻。合参各证，确系烂喉痧。此缘外受风温入于阳明，上蒸于肺，故咽喉溃烂，兼有痧子，正是温热欲出不得所致。与白喉证之喉中干燥，五心烦热者，迥乎不同。医家泥于《白喉忌表抉微》一书，以白喉法治烂喉痧，专用滋阴之药，闭塞外邪，使不得出，故致神昏不识人。夫风寒温散，风温凉散，凡是外感，自无不用表散之理，喉痧乃温症最重之一端，非用大剂清解，何以驱此温邪也。

疗法：内服汤药，外用吹药，葛根主身大热烦渴，用以为君，佐以薄荷、菊花以解其表，再用石膏以清其里，板蓝根、贝母、土牛膝以清理咽喉，鲜苇根以透发痧子，双花、丹皮、芍药以为之使。又因过服滋腻之药，再加栝蒌以治胸结。又恐喉间肿甚，不能下药，先用《圣惠方》地龙、鸡子白法，以开喉闭，外吹锡类散，以治腐烂。

处方：生葛根五钱，白菊花二钱，板蓝根三钱，土牛膝三钱，金银花二钱，苏薄荷二钱，生石膏三钱（捣），川贝母三钱，鲜苇根五钱，粉丹皮二钱，生白芍二钱，全栝蒌三钱，粉甘草一钱。用水六茶碗，单煮葛根成五茶碗，再纳诸药煮成三碗，分三次服。

又方：《圣惠方》治喉闭法，用鲜地龙（一名蚯蚓，俗名曲鳝）一条，研烂，以鸡子白（即鸡蛋清，去黄用）搅和，灌入即通。

又方：锡类散见尤在泾《金匮翼》、王孟英《温热经纬》二书，故不赘录。

效果：服地龙后喉肿渐消，饮水即不再呛。服药后身热渐退，痧子渐消。吹锡类散后，白腐即随涎而出。次日即将原方减去葛根、菊花、薄荷，共服药三剂，即行痊愈。

说明：余愤时医以白喉法治烂喉痧，枉死者众，因将二症异点细心分辨，征之历年经验，著有《烂喉痧证治辨异》一书。

［廉按］辨证明晰，用药切当，惟此属普通治法。如现舌绛，咽喉红肿，肌红如锦，音哑口干，灼热神昏，亦须大剂滋营增液，清热解毒之法，不可执守成法为妥。

《全国名医验案类编·二集传染病案·第八卷时疫喉痧病案·疫喉痧案》

丁甘仁：住上海。

病者：顾君，年十余岁，在上海南市，开设水果行。

病名：疫喉痧。

原因：从时疫传染而得，患已七天。

证候：寒热无汗，咽喉肿痛，牙关拘紧，痧麻布而隐约，甚则梦语如谵。

诊断：脉郁数不扬，舌苔薄腻而黄。余曰：此疫邪失表，将欲内陷之候也。

疗法：非麻黄不足以发表，非石膏不足以清里，急进麻杏甘膏汤主之。

处方：净麻黄四分，生石膏四钱（研细），光杏仁三钱，生甘草六分。

效果：连服两头煎，得畅汗，痧麻满布，热解神清，咽喉红肿亦退，数日而安。

［廉按］疫喉痧一证，不外乎风寒温热瘟疠之气而已。其证初起，凛凛恶寒，身热不甚，并有壮热而仍兼憎寒者，斯时虽咽痛烦渴，先须解毒透痧为宜，即或宜兼清散，总以散字为重，所谓火郁则发之也。俾汗畅则邪达，邪达则痧透，痧透则喉烂自止，此即是案用麻杏甘膏汤之原理也。惟麻黄用于喉痧之理由，曹氏心怡阐发最详。其《喉痧正的》云：瘟疠之邪，郁之深而发之暴，不能自出于表，以至上窜咽喉。苟非洞开毛窍，何以泄其毒而杀其势，此开手所以必用麻黄也。用麻黄之法，有独用者，有炙入豆豉内者（吴人称过桥麻黄）。凡时令严寒，或证起数日，表邪郁极，当急与解散者，可独用，分量少只三分，多至五分，不过取其轻扬之性以达毛窍，非若西北正伤寒之需重汗也。或时令温暖，邪郁不甚者，可炙入豆豉内用之，分量亦少至三分，用豆豉三四钱，同水炙透，去麻黄，煎服，仿佛仲圣麻沸汤之法，然亦不可拘。若时令虽暖，而表邪甚急者，仍当专用为捷。若在暑月，可用桑白皮监之。或其人素有痰血，或病中曾见衄血者，俱宜兼用桑白皮，此《局方》华盖散之遗制也。至于救逆诸法，则有麻黄与白膏同用者，如邪郁数日，已从火化，苔黄口渴者，以麻黄、豆豉、鲜石斛同用，舌尖微绛者尚可用。有与黑膏同用者，如误治在前，表邪未达，痧透不畅，而舌色绛赤者，麻黄可与豆豉、生地同用。手足瘛疭者，可参用羚羊角，并有与石膏同用者。如发于暑月，而复误治，痧火与暑邪交并，热甚生风，手足瘛疭，神识昏乱，而邪仍未达，舌焦黑口渴者，不得已可试用之。即非暑月，但见以上诸证者，亦可参用。活法在人，是在临证者审体之。其言之详明如此。奈近世病家，辄畏麻黄、石膏而不敢服。医者迎合其意，随改用薄荷、蝉衣、牛蒡、银花、连翘、细辛、芦笋、玉枢丹等，或用葱白、豆豉、紫背浮萍、青蒿脑、紫草、丹皮、青箬叶、鲜茅根、太乙紫金丹等，皆轻清芳烈之品，仿洄溪治温疫之法，服之虽亦能发汗透痧，然总不及麻杏甘膏汤之速效。曹氏心怡所谓喉痧一证，历来鲜善治者，以不敢用麻黄畅发其表也。丁君在沪行道数十余年，医名甚盛，乃敢用数千余年历劫不磨之经方，可谓医林之铮铮者矣。

丁甘仁：住上海。

病者：周童，年十四岁，住中法学堂后面。

病名：疫喉痧。

原因：今春天时不正，喉痧盛行，传染而患已八天。

证候：痧虽布而未透足，热势不退，喉关肿腐，颈项左右肿硬疼痛，欲成痧毒，大便泄泻。

诊断：脉滑数，舌苔黄。脉证合参，风毒欲达而不能遽达，已有内陷之象也。

疗法：先进葛根芩连汤加味，以止便泄。继投败毒汤去牛蒡加元参，以消痧毒。

处方：生葛根钱半，净蝉衣八分，青连翘三钱，苏薄荷钱半，片黄芩一钱（酒汁），小川连七分（酒洗），生甘草五分，炙僵蚕二钱。

接方：荆芥穗钱半，薄荷叶一钱，炙僵蚕三钱，板蓝根钱半，青连翘三钱，象贝母二钱，生蒲黄三钱（包煎），京赤芍三钱，益母草三钱，元参三钱，生甘草六分，生石膏四钱（研细）。

效果：初方一剂，服后即得汗热减，泄泻即止。惟痧毒肿硬益甚，喉关肿腐不脱，汤饮难进。继投接方，并外敷药，痧毒即消，咽喉肿腐亦去，数日而安。

［廉按］风毒喉痧，初起即当用荆防败毒汤加减，以表散开达，苦寒清滋等味，一味不可兼杂，使其痧从汗透，病毒自然不留。毒既外泄，喉疫当然轻减，直待痧回肿退，鼻有清涕，遍身作瘰蜕皮，方进凉血清解之味，靡不应手速效。此案亦同此意，稍嫌芩、连苦泄，用得太骤，致有肿硬甚益，汤饮难进之反应。幸而改进败毒，犹得挽回于中道，否则殆矣。故曹心怡《喉痧正的》谓“凡遇风毒喉痧，先以得畅汗为第一要义”，旨哉言乎。

叶鉴清：住上海。

病者：钱左，年八岁，苏州人，寓唐家弄。

病名：疫喉痧。

原因：传染时疠致病。

证候：喉痛红肿有腐，凛寒壮热，面赤肤红如锦纹，胸头手肢稍见点粒，杂有白色细点，烦闷大渴，时有谵语，便闭溺赤，头面有汗，阳明热甚，气血两燔。

诊断：脉来洪数，右部尤甚，舌鲜绛，苔黏浊，体温一百零四度半，来势速而且险，此疫疠传染极重之喉痧也。幼稚质弱，抵抗力薄，防津涸陷闭骤变。

疗法：宜以大剂清解，生津败毒，冀其转机，速请高明酌进为妥。喉痧是疫毒最危之候，余师愚有清瘟败毒饮，重用石膏，直入胃经，退其淫热，生地、石斛保其津液为君，羚羊角、丹皮、赤芍清泄气血之热，参以凉肝为臣，银翘、甘中黄之解毒，兼元参之清喉养阴为佐，葛根、蝉衣、茅根转扬宣透为使也。

处方：生石膏二两（研细），鲜石斛一两（先煎），牡丹皮三钱，甘中黄八分，净连翘五钱，鲜生地一两，羚羊片钱半（先煎），赤芍二钱，板蓝根四钱，金银花五钱，粉葛根一钱，润元参四钱，蝉衣一钱，茅根四两（去心衣，煎汤代水）。另用茅根、芦根，煎汤代茶。

次诊：红痧较透，壮热汗多，喉腐红痛，而有稠痰，渴思生冷，脘闷烦躁，间有谵语，舌绛苔黏浊，便闭，溺赤如血，脉数大，体温一百零四度二，此时疠传染，直入阳明，气血均受燔灼，病仅三日，津液已经大伤，症势危险，变迁极速，与寻常感冒风痧不同。今拟生津凉胃，清解热毒。

次方：生石膏二两（研细），鲜石斛一两，大青叶三钱，甘中黄八分，牡丹皮三钱，鲜生地一两，元参五钱，天花粉四钱，川贝四钱，黑山栀三钱，金银花五钱，净连翘五钱，茅根肉五扎（去心衣），犀角四分（磨冲）。

三诊：红痧稠布，神识尚清，仍壮热汗多，大渴大饮，喉痛红腐，舌干绛，苔垢厚，烦躁气闷，未见轻减，大便五日未行，溲赤茎痛热甚，为毒充斥阳明，津液灼伤殊甚，致肠腑宿垢，不得下行，频转矢气奇臭，即是明证，脉来六部一律数大，体温一百零四度半，病势正在险途。今日仍议清胃生津，通利大便。

三方：生石膏二两（研细），鲜石斛一两，瓜蒌仁五钱，生草梢七分，黑山栀三钱，鲜生地一两，肥元参五钱，元明粉一钱（与瓜蒌仁同打），生大黄三钱，丹皮三钱，青连翘五钱，金银花五钱，犀角四分（磨冲）。

四诊：大便两次，先燥屎，后微溏，解后热势较和，烦躁气闷渴饮亦稍缓，红痧稠密，喉腐已化，红痛略减，溺赤茎痛，脉来数大稍静，体温一百零三度，舌干绛，津伤热甚。稚年阴分不充，病虽小愈，不足恃也。治再清胃，生津解毒。

四方：生石膏一两半，鲜石斛八钱，生草梢七分，牡丹皮三钱，净连翘四钱，鲜生地八钱，元参四钱，细木通四分，焦山栀三钱，金银花四钱，大竹叶三钱，茅根肉五扎（去心衣）。

五诊：红痧稍回，蒸热有汗，喉痛较和，而有稠痰，夜寐稍安，烦躁渴饮等亦较平，溺赤茎痛，脉大虽似稍敛，数象尚甚，舌质绛，苔已化，体温一百零二度。阳明邪热有余，津液不足，慎防生变，治守原意。

五方：生石膏一两（研细），鲜石斛七钱，天花粉四钱，净连翘四钱，竹叶心三十根，鲜生地八钱，川贝母三钱（去心），元参四钱，金银花四钱，灯心三扎，生草梢七分，塘西甘蔗皮五钱。

六诊：红痧渐回，身痒，表热较淡，内热烦闷渴饮等亦较和，种种邪退之象，邪既退化，津液即可保全，舌绛稍淡而润，喉痛已和，溺赤茎痛，脉来弦数，体温一百零一度半。邪疠虽退，蕴热尚盛，童年阴未充足，须加意谨慎，勿变方妥。今日仍议生津清化。

六方：生石膏七钱（研细），元参三钱，生草梢五分，净连翘四钱，竹叶心三十根，鲜石斛七钱，天花粉四钱，绿豆衣五钱，金银花四钱，灯心三扎，嫩芦根一两（去节），塘西甘蔗皮五钱。

七诊：热势大衰，红痧循序而回，诸恙悉见和平，脉来右弦数，左尚和平，舌红润，根薄，体温一百零一度。邪势日退，津液日回，胃纳亦展，种种逢凶转吉，化险为夷，治再清养。

七方：西洋参一钱，元参三钱，净连翘三钱，大竹叶三钱，灯心三扎，鲜石斛四钱，嫩芦根八钱（去节），金银花三钱，绿豆衣四钱，甘蔗皮四钱（塘西）。

八诊：痧回热减，惟寐醒后，嗌燥口干苦，须饮汤水，方能言语。喉痧乃疫毒之病，极伤津液，大便欲行而不解，肠燥有留热也。脉来右尚弦数，体温一百度。治守原法，参以润肠。

八方：西洋参一钱，元参三钱，净连翘三钱，瓜蒌仁四钱，大竹叶三钱，鲜石斛四钱，大麻仁四钱（研），金银花三钱，松子仁三钱，嫩芦根八钱（去节）。

九诊：大便仍欲解不行。后用洋蜜锭纳谷道中，逾时始得下行，尚畅，即古人蜜煎导法，最稳妥效速。暮分尚形肌热口干，津液不复，余热未清，所幸粥饮渐加，夜寐顿安，体温一百度。静养调理，自可复元。

九方：西洋参一钱，元参三钱，净连翘三钱，绿豆衣四钱，原金斛三钱，东白薇钱半，金银花三钱，嫩芦根八钱（去节），甘蔗皮四钱（塘西）。

十诊：表热已解，大便又行，溺黄，邪热已退，津液来复，脉至数象已和。病后调理，贵乎平淡。

十方：西洋参一钱，稆豆衣三钱，绿豆衣三钱，淡竹叶钱半，甘蔗皮四钱，原金斛三钱，生谷芽三钱，嫩芦根四钱，灯心三扎。

十一诊：诸恙皆和，脉来和软有神，安谷甜睡，再以平淡调理。

十一方：西洋参一钱，川石斛三钱，稆豆衣三钱，淡竹叶钱半，橘白一钱，南沙参三钱，生谷芽三钱，绿豆衣三钱，灯心三扎。

效果：服三剂痊愈。

［廉按］治喉痧之法，宜辛凉横开，以陈氏《疫痧草》《喉疫浅说》两书，最为善本，其次余氏《疫疹一得》。此案亦守是法，首尾十一方，随机应变，法稳方妥，可为后人效法，诚有功于世之佳案也。

《全国名医验案类编·二集传染病案·第八卷时疫喉痧病案·冬温喉痧案》

叶馨庭：住黟县南屏。

病者：程崇和，年逾弱冠，住安徽黟县，业商。

病名：冬温喉痧。

原因：腠理不密，冬温上受，袭入肺胃。

证候：咽喉上腭，白点满布，有胶黏痰，势将溃烂，饮食难下，呕吐口渴，身热便结，肌红发疹。

诊断：脉象弦数，舌红苔黄燥。此冬令严寒，寒极生热，袭入肺胃，肺胃之火上冲即吐，熏咽成痰，阻碍咽喉，故肿腐疼痛焉。盖手太阴之脉，上从肺系，足阳明之脉，上循喉咙故耳。

疗法：喉痧一证，虽由肺胃之火上升，而诸经之热有以助之，故用犀角、石斛泻心胃火，牛蒡、浙贝、桔梗、万年青清肺利咽于上，山栀、元明粉推泻于下，生地、丹皮、川连清心肝，马勃、人中黄消热毒，牛黄化热痰。每日煎药两次，外治用冰硼散和紫雪丹，频吹喉内。

处方：犀角尖八分（锉末），牛蒡子一钱，苦桔梗八分，焦山栀二钱，鲜生地二钱，鲜石斛三钱，浙贝母二钱，万年青二片，元明粉二钱，粉丹皮一钱，马勃一钱，人中黄二钱，真牛黄三分（末，冲）。

次方：冰硼散和紫雪丹，频吹喉内。

效果：上方服二剂，喉痧见松，呕吐得止，身热已退，大便亦解。减去犀角、牛黄、丹皮、元明粉等味，加鲜芦根五钱，金银花二钱，甘草五分。再服三剂，则安然无恙矣。

［廉按］夏春农曰：疫喉痧，以三焦相火为发源，以肺胃二经为战场，以吸受疫厉之气为贱渠。其证初起，咽喉即腐，或左或右，或左右全腐，其色或白或黄，或红或紫，其痛或重或轻，或不痛，遍身热如火燎，皮肤红晕如斑，苔色或白或黄，或灰黑，或黏厚，脉象或浮数，或弦数，或洪大，或沉伏，呕吐气喘，神烦昏冒，自利溲赤，口干唇红，躁乱惊惕，或微恶寒，面垢肢凉，谵言搐搦。轻者犹可救疗，重者多不逾三日而死，何也？缘手少阳三焦经与手厥阴心包络经相为表里，三焦相火沸腾，直犯心包，故种糊不识人也。前贤谓温病首先犯肺，逆传心包。予谓疫喉痧三焦火炎，直犯心包，同一危疴。奈病来仓猝，成法无稽，以致治者聚讼纷纭，或谓先治其喉、禁用寒凉，或谓首重斑痧、当宜升托，然总难获效。不知疫疠之气，充斥三焦，猝然而发，咽喉一腐，遍身皮肤紫赤，如斑如痧，并无颗粒可分，世所谓烂喉痧是也。考前贤以伤寒胃热失下，合君相二火，尚为斑疹，何况疫喉痧本是君相二火为害乎？此疫喉痧之不宜升托也明矣。且予历验之于患疫喉痧者，疫痧一回，无不皮肤甲错，可见营血亢害已极。每见投风药升散过度者，或幸不致毙，然皮肤蒸热逗留总不易清，必须凉营清热救阴之品，日夜频进，大作汤液，直待营阴来复，而外热始清，是疫喉痧亦当以清透化毒，凉营泄热之法为正治。不必分治喉治痧之先后也，又明矣。此案内外方法，悉宗夏氏薪传，故能特收敏效。

《全国名医验案类编·二集传染病案·第九卷时疫白喉病案·燥证红喉转白案》

萧琢如：住湘乡水口山矿局。

病者：李楚枬女，年方十岁，住湘乡。

病名：燥证红喉转白。

原因：前医从风毒喉痧治，服发散药，米饮不入口，已数日矣。

证候：身大热无汗，口渴心烦，夜不安枕，满喉发白。

诊断：脉浮大而芤，舌无苔，鲜红多刺，幸有浮液，不甚干燥。余曰：此乃燥证误表，挽回甚难。

疗法：为疏养阴清肺汤，取其润燥清喉、消痰制腐之作用，大剂频服，或可挽回。

处方：鲜生地一两，元参八钱，原麦冬六钱，丹皮四钱，生白芍四钱，川贝母四钱，苏薄荷二钱半，生甘草二钱，银花三钱，连翘三钱。

效果：连服三剂，次日遍身露红斑，几无完肤。余曰：内邪外出，此生机也。仍守原方大剂加味，每日夜尽三剂，三日而平复，续以养阴方善后。闻愈后半月，发肤爪甲尽脱，燥证误表之为害，有如此者。

［廉按］此血毒喉痧而转白烂者。前医见其红喉，身大热无汗，用发散透痧药，亦不得竟谓其误表。改服大剂养阴清肺汤后，次日即遍身露红斑，几无完肤，显系烂喉丹痧之症状。惟口渴心烦，夜不安枕，此属胃热蒸心，由气分而转入营分。此案养阴清肺汤中，薄荷、丹皮、银花、连翘诸药辛凉宣通，与大队增液川贝、甘、芍等一派凉润之药并用，既能散邪，尤能清热，所以服之辄觉捷效也。

《经方实验录·第一集上卷·第二三案麻黄杏仁甘草石膏汤证》

佐景曰：前年三月间，朱锡基家一女婢病发热，请诊治。予轻剂透发，次日热更甚，未见疹点。续与透发，三日病加剧，群指谓猩红热，当急送传染病医院受治。锡基之房东尤恐惧，怂恿最力。锡基不能决，请予毅然用方。予允之，细察病者痧已发而不畅，咽喉肿痛，有白腐意，喘声大作，呼吸困难不堪，咯痰不出，身热胸闷，目不能张视，烦躁不得眠，此实烂喉痧之危候，当与：净麻黄钱半，生石膏五钱，光杏仁四钱，生草一钱，略加芦根、竹茹、蝉衣、蚤休等，透发清热化痰之品。服后，即得安睡，痧齐发而明，喉痛渐除。续与调理，三日全愈。事后婢女叩谢曰：前我病剧之时，服药（指本方）之后，凉爽万分，不知如何快适云。意者醍醐灌顶可以仿佛形容之欤！

［佐景按］夫麻疹以透净为吉，内伏为凶，尽人所知也。而透之之法却有辨别。盖痧毒内伏，须随汗液乃能外出。而汗液寄汗腺之内，须随身热乃能外泌。故痧前之身热乃应有之现象，惟此种身热亦有一定之标准，过低固不可，过高亦不佳。事实上过高者少，过低者多，故用药宜偏于温，万不可滥用凉剂以遏之。及痧毒正发之时，小儿身热往往过度，与未发前成反比。不知身热过重又妨痧毒之外透。此时热迫肺部则喘急，热蒸汗腺则汗出，热灼心君则神昏，热熏痰浊则干咳，此为麻杏甘石之的证，重剂投之，百发百中，又岂平淡之药所能望其项背哉？

第五节

痄　腮

痄腮是因感受风温邪毒，壅阻少阳经脉引起的时行疾病。以发热、耳下腮部漫肿疼痛为临床主要特征。本病在文献上又有腮肿、痄腮毒、髭发、鸬鹚瘟、蛤蟆瘟等名称，属常见传染病，可见于大人及小儿，但以小儿为多见。

一年四季均可发病，而以冬春季发病率为高，可广散传播，相互染疫，暴发流行。其发病可轻可重，轻者仅见腮部肿胀，或见轻微发热；重者则见腮肿咽痛，发热恶寒，全身不适，甚则并发睾丸肿痛、耳聋、头痛项强、神昏抽搐。若无并发症，本病一般可于10天内自愈。

【辨病名】

痄腮，有“诈腮”“吒腮”等异形字。历代医家在痄腮和头面疮肿的关系上，有认为“名曰痄腮，不亟清解，必成大头”的，也有认为痄腮为大头病发于少阳经的。病因病机证治可参详“大头病、大头瘟、时行腮肿、时毒、大头天行”等内容，辨病名部分不纳入。

一、痄腮（髭发、含腮疮）

《古今医统大全·卷之六十六·痄腮候》：“痄腮，牙病而外及于腮颊俱肿是也。”

《疮疡经验全书·卷之二·痄腮毒》：“此毒受在耳根耳聤，通于肝肾，气血不流，壅滞颊腮，此是风毒证。先用清肝流气饮，后用托里流气饮治之。”

《幼科发挥·卷之二·心所生病·诸疮》：“马刀多生于耳前后，肿硬赤痛，俗名痄腮。”

《医学入门·外集卷五·外科·痈疽总论》：“痄腮（髭发同）风热犯其胃，表分寒热里不利。”

《证治准绳·疡医卷之三·面部·发颐(痄腮)》:“肌肉浮而不着骨者名痄腮。”

《幼科金针·卷下·痄腮第八十九》:“发颐传染痄腮名,不论双单一例形。俗说鳗鲡瘟便是,散邪清热其留停……以致项前结肿,状如鳗腮,故俗称之,极易传染。”

《冯氏锦囊秘录·杂症大小合参卷六·儿科喉病》:“咽喉者,一身之总要,水谷之道路也。若壅滞不散,发为咽喉之疾,或内生疮,状如肉腐,窒塞不通,吐咽不下胸膈之间,蕴积热毒,致生风痰。如单肉娥、双肉娥,及痄腮肿胀,甚者内外皆肿,上攻头面。”

《外科心法要诀·卷三·面部·痄腮》:“痄腮胃热是其端……此证一名髭发,一名含腮疮。生于两腮肌内不着骨之处,无论左右,总发端于阳明胃热也。”

《杂病源流犀烛·卷二十二·面部门·面部病源流》:“腮肿亦名痄腮,因风热乘胃,或膏粱久积而作,甚有出脓血者(宜外用醋调石灰敷之,内服加味消毒饮)。小儿胎毒攻腮发肿,尤可畏(宜大连翘饮)。”

《保婴易知录·卷下·痄腮》:“儿初生两腮肿硬有核,或在一边,名曰痄腮,因妊恣食厚味,或郁怒不解,以致郁热在内,儿受之以成此症,不治恐成腮痈。”

《外科证治全书·卷一·痈疽部位名记》:“红肿曰痈,白塌曰疽,部位既殊,称名亦异……于腮为痄腮。”

《温热经纬·卷四·余师愚疫病篇·疫证条辨》:“腮者,肝肾所属,有左肿者,有右肿者,有右及左、左及右者,名曰痄腮。不亟清解,必成大头。”

二、颔肿

《黄帝内经素问·至真要大论》:“民病少腹控睾,引腰脊,上冲心痛,血见,嗌痛颔肿。”

三、腮肿

《杂病源流犀烛·卷二十二·面部门·面部病源流》:“腮肿亦名痄腮,因风热乘胃,或膏粱久积而作,甚有出脓血者(宜外用醋调石灰敷之,内服加味消毒饮)。小儿胎毒攻腮发肿,尤可畏(宜大连翘饮)。”

四、吒腮、诈腮、胙腮

《幼幼新书·卷第三十四·咽喉肿痛第十二》:“茅先生:小儿生下中诈腮风壅候。浑身壮热,耳边连珠赤肿,喉中或结肉瘤起,有此为诈腮风壅。”

《类编朱氏集验医方·卷之九头痛门·咽喉》:“评曰:咽喉之疾,本伤热毒上攻也。四时受热,藏心肺之间,一旦所触,上攻咽喉,所谓肾伤寒也。然其证有:单肉娥、双肉娥,有重舌、木舌、胙腮,有悬雍肿胀,有里外皆肿。甚者,上攻头面皆肿大。”

《本草纲目·谷部第二十二卷·谷之一·稻》:“喉痹吒腮:用前膏贴项下及肿处,一夜便消。干即换之,常令湿为妙。”

五、虾蟆瘟、鸬鹚瘟

《古今医统大全·卷之二十五瘟疫门·治法·虾蟆瘟候》:“虾蟆瘟,天行邪气客于少阳,颈项并腮俱肿,大如虾蟆样者,故名虾蟆瘟。”

《疡科心得集·卷上·辨鸬鹚瘟耳根痈异证同治论》:“夫鸬鹚瘟者,因一时风温偶袭少阳,络脉失和。生于耳下,或发于左,或发于右,或左右齐发。初起形如鸡卵,色白濡肿,状若有脓,按不引指,但酸不痛,微寒微热;重者或憎寒壮热,口干舌腻。”

【辨病因】

痄腮病因包括风热、湿痰、积热、温疫温毒等。

一、概论

《外科枢要·卷二·论痄腮》:“痄腮属足阳明胃经,或外因风热所乘,或内因积热所致。”

《外科正宗·卷之四·杂疮毒门·痄腮第八十九》:“痄腮乃风热、湿痰所生,有冬温后,天时不正,感发传染者多。”

《杂病源流犀烛·卷二十二面部门·面部病源流》:“腮肿亦名痄腮,因风热乘胃,或膏粱久积而作,甚有出脓血者(宜外用醋调石灰敷之,内服加味消毒饮)。小儿胎毒攻腮发肿,尤可畏(宜大连翘饮)。”

二、风热邪气

《古今医统大全·卷之二十五瘟疫门·治法·虾蟆瘟候》："虾蟆瘟，天行邪气客于少阳，颈项并腮俱肿，大如虾蟆样者，故名虾蟆瘟……大头虾蟆之候，尽因风热温邪在于高颠之上。"

《外科枢要·卷二·论痄腮》："痄腮属足阳明胃经，或外因风热所乘，或内因积热所致。"

《医学入门·外集卷五·外科·痈疽总论》："痄腮（髭发同）风热犯其胃，表分寒热里不利；外因风热肿痛……积热肿痛颇难当，膏粱厚味，胃经积热，腮肿作痛，或发寒热……连耳下少阳部分肿，属怒火。"

《万病回春·卷之五·咽喉》；"痄腮者，肿痛，风热也。"

《云林神彀·卷三·咽喉》："痄腮作痛肿，上焦风热症，外贴内服药，奏效不旋踵。"

《证治准绳·疡医卷之三·面部·发颐》："肌肉浮而不着骨者名痄腮。俱属阳明风热所致。"

《景岳全书·卷之二十六必集·杂证谟·面病》："凡风热肿痛，此必痄腮、时毒、痈疡之证。"

《伤风约言·伤风名义》："夫人受疫，素无定体，必有表里上下之差。其邪之流脉，自似有小大者，大邪中强人，则重而易治。大邪中虚人，则急而难治。小邪中强人，则轻而易治。小邪中虚人，则缓而难治。若豆疮者，虽一奇邪，亦当假风，况乎痢疾、痄腮、麻疹、水疱等病，皆属外邪，而其实在风中矣。"

三、湿热壅盛

《丹溪心法·卷一·瘟疫五》："大头天行病，此为湿气在高颠之上，切勿用降药，东垣有方。"

四、阳明积热

《冯氏锦囊秘录·杂症大小合参卷六·方脉大头病合参》："头痛肿大如斗是天行时疫病也。人身半以上，天之气也。身半以下，地之气也。邪热客于心肺之间，阳明、少阳之火复炽，且感天地四时瘟疫之气，所以上焦壅热不散，得犯清道，温热上乘，巅顶而为肿，木挟火邪而为痛，甚至溃裂，脓血复染他人，所以谓之疫疠。"

《外科心法要诀·卷三·面部·痄腮》："痄腮胃热是其端，初起焮痛热复寒，高肿焮红风与热，平肿色淡热湿原。［注］此证一名髭发，一名含腮疮。生于两腮肌内不着骨之处，无论左右，总发端于阳明胃热也。初起焮痛，寒热往来。若高肿、色红、焮热者，系胃经风热所发；若平肿色淡不鲜者，由胃经湿热所生。"

《保婴易知录·卷下·痄腮》："儿初生两腮肿硬有核，或在一边，名曰痄腮，因妊恣食厚味，或郁怒不解，以致郁热在内，儿受之以成此症，不治恐成腮痈。"

五、邪热内伏

《类编朱氏集验医方·卷之九头痛门·咽喉》："评曰：咽喉之疾，本伤热毒上攻也。四时受热，藏心肺之间，一旦所触，上攻咽喉，所谓肾伤寒也。然其证有：单肉娥、双肉娥，有重舌、木舌、胙腮，有悬雍肿胀，有里外皆肿。甚者，上攻头面皆肿大。"

《外科枢要·卷二·论痄腮》："一妇人素内热，因怒，耳下至颈，肿痛寒热。"

六、时毒、温毒、疫毒、四时不正之气

《外科精义·卷上·论时毒》："夫时毒者，为四时邪毒之气而感之于人也。其候发于鼻、面、耳、项、咽喉，赤肿无头，或结核有根，令人增寒发热，头痛肢体痛，甚者恍惚不宁，咽喉闭塞。"

《幼科金针·卷下·痄腮第八十九》："发颐传染痄腮名，不论双单一例形。俗说鳗鲡瘟便是，散邪清热其留停。此症乃四时不正之气，感而发之也。如春时应暖反寒，夏时应热反凉，秋时应凉反热，冬时应寒反温，非其时而有其气，感之者，寒热交作，以致项前结肿，状如鳗腮，故俗称之，极易传染。"

《疡医大全·卷十二·颧脸部·时毒门主方》："时毒痄腮。治风寒郁热，耳边腮颐结肿，恶寒发热，焮赤口干，每年仲春小阳时令，必多此症。有只肿一边者，有先肿一边，一二日又肿一边，亦有两边齐肿者，名曰时毒。更有两颏硬肿颔下肿者，名曰蛤蟆毒……头疼，耳边发肿，太阳痄腮，俱疼不可忍。"

《温病条辨·卷一·上焦篇·风温温热温疫温毒冬温》："温毒咽痛喉肿，耳前耳后肿，颊肿，面

正赤，或喉不痛，但外肿，甚则耳聋，俗名大头温、虾蟆温者……瘟毒者，秽浊也。凡地气之秽，未有不因少阳之气而自能上升者，春夏地气发泄，故多有是证；秋冬地气，间有不藏之时，亦或有是证；人身之少阴素虚，不能上济少阳，少阳升腾莫制，亦多成是证；小儿纯阳火多，阴未充长，亦多有是证。咽痛者，《经》谓‘一阴一阳结，谓之喉痹’。盖少阴少阳之脉，皆循喉咙，少阴主君火，少阳主相火，相济为灾也。耳前耳后颊前肿者，皆少阳经脉所过之地，颊车不独为阳明经穴也。面赤者，火色也。甚则耳聋者，两少阳之脉，皆入耳中，火有余则清窍闭也。”

《理瀹骈文·存济堂药局修合施送方并加药法·清阳膏》：“温疫（温病由天行者），温毒（疫重为毒）。风热上攻，头面腮颊耳前后肿盛，寒热交作，口干舌燥，或兼咽喉痛者，此即天行温疫温毒也。或云，冬温晚发……甚则咽喉堵塞最恶，又腮肿酸痛者为痄腮，不酸痛者为发颐，皆热症也。”

《增订通俗伤寒论·证治各论·伤寒兼证·伤寒兼疟》：“时毒初起，风毒则头痛怕风，始虽寒热日作，继即热多寒少，咽痛喉肿，或发痄腮，或发红痧，或发赤瘢。舌苔白薄，边尖红燥。秽毒则头重腹痛，胸脘痞满，恶心欲呕，腹痛闷乱，寒热交作，不甚分明。舌苔黄白相兼，或夹灰腻。”

【辨病机】

对于痄腮，历代医家从“风热”到“时毒”病因的认识，总离不开“热”。内外合邪，壅阻少阳经脉，郁结不散，与气血相搏，凝滞耳下腮颊，致使腮腺肿胀、疼痛而发为此病。

《幼幼新书·卷第三十四·咽喉肿痛第十二》：“茅先生：小儿生下中诈腮风壅候。浑身壮热，耳边连珠赤肿，喉中或结肉瘤起，有此为诈腮风壅。此候本固积，热甚即冲上乃如此。”

《类编朱氏集验医方·卷之九头痛门·咽喉》：“评曰：咽喉之疾，本伤热毒上攻也。四时受热，藏心肺之间，一旦所触，上攻咽喉，所谓肾伤寒也。然其证有：单肉娥、双肉娥，有重舌、木舌、胙腮，有悬痈肿胀，有里外皆肿。甚者，上攻头面皆肿大。”

《疮疡经验全书·卷之二·痄腮毒》：“此毒受在耳根耳聤，通于肝肾，气血不流，壅滞颊腮，此是风毒证。”

《万氏秘传外科心法·卷之二·背图形八症·痄腮》：“痄腮毒生于牙根耳庭之前后，通于肝肾，由少阳、阳明经所生也，亦名赤腮痈，乃气血不行壅滞颊腮。”

《冯氏锦囊秘录·杂症大小合参卷六·儿科喉病》：“咽喉者，一身之总要，水谷之道路也。若壅滞不散，发为咽喉之疾，或内生疮，状如肉腐，窒塞不通，吐咽不下胸膈之间，蕴积热毒，致生风痰。如单肉娥、双肉娥，及痄腮肿胀，甚者内外皆肿，上攻头面。”

《温热经纬·卷四·余师愚疫病篇·疫证条辨》：“腮者，肝肾所属，有左肿者，有右肿者，有右及左、左及右者，名曰痄腮。不亟清解，必成大头。头为诸阳之首，头面肿大，此毒火上攻。”

《疡科纲要·卷上·治疡药剂·论外疡治痰之剂》：“惟痰能为疡，其基础则本于气机之阻滞，其成就亦别有感触之原因。有因外风时热以激动其痰者，则风性升腾，上行而迅疾，其证多在颈项腮颐，如发颐、痄腮、项前颔下诸痈，皆本于结痰，而动于外风，成于血热。”

【辨病证】

一、辨症候

1. 辨症状

《外科大成·卷二·分治部上·面部》：“痄腮，肿尖而色赤者风热，肿平而色淡者湿热，皆属于胃。壮者黑牛散下之，或加味消毒饮散之。忌用敷药，恐毒攻喉。”

《外科证治全书·卷一面部证治·痈疽就简·发颐》：“患生于腮，有曰痄腮，有曰发颐，当分别治之。腮内酸痛者，痄腮也，以赤豆散敷之。病后两颐发肿，不作酸痛者，发颐也。”

《理瀹骈文·存济堂药局修合施送方并加药法·清阳膏》：“甚则咽喉堵塞最恶，又腮肿酸痛者为痄腮，不酸痛者为发颐，皆热症也。”

《增订通俗伤寒论·证治各论·伤寒兼证·伤寒兼疟》：“时毒初起，风毒则头痛怕风，始虽寒热日作，继即热多寒少，咽痛喉肿，或发痄腮，或发红痧，或发赤瘢。舌苔白薄，边尖红燥。秽毒则头重腹痛，胸脘痞满，恶心欲呕，腹痛闷乱，寒热交作，不甚分明。舌苔黄白相兼，或夹灰腻。”

2. 辨表里

《济阳纲目·卷一百·面病·论》：“或曰：痄腮因风热犯胃，须分表里，如外因风热肿痛，在表，寒热者，升麻胃风汤；在里，二便不利者，四顺清凉饮。如表里俱解，肿痛又不消，欲作脓也，托里消毒散，治同大头肿。膏粱厚味，胃经积热，腮肿作痛或发寒热者，用升麻、黄连、连翘、牛蒡子、白芷等分，水煎服。连耳上太阳部分肿，属风热，加羌活、防风；连耳下少阳部分肿，属怒火，加柴胡、山栀、牡丹皮；连耳后少阴部分肿，属相火，加知母、黄柏。头面齿牙俱肿，内热口干者，犀角升麻汤。齿牙唇口俱肿，出血者，清胃散加石膏。内伤生冷，凉药不能消积，食少体倦者，补中益气汤。内伤气血俱虚，八物汤加麦门冬、五味子。伤七情有寒热者，八味逍遥散。伤色欲，连颐及耳后肿者，肾气丸、八味丸、十全大补汤，不可误用风药克伐之剂。”

《疡科纲要·卷上·外疡脉状·浮沉之脉》：“如发颐、痄腮、耳门牙槽诸痈，病本在表，而又属风邪热毒，蕴于上部，其脉无不浮数滑疾。有痰宜泄，有热宜清，亦不得以其脉浮属表，而但与疏风解表，反令气火越浮，疡患益炽。”

3. 辨经络

腮颊是手足阳明、少阳及手太阳循行经过的部位，痄腮之发病，多与这些经脉有关。

《万氏秘传外科心法·卷之二·背图形八症·痄腮》：“痄腮毒生于牙根耳庭之前后，通于肝肾，由少阳、阳明经所生也。”

《杂病源流犀烛·卷二十二面部门·面部病源流·治面部病方十二》：“又如腮脸生毒，发于肌肉，浮而不着骨，此名痄腮，乃阳明风热相乘，或因积热所致也（宜白芷胃风汤、犀角升麻汤）。其间更自有辨：近于下为发颐，由阳明畜热；近于耳后，又属少阳热毒上攻（宜急用仙方活命饮加元参、芩、莲）。”

二、辨吉凶

1. 辨预后

《外科枢要·卷二·论痄腮》：“痄腮属足阳明胃经，或外因风热所乘，或内因积热所致……患此而有不治者，多泥风热，执用克伐之药耳。”

《幼科金针·卷下·痄腮第八十九》：“发颐传染痄腮名，不论双单一例形。俗说鳗鲡瘟便是，散邪清热其留停。此症乃四时不正之气，感而发之也。如春时应暖反寒，夏时应热反凉，秋时应凉反热，冬时应寒反温，非其时而有其气，感之者，寒热交作，以致项前结肿，状如鳗腮，故俗称之，极易传染。须进柴胡葛根汤，表散其邪，肿自消矣，当避风戒口，如误作肿毒治，则有内溃变恶之患矣。”

《婴儿论·辨疮疹脉症并治第四》：“若从颐颔硬肿，食饮难通者，名曰鸬鹚瘟，难治也。”

《疡科心得集·卷上·辨鸬鹚瘟耳根痈异证同治论》：“夫鸬鹚瘟者，因一时风温偶袭少阳，络脉失和。生于耳下，或发于左，或发于右，或左右齐发。初起形如鸡卵，色白濡肿，状若有脓，按不引指，但酸不痛，微寒微热；重者或憎寒壮热，口干舌腻。初时则宜疏解，热甚即用清泄，或挟肝阳上逆，即用熄风和阳。此证永不成脓，过一候自能消散。”

《外科证治秘要·耳痈耳菌耳漏鸬鹚瘟耳根痈发颐》：“鸬鹚瘟，俗名土婆风，又名田鸡胀。因风热，生于耳下，或发于左，或发于右，或左右俱发。微寒热，色白软肿，但酸不甚痛，过七日自愈。”

2. 辨变证

《黄帝内经素问·至真要大论》：“民病少腹控睾，引腰脊，上冲心痛，血见，嗌痛颔肿。”

《冯氏锦囊秘录·杂症大小合参卷十四·疝症大小总论合参》：“又有身体发热，耳后急生痄腮，红肿胀痛，肋病将退，而睾丸忽胀，一丸极大、一丸极小，似乎偏坠，而实非，盖耳傍乃少阳胆经之分，与肝经相为表里，少阳感受风热，而遗发于肝经也。”

【论治法】

痄腮的治疗着重于清热解毒。初起温毒在表者，以疏风清热为主，若病情较重，热毒壅盛者，治宜清热解毒为主。腮肿硬结不散，治宜软坚散结，清热化痰。软坚散结只可用宣通之剂，以去其壅滞，不要过于攻伐，壅滞既去，则风散毒解，自然会达到消肿止痛的目的。对于病情严重出现变证，如邪陷心肝或毒窜睾腹，则按熄风开窍或清肝泻火等法治之。

一、概论

《幼幼新书·卷第三十四·咽喉肿痛第十二》："茅先生：小儿生下中诈腮风壅候。浑身壮热，耳边连珠赤肿，喉中或结肉瘤起，有此为诈腮风壅。此候本固积，热甚即冲上乃如此。所治者，先微下夺命散，略与吐下风涎，后用匀气散补，又用朱砂膏夹天竺黄散与服，又用葱涎膏贴腮肿处，如此调理三日即愈。如见恶候，恐传急惊。"

《类编朱氏集验医方·卷之九头痛门·咽喉》；"痄腮则用涂药，轻者但服药而自退，不须用针及药点其疮，当自消也。"

《古今医统大全·卷之二十五瘟疫门·治法·虾蟆瘟候》："虾蟆瘟，天行邪气客于少阳，颈项并腮俱肿，大如虾蟆样者，故名虾蟆瘟，宜用风热药解毒丸间下之，外以侧柏汁调蚯蚓粪敷之。大头虾蟆之候，尽因风热温邪在于高颠之上，宜败毒散加羌活、黄芩、酒浸大黄随病加减，不可峻用降药。虽有硝黄之剂，必细细呷之。大抵攻之太峻，则邪在上，自如无过之地，及受其害也。"

《外科枢要·卷二·论痄腮》："痄腮属足阳明胃经，或外因风热所乘，或内因积热所致。若肿痛寒热者，白芷胃风汤。内热肿痛者，升麻黄连汤。外肿作痛，内热口干者，犀角升麻汤。内伤寒凉，不能消溃者，补中益气汤。发热作渴，大便秘结者，加味清凉饮。表里俱解而仍肿痛者，欲作脓也，托里散。若饮食少思，胃气虚弱也，六君子汤。肢体倦怠，阳气虚弱也，补中益气汤。脓毒既溃，肿痛不减，热毒未解也，托里消毒散。脓出而反痛，气血虚也，人参内托散。发热晡热，阴血虚也，八珍汤。恶寒发热，气血俱虚也，十全大补汤。若肿焮痛连耳下者，属手足少阳经，当清肝火。若连颐及耳后者，属足少阴经虚火，当补肾水。患此而有不治者，多泥风热，执用克伐之药耳。"

《针灸大成·卷十·补遗·识病歌》："孩儿食热下无妨，面赤青红气壮强，脉弦红色肚正热，痄腮喉痛尿如汤，屎硬腹胀胁肋满，四肢浮肿夜啼长，遍身生疮肚隐痛，下之必愈是为良。"

《证治准绳·疡医卷之三·面部·发颐》："肌肉浮而不着骨者名痄腮，俱属阳明风热所致，急服活命饮加玄参、芩、连，水酒煎服，及紫金丹汗之。"

《外科正宗·卷之四·杂疮毒门·痄腮第八十九》："痄腮乃风热、湿痰所生，有冬温后，天时不正，感发传染者多。两腮肿痛，初发寒热，以柴胡葛根汤散之，外敷如意金黄散。在里内热口干，二便不利者，四顺清凉饮利之。表里俱解，肿仍不消，必欲作脓，托里消毒散，脓成者即针之。体虚人兼服补托自愈。"

《幼科金针·卷下·痄腮第八十九》："发颐传染痄腮名，不论双单一例形。俗说鳗鲡瘟便是，散邪清热其留停。此症乃四时不正之气，感而发之也。如春时应暖反寒，夏时应热反凉，秋时应凉反热，冬时应寒反温，非其时而有其气，感之者，寒热交作，以致项前结肿，状如鳗腮，故俗称之，极易传染。须进柴胡葛根汤，表散其邪，肿自消矣，当避风戒口，如误作肿毒治，则有内溃变恶之患矣。"

《冯氏锦囊秘录·杂症大小合参卷六·儿科喉病》："如单肉娥、双肉娥，及痄腮肿胀，甚者内外皆肿，上攻头面，治宜先吐风痰，以通咽膈，然后解热毒，清肺胃，迟则不救……痄腮肿胀者，重则瓷锋刺去恶血，轻则或涂或点，次投汤剂，散风清热解毒消痰自愈也。"

《冯氏锦囊秘录·杂症大小合参卷六·方脉大头病合参》："轻者，名发颐肿，在两耳前后，有以承气下之，泻胃中之实热，是诛伐太过矣。治法不宜药速，速则过其病，所谓上热未除，中寒复生，必伤人命，宜用缓药，徐徐少与，再视肿势在于何分，随经治之。阳明为邪，首大肿；少阳之邪，出于耳前后也，大概普济清毒饮主之。黄连、黄芩味苦，泻心肺热，以为君；橘红、玄参苦寒，生甘草甘寒泻火补气，以为臣；连翘、鼠粘、薄荷味苦辛平，板蓝根味甘寒，马屁勃、僵蚕味苦平，散肿消毒以为佐；升麻柴胡苦平，行少阳阳明，不得伸之郁气，桔梗味辛温，为丹楫不令下行，如是调治方可保全。"

《医碥·卷之四·杂症·疝》："外有发热，忽生痄腮，痄腮愈睾丸胀者，耳后属胆，胆受风热生痄腮，移热于肝故睾丸肿，加味逍遥入防风、荆芥、青皮。"

《温病条辨·卷一上焦篇·风温温热温疫温毒冬温》："温毒咽痛喉肿，耳前耳后肿，颊肿，面正赤，或喉不痛，但外肿，甚则耳聋，俗名大头温、虾蟆温者，普济消毒饮去柴胡、升麻主之，初起一二日，再去芩、连，三四日加之佳……治法总不能出李东垣普济消毒饮之外。其方之妙，妙在以凉膈散为主，而加化清气之马勃、僵蚕、银花，得轻可去实之妙；再加元参、牛蒡、板蓝根，败毒而利肺气，补肾水以上济邪火；去柴胡、升麻者，以升腾飞越太过之病，不当再用升也，说者谓其引经，亦甚愚矣！凡药不能直至本经者，方用引经药作引，此方皆系轻药，总走上焦，开天气，肃肺气，岂须用升、柴直升经气耶？去黄芩、黄连者，芩连里药也，病初起未至中焦，不得先用里药，故犯中焦也。"

《疡科心得集·卷上·辨鸬鹚瘟耳根痈异证同治论》："夫鸬鹚瘟者，因一时风温偶袭少阳，络脉失和。生于耳下，或发于左，或发于右，或左右齐发……初时则宜疏解，热甚即用清泄，或挟肝阳上逆，即用熄风和阳。"

《医宗己任编·卷八西塘感症·感症兼病·时毒》："病颐颔肿者（即俗名虾幕瘟是也，又名曰痄腮），先用败毒散微汗之，次以酒芩连（黄连非热甚且缓之，栀芩足矣）、玄参、薄荷、连翘、甘草、桔梗、升麻、鼠粘子频频缓服。大便实者，加熟大黄（此法即非流行，凡遇见此症用之自效）。大抵热不止，不可便与谷食，恐助邪热也。脉虚，无停滞者不禁。"

《吴氏医方汇编·第二册·瘟毒》："又有发颐痄腮之症，亦感四时不正之气所致。其候发于面、鼻、耳、项、咽喉，赤肿或结核，令人憎寒、壮热、头痛、肢体痛，或口干便秘昧者，当分表里。在表者，发之升麻牛子散，或普济消毒饮；在里者，下之通圣散。坚硬不赤不痛者，为滞气停痰，宜疏之，流气饮加减。外以化顽散或赤豆散，调敷四围。"

《重订广温热论·第一卷·温热总论·论温热兼症疗法》："温毒痄腮及发颐，初起咽痛喉肿，耳前后肿，颊肿，面正赤；或喉不痛，但外肿：甚则耳聋，口噤难开，俗名大头瘟、虾蟆温者是也。加减普济消毒饮主之，或用代赈普济散，一日五六服，或咽下或含漱，最效；荆防败毒散加金汁，亦妙。外肿处贴水仙膏，贴后，若皮间有小黄疮如黍米者，不可再敷水仙膏，过敷则痛甚而烂，须易三黄二香散敷之。若热毒炽盛，神昏谵语者，必须清凉解毒，芳香宣窍，如伍氏凉血解毒汤、费氏清火解毒汤之类，加瓜霜紫雪丹主之。若热结便闭，神昏痉厥者，必须大剂凉泻，拔萃犀角地黄汤，加金汁、元明粉主之；下后，可用竹叶地黄汤，凉血救液。总之，此症凡用疏散，须防化燥，必佐苦寒甘凉，以清火救津也。凡用清凉，须防冰伏，必佐活血疏畅，恐凝滞气血也。"

《疡科纲要·卷上·治疡药剂·论外疡治痰之剂》："惟痰能为疡，其基础则本于气机之阻滞，其成就亦别有感触之原因。有因外风时热以激动其痰者，则风性升腾，上行而迅疾，其证多在颈项腮颐，如发颐、痄腮、项前颔下诸痈，皆本于结痰，而动于外风，成于血热。则化痰也，而必泄热疏风。"

二、外治法

1. 敷贴法

《圣济总录·卷第一百三十二·疮肿门·诸疮》："芙蓉敷方，治腮颔肿痛，或破成疮：芙蓉叶不拘多少，上一味，烂捣敷之，以帛系定，日一换。"

《是斋百一选方·卷之十六·第二十四门·治痈疽发背痄腮等疾》："赤小豆为细末，以新汲水调，敷疮及四旁赤肿处，干落即再敷。"

《普济方·卷二百七十八·诸疮肿门·诸肿》："痄腮方：用水调乳香末涂之，仍服苏子降气汤。"

《万氏秘传外科心法·卷之二·背图形八症·痄腮》："青蒿（春夏取苗，秋冬取根）、二花、雄黄、生葱、黄泥、蜂蜜各等分，捣细成饼，侧卧贴之，若初起用之，即愈。"

《济阳纲目·卷一百·面病·治痄腮方》："一方治痄腮：竹叶、车前草、柏子仁，上杵碎，热敷患处。一方治两腮肿：细辛、草乌各等分，上为末，入蛤粉，以猪脂调敷肿处，口含白梅置腮边良久，肿退，出涎患消矣，消时肿必先向下。一方治腮肿：用赤小豆为末，蘸醋调敷之，立效。一方用鸡子清调敷。一方石灰不拘多少，炒七次，地下窨七次，醋调敷肿处，立消。一方治痄腮及喉下诸般肿：蜗牛同飞面研匀，贴肿处。"

《简明医彀·卷之八·面疡·痄腮》："敷方：靛青、蚯蚓泥（水研）、井底泥。随取一味，敷患处。"

《奇方类编·卷上·头面门·治痄腮》："青靛花敷之，立愈。"

《疡医大全·卷十二·颧脸部·痄腮门主方》："敷痄腮，染坊靛花频敷自消。又方，肥皂同砂糖捣敷，纸盖留顶出气。又方，黄柏、铅粉各等分，研匀凉水调敷。又方，猪胆汁三个，生姜汁、米醋各半酒杯，和匀磨京墨，一敷即消。腮肿：土茯苓二斤，天花粉、苦参各二两，咀片分七剂，每剂加皂角子七粒水煎，露一宿，食后温服，并治瘰疬。

时行风热腮肿：赤小豆捣细，鸡子清或米醋调敷，立消。又方，霜后丝瓜煅存性，猪胆汁调敷，即消。又方，扁柏叶捣汁，调蚯蚓泥搽上，立消。宋仁宗患痄腮，道士赞宁用赤小豆七粒为末敷之，立愈。（《朱氏集验方》）腮毒：大黄末、姜汁调敷，中留一孔透气，自消。两腮红肿：百合一两，贝母、山芝麻根（去皮）、元明粉各一钱，银朱七分，白面少许，同捣敷。"

《松峰说疫·卷之三·杂疫·鸬鹚瘟》："其症两腮肿胀，憎寒，恶热。外用赤小豆、柏叶，共捣烂，水醋调敷。内服，薄荷浓煎汤，服之。"

《回生集·卷下·外症门·痄腮肿痛》："赤小豆，浸软杵末，水调涂之即消，涂背疮神效。治头疼耳边发肿太阳痄腮俱疼不可忍：大黄一两，青木香、姜黄、槟榔各三钱，以上为细末，用醋蜜和调涂患处，中留一孔，气干则易涂，二三次即愈。"

《春脚集·卷之一·头部》："治头痛致耳边发太阳痄腮，俱疼难忍：生川军末，用葱汁调敷，四围中露一顶，不日即愈。"

《慈幼便览·小儿痄腮肿痛》："用橄榄核，醋磨浓汁，以鸭毛蘸涂数次即效。小儿毒气攻腮，赤肿可畏：皂角二两，生南星二钱，糯米一合，共为末，姜汁调涂，立效。"

《四科简效方·甲集·上部诸证·痄腮》："浓煎葱汤频洗。赤豆为末，醋和涂。蜗牛同面研傅。"

《经验选秘·卷一》："治头面发肿猪头风：野苎麻根捣极烂，敷之即愈。"

《外治寿世方·卷二·腮颊·痄腮》："葱煎水尽洗，即消。又赤小豆为末，醋调敷。又山栀（末）、飞面各等分，猪胆汁、好醋各半，薄调敷之。"

《疑难急症简方·卷四·杂症》："虾蟆瘟：侧柏叶捣自然汁，调蚯蚓泥，敷最肿处。"

《吴氏医方汇编·第二册·瘟毒》："化顽散：南星二钱，郁金一钱，大黄一钱，白芷一钱，红药子一钱，三棱五分，莪术五分。共为细末，色红用醋调敷；色白，香油调搽。"

2. 其他外治法

《外科大成·卷二分治部上（痈疽）·面部·面部主治方》："蒸法，治金腮瘰毒痄腮，久不合口而成漏者。用面作井圈，围粘疮口，勿令漏泄；次掺护心散于疮口内，再次入药油于井内，令满，用纸条做捻燃之，初用一条，加至三四条；预用绢帕朦脸，以防油爆；蒸至好肉方痛，根有几处则痛有几处，至大痛时，以水湿纸灭灯，勿令口吹；俟痛稍止，再燃如前，以油干为度。去面井，用地骨皮煎汤一碗，布蘸汤滴于疮口内，以滴汤尽为度；用敷药敷四围，以珍珠散掺疮口内，黑膏盖之，俟脓干时加象皮。未收口，内服托里等药。"

《验方新编·卷一·面部·两腮赤肿》："俗名撑耳风，又名痄腮。用灯火（灯心一根，点油烧之）在大指二指之下、手背微窝处烧一下（左腮烧右手，右腮烧左手），半日即消，神效。或烧少商穴，更妙。"

《验方新编·卷十七·腮嘴部·痄腮肿痛》："用两手从臂上抹至两拇指间四五十下，以绳扎住，以针刺少商穴，男左女右，出血即愈。重者再多刺，或刺七指、九指出血，更见速效。再以靛青花敷之；或用赤小豆研细末，陈醋调敷，如干常润之。"

《厘正按摩要术·卷四·列证·头肿》："头肿，由风温内伏，热毒壅遏。或发于两颐则为痄腮，或发于头面则为大头瘟。内治以普济消毒饮去升、柴、芩、连主之。

分阴阳（二百遍），推三关（二百遍），退六腑（一百遍），推脾土（一百遍），揉两太阳（五十遍），运八卦（二十遍），揉内劳宫（三十遍），汗吐法先之。凡推用葱汤，用清里法，解烦法。"

三、预防法

《验方新编·卷十·小儿科杂治·保婴各法》："小儿初生，每日用茶加盐少许，蘸拭其口二三次。此法至稳至妙，世多忽之。不知儿之胎毒，从黏涎中抹去，可免痄腮、马牙、鹅口、重舌、木舌等症，至简至易之良方也。倘儿面唇色淡，以淡姜汤代茶盐汤可也。"

【论用方】

一、常用治痄腮方论

1. 论《集成》沆瀣丹

《幼幼集成·卷二·胎病论·入方》:"治小儿一切胎毒,胎热胎黄,面赤目闭,鹅口口疮,重舌木舌,喉闭乳蛾,浑身壮热,小便黄赤,大便闭结,麻疹斑瘰,游风疥癣,流丹瘾疹,痰食风热,痄腮面肿,十种火丹,诸般风搐,并皆神效。

此方古书未载,得之异授,微似古之神芎丸。近有能者,妙出化裁而增损之,遂为幼科有一无二之神方,作三焦之主治。盖凡脏气流通者,必不郁滞,或受毒于妊前,或感邪于诞后,遂尔中气抑郁,则见以前诸证。方内所用黄芩清上焦之热;黄柏清下焦之热;大黄清中焦之热,又藉其有推陈致新之功,活血除烦之力,能导三焦郁火,从魄门而出。犹虑苦寒凝腻,复加槟榔、枳壳之辛散,为行气利痰之佐使;川芎、薄荷,引头面风热,从高而下趋;连翘解毒除烦;赤芍调荣活血;牵牛利水,走气分而舒郁;滑石清润,抑阳火而扶阴,又能引邪热从小便而出。用治以前有余诸证,应如桴鼓。予生平最慎攻伐,惟此方用之最久,功效莫能殚述,真济世之良方也。"

2. 论普济消毒饮

《温病条辨·卷一·上焦篇·风温温热温疫温毒冬温》:"温毒咽痛喉肿,耳前耳后肿,颊肿,面正赤,或喉不痛,但外肿,甚则耳聋,俗名大头温、虾蟆温者,普济消毒饮去柴胡、升麻主之,初起一二日,再去芩、连,三四日加之佳……治法总不能出李东垣普济消毒饮之外。其方之妙,妙在以凉膈散为主,而加化清气之马勃、僵蚕、银花,得轻可去实之妙;再加元参、牛蒡、板蓝根,败毒而利肺气,补肾水以上济邪火;去柴胡、升麻者,以升腾飞越太过之病,不当再用升也,说者谓其引经,亦甚愚矣!凡药不能直至本经者,方用引经药作引,此方皆系轻药,总走上焦,开天气,肃肺气,岂须用升、柴直升经气耶?去黄芩、黄连者,芩连里药也,病初起未至中焦,不得先用里药,故犯中焦也。"

3. 论羚羊角散

《医方絜度·卷一》:"羚羊角散(锦庭),钱韵之曰:风温偶袭少阳,肝阳上逆。羚角色白味辛,外散风热,内熄肝阳;夏枯和阳泄风;贝母散风清热;甘草解毒缓急;桑叶清少阳络中气分,宣表泄邪;丹皮清少阳络中血分,兼泄火热。合而论之,共襄熄风清热之功耳。当与普济消毒饮互相参用,庶无误也。"

4. 论牛黄丸

《疡科纲要·卷下·膏丹丸散各方·退毒丸药方·牛黄丸》:"牛黄丸治风热痰壅、痄腮、发颐、时毒、痰核、瘰疬及咽喉肿痛腐烂、肺痈、胃痈咯吐脓血诸证。

上品陈胆南星十两,天竺黄四两,川古勇黄连、广郁金、五倍子、乌芋粉各三两,象山贝母六两,关西牛黄五钱,透明腰黄二两。以上各为极细末,以好黄酒化陈胆星,杵和为丸如大豆,辰砂为衣。密收弗透空气,弗用石灰同藏。每服三、五、七丸,细嚼缓咽下。

方解:此丸主治各证,无一非风热结痰,凝聚不化。方中清热解毒,开泄痰壅,重在清降而独无疏风之药。以病有始传未传之别,初病固当泄风。若在数日之后,热痰内结而兼用风药,反以煽动痰热助之上扬,必有流弊。此制方之深意,非缺点也。五倍之涩亦以火焰方张,防其四散走窜,丸子之与煎剂所以不同之处亦在此。若以五倍用入煎药,即是大谬。"

二、治痄腮通用方

1. 碧雪(《严氏济生方·口齿门·口论治》)

治一切壅热,咽喉闭肿,不能咽物,口舌生疮,舌根紧强,言语不正,腮项肿痛。

蒲黄　青黛　硼砂　焰硝　甘草(各等分)

上为细末。每用手指捻掺于喉中,津咽,或呷少冷水送下,频频用之。

2. 磨风膏(《类编朱氏集验医方·卷之十一小儿门·杂病·腮颊》)

治赤肿胎毒在腮颊上。

蓖麻(去壳)　雄黄(一钱)

上先将雄黄碎研,却将蓖麻同匀研,水调搽肿处。

3. 搜风散(《类编朱氏集验医方·卷之十一小儿门·杂病·腮颊》)

治腮下肿。

大戟　甘遂　大黄　槟榔　牵牛(炒,一

钱)　青皮(半钱)

上为末。每一钱,用蜜汤下。

4. 乌豉膏(《活幼心书·卷下·信效方·丸膏门》)

治六七岁以上小儿,痄腮肿毒,牙关紧硬,饮食不便。

绵川乌(水浸润,炮裂去皮脐,半两)　玄明粉(二钱)　淡豆豉(三钱重,水浸润饭上蒸透)

上以川乌为末,同蒸豆豉、玄明粉在乳钵烂杵为膏,丸芡实大。每用一丸,儿大者安在牙关内,令其自化,和痰吐出。又再如前法含化,肿毒自消。儿小者用薄荷蜜汤化开,以指头抹入牙关内,咽下亦不妨。

5. 小红丸《普济方·卷三百六十一·婴儿初生门·变蒸》

治变蒸潮热,咳嗽多痰,吐乳,惊悸无时,焦啼,痄腮,风痰。

南星(二钱,生)　半夏(二钱,生)　白矾(二钱,生)　全蝎(一钱)　巴豆(三七粒,去油)　代赭(钱半)　白附(一钱,生)　杏仁(二钱,炒)　朱砂(二钱)

上为末,烂饭为丸如粟米大。每服十五丸,葱白薄荷汤下,连进三服,立通。

6. 二黄汤(《医学正传·卷之二·瘟疫》)

治大头天行疫病。

黄芩(酒制炒)　黄连(酒制炒)　生甘草(各等分)

上细切。每服三钱,水一盏煎七分,温服,徐徐呷之。如未退,用鼠粘子不拘多少,水煎,入芒硝等分,亦时时少与,毋令饮食在后。如未已,只服前药,取大便利、邪气已则止。前方宜各少加引经药,阳明渴,加石膏;少阳渴,加栝蒌根;阳明行经,升麻、芍药、葛根、甘草;太阳行经,甘草、荆芥、防风,并与上药相合用之。或云:头痛酒芩,口渴干葛,身痛羌活、桂枝、防风、芍药,俱宜加之。

7. 荆防败毒散(《医学正传·卷之八·痘疹》)

治热毒流于三阳之后经,则腮项结核肿痛。

柴胡　甘草　人参　桔梗　川芎　茯苓　枳壳　前胡　羌活　独活　荆芥穗　防风(各四分)

上细切,作一服,水一盏煎七分,温服。或加薄荷五叶。

8. 升麻汤(《滇南本草·第二卷·升麻》)

治小儿痘、痧疹不明,发热头痛,伤风咳嗽,乳蛾痄腮。

升麻(五分)　前胡(八分)　甘葛(五分)　黄芩(一钱)　栀子(八分,炒)　牛蒡子(一钱)　甘草(三分)　桔梗(五分)　薄荷(五分)　川芎(一钱)

引用灯芯一束煎服。咳嗽加桑皮、陈皮、杏仁,喘加苏子、川贝母。

9. 吹喉散(《滇南本草·第二卷·射干》)

治乳蛾、痄腮、咽喉疼痛、喉风痰塞等症。

射干(五钱)　山豆根(三钱)　硼砂(五钱)　枯白矾(二钱)　冰片(五分)　雄黄(一钱)

以上六味共为细末,吹喉,一日即消散。

10. 清肝流气饮(《万氏秘传外科心法·卷之二·背图形八症·痄腮》)

治痄腮。

桔根　枳壳　白茯苓　柴胡　羌活　甘草　石膏　防风　厚朴　乌药　官桂　木香

姜枣引,食后服。

11. 雄黄解毒丸(《鲁府禁方·卷四宁集·通治》)

治诸症神效。

雄黄　郁金(各一两)　巴豆(去油,炒焦,八钱)　乳香　没药(各二钱)

上为细末,醋糊丸如绿豆大,朱砂为衣。每服五七丸,随引下。缠喉风,茶汤下,吐痰为妙,不吐者再服;喉痹,薄荷汤送下;痄腮,芍药汤送下。小儿亦可用。

12. 通无达地散(《冯氏锦囊秘录·杂症大小合参卷六·方脉喉病合参》)

治诸喉病,痄腮肿毒俱效。

连翘　防风　贝母　荆芥　玄参　枳壳　甘草　白芥子　赤芍　天花粉　桔梗　牛蒡子　黄芩　射干

加灯心,水煎服。

13. 牛蒡芩连汤(《济世全书·乾集卷一·瘟疫》)

治瘟疫肿项面,土名大头瘟,又名猪头风,病从耳根下起;兼治哑瘴。

黄连(姜汁炒,二钱半)　黄芩(酒洗,二钱半)　桔梗(一钱半)　甘草(一钱)　连翘(一

钱） 牛蒡子（炒，一钱） 玄参（一钱） 大黄（酒蒸，一钱） 羌活（五分） 荆芥（五分） 防风（五分） 石膏（一钱半）

锉一剂，姜煎，食后频频温服，时时呷之。每一剂作二十余次服，常令在上，毋令饮食在后也。

14. 沆瀣丹（《幼幼集成·卷二·胎病论·人方》引《集成》）

治小儿一切胎毒，胎热胎黄，面赤目闭，鹅口口疮，重舌木舌，喉闭乳蛾，浑身壮热，小便黄赤，大便闭结，麻疹斑瘰，游风疥癣，流丹瘾疹，痰食风热，痄腮面肿，十种火丹，诸般风搐，并皆神效。

杭川芎（九钱，酒洗） 锦庄黄（九钱，酒蒸） 实黄芩（九钱，酒炒） 厚川柏（九钱，酒炒） 黑牵牛（炒，取头末，六钱） 薄荷叶（四钱五分） 粉滑石（水飞，六钱） 尖槟榔（七钱五分，童便洗，晒） 陈枳壳（四钱五分，麸炒） 净连翘（除去心隔，取净，六钱） 京赤芍（炒，六钱）

上十味，依方炮制，和匀焙燥，研极细末，炼蜜为丸如芡实大。月内之儿每服一丸，稍大者二丸，俱用茶汤化服，乳母切忌油腻。但觉微有泄泻，则药力行，病即减矣。如不泄，再服之。重病每日三服，以愈为度。此方断不峻厉，幸毋疑畏，惟胎寒胎怯、面青白者忌之。

15. 青黛饮（《松峰说疫·卷之二·论治·瘟疫杂症简方》）

治两腮肿，发颐。

青黛（五分） 甘草（二钱） 银花（五钱） 栝蒌（半个）

水酒煎服。

16. 清瘟败毒饮（《疫疹一得·卷下·疫疹诸方》）

治一切火热，表里俱盛，狂躁烦心。口干咽痛，大热干呕，错语不眠，吐血衄血，热盛发斑。不论始终，以此为主。

生石膏（大剂六两至八两，中剂二两至四两，小剂八钱至一两二钱） 小生地（大剂六钱至一两，中剂三钱至五钱，小剂二钱至四钱） 乌犀角（大剂六钱至八钱，中剂三钱至四钱，小剂二钱至四钱） 真川连（大剂六钱至四钱，中剂二钱至四钱，小剂一钱至一钱半） 生栀子 桔梗 黄芩 知母 赤芍 玄参 连翘 竹叶 甘草 丹皮

痄腮，本方加石膏、归尾、银花、玄参、紫花地丁、丹皮、马勃、连翘、板蓝根。

三、治痄腮温毒在表方

1. 犀角升麻汤（《外科枢要·卷二·论痄腮》）

治时毒，或风热，头面肿痛，或咽喉不利，或风热鬓疽痄腮等症。

犀角 升麻 防风 羌活（各一钱） 白芷 黄芩 白附子（各五分） 国老（六分）

上水煎服。

2. 白芷胃风汤（《外科枢要·卷二·论痄腮》）

治手足阳明经气虚风热，面目麻木，或牙关紧急，眼目瞤动。

白芷（二钱五分） 升麻（二钱五分） 葛根 苍术（米泔炒，各八分） 炙草 当归（各一钱五分） 草豆蔻 柴胡 黄柏（炒） 藁本 羌活（各四分） 蔓荆子 白僵蚕（三分） 麻黄（去节，七分）

上水煎服。

3. 黑牛散（《外科大成·卷二分治部上·面部·面部主治方》）

治痄腮初起壮实者。

黑牵牛（一两）

捶碎，米醋二钟煎一钟，露一宿，空心温服。

4. 驱风解毒散（《济世全书·巽集卷五·咽喉》）

治痄腮肿痛。

防风 荆芥 羌活 连翘 牛蒡子 甘草（各等分）

上锉，水煎服。外用赤小豆末，醋调敷患处，恐毒气入喉难治。

5. 黎洞膏（《绛囊撮要·外科》）

治痈疽初起，及热疖瘰疬，俱效。并治痄腮发颐，一切风毒之症。

象贝（一两） 穿山甲（二两五钱） 川贝（一两，去心） 紫花地丁（一两） 蒲公英（二两） 生甘草（一两五钱） 赤苓（一两） 川萆薢（二两） 豨莶草（一两五钱） 苦参（三两） 陈橘核（五钱）

用大麻油浸煎熬成膏，以东丹酌收，油纸照

症，摊贴神效。

6. 升麻牛子散（《吴氏医方汇编·第二册瘟毒》）

治痄腮在表者。发之。

升麻　牛蒡子　甘草　桔梗　葛根　元参　麻黄（各一钱）　连翘（二钱）　生姜（三片）

水煎，稍热服。

7. 柴胡葛根汤（《儿科要略·儿科特征·口症》）

治伤寒及痄腮。

柴胡　葛根　石膏　天花粉　黄芩（各二钱）　生甘草（五分）　牛蒡子（炒，研）　连翘（去心）　桔梗（各一钱）　升麻（三分）

清水二钟煎至八分，不拘时服。

四、治痄腮热毒蕴结方

1. 神效解毒丸（《普济方·卷六十四·咽喉门·骨鲠》）

治痄腮焮肿，咽喉飞疡。

青靛花（六两）　大黄　山豆根（各四两）　朴硝（一钱）　黄药子（一两半）　自然铜（四两）　贯众　山栀子　宣连　楮实子　山慈菇（各二两半）　白滑石（一斤十二两）　铅光石　巴蕉自然汁　白药（各二两半）

上为末，糯米糊和丸。捣一千杵，阴干，不可见日，不然折去，一料可作一千丸，却用铅光石打光。诸般骨鲠，井水磨下一丸，作势一吞即下。痄腮焮肿，咽喉飞疡，清油调，水磨化。酒毒肠风下血，薄荷汤。赤眼肿痛，井水。金蚕蛊毒，黄连水。蛇犬蜂螫蜈蚣毒，用水磨涂伤处。误吞竹木棘刺，井水。诸般恶毒，用新汲井水。

2. 普济消毒饮子（《医学正传·卷之二·瘟疫》）

泰和二年四月，民多疫疠，初觉憎寒壮热体重，次传头面肿盛，目不能开，上喘咽喉不利，舌干口燥，俗云大头伤寒，诸药杂治，终莫能愈，渐至危笃。东垣曰：身半以上，天之气也。邪热客于心肺之间，上攻头面而为肿耳。须用下项药共为细末，半用汤调时时服之，半用蜜丸噙化，服尽良愈，活者甚众。时人皆曰天方，谓天仙所制也。遂刻诸石，以传永久。

黄芩（五钱，酒制炒）　黄连（五钱，酒制炒）　人参（三钱）　陈皮（去白，二钱）　甘草（二钱）　连翘（一钱）　玄参（二钱）　白僵蚕（七分，炒）　升麻（七分）　柴胡（五分）　桔梗（三分）　板蓝根（一钱）　马勃（一钱）　鼠粘子（一钱）

上为末，服如上法。或加防风、川芎、薄荷、当归身，细切五钱，水二盏，煎至一盏，食后时稍热服之。如大便硬，加酒蒸大黄一钱或二钱以利之。肿势甚者，以砭针刺之。

3. 升麻黄连汤（《外科枢要·卷二·论痄腮》）

治胃经热毒，腮瘇作痛，或发寒热。

升麻　川芎　当归（各钱半）　连翘　黄连　牛蒡子　白芷（各一钱）

上水煎服。焮连太阳加羌活；连耳后，加山栀、柴胡。

4. 防风通圣散（《赤水玄珠·第一卷瘟疫门·头面肿》）

治少阳、阳明二经之火上壅，热极而生风，肿每在两颊车及耳前后者。

白僵蚕　天花粉　酒芩　酒连　大力子　甘草　北柴胡（各一钱）　贝母　元参　桔梗　枳壳（各八分）　连翘　石膏（各三分）　升麻（一钱）　葱白（三根）　生姜（三片）　淡竹叶（廿片）

食后缓缓服之。大便秘结，加酒煨大黄一钱。若被重剂泻下太过，损伤中气，脾弱泄泻，面与项肿不退，此所谓上热未除，中寒复生者也。以小柴胡汤加白术、山药、升麻、白芷，一补一消，庶几保全。大头病与此亦相须而治。

5. 四顺清凉饮（《济阳纲目·卷一百·面病·治痄腮方》）

治积热壅滞，咽腮肿痛，二便不利。（里实用）

当归　赤芍药　大黄　甘草（炙，各等分）

上㕮咀。每服四钱，水煎，食后服。

6. 羚羊角散（《医方絜度·卷一》）

主风热夹肝阳上逆头胀，耳肿，目赤痛，牙紧，鸬鹚瘟。

羚角（二钱）　夏枯（三钱）　象贝（二钱五分）　桑叶（四钱）　丹皮（一钱五分）　甘草（五分）

水煎服。

7. 牛黄丸（《疡科纲要·卷下·膏丹丸散各方·退毒丸药方》）

治风热痰壅、痄腮、发颐、时毒、痰核、瘰疬及咽喉肿痛腐烂、肺痈、胃痈咯吐脓血诸证。

上品陈胆南星(十两) 天竺黄(四两) 川古勇黄连 广郁金 五倍子 乌芋粉(各三两) 象山贝母(六两) 关西牛黄(五钱) 透明腰黄(二两)

以上各为极细末,以好黄酒化陈胆星,杵和为丸如大豆,辰砂为衣。密收弗透空气,弗用石灰同藏。每服三、五、七丸,细嚼缓咽下。

五、治痄腮邪陷心肝方

青金丹(《普济方·卷三百七十四·婴孩惊风门·一切惊风》引《傅氏活婴方》)

治惊风身热,手足搐搦,喉中涎鸣,心中不快,睡卧不安,面赤咳嗽,口眼㖞斜,不省人事,或天吊角弓反张。

轻粉 天南星 滑石 青黛(各一字) 巴豆(十粒,去心皮油膜) 全蝎(十个) 辰砂(一字) 蝉蜕(七个,炒) 夜明砂(半钱,炒) 天浆子(一钱,炒) 白附子(一钱) 麝香(少许) 一方加天麻(一钱,酒浸) 僵蚕(一钱,炒) 半夏(半钱,炒或水煮)

上为细末,用面糊为丸如麻子大。每服二十丸,看大小加减,与服。如不利,更加金银薄荷汤下,痄腮或痰甚葱白汤下,肺壅杏仁汤下。如不语急与服之,风痰退愈。

六、治痄腮引睾窜腹方

1. 七圣饮(《丹台玉案·卷之五·疝气门·立方》)

治疝气遇热即发,并痄腮肿退,忽患偏坠者。

山栀仁 冬葵子 青皮(各二钱) 黄柏 猪苓 赤茯苓 大黄(各一钱五分,酒蒸九次)

灯心三十段,食前服。

2. 托里饮(《万氏秘传外科心法·卷之二·背图形八症·痄腮》)

人参 当归 黄芪(蜜炙) 川芎 赤芍 甘草 防风 厚朴 乌药(去皮) 官桂 木香

姜枣引,食后服。

七、治痄腮验方

1)《滇南本草·第一卷·小一支箭》

治小儿肺胃火热、乳蛾、痄腮红肿疼痛,发热头痛。

小一支箭(二钱) 连翘(二钱) 赤芍(一钱)

引点水酒服。

2)《滇南本草·第二卷·土牛膝》

治乳蛾、痄腮,牙根、咽喉肿痛,汤水难下,以及喉闭、喉风等症。

红牛膝(三钱) 苦马菜根(二钱) 白头翁(二钱) 射干(一钱) 赤芍(五分) 甘草(五分)

水煎服。

3)《滇南本草·第二卷·芸香草》

治小儿外乳蛾、痄腮红肿疼痛热核。

芸香草(二钱) 白头翁(一钱) 赤芍(一钱)

水煎,点酒服。

4)《滇南本草·第二卷·丝瓜丝瓜花》

治小儿痘压后,余毒未尽,发出痘毒,硬节红肿,或乳蛾、痄腮,或痧疹毒热,痰喘咳嗽,吃之,有脓出头,无脓消散。

干丝瓜种(九月间经霜露阴干者)

为末,每服三钱,水煎,点水酒服。

5)《寿世保元·卷六·喉痹》

治痄腮肿痛。

防风 荆芥 羌活 连翘 牛蒡子 甘草(各等分)

上锉,水煎服。外用赤小豆末,醋调敷,恐毒气入喉难治。

治痄腮疙瘩及吹乳。

南薄荷(三钱) 斑猫(三分,去翅足,炒)

上为末。每服一分,烧酒调下立消。服药后小便频数,服益元散一服。

6)《济阳纲目·卷一百·面病·治痄腮方》

治膏粱厚味,胃经积热,腮肿作痛,或发寒热。

升麻 黄连 连翘 牛蒡子 白芷(各等分)

上锉。每服五七钱,水煎,食后服。肿连耳上,加羌活、防风;连耳下,加柴胡、山栀子、牡丹皮;连耳后,加知母、黄柏。

7)《本草汇言·卷之三·草部·恶实》

治斑疹时毒及痄腮肿痛。

牛蒡子　柴胡　连翘　川贝母　荆芥(各二钱)

水煎服。

8)《简明医彀·卷之八·面疡·痄腮》

治风热上攻,面目肿痛,牙关紧急。

白芷　升麻(各二钱半)　当归(一钱五分)　甘草(一钱)　苍术(八分)　葛根(七分)　草豆蔻　柴胡　黄柏　藁本　羌活(各四分)　蔓荆子　僵蚕(各三分)　麻黄(七分)

上水煎服。

9)《济世神验良方·外科附录》

治痄腮(一名虾蟆瘟)。

干葛　柴胡　紫苏　黄芩　连翘　玄参　桔梗　金银花　防风　薄荷　天花粉　甘草(等分)

煎服。

10)《救生集·卷四·疮毒门》

治头痛,耳边发肿,太阳,痄腮,俱疼不可忍。

大黄(一两)　青木香　姜黄　槟榔(各三钱)

以上共末,用醋蜜和调,涂患处,中留一孔气,干则易涂二三次,即愈。

【论用药】

1. 土黄连

《滇南本草·第一卷·土黄连》:"土黄连,利小便、止热淋痛、牙根肿痛、咽喉疼痛、小儿乳蛾、痄腮。"

2. 小一支箭

《滇南本草·第一卷·小一支箭》:"小一支箭,散瘰疬结核,利小便,止尿血,止大、小肠下血,利热毒,止膀胱偏坠气痛,疗乳蛾、痄腮红肿。"

3. 木芙蓉花及叶

《本草征要·第二卷·形体用药及专科用药·木芙蓉花及叶》:"味微辛,性平,无毒。入肺经。清肺凉血,散热解毒。消肿止痛,排脓除浊。鼻鼽难通,以之内服,咳唾臭痰,仗其清肃。痈疖疔疮,痄腮时毒,用作外敷,能于平复。"

4. 白牛膝

《滇南本草·第二卷·白牛膝》:"白牛膝,酸,性温。补肝,行血,破瘀块,凉血热。治月经闭涩,腹痛,产后发热,虚烧蓐劳,室女逆经,衄呕吐血,红崩白带,尿急淋沥,寒湿气盛,筋骨疼痛,强筋舒筋,攻疮痈热毒红肿,痄腮乳蛾,男子血淋,赤白便浊,妇人赤白带下。但坠胎,孕妇忌服,水酒为使。"

5. 丝瓜络

《本草征要·第二卷·形体用药及专科用药·丝瓜络》:"味甘,性平,无毒。入肺、胃、肝三经。通经络,行血脉,去风化痰,凉血解毒。风热袭络,项僵头木,喉闭龈肿,痄腮时毒,肠风痔漏,下血危笃。乳汁不通,烧研酒服。"

6. 赤小豆

《本草备要·谷菜部·赤小豆》:"通行水,散血。《十剂》作燥。甘酸(思邈:咸冷)。色赤,心之谷也。性下行,通小肠,利小便(心与小肠相表里),行水散血,消肿排脓,清热解毒……敷一切疮疽(鸡子白调末箍之,性极粘,干则难揭,入苎根末则不粘。宋仁宗患痄腮,道士赞能,取赤小豆四十九粒咒之,杂他药敷之而愈。中贵任承亮亲见,后任自患恶疮,付永投以药立愈。问之:赤小豆也。承亮始悟道士之咒伪也。后过豫章,见医治胁疽甚捷,任曰:莫非赤小豆耶?医惊拜曰:用此活三十余口,愿勿复宣),止渴解酒,通乳下胎。然渗津液,久服令人枯瘦。"

7. 芸香草

《滇南本草·第二卷·芸香草》:"芸香草,寒。阴中阳也,可升可降。泻诸经实热客热,解肌表风寒,清咽喉热毒肿痛、风火牙痛、乳蛾、痄腮,排脓溃散、伤风头痛、虚劳骨蒸、小儿惊风发搐,角弓反张。"

8. 忍冬藤

《本草征要·第二卷·形体用药及专科用药·忍冬藤》:"味辛、甘、苦,性微寒,无毒。入心、肺二经。散热解毒,除湿医疡。身肿发无定处,流火流注堪尝。风湿热痹,疔疮散黄。伍甘草与好酒,对口发背均治。上方制以为丸,消渴成痈可防。喉蛾痄腮,口舌生疮。"

9. 苦连翘

《滇南本草·第一卷·金丝桃》:"苦连翘,味苦,性寒。除六经实热,泻火,发散诸风热,咽喉疼痛,内、外乳蛾肿红,小儿痄腮,风火虫牙肿痛,清热明目。"

10. 鱼鳖金星

《本草纲目拾遗·卷四·草部中·鱼鳖金星》:“生背阴山石上,立夏后发苗,根细如纤线,蔓延石上,叶不对节,一长一圆,长者为鱼,圆者为鳖,鱼叶经霜则老,背起金星,惟鳖叶无,亦生西湖飞来峰绝顶。治臌胀瘰疬火毒症。《采药志》云:性凉,治痰火毒行上部。(采药方:消痞块、痰核、痄腮)”

11. 虎掌草

《滇南本草·第二卷·虎掌草》:“虎掌草,有痰毒,饮食呕吐。消疽疖诸疮红肿,血风疥癞癣疮。治瘰疬核疮、结核、痰核、气瘰;或有溃烂,痰入经络,红肿疼痛,走注痰火症,外乳蛾痄腮肿疼,内乳蛾咽喉肿疼,牙根肿疼。”

12. 侧柏叶

《本草正·竹木部·侧柏》:“味苦,气辛,性寒。善清血凉血,止吐血、衄血、痢血、尿血、崩中赤白,去湿热、湿痹、骨节疼痛。捣烂可敷火丹、散痄腮肿痛热毒及汤火伤,止痛灭瘢;炙捣,可署冻疮;烧汁涂发,可润而使黑。”

13. 蚯蚓粪

《本草正·虫鱼部·蚯蚓》:“味咸,性寒。沉也,阴也。有毒。能解热毒,利水道……粪,名六一泥。可涂火疮、痄腮热毒,亦止消渴,解瘟疫、烦热狂躁,利小水,通五淋热闭疼痛。”

14. 倮罗芸香草

《滇南本草·第三卷·倮罗芸香草》:“倮罗芸香草,味微苦,性微寒。在表症,清六经实火,解表邪,发汗甚速。消乳蛾、痄腮硬肿,攻疮疡红肿,清散出头,有脓者溃破,无脓者红肿退散;并退男妇劳热。”

15. 射干

《滇南本草·第二卷·射干》:“射干,风,乳蛾、痄腮红肿,牙根肿烂。疗咽喉热毒,攻散疮痈,一切热毒等症。”

16. 野席草

《本草纲目拾遗·卷五·草部下·野席草》:“生山泽水旁,较席草稍短细,亦名龙须草。清明后生苗,小满时开花细小,根类竹根,黑色,入药取根用。止血崩,风气疼痛,鹤膝风,梦遗,酒煎服,汤煎洗,出汗。草药鉴,利湿热,治癃淋精浊,崩中湿痹,鼻衄痄腮,明目,痃痛,口咽诸毒,火症鹤膝风。”

17. 蒲公英

《本草征要·第二卷·形体用药及专科用药·蒲公英》:“一名黄花地丁。味甘,性平,无毒。入脾、胃二经。化热毒,解食毒,治痄腮疔疮,消乳痈瘰疬。”

18. 蜗牛

《得配本草·卷八·虫部·蜗牛》:“蜗牛,即负壳蜒蚰,畏盐。咸寒,有小毒……和面,捣敷痄腮肿痛。和白梅肉、生矾、枯矾,治喉塞口噤。”

19. 稻米

《证类本草·卷第二十六·稻米》:“《灵苑方》:治金疮水毒及竹木签刺,痈疽热毒等。糯三升,拣去粳米,入瓷盆内,于端午前四十九日,以冷水浸之。一日两度换水,轻以手淘转,逼去水,勿令搅碎。浸至端午日,取出阴干,生绢袋盛,挂通风处。旋取少许,炒令焦黑,碾为末,冷水调如膏药,随大小裹定疮口,外以绢帛包定,更不要动,直候疮愈。若金疮误犯生水,疮口作脓,洪肿渐甚者,急以药膏裹定,一二食久,其肿处已消,更不作脓,直至疮合。若痈疽毒疮初发,才觉焮肿赤热,急以药膏贴之,明日揭看,肿毒一夜便消。喉闭及咽喉肿痛、痄腮,并用药贴项下及肿处。竹木签刺者,临卧贴之,明日看其刺出在药内。若贴肿处,干即换之,常令湿为妙。唯金疮及水毒不可换,恐伤动疮口。”

【医论医案】

一、医论

《外科枢要·卷二·论痄腮》

痄腮属足阳明胃经,或外因风热所乘,或内因积热所致。若肿痛寒热者,白芷胃风汤。内热肿痛者,升麻黄连汤。外肿作痛,内热口干者,犀角升麻汤。内伤寒凉,不能消溃者,补中益气汤。发热作渴,大便秘结者,加味清凉饮。表里俱解而仍肿痛者,欲作脓也,托里散。若饮食少思,胃气虚弱也,六君子汤。肢体倦怠,阳气虚弱也,补中益气汤。脓毒既溃,肿痛不减,热毒未解也,托里消毒散。脓出而反痛,气血虚也,人参内托散。发热晡热,阴血虚也,八珍汤。恶寒发热,气血俱虚也,十全大补汤。若肿焮痛连耳下者,属手足少阳经,当清肝火。若连颐及耳后者，属足少阴经虚火，当补肾水。患此而有不治者，多泥风热，执用克伐之药耳。

《杂症会心录·卷下·肿腮》

肿腮一症，是疫病非伤寒也。是清邪中上焦，非风热也。何以辨之？一人病，众人亦病。一村病，村村皆病。气相感召，传染于人，与风寒迥别。为疫病之最轻者，其症初起恶寒发热，脉浮数，耳之前后作肿痛，隐隐有红色，医家不认症，往往误作伤寒施治，牙肿混医。体实者表散亦愈，体虚者不任大表。邪乘虚而内陷，传入厥阴脉络，睾丸肿痛，耳后全消。明者或投温里，或投补水，数剂可退。昧者或用疏肝，或作疝治，一服神昏。遍阅方书，又无是症，始终莫解，此中机关而伤人性命者多多矣。若世俗所称大头瘟，头面腮颐，肿如瓜瓠，乃疫病中之最重，岂非为是症之确据哉。又有时疫坏症，神识昏迷，邪陷厥少，从耳后发出，名曰遗毒，治法与肿腮不同。而医者非进甘桔，即用膏连，邪复内陷，万无生理矣。盖耳之前后，虽属少阳，而厥少部位亦会于此。《经》曰：颈项者，肝之俞。又曰：肾开窍于耳。甘桔、牛蒡之属，非元气亏败，遗毒所宜用之药也。余于肿腮体实者，用甘桔汤加牛蒡、丹皮、当归之属，一二剂可消。体虚者用甘桔汤加何首乌、玉竹、丹皮、当归之属，二三剂亦愈。如遗毒为害，必须救阴以回津液，补元以生真气。俾邪热之毒，从肿处尽发，庶一线之生气未断也。大抵初发辛凉治标，而辛温不可妄投。变病养阴扶正，而温补亦宜善用。司命者神明变化，辨症用药而不以此症作伤寒治也，则得之矣。以疫症为患，而误认伤寒为治，是欲登山而扬帆矣。一经点出，乃开千古迷途，功何伟哉！

《温病条辨·卷一·上焦篇·风温温热温疫温毒冬温》

温毒咽痛喉肿，耳前耳后肿，颊肿，面正赤，或喉不痛，但外肿，甚则耳聋，俗名大头温、虾蟆温者……瘟毒者，秽浊也。凡地气之秽，未有不因少阳之气而自能上升者，春夏地气发泄，故多有是证；秋冬地气，间有不藏之时，亦或有是证；人身之少阴素虚，不能上济少阳，少阳升腾莫制，亦多成是证；小儿纯阳火多，阴未充长，亦多有是证。咽痛者，《经》谓“一阴一阳结，谓之喉痹”。盖少阴少阳之脉，皆循喉咙，少阴主君火，少阳主相火，相济为灾也。耳前耳后颊前肿者，皆少阳经脉所过之地，颊车不独为阳明经穴也。面赤者，火色也。甚则耳聋者，两少阳之脉，皆入耳中，火有余则清窍闭也。

《冷庐医话·卷四·杂病》

痄腮之症（亦名肿腮），初起恶寒发热，脉沉数，耳前后肿痛，隐隐有红色，肿痛将退，睾丸忽胀，亦有误用发散药，体虚者，不任大表，邪因内陷，传入厥阴脉络，睾丸肿痛，而耳后全消者，盖耳后乃少阳胆经部位，肝胆相为表里，少阳感受风热，邪移于肝经也，若作疝症治之益误矣。此症惟汪蕴谷文绮《会心录》详言之，并立方云：肿腮体实者，甘桔汤加牛蒡、丹皮、当归之属，一二剂可消；体虚者，甘桔汤加何首乌、玉竹、丹皮、当归之属，二三剂亦愈。如遗毒为害，必须救阴以回津液，补元以生真气，俾邪热之毒，从肿处尽发，方用救阴保元汤（黑豆三钱，熟地二钱，麦冬钱半，丹皮，山药、南沙参、炙黄芪各一钱，炙甘草八分），水煎服。

二、医案

《外科心法·卷五·风热》

吴黄门瞻之，腮赤肿痛，此胃经风热上攻所致，以犀角升麻汤二剂而平。又姜大理患此，以前汤。为人所惑，谓汤内白附子性温而不服，另用荆防败毒散，愈盛。后虽用此汤，尚去白附子，亦不应。后用全方三剂而愈。《本草》云：白附子味甘辛，气温无毒，主面上百病及一切风疮，乃风热之主药。《内经》云：有是病，用是药。苟不用主病之药，病焉得而愈哉？

《外科枢要·卷二·论痄腮》

地官陈用之，服发散之剂，寒热已退，肿痛不消。此血凝滞而欲作脓也，用托里消毒散而脓成，又用托里散而脓溃。但脓清作渴，乃气血虚也。用八珍汤加麦门、五味，三十余剂而愈。

上舍卢懋树，两尺脉数，症属肾经不足，误服消毒之剂，致损元气而不能愈，余用补中益气、六味丸料，服之而痊。

上舍熊栋卿，颐后患之。脓清体瘦，遗精盗汗，晡热口渴，痰气上涌，久而不愈。脉洪大，按之微细，属肾经亏损所致。遂用加减八味丸料并十全大补汤而愈。

一妇人素内热，因怒，耳下至颈，肿痛寒热。此肝胆经火燥而血虚，用柴胡栀子散，而肿痛消；用加味逍遥散而寒热退；用八珍汤加丹皮而内热止。

《孙文垣医案·卷三·新都治验·程心章兄颊腮红肿》

程心章兄，颊腮红肿，呕恶发热，不能进食，下午烦躁，口苦，夜不能睡。六脉洪大，此欲名鸬鹚瘟是也。乃少阳阳明二经之症，法当清解。以柴胡、贯众各二钱，干葛、竹茹、半夏曲各一钱，黄连、枳壳各七分，甘草四分，一帖而瘳其半，再服，肿消食进而安睡矣。

《顾松园医镜·卷七·火·举例》

一僧患左边面目耳根及颈，俱焮肿红色，眼合口紧，咸谓大头伤风。余诊视之，起居如常。谓曰：此系火症，火得风药而弥炽，故焮肿愈甚。用清热凉血，散结消肿，开腠泻毒治法。投以夏枯草六两，甘菊二两，煎汤代水，金银花、紫花地丁、生地各五钱，连翘、花粉、贝母、薄荷、牛蒡子、甘草各三钱，浓煎五六碗，频频饮之。一昼夜服完，肿消眼开。又稍加减作一小剂服之全愈。或谓火症，何故不用芩连？曰：火盛不可骤用寒凉，须用生甘草兼泻兼缓，此丹溪妙法也。

《齐氏医案·卷四·咽痛喉痹痄腮声哑》

曾治胡元善，患痄腮肿痛。余以防风、荆芥穗、羌活、连翘、牛蒡子、甘草水煎服。外用赤小豆末，酒醋调敷而安。此证防毒气入喉，即难治矣，慎之。又有一法，用石灰，不拘多少，炒七次，润地摊七次，酒醋调敷肿处立效。

曾治杨孝廉，患痄腮，疙瘩肿痛，余用薄荷三钱、斑蝥（糯米炒去翅足）三分，共为末，每服一分，烧酒调下，立效。服药后，小便频数，用益元散而安。余以此治妇人吹乳肿痛，亦一服而安。

《友渔斋医话·第四种·肘后偶钞上卷·痄腮》

沈氏（三十六）。春升阳气，为寒邪所郁，而为痄腮，畏寒发热，口臭耳聋，外宜辛散，内清伏火。防风、薄荷、细苏梗、石膏、连翘、荆芥、蝉衣。

《程杏轩医案·初集·吴礼庭兄时感肿腮消后睾丸肿痛》

礼兄平素体虚，时感寒热，耳旁肿痛，维时此证盛行，俗称猪头瘟。医与清散药两剂，耳旁肿消，睾丸旋肿，痛不可耐，寒热更甚。予思耳旁部位属少阳。睾丸属厥阴肝胆相为表里，料由少阳之邪，不从表解，内传厥阴故耳。仿暖肝煎，加吴萸一剂而效。同时族人泽瞻兄病此，予诊之曰：得无耳旁肿消，睾丸肿痛乎？泽兄惊曰：子何神耶。亦用煎法治愈。后阅会心录，载有肿腮一证，云医不知治，混投表散，邪乘虚陷，传入厥阴，睾丸肿痛，耳后全消，昔贤之言，洵不诬也。

《慎五堂治验录·卷十二》

金聘之茂才。戊子正月下浣，起痄腮，作胀作痛，一日即痊。渐见小溲黄赤，小腹作痛，睾丸红肿，用香附熨之，遂致小溲涓滴不通。脉形左关弦数，舌苔白腻，此厥阴风火内燔，木气抑敛不舒。维厥阴肝脉能上至头巅，下走阴器，即司天中所云“木敛”之病也。用泄肝清热散郁治之。金铃子三钱，海金砂三钱，桑叶三钱，薄荷一钱（入煎），珀灯心五分，淡吴萸三分，橘核三钱，小青皮七分，山栀仁二钱，通草五分，鲜白菊芽根五钱。

小溲即通，口疮舌绛，相火湿热内盛，治之导赤意，引火下出小肠，则一举而二得矣。木通、淡竹叶、山栀、桑叶、鲜菊根芽、草梢、金铃子、薄荷、橘核、黛灯心。

《王孟英医案·卷一·风温》

珠小辉太守令媛，骤患颐肿（此俗所谓蛤蟆瘟也），连及唇鼻，乃至口不能开，舌不得出，孟英视之曰：温毒也。用射干、山豆根、马勃、羚羊、薄荷、银花、贝母、花粉、杏仁、竹黄为剂（仿普济消毒饮意）；并以紫雪搽于唇内，锡类散吹入咽喉，外将橄榄核磨涂肿处，果吐韧涎而肿渐消，诘朝即啜稀粥，数日而愈。

《竹亭医案·卷之二》

邵步云痄腮，早投寒凉结硬肿痛治验。少阳、阳明风热内攻，发为痄腮。理应解散，则易于消退。他医早投凉剂，外敷飞面，调以米醋，使风热内郁，以致结硬肿痛，寒热，牙关带紧。余用疏解法，外以冲和散消之。防风一钱半，白芷一钱，荆芥穗一钱半，连翘一钱半（去心），乳香三分（去油），没药三分（去油），川山甲五分（炙），桔梗一钱，甘草节八分，当归一钱半。外用冲和散葱汁调敷。服药并敷后，寒热退，肿痛大减。次日仍照原方服之，敷药同前，再剂而消。

第六节

顿　咳

顿咳，是以阵发性痉挛性咳嗽和痉咳嗽和痉咳后伴有吸气时特殊的鸡鸣样回声为特征的一种小儿呼吸道传染病。本病以五岁以下婴幼儿为多见。临床以阵发性、痉挛性咳嗽，日轻夜重，咳后伴有特殊的吸气性回声为特征。本病一年四季均可发生，但以冬春季节为多。五岁以下婴幼儿最易感染，年龄越小，病情大多越重。十岁以上儿童较少发病。

中医学顿咳包括西医学百日咳和百日咳综合征。百日咳是由于百日咳鲍特菌引起的剂型呼吸道传染病。副百日咳鲍特菌及其他病菌以及一些病毒可引起类百日咳的症状，称为百日咳综合征。

【辨病名】

“顿”的含义有两种解释，一种是咳嗽的姿势，即叩、磕之意，因为本病咳嗽时又猛又急，常常头倾胸曲，似叩首状的特殊姿势；二是指咳嗽的次数，不发则已，一发则连咳不断，往往连续十余声甚至数十声不断。中医文献中顿咳的名称很多，包括顿嗽、呛咳、顿呛、时行顿呛、鸡咳、鹭鸶咳、疫咳、天哮、天哮呛等。

一、以病因分类命名

1. 天哮

《幼科医验·卷下·天哮》：“天哮乃天气不正，乍寒乍热，小儿感之，遂眼胞浮肿，咳嗽则眼泪、鼻涕涟涟，或乳食俱出者是也。”

《幼科金针·卷上·天哮》：“夫天哮者，上古之书，从无定见方。今治法亦属混淆，其何故也？盖因时行传染，极难奏效。”

2. 疫咳

《中西温热串解·卷五·叶香岩〈幼科三时伏气外感篇注解〉·秋燥》：“［璜按］燥乃感阳明燥金之化也，此证必有咳嗽，声甚重浊，甚则咯血，在西医谓之流行性肺病，或名曰疫咳，从一岁至七岁之间为多，大人亦有患之。”

二、以病症特点分类命名

1. 顿咳

《儿科要略·痧痘论治·痧后证治》：“一曰痧后咳，痧后气喘息高，连声不止，甚至咳血或呛饮食，此毒归于肺也，名曰顿咳，宜清肺除热为主。如胸高肩耸，手摆头摇，口鼻出血，面色青赤，或枯白，或晦暗，皆不可治。”

《厘正按摩要术·卷四·列证·咳嗽》：“肺实则嗽必顿咳，抱首，面赤，反食，宜利膈化痰。”

《王仲奇医案·正文》：“燥为风搏，留于肺系，咳嗽一咳而连咳不已，是为顿咳，俗名百日咳也。”

2. 顿嗽

《赤水玄珠·第二十八卷·原疹》：“若咳甚气喘，连声不住，名为顿嗽。”

《文堂集验方·卷一·咳嗽》：“久嗽接连四五十声者，即名顿嗽。”

《儿科方要》：“顿嗽者，小儿咳即呛顿，连声不已，嗽则脸红，吐则嗽止。”

《杂病源流犀烛·卷二·疹子源流》：“一曰疹后嗽，气喘息高，连声不止，甚至咳血，或呛出饮食，此毒归于肺，肺焦叶举也，名曰顿嗽。”

《许氏幼科七种·橡树治验·顿嗽》：“顿嗽一症，古无是名，由《金镜录》捷法歌中，有连声咳嗽，粘痰至之一语，俗从而呼为顿嗽。”

3. 顿呛

《本草汇言·卷之十五·果部　果类·枇杷叶》：“治肺气抑逆，痰滞成咳，咳声连发，努气不转，痰逆不出，俗名顿呛”。

《医学真传·咳嗽》：“咳嗽俗名曰呛，连咳不已，谓之顿呛。顿呛者，一气连呛二三十声，少者数声，呛则头倾胸曲，甚者手足拘挛，痰从口出，涕泣相随，从膺胸而下应于少腹。大人患此，如同哮喘，小儿患此，谓之时行顿呛。”

《本草纲目拾遗·卷九·禽部·鸬鹚涎》：“治肾咳，俗呼顿呛，从小腹下逆上而咳，连嗽数十声，小住又作；甚或咳发必呕，牵掣两胁，涕泪皆出，连月不愈者，用鸬鹚涎滚水冲服，下咽即止。”

《遯园医案·卷下》：“高士宗谓：连嗽不已，谓之顿呛。顿呛者，一气连呛二三十声，或十数声，呛则头倾胸曲，甚则手足痉挛，痰从口出，涕泣相随。”

4. 百日咳

《儿科要略·咳嗽论治·外感咳嗽》:"其病一曰百日咳,言其咳嗽不易愈,往往经百日之久也。一曰鸬鹚咳,形其咳嗽之艰难,连声而作有如此状也。"

《通俗内科学·呼吸器病·百日咳(连声咳)》:"有一种特异之病毒传染而发,其传染之媒介,为咯痰与衣服,或久感寒冷。本病多发于二岁至七岁之小儿,至十岁以上,则其感受性骤减,成人则无之。"

《中国儿科医鉴·百日咳》:"本病呈一种特有之发作性咳嗽,为接触传染病之一。古之疫咳、顿嗽、痉咳,即此病也。"

【辨病因】

顿咳一病的发生,外因为感受百日咳时邪(百日咳杆菌),内因是小儿脏腑娇嫩,肺常不足,易感时邪。其发病机制是感受百日咳时邪,肺卫失宣;继而疫邪化火,炼液成痰,痰浊羁留,阻塞气道,气逆上冲;气逆犯肝,肝经郁热,甚至邪陷心肝;病久肺阴耗伤,气阴亏损。

《幼科金针·卷上·天哮》:"夫天哮者,上古之书,从无定见方。今治法亦属混淆,其何故也?盖因时行传染,极难奏效。"

《痘疹全集卷三十三·麻疹门杂症·论余热余毒》:"若咳甚气喘,连声不住,名为顿嗽,甚则饮食汤水俱出,或咳出血者,此热毒乘肺也,宜多服麦冬清肺饮,加连翘主之;若见胸高如圭肩耸而喘,血出口鼻,摆首摇头,面色,或白或青,或红而枯黯者,不可治矣。然亦有肺气虚而发喘,连声不已,无咳嗽血出呛食之症者,宜清肺饮,倍加人参,不可的确于肺热之一端,纯用清肺解毒也。"

《中西温热串解·卷四·叶香岩〈温热论〉注解》:"[璜按] 病菌之侵袭,由口鼻而入者有之;由毛窍而入者,亦有之。肺痨、肺炎、疫症之传染,由口鼻而入也;温疟由肉叉蚊刺螫致疟疾,寄生体入于血中,由毛窍而入也。传染病以二者最居多数,近世新学说多宗之。"

《中国儿科医鉴·百日咳》:"由于咳嗽之际,唾液涎沫飞散,成为间接传染。凡人多有感染素质,故屡屡流行。一岁至三岁者,最易感染。一经遭罹后,能得后天之免疫性,故罕有再犯者。"

【辨病机】

顿咳病位主要在肺,病机是由于外感风寒风热邪气,侵犯肺卫,进而与伏痰搏结,阻于气道,造成肺气上逆。病程初期,以肺失清肃的卫表症状为主,进而痰浊羁留、阻滞气道。病程日久,肝气横逆,郁而化火。最终导致肺阴耗损,气阴亏虚。

一、外感疫毒,侵袭于肺

《幼科医验·卷下·天哮》:"天哮乃天气不正,乍寒乍热,小儿感之,遂眼胞浮肿,咳嗽则眼泪、鼻涕涟涟,或乳食俱出者是也。"

《简明医彀·卷之六·咳嗽》:"小儿之嗽,多因感冒风邪,伤于肺经;或因衣衾太厚,肺家壅热;或因过食咸酸而致。受病不外此三种,最宜慎之。盖儿脏腑脆,难于速效,迁延日久,变为顿嗽。发则捏拳顿足,面赤泪流,饮食吐出,甚至有血,遂成顽疾。或变肺风痰喘,有至危殆者,皆由微渐成。"

《儿科要略·咳嗽论治·外感咳嗽》:"其病一曰百日咳,言其咳嗽不易愈,往往经百日之久也。一曰鸬鹚咳,形其咳嗽之艰难,连声而作有如此状也。此证之发动,常由天时寒燠不匀,变生疫气,一人感之,辗转流传,因小儿肺气之怯弱,故小儿感染为独多。"

二、痰浊羁留,阻滞气道

《本草汇言·卷之十五·果部　果类·枇杷叶》:"治肺气抑逆,痰滞成咳,咳声连发,努气不转,痰逆不出,俗名顿呛。"

《丹台玉案·卷之四·咳嗽门》:"风痰嗽者,肺气壅盛,必顿嗽而后出其痰,浮而有沫,状如津唾,而略稠黏者是也。"

《冯氏锦囊秘录·杂症大小合参卷十二·论咳嗽》:"肺实而嗽者,必顿嗽抱首,面赤反食。"

《四诊抉微·卷之三·经证考·手太阴肺经》:"痰壅顿嗽面赤,伤热。气逆喘急,肺胀。声哑气粗,肺痿。哮喘发即吐稠痰,盐哮。交秋发哮,多清水,属寒;哮发不时,顿嗽抱首,属热。"

《幼幼集成·卷三·咳嗽证治》:"在小儿由风寒乳食不慎而致病者,尤多矣。《经》曰:五脏六腑,皆令人咳。然必脏腑各受其邪而与之,要终不离乎肺也……肺实者顿嗽抱首,面赤反食。"

《厘正按摩要术·卷四·列证·咳嗽》："肺实则嗽必顿咳，抱首，面赤，反食，宜利膈化痰。"

《医学妙谛·卷上·杂症·哮病章》："天哮诸症，喉中为甚水鸡声，哮症原来痰病侵。"

三、肝经郁热，肺气上逆

《活幼心书·卷中·明本论·咳嗽》："有一证，咳嗽至极时，顿呕吐乳食与痰俱出，尽方少定，此名风痰壅盛，肝木克脾土。"

《类证治裁·卷之三·呕吐论治》："其气冲呛、咳吐逆者，肝火上凌，过胃犯肺。"

《血证论·卷六·咳嗽》："又有冲气挟肝经相火上乘肺金者，其证目眩口苦，呛咳数十声不止，咳牵小腹作痛……盖血室为肝之所司，冲脉起于血室，故肝经之火得缘冲气而上"。

《知医必辨·论肝气(二条)》："肝气太旺，不受金制……而呛咳不已，所谓木击金鸣也。又或火化为风，眩晕非常；又或上及巅顶，疼痛难忍；又或血不荣肝，因不荣筋，四肢搐搦，周身抽掣；又或疏泄太过，致肾不闭藏，而二便不调。"

四、肺阴耗损，气阴亏虚

《医述·卷十·杂证汇参·咳嗽》："顿嗽之证，大都肺燥津伤，故咳剧痰不易出，宜仿清燥救肺汤大意。其中妙在枇杷叶清肺降气，气下则火降痰顺，而逆者不逆，斯咳渐平矣。此所谓肺苦气上逆，急食苦以降之，杏仁又在所必需也。(方星岩)"

《疹科类编·论·收后诸症》："顿嗽……然亦有肺气虚极，为毒所遏，而发喘连声不已。"

【辨病证】

顿咳病证要分清寒热虚实，还应注意分期。一般而言，初期以实证为主，进而可见虚实夹杂，后期可见以肺气虚为主的虚证证候。

一、辨寒热

《冯氏锦囊秘录·杂症大小合参卷十二·论咳嗽》："肺实而嗽者，必顿嗽抱首，面赤反食。"

《四诊抉微·卷之三·经证考·手太阴肺经》："痰拥顿嗽面赤，伤热。气逆喘急，肺胀。声哑气粗，肺痿。哮喘发即吐稠痰，盐哮。交秋发哮，多清水，属寒；哮发不时，顿嗽抱首，属热。"

二、辨病程

《中国儿科医鉴·百日咳》："潜伏期之持续不一，平均一周，短者三四日，长则二周，前驱期与病发期，有种种之程度，大体区别为三期。

(一) 加答儿期。其始为鼻加答儿，咳嗽、结膜潮红、嘶嗄等之症状，与单纯之加答儿甚难区别。此症候经过一周或二周，或半周，或四周，咳嗽渐次猛烈，频发于夜间，而有一定时间之发作性。

(二) 痉挛期。强迫的咳嗽，夜间尤多，痉咳发作，屡有前兆，如不安、不快，颈部或痒，或胸部感觉压迫，趋于母怀，或凭于椅桌器物之上，更有咳而呕吐者。发作时先见延长深呼吸，次即连发盛烈之短咳。其间吸气不利，颜面潮红，结膜发赤，开口则舌出于外。此发作未终，又复加频咳。如此返复数回，遂呈窒息状态。最后排出黏稠如玻璃状之黏液，而为一发作之终。此发作一昼夜，通例五回或十回，有时达三十回以上，痉挛期普通三周至六周。

(三) 轻快期。又此期发作性之次数与强度均减，呕吐亦除，特种之性状亦失，但加答儿性状之咳嗽，则永永存留。

经过三期如无合并症，则四周至十周可愈。此时之小儿显然衰弱，为结核发生之好机会。如在轻快期中复罹气管枝加答儿，则必更起痉咳。

以上所述，为中等症候。轻者，经过二三周，往往不呈显著之发作。反之，重笃之症状，则高热不安，障碍睡眠，脉搏速。发作剧，呼吸困难，呕吐剧烈，此时虽无并合症，亦能致死。"

【论治法】

百日咳的治疗，古代医家虽未提出系统的治疗方案，但对其治疗方药的记载比较丰富，到了清代主张分期论治。

一、百日自愈

《幼科金针·卷上·天哮》："夫天哮者，上古之书，从无定见方。今治法亦属混淆，其何故也？盖因时行传染，极难奏效。"

《医学真传·咳嗽》："顿呛不服药，至一月亦愈……至一月，则胞中之血一周环复，故一月可愈；若一月不愈，必至两月。不与之药，亦不丧身。"

二、分期治疗

百日咳的治疗，根据辨证，按初咳期、痉咳期、恢复期分期诊治。

（一）初咳期

初咳期时邪侵犯肺卫，治宜疏散表邪，宣肺止咳。

《中国儿科医鉴·百日咳》："加答儿期中有一般风邪时，用麻黄汤、葛根汤、小青龙汤、小柴胡汤加减之。"

《幼科医验·卷下·天哮》："于数日内，宜服发散，如防风、前胡、枳壳、陈皮、紫苏、杏仁、桑皮、麦冬、桔梗、甘草之属。如气逆加苏子；有痰用胆星、贝母。"

1. 轻宣润降

《备急千金要方·卷五下少小婴孺方下·咳嗽第六·紫菀汤》："治小儿中冷及伤寒暴嗽，或上气、咽喉鸣、气逆，或鼻塞清水出方。"

《备急千金要方·卷五下少小婴孺方下·咳嗽第六·桂枝汤》："治少小十日以上至五十日，卒得謦咳，吐乳，呕逆，暴嗽，昼夜不得息方。治少小卒肩息上气，不得安，此恶风入肺方。"

《秘传证治要诀及类方·卷之六·诸嗽门·嗽证》："时行嗽，发热恶寒，头痛鼻塞，气急，状如伤冷热，连咳不已。初得病，即伏枕，一两日即轻。记壬午秋，满城有此病。继时甲午年夏秋之，此病又自南而北，得免者少，并呼为虾螟瘟。用参苏饮，加细辛半钱。"

《赤水玄珠·第七卷咳嗽门·论湿痰生嗽·王节斋治咳嗽活套》："时行嗽，发热恶寒，头痛鼻塞，气急，用参苏饮加细辛。"

《简明医彀·卷之六·咳嗽》："盖儿脏腑脆，难于速效，迁延日久，变为顿嗽。发则捏拳顿足，面赤泪流，饮食吐出，甚至有血，遂成顽疾……外感宜参苏饮。"

《类证治裁·卷之二·咳嗽论治》："顿嗽……感燥者甘凉清润之。"

《评琴书屋医略·淋症·治浊症方》："风痰嗽者，肺气壅盛，必顿嗽，而后出其痰，浮而有沫，状如津唾而略稠者是也，宜用轻浮之剂以治之：如薄荷、紫苏（梗叶）、桑白、防风、半夏、黄芩、枳壳之类，少加麻黄、甘草（用麻黄宜配北杏以降气）。"

《医镜·卷之四·咳嗽》："感风而嗽者，必鼻塞气粗之症，惟口中觉热，舌燥烦渴，面赤顿嗽，嗽而有浓痰者，是也。感寒而嗽者，洒淅恶寒，哮喘不宁，至冬月即发者，是也。凡此症与大人无甚异，而所感略有不同，大人兼七情所伤，或任劳嗜酒，而小儿无是，是以不能无少异耳。药剂以轻清为佳，而服药亦不宜太骤，逐匙进之，不尽剂。"

《中西温热串解·卷五·叶香岩〈幼科三时伏气外感篇〉注解·秋燥》："在小儿则多由外因而起。叶氏主用疏解以清气分，日久则须兼润血，语语精实。此证与春温治法大略相似，第春温宜辛凉平剂，秋燥宜甘凉少佐辛通，为有异耳。璜治春温、秋燥概主中法，从未曾参以西法，以其取效轻捷也。"

《全国名医验案类编·二集传染病案·第十三卷时行瘖疫病案·妊娠疫疹案》："惟疫咳侵于小儿，村村俱有，极其繁多，父母不知，以小人咳嗽为平常之证，不服药可愈，至咳久医不及而死者，亦十之二。鄙人诊治，见有疫气传染，不论痘疮麻疹之属，如遍身疼痛，有汗烦躁，其脉浮沉皆数，则用清瘟败毒饮加减；无汗烦躁，遍身疼痛，胸腹胀闷，脉数便结，憎寒壮热，则用防风通圣散加减；若轻证，但寒热咳嗽发疹，用银翘散加减，或用荆芥穗、防风、连翘、牛蒡，桔梗、杏仁、前胡、葛根、甘草之属。如用加味，或生地、丹皮、紫草，或花粉、银花之类相出入。治愈者约十之八九。观此，医者必须随机达变，切不可拘泥于专科之书明矣。"

2. 温散风邪

《类证治裁·卷之二·咳嗽论治》："王姓儿秋凉感风，夜热，顿咳连声，卧则起坐，立即曲腰，喘促吐沫，汗出痰响。由风邪侵入肺俞，又为新凉所束，痰气交阻。法宜辛散邪，苦降逆。用桔梗、紫苏、杏仁、前胡、橘红、淡姜，热嗽减……即单用姜汁一杯，温服可也。频以匙挑与而愈。"

《医学见能·卷二·证治·咳嗽》："歌曰：外感咳嗽，吐痰清白而涎者，伤寒有水气也。宜小青龙原方。""歌曰：伤寒咳嗽吐痰清，五味姜辛一剂烹。夏芍麻黄同桂草，长沙遗法贵研精。"

《读医随笔·卷四·证治类·肺中伏风有专

寒夹温不同》："肺中伏风，有专寒者，有夹温者。专寒是口鼻吸受风寒于内，其证呛咳不已，入夜尤甚，为日稍久，肺气不能清肃，即挟水饮上犯，面目胕肿，隐见青色。治之宜用温散，如桂枝、茯苓、干姜、细辛，皆要药也。"

3. 益气解表

外感疫毒为百日咳首要致病因素，而小儿素体肺虚为内因，诸多医家早期以扶正祛邪法治疗，以扶患儿之正气兼驱疫邪热毒。

《医便·卷二·春月诸症治例》："治感冒非时伤寒，头疼身热拘急，憎寒壮热，及时行瘟疫热毒……咳声不响，续续相连，俨如蛙鸣……并用此方（人参败毒散）。"

《儿科要略·咳嗽论治·外感咳嗽》："流行咳嗽之初起，或发热或发热形寒，视其咳嗽连声而作，即为病邪之已受，治法在昔殊少成方，大率则宜于解表开肺之中变通治之。何则？盖普通之咳嗽，固可以解表开肺了事，而流行之咳嗽，则以既挟疫气，感受又深，非参以祛疫之剂，及保肺之品不为功也。初步宜用保肺祛邪汤。"

（二）痉咳期

1. 顺气宁嗽

咳声连发、努气不转等症状，因肺气抑逆、肺气不顺而致。朱丹溪有言"善治痰者，不治痰而治其气，气顺则一身之津液亦随其而顺矣"。故在治疗时众多医家从顺通肺气入手，求达宁嗽之效。

《幼科医验·卷下·天哮》："二十日后，宜保肺清金，紫菀、百合、兜铃、五味、知母、麦冬、贝母、款冬之属。不应，则诃子之类，俱可择用。"

《幼幼集成·卷三·咳嗽证治》："咳而声不出，口鼻出血者，此气逆血亦逆也，须顺气宁嗽，宜官拣参冬花膏。"

《中国儿科医鉴·百日咳》："入痉挛期，呈痉挛性之咳嗽者，用甘草干姜汤、苓桂甘草汤、苓桂五味甘草汤、柏叶汤之类。而半夏厚朴汤、橘皮竹茹汤、桔梗汤、小柴胡汤、麦门冬汤等，亦可从证运用之。"

2. 祛痰止咳

痰浊羁留、阻滞气道，导致小儿顿嗽不止，用祛痰止咳法。

《文堂集验方·卷一·咳嗽》："久嗽接连四五十声者（即名顿嗽），姜半夏一两，贝母一两（初时用象贝，久嗽用川贝），为末，姜汁为丸。每服一二钱（小儿减半）。即二仙丹。频服即效。生姜（连皮捣汁）入白蜜一二匙，滚汤点服亦效。"

《简明医彀·卷之六·咳嗽》："小儿之嗽，多因感冒风邪，伤于肺经；或因衣衾太厚，肺家壅热；或因过食咸酸而致。受病不外此三种，最宜慎之。盖儿脏腑脆，难于速效，迁延日久，变为顿嗽。发则捏拳顿足，面赤泪流，饮食吐出，甚至有血，遂成顽疾。或变肺风痰喘，有至危殆者，皆由微渐成……壅热宜芩连二陈汤之类。"

《邵兰荪医案·卷一·燥》："蜀阜张闺女秋燥发热，脉滑数，呛咳痰阻，症非轻貌，姑宜清燥消痰。［介按］此系温燥化热，烁液成痰而为呛咳。最防内合胃热，引动肝风，骤变痉厥。治以辛凉清解，滋液豁痰，俾痰热稍蠲，则诸证自痊。"

《儿科要略·咳嗽论治·外感咳嗽》："流行咳嗽……继则病势激进，咳声益剧，祛痰保肺之中，再参镇静宁咳之品，宜用保肺涤痰汤。发热脉反沉细，咳则从下逆上，腰背相引痛，必深入以发出之，宜用麻黄附子细辛汤。"

《类证治裁·卷之二·咳嗽论治》："肺实嗽必顿咳抱首，面赤反食，当利膈化痰。泻白散加杏、蒌、姜、橘之属""顿咳至声不出者，痰郁火邪，桔梗汤加贝母、枇杷叶。"

《蕉窗杂话》："顿嗽（百日咳）之治方，明清方书，有麦门清肺饮数种，但冗杂而少效。余近用橘皮竹茹汤加半夏、苏子。羸瘦，咳逆甚者，兼用麦门冬汤加五味子、桑白皮。其势剧者，用胜（独）圣散（鼹鼠霜一味）。日久咳不止者，用参花炼（人参、天花粉、炼蜜）。大抵收效。"

《中国儿科医鉴·百日咳》："入痉挛期，呈痉挛性之咳嗽者，用甘草干姜汤、苓桂甘草汤、苓桂五味甘草汤、柏叶汤之类，而半夏厚朴、橘皮竹茹汤、桔梗汤、小柴胡、麦门冬汤等，亦可从证运用之。"

3. 调肝镇咳

《类证治裁·卷之二·咳嗽论治》："治内因嗽，肝胆气升犯肺者，泄木降逆。钩藤、栀子、枳壳、丹皮、陈皮之属。"

《医学真传·咳嗽》："若人过爱其子，频频服药，医者但治其气，不治其血，但理其肺，不理其肝，顿呛未已，又增他病。"

《医学见能·卷二·证治·咳嗽》："肺气如钟撞则鸣，或痰或血治须分。再加和胃疏肝法，咳血之原即此寻。"

《医学见能·卷二·证治·咳嗽》："小儿咳嗽，连呛数十余声者，肝血之不和也，宜加味逍遥散。"

《遯园医案》："高士宗谓：连嗽不已，谓之顿呛。顿呛者，一气连呛二三十声，或十数声，呛则头倾胸曲，甚则手足痉挛，痰从口出，涕泣相随，皆由毛窍受寒，致胞血凝涩，其血不能淡渗于皮毛络脉之间，气不煦而血不濡，则患顿呛。用药当以治血理肝为主……乃以当归四逆汤与之，一剂知，三剂已。"

4. 熄风降痰

《简明医彀·卷之六·咳嗽》："或变肺风痰喘，有至危殆者，皆由微渐成。外感宜参苏饮，壅热宜芩连二陈汤之类。主方（嗽久者）贝母、天门冬、麦门冬、款冬花、紫菀、百部、百合、五味七粒（打细）、栝蒌仁、萝卜子（炒，研），水煎服。气喘加桑皮、苏子（炒、研）、枳壳。痰多，天粉、半夏、南星、海石。润肺加杏仁。肺火，黄芩、枇杷叶（刷去毛，蜜炙、煎）、竹沥。利肺，桔梗、赤苓。"

《知医必辨·论肝气（二条）》："肝气太旺，不受金制……而呛咳不已，所谓木击金鸣也。又或火化为风，眩晕非常；又或上及巅顶，疼痛难忍；又或血不荣肝，因不荣筋，四肢搐搦，周身抽掣；又或疏泄太过，致肾不闭藏，而二便不调。"

5. 滋阴润肺

《温病条辨·解儿难·疹论》："凡小儿连咳数十声不能回转，半日方回如鸡声者，千金苇茎汤合葶苈大枣泻肺汤主之。"

《医述·卷十·杂证汇参·咳嗽》："顿嗽之证，大都肺燥津伤，故咳剧痰不易出，宜仿清燥救肺汤大意。其中妙在枇杷叶清肺降气，气下则火降痰顺，而逆者不逆，斯咳渐平矣。此所谓肺苦气上逆，急食苦以降之，杏仁又在所必需也。"

《六因条辨·卷中·秋燥条辨第七》："秋燥犯肺，其人素有咳血，更加身热头汗，舌赤脉数，呛咳益剧，此热逼动血。宜用苇茎汤，加西瓜翠衣、杏仁、川贝、鲜荷叶、沙参、地骨皮等味，两清太阴气血也。素有咳血，肺气已伤，加以身热头汗，舌赤脉数呛咳，是外来之燥火，消烁肺金而致动血。故用苇茎、桃仁、冬瓜仁、薏仁、杏仁、川贝、沙参、西瓜翠衣、地骨皮清肺通络，如再不止，以清燥汤育阴清金，方为妥贴。"

《医学见能·卷二·证治·咳嗽》："歌曰：久咳声干痰亦凝，阴虚胶味二苓增。泽丹滑地冬和母，海粉还加百合蒸。"

（三）恢复期

1. 益气养阴

《小儿药证直诀·卷上·咳嗽》："有肺气虚者，咳而哽气，时时长出气，喉中有声，此久病也，以阿胶散补之。"

《张氏医通·卷四·诸气门下·咳嗽》："肺热顿嗽……治嗽须分新久虚实。如久嗽脉弱，或虽洪大按之不鼓，属肺虚，宜门冬、五味子、款冬、紫菀之类敛而补之。"

《医学真传·咳嗽》："表里皆虚者，芪、术、参、苓可用。因病加减，在医者之神明。苟不知顿呛之原，而妄以前、杏、苏、芩、枳、桔、抱龙丸辈，清肺化痰，则不也。若表里皆虚而得百日咳者，不可一味采用涤痰之法。"

《儿科要略·咳嗽论治·外感咳嗽》："流行性咳嗽……故此病后期，宜用保肺扶正汤最妥。兼有他因，则宜就其他因合治之。"

《蕉窗杂话》："顿嗽（百日咳）之治方……日久咳不止者，用参花炼（人参、天花粉、炼蜜）大抵收效。"

2. 培土生金

《幼幼集成·卷三·咳嗽证治》："顿嗽……咳而久不止，并无他证，乃肺虚也。只宜补脾为主，人参五味子汤。"

《类证治裁·卷之二·咳嗽论治》："土虚不生金者，胃用甘凉，参、麦、山药、扁豆之属。脾用甘温，四君、姜、枣之属。"

《儿科要略·咳嗽论治·外感咳嗽》："如咳嗽日久，其势不衰者，则肺气将乏，邪势方张，不补其气，邪必更深，宜用四君子汤、五味异功散、六君子汤中加入祛痰顺气之品，方能渐次告痊。"

3. 补肺益肾

《医学见能·卷二·证治·咳嗽》："歌曰：久咳痰多肺肾亏，姜辛五味总当知。云苓术芍还加附，真武名汤治法推。"

【论用方】

1. 紫菀汤(《备急千金要方·卷五下少小婴孺方下·咳嗽第六》)

治小儿中冷及伤寒暴嗽,或上气、咽喉鸣、气逆,或鼻塞清水出方。

紫菀　杏仁　黄芩　当归　甘草　橘皮　青木香　麻黄　桂心(各六铢)　大黄(一两)

上十味㕮咀,以水三升煮取九合,去滓,六十日至百日儿一服二合半,一百日至二百日儿一服三合。

2. 射干汤(《备急千金要方·卷五下少小婴孺方下·咳嗽第六》)

治小儿咳逆,喘息如水鸡声方。

射干　麻黄　紫菀　甘草　生姜(各一两)　半夏(五枚)　桂心(五寸)　大枣(二十枚)

上八味㕮咀,以水七升煮取一升五合,去滓,纳蜜五合,煎一沸,分温服二合,日三。

3. 四物款冬丸(《备急千金要方·卷五下少小婴孺方下·咳嗽第六》)

治小儿嗽,昼瘥夜甚,初不得息,不能复啼方。

款冬花　紫菀(各一两半)　桂心(半两)　伏龙肝(六铢)

上为末。蜜和如泥,取如枣核大敷乳头令儿饮之,日三敷之,渐渐令儿饮之。

4. 桂枝汤(《备急千金要方·卷五下少小婴孺方下·咳嗽第六》)

治少小十日以上至五十日,卒得謦咳,吐乳,呕逆,暴嗽,昼夜不得息方。

桂枝(半两)　甘草(二两半)　紫菀(十八铢)　麦冬(一两十八铢)

上四味㕮咀,以水二升煮取半升,以绵着汤中,捉绵滴儿口中,昼夜四五过与之。节乳哺。

5. 四君子汤(《世医得效方·卷第十一·小方科·通治》)

随证加味,量儿大小用。

人参　白术　茯苓　甘草(各等分)

上为末,每服二钱。咳逆,肉豆蔻、木通。时行咳嗽,藿香、枳壳、姜钱。

6. 贝母膏(《冯氏锦囊秘录·杂症大小合参卷十二·论哮》)

治风热天哮。

黑玄参(焙)　山栀(炒)　天花粉(焙)　川贝母(焙)　枳壳(焙)　橘红　百部(炒)　黄芩(焙)　杏仁(去皮尖,炒,各一两)　桔梗(焙)　粉甘草(焙,各五钱)　薄荷(焙,七钱,净叶)

蜜丸弹子大,灯心汤或淡竹叶汤化下。

7. 三奇顶(《串雅内外编·串雅内编·卷三·顶药》)

治小儿天哮。

经霜天烛子　腊梅花(各三钱)　水蜒蚰(一条)

俱预收,临用,水煎服,一剂即愈。

8. 补肺阿胶散(《兰台轨范·卷四咳嗽·咳嗽方》)

治小儿天哮最好,止嗽生津。

阿胶(一两半)　马兜铃(焙)　恶实(炒)　甘草(炙,各一两)　杏仁(七钱)

上加糯米一合,水煎服。

9. 海浮石滑石散(《医学从众录·卷二·痰饮》)

治小儿天哮,一切风湿燥热,咳嗽痰喘,并治大人等症。

海浮石　飞滑石　杏仁(各四钱)　薄荷(二钱)

上为极细末。每服二钱,用百部煎汤调下。

10. 保肺扶正汤(《儿科要略·咳嗽论治·外感咳嗽》)

治顿咳日久,气虚而咳不止者。

北沙参　人参　白术　黄芪　麦冬　川贝母　法半夏　旋覆花　化橘红　怀山药(各二钱)

清水煎服。咳久肺气耗散,不能收摄,加干姜、五味子各五分;脾虚泄泻加於术;肾虚泄泻加补骨脂;咳血去半夏。

11. 治小儿顿咳验方

1)《备急千金要方·卷五下少小婴孺方下·咳嗽第六》

治小儿咳逆,喘息如水鸡声方。

半夏(四两)　紫菀　桂心　生姜　细辛　阿胶　甘草(各二两)　蜜(一合)　款冬花(二合)

上九味㕮咀,以水一斗,煮半夏取六升,去滓,纳诸药煮取二升五合,五岁儿服一升,二岁儿服六合,量儿大小多少加减之。

2)《幼科医验・卷下・天哮》

治天哮方。

楂肉(一两)　麦芽(一两)　竹叶(四钱)　青饼(二两)　饴糖(四两)

煎膏服。一方加槟榔五钱、茶叶五钱、石膏一两。

3)《本草汇言・卷之十四・谷部・饴糖》

治大人小儿顿咳不止。

用白萝卜捣汁一碗,饴糖五钱蒸化,乘热缓缓呷之。

4)《种福堂公选良方・卷二公选良方・内外科・咳嗽》

治小儿天哮,一切风湿燥热,咳嗽痰喘,兼治大人。

海浮石(净末,四钱)　飞滑石(净末,四钱)　甜杏仁(净末,四钱)　薄荷(净末,四钱)

水煎服。

【论用药】

一、概论

《幼科医验・卷下・天哮》:"天哮乃天气不正,乍寒乍热,小儿感之,遂眼胞浮肿,咳嗽则眼泪、鼻涕涟涟,或乳食俱出者是也。于数日内,宜服发散,如防风、前胡、枳壳、陈皮、紫苏、杏仁、桑皮、麦冬、桔梗、甘草之属。如气逆加苏子;有痰用胆星、贝母。二十日后,宜保肺清金,紫菀、百合、兜铃、五味、知母、麦冬、贝母、款冬之属。不应,则诃子之类,俱可择用。"

二、治小儿顿咳专药

1. 枇杷叶

《本草汇言・卷之十五・果部・枇杷叶》:"治肺气抑逆,痰滞成咳,咳声连发,努气不转,痰逆不出,俗名顿呛。"

2. 饴糖

《本草汇言・卷之十四・谷部・饴糖》:"治大人小儿顿咳不止:用白萝卜捣汁一碗,饴糖五钱蒸化,乘热缓缓呷之。"

3. 茯苓

《本草汇言・卷之十一・木部・茯苓》:"治咳逆(气急而咳,即今之顿呛也)。"

4. 鸬鹚涎

《本草纲目拾遗・卷九・禽部・鸬鹚涎》:"治肾咳,俗呼顿呛,从小腹下逆上而咳,连嗽数十声,小住又作;甚或咳发必呕,牵掣两胁,涕泪皆出,连月不愈者,用鸬鹚涎滚水冲服,下咽即止。"

【医论医案】

一、医论

《中国儿科医鉴・百日咳》

顿嗽(百日咳)之治方,明清方书,有麦门清肺饮数种,但冗杂而少效。余近用橘皮竹茹汤加半夏、苏子。羸瘦,咳逆甚者,兼用麦门冬汤加五味子、桑白皮。其势剧者,用胜圣散(鼹鼠霜一味)。日久咳不止者,用参花炼(人参、天花粉、炼蜜)大抵收效。

二、医案

《幼科医验・卷下・天哮》

一女,天哮,因感冒风邪而起,以致喘咳不已,又多食酸味,嗽愈甚,其气上不能升,下不能降。痰涎壅遏,且善饮食。脾不运化精微,停滞于胸,化而为淡。今病久气虚,不宜寒凉及大补之剂,化痰、顺气、清金为主。橘红五钱,杏仁(去皮尖)一两,贝母(去心)一两,嫩前胡一两,山楂肉一两,苏梗一两,元参五钱,枳壳五钱,陈胆星一两,粉甘草二钱。水煎,入饴糖二两、竹沥一小杯,收成膏。

一儿,疟后天哮,又兼腹实发泻,面肿少食。皆脾虚之征也。须健脾温胃,佐以消积之剂。陈皮、山楂、白芍药、川黄连、甘草、神曲、厚朴、赤茯苓、建泽泻、木通、木香、灯心。

一儿,顿咳不止,时吐或甚则连乳俱出,身微热,饮食减,面色稍赤。皆风邪暑热所侵,未经疏散,邪传心肺,变而为热。热生风,风生痰,痰结胸中,肺气不顺,连嗽不止,则痰、乳、食物一时吐出。治宜祛风化痰,清金降火。陈皮、枳壳、元参、天花粉、熟苏子、防风、杏仁、前胡、嫩桔梗、枯黄芩。

一儿,感冒风邪,肺气不清,已成天哮,三四日即愈。至七八日复感风邪,遂鼻流清涕不已。治以退热、祛风、顺气。陈皮、枳壳、黄芩、紫苏叶、青防风、前胡、苏子、楂肉、肥知母、粉甘草。

一儿,天哮,嗽月余矣。遇嗽则口鼻出血,因吊动痰火，火泛血上也。初起宜祛风清肺。今嗽已久，议保肺、治嗽、消痰。百合、紫菀、款冬花、胆星、马兜铃、花粉、黄芩、黑元参、知母、黑山栀、当归。

一儿天哮久久，痰涎壅塞，哭不出声，已犯“痰嗽不已，惊风至”之句。急宜降痰、顺气、镇惊之剂。先服紫金锭，次服滚痰丸加竹沥、姜汁，化服。

一儿天哮，甚则吊吐鼻血。此风气传染，气逆上冲。初起宜发散。今已数日，宜泻肺清金，顺气消痰。俟嗽势稍减，进保肺之品。陈皮、桑白皮、桔梗、黑元参、前胡、黄芩、黑山栀、杏仁、青防风、枳壳、苏子。

《临证指南医案·卷四·哮》

邹(七岁)。宿哮肺病，久则气泄汗出。脾胃阳微。痰饮留著。有食入泛呕之状。夏三月。热伤正气。宜常进四君子汤以益气。不必攻逐痰饮。(气虚)人参、茯苓、白术、炙草。

《类证治裁·卷之二·咳嗽论治·咳嗽脉案》

王姓儿。秋凉感风，夜热，顿咳连声，卧则起坐，立即曲腰，喘促吐沫，汗出痰响。由风邪侵入肺俞，又为新凉所束，痰气交阻。法宜辛散邪，苦降逆。用桔梗、紫苏、杏仁、前胡、橘红、淡姜，热嗽减。一外科以为症感秋燥，用生地、五味、白芍、贝母等药。予曰风邪贮肺，可酸敛乎？痰涎阻气，可腻润乎？即单用姜汁一杯，温服可也。频以匙挑与而愈。

《汪艺香先生医案》

1）乳儿未及载半，痎疟已延年余，幸而脾胃强壮，后天有权，仲春得以向愈。讵知感冒风温，染成顿咳，迩来热甚，三日即发惊厥，目窜睆视，搐搦反张，哭不转声，涕泪皆无，诸疑毕集，无端不作，作后神识似慧而屡发不已，良由病杂迁延，气阴俱伤，气伤则络脉空乏，阴伤则木失涵养，化无情之风火，夹有形之痰浊，蒙窍袭络。夫络为小路，窍乃空洞，非邪不进，非虚不入，所谓邪行如水，虚处则受也。思其既进不易外出，所服药饵，苟非直抵病所，安能转危为吉？是故为医者不得不倾心吐胆，搜索枯肠，勉拟一方，以期化险为夷。珍珠母、生铁落、白石英、钩钩、竹黄、僵蚕、川贝、薄荷、胆星、丝瓜络、龙齿。另：礞石、蝎尾、玳瑁、金箔，以上四味研末，先服。

2）不咳则已，咳则连声，名曰顿咳。每咳必呕，肺气热盛，防其见血。麻黄生、石膏、前胡、象贝、桔梗、桑叶、光杏、新会红、牛蒡、郁金、薄荷。

《剑慧草堂医案·卷中·失血》

顿呛不已，挟感屡发，咳甚则痰中带红，脉右数。体素阴虚内热，由热留痰恋所致。以喻氏西昌法。粉沙参、白前、石膏(冰糖煅)、知母、炒杏仁、丹皮、枇杷叶、黛蛤散、桑叶、淡草、川贝、葶苈、茯苓、丝瓜络、旋覆(代赭拌)。

《遯园医案·卷下》

高士宗谓：连嗽不已，谓之顿呛。顿呛者，一气连呛二三十声，或十数声，呛则头倾胸曲，甚则手足痉挛，痰从口出，涕泣相随。皆由毛窍受寒，致胞血凝涩，其血不能淡渗于皮毛络脉之间，气不煦而血不濡，则患顿呛。用药当以治血理肝为主。蓄之于心，未曾经验。一日有傅姓小儿，患症与高氏所论适合，他医用疏散药不应，脉之细涩，乃以当归四逆汤与之，一剂知，三剂已。

《全国名医验案类编·初集四时六淫病案·第一卷风淫病案·肺风痰喘案》

何拯华：绍兴同善局。

病者：王姓孩，年一岁零两月，住琶山。

病名：肺风痰喘。

原因：素因儿衣太厚，内有伏热，继因风伤肺而暴发。

证候：身热面红，顿咳抱首，痰鸣气壅，忽然大喘，胸高鼻扇，右胁陷下。

诊断：脉不足凭，看指纹青浮而滞。此《内经》所谓“乳子中风热，喘鸣肩息”，龚云林所云“俗称马脾风”也。小孩最多，病势最急而险。

疗法：必先辛凉散其风，故以薄荷为君，辛润豁其痰；故以梨汁、姜汁为臣；然病势如此急烈，不得不用急救之药，故以保赤散为佐，庶能降痰如奔马；使以白蜜，不过缓保赤散之烈性而已。

处方：薄荷霜一厘，雪梨汁一杯，生姜汁两滴，净白蜜一小匙。上药和匀，器盛，重汤炖一时许，调下保赤散三厘。

效果：一剂即大吐痰而热退，二剂喘鸣已平，即能吮乳。原方去保赤散、薄荷霜，加鲜桑沥一小匙，疾竟痊瘳。

[廉按]小儿风热暴喘，较之各种疾喘，尤为难疗，俗称马脾风者，言其病势之危急也。儿科名医万氏密斋曰：午属马，为少阴君火。心主热，脾主虚，心火乘肺，脾之痰升，故肺胀而喘，谓之马脾

风。马脾风者，肺胀也。上气喘急，两胁扇动，鼻张闷乱，喘鸣声嗄，痰涎壅塞，其症危恶，宜急攻之。若至胸高肩耸，汗出发润，则不可治矣。此案方用保赤散，善能通气开痰，先使痰从口吐出，继则从大便而出，适合急攻之法，调入于降痰四汁饮之中，以柔济刚，处方配合颇有巧思，非杂凑成方者可比。

第七节

白　喉

小儿白喉是指感受疫毒，以咽喉等处形成白色假膜、咽喉肿痛、发热为主要症状的病证，常流行于燥邪流行时年，是一种烈性传染病。清代郑梅涧《重楼玉钥》首次提出“白喉”这一病名，并论述白喉的病因病机以及治疗。此后张绍修《白喉捷要》、陈澍贤《白喉证论》、王裕庆《白喉辨证》、李纪方《白喉全生集》等白喉专书进一步发展了病因病机及证治的理论。清末陈葆善《白喉条辨》集前人成果，系统阐述了对白喉的认识。其病位在肺，病性多属虚属热，亦可见虚寒证。本病包括但不局限于西医学中由白喉杆菌引起的急性呼吸道传染病。

【辨病名】

白喉是指感受疫毒，咽喉处形成白色假膜或伴咽喉肿痛、发热、口渴等症状的病证。咽喉处的白膜为最主要特征，古人对此有白缠喉、白腐、白菌等名称。

《喉舌备要秘旨·喉部·喉科辨症·治喉用药变化歌诀》：“生有白膜是乃白喉。”

《温病正宗·上篇学说辨正·温病瘟疫之辨析·瘟疫专书之概论》：“夫白喉，咽喉腐也。”

《验方新编·卷十七·咽喉·专治时疫白喉症论》：“白喉有时疫一症，其发有时，其传染甚速，或一人患发，竟至传染一家，甚至一乡一村皆发，其症至危至险，最急最恶之症也。”

《重楼玉钥·卷上·又论喉间发白治法及所忌诸药》：“按白腐一证。即所谓白缠喉是也。”

《重楼玉钥续编·论白腐证》：“喉间白腐一证，俗名白菌，即白缠喉是也。”

【辨病因】

白喉之病因主要为疫毒侵袭、燥气流行、体虚不足等方面。小儿发育未全，脏腑柔嫩不堪受邪，若受疫毒侵入，正气奋起抗争，疫毒凝结于咽喉，故见咽喉白腐肿痛，发热口渴的症状。小儿又为纯阳之体，所生多为热病，若受燥火侵袭，常肺经伏热，蒸腾咽喉，以致喉生白膜。小儿气血未充，脾胃不足、肾气未固，肾虚火旺或肾虚受寒皆可发生白喉。

一、疫毒侵袭

《验方新编·卷十七·咽喉》：“夫白喉一症，乃感天地不正之疠气，即时行瘟疫之变症也。”

《喉科金钥全书·上卷·幼科天干地漏变为白喉证论治》：“肺液随毒气飞升，上犯满脑，毒气凝结咽喉，此天干地漏转为白喉之现相始出矣。”

二、燥气流行

《白喉条辨·辨病源第一》：“阳明燥令司天之年，或秋冬之交，天久不雨，燥气盛行，邪客于肺，伏而化火。至初春雨水骤至，春寒外加（夏至后发者更重），少阳相火，不能遂其条达之机，遂挟少阴君火，循经络而上与所伏之燥火，互相冲激，猝乘咽喉清窍而出。或发白块，或白点，名曰白喉。互相传染，大人易治，小儿难治。”

《白喉条辨·辨色第三》：“有以色白为寒者，不知此症初发于肺。肺属金，其色白，为五脏六腑之华盖，处至高之位，毒气自下熏蒸而上（二语未确），肺病日深，故本色日著云云。恰与《内经》肺热病者，色白而毛败；又肺风之状，色皏然白数语相发明。鄙意更有进者，肺色既白，而所伤之病又为燥。燥气属金，金为西方白虎，其色亦白。故他经热喉病不发白，而此独发白也。其间有红紫者，则挟君相二火矣。”

三、体虚不足

《尤氏喉症指南·治症秘诀》：“白缠喉风，此乃肾虚受寒，劳碌而渴，寒则生热，热则生风，风寒相搏，痰气上跻，壅滞凝结，故患此症。”

《温病正宗·上篇学说辩正·温病瘟疫之辨析·瘟疫专书之概论》：“白喉多由肾虚火旺，里证也。

咽喉虽腐，有汗发热，自下焦而至上焦，其势缓。”

【辨病机】

小儿白喉主要为疫毒侵袭、外感燥邪、正虚不足等。其中，外感燥气、疫毒侵袭常导致脏腑失调，内生热毒或湿毒，熏蒸、凝结于咽喉，以致咽喉白膜生出。外感燥邪亦引起脏腑失调，燥火伏于手太阴肺经，或挟少阴君火上冲咽喉，使咽喉肿痛，出现白膜。正虚不足针对小儿脾胃不足、肾常虚的生理特点而言，强调小儿。

一、疫毒侵袭论

《重楼玉钥续编·喉症白腐例言》：“喉白形色如酒坛中倾酒时浮出白腐一般，此由热郁于内，从湿生焉。”

二、外感燥气论

《温病条辨·辨经络第二》：“‘阳别论篇’曰：一阴一阳结谓之喉痹。一阴指少阴，一阳指少阳。少阳主相火，少阴主君火。故凡一切风火喉痹，莫不揭重二经主治。而白喉则独以手太阴为本，以二经为标。盖二经为病，主风火；而太阴为病。主燥气。其有传及他经者，皆非白喉本有之症。”

《重楼玉钥续编·论白腐证》：“肺肾阴虚，因以感受天时，燥金之气，即伤燥之候也。”

三、正气不足论

《金钥全书·上卷·幼科天干地漏变为白喉证论治》；“凡大人患此症，犹易施治，惟小儿为尤难。盖因其幼小体质薄弱，脾肾不足故也。是以小儿之白腐证，多于大人，必且传染，若治之不善，易于次第夭伤，甚至一家数口皆遭是阨。”

【辨病证】

小儿白喉多是外感，病性以虚、热为主，但亦存在寒证的情况，鲜有论及实证。辨小儿白喉的病证，当先辨寒、热、虚、实的病性，重在寒热辨证，脉诊、视诊可以辅助判断具体病性。

一、辨症候

1. 辨虚实

《重楼玉钥续编·论白腐证》：“儿一患白腐，肺肾必然两虚，生化之源遂失，水竭则肾涸，肾涸则下泉不钟，而阳盛于上，其燥益炽，斯喉痹音哑、痰结烦躁、打呛等证。”

《重楼玉钥续编·喉症白腐例言》：“白腐发于燥者，实由肺虚而致之也，故桑白皮、马兜铃之类，毫不可犯，用之速其殆矣。皆因医者，囿于所习，不肯于肺虚处考究，执定为蕴热实症治之，以此每多致误。虚实之辨，毫厘千里，焉可忽诸。”

《重楼玉钥续编·论白腐证》：“凡症有寒热虚实之别，惟有白腐一症，虽有寒热属实者绝少，而属虚者多。”

2. 辨寒热

《重楼玉钥续编·论治》：“一白腐发于严寒者，因寒邪蕴而为热，起初不知病由，认作感受寒邪，误服干姜葱汤，以致喉痛，发为白腐，其鼻不塞可治。”

《验方新编·卷十七·咽喉·临症要诀》：“另有时疫白喉一种，起病恶寒发热，切不可误认为表，及到喉中现出白点白块，尤不可误认为寒。”

《白喉条辨·辨色第三》：“张绍修曰，此症热症多，寒症少。”

《白喉辨证·凡例》：“且每闻白喉之死者，无死于附桂，多死于大黄。大抵人知有热症而不知有寒症，即知有寒症而不知有虚寒之症，皆误于疫之一字也。”

《白喉辨证·辨证法》：“一，热证必肿，寒症不肿，喉内反大而空（亦有虚肿者）。二，热证必痛，痛无止息（略痛者轻，痛甚者重）；寒证不甚痛，或时痛时止。三，热证吃水不甚痛，吃饭则痛；寒证吃水痛，吃饭不甚痛（以虚能受物也），善于体认（王鹤识）。四，热证必渴，喜吃水（喜温者轻，喜冷者重；少吃者轻，多吃者重）；寒证不渴，虽渴不多吃水（喜温者轻，喜极热者重）。五，热证不思食，亦不能食（一由肿痛，一由不知味）；寒证能食而不甚思食（一由脾虚，一由脾绝，一由过服寒剂）。六，热证有风涎（风涎少者轻，风涎多者重，均宜表散）；寒证则断无风涎（若系风寒亦有风涎，宜表散）。七，热证白点必干涩，或一边一点，或一边数点，大小不一；寒症白点必明润，或成点，或成块，甚者满喉俱白，状如凝膏（字字皆辨症秘决）。八，热证满喉皆红色，或红丝（红丝者轻）；寒证满喉皆白色，或淡红色（淡红色者轻）。九，热证舌苔或黄或黑，宜察其润燥，燥者是实热，宜下之；润者是假热，宜温补，否则不可求药；寒证舌苔白，或间有黑黄色，亦宜察其润燥。润者寒重，燥者寒轻，表散之而已。鼻孔口唇俱宜察其润燥，但有火烁肺而鼻燥者，有肺气绝而鼻燥者，有脾火伏而唇燥者，有胃气不升而唇燥者，有脾气绝而唇燥者，有伤食而唇燥者，俱宜详察。目则察其畏风与否，畏火与否而已。十，热证小便必赤，赤而热者是实热；赤而不热且长而多者是假热，宜补而兼泻。其清长则是寒证矣。十一，热证忌满喉白、满喉肿，满喉者必闭死；寒证不忌肿，并不忌满喉尽白，只忌失音动痰。若失音动痰不能救矣（失音动痰，一由肾绝水泛为痰，一由过服凉剂，使肺胃之气闭塞不通，切不可用表散及桑白皮之属。宜大温补，如温胃汤等剂）。"

《靖庵说医》："白喉喉痛热症也，而亦有寒症，盖寒气郁结蒸而为白逼而致痛，故白而痛也。"

二、辨色脉

1. 形色辨证

《重楼玉钥续编·喉症白腐例言》："凡小儿伤燥发为白腐者，面色必白带青，鼻声粗塞。"

2. 寸口脉诊

《重楼玉钥续编·喉症白腐例言》："手尖必冷，右脉必数大于左，或两脉俱数无力，其肺肾阴虚无疑。"

《重楼玉钥续编·论白腐证》："其源责在肺肾阴虚，其脉必浮数无力，手尖必冷，切不可投以表散及寒凉之品而治，法务须养阴清润，始不致误。"

《白喉条辨·辨脉第四》："白喉病初起，余脉如平，但右寸微数而涩或沉数者，手太阴伏邪本病也。其浮数或紧者，挟有外感时邪也。左寸关动数者，少阳相火少阴君火并病也。洪滑者，火郁而成痰也。延之日久，或经误治，两手脉滑数甚。按之搏指者，火势剧也。洪大无力，按之芤或散大者，阴涸已极也。"

《白喉辨证·辨脉法》："热证脉主浮。浮细而数为风热，其热轻，宜清散（如升阳散火汤之属）；浮洪而数，按之有力为实火，其热重，宜下之（如清咽利膈汤之属）；按之无力乃是假热，宜补（补中益气汤随加）；若浮数而弦长则胃气绝矣，不治（热脉无沉，沉而牢实，亦为实火，宜下之）。

寒证脉主紧。浮数而紧为风寒，其寒轻，宜表散（荆防败毒散）；沉细而迟紧，重按不见为虚寒。其寒重，宜温补（如附桂理中汤之属）；迟缓而紧按之有神，其寒在表里之际，宜温散。"

【论治法】

白喉治疗当以养阴清润为主旨。在养阴的基础上，再辨证审因，根据具体兼夹证的不同，投以不同药物加减。除了汤剂，还流存大量治疗小儿白喉的散剂，多用于外治法，吹药入喉。以上所言诸法，皆中病即止，不可过剂。另外，亦有针刺法可治疗白喉。白喉之膜，坚韧难刮，刮去复生，复生加重，治疗忌轻易刮去白腐或以针挑破。

一、概论

《重楼玉钥续编·论治》："白腐不挟杂证犹易施治，倘兼他症，或发瘾疹流丹斑瘰，又壮热不退等候，最难著手。须知丹疹斑瘰有阴阳之别及虚实之分，不得执定风热实火，使用石膏、黄连、黄芩、花粉、犀角等味，一经妄投，转为内陷，必致循衣摸床，直视谵语，诸败症现矣，洵难救治。若体质属实，或口渴引饮，大便闭结，小便短少，脉数有力，审明证与脉合，舌胎焦黄，其喉间白腐势轻，而浑身丹斑之势重，色赤如丹砂，亦须养阴中或加石膏、山栀、炒芩之类清之可也。倘本质虚弱肝肾不足，其白腐重于丹疹，两脉虚数无力，口不渴，或渴不喜饮，舌苔柔嫩无焦黄色，此乃浮游之火腾越，非实火也……白腐发于严寒者，因寒邪蕴而为热，起初不知病由，认作感受寒邪，误服干姜葱汤，以致喉痛，发为白腐，其鼻不塞可治。若鼻塞及胸胁筑闷，则诚难治。缘肺热还伤肺也，如发热时，喉内两旁红肿而有白腐者，宜先用荆防、薄荷、牛蒡子之类微疏解之，再用治白腐法，而患自平。若频进祛风散寒及辛温之剂，白腐未必能除，即变生他症，或且胸筑痰鸣气喘等候作矣。"

《白喉全生集·小儿白喉证》："治白喉者，时医各有忌药，有忌升麻者，忌细辛者，忌麻黄者，忌白术者，忌地黄者，并全忌表药者。种种恶习，深可慨叹。若舍证而言药，何药不忌。

热证误服寒证尚轻各方者，虽不愈，尚不死。误服寒证渐重各方及补方者，必死。寒证误服热证渐重各方者，必死。虚寒证过服表剂，或误服下药者，必死。寒热二证，判若冰炭，此之不审，杀人反掌，可不慎与。

表药不过宣发内邪，使无遏抑，原不能取急效，治者不可因其无效而过服，或凉或温，急宜转方。盖表药多辛窜，过服则耗散真气，必至气壅也。

白喉服药，与吹药并重。盖寒热伏于内，非服药不能治其本。而毒气壅于喉，非吹药不能解其标也。若危险之证，必先吹药，扫去痰涎，而后可以服药。至轻证初起，则吹药一二次即愈矣，并无庸服药也。故吹药尤炼之宜精，备之宜豫。

白喉不无传染，非因热证而传染者，即为热证。因寒证而传染者，即为寒证也。宜视人之秉赋强弱，气血虚实用药。

患白喉者，必兼感杂证。若有万难兼理者，只治白喉证，不理杂病，而杂病亦自可愈。何也？病未有不相因者也。即或白喉已愈，而杂病未愈；或白喉已愈，而杂病又生，则在医者变而通之，神而明之。古方俱在，不能备述。"

"治法皆同，惟小儿为哑科，凡有发热咳嗽，口流涎沫，饮乳便哭者，必须看喉咙有无形迹。倘喉内红肿，发有白点，如法施治。但血骨未充，服药之分两，宜视年岁之大小，体气之强弱，而酌减之。然小儿好哭，难于吹药，轻证即可以服药而愈。其有危险重证，仍须吹药，不可畏其啼哭而不用也。"

二、养阴清润

《专治麻痧初编·卷五·屠氏疏村〈论白〉》："然又有虚劳白喉咙证，证由阴虚火燥痛极而水米难下，渐至腐烂、形容枯槁、面目憔悴，必需补剂，使元气充复，而喉痛自愈。"

《重楼玉钥续编·方论》："一治法，凡咽内不红肿而起白者，开首必须辛凉而散，于汤液中只用薄荷三四分，不可用多，多则泄汗亡阳，反伤肺气。若现鼻塞音哑，打呛气促，鼻煽等候，而薄荷即不宜投。如辛凉不应，亦不宜再进，即当以养阴清润为主，勿论其发热与否，专养阴而热自除，喉白亦必渐减矣。"

《医学衷中参西录·医论·详论咽喉证治法》："有白喉证，其发白或至腐烂，实为传染病之一端。其证大抵先有蕴热，则易受传染。为其证内伤为重，宜用凉润滋阴清火之品，而忌用表散之剂。然用辛凉之药以散其火郁，若薄荷、连翘诸药固所不忌也。《白喉忌表抉微》中之养阴清肺汤、神仙活命汤二方，原为治白喉良方。而神仙活命汤中宜加连翘三钱；热甚者可将方中生石膏加倍，或加两倍；若大便不通者，大黄、芒硝皆可酌加。"

三、温里散寒

《验方新编·卷十七·咽喉·专治时疫白喉症论》："更有一种白喉，无恶寒发热等症，喉内起白皮，随发随长，时作恶心，干呕欲吐，的是寒症，非附、桂不愈，即误服消风败毒之药，亦无大损。"

《专治麻痧初编·卷五·屠氏疏村〈论白〉》："更有一种白喉，无恶寒发热表证，脉浮沉不一，细而微者，喉内起白粉皮随落随长，的是阴虚寒证，非用附桂八味煎汤冷服不愈。即误投消风败毒之药，亦无大损。"

四、外治法

《焦氏喉科枕秘·卷一·焦氏喉症图形针药秘传》："先针少商，用追风散取痰，次吹本于肿处，下刀针，去脓血，吹秘数次。服三黄汤，多加荆芥防风银花。如背朝天，面朝地，手足登开，口乱言，角弓反张，口难开者，先吹通关散。如鼻中使嚏则口开；如不嚏是风火太甚，再吹一二次，等半晌自嚏。口开，剪刀撬，以圈侧入捺舌，吹追风散取痰，吹本于患处，下刀针，又吹秘，服三黄汤，吹秘加生肌散。"

《白喉全生集·白喉针穴经络法》："颊车穴，在耳下八分，属足阳阴胃经。少商穴，第一手指内甲角，属手太阴肺经。商阳穴，第二手指外甲角，属手阳有大肠经。中冲穴，第三手指中甲角，属手厥阳心包络经。关冲穴，第四手指内甲角，属手少阳三焦经。少冲穴，第五手指内甲角，属手少阴心经。

凡此六穴，应病行针，穴处俱离指甲一韭菜叶宽。如病者畏针穴之多，只针少商一穴，亦立起沉疴。宜针出恶血为妙。无血者不治。再用生姜擦针口，布条包裹，以避风袭入针口。"

《白喉条辨·辨手少阳标病第六》："间用青黄散，不时吹入喉间，以消肿去涎。若轻者可用张氏神功辟邪散去葛根、青果、马勃、僵蚕。"

《喉科集腋·卷上·白喉风·方法》："蒜泥拔

毒散：老蒜一片捣如泥，以小豆大一粒敷经渠穴，系大指伸直近手腕寸脉后有窝处即是，男左女右，起一水泡刺破揩净毒水，异效非常，不可以为药易而轻忽之也。”

《喉科集腋·卷上·白喉风·方法》：“救急异功散：血竭六分，乳香六分（去油），斑蝥四钱，全蝎六分，冰片三分，没药三分（去油），元参六分，射香三分，斑蝥去头翅足，以糯米炒黄去米，共研细末。每逢喉之险症，内外漫肿，咽喉将闭，以小豆大一粒放小膏药上，距耳垂下半寸软处贴上，左肿贴左，右肿贴右，左右肿皆贴，约五六时候起泡，以针刺破出水，揩净毒水，能消肿止疼。”

“回生万应丹：牛黄一钱，郁金四钱，川连四钱，儿茶五钱，滴乳石五钱，白芷二钱，珍珠一钱，青黛三钱，薄荷七钱，月石三钱，血竭三钱，黄柏三钱，冰片一钱，甘草三钱。共研细末，吹喉中，治白喉，神效无比。”

“血竭散：血竭三分，甘草三钱，元明粉一钱五分，僵蚕一钱，月石一两，儿茶三钱，雄精三钱，冰片一钱，射香三分。研极细末，日吹三四次。”

“石青散：生石羔一两，人中白五钱，青黛一两，辰砂一两，月石一两，胆凡五钱，元明粉五钱，山豆根三钱，冰片五分。研细末，日吹三五次。”

“蚰蜒辟毒散：蚰蜒辟一条，盐梅二枚，先将盐梅肉刮下，蚰蜒拌入，少顷即化为水，晒干备用。每遇各喉症，以小块含于口中取津，先吐后咽，或用水少许，捣融以笔蘸涂白腐肿处即退。”

“蜘蛛救苦丹：蜘蛛三个，冰片五厘。地蜘蛛生壕，勘内土面上有蛛网拖出，藏于网窠内，身小而黑者，是焙干和冰片研细。遇极险者吹之神效，大有起死回生之功。”

“胆凡散：胆矾一钱，手指甲五分，人中白五分。胆矾假者不能破蛾化痰，指甲炒黄，共研细末，喉蛾肿处连吹数次，即破吐出恶血痰涎。”

五、治法禁忌

《重楼玉钥续编·论治》：“白腐，切不可动手用刮及妄施针灸，此原属内因虚候，非风热实症之可伦。尝见有用牙片将白腐强刮以为立时取效，希夸妙手之名，殊不知动刮之后，其白虽去，旋复萌发，必较前更剧，且刮时每致伤出血，而腐处痛益甚，症亦增重矣。”

【论用方】

一、治小儿白喉通用方

1. 开关立效散（《白喉全生集·白喉杂治通用方》）

治一切白喉牙关紧闭，汤水难入等证。

真雄精（一钱）　细辛（一分）　真牛黄（一钱）　牙皂（二分）　真麝香（四分）　薄荷（六分，去梗）　大梅片（五分）

除麝片、牛黄外，共研极细，过绢筛，合麝片、牛黄再乳精细，瓷瓶收贮，蜡封固瓶口，勿使泄气。临时以三四厘吹两腮内，或以少许吹鼻孔，立刻开窍。

2. 提毒异功散（《白喉全生集·白喉杂治通用方》）

治一切白喉急证。

真血竭（六分）　斑蝥（四钱）　大梅片（三分）　制乳香（六分，去净油）　全蝎（六分）　麝香（三分）　制没药（六分，去净油）　元参（六分）

斑蝥去头翅足，糯米拌炒，以米色微黄为度，炒后去米，除麝片外，共研细末，过绢筛，再合麝片乳细瓷瓶收贮。遇一切喉证，将随用膏药开摊，以此散放膏药中心，贴颈项，须对喉内肿处，左肿贴左，右肿贴右，左右俱肿，两边皆贴。阅五六时，揭去膏药，贴处必起水泡，用针刺破，揩净毒水，即能消肿止痛。亦救急法也。

3. 平险如意散（《白喉全生集·白喉杂治通用方》）

治一切白喉内外俱肿急证。拔毒外出，消肿止痛。

赤小豆（四钱）　大黄（四钱）　芙蓉叶（四钱）　蚊蛤（三钱）　四季葱（三根）　鼠粘（三钱）　燕子窝泥（五钱）

共研细末。将四季葱抖汁，以陈茶水、白酒各半，共调和炒微热，敷颈项。

4. 养阴清肺汤（《本草简要方·卷之三·草部二·木贼》）

治白喉神效。

大生地（一两）　麦冬（六钱）　白芍（炒）　贝母　丹皮（各四钱）　薄荷（一钱五分）　玄参（八钱）　生草（一钱）

胸胀加神曲、山楂各二钱；便结加玄明粉、清宁丸各二钱；热加银花四钱、连翘二钱；肿甚加石膏(煅)四钱，水煎服。

5. 冰瓜雄朱散(《本草简要方·卷之三·草部二·木贼》)

治白喉，非白喉，去雄精。

冰片(一钱) 西瓜霜(二两) 雄精(三分) 朱砂(二钱) 犀牛黄(三分) 人中白(煅，一钱)

研末，频吹。

6. 神仙活命汤

1)《本草简要方·卷之二·草部一·龙胆草》

治白喉初起。

龙胆草(二钱) 玄参(八钱) 黄柏(一钱五分) 板蓝根 栝蒌 马兜铃 生石膏 杭白菊各(三钱) 生栀子(二钱) 生草 大生地(各一钱)

谵语加犀角、连翘各二钱。

2)《验方新编·卷十七·咽喉》

统治各项喉症。

龙胆草(一钱) 金银花(二钱) 黄芩(三钱) 生地(四钱) 土茯苓(五钱) 生石膏(三钱) 木通(二钱) 马勃(三钱，绢包煎) 车前子(二钱) 浙贝母(三钱) 蝉蜕(一钱) 僵蚕(三钱)

用生青果三个，水煎服。如遇急喉险症，每日非三四剂不可，不则不效。

7. 除瘟化毒散(《喉科集腋·卷上·白喉风·方法》)

白喉症初起。

葛根(二钱) 浙贝(三钱) 僵蚕(二钱) 生地(三钱) 蝉衣(一钱) 山豆根(一钱) 生栀仁(二钱) 木通(二钱) 黄芩(二钱)

本方有甘草。

8. 神功辟邪散(《喉科集腋·卷上·白喉风·方法》)

白喉症稍重者。

葛根(二钱) 浙贝(三钱) 僵蚕(三钱) 生地(四钱) 牛蒡子(三钱) 蝉衣(一钱) 麦冬(三钱) 连翘(二钱) 黄芩(二钱) 木通(二钱) 银花(三钱) 马勃(二钱)

9. 神伦活命汤(《喉科集腋·卷上·白喉风·方法》)

治白喉风日见重者。

龙胆草(二钱) 浙贝(三钱) 僵蚕(三钱) 蝉衣(一钱) 生石膏(三钱) 生地(四钱) 马勃(三钱) 黄芩(三钱) 土茯苓(五钱) 木通(三钱) 银花(三钱) 车前子(三钱)

10. 瓜霜散(《喉科集腋·卷上·白喉风·方法》)

白喉风，单双蛾，风火喉症频吹之。

西瓜霜(一两) 辰砂(二钱) 冰片(一钱) 人中白(一钱) 雄精(二分)

共研细末。将西瓜破开孔，去净瓤水，以皮硝入内，悬于当风，以瓷盘在下，接之水滴盘内，结成冰块，及瓜外起霜扫下听用。予查喉科指掌所载，刮下之霜再入西瓜内，再做二次，其药力更大。

11. 雄黄解毒丸(《喉科集腋·卷上·白喉风·方法》)

治白喉急重症。

明雄(二钱) 郁金(一钱) 巴豆肉(三分)

共研细末，用醋熬膏为丸如桐子大。每用四分，开水吞下，小儿减半予用，均以大人四粒、六粒。[按] 缠喉风、走马白喉风，急症也，缓治则危，明雄破结去湿毒，郁金散恶血，巴豆斩关夺隘，能下恶涎，下咽无有不活。但此属厉剂，恶症用恶药，不得已而用之。若非急症不可轻用耳。

12. 龙虎二仙汤(《喉科集腋·卷上·白喉风·方法》)

治白喉风之极重者。

龙胆草(二钱) 生地(一两) 元参(四钱) 犀角(四钱) 黄芩(五钱) 黄连(三钱) 生石膏(一两) 生栀子(三钱) 牛蒡子(四钱) 马勃(四钱) 生僵蚕(五钱) 知母(四钱) 板蓝根(四钱) 木通(四钱) 粳米(三两) 大青菜(五钱)

本方有甘草、橄榄，一味甜，一味涩，故去之按白喉风疫厉之症火毒之病，不得重剂不能立见功效，但犀角价贵，量人家而用之。

13. 十二味玄翘饮(《喉舌备要秘旨·喉部·喉科辨症·治喉用药变化歌诀》)

治白喉初起绝妙方。

元参(三钱) 连翘(钱半) 山豆根(钱

半） 银花（钱半） 桔梗（钱半） 银柴胡（一钱） 牛蒡（钱半） 蝉蜕（一钱，去头足） 升麻（一钱） 花粉（钱半） 马蹄香（即沉香，钱半） 生甘（一钱）

煎水服。

14. 元朱丹（《验方新编・卷十七・咽喉》）

统治各项喉症，无论老幼、男女、孕妇、小孩、单蛾、双蛾、喉风、喉痹，以及缠喉、锁喉、喉痈、喉癣，诸大险恶之症，时行瘟疫白喉，并阴虚火燥、风热红肿喉科七十二症，皆可吹治。

精制元明粉（五钱，依法炼制，必要拣选明亮洁净牙硝） 漂净朱砂（一钱，用水漂净，晒干听用） 真硼砂（五钱，选通明透亮有微黄者） 顶上梅花大冰片（八分）

先将硼砂用瓷乳钵乳极细末，忌用铁器，再将元明粉加入，共乳极细，然后将朱砂、冰片合入，又乳千数下，研得极细，如同眼药一样，用紧口瓷瓶收贮，加蜡封口，勿令泄气为要。倘收存日久，必然凝结成块，临用之际，再加冰片再乳极细。

15. 除瘟化毒散（《验方新编・卷十七・咽喉》）

统治各项喉症初起，以及瘟疫白喉、缠喉、锁喉、单双蛾、风热火喉等症。此系数十年经验良方，切勿妄加修改。

粉葛（二钱） 僵蚕（二钱） 大生地（三钱） 豆根（二钱） 蝉蜕（一钱） 冬桑叶（二钱） 炒栀仁（二钱） 黄芩（二钱） 木通（二钱） 浙贝母（三钱） 生甘草（一钱）

生青果三个引，如无生青果或干橄榄亦可，水煎服。轻者不过三五剂，以愈为度。如红肿不退，再服后方。

16. 治小儿白喉验方（《喉舌备要秘旨・喉部・喉科辨症》）

生有白膜是乃白喉，玉篩中如有白膜即难治矣，务要急宜调治，使毒不得攻于内脏，或有回生之望。

沙参（三钱） 麦冬（钱半，去心） 赤芍（钱半） 连翘（钱半） 牛蒡子（钱半） 银花（钱半） 生甘（一钱） 桔梗（二钱） 蝉蜕（去头足，一钱） 柴胡（一钱） 山豆根（钱半） 葛根（钱半） 知母（钱半） 马蹄香（即沉香，二钱） 花粉（钱半）

煎水服。

治白喉，喉中先红后白。

鸭粪瓦上隔火焙枯研末，白粥调服立效。如发寒热，切忌表药，误用杀人。

二、治小儿白喉热证方

1. 竹茹石膏汤（《本草简要方・卷之三・草部二・木贼》）

治白喉壮热。

竹茹 石膏 陈皮 半夏 茯苓 甘草

水煎服。

2. 清心涤肺汤（《喉科集腋・卷上・白喉风・方法》）

治白喉疮，咽中臼腐，退净火以下行，用清凉撤尽余毒。

生地（三钱） 浙贝（二钱） 黄芩（二钱） 麦冬（三钱） 知母（二钱） 黄柏（二钱） 花粉（二钱） 天冬（二钱） 僵蚕（一钱） 甘草（一钱）

煎服三四剂。

3. 清凉饮（《喉科金钥全书・下卷・实火门》）

治白喉热气尚浅者，主清凉下济。

甜梨汁频频饮之；或甜梨削去皮，浸泉水中，频频饮之。或甜萝卜汁加玄明粉徐徐饮之。凡实火喉证与热疫白喉，宜用蜡树皮煎水洗口，又用灶心土，陈茶叶煎水时时咽之，皆清凉饮之类也。

4. 清金汤（《喉科金钥全书・下卷・热疫门》）

治热疫白喉证现相明白，或点或块，或缓或急，或痛甚，或不痛甚，或肿或不肿，主养阴保肺，清金化毒。

生地（一两） 元参（八钱） 麦冬（六钱） 白芍 丹皮（各四钱） 尖贝 薄荷 甘草（各二钱）

服药后发斑，知毒从斑化，多服而愈。胸膈胀闷，加神曲、焦楂各二钱；小便短赤，加木通、知母、泽泻各二钱；大便燥急，加大黄、玄明粉各二钱；口舌燥渴者，加天门冬、马蔸铃各三钱；面赤身热，舌胎黄者，加金银花四钱、连翘三钱；脾虚下利，加茯苓、党参各四钱；未服药大便泄，本方减去半剂，加麦芽三钱、藿香、砂仁各一钱；既服药泄不止者，本方减去半剂，加党参、茯苓各四钱、砂仁麦冬各二钱。

5. 活命汤（《喉科金钥全书·下卷·热疫门》）

热疫白喉重证，初起肿痛异常，白点立见，口出臭气，眼红声嘶，饮水即呛，或因延误，势已危急，或误服表药，现出败象，非轻剂所能挽回者。

龙胆草　马菟铃　板蓝根　杭白芍　栝蒌霜　生石膏（各三钱）　生地　玄参（各八钱）　栀仁　黄柏　甘草（各二钱）

日数服，渣不再煎。舌胎芒刺、谵语神昏，加羚羊角（磨水）二钱、兑连翘二钱，煎；大便秘结，胸前满闷，加川朴、枳壳各二钱；大便秘甚，加生莱菔子、研生大黄各二钱；小便短赤，加知母、泽泻、车前各二钱。

6. 保险汤（《喉科金钥全书·下卷·热疫门》）

热疫白喉重证与活命汤条下证治相同，但药剂苦寒，恐老幼妇女孱弱之人难受，因选用精良宝贵之品，补真阴益元气，群邪摄服，立可回生。

西洋参　天竺黄　川尖贝　牡丹皮（各二钱）　羚羊汁（一钱）　真熊胆　西牛黄　飞朱砂（各二分）

灶心土二两，椎碎另煎，水澄清煎药，日数服，以病减为度。外多吹碧雪丹，此喉门第一灵药。

7. 保元化毒汤（《喉科金钥全书·下卷·热疫门》）

稚子夏月患天干地漏，治以理中，稍愈变为白喉，白点自内达外，散布如星，舌胎芒刺，上焦实热，下焦纯寒，治主重镇扶元。

洋参　天竺黄　尖贝　丹皮（各二钱）　人中黄　生地　麦冬　龙骨（各三钱）　琥珀　青黛（各一钱）　朱砂（五分）

灶心土澄清，入金银器煎。

8. 苍耳汤（《喉科金钥全书·下卷·热疫门》）

白喉热疫，乡僻无药者易取。

生苍耳子（一升）

嫩叶亦良，煎浓汤饮之。

9. 治小儿白喉热证验方（《喉舌备要秘旨·喉部·喉科辨症》）

1）治小儿白喉。

元参（三钱半）　麦冬（钱半，去心）　白芍（钱半）　钗斛（钱半）　银柴胡（一钱）　女贞子（三钱）　北沙参（三钱）　桑白皮　连翘　牛蒡子　银花（各钱半）　桔梗（二钱）　蝉蜕（去头足，一钱）　山豆根（钱半）　马蹄香（二钱）

2）治小儿白喉。

洋参（二钱）　元参（三钱半）　白芍（钱半）　连翘（钱半）　牛蒡子（钱半）　银花（钱半）　桔梗（钱半）　女贞（二钱半）　金钗斛（银半）　北沙参（三钱）　马蹄香（即沉香，二钱）

如有咳嗽，加桑白皮钱半、杏仁去皮尖钱半。

三、治小儿白喉寒证方

1. 寒疫吹药（《喉科大成·卷四·古今方药主治分类·瘟毒喉痹》《陈氏秘方》）

治寒疫喉痹，一白如云，俗名白喉咙。

附子　上桂　人中黄

共末吹之，并无他药可用。

2. 引龙归海散（《白喉全生集·白喉杂治通用方》）

治寒证白喉急证。

本制附片（五钱）　吴萸（三钱）

共研细末。白酒调作二饼，贴两足心涌泉穴。若天气寒，用火微烘，庶无根之火浮越于上，得此引之而自降，亦以类相求之法也。

四、治小儿白喉虚证方

1. 养正汤

1）《喉科集腋·卷上·白喉风》

治小儿白喉虚证。

玉竹（五钱）　熟地（四钱）　山药（四钱）　生地（五钱）　茯苓（三钱）　花粉（二钱）　麦冬（二钱）　女贞子（三钱）　首乌（四钱）　白芍（二钱）

水煎，服二次。

2）《喉科金钥全书·下卷·热疫门》

治白喉，善后扶元，养阴净毒。

生地　熟地　台党　淮药　当归　茯苓　麦冬（各三钱）　天花粉　金银花　杭菊花粉　甘草（各二钱）

水煎，全愈为度。

2. 银花四君子汤（《喉科集腋·卷上·白喉风》）

治小儿白喉虚证。

首乌（四钱）　人参（五钱）　白术（四钱）　茯苓（三钱）　炙草（一钱）　银花（三钱）　桑叶（二钱）

水煎，服二次。

3. 两宝四君汤（《喉科金钥全书·下卷·热疫门》）

治白喉，善后扶脾，益胃气，净毒。

台党（五钱）　於术　淮药（各四钱）　金银花　炙甘草（各二钱）

水煎。

4. 猪肤汤（《伤寒论浅注补正·卷五·辨少阴病脉证篇》）

是白喉书言其咽白烂，不可发汗，亦不可下，当一意清润，其书甚效，而不知仲景猪肤汤实开其先也。

猪肤（一斤）

上一味，以水一斗煮取五升，去滓，加白蜜一升，白粉五合，熬香，和令相得，温分六服。

5. 治小儿白喉虚证验方（《喉舌备要秘旨·喉部·喉科辨症》）

1）洋参（三钱）　麦冬（钱半）　白芍（钱半）　女贞子（二钱半）　白茯神（二钱）　淮山（二钱）　北沙参（三钱）　元参（三钱半）　桔梗（钱半）

2）生地（一钱七分）　元参（钱半）　麦冬（七分半）　白芍药（七分半）　女贞子（钱半，盐水蒸）　连翘（七分半）　沙参（钱半）　骨碎补（七分半）　银柴胡（七分半）　丹皮（七分半）　泽泻（五分）　马蹄香（一钱）

如用洋参一钱，即除北沙参。

3）人中白（二钱）　儿茶（一钱）　黄柏（六分）　青黛（六分）　薄荷（六分）　硼砂（六分）　蝉蜕（七个）　大梅片（五分）

共研极细末如尘，瓶收勿泄气听用。

【论用药】

1. 黑芝麻

《重楼玉钥续编·宜用药味列后》："一黑芝麻（即巨胜子），甘，平。补中益气，养肺润肠，逐风湿，填脑髓，久服延年，疗白缠喉最妙。"

2. 蝉蜕

《本草简要方·卷之七·虫部·蝉蜕》："主治，散上焦风热，头风眩晕，目昏障翳，喉风，喉痹，白喉，小儿惊痫壮热，破伤风，疔肿毒疮，大人失音，妇人生子不下。"

【医论医案】

一、医论

《重楼玉钥·卷上·又论喉间发白治法及所忌诸药》

喉间起白如腐一症，其害甚速，乾隆四十年前无是症，即有亦少。自二十年来患此者甚多，惟小儿尤甚，且多传染，一经误治，遂至不救。虽属疫气为患，究医者之过也。按白腐一证，即所谓白缠喉是也，诸书皆未论及，惟《医学心悟》言之，至于论治之法，亦未详备。缘此症发于肺肾，凡本质不足者，或遇燥气流行，或多食辛热之物，感触而发。初起者发热或不发热，鼻干唇燥，或咳或不咳，鼻通者轻，鼻塞者重，音声清亮气息调匀易治，若音哑气急即属不治。近有好奇之辈，一遇此症，即用象牙片动手于喉中，妄刮其白，益伤其喉，更速其死，岂不哀哉。余与既均三弟疗治以来，未尝误及一人，生者甚众。经治之法，不外肺肾，总要养阴清肺，兼辛凉而散为主。

《重楼玉钥续编·论白腐证》

凡大人患此症，犹易施治，惟小儿为尤难。盖因其幼小体质薄弱，脾肾不足故也。是以小儿之白腐证，多于大人，必且传染，若治之不善，易于次第夭伤，甚至一家数口皆遭是阨。[按] 此症由肺肾阴虚，因以感受天时，燥金之气，即伤燥之候也。或云：伤寒伏气者，非也。有云少阴慢喉者，亦非也。又云疫痧烂喉者，更非也。但初起有发热与不发热之别，有热者重不热者轻，即起初发热，亦切不可发表，若认作外感发热，用羌独活、秦艽、荆芥之类，一经表散，而燥当更盛，其白腐愈蔓，其热亦愈炽，鼻孔必转塞不通，甚至音哑，打呛气喘等症俱作，而不可救矣。张会稽曰：火得升散而愈炽。沈金鳌曰：凡喉风诸症，总不宜发表，何况白腐之属燥乎？是以发表与寒凉之品，毫不可犯，执认肺胃蕴热，又兼风邪，必先表散以为层次治法，定然贻误不浅。即如牛蒡子、射干、山豆根，本草虽载其能清利咽喉，解喉痛，桑白皮、黄芩泻肺热，桔梗开提肺窍，僵蚕解喉痹痛，以上诸品，皆系疗咽喉要药，惟白腐一症，最不相宜，倘妄用之，必变音哑打呛气喘而不救。若执而不悟，复认为肺热闭塞，再投麻黄、枇杷叶、石膏、犀角、羚羊角、马兜铃等味，即变胃烂发癍而毙矣。至于喉科所论，拦定风热，攻上不下之语，及用紫正散以角药探吐，又有因未大解，遂用生大黄、玄明粉以下之，更速其死，是皆未探其源也。

《专治麻痧初编・卷五・屠氏疏村〈论白〉》

［德按］有另时疫白喉咙一证，其发有时，其传染甚速，其证最危最险。此病热证多，寒证少，有以色白为寒者，不知此证初发于肺，肺属金其色白，为五脏六腑之华盖处至高之位，毒气自下熏蒸而上肺，病日深故其本色日著，宜解散风毒引热下行，勿令蓄积于肺。若因色白疑为寒证，投以细辛、附、桂，是谓抱薪救，火愈炽愈烈；即有知为毒火执意不可轻用升提开散之品，辄以凉膈、硝黄下之，不思此证已传至上焦气分，本与中下焦无涉，既系上焦气分受伤，再以硝黄攻伐太过，使中下焦又损，元气更虚，气阴并伤，病必变凶。此乃瘟疫之变证，杀人最速，时医辨证未明，投以平淡之剂，不求有功但求免过，是谓优容养奸，因循误事。迫延至五六日毒气重矣，元气伤矣，善治者不得不以猛剂救之，然病已垂危，成则无以计功，一日不起，病家不咎优容之过，反怨猛剂非宜，此非误于后而实误于前也。然又有虚劳白喉咙证，证由阴虚火燥痛极而水米难，下渐至腐烂、形容枯槁、面目憔悴，必需补剂，使元气充复，而喉痛自愈……更有一种白喉，无恶寒发热表证，脉浮沉不一，细而微者，喉内起白粉皮随落随长，的是阴虚寒证非用附桂八味煎汤冷服不愈，即误投消风败毒之药亦无大损……凡此以上等证，皆非因痧而致白喉之证，如果喉痛因痧而起但当宣毒发表透达痧疹外出，则喉痛自除。大忌冰片、珠黄，即如玉钥匙亦在禁用之例。

《白喉条辨・自序》

白喉险症也，《灵》《素》以来，未详著录。国朝道光间，湖南陈氏雨春始著白喉咙证论（见《白喉捷要》常叙）。其乡人浏阳张善吾绍修本其意作《白喉捷要》，大旨言足三阴受病，传之于肺。已失白喉本来面目，而用药又不出风火喉痹之范围，与手太阴燥火了无关涉。郑氏梅涧所著《重楼玉钥》，言此症或遇燥气流行而发，用药以清肺养阴为主，颇为中的。然语焉不详，得失参半，似未能洞彻源流者。（如既言，或遇燥气流行而发，又言此症在少阴一经热邪伏其间，盗肺金之母气云云，用药既以养阴清肺为主，又言只宜紫正散，夫紫正散之荆芥、防风、荆皮、细辛与养阴清肺汤之冬地、白芍、丹皮，奚啻冰炭何，郑氏竟相提并论也。）

《白喉条辨・辨病源第一》

阳明燥令司天之年，或秋冬之交，天久不雨，燥气盛行，邪客于肺，伏而化火。至初春雨水骤至，春寒外加（夏至后发者更重），少阳相火，不能遂其条达之机，遂挟少阴君火，循经络而上与所伏之燥火，互相冲激，猝乘咽喉清窍而出，或发白块，或白点，名曰白喉。互相传染，大人易治，小儿难治。

时疫喉症，不外外感六淫为病。六淫者，即《经》所谓风、寒、燥、湿、暑、火六气是也。历考古人喉科方论，言风火者固多，言寒湿者亦颇不乏，独未有专言燥气为病者。盖《内经》脱秋伤于燥一条，后人遂有燥气不为病之说。至沈自南、喻嘉言始各有所得，各出方论。沈氏以化气为湿为主，故立方偏于苦辛微温。喻氏以复气为火为主，故立方偏于辛凉甘寒。赖吴鞠通氏有燥气为病，轻则为燥，重则为寒，化气为湿，复气为火数语，而燥气发病之理始著。后之治燥气者，亦有门迳可入。（欲治白喉者非先读沈、喻、吴三先生之书，恐终无从下手）此症之发，必于燥气盛行之年，且见症经脉传变治法，无一不与燥火二字吻合，故知病属燥气无疑。唯间多挟少阳相火、少阴君火而发，不得不兼治耳。郑氏梅涧虽言此症或遇燥气流行而发，而支离庞杂，尚非真能探及源头者。至张氏漫言火热（喉症属火热者比比皆是）；耐修氏言肺之灼，由于胃之热，胃之热，实由于肠之寒，模糊影响，全无确见，更不足辨矣。大人小儿治法本同，何分难易。实以小儿在五六龄以内者，未识人事，看验服药，处处不能如法，故治之较难也。

《白喉条辨・辨手太阴本病症治第五》

《素问・刺热》篇曰：肺热病者，先淅然厥起毫毛。恶风寒，舌上苔黄，身热，热争则喘咳，痛走胸膺背，不得太息，头痛不堪。此症自始至终，与经旨一一吻合，故决为肺经本病，主以加减喻氏清燥救肺汤，以此方实燥气化火之祖。方中西洋参色白、味苦、性凉，有清无补。（他参如高丽东洋潞党及吉林参之类断不可用，恐其太补肺气痰喘立至也）石膏色白、气辛、味甘、性寒，二味为清手太阴经燥火专门之药，复以麦冬则清中有滋矣，臣以桑、杏、甘草，则辛寒而合苦甘矣。与《内经》燥淫于内，治以辛寒、佐以苦甘语恰合。（此症往往遇外感时邪而发，有桑、杏便无引邪入里之弊，且性味清，降较薄荷、荷叶等味尤为易用）至枇叶、花露、金汁不过佐使之药，藉以清热解毒，且疏通经隧，不致留邪入络，遗患将来也。平素痰多，或服药胃中觉寒，可加入蒌、贝、橘、枳等味者，以药在对病，既有是症，即可用是药。古人方中往往大开大阖，寒热温凉并用，如仲师之大青龙、麻杏甘石等汤是也。（曩谓仲师二汤恰是治燥气之祖方，盖化气为湿，麻桂可以散之；复气为火，甘石可以清之，极为合拍。如白喉病发于秋冬之交，重感外寒者，似可先用麻杏甘石一二剂，唯不可用青龙耳）其仍用郑氏养阴清肺汤者，以既经误治，肺阴受伤，并及营血，非冬、地、丹、芍实难奏效。然鄙意须加入西洋参、石膏本经药，方为至善。

《喉科金钥全书·上卷·幼科天干地漏变为白喉证论治》

空气中有多数之恶浊随风飘荡，中人口鼻，人殊不觉，由气管入肺，入膜原，以次入胃。小儿胃质柔脆，不任受邪，水乳谷食随毒腐化，毒水并移小肠包。小肠者，为气府，蒸熬毒水归大肠，频频泻下，并无腹痛、里急后重之现相，泻下黄色者，毒尚浅；泻黑色而臭者，其毒重；泻绿水或绿屎者，其毒最深，盖毒气旁侵肝胆，胆气发泄，胃质色变青黑无疑。其有小便黄赤者，毒气分移水道而出，用利水药亦足杀其热。其有小便清白，是毒气专趋大肠，谷道关口洞开，愈泻愈滑，是为地漏。至毒气愈积愈横，气焰复上蒸于上中二焦，势若燎原，津液不上腾，甘露不下降，是为天干。金遭火克，肺液随毒气飞升，上犯满脑，毒气凝结咽喉，此天干地漏转为白喉之现相始出矣。初见白点或白皮，旋则化开一片，上腭布满如星，竟至满口皆白，如黄鸡油状舌苔，或面白里黄，或黄白黑并成泥色，或舌上起点起泡起刺，嘴唇焦裂出血；或白无血色，囟门塌陷，两眼不合无神，磨牙咬齿，是脑气筋损坏，正气衰息也。气管血管皆不通畅，则有四肢逆冷，正气不达于外也。腹中发烧，毒气闭锢于中也。胸中气抽，喉中痰鸣，毒化津液为涎，壅塞气管。此证自胃以下纯是虚寒，自胃以上，纯是热毒。救下元当用温药，虞其扞格不入，邪反得势，救上中二焦当用凉药，杯水车薪，奚济于事，苦寒伤胃，虚虚之戒昭然，欲救此危机，当有神妙不测之奇，乃能背城一战。悟真搜检遗编，得反正降魔之法，使邪从二道移出，再议补益调理，用人参接续下元以固脱，合麦冬保肺生津止渴，尖贝、天竺黄除热痰，羚羊清肺肝邪火，熊胆、牛黄、朱砂破毒，气力沈雄，出奇制胜，人中黄大队煎水去渣，以其水煎药，但使上焦稍为熄焰，即当阴阳两补，庶无后患。

《白喉捷要合编·时疫白喉咙证论》

白喉有时疫一证，其发无时，其传染甚速，其病至危至险，治者每多束手无策，修考之诸书，临证日久，窃以为其治有十难焉。

盖此证乃缠喉急痹，缓治则死。凡咽喉不利，口渴舌燥，颈肿目赤，耳痛唇红，皆上攻头面之证。邪热客于心肺之间，似与他经无涉，其有兼及他经者，体气虚弱，邪气乘之而入，皆后之传变，名曰越经。时未传及他经，不察其源，治以他经之药，其难一也。

大抵其证初起，恶寒发热，头痛背胀，精神倦怠，遍身骨节疼痛，喉内有极痛者，有微痛者，初无形迹可见，似伤风寒证，若投以麻、桂、羌、防、升、柴、细辛、苏叶之类，致毒涣散，无可换回，其难二也。

彼其恶寒发热，乃毒气初入于内，至二三日喉内见白，见后寒热自除，或者不悟，误以为表药有功，岂知白见后，即不服表药，而发热亦止耶。一起误服羌、防、麻、桂，非徒无益，而又害之，其难三也。

［按］此病热证多，寒证少。有以色白为寒者，不思此证初发于肺，肺属金，其色白，为五脏六腑之华盖，处至高之位，毒气熏蒸，自下而上，肺病日深，故其本色日著，治宜解五脏之毒，使之下行，勿令蓄积于肺。若因白色，疑为寒证，投以附、桂、炮姜，是谓抱薪救火，愈炽愈烈，其难四也。

即有知为火毒，不可轻用升提开散之品，辄以芒硝大黄下之，不知此证已传至上焦气分，与中下焦无涉，既上焦气分受伤，又以硝黄攻伐太过，使中下焦有损，元气愈伤，其难五也。

见证确药当守方，有火毒甚者，初起用消风败毒引热下行之剂，治法良是。乃日服二三剂而白不退，连服十数剂而白愈有加，是犹杯水车薪，与事无济。治者当详审病源，或舌胎黄黑，喉干唇焦，小便短涩而黄，大便泻泄带黑，是谓炎毒凝结。内病不除，白何能净，愈发白，愈守方，久久投之，自有效验，若另更别方，必生变故，其难六也。

察之既精，图治不容缓，此乃瘟疫之变证，杀人最速，过七日不起。庸医辨证未明，投以平淡之剂，不求有功，但求免过，是谓优容养奸，迨延至六日，毒气重矣，元气伤矣，善治者不得不以猛剂攻之，然病已垂危，成则无功。一旦不起，病家不咎优容之过，反云猛剂非宜，此非误于后，而实误于前，其难七也。

有非白喉而转为白喉者。初起喉痛红肿，或恶寒发热，或不恶寒发热，一边肿名曰单蛾，两边肿名曰双蛾。治之稍缓，则气闭不起，宜用生土、牛膝兜引热下行，大便闭结用大黄，否则不必用，此与白喉证异治同。倘不预防，转为白喉，为祸甚烈，其难八也。

又有劳证白喉，阴虚火燥，痛极而水米难下，渐至朽烂，形容枯槁，面目憔悴，必需补剂，使元气充满，而喉痛自愈。若以时行疫证白喉，误认阴虚，差之毫厘，失之千里，其难九也。

更有一种白喉，无恶寒发热等证。喉内起白皮，随落随长，的是寒证，非附桂不愈。即误服消风败毒之药，亦无大损。若以时行疫证白喉，认为此证，为害不浅，其难十也。

知此十难，临证审治，十不失一，难不终难，修持此法，活人多矣。

《温病正宗·上篇学说辨正·温病瘟疫之辨析·瘟疫专书之概论》

夫白喉，咽喉腐也；喉痧，亦咽喉腐也。其所以异者，白喉多由肾虚火旺，里证也，咽喉虽腐，有汗发热，自下焦而至上焦，其势缓；喉痧则纯为疠疫之邪，由于口鼻传入，表证也，咽喉肿腐，发热无汗，自上焦而至下焦，其势急。一属阴虚，一属阳邪。阴虚即仲景所云少阴病，咽痛胸满心烦，猪肤汤主之者也；阳邪即仲景所云阳毒之为病，面赤斑斑如锦纹，咽喉痛，升麻鳖甲汤主之者也。此又不可以不辨也。

二、医案

《白喉全生集·附录》

谢俶城明经有二孙，俱患白喉，季孙已死矣，长孙在危急间。医总用攻利解毒清润诸剂，不效。余用荆防败毒散，重用羌活以散表邪而始效，继以参桂饮而夏效。适余他出，前医复用元、麦、地、芍之类，喉内加生两蛾，蛾上见白点；又内关复起白块两条，鼻塞出血，痰壅，两颧通红，右寸关脉浮数而散大、左缓弱，而两尺微。此皆为肾中阴寒所逼，龙雷之火上乘也。若再清凉，则愈滋阴寒，寒愈盛而火愈升。肾脏几希之火，其为阴寒所灭甚速耳。故少阴脏中，重在真阳，阳不回则邪不去。余以人参君主之药保元，肉桂辛温补火，入坎宫之命穴。但中宫为寒凉久困，更入炮姜温中以助健行，少加柴胡以提外陷之邪，鼠粘、僵虫利咽消核，果服一剂而平。但内关白块未退，痰与火未降，继以参、桂、姜、砂温补中下，南星、法夏以消痰饮，鼠粘利咽，更入葱汁以通阳气。真火既归于中，而阴凝之毒自解，后以芪术姜桂以收全功。

杨君钧和有女三，长与季俱患白喉证毙，而仲女又患此证。延余往视，白块将满，不甚疼痛。此虚寒证也，服理中汤，吹坎宫回生丹而愈。后其家传染者二，一服参艾饮，吹坎宫回生丹。一服清咽利膈汤，吹离宫回生丹而皆愈。传染者虽一病源，而体气寒热攸分，所以又不可拘方也。

湘潭胡君筠棠之子，小舌旁边一点白、痛甚，脉浮数而细。此病尚在表也，余用人参败毒散。其家恐药之太轻也，别请医，以大承气汤加豆根、元参二剂而病剧。既又延余转用荆防败毒散，三剂全愈。此轻证而用重剂之一戒也。

湘潭马丈益卿六十余得一子，视若掌珠，凡食之稍寒者，必禁勿与。忽患白喉，色焦黄痛甚。余知其有积热也，用清咽利膈汤，其家嫌药之苦寒，坚不与服，余因辞去。后医迎其意，以人参、芪、术、归、地、姜、桂，其病转剧。次日声嘶、鼻血、气喘，不三日而毙。此实热必用寒剂之一法也。

《喉科集腋·卷下·庚寅治验白喉风数症危险者附录》

方三少周岁小儿，寒热大作，啼哭烦躁，不克宁息，喉内白腐高凸，痰气壅寒，喉间气喘，苔黑唇焦，口渴，身上手心灼热如火，肌肤中隐约似乎有疹隆。慧视之胆怯，不敢用药，余曰：疫厉传染之症，照古法治。先用吐法探吐痰涎碗许，喘平，继用针法，服解毒丸，方以苦寒甘寒大剂，火毒下行，四五日内，汗出而啼哭定，始安。《经》云火方是也。虽周岁小儿，有是病必须用是药，一疑而用则迟矣。服药五日汗出热退，白腐已脱，改易轻剂，撤尽余毒，半月而痊。

金桂圆周二之女，于十月初三日夜晚来厉诊。视咽喉拖下肿大而白，上中两关肿满，白腐高凸，头疼恶寒发热，无汗咽燥，口渴唇裂，痰涎上涌口中漫出，疼痛异常，开口气鼻难闻。是感天时疫厉之气所发白喉风症也。来势凶险，乃毒气初作于内，尚未服药而气未开，寒毒未涣散。先用针法吐法，次服化毒丹。至天明汗出热退身凉，惟手心独热，嘱其再吐一次，吃面一碗。余思疫厉之毒，实火症也，脏腑积热已久，若用平淡之剂，岂非优容养奸势大难制，故不得不用重峻之剂，将脏腑凝积之热毒由上焦引至中下，从大小肠膀胱而出。现已十日，守方未动，喉咙上中两关白腐渐脱，咽喉白腐脱下如壳一样，并未损坏帝丁，口中气味亦无。将方易换轻剂，销尽余毒，以免愈后别生枝节，药用当而通神，信不诬也。前人之方无不对症，用之不当，每不应手，抑或医者用而病家乱，不敢服亦属误事，念病家深信不疑实万幸也。

锦和鱼行张大之女来厉视余，咽喉肿满，白腐高凸，寒热交作，无汗嗌干口渴，似春间白喉风同。余曰非针法不救。病者畏针，余随用吐法及化毒丹。至二十一日，喉中满白，疼楚非常，口内气臭，腹饥，咽不能下，痰涎上涌，不能吐出，气渐上逆，形势欲闭。余曰非针不生。命备面一大碗，余按古制以针各穴，针后觉喉间松动，移时竟将面吃下。余又令服化毒丹四粒，随立方以苦甘寒之品用之。第思白喉风实乃火疫之症，脏腑积热已久，如用平淡泻火之药，徒投无益，非以峻剂不可，将内腑凝结热毒由上焦引至大小肠膀胱而出。未满半月，喉中白腐渐脱，口中臭味亦无，浑身有汗，饮食畅进。余将方更易轻剂饮之，毒微尽，尚未屏除。余令再服数贴以杜后患。余忆咽喉系纳谷之区，岂能阻滞？生死攸关之所，朝不待夕，若非余矢志苦心，立方未易，对症略书数则为证，庶不以余之徒负虚沽名耳。

《白喉条辨·自序》

癸巳春余及二女一子于数日间次第传染。（壬辰秋冬之交，天久不雨，燥气盛行，冬至后大霜雪，寻常湖溆，冰厚寸许，瓯郡地气极暖，不见此气候者，已六七十年，至立春后，雨水骤至，是症辄大发。闻郡城医者，多以辛温表散从事，小儿遭厄者甚夥）长女以张氏法治之，几至不起，幸以大辛凉合甘咸寒法日进三大剂获效。（张氏所列无治之症十一条已居其八）次女、少子遂悉用养阴法，次女愈而少子夭。此中疑团，几不可破。甲午秋季少女（时才周岁）患伏暑病，身热痉厥，痰嗽而喘。投以清热化痰，通络息风剂。痉厥愈而诸症不减，至日晡时痰喘愈甚，与白喉病将绝时形象，宛然无异。急用前方加入西洋参、石膏大辛凉法与之，痰喘顿止，而身热亦愈。始恍然于白喉病之标本传变，从前医治之或得或失一一了如指掌。

《遯园医案·卷上》

光绪丙申，伯章研究医学已十年矣，恒兢业不敢为人举方。秋杪，舍弟璋如患白喉，又兼泄泻，猝难延医。适章自馆归，诊之，身无寒热，口不渴，舌胎淡白而薄，底面微露鲜红色，小便时清时浊，脉浮涩满指。审由燥气所发，因兼泄泻，始尚犹豫，继乃恍然大悟曰：此肺移热于大肠，病邪自寻去路也。即疏喻氏清燥救肺汤，一剂知，再剂已。嗣表兄彭君厚生暨李扬丞姻丈以他病同至，章举以相告，彭君拍案大叫曰：非名手莫辨！李公亦深相嘉许。因此踵门求方者，络绎不绝，章亦不能深闭固拒矣。

《遯园医案·卷下·先考医案》

清光绪癸未甲申间，吾乡数十百里内，多患阴寒白喉，或现白点，或白块满喉，饭粒可进，惟饮水及咽津则痛甚，身微热，舌苔或灰白，或浅黄而厚，如结痂状，脉多沉紧而弦，或沉缓无神。他医率用表散及寒凉，十治十死。先考独得其秘，每用通脉四逆汤奏效，甚者方中用生乌附八钱至一两，连服五六剂或七八剂而愈者，起死回生。同道中莫不骇为奇异，一遇上症，咸逊谢推荐，尝谆谆教伯章兄弟，故知之最悉。又如邵阳周某、黄某，白喉治验，皆所目见，计当时经手治愈者，不下数十百人。伯章自行医以来，经验他种白喉极多，独于以上阴寒剧症，未曾一见，不审当日何以若此之多，而先考独能于仲景《伤寒》方中探骊得珠，宜为同辈所叹服也。

第八节

暑　温

小儿暑温为感受暑温邪毒所引起的儿科时行

热性病证，症见发热口渴，头痛呕吐，项强，烦躁不宁或嗜睡，严重者见神昏，抽风等危象。病发有季节性，发生于夏至以后立秋以前，好发于7~9月份。根据发病特点与临床表现，西医学之流行性乙型脑炎属小儿暑温的范畴。

【辨病名】

小儿暑温在古代医籍中，尚有“暑风”“暑痉”“暑厥”“暑痫”之名。

《片玉心书·卷之五·发热门》：“如夏月汗出当风，以致身热，浑身自汗不止者，此名暑风。”

《小儿诸证补遗·小儿急慢惊风证》：“小儿暑风，亦能发搐，可与此同否也？对曰：暑风一证，因夏月感冒风热太甚，致面垢唇红，脉沉细数，忽发惊搐，不省人事。”

《喻选古方试验·卷四·小儿诸病》：“小儿暑风，暑毒入心痰塞心孔，昏迷搐搦，此危急之证，非此瞑眩之剂不能治。(《全幼心鉴》)”

《幼科指南·暑证门》：“暑风者，手足抽搐，状似惊风者也……暑厥之证，昏眩不知人事者。”

《冯氏锦囊秘录·杂症大小合参卷五·慢惊风》：“又有冒暑而手足微搐，眼闭昏睡，身热头痛，面赤大渴，候与慢惊相似，此名暑风。”

《幼科心法要诀·暑证门·暑证总括》：“小儿暑病有四证，中暑阳邪伤暑阴，暑风攻肝抽搐见，暑厥攻心不识人。”

《幼科释谜·卷四·感冒·春温风温夏热秋燥冬寒症治》：“夏令受热，昏迷若惊，此为暑厥。”

《温病条辨·卷一·上焦篇·暑温》：“小儿暑温，身热，卒然痉厥，名曰暑痫，清营汤主之，亦可少与紫雪丹。”

《温热经纬·卷三·叶香岩三时伏气外感篇》：“[雄按] 王节斋云：夏至后病为暑，相火令行，感之自口齿入，伤心包络经，甚则火热制金，不能平木，而为暑风。”

《大医马氏小儿脉珍科·卷上·急惊论治》：“又有暑风者，因夏月感冒风热所致，其症面垢唇红，脉沉细数，时发惊搐，不省人事。”

《幼科惊搐门·兼症·中暑发搐》：“其症初起，身热自汗，面垢，唇舌皆赤，气出如火，口中大渴，大小便赤涩，热伤神气，烦躁不安，忽焉昏不知人，反张搐搦，其脉则沉细而数，此为暑风。”

【辨病因】

小儿暑温之病因分为外感暑温邪毒之外因与元气虚损之内因两类。

一、外感暑温邪毒

《小儿诸证补遗·小儿急慢惊风证》：“小儿暑风，亦能发搐，可与此同否也？对曰：暑风一证，因夏月感冒风热太甚。”

《幼科释谜·卷四·感冒·春温风温夏热秋燥冬寒症治》：“夏令受热，昏迷若惊，此为暑厥，即热气闭塞孔窍所致。”

《大医马氏小儿脉珍科·卷上·急惊论治》：“又有暑风者，因夏月感冒风热所致。”

二、元气虚损

《彤园医书(小儿科)·卷之三·暑症门·暑厥》：“暑厥之症，因小儿元气素虚，暑热冲心，或挟痰上冲，以致精神愦散，卒然昏昧，不省人事。”

【辨病机】

夏秋季节，暑气行令，暑邪易化火，性酷烈，伤人最速，且“小儿肤薄神怯，经络脏腑嫩小”，传变迅速。小儿受邪后，一经发热，未显卫气分证候，直入营血分，里热炽盛，甚则热陷心营，引动肝风，内闭外脱。若小儿正气尚盛，感邪较轻，早期亦可见邪热在卫气分。

《幼科指南·暑证门》：“暑风者……由暑热攻肝，内伤风病……暑厥之证，昏眩不知人事者。因其人元气素虚，暑热夹痰，上冲于心，以致精神昏愦。”

《幼科惊搐门·兼症·中暑发搐》：“此为暑风，由烦躁过甚，血不荣筋所致。”

《彤园医书(小儿科)·卷之三·暑症门·暑厥》：“暑厥之症，因小儿元气素虚，暑热冲心，或挟痰上冲，以致精神愦散，卒然昏昧，不省人事。”

《温病条辨·卷一·上焦篇·暑温》：“一得暑温，不移时有过卫入营者，盖小儿之脏腑薄也。血络受火邪逼迫，火极而内风生，俗名急惊。”

《温病条辨·卷六·解儿难·暑痉》：“[按] 俗名小儿急惊风者，惟暑月最多，而兼证最杂，非心如澄潭，目如智珠，笔如分水犀者，未易辨此。

盖小儿肤薄神怯，经络脏腑嫩小，不奈三气发泄。邪之来也，势如奔马，其传变也，急如掣电，岂粗疏者所能当此任哉！"

【辨病证】

小儿暑温发病急骤，传变迅速，临床主要以发热口渴，头痛呕吐，项强，无汗或少汗，烦躁不宁或嗜睡，严重者见神昏，抽风，或喉间痰鸣，喘喝欲脱，或四肢厥冷，脉微欲绝等危象。

《片玉心书·卷之五·发热门》："如夏月汗出当风，以致身热，浑身自汗不止者，此名暑风。"

《幼科指南·暑证门》："暑风者，手足抽搐，状似惊风者也……其证烦渴有汗，身热，二便黄红……暑厥之证，昏眩不知人事者。"

《冯氏锦囊秘录·杂症大小合参卷五·慢惊风》："又有冒暑而手足微搐，眼闭昏睡，身热头痛，面赤大渴，候与慢惊相似，此名暑风。须当解暑，不可妄投惊剂。"

《温病条辨·卷六·解儿难·暑痉》："如夏月小儿身热头痛，项强无汗，此暑兼风寒者也。"

《大医马氏小儿脉珍科·卷上·急惊论治》："又有暑风者……其症面垢唇红，脉沉细数，时发惊搐，不省人事。"

《幼科惊搐门·兼症·中暑发搐》："其症初起，身热自汗，面垢，唇舌皆赤，气出如火，口中大渴，大小便赤涩，热伤神气，烦躁不安，忽焉昏不知人，反张搐搦，其脉则沉细而数，此为暑风。"

【论治法】

小儿暑温总以温病卫、气、营、血进行辨治，以清暑泄热为治疗总则。邪热在表，则清暑透表；阳明热盛，则辛寒清气，涤暑泄热；营血热盛，则清营凉血；暑热化火，生痰生风，则化痰开窍，凉肝熄风。

《片玉心书·卷之五·发热门》："此名暑风。四君子汤加麻黄根、黄芪以去风，次以益元散以去热。"

《小儿诸证补遗·小儿急慢惊风证》："小儿暑风……治用消暑清心饮、琥珀抱龙丸。切忌温补，热气得补而愈盛，尤宜谨慎。戴原礼曰：治惊不若滋肾。盖心属火，火性燥，得肝风，则烟焰灼起，致生惊悸，滋肾则水升火降，邪热无侵，虽有肝风，不生惊骇。其法当于申时，进补肾地黄丸一服，或用琥珀抱龙丸。用申时者，原水生于申，佐之以药，则肾水得平，自无惊证矣。"

《幼科指南·暑证门》："暑风者……先用加味香薷饮疏其风，继用玉露散清其热，暑热一解，而搐自宁矣。切不可作惊痫治之"。"暑厥之证……虚者以清暑益气汤治之，若夹痰者，以辰砂益元散、抱龙丸均可治也。"

《冯氏锦囊秘录·杂症大小合参卷五·慢惊风》："又有冒暑而手足微搐……此名暑风。须当解暑，不可妄投惊剂。"

《幼科释谜·卷四·感冒·春温风温夏热秋燥冬寒症治》："夏令受热，昏迷若惊，此为暑厥，即热气闭塞孔窍所致，其邪入络与中络同法，牛黄丸、至宝丹，芳香利窍，可效；苏后用清凉血分，如连翘心、竹叶心、元参、细生地、鲜生地、二冬之属。此症初起，大忌风药，初病暑热伤气，竹叶石膏汤，或清肺轻剂。大凡热深厥深，四肢逆冷，但看面垢齿燥，二便不通，或泻不爽为是，大忌误认伤寒。秋深初凉，稚年发热咳嗽，与春月风温相似，而温自上受，燥自上伤，理亦相等，均是肺气受病，世人误认暴感风寒，混投三阳发散津劫燥甚，喘急告危。若果暴凉外束，身热痰嗽，只宜葱豉汤，或苏梗、前胡、杏仁、枳桔之属，仅一二帖亦可。更有粗工，亦知热病与泻白散加芩连之属，不知愈苦助燥，必增他变，当以辛凉甘润之方，气燥自平而愈，慎勿用苦燥劫烁胃液。"

《温病条辨·卷一·上焦篇·暑温》："小儿暑温，身热，卒然痉厥，名曰暑痫，清营汤主之，亦可少与紫雪丹……惟以清营汤清营分之热而保津液，使液充阳和，自然汗出而解，断断不可发汗也。可少与紫雪者，清包络之热而开内窍也。"

《温病条辨·卷六·解儿难·暑痉》："如夏月小儿身热头痛，项强无汗，此暑兼风寒者也，宜新加香薷饮；有汗则仍用银翘散，重加桑叶；咳嗽则用桑菊饮；汗多则用白虎；脉芤而喘，则用人参白虎；身重汗少，则用苍术白虎；脉芤面赤多言，喘喝欲脱者，即用生脉散；神识不清者，即用清营汤加钩藤、丹皮、羚羊角；神昏者，兼用紫雪丹、牛黄丸等；病热轻微者，用清络饮之类，方法悉载上焦篇，学者当与前三焦篇暑门中细心求之。但分量或用四之一，或用四之二，量儿之壮弱大小加减之。痉因于暑，只治致痉之因，而痉自止，不必沾沾但于痉中求之。若执痉以求痉，吾不知痉为何物。"

《医医偶录·卷一·伤暑》："小儿性秉纯阳，不受火迫，一染邪暑……若受暑风而清涕头痛者，用香薷饮加秦艽、荆芥主之。若热动肝风，而发搐厥，宜用清热汤，利其暑热，而风自息。昏闷者通关散启其嚏，切勿轻用治惊化痰之品，戕其正气，变生他症。"

《大医马氏小儿脉珍科·卷上·急惊论治》："又有暑风者……治法用五苓散，加辰砂调服，或抱龙丸、太乙金膏，或停搐散，俱可服。"

《鲟溪秘传简验方·卷下·暑门》："暑风：取净黄土铺地上，以芭蕉叶为席，人卧于上，饮以益元散，鲜竹叶汤调，立效。小儿体弱，夏月最多此症，切勿误认为惊，妄投峻药。"

《幼科惊搐门·兼症·中暑发搐》："不可作风治，宜清暑凉心，下痰安神，却暑丹主之。有夏月卒倒，角弓反张，不省人事，手足搐搦，亦有不搐搦者，宜黄连香茹饮，加羌活一钱灌服。虚人多汗，再加黄芪、人参各一钱。又法治夏月卒倒，不省人事，先用吐法，即《内经》'火郁发之'之义。吐醒后方可用清暑之剂调之。其虚而不可吐者，则清暑，用黄连香茹饮增减，或辰砂益元散。亦有挟食挟气而致者，更宜详审。小儿多惊痰与食滞，当以脉证为主，惟脉虚者方可作暑治。"

【论用方】

1. 祛暑丹（《活幼心书·卷下·信效方·丹饮门》）

治小儿暑月五心烦热，睡卧不稳，无时嗞啀，及小便少，乳食减，渴饮水浆。

朱砂末（水飞，三钱） 黄芩末 甘草末（二味各半两） 五苓散末（二两）

上件和匀，炼蜜丸芡实大。每服一丸至二丸，麦门冬熟水无时化服，临睡时投亦佳。

2. 消暑清心饮（《活幼心书·卷下·信效方·丹饮门》）

解伏热中暑，烦躁作渴，神气不清，及有惊搐，名暑风证，投之即效。

香薷（去老梗） 泽泻（去粗皮，二味各一两） 扁豆（同上制） 净黄连 羌活 猪苓（去皮） 厚朴（同上制） 白术 干葛 赤茯苓（去皮） 升麻 川芎（十味各半两） 甘草（一两二钱）

上件㕮咀。每服二钱，水一盏煎七分，无时带凉服。治暑风证，先投此剂得效，次服却暑丹，其搐不致再发。

3. 三生丸（《喻选古方试验·卷四·小儿诸病》）

治小儿暑风，暑毒入心，痰塞心孔，昏迷搐搦。

白附子 天南星 半夏

并去皮，等分生研，猪胆汁和丸黍米大。量儿大小，以薄荷汤下。令儿侧卧，呕出痰水，即苏。

4. 加味香薷饮（《幼科心法要诀·暑证门·暑风》）

治暑风抽搐似惊风，烦渴汗热便黄红。

香薷 黄连 扁豆（炒） 羌活 厚朴（姜炒）

引用灯心，水煎服。

5. 抱龙丸（《幼科心法要诀·暑证门·暑厥》）

治暑厥昏眩不知人。

黑胆星（九转者佳，四两） 天竺黄（一两） 雄黄（水飞） 辰砂（另研，各半两） 麝香（另研，一钱）

上为细末，煮甘草膏和丸皂荚子大。温水化下。

6. 却暑丹（《幼幼集成·卷二·暑证·入方》）

治小儿伤暑，误用风药，致心神昏闷，烦躁不安，甚则搐搦。

漂白术（五钱） 白茯苓（五钱） 洁猪苓（五钱） 宣泽泻（五钱） 青化桂（二钱） 片黄芩（五钱） 正川连（三钱） 镜辰砂（二钱） 炙甘草（五钱）

上为细末，炼蜜为丸如芡实大。每服二三丸，量儿大小加减，麦冬汤化服。或十中取一，煎服亦可。

7. 清暑益气汤〔《彤园医书（小儿科）·卷之三·暑症门》〕

治小儿暑厥，精神愦散，卒然昏昧，不省人事，脉症虚甚。

蜜炙黄芪 制苍术 炒白术 去心麦冬 当

归　炙草（各八分）　酒炒黄柏　醋炒青皮　炒神曲　五味子　陈皮　泽泻　升麻　葛根　人参（各五分）　生姜（三片）　红枣（二枚）

8. 辰砂益元散〔《彤园医书（小儿科）·卷之三·暑症门》〕

治小儿暑厥，致精神愦散，卒然昏昧，不省人事，脉症尚实。

九转胆星（四两）　真天竺黄（一两）　明块雄黄　水飞朱砂（各五钱）

四味先研细筛末，又另兑麝香一钱，再同研极匀，先槌碎粉甘草，尽煮成膏，布滤去渣，和匀前药糊为丸，每重一钱，晒干收入磁瓶内。每用一丸，合前益元散一钱，用姜汤化开，调匀，频频与服。

9. 加味白虎汤〔《彤园医书（小儿科）·卷之三·暑症门·中暑》〕

治身热有汗，头痛口渴，足冷恶寒，烦躁不宁，神倦气乏。

沙参　石膏末（三钱）　知母（钱半）　甘草　制苍术（各一钱）　粳米（引）

10. 香薷饮〔《彤园医书（小儿科）·卷之三·暑症门·暑风》〕

治暑风，手足抽搐，状似惊风，身热有汗，烦躁口渴，二便黄赤。

香薷（二钱）　姜汁炒厚朴　炒研白扁豆（各一钱）　姜汁炒黄连（五分）

加羌活钱半，煎汤待微温方服之。

11. 玉露散〔《彤园医书（小儿科）·卷之三·暑症门·暑风》〕

治暑风，手足抽搐，状似惊风，身热有汗，烦躁口渴，二便黄赤。

寒水石　石膏（各五钱）　粉甘草（二钱）

共研极细。白汤每调下二钱，日三服或服。

12. 清营汤（《温病条辨·卷一上焦篇·暑温》）

治小儿暑温，身热，卒然痉厥。

犀角（三钱）　生地（五钱）　元参（三钱）　竹叶心（一钱）　麦冬（三钱）　丹参（二钱）　黄连（一钱五分）　银花（三钱）　连翘（连心用，二钱）

水八杯煮取三杯，日三服。

13. 紫雪丹（《温病条辨·卷一上焦篇·暑温》）

治小儿暑温，身热，卒然痉厥。

滑石（一斤）　石膏（一斤）　寒水石（一斤）　磁石（水煮二斤，捣煎去渣入后药）　羚羊角（五两）　木香（五两）　犀角（五两）　沉香（五两）　丁香（一两）　升麻（一斤）　元参（一斤）　炙甘草（半斤）

以上八味，共捣锉，入前药汁中煎，去渣入后药：

朴硝　硝石（各二斤）

提净，入前药汁中，微火煎，不住手将柳木搅，候汁欲凝，再加入后二味：

辰砂（研细，三两）　麝香（研细，一两二钱）

入煎药拌匀，合成退火气。冷水调服一二钱。

【医论医案】

一、医论

《医学课儿策·正文》

一曰暑痉，其症发于夏至以后，其时二气发泄，邪之来也如奔马，其传变也如击电。如身热、头痛、项强、无汗，暑兼风寒，宜香薷饮。有汗者用银翘重加桑叶，咳用桑菊，汗多用白虎，脉芤喘者用人参白虎，身重汗少用苍术白虎，脉芤、汗赤、多言、喘咳、欲脱用生脉，神识不清用清营加钩勾、羚角、丹皮，神昏者紫雪牛黄，势轻者清络饮。

二、医案

《程杏轩医案·初集·方玉堂翁孙女暑风惊证详论病机治法》

玉翁孙女年四龄，夏间感受暑风，热发不退，肢搐体僵，目斜口喎。予曰：此暑风急惊也。暑喜伤心，风喜伤肝，心肝为脏，脏者藏也，邪难入，亦复难出，证虽可治，然非旦晚能愈。且内服煎药，仍须参以外治之法。令挑黄土一石，捶细摊于凉地，上铺荷叶，再用蒲席与儿垫卧，慎勿姑息。俟热退惊定，方可抱起，药用防风、香薷、柴胡、钩藤、连翘、川连、石膏、木通、生甘草，引加鲜菖蒲、扁荚叶，清暑疏风，一切金石之类，概置不用。盖病因暑风生热，热生惊，金石镇坠锢邪，最为害事，依法服药，守至七朝，热退惊定。渠家以为病愈，恐久卧凉地不宜，将儿抱置床上，当晚热复发。予令仍放土上，热即退。尚不之信，次晚复抱起，热又发，乃问所由。予曰：邪未净也。又问邪何日可净，予曰：伤寒以十二朝为经尽，大概亦需此期。届期上床安卧，不复热矣。药换养阴，调和肝胃，诸恙皆平。惟喑哑不能言，其母忧甚。予曰：无伤，将自复。阅三月，果能言。

予按此证，小儿夏间患者甚多，治不如法，往往不救，较之寻常惊证特异。考诸古训，鲜有发明，惟近时吾郡许宣治先生，叙有十则，辨论颇详。至若卧置土上，垫用荷叶一法，犹未言及。予治此证，每用此法获验，盖土能吸热，荷叶清暑故耳。特其惊之作，必由热盛而成。然有一热即作者，有热二三日而作者，其状悉皆昏迷搐搦，肢厥咬牙，轻者时昏时醒，重者七日方苏，极重者至十二朝始转。若由吐泻而起，脉细质亏，不能受清凉者，多不可治。倘不因吐泻，一热即惊，脉洪质实。能受清凉者，十中可救七八，勿视其危而弃之也。再按惊后喑哑一证，诸书亦未论及，每见证轻者，病后多无此，患重者有之。然有喑至一两月愈者，有三四月愈者，有终身不愈者。予堂侄女惊后数载始能言。又见保村族人子，惊后喑哑，至今十余年，竟不能愈。其故总因多服金石之药所致，若未服此等药，虽包络暂闭，当自开耳。

《程杏轩医案・续录・又乃爱暑邪扰胃发热吐泻欲作惊搐》

梅翁令爱，年甫两龄，仲夏时发热吐泻，渠宅同事方心树兄知医，作暑风食滞治，热甚烦渴，吐泻益频。延予至，心兄述其病状，并用药大意。予视其儿，身热肢冷，舌绛苔黄，烦扰不定。谓心兄曰：证属暑邪扰胃，热气上冲，以故渴饮吐泻。《经》云：诸逆冲上，皆属于火。暴注下迫，皆属于热。但婴儿质脆，暑邪酷烈，最易激动肝风。许宣治先生论暑风惊候，由吐泻而后发搐者，谓之慢惊。治之不易，且吐甚于泻，吐多胃伤，不能宣布津液，是以诸药无验，必得生机活泼，方转灵轴，所制黄土稻花汤一方甚妙。予遇此证，每仿其法，治多应手。于是方疏黄土、稻花、沙参、茯苓、甘草、半夏、乌梅、木瓜、扁荚叶，因其热甚，再加黄连，一剂而效。夏月小儿感受暑邪热渴，吐呕不利于香砂术曲者，服此方而晏如。［安波按］细绎方议，暑邪犯胃为呕，以黄土、稻花温而不燥，香而不窜，安胃为君。吐多伤液，以沙参、茯苓、甘草、半夏，养而不腻，辅而不滞，使中宫得以运旋，则吐泻不治而自愈矣。故主为臣，盖土气衰微，致招客邪，则胜已之木来侮，可不待言而知也。故以乌梅、木瓜预以定木为佐，而脾胃得以安，肝得以伏，而炎炎之暑邪未驱，故使以扁豆叶得金气之最早，祛暑平木，良由斯乎。

《怡堂散记・卷上・杂治得心随录可为法者二十二症》

家虞部奕皇侄之孙，周岁，盛暑时，病壮热烦呕、有汗，是暑邪为患，初与香薷饮一剂，热不退，烦渴加甚。予曰：时逢酷暑热甚，宜加黄连，服药后热稍平而症不减，呕渴人困、头抬不起，此热伤正气也。热甚务在必清，正气为热所伤，亦须急固，方用人参、麦冬、陈皮、半夏、茯苓、甘草、黄连、栀子、竹叶心煎服。次日精神起而热犹不退。予曰：精神起则人参可除，热不退者，清凉之力薄，当以生水之味佐之，乃克有济，方用生地、丹皮、麦冬、黄连、山栀、石膏，加以二陈和胃，连进二服，热退神安，烦渴皆定。小儿纯阳之体，暑为阳邪，最伤心脾二脏。热而烦者心受之，热而呕渴脾胃受之也。心受之，则黄连、山栀；胃受之，则石膏、竹叶。纯阳之体无阴以制，则热不能退，故用生地、丹皮、麦冬生水以济阳。黄连得其滋助而功始倍，更加二陈以和胃，而胃气不伤，病因此愈。此症热经七日，认症的确，药有次第，故得收功，使病家少有纷更，则变生不测矣。风暑合病为暑风，暑喜伤心，风喜伤肝，此但有暑而无风，故虽热而惊不作，予故不用风药。儿体本不虚，忽而神困者，是正气为热邪所伤，只宜泻热，人参只用一剂后即除之。且大便二三日一次，里气不虚，若再用人参，必助邪为患矣，用药当见机者此也。热退旬日，忽然又发呕渴如前，以俗情言必曰复感。予曰：此胃家余热未尽，天气过亢，余热复聚，用养阴和胃稍加石膏二剂而平。

《吴鞠通医案・卷二・暑温》

俞，男，三岁，七月初二日。暑湿伤脾，暮夜不安，小儿脉当数，且少腹以下常肿痛，肝肾亦复虚寒；况面色青黄，舌苔白，手心时热，调理乳食要紧，防成疳疾。议腑以通为补，食非温不化例。生苡仁二钱，姜夏钱半，厚朴钱半，炒扁豆一钱，杏泥钱半，小枳实八分，焦曲钱半，鸡内金一钱，广皮炭八分，白蔻仁四分，煨姜三片，小茴一钱（炒黑）。

《医学衷中参西录·医话·小儿痉病治法》

乙丑季夏，愚在籍，有张姓幼子患暑温兼痉，其痉发时，气息皆闭，日数次，灼热又甚剧，精神异常昏愦，延医数人皆诿为不治。子某投以大剂白虎汤，加全蜈蚣三条，俾分三次饮下，亦一剂而愈。

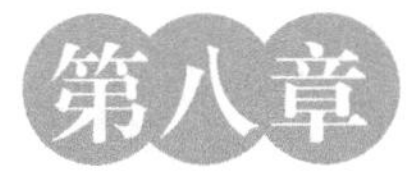

第八章 其他病证

儿科病证中尚存在有一类疾病，其难以归属到前文所述的相关章节中，但相关古代文献的论述较为丰富，且为中医治疗的优势所在，故将此类疾病归为其他病证。常见病证有疰夏、奶癣、佝偻病、睑中生赘、痘疮入眼、通睛、客忤、变蒸。针对上述病证，本章重在论述相应疾病的病因、病机、治则、治法、选方、用药、医案等。

第一节

疰　夏

小儿疰夏是入夏以后，出现精神萎靡，倦怠乏力，微热，食欲不振，大便时见溏薄，形体消瘦为主要表现的病证。体温多正常，秋凉后多可自愈。多见于梅雨季节，多有每年夏季反复发作史。

【辨病名】

疰夏是入夏以后，出现精神萎靡，倦怠乏力，微热，食欲不振，大便时见溏薄，形体消瘦为主要表现的病证。对疰夏的症状描述，始见于《金匮要略》，疰夏之名则首见于《仁斋直指方论》。《格致余论》《医学纲目》《推求师意》等也将之称作“注夏”，《本草易读》称之“枯夏”。可见，疰夏在古代文献中病名较为统一，与发病季节关系紧密。

《仁斋直指方论·卷之三·暑·附疰夏》：“疰夏属阴虚元气不足。夏初春末，头疼脚软，食少体热者是。”

《格致余论·阳有余阴不足论》：“今日多有春末夏初，患头痛脚软，食少体热，仲景谓春夏剧秋冬瘥，而脉弦大者，正世俗所谓注夏病。”

《医学纲目·卷之二十一脾胃门·消瘅门·消谷善饥为中消》：“瘅成为中消（全文见诊《经》云：五脏皆柔弱而脆者为消瘅。王注云：瘅为消热病也），已食而饥者胃疸（‘平人气象论’一云：注夏即瘅劳病也）。”

《推求师意·卷之下·注夏》：“先生谓阳有余阴不足，若恣欲泄精无度，至夏必阳气轻浮，有头痛，脚软，食少，发热之患，即注夏也。注者，灌也。先因阴虚不胜夏令暑热，灌之其病则剧，非中热也。仲景谓劳之为病，其脉浮大，手足烦，春夏剧，秋冬瘥是也。东垣所谓脾胃元气先损，至夏而病作，用黄芪人参汤，亦注夏也。盖暑热之气，不止伤阴，而亦损阳。东垣治损阳者，重在于胃，以气为要；先生治伤阴者，重在脾肾，以精血为要。精藏于肾，血化于脾，皆阴脏也。注夏之名固同，及分阴阳用药则不同也。治阴虚者，非质重味厚属脾胃之君药，安能固其阳根而敛其轻浮之气乎？”

《本草易读·卷一·伤暑部六》：“注夏病……即枯夏也。［批］夏月无他症，但不欲食，名注夏，每年如此是也。”

《杂病源流犀烛·卷十五·暑病源流》：“疰夏，脾胃薄弱病也。然虽由脾胃薄弱，亦必因胃有湿热及留饮所致。昔人谓痿发于夏，即名疰，以疰夏之症，必倦怠，四肢不举，羸瘦，不能食，有类于诸痿故也。”

【辨病因】

小儿疰夏之病因，可概括为脾胃虚弱，湿热留驻和火土太旺，金水两衰两个方面。

一、脾胃虚弱，内生湿热

《药症忌宜·正文》：“疰夏，繇于脾胃薄弱，胃家有湿热，及留饮所致。”

《杂病源流犀烛·卷十五·暑病源流》：“疰夏，脾胃薄弱病也。然虽由脾胃薄弱，亦必因胃有湿热及留饮所致。昔人谓痿发于夏，即名疰，以疰夏之症，必倦怠，四肢不举，羸瘦，不能食，有类于诸痿故也。然疰夏与痿，其原毕竟有异，且痿为偶患之疾，此为常有之事，凡幼弱人多有之，故必以清暑益气，健脾扶胃为主也。故前既列夏痿之症于暑病篇，而此又详及疰夏。”

二、火土太旺，金水两衰

《明医杂著·卷之一·劳瘵》：“夫衄血、吐血之类，因虚火妄动，血随火而泛行，或阳气虚，不能摄血归经而妄行，其脉弦洪，乃无根之火浮于外也。大抵此症多因四、五、六月，为火土大旺，金水衰涸之际，不行独宿淡味，保养二脏，及十一、二月，火气潜藏，不远帏幕，戕贼真元，故至春末夏初，患头疼、脚软、食少、体热注夏之病，或少有老态，不耐寒暑，不胜劳役，四时迭病。皆因气血方长而劳心亏损，或精血未满而早斫丧，故其见症难以名状。”

《证治汇补·卷之一·提纲门·暑症》：“天地五行，更迭衰旺，人之脏气亦应之。四月属巳，五月属午，为火，火太旺则金衰。六月属未为土，土火交旺则水衰。（丹溪）金水两衰，不能滋生，所以童男少女虚弱之人，每遇春夏之交，日长暴暖，患头眩眼黑，或头胀痛，身倦脚软，身热食少，心烦躁扰，自汗盗汗，名曰疰夏。此皆时令之火为患，非纳凉受暑而病也。久而不治，乃劳怯之根。宜滋化源，使脾土转生肺金，肺金转生肾水，乃为根本之治。（立斋）”

《时病论·卷之四·夏伤于暑大意·疰夏》：“疰夏者，每逢春夏之交，日长暴暖，忽然眩晕、头疼、身倦、脚软，体热食少，频欲呵欠，心烦自汗是也。盖缘三月属辰土，四月属巳火，五月属午火，火土交旺之候，金水未有不衰，夫金衰不能制木，木动则生内风，故有眩晕头疼。金为土之子，子虚则盗母气，脾神困顿，故有身倦足软，体热食少。又水衰者，不能上济乎心，故有频欲呵欠，心烦自汗等证。此皆时令之火为患，非春夏温热之为病也。蔓延失治，必成痨怯之根，宜以金水相生法治之。”

【辨病机】

小儿疰夏的基本病机为脾胃虚弱，虚热内生，或复受湿热侵袭。同时与心、肺、肾亦有关。若失治误治，恐成痨瘵之根。

《景岳全书·卷之十六理集·杂证谟·虚损》：“薛立斋曰：劳瘵之证，大抵属足三阴亏损，虚热无火之证，故昼发夜止，夜发昼止，不时而作。当用六味地黄丸为主，以补中益气汤调补脾胃。若脾胃先损者，当以补中益气汤为主，以六味地黄温存肝肾，多有得生者。若误用黄柏、知母之类，则复伤脾胃，饮食日少，诸脏愈虚，元气下陷，腹痞作泻，则不可救矣。夫衄血吐血之类，因虚火妄动，血随火而泛行，或阳气虚，不能摄血归经而妄行，其脉弦洪，乃无根之火浮于外也。大抵此证多因火土太旺，金水衰涸之际，不行保养，及三冬火气潜藏，不远帏幕，戕贼真元，故至春末夏初，患头疼脚软，食少体热，而为注夏之病。或少有老态，不耐寒暑，不胜劳役，四时迭病，此因气血方长而劳心亏损，精血未满而早为斫丧，故其见证难以名状。若左尺脉虚弱或细数，是左肾之真阴不足也，用六味丸。右尺脉迟软，或沉细而数欲绝，是命门之相火不足也，用八味丸。至于两尺微弱，是阴阳俱虚也，用十补丸。此皆滋其化源也，仍须参前后发热、咳嗽诸证治之。”

【辨病证】

一、辨症候

《仁斋直指方论·卷之三·暑·附疰夏》：“疰夏属阴虚元气不足。夏初春末，头疼脚软，食少体热者是。”

《格致余论·阳有余阴不足论》：“今日多有春末夏初，患头痛脚软，食少体热，仲景谓春夏剧秋冬瘥，而脉弦大者，正世俗所谓注夏病。”

《儒医心镜·〈儒医心镜〉各症病原并用药治法要诀·疰夏》：“疰夏者，属阴虚，乃夏月热伤，元气不足，以致头眩目昏，腿酸脚软，身体微热，五心烦热，口苦舌干，精神困倦，无力好睡，饮食减少，胸膈不舒，形如虚怯，脉数大无力，是疰夏症也。”

二、辨预后

《不居集·下集卷之四·暑证·疰夏证》：“疰夏……久而不治，乃为痨瘵之根。”

【论治法】

小儿疰夏的基本治法为益气健脾和金水相

生。同时亦可采用灸法进行治疗。

一、益气健脾

《神农本草经疏·卷二·续序例下·春温夏热病大法》:"疰夏,由于脾胃薄弱,胃家有湿热,及留饮所致。忌:同前(破气,升,复忌下,湿润,辛温,辛燥,热,发散,闭气。诸药俱见前)。宜:益气健脾,酸寒,苦寒,淡渗。人参、白术、半夏、橘皮、白茯苓、白扁豆、白芍药、木瓜、泽泻。兼服生脉散。"

《杂病源流犀烛·卷十五·暑病源流》:"疰夏,脾胃薄弱病也。然虽由脾胃薄弱,亦必因胃有湿热及留饮所致。昔人谓痿发于夏,即名疰,以疰夏之症,必倦怠,四肢不举,羸瘦,不能食,有类于诸痿故也。然疰夏与痿,其原毕竟有异,且痿为偶患之疾,此为常有之事,凡幼弱人多有之,故必以清暑益气,健脾扶胃为主也。故前既列夏痿之症于暑病篇,而此又详及疰夏(宜参归益元汤、生脉散为主,酌加白术、半夏、陈皮、茯苓、扁豆子、白芍、木瓜、泽泻、炙甘草亦可)。"

二、金水相生

《证治汇补·卷之一·提纲门·暑症》:"天地五行,更迭衰旺,人之脏气亦应之。四月属巳,五月属午,为火,火太旺则金衰。六月属未为土,土火交旺则水衰。(丹溪)金水两衰,不能滋生,所以童男少女虚弱之人,每遇春夏之交,日长暴暖,患头眩眼黑。或头胀痛,身倦脚软,身热食少,心烦躁扰,自汗盗汗,名曰疰夏,此皆时令之火为患,非纳凉受暑而病也。久而不治,乃劳怯之根。宜滋化源,使脾土转生肺金,肺金转生肾水,乃为根本之治。(立斋)"

《时病论·卷之四·夏伤于暑大意·疰夏》:"疰夏者,每逢春夏之交,日长暴暖,忽然眩晕、头疼、身倦、脚软,体热食少,频欲呵欠,心烦自汗是也。盖缘三月属辰土,四月属巳火,五月属午火,火土交旺之候,金水未有不衰,夫金衰不能制木,木动则生内风,故有眩晕头疼。金为土之子,子虚则盗母气,脾神困顿,故有身倦足软,体热食少。又水衰者,不能上济乎心,故有频欲呵欠,心烦自汗等证。此皆时令之火为患,非春夏温热之为病也。蔓延失治,必成痨怯之根,宜以金水相生法治之。如眩晕甚者,加菊花、桑叶;头痛甚者,加佩兰、荷钱;疲倦身热,加潞党、川斛;心烦多汗,加浮麦、莲子。加减得法,奏效更捷耳。"

《时病论·卷之四·拟用诸法》:"金水相生法:治疰夏眩晕神倦,呵欠烦汗,及久咳肺肾并亏。东洋参三钱,麦冬三钱(去心),五味子三分,知母一钱五分,元参一钱五分,炙甘草五分。水煎,温服。

法内人参补肺,麦冬清肺,五味敛肺,此《千金》生脉饮也。主治热伤元气,气短倦怠,口渴汗多等证。今以此方治疰夏,真为合拍。加色白之知母,以清其肺,复清其肾;色黑之元参,以滋其肾,兼滋其肺;更以甘草协和诸药,俾金能生水,水能润金之妙耳。"

三、灸法

《勉学堂针灸集成·卷四》:"长强 在脊骶骨端,伏地取之……一经验:治少年注夏羸瘦,灸此最效。"

《针灸逢源·卷五·证治参详·虚劳门》:"注夏羸瘦,凡在夏初,而患头疼足软,体热食少者,名曰注夏(一作疰夏),大椎、肺俞、膈俞、胃俞、中脘。"

【论用方】

1. 补中益气汤(《脉症治方·卷之一·寒门·内伤》)

治劳役所伤,时作虚热,四肢无力,怠惰嗜卧。

人参(去芦,一钱五分) 黄芪(一钱五分,蜜炙) 甘草(五分) 陈皮(八分) 当归(一钱二分) 白术(一钱二分) 升麻(四分) 柴胡(五分)

上作一服。姜一片,枣一枚,水二钟煎八分,食远服。注夏,加白芍药、茯苓、黄柏各八分、厚朴、苍术各一钱,去柴胡、升麻。

2. 大生脉汤(《赤水玄珠·第二卷·暑门·解㑊》)

治注夏,体倦、嗜卧,面凡懒动,动则喘之。

人参 麦冬 五味子 天冬 黄柏 川归 牛膝 红花 枸杞子 生地

水煎服。有汗加黄芪。

3. 参归益元汤(《万病回春·卷之二·

中暑》）

治注夏病。

人参（去芦，五分） 当归 白芍 熟地黄 白茯苓（去皮） 麦门冬（去心，各一钱） 五味子（十粒） 陈皮 黄柏（酒炒） 知母（酒炒，各七分） 甘草（一分）

上锉一剂，枣一枚，乌梅一个，炒米一撮，水煎服。饱闷加砂仁、白豆蔻；恶心加乌梅、莲肉、炒米；哕加竹茹；烦躁加辰砂、酸枣仁、竹茹；泻加炒白术、山药、砂仁、乌梅，去熟地、知母、黄柏；小水短赤加木通、山栀；胃脘不开、不思饮食加厚朴、白豆蔻、益智、砂仁、莲肉，去熟地、黄柏、知母；腰痛加杜仲、故纸、茴香；腿酸无力加牛膝、杜仲；皮焦加地骨皮；头目眩晕加川芎；虚汗加黄芪、白术、酸枣仁；梦遗加牡蛎、辰砂、山药、椿根皮；虚惊烦热加辰砂、酸枣仁、竹茹；口苦舌干加山栀、乌梅、干葛。

4. 代茶汤（《济阳纲目·卷三·中暑·治注夏方》）

健脾止渴，夏月服之以代茶。

白术（一钱半） 麦门冬（去心，一钱）

上煎作汤代茶，服此一盏，可当茶三盏。夏月吃茶水多必泄泻，白术补脾燥湿，麦门冬生津止渴也。

5. 黄芪人参汤

1）《济阳纲目·卷三·中暑·治注夏方》

治脾胃虚弱，必上焦之气不足，遇夏天气热甚，损伤元气，怠惰嗜卧，四肢不收，精神不足，两脚痿软，遇早晚寒厥，日高之后阳气将旺，复热如火。此乃阴阳气血俱不足，而天气之热助本病也。庚大肠辛肺金为热所乘而作。当先助元气，治庚辛之不足，此汤主之。

黄芪（一钱，如自汗过多加一钱） 人参（去芦，五分） 甘草（炙，二分） 白术（五分） 苍术（半钱，无汗一钱） 橘皮（不去白，二分） 黄柏（酒洗，三分） 神曲（炒，三分） 五味子（九粒） 麦门冬（去心，二分） 归身（酒洗，二分） 升麻（六分）

上㕮咀，作一服，水二盏煎至一盏，去渣，稍热食远或空心服之。忌酒湿面大料之物，及过食冷物。如心下痞闷，加黄连二三分；如胃脘当心痛，减大寒药，加草豆蔻仁五分；如胁下痛或缩急，加柴胡二三分；如头痛，目中溜火，加黄连二三分、川芎三分；如头目不清，上壅上热，加蔓荆子三分、藁本二分、细辛一分、川芎三分、生地黄二分；如气短，精神少，梦寐间困乏无力，加五味子九粒；如大便涩滞，隔一二日不见者，致食少，食不下，血少，血中伏火而不得润也，加当归身、生地黄各五分，桃仁三个去皮尖另研，麻子仁另研泥五分；如大便通行，所加之药勿再服。如大便又不快利，勿用别药，少加大黄煨半钱；如又不利者，非血结血秘而不通也，是热则生风，其病人必显风证。血药不可复加，止常服黄芪人参汤，药只用羌活、防风各半两，二味㕮咀，以水四盏煎至一盏，去渣，空心服之，大便必大走也，一服便止；如胸中气滞，加青皮，并去白陈皮倍之，去其邪气。此病本元气不足，惟当补元气，不当泻之。如气滞太甚，或补药太过，或人心下有忧滞郁结之事，更加木香、砂仁、白豆蔻仁各二分；如腹痛，不恶寒者，加白芍药半钱，黄芩二分，却减五味子。

2）《成方切用·卷七上·消暑门》

治暑伤元气，注夏倦怠，胸满自汗，时作头痛。

黄芪 人参 白术（炒） 苍术 神曲（炒） 陈皮（留白） 甘草（炙） 麦冬 五味 当归（酒洗） 黄柏（酒炒） 升麻

姜、枣煎。

6. 生脉散（《济阳纲目·卷三·中暑·治注夏方》）

生津止渴，夏月宜常服之，以代茶汤。

人参 麦门冬（去心，各三钱） 五味子（十五粒）

上锉，水煎服。夏月加黄芪、甘草，令人气力涌出。一方加黄芪、黄柏；一方加白术。

7. 补中固元汤（《丹台玉案·卷之二·中暑门·附注夏》）

治注夏一切等症。

人参 黄芪 白术 甘草（各一钱） 生地（二钱） 当归 陈皮（各八分）

枣二枚，煎八分，临卧服。

8. 八味丸（《辨证录·卷之十·疰夏门》）

治疰夏。

熟地（八两） 山茱萸（四两） 山药（四两） 泽泻 丹皮 茯苓（各三两） 附子（一枚，甘草水制之） 肉桂（二两）

蜜为丸。每日晚服八钱,服半月健饮,服一月饱闷除矣,服两月疰夏之病全愈。

9. 鼓神汤(《辨证录·卷之十·疰夏门》)

治疰夏。

熟地　麦冬(各五钱)　白芍　地骨皮　沙参(各二钱)　甘草　贝母(各三分)　人参　神曲(各五分)　白术(三钱)　丹皮(一钱)

水煎服。日服一剂,服一月,精神自旺,不困倦矣。

10. 健脾饮(《辨证录·卷之十·疰夏门》)

治疰夏。

白术　葳蕤(各五钱)　茯苓　山茱萸　白芍(各三钱)　人参(二钱)　甘草(五分)　当归　牛膝　麦冬(各三钱)　北五味(三分)　肉桂(一钱)

水煎服。连服一月,精神自健。

11. 胜夏丹(《辨证录·卷之十·疰夏门》)

治疰夏。

白术(二钱)　茯苓(二钱)　陈皮(三分)　人参(五分)　北五味子(三分)　熟地(五钱)　山茱萸(二钱)　神曲(三分)　白芥子(一钱)　山药(三钱)　芡实(三钱)　炒枣仁(一钱)

水煎服。每日一剂,服十剂,精神焕发矣;再服十剂,身体健旺。

12. 柴胡化滞汤(《医学传灯·卷上·暑热·注夏》)

治疰夏。

柴胡　黄芩　半夏　甘草　枳壳　厚朴　山楂　苏子　桔梗

13. 柴胡芍药汤(《医学传灯·卷上·暑热·注夏》)

治疰夏,有热无食。

柴胡　黄芩　花粉　甘草　麦冬　白芍　知母　黄连

14. 辰砂六一散(《医学传灯·卷上·暑热·注夏》)

治疰夏。

辰砂(研细水飞,五钱)　滑石(磨碎水飞,六两)　粉草(煎膏拌晒,一两)

15. 厚朴温中汤(《医学传灯·卷上·暑热·注夏》)

治疰夏。

厚朴　杏仁　半夏　枳壳　桔梗　炮姜　甘草　藿香　香茹　陈皮

16. 连芍调中汤(《医学传灯·卷上·暑热·注夏》)

治疰夏,胸中不宽,又兼中热。

枳壳　厚朴　山楂　泽泻　陈皮　桔梗　白芍　黄芩　黄连　甘草

暑月发厥,阴厥者多,阳厥者少,身不热,脉不数者,不可浪投。

17. 香茹散暑汤(《医学传灯·卷上·暑热·注夏》)

治疰夏,脉缓无热者。

香茹　厚朴　甘草　藿香　柴胡　陈皮　杏仁　半夏

18. 香茹六君子汤(《医学传灯·卷上·暑热·注夏》)

治疰夏。

人参　白术　白茯　甘草　陈皮　半夏　香茹　山栀　黄连　赤芍

19. 竹叶石膏汤(《医学传灯·卷上·暑热·注夏》)

治疰夏。

麦冬　知母　石膏　人参　粳米　灯心　生姜　竹叶

20. 千里水葫芦(《济世全书·乾集卷一·伤暑》)

暑天,长途含化一丸,津液顷生,寒香满腹。

枇杷叶　腊梅花　百药煎　乌梅肉　干葛　甘草(俱一两,各为末)　黄蜡(五两)

上先溶蜡开,投蜜一两,和药末捣千下,丸如鸡头实大。每一丸含化。

21. 征途望梅丸(《济世全书·乾集卷一·伤暑》)

祛暑热,解烦渴。

川百药煎(三两)　人参(二钱)　麦门冬(去心)　乌梅肉　白梅肉　干葛　甘草(各五钱)

上为细末,面糊丸如鸡头实大。每服一丸含化,夏月出行,一丸可度一日。

22. 大生汤(《不居集·下集卷之四·暑证例方》)

治疰夏。

人参　天冬　麦冬　五味子　黄柏　当归

牛膝　红花　枸杞　生地

23. 清燥汤(《不居集·下集卷之四·暑证例方》)

治暑伤元气,疰夏倦息,湿热乘之。

黄芪　神曲　黄连　猪苓　柴胡　甘草　苍术　白术　麦冬　五味子　生地　陈皮　泽泻　茯苓　黄柏　人参　当归　升麻

姜、枣煎。

24. 黄芪建中汤(《杂病源流犀烛·卷十五·暑病源流·治疰夏病方四》)

治疰夏。

白芍　桂枝　生姜　甘草　大枣　饴糖　黄芪

25. 清暑益气汤(《杂病源流犀烛·卷三·诸瘘源流·治瘘方二十一》)

治疰夏。

黄芪　升麻　苍术　白术　人参　神曲　泽泻　陈皮　黄柏　当归　麦冬　干姜　青皮　五味子　炙甘草

26. 海藏黄芪汤(《杂病广要·外因类·中暑》引《元戎》)

治疰夏。

人参　黄芪　白术　茯苓　芍药　甘草(各等分)

上㕮咀。每服三钱,水一大盏,生姜三片,煎至六分,去滓温服。

27. 八珍汤加减(《儒医心镜·各症病原并用药治法要诀·疰夏》)

治疰夏。

芍药(炒,五分)　当归(酒洗,五分)　南芎(五分)　熟地(酒洗,五分)　白术(八分)　茯苓(八分)　麦冬(八分)　五味子(三分)　甘草(炙,三分)　黄柏(七分)

水煎服。

28. 加减补中益气汤(《儒医心镜·各症病原并用药治法要诀·疰夏》)

治疰夏。

黄芪(一钱)　白术(五分)　当归(五分)　白芍(五分)　陈皮(五分)　甘草(炙,五分)　黄柏(炒,五分)　麦冬(一钱)　五味子(七粒)　人参(五分)

水煎服。

29. 平补和中丸(《儒医心镜·各症病原并用药治法要诀·疰夏》)

治四肢无力,面色多黄,头目不清,少食多倦,立秋渐觉精壮,此药服之甚效。

当归(五钱)　白芍(四钱)　南芎(二钱)　白术(一两)　陈皮(五钱)　茯苓(三钱)　甘草(二钱)　人参(五钱)　柴胡(三钱)　黄柏(炒,三钱)

粳米粉打糊为丸如桐子大。每服五十丸,白汤下。

30. 参归益元汤(《儒医心镜·各症病原并用药治法要诀·疰夏》)

治疰夏病,与滋阴降火药同。

人参　当归　熟地　白芍　茯苓　麦冬　五味子　陈皮　黄柏　知母　甘草

饱闷,加砂仁、白豆蔻;烦躁,加陈砂、酸枣仁、竹茹;恶心,加乌梅、莲肉、炒米;泻,加炒白术、炒山药、砂仁、乌梅,去熟地、黄柏、知母;小便短赤,加木通、栀子;腰痛,加杜仲、茴香、破故纸;腿酸脚软,加牛膝、杜仲;虚汗,加白术、黄芪、酸枣仁;皮骨焦热,加地骨皮;头目眩晕,加川芎;梦遗,加牡蛎、椿根皮、神砂;哕,加竹茹;虚惊烦躁,加神砂、酸枣仁、竹茹;口苦舌干,加栀子、乌梅、干葛。

枣二枚,乌梅一个,炒米一撮,水煎,不拘时服。

31. 治疰夏验方

1)《本草纲目·木部第三十六卷·木之三·枸杞地骨皮》引《摄生方》

治注夏虚病。

枸杞子、五味子,研细,滚水泡,封三日,代茶饮效。

2)《济阳纲目·卷三·中暑·治注夏方》

治妇人患注夏,手足酸软而发热。

白术　黄柏(炒)　白芍药　陈皮　当归(各一钱)　苍术(五分)　甘草(生,三分)

上锉,加生姜二片,水煎服。

3)《丹台玉案·卷之二·中暑门·附注夏》

治汗不时出,发热恶寒,四肢无力作渴。

石膏(二钱,煅熟)　知母(盐水炒)　人参　甘草　陈皮　玄参(各一钱五分)

加浮小麦八分,煎服。

4)《眉寿堂方案选存·卷上·暑》

交夏形瘦食减,气怯欲寐,世俗谓之疰夏。后天脾胃不和,热伤气也。

人参　白术　炒楂　砂仁　桔梗　茯苓　广皮　神曲　川连　米仁

5)《时病论·卷之四·拟用诸法》

金水相生法,治疰夏眩晕神倦,呵欠烦汗,及久咳肺肾并亏。

东洋参(三钱)　麦冬(三钱,去心)　五味子(三分)　知母(一钱五分)　元参(一钱五分)　炙甘草(五分)

水煎,温服。

6)《剑慧草堂医案·卷中·虚损》

治疰夏消渴,腹痛便泄,暑热伤阴,脾虚夹滞。

炒青蒿　楂炭　制朴　胡连　槟榔　红枣　益元散　扁豆　麦芽　白芍　百部　榧子肉

【论用药】

1. 冬瓜汁

《调疾饮食辩·卷一下·代茶诸品·冬瓜汁》:"其味甘性凉,能除烦止渴,退热解暑,和中益气,利小便,消肿胀。生捣汁饮,治大热大渴。又治热痢噤口,生冬瓜汁、生莱菔汁和合饮。甚者加苦荬汁、梨汁……凡热病后,及平人注夏,与体肥畏热者,宜长食(出《食疗本草》)。"

2. 麦门冬汁

《调疾饮食辩·卷一下·代茶诸品·麦门冬汁》:"气味和平,功专补益,故仲景用治伤寒解后虚羸少气,及脉代结(歇至也),心动悸……作饮代茶,于一切虚热喘嗽,呼吸短气,脉弱神倦及热病后最宜。浓煎多饮,平人暑月代茶亦佳。注夏人,同五味子、甘草煎汁长饮尤妙。"

3. 沙参

《本草正义·卷之一·草部·沙参》:"徐洄溪谓:沙参为肺家气分中理血之药,疏通而不燥,润泽而不滞,血阻于肺者,非此不能清云云。〔则凡肺气燥结,干咳失血者宜之。凡盛夏时阴虚之体,及小儿阴液未充,外受炎暑,热伤元气之证(俗谓之疰夏),惟沙参清而不腻滋养肺胃,生津润燥,最为无弊〕"

4. 瓠

《调疾饮食辩·卷三·瓠》:"性滑而降,故能下水通淋,治四肢面目浮肿,石水腹大。味甘而平,故能和中退热,治胃虚饮食不进。煮汁淡饮,除注夏热渴,解热烦。凡有以上诸病人,宜多食。"

5. 梅汁

《调疾饮食辩·卷一下·代茶诸品·梅汁》:"其子充果,可以香口,然味太酸,极不益人。《日华本草》曰:多食损齿伤筋(《素问》曰:酸走筋),蚀脾胃(梅能消肉,《本经》曰:去死肌,蚀恶肉。脾主肌肉,故外消肌肉者,必内伤脾胃),发膈上痰热(酸则聚饮,故发痰。酸为木味,木生火,故发热)。蜜饯、糖藏皆不为美。热病及表病人切忌。作饮代茶,不可过酸。《拾遗》曰:能收敛肺气,凡久嗽、久痢宜之(同干姜止冷痢,同黄连止热痢)。又生津止渴,凡霍乱吐下、必烦,及受暑吐泻、汗出但渴者,皆津液受伤也,无不宜之(同粳米或糯米煮什,米熟为度)。病止即停,不宜过饮。惟暑月力作,及注夏人汗常大泄,不拘粥饮。茶汤中用数枚同煮,微带酸味,长饮极佳。"

6. 醋

《调疾饮食辩·卷二·醋》:"杏云盖屡用之,无不效,且于注夏人,令其调和之中,常用此物,亦无不效。是醋也者,有邪则散邪,无邪则敛正,乃仙品也。独其久食令人筋骨无力,此则耗之太过,故血不荣于筋(《内经》曰:酸走筋),凡物过中皆有之害,醋肯任其辜乎。"

7. 糯米饮

《调疾饮食辩·卷二·糯米饮》:"止消渴……又暑月力作,及注夏之人,常饮代茶(秫米亦妙),能保肺气,固卫阳,胜于药肆燥热伤阴之药茶万万也。"

【医论医案】

一、医论

《保婴撮要·卷九·注夏》

脾为太阴,位属坤土,喜燥而恶湿。故凡脾胃之气不足者,遇长夏润溽之令,则不能升举清阳,健运中气,又复少阳相火之时,热伤元气,则肢体怠惰不收,两脚痿弱,嗜卧发热,精神不足,饮食少思,口中无味,呼吸短乏气促,目中视物䀮䀮,小便赤数,大便不调,名曰注夏。此皆禀赋阴虚,元气不足之症,丹溪《补阴论》言之详矣。育子者,岂可不知冬月养阳之道乎？治法用补中益气汤去升麻、柴胡加炒黑黄柏主之。若因劳役发热，血虚脉大者，用当归补血汤。气血两虚者，八珍汤。肝肾阴亏者，地黄丸。大便作泻者，人参理中汤。若乳母肝火乘脾，寒热少食者，柴胡栀子散。胃火作渴者，竹叶石膏汤。小儿多因乳母之气不调，而当戒怒气，调饮食，适寒温，则可以远病矣。又如今人夏月皆以香薷汤浸冷代茶饮之，殊不知香薷利水，大损元阳；厚朴克伐，大泻真气，况脾性喜温而恶寒，夏月阴盛于内，冷啜伤脾，若胃强有火，湿热为病之人，固无大害，其脾胃虚弱，中气不足者，必为腹痛少食，泄泻寒中之疾矣。此大人亦所当戒者，况小儿乎？慎之，慎之！

《石室秘录·卷四·坚治法》

天师曰：坚治者，怠惰不振，用坚药以坚其气，或坚其骨也。坚气者，如人夏月无阴，到三伏之时，全无气力，悠悠忽忽，惟思睡眠，一睡不足再睡，再睡不足，则懒于语言，或梦遗不已，或夜热不休者是也。此皆肾水泄于冬天，夏月阳胜，阴无以敌，所以如此。必须峻补其肾水，水足而骨髓充满，则骨始有力，而气不下陷矣。方用熟地一两，山茱萸四钱，北五味一钱，麦门冬三钱，白芍三钱，当归二钱，白术三钱，茯苓一钱，陈皮一钱，生枣仁二钱，芡实三钱，水煎服。方名软坚汤。得此方妙在纯是补阴，而全无坚治之法，然坚之意已寓于中矣。盖骨空则软，补其骨中之髓，则骨不坚而坚也。此方之妙，可以治以上之气软骨软，无不全愈，终不必再立坚骨之法也。

此亦有凡小儿十岁以上，十岁以下，天癸水未至，亦有患前症者，岂皆冬不藏精之故耶？而非然也。盖小儿最不忌口，一见瓜果凉热之物，尽意饱啖；久则胃气弱矣，再则脾气坏矣，又肾气寒矣，遂至肾水耗去，亦如冬不藏精之症。方又不可全用前方，当以补胃补脾补肾三经为主，不可纯用补肾一经之味也。方用白术一钱，茯苓一钱，熟地三钱，北五味五分，麦冬一钱，当归一钱，白芍二钱，陈皮三分，山楂三粒，枳壳二分，人参五分。水煎服。（[批]健脾生水汤）一剂立愈，不必再服也。此方脾肺肾俱为统治，而又平肝木，肝既得养，则心亦泰然。此五脏皆用补剂，而小儿纯阳，尤易奏功，不若大人之必须多服也，夏天小儿最宜服一二剂，再无注夏之病。此又坚治之一法，留心儿科者，幸察之。

张公曰：坚治法妙。华君曰：君多小儿症治。

二、医案

《保婴撮要·卷九·注夏》

一小儿每春夏口干发热，怠惰嗜卧，劳则头痛，服清凉化痰之药，喘泻烦躁不安，服香薷饮，脉大神思昏愦，余用补中益气汤去升麻、柴胡加五味、麦门、炮姜，一剂未愈，又加肉桂五分即苏，更用六味丸而愈。

一小儿禀脾肾虚弱，注夏发热，二便不调，朝用补中益气汤，夕用地黄丸而愈。后因乳母怒气，致儿发热惊搐，用柴胡栀子散，母子并服而瘥。

一小儿素有食积，注夏发热，倦怠少食，大便不实。朝用五味异功散少加升麻、柴胡，夕用四味肥儿丸而寻愈。

一小儿禀赋肾虚，患注夏之疾，因乳母大劳，则发热益甚，用补中益气汤，令母子并服而愈。后因乳母多食膏粱，又患疮疾，烦躁作渴，先用竹叶石膏汤及补中益气汤，将瘥，母着怒气，大热发搐，用柴胡栀子散、加味逍遥散而痊。

一小儿注夏，食生冷之物，腹中作痛，甚则发搐厥冷，用人参理中丸而愈。

一女子年十四，患注夏，经行之后，发热晡热，烦躁作渴，面赤脉洪大，按之如无，此血脱发躁，先用当归补血汤四剂；又用八珍汤而安。

《临证指南医案·卷五·暑》

徐（十四）。长夏湿热令行，肢起脓窠，烦倦不嗜食。此体质本怯，而湿与热邪，皆伤气分，当以注夏同参，用清暑益气法。人参、白术、广皮、五味、麦冬、川连、黄柏、升麻、葛根、神曲、麦芽、谷芽。鲜荷叶汁泛丸。

《神仙济世良方·下卷·治夏月思睡不足方》

刘仙择，如人夏月无阴，到三伏之时，全无气力，悠悠忽忽，惟思睡眠，一睡不足，再睡不足，懒于言语，或梦遗不已，或夜热不休者，皆肾水泄于冬日，夏天阳胜阴无以敌，所以如此。必须即补其肾水，水足而髓充满则骨始有力，而气不下陷矣。方用：熟地一两，山茱萸四钱，北五味一钱，麦冬三钱，白芍三钱，当归二钱，白术三钱，茯苓三钱，陈皮一钱，生枣仁二钱，芡实三钱。水煎服。妙在全是补阴，阴足骨不坚而坚也。

第二节

奶 癣

奶癣，为发于婴儿的一种湿疮，好发于婴幼儿之头面部，或可延展于其他部位。奶癣是由多种内外因素引起的一种具有明显渗出倾向的皮肤炎症反应，中医称之为“浸淫疮”。发于婴儿的称为“奶癣”，急性渗出者称为“湿癣”，慢性无渗出者称为“干癣”。

【辨病名】

依据历代文献所载症状所示：奶癣与乳癣、胎癣、湿奶癣、胎敛疮、胎疮为同一病证。按照病证名称出现的先后顺序，分别为：乳癣、奶癣、胎疮、胎癣、湿奶癣、胎敛疮。“乳癣”证名最早见于隋朝巢元方《诸病源候论》。“奶癣”证名最早见于宋代《圣济总录》。“胎疮”证名最早见于宋代叶大廉《叶氏录验方》，明代李梴《医学入门》一书中明确其治法。“胎癣”证名最早见于明代《普济方》。“湿奶癣”证名最早见于明代医家申斗垣的《外科启玄》，清代名医陈士铎在《洞天奥旨》一书中也有论述。“胎敛疮”证名最早见于清代祁坤《外科大成》，清代吴谦在《医宗金鉴》中作了进一步的总结。

《诸病源候论·小儿杂病诸候六·癣候》：“癣病，由风邪与血气相搏于皮肤之间，不散变生隐轸，轸上如粟粒大，或邪或圆，浸淫长大，痒痛，搔之有汁，名之为癣。小儿面上癣，皮如甲错起，干燥，谓之乳癣。言儿饮乳，乳汁渍污儿面，变生此。仍以乳汁洗之便瘥。”

《诸病源候论·疮病诸候·浸淫疮候》曰“小儿五脏有热，熏发皮肤，外为风湿所折，湿热相搏身体，其疮初出甚小，后有脓汁，浸淫渐大，故谓之浸淫疮也”。

《圣济总录·卷第一百八十二·小儿癣》：“论曰：小儿体有风热，脾肺不利，或湿邪搏于皮肤，壅滞血气，皮肤顽厚，则变诸癣。或斜或圆，渐渐长大，得寒则稍减，暖则痒闷，搔之即黄汁出，又或在面上，皮如甲错干燥，谓之奶癣。”

《叶氏录验方·下卷·小儿方》：“治初生小儿洗胎疮。”

《普济方·卷三百六十三·婴孩头眼耳鼻门·头疮》：“治小儿头生疮，手爬处即延，谓之胎癣。”

《外科启玄·卷之七·白壳疮》：“小儿一种因吃湿奶名曰湿奶癣。”

《洞天奥旨·卷九·白壳疮》：“更有一种小儿，食母之湿乳，流落唇吻，积于两颔间，亦生癣疮，名曰湿奶癣。”

《医宗金鉴·外科心法要诀·婴儿部·胎敛疮》：“此证生婴儿头顶，或生眉端，又名奶癣。”

《外科证治全书·卷四·发无定处证·癣》：“胎癣，俗名奶癣。”

【辨病因】

奶癣之病因，主要包括先天因素和后天因素。其中先天因素多与其母饮食不当，在孕期或哺乳期饮食不节、过食荤腥动风辛辣刺激之品，伤及脾胃，脾受邪气而失运化之功，湿毒停滞于体内，而遗热于儿，使胎中血热，而发此病。后天因素主要与小儿喂养不当及乳母饮食有关。

一、先天因素

《外科正宗·卷之四·杂疮毒门·奶癣第一百五》：“奶癣，儿在胎中，母食五辛，父餐炙爆，遗热与儿，生后头面遍身发为奶癣，流脂成片，睡卧不安，搔痒不绝。”

《外科大成·分治部下·头部·胎敛疮》：“胎敛疮，由母受胎之日，食酸辣海味太过，多生此疮。”

二、后天因素

《诸病源候论·小儿杂病诸候六·癣候》：“小儿面上癣，皮如甲错起，干燥，谓之乳癣。言儿饮乳，乳汁渍污儿面，变生此，仍以乳汁洗之便瘥。”

《诸病源候论·疮病诸候·浸淫疮候》：“浸淫疮，是心家有风热，发于肌肤。出生甚小，先痒后痛而成疮，汁出侵溃肌肉，浸淫渐阔乃遍体……以其渐渐增长，因名浸淫也。”

《幼幼新书·卷第三十七·癣第八》：“《婴童宝鉴》：小儿癣是母于风中浴后，拭之未干，和水饮乳及夏月汗出而不粉，其疮细星星者是也。”

《外科启玄·卷之七·白壳疮》:"小儿一种因吃湿奶名曰湿奶癣。"

《洞天奥旨·卷九·白壳疮》:"更有一种小儿,食母之湿乳,流落唇吻,积于两颔间,亦生癣疮,名曰湿奶癣,与前疮少异。盖风、花、牛皮、杨梅癣,多是风燥之疮,而奶湿疮实湿症也。惟疮皆白壳,无他异耳,故皆以白壳名之。大约白壳疮,俱用治顽癣方多效,独湿奶疮,用粉霜散而效速,不必用顽癣之方耳。"

《外科证治全书·卷四·发无定处证·癣》:"胎癣,俗名奶癣,生婴儿头面,或生眉端,搔痒流脂成片,久则延及遍身。宜用文蛤散搽之,或绣球丸亦效。乳母须忌一切动风湿发物。"

【辨病机】

奶癣患儿多为先天体质过敏,后天喂养不当。总病机为风湿热所袭,气血壅滞,搏于皮肤而发。小儿娇嫩,易受风邪、风湿相搏,浸淫血脉,内不得疏泄,外不能透达,郁于肌肤腠理之间,发而为癣。

一、风热相搏

《诸病源候论·小儿杂病诸候六·癣候》:"癣病,由风邪与血气相搏于皮肤之间,不散变生隐轸,轸上如粟粒大,或邪或圆,浸淫长大,痒痛,搔之有汁,名之为癣。"

二、心脾积热

《幼幼新书·卷第三·得病之源第七》:"重舌口疮心极热,奶癣脾积热气行。"

三、湿邪浸淫

《洞天奥旨·卷九·白壳疮》:"更有一种小儿,食母之湿乳,流落唇吻,积于两颔间,亦生癣疮,名曰湿奶癣,与前疮少异。盖风、花、牛皮、杨梅癣,多是风燥之疮,而奶湿疮实湿症也。"

四、风毒积肺

《幼幼新书·卷第三·病证形候第八》:"胎癣是肺积风。(其胎癣即是长下身上,皮起成癣。只因父母或有其肺不和,或是长下不避风冷也,而浴得之,是积滞为之也)"

《古今医统大全·卷之八十八·幼幼汇集·小儿诸病状》:"胎癣是肺积风,潮热因惊而得。"

【辨病证】

奶癣是小儿常见的皮肤类疾病,好发于颜面,头颈部,也可延及身体其他部位,甚至全身。皮疹形态不一,有干疹,有湿疹,伴瘙痒、蜕皮,常反复发作。

一、干癣

《诸病源候论·小儿杂病诸候六·癣候》:"小儿面上癣,皮如甲错起,干燥,谓之乳癣。言儿饮乳,乳汁渍污儿面,变生此,仍以乳汁洗之便瘥。"

二、湿癣

《彤园医书·卷之四·发无定处·婴儿外科》:"胎疮,一名奶癣,生头颈眉端,痒起白屑,形如疥癣。由胎中血热,落草受风而成。初系干癣,若误用热水烫洗,致皮肤起粟,瘙痒无度,黄水浸淫,延及遍身,即成湿癣。"

《外科证治全书·卷四·发无定处证·癣》:"胎癣,俗名奶癣,生婴儿头面,或生眉端,搔痒流脂成片,久则延及遍身。"

【论治法】

奶癣治疗原则清热解毒,祛风止痒。干癣,风热盛者宜清热祛风;湿癣,湿热重者宜清热祛湿。常内服汤剂,外用乳汁、药液等涂、敷、洗;而以内服、外用结合为多。

一、外治法

《诸病源候论·小儿杂病诸候六·癣候》:"小儿面上癣,皮如甲错起,干燥,谓之乳癣。言儿饮乳,乳汁渍污儿面,变生此,仍以乳汁洗之便瘥。"

《幼幼新书·卷第三十七·癣第八》:"引用《谭氏殊圣》方:小儿乳癣遍身形,眼睫连眉退不生。此是毋名伤五泄,发儿损体病还成。野油花共天麻杵,赤箭除风四体轻。天竺乌犀悬剑子,蟾雄龙脑最多灵。"

《经验良方全集·卷二·小儿疮疾》:"治小儿乳癣　小儿初生,症类疥癣,先起手足,次遍腹背,缠绵不已。先用涤垢汤洗之,次用换形散揸之。涤垢汤用僵蚕不拘多少,去嘴,研末,煎汤浴之,或一日一次，或一日二次，毒必发出，然后揸之。”

《洞天奥旨·卷九·白壳疮》：“盖风、花、牛皮、杨梅癣，多是风燥之疮，而奶湿疮实湿症也。惟疮皆白壳，无他异耳。故皆以白壳名之。大约白壳疮，俱用治顽癣方多效，独湿奶疮，用粉霜散而效速，不必用顽癣之方耳。”

《外科证治全书·卷四·发无定处证·癣》：“胎癣，俗名奶癣，生婴儿头面，或生眉端，搔痒流脂成片，久则延及遍身。宜用文蛤散搽之，或绣球丸亦效。乳母须忌一切动风湿发物。”

二、内外兼治法

《医学入门·外集卷五·小儿门·胎毒类》：“胎疮必先化其毒，次用父便刷如神，一二岁生疮遍身，先服五福化毒丹，或犀角消毒饮；外用父小便，鹅翎蘸刷。湿者，青黛末干糁。更与丹毒通用条参看。”

《吴氏医方汇编·第二册·奶癣》：“内服、外敷，俱以解毒为主，方能奏功。”

《彤园医书·卷之四·发无定处·婴儿外科》：“胎疮，一名奶癣……俱服消风导赤汤。若皮肤火热，红晕成片，游走如丹者，兼服五福化毒丹。干癣燥痒，常涂润肌膏。湿癣瘙痒，常涂二神膏，痒甚涂乌云膏。”

《外科备要·卷二证治·婴儿部·胎疮》：“生婴儿头顶或生眉端，又名奶癣……俱用消风导赤汤露，干者抹润肌膏阙，湿者用嫩黄柏头末与滑石等分撒之，或涂二神膏翔，脓痂过厚，再以润肌膏阙润之。又有热极，红晕成片游走，状如火丹，治法不宜收敛，只宜外发，宜服五福化毒丹露，亦以润肌膏抹之阙，痒甚者俱涂乌云膏河。乳母俱忌河海鱼腥、鸡鹅、辛辣动风发物，缓缓自效。”

【论用方】

一、治奶癣内服方

1. 乌犀丸(《幼幼新书·卷第三十七·癣第八》引《谭氏殊圣》)

犀(末，一钱)　黑豆(二钱)　干蟾(末，三钱)　龙脑(少许)

上为末，以熊胆汁为丸如绿豆大。温水化一丸。

2. 防风饮子(《幼幼新书·卷第三十七·癣第八》引《惠眼观证》)

治风虚疮癣方。

防风　甘草(炙)　连翘(各一两)　山栀子(半两)

上为末。每服二钱，水五分煎三五沸，去滓服。

3. 大黄汤(《叶氏录验方·下卷·小儿方》)

治初生小儿洗胎疮。

大黄　川芎　朴硝　当归

以上等分，㕮咀。煎汤服之。

4. 玉屑无忧散(《医方集解·泻火之剂第十四》)

治缠喉风痹，咽喉肿痛，咽物有碍；或风涎壅滞，口舌生疮，大人酒症，小儿奶癣，及骨屑哽塞。

元参　黄连　荆芥　贯众　山豆根　茯苓　甘草　砂仁　滑石(五钱)　硼砂　寒水石(三钱)

为末。每一钱，先挑入口，徐以清水咽下。能除三尸，去八邪，辟瘟疗渴。

5. 五福化毒丹(《医宗金鉴·外科心法要诀·婴儿部·胎敛疮》)

治小儿奶癣，热极皮肤火热，红晕成片，游走状如火丹，治法不宜收敛，只宜外发。

玄参　赤茯苓　桔梗(各二两)　牙硝　青黛　黄连　龙胆草(各一两)　甘草(生)(五钱)　人参　朱砂(各三钱)　冰片五分

共研细末，炼蜜为丸如芡实大，金箔为衣。每服一丸，薄荷、灯心煎汤化服。

6. 消风导赤汤(《彤园医书·卷之五·肿疡初起·露字号》)

治小儿奶癣，血热受风诸斑疹。

炒研牛子　白藓皮　生地　赤茯苓　银花　木通　薄荷(各一钱)　川连　甘草梢　淡竹叶(各五分)

7. 治小儿奶癣验方(《疡医大全·卷三十·幼科诸疮部·胎毒门主方》)

胎热卷皮、火奶癣恋眉神方。

人中黄(三分)　川贝母(去心研，二钱)　金银花(二钱)

白水煎徐徐服，服至痊愈而止。或用金银花八两，川贝母四两熬膏，入人中黄二两成膏，每早晚量儿大小，白汤冲服一二匙，更妙。

二、治奶癣外用方

1. 白矾膏（《太平圣惠方·卷第九十一·治小儿癣诸方》）

治小儿癣，痒痛不止。

白矾灰（一分） 硫黄（一钱） 铁粉（一钱） 绿矾（半两） 川大黄（一分末）

上件药，同研为末。以米醋一升，熬如黑饧，收于瓷器中，旋取涂之。

2. 附子散（《太平圣惠方·卷第九十一·治小儿癣诸方》）

治小儿湿癣。

附子（半两，去皮） 雄黄（一分，细研） 白矾（一分） 吴茱萸（半分） 米粉（半合）

上件药，捣细为散。每日三度，以绵揾扑。

3. 雄黄膏（《太平圣惠方·卷第九十一·治小儿癣诸方》）

治小儿癣久不瘥。

雄黄（细研） 多年蘸根 白矾 藜芦（去芦头） 瓜蒂 胡粉（各一分） 水银（二分，与胡粉点少水同研令星子尽）

上件药，捣罗为末，入胡粉、水银，同研令匀，用猪脂调为膏，轻揩涂之。

4. 雌黄膏（《太平圣惠方·卷第九十一·治小儿癣诸方》）

治小儿癣，不计干湿，瘙痒不结。

雌黄（半两，细研） 黄连（半两，去须） 蛇床子（半两） 黄柏（半两，锉） 芜荑（半两） 藜芦（半两，去芦头） 硝石（半两） 莽草（半两） 苦参（半两，锉） 松脂（三两） 杏仁（一两，汤浸去皮，别研如膏）

上件药，捣细罗为散，以腊月猪脂半斤，和松脂煎令熔，先下杏仁，次下诸药，搅令匀，煎成膏，收于不津器中。用时，先以泔清净洗疮，拭干，涂于故帛上贴，日二换之。

5. 黄连膏（《圣济总录·卷第一百八十二·小儿》）

治小儿癣疥赤肿，及湿癣久不瘥。

黄连（去须） 黄柏（去粗皮，炙） 蛇床子（炒） 汉茹 礬石（火煅，别研） 水银（手掌内唾研如泥入膏中，各一两）

上六味，捣罗前四味为末，以腊月猪脂四两，同入铫子内，煎四五沸，下礬石末，又煎三两沸，取下良久，下水银，搅如稀泥候冷。先以清泔皂荚汤洗，拭干，以火炙痒涂之，日三。

6. 桑螵蛸散（《圣济总录·卷第一百八十二·小儿》）

治小儿一切疮癣，痒痛不止。

桑螵蛸（十枚，烧存二分性） 腻粉（一钱） 麝香（半钱）

上三味，研为细散。生油脚调，鸡翎扫，候干有裂处，再扫。

7. 蛇床子散（《圣济总录·卷第一百八十二·小儿》）

治小儿诸癣，及瘙痒。

蛇床子（炒，二两）

上一味，捣罗为散，以猪白膏和敷之。

8. 雄黄散（《圣济总录·卷第一百八十二·小儿》）

治小儿干湿癣。

雄黄 麝香（各一分）

上二味，细研为散。用煎油调涂之，干再上。

9. 枸杞根散（《圣济总录·卷第一百八十二·小儿》）

治小儿湿癣。

枸杞根（一两）

上一味，捣罗为散，和腊月猪脂敷之。

10. 保安膏（《圣济总录·卷第一百三十·一切痈疽诸疮膏药》）

治一切疮肿。

当归（切，焙） 附子（去皮脐） 芎䓖 防风（去叉） 白蔹 升麻 细辛（去苗叶） 侧柏 萆薢（各一两） 桃仁（去皮） 甘草 桑根白皮 垂柳枝 白芨 黄芪 白芷 白僵蚕（各半两） 铅丹（研五两） 雄黄（研） 麝香（研） 硫黄（研，各半两） 杏仁（去皮，三分） 丹砂（研，一分）

上二十三味㕮咀，以麻油二斤，于新瓷器内，浸药一宿，次日纳铛中，文武火炼，候稀稠得所，以绵滤去滓，入雄黄、铅丹、丹砂、麝香、硫黄等物，再煎，须臾息火，别入黄蜡四两，候药凝稍过，倾入热瓷器内盛之，勿令尘污。发背酒调两匙，日两服，外贴，二日一换。瘰疬、瘘疮、疽疮、风肿、干癣、奶癣、肾癣、发鬓、发脑、发牙、蛇虫咬，皆贴之。

11. 赤芝饮子(《幼幼新书·卷第三十七·癣第八》)

治奶癣。

野油花(名油覆花) 天麻苗(亦名天箭苗) 防风(等分)

上为末。洗癣了，次以油调涂之，后服乌犀丸。

12. 密陀僧散(《叶氏录验方·下卷·小儿方》)

治小儿胎疮。

密陀僧 黄连 黄皮 黄丹 石膏

以上等分，事持净为末，和匀敷之。

13. 桃红散(《普济方·卷四百七·婴孩诸疮肿毒门·癣》)

治小儿奶癣疮。

明矾(煅，二两) 嫩松香(四两，末) 黄丹(二两，煅)

上为末。用烛油调敷之。

14. 黄药子散(《普济方·卷二百八十一·诸疮肿门·久癣》)

治乳癣疮，积年不瘥。

黄连 玄参 赤芍药(各半分)

上为末。每用随多少入轻粉少许，嚼芝麻揉汁调，先煎韭菜汤温洗令净，以药敷之。

15. 青金散(《医学纲目·卷之三十七小儿部·心主热·疥癣》)

治小儿湿癣、浸淫疮。

白胶香(研，一两) 轻粉(半两) 青黛(二钱半)

上研为细末，干糁疮上。

16. 解毒雄黄散(《外科正宗·卷之四·杂疮毒门·奶癣第一百五》)

治奶癣。

雄黄(四两) 硫黄(八两)

上二味，共碾细末。柏油调搽，纸盖之，三日一换。

17. 翠云散(《外科正宗·卷之四·杂疮毒门·奶癣第一百五》)

治奶癣。

铜绿 胆矾(各五钱) 轻粉 石膏(煅，各一两)

共研极细，瓷罐收贮。湿疮干掺，干疮公猪胆汁调点，三日点三次，其疮自干而愈。

18. 文蛤散(《外科正宗·卷之四·杂疮毒门·奶癣第一百五》)

治婴儿奶癣。

文蛤(四两) 点红川椒(二两) 轻粉(五钱)

先将文蛤打成细块，锅内炒黄色，次下川椒同炒，黑色烟起为度，入罐内封口存性，次日入轻粉，碾为细末，罐收贮。香油调搽，奶母戒口为妙。

19. 粉霜散(《洞天奥旨·卷九·白壳疮》)

治湿奶白壳疮。

羊蹄根(三钱) 轻粉(一钱) 白矾(一钱) 天花粉(二钱) 冰片(一分) 儿茶(一钱)

各为末。醋调搽之，一二次即效。

20. 润肌膏(《医宗金鉴·外科心法要诀·婴儿部·胎敛疮》)

治胎敛疮。

香油(四两) 奶酥油(二两) 当归(五钱) 紫菜(一钱)

将当归、紫菜入二油内浸二日，文火焦去渣，加黄蜡五钱溶化尽，用布滤倾碗内，不时用柳枝搅冷成膏。每用少许，日擦两次。

21. 青黛散(《疡医大全·卷三十·幼科诸疮部·奶癣疮门主方》)

治奶癣疮。

青黛 黄柏 枯矾 雄黄 百药煎 硫黄(各等分)

共研细。湿则干掺；干则香油调搓，以愈为度。

22. 乌云膏(《疡医大全·卷三十·幼科诸疮部·奶癣疮门主方》)

治奶癣疮。

松香(二两) 硫黄(一两)

研匀，香油拌如糊，摊南青布上半指厚，卷成条，线扎紧，再用香油泡一日取出，刮去余油，以火点着，一头朝下，用粗碗接之，布灰陆续剪去，将滴下油浸冷水中一宿出火毒，搓之。

23. 柏油膏(《疡医大全·卷三十五·诸疮部·肥疮门主方》)

治小儿头上肥疮、羊胡疮、奶癣疮、脓窠疮、脚上血疯疮癣，妇人钮扣疯、裙边疮，耳上湿疮如神。

柏油(一斤)　麻油(四两)　明矾　铜绿(各二两)　铅粉(一两)

共入锅内熬成红色,下黄蜡二两化尽,俟温不住手搅匀,离火,入羊胆汁二个,如无,入牛胆汁一个,猪胆汁二个搅匀,磁钵收贮。搓之。或调金毛狮子疮药,搓疮更妙。

24. 附子煎(《婴儿论·辨疮疹脉症并治第四》)

治胎癣毒肿。

附子(一块)　韶脑(五分)

上二味,以酒二升,煎取一升,温洗,日二三次。

25. 涤垢汤(《经验良方全集·卷二·小儿疮疾》)

治小儿乳癣,小儿初生,症类疥癣,先起手足,次遍腹背,缠绵不已。

僵蚕(不拘多少,去嘴)

研末,煎汤浴之。或一日一次,或一日二次,毒必发出,然后揸之。

26. 换形散(《经验良方全集·卷二·小儿疮疾》)

治小儿乳癣。

青黛　黄柏　枯矾　雄黄　百药煎　硫黄(各等分)

研末。湿则干搽,干则香油调搽,以愈为度。

27. 黄连膏(《疡科纲要·卷下·膏丹丸散各方·薄贴各方》)

治眼癣漏睛疮,鼻䘌、唇疳、乳癣、乳疳、脐疮、脐漏及肛疡诸痔,茎疳、阴蚀等证。

川古勇连　川柏皮　玄参(各四两)　大生地　生龟板(各六两)　当归全(三两)

以上各切片,用麻油五斤,文火先煎生地、龟板二十分钟,再入诸药煎枯漉滓净,再上缓火,入黄蜡二十两化匀,密收候用。

28. 八宝月华丹(《丁甘仁先生家传珍方·丹方》)

专治眼科要药,亦可治痔疮湿热,乳癣亦可敷掺。

浮水甘石(一两)　羌活　荆芥　防风　细辛　薄荷　麻黄　白芷　赤芍　大黄　黄芩　黄柏　当归　木贼草　龙胆草　密蒙花　蝉衣　蔓荆子　甘菊花(各等分一钱)

共煎汁。将甘石煅透,倾入令干,再用川连五分,煎汁煅于前法,研极细末,加朱砂三钱,每一钱加梅片一分。

三、治奶癣验方

1)《太平圣惠方·卷第九十一·治小儿癣诸方》

羊蹄根(一两)　干笋(一两,烧灰)

上件药,捣罗为末,以麻油调涂之。

治小儿久癣。

独蓄根(去土,一把)　附子(二枚,去皮脐,生用)

上件药,捣令烂,以好酒和涂之,每涂药时,先以皂荚汤净洗,拭干后,用药,日二涂之。

治小儿干癣。

水银(半两)　胡粉(一分)

上件药,点少水同研令星尽,以鸡冠血和涂之。

治小儿干湿癣。

雄黄(一分)　麝香(一钱)

上件药,细研,用甲煎油调涂之。

取干蟾烧灰,细研,以猪脂和涂之。

治小儿癣久不瘥。

黄矾(一两,烧灰)

上细研。每用,先以水净洗,拭干涂之。

取桃树青皮,炙黄,捣罗为末,以醋和涂之。

以薤根捣醋和涂之。

以酱瓣雀粪相和,研涂之。

取羊蹄草根烂捣,以蜜和,绞取汁,先揩破涂之。

以楮树白汁涂之。

以狗粪烧灰,细研,以猪脂和涂之。

煎马尿,温温洗之。

取乱发烧灰,细研,以猪脂和涂之。

2)《圣济总录·卷第一百八十二·小儿》

治奶癣。

羊蹄根(捣取汁)

上一味,以蜜和匀,先刮疮四边,以药涂之。半日许拭去,更以陈米醋,和羊蹄根滓,敷癣上。

槐白皮(五两,锉)

上一味,以水一升,煎三五沸,候冷数洗之。

3)《幼幼新书·卷第三十七·癣第八》

地龙(去土,炒黑,为末)　黄连(末)　豆豉

上三味等分为末,入轻粉,油调涂。

治小儿、大人湿癣方。

甘草(二分)　芦荟(四分,别研)

上为末。温浆水先洗疮,后贴药。

治小儿头面疮癣:用大麻子五升为末,以水和绞汁,和蜜涂之。白狗胆汁涂之亦效。

治干湿癣久不瘥者:以新楮叶将有芒刺处于疮上贴,以手拍之,候黄水出尽,干即瘥。

治小儿头面生炼银疮癣方。

黄连(末)　黄柏(厚者,取各一钱)　轻粉(二钱匕)　乳香(少许,杵细)　白胶香(为细末)　白矾(如痒生使,不痒煅过,各半钱)

上为细末,先将熔下白胶香,次下黄连、黄柏,令温下粉、乳,已却成块,再研令极细,敷疮上。

治大人、小儿湿癣药方。

桔梗　灶底黄土　豆豉(各半两)　麝香　腻粉(各少许)

上件三味为末,后入麝香、腻粉,用暗芝麻油调涂,先用温水洗过,后用药涂之,一上一洗。

治小儿癣及大人恶疮方。

石灰　黄丹

上二味等分,同炒紫色为末,干敷妙。

治小儿奶癣:以苦楝子不计多少,烧灰存性,研细入腻粉,生油调搽极妙。

治干癣。

巴豆　斑蝥(各一枚)

上件研为极细末,使不见星,取腊燕脂调涂之,日三上。

4)《疡医大全·卷三十·幼科诸疮部·奶癣疮门主方》

治奶癣并卷皮火。

鸡蛋(七个,煮老,去白,炒取油)　杭粉(三钱)

调搽。

5)《外科方外奇方·卷四·癣疮部》

治癣神效方。

硫黄(五两)　红矾(四两)　火酒(四两)

先将硫黄入铜杓内化开,用酒煮干,与红矾同研细末,米醋调搽,或先用穿山甲刮微破。治乳癣,前药加松香二钱。

6)《外科方外奇方·卷四·补遗》

小儿胎疮方。

苦参(一两,研细)　用母发(一团)　鸡子黄(十个)

熬出油,调入候凝抹之。

【医案】

《幼科医验·卷上·胎病》

一儿,生四月,患胎疮,头面更盛,肢体肥壮,咳痰气急。虑其发惊,宜疏肺顺气、消痰为先,解毒次之。陈皮、枳壳、前胡、熟苏子、瓜蒌仁、桔梗、杏仁、钩藤、陈胆星。

第三节

佝　偻

佝偻病,是西医学病名,是维生素 D 缺乏性佝偻病的简称。中医认为本病是由于先天禀赋不足,后天喂养调护失宜,又久居室内,少见阳光,先后天不足,脾肾亏损而致病。依据历代文献所载症状,夜惊、汗证、鸡胸、龟背属于佝偻病范畴,五迟、五软与佝偻病的症状描述亦有交叉。

“龟胸”证名最早见于唐朝人姚思廉所著《陈书》;“龟背”证名最早见于北宋王怀隐、王祐等奉敕编写的《太平圣惠方》;但早在《黄帝内经》时期就有对佝偻病类似的描述:开阖不得,寒气从之,乃生大偻。

在中国古代文献中,很早就对佝偻病有深刻的记述,依据症状特点描述,历代文献中记载的籧篨、戚施、伛偻、伛偻、大偻、背偻多指成人、老人所患病;隆背、龟胸、龟背、心突、鸡胸、鸡胸胀、英吉利病等多指婴童所患病。

【辨病名】

一、概论

《素问识·卷一·生气通天论篇第三》:“吴云:为寒所袭,则不能柔养乎筋。而筋拘急,形容偻俯矣,此阳气被伤,不能柔筋之验。简按脉要精微曰:膝者,筋之府,屈伸不能,行则偻附,筋将惫矣,大偻义正同。高云:背突胸窝,乃生大偻,此乃龟背。恐非是。”

二、龟胸

《幼科概论·初生后小儿之杂症治法》:“小儿百日内喘急咳逆,胸部高起者,症名龟胸。”

《幼科折衷·上卷咳嗽·附龟胸龟背》:“龟胸之候因风痰停饮,聚积心胸,再感风热,肺为诸脏之华盖,居于膈上,水气泛溢,则肺为之浮,日久凝而为痰,停滞心胸,兼以风痰内发,其外症唇红面赤,咳嗽喘促,致胸高如覆掌,名曰龟胸。”

《医灯续焰·卷十六·小儿脉证第七十八·小儿杂述》:“龟胸者,母食五辛,或儿食宿乳,热熏于肺,肺气不宁,以致咳逆上气,壅满胸中,久则胸亦高肿,如龟之胸也。”

《推拿抉微·第一集·认症法·五脏所属之症》:“咳不止则胸骨高,谓之龟胸。”

《增订通俗伤寒论·病理诊断·伤寒诊法》:“膈间突起,按之实硬者,即是龟胸。”

三、龟背

《医灯续焰·卷十六·小儿脉证第七十八·小儿杂述》:“龟背者,是强儿坐,或坐风中,邪乘于脊,或乘于督脉,不能解散,渐如伛偻而背高如龟状也。”

《儿科要略·儿科特征·弱症》:“龟背者,脊柱弯折,背部突出,其形高尖,形如龟甲,故名。”

四、鸡胸

《外科证治全书·卷三胸部证治·痈疽就简·龟胸》:“生于胸中,因阳虚痰凝气结,胸膛突起如鸡胸状,坚塌不痛,不医遂成终身残疾。”

《儿科要略·儿科特征·弱症》:“鸡胸者,胸骨弯出,胸前高胀,形如鸡胸,故名。”

【辨病因】

一、风邪客脊

《太平圣惠方·卷第八十九·治小儿龟背诸方》:“夫小儿龟背者,由坐而稍早,为客风吹着脊骨,风气达于髓,使背高如龟之状也。”

《冯氏锦囊秘录·杂症大小合参卷五·龟胸龟背》:“龟背者,多因未满半局,强令坐早,失护背脊,以致客气吹扑,传入于髓,寒则体痿,故传变成斯。又谓五脏皆系于背,凡五脏受过而成五疳,久则虫蚀脊髓,背骨似折,高露如龟矣。书曰:腮肿疳还盛,脊高力已衰,肾无生气,骨无坚长,故为恶症也。”

《幼科汇诀直解·卷之二·龟胸》:“由感风热,凝注为痰,停滞心胸,咳嗽喘促,肺气胀满,攻于胸膈,渐成龟胸。”

《儿科萃精·卷三·身体诸病门·龟背》:“小儿初生不能护背,致风入于脊骨,精血不能流通,而成龟背。”

二、乳食失节

《小儿药证直诀·卷上·脉证治法·龟背龟胸》:“肺热胀满,攻于胸膈,即成龟胸。又乳母多食五辛亦成,儿生下客风入脊,逐于骨髓,即成龟背。”

《冯氏锦囊秘录·杂症大小合参卷三·护持调治诸法(儿科)》:“以寒乳与儿,则令便青而啼,奶片不化,亦食咳乳,以热乳与儿,则令叩吐,面黄不食,又能伤损肺气,令成龟胸。”

《鬻婴提要说·正文》:“热乳伤损肺气,令儿成龟背。”

【辨病机】

《太平圣惠方·卷第一百·具列四十五人形》:“小儿龟背,生时被客风拍着脊骨,风达于髓所致也。”

《片玉心书·卷之一·活幼指南赋》:“龟胸是肺火胀于胸膈,龟背乃肾风入于骨髓。”

《钱氏小儿直诀·卷三·五脏杂症主治》:“龟胸龟背者,由儿生下风客于脊,入于骨髓,致成龟背。若肺热胀满于胸膈,膈即成龟背。”

《古今医鉴·卷之十三·幼科·病原论》:“龟背者,风邪入脊也。”

《证治准绳·幼科卷之九·肺脏部肾脏部·龟胸》:“龟胸、龟背,多因小儿元气未充,腠理不密,风邪所乘,或痰饮郁结,风热交攻而致。”

《内经博议·附录·缪仲醇阴阳脏腑虚实论治》:“龟胸属肺热有痰。”

《四诊抉微·卷之三·经证考·手太阴肺经》:“龟胸龟背,风热。”

《证治针经·卷四·幼科要略》:“龟胸兮肝火乘于肺膈,鳖背兮肾风入于骨髓。”

《推拿抉微·第一集·认症法·形色部位指南赋》:“鸡胸兮,肺火胀于胸膈,龟背兮,肾风入于骨髓。”

【辨病证】

一、辨症候

《育婴家秘·卷之三·咳嗽喘各色证治》:“久咳不止,胸高骨起,其状如龟者,谓之龟胸,此肺热也。”

《医学研悦·小儿研悦方卷之九·惊风》:“一小儿久嗽作呕,胸高气溢,目睛上视,手足牵引,此名龟胸,热症也。”

《儿科萃精·卷三·身体诸病门·龟背》:“龟背或因坐太早,以致伛偻,背高如龟,殊不尽然。即使风入脊骨,必有酸痛,不酸不痛,而背骨高突如龟者,实因先天不足,督脉为病所致。”

二、辨吉凶

《育婴家秘·卷之三·咳嗽喘各色证治》:“嗽者吉,如龟胸已成,乃终身之痼疾也。”

《赤水玄珠·第二十八卷·原疹》:“若见胸高如龟背,作喘,血从口鼻出,摇首捶头,面色或白,或青,或红,或枯黯者,乃不治之症。”

《幼科折衷·上卷·咳嗽·附:龟胸龟背》:“龟背者,初生婴孩或未满半周,客风吹脊传入髓,故感此症,钱仲阳虽有龟尿点背之言,然终成痼疾者多矣。”

《彤园医书(小儿科)·卷之二·神病门·龟背》:“龟胸有治,龟背乃难治之症。盖由小儿精髓不足,元阳亏损,故其症背弯如弓,命门上下骨节渐次浮露,实因骨痿不能撑持之故,岂尽风邪使然耶。”

《医医偶录·卷一·解颅龟胸龟背》:“龟胸者,肺热作胀,胸骨高起,须白虎汤加泻白散,以凉肺气,若喘急者,难治也。”

【论治法】

一、概论

《医灯续焰·卷十六·小儿脉证第七十八·小儿杂述》:“龟胸者,宜泻白散,外治涂龟尿法。龟背者,宜羌活、防风及龟、鹿胶等药外,亦宜涂龟尿。”

《幼科概论·初生后小儿之杂症治法》:“是肺感外邪失治,肿胀发炎也。此症甚紧急,不容缓治,稍延即起肩息,全身之神经立即紧张,而起拘挛,顷刻无救矣。治法须用猛烈速效药,以谋挽回其生命。万勿恐药性峻,不敢与儿灌服,致遗后悔也。”

二、调补血气,清热消痰

《证治准绳·幼科卷之九·肺脏部肾脏部·龟胸》:“法当调补血气为主,而以清热消痰佐之。若因乳母膏粱厚味者,当以清胃散治其母,子亦服少许。”

《秘方集验·卷之下·婴儿诸症》:“肺脏受疳,龟胸,咳嗽,发热,夜啼,此乃肺脏受积也,用二冬膏。”

《笔花医镜·卷三·儿科证治·解颅龟胸龟背》:“龟胸者,肺热作胀,胸骨高起,须白虎汤加泻白散,以凉肺气,若喘急者,难治也。龟背者,背骨高突如龟,此先天不足,督脉为病,补天大造丸加金毛狗脊治之。”

《儿科萃精·卷三·身体诸病门·龟背》:“宜用人参、黄芪、白术、当归、熟地、枸杞、金毛狗脊、鹿角、龟版,先熬膏,后为丸。早晚白开水吞服,或化服,以培本元,外用樟脑油常涂背上凸处,可以渐平。”

三、针灸疗法

《太平圣惠方·卷第一百·具列四十五人形》:“灸肺俞、心俞、膈俞各三壮,炷如小麦大。肺俞在第三椎下两傍各一寸半;心俞在第五椎下两傍各一寸半;膈俞在第七椎下两傍各一寸半。”

“小儿龟胸,缘肺热满,攻胸膈所生,又缘乳母食热面五辛,转更胸起高也。灸两乳前各一寸半上两行,三骨罅间六处,各三壮,炷如小麦大,春夏从下灸上,秋冬从上灸下,若不依此法,中灸不愈一二也。”

《针灸大成·卷七·治病要穴·腹部》:“乳根,主膺肿、乳痈,小儿龟胸。”

《针方六集·卷之五纷署集·足少阳及股并阳维四穴凡二十八穴》:“外丘二穴,主颈项痛,胸膈满，肤痛恶寒，阳厥足外热，腰膝外踝皆痛，足小指次指不用；瘛犬伤，毒不出，发寒热，癫疾，小儿龟胸。”

《类经图翼·卷十一针灸要览·诸证灸法要穴·胸背腰膝痛》：“龟背：肩中俞、膏肓、心俞、肾俞、曲池、合谷。鸡胸：中府、膻中、灵道（二七壮）、足三里。”

《勉学堂针灸集成·卷二·杂病篇针灸》：“小儿龟胸，取两乳前各一寸五分上两行，三骨罅间凡六处，各灸三壮，炷如小麦，春夏从下灸上，秋冬从上灸下，若不依次法，灸之无效。”

《儿科要略·儿科特征·弱症》：“龟背初起，法宜先用正骨夹板夹持之，先阻其外突之势，然后再用药调治。由于虚者，宜服补益之剂，由于热者，宜服清热之剂。外治有灸法，灸肺腧、心腧、膈腧三穴，各三五壮，艾炷如小麦大。有摩法，取龟尿点骨节间，摩之使其内透（鸡胸亦可通用）。”

四、预防法

《验方新编·卷十·小儿科杂治·保婴各法》：“半岁前不可独坐，独坐则风邪入背，脊骨受伤，有龟背伛偻之疾，慎之。”

五、治法禁忌

《杂病源流犀烛·卷二十七·胸膈脊背乳病源流》：“龟胸肺实，胀满有痰，肺虚也，忌破气发散，亦忌收涩，当降气消痰（宜枇杷叶汤）。”

【论用方】

1. 麻黄丸（《太平圣惠方·卷第八十九·治小儿龟背诸方》）

治小儿龟背。

麻黄（三分，去根节）　桂心　独活　防风（去芦头）　赤芍药　川大黄（锉，微炒）　枳壳（麸炒微黄去瓤）　松花（以上各半两）

上件药，捣罗为末，炼蜜和丸如绿豆大。每服，以粥饮下五丸，日三服，量儿大小，以意加减。

2. 大黄丸（《幼幼新书·卷第六·龟胸第十八》）

治小儿龟胸，肺热壅滞，心膈满闷。

川大黄（三分，锉，微炒）　天门冬（去心，焙）　百合　杏仁（汤洗去皮尖、双仁，麸炒微黄）　木通　桑白皮　甜葶苈（隔纸炒令紫色）　川朴硝（各半两）

上件药捣，罗为末，炼蜜和丸如绿豆大。不计时候，以温水研破五丸服，量儿大小加减服之。

3. 松蕊丹（《普济方·卷四百一·婴孩杂病门·龟背龟胸》）

治龟胸龟背，婴儿生下不能护背，客风吹脊，入于骨髓致之，又或坐太早，亦致伛偻。背高如龟，多成痼疾。凡儿生至周岁，三百六十日，膝骨成，始能行。近世小儿，多因父母气血虚弱，故令胎气软弱，筋脉挛缩，两手伸展无力。又缘禀受肾气不足者，气血未荣，脚趾拳缩无力，不能伸展。此皆不依常期，并集经用得效方治之。

松花（焙）　枳壳（炒）　防风（去芦）　独活（各一两）　麻黄（去根）　川大黄（炮）　前胡　桂心（各半两）

上为末，蜜丸黍米大。每服十粒，粥饮下，量儿加减。

4. 百合丹（《普济方·卷四百一·婴孩杂病门·龟背龟胸》）

治龟胸龟背，胸高胀满，其状如龟，此肺经受热所致也，乳母酒面无度，或夏月热烦，热乳与儿得之，或乳母多食五辛，而亦成此疾。

川大黄（三分，焙）　天门冬（去心，焙）　杏仁（去皮尖，炒）　百合　木通　桑白皮（炒）　甜葶苈（纸上炒）　烂石膏（各半两）

上为末，炼蜜丸如绿豆大。每服五丸，食后临卧，熟水化下。

5. 龟背散（《普济方·卷四百一·婴孩杂病门·龟背龟胸》）

治小儿龟背。

大黄（三分，炒）　天门冬（去心，焙）　百合　杏仁（去皮尖，炒）　木通　桑白皮（蜜炙）　甜葶苈（隔纸炒）　朴硝　制枳壳（各等分）

上为末，蜜丸，食后温汤化下。

6. 宽气化痰丸（《幼科发挥·卷之四·附汤方》）

治龟胸。

大黄（三分）　杏仁　百合　木通　桑皮　甜葶苈　天门冬　石膏（各五钱）

为末，炼蜜丸绿豆大。食后临卧，白热水化下。

7. 龟背丸(《寿世保元·卷八·初生杂症论·龟背》)

治小儿龟背。

枳壳(麸炒) 防风(去芦) 独活 大黄(煨) 前胡(去芦) 当归 麻黄(去节,各三钱)

上为细末,面糊为丸如黍米大。每服十五六丸,看儿大小,以米汤食后服。

8. 一捻金(《济世全书·坤集卷七·感冒》)

治小儿肺胀喘满,胸高气急,两肋扇动,陷下作坑,两鼻窍张,闷乱嗽渴,声哽不鸣,痰涎潮塞,俗云马脾风,谚云龟胸症。若不急治,死在朝夕。

白丑(半生半熟) 黑丑(半生半熟) 川大黄 槟榔(各一两) 木香(三钱) 轻粉(少许)

上为细末。每服二钱,浆水调下。无时,蜜水调下亦可。一方有人参一两,去木香、轻粉。

9. 疏风饮(《婴童类萃·下卷·龟背论》)

治小儿龟背。

麻黄(酒炒) 桂枝 杏仁 甘草 大黄 独活 防风 松花 枳壳

生姜三片,水煎。按四季加减用之。

10. 四黄丸(《婴童类萃·下卷·龟胸论》)

治肺热龟胸。

黄连 黄芩 大黄(酒煨) 胡连 山栀 银柴胡(各五钱) 青黛 甘草 香附(醋炒,各三钱)

为末,猪胆汁为丸菜子大。每服百丸,姜汤下,日三服。

11. 香附越鞠丸(《婴童类萃·下卷·龟胸论》)

治气郁龟胸。

香附(四两。四制,盐、酒、醋、童便,各浸一宿,炒干) 乌药 槟榔 青皮 陈皮(各五钱) 沉香 木香 青黛(各三钱) 萝卜子(一两,炒,研) 生姜(一两)

煎汤,神曲打糊为丸菜子大。每服百丸,白滚汤下。

12. 白虎丸(《婴童类萃·下卷·龟胸论》)

治龟胸三症并效。

寒水石(二两,煅) 百合 大黄(煨) 杏仁(炒,去皮尖) 黄芩(酒炒) 天冬(去心) 葶苈(炒,各一两) 胡黄连(五钱)

为末,炼蜜为丸。日服三次,桑皮汤下,白滚汤亦可。

13. 葶苈丸(《麻科活人全书·卷之三·咳嗽第五十》)

治麻出气喘,将成龟胸。

葶苈子(隔纸略炒) 汉防己 牵牛子(略炒) 杏仁(去皮尖油) 莱菔子

煎服。大便溏滑者,除牵牛。

14. 杏仁煎(《幼幼集成·卷四·龟胸龟背证治·入方》)

治小儿肺受热邪而患龟胸。

锦大黄(好酒九蒸九晒) 天门冬(去心) 真杏仁(去皮尖,取净仁) 淮木通(各一钱二分) 桑白皮 甜葶苈 熟石膏(各八分)

水煎,临卧时服;加增分两,以蜜为丸,徐服更妙。

15. 薰拓方(《杂病源流犀烛·卷三十·跌扑闪挫源流》)

此方专治跌扑闪挫,筋缩,骨出臼不入;兼治一切风湿痛强,及小儿龟胸龟背初起,将此药薰拓,亦能平也。

当归 红花 桃仁 川断 杜仲(各五钱) 羌活 独活 乳香 没药 牛膝(下部伤用,上部不用) 秦艽(各三钱) 食盐(二两) 牛骨髓(三两) 奶酥油(二两半) 麝香(一钱) 酒(一斤)

水煎浓汁,滤渣,再入乳、没,临用加麝。用新布三块,长二尺,同煮热,将布绞干,于痛处更换拓,更用手掌揉之。

16. 紫元丹(《外科证治全书·卷五·通用方》)

治一切阴疽、阴发背、失荣、乳岩、恶核、石疽、贴骨、流注、龟背、痰核等证。凡初起皮色不异,或微痛,或不痛,坚硬漫肿,俱可用此消之。

当归 独活 红花 羌活 秦艽 穿山甲(焙) 川断 僵蚕(生) 牛膝 延胡索 川郁金 香附 苍术 杜仲 川乌(姜汁制) 草乌(姜汁制) 麻黄(去根、节,炒) 制乳香 制没药 全蝎(各一两) 骨碎补(四两,去毛,炒) 蜈蚣(十条,炙) 蟾酥(五钱,酒化拌药)

共为细末。番木鳖一斤半,麻黄、绿豆煎水浸透,去皮心,入麻油内煎老黄色取起,拌土炒筛,去油另为末。上将制过木鳖末同前药末各半对和,水法跌为丸。每服八分，身弱者五六分，临卧热陈酒送下，出汗避风。如冒风发麻，姜汤、热酒可解。服法每间一两日再服。凡红肿痈毒及孕妇忌此。

17. 六味地黄丸（《慈幼便览·小儿龟胸龟背》）

治小儿龟背。

熟地（四钱）　山药　茯苓（各二钱）　山茱　丹皮　泽泻

再加肉桂、附片各一钱，名八味地黄汤。

18. 十全大补汤（《慈幼便览·小儿龟胸龟背》）

治小儿龟背。

人参　白术（土炒）　熟地　当归（各二钱）　茯苓　酒芍　川芎　炙草（各一钱）　炙黄芪（三钱）　肉桂（去粗，八分）

加重等分，可用炼蜜为丸。

19. 益阴煎（《医门补要·卷中·应用诸方》）

治龟背症。

熟地　巴戟天　破故纸　淡苁蓉　杜仲　杞子　菟丝子　山萸　覆盆子　引葡萄肉　鹿角霜

20. 补肾汤（《医门补要·卷中·应用诸方》）

治腰痛成龟背症。

当归　熟地　菟丝子　杜仲　破故纸　巴戟天　山萸　杞子　山药　淡苁蓉　淮牛膝　葡萄肉

21. 补肺养阴汤（《医门补要·卷中·应用诸方》）

治鸡胸症。

熟地　玉竹　百合　山药　贝母　阿胶　白芍　北沙参　沙苑子　引梨肉

热甚加麦冬、枇杷膏（冲服）。

22. 枇杷叶膏（《马培之医案·鸡胸龟背》）

治鸡胸及龟背，肺俞脊庀发热，咳嗽，气粗喘促，呼吸有痰音者。其叶气味俱薄，肺胃二经之药清肺降气，开胃消痰。

鲜枇杷叶五斤，拭去毛，煎浓汁去渣滤清，熬至稠厚，加冰糖十两，溶化收膏。

23. 清肺饮（《马培之医案·鸡胸龟背》）

治鸡胸内有痰热，兼受外风者。

杏仁（二钱）　苏梗（一钱）　栝蒌皮（三钱）　川贝母（一钱）　橘红（一钱）　桑叶（一钱）　枳壳（八分）　枇杷叶（三钱，去毛）　牛蒡子　桔梗（一钱）

24. 加味泻白散（《马培之医案·鸡胸龟背》）

治鸡胸气粗身热。

桑白皮（二钱）　苏梗（一钱）　川贝母（一钱）　橘红（一钱）　甘草（三分）　栝蒌皮（三钱）　杏仁（二钱）　地骨皮（钱半）　茯苓（二钱）　雪梨（三片）

25. 补肺清金饮（《马培之医案·鸡胸龟背》）

治鸡胸龟背，脉虚数，身热少食者。

淮山药（三钱）　北沙参（三钱）　麦冬（二钱）　杏仁（二钱）　蒌皮（三钱）　茯苓（二钱）　橘红（一钱）　川石斛（三钱）　毛燕（二钱）　莲子（十粒，去心）　大贝（二钱）

26. 金水平调散（《马培之医案·鸡胸龟背》）

治鸡胸龟背，内无痰，脚弱不能站立。

麦冬（二钱）　茯苓（二钱）　女贞子（三钱）　料豆（三钱）　玉竹（三钱）　当归（钱半）　毛燕（三钱）　怀牛膝（钱半）　旱莲草（钱半）　北沙参（三钱）　淮山药（二钱）　桑寄生（三钱）　红枣（三个）

27. 首乌鳖甲煎（《马培之医案·龟背庀》）

治龟背虚羸，食少发热者。

生首乌（三钱）　焦冬术（钱半）　茯苓（二钱）　炙鳖甲（四分）　生姜（二片）　甘草（四分）　东洋参（钱半）　姜半夏（钱半）　陈皮（一钱）　红枣（三枚）

28. 治小儿龟背验方

1）《太平圣惠方·卷第八十九·治小儿龟背诸方》

槟榔（半两）　川大黄（半两，锉，微炒）　桂心　前胡（去芦头）　防风（去芦头）　赤芍药　独活　诃黎勒皮　枳壳（麸炒微黄去瓤）　麻黄（去根节，以上各一分）

上件药，捣罗为末，炼蜜和丸如麻子大。每服，以粥饮下五丸，日三服，量儿大小，以意加减。

2）《普济方·卷四百一·婴孩杂病门·龟背龟胸》

甜葶苈（隔纸炒令紫色）　杏仁（汤浸去皮、尖双，仁麸炒微黄）　麻黄（去节根）　川大黄（锉，微炒，以上各半两）　桂心（一分）

上罗为末，炼蜜丸如绿豆大。不拘时，以温水研下五丸，量儿大小临时加减。

3）《医学纲目·卷之三十九·小儿部·龟胸》

肺热肠满，攻于胸膈，即成龟胸。治龟胸方。

大黄（炒，一钱） 天门冬（去心，焙） 百合 杏仁（去皮尖，炒） 木通 桑白皮（蜜炙） 甜葶苈（炒） 川朴硝（各半两）

上为末，炼蜜丸如芡实大。温水食后化下，三岁以上化二丸。

治小儿龟胸。

苍术 黄柏（酒炒） 芍药（酒炒） 陈皮 防风 山楂 威灵仙 当归

又利后，加生地黄。为末，炼蜜丸，食后，温水下。

4）《赤水玄珠·第二十六卷·哮喘门·明治喘》

治哮喘欲成龟胸龟背者。

甜葶苈（四两） 五味子（一两） 紫苏子（二两） 杏仁（一两五钱） 桑白皮（蜜炒，二两）

上蜜丸黍米大。每三五十丸，淡豆豉汤下。

5）《万氏家抄济世良方·卷五·伤风咳嗽》

治小儿龟胸。

大黄（煨，三钱） 天门冬（去心） 百合 木通 杏仁（去皮尖，麸炒） 枳壳（炒） 桑皮（蜜炙） 葶苈（隔纸炒） 朴硝（各五钱）

为末，炼蜜丸芡实大，食后温汤调下。

6）《济世全书·坤集卷七·脐风论》

治龟背。

松花 枳壳 防风 川独活 麻黄 大黄 前胡 桂心（少许）

为末，米饮调服。

7）《鸡鸣录·伤科第十六》

凡跌扑闪挫，筋缩骨出臼不入，及一切风湿痛强，并小儿龟胸鳖背，初起亦可治也。

当归 红花 桃仁 续断 杜仲（各五钱） 羌活 独活 秦艽（各三钱） 食盐（二两） 牛骨髓（三两，羊骨髓亦可用） 奶酥油（二两五钱） 好酒（一斤）

水煎浓汁，如在下部加牛膝三钱。滤渣，再入乳香、没药各三钱，临用加麝香一钱和匀，以新布三块长二尺，同煮热，将布绞干，于痛处更换拓，并以手揉之。

8）《幼科概论·初生后小儿之杂症治法》

酒川军（五分） 生石膏（八分） 杏仁泥（一钱） 细木通（七分） 炙麻绒（四分） 生甘草（四分） 法半夏（七分） 杭白芍（一钱） 葶苈子（五分，布包） 大红枣（三个，去核）

以上各药共用水一茶碗，煎成小半茶碗，频频灌之。肺中痰降，气自通顺，热清炎去，症自能愈也。

9）《傅氏杂方·附录〈石室秘录〉卷五岐天师儿科治法》

治虚寒之症，夜热出汗，夜啼不寐，怔忡，久嗽不已，行迟语迟，龟背狗肚，将成痨瘵等症。

熟地（三钱） 山萸（二钱） 麦冬（二钱） 化五味（五分） 元参（二钱） 白术（二钱） 茯苓（一钱） 薏仁（三钱） 丹皮（一钱） 沙参（二钱） 地骨皮（二钱）

水煎服。

倘兼有外感，加柴胡五分、白芍三钱、白芥子一钱，余无可加减矣。

【论用药】

《丹溪治法心要·卷八·小儿杂病》："龟胸用苍术、酒炒黄柏、酒炒芍药、陈皮、防风、威灵仙、山楂、当归。"

1. 龟尿

《证类本草·卷第二十·上品·龟甲》："孙真人云：治小儿龟背，以龟尿摩胸背上，瘥。"

《本草纲目·介部第四十五卷·介之一·水龟》："摩胸、背，治龟胸、龟背。龟尿走窍透骨，故能治喑、聋及龟背，染髭发也。"

2. 何首乌

《本草纲目·草部第十八卷·草之七·何首乌》："小儿龟背：龟尿调红内消，点背上骨节，久久自安。"

《本草汇言·卷之六·草部·何首乌》："治小儿龟背。用何首乌生捣为末，用酒调敷背高处，久久自平。"

3. 枇杷叶

《本草简要方·卷之五·果部·枇杷叶》："治龟胸。"

【医案】

《奇症汇·卷之七·背》

孙东宿治周凤亭孙女，年六岁，忽发寒热，一日过后，腰脊中命门穴骨节肿一块，如大馒头之状，高三四寸，自此不能平身而立，绝不能下地走动。如此者半年，人皆以为龟背痼疾莫能措治，即如幼科，将龟背古方治之，亦不效。孙曰：此非龟背，凡龟背在上，今在下部，必初年乳母放地，坐早之故。此时筋骨未坚，坐久而背曲，因受风邪初不觉，其渐入骨节间，而生痰涎，致今骨节肿满而大。不急治之，必成痼疾。今起未久，可用万灵黑虎比天膏贴之，外再以晚蚕沙醋洗炒熟，绢片包定于膏上，带定熨之，一夜一次。再以威灵仙为君，五加皮、乌药、红花、防风、独活，水煎服之。一月而消其半，骨节柔软，不复肿硬，便能行走如初。后三月复不能行，问之，足膝酸软，载身不起，故不能行。孙知其病去而下元虚也，用杜仲、晚蚕沙、五加皮、苡仁、当归、人参、牛膝、独活、苍耳、仙茅，水煎服二十剂，行动如故。

《幼科医验·卷下·龟背》

一儿始患咳嗽，后成龟背之症。背脊曲处作痛，以"肺与大肠相表里"，咳伤肺气，气道壅塞，大肠之气亦滞，且大肠之头附于脊骨处，故伛偻作痛。钩藤、陈皮、江枳壳、嫩桔梗、甘草。

一儿已成龟背，两足不能移，此先天不足，急宜血肉有情之品培补真元。鹿茸、虎颈骨、熟附子、肉桂、人参、龟板、云茯苓、淮山药、萸肉、生地。

《幼科医验·卷下·咳嗽》

一儿感风食咸味，其嗽便发，发时痰喘不休，胸部微高起。若弗治，眼目必红，便成龟胸痼疾。陈皮、枳壳、甜杏仁、桑白皮、前胡、黄芩、甘草、炙麻黄。服二剂后，煎润肺膏调理而愈。

《陈莲舫医案·卷下·损病(龟胸)》

何，左，十六。龟胸属于损病，潜滋暗长，日后背亦发弯。内虚内热，拟以清养。青蒿子、鳖甲、鸡金、会络、寄生、建曲、秦艽、当归、川斛、白芍、茯苓、知母(去毛)、榧子肉(七粒)、丝瓜络。

《临症经应录·卷三幼童痘疹门·龟胸》

汜水成相公，素禀胎元不足，热乳内蕴，盖肺本清肃，为诸脏华盖，水气泛溢，肺为之浮。日久热渐化风，痰滞肺气昏乱。是以胸高胀满，形如覆掌，咳嗽喘促，溏泄蒸热，由此成疳，由疳而成龟胸，勿可小视。三才膏。

《疡科指南医案·目部》

杨，左。咳嗽吐血，腰酸腿重，胸腹胀满，日暮视物不明。高鼓峰先生《医学心悟》中有此一症，名曰：鸡胸雀目。起于脾不健运而有积滞，肝血有亏之故。焦茅术、白术、麦芽、神曲、当归、夜明沙、谷精珠、石决明、萤火虫二个。

复诊：原方加白芍、焦谷芽。

第四节

睑中生赘

小儿睑中生赘是指眼睑中生赘生物，起初如麻米大小，随时间的推移日渐增大，悬垂睑内，摩隐瞳仁，赤涩泪出的病证。即西医学的眼睑皮样囊肿、睑板腺囊肿等，眼睑皮样囊肿是比较常见的眼睑良性肿瘤，因先天发育异常而引起。位于眼睑内眦、外眦部的囊样肿块，多发生于眼睑颞上方，邻近睑缘处，为圆形囊状突起，大小不一，质软。囊肿缓慢生长，少数自行破裂，导致炎症或肉芽肿形成。部分患者伴有睑缘缺损，甚至与颅内相通。而睑板腺囊肿为睑板腺排出口阻塞，腺体分泌物留在睑板内，对周围组织产生慢性刺激而引起的特发性慢性肉芽肿性炎症。

【辨病名】

小儿睑中生赘在古医籍中又称睑中生赘外障、睑中生赘子、眼睑生赘。

《普济方·卷三百六十四·婴孩头眼耳鼻门·眼睑生赘》："夫小儿睑中生赘外障，此眼初患之时，皆因脾胃壅热，上冲于眼睑之中，致令生肉，初时即小如麻米，后三五年间如豆大，厚隐瞳仁。赤涩泪出。"

《秘传眼科龙木论·卷之六·小儿睑中生赘外障》："此眼初患之时，皆脾胃壅热上冲入眼睑眦之中，致令生肉，初时小如麻米，后三五年间长大，摩隐瞳仁，赤涩泪出，切宜钩割散去瘀血，后乃熨烙。"

【辨病因病机】

胞睑在脏属脾，脾主肌肉，故称肉轮。因脾与胃相表里，所以，肉轮疾病常责之于脾胃。脾和胃脾胃为后天之本，饮食有节，胃纳脾输，则目得其养。反之，若脾经风热上攻，气血不畅，日久则生赘。

《世医得效方·卷第十六眼科·七十二症方·外障》："小儿睑中生赘七十：眼睑中生赘子，初生如麻子大，日渐如豆，悬垂睑内。脾经风热所攻。"

《古今医统大全·卷之六十一·睑中生赘六十五》："此证脾胃积久而发出，以致睑生肉赘，如粟如黍，或有血块，俱以手法去瘀血，服活血清热而愈。"

《普济方·卷三百六十四·婴孩头眼耳鼻门·眼睑生赘》："夫小儿睑中生赘外障，此眼初患之时，皆因脾胃壅热，上冲于眼睑之中，致令生肉。"

《明目至宝·卷二·眼科七十二证受疾之因·小儿睛中生赘》："有此脾经风热，肝脏毒积攻眼。"

《眼科心法要诀·卷二·小儿生赘歌》："小儿生赘之证……此乃脾胃积热上壅所致。"

【辨病证】

小儿睑中生赘之主证为眼睑中生赘生物，起初如麻米大小，日渐增大，悬垂睑内，摩隐瞳人，赤涩泪出。

《世医得效方·卷第十六眼科·七十二症方·外障》："小儿睑中生赘七十：眼睑中生赘子，初生如麻子大，日渐如豆，悬垂睑内。"

《普济方·卷三百六十四·婴孩头眼耳鼻门·眼睑生赘》："夫小儿睑中生赘外障。此眼初患之时……初时即小如麻米。后三五年间如豆大。厚隐瞳人。赤涩泪出。"

《古今医统大全·卷之六十一眼科·病机·七十二证候》："睑中生赘六十五，此证脾胃积久而发出，以致睑生肉赘，如粟如黍，或有血块。"

《明目至宝·卷二·眼科七十二证受疾之因·小儿睛中生赘》："赘粒初如麻子，日久常似豆悬。常将手拭度流年，痛而泪出胀睑。"

《眼科心法要诀·卷二·小儿生赘歌》："小儿生赘之证，生于眼胞之内，初起如麻子，久则渐长如豆，隐摩瞳仁，赤涩泪出。"

【论治法】

小儿睑中生赘无论外治内治，均以活血散瘀清热主要治则治法。

《普济方·卷三百六十四·婴孩头眼耳鼻门·眼睑生赘》："切莫钩割，散去瘀血后，乃熨烙即效。"

《古今医统大全·卷之六十一眼科·病机·七十二证候》："俱以手法去瘀血，服活血清热而愈。"

《眼科心法要诀·卷二·小儿生赘歌》："先用手法或钩割或劆洗，散去外瘀；后用清胃散，清其内热。"

【论用方】

1. 搜胃散（《普济方·卷三百六十四·婴孩头眼耳鼻门·眼睑生赘》）

治眼睑生赘。

大黄　桔梗　黑参　防风　车前子　细辛　芒硝　黄芩（各等分）

上为末以水一盏，散一钱，煎至五分。食后，去滓，温服。

2. 补肝丸（《普济方·卷三百六十四·婴孩头眼耳鼻门·眼睑生赘》）

治眼睑生赘。

芎䓖　藁本　五味子　细辛（各一两）　羌活（一两半）　茺蔚子（二两）　知母

上为末，炼蜜丸如梧桐子大。空心，茶下十丸。

3. 曾青膏（《普济方·卷三百六十四·婴孩头眼耳鼻门·眼睑生赘》）

治眼睑生赘。

曾青（一两）　龙脑（少许）　乳香头　朱砂　琥珀　真珠（各一分）

上研如面，用酥相和为膏，每至夜点眼。

4. 五蜕散（《医学入门·杂病用药赋》）

治脾受风毒，倒睫拳毛刺痛及上下睑赤；或翻出一睑在外及脾受风热，两睑如朱，生疮；或小儿睑中生赘子，初如麻仁，渐如豆大。

蝉蜕　蛇蜕（醋煮）　猪蹄蜕（炒）　荆芥（各一分）　穿山甲　川乌　粉草（各五钱）　蚕蜕（二钱半）

为末。每二钱，盐汤下。

5. 清胃散（《眼科心法要诀·卷二·小儿生赘歌》）

治眼睑生赘。

车前子　石膏　大黄　柴胡　桔梗　黑参　黄芩　防风（各一钱）

上为粗末，以水二盏煎至一盏，食后去渣温服。

6. 治眼睑生赘验方（《医学入门·外集卷六·杂病用药赋》）

治小儿睑中生赘子，初如麻仁，渐如豆大。

蝉蜕、蛇蜕、蚕蜕、乌鸡卵壳、男子发各等分，烧存性，为末，猪肝煮汤下一钱，治内障。

第五节

痘疮入眼

小儿痘疮入眼是指接种牛痘时不慎，将痘浆带入眼内，致疮生眼中，赤肿难开，羞明多泪或黑睛生翳等病证。

【辨病名】

小儿痘疮入眼在古医籍中又名疮疹入眼、痘毒入眼、痘入目、瘢疮入眼外障、瘢疮入眼。

《普济方·卷三百六十四·婴孩头眼耳鼻门·瘢疮入眼外障》："夫小儿瘢疮入眼外障，此眼初患之时，不论大小，须患瘢疮，一度疮子患时，觉入眼中，即须将息慎忌，若不忌口将息，即便疼痛，睛赤出泪，怕日难开，肿硬翳如银色，此为热气在肝，上冲于眼，肝膈壅毒，致成障翳，宜用秦皮汤洗之，然后服凉丸，亦不宜镰洗出血，点药挑拨，恐损眼，候，疼痛定后，即点退赤药。"

《普济方·卷四百四·婴孩痘疹门·疮疹入眼》："凡痘疮欲出，先攻目赤肿不开，次出疮痘，不甚红活，有瘀者，设有安者，须损眼目，宜以调肝散护目，生银丸并珍珠丸化瘀，更宜对证用药也。疮痘盛出，热毒气攻，则斑疮入眼，多食毒物亦尔，若觉眼肿，或赤痛多泪，时时与开，看睛无疮，即不害，若有疮赤肿者，宜用四顺饮，每日食后一服，常令微利，毒消平愈，不尔害目。《幼幼新书》云：《龙木论》治小儿斑疮入眼外障，初患时，觉疮入眼中，即须将息慎忌，若不忌口将息，即便疼痛，泪出赤涩，怕日难开，肿便翳如银色。此为热气在肝，上冲入眼，肝膈壅毒，致成障翳，宜用秦皮汤洗之，然后服凉肝丸，亦不宜镰洗出血，点药挑拨，疼痛定后，即点退翳药，亦得立效。《惠济》论小儿斑疮入眼候歌：斑痘才生眼不开，泪流频有热横腮，如桃肿赤如锥痛，此疾应知奔眼来。因与毒餐同热面，或因鸡鸭与鹅灾，急交制造威灵散，百日无逾尚可回。"

《张氏医通·卷八·七窍门上·痘疹余毒证》："痘疮入眼，其痘疮初生，眼闭不开。眼上即有痘疮。点在黑暗上者。"

《医学纲目·卷之三十七小儿部·心主热·痘入目》："（丹）如痘伤眼，必用山栀、赤芍、决明、归须、连翘、防风、桔梗、升麻，小剂末之调服。如眼无光，过百日后，血气完复，则自明矣。（张炳）治疮疹后毒气攻眼，或生翳膜赤黑之类。宜用四物汤加荆芥、防风煎服，兼用黑豆皮、谷精草、海蛤、甘草等分为末，用熟猪肝切片蘸服，神妙。"

《一草亭目科全书·小儿痘毒眼治法》："痘毒入眼，有赤肿而痛不能开者，有翳障遮蔽而不能视者。自古方书所论，乃俗说所传，皆以为痘疮入眼，而不知此非有形之疮，乃无形之毒也。其遮睛之翳，有似痘疮，而实非也。盖有形之疮，发于咽喉者有之，发于口舌者有之，然皆外疮起胀时，内疮亦盛，外疮收靥时，内疮亦消。惟痘眼之毒，必作于收靥之时，或还元之后，与咽喉口舌之痘迥异，此以知其非有形之疮也。"

《眼科心法要诀·卷二·瘢疮入眼歌》："小儿瘢疮入眼中，赤肿难开涩泪疼，久生云翳如银色，肝经余热上冲睛，红花散用草归地，赤芍军翘紫草红。注：小儿瘢疮之证，因患痘时疮生眼中，赤肿难开，涩泪羞明疼痛，久则生翳如银色。此乃痘后，肝经余热上攻睛瞳所致。宜用红花散，清热散瘀，其证自愈。"

【辨病因病机】

热毒壅肝，上攻睛瞳，痘疮入眼，赤肿难开，涩泪羞明疼痛，久则致成障翳。

《普济方·卷三百六十四·婴孩头眼耳鼻门·瘢疮入眼外障》："夫小儿瘢疮入眼外障，此为热气在肝，上冲于眼，肝膈壅毒，致成障翳。"

《证治准绳·幼科集之六·心脏部四·痘疮》："痘疮之毒，发于五脏六腑，毒之甚者，眼必受之，古人留护眼之法，其意深矣。凡疮出太甚，两眼常出泪者，肝热也。"

《冯氏锦囊秘录·痘疹全集卷二十三·目病》："至若痘疮入眼者，此不在于初，多在收靥之时，满面破烂，重复充灌，脓血胶固，是以热毒熏蒸，内攻于目者。"

《眼科心法要诀·卷二·癍疮入眼歌》："小儿癍疮之证，因患痘时疮生眼中，赤肿难开，涩泪羞明疼痛，久则生翳如银色。此乃痘后，肝经余热上攻睛瞳所致。"

【辨病证】

一、辨症候

小儿痘疮入眼之主证为疮生眼中，赤肿难开，羞明多泪或黑睛生翳。

《普济方·卷三百六十四·婴孩头眼耳鼻门·癍疮入眼外障》："夫小儿癍疮入眼外障，此眼初患之时，不论大小，须患癍疮，一度疮子患时，觉入眼中，即须将息慎忌，若不忌口将息，即便疼痛，睛赤出泪，怕日难开，肿硬翳如银色。"

《普济方·卷四百四·婴孩痘疹门·疮疹入眼》："凡痘疮欲出，先攻目赤肿不开，次出疮痘，不甚红活。"

《张氏医通·卷八·七窍门上·痘疹余毒证》："痘疮入眼，其痘疮初生，眼闭不开。眼上即有痘疮。点在黑暗上者。"

《冯氏锦囊秘录·痘疹全集卷二十三·目病》："至若痘疮入眼者，此不在于初，多在收靥之时，满面破烂，重复充灌，脓血胶固，是以热毒熏蒸，内攻于目者。"

《一草亭目科全书·小儿痘毒眼治法》："痘毒入眼，有赤肿而痛不能开者，有翳障遮蔽而不能视者。"

《眼科心法要诀·卷二·癍疮入眼歌》："小儿癍疮之证，因患痘时疮生眼中，赤肿难开，涩泪羞明疼痛，久则生翳如银色。"

二、辨吉凶

《证治准绳·幼科集之六·心脏部四·痘疮》："此时眼中无疮，但内服泻肝火之药，盖眼中之痘，常在收靥不齐之后有之。如疮入目成肤翳者，切不可用点药，损睛破瞳，成废人矣。痘疮收后目不可开者，肝热则目涩不敢开，明暗皆然，心热见明则合，暗处则开，谓之羞明，此有余热在心肝也。如疮未成脓，肿去目开者，疮已过期。收靥不齐，目闭不开者，疮坏欲变。目上窜者，心绝也。直视不转者，肾绝也。非泣而泪自出者，肝绝也。微瞑者，气脱也。血贯瞳子者，火胜水竭。皆死候也。"

【论治法】

小儿痘疮入眼内，外治法均以清热解毒，活血散瘀，以平和五脏为主。

《普济方·卷三百六十四·婴孩头眼耳鼻门·癍疮入眼外障》："夫小儿癍疮入眼外障……宜用秦皮汤洗之，然后服凉丸，亦不宜镰洗出血，点药挑拨，恐损眼，候疼痛定后，即点退赤药。"

《证治准绳·幼科集之六·心脏部四·痘疮》："痘毒入眼，而虚弱者不宜凉剂，俟靥后治之，虽有目翳，切不可用点药，只宜活血解毒，俟五脏和平，翳当自去，若误用点药，则非徒无益，而反害之。"

《冯氏锦囊秘录·痘疹全集卷二十三·目病》："至若痘疮入眼者……治法惟宜活血解毒而已。活血不致于热，解毒不致于冷，用药得宜，其症渐退。至于虚弱者，尤忌凉剂，恐致变症百出。"

《证治准绳·幼科集之六·心脏部四·痘疮·眼目》："痘毒入眼……只宜活血解毒，俟五脏和平，翳当自去，若误用点药，则非徒无益，而反害之。"

《眼科心法要诀·卷二·癍疮入眼歌》："小儿癍疮之证……此乃痘后，肝经余热上攻睛瞳所致。宜用红花散，清热散瘀，其证自愈。"

【论用方】

一、治痘疮入眼方

1. 苍术散

1）《银海精微·卷下·治小儿疳伤》

治小儿痘疮入眼，生翳膜，羞明怕日。

苍术　槐花　防风　干葛　藁本　川芎　蛇

蜕　枸杞子　黄芩(酒炒)　蒺藜　乳香(不见火药煎成方下)　白菊花(家产)　蝉蜕　木贼　石膏　谷精草　甘草　没药(不见火,煎成药倾碗内,同乳香一齐下服)

上为末,水煎食后服;大人水煎,小儿为末服之。

2)《普济方·卷四百四·婴孩痘疹门·疮疹入眼》

治斑疮入眼。

苍术(一两)　槐花　藁本　蛇退　防风　枸杞　白蒺藜(各二钱)　黄芩　川芎(各半两)　木贼　甘草　白菊花(各二钱)　蝉蜕(四钱)　乳香　没药(各半钱)　硬石膏(煅,半两)　干葛(一两)

上件为细末,用白水煎,食后。加谷精草三钱半尤妙。

2. 进贤方(《银海精微·卷下·治小儿疳伤》)

治小儿疳眼,其症泄后眼不开。

当归　菊花　黄连(各五钱)

上为末,水一钟入蜜一匙,煎三沸,食后服之。

3. 四物汤(《银海精微·卷下·治小儿疳伤》)

治小儿疳伤赤眼。

赤芍药　羌活　蝉蜕　木贼　黄芩　大黄　蒙花　粉草　桔梗　蒺藜　郁金　当归　防风　龙胆草　独活　川芎　石膏　川椒　菊花　草决明　车前子　谷精草　黄连　苍术　荆芥

上每服,灯芯十根,温服。

4. 凉肝丸(《幼幼新书·卷第十八·疮疹入眼第十四》引《龙木论》)

治小儿疮疹入眼。

防风(二两)　黄芩　茺蔚子　黑参　大黄　知母(各一两)　人参　茯苓(各一两半)

上为末,炼蜜和丸梧桐子大。空心,茶下十丸。

5. 密蒙花散(一名羊肝散)

1)《幼幼新书·卷第十八·疮疹入眼第十四》引《圣惠》

治小儿疹痘疮入眼,并无辜气入眼。

密蒙花(三两)　青葙子(一两)　决明子　车前子(各一两)

上件药各捣,罗为末。每服以密蒙花一钱半,诸药各半钱相合令匀;用羊肝一大片切破,掺诸药在肝内,以湿纸裹,煨令热。空心量力与食之。

2)《幼幼新书·卷第十八·疮疹入眼第十四》引《疹痘论》

治疮疹入眼及生翳。

密蒙花(三两,别为末)　井泉石　青葙子　决明子　车前子(各一两)

上为细末。密蒙花散半钱末与蕤仁散半钱相和合,羊肝一片切破,掺药末在肝内,湿纸裹,火煨令熟。空心量力食,翳膜退即止服。

3)《普济方·卷四百四·婴孩痘疹门·疮疹入眼》

治疮入眼。

密蒙花(拣洗)　羌活(去芦)　菊花(去枝梗并土)　石决明(盐同东流水煮一沸时漉出,捣碎如粉)　杜蒺藜(炒去尖)　木贼(去根节)

上等分为细末。每服一钱腊茶清调下,食后,日二服。

6. 仙灵脾散(一名二仙散)(《幼幼新书·卷第十八·疮疹入眼第十四》引《谭氏殊圣》)

治疮子入眼。

仙灵脾　威灵仙(各等分)

上件为末。每服二钱,食后用米饮调下,小儿半钱。

7. 蛤粉散(《幼幼新书·卷第十八·疮疹入眼第十四》引《活人书》)

治小儿疮子入眼。

谷精草　蛤粉(等分)

上为末。每服一钱,猪肝二两来批开、掺药在内,卷了,青竹叶裹,麻缕扎定;水一碗,煮令熟,入收于瓷瓶内熏眼。候温取食,日作,不过十日退。

8. 蝉蜕散(《幼幼新书·卷第十八·疮疹入眼第十四》)

1)治斑疮入眼半年以里者,一月取效。

蝉壳(去土,取末一两)　猪悬蹄甲(二两,罐子内盐泥固济,烧存性)

上二味,研入羚羊角细末一分,拌匀。每服一字,百日外儿半钱,三岁以上一二钱,温水或新水调下,日三四,夜一二,食后服。一年以外难治。

2)治斑疮翳障,眼不见光明,宜服蝉蜕散如睛爆破不可医。

蝉蜕（去土） 蛇蜕（炙） 川升麻（洗） 蒺藜（炒，去角） 黄连（炒） 谷精草 大青叶 仙灵脾 威灵仙 井泉石（各半两） 朱砂（研） 螺粉（各一分）

上为细末。每服半钱或一钱，蜜水调下，大人、小儿加减服。

9. 调肝散

1）一名**蛇蜕散**《幼幼新书·卷第十八·疮疹入眼第十四》

治疮疹入眼。

马屁勃 蛇皮（各半两） 皂角子（十四个）

上入小罐子内，盐泥固济，烧存性，研细，温酒调下一二钱，食后服。

2）《普济方·卷四百四·婴孩痘疹门·疮疹入眼》

治痘疮热毒大盛，令不入目。

犀角（如无以升麻代之） 大黄（锉，炒） 桑白皮 钩藤 甘草（炙，各五钱） 天花粉 石膏（煅） 黄芩 木通 荆芥 防风 牛蒡子（炒） 紫草 陈皮（去白） 龙胆草（去芦，各二钱）

上锉，白水煎，食后温服。

10. 决明丹（《幼幼新书·卷第十八·疮疹入眼第十四》）

治疹痘疮后毒气入眼。

决明子 密蒙花（各一两） 青葙子 车前子 川黄连（去须） 羚羊角（屑者，半两）

上件捣，罗为细末；煮羊肝一具切破，同诸药捣一二百下，如黍米大。每服十粒，荆芥汤下，乳食后，量儿大小加减。

11. 护目膏（《幼幼新书·卷第十八·疮疹入眼第十四》）

截斑毒入眼。

黄柏（蜜炙） 绿豆 红蓝花（各一两） 甘草（半两，生用）

上件捣罗为细末，研匀，用好脂麻油调如薄膏。从耳前眼眦外涂之，时时用。

12. 威灵散（《幼幼新书·卷第十八·疮疹入眼第十四》引《惠济论》）

治小儿斑疮，雀目，眼生翳障遮睛。

威灵仙 仙灵脾 甘草（炙） 茯苓 子芩 青葙子 大青 芍药 大黄（蒸）

上等分为细末。每服半钱或一钱，猜猪胆二个，批开掺药末在内，麻皮缠，米泔煮熟，放冷吃。

13. 蕤仁散（《幼幼新书·卷第十八·疮疹入眼第十四》引《疹痘论》）

治疮疹入眼。

蕤仁（去灰，炙） 黄芩 栀子仁 黄连 黄柏皮 川升麻 甘草（炙，各一两）

上为细末。每服二钱，用水一盏煎至六分，去滓，食后温服，量儿大小。

14. 决明散

1）《幼幼新书·卷第十八·疮疹入眼第十四》引《活人书》

治疹痘疮入眼。

决明子 赤芍药 甘草（炙，各一分） 栝蒌根（半两）

上捣罗为末。每服半钱，蜜水调下，逐日三服。

2）《普济方·卷四百四·婴孩痘疹门·疮疹入眼》

治小儿斑疮热毒攻肝，上冲目，遂生障翳。

寒水石（火煅通赤，取出地上去火毒） 甘草（生用，各一两） 坯子胭脂（一钱）

上为细末。每服半钱，用生米泔水调下，乳食后。

15. 拨云散

1）《幼幼新书·卷第十八·疮疹入眼第十四》引《活人书》

治疹痘疮入眼及生翳。

用桑螵蛸真者一两，炙令焦，细研，捣罗为细末；入麝香少许，令匀。每服一钱，生米泔调下，临卧服。

2）《普济方·卷四百四·婴孩痘疹门·疮疹入眼》

治疮入眼。

羌活（去芦） 防风 甘草（炒） 柴胡（各等分）

上为细末。每服二钱，水一中盏煎至七分，食后临睡服。忌藏盐、鲊、酱、湿面、火上炙、煿、发风毒等物。

3）《证治准绳·幼科集之六·心脏部四·痘疮·眼目》

治小儿疮疹后眼中生翳膜。

兔粪（二斤，如芒芦花色者佳） 蝉蜕 木通 白蒺藜（各二两） 甘草（一两）

上，同为极细末，炼蜜为丸如梧桐子大。每服八十丸，食后白汤送下，日进三服；或煎浓汤服亦可，频频服之，以翳退尽为度。

16. 通圣散（《幼幼新书·卷第十八·疮疹入眼第十四》引《活人书》）

治疹痘疮入眼及生翳。

白菊花（如无，只甘菊花代之，然不如白菊） 绿豆皮 谷精草（去根，各一两）

上捣，罗为细末。每服用一大钱，干柿一个，生粟米泔一盏，共一处煎，候米泔尽，只将干柿去核与食之，不拘时候，一日可吃三枚。日浅者，五七日可效；远者，半月余。

17. 泉石散（《幼幼新书·卷第十八·疮疹入眼第十四》引《聚宝方》）

治小儿风热攻眼，及斑疮入眼。

井泉石（先为末，再研，水飞） 蝉壳 蛇皮 甘草（三味炙，以上各一两）

上四味为末。每服半钱至一钱，蜜水调下。忌油腻。

18. 羚羊角丸（《幼幼新书·卷第十八·疮疹入眼第十四》引《刘氏家传》）

治眼昏涩，赤脉侵睛，泪多或作翳障。

羚羊角（屑） 黄芩 大黄 芥菜子（各二钱半） 当归 元参 甘草（炙） 木贼 蝉壳（去足） 珍珠（末） 决明子（炒，各半两） 荆芥穗 川白芷 苍术（用米泔汁浸一宿，焙干，各二两） 羌活（一两）

上件为末，炼蜜为丸如蝉子大。每服一丸，食后用荆芥汤嚼下。小儿斑疮眼，看儿大小加减，用蝉壳汤化下，食后服。

19. 金花散（《幼幼新书·卷第十八·疮疹入眼第十四》引《张氏家传》）

治小儿麸痘疮入眼，昏暗翳膜遮障。

黄连（去须） 菊花 枸杞子（各一两） 牛蒡子（煅，炒，半两） 甘草（三分，炙）

上件捣，罗为末。每服一钱，薄荷汤调下，不计时候服。

20. 蛇蜕散（《幼幼新书·卷第十八·疮疹入眼第十四》引《张氏家传》）

治小儿斑疮入眼。

蛇蜕皮 马屁勃 皂角（不蚛者） 谷精草

上四味各秤等分，同入瓦藏瓶内，用盐泥固济，木炭烧令通赤，出于地坑子内出火毒，候冷取出，细研为末。每服一字，温米泔调下。

21. 桦皮散（《幼幼新书·卷第十八·疮疹入眼第十四》引《庄氏家传》）

治小儿斑疮入眼及裹黑睛。

桦皮 头发 蛇蜕（各半两）

上细锉，净器内点火烧之，候烟尽，研细。每服半钱，煎黑豆汤，入酒三滴调下，日五服。

22. 甘菊花散（《幼幼新书·卷第十八·疮疹入眼第十四》）

治小儿斑疮入眼。

甘菊花 谷精草 石决明（各等分）

上件为末。每服二钱，水一盏，入干柿子一个，同煎至七分，只服干柿，细嚼服。

23. 净心散（《普济方·卷四百四·婴孩痘疹门·疮疹入眼》）

治痘疮出尽，便宜服之，如入眼即自退。

蛇退（一条，烧灰） 甘草（五钱，锉为末） 不蛀皂角（五定，烧灰）

上研匀。小儿半钱，熟水调服。

24. 蛇皮散（一名**子肝散**）（《普济方·卷四百四·婴孩痘疹门·疮疹入眼》）

治疮疹入眼成翳。

栝蒌根（半两） 蛇皮（二钱）

上为细末。羊子肝一个，批开入药末二钱，麻线缠定，米泔煮熟，频与食之，未能食肝，与乳母多食；如少小未能食，即羊肝令熟，研和为丸如黄米大，以米泔下十丸，或乳头上与亦可，日三服。

25. 谷精草散（《普济方·卷四百四·婴孩痘疹门·疮疹入眼》）

治小儿痘疮已靥，眼目翳膜遮障瞳人，瘾涩泪出，久而不退者，余毒熏蒸眼目，或因误食煎煿热物所致。

谷精草（一两） 生蛤粉（二两）

上为细末，豮猪肝一叶，用竹刀批作片子，掺药在内，用草绳缚定，以磁器内贮米泔一碗，慢火煮熟，令儿食之。一方临睡细嚼，却用原煮米泔送下，忌一切毒物等项。

26. 浮萍散（《普济方·卷四百四·婴孩痘疹门·疮疹入眼》）

治小儿患豌豆疮入眼，疼痛，恐伤目。

用浮萍草阴干为末，三岁一钱，羊肝一片，入盏内，杖子刺碎烂，入沸汤半盏，绞汁调下，食后，三两服立效。一方投水半合，甚者一服瘥，伤目者十服瘥。

27. 兔肝丸(《普济方·卷四百四·婴孩痘疹门·疮疹入眼》)

治小儿斑疮入眼，虽赤白障遮交眼睛，但得瞳子不陷，皆可治。

黄蘗(去皮) 石决明(生用) 苍术(各半两)

上为末，兔肝丸如小豆大。三岁三十丸，米汤下，食后服。

28. 威灵仙散(《普济方·卷四百四·婴孩痘疹门·疮疹入眼》)

治小儿斑疮雀目，眼生翳障遮睛。

威灵仙 仙灵脾 甘草 赤茯苓 子芩 青葙子 大青 赤芍药 大黄(各等分)

上为末。羊肝掺药，箬叶、麻皮缠缚，米泔煮熟，放冷吃，量儿大小用之。一方用猜猪胆二个批开，药在内。

29. 金华散(《普济方·卷四百四·婴孩痘疹门·疮疹入眼》)

治痘疮入眼，昏暗，翳膜遮障。明目除昏暗，退翳膜，常服大效。

黄连 菊花 枸杞子(各一两) 甘草(三分) 牛蒡子(半两)

上为末，薄荷汤调，食后服，量儿大小用之。

30. 羌蝉散(一名**羌菊散**)(《普济方·卷四百四·婴孩痘疹门·疮疹入眼》)

治小儿疮疹后，毒气不散，生翳障睛，并治暴赤眼疼痛、生翳、遮障、羞明。

羌活 蝉蜕(去足翼土) 防风 蛇退 菊花 谷精草 木贼 甘草 栀子 白蒺藜 大黄 黄连 沙苑蒺藜(各半两)

上为末。每服半钱或一钱，白汤调下，或米泔调下。

31. 决明丸(《普济方·卷四百四·婴孩痘疹门·疮疹入眼》)

治小儿斑疮入眼，虽赤白障翳遮漫黑睛，但得瞳子不陷者，皆可治之。

石决明(煅) 川芎 黄蘗(各一两) 苍术(半两，米泔浸)

上为细末，用兔肝，或无以羯羊肝代之，研烂，搜和丸如绿豆大。每服三十丸，食后临卧米泔下。

32. 七退散(《普济方·卷四百四·婴孩痘疹门·疮疹入眼》)

治痘疮后眼生翳。

雄鸡脚粗黄皮 鹅脚黄皮 抱鸡子壳 人指爪 蝉蜕 猪后脚悬爪(不点地者) 羚羊角

上焙干，或日干为细末。煎羌活汤调下。

33. 加减四物汤(《普济方·卷四百四·婴孩痘疹门·疮疹入眼》)

治斑疮入目，或疮痘收后。

当归(尾) 芍药 川芎 苍术 白菊花 干葛 羌活(各等分)

上锉散。每服水一盏，药末二钱，入生地黄少许，捶碎，同煎至半盏，量儿大小服之，乳食后服。忌一切动风毒物，虽愈后，忌三二日方可。

34. 蝉菊散(《普济方·卷四百四·婴孩痘疹门·疮疹入眼》)

治斑疮入目，或病后生翳障。

蝉蜕(净洗，去尘土) 白菊花(各等分)

上锉散。每服二钱，水一盏，入蜜少许，煎，乳食后，量儿大小与之，屡验。

35. 柴胡散(《普济方·卷四百四·婴孩痘疹门·疮疹入眼》)

治眼胞患斑疮，热冲透睛中，疼痛泪出，翳如银片，肿涩难开。

柴胡 黄芩 芍药(各半两) 甘草(一分)

上锉散。每服三钱，水一盏煎，大人小儿加减服，兼以药洗之。

36. 奇犀散(《普济方·卷四百四·婴孩痘疹门·疮疹入眼》)

治小儿斑疮痘毒入眼，但不枯破，其余证候悉治之，半月即愈，疮子安后，服此药清肝膈，永远无疾证。

犀角(镑) 薄荷子(如无以叶代之) 羌活 麻黄(去节) 木贼(去节，各九钱) 石决明 赤芍药 甘草 白蒺藜(炒去刺) 瓜蒌根(各一分) 人参(去芦，九钱) 羚羊角(镑，九钱)

上为细末。每服一钱或半钱，小儿蜜汤，大人茶清调下，夜卧食后服。

37. 消翳丸(《普济方·卷四百四·婴孩痘疹门·疮疹入眼》)

治小儿斑疮入眼,生障翳。

朱砂(研) 指甲末(不拘男女,先以水净洗指甲,拭干,用木贼草搽取细末)

上等分,再同研令极细,以露水搜和丸如芥子大。每用一粒,于夜卧时,以新笔蘸水点在眼内,至中夜更点一粒。

38. 乌豆麦门冬汤(《普济方·卷四百四·婴孩痘疹门·疮疹入眼》)

治疮痘眼目赤肿,瘾涩疼痛,泪出羞明。

乌豆(小者,二两) 麦门冬(去心,一两)

上二味,用水三升,同煮令乌豆烂熟为度,将药汤放温,时时抄与儿服,乳母吃乌豆麦门冬,如三五岁儿,可令嚼吃。如乌睛突高者,难治。

39. 菊花散(《普济方·卷四百四·婴孩痘疹门·疮疹入眼》)

治痘疮入眼。

白菊花(三两) 绿豆壳 密蒙花 旋覆花 谷精草 甘草(各一两)

上为㕮咀。每服一钱,干柿一枝,粟米泔一盏,煎干尽为度,取干柿,食后服。

40. 复明散(《普济方·卷四百四·婴孩痘疹门·疮疹入眼》)

治小儿大人斑疮入眼,或成翳膜,或眼睛高出而不枯损者,虽年岁深远,并可治之。

龙胆草(去芦头) 麻黄(去节)

上二味,各等分为细末。每服三钱,食后,炙鼠肝香熟,蘸药食之,日二服,服药五六日后,眼白睛与翳膜皆粉红色。眼觉痒涩,不得揉动,亦不可疑,此是翳膜渐退也,频频用温盐汤洗之。疮大者,日三服,小儿更量大小加减服之。如不食鼠肝,只用第二次淘粟米生泔水调下。

41. 紫贝散(《普济方·卷四百四·婴孩痘疹门·疮疹入眼》)

治斑疮丁子入眼。

紫贝(一个,即田螺也)

上生为末。用羊子肝批开,掺末一钱,线缠,米泔煮香熟,入小口瓶器盛,乘热熏,候冷,于星月下露一宿,来早空心吃,不过一螺,可愈。

42. 地黄散《医学纲目·卷之三十七小儿部·痘入目》

治小儿心肝壅热,目赤肿痛,生赤翳,或白膜遮睛。四边散漫者,尤易治。若暴遮黑睛者多致失明,宜速用此方。亦治疮疹入眼。

熟地 当归(各一分) 黄连 大黄(煨,各一钱) 生地(去心) 木通(各一钱半) 防风 羌活 生犀(末) 蝉蜕(去土) 木贼 谷精草 白蒺藜(各一钱) 甘草(一钱半) 玄参(五分) 沙苑蒺藜(一钱)

上为细末。每服一字或五分,量儿大小加减,煎羊肝汤,食后调下,日三夜一。忌口将息,大人亦治。

43. 洗肝明目散(《证治准绳·幼科集之六·心脏部四·痘疮》)

治痘疮入眼。

当归 川芎 防风 山栀仁 龙胆草 柴胡 木贼 羌活 密蒙花(各等分)

上,锉为末。每服一钱,淡沙糖水调服。

44. 蝉壳明目散(《证治准绳·幼科集之六·心脏部四·痘疮》)

治眼目风肿,及生翳膜等疾。

蝉壳(去足翅) 地骨皮 黄连(宣州者,去须) 牡丹皮 白术 苍术(米泔浸切,焙) 菊花(各一两) 龙胆草(五钱) 甜瓜子(半升)

上为细末。每服一钱半,荆芥煎汤调下,食后、临卧各一服。治时疾后余毒上攻眼目甚效。忌热面炒豆醋酱等物。

45. 兔粪散(《证治准绳·幼科集之六·心脏部四·痘疮》)

治痘入眼。

兔粪炒黄为末,用蝉蜕、木通、甘草煎汤,顿服。亦可炼蜜为丸,酒送下三五十丸。

46. 兔粪丸(《证治准绳·幼科集之六·心脏部四·痘疮》)

治痘入眼,或生翳障。

兔粪(炒,四两) 石决明(煅) 草决明 木贼(去节) 白芍药 防风(各一两) 当归(五钱) 谷精草(二钱)

上为末,蜜丸绿豆大。每服三五十丸,荆芥汤送下。

47. 洗肝散(《证治准绳·幼科集之六·心脏部四·痘疮》)

大黄 栀子 防风 薄荷叶 当归 川芎

羌活(各等分)

上锉散。每用三钱,水一盏,煎六分。不得煎熟,空肚凉服。

48. 防风散(《证治准绳·幼科集之六·心脏部四·痘疮》)

痘疹后风热上攻,目赤肿流血,及痘风疮。

荆芥穗　当归　川芎　防风　赤芍药　防己　栀子

上各等分,为细末。每服二钱,茶清调下,作汤煎服亦可。

49. 加味四物汤(《证治准绳·幼科集之六·心脏部四·痘疮》)

疮毒入目,血热不散,两眦皆赤,兼治疮疖。

当归　川芎　白芍药　防风　生地黄　荆芥(各等分)

上锉散。每服五钱,水一盏半煎一盏,分作二三次服。

50. 羌活防风散(《证治准绳·幼科集之六·心脏部四·痘疮》)

日三服,一切翳障皆可磨去。

羌活　防风　川芎　甘草　木贼　绿豆皮　荆芥(各三钱)　蝉蜕　谷精草　蛇蜕　鸡子壳(用内薄皮,各二钱)

上,为极细末。茶清调下,每服一钱,食后服。

51. 蒺藜散(《证治准绳·幼科集之六·心脏部四·痘疮》)

治痘疹入眼。

蒺藜　甘草　羌活　防风(各等分)

上为细末。每服二钱,水调服。如拨云见日之效。

52. 羚羊角丸(《证治准绳·幼科集之六·心脏部四·痘疮》)

治小儿肾虚,宜肝肾明目。

羚羊角(取末)　酸枣仁(去皮,各半两)　肉桂(不见火,五分)　虎胫骨(醋炙黄,五钱)　防风　当归　黄芪(各一钱)

上为末,炼蜜丸如皂子大。每服一丸,食前温水化下,日进三服。

53. 羚羊角散(《证治准绳·幼科集之六·心脏部四·痘疮》)

治肝脏实热,眼目昏暗,时多热泪。

羚羊角(镑)　羌活(去芦)　玄参　车前子　黄芩(去黑心)　山栀仁　栝蒌(各五钱)　胡黄连　菊花(各三分)　细辛(去苗,一分)

上为细末。每服二钱,食后竹叶煎汤调服。

54. 羚羊角饮子(《证治准绳·幼科集之六·心脏部四·痘疮》)

治黑翳如珠,外障。

羚羊角　五味子　大黄　知母(各一两)　芒硝　防风(各二两)

上锉。每服五钱,水一盏煎五分,去滓,食后温服。此方宜斟酌用之,不可轻率。

55. 治疮疹入眼验方

1)《幼幼新书·卷第十八·疮疹入眼第十四》

《养生必用》治目暴赤肿痛,小儿斑疮入眼方。

茴子(炒香)　蔓菁子(绢袋盛,饭上蒸熟,取出焙干,炒令香)　甘草(炙)　木贼(去节,各等分)

上为末。沸汤点一钱,食后服,日三。

治疮疹入眼成翳。

栝蒌根(半两)　蛇皮(二钱)

上同为细末。用羊子肝一个,批开入药末二钱,麻缠定,米泔煮食,频与食之。未能食肝,与乳母多食。少小未能食,即羊肝令熟,研和为丸如黄米大。以米泔下十丸,或乳上与亦可,日三服。

上用蝉壳末,水煎羊子肝汤调服二三钱。凡痘疮才欲着痂,即用酥或面油不住润之,可揭即揭去。若不润及迟揭,疮痂硬即隐成瘢痕。

《良方》治小儿豌豆疮入目,痛楚,恐伤目。

上用浮萍阴干。每服一二钱,随儿大小,以羊子肝半个入盏子内,以杖子刺伤烂,投水半合,绞取肝汁调下,食后服。不甚者,一服瘥。已伤目者十服瘥。

《刘氏家传》小儿目中痘疮成翳方。

大黄(炒,为细末,挑二钱)　水银(半钱)

上用男人津唾化水银为泥,次入大黄末,方入冷水调涂腮上。如干时,用水湿之。极效。

《张氏家传》治孩子痘疮入眼。

蕤仁　桃仁　杏仁(各七个,皮尖次入)　腻粉　龙脑　硇砂　牙硝(各一钱,研极细)

上用白砂蜜调末,炙三次收之。每用一粟米点立效。

《张氏家传》治小儿斑疮入眼。

黄连　菊花　密蒙花(各半两)　蛇皮(一条,烧灰存性)　甘草(炙,一分)

上件为散,炼蜜丸如绿豆大。冷绿豆汤下五丸、十丸加减用。

《庄氏家传》治小儿斑疮入眼及裹黑睛。

上用蚕沙烧灰为末。每服一钱,以米泔研生绿豆七粒调下,每夜一服,病去即止。

《庄氏家传》斑疮入眼方。

上用黄芩为末,腊月内黄牛胆内,就吊于北阴中,旋丸绿豆大。曲汤下五丸,只一服退。隔年者,三服至五服。三年外者,不医。

《王氏手集》小儿疮疹入眼方。

地骨皮　盐豉(等分,于新瓦上焦)

上为末。每服一钱,陈粟饮调下,日三服。神妙。

2)《普济方·卷四百四·婴孩痘疹门·疮疹入眼》

治疮疹入眼。

马屁勃(半两)　皂角子(十四粒)　蛇皮(半两)

上入小罐子内,盐泥固济,烧存性,研细。温酒调下三钱,食后服。

治疮疹入眼:上法候疮疹安后,以兔屎焙干为末,茶清下,频频服,即安,仍治昏翳。

治痘疮入眼:用谷精草煮白柿吃,仍用绿豆根烧灰,淋漉,以上面澄清者,洗,下面浓者服之。

治疮入眼:用《局方》洗心散、洗肝散,加干柿、菊花、谷精草、绿豆壳同煎。嚼生葱薄荷食后服。

养生必用,治目暴赤肿痛,小儿斑疮入眼。

麻子(炒香)　蔓菁子(绢袋盛饭上蒸熟,取出焙干炒令香)　甘草(炙)　木贼(去节,各等分)

上为末。沸汤点一钱,食后服,日三。

治孩子痘疮入眼。

蕤仁　桃仁　杏仁(各七个去皮尖用)　腻粉　龙脑　硇砂　牙硝(各一钱,研极细)

上用白沙蜜调末,炙三次收之。每用一粟米许点之,立效。

治小儿斑疮入眼。

黄连　甘菊花　密蒙花(各半两)　蛇皮(一条,烧灰存性)　甘草(炙,一分)

上为散,炼蜜丸如绿豆大。冷绿豆汤下五丸、十丸,加减用。

用蚕砂烧灰为末,每服一钱,以米泔研生绿豆七粒调下,每夜一服,病去即止。

治斑疮入眼:用黄芩为末,腊月内黄牛胆内,就吊于北阴中,旋丸绿豆大,曲汤下五丸,只一服退,隔年者三服至五服,三年外者,不医。

治小儿疮疹入眼。

地骨皮　盐豉(等分,于新瓦上炙)

上为末。服一钱,陈粟米饮调下,日三服神效。

治痘疮入眼,肿痛不可开,黑靥不出:用断续即蝉蜕,为细末,以薄荷汁调敷一二次,便能开,疮黑靥不出,温热水调下一二钱即出,乳母服亦可。凡小儿初患痘疮,先用胭脂涂眼,令疮不入眼中,不得洗面,生水入眼,即损眼。

治眼诸翳昏风痒:用真杏仁三五七粒,水浸去皮尖,细嚼,和津液吞,五更端坐,常服杏仁,润肝去尘滓也。

治小儿痘疮入眼:用蛇蜕五寸,煮绿豆去皮,只吃豆,神效。

二、痘疮入眼外治方

1. 秦皮汤(《幼幼新书·卷第十八·疮疹入眼第十四》引《龙木论》)

治疮疹入眼。

秦皮(二两)　秦艽　细辛　防风(各一两)　甘草(半两)

上为末。水二盏,散二钱,煎至三五沸,淋洗眼,立效。

2. 黄芩散(《幼幼新书·卷第十八·疮疹入眼第十四》)

治斑疮入眼。

黄芩　山栀子　黄丹(各等分)

上件为末,用牛蒡子叶杵汁调涂在顶门。

3. 鸡翎散(《普济方·卷四百四·婴孩痘疹门·疮疹入眼》)

治小儿斑疮入眼。

轻粉(半钱)　粉霜(一钱)

上同研,地上用炭火三两块,倾在火上,急以碗盖之,频频揭碗看,才候无烟生,即住。揭用鸡翎扫碗内,水银作一处,是一服。如人患左眼,倾入左耳内;患右眼,倾入右耳内,所患眼便开,得其疮自愈。

4. 黄蘗膏(《普济方·卷四百四·婴孩痘疹门·疮疹入眼》)

治小儿疹痘出后,即须爱护面目,勿令沾染,欲用胡荽酒喷时,先用此方涂面上,然后方可喷四肢,大人婴孩有此疾悉用之。

黄蘗(一两) 绿豆(一两半) 甘草(四两,生用)

上为末,再研令细后,以生麻油调如薄膏,从耳前眼唇并厚涂,日二五遍上,涂面后,可用胡荽酒喷,早用此方涂于面上,令不生疹痘。

5. 芥子膏(《普济方·卷四百四·婴孩痘疹门·疮疹入眼》)

治疮痘令不入眼。

用白芥子为末,水调敷足心,热毒归下。

6. 仙退散(《普济方·卷四百四·婴孩痘疹门·疮疹入眼》)

用蝉壳末水煎,羊子肝汤调服二三钱。凡痘疮才欲着痂,用酥或面香油不住润之,可揭则揭去,若不润及迟揭疮痂,硬即隐瘢痕。

7. 塞耳丹(《普济方·卷四百四·婴孩痘疹门·疮疹入眼》)

治疹疮入眼。

水银(一钱) 虢丹(五钱)

同丸作六丸,入熔银锅中,圆瓦上盖,湿纸糊护定,用香炉盛灰,烧一日后取出。以薄绵裹之,疹疮在右则塞左耳,在左则塞右耳,立见坠下。

8. 透关散(《普济方·卷四百四·婴孩痘疹门·疮疹入眼》)

治小儿斑疮初作,眼患痛涩,羞明怕日,出泪频多,或已觉,渐成白翳子。宜用神效。

用荜澄茄不拘多少,为细末,每以少许,吹入鼻中,于食后频频吹之,诸证皆可用之。

9. 大效点明膏(《普济方·卷四百四·婴孩痘疹门·疮疹入眼》)

治斑疮眼患,只在百日内,治之容易,久即气定,难以疗理。

用掘取土中覆盆根,处处有,生路傍,柱高五七尺者,净洗捣取粉,澄滤令细,日干。每用蜜和,以少许点白丁上,令其自消自散,日二三次,点用验。

10. 秦皮散(《证治准绳·幼科集之六·心脏部四·痘疮》)

治大人小儿风毒赤眼,痛痒涩泪,昏暗羞明。

秦皮 滑石 黄连(各等分)

上,每用半钱,汤泡,乘热洗。

11. 疮疹入眼外治验方(《普济方·卷四百四·婴孩痘疹门·疮疹入眼》)

治疮疹入眼:用黄连(去须)、白滑石、铜青,用绢帛包,泡汤候温洗。

治小儿痘疹后,眼生翳膜:用净洗手,用磁片刮指甲屑,焙令燥,研细成末,点如麻子大,入翳上,两日间自落极妙。

【医论】

《家用良方·卷三》

患眼,凡痘毒入眼,有赤肿而痛,不能开者,有翳膜遮蔽,而不能视者,自古方书所论及俗说所传,为痘疮入眼,而不知此非有形之疮,乃无形之毒也。其遮睛之翳,有似痘疮,而实非也。盖有形之疮,发于咽喉者有之,发于口舌者有之,然皆外痘起胀时,内痘亦盛,外痘收靥时,内疮亦消。惟入眼之毒,必作于收靥之时,或还元之后,与咽喉口舌之痘迥异,此以知其非有形之痘也。盖眼者,五脏气血之精华也,痘毒郁滞于肌肤者为痈为疖,而其留滞于精华者,则发为眼患矣。毒已留于气血精华之分,则其受病也深,故患此者,当从容调治,收功于数十剂之后,不可卤莽草率,责效于数剂之间者可也。痘后之人,元气已弱,受毒又深,而其毒火发露在表,又在至高之位,若骤用寒凉,竣攻其里,而疏利其下,则既伤其元气,又拂逆其病势,未有不至于丧明者,且或生他症,而大为患者多矣。须用清毒拨翳汤,从容调治,使其毒气渐退,而元气不损,此万不失一之术也。又忌用寒凉之药,点洗亦多致失明。

第六节

通　睛

小儿通睛是指小儿受惊,或发惊风后,受猛烈震荡后的一种眼部病证。症见一眼或双眼黑珠相对呆定于眦侧,视东反西,顾左反右,若振掉头脑则睛方转。此病症类似西医学的内斜视。

【辨病名】

小儿通睛在古医籍中又称通瞳、睊目直视、斗睛、小儿通睛外障、小儿双目通睛、转眼斗睛。

《千金翼方·卷第二十七·针灸中·肝病第一》："眯目、偏风、眼㖞、通睛、耳聋，针客主人，一名上关，入一分，久留之，得气即泻。亦宜灸，日三七壮至二百壮，炷如细竹筋大，侧卧张口取之。"

《银海精微·卷上·小儿通睛》："小儿通睛，与鹘眼凝睛、辘轳展开此三症颇同……号曰通瞳。"

《世医得效方·卷第十六·眼科七十二症方·外障》："小儿通睛六十八：小儿双眼睛通者，欲观东边，则见西畔。若振掉头脑，则睛方转。"

《医学纲目·卷之十三肝胆部·目疾门·睊目直视》："睊目者，目睛斜倒不正小，儿谓之通睛。《甲》：睊目者，水沟主之。"

《奇效良方·卷之六十四小儿门·眼疾·牛黄丸》："治小儿失误筑打，触着头面额角，兼倒扑，令儿肝受惊风，遂使两目睛斗，名曰通睛。"

《普济方·卷三百六十四·婴孩头眼耳鼻门·目偏视通睛》："小儿通睛外障者，此眼初患之时，皆因失误，筑打着头面额角，到足扑下，令小儿肝受惊风，遂使眼目通睛，宜服牛黄丸、犀角饮子、通顶石南散立效。"

《古今医统大全·卷之六十一眼科·病机·睛目直视》："睛目者，目睛邪侧不正也，俗谓邪视，小儿谓三通睛。"

《张氏医通·卷十一·婴儿门上·目》："小儿误跌，或打著头脑受惊，肝系受风，致瞳神不正，名曰通睛，宜石南散吹鼻，内服牛黄平肝镇惊药。"

《冯氏锦囊秘录·杂症大小合参卷三·斗睛（胎症）》："斗睛者，因失误筑打，触着头面额角，兼或倒扑，令儿肝中惊风，遂使两目斗睛。或太阳受寒，筋寒则挛，故两眦牵引进急，为睛斗也。"

《幼科释谜·卷六·诸病应用方》："汤氏牛黄丸……治小儿触打扑跌着头额，肝受惊风，成斗睛。"

【辨病因】

小儿通睛病因主要分为先天胎气与跌扑损伤两类。

一、跌扑损伤

《普济方·卷三百六十四·婴孩头眼耳鼻门·目偏视通睛》："小儿通睛外障者，此眼初患之时，皆因失误，筑打着头面额角，到足扑下，令小儿肝受惊风，遂使眼目通睛。"

《本草纲目·木部第三十六卷·木之三·石南》："小儿通睛：小儿误跌，或打着头脑受惊，肝系受风，致瞳仁不正，观东则见西，观西则见东。"

二、惊风

《银海精微·卷上·小儿通睛》："小儿通睛，与鹘眼凝睛、辘轳展开此三症颇同，然此症或因外物打着头颅，或被诸般人物惊心，遂成惊风之症。"

《审视瑶函·卷四·双目睛通症》："双目睛通，庸医罕识……有因惊风天吊，带转筋络，失于散治风热，遂致凝结经络而定者。"

三、先天胎气

《古今医统大全·卷之六十一眼科·病机·睛目直视》："睛目者，目睛邪侧不正也，俗谓邪视，小儿谓三通睛，此亦胎气得之者。药无治法，惟《甲乙经》针灸水沟为主。"

【辨病机】

小儿通睛的总病机为肝系受风，风热伤肝魂不应目，风邪上壅黄仁不成关锁，瞳仁开，惟直视不辨人物，致眼通睛；或风热攻损脑筋急缩，带转筋络，致经络凝结、筋脉偏滞而定。

《银海精微·卷上·小儿通睛》："小儿通睛，与鹘眼凝睛、辘轳展开此三症颇同，然此症……遂成惊风之症。风热伤肝魂不应目，风邪上壅黄仁不成关锁，瞳仁开，惟直视不辨人物，致眼通睛，通者黄仁、水轮皆黑，似无黄仁，瞳仁水散，似无瞳仁，此黄仁与瞳仁通混不分，号曰通瞳。"

《幼幼新书·卷第六·通睛第十四》："《龙木论》论小儿通睛外障，此眼初患时，皆因失误筑打着头面，额角兼倒蹩扑下，令小儿肝受惊风，遂使眼目通睛。"

《普济方·卷三百六十四·婴孩头眼耳鼻门·目偏视通睛》："夫目偏视者，皆由肝脏风邪所攻，瞳人不正，顾视常偏。小儿通睛外障者，此眼初患之时，皆因失误，筑打着头面额角，到足扑下，令小儿肝受惊风，遂使眼目通睛。”

《济阳纲目·卷一百零一·上·目病上·论》：“小儿通睛，欲观东边，则见西畔，若振掉头脑，则睛方转，此肝受惊风。”

《审视瑶函·卷四·双目睛通症》：“双目睛通，庸医罕识，此幼时所伤，非壮年所得。欲看东而反顾其西，彼有出而反顾其入，为脑筋带转。幼因风热所逼，患即医之，庶无终失，至长求医，徒劳心力，此症谓幼时目珠偏耶，而视亦不正，至长不能愈矣。患非一端，有脆嫩之时，目病风热，攻损脑筋急缩者；有因惊风天吊，带转筋络，失于散治风热，遂致凝结经络而定者；有因小儿眠于牖下亮处，侧视既久，遂致筋脉滞定而偏者。凡有此症，急宜乘其日近，血气未定治之，若至久，筋络气血已定，不复愈矣。”

《异授眼科·看眼法》：“转睛斗睛，无非风热弥深。”

【辨病证】

小儿通睛之主证为一眼或双眼黑珠相对呆定于眦侧，视东反西，顾左反右，若振掉头脑则睛方转。

《世医得效方·卷第十六·眼科·七十二症方·外障》：“小儿通睛六十八：小儿双眼睛通者，欲观东边，则见西畔。若振掉头脑，则睛方转。”

《本草纲目·木部第三十六卷·木之三·石南》：“小儿通睛……观东则见西，观西则见东。(《普济方》)”

《明目至宝·卷二·眼科七十二证受疾之因·小儿双目通睛》：“小儿肝受惊风，双目故此睛通，欲观西处又观东，无时徘徊视弄。”

【论治法】

一、内治法

小儿通睛病机多为肝受惊风，治当平肝疏风。

《明目至宝·卷二·眼科七十二证受疾之因·小儿双目通睛》：“必须退热显医功，眸子依然不动。”

《眼科心法要诀·小儿通睛歌》：“小儿通睛之证，或因惊恐，或缘击振，致双目睛通，瞻视偏斜，看东反西，视左反右。急用牛黄丸，疏风镇惊，久则即成难治之证。”

二、外治法

小儿通睛外治法主要为药物吹鼻与针灸两种。

《本草纲目·木部第三十六卷·木之三·石南》：“小儿通睛……宜石南散，吹鼻通顶。石南一两，藜芦三分，瓜丁五七个。为末。每吹少许入鼻，一日三度。内服牛黄平肝药。(《普济方》)”

《医学纲目·卷之十三肝胆部·目疾门·睊目直视》：“睊目者，目睛斜倒不正小儿谓之通睛。《甲》：睊目者，水沟主之。”

《千金翼方·卷第二十七·针灸中·肝病第一》：“眯目、偏风、眼㖞、通睛、耳聋，针客主人，一名上关，入一分，久留之，得气即泻。亦宜灸，日三七壮至二百壮，炷如细竹筋大，侧卧张口取之。”

【论用方】

1. 牛黄膏(《世医得效方·卷第十六眼科·外障》)

治婴儿双眼睛通者，欲观东边则见西，若振掉头脑则睛方转。此肝受惊风。

牛黄(一钱)　犀角(二钱)　金银箔(各五片)　甘草(一分)

上为末，蜜丸绿豆子大。每服七丸，用薄荷汤吞下。

2. 牛黄散(《普济方·卷三百六十四·婴孩头眼耳鼻门·目偏视通睛》)

治肝脏风热攻眼，偏视。

牛黄(一钱，细研)　人参　防风(各去芦)　犀角屑　甘菊花　天麻　槐子　车前子　决明子　蔓荆子　黄耆(锉，各半两)　朱砂(一分，细研)　龙脑(一钱，研)　甘草(一分，炙赤)　羚羊角屑

上为末，入研了药，同研令匀。每于食后，以竹叶汤调下一钱，临卧再服。

3. 牛黄丸(《普济方·卷三百六十四·婴孩头眼耳鼻门·目偏视通睛》)

治小儿皆因失误，筑打着头面额角，到足扑下，令小儿肝受惊风，遂使眼目通睛。

牛黄　白附子(泡)　肉桂　全蝎　川芎　石

膏(各一分烧通赤) 白芷 藿香(各半两) 朱砂(二钱) 麝香(一分)

上为末,炼蜜丸如芡实大。三岁以下每服一丸,薄荷汤化下,乳食后服。乳母忌酒、面、猪肉。

4. 犀角饮子(《普济方·卷三百六十四·婴孩头眼耳鼻门·目偏视通睛》)

治小儿皆因失误,筑打着头面额角,到足扑下,令小儿肝受惊风,遂使眼目通睛。

犀角(一两) 射干 草龙胆(各半两) 钩藤(三分) 黄芩(五分) 人参(二两) 茯苓 甘草(各一分) 远志

上为末,以水一盏,散一钱,煎至五分,去滓,食后温服。

5. 通顶石南散(《普济方·卷三百六十四·婴孩头眼耳鼻门·目偏视通睛》)

治小儿皆因失误,筑打着头面额角,到足扑下,令小儿肝受惊风,遂使眼目通睛。

石南(一两) 藜芦黄(三分) 瓜蒂(五七个)

上为细末。每用一钱,粳米少许,一日两度,通顶为妙。

6. 如圣地黄丸(《明目至宝·卷三·治眼方》)

治眼生白障,翳膜,赤脉通睛。

大黄 当归(酒浸) 甘草 生地黄(二两)

上为末,炼蜜丸绿豆大。灯心、淡竹叶煎汤,食后服。

7. 僻巽锭子(《银海精微·卷上·辘轳展开》)

治肝胆受风,变成前症,小儿通睛,瞳仁阔大,并皆治之。

牛胆南星(七钱) 防风 干姜(各三钱) 白附子(五钱) 牛黄(三分) 川乌 白芷 薄荷 木香 白术 白茯苓 人参(各五钱) 朱砂(一钱) 麝香(五分) 白僵蚕(二十个,生用) 片脑(五分)

上将前药俱研为细末,冬用蜜二斤、甘草半斤煎作膏稀稠得宜,将次药末和作锭子,金箔为衣。小儿急慢惊风,手足搐搦,金银箔磨汤化下一锭;大人破伤风,酒化下三四锭子,约一钱一个,或七分一个。夏用麻黄一斤、甘草半斤,用水三四碗砂锅内煎至一钟之时,入蜜一斤,缓缓熬炼,滴水内成珠,方将前药搜和为丸,即作锭子也。

8. 治小儿通睛验方

1)《幼幼新书·卷第六·通睛第十四》

治小儿通睛。

竹叶(四十九片) 黑豆(四十九粒) 石决明(研极细,一钱)

上三物,用水一盏半同煎至半盏,遂旋随儿大小与温服少许。令两日尽,再煎服之。

2)《审视瑶函·附治小儿癍疹疳伤并暴赤疼痛翳膜诸方·惊搐·双目睛通症》

牛黄 珍珠 天竺黄 琥珀 青黛 僵蚕(各等分) 白附子(炮) 地龙(各等分) 麝香(少许) 金箔(量加为衣) 苏合油 香油

以上前九味,各另研极细,共为一处,用细甘草梢煎汁三分之二,次入苏香二油三分之一,兑匀,共和为丸,金箔为衣。量其大小,薄荷汤化下。乳母及小儿,忌一切酒面、猪肉、辛热生痰等物。

3)《华佗神方·华佗治小儿斗睛神方》

犀牛黄(五分) 白附子(炮) 肉桂 全蝎(炒) 川芎 石膏(各一钱) 白芷 藿香(各二钱)

共研末,蜜为丸芡实大。每服一二丸,薄荷汤下。

第七节

客 忤

小儿客忤,又名少小客忤、中客忤、中客、中人。小儿神气软弱,因骤见生人、突闻异声、突见异物等,引起惊吓啼哭,甚或面色变异,兼之风痰相搏,影响脾胃,以致受纳运化失调,引起吐泻,腹痛,反侧瘛疭,状似惊痫,但眼不上翻,其脉弦急数。

【辨病名】

《诸病源候论·中恶病诸候·卒忤候》:"卒忤者,亦名客忤,谓邪客之气,卒犯忤人精神也。"

《诸病源候论·小儿杂病诸候二·中客忤候》:"小儿中客忤者,是小儿神气软弱,忽有非常之物,或未经识见之人触之,与儿神气相忤而发病,谓之客忤也。亦名中客,又名中人。"

《千金要方·上少小婴孺方上·客忤第四》："名少小客忤，又称中客忤、中客、中人。"

"少小所以有客忤病者，是外人来气息忤之，一名中人，是为客忤也。虽是家人或别房异户，虽是乳母及父母或从外还，衣服经履鬼神粗恶暴气，或牛马之气，皆为忤也。执作喘息、乳气未定者，皆为客忤。"

《圣济总录·卷第一百七十七·小儿客忤》："论曰：小儿无故吐下青黄赤白色，水谷解离；腹痛夭矫反倒，面变五色，其状似痫；但眼不上戴者，名曰客忤。此由小儿血气未充，精神未定，忽见非常之物。或见未识之人，或为异类触犯，暴然发作，故名客忤。"

《普济方·卷四百一·婴孩杂病门·客忤》："客忤者，中恶之类也，多于道门门外得之，令人心腹绞痛胀满，气冲心胸，不即治，亦杀人。"

《寿世保元·卷八·初生杂症论·客忤》："一论小儿客忤者，初生之时，因别房异户，外来气息忤之，一名中人，是为客忤也。及家人或乘马行，得马汗气息，或衣染秽暴之气，未盥洗易衣，便向儿侧，皆令忤也。"

《医灯续焰·卷十六·小儿脉证第七十八·小儿杂述》："客忤者，是小儿神气软弱，忽有非常之物，或未经识见之人触之，与儿气相忤而发病，谓之客忤，亦名中客，又名中人。"

【辨病因】

小儿客忤，是由于小儿神气未定，若骤见生人、突闻异声、突见异物，或暴受风、寒、湿邪，则引起患儿惊恐、啼哭，脾胃功能异常，甚则气逆，惊厥。

一、体虚外感

《诸病源候论·中恶病诸候·卒忤候》："卒忤者……此是鬼厉之毒气，中恶之类。人有魂魄衰弱者，则为鬼气所犯忤，喜于道间门外得之。"

《外台秘要·卷第三十五·小儿客忤一十首》："又凡乘马行还，得汗气臭，又未盥洗易衣装，而便向儿边。令儿中马客忤，儿忽卒见马来，及闻马鸣惊，及马上衣物马气，皆令儿中马汗气及客忤，慎护之，特重一岁儿也。又凡非常人及诸物从外来，亦惊小儿致病，欲防之法，诸有从外来人，及有异物入户，当将儿回避之，勿令见也，若不避者，即烧牛粪令有烟气，置户前则善。"

《太平圣惠方·卷第八十二·治小儿客忤诸方》："夫小儿客忤者，是神气软弱，忽有非常之物；或见未识之人，气息触之，谓之客忤也。又虽是家人，或别房异户，或乳母及父母从外夜还，或经履鬼神粗恶暴气，或牛马之气，皆为忤也。"

《医心方·卷第二十五·治小儿客忤方第九十一》："又云：凡小儿衣，布帛绵中不得有头发，履中亦尔，白衣青带，青衣白带，皆令儿中忤。"

《圣济总录·卷第一百七十七·小儿客忤》："此由小儿血气未充，精神未定，忽见非常之物，或见未识之人，或为异类触犯，暴然发作，故名客忤。"

《幼幼新书·卷第七·中客忤第二》："凡小儿衣、布、帛、绵中不得有头发，履中亦尔也。白衣青带、青衣白带，皆令中忤。凡非常人及诸物从外来，亦惊小儿致病。欲防之法，诸有从外来人及异物入户，当将儿避之，勿令见也。若不避者，烧牛屎，令常有烟气置户前则善。"

《普济方·卷四百一·婴孩杂病门·客忤》："客忤者，中恶之类也，多于道门门外得之，令人心腹绞痛胀满，气冲心胸，不即治，亦杀人。"

《医灯续焰·卷八·心腹痛脉证第六十三》："忤者，客忤也。不正之邪，一时干忤，乱其清道，挠其运机，故痛。"

《千金宝要·卷之六》："新生一岁儿，外人来气息忤之，则为客忤病。虽是家人，或别房异户从外还者，不避之为客忤。虽是乳母及父母从外来，亦能令儿为客忤。一应亲戚及外来人，有衣服经履鬼神粗恶暴气或牛马之气，并能令儿为客忤。一应人执作喘息及乳母乳气未定者，并能为客忤。乳母遇醉及房劳喘后，乳儿最剧，能杀儿。凡诸乘马行，得马汗气息，未盥洗易衣装而便向儿边者，令儿中马客忤。一岁儿勿见马来及闻马鸣惊，能令小儿作客忤。儿衣布帛绵中及履中不得有头发。白衣不得用青带，青衣不得用白带，皆能为客忤。凡非常人及诸物从外来，亦惊小儿致病，欲防之法，当将儿避之。若不避者，当烧牛屎，令常有烟气置户前则善。"

《彤园医书(小儿科)·卷之二·神病门·客忤二因》："外因者，谓外来人畜之气忤触其儿之正气也。盖小儿真元不足，神气未充，故外邪客气乘虚忤之；或因生人远来，或因牲畜暴至，或抱儿戏骑牛马，或父兄远回，未及洗浴，即抱其儿，致汗污山岚不正之气，从鼻传人。”

二、七情内伤

《彤园医书（小儿科）·卷之二·神病门·客忤二因》：“内因客忤者，或因平日所喜之物卒然夺之，或因平日所畏之物戏而吓之，凡亲爱之人、玩弄之物忽被失去，心常恋恋，口不能言，神志因而丧沮。其症昏沉贪睡，梦中警惕，手足动弹，食减形消，气乏肢冷，日久潮热作搐，颇似慢惊，但不口噤反张为异耳。”

【辨病机】

由于小儿真元不足，神气软弱，若骤见生人、突闻异声、突见异物，或乍受风寒湿邪，则风寒痰三邪相搏，影响脾胃，以致受纳运化失调，而成客忤；或患儿母亲在饮酒过度及房劳之后，随即进行哺乳，亦成客忤。

一、真元不足，外感邪气

《诸病源候论·小儿杂病诸候二·卒死候》：“小儿卒死者，是三虚而遇贼风，故无病仓卒而死也。三虚者，乘年之衰一也，逢月之空二也，失时之和三也。有人因此三虚，复为贼风所伤，使阴气偏竭于内，阳气阻隔于外，而壅闭，阴阳不通，故暴绝而死也。若腑脏未竭，良久乃苏；亦有兼挟鬼神气者，皆有顷邪退乃生也。凡中客忤及中恶卒死，而邪气不尽，停滞心腹，久乃发动，多发成注也。”

《幼幼新书·卷第七·中客忤第二》：“小儿中客为病者，无时不有此病也。而秋初一切小儿皆病者，岂是一切小儿悉中客邪？夫小儿所以春冬少病，秋夏多病者，秋夏小儿阳气在外，血脉嫩弱，秋初夏末晨夕时有暴冷，小儿嫩弱，其外则易伤，暴冷折其阳，阳结则壮热，胃冷则下痢，是故夏末秋初小儿多壮热而下痢也。未必悉是中客及魅也。若治少小法，夏末秋初常宜候天气温凉也。有暴寒卒冷者，其少小则多患壮热而下痢也。慎不可先下之，皆先杀毒后下之耳。”

《医学入门·外集卷五·小儿门·胎毒类》：“心气不足，遇人客或异物，则忤而惊，脾脏冷而痛，多夜啼。”

二、母虚传子

《太平圣惠方·卷第八十二·治小儿客忤诸方》：“其状，吐下青黄赤白水谷解离，腹痛夭矫，面变易五色，状似发痫，但眼不戴上，其脉弦急数者是也。若失时不治，久则难瘥。若乳母饮酒过度，醉后及房劳，喘乏便乳儿者，最剧，能杀小儿也。”

【辨病证】

一、辨症候

小儿客忤，症见吐下青黄白色、水谷解离，心腹绞痛胀满，气冲心胸，反侧瘛疭，状似惊痫，但眼不上翻。历代医家对此记载较为一致，列举如下。

《肘后备急方》：“小儿病发身软、时醒者，谓之痫；身强直反张、不醒者，谓之痉。凡中客忤之病，类皆吐下青黄白色。其候似痫，但眼不上下接耳。其痢水谷解离是也。”

《肘后备急方·卷一·救卒客忤死方第三》：“客忤者，中恶之类也，多于道门门外得之，令人心腹绞痛胀满，气冲心胸，不即治，亦杀人。”

《诸病源候论·中恶病诸候·卒忤候》：“其状：心腹绞痛胀满，气冲心胸，或即闷绝，不复识人，肉色变异，腑脏虚竭者，不即治，乃至于死。”

《诸病源候论·小儿杂病诸候二·中客忤候》：“其状：吐下青黄白色、水谷解离，腹痛反倒夭矫，面变易五色，其状似痫，但眼不上插耳。”

《太平圣惠方·卷第八十二·治小儿客忤诸方》：“其状：吐下青黄赤白、水谷解离，腹痛夭矫，面变易五色，状似发痫，但眼不戴上，其脉弦急数者是也。”

《圣济总录·卷第一百七十七·小儿客忤》：“论曰小儿无故吐下青黄赤白色，水谷解离。腹痛夭矫反倒，面变五色，其状似痫，但眼不上戴者，名曰客忤。”

《外台秘要·卷第三十五·小儿客忤一十首》：“凡中客之为病，皆频吐下青黄白色、水谷解离，腹痛夭矫，面色变易，其候似痫，但眼不上插耳。”

《幼幼新书·卷第七·中客忤第二》：“小儿中客，急视其口中悬痈左右，当有青黑肿脉核如麻豆大，或赤或白或青，如此便宜用针速刺溃去之，亦可爪摘决之，并以绵缠钗头拭去血也。少小中客之病，吐下青黄赤白汁，腹中痛及反倒偃侧，喘似痫状，但目不上插、少睡耳。”“茅先生客忤形候：眼翻腾，腰背强直，项硬，手足硬，返身归后如角弓，面黑色。”

《重订通俗伤寒论·伤寒兼证·伤寒兼疟》：“客忤初起，寒热日作，间有谵语，夜多恶梦时或躁扰，心悸胆怯，多生恐怖，舌苔淡白，间挟淡灰。”

二、辨色脉

1. 辨形色

《幼幼新书·卷第七·中客忤第二》：“小儿中客，急视其口中悬痈左右，当有青黑肿脉核如麻豆大，或赤或白或青，如此便宜用针速刺溃去之，亦可爪摘决之，并以绵缠钗头拭去血也。少小中客之病，吐下青黄赤白汁，腹中痛及反倒偃侧，喘似痫状，但目不上插少睡耳。面变五色，其脉弦急。若失时不治，小久则难治矣。”

《普济方·卷四百一·婴孩杂病门·客忤》：“凡中客忤之为病，类皆吐下青黄白色，水谷解离，腹痛夭矫，面色变易。”

《万氏家抄济世良方·卷六·伤寒有四证相类·察形色诀》：“两脸黄为痰实咽，青色客忤红风热。”

《简明医彀·卷之六·论形色》：“印堂青，主惊；红，火盛；黑，客忤、邪祟。面淡白，恶心不食；青白，吐泻，欲发惊风。面青唇白，吐乳胃冷；青黑，吐沫；不吐者虫痛。黄，食积；亦主惊或天瘹。面青身热发躁，多变痫疾；面青有汗，口内气热，必发瘹痛。面黄盗汗，面青有惊；青黑或时吐沫者，客忤、天瘹，啼哭凶。面红赤色，伤寒发热，身躁不安，心烦。”

《四诊抉微·卷之三·附儿科望诊·小儿死候歌》：“印堂青，主初受惊泻。红，主大惊夜啼。黑，主客忤。”

《医学入门·外集卷五·小儿门·观形》：“左右两颊似青黛，则为客忤。”

《大医马氏小儿脉珍科·卷上·夜啼论治》：“客忤者，面色紫黑，气郁如怒，叫时若有恐惧，及睡则警惕，两手抱母大哭。”

2. 辨主脉

《脉经·卷九·平小儿杂病证第九》：“诊小儿脉，多雀斗，要以三部脉为主。若紧为风痫，沉者乳不消，弦急者客忤气。”

《诸病源候论·小儿杂病诸候二·中客忤候》：“其状：吐下青黄白色、水谷解离，腹痛反倒夭矫，面变易五色，其状似痫，但眼不上插耳。其脉弦、急、数者是也。”

《圣济总录·卷第一百七十七·小儿客忤》：“诊其脉弦急数者，忤也。若乳母醉后，及房劳喘困气乏，即便乳儿，最为切忌，剧则不可救矣。”

《普济方·卷四百一·婴孩杂病门·客忤》：“凡中客忤之为病，类皆吐下青黄白色，水谷解离，腹痛夭矫，面色变易，其候似，但眼不上插耳，其脉急数者是也。”

《针灸大成·卷十·补遗·诊脉歌》：“前大后小童脉顺，前小后大必气咽，四至洪来若烦满，沉细腹中痛切切。滑主露湿冷所伤，弦长客忤分明说，五至夜深浮大昼，六至夜细浮昼别，息数中和八九至，此是仙人留妙诀。”

《身经通考·卷三脉说》：“凡鬼祟附著之脉，两手乍大乍小、乍长乍短、乍密乍疏、乍沉乍浮，阳邪来见脉则浮洪，阴邪来见脉则沉紧，鬼疰客忤，三部皆滑洪大，袅袅沉沉泽泽，但与病症不相应，皆五尸鬼邪遁疰之所为也。”

【论治法】

小儿神气软弱，因骤见生人、突闻异声、突见异物等，引起惊吓啼哭，甚或面色变异，兼之风痰相搏，影响脾胃，以致受纳运化失调，引起客忤。治法应根据具体情况，辨证分析。内治之法多以养心定惊为主，外治法则丰富多样，丸摩、药浴、涂药、热熨、针灸等法，均可取得良效。

一、内治法

小儿客忤虽有内、外因之别，然归根结底，终因神气软弱，真元不足。故内治之法，多以祛邪扶正，养心安神为主。

1. 扶正祛邪，散惊定心

《婴童百问·卷之三·夜啼客忤惊啼第三十问》：“治法辟邪正气，散惊定心为上，延久则难为力也。”

《赤水玄珠·第二十五卷·脐突光肿脐汁不干·夜啼客忤躽啼》："视其口中悬壅左右有小小肿核，即以竹针刺破，治惟辟邪散惊安神为上。"

《幼科发挥·卷之二·急惊风类证·客忤似痫》："客忤者，口中吐青黄白沫，水谷鲜杂，面色变异，喘息腹痛，反侧瘛疭，状似惊痫，但眼不上窜耳。治法宜辟邪正气，散惊安神。"

2. 补心安神

《古今医统大全·卷之八十八·幼幼汇集·客忤候第十八》："易犯客忤之气，切不可作惊治，宜补心神，自不畏犯。"

《彤园医书（小儿科）·卷之二·神病门·客忤二因》："内因客忤者，或因平日所喜之物卒然夺之，或因平日所畏之物戏而吓之，凡亲爱之人、玩弄之物忽被失去，心常恋恋，口不能言，神志因而丧沮。其症昏沉贪睡，梦中警惕，手足动弹，食减形消，气乏肢冷，日久潮热作搐，颇似慢惊，但不口噤反张为异耳。当先曲体儿情，顺其心志，内服安神丸。"

二、外治法

历代医家对小儿客忤的外治法记载较为丰富，可概括为丸摩法、药浴法、涂五心法、热熨法、吹鼻法、涂囟法、针灸法共七种。

1. 丸摩法

《幼幼新书·卷第七·中客忤第二》："欲疗之方，用豉数合，水拌令湿，捣熟，丸如鸡子大，以摩儿囟上、手足心各五六遍，毕以丸摩儿心及脐，上下行转摩之。食顷破视，其中当有细毛，即掷丸道中，痛即止。"

"《婴孺方》治小儿中忤，一味饼方：灶黄煻灰火一升。上以醋溲入疏绢袋中，按作饼状，摩儿胸上，灰冷去之。破看灰中有人毛，牛、马、猪、羊等毛，皆有形似，以毛别之。灰置妇人脚上先试之，乃可置儿胸上，仍数摇动，勿令太热。"

《脉义简摩·卷八儿科诊略·病因治法大略》："小儿中客忤，吐下青黄赤白，腹痛夭绝，面色变易，其候似痫，但目不上插，其脉弦急数大，稍迟失治，即不救矣。急视上腭左右，有青黑肿核，如麻豆大，或赤或白或青，以银针溃之，或爪决之，并以绵拭去恶血，勿令下咽。仍以豉数升，入水捣熟，丸摩囟门、手足心各五六遍，摩心胸及脐，上下行转，食顷破视，中当有毛，掷丸道中，即愈。"

2. 药浴法

《幼幼新书·卷第七·中客忤第二》："《外台》崔氏又疗儿若卒客忤中人，吐，不下乳哺，面青，脉变弦急者，以浴之方：取钱七十文，以水三斗，煮令有味，适寒温浴儿，良。（《圣惠》用青铜钱一百二十文）《食疗》治小儿客忤，熊骨煮汤浴之。《圣惠》治小儿客忤，惊啼叫方：灶中黄土二两，鸡子一枚去壳，上件药相和，入少许水调。先以桃柳汤浴儿，后将此药涂五心及顶门上。《圣惠》治小儿客忤壮热，浴方：白芷根苗、苦参，上件药等分，粗捣为散，用清浆水煎，入盐少许以浴儿，浴了用粉摩之，佳。《圣惠》又方：上取李叶煎汤，去滓，温洗浴儿，瘥。"

《太平圣惠方·卷第八十二·治小儿客忤诸方》："马通汤浴方，治小儿中忤：上取马通一升，烧令烟尽，以酒三升，煎三五沸，去滓，温温浴儿，即愈。猪通汤浴方，治小儿中忤人毒：豭猪通一升，上以热汤五升，泼滤取汁，温温浴儿效。"

"治小儿卒中客忤，吐奶，不乳哺，面青黄色，脉结急，浴法：青铜钱一百二十文，上以水一斗，煮取五升，适寒温，以浴儿立效。治小儿客忤、壮热，浴方：白芷根苗、苦参，上件药，等分，粗捣为散，用清浆水煎，入盐少许，以浴儿。浴了用粉摩之佳。"

3. 涂五心法

《圣济总录·卷第一百七十七·小儿客忤》："治小儿中客忤，吐青白沫，及食饮皆出，腹中痛，气欲绝：桂（去粗皮）一两，上一味，粗捣筛，一二百日儿，每半钱匕，以水半盏，煎至三分，去滓分温三服，空心午后，更量儿大小加减。治客忤，桂汤涂之，方：上取桂浓煎去滓，涂儿五心。常令湿。"

4. 热熨法

《肘后备急方·卷一·救卒客忤死方第三》："以铜器若瓦器，贮热汤，器着腹上；转冷者，撤去衣，器亲肉；大冷者，易以热汤，取愈则止。又方：以三重衣着腹上，铜器着衣上，稍稍，少许茅于器中烧之，茅尽益之，勿顿多也，取愈乃止。"

5. 吹鼻法

《本草纲目·主治第三卷·百病主治药·卒厥》："外治：半夏、菖蒲、皂角、雄黄、梁上尘，并主卒死尸厥魇死，客忤中恶，为末吹鼻。"

《幼幼集成·卷二·客忤·入方》："治伤风伤

寒，头目不清，并治客忤：正川芎、藿香叶、鲜藜芦各三钱，玄胡索、粉丹皮、镜辰砂（飞）各二钱。共为极细末，以少许吹鼻中，得嚏则邪气出矣。”

6. 涂囟法

《幼幼集成·卷二·客忤·入方》：“涂囟法，专治客忤等证：灶心土一钱，明雄黄五分，真麝香半分，共为细末，枣肉和匀，捏作一饼子，照囟门宽窄为样，以饼贴囟上，取艾绒作豆大一粒，灸三炷即止。”

7. 针灸法

《备急千金要方·卷五上少小婴孺方上·客忤第四·一物猪通浴汤》：“又治小儿中马客忤而吐不止者方：灸手心主间使、大都、隐白、三阴交，各三壮，可用粉丸如豉法。”

《圣济总录·卷第一百九十四·治中恶灸刺法》：“猝客忤死者，灸人中三壮，一名鬼客厅；又治尸厥（一云三十壮），又横度口中折之，令上头着心下，灸下头五壮；又针间使各百余息；又灸手十指爪下，各三壮，余治同上方（《备急方》云治猝死而张目反折者）；又灸肩井百壮；又灸间使七壮；又灸巨阙百壮。”

《普济方·针灸·卷十六针灸门·初生诸疾》：“治小儿中马客忤，而吐不止者，灸手心主，间使、大都、隐白、三阴交，各三壮。治小儿中客忤恶气，灸脐上下左右半寸，及心鸠尾下一寸九，五处，三十壮，不在大，此兼治小儿百病。”

《针灸聚英·卷一上·足太阴脾经》：“隐白，足大指端内侧，去爪甲角如韭叶，脾脉所出为井、木，《素注》：针一分，留三呼。《铜人》：针三分，留三呼，灸三壮。主腹胀喘满，不得安卧，呕吐食不下，胸中热，暴泄，衄血，卒尸厥不识人，足寒不能温，妇人月事过时不止，小儿客忤，慢惊风。

大都，足大指本节后内侧陷中，骨缝赤白肉际，脾脉所溜为荥，火，脾虚补之。《铜人》：针三分，灸三壮。主热病汗不出，不得卧，身重骨疼，伤寒手足逆冷，腹满善呕，烦热闷乱，吐逆，目眩，腰痛不可俯仰，绕踝风，胃心痛，腹胀胸满，心蛔痛，小儿客忤。

三阴交，内踝上三寸骨下陷中，足太阴、少阴、厥阴之交会。《铜人》：针三分，灸三壮。主脾胃虚弱……小儿客忤。”

《针灸聚英·卷一下·手厥阴心包络经》：“间使，掌后三寸两筋间陷中，心包络脉所行为经。金。《素注》：针六分，留七呼。《铜人》：针三分，灸五壮。《明堂》：七壮。《甲乙》：三壮。主伤寒结胸，心悬如饥，卒狂，胸中澹澹，恶风寒，呕沫怵惕，寒中少气，掌中热，腋肿肘挛，卒心痛，多惊，中风气塞，涎上昏危，喑不得语，咽中如梗，鬼邪，霍乱干呕，妇人月水不调，血结成块，小儿客忤。”

《刺灸心法要诀·卷八·灸中恶穴歌》：“尸疰客忤中恶病，乳后三寸量准行，男左女右艾火灸，邪祟驱除神自宁。注：灸尸疰、客忤、中恶等证。其穴在乳后三寸，男左女右灸之。”

《针灸大成·卷九·捷要灸法》：“灸疰忤、尸疰客忤、中恶等症：乳后三寸，男左女右灸之，或两大拇指头。”

《勉学堂针灸集成·卷二·杂病篇针灸》：“卒厥、尸厥，百会灸四十九壮，气海、丹心灸三百壮，觉身体温暖为止。中恶客忤卒死，灸脐中百壮。中恶，取人中、中脘、气海。卒死，灸心下一寸、脐上三寸、脐下四寸各三壮即差，又灸手足两爪后二七壮。诸卒死及魇死，急于人中及两脚大拇趾内、离爪一韭菜许各七壮，即活。（《纲目》）”

《勉学堂针灸集成·卷三·十二经脉流注腧穴》：“陷白　在足大趾内侧端，去爪甲角如韭叶。针一分、留三呼，灸三壮。主治腹胀，喘满不得卧，呕吐食不下，胸中痛，烦热，暴泄，衄血，尸厥，不识人，足寒不得温，妇人月事过时不止，针之立愈，小儿客忤、惊风。兼厉兑，治梦魇不宁。”

《彤园医书（小儿科）·卷之一·附法门》：“凡小儿中恶客忤，以及痰蔽火伏，风搐气结，乍然昏死者，即掐人中穴，轻者一掐即啼，倘不即醒，旋拿两手合谷穴，如又不醒，须重掐中指中冲穴，倘仍不效，则搓艾丸如椒目大，安放中冲穴上，灸之即活。盖中冲穴乃厥阴心包络之脉出乎，其经与少阴心藏相通，此穴一灸，艾气通心，自然醒活，若心气已绝，灸至三丸，不见效者不治。”

三、内外并治法

小儿客忤，在治疗上往往内治与外治结合，历代医家有较详记载，可散见于本篇其他章节，故本节仅列举两条如下。

《医灯续焰·卷十六小儿脉证第七十八·小儿杂述·客忤》：“凡小儿中客，急视其口中悬雍左右，当有青黑肿脉核，如麻豆大，或赤，或白，或青者，便宜用针速刺，或爪摘决之。并以绵缠钗头，拭去血能愈。（宜豆豉大丸摩法、谭氏殊圣治客忤方、张涣辟邪膏、灶中黄土方、三物烧发散之类）”

《普济方·针灸·卷十五针灸门·尸厥中恶》：“治救卒客忤者，中恶之类也。多于道路门外得之，令人心腹胀满，绞痛气冲心胸，不即治亦杀人。（《肘后》）灸鼻下人中三十壮，令切鼻柱下也。以水渎粳米取汁一二升，饮之。口已禁者，以物强发之。”

【论用方】

一、常用治客忤方论

1. 论至宝丹

《太平惠民和剂局方·卷之一·治诸风·至宝丹》：“疗猝中急风不语，中恶气绝，中诸物毒暗风，中热疫毒，阴阳二毒，山岚瘴气毒，蛊毒水毒，产后血晕，口鼻血出，恶血攻心，烦躁气喘，吐逆，难产闷难（一本作乱），死胎不下。以上诸疾，并用童子小便一合，生姜自然汁三、五滴，入于小便内温过，化下三丸至五丸，神效。又疗心肺积热，伏热呕吐，邪气攻心，大肠风秘，神魂恍惚，头目昏眩，睡眠不安，唇口干燥，伤寒狂语，并皆疗之。”

2. 论耆婆万病丸

《太平惠民和剂局方·卷之八·治杂病·耆婆万病丸》：“治七种癖块，五种癫病，十种注忤，七种飞尸，十二种蛊毒，五种黄病，十二种疟疾，十种水病，八种大风，十二种瘴痹，并风入头，眼暗漠漠，及上气咳嗽，喉中如水鸡声，不得卧，饮食不作肌肤，五脏滞气，积聚不消，壅闭不通，心腹胀满，连及胸背，鼓胀气坚结，流入四肢，或腹叉心膈气满，时定时发，十年、二十年不瘥……服此药，以三丸为一剂，服不过三剂，万病悉除，说无穷尽，故以万病丸名之。疟病，未发前服一丸，未瘥，如前更服。”

3. 论太一神精丸

《圣济总录·卷第一百七十七·小儿尸注》：“先将丹砂等五味，用酽醋渍之，唯曾青用好酒铜器中渍，以纸密封头，日中曝经夏，急待用，亦须五日。无日以火暖之，其丹砂等五味，日数亦然，各研如粉，以酽醋拌令干湿得所，纳土釜中，以六一泥固济、令密。候泥干，然后安铁环施脚，高一尺五寸，置釜于环上。初取熟炭火两枝，各长四寸，置于釜下。待三分消尽二分，更加熟火两枝，如此三度。然后用生炭烧，增之渐多，乃至一复时，火近釜底，即使满。其釜下炭，经两度即罢，待火尽极冷。然后出之，其药精飞化凝着釜上，光明皎洁如雪者最佳，若飞上不尽，更合与火如前，以雄鸡翼扫取，多少不定。和以枣肉，丸如黍米大，平旦空腹服一丸。又常以绛囊带之，男左女右，小儿系头上，辟瘴毒恶气射工；小儿患可以苦酒和之，涂方寸纸，贴儿心腹上；亦有已死者，冬二日，夏一日，与药得下便活。若服药闷乱，可煮防己汤饮之则定。兼治大风、恶癞、偏风、风癫、历节、鬼击、痃疟、小儿惊忤、不能乳哺。痈、疽、痔、瘘、腹内积冷。妇人产死未经宿，狂狗所啮，丁肿蛲虫，寸白恶肿，邪鬼精妖，并去一切恶。”

4. 论愈山人镇心丹

《传信适用方·卷上·补益》：“此药性平凉，无毒，善安镇神脏，补养心气。专治惊忧思虑过伤，心气不足，怔忡盗汗，乱梦失精，卒暴心痛，中风不语，风痫癫狂，客忤不省，悲哭无常，色脱神瘁，飞尸鬼疰，恍惚惊悸，吐血便血，虚劳羸瘦，病后虚烦，不得眠睡，产前安胎，产后补虚，极有大功，种种心疾悉皆主之。恍惚惊悸，怔忡不止，煎人参茯神汤下；盗汗不止，参麸汤下；乱梦失精，人参龙骨汤下；卒暴心乱，乳香汤下；肌热虚烦，麦门冬汤下；吐血，人参汤下；大便下血，当归地榆汤下；小便尿血，赤茯苓汤下；中风不语，薄荷牛黄汤下；风痫涎潮，防风汤下三十圆；常服，温酒或人参汤下。此药神效不可具述，常服安神镇心，益寿延年。”

5. 论脱用散

《普济方·卷三百六十八·婴孩伤寒门·总论》：“此方散热，扶表救里，表虚冷汗不妄行，里热冷气不闭结，外即通关，内则开渠，通关流行经络，开渠不壅脏腑。然其知母、当归，顺正调阴阳；人参、甘草和中益肠胃；柴胡、川芎散寒祛邪；茯苓、龙胆生津止汗；麻黄去节留根，功全表里；葱白连须止汗，效正盈亏。热在表里之间，施无不可，积传惊痫之候，用立见功，葱根至良，号曰脱用，奇妙。”

6. 论清凉饮子

《普济方·卷三百八十四·婴孩诸热疸肿

门·诸热》:“治小儿由将养乖节,或犯寒暑,乳哺失时,乍伤肌饱,致令血气不调,伤胃不和,或致发热,欲变惊痫。小儿血气脆弱,病作变动,证候百端,若见其证,即便治之,便不能成重病。治之若晚,其病即成,至羸困而难疗。此药主儿百病,变蒸、客忤、惊痫、壮热,分解涎壅躁闷,烦渴,项颈结热,头面生疮疖。”

二、治小儿客忤方

1. 一物猪通浴汤(《备急千金要方·卷五上·少小婴孺方上·客忤第四》)

治小儿中人忤,苿啼面青腹强者方。

猳猪通(二升)

以热汤灌之,适寒温,浴儿。

2. 二物黄土涂头方(《备急千金要方·卷五上·少小婴孺方上·客忤第四》)

治少小客忤。

取灶中黄土、蚯蚓屎等分捣,合水和如鸡子黄大,涂儿头上及五心,良。一方云用鸡子清和如泥。

3. 太一神明陷冰丸

1)《备急千金要方·卷十一·肝脏·坚癥积聚第五》

治诸疾,破积聚,心下支满,寒热鬼注,长病咳逆唾噫,辟除众恶,杀鬼逐邪气,鬼击客忤中恶,胸中结气、咽中闭塞,有进有退,绕脐恻恻,随上下按之挑手,心中愠愠,如有虫状,毒注相染灭门方。

雄黄(油煮一日) 丹砂 礜石 当归 大黄(各二两) 巴豆(一两) 芫青(五枚) 桂心(三两) 真珠 附子(各一两半) 蜈蚣(一枚) 乌头(八枚) 犀角 鬼臼 射罔 黎芦(各一两) 麝香 牛黄 人参(各半两) 杏仁(四十枚) 蜥蜴(一枚) 斑蝥(七枚) 樗鸡(三七枚) 地胆(三七枚)

上二十四味,末之,蜜和,捣三万杵,丸如小豆。先食饮,服二丸,日二,不知,稍加之,以药二丸安门户上,令众恶不近,伤寒服之无不即瘥。若至病家及视病人,夜行独宿,服二丸,众恶不敢近。

2)《太平圣惠方·卷第五十六·治鬼疰诸方》

鬼击客忤中恶,胸中结气,咽中闭塞,有痛恻恻,随上下手,心中愠愠,如有血状,毒疰相染,宜服太一神明陷冰丸方。

雄黄(一分,细研) 芫青(五十枚,糯米拌炒令黄色,去翅足) 真珠(三分,细研) 麝香(半两) 附子(三分,炮裂,去皮脐) 人参(半两,去芦头) 犀角屑(半两) 鬼臼(半两,去须) 蜈蚣(一枚,微炙,去足) 川乌头(半两,炮裂,去皮脐) 杏仁(一分,汤浸去皮尖、双仁,麸炒微黄) 朱砂〔一分(两),细研水飞过〕 蜥蜴(一枚,微炙) 斑蝥(三七枚,糯米拌炒令黄色,去翅足) 藜芦(一两,去芦头,微炙) 礜石(一两,黄泥裹烧半日,细研) 樗鸡(三分,微炒用) 牛黄(半两,细研) 川大黄(一两,锉,微炒) 地胆(三七枚,糯米拌炒令黄,去翅足) 当归(一两,锉,微炒) 桂心(一两) 巴豆(一分,去皮心研,纸裹压去油)

上件药,捣罗为末,入研了药令匀,炼蜜和捣三五百杵,丸如小豆大,每服食前,以温酒下三丸。

4. 朱砂丸

1)《太平圣惠方·卷第五十六·治诸尸诸方》

治诸尸蛊疰,中恶客忤,心腹刺痛。

朱砂(一两,细研,水飞过) 干姜(半两,炮裂,锉) 芎䓖(半两) 芫花(三分,醋拌炒令干) 桂心(一两) 赤芍药(一两) 川乌头(三分,炮裂,去皮脐) 巴豆(二十枚,去皮心研,纸裹压去油) 野葛(半两) 吴茱萸(一分,汤浸七遍,焙干微炒)

上件药,捣罗为末,入巴豆朱砂,都研令匀,炼蜜和捣五七百杵,丸如梧桐子大。每服,不计时候,以温酒下三丸,或粥饮下亦得。

2)《太平圣惠方·卷第五十六·治诸疰诸方》

治诸疰,鬼击客忤,心痛上气,压梦蛊毒。

朱砂(半两,细研) 白矾(半两,烧为灰) 藜芦(半两,去芦头,炙) 附子(半两,炮裂,去皮脐) 雄黄(半两,细研) 蜈蚣(一枚,微炙,去足) 巴豆(一分,去皮心研,纸裹压去油入)

上件药,捣罗为末,入研了药令匀,炼蜜和捣三二百杵,丸如小豆大。每服,不计时候,以暖酒下二丸。

5. 龙牙散(《太平圣惠方·卷第五十六·治诸疰诸方》)

治诸疰，邪鬼客忤万病。

龙牙（半两） 赤茯苓（半两） 雄黄（一分，细研） 赤芍药（一分） 生干地黄（一分） 羌活（一分） 胡燕粪（半两，微炒） 川乌头（一分，炮裂，去皮脐） 真珠（一分，细研） 铜镜鼻（半两，细研） 鬼箭羽（一分） 曾青（一分，细研） 露蜂房（一分，炙黄） 蜈蚣（一枚，微炙，去足） 防风（一分，去芦头） 桂心（一分） 杏仁（一分，汤浸去皮尖及双仁，麸炒微黄） 桃奴（一分） 鬼臼（一分，去须） 鹤骨（一分，涂酥炙微黄） 人参（一分，去芦头） 川大黄（一分，锉碎，微炒） 甘草（一分，炙微赤色） 芎䓖（一分） 陈橘皮（一分，汤浸去白瓤，焙） 远志（一分，去心用） 鳖甲（一分，涂酥炙令黄，去裙襕） 鬼督邮（一分） 白术（半两） 狸目（一分，炙微黄） 紫苏子（一分，炒微色赤） 石斛（一分，去根，锉）

上件药，捣细罗为散。食前，以暖酒调下半钱，当有虫从大便中出为效。

6. 獭肝丸（《太平圣惠方·卷第五十六·治转疰诸方》）

治劳病转疰相染，或霍乱中恶客忤。

獭肝（半两，微炙） 雄黄（半两，细研） 莽草（半两，微炙） 朱砂（半两，细研） 鬼臼（半两，去须） 犀角屑（半两） 麝香（半两，细研） 川大黄（半两，锉碎，微炒） 牛黄（一分，细研） 蜈蚣（一枚，微炙，去足） 巴豆（半两，去皮心研，纸裹压去油）

上件药，捣罗为末，入研了药令匀，炼蜜和捣三五百杵，丸如麻子大，每服空心，以温酒下三丸，若中病不计时候服。

7. 礜石丸（《太平圣惠方·卷第五十六·治卒忤诸方》）

治卒中忤。

礜石（半两，黄泥裹烧，细研） 附子（半两，炮裂，去皮脐） 雄黄（半两，细研） 真珠（半两，细研） 巴豆（半两，去皮心研，纸裹压去油） 藜芦（半两，去芦头） 蜈蚣（一枚，微炙，去足） 麝香（一分，细研） 犀角屑（半两） 细辛（三分） 斑蝥（七枚，糯米拌炒微黄，去翅足）

上件药，捣罗为末，入研了药令匀，炼蜜和捣三五百杵，丸如小豆大。每服，不计时候，以温酒下一丸，日二服，蛇蜂蝎所中，以药摩之效。

8. 雄黄丸

1）《太平圣惠方·卷第五十六·治诸疰诸方》

治诸疰病，及中恶，鬼邪客忤，及一切不利之病。

雄黄（一两，细研水飞过） 人参（半两，去芦头） 甘草（一两，炙微赤，锉） 桔梗（半两，去芦头） 藁本（半两） 附子（半两，炮裂，去皮脐） 麦门冬（一两，去心，焙） 川椒（半两，去目及闭口者，微炒去汗） 巴豆（半两，去皮心，别研，纸裹压去油）

上件药，捣罗为末，入研了药令匀，炼蜜和捣三二百杵，丸如小豆大。每服，不计时候，以温酒下三（二）丸。

治诸疰入腹，胸膈急痛，鬼击客忤，传尸垂死者，药入喉即愈。

雄黄（一两，细研水飞过） 朱砂（一两，细研水飞过） 甘遂（半两，煨微黄） 附子（一两，炮裂，去皮脐） 豉〔六七（十）粒〕 巴豆（一分，去皮心研，纸裹压去油）

上件药，捣罗为末，入研了药令匀，炼蜜和捣三二百杵，丸如小豆大。每服，不计时候，以粥饮下三丸。

2）《太平圣惠方·卷第八十二·治小儿客忤诸方》

辟小儿诸般惊叫颤瘛，从初养下，便与乳母带辟诸惊忤之气。

雄黄（一两） 虎头骨（三分，微炙） 麝香（一分） 猴孙头骨（三分，微炙） 白龙脑（一分） 大蛇头（一枚，微炙） 乳香（一分） 降真香（一两末） 煎香（一两） 白胶香（一两） 鬼臼（一两，去毛，为末）

上件药，都研令细，用熟枣肉和丸如弹子大。初长儿煎先烧一丸，次用绿绢袋子，带一丸于身上，辟一切惊忤之气。

3）《圣济总录·卷第一百·诸尸门·诸尸》

治五尸注，百毒恶气，飞尸客忤，无所不治。

雄黄（研） 鬼臼（去毛，炙） 莽草（各二两） 蜈蚣（去头足，炙，一枚） 巴豆（去皮心膜，炒，研出油尽，六十枚）

上五味，捣研为末，炼蜜丸如小豆大。每服一丸至二丸，米饮下得利即愈。

9. 龙胆散(《太平圣惠方·卷第八十二·治小儿客忤诸方》)

治小儿脉盛实,寒热作时,四肢惊掣,发热大吐,儿若已能进哺,中食不消,壮热,及变蒸不解,中客忤、人鬼气并诸痫等。

龙胆(一分,去芦头) 钩藤(一分) 柴胡(一分,去苗) 甘草(一分,炙微赤,锉) 赤茯苓(一分) 蜣螂(三枚,去翅足,微炒) 川大黄(一分,锉碎,微炒) 黄芩(一分) 桔梗(一分,去芦头) 赤芍药(一分)

上件药,捣粗罗为散。每服一钱。以水一小盏煎至五分,去滓,量儿大小,分减温服,日四五服。

10. 麝香丸

1)《太平圣惠方·卷第八十二·治小儿客忤诸方》

治有人新生中客忤、发热、乳哺不消及中风及折踠,口出舌,并吐逆,面青,目戴上视,腹满或痫,羸瘦,及三岁不行。

麝香(半两,细研) 牛黄(半两,细研) 黄连(一两,去须) 特生礜石(半两,细研) 附子(半两,炮裂,去皮脐) 雄黄(半两,细研) 丹砂(半两,细研水飞过) 桂心(半两) 乌贼鱼骨(半两) 巴豆(三十枚,去皮心,别研如膏) 赤头蜈蚣(一枚,炙焦)

上件药,捣罗为末,都研令匀,炼蜜和丸如黍米大。儿生十日至一月,日服一丸。凡四十日至一百日,服二丸。一岁至三岁,服三丸;三岁以上,以意加减服之,以乳汁下,米饮亦得。

2)《圣济总录·卷第一百七十一·小儿食痫》

治小儿食痫,及新生客忤。中恶发热,乳哺不消,面青目下垂,丁奚骨瘦胫交。三岁不能行步。

麝香(研,半钱) 牛黄(研,一两) 黄连(去须) 桂(去粗皮,各二两) 雄黄(研) 乌贼鱼骨(去甲) 丹砂(研) 附子(炮裂,去皮脐,各一两) 巴豆(六十枚,炒,去皮,别研出油尽) 赤蜈蚣(一枚,炙,去足) 特生矾石(煅过,一两)

上一十一味,除巴豆外,各捣研为末,入巴豆膏相和研匀,炼蜜和,入臼捣熟,安密器中。儿生半月,至一月,服如黍米大一丸;百日至二百日,服如麻子大二丸;一岁以上,量力加减,并用米饮下。

11. 犀角散

1)《太平圣惠方·卷第八十二·治小儿客忤诸方》

治小儿客忤,惊啼壮热。

犀角屑(一分) 牛黄(半分,细研) 麦门冬(一分,去心,焙) 钩藤(一分) 麝香〔一(三)豆大,细研〕 朱砂(一分,细研)

上件药,捣细罗为散,入研了药令匀。每服不计时候,以金银温汤调下半钱。

2)《世医得效方·卷第十一小方科·疰疾·客忤》

治客忤,惊啼,壮热。

天麻 犀角 麦门冬(去心) 钩藤 朱砂(各一钱) 铁粉 雄黄(半钱) 生麝(少许)

上为末。每服半钱,金银煎汤调。

12. 惊啼叫方(《太平圣惠方·卷第八十二·治小儿客忤诸方》)

治小儿客忤。

灶中黄土(二两,研) 鸡子(一枚,去壳)

上件药相和,入少许水调,先以桃柳汤浴儿后,将此药涂五心及顶门上。

13. 雀粪丸(《太平圣惠方·卷第八十二·治小儿客忤诸方》)

治小儿卒客忤,躯啼腹坚满。

雀粪(一两) 当归(半两,锉,微炒)

上件药,捣罗为末,炼蜜和丸如麻子大。五十日儿,每服一丸,以乳汁下。日三四服。更量儿大小,以意加减服之。

14. 雄黄散(《太平圣惠方·卷第八十二·治小儿客忤诸方》)

治小儿中客忤,欲死,心腹痛。

雄黄(一分) 麝香(一分)

上件药,都研为散。周晬儿,每服一字,用刺鸡冠血调灌之,空心午后各一服。更随儿大小,临时以意加减。

15. 桂心散(《太平圣惠方·卷第八十二·治小儿客忤诸方》)

治小儿中客忤,吐青白沫,及食饮皆出,腹中痛。气欲绝。

桂心(一两)

上件药,捣罗为末。一二百日儿,每服半钱,以水一小盏煎至五分,去滓,分温四服。更随儿大小，以意加减服之。

16. 猪蹄散（《太平圣惠方·卷第八十二·治小儿客忤诸方》）

治小儿寒热，及一切毒气中儿。

猪后脚悬蹄，上烧为灰，细研。每服一字至半钱，乳汁调灌之。量儿大小，加减服之。

17. 烧发散（《太平圣惠方·卷第八十二·治小儿客忤诸方》）

治小儿，人从外来，人气卒中儿。昏迷，腹中作声。

用向外来者人囟上发十茎，断儿衣带少许。上都烧作灰，细研。每服一字，以乳汁调灌之，即瘥。

18. 衣中白鱼散（《太平圣惠方·卷第八十二·治小儿客忤诸方》）

治小儿中客忤，项强欲死。

衣中白鱼（十枚）

上为末，以涂母乳头上，令儿吮之，入咽即瘥。

19. 麝香散（《太平圣惠方·卷第八十二·治小儿惊啼诸方》）

治小儿惊啼不止，面青腹胀，是中客忤。

麝香（真好者）

上细研如粉。每服，以清水调下一字，日三服，更量儿大小，加减服之。

20. 牛黄散（《太平圣惠方·卷第八十五·治小儿惊热诸方》）

治小儿惊热，客忤烦闷。

牛黄（一两，细研）　麝香（半分，细研）　雄黄（一分，细研）　龙脑（半分，细研）　朱砂（一分，细研）　虎睛仁（一对，细研）　子芩（一分）　栀子仁（一分）　人参（一分，去芦头）　川大黄（一分，锉碎，微炒）　肉桂（一分，去皴皮）　甘草（一分，炙微赤，锉）

上件药，捣细罗为散，入研了药，更研令匀。不计时候，以薄荷汤调下半钱，量儿大小，以意加减服之。

21. 虎睛丸（《太平圣惠方·卷第八十五·治小儿急惊风诸方》）

治小儿一腊后月内，急惊风，客忤，邪气发歇，搐搦，涎聚上壅。

虎睛（一对，酒浸炙令干，先捣末）　牛黄（一分，细研）　青黛（一分，细研）　麝香（半分，细研）　腻粉（一分）　干蝎（七枚，微炒）

上件药，都细研令匀，用蟾酥半钱，以新汲水少许浸化如面糊，溲前药末，丸如麻子大。初生及月内，即以乳汁化下一丸子，百日以上儿二丸，足一岁儿薄荷汤下三丸，更量儿大小，加减服之。

22. 牛黄丸（《太平圣惠方·卷第八十五·治小儿一切痫诸方》）

治小儿诸痫，惊惕瘛疭，及客忤。

牛黄（半两，细研）　人参（半两，去芦头）　细辛（半两）　蚱蝉（七枚，去翅足，微炙）　川大黄（一两，锉碎，微炒）　当归（半两，锉，微炒）　蛇蜕皮（五寸，炙令黄色）　甘草（三分，炙微赤，锉）　栝蒌根（半两）　防风（半两，去芦头）　麝香（一分，细研）　巴豆（三十枚，去皮心，研如膏）　赤芍药（半两）

上件药，捣罗为末，入巴豆研令匀，炼蜜和捣三二百杵，丸如麻子大。初生一月至百日儿每服一丸，一岁至三岁服两丸，四岁至五岁儿每服三丸，并用薄荷汤下，令快利为度。

23. 苏合香丸（《苏沈良方·卷第五》）

治肺痿客忤，鬼气传尸，伏连殗殜等疾，卒得心痛，霍乱吐痢，时气；诸疟瘀血，月闭痃癖，丁肿惊痫，邪气狐媚，瘴疠万疾。

苏合香　白术　朱砂　沉香　诃子肉　丁香　木香　香附子　白檀香　乌犀屑　乳香　荜茇　安息香（各一两）　麝香　龙脑（各半两）

上为末，炼蜜丸如鸡头实大。每服一丸，温酒嚼下，人参汤亦得。

24. 至宝丹（《太平惠民和剂局方·卷之一·治诸风》）

疗猝中急风不语，中恶气绝，中诸物毒暗风，中热疫毒，阴阳二毒，山岚瘴气毒，蛊毒水毒，产后血晕，口鼻血出，恶血攻心，烦躁气喘，吐逆，难产闷难（一本作乱），死胎不下。以上诸疾，并用童子小便一合，生姜自然汁三五滴，入于小便内温过，化下三丸至五丸，神效。又疗心肺积热，伏热呕吐，邪气攻心，大肠风秘，神魂恍惚，头目昏眩，睡眠不安，唇口干燥，伤寒狂语，并皆疗之。

生乌犀屑（研）　朱砂（研飞）　雄黄（研飞）　生玳瑁屑（研）　琥珀（研，各一两）　麝香（研）　龙脑（研，各一分）　金箔（半入药，半为衣）　银箔（研，各五十片）　牛黄（研，半两）　安

息香(一两半,为末,以无灰酒搅澄飞过,滤去沙土,约得净数一两,慢火熬成膏)

上将生犀、玳瑁为细末,入余药研匀,将安息香膏重汤煮凝成后,入诸药中和搜成剂,盛不津器中,并旋丸如桐子大。用人参汤化下三丸至五丸。又疗小儿诸痫急惊心热,猝中客忤,不得眠睡,烦躁风涎搐搦,每二岁儿服二丸,人参汤化下。

25. 耆婆万病丸(《太平惠民和剂局方·卷之八·治杂病》)

治七种癖块,五种癫病,十种注忤,七种飞尸,十二种蛊毒,五种黄病,十二种疟疾,十种水病,八种大风,十二种痛痹,并风入头,眼暗漠漠,及上气咳嗽,喉中如水鸡声,不得卧,饮食不作肌肤,五脏滞气,积聚不消,壅闭不通,心腹胀满,连及胸背,鼓胀气坚结,流入四肢,或腹又心膈气满,时定时发,十年、二十年不瘥……服此药,以三丸为一剂,服不过三剂,万病悉除,说无穷尽,故以万病丸名之。

芍药 肉桂(去粗皮) 芎䓖(不见火) 川椒(去目及闭口者,微炒去汗) 干姜(炮) 茯苓(去皮) 桑白皮(炒) 人参(去芦) 黄芩 黄连(去须) 禹余粮(醋淬,研飞) 蒲黄(微炒) 前胡(去芦) 大戟(锉,炒) 葶苈(炒) 麝香(研) 细辛(去苗) 雄黄(研飞) 朱砂(研飞) 紫菀(去芦) 甘遂 牛黄(研,各一两) 蜈蚣(十二节,去头足,炙) 芫青(二十八枚,入糯米同炒,候米色黄黑,去头足翅用) 石蜥蜴(去头尾足,炙,四寸)

上为细末,入研药匀,炼蜜为丸如小豆大,若一岁以下小儿有疾者,令乳母服两小豆大,亦以吐利为度。近病及卒病用多服,积久疾病即少服,常服微溏利为度。卒病欲死,服一二丸,取吐利即瘥;卒中恶,口噤,服二丸,浆一合下,利即瘥;五注鬼刺客忤,服二丸。小儿惊痫,服一丸如米许,以涂乳,令嗍之,看儿大小加减。小儿客忤,服一丸如米,和乳涂乳头,令嗍之。以意量之。蝎螫,以少许敷之瘥。小儿乳不消,心腹胀满,服一丸如米许,涂乳头令嗍之,即瘥。

26. 犀香丸(《圣济总录·卷第五十五·心痛门·心痛》)

治心疼气痛,客忤邪气,蛊毒鬼疰。

犀角(屑半两) 枳壳(去瓤麸炒,三分) 丁香 麝香(研,各一分) 桂(去粗皮) 槟榔(锉) 干姜(炮) 当归(切,焙,各半两) 牛黄(研,半分) 鬼箭羽(一两) 安息香(二两,用胡桃四枚椎碎一处,酒浸一宿,滤去滓,更入桃仁二两,炒去尖皮,同研如泥,酒煎成膏)

上一十一味,除安息香外,捣研为末,用安息香煎和为丸如梧桐子大。每服二十丸至三十丸,炒生姜酒下。

27. 丹砂丸(《圣济总录·卷第一百·诸尸门·诸尸》)

治五尸蛊注,中恶客忤,心腹刺痛。

丹砂(研,一两) 巴豆(去皮心麸,炒出油尽,三十枚) 干姜(炮) 芎䓖 芫花(醋炒) 乌头(炮裂,去皮脐,各一两) 赤芍药 桂(去粗皮,各一两半) 野葛 吴茱萸(汤浸焙炒,各三分)

上一十味,捣研为末,炼蜜丸如小豆大。每服二丸,米饮下空心服。

28. 丹参丸(《圣济总录·卷第一百·诸尸门·诸尸》)

治五尸蛊注,中恶客忤,心腹刺痛。

丹参(微炒,一两) 芍药(一两半) 芎䓖 芫花(醋炒) 乌头(炮裂,去皮脐) 干姜(炮,各一两) 桂(去粗皮,一两半) 野葛皮(炙黄,半两) 吴茱萸(汤浸焙炒,半两) 蜀椒(去闭口并目,炒出汗) 栀子仁(各一两) 巴豆(去皮心麸,炒研出油尽,一十枚)

上一十二味,捣研为末,炼蜜丸如小豆大。每服三丸,米饮下日三服。

29. 五注丸(《圣济总录·卷第一百·诸注门·诸注》)

治中恶五注五尸入腹,胸胁急痛,鬼击客忤,停尸垂死者,此药入喉即愈,若口噤则斡开,不可斡者,扣一齿折,以竹管下药,先以少许汤或水,内药竹管泻喉中。

丹砂(研) 甘遂(微煨) 附子(炮裂,去皮脐) 雄黄(研,各一两) 豆豉(曝干) 巴豆(去皮心,压出油尽,各六十枚)

上六味,除巴豆外,捣研为末,将巴豆同研匀,炼蜜丸如梧桐子大,密器贮之。每服二十丸,米饮下,以知为度,未知加丸数服。若不发者,以粥饮投之,利不止者,与酢饭一两匙止之。

30. 白虎丸(《圣济总录·卷第一百六十九·

小儿急惊风》）

治小儿急惊，及天瘹、客忤。

青黛　麝香　白牵牛（末）　甘遂（末）　寒食面　大黄（末各三钱）　腻粉　龙脑　粉霜（各一钱）

上九味，各研细和匀，滴水丸如鸡头实大。每服半丸一丸，磨刀水化下，量大小加减，微利为度。

31. 千金汤（《圣济总录·卷第一百七十·小儿惊啼》）

治小儿因客忤惊啼。

蜀漆（炒令烟出，半两）　左顾牡蛎（烧过，一分）

上二味，粗捣筛。一二岁儿，每服一钱匕，以浆水半盏煎至三分，去滓，分温二服，空心日午各一。兼治小儿着噤，更随儿大小，以意加减。

32. 人参丸（《圣济总录·卷第一百七十一·小儿惊痫》）

治小儿诸般痫，惊惕瘛疭，及中客忤。

人参　牛黄　细辛（去苗叶，各半两）　蚱蝉（去翅足，炙，七枚）　大黄（湿纸裹煨，锉，一两）　芍药　当归（切，焙，各半两）　蛇蜕（炙，三寸）　甘草（炙，锉，三分）　栝蒌根　防风（去叉，各半两）　巴豆（去皮心膜，别研如膏，三十粒）　麝香（研，半两）

上一十三味，除巴豆、牛黄、麝香外，捣罗为末，研匀，炼蜜和丸如麻子大。初生至百日儿，每服二丸；一岁至五岁儿，每服三丸、五丸，并用薄荷汤下。若儿惊惕及客忤，温壮发热腹满，增丸数服之，以快利为度，更量儿大小加减。

33. 青黛丸（《圣济总录·卷第一百七十二·小儿天瘹》）

治小儿天瘹客忤，五疳八痢，十二惊痫。

青黛（研）　天竺黄（研）　干虾蟆（一枚，黄泥裹烧赤，去泥，研）　干蜗牛壳（洗，炒，研）　黄连（去须）　地龙（炒）　人参　钩藤（炙）　龙胆（各一分）　芦荟（研）　熊胆（研，各半两）　牛黄（研）　麝香（研）　雄黄（研）　丹砂（研，各一钱）　夜明砂　胡黄连（各三分）

上一十七味，捣罗七味为末，与十味研者和匀，以烧饭丸如麻子大。一岁一丸，至二丸，粥饮下，一岁以上，以意加减。

34. 麝香紫霜丸（《圣济总录·卷第一百七十五·小儿丁奚腹大》）

治小儿新生，客忤所中，惊痫发热，哺乳不消，中风掣缩，蹙口吐舌，猝注面青，目上摇，腹满丁奚羸瘦胫交，三岁不能行。

麝香（研）　牛黄（研）　雄黄（研）　丹砂（研，各一两）　黄连（去须）　桂（去粗皮）　乌贼鱼骨（各半两）　特生礜石（炼成者，一分）　赤足蜈蚣（半枚，炙）　附子（炮裂，去皮脐，一两）　巴豆（三十枚，去皮心，绢袋贮灰汁煮半日，别捣如泥）

上一十一味，并捣研为末，炼蜜和成剂，密器盛，勿令泄气。每用旋丸，儿生十日至三十日，服如黍米大二丸，乳汁下；四十日至百日，服如麻子大三丸，米饮下；一岁至三岁，以意增之，儿虽小而宿实甚者，亦当增丸数。

35. 麝香汤（《圣济总录·卷第一百七十七·小儿客忤》）

治小儿客忤猝痛，及气满常腹痛。

半夏（汤洗十遍，生姜汁炙）　黄芪（各一两）　甘草（炒）　干姜（炮）　桂（去粗皮，各半两）

上五味，粗捣筛。一二岁儿，每一钱匕，水七分，煎至四分，去滓纳麝香少许，分温二服，不拘时候，更随儿大小加减。

36. 白石脂汤（《圣济总录·卷第一百七十七·小儿客忤》）

治小儿客忤吐利。

白石脂（一两）　蜀漆（半两）　附子（炮制，去皮脐，一分）　牡蛎（煅，一两）

上四味，锉如麻豆。一二岁儿，每一钱匕，水七分煎至四分，去滓，分温二服，空心午后，更量儿大小加减。

37. 人参汤（《圣济总录·卷第一百七十七·小儿客忤》）

治小儿客忤腹满痛，大便不通。

人参　龙胆　钩藤　柴胡（去苗）　黄芩（去黑心）　桔梗（炒）　赤芍药　茯神（去木）　当归（切，焙，各半两）　蜣螂（去足，炙，二枚）　大黄（锉，炒，一两）

上一十一味，粗捣筛。每一钱匕，水一盏煎至五分，去滓，分温二服，更量儿大小加减。

38. 犀角丸（《圣济总录·卷第一百七十七·

小儿客忤》)

治小儿客忤惊邪鬼魅,安神。

犀角(镑) 车前子 白茯苓(去黑皮) 人参(各半两) 雄黄(研,一两)

上五味,捣研为末,取桃白皮十两,桃符十两,水三升,煎一升,去滓煎成膏,和前药丸如麻子大。每服三丸,桃柳汤下。

39. 桂参汤(《圣济总录·卷第一百七十七·小儿客忤》)

治小儿中客忤,吐青白沫,及食饮皆出。腹中痛气欲绝。

桂(去粗皮,一两) 人参(一分)

上二味,粗捣筛。一二百日儿,每半钱匕,水半盏煎至三分,去滓分温三服,儿大以意增之。

40. 伏龙肝膏(《圣济总录·卷第一百七十七·小儿客忤》)

治小儿猝中客忤,惊啼大叫。

伏龙肝(研,二两) 鸡子(去壳,一枚) 地龙粪(研,一两)

上三味,相和研匀,或干更入少水,调如膏,先用桃柳汤浴儿,后将药涂儿五心,及顶门上。

41. 龙胆饮(《圣济总录·卷第一百七十七·小儿客忤》)

治小儿被客气忤犯,状似惊痫,但眼不上戴,耳后脉急数。

龙胆 钩藤(锉) 柴胡(去苗) 黄芩(去黑心) 桔梗(锉,炒) 赤芍药 茯神(去木,各一分) 蜣螂(二枚,炙,去足头甲) 大黄(蒸三度,炒,一两)

上九味,粗捣筛。每服二钱匕,水一小盏煎取四分,量儿大小加减,分数服。

42. 太一神精丸(《圣济总录·卷第一百七十七·小儿尸注》)

治小儿客忤、霍乱、腹痛胀满;若尸注、恶风、癫狂、鬼祟、蛊毒、妖魅、温疟,无所不治。

丹砂(研) 曾青(研) 雄黄(研) 雌黄(研) 磁石(煅醋淬三遍,捣研,各四两) 金牙(研,二两半)

上六味,各研罗为末。先将丹砂等五味,用酽醋渍之,唯曾青用好酒铜器中渍,以纸密封头,日中曝经夏,急待用,亦须五日,无日以火暖之;其丹砂等五味,日数亦然;各研如粉,以酽醋拌令干湿得所,纳土釜中,以六一泥固济令密,候泥干,然后安铁环施脚,高一尺五寸,置釜于环上。初取熟炭火两枝,各长四寸,置于釜下,待三分消尽二分,更加熟火两枝,如此三度。然后用生炭烧,增之渐多,乃至一复时,火近釜底,即使满。其釜下炭,经两度即罢,待火尽极冷,然后出之。其药精飞化凝着釜上,光明皎洁如雪者最佳,若飞上不尽,更合与火如前,以雄鸡翼扫取,多少不定,和以枣肉,丸如黍米大。平旦空腹服一丸;又常以绛囊带之,男左女右,小儿系头上,辟瘴毒恶气射工。小儿患可以苦酒和之,涂方寸纸,贴儿心腹上。亦有已死者,冬二日,夏一日,与药得下便活,若服药闷乱,可煮防己汤饮之则定。

43. 蝎梢散(《幼幼新书·卷第十三·胎风第一》)

治小儿胎风,天瘹,客忤,急慢惊风,往来潮搐,涎盛喘逆,哽气不安。

人参(三钱) 白僵蚕(一分,直者) 全蝎(一十四个) 辰砂 真麝(各一分)

上件三味为细末外,再入辰砂、麝香同研匀。每服一字,金银薄荷汤调下。如慢惊,即入白附子末一分。

44. 温白丸(《幼幼新书·卷第二十七·吐利第六》引《婴孺》)

治少小寒中吐利及客忤。

附子(炮) 桔梗(各二两) 人参(一两) 干姜(二分)

上为末,炼蜜丸。二十日儿麻子大一丸,五十日儿胡豆大一丸,百日儿小豆大一丸,不知加之。

45. 双丸方(《幼幼新书·卷第七·中客忤第二》)

治小儿新生客忤中恶,发痫发热,乳哺不消,中风反折,口吐舌并疰忤面青,目上插,腹满癫痫,羸瘦疰及三岁不行。

上麝香 牛黄 黄连(宣州者,各二两) 丹砂 特生矾石(烧) 附子(炮,去皮) 雄黄 桂心 乌贼鱼骨(各一两) 巴豆(六十枚,去皮心,熬) 赤头蜈蚣(一枚,熬。《圣惠》与此方同,独麝香、牛黄减半,蜈蚣加半)

上一十一味各异捣筛,别研巴豆如膏,乃纳诸药,炼蜜和捣三千杵,密壅之,勿泄气。生十日、二十日至一月,日服如黍米大二丸;四十日至百日服麻子大二丸；一岁以上以意增加。有儿虽小而病重者，增大其丸，不必依此丸。小儿病客忤，率多耐药，服药当汗出，若汗不出者不瘥也。一日一夜四五服，以汗出为瘥。凡候儿中人者，为人乳子未了而有子者，亦使儿客忤。口中衔血，即月客也。若有此者，当寻服此药，即儿可全也。

46. 桃奴丸（《杨氏家藏方·卷第二诸风下·癫痫方一十五道》）

治心虚有热，恍惚不常，言语错乱，尸疰客忤，魇梦不祥，小儿惊痫，并宜服之。

桃奴（七枚，别为末） 桃仁（一十四枚，去皮尖，麸炒黄，研） 安息香（一两，去沙石，以酒半升银器中，同前二味熬成膏） 玳瑁（镑过，杵为细末，一两） 琥珀（三分，别研） 犀角屑（半两） 辰砂（半两，别研） 雄黄（三分，别研） 牛黄（别研） 龙脑（别研） 麝香（别研，三味各一分）

上为细末，入前膏子和丸，每一两作一十五丸，阴干。每服一丸，人参汤和下，食后。

47. 愈山人镇心丹（《传信适用方·卷上·补益》）

此药性平凉，无毒，善安镇神脏，补养心气。专治惊忧思虑过伤，心气不足，怔忡盗汗，乱梦失精，卒暴心痛，中风不语，风痫癫狂，客忤不省，悲哭无常，色脱神瘁，飞尸鬼疰，恍惚惊悸，吐血便血，虚劳羸瘦，病后虚烦，不得眠睡，产前安胎，产后补虚，极有大功，种种心疾悉皆主之。

黄芪（五两，炙） 熟干地黄（二两半，洗） 五味子（二两半，去枝梗） 柏子仁（二两半，令研） 远志（二两半，去心秤） 白茯神（五两，去木） 酸枣仁（五两，去皮，炒秤） 朱砂（三两，别研为衣）

上为细末，炼蜜为圆如梧桐子大，以朱砂为衣。恍惚惊悸，怔忡不止，煎人参茯神汤下；盗汗不止，参麸汤下；乱梦失精，人参龙骨汤下；卒暴心乱，乳香汤下；肌热虚烦，麦门冬汤下；吐血，人参汤下；大便下血，当归地榆汤下；小便尿血，赤茯苓汤下；中风不语，薄荷牛黄汤下；风痫涎潮，防风汤下三十圆；常服，温酒或人参汤下。此药神效不可具述，常服安神镇心，益寿延年。

48. 雄麝散（《世医得效方·卷第十一·小方科·客忤》）

治客忤腹痛，危急。

雄黄（一钱） 明乳香（半钱） 生麝香（一字）

上为末。每一字，刺鸡冠血调灌之。

49. 黄土散（《世医得效方·卷第十一·小方科·客忤》）

治小儿卒客忤。

灶中黄土 蚯蚓粪（各等分）

上研细，水调涂儿头上及五心良。

50. 正气散（《普济方·卷二百五十四·杂治门·卒忤》）

疗客忤，心腹绞痛，胀满气冲心胸，烦燥壮热，或气闷又刺痛，此鬼魅之气。

麝香（一钱） 茯神 人参 天门冬（去心） 鬼臼 菖蒲（等分）

上为末，蜜为丸如梧桐子大。服十丸，日三，温酒下。

51. 脱用散（《普济方·卷三百六十八·婴孩伤寒门·总论》）

调理小儿婴孩，伤寒体热，头面昏沉，不思饮食，夹惊夹食，寒热大小便闭涩，或赤或白，烦躁作渴，冷汗妄流，夹积伤滞，膈满胀急，青黄体瘦，日夜大热，及疗伤寒伤暑，惊痫客忤，筋骨坚脏，痞气等热，并宜服之。

柴胡（去芦） 川当归（洗净） 龙胆草（去芦） 知母（各三钱） 人参 川芎（各三钱） 白茯苓（二钱半） 甘草（炙，四钱） 麻黄（二钱，去节留根一钱）

上为细末。每服一二钱，水一小盏，入小葱白连须一寸，同煎至半，温服不拘时候。

52. 大圣夺命金丹（《普济方·卷三百七十三·婴孩惊风门·一切惊风》）

治惊风至重者，急慢惊风，癫痫天瘹，客忤物忤，中恶及初生脐风撮口，着噤胎惊胎痫，牙关紧急，惊风痰热，搐搦掣颤，反引窜视，昏闷不醒，但是一切惊风危恶者，紧急之证，并皆治之，其效如神。其他惊药，功力俱不及此，真起死回生良剂。

天麻（炮） 全蝎（去毒） 防风（去芦） 羌活 天南星（大者） 白附子（炮） 茯神 白僵蚕（炒） 川芎 远志肉 桔梗（去芦） 石菖蒲 半夏（生） 人参（去芦） 白术 白茯苓（去皮） 乌蛇尾（酒浸炙，五钱） 酸枣仁（炒） 荆芥穗 北细辛（各五分） 大川乌（炮焦） 粉草

（三钱）　大赤足蜈蚣（一条，薄荷汁浸焙）

以上除全蝎、蛇尾、蜈蚣外，余药各制同研细为末，入全蝎三味、沉香三钱如法研细，方入后药：

辰砂（三钱）　龙脑（三钱）　珍珠（三钱）　金箔（三十片）　银箔（四十片）　真琥珀（三钱）　麝香（一钱）　雄黄（一钱）

以上于乳钵内，细研，和合令匀，姜汁面糊丸，朱砂为衣。金钱薄荷汤研化服。如欲存久，宜安暖处，常加晒焙，免失药味。惊风牙关不开，搐鼻不嚏，上以药入搐鼻开关。

53. 至圣夺命丹（《普济方·卷三百七十三·婴孩惊风门·一切惊风》）

治惊风重者，急慢惊风，风痫中恶，客忤恍惚，口眼㖞斜，痰壅搐掣等证。

人参（去芦，五钱）　白术（三钱）　天麻（炮，三钱）　南星（五钱，姜制）　全蝎（去毒，三钱）　防风（去芦，三钱）　羌活（三钱）　北细辛（去叶，三钱）　独活（三钱）　荆芥穗（三钱）　茯神（三钱）　川乌（炒，去皮，三钱）　半夏（汤炮，五钱）　僵蚕（炒，三钱）　酸枣仁（炒）　远志肉　川芎　白附子（炒）　川白芷　桔梗（去芦）　甘草　石菖蒲（各三钱）　蝉蜕（十四个，各制碾为末，去土）　雄黄（一钱）　金箔（二十片）　银箔（三十片）　麝香（一钱，上四味乳钵内研）　白茯苓（去皮，三钱）

上合和令匀，姜汁面糊丸，朱砂为衣。临用研化，金钱薄荷汤下，搐不止，鸡冠血下，蛀皂角子下。

54. 仙方牛黄丸（《普济方·卷三百七十三·婴孩惊风门·一切惊风》）

治惊风中风，五痫天瘹，客忤潮涎，灌膈。

白花蛇（酒浸取肉）　天麻　全蝎　白附子　真川乌（一只重半两，生者，去皮脐）　薄荷叶（各半两）

以上六味先为细末，次入：

雄黄（半两）　辰砂（三钱）　牛黄（一钱）　麝香（一钱）　脑子（半钱，皆别研）

上一处和匀，麻黄去根二两，酒一升煎麻黄至一盏，去麻黄用酒熬药得所，太过焦赤，不及病人。丸如芡实大，密器盛之。一丸作五服，煎金钱薄荷汤，磨化，大能发散惊邪。

55. 鸡舌香丸（《普济方·卷三百七十八·婴孩一切痫门·惊痫》）

治忧恚上冲痞结等气，胸管窒塞噎闷，脏腑积聚，欲作癥瘕；酒食毒，痰澼呕逆，有妨饮食，兼治小儿惊痫，客忤泄利。

鸡舌香（用母丁香）　墨（略烧）　麝香　牛黄（并锉，研）　犀角（末）　铁铧粉（各一分半）　枣（五枚，烧存性）　京三棱（末，一钱）　乌梅肉（焙干，一分）　巴豆（大者十五枚，去皮心膜，浆水煮三五十沸，再入麸炒令赤色，别研细末）

上为末，煮糊丸如黄米大。每服三五丸，煎人参汤下，渐加至七丸十丸，食后服。

56. 清凉饮子（《普济方·卷三百八十四·婴孩诸热疸肿门·诸热》）

治小儿由将养乖节，或犯寒暑，乳哺失时，乍伤肌饱，致令血气不调，伤胃不和，或致发热，欲变惊痫，小儿血气脆弱，病作变动，证候百端，若见其证，即便治之，便不能成重病。治之若晚，其病即成，至羸困而难疗。此药主儿百病，变蒸、客忤、惊痫、壮热，分解涎壅躁闷，烦渴，项颈结热，头面生疮疖。

大黄（炮）　连翘（生）　芍药（生）　当归（微炒）　防风（去芦）　甘草（炙）　山栀（取去仁，各等分）

上㕮咀。每服一大钱，水半盏，煎至三分，去滓，不计时候服。

57. 消滞丸（一名**雀屎丸**）（《普济方·卷三百八十五·婴孩诸热疸肿门·温壮》）

治小儿热疾后，腹中不调，饮食不节，腹满温热，及中客忤，兼乳冷有所伤。

雀屎白　牛黄（研，各一钱）　芎䓖　芍药　干姜　甘草（炙，各半两）　麝香（研）　小麦面　大黄（锉，炒）　当归（焙）　人参（各三分）

上为末，炼蜜和丸如麻子大。温热水下三丸，欲令下，都服五丸。一方加黄耆、黄芩各二分炒。

58. 消癖丸（《普济方·卷三百九十一·婴孩癖积胀满门·诸癖结胀满》）

治小儿癥癖百病，疳痼，腹胀黄瘦，发渴不常，客忤疳痢，及吐逆不定，心腹多痛，及惊风天瘹。

朱砂（细研）　杏仁（各一分，汤浸去皮尖、双仁，别研如膏）　巴豆霜（半分）　鳖甲（醋涂炙令黄，去裙襕）　犀角屑（各半两）

上为末，入巴豆、杏仁研令匀，炼蜜和丸如黄米大。百日儿乳汁下一丸，三四岁儿薄荷汤下三丸，随儿大小，加减服之。

59. 醋酒白丸子（《普济方·卷三百九十五·婴孩吐泻门·吐利》）

治小儿吐利中寒，并客忤。

半夏（洗） 人参（各三分） 桔梗 附子（炮，去皮脐） 干姜（各四分）

上为末，以苦酒和丸如小豆大。一服一丸，日三丸，一岁服法。

60. 真珠散（《普济方·卷四百一·婴孩杂病门·客忤》）

治客忤、惊风、鬼注、惊邪、痰热、心舍不宁，精神不定，心常怔忡，睡卧惊跳，时或咬牙，五心烦热，有汗煎啼，面赤舌白，呵发烦渴，小便赤色，或吐利黄沫，常服，辟惊邪、顺经安神舍。

真珠末（二分） 海螵蛸 滑石（各一钱） 茯苓 人参 白附子（各二分） 甘草（炙，半钱） 全蝎（五分） 生珠（一钱，别研） 脑子（半钱，别入） 麝香（半钱，别入） 金银箔（金二片，银二片）

上为末。每服半钱，煎灯心麦门冬汤，蜜调下，日午临卧服之。

61. 韭根散（《普济方·卷四百一·婴孩杂病门·客忤》）

韭根（一把） 乌梅（二七个） 吴茱萸（半升，炒）

上水一斗，煮之，以病人栉内中三沸，栉浮者生，沉者死。煮取三升，去滓，分饮之。

62. 龙骨散（《普济方·卷四百一·婴孩杂病门·客忤》）

治小儿中客忤，体热。

白龙骨（一分） 牛黄（半分，细研） 葛根（一分，锉）

上为散。每服以温水调下半钱，日三四服。

63. 夺命丹（《奇效良方·卷之六十四·小儿门·胎惊胎风》）

治急慢惊风，胎风风痫，客忤物忤，目睛斜视，痰壅搐掣等证，并治。

人参（去芦） 南星（姜制） 半夏（炮） 独活 荆芥穗 远志肉 川芎 酸枣仁（炒） 白附子（炒） 川白芷 桔梗 甘草 石菖蒲（各五钱） 白茯苓 白术 天麻（炮） 全蝎（去毒） 防风（去芦） 羌活 茯神 川乌（炮，去皮） 僵蚕（炒） 细辛（去叶，各三钱） 蝉蜕（十四个，去泥） 辰砂 雄黄 麝香（各一钱） 金箔（二十片） 银箔（三十片，五味乳钵研）

上同为细末，以生姜汁打面糊和丸如芡实大，以朱砂为衣。每服半丸，或一丸，用金银薄荷汤化下，不拘时。

64. 脱甲散（《赤水玄珠·第二十五卷·脐突光肿脐汁不干·潮热》）

治伤寒体热，头目昏沉，不思饮食，夹惊夹食，寒热，大小便闭，烦躁作渴，冷汗妄流，膈满腹急，日夜大热，并伤风伤暑，惊痫客忤疳热。

柴胡 当归 龙胆草 茯苓 知母 甘草 川芎（各三钱） 人参（二钱）

上看大小，每服三五钱，加连须葱白三根，水煎服。此方散热扶表救里，表虚者，汗不妄出，里热令不闭结，外则通关，内则开渠，经络疏通，脏腑无滞，热在表里之间，施无不可，积传惊痫之候，用攻必效。

65. 茅先生夺命散（《证治准绳·幼科集之二·肝脏部·惊》）

此治天钓、脐风、客忤、卒死、撮口、鹅口、木舌、喉痹、肞腮、风壅吐涎，后依证调理。

铜青 朱砂（各二钱） 腻粉（半钱） 麝香（少许） 蝎尾（十四个，去针）

上为末。每服半钱，薄荷、腊茶清调下。

66. 张涣辟邪膏（《医灯续焰·卷十六·小儿脉证第七十八》）

儿血气未实，神气软弱。除父母及乳养人外，勿令见生人，及抱往别房异户，及见牛马畜兽等。其父母家人之类，自外夜行归家，亦勿令见，恐经履鬼神恶气犯儿。令吐下五色，水谷解离，状似发痫，但眼不上戴，脉不弦急，名曰客忤。

真降香（锉） 白胶香 沉香 虎头骨（微炒） 鬼臼（去毛） 草龙胆 人参 白茯苓

上各半两，捣罗细末；次入水磨雄黄半两，细研水飞；次研麝香一钱拌匀，炼蜜和丸鸡头大。每一粒，煎乳香汤化下；及别丸如弹子大，用绿绢袋盛，佩儿衣上。

67. 灶中黄土方（《医灯续焰·卷十六·小儿脉证第七十八》）

客忤因而惊忤者，治法用灶中黄土，研二两，鸡子一枚去壳。二件相和，入少许水调。先以桃、柳枝汤浴儿，后将此药涂五心及顶门上。陈无择法用灶中黄土、蚯蚓屎等分，如此法涂之。

68. 保命丹(《良朋汇集经验神方·卷之六·妇女杂病品》)

治小儿急慢惊风，痰涎壅盛，牙关紧急，角弓反张，睡中惊跳，哭泣叫喊，偏搐斜目，面青脸赤，两眼直视，手足搐搦，天吊客忤，摇头上窜一切风痰皆可治之。

大个无油南星(二两，煨) 硼砂(净，六钱) 白僵蚕(二两，姜汁浸炒) 茯神(去皮尖，六钱) 蝉蜕(去头足翅净，一两) 白矾(一两，火枯) 天龙(四条，酒煮即蜈蚣也) 麝香(一钱) 全蝎(去尾毒，净用，三两，糯米炒黄为度去米) 远志(去骨用净肉，一两，甘草一节同煮过去草) 大粒朱砂(五钱，另研为衣) 猪牙皂角(二两，打碎煎浓汁)

上先将南星煨，以皂角汁淬十数次，余皂汁留煮米糊，以前药俱为末，为丸如龙眼大，以朱砂为衣，阴干。每用一丸，以薄荷、灯心、金银环子同煎汤，浸磨化，临时以火上炖温与服。

69. 竹茹温胆汤(《婴儿论·辨发惊脉证并治第三》)

客忤发热微搐，若剧则如狂痫，反视撮口，惕而不安，宜红雪服之。儿人语物响，易动跳者，此为元真虚拙，必发惊痫也。

茯苓(一钱) 陈皮(五分) 半夏(七分) 黄连(三分) 枳实(五分) 竹茹(三分) 甘草(二分) 生姜(三分) 大枣(五枚)

上九味㕮咀，以水二升，煮取一升，去滓分温服，加辰砂三分为佳。

三、治客忤急症方

1. 太乙备急散(《备急千金要方·卷十七肺脏方·飞尸鬼疰第八》)

治卒中恶客忤五尸入腹，鬼刺鬼痱，及中蛊疰吐血下血，及心腹卒痛，腹满伤寒热毒病六七日方。

雄黄 桂心 芫花(各二两) 丹砂 蜀椒(各一两) 藜芦 巴豆(各一分) 野葛(三分) 附子(五分)

上九味，巴豆别研如脂，余合治，下筛；以巴豆合和更捣，置铜器中密贮之，勿泄。有急疾，水服钱五匕，可加至半钱匕，老小半之。病在头当鼻衄，在膈上吐，在膈下利，在四肢当汗出，此所谓如汤沃雪，手下皆愈。方宜秘之，非贤不传。

2. 备急散(《圣济总录·卷第一百·诸注门·中恶》)

治卒中恶客忤，五尸入腹，鬼刺鬼排，及中蛊毒注，吐血下血，及心腹卒痛，腹满寒热毒病。

雄黄(研，二两) 丹砂(研，一两) 附子(炮裂，去皮脐，一两一分) 桂(去粗皮) 藜芦(各一分) 巴豆仁(三十五个，去心熬) 蜀椒(去目并闭口，炒出汗，半两) 野葛(三分) 芫花(醋炒，四钱)

上九味，将巴豆别治如脂，余为细散，以巴豆合捣令匀，瓷器贮之，密封勿泄气。遇急病，水服一字许，加至半盏匕，老幼减半。病在头，当鼻衄，在膈上则吐，在膈下则利，在四肢则汗出而愈。

3. 追魂汤(《世医得效方·卷第二·大方脉杂医科·痃疟》)

治卒厥暴死，及主客忤、鬼击、飞尸，然忽绝气不觉，口噤。

麻黄(去节，三两) 杏仁(去皮尖，二百五十个) 甘草(炙，一两)

上为锉散。每服四钱，水一盏半煎七分，去滓灌之。通治诸感忤，或口噤拗口不开，去齿下汤，汤入口，活。不下，分病人发左右，捉搦肩引之，药下渐苏，令服尽取效。《千金》有桂心二两。

4. 镇惊造命丹(《简明医彀·卷之六·急惊》)

治胎惊，急慢诸惊；癫痫不省人事，目直上视，惊风痰壅，睡中惊跳，夜卧不安，啼哭不止，客忤、内瘹。凡一切惊疾，初生至长，及奇怪形状不能辨名者，并大人因惊忧劳损，卧不安寐，怔忡恍惚，恐怖颠狂，妇人产后不语，昏愦啼笑。

蛇含石(微火煨热，炭火煅红，米醋淬；再煅再淬七次，研细水飞，澄去水，晒燥，重研万下。四两) 代赭石(煅研，如前) 辰砂(水飞) 青礞石(硝，煅金色，水飞，重研) 南星(牛胆制过) 茯神(各五钱) 僵蚕(洗、炒) 蝉蜕(去土) 白附子 使君子 天麻(各末，三钱) 牛黄(陕西，七分) 麝香(五分) 冰片(三分)

上研匀，炼蜜和丸，金箔为衣。大人二钱，小儿一钱，婴儿三五分，灯心薄荷汤化服，金银煎汤尤好。

5. 三物备急丸《医灯续焰·卷四·中风脉证第三十五·附方》

主心腹诸卒暴百病，苦中恶客忤，心腹胀满，卒痛如锥刺，气急口噤，停尸卒死。

大黄（一两）　干姜（一两）　巴豆（一两，去皮心熬，外研如脂）

上药各须精新，先捣大黄、干姜为末，研巴豆内末中，合捣一千杵，用为散，蜜和丸亦佳，密器中贮之，莫令泄。以暖水若酒，服大豆许三四丸。或不下，捧头起，灌令下咽，须臾当瘥；如未瘥，更与三丸；当腹中鸣，即吐下便瘥。若口噤，亦须折齿灌之。

6. 三物白散（《退思集类方歌注·备急丸类》）

治寒实结胸，无大热者。

巴豆霜（一分）　川贝母　桔梗（各三分）

研末，纳巴豆霜更杵之，以白饮和服，强人半钱匕，羸者减之。病在膈上必吐，在膈下必利。不利，进热粥一杯；利过不止，进冷粥一杯。

四、治客忤验方

1）《肘后备急方·卷一·救卒客忤死方第三》

客忤者，中恶之类也，多于道门门外得之，令人心腹绞痛胀满，气冲心胸，不即治，亦杀人，救之方。

灸鼻人中三十壮，令切鼻柱下也；以水渍粳米，取汁一二升，饮之。口已噤者，以物强发之。

又方，捣墨，水和，服一钱匕。

又方，以铜器若瓦器，贮热汤，器着腹上；转冷者，撤去衣，器亲肉；大冷者，易以热汤，取愈则止。

又方，以三重衣着腹上，铜器着衣上，稍稍，少许茅于器中烧之，茅尽益之，勿顿多也，取愈乃止。

又方，以绳横度其人口，以度其脐，去四面各一处，灸各三壮，令四火俱起，瘥。

又方，横度口中，折之令上，头着心下，灸下头五壮。

又方，真丹方寸匕，蜜三合，和服。口噤者，折齿下之。

扁鹊治忤有救卒符并服盐汤法，恐非庸世所能，故不载。而此病即今人所谓中恶者，与卒死鬼击亦相类，为治皆参取而用之已死者。

捣生菖蒲根，绞取汁，含之，立瘥。

卒忤，停尸不能言者：桔梗（烧）二枚，末之，服。

又方，末细辛、桂，分等，纳口中。

又方，鸡冠血和真珠，丸如小豆，纳口中，与三四枚，瘥。

若卒口噤不开者：末生附子，置管中，吹纳舌下，即瘥矣。

又方，人血和真珠，如梧桐子大，二丸，折齿纳喉中，令下。

华佗卒中恶、短气欲死：灸足两拇指上甲后聚毛中，各十四壮，即愈。未瘥，又灸十四壮。前救卒死方，三七壮，已有其法。

又张仲景诸要方：麻黄四两，杏仁七十枚，甘草一两。以水八升，煮取三升，分令咽之。通治诸感忤。

又方，韭根一把，乌梅二十个，茱萸半斤。以水一斗煮之，以病人栉纳中三沸，栉浮者生，沉者死。煮得三升，与饮之。

又方，桂一两，生姜三两，栀子十四枚，豉五合。捣，以酒三升，搅，微煮之，味出去滓，顿服取瘥。

2）《外台秘要·卷第三十五·小儿客忤一十首》

剪取驴前膊胛上旋毛，大如弹丸，以乳汁煎之，令毛消，药成着乳头饮之，下喉即愈。又疗小儿犯客忤，发作有时方取母月衣覆儿上，大良。

3）《医心方·卷第二十五·治小儿客忤方第九十一》

《小品方》：吞麝香如大豆，立愈。

《葛氏方》：令儿仰卧，以小盆着胸上，烧甑蔽于盆中，火减即愈。

《产经》云：牛黄如大豆研，饮之即效。

4）《太平圣惠方·卷第八十二·治小儿客忤诸方》

治小儿卒中客忤方。

地龙粪（一两）　灶中黄土（一两）

上件药，以水和如鸡子黄大，涂儿头上及五心，即愈。

治小儿中客忤体热方

白龙骨(一分)　牛黄(半分,细研)　葛根(一分,锉)

上件药,捣细罗为散。每服以温水调下半钱,日三四服。

治小儿卒中客忤方:铜照子鼻,上烧令赤,著少许酒中淬过,少少与儿服之。

新马粪一枚,上水绞取汁,与儿时时服少许。

5)《圣济总录·卷第一百七十七·小儿客忤》

治小儿客忤,吐沫如痫方:上青钱十四文,以水一斗五升,煎取一斗浴儿、立瘥。

6)《普济方·卷四百一·婴孩杂病门·客忤》

治卒客忤停尸不能言者:上烧桔梗二两为末,米饮服,仍吞麝香如大豆许佳,治之立效。

治卒客忤停尸不能言者:用细辛、桂心等分,内口中。

治小儿客忤中人,吐下黄水:上为水一斗,煮钱十四枚,以浴之。又取水和粉及熟艾,各为丸鸡子大,摩小儿五心,良久,擘之毛出差。

治少小中客忤,强项欲死:上取衣中白鱼十枚;为末,以敷母乳头上,令儿饮之,入咽立愈。一方,二枚着母手掩儿脐中,儿吐下愈;亦以摩儿顶及脊强处。一方,书中白鱼亦可。

又方,取牛口沫敷乳头饮之;一方取牛鼻津服之。

治少小卒中客忤,不知人者:上取热马屎一丸,绞取汁饮,饮下咽便愈,亦治中客忤而躯啼面青腹强者。一方以马通三升,烧令烟绝,以酒一斗,煮三沸,浴儿,名马通浴汤。

治小儿惊悸客忤:上用蛇蜕皮煎汁。

治客忤者,中恶之类也,多于道间门外得之,令人心腹绞痛,胀满,气冲心胸,不即治,亦杀人。上用铅丹一方寸匕,蜜二合和服之,口噤者,折齿灌之;一方用墨水和服一钱匕。

治小儿客忤蛊毒:用乌雌鸡粪炒服之。

治小儿惊痫客忤:用家桑东行根,研汁大验。

治小儿客忤欲狼狈方:抱儿于厕前,取屎草烧灰为末,水调服,少许即愈。

治客忤狂啼腹痛(出傅氏《活婴方》)。

朱砂　麝香　雄黄

上研匀,涂乳上,令吮之。

治小儿客忤惊啼叫:

灶中黄土(二两,研)　鸡子(一枚,去皮)

上件药相和,入少许水调,先以桃柳汤浴,而后将此药涂五心及顶门上。

治小儿客忤,吐奶不乳,头面青黄色,结急,浴法(出《圣惠方》)。

青铜钱(一百二十文)

上水一斗,煮取五升,适寒温以浴儿。立效。

治小儿客忤壮热,浴方(出《圣惠方》)。

白芷根苗　苦参

上件药等分,粗捣为散。用清浆水煎,入盐少许,以浴了,用粉摩佳。

治小儿客忤,消食及冷气(《本草方》):以铁屑煎汁服之。

治小儿客忤:以熊骨煮汤浴之。

又方,用墨捣筛,和水温服之。

又方(出《本草》),以僵蚕七枚为末。用酒调下。量服之。

【论用药】

一、用药忌宜

《神农本草经疏·卷二·〈续序例〉下·附录诸疰主治》:"鬼疰、尸疰、飞尸、客忤,此系天地阴邪杀厉之气乘虚中人,或遍身青暗,或忽消瘦声哑,面色青黄不定,或忽惊厥,目直视,手握拳,或遍身骨节疼痛非常。[忌]破气,复忌补气,升,燥热,酸敛。[宜]辟恶气,安神镇心,辛香发散,金石镇坠。牛黄、丹砂、苏合香、天竺黄、琥珀、沉水香、龙脑香、乳香、安息香、檀香、木香、麝香、真珠、雄黄、鬼臼、龙齿、犀角、金银箔、虎骨、代赭石、天灵盖、獭肝、生地黄、菖蒲、远志。"

二、治客忤专药

1. 马尾

《本草纲目·兽部第五十卷·兽之一·马》:"主治:女人崩中,小儿客忤。(时珍)"

2. 天竺黄

《证类本草·卷第十三·天竺黄》:"[臣禹锡等谨按]《日华子》云:平,治中风痰壅,卒失音不语,小儿客忤及痫痰。此是南海边竹内尘沙结成者耳。”

《本草易读·卷七·天竹黄》：“甘，寒，无毒。治小儿惊风天吊，客忤癫痫，疗中风风热痰壅，失音不语。制药毒热发，息金疮血出。镇心最宜，明目亦良。”

3. 牛黄

《本草蒙筌·卷之九·兽部·牛黄》：“疗小儿诸痫惊吊，客忤口噤不开；治大人癫狂发痓，中风痰壅不语。”

4. 牛鼻津

《本草纲目·兽部第五十卷·兽之一·牛》：“鼻津，主治小儿中客忤，水和少许灌之。”

5. 乌雌鸡粪

《证类本草·卷第十九·禽上·丹雄鸡》：“《日华子》云：乌雌鸡，温，无毒。安心定志，除邪辟恶气，治血邪，破心中宿血及治痈疽，排浓补新血，补产后虚羸，益色助气。胆，治疣目、耳铒疮，日三敷。肠，治遗尿并小便多。粪，治中风失音，痰逆，消渴，破石淋，利小肠，余沥，敷疮痍，灭瘢痕。炒服，治小儿客忤，蛊毒。”

6. 龙胆

《证类本草·卷第六·龙胆》：“《日华子》云：小豆为使。治客忤疳气，热病狂语及疮疥，明目，止烦，益智，治健忘。”

7. 白马茎

《新修本草·卷第十五·兽中·白马茎》：“［谨案］《别录》云：白马毛，疗小儿惊痫。白马眼，疗小儿魃母，带之。屎中粟，主金创，小儿客忤，寒热，不能食。”

8. 血参

《滇南本草·第三卷·血参》：“肥似人形。滇中性燥，产辽东性寒。采根，用糯米蒸透，红润色。主治骨间寒热，惊痫邪气，接续阳气，定五脏，救蛊毒；除胃中伏热时气，温热泄痢，去肠中小虫，益肝胆气，止惊惕。久服益志不忘，轻身耐老。客忤疳气热狂，明目，止燥烦；治疮疥，去目中之黄及睛赤肿，瘀肉高起，痛不可忍。退肝经邪热，除下焦湿热之肿，泻膀胱火。疗咽喉痛，风热盗汗。”

9. 衣带

《本草纲目·服器部第三十八卷·服器之一·衣带》：“疗小儿下痢客忤，妊妇下痢难产。（时珍）”

10. 玛瑙

《本草汇言·卷之十二·玉石类·玛瑙》：“玛瑙，辟恶气（陈藏器），解客忤，去目障之药也（李时珍）。缪氏（仲淳）曰：此乃玉之属也。观《宝藏论》言研木不热，其性寒可知。光洁明净，其体清可知。故陈氏方辟恶气而解客忤，去目翳而熨赤烂，皆取此寒洁清净之气，而辟除卒暴郁结之疾也。《集方》（杨木公方）治卒暴恶邪鬼气，及小儿客忤，神乱气闭之证。用明净玛瑙，粗石上酒磨汁，姜汤冲和灌之，即苏。”

11. 远志

《证类本草·卷第六·远志（为君）》：“《日华子》云：主膈气，惊魇，长肌肉，助筋骨，妇人血噤，失音，小儿客忤。服无忌。”

12. 鸡冠血

《神农本草经疏·卷十九·禽部三品·附鸡冠血》：“主乳难。用三年老雄者，取其阳气充溢也。凡风中血脉则口角僻㖞，冠血咸而走血，透肌肉，故以之治中风口㖞不正，涂颊上效。丹雄鸡，为阳禽。冠血乃诸阳之所聚，故能治中恶客忤邪气。”

13. 驴乳

《证类本草·卷第十八·驴屎》：“《日华子》云：乳治小儿痫，客忤，天吊，风疾。”

14. 虎睛

《证类本草·卷第十七·虎骨》：“《日华子》云：肉，味酸，平，无毒。治疟。又睛镇心及小儿惊啼，疳气，客忤。”

15. 钓藤

《证类本草·卷第十四·钓藤》：“［臣禹锡等谨按］《蜀本》云：味苦。《药性论》云：钓藤，臣，味甘，平。能主小儿惊啼，瘛疭热拥。《日华子》云：治客忤胎风。”

16. 狗齿

《证类本草·卷第十七·牡狗阴茎》：“［臣禹锡等谨按］癫痫通用药云：狗齿，平。《日华子》云：齿，理小儿客忤，烧入用。”

17. 狗骨

《本草纲目·兽部第五十卷·兽之一·狗》：“烧灰，补虚，理小儿惊痫客忤。（《蜀本》）”

18. 底野迦

《新修本草·卷第十五·兽上·底野迦》：“味

辛、苦，平，无毒。主百病，中恶，客忤邪气，心腹积聚。出西戎。”

19. 玳瑁

《本草纲目·介部第四十五卷·介之一·玳瑁》：“解痘毒，镇心神，急惊客忤，伤寒热结狂言。（时珍）”

20. 草豆蔻

《本草蒙筌·卷之二·草部中·草豆蔻》：“味辛，气温，阳也。无毒……入剂剥壳取子，行经惟胃与脾。去膈下寒，止霍乱吐逆；驱脐上痛，逐客忤邪伤。酒毒万消，口臭即解。”

21. 桔梗

《证类本草·卷第十·桔梗》：“《子母秘录》治小儿卒客忤死：烧桔梗末，三钱匕，饮服。”

22. 桃叶

《证类本草·卷第二十三·下品·桃核仁》：“《日华子》云：桃，热，微毒。益色，多食令人生热。树上自干者，治肺气腰痛，除鬼精邪气，破血，治心痛，酒摩，暖服之。又云：桃叶，暖。治恶气，小儿寒热客忤。”

23. 铁屑

《证类本草·卷第四·铁精》：“《日华子》云：铁屑，治惊邪癫痫，小儿客忤，消食及冷气，并煎汁服之也。”

24. 铁落

《神农本草经疏·卷四·玉石部中品·铁落》“［疏］铁落是煅家烧铁赤沸，砧上煅之，如皮甲落下者。本出于铁，不离金象，体重而降。故《素问》有生铁落饮，以疗病狂怒者，云生铁落，下气疾也。又狂怒属肝气暴升，故取金气以制之也。其主气在皮肤中，及除胸膈中热气，食不下，止烦者，皆制木散热之功也。《本经》又主风热恶疮，疡疽疮痂疥者，皆肝心火热所致，辛平能除二经之火热，故主之也。苏恭以之炒热投酒中饮，疗贼风痉。《大明》治惊邪癫痫，小儿客忤，并煮服之。悉此意耳。”

25. 桑白皮

《证类本草·卷第十三·桑根白皮》：“又云家桑东行根，暖，无毒。研汁治小儿天吊惊痫，客忤，及敷鹅口疮，大验。”

《汤液本草·卷之五·木部·桑东南根》：“《时习》云：根暖，无毒。研汁，治小儿天吊，惊痫客忤，及敷鹅口疮，大效。”

26. 菖蒲根

《本草纲目·草部第十九卷·草之八·菖蒲》：“治中恶卒死，客忤癫痫，下血崩中，安胎漏，散痈肿。捣汁服，解巴豆、大戟毒。（时珍）”

27. 野猪黄

《证类本草·卷第十八·野猪黄》：“《日华子》云：野猪，主肠风泻血，炙食，不过十顿。胆中黄，治鬼疰，痫疾及恶毒风，小儿疳气，客忤，天吊，脂，悦色，并除风肿毒疮疥癣。腊月陈者佳。”

28. 蛇蜕

《证类本草·卷第二十二·下品·蛇蜕》：“《日华子》云：治蛊毒，辟恶，止呕逆，治小儿惊悸，客忤，催生。疬疡，白癜风，煎汁敷。入药并炙用。”

29. 猪窠草

《本草蒙筌·卷之九·兽部·猪肤》：“猪窠草，止小儿客忤夜啼，安席下勿令母见。”

30. 熊血

《新修本草·卷第十五·兽上·熊脂》：“熊胆，味苦，寒，无毒。疗时气热盛变为黄疸、暑月久痢，疳䘌，心痛，疰忤。脑，疗诸聋。血，疗小儿客忤。”

31. 墨

《证类本草·卷第十三·墨》：“味辛，无毒。止血生肌肤，合金疮，主产后血崩中，卒下血，醋摩服之。亦主眯目，物芒入目，摩点瞳子上。又止血痢及小儿客忤，捣筛和水温之。好墨入药，粗者不堪。”

32. 僵蚕

《证类本草·卷第二十一·中品·白僵蚕》：“《日华子》云：僵蚕，治中风失音，并一切风疾，小儿客忤，男子阴痒痛，女子带下。”

33. 麝香

《证类本草·卷第十六·麝香》：“《药性论》云：麝香，臣，禁食大蒜，味苦、辛。除百邪魅鬼，疰心痛，小儿惊痫客忤，镇心安神。以当门子一粒，丹砂相似，细研，熟水灌下。”

【医论医案】

一、医论

《医镜·卷之四·中恶天吊客忤夜啼》

又有所谓客忤者，非中恶之谓也。乃偶见生人异物，卒然惊骇，啼哭不止，心志恍惚，闻响即跳，尝欲躲避者，是也。如为客所忤犯，故名客忤，非鬼之为病也。又有所谓夜啼者，非客忤之谓，乃心经受热也，其症至夜即啼，百计安之而不能止。盖心为君火，主乎血，夜则血归于肝，心虚火炽，故烦躁不宁，而多啼也。

二、医案

《续名医类案·卷三十·魃病》

万密斋治一小儿，二岁，常利下绿水，形瘦如鬼。医作病疳治之不效。万曰：此非疳也，乃胎气所害，名曰魃病者是也。凡人家小儿，勿与怀孕妇人抱之，如胎禀强者则无碍，怯弱者犯之即成魃病，如客忤之类。治之，但补其脾胃，待彼儿生，自然安矣。肥儿丸主之。钱氏肥儿丸：黄连、神曲、木香、槟榔、肉蔻、使君子、麦芽，面糊丸，如麻子大，每服三五十丸。

巢氏云：小儿被魃病者，妇人怀胎孕，有魃神导其腹中，胎嫉妒小儿，致令此病。其状微微下利，寒热往来，毛发鬇鬡，情思不悦也。《千金》论魃者，小儿鬼也。凡妇人先有小儿，未能行而母继有胎妊，令儿渐渐羸瘦骨立，毛发稀黄不长，时作壮热，大便不匀，乃魃病也，又曰继病。法当用紫霜丸下魃，以乳益散补之（紫霜丸：代赭煅醋焠七次、赤石脂各一两，杏仁五十枚，巴豆去皮油三十枚，蒸饼为丸如粟米大。一岁五丸，百日内三丸，乳汁调下），令小儿断乳即安。消乳丸、异功散亦妙剂也。其或他妇人有妊，而抱他人婴孩者，亦有此症，同此治法。有热者，龙胆汤。

《洄溪医案·祟病》

同里朱翁元亮，侨居郡城。岁初，其媳往郡拜贺其舅，舟过娄门，见城上蛇王庙，俗云烧香能免生疮肿，因往谒焉。归即狂言昏冒，舌动如蛇，称蛇王使二女仆一男仆来迎。延余诊视，以至宝丹一丸遣老妪灌之，病者言此系毒药，必不可服，含药喷妪，妪亦仆，不省人事，舌伸颈转，亦作蛇形。另易一人灌药讫，病者言一女使被烧死矣。凡鬼皆以朱砂为火也。次日煎药，内用鬼箭羽，病者又言一男使又被射死矣，鬼以鬼箭为矢也。从此渐安，调以消痰安神之品，月余而愈。此亦客忤之类也，非金石及通灵之药，不能奏效。

《王九峰医案·正卷·沙蜮》

客忤沙气，挥霍撩乱，吐泻交作，三焦俱伤，身冷脉伏，柔汗不收，目赤如鸩，溲红如血，浑如中毒，危在须臾。勉拟元戎法，尽其心力。潞党参二钱，冬白术三钱，炙甘草五分，红蓼老梗一两，煅石膏一两，炮姜炭五分，地浆水煎。

第八节

变 蒸

小儿变蒸，是我国古代医家用来解释婴幼儿出生后一段时间内生长发育的现象。变者，变其情智，发其聪明；蒸者，蒸其血脉，长其百骸，是长血气，生脏腑智意。小儿生长发育旺盛，其形体、神智都在不断地变异，蒸蒸日上，因此称变蒸。

“变蒸”一词首见于《脉经》，文中云：“小儿是其日数应变蒸之时，身热而脉乱，汗不出，不欲食，食辄吐哯者，脉乱无苦也。”而后西晋王叔和在《脉经》中完善了变蒸的表现。隋代巢元方在《诸病源候论》中进一步阐述小儿变蒸的生理功能，“小儿变蒸，以长血气也”。随后《千金要方》《小儿药证直诀》《幼幼新书》《全婴方论》及明清多种古医籍均有变蒸的载述，且内容相当丰富。

【辨病名】

《颅囟经》：“凡孩子自生，但任阴阳推移。即每六十日一度变蒸，此骨节长来四肢发热。”

《奇效良方·疮诊论卷之六十五·疮疹热与诸般热不同》：“发热唇上下汗出，唇中间起一白疱子，及耳阴皆冷者，名变蒸。”

《明医杂著·卷之五·变蒸》：“小儿不时变蒸，变者异常也，蒸者发热也，所以变换五脏，蒸养六腑。须待变蒸多遍，气血方荣，骨脉始长。”

《脉语·卷上下学篇·小儿脉法》：“小儿脉乱，身热汗出，不食，食即吐，多为变蒸。”

《简明医彀·卷之六·幼科总论·变蒸》：“初生小儿，阴阳变蒸于气血，而使形体成就，由五脏之变蒸，而七情所以生也。变者，性情变易也；蒸者，身体蒸热也。”

《诊宗三昧·婴儿》：“腹痛气不和，脉乱身热不食，食即吐而上唇有珠状者，为变蒸也。”

《脉义简摩·卷八儿科诊略·变蒸》：“小儿变蒸者，以长血气也。变者上气，蒸者体热而微惊。

耳冷髋亦冷，上唇头起白泡，如鱼目珠，微汗出，近者五日而歇，远者八九日而歇。其重者，体壮热而脉乱，或汗或不汗，不欲食，食辄吐哯，白睛微赤，黑睛微白，热歇自明了矣。此时不能惊动，勿令傍边多人，从初生至三十二日一变，六十四日再变，变且蒸。依此积至五百七十六日，大小蒸毕矣。但或早或晚，依时如法者少也。"

【辨病因病机】

婴儿在生长过程中，易有身热、脉乱、汗出等症，且身无大病现象，多数医家则认为变蒸不是疾患而是小儿发育的一种自然现象，与小儿机体发育有关，长气血之故也；有医家认为，此为先天原因，为胎疾也，胎毒将散也；也有医家表明，小儿变蒸之热与湿热密切相关。

一、气血未充

《诸病源候论·小儿杂病诸候一·变蒸候》："小儿变蒸者，以长血气也。变者上气，蒸者体热。变蒸有轻重，其轻者，体热而微惊，耳冷、髋亦冷，上唇头白泡起，如死鱼目珠子，微汗出，而近者五日而歇，远者八九日乃歇；其重者，体壮热而脉乱，或汗或不汗，不欲食，食辄吐哯，无所苦也。"

《太平圣惠方·卷第八十二·治小儿变蒸诸方》："所以变蒸者，皆是荣其血脉，改其五脏，故一变毕，辄觉性情忽有异也。"

《圣济总录·卷第一百六十七·小儿变蒸》："论曰：小儿初生，禀受阴阳之气，水为阴，火为阳，水火相逮而后阴阳变革，由胚胎而有血脉，由血脉而成形体，以至腑脏具，精神全，无非阴阳水火之气，故三十二日一变，六十四日再变且蒸，变即上气，蒸即体热。"

《素问要旨论·卷第六·通明形气篇第七》："自生之气，随其变蒸，而生其神智，爪发满也。"

《原幼心法·上卷·初生门·治噤风之剂》："小儿不时变蒸，变者异常也，蒸者发热也。所以变换五脏，蒸养六腑，须要变蒸多遍，气血方荣，骨脉始长。"

《原幼心法·上卷·变蒸门·变蒸》："小儿变蒸者，俗谓之牙生骨长，譬如蚕之有眠，龙之脱骨，虎之转爪，皆同此类，变生而长也。"

《古今医统大全·卷之八十八·幼幼汇集·变蒸论》："初中小儿变蒸者，阴阳水火变蒸于气血，而使形体成就。是五脏之变蒸，而七情所由生也。变者，性情变易也；蒸者，身体蒸热也。"

《寿世保元·卷八·变蒸论》："夫小儿初生，血气未定，阴阳未和，脏腑未足，骨骼未生，有变蒸之候。"

《婴童类萃·上卷·变蒸论》："儿生虽皮肤、筋骨、脏腑、气血俱全，而未充实，故有变蒸焉。"

二、胎毒将散

《幼科发挥·卷之一·原病论》："变蒸发热者，胎毒将散也。"

《幼科推拿秘书·卷一·赋歌论诀秘旨·察儿病症秘旨》："变蒸发热者，毒散而五脏生也。"

《脉义简摩·卷八儿科诊略·病因治法大略》："小儿之疾，如痘疹、丹瘤、脐风、变蒸、斑黄、虫疥、解颅、五软之类，皆胎疾也。"

三、湿热壅盛

《脉义简摩·卷八儿科诊略·变蒸》："变蒸之说，前人有指为诞者。然小儿之变蒸，与妇人之月信，皆理所难通，而事所必有，不可诬也。盖尝思之，人之生气，湿热而已。小儿生气盛，湿热亦盛。蒸者，湿热之所发也。"

【辨病证】

小儿变蒸即出生后的生理性发热。孙思邈云："凡儿生三十二日始变，变者身热也。至六十四日再变，变且蒸，其状卧端正也。至九十六日三变，定者候丹孔出而泄。至一百二十八日四变，变且蒸，以能咳笑也。至一百六十日五变，以成机关也。至一百九十二日六变，变且蒸，五机成也。至二百二十四日七变，以能匍匐语也。至二百五十六日八变，变且蒸，以知欲学语也。至二百八十八日九变，已亭亭然也。凡小儿生至二百八十八日九变、四蒸也。"

一、辨症候

1. 辨症状

《太平圣惠方·卷第八十二·治小儿变蒸诸方》："其变蒸之候，令身热脉乱，汗出，目睛不明，微欲惊，不乳哺，上唇头起白泡子，耳尻并冷，是其候也。"

《奇效良方·疮诊论卷之六十五·疮疹热与诸般热不同》:"发热唇上下汗出,唇中间起一白疱子,及耳阴皆冷者,名变蒸。"

《古今医统大全·卷之九十一·痘疹泄秘·病机》:"发热唇上下汗出,唇中间起白泡,耳阴皆冷者,为变蒸热。变蒸之中,偶有时行寒疫者,则耳与阴反热,此为异气热。"

《万病回春·卷之七·诸热》:"变蒸热:身体上下而蒸热,上气虚惊,耳热微汗,唇上下有白泡,状如珠子。重者,身热脉乱、腹痛啼叫、不能乳食、或吐哯。周岁以后,无此症也。"

2. 辨轻重

《诸病源候论·小儿杂病诸候一·变蒸候》:"小儿变蒸者,以长血气也。变者上气,蒸者体热。变蒸有轻重,其轻者,体热而微惊,耳冷、髋亦冷,上唇头白泡起,如死鱼目珠子,微汗出,而近者五日而歇,远者八九日乃歇;其重者,体壮热而脉乱,或汗或不汗,不欲食,食辄吐哯,无所苦也。变蒸之时,目白睛微赤,黑睛微白,亦无所苦。蒸毕,自明了矣。

先变五日,后蒸五日,为十日之中热乃除。变蒸之时,不欲惊动,勿令旁边多人。变蒸或早或晚,依时如法者少也。

初变之时,或热甚者,违日数不歇,审计日数,必是为蒸,服黑散发汗;热不止者,服紫双丸,小瘥便止,勿复服之。其变蒸之时,遇寒加之,则寒热交争,腹痛夭矫,啼不止者,熨之则愈。

变蒸与温壮、伤寒相似,若非变蒸,身热、耳热、髋亦热,此乃为他病,可为余治;审是变蒸,不得为余治。

其变日数,从初生至三十二日一变,六十四日再变,变且蒸;九十六日三变,一百二十八日四变,变且蒸;一百六十日五变,一百九十二日六变,变且蒸;二百二十四日七变,二百五十六日八变,变且蒸;二百八十八日九变,三百二十日十变,变且蒸。积三百二十日小变蒸毕。后六十四日大蒸,后六十四日复大蒸,后百二十八日复大蒸,积五百七十六日,大小蒸毕也。"

《备急千金要方·卷五上　少小婴孺方上·序例第一》:"其变蒸之候,变者上气,蒸者体热。变蒸有轻重,其轻者体热而微惊,耳冷尻冷,上唇头白泡起如鱼目珠子,微汗出;其重者体壮热而脉乱,或汗或不汗,不欲食,食辄吐哯,目白睛微赤,黑睛微白。又云:目白者重,赤黑者微。变蒸毕,目睛明矣,此其证也。单变小微,兼蒸小剧,凡蒸平者五日而衰,远者十日而衰,先期五日后之五日为十日之中,热乃除耳。儿生三十二日一变,二十九日先期而热,便治之如法,至三十六七日蒸乃毕耳。恐不解了,故重说之。且变蒸之时,不欲惊动,勿令旁多人,儿变蒸或早或晚不如法者多。又初变之时或热甚者,违日数不歇,审计变蒸之日,当其时有热微惊,慎不可治及灸刺,但和视之。若良久热不可已,少与紫丸微下,热歇便止。若于变蒸之中,加以时行温病,或非变蒸时而得时行者,其诊皆相似,惟耳及尻通热,口上无白泡耳。当先服黑散以发其汗,汗出,温粉粉之,热当歇,便就瘥。若犹不都除,乃与紫丸下之。儿变蒸时若有寒加之,即寒热交争,腰腹夭纠,啼不止者,熨之则愈也。变蒸与温壮伤寒相似,若非变蒸,身热耳热尻亦热,此乃为他病,可作余治;审是,变蒸不得为余治也。"

《幼幼新书·卷第七·变蒸第一》:"《巢氏病源》:变蒸者,以长血气也。变者上气,蒸者体热。变蒸有轻有重,其轻者体热而微惊,耳冷,髋亦冷,上唇头白疣起如死鱼目珠子,微汗出,而近者五日而歇,远者八九日乃歇。其重者体壮热而脉乱,或汗或不汗,不欲食,食辄吐哯,无所苦也。变蒸之时,目白睛微赤,黑睛微白,(《千金》又曰:目白者重,赤黑者微)亦无所苦,蒸毕自明了矣。"

《奇效良方·卷之六十四小儿门·违和说·变蒸》:"师曰:不汗而热者,发其汗,大吐者微下,不可别治。是以小儿须变蒸蜕齿者,如花之易苗,所谓不及三十二齿,由变之不及,齿当与变日相合,年壮而视齿方周。观诸变蒸热作惊,须视日角左边眉间脉红是也。大凡初蒸见一条,长一二分,在眉上者轻,自日角垂至眉上,此重,变蒸发热见二条红者,两三次蒸热在内不解,脉红带叉,因惊而蒸,脉青变蒸多次,青在左太阳,因伤风而蒸,自信门青至眉之上,因惊而蒸,三处皆青,三证俱见。"

二、辨色脉

《脉经·卷九·平小儿杂病证第九》:"小儿是

其日数应变蒸之时，身热而脉乱，汗不出，不欲食，食辄吐哯者，脉乱无苦也。”

《诊家枢要·小儿脉》：“脉乱身热汗出不食，食即吐，为变蒸也。”

《医学入门·外集卷五·小儿门·观形》：“左太阳青，惊轻；红色，伤寒鼻塞，变蒸壮热；黑青乳积。右太阳青，惊重；红色，风抽眼目；黑者，死。红至太阴者，内外有热；连文台者，热极；连武台者，渐生变证。”

《脉语·卷上下学篇·小儿脉法》：“小儿脉乱，身热汗出，不食，食即吐，多为变蒸。”

《脉诀汇辨·卷五》：“脉乱身热，汗出不食，食已即吐，必为变蒸。”

《诊宗三昧·婴儿》：“若虎口三关多乱纹为内钓；腹痛气不和，脉乱身热不食，食即吐而上唇有珠状者，为变蒸也。”

三、辨生理性变蒸

《察病指南·卷下·诊小儿杂病脉法》：“小儿变蒸之时，身热脉乱，汗出，不欲食乳，食即吐，切不可医，必自瘥。”

《古今医统大全·卷之八十八·幼幼汇集·变蒸论》：“钱氏谓初变属肾水，为天一生水，故以生成为次序。二说俱通，大抵亦有不依序而变，如伤寒不循经之次第也，但看何脏见候而调之为妙。如蒸于肝则目昏而微赤，蒸于肺则嚏咳而毛竖，蒸于脾则吐乳而或泻，蒸于心则微惊而壮热，蒸于肾尻冷而耳热。五脏六腑各见其候，以意消息调和，不必深固胶执而返求全之毁也。抑此自然有是变蒸之理，轻者不须用药，至期自愈。甚者过期不愈，按候而调之，着中而已。”

《万病回春·卷之七·小儿初生杂病》：“凡变蒸，不宜服药。或因伤食、因伤风、因惊吓等项夹杂，相值而发，令人疑惑，亦须守候一二日，俟病势真的，是食则消食，是风则行痰，是惊则安神。若变蒸而妄投药饵，则为药引入各经，症遂难识，而且缠绵不脱，反药有所误也。”

《简明医彀·卷之一·要言一十六则·抚育幼龄》：“小儿变蒸发热，乃是长筋骨、坚腑脏、生智慧，常以数日而安，但宜调护，不必服药。”

【论治法】

小儿变蒸多为生理现象，故多不用药，但夹杂其他病邪时，可治以发汗、泻热等方法。分内治法和外治法。

一、内治法

《诸病源候论·小儿杂病诸候一·变蒸候》：“初变之时，或热甚者，违日数不歇，审计日数，必是为蒸，服黑散发汗；热不止者，服紫双丸，小瘥便止，勿复服之。其变蒸之时，遇寒加之，则寒热交争，腹痛夭矫，啼不止者，熨之则愈。”

《太平圣惠方·卷第一·辨小儿脉法》：“小儿变蒸之时，身热而脉乱，汗出，不欲食乳，食乳则吐逆，不可用药，必自瘥矣。”

《幼幼新书·卷第七·变蒸第一》：“变蒸与温壮伤寒相似，若非变蒸，身热、耳热、髋亦热，此乃为他病，可为余治；审是变蒸，不得为余治。”

《医方集宜·卷之八小儿门·变蒸》：“一变蒸解里宜用惺惺散，一变蒸和里宜用紫霜丸。”

《普济方·卷三百八十四·婴孩诸热疸肿门·诸热》：“第二变蒸热，唇上珠生旁，四肢兼热渴，食乳不如常，热躁还啼哭，须当解膈凉。”

《华佗神方·卷八·华佗治小儿变蒸神方》：“其所以有此变蒸者，皆为营其血脉，改其五脏，故一变毕，其情能忽觉有异，其候身热脉乱汗出，目睛不明，微似欲惊，不乳哺，上唇头起小白泡，状如珠，耳冷尻亦冷，单变小微，兼蒸增剧，治宜先发其汗。”

二、外治法

1. 灸法

《诸病源候论·小儿杂病诸候一·惊候》：“又小儿变蒸，亦微惊，所以然者，亦由热气所为。但须微发惊，以长血脉，不欲大惊。大惊乃灸惊脉，若五六十日灸者，惊复更甚，生百日后灸惊脉，乃善耳。”

2. 熨法

《小儿卫生总微论方·卷三·变蒸方治》：“治小儿变蒸，内有寒加之，发寒热交争，脐腹夭矫而痛，啼不止。灶中灰、食盐二味，量其相等和匀，炒令热，以重帛裹，适温热熨儿，仍不可太热，恐惊烙儿也。"

【论用方】

1. 黑散(《备急千金要方·卷五上少小婴孺方上·序例第一》)

治小儿变蒸中挟时行温病，或非变蒸时而得时行者方。

麻黄　杏仁(各半两)　大黄(六铢)

上三味，先捣麻黄、大黄为散，别研杏仁如脂，乃细细纳散，又捣，令调和纳密器中。一月儿服小豆大一枚，以乳汁和服，抱令得汗，汗出温粉粉之，勿使见风。百日儿服如枣核，以儿大小量之。

2. 紫丸(《备急千金要方·卷五上少小婴孺方上·序例第一》)

治小儿变蒸，发热不解，并挟伤寒温壮，汗后热不歇，及腹中有痰癖，哺乳不进，乳则吐哯，食痫，先寒后热方。

代赭　赤石脂(各一两)　巴豆(三十枚)　杏仁(五十枚)

上四味为末，巴豆、杏仁别研为膏，相和，更捣二千杵，当自相得，若硬，入少蜜同捣之，密器中收。三十日儿服如麻子一丸，与少乳汁令下，食顷后，与少乳勿令多，至日中当小下热除。若未全除，明旦更与一丸。百日儿服如小豆一丸，以此准量增减。夏月多热，善令发疹，二三十日辄一服佳。紫丸无所不疗，虽下不虚人。

3. 黄芩汤(《医心方·卷第二十五·小儿变蒸第十四》)

少小辈变蒸时服，药下后有朝夕热吐利，除热方。

黄芩(一两)　甘皮(六铢)　人参(一两)　干地黄(六铢)　甘草(半两，炙)　大枣(五枚，去核)

凡六物，切之，以水三升煮取一升，绞去滓。二百日儿服半合，三百日儿服一合，日再，热瘥止。变蒸，儿有微热可服。

4. 柴胡散(《太平圣惠方·卷第八十二·治小儿变蒸诸方》)

治小儿变蒸，经时不止，挟热，心烦，啼叫无歇，骨热面黄。

柴胡(一两，去苗)　龙胆(半两，去芦头)　麦门冬(一两半，去心，焙)　玄参(一两)　甘草(一两，炙微赤，锉)　人参(一两，去芦头)

上件药，捣罗为散。每服一钱，以水一小盏煎至五分。去滓，不计时候温服，量儿大小，加减服之。

5. 真珠丸(**一名珍珠丸**)《太平圣惠方·卷第八十五·治小儿惊热诸方》

治小儿惊热，口干烦闷，眠卧不安，及变蒸诸疾。

真珠末(一分)　牛黄(一分)　雄黄(一分)　犀角末(半两)　龙齿(一分)　麝香(二钱)　金箔(三十片)　银箔〔二(三)十片〕　朱砂(半两，细研水飞过)

上件药，同研如粉，以糯米饭和丸如绿豆大。不计时候，煎金银汤下三丸。

6. 龙胆散《太平圣惠方·卷第八十八·治小儿百病诸方》

治小儿百病，变蒸，客忤，惊痫，壮热不解。

龙胆(一分，去芦头)　钩藤(一分)　柴胡(一分，去苗)　黄芩(一分)　桔梗(一分，去芦头)　赤芍药(一分)　茯神(一分)　甘草(一分，炙微赤，锉)　蜣螂(二枚，去翅足，微炒)　川大黄(一两，锉碎，微炒)　人参(一分，去芦头)　当归(一分，锉，微炒)

上件药，捣粗罗为散。每服一钱，以水一小盏煎至五分，去滓，分为二服，日三四服，量儿大小，以意加减。

7. 黑散子(《太平圣惠方·卷第七十六·孩子要用药物》)

治小儿身体壮热。变蒸时，患伤寒时气。

麻黄(一两，去根节)　川大黄(一两，锉)　杏仁(一两，汤浸去皮尖、双仁)

上件药，并同炒令黄黑，捣细罗为散，更研令细。一月儿每服一小字，百日儿每服一字，以乳汁下，抱儿令得汗，汗出以粉粉之，勿使见风。一岁以上，量儿大小，以意增减与服。

8. 紫双丸《太平圣惠方·卷第八十二·治小儿变蒸诸方》

治小儿变蒸内，身体壮热，经时不解，心腹烦满。

代赭(一两，研如粉)　赤石脂(一两，研如粉)　巴豆(三十枚，去皮心出油)　杏仁(五十枚，汤浸去皮尖、双仁)

上巴豆等，别捣如膏，四味相和，捣二千杵，相得，入少蜜捣之，亦须密器中收。三十日儿，服如麻子一丸，与少乳汁下之，食顷后，与少乳，勿令多，至日中当少下，热若未除，明旦更与一丸服之；百日儿每服二丸，量儿大小加减服之。小儿夏月多热，令发疹，二三十日辄一服甚佳。紫双丸所有疾皆疗之，代赭须真者，若不真，以左顾牡蛎代之。

9. 至圣青金丹（《博济方·卷四·疳积》）

治小儿一十五种风疾，五般疳气，变蒸寒热，便痢枣花粪，脚细肚胀，肚上青筋，头发稀疏，多吃泥土，挦眉毛，咬指甲，四肢羸瘦，疳蛔咬心，泻痢频并，饶惊多嗽，疳蚀口鼻，赤白疮，疳眼雀目。此悉皆治疗，入口大有神效。

青黛（上细好者，二分，研）　雄黄（二分，研）　龙脑（少许，研）　熊胆（一分，用温水入化药）　胡黄连（二分）　麝香（五分，研）　胆酥（一皂子大）　水银（一皂子大）　铅霜　白附子（二枚）　芦荟（一分，研）　朱砂（一钱，研）　腻粉（一分）

上十三味，细研，杵罗为末后，再都入乳钵内，细研令匀，用獖猪胆一枚，取汁熬过，浸蒸饼少许，为丸如黄米大，曝干，于瓷器内收密封，或要，旋取。每服二丸，各依汤使，如后。小儿变蒸寒热，薄荷汤下二丸，化破服。

10. 前胡汤（《圣济总录·卷第一百六十七·小儿变蒸》）

治小儿变蒸，热气乘心，烦躁啼叫不已，及骨蒸烦热。

前胡（去芦头）　龙胆　甘草（炙，锉）　人参　麦门冬（去心，焙，各一两）

上五味，粗捣筛。每服一钱匕，水七分煎至四分，去滓，食后量大小加减温服。

11. 牛黄丸（《圣济总录·卷第一百七十一·小儿食痫》）

治小儿食痫瘛疭，及诸变蒸，腹中宿痞，饮食不节，腹满温壮，朝夕发甚，大小便不通，脾胃气弱。

牛黄（研，一分）　雀屎白（炒，半两）　芍药（三分）　芎䓖（一两）　黄芪（细锉，一分）　干姜（炮裂，半两）　甘草（炙，三分）　人参　大黄（锉，炒，各一两）　当归（切，焙）　黄芩（去黑心，各半两）　白面（炒，三两）　巴豆（去心膜，别研如膏，纸裹压去油，一分）

上一十三味，捣罗为末，与巴豆膏和令匀，炼蜜为丸。一岁儿如黍米大二丸，二三岁如绿豆大三丸，并用米饮下，微利为度，更量儿大小加减。

12. 麦汤散（《幼幼新书·卷第十四·夹惊伤寒第十一》引《保生论》）

治小儿变蒸，伏热，伤寒，咳嗽喷嚏，体热面赤。

麻黄（去节）　滑石　甘草　杏仁（去皮尖）　大黄　北葶苈子　地骨皮

上各等分，为细末。每服半钱、一钱或一字，小麦薄荷汤下。

13. 五味麝香饼子（《御药院方·卷十一·治小儿诸疾门》）

治小儿惊风发痫，目睛斜视，胸膈多痰，搐搦不定，神昏不醒；又治变蒸温壮不解。

麝香（半钱，研）　青黛（三钱，研）　全蝎（去毒，生用，一十五枚）　蜈蚣（一对，生用）　石膏（飞，研细，一两）

上为细末，研匀，汤浸油饼为丸如梧桐子大，捏作饼子。每服五七饼子，金银薄荷水化下。

14. 消食丸（《明医指掌·卷十小儿科·变蒸三》）

治变蒸时乳食过多，胃气不能消化。

砂仁　陈皮　三棱　蓬术　神曲　麦芽（等分）　香附（加倍）

末之，曲糊丸。白汤下，量儿加减。

15. 紫阳黑散（《明医指掌·卷十小儿科·变蒸三》）

治变蒸热不解及挟时瘟病。

麻黄（去根节，三分）　大黄（一分）　杏仁（一分，一半去皮，一半连皮）

上三味，烧存性，研末。每服半钱，水半盏，煎服，抱儿于暖处，取微汗，身凉即愈。

16. 补脾益真汤（《医学纲目·卷之三十六小儿部·肝主风·惊搐》）

治胎弱吐乳便清，而成阴痫，气逆涎潮，眼珠直视，四肢抽掣，或因变蒸客忤，及受惊误服凉药所作。

木香　当归　人参　黄芪　丁香　诃子　陈皮　厚朴（姜制）　甘草（炙）　肉蔻（面裹，煨）　草果　茯苓　白术　桂枝　半夏（汤泡）

附子(炮,各半两)　全蝎(炒,每服加一枚)

上㕮咀。每服三钱,水一盏半,姜一片,枣一枚,煎六分,稍热饥服。服讫,令揉心腹以助药力。候一时,方与乳食。渴者,加茯苓、人参、甘草,去附子、丁香、肉蔻;泻者,加丁香、诃子肉;呕吐,加丁香、半夏、陈皮;腹痛者,加厚朴、良姜;咳嗽,加前胡、五味子,去附子、官桂、草果、肉蔻;足冷,加附子、丁香、厚朴;恶风自汗,加黄芪、官桂;痰喘,加前胡、枳实、赤茯苓,去附子、丁香、肉蔻、草果;气逆不下,加前胡、枳壳、槟榔,去当归、附子、内蔻;腹胀,加厚朴、丁香、前胡、枳壳。

17. 人参散(《世医得效方・卷第十一小方科・变蒸》)

治变蒸骨热,心烦,啼叫。

人参　甘草　麦门冬(去心)　北柴胡(各二钱)　龙胆草　防风(各一钱)

上锉散。每服三字,水一盏煎服。

18. 当归散(《世医得效方・卷第十一小方科・变蒸》)

治变蒸,有寒无热。

当归(二钱)　木香　官桂(辣者)　甘草　人参(各一钱)

上锉散。每一钱,水一盏,姜三片,红枣一枚煎,食前服。

19. 调气散(《世医得效方・卷第十一小方科・变蒸》)

治变蒸,吐泻,不乳,多啼。

木香　香附(炒,去毛)　厚朴(去粗皮,姜汁炒)　人参　橘皮　藿香(去土)　甘草(炙,各一钱)

上锉散。每服三字,水一盏,生姜二片,红枣一枚煎,温服。以上症状,治之但当以平和之剂微表,热实者微利之。或不治,亦当自愈。

20. 惺惺散(《世医得效方・卷第十一小方科・惊候》)

治风热疮疹,伤寒时气,头痛壮热,目涩多睡,咳嗽气粗,鼻塞清涕,兼治变蒸。

白术　桔梗　细辛　人参　甘草　茯苓　栝蒌根(各等分)

上锉散。每服二钱,水一盏,薄荷三叶,煎至半盏,时时与服。古方谓小儿热昏睡,伤风,风热,疮疹,伤食皆相似,未能辨认间但服。

21. 全婴紫圆(《良朋汇集经验神方・卷之六・妇女杂病品》)

治小儿变蒸,发热不解,并夹伤寒,温壮后热不歇,腹中有痰癖,哺乳不进,乳则吐哯,食痫先寒后热,此方无所不治,虽下不虚人。

代赭石　赤石脂(各一两)　大杏仁(五十粒,去皮尖)　巴豆(二十粒,去壳,用厚纸捶去油)　或加青礞石(二钱重,另研为末入和)

上石二味为末,别研巴、杏为膏,相和更捣一二千杵,当自相得,若硬入炼熟蜜少许同杵,收密器中。若生才三十日儿,服只如麻子大一粒,与少乳汁令下食;顷又与坐乳勿令多,至日中当小下,则热除。若未全除,明日更与一粒。如百日儿,圆如小豆一粒,以此准定加减。

22. 龙胆汤(《普济方・卷三百六十一・婴儿初生门・变蒸》)

治小儿初生,血脉盛实,寒热温壮,四肢惊掣,发热大吐哯者。若已能进哺,饮食不消,壮热及变蒸。不解,中客忤魃气,并诸惊痫,悉疗。

龙胆　钩藤　柴胡(去苗)　赤茯苓(去黑皮)　桔梗(炒)　黄芩(去黑心)　芍药　大黄(锉,炒,各一两)　甘草(炙,锉)　蜣螂(去翅足,炙)　当归(切,焙)　人参(各一两)

上粗捣筛。一二岁儿每服一钱匕,水五分煎至三分,去滓,温服。三四岁儿,每服一钱匕半,水一小盏煎至五分,去滓,连夜三四服,量儿大小加减。

23. 防风饮子(《普济方・卷三百六十一・婴儿初生门・变蒸》)

治变蒸惊悸,焦啼哯乳,手足抽掣。

防风　羌活　白附　甘草　川芎　白茯苓　全蝎　人参(各等分)

上㕮咀,为散。每服一钱,钩藤同煎。

24. 防风散(《普济方・卷三百六十一・婴儿初生门・变蒸》)

治变蒸潮热,焦啼哯乳,欲发疮癣。

山药(半两)　白茯苓(半两)　白附(半钱)　甘草(二钱)　全蝎(一钱)　人参　防风(各一钱)

上为末。每服一钱或半钱,钩藤同煎。

25. 温平惊药(《普济方・卷三百六十一・婴儿初生门・变蒸》)

治婴儿变蒸，潮热惊悸，吐乳，泄青，梦里佯啼嘻笑，情思憔悴，并宜服之。

茯苓　远志　羌活　防风　白附　川芎　天麻　全蝎　粉草　山药　朱砂　代赭　麝香　白茯苓　白微（各等分）

上为末。每服一钱，金钱薄荷汤下。

26. 天麻四君子汤（《普济方·卷三百六十一·婴儿初生门·变蒸》）

治变蒸，吐乳泄泻。

人参　白术　白茯苓　天麻　甘草（各二钱）

上为末。每服半钱，热汤点服，及治慢惊，体弱，冬瓜仁枣子汤，点服。

27. 前胡饮子（《普济方·卷三百六十一·婴儿初生门·变蒸》）

治变蒸潮热，烦渴，头痛，疮疖热伏，或疹痘未匀，并宜服之。

升麻　白芍药　干葛　前胡　川芎　甘草　知母　麻黄　苦梗　黄芩（各等分）

上为末。每服一钱，葱白、薄荷同煎。

28. 白术散（《普济方·卷三百六十一·婴儿初生门·变蒸》）

治变蒸风，吐乳自泄。

人参　白术　白茯苓　甘草　藿香　山药　扁豆（炒，各等分）

上为末。每服一钱，热汤点服。

29. 清神散（《普济方·卷三百六十一·婴儿初生门·变蒸》）

治变蒸潮热，伤寒兼伤风咳嗽，气急夜啼，烦燥，头目昏沉。

麻黄（去节，二钱）　川芎（半两）　羌活（二钱）　防风（二钱）　荆芥（二钱）　苦梗（二钱）　甘草（二钱）　茯苓（半两）　人参（三钱）

上为散。每服二钱，薄荷同煎。

30. 温藏钩藤膏（《普济方·卷三百六十一·婴儿初生门·变蒸》）

治变蒸，惊焦啼。

白附　茯神　甘草　茯苓　全蝎　羌活　天麻　防风　山药　蝉蜕　僵蚕　远志　人参　朱砂　麝香　金箔（各等分）

上为末，炼蜜为丸。钩藤苏木汤化下。

31. 蝉花散（《普济方·卷三百六十一·婴儿初生门·变蒸》）

治变蒸，风痰潮热，焦啼。

蝉花　白茯苓　人参　防风　白附子　甘草　山药　全蝎　天麻　朱砂　麝香（各等分）

上为末。每服一字，金钱薄荷汤点服。

32. 小红丸（《普济方·卷三百六十一·婴儿初生门·变蒸》）

治变蒸潮热，咳嗽多痰，吐乳，惊悸无时，焦啼，痄腮，风痰，并宜服之。

南星（二钱，生）　半夏（二钱，生）　白矾（二钱，生）　全蝎（一钱）　巴豆（三七粒，去油）　代赭（钱半）　白附（一钱，生）　杏仁（二钱，炒）　朱砂（二钱）

上为末，烂饭为丸如粟米大。每服十五丸，葱白薄荷汤下，连进三服，立通。

33. 洗心散（《普济方·卷三百六十一·婴儿初生门·变蒸》）

治变蒸，潮热焦啼，烦躁，口舌生疮，眼赤热痛，并宜服之。

荆芥　甘草　防风　羌活　苦梗　黄芩　赤芍药　白芷　大黄　山栀子　山药　川芎　赤茯苓　麻黄（各等分）

上为末。每服一钱，灯心、麦门冬煎汤，点服。

34. 连翘散（《普济方·卷三百六十一·婴儿初生门·变蒸》）

治变蒸，焦啼惊热。

连翘　荆芥　防风　甘草

上各等分，为末散，白水点服。

35. 牛蒡散（《普济方·卷三百六十一·婴儿初生门·变蒸》）

治变蒸生疮。

防风　荆芥　甘草　牛蒡子（炒，各等分）

上为末散，白水煎服。

36. 犀角散（《普济方·卷三百六十一·婴儿初生门·变蒸》）

治变蒸潮热，焦啼惊悸，暴赤眼疾。

茯神　茯苓　荆芥　防风　蓝叶　升麻　人参　薄荷　羌活　苦梗　黄芩　山栀子　川芎　白芷　山药　山茨菇　赤芍药　粉草　蝉蜕　大黄（各等分）

上等分，为末。每服半钱，薄荷汤服。

37. 轻青丹（一名**七宝轻青丹**）（《普济方·卷三百六十八·婴孩伤寒门·总论》）

治婴孩变蒸，及小儿伤寒温吐，斑疮水豆，夜啼惊叫，诸惊余热，口内生疮，小便赤色。

葛粉　钩藤（炒为末，秤）　天竺黄（各一分）　螺头青黛（半两）　白附子（三字）　丁香（一字炒）　麝香（一字，别研，用半皂子大亦得）　铅锡（灰，二钱，一名铅白霜）

上为末，粉粟米煮糊为丸如黄豆大。婴孩每服一丸，分三服。三二岁每服一丸分二服，四五岁每服一丸，薄荷蜜热水磨下。

38. 地黄汁汤（《普济方·卷三百七十八·婴孩一切痫门·截痫法》）

治少小始满月，变蒸时，患惊欲作痫。已服四味汤及紫圆，已大下，热犹不折，腹满，眼目视高者，宜此除热。

地黄（生，半合）　黄芩（三分）　大黄　甘草（炙，各一分）　栀子仁（二分）

上切，以水八合煮至四合，去滓下地黄汁，服一合，日进三服，夜一服。

39. 羌活散（《普济方·卷四百三·婴孩痘疹门》）

治小儿寒邪、时气、疮痘、变蒸、潮热、涎盛，头痛心躁，烦渴气粗。

羌活　独活　柴胡　川芎　细辛　甘草　白茯苓　人参　枳壳（炒，各一两）　天麻　前胡　桔梗（炒）　地骨皮　防风（各半两）

上为末。三岁一钱，水半盏煎三分，大小加减服之，不拘时。

40. 清心汤《普济方·卷三百六十一·婴儿初生门·变蒸》

治婴儿周晬内，时或体热，眠睡不宁，乳哺不调，目睛不明，或差或作，三十二日一变，六十四日再变，甚者微惊，乃长血气，名曰变蒸。候过周晬渐除，切不可乱投诸药，宜用。

人参（半两，去芦）　麻黄（去节）　川大黄　麦门冬（去心）　甘草（炙）　犀角（用屑，各一分）

上为细末。每服一钱，水八分，入杏仁一个，去皮尖，拍破，同煎至四分，去滓放温，时时与服。

41. 紫砂丹（《普济方·卷三百六十一·婴儿初生门·变蒸》引《医方妙选》）

治小儿变蒸。

当归（半两，焙）　朱砂（水飞）　木香　人参（各一分，去芦）　代赭石（半两，研细水浸一宿，澄去清水，焙干）

上为细末，与代赭石研匀，入杏仁十枚去皮尖，巴豆五个去心膜，出油，同研匀，入麝香半钱，拌匀，滴水和如针头大。每服三粒至五粒，煎荆芥汤下，乳后。

42. 蚵蚾丸（《普济方·卷三百七十四·婴孩惊风门·一切惊风》）

治一切惊风，心神惊悸，梦中佯啼，嘻笑，潮热，上盛变蒸，惊热目青，风丹火灼，手足抽掣，搐搦无时，情性憔悴。

茯苓　茯神　山药　天麻　僵蚕（炒）　蝉蜕　防风　羌活　人参　白附　远志（去心）　川芎　白芷　荆芥　全蝎　赭石　粉草　琥珀　珍珠　朱砂　脑子　麝香　金箔　牛黄（别研）　早休（即紫河车，酒浸，各等分）

上为末。用木瓜蒸，面糊为丸，剪作定子，如粟米样，朱砂为衣。如惊时麝香汤下，如寻常薄荷钩藤汤下。

43. 牛黄雀屎丸（《普济方·卷三百七十六·婴孩一切痫门·一切痫》）

治小儿百二十痫，诸变蒸，腹中宿痞，及饮食不节，腹温满壮，朝轻夕甚，大小便不通，胃气弱，脾冷使之。

牛黄　芍药　甘草（炙）　巴豆（去心皮，炒，研别入，各三分）　雀屎白（炒）　干姜　当归　黄芩（各二分）　大黄（五分）　芎䓖　人参（各四分）　黄耆（一分）　面（炒，一分）

上为末，蜜丸胡豆大。一岁儿未食与二丸，三二岁小豆大二丸，日三，不知稍加之，微利为度，常服大良。初生儿及二日五日以上，腹中满，口急不得取乳，大小便不通，儿胸中作声者，服半黍大一丸；十日儿一黍大一丸。若头身发热，惕惕惊不安，腹满吐乳，皆主之。百日儿二丸，及寒热往来，朝夕温壮，或身体热痫久不断，青黄五色，又已发痫，及如欲戴眼，但欲眼上，或通夜转急，不得须臾息，及伤寒饮食不消化，吐逆皆主之。小儿如耐药，不止二丸，量儿大小服之，无不瘥也。

44. 红绵散（《奇效良方·卷之六十四·小儿门·小儿证通治方》）

治小儿四时感冒，寒风，遍身发热，变蒸诸

惊，胎惊丹毒等热，并皆治之，及急慢惊风，亦宜服之。

人参（二钱半） 天麻（洗） 僵蚕（炒） 麻黄（去节） 全蝎（去毒，各二钱） 甘草（炙） 辰砂（一钱半，另研）

上件为末，然后入朱砂和匀，再乳极细。每服半钱，用水半盏，煎数沸，入干胭脂少许，再煎一沸，温服，不拘时。

45. 千金龙胆汤（《奇效良方·卷之六十四·小儿门·吐血》）

治小儿出腹血，脉盛实，寒热温壮，四肢惊掣，发热吐哯者。若已曾进乳，哺中实食不消，壮热及变蒸不解，中客忤鬼气，并诸惊痫，悉主之。

龙胆 钩藤 柴胡 黄芩 桔梗 芍药 茯苓（一方用茯神） 甘草（炙，各二钱半） 蜣螂（二枚） 大黄（一两，湿纸裹，煨熟）

上锉碎。每服三钱，水一盏，生姜三片，煎至五分，不拘时服。

46. 薄荷散（《婴童百问·卷之四·鼻病第三十六问》）

治乳下婴儿鼻塞不通，及治夹惊伤寒，极热变蒸。

薄荷叶（半两） 羌活 全蝎 甘草 麻黄（去节） 僵蚕（炒，去丝咀） 天竺黄 白附子（各一钱半）

上为末，薄荷汤下。热极生风，加竹沥少许与服。一方有柴胡、台芎、桔梗、茯苓，无全蝎、僵蚕、天竺黄、白附子。

47. 清凉饮子（《婴童百问·卷之四·喉痹腮肿第四十问》）

治小儿百病，变蒸客忤，惊痫壮热，痰涎壅盛，烦闷颊赤，口干烦渴，项颈结热，头面疮疖，肚中热痛。

大黄 连翘 芍药 羌活 当归 防风 甘草 山栀仁（各等分）

上锉散。每服二钱，水半盏煎三分，去滓，不拘时服。

48. 参杏膏（《幼科类萃·卷之三·初生门·变蒸诸方》）

治小儿变蒸潮热。

人参（半钱，去芦） 杏仁（半钱，去皮尖） 川升麻（半钱，煨） 甘草（二钱，炙）

上为极细末。百日以前每服，以麦门冬去心煎汤，食远调服。

49. 平和饮子（《幼科类萃·卷之三·初生门·变蒸诸方》）

治婴儿变蒸。

人参（半钱，去芦） 白茯苓（一钱，去皮） 甘草（半钱，炙） 升麻（二分，煨）

上㕮咀，用水煎不以时候服。禀受弱者加白术一钱，肥大壮实者不用。

50. 调元散（《古今医统大全·卷之八十八·幼幼汇集·变蒸药方》）

治小儿变蒸，脾弱不乳，吐乳、多啼。

人参 陈皮 白术 厚朴（姜制） 香附子（各一钱） 藿香 炙甘草（各五分）

上为末。每服一钱，姜枣煎服。

51. 当归饮子（《古今医统大全·卷之八十八·幼幼汇集·变蒸药方》）

治小儿变蒸有寒热者。

当归（一钱） 人参（一钱） 木香 官桂（各三分） 炙甘草（五分）

上锉。每用一钱，姜枣煎服。

52. 琥珀丹（《婴童类萃·上卷·夜啼论》）

安心神，镇惊邪，治一切夜啼，胎惊变蒸，并效。

胆星（二钱） 琥珀（三钱） 天麻（八钱） 僵蚕（五钱） 白芷（五钱） 白附子（二钱，煨热）

为末，蜜丸芡实大。每服一丸，生姜、薄荷汤化下。

53. 利惊丸（《婴童类萃·上卷·胎惊论》）

治一切惊风搐搦，胎惊变蒸，伤风咳嗽。

胆星（三钱，牛胆制） 天竺黄（二钱） 礞石（二钱） 牛黄（一钱） 轻粉（一钱） 朱砂（一钱） 麝香（二分） 冰片（一分） 巴豆肉（五分，去油）

各为净末，神面糊丸萝卜子大，金箔为衣。一岁三四丸，随岁加数。大人中风痰厥，三十丸姜汤下。

54. 琥珀抱龙丸（《婴童类萃·上卷·胎惊论》）

治小儿胎惊夜啼，变蒸不解，壮热不退，伤风咳嗽，痰涎壅，诸惊变易皆可服之。

天竺黄（五钱） 胆星（八钱） 辰砂（五

钱）　雄黄（五钱）　琥珀（三钱）　花粉（二两）　麝香（五分）　冰片（一分）　金箔（十张，为衣）

各为净末，甘草煎膏为丸芡实大，再用朱砂二钱为衣。每服一丸，薄荷、灯心汤下；发散用葱汤。

55. 五苓汤（《婴童类萃·上卷·变蒸论》）

治变蒸，余热不退，心经伏热，夜啼或泻。

白术　白茯　猪苓　泽泻　木通　生地　小柴胡（各一钱）　薄荷（六分）

灯心二十寸，水二钟煎一钟五分，母子同服。

56. 白玉饼（《婴童类萃·上卷·变蒸论》）

治诸惊潮热，痰涎壅盛，肚腹膨胀，变蒸诸症，悉皆治之。多则行痰，少则消痰。

滑石（五两）　桔梗（四两）　半夏（一两，姜制）　胆星（八钱，制）　轻粉（三钱）　飞矾（三钱）　巴豆（二钱，制）

为末，面糊丸小麦大，捏作小饼。每岁二十饼，看大小加减用。

57. 清解汤（《景岳全书·卷之六十二长集·小儿则古方·小儿》）

治变蒸热多寒少，面赤息粗，有似伤风，表里无汗，或发瘾疹咳嗽，并皆治之。

柴胡（五分）　前胡（四分）　酒芩（五分）　甘草（炙，三分）　葛根（三分）　杏仁（四分）　枳壳（三分）　白芍药（七分）

水煎服。

58. 八仙丹（《串雅内外编·串雅内编卷一·截药总治门》）

治小儿百病。此方以巴霜为君，体质热者勿服。

巴霜（一钱）　朱砂（五分）　郁金（五分）　乳香（二分）　没药（三分）　沉香（五分）　木香（四分）　雄黄（六分）

上药为末，滴水为丸如粟米大。每服二三丸，惊痫抽搐赤金汤下，潮热变蒸灯心汤下，伤风伤寒姜汤下，痰涎壅塞姜法竹沥汤下，食积肚痛山楂麦芽汤下，痢疾泄泻姜汁冲开水下。

【论用药】

秦皮

《本草汇言·卷之九·木部·秦皮》："治小儿科：安惊痫，退变蒸，发热。"

【医论医案】

一、医论

《推求师意·卷之下·小儿门·变蒸》

变蒸以长血气。变者，上气；蒸者，体热。亦有轻重，轻者体热微惊，耳冷，髋亦冷，上唇有白疱如鱼目珠子，微汗出，近者五日而歇，远者八九日乃歇；重者体壮热而脉乱，或汗，或不汗，不欲食，食辄吐哯无所苦也。十变蒸时，白睛微赤，黑睛微白，亦无所苦，蒸毕目自明矣。先变五日，后蒸五日，十月热除。变蒸之时，不欲惊动，勿令傍边多人。变蒸有早有晚，依时如法者少也。初变之时，通日数热甚不歇，用肝黑散，发热汗不止，服紫霜丸，少瘥便止。变蒸时遇寒加之，则寒热交争，腹痛娇啼不止者，慰之则愈。变蒸为温壮伤寒相似，若身热、耳热、髋热，此乃他症，非变蒸也。其变蒸日数，从初生至三十二日一变，六十四日再变，比三百二十日而十变，五蒸为小蒸，后六十四日为太蒸，凡四蒸，总积五百七十六日，而变蒸足气血就也。其变蒸运动于阴阳之间者少火也，少火运动，遂有生新推陈之功，气血之新者既生，何胎毒不散之有？

二、医案

《续名医类案·卷二十八·小儿科·变蒸》

万密斋治楚臬之子，九月发热，恐是痘疹。召万往，视之非痘，乃变蒸也。曰：何以辨之？万曰：以日计之，当有变蒸之期，以症察之，亦无痘疹之候。曰：痘症云何？万曰：痘者，五脏之液毒也，故每脏各见一症。呵欠惊悸，心也；项急烦闷，肝也；咳嗽喷嚏，肺也；吐泻昏睡，脾也；身体皆凉，肾也。今公子无之，知非痘，乃变蒸将退也。次日果安。

病名索引

（按中文笔画排序）

三画

四画

五画

六画

七画

八画

九画

十画

十一画

十二画

十三画

十四画

十五画

十六画

十七画

十八画

廿一画

方剂索引

（按中文笔画排序）

一画

二画

三画

四画

五画

六画

七画

八画

九画

十画

十一画

十二画

十三画

十四画

十五画

十六画

十七画

十八画

十九画

廿画

廿一画

廿二画